国家中医药管理局中医师资格认证中心推荐用书
全国卫生专业技术资格考试(中医药类)指导用书

# 2025

# 中西医结合外科学(中级)

## 专业技术资格考试指导用书

国家中医药管理局专业技术资格考试专家委员会　编写

适用专业
中西医结合外科学(中级)

附赠
考试大纲

全国百佳图书出版单位
中国中医药出版社
·北　京·

**图书在版编目（CIP）数据**

2025中西医结合外科学（中级）专业技术资格考试指导用书 / 国家中医药管理局专业技术资格考试专家委员会编写．-- 北京 ：中国中医药出版社，2024. 12.
（全国卫生专业技术资格考试（中医药类）指导用书）.
ISBN 978-7-5132-9114-9

Ⅰ. R6

中国国家版本馆CIP数据核字第2024H0M585号

2025年卫生专业技术资格考试（中医药类）指导用书由国家中医药管理局中医师资格认证中心授权中国中医药出版社独家出版。中国中医药出版社各地授权考试用书经销服务商有售，考生可直接到中国中医药出版社天猫旗舰店（https://zgzyycbs.tmall.com）购买正版图书。

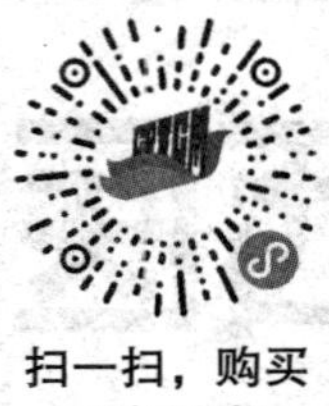

扫一扫，购买
正版图书

**中国中医药出版社出版**
北京经济技术开发区科创十三街31号院二区8号楼
邮政编码　100176
传真　010-64405721
万卷书坊印刷（天津）有限公司印刷
各地新华书店经销

开本 787×1092　1/16　印张 52.75　字数 1553 千字
2024年12月第1版　2024年12月第1次印刷
书号　ISBN 978－7－5132－9114－9

定价　299.00元
网址　www.cptcm.com

**服务热线　010-64405510**
**购书热线　010-89535836**
**维权打假　010-64405753**

**微信服务号　zgzyycbs**
**微商城网址　https://kdt.im/LIdUGr**
**官方微博　http://e.weibo.com/cptcm**
**天猫旗舰店网址　https://zgzyycbs.tmall.com**

如有印装质量问题请与本社出版部联系（010-64405510）

《2025中西医结合外科学（中级）专业技术资格考试指导用书》

# 编写委员会名单

**专业主审**　何清湖

**专业主编**　裴晓华　王凤珍

**分科主审**（以姓氏笔画为序）

王庆国　孔军辉　田　侃　闫平慧　孙建宁
李　冀　李秀惠　李灿东　何清湖　张光霁
范永升　钟赣生　翟双庆

**分科主编**（以姓氏笔画为序）

吉广庆　朱爱松　任艳萍　闫东宁　张硕峰
林雪娟　郑丰杰　孟　月　赵岩松　胡亚男
胡晓阳　姜德友　唐德才　黄象安　蒋　茹
裴晓华　霍增辉

**分科编委**（以姓氏笔画为序）

王　萍　王　淳　王英豪　王香婷　王维广
尹　刚　尹丽颖　田　露　付　殷　付　强
孙炤瑛　苏中华　李长香　李书楠　李建蓉
杨卫彬　杨景月　肖存利　吴秀艳　汪伯川
张学顺　陈云龙　畅洪昇　季旭明　金　华
周志焕　姜　涛　姜开运　袁　颖　柴　原
徐旭英　高　玲　郭　梅　常佳怡　葛茂军
董世芬　廖广辉　樊博雅　燕海霞

# 出版说明

为进一步体现卫生专业技术资格考试(中医药类)的目标要求,帮助考生有效掌握从事中医、中西医结合、中药等工作所必须具备的基础知识、相关专业知识、专业知识与专业实践能力,国家中医药管理局中医师资格认证中心组织有关专家修订完善了2025年卫生专业技术资格考试(中医药类)系列指导用书,共18种。

**一、2025年卫生专业技术资格考试(中医药类)指导用书修订重点**

在总结几年来卫生专业技术资格考试(中医药类)工作经验的基础上,国家中医药管理局中医师资格认证中心坚持以习近平新时代中国特色社会主义思想为指导,紧密结合《中华人民共和国中医药法》和《中华人民共和国医师法》的要求,依据2025年卫生专业技术资格考试(中医药类)大纲对中医学、中西医结合医学、中药学专业技术资格考试指导用书部分内容进行了修订。本次修订工作重点体现三方面的基本原则:一是突出临床综合,重在实践能力;二是注重专业经典考查,强化中医思维;三是强化顶层设计,体现初级士、师及中级三个层次差别。

**二、2025年卫生专业技术资格考试(中医药类)指导用书特点**

本系列指导用书具有四个鲜明的特点。一是权威性。实行主编、主审双负责制。本系列指导用书以卫生专业技术资格考试(中医药类)大纲为依据,由国家中医药管理局中医师资格认证中心组织相关专业权威专家编写,是全国卫生专业技术资格考试(中医药类)题库建设的主要依据,也是中医、中西医结合、中药专业拟参加中、初级专业技术资格考试的考生临床实践、复习备考的权威性参考书。二是全面性。本系列指导用书内容涵盖中医、中西医结合、中药三类18个专业/级别(初级士、师及中级三个层次)、40余个学科的全部内容。三是实用性。进一步突出中医临床综合知识运用,并深度融合现代医学内容,全面体现专业技术岗位的临床实践能力。进一步体现"读经典,做临床"的导向,增加了临床适用性强的专科经典内容。四是时效性。充分体现现行国家中医药法律法规及相关政策内容以及医学模式从"疾病模式"向"健康模式"转变,以满足人民群众对中医药服务的需求。此系列丛书方便考生全面复习,提升专业能力与素养。

**三、2025年卫生专业技术资格考试(中医药类)指导用书种类**

本系列指导用书包括中医、中西医结合类15种:中医内科学(中级)专业、中医外科学(中级)专业、中医妇科学(中级)专业、中医儿科学(中级)专业、中医骨伤科学(中级)专业、中医针灸学(中级)专业、中医推拿(按摩)学(中级)专业、中医眼科学(中级)专业、中医耳鼻喉科学(中级)专业、中医皮肤与性病学(中级)专业、中医肛肠科学(中级)专业、全科医学(中医类/中级)专业、中西医结合内科学(中级)专业、中西医结合外科学(中级)专业、中西医结合骨伤科学(中级)专业;中药类3种:中药学(士)专业、中药学(师)专业、中药学(中级)专业。

**四、2025 年卫生专业技术资格考试（中医药类）指导用书购买途径**

2025 年卫生专业技术资格考试（中医药类）指导用书由国家中医药管理局中医师资格认证中心授权中国中医药出版社独家出版。中国中医药出版社各地授权考试用书经销服务商有售，考生可直接到中国中医药出版社天猫旗舰店（https://zgzyycbs.tmall.com）购买正版图书。

本系列指导用书的编写和审校得到了各院校相关专家的大力支持，在此谨示感谢！

由于时间仓促，书中难免有不足和疏漏之处，希望各位考生和其他读者在使用过程中提出宝贵意见。

**国家中医药管理局中医师资格认证中心**

2024 年 11 月

# 目　录

## 第一部分　中医基础理论


第一单元　中医学理论体系的主要特点……1
第二单元　阴阳学说……3
第三单元　五行学说……5
第四单元　藏象……7
第五单元　气血津液……18
第六单元　经络……22
第七单元　病因……25
第八单元　发病……30
第九单元　病机……32
第十单元　养生与防治原则……39


## 第二部分　内　经


《素问·上古天真论》……43
《素问·生气通天论》……43
《素问·阴阳应象大论》……44
《素问·六节藏象论》……45
《素问·脉要精微论》……46
《素问·玉机真脏论》……46
《素问·脏气法时论》……47
《素问·热论》……47
《素问·咳论》……47
《素问·举痛论》……48
《素问·痹论》……49
《素问·刺禁论》……49
《素问·至真要大论》……49
《灵枢·本神》……50
《灵枢·百病始生》……50


## 第三部分　伤　寒　论


第一单元　太阳病辨证论治……51
第二单元　阳明病辨证论治……58
第三单元　少阳病辨证论治……61
第四单元　太阴病辨证论治……63
第五单元　少阴病辨证论治……64
第六单元　厥阴病辨证论治……67
第七单元　霍乱病辨证论治……69
第八单元　阴阳易差后劳复病辨证论治……70


## 第四部分　金匮要略


第一单元　脏腑经络先后病脉证……71
第二单元　痉湿暍病脉证治……73
第三单元　百合狐蜮阴阳毒病脉证治……75
第四单元　中风历节病脉证并治……77
第五单元　血痹虚劳病脉证并治……79
第六单元　肺痿肺痈咳嗽上气病脉证治……81
第七单元　胸痹心痛短气病脉证治……83
第八单元　腹满寒疝宿食病脉证治……85
第九单元　五脏风寒积聚病脉证并治……86
第十单元　痰饮咳嗽病脉证并治……87
第十一单元　消渴小便不利淋病脉证并治……89
第十二单元　水气病脉证并治……90
第十三单元　黄疸病脉证并治……91
第十四单元　妇人妊娠病脉证并治……92
第十五单元　妇人杂病脉证并治……93

## 第五部分 温病学

第一单元 温热类温病……95
第二单元 湿热类温病……100
第三单元 温毒类温病……104

## 第六部分 中药学

第一单元 药性理论……105
第二单元 中药的配伍与用药禁忌……109
第三单元 中药的剂量与用法……111
第四单元 解表药……113
第五单元 清热药……117
第六单元 泻下药……124
第七单元 祛风湿药……127
第八单元 化湿药……130
第九单元 利水渗湿药……132
第十单元 温里药……135
第十一单元 理气药……137
第十二单元 消食药……139
第十三单元 驱虫药……140
第十四单元 止血药……141
第十五单元 活血化瘀药……144
第十六单元 化痰止咳平喘药……148
第十七单元 安神药……153
第十八单元 平肝息风药……155
第十九单元 开窍药……158
第二十单元 补虚药……159
第二十一单元 收涩药……166
第二十二单元 涌吐药……169
第二十三单元 攻毒杀虫止痒药……170

## 第七部分 方剂学

第一单元 概述……171
第二单元 解表剂……173
第三单元 泻下剂……178
第四单元 和解剂……181
第五单元 清热剂……184
第六单元 祛暑剂……190
第七单元 温里剂……192
第八单元 表里双解剂……195
第九单元 补益剂……197
第十单元 固涩剂……202
第十一单元 安神剂……205
第十二单元 开窍剂……206
第十三单元 理气剂……208
第十四单元 理血剂……211
第十五单元 治风剂……215
第十六单元 治燥剂……218
第十七单元 祛湿剂……221
第十八单元 祛痰剂……227
第十九单元 消食剂……230
第二十单元 驱虫剂……232
第二十一单元 治痈疡剂……233

## 第八部分 中医诊断学

第一单元 绪论……235
第二单元 望诊……236
第三单元 舌诊……244
第四单元 问诊……252
第五单元 闻诊……260
第六单元 脉诊……264
第七单元 八纲辨证……272
第八单元 病性辨证……277
第九单元 脏腑辨证……283
第十单元 其他辨证方法概要……294
第十一单元 中医思维的综合应用……297

## 第九部分 诊断学基础

第一单元 常见症状……299
第二单元 问诊……316
第三单元 体格检查……318
第四单元 实验室检查……341

第五单元 器械检查……359
第六单元 影像学检查……367

## 第十部分 药 理 学

第一单元 总论……377
第二单元 各论……380

## 第十一部分 传染病学

第一单元 传染病学总论……407
第二单元 常见传染病……409
第三单元 其他……425

## 第十二部分 医学心理学

第一单元 心理学基础知识……429
第二单元 心理应激……437
第三单元 心身疾病……438
第四单元 心理障碍……440
第五单元 心理发展与心理健康……443
第六单元 患者心理与医患关系……445

## 第十三部分 医学伦理学

第一单元 医学的道德传统……447
第二单元 医学伦理学的基本原则与范畴……450
第三单元 临床诊疗的道德要求……454
第四单元 疾病预防的道德要求……457
第五单元 医学研究的道德要求……459
第六单元 医德修养与评价……461

## 第十四部分 卫生法规

第一单元 卫生法中的法律责任……463
第二单元 相关卫生法律法规……464

## 第十五部分 中西医结合外科学

第一单元 中医外科证治概要……483
第二单元 无菌术……503
第三单元 麻醉……505
第四单元 体液与营养代谢……513
第五单元 输血……527
第六单元 休克……534
第七单元 围术期处理……538
第八单元 重症救治与监测……546
第九单元 疼痛与治疗……555
第十单元 外科感染……560
第十一单元 损伤……572
第十二单元 颅脑损伤……574
第十三单元 胸部损伤……581
第十四单元 腹部损伤……584
第十五单元 泌尿系损伤……589
第十六单元 其他损伤……591
第十七单元 常见体表肿物……601
第十八单元 常见恶性肿瘤……604
第十九单元 急腹症……623
第二十单元 甲状腺疾病……644
第二十一单元 乳房疾病……649
第二十二单元 胃与十二指肠溃疡并发症…658
第二十三单元 门静脉高压症……663
第二十四单元 腹外疝……670
第二十五单元 泌尿与男性生殖系统疾病…675
第二十六单元 肛门直肠疾病……686
第二十七单元 周围血管疾病……713
第二十八单元 皮肤病及性传播疾病……726

**附录 中西医结合外科学（中级）专业技术资格考试大纲……773**

# 第一部分　中医基础理论

## 第一单元　中医学理论体系的主要特点

### 细目一　整体观念

#### 要点　整体观念的内容

**（一）人体是一个有机整体**

1. **生理上的整体性**　生理上的整体性，体现于两个方面：一是构成人体的各个组成部分在结构与功能上是完整统一的，即五脏一体观；二是人的形体与精神是相互依附、不可分割的，即形神一体观。

2. **病理上的整体性**　中医学认为局部病变可引起整体性病理反应，应把局部病理变化与整体病理反应统一起来，既重视局部发生病变的脏腑经络、形体官窍，又不忽视病变之脏腑经络对其他脏腑经络的影响。

3. **诊治上的整体性**　人体的局部与整体是辩证统一的，因而在诊察疾病时，可通过观察分析形体、官窍、色脉等外在的病理表现，推测内在脏腑的病理变化，从而作出正确诊断，为治疗提供可靠依据。

**（二）人与自然环境的统一性**

1. **自然环境对人体生理的影响**　自然环境主要包括自然气候和地理环境，古人以"天地"名之。天地阴阳二气处于不断的运动变化之中，故人体的生理活动必受天地之气的影响而有相应的变化。

2. **自然环境对人体病理的影响**　人类适应自然环境的能力是有限的，如果气候变化过于剧烈或急骤，超越了人体的适应能力，或机体的调节功能失常而不能对自然环境的变化作出适应性调节时，就会导致疾病的发生。

3. **自然环境与疾病防治的关系**　自然环境的变化影响着人的生命活动和病理变化，因而在疾病的防治过程中，必须重视自然环境与人体的关系，在养生防病中顺应自然规律，在治疗过程中遵循因时因地制宜的原则。

**（三）人与社会环境的统一性**

1. **社会环境对人体生理的影响**　社会的变迁，会给人们的生活条件、生产方式、思想意识和精神状态带来相应的变化，从而影响人的身心功能的改变。

2. **社会环境对人体病理的影响**　社会环境剧烈、骤然变化，对人体脏腑经络的生理功能有较大的影响，从而损害人的身心健康，而致某些身心疾病的发生。

3. **社会环境与疾病防治的关系**　预防和治疗疾病时，尽量避免不利的社会因素对人的精神刺激，创造有利的社会环境，提高人体对社会环境的适应能力，预防疾病的发生，并促进疾病向好的方面转化。

### 细目二　辨证论治

#### 要点一　症、证、病的概念

1. **症**　症即症状和体征的总称，是疾病过程中表现出的个别、孤立的现象，可以是患者异常的主观感觉或行为表现，也可以是医生检查患者时发现的异常征象。

2. **证**　证即证候，是疾病过程中某一阶段或某一类型的病理概括，一般由一组相对固定的、有内在联系的、能揭示疾病某一阶段或某一类型病变本质的症状和体征构成。包括了病变的部位、原因、性质和邪正盛衰变化，揭示病变的机理和发展趋势，中医学将其作为确定治法、处方遣药的依据。

3. **病**　病即疾病，是致病邪气作用于人体，人体正气与之抗争而引起的机体阴阳失调、脏腑组织损伤、生理功能失常或心理活动障碍的一个完整的病理过程。在这一过程中，始终存在着损伤、障碍与修复、调节的矛盾斗争，亦即邪正斗争。

## 要点二 辨证论治的概念

辨证，是在认识疾病的过程中确立证候的思维和实践过程，即将四诊（望、闻、问、切）所收集的有关疾病的所有资料，包括症状和体征，运用中医学理论进行分析、综合，辨清疾病的原因、性质、部位及发展趋向，然后概括、判断为某种性质的证候的过程。

论治，是在通过辨证思维得出证候诊断的基础上，确立相应的治疗原则和方法，选择适当的治疗手段和措施来处理疾病的思维和实践过程。

## 要点三 同病异治和异病同治

同病异治，指同一种病，由于发病的时间、地域不同，或所处的疾病的阶段或类型不同，或患者的体质有异，导致反映出的证候不同，因而治疗也就有异。

异病同治，指几种不同的疾病，在其发展变化过程中出现了大致相同的病机、大致相同的证，故可用大致相同的治法和方药来治疗。

中医学诊治疾病的着眼点是对证候的辨析和因证候而治。证同则治同，证异则治异，是辨证论治的精神实质。

# 第二单元　阴阳学说

## 细目　阴阳学说在中医学中的应用

### 要点一　说明人体的组织结构

人体是一个有机整体。组成人体的所有脏腑经络、形体组织，既是有机联系的，又都可以根据其所在部位、功能特点划分为相互对立的阴、阳两部分。

### 要点二　说明人体的生理功能

脏为阴，腑为阳；心在上应夏为阳中之阳，肾在下应冬为阴中之阴；背为阳，腹为阴……精藏于脏腑之中，主内守而属阴；气由精所化，运行于全身而属阳。精与气的相互资生、相互促进，维持了脏腑经络、形体官窍的功能活动稳定有序。

### 要点三　说明人体的病理变化

**（一）分析病因的阴阳属性**

病邪可以分为阴、阳两大类："夫邪之生也，或生于阴，或生于阳"（《素问·调经论》）。一般而言，六淫属阳邪，饮食居处、情志失调等属阴邪。阴阳之中复有阴阳：六淫之中，风邪、暑邪、火（热）邪属阳，寒邪、湿邪属阴。

**（二）分析病理变化的基本规律**

1. **阴阳偏胜**　即阴偏胜、阳偏胜，是属于阴或阳任何一方高于正常水平的病理状态。《素问·阴阳应象大论》指出："阴胜则阳病，阳胜则阴病。阳胜则热，阴胜则寒。"

阳胜则热，阳胜则阴病：阳胜，是指阳邪侵犯人体，"邪并于阳"而使机体阳气亢盛所致的病理病态。阳气的特性是热，故说"阳胜则热"。由于阳能制约阴，故在阳气亢盛时必然要消耗和制约津液和阴气，使之减少，从而出现脏腑、组织、器官失于滋润而干燥，功能失于抑制而亢进的临床表现，如口干唇燥、舌红少津等，即所谓"阳胜则阴病"。

阴胜则寒，阴胜则阳病：阴胜，是指阴邪侵犯人体，"邪并于阴"而使机体阴气亢盛所致的病理状态。阴气的特性是寒，故说"阴胜则寒"。由于阴能制约阳，故在阴气亢盛时必然会损耗和制约机体的阳气，导致其虚衰，可出现脏腑、组织、器官失于温煦，功能失于推动的临床表现，如畏寒肢冷、蜷缩、脉迟伏等，即所谓"阴胜则阳病"。

2. **阴阳偏衰**　即阴虚、阳虚，是属于阴或阳任何一方低于正常水平的病理状态。

阳虚则寒：阳虚指人体阳气虚衰。阳虚则阴气相对偏盛而虚寒内生。临床可见面色㿠白、畏寒肢冷、神疲蜷卧、脉微等虚寒证的表现。

阴虚则热：阴虚指人体阴气虚衰。阴虚不能制阳，则阳气相对偏亢而虚热内生，临床可见低热、潮热、盗汗、五心烦热、舌红少苔、脉细数等虚热证的表现。

3. **阴阳互损**　在阴阳偏衰到一定程度时，就会出现阴损及阳、阳损及阴的阴阳互损的情况。当阳虚至一定程度时，继而又出现阴虚的现象，称为"阳损及阴"。同样，当阴虚至一定程度时，因阴虚不能生阳，继而又出现阳虚的现象，称为"阴损及阳"。阳损及阴或阴损及阳，最终结果是"阴阳两虚"。

### 要点四　指导疾病的诊治

**（一）用于诊断**

1. **分析四诊资料**　即将望、闻、问、切四诊所收集的各种资料，以阴阳学说的理论辨析其阴阳属性。其中亢奋的、热的、病变激烈的属阳；衰弱的、寒冷的、病变缓慢的为阴。

2. **概括疾病证候**　用阴阳来概括分析错综复杂的各种证候，其中辨别阴证、阳证是诊断疾病的重要原则，在临床诊断中具有重要意义。如八纲辨证中，表证、热证、实证属阳；里证、寒证、虚证属阴。

**（二）用于防治**

1. **指导养生** 养生，又称“摄生”，其最根本的原则就是要“法于阴阳”，即遵循自然界阴阳的变化规律来调理人体之阴阳，使人体中的阴阳与四时阴阳的变化相适应，以保持人与自然界的协调统一，防止疾病的发生。

2. **确定治疗原则和方法**

（1）阴阳偏胜：阴阳偏胜形成的是实证，故总的治疗原则是“损其有余”。阳偏胜导致的实热证，用“热者寒之”的治疗方法；阴偏胜导致的实寒证，用“寒者热之”的治疗方法。

（2）阴阳偏衰：阴阳偏衰形成的是虚证，故应采用“补其不足”的治疗原则。阴偏衰所出现的虚热证，治宜滋阴以抑阳；阳偏衰所出现的虚寒证，治宜扶阳以抑阴。对阳损及阴导致的以阳虚为主的阴阳两虚证，当补阳为主，兼以补阴；对阴损及阳导致的以阴虚为主的阴阳两虚证，当补阴为主，兼以补阳。如此则阴阳双方相互资生，相互为用。

3. **分析和归纳药物的性能** 药物的性能，一般而言，主要靠它的气（性）、味和升降浮沉来决定，而药物的气、味和升降浮沉，皆可以用阴阳来归纳说明。药性，主要是寒、热、温、凉四种药性，又称“四气”。其中寒、凉属阴，温、热属阳。五味，就是酸、苦、甘、辛、咸五种滋味。辛、甘属阳，酸、苦、咸三味属阴。升降浮沉，是指药物在体内发挥作用的趋向。升是上升，浮为向外浮于表；升浮之药，其性多具有上升发散的特点，故属阳。降是下降，沉为向内沉于里；沉降之药，其性多具有收涩、泻下、重镇的特点，故属阴。

# 第三单元　五 行 学 说

## 细目　五行学说在中医学中的应用

### 要点一　构建天人一体的五脏系统

五行学说除以五行特性类比五脏的生理特点，确定五脏的五行属性外，还以五脏为中心，推演络绎整个人体的各种组织结构与功能，将人体的形体、官窍、精神、情志等分归于五脏，构建以五脏为中心的生理病理系统。同时将自然界的五方、五气、五色、五味等与人体的五脏联系起来，建立以五脏为中心的天人一体的五脏系统，将人体内、外环境联结成一个密切联系的整体。

### 要点二　说明五脏生理功能及相互关系

**（一）说明五脏的生理特点**

五行学说将人体的五脏分别归属于五行，如肝属木、心属火、脾属土、肺属金、肾属水，并以五行的特性来说明五脏的生理功能。

**（二）说明五脏之间的生理联系**

**1. 以五行相生说明五脏之间的资生关系**　肝生心即木生火，如肝藏血以济心，肝之疏泄以助心行血；心生脾即火生土，如心阳温煦脾土，助脾运化；脾生肺即土生金，如脾气运化，化气以充肺；肺生肾即金生水，如肺之精津下行以滋肾精，肺气肃降以助肾纳气；肾生肝即水生木，如肾藏精以滋养肝血，肾阴资助肝阴以防肝阳上亢。

**2. 以五行相克说明五脏之间的制约关系**　肾制约心即水克火，如肾水上济于心，可以防止心火之亢烈；心制约肺即火克金，如心火之阳热，可以抑制肺气清肃太过；肺制约肝即金克木，如肺气清肃，可以抑制肝阳的上亢；肝制约脾即木克土，如肝气条达，可疏泄脾气之壅滞；脾制约肾即土克水，如脾气之运化水液，可防肾水泛滥。

### 要点三　说明五脏病变的相互影响

**1. 相生关系的传变**　相生关系的传变包括“母病及子”和“子病及母”两个方面。

**2. 相克关系的传变**　相克关系的传变包括“相乘”和“相侮”两个方面。

### 要点四　指导疾病的诊治

**（一）疾病的诊断**

**1. 确定五脏病变部位**　五行学说以事物五行属性归类和生克乘侮规律确定五脏病变的部位，包括以本脏所主之色、味、脉来诊断本脏之病和以他脏所主之色、味、脉来确定五脏相兼病变。

**2. 推断病情的轻重顺逆**　根据“主色”和“客色”的变化，以五行的生克关系为基础，可以推测病情的顺逆。“主色”是指五脏的本色，“客色”为应时之色。“主色”胜“客色”，其病为逆；反之，“客色”胜“主色”，其病为顺。

五行学说还将色诊和脉诊结合起来，即色脉合参，结合五行生克规律来推断疾病的预后。如《灵枢 · 邪气脏腑病形》所说：“见其色而不得其脉，反得其相胜之脉，则死矣；得其相生之脉，则病已矣。”

**（二）疾病的治疗**

**1. 指导脏腑用药**　不同的药物，有不同的颜色与气味。以颜色分，有青、赤、黄、白、黑“五色”；以气味辨，则有酸、苦、甘、辛、咸“五味”。药物的五色、五味与五脏的关系是以天然色味为基础，以其不同性能与归经为依据，按照五行归属来确定的。

**2. 控制疾病的传变**　根据五行生克乘侮理论，五脏中一脏有病，可以影响其他脏而发生传变。如《难经 · 七十七难》所说：“见肝之病，则知肝当传之与脾，故先实其脾气。”

3. **确定治则治法**

（1）依据五行相生规律确定治则和治法：基本治疗原则是补母和泻子，即“虚者补其母，实者泻其子”（《难经·六十九难》）。依据五行相生规律确定的治法，常用的有滋水涵木法、益火补土法、培土生金法、金水相生法、益木生火法等。

（2）依据五行相克规律确定治则和治法：基本治疗原则是抑强扶弱。依据五行相克规律确定的治法，常用的有抑木扶土法、泻火润金法、培土制水法、佐金平木法、泻南补北法等。

4. **指导针灸取穴** 在针灸疗法中，中医学将手足十二经近手足末端的井、荥、输、经、合“五输穴”，分别配属于木、火、土、金、水五行。在治疗脏腑病证时，根据不同的病情以五行的生克规律进行选穴治疗。

5. **指导情志疾病的治疗** 人的情志活动与五脏功能关系密切，而情志活动异常，又会损伤相应内脏。由于五脏之间存在相克的关系，故人的情志变化也有相互抑制作用。临床上可以运用不同情志变化的相互抑制关系来达到治疗目的。这就是情志病治疗中的“以情胜情”之法。

# 第四单元　藏　　象

## 细目一　藏象的概述

### 要点　脏腑分类及各自的生理特点

脏腑分为五脏、六腑和奇恒之腑三类。五脏，即心、肺、脾、肝、肾；六腑，即胆、胃、小肠、大肠、膀胱、三焦；奇恒之腑，即脑、髓、骨、脉、胆、女子胞。

中医学以生理特点的不同作为区分脏与腑的主要依据。五脏共同的生理特点是化生和贮藏精气，六腑共同的生理特点是受盛和传化水谷。"所谓五脏者，藏精气而不泻也，故满而不能实；六腑者，传化物而不藏，故实而不能满也。"奇恒之腑在形态上中空有腔与六腑相类，功能上贮藏精气与五脏相同，与五脏和六腑都有明显区别，故称之。

五脏六腑的生理特点对临床辨证论治有重要的指导意义。一般来说，病理上"脏病多虚"，"腑病多实"；治疗上"五脏宜补"，"六腑宜泻"。

## 细目二　心

### 要点一　生理功能

**（一）主血脉**

心主血脉，即指心气推动和调控血液在脉道中运行，流注全身，发挥营养和滋润作用。

1. **主血**　指心气能推动血液运行，以输送营养物质于全身脏腑形体官窍。心主血的另一内涵是心有生血的作用，即所谓"奉心化赤"。

2. **主脉**　指心气推动和调控心脏的搏动和脉管的舒缩，使脉道通利，血流通畅。心与脉直接相连，形成一个密闭的循环系统。只有心气充沛，心阴与心阳协调，血液才能在脉管中正常运行，周流不息，营养全身，呈现面色红润光泽，脉象和缓有力等征象。

**（二）藏神**

心藏神，又称主神明或主神志，是指心有统帅全身脏腑、经络、形体、官窍的生理活动和主司意识、思维、情志等精神活动的作用。

人体之神，有广义与狭义之分。广义之神，是整个人体生命活动的主宰和总体现；狭义之神，是指人的意识、思维、情感、性格倾向等精神活动。心所藏之神，既是主宰人体生命活动的广义之神，又包括意识、思维、情感等狭义之神。

人体的脏腑、经络、形体、官窍，各有不同的生理功能，但它们都必须在心神的主宰和调节下，分工合作，共同完成整体生命活动。心神正常，则人体各脏腑的功能互相协调，彼此合作，全身安泰。

### 要点二　与形、窍、志、液、时的系统联系

1. **在体合脉，其华在面**　心在体合脉，指全身的血脉统属于心，由心主司。其华在面，是指心脏精气的盛衰，可从面部的色泽表现出来。心气旺盛，血脉充盈，则面部红润光泽。心气不足，可见面色苍白、晦滞。

2. **在窍为舌**　心在窍为舌，是指心之精气盛衰及其功能常变可从舌的变化中得以反映。其依据：①心与舌体通过经脉相互联系。②心主血脉，而舌体血脉丰富，外无表皮覆盖，故舌色能灵敏地反映心主血脉的功能状态。③舌具有感受味觉的功能。心主血脉，心之气血通过经脉上荣于舌，使之发挥鉴别五味的作用。④舌与言语、声音有关。舌体运动及语言表达依赖心神的统领。

3. **在志为喜**　心在志为喜，指心的生理功能与喜志有关。喜，一般来说属于对外界刺激产生的良性反应。喜乐愉悦有益于心主血脉的

功能，但喜乐过度则可使心神受伤。

4. **在液为汗** 汗是津液通过阳气的蒸化后，经汗孔排出体表的液体。心在液为汗，由于汗为津液所化生，血与津液又同出一源，所谓“血汗同源”，而血又为心所主，故有“汗为心之液”之称。

5. **与夏气相通应** 心与夏气相通应，是因为自然界在夏季以炎热为主，在人体则心为火脏而阳气最盛，同气相求，故夏季与心相应。夏季人体阳气隆盛，生机最旺。从五脏来说，心为阳中之阳，属火，故心之阳气在夏季最旺盛。

## 细目三 肺

### 要点一 生理功能

**（一）主气，司呼吸**

1. **主呼吸之气** 指肺是气体交换的场所。通过肺的呼吸作用，不断吸进清气，排出浊气，吐故纳新，实现机体与外界环境之间的气体交换，以维持人体的生命活动。

2. **主一身之气** 指肺有主司一身之气的生成和运行的作用。体现于宗气的生成和对全身气机的调节作用。

肺的呼吸失常，不仅影响宗气及一身之气的生成，出现少气不足以息、声低气怯、肢倦乏力等“气虚”症状。并且影响一身之气的运行，导致各脏腑经络之气的升降出入运动失调。

**（二）主行水**

主行水，指肺气的宣发肃降运动推动和调节全身水液的输布和排泄。肺主行水的内涵主要有两个方面：一是通过肺气的宣发运动，将脾气转输至肺的津液向上向外布散，上至头面诸窍，外达全身皮毛肌腠以濡润之；输送到皮毛肌腠的津液在卫气的推动作用下化为汗液，并在卫气的调节作用下有节制地排出体外。二是通过肺气的肃降运动，将脾气转输至肺的津液向内向下输送到其他脏腑以濡润之，并将脏腑代谢所产生的浊液（废水）下输至肾或膀胱，成为尿液生成之源。

**（三）朝百脉，主治节**

肺朝百脉，指全身的血液都通过百脉流经于肺，经肺的呼吸，进行体内外清浊之气的交换，然后再通过肺气宣降作用，将富有清气的血液通过百脉输送到全身的作用。若肺气虚弱或壅塞，不能助心行血，则可导致心血运行不畅，甚至血脉瘀滞，出现心悸胸闷，唇青舌紫等症；反之，心气虚衰或心阳不振，心血运行不畅，也能影响肺气的宣通，出现咳嗽、气喘等症。

肺主治节，指肺气具有治理调节肺之呼吸及全身之气、血、水的作用。《素问·灵兰秘典论》说：“肺者，相傅之官，治节出焉。”主要表现在四个方面：一是治理调节呼吸运动：肺气的宣发与肃降运动协调，维持通畅均匀的呼吸，使体内外气体得以正常交换；二是调理全身气机：通过呼吸运动，调节一身之气的升降出入，保持全身气机调畅；三是治理调节血液的运行：通过肺朝百脉和气的升降出入运动，辅佐心脏，推动和调节血液的运行；四是治理调节津液代谢：通过肺气的宣发与肃降，治理和调节全身水液的输布与排泄。

### 要点二 与形、窍、志、液、时的系统联系

**（一）在体合皮，其华在毛**

1. **肺对皮毛的作用** ①肺气宣发，宣散卫气于皮毛，发挥卫气的温分肉、充皮肤、肥腠理、司开阖，及防御外邪的作用；②肺气宣发，输精于皮毛，即将输送于肺的津液和部分水谷之精向上向外布散于全身皮毛肌腠以滋养之，使之红润光泽。

2. **皮毛对肺的作用** ①皮毛能宣散肺气，以调节呼吸。《黄帝内经》把汗孔称作“玄府”，又叫“气门”，是说汗孔不仅是排泄汗液之门户，而且也是随着肺气的宣发和肃降进行体内外气体交换的部位。②皮毛受邪，可内合于肺。

**（二）在窍为鼻，喉为肺之门户**

鼻为呼吸之气出入的通道，与肺直接相连，所以称鼻为肺之窍。具有主通气和主嗅觉的功能。鼻的通气和嗅觉功能，都必须依赖肺气的宣发运动。

喉位于肺系的最上端，为呼吸之门户、发音之器官。喉由肺津滋养，其发音功能由肺气推动和调节。若各种内伤或过用，耗损肺津、肺气，以致喉失滋养或推动，发音失常，可见声音嘶哑、低微，称为“金破不鸣”；若各种外邪袭

肺，导致肺气宣降失常，郁滞不畅，可见声音嘶哑、重浊，甚或失音，称为“金实不鸣”。

**（三）在志为忧（悲）**

关于肺之志，悲和忧虽然略有不同，但其对人体生理活动的影响是大致相同的，过度悲哀或过度忧伤，伤肺，导致肺气的宣降运动失调。

**（四）在液为涕**

鼻涕由肺津所化，由肺气的宣发运动布散于鼻窍。若寒邪袭肺，肺失宣肃，肺津被寒邪所凝而不化，则鼻流清涕。

**（五）与秋气相通应**

肺与秋同属于五行之金。时令至秋，暑去而凉生，草木皆凋。人体肺脏主清肃下行，为阳中之阴，同气相求，故与秋气相应。

## 细目四　脾

### 要点一　生理功能

**（一）主运化**

脾主运化，是指脾具有把饮食水谷转化为水谷精微（即谷精）和津液（即水精），并把水谷精微和津液吸收、转输到全身的生理功能。

1. **运化水谷**　是指脾气促进食物的消化、吸收并转输其精微（谷精）的功能。中医学认为食物的消化必须经脾气的推动，运化、转化为精微。若脾气的运化功能减退，称为脾失健运，也必然影响食物的消化和水谷精微的吸收而出现腹胀、便溏、食欲不振以至倦怠、消瘦等精气血生化不足的病变。

2. **运化水液**　是指脾气的吸收、转输津液调节水液代谢的功能。一是将胃和小肠消化吸收的津液，以及大肠吸收的水液，由肾气的蒸化作用回吸收的水液，经脾气的转输作用上输于肺，再由肺气的宣发肃降运动输布于全身。二是在水液的代谢过程中起枢转作用。脾气运化水液的功能失常，必然导致水液在体内停聚而产生水湿痰饮等病理产物，甚至导致水肿。

**（二）主统血**

脾主统血，指脾气具有统摄、控制血液在脉中正常运行而不逸出脉外的功能。脾不统血属虚性出血，常见出血色淡质稀，出血的部位偏于人体下部。如便血、尿血、崩漏等。

### 要点二　与形、窍、志、液、时的系统联系

1. **在体合肉，主四肢**　脾在体合肉，是指脾气的运化功能与肌肉的壮实及其功能发挥有着密切的联系。脾胃的运化功能失常，肌肉得不到水谷精微及津液的营养和滋润，必致瘦削，软弱无力，甚至痿废不用。

人体的四肢，需要脾胃运化的水谷精微及津液的营养和滋润，以维持正常的生理活动，故称“脾主四肢”。脾气健运，则四肢活动轻劲有力；若脾失健运，转输无力，可见倦怠无力，甚或痿废不用。

2. **在窍为口，其华在唇**　脾开窍于口，是指人的食欲、口味与脾气的运化功能密切相关。脾的经脉“连舌本，散舌下”，舌又主司味觉，所以，食欲和口味都可反映脾的运化功能是否正常。若脾失健运，湿浊内生，则见食欲不振，口味异常，如口淡乏味、口腻、口甜等。

脾气健旺，气血充足，则口唇红润光泽；脾失健运，则气血衰少，口唇淡白不泽。因此，脾其华在唇。

3. **在志为思**　思为脾志，故有“思出于心，而脾应之”之说。思虑太过，最易妨碍脾气的运化功能，致使脾胃之气结滞，脾气不能升清，胃气不能降浊，因而出现不思饮食、脘腹胀闷、头目眩晕等症。

4. **在液为涎**　涎为口津，即唾液中较清稀的部分，由脾所主，故说“脾在液为涎”。可助谷食的咀嚼和消化，故有“涎出于脾而溢于胃”之说。在正常情况下，涎液化生适量，上行于口而不溢于口外。若脾胃不和，或脾气不摄，则导致涎液化生异常增多，可见口涎自出。

5. **与长夏之气相通应**　长夏之季，气候炎热，雨水较多，天气下迫，地气上腾，湿为热蒸，酝酿生化，万物华实，合于土生万物之象，而人体的脾主运化，化生精气血津液，以奉生身，故脾与长夏，同气相求而相通应。

# 细目五 肝

## 要点一 生理功能

### (一)主疏泄

肝主疏泄,是指肝气具有疏通、畅达全身气机的作用。表现在以下几个方面:

1. **促进血液与津液的运行输布** 肝气疏泄,气机调畅,使全身脏腑经络之气的运行畅达有序。若气机郁结,则血行障碍,血运不畅,血液瘀滞停积而为瘀血,或为癥积,或为肿块,在女子可出现经行不畅、经迟、痛经、经闭等。

气能行津,气行则津布,故说肝气的疏泄作用能促进津液的输布,使之无聚湿成水生痰化饮之患。若肝气疏泄功能失常,气机郁结,亦会导致津液的输布障碍,形成水湿痰饮等病理产物,出现水肿、痰核等。

2. **促进脾胃运化和胆汁的分泌排泄** 肝气疏泄,调畅气机,有助于脾胃之气的升降,从而促进脾胃的运化功能。另外,食物的消化吸收还要借助于胆汁的分泌和排泄,然而胆汁的分泌和排泄受肝气疏泄的影响。

若肝病以影响脾土为主,多称为“肝脾不调”或“肝脾不和”,导致脾失健运,食谷不化,可出现胸胁胀满、腹胀腹痛等症。若肝病以影响胃土为主,多称为“肝气犯胃”或“肝胃不和”,导致胃失受纳和降,可出现胸胁脘腹胀满或疼痛、纳呆等症;导致胃气不降,可出现嗳气、恶心、呕吐、泛酸等症。若肝病影响胆腑,胆汁排泄失常而出现郁滞,则见腹痛腹胀、饮食不化等症,重者可见高热、腹部绞痛;胆汁郁滞日久,则易生结石,治疗则当疏肝理气以促进胆汁的分泌排泄。

3. **调畅情志** 肝气疏泄,能调畅气机,使人心情舒畅,既无亢奋,也无抑郁。若肝气疏泄失职,肝气郁结,可见心情抑郁不乐,悲忧善虑;若肝气郁而化火,或大怒伤肝,肝气上逆,常见烦躁易怒,亢奋激动。

4. **促进男子排精与女子行经** 肝疏泄正常,女子月经来潮、男子精液的排泄就正常。肝失疏泄,则排精不畅而致精瘀;月经周期紊乱,经行不畅,甚或痛经。治疗此类病证,常以疏肝为第一要法。由于肝气的疏泄功能对女子的生殖功能尤为重要,故有“女子以肝为先天”之说。

### (二)主藏血

肝藏血,是指肝脏具有贮藏血液、调节血量和防止出血的功能。

1. **贮藏血液** 肝贮藏血液,为“血海”,其意义有:

(1)涵养肝气:肝贮藏充足的血液,化生和涵养肝气,使之冲和畅达,发挥其正常的疏泄功能,防止疏泄太过而亢逆。血属阴,抑制肝阳偏亢,使肝气疏泄正常,气血和调。

(2)濡养肝及筋目:肝贮藏充足的血液,濡养筋、眼目及肝本脏。

(3)为经血之源:肝贮藏充足的血液,为女子月经来潮的重要保证。

2. **调节血量** 肝贮藏充足的血液,可根据生理需求调节人体各部位动静血量的分配。

3. **防止出血** 肝主藏血,在肝内贮存一定的血量,可以制约肝气,同时亦有防止出血的作用。肝藏血失职,引起各种出血,称为肝不藏血。

## 要点二 与形、窍、志、液、时的系统联系

1. **在体合筋,其华在爪** 筋,即筋膜,包括肌腱和韧带,附着于骨而聚于关节。筋依赖肝血的濡养,才能运动灵活而有力,能耐受疲劳,并能较快地解除疲劳,故称肝为“罢极之本”。如果肝血亏虚,筋脉得不到很好的濡养,则筋的运动能力就会减退。

爪,即爪甲,“爪为筋之余”亦赖肝血的濡养,因而肝血充足,则爪甲坚韧,红润光泽;肝血不足,则爪甲痿软而薄,枯而色夭,甚则变形、脆裂。

2. **在窍为目** 目为视觉器官,具有视物功能,故又称“精明”。肝的经脉上连目系,肝血充足,肝气调和,目才能正常发挥其视物辨色的功能。若肝血不足,则会导致两目干涩、视物不清、目眩、目眶疼痛等症。

3. **在志为怒** 怒是人在情绪激动时的一种情志变化,为肝所主。大怒或郁怒不解,可引起肝气郁结,气机不畅,精血津液运行输布障碍,痰饮瘀血及癥瘕积聚内生;又可致肝气上逆,血随气逆,发为出血或中风昏厥。

4. **在液为泪** 肝开窍于目，泪从目出。在正常情况下，泪液的分泌，是濡润而不外溢。如肝血不足，泪液分泌减少，常见两目干涩；如风火赤眼，肝经湿热，可见目眵增多，迎风流泪等。

5. **与春气相通应** 肝与春气相通应，是因为春季为一年之始，阳气始生，自然界生机勃发，一派欣欣向荣的景象。人体之肝主疏泄，恶抑郁而喜条达，为“阴中之少阳”，故与春气相通应。

# 细目六 肾

## 要点一 生理功能

### （一）主藏精

肾藏精，指肾具有贮存、封藏精的生理功能。

精，是构成人体和维持人体生命活动的最基本物质，是生命之源，是脏腑形体官窍功能活动的物质基础。

精，就其来源而言，有先天、后天之分：先天之精来源于父母的生殖之精，是禀受于父母的生命遗传物质，与生俱来，藏于肾中。出生之前，是形成生命（胚胎）的重要物质，是生命的构成本原；出生之后，则是人体生长发育和生殖的物质基础。后天之精来源于脾胃化生的水谷之精。人出生后，机体由脾胃的运化作用从饮食物中摄取的营养物质，称为“后天之精”。

肾藏精的生理效应如下：

1. **主生长发育和生殖** 肾藏精，精化气，肾精足则肾气充，促进人体的生长发育，使具有促进和维持生殖功能的物质“天癸”开始成熟和旺盛。人体的天癸，是肾精及肾气充盈到一定程度而产生的一种精微物质，具有促进人体生殖器官的发育成熟和维持人体生殖功能的作用。天癸至，女子月经来潮，男子出现排精现象，说明生殖器官已经成熟，具备了生殖能力。

若肾精及肾气不足可见小儿生长发育不良，出现五迟（站迟、语迟、行迟、发迟、齿迟）、五软（头软、项软、手足软、肌肉软、口软）；在成人则表现为早衰。

2. **为脏腑之本**

（1）肾阳为一身阳气之本，“五脏之阳气，非此不能发”，能推动和激发脏腑经络的各种功能，温煦全身脏腑形体官窍，进而促进精血津液的化生和运行输布，推动机体的新陈代谢，并激发精血津液化生为气，即促进“有形化无形”的气化过程。若肾阳虚衰，温煦、推动等功能减退，则脏腑功能减退，机体的新陈代谢减缓，产热不足，精神不振，发为虚寒性病证。

（2）肾阴为一身阴气之源，“五脏之阴气，非此不能滋”，能调控脏腑的各种功能，凉润全身脏腑形体官窍，调控机体的气化过程，减缓精血津液的化生及运行输布，并使气凝聚成形而为精血津液，所谓“无形化有形”。若肾阴不足，抑制、凉润等功能减退，则致脏腑功能虚性亢奋，新陈代谢相对加快，产热相对增多，精神虚性躁动，发为虚热性病证。

（3）主生髓化血：肾藏精，精能生髓，精髓化生血液。肾精充足而精髓盈满，则血液生化有源。肾精亏虚日久可导致血虚，临床上常用补肾填精益髓之法治疗。

（4）主抵御外邪：肾精具有保卫机体、抵御外邪，而使人免于疾病的作用。精充则生命力强，卫外固密，适应能力强，邪不易侵。反之，精亏则生命力弱，卫外不固，适应能力弱，邪易侵犯而致病。肾精这种抵御外邪的能力属正气范畴，与“正气存内，邪不可干”“邪之所凑，其气必虚”的意义相同。

### （二）主水

肾主水，是指肾气具有主司和调节全身水液代谢的功能。

1. **肾气对参与水液代谢的脏腑有调节作用** 肾气及肾阴肾阳对水液代谢过程中各脏腑之气的功能，尤其是脾肺之气的运化和输布水液的功能，具有促进和调节作用。

2. **肾气的生尿和排尿作用** 尿的生成和排泄是水液代谢的一个重要环节。水液代谢过程中，各脏腑形体官窍代谢后产生的浊液（废水），通过三焦水道下输于肾或膀胱，在肾气的蒸化作用下，分为清浊两部分。清者回吸收，由脾气的转输作用通过三焦水道上腾于肺，重新参与水液代谢；浊者则化为尿液，在肾与膀胱之气的推动作用下排出体外。

### （三）主纳气

肾主纳气，是指肾气有摄纳肺所吸入的自

然界清气,保持吸气的深度,防止呼吸表浅的作用。肾的纳气功能,实际上是肾气的封藏作用在呼吸运动中的具体体现。肺吸入的清气必须下达于肾,实际上是强调肺的呼吸在肾气的封藏作用下维持一定的深度,有利于清浊气体的内外交换。若肾精亏虚,肾气衰减,摄纳无力,肺吸入之清气不能下纳于肾,则会出现呼吸表浅,或呼多吸少,动则气喘等病理表现,称为"肾不纳气"。

### 要点二　与形、窍、志、液、时的系统联系

1. **在体合骨,生髓,其华在发**　骨的生长发育,有赖于骨髓的充盈及其所提供的营养。肾精充足,骨髓生化有源,骨骼得到髓的滋养,才能坚固有力;若肾精不足,骨髓生化无源,骨骼生长缓慢,便会出现小儿囟门迟闭,骨软无力,骨骼失养;老年人骨质脆弱,易于骨折等。

髓分骨髓、脊髓和脑髓,皆由肾精化生。肾精不足,髓海空虚,脑失所养,则见"脑转耳鸣,胫酸眩冒,目无所见,懈怠安卧"(《灵枢·海论》)。

齿与骨同出一源,亦由肾精充养,故称"齿为骨之余"。牙齿松动、脱落及小儿齿迟等,多与肾精不足有关。

发的生长,赖血以养,故称"发为血之余"。但发的生机根源于肾,肾藏精,精化血,精血旺盛,则毛发粗壮而润泽。青壮年精血旺盛,发长而润泽;老年人精血衰少,发白而脱落,皆属常理。但临床所见的未老先衰,年少而头发枯萎,早脱早白等,则与肾精不足有关,应考虑从肾论治。

2. **在窍为耳及二阴**　耳的听觉功能灵敏与否,与肾精、肾气的盛衰密切相关。肾精及肾气充盈,髓海得养,才能听觉灵敏,分辨力高;反之,若肾精及肾气虚衰,则髓海失养,出现听力减退,或见耳鸣,甚则耳聋。

二阴,指前阴和后阴。前阴是指排尿和生殖的器官;后阴是指排泄粪便的通道。尿液的生成及排泄依赖于肾气的蒸化和固摄作用。肾气之蒸化及固摄作用失常,则可见尿频、遗尿、尿失禁、尿少或尿闭等小便异常的病症。粪便的排泄,亦与肾气的推动和固摄作用有关。若肾气不足,则推动无力而致气虚便秘,或固摄无权而致大便失禁,久泄滑脱。

3. **在志为恐**　恐,是一种恐惧、害怕的情志活动。恐使肾气不得上行布散,反而下走,所以说"恐伤肾""恐则气下"。

4. **在液为唾**　唾,是唾液中较稠厚的部分,多出于舌下,有润泽口腔、滋润食物及滋养肾精的功能。唾由肾精化生,由舌下之金津、玉液二穴分泌而出。

5. **与冬气相通应**　冬季是一年中气候最寒冷的季节,自然界万物,则静谧闭藏以度冬时。人体中肾为水脏,有润下之性,藏精而为封藏之本。同气相求,故以肾应冬。

## 细目七　胆

### 要点　胆的生理功能

1. **贮藏和排泄胆汁**　胆汁由肝之余气凝聚而成。胆汁生成后,进入胆腑,由胆腑浓缩并贮藏。贮藏于胆腑的胆汁,在肝气的疏泄作用下排泄而注入肠中,以促进饮食水谷的消化和吸收。若肝胆的功能失常,胆汁的分泌排泄受阻,就会影响脾胃的受纳、腐熟和运化,而出现厌食、腹胀、腹泻等。

2. **主决断**　胆主决断,指胆具有判断事物、作出决定的作用。胆气虚怯之人,在受到不良精神刺激时,则易于出现胆怯易惊、善恐、失眠、多梦等精神情志异常的病变。

## 细目八　胃

### 要点　胃的生理功能

1. **主受纳水谷**　胃主受纳水谷,指胃气具有接受和容纳饮食水谷的作用。胃受纳水谷,是饮食物消化吸收的基础。胃受纳水谷的功能正常,就能保证进食功能。

2. **主腐熟水谷**　胃主腐熟水谷，指胃气将饮食物初步消化，并形成食糜的作用。容纳于胃中的饮食物，经过胃气的磨化和腐熟作用后，成为食糜下传于小肠而进一步消化。精微物质由脾气进一步吸收转输而营养全身。

胃气的受纳、腐熟水谷功能，必须与脾气的运化功能相互配合，纳运协调才能将水谷化为精微，进而化生精气血津液，供养全身。

## 细目九　小　肠

### 要点　小肠的生理功能

1. **主受盛化物**　一是小肠接受由胃腑下传的食糜而盛纳之，即受盛作用；二是指食糜在小肠内必须停留一定的时间，由脾气与小肠的共同作用对其进一步消化，化为精微和糟粕两部分，即化物作用。小肠受盛化物功能失调，表现为腹胀、腹泻、便溏等。

2. **主泌别清浊**　泌别清浊，是指小肠在对食糜进一步消化的过程中，分为清浊两部分。清者，即水谷精微和津液，由小肠吸收，经脾气的转输作用输布全身；浊者，即食物残渣和部分水液，经胃和小肠之气的作用通过阑门传送到大肠。

3. **小肠主液**　小肠主液，指小肠在吸收谷精的同时吸收大量的津液。小肠吸收的津液与谷精合为水谷之精，由脾气转输到全身，其中部分津液经三焦下渗膀胱，成为尿液生成之源。临床上，以“利小便所以实大便”的方法治疗泄泻，就是“小肠主液”理论的具体应用。

## 细目十　大　肠

### 要点　大肠的生理功能

1. **主传异糟粕**　大肠接受由小肠下传的食物残渣，吸收其中多余的水液，形成粪便。大肠之气的运动，将粪便传送至大肠末端，并经肛门有节制地排出体外，故大肠有“传导之官”之称。

2. **大肠主津**　大肠接受由小肠下传的含有大量水液的食物残渣，将其中的水液吸收，使之形成粪便，即所谓燥化作用。大肠吸收水液，参与体内的水液代谢，故说“大肠主津”。

## 细目十一　膀　胱

### 要点　膀胱的生理功能

1. **贮存尿液**　人体的津液通过肺、脾、肾等脏的作用，布散全身，发挥其滋养濡润机体的作用。其代谢后的浊液（废水）则下归于肾或膀胱，经肾气的蒸化作用，升清降浊——清者回流体内，重新参与水液代谢；浊者变成尿液，由膀胱贮存。

2. **排泄尿液**　膀胱中尿液的按时排泄，由肾气及膀胱之气的激发和固摄作用调节。肾气与膀胱之气的作用协调，则膀胱开合有度，尿液可及时地排出体外。

## 细目十二　三　焦

### 要点　三焦的生理功能

1. **三焦通行诸气**　三焦是诸气上下运行之通路。肾藏先天之精化生的元气，自下而上运行至胸中，布散于全身；胸中气海中的宗气，自上而下到达脐下，以资先天元气，合为一身之气，皆以三焦为通路。

2. **三焦运行水液**　三焦是全身水液上下输布运行的通道。全身水液的输布和排泄，是由肺、脾、肾等脏的协同作用而完成的，但必须以三焦为通道，才能升降出入运行。

## 细目十三　脑

### 要点　脑的生理功能

1. **主宰生命活动**　“脑为元神之府”(《本草纲目》),是生命的枢机,主宰人体的生命活动。人在出生之前,随形具而生之神,即为元神。元神藏于脑中,为生命之主宰。元神存则生命在,元神败则生命逝。得神则生,失神则死。

2. **主司精神活动**　人的精神活动,包括思维、意识和情志活动等,都是客观外界事物反映于脑的结果。脑为精神活动的枢纽,脑主精神活动的功能正常,则精神饱满,意识清楚,思维灵敏,记忆力强,语言清晰,情志正常。否则,便出现意识思维及情志方面的异常。

3. **主司感觉运动**　眼、耳、口、鼻、舌等五脏外窍,皆位于头面,与脑相通。脑主元神,神能驭气,散动觉之气于筋而达百节,令之运动,故脑能统领肢体运动。髓海充盈,主感觉运动功能正常,则视物精明,听力正常,嗅觉灵敏,感觉无碍,运动如常,轻劲多力;若髓海不足,主感觉运动功能失常,不论虚实,都会出现听觉失聪,视物不明,嗅觉不灵,感觉障碍,运动不能,懈怠安卧。

## 细目十四　女子胞

### 要点一　女子胞的生理功能

1. **主持月经**　月经,又称月信、月事、月水,是女子胞(又称“胞宫”)发育成熟后周期性出血的生理现象。月经的产生,是脏腑经脉气血及天癸作用于胞宫的结果,所以胞宫有主持月经的作用。

2. **孕育胎儿**　胞宫是女性孕育胎儿的器官。女子在发育成熟后,月经应时来潮,经后便要排卵,因而有受孕生殖的能力。此时,两性交媾,两精相合,就构成了胎孕。

### 要点二　女子胞与脏腑经脉的关系

1. **与脏腑的关系**　女子以血为本,经水为血液所化,而血液来源于脏腑。脏腑之中,心主血,肝藏血,脾统血,脾与胃同为气血生化之源,肾藏精而化血,肺主气、朝百脉而输精微,它们分司血的生化、统摄、调节等重要作用。

2. **与经脉的关系**　女子胞与冲、任、督、带及十二经脉,均有密切关系。其中,以冲、任、督、带脉为主。十二经脉的气血通过冲脉、任脉、督脉灌注于胞宫,而为经血之源、胎孕之本。

## 细目十五　脏腑之间的关系

### 要点一　脏与脏之间的关系

#### (一)心与肺

主要表现在血液运行与呼吸吐纳之间的协同调节关系。心主一身之血,肺主一身之气,两者相互协调,保证气血的正常运行,维持机体各脏腑组织的生理功能。肺气虚弱,行血无力或肺失宣肃,肺气壅塞,可影响心的行血功能,易致心血瘀阻;反之,心气不足,心阳不振,血行不畅,也可影响肺的呼吸功能,导致胸闷、咳喘等症。

#### (二)心与脾

主要表现在血液生成方面的相互为用及血液运行方面的相互协同。

1. 心主一身之血,心血供养脾以维持其正常的运化功能。水谷精微通过脾的转输升清作用,上输于心肺,贯注于心脉而化赤为血。劳神思虑过度,既耗心血,又损脾气,亦可形成心脾两虚之证。

2. 血液在脉中正常运行,既有赖于心气的推动以维持通畅而不迟缓,又依靠脾气的统摄以使血行脉中而不逸出。心气不足,行血无力,或脾气虚损,统摄无权,均可导致血行失常的病理状态,或见气虚血瘀,或见气虚失摄的出血。

#### (三)心与肝

主要表现在行血与藏血以及精神调节两个

方面。

1. 心主行血，为一身血液运行的枢纽；肝藏血，贮藏血液、调节血量。两者相互配合，共同维持血液的正常运行。心血瘀阻可累及肝，肝血瘀阻可累及心，最终导致心肝血瘀的病理变化。

2. 心藏神，主宰意识、思维、情感等精神活动。肝主疏泄，调畅气机，维护情志的舒畅。心肝两脏，相互为用，共同维持正常的精神活动。心神不安与肝气郁结，心火亢盛与肝火亢逆，可两者并存或相互引动。

**（四）心与肾**

心与肾在生理上的联系，主要表现为"心肾相交"。

1. **水火既济**　心位居上，故心火（阳）必须下降于肾，使肾水不寒；肾位居下，故肾水（阴）必须上济于心，使心火不亢。肾无心火之温煦则水寒，心无肾阴之滋润则火炽。心与肾之间的水火升降互济，维持了两脏之间生理功能的协调平衡。

2. **精神互用**　心藏神，肾藏精。精能化气生神，为气、神之源；神能控精驭气，为精、气之主。故积精可以全神，神清可以控精。

3. **君相安位**　心为君火，肾为相火（命火）。君火在上，如日照当空，为一身之主宰；相火在下，系阳气之根，为神明之基础。命火秘藏，则心阳充足；心阳充盛，则相火亦旺。君火相火，各安其位，则心肾上下交济。

心与肾之间的水火、阴阳、精神的动态平衡失调，称为心肾不交。主要表现为水不济火，肾阴虚于下而心火亢于上的阴虚火旺，或肾阳虚与心阳虚互为因果的心肾阳虚、水湿泛滥，或肾精与心神失调的精亏神逸的病理变化。

**（五）肺与脾**

主要表现在气的生成与水液代谢两个方面。

1. 肺主呼吸，吸入自然界的清气；脾主运化，化生水谷之精并进而化为谷气。清气与谷气在肺中汇为宗气，宗气与元气再合为一身之气。肺气虚累及脾（子病犯母），脾气虚影响肺（母病及子），终致肺脾两虚之候。

2. 就肺脾而言，肺气宣降以行水，使水液正常地输布与排泄；脾气运化，散精于肺，使水液正常地生成与输布。脾失健运，水液不化，聚湿生痰，为饮为肿，影响及肺则失其宣降而痰嗽喘咳，故有"脾为生痰之源，肺为贮痰之器"之说。

**（六）肺与肝**

主要体现在人体气机升降的调节方面。如肝郁化火，或肝气上逆，肝火上炎，可耗伤肺阴，使肺气不得肃降，而出现咳嗽、胸痛、咯血等肝火犯肺证，五行学说称为"木火刑金"或"木旺侮金"。另一方面，肺失清肃，燥热内盛，也可伤及肝阴，致肝阳亢逆，而出现头痛、易怒、胁肋胀痛等肺病及肝之候。

**（七）肺与肾**

主要表现在水液代谢、呼吸运动及阴阳互资三个方面。

1. **水液代谢**　肺主行水，为水之上源；肾主水液代谢，为主水之脏。肺气宣发肃降而行水的功能，有赖于肾气及肾阴肾阳的促进；肾气所蒸化及升降的水液，有赖于肺气的肃降运动使之下归于肾或膀胱。

2. **呼吸运动**　肺主气而司呼吸，肾藏精而主纳气。人体的呼吸运动，虽由肺所主，但亦需肾的纳气功能协助。肺气久虚，肃降失司，与肾气不足，摄纳无权，往往互为影响，以致出现气短喘促，呼吸表浅，呼多吸少等肾不纳气的病理变化。

3. **阴阳互资**　肺肾阴阳，相互资生。金为水之母，肺阴充足，下输于肾，使肾阴充盈；肾阴为诸阴之本，肾阴充盛，上滋于肺，使肺阴充足。老年久病痰饮喘咳，多属肺肾阳虚。

**（八）肝与脾**

主要表现为疏泄与运化、藏血与统血的相互协调关系。

1. **饮食物消化**　肝主疏泄，调畅气机，协调脾胃升降，并疏利胆汁，输于肠道，促进脾胃对饮食物的消化及对精微的吸收和转输；脾气健旺，运化正常，水谷精微充足，气血生化有源，肝体得以濡养而使肝气冲和条达，有利于疏泄功能的发挥。若肝失疏泄，气机郁滞，易致脾失健运，形成精神抑郁，胸闷太息，纳呆腹胀，肠鸣泄泻等肝脾不调之候。脾失健运，也可影响肝失疏泄，导致"土壅木郁"之证。

2. **血液运行**　肝主藏血，调节血量；脾主生血，统摄血液。脾气健旺，生血有源，统血有权，使肝有所藏；肝血充足，藏泻有度，血量得以正常调节，气血才能运行无阻。脾气虚弱，则血液生化无源而血虚，或统摄无权而出血，均可导致肝血不足。

(九)肝与肾

肝与肾的关系,有“肝肾同源”或“乙癸同源”之称。表现在精血同源、藏泄互用以及阴阳互资互制等方面。

1. **精血同源** 肝藏血,肾藏精,精血皆由水谷之精化生和充养,且能相互资生,故曰同源互化。肝血不足与肾精亏损多可相互影响,以致出现头昏目眩、耳聋耳鸣、腰膝酸软等肝肾精血两亏的病变。

2. **藏泄互用** 肝主疏泄,肾主封藏,二者之间存在着相互为用、相互制约的关系。若肝肾藏泄失调,女子可见月经周期失常,经量过多或闭经等;男子可见阳痿、遗精、滑泄或阳强不泄等症。

3. **阴阳互资互制** 肾阴不足可累及肝阴;肝肾阴虚,阴不制阳,水不涵木,又易致肝阳上亢,可见眩晕、中风等。肾阳虚衰可累及肝阳;肝肾阳虚,阳不制阴,阴寒内盛,可见下焦虚寒,肝脉寒滞,少腹冷痛,阳痿精冷,宫寒不孕等。

(十)脾与肾

主要表现为先后天的互促互助,以及水液代谢的相关性。

1. **先后天相互资生** 脾主运化水谷精微,化生气血,为后天之本;肾藏先天之精,是生命之本原,为先天之本。脾的运化水谷,有赖于肾气及肾阴肾阳的资助和促进,始能健旺;肾所藏先天之精及其化生的元气,亦赖脾气运化的水谷之精及其化生的谷气的不断充养和培育,方能充盛。

2. **水液代谢** 脾气运化水液的功能,须赖肾气的蒸化及肾阳温煦作用的支持;肾主水液的输布代谢,又须赖脾气及脾阳的协助,即所谓“土能制水”。脾肾两脏共同主司水液代谢的协调平衡。病理上,脾气、脾阳失运,水湿内生,经久不愈,可发展至肾水泛滥;肾气、肾阳虚衰,蒸化失司,水湿内蕴,也可影响脾气、脾阳的运化,最终均可导致尿少浮肿,腹胀便溏,畏寒肢冷,腰膝酸软等脾肾两虚、水湿内停之证。

## 要点二 腑与腑之间的关系

1. **六腑生理功能的相互联系** 饮食物从口摄入以后,经过六腑的共同作用,从消化吸收乃至糟粕的下传排出,必须不断地由上而下递次传送。六腑中的内容物不能停滞不动,其受纳、消化、传导、排泄的过程,是一个虚实、空满不断更替的过程。

2. **六腑病理变化的相互影响** 六腑病变,多表现为传化不通,故在治疗上又有“六腑以通为补”之说。这里所谓“补”,不是用补益药物补脏腑之虚,而是指用通泄药物使六腑以通为顺。

## 要点三 脏与腑之间的关系

脏腑表里配合关系的依据:一是经脉络属。即属脏的经脉络于所合之腑,属腑的经脉络于所合之脏。二是生理配合。六腑传化水谷的功能,受五脏之气的支持和调节才能完成。三是病理相关。如肺热壅盛,失于肃降,可致大肠传导失职而大便秘结。反之亦然。因此,在治疗上,相应的就有脏病治腑、腑病治脏、脏腑同治诸法。

1. **心与小肠** 生理上心主血脉,心阳之温煦,心血之濡养,有助于小肠的化物功能;小肠主化物,泌别清浊,吸收水谷精微和水液,其中浓厚部分经脾气转输于心,化血以养其心脉。

病理上心经实火,可移热于小肠,引起尿少、尿赤涩刺痛、尿血等小肠实热之象。反之,小肠有热,亦可循经脉上熏于心,可见心烦、舌赤糜烂等。

2. **肺与大肠** 生理上,主要体现在肺气肃降与大肠传导之间的相互为用关系。

病理上肺气壅塞,失于肃降,气不下行,津不下达,可引起腑气不通,肠燥便秘。大肠实热,传导不畅,腑气阻滞,也可影响到肺的宣降,出现胸满咳喘等。

3. **脾与胃** 脾胃同为气血生化之源、后天之本,在饮食物的受纳、消化及水谷精微的吸收、转输等生理过程中起主要作用。脾与胃的关系,体现为水谷纳运相得、气机升降相因、燥湿相济三方面。

4. **肝与胆** 肝胆同居右胁下,胆附于肝叶之间,足厥阴经属肝络胆,足少阳经属胆络肝,两者构成表里相合关系。肝与胆的关系,主要表现在同司疏泄、共主勇怯等方面。

5. **肾与膀胱** 肾为水脏,膀胱为水腑,足少阴经属肾络膀胱,足太阳经属膀胱络肾,两者构成表里相合关系。肾与膀胱的生理关系,主要表现在共主小便方面。

## 要点四　五脏与奇恒之腑之间的关系

**1. 五脏与脑**　脑的生理病理统归于心而分属于五脏。心是君主之官、五脏六腑之大主，神明之所出，故将人的意识、思维及情志活动统归于心，称"心藏神"。但又把神分为神、魂、魄、意、志五种不同的表现，分别由心、肝、肺、脾、肾五脏主司，即所谓"五神脏"。如《素问・宣明五气》说："心藏神，肺藏魄，肝藏魂，脾藏意，肾藏志。"脑的功能与五脏密切相关，五脏之精充盈，五脏之气畅达，才能化养五神并发挥其生理功能。

**2. 五脏与女子胞**　女子以血为本，经水为血液所化，月经的来潮和周期，以及孕育胎儿，均离不开气血的充盈和血液的正常运行。而心主血，肝藏血，脾胃为气血生化之源又主统血；肾藏精，关乎天癸，且精能化血；肺主气，朝百脉而输精微。诸脏分司血的生化、统摄与调节等，故脏腑安和，血脉流畅，血海充盈，则经候如期，胎孕乃成。五脏之中，女子胞与心、肝、脾、肾的关系尤为密切。

# 第五单元 气血津液

## 细目一 气

### 要点一 气的生成

**（一）人体之气的生成之源**

人体之气来源于先天之精所化生的先天之气（即元气）、水谷之精所化生的水谷之气和自然界的清气，后两者又合称为后天之气（即宗气），三者结合而成一身之气，《黄帝内经》称为“人气”。

**（二）相关脏腑功能**

1. **肾为生气之根** 肾藏先天之精，并受后天之精的充养。

2. **脾胃为生气之源** 脾主运化，胃主受纳，共同完成对饮食水谷的消化和水谷精微的吸收。

3. **肺为生气之主** 肺主气，主司宗气的生成，在气的生成过程中占有重要地位。

### 要点二 气的分类

**（一）人身之气**

人身之气，即一身之气，是构成人体各脏腑组织，并运行于全身的精微物质。它是由先天之精所化生之气、水谷之精所化生之气及吸入的自然界清气三者相融合而生成。人身之气推动和调控着各脏腑经络形体官窍的生理活动，推动和调控着血、津液、精的运行、输布和代谢，维系着人体的生命进程。一身之气分布于人体内部的不同部位，则有着各自的运动形式和功能特点，因而也就有了不同的名称。

**（二）元气、宗气、营气、卫气**

1. **元气** 元气是人体生命活动的原动力。元气主要由肾藏的先天之精所化生，通过三焦而流行于全身。元气的生理功能，一是推动和调节人体的生长发育和生殖功能，二是推动和调控各脏腑、经络、形体、官窍的生理活动。

2. **宗气** 宗气是由谷气与自然界清气相结合而积聚于胸中的气。宗气在胸中积聚之处，称为“气海”，又名为膻中。宗气聚于胸中，通过上出息道（呼吸道），贯注心脉及沿三焦下行的方式布散全身。宗气的生理功能主要有行呼吸、行血气和资先天三个方面。

3. **营气** 营气是行于脉中而具有营养作用的气。因其富有营养，在脉中营运不休，故称之为营气。由于营气在脉中，是血液的重要组成部分，故常常将“营血”并称。营气的生理功能有化生血液和营养全身两个方面。

4. **卫气** 卫气是行于脉外而具有保卫作用的气。因其有卫护人体、避免外邪入侵的作用，故称为卫气。卫气由水谷精微中慓悍滑利部分所化生。卫气有防御外邪、温养全身和调控腠理的生理功能。

### 要点三 气的运动与变化

**（一）气机**

1. **气机的概念** 气的运动称气机。人体之气是不断运动着的活力很强的精微物质，它流行全身，内至五脏六腑，外达筋骨皮毛，发挥其生理功能，推动和激发人体的各种生理活动。

2. **气运动的基本形式** 气的运动形式，因气的种类与功能的不同而有所不同，但总的来说，可以归纳为升、降、出、入四种基本形式。

3. **气运动的意义** 气机的升降出入，对于人体的生命活动至关重要。如先天之气、水谷之气和吸入的清气，都必须经过升降出入才能布散全身，发挥其生理功能。而精、血、津液也必须通过气的运动才能在体内不断地运行流动，以濡养全身。人体脏腑、经络、形体、官窍的生理活动必须依靠气的运动才得以完成，脏腑、经络、形体、官窍之间的相互联系和协调也必须通过气的运动才得以实现。

4. **气运动失常的表现形式** 气的升降出入运动出现异常变化，称为“气机失调”。气机失调有多种表现。例如：气的运行受阻而不畅通时，称“气机不畅”；受阻较甚，局部阻滞不通时，称“气滞”；气的上升太过或下降不及时，称“气逆”；气的上升不及或下降太过时，称“气陷”；气的外出太过而不能内守时，称“气脱”；气不能外达而郁结闭塞于内时，称“气闭”。

（二）气化

气的运动称为气机，升、降、出、入是气运动的基本形式，气的运动而产生的各种变化称为气化。体内精微物质的化生及输布，精微物质之间、精微物质与能量之间的互相转化，以及废物的排泄等都属气化。气化的形式多种多样。《素问·阴阳应象大论》说：“味归形，形归气；气归精，精归化；精食气，形食味；化生精，气生形……精化为气。”就是对气化过程的简要概括。体内精气血津液的代谢及其相互转化是气化的基本形式。如精的生成，精化为气，精化为髓，髓充骨而造血或汇脑而化神；精与血同源互化；气的生成与代谢，包括化为能量、热量，以及生血、化精、化神，并分化为脏腑之气和经络之气。如此等等，皆属气化的具体体现。气化过程的有序进行，是脏腑生理活动相互协调的结果。

### 要点四 气的功能

（一）推动作用

气的推动作用是指阳气的激发、兴奋、促进等作用。主要体现于：①激发和促进人体的生长发育及生殖功能；②激发和促进各脏腑经络的生理功能；③激发和促进精血津液的生成及运行输布；④激发和兴奋精神活动。

（二）温煦作用

气的温煦作用是指阳气的促进产热，消除寒冷，使人体温暖的作用。其生理意义：①温煦机体，维持相对恒定的体温；②温煦各脏腑、经络、形体、官窍，助其进行正常的生理活动；③温煦精血津液，助其正常施泄、循行、输布，即所谓“得温而行，得寒而凝”。

（三）防御作用

气既能护卫肌表，防御外邪入侵，同时也可以祛除侵入人体内的病邪。因此，气的防御作用十分重要。

（四）固摄作用

固摄作用，是指气对于体内血、津液、精等液态物质的固护、统摄和控制作用，从而防止这些物质无故流失，保证它们在体内发挥正常的生理功能。主要表现在：①统摄血液，使其在脉中正常运行，防止其逸出脉外；②固摄汗液、尿液、唾液、胃液、肠液，控制其分泌量、排泄量，使之有度而规律地排泄，防止其过多排出及无故流失；③固摄精液，防止其妄加排泄。

（五）中介作用

人体内部各个脏腑组织器官都是相对独立的，但是在它们之间充满着气这一物质。气充斥于人体各个脏腑组织器官之间，成为它们相互之间联系的中介。

## 细目二 血

### 要点一 血的生成

（一）化生之源

血液由水谷之精化生的营气和津液所化生。肾精也是化生血液的基本物质。

（二）相关脏腑功能

1. **脾胃** 营气和津液化生血液，两者都是由脾胃运化转输的水谷精微所产生的。因此，脾胃是血液生化之源。

2. **心肺** 脾胃运化水谷精微所化生的营气和津液，由脾向上升输于心肺，与肺吸入的清气相结合，贯注心脉，在心气的作用下变化而成为红色血液。

3. **肾** 肾藏精，精生髓，精髓是化生血液的基本物质之一。肾中精气充足，则血液化生有源，同时肾精充足，肾气充沛，也可以促进脾胃的运化功能，有助于血液的化生。

### 要点二 血的运行

（一）影响血液运行的因素

1. 气的推动和温煦作用。

2. 血运行于脉中，而不致逸出脉外，需要一定的控摄，即固摄作用。气的推动与固摄作用之间、温煦与凉润作用之间的协调平衡是保证血液正常运行的主要因素。

3. 脉道的通畅无阻也是保证血液正常运行的重要因素。

4. 血液的质量，包括清浊及黏稠状态。若血液中痰浊较多，或血液黏稠，可致血行不畅而瘀滞。

此外，尚需考虑病邪的影响。阳邪侵人，或内生火热；阴邪侵袭，或寒从中生等影响血的运行。

**（二）相关脏腑功能**

血液的正常运行，与心气的推动、肺气的宣发肃降、肝气的疏泄密切相关。脾气的统摄及肝的藏血是固摄控制血液运行的重要因素。

### 要点三　血的功能

1. **濡养**　血含有人体所需的丰富的营养物质。血在脉中循行，内至五脏六腑，外达皮肉筋骨，不断地对全身各脏腑组织器官起着濡养和滋润作用，以维持各脏腑组织器官发挥生理功能，保证了人体生命活动的正常进行。

2. **化神**　血是机体精神活动的主要物质基础，人体的精神活动必须得到血液的营养。血液的充盛，是精神情志活动充沛而舒畅的基础。

## 细目三　津　　液

### 要点一　津液的生成、输布与排泄

1. **津液的生成**　津液来源于饮食水谷，通过脾胃的运化及有关脏腑的生理功能而生成。胃主受纳腐熟，“游溢精气”而吸收饮食水谷的部分精微。小肠主液，将水谷精微和水液大量吸收。大肠主津，在传导过程中吸收食物残渣中的水液，化生为津液。其中质清稀布散于体表、肌肉和孔窍，并能渗注于血脉，有滋润作用的，称为津；质稠厚，灌注于骨节、脏腑、脑、髓，起濡养作用的为液。

2. **津液的输布**　津液的输布主要是依靠脾、肺、肾、肝和三焦等脏腑生理功能的协调配合来完成的。

脾对津液的输布作用，肺主宣发肃降，通调水道，肾为水脏，对津液输布代谢起着主宰作用。肝主疏泄，调畅气机，气行则水行，保持了水道的畅通，促进了津液输布的通畅。三焦为水液和诸气运行的通路。

3. **津液的排泄**　津液的排泄主要通过排出尿液和汗液来完成。除此之外，呼气和粪便也将带走一些水分。因此，津液的排泄主要与肾、肺、脾的生理功能有关。由于尿液是津液排泄的最主要途径，因此肾脏的生理功能在津液排泄中的地位最为重要。

### 要点二　津液的功能

1. **滋润濡养**　津液是液态物质，有着较强的滋润作用。津液中含有营养物质，又有着丰富的濡养作用。滋润和濡养二者作用之间相辅相成，难以分割。

2. **充养血脉**　津液入脉，成为血液的重要组成部分。津液在营气的作用下，渗注于脉中，化生为血液，以循环全身发挥滋润、濡养作用。

另外，津液的代谢对调节机体内外环境的阴阳相对平衡起着十分重要的作用。

## 细目四　气与血的关系

### 要点一　气为血之帅

1. **气能生血**　气能生血，指血液的化生离不开气作为动力。血液的化生以营气、津液和肾精作为物质基础，在这些物质本身的生成以及转化为血液的过程中，每一个环节都离不开相应脏腑之气的推动和激发作用，这是血液生成的动力。临床上治疗血虚的病变，常常以补气药配合补血药使用，就是源于气能生血的理论。

2. **气能行血**　气能行血，指血液的运行离不开气的推动作用。血液的运行有赖于心气、肺气的推动及肝气的疏泄调畅，临床上在治疗血液运行失常时，常常配合补气、行气、降气、升提的药物，就是气能行血理论的实际应用。

3. **气能摄血**　气能摄血，指气能固摄血液循行于脉中的作用。主要体现在脾气统血的生理功能之中，治疗出血病变，可用健脾补气，益气以摄血。临床中发生大出血的危重证候时，用大剂补气药物以摄血，也是这一理论的应用。

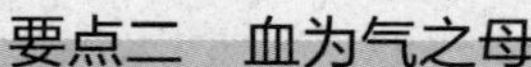

### 要点二　血为气之母

1. **血能养气**　血能养气，指气的充盛及其功能发挥离不开血液的濡养。一旦失去血的供养，这些部位即可出现气虚衰少或气的功能丧失的病变。血虚的患者往往兼有气虚的表现，其道理即在于此。

2. **血能载气**　血能载气是指气存于血中，依附于血而不致散失，赖血之运载而运行全身。血液虚少的患者，常见气虚病变。大失血的患者，气亦随之大量丧失，导致气的涣散不收，漂浮无根的气脱病变，称为“气随血脱”。

## 细目五　气与津液的关系

### 要点一　气能生津、行津和摄津

1. **气能生津**　气是津液生成的动力，津液的生成依赖于气的推动作用。脾胃等脏腑之气充盛，则化生津液的力量增强，人体津液充足。脾胃等脏腑之气虚亏，化生津液力量减弱，可导致津液不足的病变，治疗时往往采取补气生津的法则。

2. **气能行津**　气是津液在体内正常输布运行的动力，津液的输布、排泄等代谢活动离不开气的推动和升降出入的运动。气虚推动作用减弱，气化无力进行，或气机郁滞不畅，气化受阻，都可以引起津液的输布、排泄障碍，并形成痰、饮、水、湿等病理产物，病理上称为“气不行水”，也可称为“气不化水”。

3. **气能摄津**　气的固摄作用可以防止体内津液无故地大量流失，气通过对津液排泄的控制，维持着体内津液量的相对恒定。当气虚，固摄力量减弱，出现多汗、自汗、多尿、遗尿、小便失禁等病理现象，临床上往往采取补气方法以控制津液的过多外泄。

### 要点二　津能化气、载气

1. **津能化气**　由饮食水谷化生的津液，通过脾脏的升清散精，上输于肺，再经肺之宣降，通调水道，下输于肾和膀胱。津液滋润濡养各脏腑，使脏腑功能健全，脏腑之气充足。津液亏耗不足，也会引起气的衰少。

2. **津能载气**　津液是气运行的载体之一。在血脉之外，气的运行必须依附于津液，否则也会使气漂浮失散而无所归，故说津能载气。因此，津液的丢失，必定导致气的损耗，例如暑热病证，不仅伤津耗液，而且气亦随汗液外泄，出现少气懒言、体倦乏力的气虚表现。而当大汗、大吐、大泻等津液大量丢失时，气亦随之大量外脱，称为“气随津脱”。

# 第六单元　经　　络

## 细目一　经络学说

### 要点一　经络的基本概念

经络，是经脉和络脉的总称，是运行全身气血，联络脏腑、形体、官窍，沟通上下内外，感应传导信息的通路系统，是人体结构的重要组成部分。经脉是经络系统中的主干，是气血运行和信息传导的主要通道；络脉是经脉的分支，网络全身。

### 要点二　经络系统的组成

人体的经络系统由经脉和络脉组成。

1. **经脉**　是经络系统的主干，由十二经脉、奇经八脉和十二经脉的附属部分组成。

（1）十二经脉：又称“十二正经”，包括手三阴经、足三阴经、手三阳经、足三阳经，是气血运行的主要通道。

（2）奇经八脉：是十二经脉以外的重要经脉，包括督脉、任脉、冲脉、带脉、阴维脉、阳维脉、阴跷脉、阳跷脉，有统率、联络和调节十二经脉的作用。

（3）十二经脉的附属部分：包括十二经别、十二经筋、十二皮部三部分。

2. **络脉**　包括十五络脉、浮络和孙络三部分。

（1）十五络脉：又称“十五别络”，是十二经脉及任脉、督脉各分出一支别络，加脾之大络，共十五支，有加强十二经脉表里两经在体表的联系和渗灌气血的作用。

（2）浮络：是浮现于体表的络脉。

（3）孙络：是最细小的络脉。

## 细目二　十　二　经　脉

### 要点一　十二经脉的走向交接规律

1. **十二经脉的走向规律**　手三阴经起于胸中，走向手指端；手三阳经起于手指端，走向头面部；足三阳经起于头面部，走向足趾端；足三阴经起于足趾端，走向腹部和胸部。《灵枢·逆顺肥瘦》说：“手之三阴，从脏走手；手之三阳，从手走头；足之三阳，从头走足；足之三阴，从足走腹。”

2. **十二经脉的交接规律**

（1）相为表里的阴经与阳经在四肢末端交接：手太阴肺经和手阳明大肠经在示指端交接，手少阴心经和手太阳小肠经在小指端交接，手厥阴心包经和手少阳三焦经在环指端交接，足阳明胃经和足太阴脾经在足大趾端交接，足太阳膀胱经和足少阴肾经在足小趾端交接，足少阳胆经和足厥阴肝经在足大趾爪甲后交接。

（2）同名手足阳经在头面部交接：手阳明大肠经与足阳明胃经交接于鼻翼旁，手太阳小肠经与足太阳膀胱经交接于目内眦，手少阳三焦经与足少阳胆经交接于目外眦。

（3）同名手足阴经在胸部交接：足太阴脾经与手少阴心经交接于心中；足少阴肾经与手厥阴心包经交接于胸中；足厥阴肝经与手太阴肺经交接于肺中。

### 要点二　十二经脉的分布规律

1. **头面部的分布**　由于手足阳经交会于头面部，故称头为“诸阳之会”。阳经在头面部的分布特点：阳明经主要行于面部，其中足阳明经行于额部；少阳经主要行于侧头部；手太阳经主要行于面颊部，足太阳经行于头顶和头后部。

2. **四肢部的分布**　十二经脉在四肢的分布特点：阴经行于内侧面，阳经行于外侧面。上肢内侧为太阴在前，厥阴在中，少阴在后；上肢外侧为阳明在前，少阳在中，太阳在后；下肢内侧，内踝尖上8寸以下为厥阴在前、太阴在中、少阴在后，内踝尖上8寸以上则太阴在前、厥阴在中、少阴在后；下肢外侧为阳明在前，少阳在中，太阳在后。

3. **躯干部的分布** 十二经脉在躯干部的分布特点：手三阴经均从胸部行于腋下；手三阳经行于肩部和肩胛部；足三阳经则阳明经行于前（胸腹面），太阳经行于后（背面），少阳经行于侧面；足三阴经均行于腹胸面。循行于腹胸面的经脉，自内向外依次为足少阴肾经、足阳明胃经、足太阴脾经和足厥阴肝经。

### 要点三 十二经脉的表里关系

手足阴经与阳经通过各自的经别和别络相互沟通，组成6对表里相合关系。相为表里的两条经脉在四肢末端交接，分别循行于四肢内、外侧面相对应的位置，分别属络于相为表里的脏与腑，还有经别和别络的表里沟通，形成脏腑经脉表里相合的关系。

### 要点四 十二经脉的流注次序

十二经脉是气血运行的主要通道，它们首尾相贯、依次衔接，因而脉中气血的运行也是循经脉依次传注的。气血由中焦水谷精微化生后，上注于肺，自手太阴肺经开始逐经依次流注，经由手阳明大肠经、足阳明胃经、足太阴脾经、手少阴心经、手太阳小肠经、足太阳膀胱经、足少阴肾经、手厥阴心包经、手少阳三焦经、足少阳胆经，最后注入足厥阴肝经，再流注复达于手太阴肺经，形成了“阴阳相贯，如环无端”的十二经脉气血流注系统。

## 细目三 奇经八脉

### 要点一 奇经八脉的主要特点

奇经八脉是督脉、任脉、冲脉、带脉、阴跷脉、阳跷脉、阴维脉、阳维脉的总称。其是与正经相对而言的，分布不如十二经脉那样有规律；与五脏六腑没有直接的属络联系，相互之间也没有表里关系；除督脉、任脉外，均无本经专属腧穴。奇经八脉别道奇行，对十二经脉有联络、统率、调节的作用。

### 要点二 督脉的循行部位及基本功能

1. **循行部位** 督脉起于胞中，下出会阴，沿脊柱里面上行，至项后风府穴处进入颅内，络脑，并由项沿头部正中线，经头顶、额部、鼻部、上唇，到上唇系带处。分支：从脊柱里面分出，络肾。分支：从小腹内分出，直上贯脐中央，上贯心，到喉部，向上到下颌部，环绕口唇，再向上到两眼下部的中央。

2. **基本功能**

（1）调节阳经气血，为“阳脉之海”：督脉行于背部正中，背为阳，其脉与手足三阳经交会于大椎穴；督脉又与阳维脉会合于头部，故能蓄溢、调节全身阳经之气血，总督一身之阳经。

（2）与脑、髓和肾的功能有关：督脉循行于脊柱后面，入颅络脑，分支属肾，肾能藏精生髓，脑为髓海，故督脉与脑、髓和肾的功能活动有密切的联系。《素问·骨空论》说：“督脉为病，脊强反折。”说明督脉病变可引起脊髓与脑的病变。督脉属肾，故与肾的功能也有密切关系。肾藏精主生殖，精冷不孕等生殖系统疾病与督脉有关。

### 要点三 任脉的循行部位及基本功能

1. **循行部位** 任脉起于胞中，下出会阴，经阴阜，沿腹部和胸部正中线上行，至咽喉，上行至下颌部，环绕口唇，沿面颊，分行至目眶下。分支：由胞中别出，与冲脉相并，行于脊柱前。

2. **基本功能**

（1）调节阴经气血，为“阴脉之海”：任脉循行于腹面正中线，与足三阴经交会于关元、气海，而足三阴经上接手三阴经，任脉又与阴维脉交会于廉泉、天突，故能总任阴脉之间的相互联系，对阴经气血有调节作用。

（2）任主胞胎：任脉起于胞中，与女子月经来潮及妊养生殖功能有关，故为生养之本，有“任主胞胎”之说。

### 要点四 冲脉的循行部位及基本功能

1. **循行部位** 冲脉起于胞中，下出会阴，从气街部起与足少阴经相并，夹脐上行，散布于胸中，再向上行，经喉，环绕口唇，到目眶下。分支：从少腹输注于肾下，浅出气街，沿大腿内侧进入腘窝，再沿胫骨内缘下行到足底。分支：从内踝后分出，向前斜入足背，进入大趾。分支：

从胞中分出，向后与督脉相通，上行于脊柱内。

2. 基本功能

（1）调节十二经气血，为“十二经脉之海”：冲脉上行于头，下至于足，后行于背，前布于胸腹，贯穿全身，通受十二经之气血，为总领诸经气血之要冲。当脏腑经络气血有余时，冲脉能加以涵蓄和贮存，而在脏腑经络气血不足时，冲脉则给予补充灌注，以维持人体各组织器官正常生理活动的需要。由于冲脉能调节十二经脉气血，故又称其为“十二经脉之海”或“五脏六腑之海”。

（2）调节月经及孕育，为“血海”：冲脉起于胞中，具有调节妇女月经的功能，与人体生殖功能有密切的联系，如《素问·上古天真论》说：“太冲脉盛，月事以时下，故有子。”“太冲脉”即冲脉，故亦称其为“血海”（《灵枢·海论》）。冲脉起于胞中，分布广泛，又为“十二经脉之海”。

### 要点五　带脉的循行部位及基本功能

1. **循行部位**　带脉起于季肋，斜向下行到带脉穴，绕身一周，并于带脉穴处再向前下方沿髂骨上缘斜行到少腹。

2. 基本功能

（1）约束纵行诸经：十二正经与奇经中的其余七脉均为上下纵行，唯有带脉环腰一周，有总束诸脉的作用。

（2）主司带下：因带脉有病时常见妇人带下，故有“带脉主司带下”之说。

## 细目四　经络的生理功能

### 要点一　沟通联系作用

经络沟通联系的作用加强了脏腑与体表、脏腑与官窍、脏腑与脏腑之间，以及经脉与经脉之间的联系。

### 要点二　运行气血作用

经脉作为运行气血的主要通道具有运输气血的作用，络脉作为经脉的分支具有布散和渗灌经脉气血到脏腑、形体、官窍及经络自身的作用。

### 要点三　感应传导作用

感应传导，是指经络系统具有感应及传导针灸或其他刺激信息的作用。如刺激经穴引起的感应及传导，通常称为“得气”，即局部有酸、麻、胀的感觉及沿经脉走向的传导，就是经络感应传导作用的体现。

### 要点四　调节功能平衡

经络系统通过其沟通联系、运输渗灌气血作用及经气感受和负载信息的作用，对各脏腑、形体、官窍的功能活动进行调节，使人体复杂的生理功能相互协调，维持阴阳动态平衡状态。

## 细目五　经络学说的应用

### 要点一　阐释病理变化及其传变

1. **外邪由表传里的途径**　由于经络内属于脏腑，外布于肌表，因此，当体表受到病邪侵袭时，可通过经络由表及里，由浅入深，逐次向里传变而波及脏腑。

2. **体内病变反映于外的途径**　由于内在脏腑与外在形体、官窍之间通过经络密切相连，故脏腑病变可通过经络的传导反映于外。

3. **脏腑病变相互传变的途径**　由于脏腑之间有经脉相互联系，所以一脏腑的病变可以通过经络传到另一脏腑。

### 要点二　指导疾病的诊断

1. **循经诊断**　根据疾病表现的症状和体征，结合经络循行部位及其属络脏腑进行诊断。

2. **分经诊断**　根据病变所在部位，详细区分疾病所属经脉进行诊断。

### 要点三　指导疾病的治疗

1. 指导针灸推拿治疗。

2. 指导药物治疗。

# 第七单元 病 因

## 细目一 外感病因

### 要点一 六淫致病的共同特点

1. **外感性** 六淫致病，其侵犯途径多从肌表、口鼻而入，或两者同时受邪。如风寒湿邪易犯人肌表，温热燥邪易自口鼻而入。由于六淫病邪均自外界侵犯人体，故称外感致病因素，所致疾病即称为“外感病”。

2. **季节性** 六淫致病常有明显的季节性。如春季多风病，夏季多暑病，长夏多湿病，秋季多燥病，冬季多寒病。六淫致病与时令气候变化密切相关，故又称为“时令病”。由于气候异常变化的相对性，故夏季也可见寒病，冬季也可有热病。

3. **地域性** 六淫致病与生活、工作的区域环境密切相关。如西北多燥病、东北多寒病、江南多湿热为病；久居潮湿环境多湿病；长期高温环境作业者，多燥热或火邪为病等。

4. **相兼性** 六淫邪气既可单独伤人致病，又可两种以上同时侵犯人体而为病。如风热感冒、暑湿感冒、湿热泄泻、风寒湿痹等。《素问·痹论》说：“风寒湿三气杂至，合而为痹也。其风气胜者为行痹，寒气胜者为痛痹，湿气胜者为著痹也。”

### 要点二 六淫各自的性质与致病特点

**（一）风邪的性质和致病特点**

1. **风为阳邪，轻扬开泄，易袭阳位** 风邪善动不居，具有轻扬、升发、向上、向外的特性，故属于阳邪。其性开泄，指其易使腠理宣泄开张而有汗出。故风邪侵袭，常伤及人体的上部（头、面）、阳经和肌表，使皮毛腠理开泄，出现头痛、汗出、恶风等症。

2. **风性善行而数变** “善行”，指风性善动不居，游移不定。故其致病具有病位游移、行无定处的特征。“数变”，指风邪致病变幻无常，发病迅速。如风疹块（荨麻疹）就表现为皮肤瘙痒时作，疹块发无定处，此起彼伏，时隐时现等特征。

3. **风性主动** “主动”，指风邪致病具有动摇不定的特征。如风邪入侵，常见颜面肌肉抽掣，或眩晕、震颤、抽搐、颈项强直、角弓反张、两目上视等。因金刃外伤，复受风毒之邪而出现四肢抽搐、角弓反张等症，也属于风性主动的临床表现。

4. **风为百病之长** 一是指风邪常兼他邪合而伤人，为外邪致病的先导。二是指风邪袭人致病最多。古人甚至将风邪作为外感致病因素的总称。

**（二）寒邪的性质和致病特点**

1. **寒为阴邪，易伤阳气** 寒为阴邪，感受寒邪，最易损伤人体阳气。如外寒侵袭肌表，卫阳被遏，可见恶寒、发热、无汗、鼻塞、流清涕等症；寒邪直中脾胃，脾阳受损，可见脘腹冷痛、呕吐、腹泻等症；若心肾阳虚，寒邪直中少阴，则可见恶寒蜷卧、手足厥冷、下利清谷、小便清长、精神萎靡、脉微细等症。

2. **寒性凝滞主痛** 即指寒邪侵人，易使气血津液凝结、经脉阻滞之意。阴寒之邪侵犯，阳气受损，失其温煦，易使经脉气血运行不畅，甚或凝结阻滞不通，不通则痛。故疼痛是寒邪致病的重要临床表现。

3. **寒性收引** 即指寒邪侵袭人体，可使气机收敛，腠理、经络、筋脉收缩而挛急。如寒邪侵及肌表，毛窍腠理闭塞，卫阳被郁不得宣泄，可见恶寒、发热、无汗等；寒客血脉，则气血凝滞，血脉挛缩，可见头身疼痛、脉紧；寒客经络关节，则经脉收缩拘急，甚则挛急作痛、屈伸不利，或冷厥不仁等。

**（三）湿邪的性质和致病特点**

1. **湿为阴邪，易损伤阳气，阻遏气机** 湿为重浊有质之邪，与水同类，属阴邪，故湿邪侵入，易伤阳气。

2. **湿性重浊** “重”指湿邪致病，出现以沉重感为特征的临床表现，如头身困重、四肢酸楚沉重等。若湿邪外袭肌表，困遏清阳，则头重如束布帛，湿邪阻滞经络关节，阳气不得布达，则可见肌肤不仁、关节疼痛重着等，称为“湿痹”或“著痹”。“浊”，即秽浊不清，指湿邪为患，易呈现分泌物和排泄物秽浊不清的现象。

3. **湿性黏滞** 一是症状的黏滞性。湿病症状多表现为黏滞而不爽，如排泄物和分泌物多滞涩不畅，痢疾的大便排泄不爽，淋证的小便滞涩不畅，以及口黏、口甘和舌苔厚滑黏腻等。二是病程的缠绵性。因湿性黏滞，易阻气机，气不行则湿不化，胶着难解，故湿邪为病，起病隐缓，病程较长，反复发作，或缠绵难愈。如湿温、湿疹、湿痹（著痹）等，皆因其湿难除而不易速愈，或反复发作。

4. **湿性趋下，易袭阴位** 湿邪为重浊有质之邪，类水属阴而有趋下之势，人体下部亦属阴，同类相求，故湿邪为病，多易伤及人体下部。如水肿、湿疹等病以下肢较为多见。

**（四）燥邪的性质和致病特点**

1. **燥性干涩，易伤津液** 燥邪为干涩之病邪，侵犯人体，最易损伤津液，出现各种干燥、涩滞的症状，如口鼻干燥，咽干口渴，皮肤干涩，甚则皲裂，毛发不荣，小便短少，大便干结等。

2. **燥易伤肺** 肺为娇脏，喜清润而恶燥。燥邪多从口鼻而入，故最易损伤肺津，从而影响肺气之宣降，甚或燥伤肺络，出现干咳少痰，或痰黏难咳，或痰中带血，甚则喘息胸痛等。由于肺与大肠相表里，肺津耗伤，大肠失润，传导失司，可现大便干涩不畅等症。

**（五）火热之邪的性质和致病特点**

1. **火热为阳邪，其性燔灼趋上** 火热之性燔灼、升腾，故为阳邪。阳邪侵人，致人体阳气病理性偏亢，“阳胜则热”，故发为实热性病证，临床多见高热、恶热、烦渴、汗出、脉洪数等症。火性趋上，火热之邪易侵害人体上部，故火热病证，多发生在人体上部，尤以头面部为多见。如目赤肿痛、咽喉肿痛、口舌生疮糜烂、牙龈肿痛、耳内肿痛或流脓等。

2. **火热易扰心神** 火热与心相通应，故火热之邪入于营血，尤易影响心神，轻者心神不宁而心烦、失眠；重者可扰乱心神，出现狂躁不安，或神昏、谵语等症。

3. **火热易伤津耗气** 火热一方面迫津外泄，使气随津泄而致津亏气耗。另一方面则直接消灼煎熬津液，耗伤人体的阴气，即所谓热盛伤阴。故火热之邪致病，临床表现除热象显著外，往往伴有口渴喜冷饮，咽干舌燥，小便短赤，大便秘结等津伤阴亏的征象。

4. **火热易生风动血** “生风”，是指火热之邪侵犯人体，燔灼肝经，耗劫津液，筋脉失养失润，易引起肝风内动的病证。由于此肝风为热甚引起，故又称“热极生风”。临床表现为高热神昏、四肢抽搐、两目上视、角弓反张等。“动血”，指火热入于血脉，易迫血妄行。

5. **火邪易致疮痈** 火邪入于血分，可聚于局部，腐蚀血肉，发为痈肿疮疡。临床常以疮疡局部红肿热痛为特征。

**（六）暑邪的性质和致病特点**

1. **暑为阳邪，其性炎热** 暑为盛夏火热之气所化，火热属阳，故暑邪为阳邪。暑邪伤人多表现为一系列阳热症状，如高热、心烦、面赤、脉洪大等。

2. **暑性升散，扰神伤津耗气** 暑为阳邪，易上扰心神，或侵犯头目，出现心胸烦闷不宁、头昏、目眩、面赤等。暑邪侵犯人体，还可致腠理开泄而多汗。汗出过多，不仅伤津，而且耗气，故临床除见口渴喜饮、尿赤短少等津伤之症外，往往可见气短、乏力，甚则气津耗伤太过，清窍失养而突然昏倒、不省人事。

3. **暑多夹湿** 暑季炎热，多雨潮湿，故暑邪致病，多夹湿邪为患。其临床表现除发热、烦渴等暑热症状外，常兼见四肢困倦、胸闷呕恶、大便溏泄不爽等湿滞症状。

## 要点三 疠气

疠气是一类具有强烈致病性和传染性的外感病邪。在中医文献记载中，又有“疫气”“疫毒”“戾气”“异气”“毒气”“乖戾之气”等名称。

**（一）疠气的性质和致病特点**

1. **传染性强，易于流行** 疫疠邪气具有强烈的传染性和流行性，具有很强的致病性，它可通过口鼻等多种途径在人群中传播，从而造成流行。

2. **发病急骤，病情危重** 疫疠邪气的毒力比一般的六淫之邪更强，热毒更甚，并常兼夹湿毒、毒雾、瘴气等秽浊之气侵犯人体，故比六淫发病更急，且来势凶猛，病情危笃，死亡率高。

3. **一气一病，症状相似** 因为一种疫疠邪气引起一种疫病，故致病后症状相似。《素问·刺法论》说："五疫之至，皆相染易，无问大小，病状相似。"

**（二）影响疠气产生的因素**

疠气的产生多与气候因素、环境因素、预防措施不当和社会因素有关。

## 细目二　七情内伤

### 要点　七情内伤致病的特点

**（一）直接伤及内脏**

七情是机体对内外环境变化所产生的复杂心理反应，以内脏精气为物质基础。因此，七情过激致病，可直接伤及内脏。

1. **七情首先影响心神**　七情过激伤人发病，首先作用于心神，产生异常的心理反应和精神状态。喜乐过度，可致精神涣散，神志失常；大怒发作，可致精神冲动，失去理智；过于恐惧，可致神气散失，神不守舍。

2. **七情损伤相应之脏**　即五脏所主七种情志损伤相应之脏。心在志为喜为惊，过喜或过惊则伤心；肝在志为怒，过怒则伤肝；脾在志为思，过度思虑则伤脾；肺在志为悲为忧，过悲则伤肺；肾在志为恐，过恐则伤肾。

3. **数情交织，多伤心肝脾**　心藏神，肝藏血，脾运化水谷为气血生化之源，血是神的物质基础，所以情志内伤，最易损伤心肝脾三脏。

4. **易损潜病之脏腑**　潜病，是指已经存在但无明显临床表现的病证。潜病之脏腑，是指潜病所在的脏腑。潜病之脏腑正气已虚，是情志易伤之所，故七情内伤易于损伤潜病之脏腑。如曾患胸痹、飧泄、头痛等病证的患者，若遭遇情志刺激，最易导致潜病发作或反复发作。

**（二）影响脏腑气机**

脏腑之气的升降出入运动，受心神的调控。故情志致病首伤心神，随之影响脏腑气机，导致脏腑气机升降失常而出现相应的临床表现。如《素问·举痛论》说："……百病生于气也，怒则气上，喜则气缓，悲则气消，恐则气下……惊则气乱……思则气结。"

**（三）多发为情志病证**

情志病包括：①因情志刺激而发的病证，如郁证、癫、狂等；②因情志刺激而诱发的病证，如胸痹、真心痛、眩晕（高血压）等身心疾病；③其他原因所致但具有情志异常表现的病证，如消渴、恶性肿瘤、慢性肝胆疾病等，大都有异常的情志表现，并且病情也随其情绪变化而有相应的变化。

**（四）七情变化影响病情**

一是有利于疾病康复。情绪积极乐观，七情反应适当，当怒则怒，当悲则悲，怒而不过，悲而不消沉，有利于病情的好转乃至痊愈。二是诱发疾病发作或加重病情。情绪消沉，悲观失望，或七情异常波动，可诱发疾病发作或使病情加重或恶化。

## 细目三　饮食失宜

### 要点　饮食不节、不洁、偏嗜

**（一）饮食不节**

1. **过饥**　过饥是指摄食不足，如饥而不得食，或有意识限制饮食，或因脾胃功能虚弱而纳少，或因七情强烈波动而不思饮食，或不能按时饮食等。长期摄食不足，营养缺乏，气血生化减少。

2. **过饱**　过饱是指饮食超量，或暴饮暴食，或中气虚弱而强食，以致脾胃难于消化转输而致病。轻者表现为饮食积滞不化，"积食"内停，可见脘腹胀满疼痛、嗳腐吞酸、呕吐、泄泻、厌食、纳呆等；甚者，可因脾胃久伤或营养过剩，而发展为消渴、肥胖、痔疮、心脉痹阻等病证。

**（二）饮食不洁**

饮食不洁指进食不洁净的食物而导致疾病的发生。多是由于缺乏良好的卫生习惯，进食陈腐变质，或被疫毒、寄生虫等污染的食物所造成。饮食不洁而致的病变以胃肠病为主。

**（三）饮食偏嗜**

1. **寒热偏嗜**　过分偏嗜寒热饮食，可导致人体阴阳失调而发生某些病变。如偏食生冷寒凉之品，久则易于耗伤脾胃阳气，导致寒湿内生；若偏嗜辛温燥热饮食，又可使肠胃积热，或酿成痔疮等;若嗜酒成癖,久易聚湿、生痰、化热而致病,甚至变生癥积。

2. **五味偏嗜** 五味,指酸、苦、甘、辛、咸,它们各有不同的作用,不可偏废。且五味与五脏,又各有一定的亲和性。既可引起本脏功能失调,也可因脏气偏盛,以致脏腑之间平衡关系失调而出现他脏的病理改变。

3. **食类偏嗜** 专食某种或某类食品,或厌恶某类食物而不食,或膳食中缺乏某些食物等,久之也可成为导致某些疾病发生的原因。如瘿瘤、佝偻、夜盲等。如过食肥甘厚味,易致肥胖、眩晕、中风、胸痹、消渴等病变。

4. **嗜酒成癖** 酒性辛热,少用可和血通脉,祛寒壮神。若嗜酒成癖,伤及肝脾,久易聚湿、生痰、化热而致病,甚则变生癥积。

## 细目四 劳逸失度

### 要点 过劳与过逸

1. **劳力过度** 劳力过度,又称"形劳"。指较长时间的过度用力,劳伤形体而积劳成疾,或者是病后体虚,勉强劳作而致病。"劳则气耗",《素问·宣明五气》说:"久立伤骨,久行伤筋。"

2. **劳神过度** 劳神过度,又称"心劳"。指长期用脑过度,思虑劳神而积劳成疾。用神过度,长思久虑,则易耗伤心血,损伤脾气,以致心神失养,神志不宁而心悸、健忘、失眠、多梦,脾失健运而纳少、腹胀、便溏、消瘦等。

3. **房劳过度** 房劳过度,又称"肾劳"。指房事太过,耗伤肾精、肾气而致病。房劳过度也是导致早衰的重要原因。

4. **过度安逸** 包括体力过逸和脑力过逸等。人体每天需要适当的活动,气血才能流畅,阳气才得以振奋。若较长时间少动安闲,或者卧床过久,或者长期用脑过少等,可导致脏腑经络及精气血神失调而出现各种病理变化。

## 细目五 痰 饮

### 要点 痰饮的形成与致病特点

**(一)痰饮的形成**

痰饮的形成,多因外感六淫,或七情内伤,或饮食不节等,以致脏腑功能失调,气化不利,水液代谢障碍,津液停聚。由于肺、脾、肾、肝及三焦等对水液代谢起着重要作用,故痰饮的形成多与肺、脾、肾、肝及三焦的功能失常密切相关。

**(二)痰饮的致病特点**

1. **阻滞气血运行** 痰饮之邪,可随气流行,或停滞于经脉,或留滞于脏腑,阻滞气机,妨碍血行。若痰饮留滞于脏腑,使脏腑气机升降失常。如痰饮阻肺,肺气失于宣降,则见胸闷气喘、咳嗽吐痰等;痰饮停胃,胃气失于和降,则见恶心呕吐等;痰浊痹阻心脉,血气运行不畅,可见胸闷心痛等。

2. **影响水液代谢** 痰饮本为水液代谢失常的病理产物,痰饮形成之后,可作为一种继发性致病因素反过来作用于人体,进一步影响肺、脾、肾等脏腑的功能活动,影响水液代谢。如痰湿困脾,脾气不升,可致水湿不运。

3. **易于蒙蔽心神** 痰浊为病,随气上逆,尤易蒙蔽清窍,使心神活动失常,出现头晕目眩、精神不振等症,若痰浊上犯,与风、火相合,蒙蔽心窍,扰乱神明,以至出现神昏谵妄,或引起癫、狂、痫等疾病。

4. **致病广泛,变幻多端** 痰饮随气流行,内而五脏六腑,外而四肢百骸、肌肤腠理,可停滞而致多种疾病。由于其致病面广,发病部位不一,且又易于兼邪致病,因而在临床上形成的病证繁多,症状表现十分复杂,故有"百病多由痰作祟"之说。

# 细目六 瘀 血

## 要点一 瘀血的形成与致病特点

**（一）瘀血的形成**

凡是影响血液正常运行，引起血液运行不畅，或致血离经脉而瘀积的内外因素，均可导致瘀血。

1. **血出致瘀** 各种外伤，如跌打损伤、金刃所伤、手术创伤等，致血脉损伤而出血；或其他原因，如脾不统血、肝不藏血、热灼脉络而致出血；以及妇女经行不畅、流产等，所出之血未能排出或及时消散，留积于体内则成瘀血。

2. **血行不畅致瘀** 凡是影响血液正常运行，使血液运行不畅的因素，均可致瘀血，如气滞致瘀、因虚致瘀（气虚而推动无力、阳虚而脉道失于温通、阴虚而脉道失于柔润、津液亏虚而无以充养血脉等）、血寒致瘀（寒邪入于血脉则血液凝涩而运行不畅）、血热致瘀（火热邪气入舍于血，血热互结，煎灼血中津液，血液黏稠而不畅）等。

**（二）瘀血的致病特点**

1. **易于阻滞气机** 血为气之母，血能载气，因而瘀血一旦形成，必然影响和加重气机郁滞，所谓“血瘀必兼气滞”。而气为血之帅，气机郁滞，又可引起局部或全身的血液运行不畅。

2. **影响血脉运行** 瘀血为血液运行失常的病理产物，但瘀血形成之后，无论其瘀滞于脉内，还是留积于脉外，均可影响脏腑的功能，导致局部或全身的血液运行失常。

3. **影响新血生成** 瘀血乃病理性产物，已失去对机体的濡养滋润作用。瘀血阻滞体内，尤其是瘀血日久不散，就会严重影响气血的运行，脏腑失于濡养，功能失常，势必影响新血的生成。

4. **病位固定，病证繁多** 瘀血一旦停滞于某脏腑组织，多难以及时消散，故其致病又具有病位相对固定的特征，如局部刺痛、固定不移，或癥积肿块形成而久不消散等，并因瘀阻部位不同，发生多种病变。

## 要点二 瘀血的症状特点

瘀血致病，症状错综繁多，主要病症特点大致归纳如下。

1. **疼痛** 一般表现为刺痛，痛处固定不移、拒按，夜间痛势尤甚。

2. **肿块** 瘀血积于皮下或体内则可见肿块，肿块部位多固定不移。若在体表则可见局部青紫、肿胀隆起，即所谓血肿；若在体腔内则扪之质硬、坚固难移，即所谓癥积。

3. **出血** 部分瘀血为病者可见出血之象，通常出血量少而不畅，血色紫暗，或夹有血块。

4. **色紫暗** 一是面色紫暗，口唇、爪甲青紫等；二是舌质紫暗，或舌有瘀斑、瘀点等。

5. **其他** 可表现为肌肤甲错及脉象上的某些异常，如涩脉或结代脉等。

# 细目七 结 石

## 要点 结石的形成与致病特点

**1. 结石的形成**

（1）饮食不当：饮食偏嗜、喜食肥甘厚味，空腹食入过多的未熟柿子、黑枣等，以及某些地域的水中含有过量的矿物质及杂质等，都是促使结石形成的原因。

（2）情志内伤：若情志不遂，肝气疏泄失职，胆气不利，可形成肝胆结石。

（3）服药不当：长期过量服用某些药物，是形成肾或膀胱结石的原因之一。

（4）体质差异：体质差异导致对某些物质的代谢异常，从而易于在体内形成结石。

**2. 结石的致病特点**

结石为病，由于致病因素、形成部位不同，临床表现差异很大。但总体而言，气机不畅为各种结石的基本病机，疼痛是各种结石的共同症状。

（1）多发于肝、胆、肾、膀胱等脏腑。

（2）病程较长，病情轻重不一。

（3）阻滞气机，损伤脉络。

# 第八单元　发　　病

## 细目一　发病的基本原理

### 要点一　正气不足是疾病发生的内在因素

**（一）正气的防御作用**

1. **抵御外邪**　正气强盛，抗邪有力，则病邪难以入侵，故不发病。

2. **祛除病邪**　邪气侵入后，若正气强盛，可在抗争中祛除病邪。

3. **修复调节**　对邪气侵入而导致的机体阴阳失调、脏腑组织损伤、精血津液亏耗及生理功能失常，正气有自行调节、修复、补充的作用，可使疾病向愈。

4. **维持脏腑经络功能的协调**　脏腑经络之气的运行不息，推动和调节各脏腑经络的功能。

**（二）正气在发病中的作用**

中医发病学说很重视人体的正气，认为正气的强弱对于疾病的发生、发展及其转归起着主导作用。

1. **正虚感邪而发病**　正气不足，抗邪无力，外邪乘虚而入，疾病因之发生。

2. **正虚生“邪”而发病**　正气不足，脏腑经络的功能失常，精血津液的代谢运行失常，可导致内生五“邪”而发病，或导致痰饮、瘀血、结石等病理产物的产生而引起新的病变。

3. **正气的强弱可决定发病的证候性质**

邪气袭人，若正气充盛，邪正相搏剧烈，多表现为实证；若正气虚衰，不能敌邪，邪气深入内脏，多发为重证和危证。

### 要点二　邪气是发病的重要条件

**（一）邪气的侵害作用**

1. **导致生理功能失常**　邪气侵入、发病，可导致机体的阴阳失调，精气血津液的代谢及功能障碍，以及脏腑经络的功能失调等。

2. **造成脏腑组织的形质损害**　邪气作用于人体，可对机体的皮肉筋骨、脏腑器官造成不同程度的损伤，或致精气血津液等物质的亏耗。

3. **改变体质类型**　邪气侵入，还能改变个体的体质特征，进而影响其对疾病的易罹倾向。

**（二）邪气在发病中的作用**

1. **邪气是导致发病的原因**　疾病是邪气作用于人体而引起邪正相搏的结果，没有邪气的侵袭，机体一般不会发病。

2. **影响发病的性质、类型和特点**　不同的邪气作用于人体，表现出不同的发病特点、证候类型。

3. **影响病情和病位**　邪气的性质，感邪的轻重，皆与发病时病情的轻重有关。

4. **某些情况下在发病中起主导作用**　在邪气的毒力和致病力特别强而正气虽盛但也难以抗御的情况下，邪气对疾病的发生起着决定性的作用。

## 细目二　影响发病的主要因素

### 要点一　环境与发病

环境，指与人类生存密切相关的自然环境与社会环境而言，主要包括气候变化、地域因素、生活工作环境等。

### 要点二　体质与发病

中医学的发病观认为，正气在发病过程中具有主导作用，而作为反映正气盛衰特点的体质，往往会影响疾病的发生、发展和变化。体质在发病中的作用，具体表现为可决定发病倾向和对某种病邪的易感性，甚至可决定某些疾病发生的证候类型。

### 要点三　精神状态与发病

精神状态能影响内环境的协调平衡，故能影响发病。精神状态好，情志舒畅，气机通畅，气血调和，脏腑功能旺盛，则正气强盛，邪气难以入侵，或虽受邪也易祛除。

# 第九单元 病 机

## 细目一 邪正盛衰

邪正盛衰，是指在疾病过程中，机体的抗病能力与致病邪气之间相互斗争中所发生的盛衰变化。《素问·通评虚实论》说："邪气盛则实，精气夺则虚。"

### 要点 邪正盛衰与虚实变化

1. **虚实病机**

（1）实：指邪气盛，是以邪气亢盛为矛盾主要方面的一种病理状态。即邪气虽然亢盛，但正气的抗病能力未衰，与邪抗争激烈，临床上出现一系列病理性反应比较剧烈的、有余的证候，称为实证。

实证常见于外感六淫和疫疠邪气致病的初期和中期，多见于体质比较壮实的患者或由于湿、痰、水饮、食积、气滞、瘀血等引起的内伤病证。临床上，外感病实证常见壮热、狂躁、声高气粗、腹痛拒按、二便不通、脉实有力、舌苔厚腻等；而内伤病实证则表现为痰涎壅盛、食积不化、水湿泛滥、气滞血瘀等各种病变。

（2）虚：指正气不足，是以正气虚损为矛盾主要方面的一种病理状态。机体正气虚弱，防御能力和调节能力低下，抗邪气无力，或邪气已退，正气不足，故难以出现邪正斗争剧烈的病理反应，临床上表现一系列虚弱、衰退和不足的证候，称为虚证。

虚证多见于素体虚弱，精气不充；或外感病的后期，以及各种慢性病证日久，耗伤人体的精血津液，正气化生无源；或因暴病吐利、大汗、亡血等使正气随津血而脱失，以致正气虚弱，阴阳偏衰。临床上，虚证常见神疲体倦、面色无华、气短、自汗、盗汗，或五心烦热，或畏寒肢冷、脉虚无力等表现。

2. **虚实错杂** 是指在疾病过程中，邪盛和正虚同时存在的病理状态。①虚中夹实：是指病理变化以正虚为主，又兼有实邪为患的病理状态；②实中夹虚：指病理变化以邪实为主，又兼有正气虚损的病理状态。

3. **虚实转化** 指在疾病过程中，由于邪气伤正，或正虚而邪气积聚，发生病机性质由实转虚或因虚致实的变化。

4. **虚实真假** 指在某些特殊情况下，疾病的临床表现可见与其病机的虚实本质不符的假象。

（1）真实假虚：是指病机的本质为"实"，但表现出"虚"的临床假象。一般是由于邪气亢盛，结聚体内，阻滞经络，气血不能外达所致，故真实假虚又称为"大实有羸状"。

（2）真虚假实：是指病机的本质为"虚"，但表现出"实"的临床假象。一般是由于正气虚弱，脏腑经络之气不足，推动、激发功能减退所致，故真虚假实又称为"至虚有盛候"。

## 细目二 阴阳失调

阴阳失调，即阴阳之间失去平衡协调的简称，指机体的阴阳双方失去相对的平衡协调而出现的一系列病理变化。

### 要点一 阴阳偏胜

阴阳偏胜，指人体阴阳二气中某一方的病理性亢盛状态，属"邪气盛则实"的实性病机。

1. **阳偏胜** 阳偏胜，即阳盛，指机体在疾病过程中所出现的一种阳气病理性偏盛、功能亢奋、机体反应性增强、热量过剩的病理状态。一般地说，其病机特点多表现为阳盛而阴未虚的实热证。阳气的病理性亢盛，则以热、动、燥为其特点。

2. **阴偏胜** 阴偏胜，即阴盛，是指机体在疾病过程中所出现的一种阴气病理性偏盛、功能抑制、热量耗伤过多的病理状态。一般地说，其病机特点多表现为阴盛而阳未虚的实寒证。阴气的病理性亢盛，以寒、静、湿为其特点。

### 要点二　阴阳偏衰

阴阳偏衰，是指人体阴阳二气中某一方虚衰不足的病理状态，属“精气夺则虚”的虚性病机。

1. **阳偏衰**　阳偏衰即阳虚，是指机体阳气虚损，温煦、推动、兴奋等作用减退，出现功能减退或衰弱，代谢减缓，产热不足的病理状态。一般地说，其病机特点多表现为机体阳气不足，阳不制阴，阴气相对偏亢的虚寒证。

2. **阴偏衰**　阴偏衰即阴虚，是指机体阴气不足，凉润、宁静、抑制等功能减退，出现代谢相对增快，功能虚性亢奋，产热相对增多的病理状态。一般地说，其病机特点多表现为阴气不足，阴不制阳，阳气相对偏盛的虚热证。

### 要点三　阴阳互损

阴阳互损，是指在阴或阳任何一方虚损的前提下，病变发展影响相对的一方，形成阴阳两虚的病机。在阴虚的基础上，继而导致阳虚，称为阴损及阳；在阳虚的基础上，继而导致阴虚，称为阳损及阴。阴阳互损是阴阳的互根互用关系失调而出现的病理变化。

### 要点四　阴阳格拒

阴阳格拒，是在阴阳偏胜基础上由阴阳双方相互排斥而出现寒热真假病变的一类病机，包括阴盛格阳和阳盛格阴两方面。阴阳相互格拒的机理，在于阴阳双方的对立排斥，即阴或阳的一方偏盛至极，壅遏于内，将另一方排斥格拒于外，迫使阴阳之间不相维系，从而出现内真寒外假热或内真热外假寒的复杂病变。

### 要点五　阴阳转化

阴阳转化发生的条件为“极”或“重”，包括由阴转阳和由阳转阴两方面。

1. **由阴转阳**　由阴转阳，指阴偏盛的寒证转化为阳偏盛的热证的病机过程。临床表现为由寒化热的病性转化。如太阳病初起为表寒证，继而出现阳明里证，症见壮热，不恶寒，心烦口渴，大汗出，脉数，则表示病变已从表入里，从阳化热。

2. **由阳转阴**　由阳转阴，指阳偏盛的热证转化为阴偏盛的寒证的病机过程。临床表现为由热化寒的病性转化。如某些外感疾病初期出现热邪亢盛之象，属阳证；由于邪热炽盛，或失治误治，突然出现面色苍白、四肢厥冷、冷汗淋漓、脉微欲绝等亡阳危象，属阴证。

### 要点六　阴阳亡失

1. **亡阳**　亡阳，是指机体的阳气发生突然大量脱失，而致全身功能严重衰竭的一种病理状态。

一般地说，亡阳多由于邪气太盛，正不敌邪，阳气突然脱失所致；也可因汗出过多，吐泻无度，津液过耗，气随津泄，阳气外脱；或由于素体阳虚，劳伤过度，阳气消耗过多所致；亦可因慢性疾病，长期大量耗散阳气，终至阳气亏损殆尽，而出现亡阳。

阳气暴脱，多见冷汗淋漓、心悸气喘、面色苍白、四肢逆冷、畏寒蜷卧、精神萎靡、脉微欲绝等生命垂危的临床征象。

2. **亡阴**　亡阴，是指由于机体阴气发生突然大量消耗或丢失，而致全身功能严重衰竭的一种病理状态。

一般地说，亡阴多由于热邪炽盛，或邪热久留，大量煎灼津液，或逼迫津液大量外泄而为汗，以致阴气随之大量消耗而突然脱失。也可由于长期大量耗损津液和阴气，日久导致亡阴者。

阴气脱失，多见手足虽温而大汗不止、烦躁不安、心悸气喘、体倦无力、脉数疾躁动等危重征象。

## 细目三　气 的 失 常

### 要点一　气虚

气虚，指一身之气不足及其功能低下的病理状态。

气虚的形成多因先天禀赋不足，或后天失养，或肺脾肾的功能失调而致气的生成不足。也可因劳倦内伤、久病不复等，使气过多消耗而致。气虚常见精神委顿、倦怠乏力、眩晕、自汗、易于感冒、面色白、舌淡、脉虚等临床表现。

### 要点二 气机失调

1. **气滞** 气滞,是指机体局部气的流通不畅,郁滞不通的病理状态。

气滞主要由于情志抑郁,或痰湿、食积、热郁、瘀血等的阻滞,影响到气的流通;或因脏腑功能失调,可形成局部的气机不畅或郁滞,从而导致某些脏腑、经络的功能障碍。气滞一般属于邪实为患,亦有因气虚推动无力而滞者。

2. **气逆** 气逆,指气升之太过,或降之不及,以脏腑之气逆上为特征的一种病理状态。

气逆多由情志所伤,或因饮食不当,或因外邪侵犯,或因痰浊壅阻所致,亦有因虚而气机上逆者。气逆最常见于肺、胃和肝等脏腑。

3. **气陷** 气陷,指气的上升不足或下降太过,以气虚升举无力而下陷为特征的一种病理状态。

气陷多由气虚发展而来,与脾气的关系最为密切。若素体虚弱,或病久耗伤,致脾气虚损,清阳不升,或中气下陷,则形成气虚下陷的病变。

4. **气闭** 气闭,即气机闭阻,外出严重障碍,以致清窍闭塞,出现昏厥的一种病理状态。

气闭,多由情志刺激,或外邪、痰浊等闭塞气机,使气不得外出而闭塞清窍所致。

气闭的临床所见,有因触冒秽浊之气所致的闭厥,突然精神刺激所致的气厥,剧痛所致的痛厥,痰闭气道之痰厥等等。

5. **气脱** 气脱,即气不内守,大量向外亡失,以致生命功能突然衰竭的一种病理状态。

气脱多由于正不敌邪,或慢性疾病,正气长期消耗而衰竭,以致气不内守而外脱;或因大出血、大汗等气随血脱或气随津泄而致气脱,从而出现生命功能突然衰竭的病理状态。气脱可见面色苍白、汗出不止、目闭口开、全身瘫软、手撒、二便失禁、脉微欲绝或虚大无根等临床表现。

## 细目四 血的失常

### 要点一 血虚

血虚,指血液不足,血的濡养功能减退的病理状态。

失血过多,新血不能生成补充;或因脾胃虚弱,饮食营养不足,血液生化乏源;或因血液的化生功能障碍;或因久病不愈,慢性消耗等因素而致营血暗耗等,均可导致血虚。脾胃为气血生化之源;肾主骨生髓,输精于肝,皆可化生血液,故血虚的成因与脾胃、肾的关系较为密切。常见面色淡白或萎黄、唇舌爪甲色淡无华、神疲乏力、头目眩晕、心悸不宁、脉细等临床表现。

### 要点二 血行失常

1. **血瘀** 血瘀,指血液的循行迟缓,流行不畅,甚则血液停滞的病理状态。

2. **出血** 出血,指血液逸出血脉的病理状态。逸出血脉的血液,称为离经之血。若此离经之血不能及时消散或排出,蓄积于体内,则称为瘀血。

3. **血热** 血热,即热入血脉之中,使血行加速,脉络扩张,或迫血妄行而致出血的病理状态。血热多由于热入血分所致。另外,情志郁结,五志过极化火,内火炽盛郁于血分,或阴虚火旺,亦致血热。血热病变,除见一般的热性症状外,由于血行加速,脉络扩张,可见面红目赤,肤色发红,舌色红绛,经脉异常搏动等临床表现。

4. **血寒** 血寒,指血脉受寒,血流滞缓,乃至停止不行的病理状态。多因外感寒邪侵犯血分,或阳气失于温煦所致。临床表现常以血脉瘀滞而引起局部疼痛为特征,伴见手足、爪甲、皮肤及舌色青紫等症状。

## 细目五 气与血关系失调

### 要点一 气滞血瘀

气滞血瘀,指因气的运行郁滞不畅,导致血液运行障碍,出现血瘀的病理状态。

气滞血瘀多因情志内伤,抑郁不遂,气机阻滞,而致血瘀,与肝失疏泄密切相关。临床上多见胸胁胀满疼痛，瘕聚、癥积等病证。

### 要点二 气虚血瘀

气虚血瘀，指因气对血的推动无力而致血行不畅，甚至瘀阻不行的病理状态。

气虚血瘀，较多见于心气不足，运血无力而致的惊悸怔忡、喘促、水肿及气虚血滞的肢体瘫痪、痿废。气虚和气滞可与血瘀并存，三者相互影响。

### 要点三 气不摄血

气不摄血，指由于气虚不足，统摄血液的生理功能减弱，血不循经，逸出脉外，而导致各种出血的病理状态。

由于脾主统血，所以气不摄血的病变，主要表现为中气不足，气不摄血的咯血、吐血、紫斑、便血、尿血、崩漏等症，同时兼见面色不华、疲乏倦怠、脉虚无力、舌淡等气虚的表现。因脾主四肢肌肉，脾气主升，所以脾不统血的病机，易见肌衄及便血、尿血、崩漏等。

### 要点四 气随血脱

气随血脱，是指在大量出血的同时，气也随着血液的流失而急剧散脱，从而形成气血并脱的危重病理状态。

各种大失血皆可导致气随血脱，较常见的有外伤失血，呕血和便血，或妇女崩中，产后大出血等因素。血为气之载体，血脱则气失去依附，故气亦随之散脱而亡失。症见精神萎靡、眩晕或晕厥、冷汗淋漓、四末不温，或有抽搐，或见口干，脉芤或微细。

### 要点五 气血两虚

气血两虚，即气虚和血虚同时存在的病理状态。

气血两虚，多因久病消耗，气血两伤所致；或先有失血，气随血耗；或先因气虚，血化障碍而日渐衰少，从而形成气血两虚。“气主呴之”，“血主濡之”。临床上主要表现为肌体失养及感觉运动失常的病理征象，如面色淡白或萎黄、少气懒言、疲乏无力、形体瘦怯、心悸失眠、肌肤干燥、肢体麻木，甚至感觉障碍、肢体痿废不用等。

## 细目六 津液代谢失常

### 要点一 津液不足

津液不足，指津液在数量上的亏少，进而导致内则脏腑，外而孔窍、皮毛，失于濡润、滋养，而产生一系列干燥枯涩的病理状态。

津液不足的形成：一是热邪伤津，如外感燥热之邪，灼伤津液；或邪热内生，如阳亢生热、五志化火等耗伤津液。二是丢失过多，如吐泻、大汗、多尿及大面积烧伤等，均可损失大量津液。三是生成不足，如体虚久病，脏腑功能减退，可见津液生成不足。另外，慢性疾病耗伤津液，亦致津液亏耗。

伤津主要是丧失水分。临床上，伤津常见于吐、泻之后。呕吐、泄泻或吐泻交作，损失大量津液者，可出现目陷、螺瘪、尿少、口干舌燥、皮肤干涩而失去弹性；甚则见目眶深陷、啼哭无泪、小便全无、精神委顿、转筋等症。

如热病后期或久病伤阴耗液，所见到的形瘦骨立，大肉尽脱，肌肤毛发枯槁，或手足震颤、肌肉瞤动、唇裂、舌光红无苔或少苔，则属于脱液的临床表现。

### 要点二 津液输布、排泄障碍

1. **湿浊困阻** 多由脾气虚衰，运化功能减退，津液不能转输布散，聚为湿浊。湿性重浊黏滞，易于阻遏中焦气机，而见胸闷、脘痞、呕恶、腹胀、便溏、苔腻等症。

2. **痰饮凝聚** 多因脾、肺等脏腑功能失调，津液停而为饮，饮凝成痰。痰随气升降，无处不到，病及脏腑经络，滞留于机体的不同部位而有多种的病理变化和多变的临床表现。饮停之部位比较局限，如停于胸胁的“悬饮”，饮留于肺的“支饮”，停于肠间的为“痰饮”，留于四肢的为“溢饮”。

3. **水液潴留** 多由肺、脾、肾、肝等脏腑功能失调，气不行津，津液代谢障碍，潴留于肌肤或体内，发为水肿或腹水。

## 细目七　津液与气血关系失调

### 要点一　水停气阻

水停气阻，指津液代谢障碍，水湿痰饮停留导致气机阻滞的病理状态。其临床表现因水液停蓄的部位不同而异，如水饮阻肺，肺气壅滞，宣降失职，可见胸满咳嗽、喘促不能平卧等临床表现。

### 要点二　气随津脱

气随津脱，主要指津液大量丢失，气失其依附而随津液外泄出现暴脱亡失的病理状态。多由高热伤津，或大汗伤津，或严重吐泻耗伤津液等所致。

### 要点三　津枯血燥

津枯血燥，指津液亏损，导致血燥虚热内生或血燥生风的病理变化。多因高热伤津，或烧伤导致津液耗损，或阴虚痨热，津液暗耗，而致津枯血燥。

### 要点四　津亏血瘀

津亏血瘀，主要指津液耗损导致血行瘀滞不畅的病理状态。高热、烧伤，或吐泻、大汗出等因素，致使津液大量亏耗，则血量减少，血液循行滞涩不畅，从而发生血瘀之病变。临床表现，除见原有津液不足的表现外，出现舌质紫绛，或有瘀点、瘀斑，或见斑疹显露等临床表现。

### 要点五　血瘀水停

血瘀水停，指因血脉瘀阻导致津液输布障碍而水液停聚的病理状态。血瘀则津液环流不利；另外，血瘀必致气滞，也导致津停为水，故血瘀常伴水停。如心气亏虚，运血无力，血脉瘀阻，除见心悸、气喘、口唇爪甲青紫、舌有瘀点或瘀斑，甚则胁下痞块等临床表现外，亦见下肢、面目浮肿，即属此候。

## 细目八　内 生 五 邪

内生五邪，是指在疾病的发展过程中，由于脏腑经络及精气血津液的功能失常而产生的化风、化寒、化湿、化燥、化火等病理变化。因病起于内，又与风、寒、湿、燥、火外邪所致病证的临床征象类似，故分别称为“内风”“内寒”“内湿”“内燥”和“内火”，统称为内生五邪。

### 要点一　风气内动

1. **肝阳化风**　肝阳化风，多由于情志所伤，肝气郁结，郁久化火而亢逆，或暴怒伤肝，肝气亢逆，或操劳过度，耗伤肝肾之阴，阴虚不能制阳，水亏不得涵木，肝阳升而无制，亢逆之阳化风，形成风气内动。除肝阳上亢表现外，伴见筋惕肉瞤、肢麻震颤、眩晕欲仆，甚则口眼㖞斜、半身不遂。严重者，则因血随气升而发猝然厥仆。

2. **热极生风**　热极生风，又称热甚动风。多见于热性病的极期，由于火热亢盛，化而为风，并因邪热煎灼津液，伤及营血，燔灼肝经，而出现痉厥、抽搐、鼻翼扇动、目睛上吊等临床表现，常伴有高热、神昏、谵语等。

3. **阴虚风动**　阴虚风动，多见于热病后期，津液和阴气大量亏损，或由于久病耗伤，津液及阴气亏虚对筋脉失之滋润，又不能制阳而致阳气相对亢盛，因而产生筋挛肉瞤、手足蠕动等动风症状，并见低热起伏、舌光少津、脉细如丝等阴竭表现。

4. **血虚生风**　血虚生风，多由于生血不足或失血过多，或久病耗伤营血，肝血不足，筋脉失养，或血不荣络，则虚风内动。临床见肢体麻木不仁，筋肉跳动、甚则手足拘挛不伸等症。

此外，尚有血燥生风。多由久病耗血，或年老精亏血少，或长期营养缺乏，生血不足，或瘀血内结，新血生化障碍所致。其病机是血少津枯，失润化燥，肌肤失于濡养，经脉气血失于和调，于是血燥而化风。临床可见皮肤干燥或肌肤甲错，并有皮肤瘙痒或落屑等症状。

### 要点二　寒从中生

寒从中生，又称“内寒”，是指机体阳气虚衰，温煦气化功能减退，虚寒内生，或阴寒之气弥漫的病理状态。

一般表现为阳热不足，温煦失职，虚寒内生，可见面色苍白，畏寒喜热，四末不温，舌质淡胖，苔白滑润，脉沉迟弱或筋脉拘挛，肢节痹痛等症。内寒的病机主要与脾肾阳虚有关。

### 要点三 湿浊内生

湿浊内生，又称“内湿”，是指由于脾气的运化水液功能障碍而引起湿浊蓄积停滞的病理状态。由于内生之湿多因脾虚，因此，脾的运化失职是湿浊内生的关键。

### 要点四 津伤化燥

津伤化燥，又称“内燥”。是指机体津液不足，人体各组织器官和孔窍失其濡润而出现干燥枯涩的病理状态。因久病伤津耗液，或大汗、大吐、大下，或亡血失精导致津液亏少，以及热性病过程中的热盛伤津等所致。由于津液亏少，不足以内溉脏腑，外润腠理孔窍，从而燥“邪”便由内而生，故临床多见干燥不润等病变。内燥病变可发生于各脏腑组织，以肺、胃及大肠为多见。

### 要点五 火热内生

火热内生，又称“内火”或“内热”，是指由于阳盛有余，或阴虚阳亢，或由于气血郁滞，或由于病邪郁结而产生的火热内扰，功能亢奋的病理状态。

1. **阳盛化火** 人身之阳气在正常的情况下，有温煦脏腑经络等作用，称为“少火”。在病理情况下，阳气过盛，功能亢奋，以致伤阴耗津。导致阳气过亢则称为“壮火”，又称为“气有余便是火”。

2. **邪郁化火** 一是外感六淫病邪，在疾病过程中，皆可郁滞而从阳化热化火，如寒郁化热、湿郁化火等。二是体内的病理性代谢产物（如痰、瘀血、结石等）和食积、虫积等，亦能郁而化火。

3. **五志过极化火** 又称为“五志之火”。多指由于情志刺激，影响了脏腑精气阴阳的协调平衡，造成气机郁结或亢逆。气郁日久则可化热，气逆自可化火，因之火热内生。如情志内伤，抑郁不畅，则常能导致肝郁气滞，气郁化火，发为肝火；而大怒伤肝，肝气亢逆化火，亦可发为肝火。

4. **阴虚火旺** 此属虚火。多由于津液亏虚，阴气大伤，阴虚不能制阳，阳气相对亢盛，阳亢化热化火，虚热虚火内生。一般说来，阴虚内热多见全身性的虚热征象，如五心烦热、骨蒸潮热、面部烘热、消瘦、盗汗、咽干口燥、舌红少苔、脉细数无力等；阴虚火旺，多见集中于机体某一部位的火热征象，如虚火上炎所致的牙痛、齿衄、咽痛、升火颧红等。内生火热，主要有心火、肝火、相火（肾火）及胃火等证，其临床表现则随其发病机理和病位的差异而各有不同。

## 细目九 疾病传变

### 要点一 病位传变

**（一）表里出入**

1. **表病入里** 即表邪入里。指外邪侵袭人体，首先停留于机体的肌肤卫表层次，而后内传入里，病及脏腑的病理传变过程。

2. **里病出表** 指病邪原本位于脏腑等在里的层次，而后由于正邪斗争，病邪由里透达于外的病理传变过程。

**（二）外感病传变**

1. **六经传变** 六经指三阴、三阳，实即十二经脉。六经传变是指疾病的病位在六经之间的相对转移。

六经传变的基本形式是先太阳、阳明、少阳，而后太阴、少阴、厥阴的六个层次，说明阳气由盛而衰，疾病由轻到重的发展过程。反之，由阴出阳，则说明正气由衰而盛，疾病由重到轻的好转过程。

2. **三焦传变** 指病变部位循上、中、下三焦而发生传移变化。三焦传变是温病的主要传变形式。温热病邪，多自口鼻而入，首先侵犯上焦肺卫。病邪深入，则从上焦传入中焦脾胃，再入下焦肝肾。这是疾病由浅入深，由轻而重的一般发展过程，故称为顺传。如果病邪从肺卫直接传入心包，病情发展恶化，超越了一般传变规律，则称为逆传。

3. **卫气营血传变** 指温热病过程中，病变部位在卫、气、营、血四个阶段的传移变化。卫分是温病的初期阶段，病位在肺卫；气分为温病的中期，病位在胃、肠、脾及肺、胆；营分是温病的严重阶段，病位在心包及心；血分属温病的晚期，病位在肝、肾及心。

### （三）内伤病传变

1. **脏与脏传变**　指病位传变发生于五脏之间，这是内伤病最主要的病位传变形式。

2. **脏与腑传变**　指病位传变发生于脏与腑之间，或脏病及腑，或腑病及脏。其传变形式是按脏腑之间表里关系而传。由于心与小肠、肝与胆、脾与胃、肺与大肠、肾与膀胱等表里相合脏腑之间，有经脉直接属络，从而使病气得以相互移易。

3. **腑与腑传变**　指病变部位在六腑之间发生传移变化。若其中某一腑发生病变，则势必影响及另一腑，导致其功能失常。

4. **形脏内外传变**　包括病邪通过形体而内传相关之脏腑，及脏腑病变影响形体。

## 要点二　病性转化

### （一）寒热转化

1. **由寒化热**　指病证的性质本来属寒，继而又转变成热性的病理过程。

由寒化热有两种形式：一是实寒证转为实热证，以寒邪化热入里为常见。二是虚寒证转化为虚热证。

2. **由热转寒**　指病证的性质本来属热，继而转变成为寒性的病理过程。

由热转寒，有三种形式：一是实热证转化为虚寒证，一般因伤阳所致。二是实热证转化为实寒证。三是虚热证转化为虚寒证。

### （二）虚实转化

1. **由实转虚**　指疾病或病证本来是以邪气盛为矛盾主要方面的实性病变，继而转化为以正气虚损为矛盾主要方面的虚性病变的过程。

2. **因虚致实**　指病证本来是以正气亏损为矛盾主要方面的虚性病变，转变为邪气盛较突出的病变过程。

因虚致实的机理，多由于脏腑功能减退，气化不行，以致全身气血津液等代谢障碍，从而产生气滞、水饮、痰浊、瘀血等病理变化；或因正虚病证，复感外邪，邪盛则实。

# 第十单元　养生与防治原则

## 细目一　养　生

### 要点　养生的基本原则

1. **顺应自然**　了解和把握自然界各种变化的规律和特点，保持与自然的统一，即“天人合一”。

2. **形神共养**　注意将调养形体与调摄精神活动相结合，使“形与神俱”，即保持形神合一。

3. **保精护肾**　肾为先天之本，保养肾精，使精气充足、体健神旺，从而延年益寿。

4. **调养脾胃**　脾胃为后天之本，气血生化之源。调养脾胃，使其升降协调、纳运相因，有利于精气充盛，脏腑功能强盛，形健神旺。

## 细目二　治未病

### 要点一　未病先防

#### （一）扶助机体正气

1. **顺应自然**　《素问·四气调神大论》说：“春夏养阳，秋冬养阴，以从其根。”这里的“从其根”即遵循四时变化规律。中医学倡导顺应自然的衣着饮食调配，起居有常，动静合宜等。

2. **养性调神**　调神，或曰养性，要做好养性调神，一是要注意避免来自内外环境的不良刺激，二是要提高人体自身心理的调摄能力。

3. **饮食有节**　一是提倡饮食的定时定量，不可过饥过饱。二是注意饮食卫生，不吃不洁、腐败变质的食物或自死、疫死的家畜，防止得肠胃疾病、寄生虫病或食物中毒。三是克服饮食偏嗜。

4. **起居有常**　指生活起居要有一定的规律。要顺应四时和昼夜的变化，安排适宜的作息时间，以达到增进健康和预防疾病的目的。还要注意劳逸适度，弛张结合。若劳逸失度则有损健康，过劳则耗伤气血，过逸又可致气血阻滞，均可引起疾病的发生。

5. **形体锻炼**　经常进行形体锻炼，可使机体气机调畅，血脉流通，关节活利，筋骨肌肉壮实，体魄强健，才能增强体质，提高抗病力，减少疾病的发生，促进健康长寿，而且对某些慢性病有一定的治疗作用。形体锻炼的要点有三：一是运动量要适度，要因人而异，做到“形劳而不倦”；二是要循序渐进，运动量由小到大；三是要持之以恒。

#### （二）防止病邪侵害

1. **避其邪气**　邪气是导致疾病发生的重要条件，故未病先防除了养生以增强正气，提高抗病能力之外，还要注意避免病邪的侵害。

2. **药物预防**　事先服食某些药物，可提高机体的免疫功能，能有效地防止病邪的侵袭，从而起到预防疾病的作用。这在预防疫疠邪气的流行方面尤有意义。如用板蓝根、大青叶预防流感、腮腺炎，用茵陈、贯众预防肝炎等，都是用之有效，简便易行的方法。

### 要点二　既病防变

#### （一）早期诊治

在疾病的过程中，由于邪正斗争的消长，疾病的发展，可能会出现由浅入深，由轻到重，由单纯到复杂的发展变化。早期诊治预后好，原因就在于疾病的初期，病位较浅，病情多轻，正气未衰，病较易治，因而传变较少。

#### （二）防止传变

1. **阻截病传途径**　疾病一般都有其一定的传变规律和途径。如伤寒病的六经传变，病初多在肌表的太阳经，病变发展则易往他经传变，因此，太阳病阶段就是伤寒病早期诊治的关键,在此阶段的正确有效的治疗,是防止伤寒病病势发展的最好措施。邪气侵犯人体后,根据其传变规律,早期诊治,阻截其病传途径,可以防止疾病的深入与恶化。

2. **先安未受邪之地** 先安未受邪之地,可以五行的生克乘侮规律、五脏的整体规律、经络相传规律等为指导。如脏腑有病,可由病变性质差异,而有母病及子、子病犯母、相乘、相侮等传变。因此,根据不同病变的传变规律,实施预见性治疗,当可控制其病理传变。

### 要点三　愈后防复

愈后防复指在疾病初愈、缓解或痊愈时,要注意从整体上调理阴阳,维持并巩固阴阳平衡的状态,预防疾病复发及病情反复。患者初愈后,要根据具体情况,扶助正气、消除宿根、避免诱因,防病复发。

## 细目三　治　　则

### 要点一　正治与反治

#### (一)正治

正治,是指采用与疾病的证候性质相反的方药以治疗的一种治疗原则。由于采用的方药与疾病证候性质相逆,如热证用寒药,故又称"逆治"。正治适用于疾病的征象与其本质相一致的病证。

1. **寒者热之** 寒性病证出现寒象,用温热方药来治疗,即以热药治寒证。如表寒证用辛温解表方药,里寒证用辛热温里的方药等。

2. **热者寒之** 热性病证出现热象,用寒凉方药来治疗,即以寒药治热证。如表热证用辛凉解表方药,里热证用苦寒清里的方药等。

3. **虚则补之** 虚损性病证出现虚象,用具有补益作用的方药来治疗,即以补益药治虚证。如阳虚用温阳的方药,阴虚用滋阴方药,气虚用益气的方药,血虚用补血的方药等。

4. **实则泻之** 实性病证出现实象,用攻逐邪实的方药来治疗,即以攻邪泻实药治实证。如食滞用消食导滞的方药,水饮内停用逐水的方药,瘀血用活血化瘀的方药,湿盛用祛湿的方药等。

#### (二)反治

反治,指顺从病证的外在假象性质而治的一种治疗原则。由于采用的方药性质与病证中假象的性质相同,故又称为"从治"。反治适用于疾病的征象与其本质不完全吻合的病证。

1. **热因热用** 即以热治热,指用热性药物来治疗具有假热征象的病证。适用于阴盛格阳的真寒假热证。如格阳证,由于阴寒充塞于内,逼迫阳气浮越于外,故可见身反不恶寒,面赤如妆等假热之象,但由于阴寒内盛是病本,故同时也见下利清谷、四肢厥逆、脉微欲绝、舌淡苔白等内真寒的表现。因此,当用温热方药以治其本。

2. **寒因寒用** 即以寒治寒,指用寒性药物来治疗具有假寒征象的病证。适用于阳盛格阴的真热假寒证。如热厥证,由于里热盛极,阳气郁阻于内,不能外达于肢体起温煦作用,并格阴于外而见手足厥冷,脉沉伏之假寒之象。但细究之,患者手足虽冷,但躯干部却壮热而欲掀衣揭被,或见恶热、烦渴饮冷、小便短赤、舌红绛、苔黄等里真热的征象。这是阳热内盛,深伏于里所致。其外在寒象是假,里热盛极才是病之本质,故须用寒凉药清其里热。

3. **塞因塞用** 即以补开塞,指用补益药物来治疗具有闭塞不通症状的虚证。适用于因体质虚弱,脏腑精气功能减退而出现闭塞症状的真虚假实证。如血虚而致经闭者,由于血源不足,故当补益气血而充其源,则无须用通药而经自来。

4. **通因通用** 即以通治通,指用通利的药物来治疗具有通泻症状的实证。适用于因实邪内阻出现通泄症状的真实假虚证。如食滞内停,阻滞胃肠,致腹痛泄泻,泻下物臭如败卵时,不仅不能止泄,相反当消食而导滞攻下,推荡积滞,使食积去而泄自止。

### 要点二　治标与治本

1. **缓则治本** 缓则治其本,多用在病情缓和,病势迁延,暂无急重病状的情况下。此时必须着眼于疾病本质的治疗。

2. **急则治标** 病证急重时的标本取舍原则是标病急重,则当先治、急治其标。标急的情况多出现在疾病过程中出现的急重甚或危重症状，或卒病而病情非常严重时。

3. **标本兼治**　当标本并重或标本均不太急时，当标本兼治。如脾气虚衰运化失职，水湿内停，此时脾气虚衰是本，水湿内停为标，治可补脾与祛湿同用。

## 要点三　扶正与祛邪

### （一）扶正祛邪的概念

扶正，即扶助正气，增强体质，提高机体的抗邪及康复能力。适用于各种虚证，即所谓"虚则补之"。

祛邪，即祛除邪气，消解病邪的侵袭和损害、抑制亢奋有余的病理反应。适用于各种实证，即所谓"实则泻之"。

### （二）扶正祛邪的运用

扶正祛邪的运用原则：①攻补应用合理，即扶正用于虚证，祛邪用于实证；②把握先后主次：对虚实错杂证，应根据虚实的主次与缓急，决定扶正祛邪运用的先后与主次；③扶正不留邪，祛邪不伤正。具体运用如下：

**1. 单独运用**

（1）扶正：适用于虚证或真虚假实证。

（2）祛邪：适用于实证或真实假虚证。

**2. 同时运用**

（1）扶正兼祛邪：扶正为主，辅以祛邪。适用于以正虚为主的虚实夹杂证。

（2）祛邪兼扶正：祛邪为主，辅以扶正。适用于以邪实为主的虚实夹杂证。

**3. 先后运用**

（1）先扶正后祛邪：先补后攻。适用于正虚为主，机体不能耐受攻伐者。

（2）先祛邪后扶正：先攻后补。适用于以下两种情况：一是邪盛为主，兼扶正反会助邪；二是正虚不甚，邪势方张，正气尚能耐攻者。

## 要点四　调整阴阳

### （一）损其有余

损其有余，即"实则泻之"，适用于人体阴阳中任何一方偏胜有余的实证。

1. **泻其阳胜**　"阳胜则热"的实热证，宜用寒凉药物以泻其偏胜之阳热，此即"热者寒之"之意。"阳胜则阴病"，阳胜易致阴气亏减，此时不宜单纯地清其阳热，而须兼顾阴气的不足，即清热的同时，配以滋阴之品，即祛邪为主兼以扶正。

2. **损其阴胜**　"阴胜则寒"的实寒证，宜用温热药物以消解其偏胜之阴寒，此即"寒者热之"之意。"阴胜则阳病"，阴胜易致阳气不足，此时不宜单纯的温散其寒，还须兼顾阳气的不足，即在散寒的同时，配以扶阳之品，同样是祛邪为主兼以扶正之法。

### （二）补其不足

1. **阴阳互制之调补阴阳**　阴虚不足以制阳而致阳气相对偏亢的虚热证时，治宜滋阴以抑阳，即唐代王冰所谓"壮水之主，以制阳光"（《素问·至真要大论》注语），《素问·阴阳应象大论》称之为"阳病治阴"。

2. **阴阳互济之调补阴阳**　对于阴阳偏衰的虚热及虚寒证的治疗，明代张介宾还提出了阴中求阳与阳中求阴的治法。

3. **阴阳并补**　对阴阳两虚则可采用阴阳并补之法治疗。但须分清主次而用。

4. **回阳救阴**　此法适用于阴阳亡失者。亡阳者，当回阳以固脱；亡阴者，当救阴以固脱。由于亡阳与亡阴实际上都是一身之气的突然大量脱失，故治疗时都要兼以峻剂补气，常用人参等药。

## 要点五　调和脏腑

调和脏腑指在治疗脏腑病变时，既要考虑一脏一腑之阴阳气血失调，更要注意从整体入手调和各脏腑之间的关系，使之重新恢复平衡状态。

### （一）顺应脏腑生理特性

脏腑的阴阳五行属性、气机升降出入规律、四时通应及喜恶在志等有所不同，故调和脏腑须顺应脏腑之特性而治。五脏藏精气而不泻，六腑传化物而不藏，故有"实则泻腑，虚则补脏"之说。

### （二）调和脏腑阴阳气血

脏腑阴阳气血是人体生命活动的根本，脏腑的阴阳气血失调是脏腑病变的基础。因此，根据脏腑病机变化调理脏腑阴阳气血是调和脏腑的基本原则。

### （三）调和脏腑相互关系

**1. 根据五行生克规律调和脏腑**

（1）根据五行相生规律确立治则治法：临床上运用五行相生规律治疗疾病的基本原则是补母和泻子，即"虚则补其母，实则泻其子"。

（2）根据五行相克规律确立治则治法：临床上运用五行相克规律治疗疾病的基本原则是

抑强和扶弱。

2. **根据脏腑相合关系调理** 人体的脏与腑，生理上彼此协调，病机上相互影响、相互传变。因此，治疗脏腑病变，除直接治疗本脏本腑外，还可以根据脏腑相合理论，或脏病治腑，或腑病治脏，或脏腑同治。

## 要点六 调理精气血津液

精、气、血、津液是脏腑、经络功能活动的物质基础，生理上各有不同功用，彼此相互为用。因此，调理精气血津液是针对精气血津液失调而设的治疗原则。

1. **调精** 包括补精、固精、疏精等法。

2. **调气** 包括气虚宜补、气滞宜疏、气陷宜升、气逆宜降、气脱则固、气闭则开等法。

3. **调血** 包括血虚则补、血瘀则行、血寒则温、血热则凉、出血则止等法。

4. **调津液** 包括滋养津液、祛除水湿痰饮等法。

5. **调理气血津液关系**

（1）调理气与血的关系：包括气病治血、血病治气。

（2）调理气与津液的关系：气虚而致津液化生不足者，宜补气生津；气不行津而成水湿痰饮者，宜补气、行气以行津；气不摄津而致体内津液丢失者，宜补气以摄津。津停而致气阻者，在治水湿痰饮的同时，应辅以行气导滞；气随津脱者，宜补气以固脱，辅以补津。

（3）调理气与精的关系：气滞可致精阻而排精障碍，治宜疏利精气；精亏不化气可致气虚，气虚不化精可致精亏，治宜补气填精并用。

（4）调理精血津液的关系："精血同源"，故血虚者在补血的同时可填精补髓，精亏者在填精补髓的同时也可补血。"津血同源"，津血同病而见津血亏少或津枯血燥，治当补血养津或养血润燥。

## 要点七 三因制宜

### （一）因时制宜

根据时令气候节律特点，来制订适宜的治疗原则，称为"因时制宜"。正如《素问·六元正纪大论》所说："用寒远寒，用凉远凉，用温远温，用热远热，食宜同法。"

### （二）因地制宜

根据不同的地域环境特点，来制订适宜的治疗原则，称为"因地制宜"。不同的地域，地势有高下，气候有寒热湿燥、水土性质各异，因地制宜就是考虑这些差异而实施治疗。

### （三）因人制宜

根据患者的年龄、性别、体质、生活习惯等不同特点，来制订适宜的治疗原则，称为"因人制宜"。

1. **年龄** 年龄不同，则生理功能、病理反应各异，治宜区别对待。如小儿生机旺盛，发病则易寒易热，易虚易实，治疗小儿疾病，药量宜轻，疗程多宜短，忌用峻剂。青壮年病发则由于邪正相争剧烈而多表现为实证，可侧重于攻邪泻实，药量亦可稍重。而老年人病多表现为虚证，或虚中夹实，多用补虚之法，或攻补兼施，用药量应比青壮年少，中病即止。

2. **性别** 男女性别不同，各有其生理、病理特点，治疗用药亦当有别。妇女病理上有经、带、胎、产诸疾及乳房、胞宫之病，从而采用适宜的治法。男子病理上精气易亏而有精室疾患及男性功能障碍等特有病证，宜在调肾基础上结合具体病机而治。

3. **体质** 因先天禀赋与后天生活环境的不同，个体体质存在着差异，一方面不同体质有着不同的病邪易感性；另一方面，患病之后，由于机体的体质差异与反应性不同，病证就有寒热虚实之别或"从化"的倾向。因而治法方药也应有所不同：偏阳盛或阴虚之体，当慎用温热之剂；偏阴盛或阳虚之体，则当慎用寒凉之品；体质壮实者，攻伐之药量可稍重；体质偏弱者，则应采用补益之剂。

# 第二部分 内 经

## 《素问·上古天真论》

### 要点一 养生原则及意义

【原文】上古之人，其知道者，法于阴阳，和于术数，食饮有节，起居有常，不妄作劳，故能形与神俱，而尽终其天年，度百岁乃去。今时之人不然也，以酒为浆，以妄为常，醉以入房，以欲竭其精，以耗散其真，不知持满，不时御神，务快其心，逆于生乐，起居无节，故半百而衰也。（《素问·上古天真论》）

【按语】本段通过对比的方法，强调养生的重要性，并阐述了养生的基本原则与方法。养生原则包括两方面：一是对外顺应自然规律，适应自然环境的变化，避免邪气的侵袭，如"法于阴阳"；二是保持健康的生活方式，如通过调摄情志、饮食起居、劳逸等，使精神守持于内，真气调达和顺，从而突出保养真气、倡导"形与神俱"的健康观。养生方法有五项：一是法于阴阳，如顺应四时昼夜变化调摄身体；二是和于术数，恰当使用修身养性之术，如导引、按跷等；三是食饮有节，注意饮食调养；四是起居有常，使生活有规律；五是不妄作劳，主张劳作适度。

### 要点二 人生长壮老的规律，肾气与生长、发育、生殖的关系

【原文】帝曰：人年老而无子者，材力尽邪？将天数然也？岐伯曰：女子七岁，肾气盛，齿更发长；二七而天癸至，任脉通，太冲脉盛，月事以时下，故有子；三七，肾气平均，故真牙生而长极；四七，筋骨坚，发长极，身体盛壮；五七，阳明脉衰，面始焦，发始堕；六七，三阳脉衰于上，面皆焦，发始白；七七，任脉虚，太冲脉衰少，天癸竭，地道不通，故形坏而无子也。丈夫八岁，肾气实，发长齿更；二八，肾气盛，天癸至，精气溢泻，阴阳和，故能有子；三八，肾气平均，筋骨劲强，故真牙生而长极；四八，筋骨隆盛，肌肉满壮；五八，肾气衰，发堕齿槁；六八，阳气衰竭于上，面焦，发鬓颁白；七八，肝气衰，筋不能动，天癸竭，精少，肾脏衰，形体皆极；八八，则齿发去。肾者主水，受五脏六腑之精而藏之，故五脏盛，乃能泻。今五脏皆衰，筋骨解堕，天癸尽矣。故发鬓白，身体重，行步不正，而无子耳。（《素问·上古天真论》）

【按语】本段以男八女七为阶段，阐释人的生殖功能盛衰过程，提出肾气自然盛衰规律是决定生殖功能盛衰与机体生长发育的主导因素。先天之精由父母遗传而来，藏于肾，精化为气，乃为先天之真气，即本段之肾气，它又受后天五脏六腑之精滋养。经文论及人体发育与生殖功能的变化，从二七、二八至七七、八八，由盛转衰，以"肾者主水"作结，表明肾气的盛衰起着主导作用，此为后世肾主生殖、主生长发育的理论奠定了基础，也为从肾气盛衰探讨衰老原理，从生殖功能状况推断衰老进度，采取节欲保精等养生方法以防衰缓老提供了重要依据。

## 《素问·生气通天论》

### 要点 阳气的重要性、阳气失常所致病证及病机变化

**1. 阳气的重要性**

【原文】阳气者，若天与日，失其所则折寿而不彰，故天运当以日光明。是故阳因而上，卫外者也。（《素问·生气通天论》）

【按语】本段论述阳气对于人体生命活动的重要性。经文根据"天人相应"的思想，应用取象比类的方法，从生理、病理两个方面论述人身阳气的重要作用。人身阳气就像自然界中的太阳一样，运转不息，向上布散，温养人体、护

卫肌表、抵抗外邪。倘若人身阳气运行失常,功能衰退,失去护卫肌表、抵抗外邪的作用,便会经常受到外邪侵袭,轻者折损寿命,重者造成死亡。这些认识为后世重阳学派的创立与发展提供了理论依据。

**2. 阳气卫外失常所致病证及特点**

【原文】因于寒,欲如运枢,起居如惊,神气乃浮。因于暑,汗,烦则喘喝,静则多言,体若燔炭,汗出而散。因于湿,首如裹,湿热不攘,大筋软短,小筋弛长。软短为拘,弛长为痿。因于气,为肿。四维相代,阳气乃竭。(《素问·生气通天论》)

【按语】阳失卫外,外邪侵犯,寒、暑、湿、气(风)四种邪气有各自的致病特点,发生不同的病证。寒主收引,故寒邪外束,阳气被郁,症见发热体若燔炭,并伴恶寒、无汗、脉浮紧等。此邪在表,若有汗出,则热随汗泄。暑为阳邪,其性炎热,暑邪外袭,易迫津外出,扰动心肺,故汗多心烦、喘喝有声;暑热内扰神明,神识昏乱,则见神昏、谵语。湿为阴邪,其性重浊,易困遏清阳,阻滞气机。感受湿邪,清阳之气受阻,不能上达头面,则见头重而胀,甚至昏蒙,如以物包裹之状。湿邪中人,郁而化热,湿热交并,阻滞筋脉,气血不能通达濡润,致使筋失所养,或为短缩而拘急,或为松弛而萎缓不用,从而表现为肢体运动障碍之类病证。风邪外袭,肺肾功能失调,行水、主水功能失司,出现头面甚或全身水肿,《素问·水热穴论》称之为风水。

**3. 阳气功能失常的病机变化**

【原文】阳气者,烦劳则张,精绝,辟积于夏,使人煎厥。目盲不可以视,耳闭不可以听,溃溃乎若坏都,汩汩乎不可止。阳气者,大怒则形气绝,而血菀于上,使人薄厥。有伤于筋,纵,其若不容,汗出偏沮,使人偏枯。汗出见湿,乃生痤疿。高梁之变,足生大丁,受如持虚。劳汗当风,寒薄为皶,郁乃痤。(《素问·生气通天论》)

【按语】本段论述各种原因导致阳气运行失常所产生的病变。影响阳气正常运行的因素有六淫侵袭(寒、暑、湿、风)、七情过激(大怒)、烦劳过度(烦劳)、饮食不节(膏粱之变)等,所致病变既有外感,亦有内伤,更有痤、疿、疔、皶等皮肤疾病,说明阳气失常致病的广泛性,以及病机变化的多样性,如煎厥的阳亢阴竭、薄厥的阳气逆乱、偏枯的阳气偏阻、疔疮的阳热蓄积、痤疿的阳气郁遏等。

# 《素问·阴阳应象大论》

## 要点一　阴阳的基本概念、属性特征

**1. 基本概念**

【原文】阴阳者,天地之道也,万物之纲纪,变化之父母,生杀之本始,神明之府也,治病必求于本。故积阳为天,积阴为地。阴静阳躁,阳生阴长,阳杀阴藏。阳化气,阴成形。寒极生热,热极生寒。寒气生浊,热气生清。清气在下,则生飧泄;浊气在上,则生䐜胀。此阴阳反作,病之逆从也。(《素问·阴阳应象大论》)

【按语】阴阳是自然界事物运动变化的根本规律。阴性静、重浊而下降,阳性动、清轻而上升;阳主化气,阴主成形;阴阳两者相依相召、互根互用、相互转化。阴阳之气的相互作用,决定了自然万物的发生、发展以至消亡,也是形成自然气象、气候、物候变化的根本原因。人依赖于自然而生存,人的生命活动遵循自然阴阳运动的基本规律,因此,人之疾病发生的根本原因就在于"阴阳反作",治疗疾病必须抓住阴阳这个根本。

"治病必求于本"之"本"指阴阳。中医学以调节阴阳为治疗总纲和基本原则,故《素问·至真要大论》云:"谨察阴阳所在而调之,以平为期。"需要指出的是,疾病的具体治法也有"治病求本",但它是针对疾病主要矛盾而制定的原则,与此不同。

**2. 属性特征**

【原文】故清阳为天,浊阴为地。地气上为云,天气下为雨;雨出地气,云出天气。故清阳出上窍,浊阴出下窍;清阳发腠理,浊阴走五脏;清阳实四肢,浊阴归六腑。(《素问·阴阳应象大论》)

【按语】清阳向上向外升发、浊阴向下向内沉降,这是自然界与人共有的规律,文中"清阳""浊阴"的含义也不相同。"清阳出上窍,浊阴出下窍",此清阳即饮食所化之精微,其轻清部分上升布散于头面七窍,以成发声、视觉、嗅觉、味觉、听觉等功能;其糟粕重浊沉降,由前后二阴排出。“清阳发腠理,浊阴走五脏”,此清阳指卫气,浊阴指精血津液。饮食所化之精微,其轻清部分外行于腠理肌表,其浓稠部分内注于五脏。“清阳实四肢,浊阴归六腑”,此清阳即饮食物化生的精气,充养于四肢,其代谢后的糟粕,由六腑排出。文中提出的人之清阳向上向外升发、浊阴向下向内沉降的特性,为中医治疗学中多种治疗方法的形成奠定了理论基础。如治疗耳目失聪的益气升提法、治疗邪在肌腠的解表法、治疗手足厥逆的温阳法、治疗肠胃积滞的攻下法、治疗五脏精气虚损的补益法、治疗水肿的利水逐水法等,均是在此理论的启发下发展而成的。

### 要点二 六淫致病的特点

【原文】风胜则动,热胜则肿,燥胜则干,寒胜则浮,湿胜则濡泻。(《素问·阴阳应象大论》)

【按语】经文所述“风胜则动,热胜则肿,燥胜则干,寒胜则浮,湿胜则濡泻”是六淫致病的基本特点,对中医临床辨证有一定的指导作用,而且丰富了“六气化病”的病机学说。首先提出不同邪气致病显示相应病象,然后根据病象探求病因病机,提出病因辨证的观点,这对临床分析病机及确立治法都具有重要意义。

### 要点三 因势利导治则

【原文】病之始起也,可刺而已;其盛,可待衰而已。故因其轻而扬之,因其重而减之,因其衰而彰之。形不足者,温之以气;精不足者,补之以味。其高者,因而越之;其下者,引而竭之;中满者,泻之于内;其有邪者,渍形以为汗;其在皮者,汗而发之;其慓悍者,按而收之;其实者,散而泻之。审其阴阳,以别柔刚,阳病治阴,阴病治阳。定其血气,各守其乡,血实宜决之,气虚宜掣引之。(《素问·阴阳应象大论》)

【按语】因势利导是《内经》治则之一,其本义是顺应事物发展的自然趋势而加以疏利引导。其在《内经》中内容有三:

(1)根据邪正斗争之盛衰趋势择时治疗。如某些周期性发作性疾病,应在发病前治疗,如“其盛,可待衰而已”。

(2)根据邪气性质及所在部位治疗。如“因其轻而扬之,因其重而减之”“其高者,因而越之”“其下者,引而竭之”“中满者,泻之于内”“其有邪者,渍形以为汗”“其在皮者,汗而发之”,即根据邪气性质及其所在的部位加以引导,使邪气从最简捷的途径、以最快的速度排出。

(3)根据正气作用的生理趋势加以引导,协助其使逆乱的阴阳气血恢复生理状态,如“气虚宜掣引之”。

## 《素问·六节藏象论》

### 要点 藏象学说的基本内容

【原文】心者,生之本,神之变也,其华在面,其充在血脉,为阳中之太阳,通于夏气。肺者,气之本,魄之处也,其华在毛,其充在皮,为阳中之太阴,通于秋气。肾者,主蛰,封藏之本,精之处也,其华在发,其充在骨,为阴中之少阴,通于冬气。肝者,罢极之本,魂之居也,其华在爪,其充在筋,以生血气,其味酸,其色苍,此为阳中之少阳,通于春气。脾、胃、大肠、小肠、三焦、膀胱者,仓廪之本,营之居也,名曰器,能化糟粕,转味而入出者也,其华在唇四白,其充在肌,其味甘,其色黄,此至阴之类,通于土气。凡十一脏取决于胆也。(《素问·六节藏象论》)

【按语】本段从五脏功能所主,外应于四时,内藏精舍神,并联系五体等,论五脏在生命活动中的核心地位。其中心为生之本、肺为气之本、肾为封藏之本、肝为罢极之本、脾为仓廪之本的论述,体现了中医五脏概念的核心内涵。依据本段,藏象的基本内容主要有三个方面:①五脏的主要生理功能及与体表组织的通应关系;②五脏的阴阳属性;③五脏与四时的通应关系。

本段所论五脏的阴阳属性,取决于两个因素:一是五脏所在的位置,膈上属阳,膈下属阴,故心、肺为阳,肝、脾、肾为阴。二是五脏的五行属性及与四时的通应关系。心属火,其气通于夏,故为太阳;肺属金,其气通于秋,故为少阴;肾属水,其气通于冬,故为太阴;肝属木,其气通于春,故为少阳;脾属土,应于长夏,称为至阴,其中“至”为到达之意。

原文所述五脏的阴阳属性,经《新校正》引

《针灸甲乙经》《黄帝内经太素》勘校,又有《灵枢·阴阳系日月》内证,多数学者倾向于校后之论:心为阳中之太阳,肺为阳中之少阴,肾为阴中之太阴,肝为阴中之少阳,脾为至阴。

## 《素问·脉要精微论》

### 要点一　诊脉的最佳时间

【原文】诊法常以平旦,阴气未动,阳气未散,饮食未进,经脉未盛,络脉调匀,气血未乱,故乃可诊有过之脉。(《素问·脉要精微论》)

【按语】本段论述"诊法常以平旦"的缘由。"诊法常以平旦",为医者诊断疾病确定了最佳时间,即清晨时分诊脉最为合适,但临床上不可能都在此时诊病,故对此句经文应灵活看待,掌握其精神实质。诊脉要在经脉气血平静稳定、未受周围环境干扰(如未进食、未运动等)的情况下进行,此时获得的脉象能最真实地反映病变的基本情况。

### 要点二　脉象与主病

【原文】夫脉者,血之府也,长则气治,短则气病,数则烦心,大则病进,上盛则气高,下盛则气胀,代则气衰,细则气少,涩则心痛,浑浑革至如涌泉,病进而色弊,绵绵其去如弦绝,死。(《素问·脉要精微论》)

【按语】本段明确提出脉诊的原理,即脉为气血藏聚流通之处,脉象可反映气血的盛衰变化;列举了十一种脉象及其主病。

长脉脉体超越本位,表示气血充盈,运行正常。短脉为脉体短小,不及本位,提示气血病变,如短而细小为气血两虚,短而艰涩为气滞血瘀。大脉脉体宽大,无论虚实,均提示病情在进一步发展。虚证见大脉是虚劳深重之兆;实证见大脉是邪正交争激烈之象。数脉谓脉来急速,一息六至以上。数脉多有心烦症状,因数脉主热,虚热可见五心烦热,实热可见躁烦不安。"上盛则气高,下盛则气胀",上、下指寸口脉的近腕部、远腕部。上部脉盛提示邪壅于上,故有气逆、喘满;下部脉盛提示邪滞于下,故为腹部胀满。代脉是脉来缓慢而有歇止的脉象,提示脏气衰败。细脉指脉来细小如丝线,提示气血皆少,无力鼓动、充盈脉管。涩脉指脉来艰涩如轻刀刮竹,提示气血运行不畅。常有涩脉而伴心痛之症,是胸阳不振,心血瘀阻之象。"浑浑革至如涌泉"指脉来滚滚而急,如涌泉般,提示邪盛正衰,病情危急。"绵绵其去如弦绝",乃五脏真气衰竭,阴阳将要分离之脉。提示在诊脉时,一要注意脉动的频率快慢,如"数则烦心";二要注意脉动的节律齐差,如"代则气衰";三要注意脉象的体态,如上、下、长、短几种脉象是对脉位的论述,浑浑、绵绵、大脉是论脉势,细脉论脉体的狭,涩脉论脉中气血运行的流利程度。本段所列举的脉诊要点,对脉诊的应用起到了提纲挈领的作用。

## 《素问·玉机真脏论》

### 要点　五实证、五虚证的传变与转归

【原文】黄帝曰:余闻虚实以决死生,愿闻其情。岐伯曰:五实死,五虚死。帝曰:愿闻五实五虚。岐伯曰:脉盛,皮热,腹胀,前后不通,闷瞀,此谓五实。脉细,皮寒,气少,泄利前后,饮食不入,此谓五虚。帝曰:其时有生者,何也。岐伯曰:浆粥入胃,泄注止,则虚者活;身汗得后利,则实者活。(《素问·玉机真脏论》)

【按语】五实证,即"脉盛,皮热,腹胀,前后不通,闷瞀"五种实证,其病变机理为邪气盛于心则脉盛、盛于肺则皮热、盛于脾则腹胀、盛于肾则二便不通、盛于肝则闷瞀。五虚证,即"脉细,皮寒,气少,泄利前后,饮食不入"五种虚证,其病变机理为心气虚则脉细、肺气虚则皮寒、肝气虚则气少乏力、肾气虚则二便不禁、脾气虚则不欲饮食。从病邪传变与疾病预后转归关系分析:五实证是因邪气盛于五脏,不得外泄而出,邪无出路而形成的闭证,预后凶险;五虚证因五脏精气俱夺,又因"饮食不入"使精气无源,"泄利前后"加剧耗损,致使五脏精气有出无入,故而预后不良。

临床见此五实证、五虚证,通常可以判断其预后险恶,但在临证时,如能及时采取有效

方法，使实证邪有出路，则正气可得以安定，五实证就会出现好的转机，如经文中所云“身汗得后利，则实者活”。同样，五虚证的转机出现在“浆粥入胃，泄注止，则虚者活”之上，提示正气衰竭之证，若胃气尚能来复，肾关得以固守，精气停止耗损，并得到水谷之气的补益，则死证仍有回春的希望。经文的这一论述，为临床实证治疗重在使邪气有出路、虚证治疗重在恢复胃气和防止精气妄泄等法则的确立提供了理论基础。

## 《素问·脏气法时论》

### 要点 五脏所苦的治则

【原文】肝苦急，急食甘以缓之。

心苦缓，急食酸以收之。

脾苦湿，急食苦以燥之。

肺苦气上逆，急食苦以泄之。

肾苦燥，急食辛以润之，开腠理，致津液，通气也。(《素问·脏气法时论》)

【按语】本段是《内经》苦欲补泻理论中的五脏所苦的治则。五脏所苦，即五脏的性能、病变特点。苦，即病证、病理状态，由于多种因素导致自身收、散、升、降等特性被违逆或者功能降低，其表现形式或太过，或不及。因此，治疗上以顺其性为补，逆其性为泻，运用五味的特异作用，对五脏施以补泻。肝为刚脏，在志为怒，过怒则气急而肝伤；肝藏血，主筋，肝病多致筋脉拘急、痉挛。甘味性缓，可缓急止痛，以柔制刚，缓解肝之急。心在志为喜，过喜则气缓，心气涣散不收。酸味主收，故以酸收敛心气。脾主运化水湿，脾病则湿不化，外湿亦通于脾，湿胜易困脾。苦能燥湿，故以苦味治之。肺气以降为顺，肺病多气逆，发为咳喘。苦味能泄，故用苦味降逆以通泄肺气。肾为水脏，以燥为苦。辛能发散，化气行津，且入肺能通调水道，下输膀胱，故肾燥以辛药润之。

## 《素问·热论》

### 要点 热病治疗大法与饮食宜忌

【原文】帝曰：治之奈何？岐伯曰：治之各通其脏脉，病日衰已矣。其未满三日者，可汗而已；其满三日者，可泄而已。帝曰：热病已愈，时有所遗者，何也？岐伯曰：诸遗者，热甚而强食之，故有所遗也。若此者，皆病已衰，而热有所藏，因其谷气相薄，两热相合，故有所遗也。帝曰：善。治遗奈何？岐伯曰：视其虚实，调其逆从，可使必已矣。帝曰：病热当何禁之？岐伯曰：病热少愈，食肉则复，多食则遗，此其禁也。(《素问·热论》)

【按语】热病的治疗大法是“各通其脏脉”，以“通”字强调外感热病以祛邪的思想，给邪以出路。“其未满三日者”说明邪仍在三阳之表，采用汗法，以疏通在表被郁之阳，祛其表邪；“其满三日者”，邪热壅积于三阴之里，施行泄法，以泄其里热，祛除里邪。至于外感热病的饮食宜忌，主要是禁多食、肉食，以防热遗与病复发。

## 《素问·咳论》

### 要点 “五脏六腑皆令人咳”的病机

【原文】黄帝问曰：肺之令人咳，何也？岐伯对曰：五脏六腑皆令人咳，非独肺也。帝曰：愿闻其状。岐伯曰：皮毛者，肺之合也，皮毛先受邪气，邪气以从其合也。其寒饮食入胃，从肺脉上至于肺，则肺寒，肺寒则外内合邪，因而客之，则为肺咳。五脏各以其时受病，非其时，各传以与之。(《素问·咳论》)

【按语】咳嗽是肺的病变，但本段又提出“五脏六腑皆令人咳，非独肺也”和“五脏各以其时受病，非其时，各传以与之”的理论，从整体观的高度阐明五脏六腑病变皆能影响肺气的宣降而致咳,对临床辨证有一定的指导意义。关于咳证成因,本段指出一是外感邪气、内伤饮冷的“外内合邪”导致肺咳,二是各季节之淫气,乘主时之五脏,进而传与肺,导致咳。

# 《素问·举痛论》

## 要点一 研究医学的思维方法及疼痛的病因病机

【原文】黄帝问曰:余闻善言天者,必有验于人;善言古者,必有合于今;善言人者,必有厌于己。如此,则道不惑而要数极,所谓明也。今余问于夫子,令言而可知,视而可见,扪而可得,令验于己,而发蒙解惑,可得而闻乎?岐伯再拜稽首对曰:何道之问也?帝曰:愿闻人之五脏卒痛,何气使然?岐伯对曰:经脉流行不止,环周不休,寒气入经而稽迟,泣而不行,客于脉外则血少,客于脉中则气不通,故卒然而痛。(《素问·举痛论》)

【按语】《内经》提出“善言天者,必有验于人;善言古者,必有合于今;善言人者,必有厌于己”的观点,这是研究世界万物的重要思维方法,研究中医学亦是如此。人与自然息息相关,欲探究人的生命活动,必须联系自然环境对人体的影响;鉴古可以知今,故研究古代历史必须联系现代;以人为镜可以明得失,故谈论人必联系自己。经文强调理论须与实践相结合,在疾病的诊断中,要求医生既精通望、闻、问、切四诊的理论,又要有临证运用的实际经验,才能作出正确的诊断。

关于疼痛的病因病机,本段认为由于寒邪客于经脉内外,使气血留滞不行,脉涩不通而痛者,为实痛;由于血脉凝涩,运行的气血虚少,使组织失养,不荣则痛者,为虚痛。引起疼痛的因素虽多,然以寒邪为主因;其病机亦有“不通则痛”和“不荣则痛”的虚实之分。原文“客于脉外则血少,客于脉中则气不通”概括了虚痛与实痛的病机。本节关于疼痛病因病机的认识,对痛证的辨证具有现实指导意义。

## 要点二 “百病生于气”的发病学观点

【原文】余知百病生于气也。怒则气上,喜则气缓,悲则气消,恐则气下,寒则气收,炅则气泄,惊则气乱,劳则气耗,思则气结,九气不同,何病之生?岐伯曰:怒则气逆,甚则呕血及飧泄,故气上矣。喜则气和志达,荣卫通利,故气缓矣。悲则心系急,肺布叶举,而上焦不通,荣卫不散,热气在中,故气消矣。恐则精却,却则上焦闭,闭则气还,还则下焦胀,故气不行矣。寒则腠理闭,气不行,故气收矣。炅则腠理开,荣卫通,汗大泄,故气泄。惊则心无所倚,神无所归,虑无所定,故气乱矣。劳则喘息汗出,外内皆越,故气耗矣。思则心有所存,神有所归,正气留而不行,故气结矣。(《素问·举痛论》)

【按语】本段提出“百病生于气”的论断,认为气机逆乱是产生各种疾病的基本病机,并论述情志、劳倦、寒热导致气机失常的病变机理。

(1)情志过激所致的气机病变:大怒伤肝,肝气上逆,血随气升而呕血,肝木乘脾而飧泄,故“怒则气上”。过喜则伤心,导致心气滞缓乏力,心神涣散不收,故“喜则气缓”。悲生于心而成于肺,过度悲哀则心系紧急,肺叶张举,致使上焦闭塞,营卫之气不能布达于外,郁而为热,热聚胸中,耗损气血,故“悲则气消”。大恐伤肾,肾伤则精气不升,水火不交,上下不通,肾气下陷而为病,故“恐则气下”。惊伤心肝,神魂散乱,以致心无所主,神无所附,思虑不定,脏气紊乱为病,故“惊则气乱”。思虑过度,精神高度集中,气结于心、滞于脾,故“思则气结”。

(2)劳倦过度所致的气机病变:劳力太过,气血外张,上逆则为喘息,外泄则为汗出,内外皆越而正气亏耗,故“劳则气耗”。

(3)寒热失调所致的气机病变:寒性收引,寒束则腠理闭塞,卫气不能外达肌肤而收敛于内,故“寒则气收”。热性开泄,热迫则腠理开放荣卫外达而大汗出,气随汗泄,故“炅则气泄”。

# 《素问·痹论》

## 要点　行痹、痛痹、着痹的成因

【原文】黄帝问曰：痹之安生？岐伯对曰：风寒湿三气杂至合而为痹也。其风气胜者为行痹，寒气胜者为痛痹，湿气胜者为着痹也。（《素问·痹论》）

【按语】从疾病的表现分析，痹证是由风、寒、湿三气杂至而成的。可以进一步推断，痹证的发生是风、寒、湿三邪杂合侵犯人体，与人体内在的逆乱营卫之气相结合，导致机体经络阻滞、营卫之气凝涩、脏腑气血运行不畅。其中，行痹是感受痹邪以风为主，临床以酸痛、游走无定处为特点的痹证，亦称风痹；痛痹是感受痹邪以寒为主，临床以疼痛剧烈、痛有定处为特点的痹证，亦称寒痹；着痹是感受痹邪以湿为主，临床以痛处重滞固定，或顽麻不仁为特点的痹证，亦称湿痹。

# 《素问·刺禁论》

## 要点　五脏气机输布规律

【原文】肝生于左，肺藏于右，心部于表，肾治于里，脾为之使，胃为之市。（《素问·刺禁论》）

【按语】经文从五脏配属五行方位的角度认识五脏气机输布运行规律。古人对方位的表述是人体面南而立，则左东木春肝，右西金秋肺，上南火夏心，下北水冬肾，中央土长夏脾。肝主春，其气升，位居东方，所以“肝生于左”。肺主秋，其气降，位居西方，所以“肺藏于右”。心为阳中之太阳，布阳于表；肾为阴中之太阴，主阴于里，所以“心部于表，肾治于里”。脾土旺于四季，转输气机，且主运化水谷，以营四肢，所以“脾为之使”。胃受纳、腐熟水谷，饮食不能久藏，故“为之市”。后人从“脾为之使，胃为之市”一句阐发，认为脾胃为气机输布的“转枢”，有制约各脏气机过度升降、维持其调和状态的作用。

# 《素问·至真要大论》

## 要点　病机十九条、病机的概念及其意义

**1. 病机十九条**

【原文】帝曰：愿闻病机何如？岐伯曰：诸风掉眩，皆属于肝。诸寒收引，皆属于肾。诸气膹郁，皆属于肺。诸湿肿满，皆属于脾。诸热瞀瘛，皆属于火。诸痛痒疮，皆属于心。诸厥固泄，皆属于下。诸痿喘呕，皆属于上。诸禁鼓慄，如丧神守，皆属于火。诸痉项强，皆属于湿。诸逆冲上，皆属于火。诸胀腹大，皆属于热。诸躁狂越，皆属于火。诸暴强直，皆属于风。诸病有声，鼓之如鼓，皆属于热。诸病胕肿，疼酸惊骇，皆属于火。诸转反戾，水液浑浊，皆属于热。诸病水液，澄澈清冷，皆属于寒。诸呕吐酸，暴注下迫，皆属于热。（《素问·至真要大论》）

【按语】本段所论即“病机十九条”。它从病象入手，按五脏六气的特性、特点进行病因、病位、病性的归类分析，以推求病证的本质属性，即病机，从而为进行正确的防治提供可靠依据。“病机十九条”分析病机的方法有以下几种：

（1）定位：即辨别疾病的病位所在。病机十九条首先提出五脏的病机，提示定位应以五脏为中心，其次亦可进行上下、六经、营卫气血等辨别。

（2）求因：即根据疾病的症状特点探求致病之因，主要是辨别六淫之邪的性质。

（3）辨性：即辨别疾病的寒热虚实。本段指出辨寒热的方法，同时后文要求“盛者责之，虚者责之”。

（4）同中求异，异中求同：病机十九条许多条文的证机之间存在着复杂的交叉关系，提示证机之间的关系存在多向性，因此要善于同中求异、异中求同。

六气病机尚缺燥的病机，金人刘完素在《素问玄机原病式》中补充了“诸涩枯涸，干劲

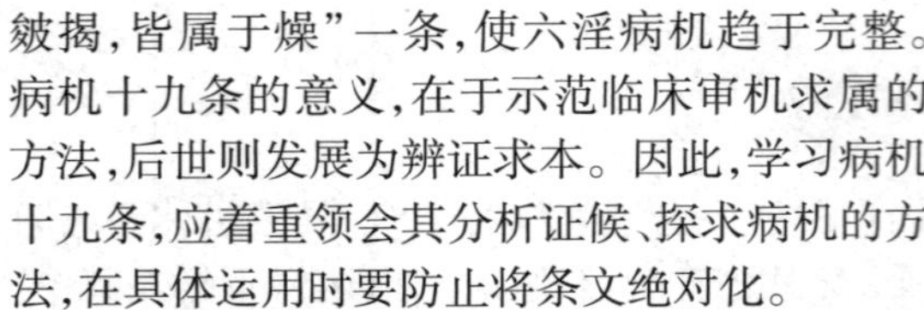

皴揭，皆属于燥”一条，使六淫病机趋于完整。病机十九条的意义，在于示范临床审机求属的方法，后世则发展为辨证求本。因此，学习病机十九条，应着重领会其分析证候、探求病机的方法，在具体运用时要防止将条文绝对化。

**2. 病机的概念及其意义**

【原文】夫百病之生也，皆生于风寒暑湿燥火，以之化之变也。经言盛者泻之，虚者补之。余锡以方士，而方士用之尚未能十全，余欲令要道必行，桴鼓相应，犹拔刺雪污，工巧神圣，可得闻乎？岐伯曰：审察病机，无失气宜，此之谓也。

故《大要》曰：谨守病机，各司其属，有者求之，无者求之，盛者责之，虚者责之，必先五胜，疏其血气，令其调达，而致和平。（《素问·至真要大论》）

【按语】明代张介宾曰：“机者，要也，变也，病变所由出也。”病机的内容包括疾病发生的原因、部位、性质及其发展演变。经文指出，一般医生虽然掌握了六气致病的特点，并了解“盛者泻之，虚者补之”的治疗大法，却不能取得满意的临床疗效，其根本原因在于未能全面掌握疾病的病机，充分说明准确审察病机是提高临床疗效的关键。

明代张介宾对“有者求之，无者求之，盛者责之，虚者责之”多有阐述，认为病机十九条的精神实质在于探讨疾病病机的“有无盛虚”，即从邪正两个方面、阴阳两个方面去分析病机，才能正确理解病机的具体内容，对于临床灵活运用十九条病机理论颇有启发。

## 《灵枢·本神》

### 要点　五脏藏五神及五脏虚实证候

【原文】肝藏血，血舍魂，肝气虚则恐，实则怒。脾藏营，营舍意，脾气虚则四肢不用，五脏不安，实则腹胀，经溲不利。心藏脉，脉舍神，心气虚则悲，实则笑不休。肺藏气，气舍魄，肺气虚则鼻塞不利、少气，实则喘喝，胸盈仰息。肾藏精，精舍志，肾气虚则厥，实则胀，五脏不安。（《灵枢·本神》）

【按语】《内经》将人的精神活动概括为神、魂、魄、意、志五种，以心总统之，而分属于五脏，即《素问·三部九候论》所说“神脏五”，王冰注曰“五神脏”。五神脏理论将人的精神活动归属于五脏，通过五脏分主及五脏间的阴阳五行制化调节，阐发精神活动的机制与规律，为神志疾病的诊断与防治奠定了理论基础。本段论述的五脏虚实病证，其具体病机需结合脏腑气血阴阳盛衰和致病因素的影响加以分析。其中脾、肾两脏病变可致“五脏不安”，突出了脾为后天之本、肾为先天之本的临床意义。

## 《灵枢·百病始生》

### 要点　“三部之气”的病因分类

【原文】三部之气各不同，或起于阴，或起于阳，请言其方。喜怒不节则伤脏，脏伤则病起于阴也，清湿袭虚，则病起于下，风雨袭虚，则病起于上，是谓三部。至于其淫泆，不可胜数。（《灵枢·百病始生》）

【按语】根据邪气的来源、损伤部位不同，经文将病因分为“三部之气”：源于天之风雨寒暑等六淫邪气，始伤人体的上部；源于地之寒湿之邪，始伤人体的下部；源于人体自身的喜怒不节等情志因素，则直接伤人脏腑。将外邪及其所致疾病按上下分列，在临床中有实际意义。虽同属外邪，清湿却与伤上的风雨所致疾病不同，风雨引发外感热病，清湿袭人既可发为肢体关节病，如《素问·阴阳应象大论》所言“地之湿气，感则害皮肉筋脉”，为“足悗”“着痹”等，也可伤及体内脏腑，为“胀”、为“积”等。后世医家亦重视上下两部邪气的区别，金代张从正《儒门事亲》将邪分而为三，曰天邪、地邪、人邪，指出所致疾病各有特点，祛邪途径亦不同。

# 第三部分 伤 寒 论

## 第一单元 太阳病辨证论治

### 细目一 太阳病本证

#### 要点一 中风表虚证

**桂枝汤证**

【原文】太阳中风，阳浮而阴弱。阳浮者，热自发，阴弱者，汗自出。啬啬恶寒，淅淅恶风，翕翕发热，鼻鸣干呕者，桂枝汤主之。(12)

【释义】本条论述太阳中风表虚证治。“阳浮而阴弱”，既指脉象浮缓，又言病机营卫不调，即卫阳浮盛、营阴失守。风寒之邪侵袭人体，体表营卫之气受邪，卫气奋起抗邪，趋向于外，与邪相争则见发热、脉浮，故曰“阳浮者，热自发”；卫气受邪，失于固密，营阴不能内守，泄漏于外，则见汗出，故曰“阴弱者，汗自出”；卫气为风寒所袭，失其“温分肉”之职，加之汗出肌疏，故见恶风恶寒。太阳中风为表证，其热不似阳明里热发于内，其热势不高，故曰“翕翕发热”。太阳中风证表气不和，每每影响里气，致里气不调，肺气不利，则见鼻鸣；肺胃同主肃降，肺气不利，胃气固而上逆，可见干呕等症。

桂枝汤方中，桂枝辛温，温经通阳，疏风散寒；芍药酸苦微寒，敛阴和营。两者等量相配，一辛一酸，一散一敛，一开一合，于解表中寓敛汗养阴之意，和营中有调卫散邪之功，调和营卫。因脾胃为营卫生化之本，故又用生姜、大枣益脾和胃。生姜辛散止呕，助桂枝以调卫。大枣味甘，补中和胃，助芍药以和营。姜、枣合用，亦有调和营卫之功。炙甘草补中气且调和诸药，与桂枝、生姜等辛味相合，辛甘化阳，可增强温阳之力；与芍药之酸味相配，酸甘化阴，能增强益阴之功。

【原文】太阳病，初服桂枝汤，反烦不解者，先刺风池、风府，却与桂枝汤则愈。(24)

【释义】本条论述太阳中风邪郁较重者可针药并用。太阳中风表虚证，治以桂枝汤解肌祛风，为正治之法，当遍身微汗而解。然初服桂枝汤后，病非但不解，反增烦闷不舒，应当仔细辨析是药不对证，还是疾病发生传变。若发生传变，烦闷因于里热者，则当见壮热口渴、舌红脉数等；烦闷因于里寒者，自有恶寒身蜷、脉微肢厥等。然条文中未曾提及上述变化，而仍治以桂枝汤解表，可知不是传变，也并非药不对证。反烦不解，乃太阳中风，邪气较重，服桂枝汤后正气得药力相助，欲祛邪外出，但力尚不足，正邪相争激烈，经气郁滞，阳郁不宣所致。除增烦闷外，其他证候如发热、汗出、恶风、头痛、脉浮缓等应均在。仍需解表，治宜先刺风池、风府，以疏通经脉，泄除风邪，再服桂枝汤解肌祛风，调和营卫。针药并施，两效相加，则祛邪之力倍增，可促使疾病尽快痊愈。此正合《素问·评热病论》“表里刺之，饮之服汤”之法。

【原文】病常自汗出者，此为荣气和，荣气和者，外不谐，以卫气不共荣气谐和故尔。以荣行脉中，卫行脉外，复发其汗，荣卫和则愈，宜桂枝汤。(53)

【释义】本条论述病常自汗出的证治。本条冠以“病”字，既包括外感也包括杂病。然患者只有自汗出，而无恶寒、头痛、发热等症，则知非为外感，而是杂病之自汗。究其病机，当为营卫不和所致，从文中“荣气和”“外不谐”“以卫气不共荣气谐和故尔”等可知。卫在脉外，而敷布于表，司固外开阖之权；营在脉中，调和于五脏，洒陈于六腑。卫营运行不休，密切配合，功能协调，即为营卫调和。若卫气不能正常司行其开阖之权，而致营不内守流泄于外，则曰“卫气不共荣气谐和”，以致自汗出。治宜“复发其汗”，用桂枝汤，因其具有调和营卫之功，可通过发汗之法，达到止汗之目的，故曰：“荣卫和则愈，宜桂枝汤。”所谓“复发其汗”，指本有“自汗出”，又用桂枝汤缓发其汗，使营卫恢复协调，则自汗必愈。从“病常自汗出”到“复发其汗”，提示自汗与发汗有根本的区别，诚如徐灵胎《伤寒论类方·桂枝汤类》云：“自汗乃营卫相离，发汗使营卫相合，自汗伤正，发汗祛邪。复发者，因其自汗而更发之，则荣卫和而自汗反止矣。”可谓要言不烦，深得仲景之心法。

【原文】病人脏无他病，时发热自汗出而不愈者，此卫气不和也。先其时发汗则愈，宜桂枝汤。(54)

【释义】本条论述时发热自汗出的证治。本条紧承 53 条而来，亦属杂病范畴。“病人”泛指已病之人；“脏无他病”指无脏腑病变，里气调和。“时发热自汗出而不愈”者，则无关于脏腑乃营卫不和所致。正常情况下，营卫谐和，阴阳制约。若“卫气不和”，必然开阖失常，固密无权，营阴因而无以内守而外泄，故时发热自汗出。其与外感风寒汗出的鉴别要点在于外感风寒之自汗，发热自汗无休止，且伴见脉浮、头痛、鼻塞、流涕等；杂病营卫不和，发热自汗时作时休，多无上述伴见症。“先其时发汗”指在发热汗出之先，予桂枝汤取微汗。一是在病将发作之前服药，可调和营卫于失调之先，有截断扭转之意；二是可防止汗出“如水流漓”之意。本条辨证的眼目有二：一为“脏无他病”，二为“卫气不和”。论治的要点在于“先其时发汗”，予以桂枝汤治疗。

## 要点二　伤寒表实证

### 1. 麻黄汤证

【原文】太阳病，头痛，发热，身疼，腰痛，骨节疼痛，恶风，无汗而喘者，麻黄汤主之。(35)

【释义】本条论太阳伤寒表实证治。外邪袭表，正邪交争，表闭阳郁，不得宣泄，故发热；寒邪束表，卫阳被遏，失其温煦之职，故恶风。寒为阴邪，寒性收引，营阴闭郁故无汗。头项腰脊为太阳经脉循行之处，寒邪侵袭太阳经脉，经气运行不畅，故见头痛，身疼，腰痛，骨节疼痛。肺主气，外合皮毛，毛窍闭塞，肺失宣降，肺气不利，故气喘。由于其喘与毛窍闭塞相关，故言“无汗而喘”。因其病机是风寒束表，卫阳被遏，营阴郁滞，经气不利，肺气失宣，故治以麻黄汤发汗解表、宣肺平喘。

麻黄汤由麻黄、桂枝、杏仁、炙甘草组成。方中麻黄为主药，微苦辛温，发汗解表，宣肺平喘。桂枝辛甘温，解肌祛风，助麻黄发汗。杏仁宣肺降气，助麻黄平喘。炙甘草甘微温，一者调和诸药，二者可缓麻、桂之性，防过汗伤正。全方为辛温发汗之峻剂。

【原文】太阳与阳明合病，喘而胸满者，不可下，宜麻黄汤。(36)

【释义】本条论述太阳阳明合病，喘而胸满的证治。合病，即两经或两经以上证候同时出现。本条云“太阳与阳明合病”，表明发热、恶寒、无汗、身痛等太阳伤寒表证症状与便秘不通等阳明里结证症状同时并见。然其中证候之孰轻孰重，孰主孰次，又当仔细分析。条文明确揭示“喘而胸满”，而对阳明病则戒之以“不可下”，说明病证以太阳伤寒为主，而阳明病次之。肺主宣降，肺气上逆则喘，肺气壅滞则胸满，皆因风寒袭表，不唯皮毛受邪，且内合于肺使然。二阳合病，虽有阳明之某种征象，如不大便，而病机重心在太阳之表，故宜麻黄汤外散其风寒。风寒得祛，则不唯发热、恶寒等症可愈，喘息亦可随之平复。表气得宣之际，肺气肃降而使里气自和，而阳明之证或不药可愈。设表解里未和者，微和胃气，当可作为其后续之治法。《医宗金鉴》谓：“太阳阳明合病，不利不呕者，是里气实不受邪也。若喘而胸满，是表邪盛，气壅于胸肺间也。邪在高分之表，非结胸也，故不可下，以麻黄汤发表通肺，喘满自愈矣。”

### 2. 葛根汤证

【原文】太阳病，项背强几几，无汗，恶风，葛根汤主之。(31)

【释义】本条论述太阳伤寒兼经输不利的证治。太阳病无汗恶风，为太阳伤寒表实证，又兼见项背拘急不舒，活动不能自如，此为风寒袭表，邪客太阳经输，经气不利，气血运行不畅，经脉失养所致。治以葛根汤，发汗解表，升津舒经。

葛根汤由桂枝汤减轻桂、芍用量，加葛根、麻黄而成。方中葛根为主药，功擅解肌退热，且能升津液、舒经脉，以疗项背拘急；能入脾胃，升发清阳而止泻利。桂枝汤减少桂、芍而加麻黄者，一则欲其调和营卫，以利太阳经气运行；再则欲其发汗解表，以治恶风无汗之表实，而又不致峻汗以顾护阴津。本方既能发汗升津，又无麻黄汤过汗之虞，且方中芍药、生姜、大枣、炙甘草又可补养阴血，助津液升发之源。本方服药后不必啜粥，只需温覆取微汗出。余遵桂枝汤调护之法。

【原文】太阳与阳明合病者，必自下利，葛根汤主之。(32)

【释义】本条论述太阳阳明合病自下利的证治。所谓太阳与阳明合病，意指太阳表证与阳明里证同时出现。但从“葛根汤主之”一语，以方测证，仍以太阳表证为主，且为表实无汗之证，故发热、恶风寒、头痛、无汗、脉浮或浮紧等为必具之脉症。又有下利清稀，间或伴有肠鸣腹胀等涉阳明胃肠的里证。“必自下利”，“必”当“假设”讲，即上述太阳伤寒证，如果同时出现下利，则病涉阳明胃肠，故称太阳阳明合病。究其机理，乃风寒束表，内迫阳明，导致大肠传导功能失常，而非邪气内传胃肠蓄热所致。“下利”前冠一“自”字，是说下利由于风寒内迫肠道而自然发生，既非误治，亦非里虚、里热等所致。既属风寒表证下利，则多为水粪杂下，而无臭秽及肛门灼热感，更无口渴、心烦、脉数、舌红等热象。病虽涉太阳阳明两经，然其病机重心在于表寒束闭，故治之以辛温发汗，解除寒闭，更佐以升清止利以治其标，方选葛根汤。其主药葛根，既能辛散解表，又能升津止利，故本方适用于风寒邪气内迫阳明，致使大肠传导过速的下利。

**3. 大青龙汤证**

【原文】太阳中风，脉浮紧，发热恶寒，身疼痛，不汗出而烦躁者，大青龙汤主之。若脉微弱，汗出恶风者，不可服之。服之则厥逆，筋惕肉瞤，此为逆也。(38)

【释义】本条论太阳伤寒兼里热证的证治及大青龙汤的禁忌。“太阳中风”是病因概念，系指风寒之邪伤人肌表，非太阳中风证。发热恶寒、身痛、脉浮紧是典型的伤寒表实证，应予麻黄汤治疗。然“烦躁”一症又与麻黄汤证有别。从“不汗出而烦躁”分析，“不汗出”，既为症状，又成为“烦躁”之因。由于寒邪闭表，阳郁不得宣泄，郁而生热，热邪上扰故“烦躁”。大青龙汤证为表寒里热、表里俱实之证，大青龙汤为发汗峻剂。若表里俱虚者，不得与之。原文言“脉微弱”示里虚，“汗出恶风”又为表虚，表里俱虚，则为大青龙汤之禁例。若误服，则亡阳损阴，四肢筋脉失于温养，出现手足逆冷、筋肉跳动等变证，从而产生“厥逆，筋惕肉瞤”之变证。大青龙汤证为风寒束表，卫阳被遏，营阴郁滞，内有郁热所致，证属表寒里热，表里俱实，故宜表里两解，重在解表，兼以清热。

大青龙汤由麻黄汤重用麻黄，另加石膏、生姜、大枣组成。方中麻黄用量较麻黄汤多一倍，为发汗峻剂，意在外散风寒，开郁闭之表；加石膏，清郁闭之里；用炙甘草，加生姜、大枣，和中以滋汗源。麻黄、石膏相配，既相反相成，相互制约，又各行其道，为寒温并用、表里双解之剂。

**4. 小青龙汤证**

【原文】伤寒表不解，心下有水气，干呕，发热而咳，或渴，或利，或噎，或小便不利、少腹满，或喘者，小青龙汤主之。(40)

【释义】本条论太阳伤寒兼水饮内停的证治。“伤寒表不解”，除条中所载发热外，应见恶寒、无汗、脉浮紧等。“心下有水气”，是水饮停蓄于心下胃脘部。此处内近肺胃，水饮扰胃，胃气上逆则呕；水寒射肺，肺气失宣则咳。自“或渴”以后，皆为或然症。由于水饮之邪变动不居，可随三焦气机升降出入，或壅于上，或积于中，或滞于下，故其症状也多有变化。水停为患，一般不渴，但饮停不化，津液不滋，也可口渴，但多渴喜热饮，或饮量不多；水走肠间，清浊不分则下利；水寒滞气，气机不利，故小便不利，甚则少腹胀满；水寒射肺，肺气上逆则喘。诸或然症，并非必然出现，但病机关键为水饮内停。本证为外有表寒，内有水饮，故以小青龙汤发汗蠲饮，表里同治。

小青龙汤由麻黄汤、桂枝汤合方去杏仁、生姜、大枣，加干姜、细辛、半夏、五味子而成。方中麻黄发汗、平喘、利水，配桂枝则增强通阳宣散之力；芍药与桂枝配伍，调和营卫；干姜大辛、大热，合细辛性温，散寒温肺，化痰涤饮；五味子味酸性温，敛肺止咳；半夏味辛性温，降逆止呕，燥湿祛痰；炙甘草调和诸药。

## 要点三 太阳病里证

**1. 太阳蓄水证（五苓散证）**

【原文】太阳病，发汗后，大汗出，胃中干，烦躁不得眠，欲得饮水者，少少与饮之，令胃气和则愈。若脉浮，小便不利，微热消渴者，五苓散主之。(71)

中风发热，六七日不解而烦，有表里证，渴欲饮水，水入则吐者，名曰水逆，五苓散主之。(74)

【释义】71 条论太阳蓄水证的病因、证治及其和胃津不足证的鉴别。太阳病发汗为正治之法，如果汗不如法，或汗之太过，有可能出现两种变化。其一，患者出现烦躁不得眠，口干渴想喝水，为发汗虽使表邪得解，但因汗出太过，损伤胃津，胃中津液一时不足。胃不和则寐不安，津不足自欲饮水以润其燥。对此只需“少少与饮之”,即少量地多次给水,至胃津恢复,胃气调和,可不药而愈。其二,患者表现为脉浮、微热,为汗不如法,表邪不解;口渴多饮、小便不利为太阳表邪循经入腑,膀胱气化失司,水道失调,水蓄于内,不能化为津液上承所致,称为太阳蓄水证。74条论蓄水重证的临床特点和治疗。太阳表证虽然经过六七日,然表证不解而又见烦热和渴欲饮水,是外有表邪,内有蓄水之证,故云“有表里证”。“水入则吐”为水蓄下焦,下窍不利,水邪上逆,遂使胃气亦随之上逆所致,仲景名为“水逆”。太阳蓄水证是因太阳表邪不解,随经入腑,致使水蓄膀胱,气化不利,证属表里同病,而以里之膀胱气化不利为主要病机。治宜通阳化气利水,兼以解表。方用五苓散。

五苓散用猪苓、茯苓、泽泻淡渗利水,用白术健脾燥湿,用桂枝解表邪,兼通阳化气,促进气化,共成外疏内利、表里两解之剂。

**2. 太阳蓄血证(桃核承气汤证)**

【原文】太阳病不解,热结膀胱,其人如狂,血自下,下者愈。其外不解者,尚未可攻,当先解其外;外解已,但少腹急结者,乃可攻之,宜桃核承气汤。(106)

【释义】本条论太阳蓄血轻证的证治及治禁。太阳病发热、恶寒、头痛等表证没有解除。邪气已经化热入里,与血结于下焦膀胱。血热结于下焦,气血凝滞,故见少腹疼痛、胀满、拘急不舒;热在血分,瘀热上扰心神,故见躁动如狂。如果血热初结,病证尚浅,或可有瘀血自下,邪热随血而去,病证自愈的机转。如不能自愈,应遵循先表后里的原则,先行解表,待表证解除后,只见如狂和少腹急结者,可用桃核承气汤泄热化瘀。

桃核承气汤由桃仁、桂枝、大黄、芒硝、炙甘草五药组成。方中桃仁活血化瘀为主药;桂枝温通经脉,辛散血结,助桃仁活血;大黄苦寒清泄热邪,祛瘀生新;芒硝咸寒,软坚散结;炙甘草调和诸药。诸药合用为泄热逐瘀轻剂。

## 细目二　太阳病变证

### 要点一　热证

**1. 麻黄杏仁甘草石膏汤证**

【原文】发汗后,不可更行桂枝汤,汗出而喘,无大热者,可与麻黄杏仁甘草石膏汤。(63)

【释义】本条论邪热壅肺的证治。太阳病,汗后,若表证未去,宜再用桂枝汤解表。然本条指出汗后不可再用桂枝汤,是因下文云“汗出而喘,无大热者”。肺主气而司呼吸,邪热壅肺,宣降失司,故见喘逆;肺合皮毛,热壅于肺,热迫津泄,则有汗出。其“无大热者”,是谓表无大热,而里热壅盛,并非热势不甚。此证尚可伴有咳嗽、口渴、苔黄、脉数等。麻黄汤证与本证皆有喘,麻黄汤证之重点在表,因皮毛为肺之合,伤寒表实而致肺气上逆,故无汗而喘;本证重点在肺,肺热壅盛,则蒸迫津液而外泄,故汗出而喘。因本证不在太阳之表,而是汗后外邪入里化热,热壅于肺,故治当清宣肺热,用麻杏甘石汤。

麻黄杏仁甘草石膏汤为麻黄汤去桂枝加石膏,是变辛温发表之法而为辛凉宣透之方。方中麻黄辛温宣肺定喘,石膏辛寒直清里热。麻黄配石膏,清宣肺中郁热而定喘逆,而且石膏用量倍于麻黄,故可借石膏辛凉之性,以制麻黄辛温发散之力,又能外透肌表,使邪无复留。杏仁宣肺降气而治咳喘,协同麻黄更增平喘之效。甘草和中缓急,调和诸药。四药相伍,宣肺清热、降逆平喘。

**2. 葛根黄芩黄连汤证**

【原文】太阳病,桂枝证,医反下之,利遂不止,脉促者,表未解也;喘而汗出者,葛根黄芩黄连汤主之。(34)

【释义】本条论里热夹表下利的证治。太阳病,桂枝证,当用汗解,若用攻下,是属误治。“利遂不止”,乃误下后损伤胃肠,邪气内陷所致。“脉促”,即脉数而急促,反映人体阳气盛,有抗邪达表之势,表邪未能全部内陷,故曰“表未解”。既有表邪未解,又有里热下利,故可称之为里热夹表邪的下利,即“协热下利”。肠热上攻,表热内迫,肺气不利,故喘;里热迫津外泄,故汗出。下利既然是由热邪下迫所致,则具备大便臭秽、肛门灼热、小便短黄等热证特征。治用葛根黄芩黄连汤清热止利,兼以解表。

葛根黄芩黄连汤为表里双解之剂。方用葛根轻清升发,升津止利,又可透邪;黄芩、黄连苦寒清热,厚肠胃,坚阴止利;炙甘草甘缓和中,调和诸药。四药配伍,清热止利,坚阴厚肠,兼以透表。故无论有无表证,均可用之。

## 要点二 心阳虚证

### 1. 桂枝甘草汤证

【原文】发汗过多,其人叉手自冒心,心下悸,欲得按者,桂枝甘草汤主之。(64)

【释义】本条论述发汗过多,损伤心阳而致心悸的证治。发汗之法,原为祛除表邪而设,即使表证用汗法,亦贵在适度。发汗不及,则邪不能外解;发汗过多,则损阴伤阳。汗为心液,由阳气蒸化而成,过汗则心阳随汗外泄,心阳受损,尤其心阳素虚者更易出现。心阳一虚,心脏失去阳气的鼓动,则空虚无主,故见心中悸动不安。因阳虚而悸,虚则喜实,内不足者求助于外,故患者两手交叉,以手按其心胸部,以求稍安。本证除心悸外,常伴见胸闷、短气、乏力等心阳气虚之表现。纵观本证,以心阳不足为主要病机,故宜桂枝甘草汤温通心阳。

桂枝甘草汤由桂枝、炙甘草两味药物组成。桂枝辛甘性温,入心经,通阳气;炙甘草甘温,益气补中。两药相配,有辛甘温通心阳之功,心阳复则悸动愈。本方为温通心阳之祖方,药味虽少,但用量较大,且取顿服之法,意在急复心阳而愈悸动。临床治疗心阳虚证,常以本方为基础加味,以适应病情变化。

### 2. 桂枝加桂汤证

【原文】烧针令其汗,针处被寒,核起而赤者,必发奔豚。气从少腹上冲心者,灸其核上各一壮,与桂枝加桂汤,更加桂二两也。(117)

【释义】本条论述心阳虚奔豚的证治。用烧针强令发汗,汗出则腠理开,外寒从针处内入,则致气血凝涩,卫阳郁结,故局部出现"核起而赤";强责发汗,损伤心阳,不能温暖下焦,阳虚阴乘,下焦水寒之气乘虚上犯心胸,发为奔豚之证。由于本条所述之证系内外为患,外为寒闭阳郁而见"核起而赤",治疗当先灸针刺部位之赤核各一壮,助阳气以散寒邪;内为心阳虚致下焦水寒之气上冲而发为奔豚,再服用桂枝加桂汤,以平冲降逆,温通心阳。

桂枝加桂汤由桂枝汤重用桂枝而成,重用之桂枝通心阳而平冲逆,配以甘草,更佐姜、枣辛甘合化,温通心阳,强壮君火,以镇下焦水寒之气而降冲逆,即方后注所言"能泄奔豚气";芍药缓急,破阴结,利小便,祛水气。诸药合用,共奏温通心阳、平冲降逆之功。

## 要点三 水气证

### 茯苓桂枝白术甘草汤证

【原文】伤寒,若吐、若下后,心下逆满,气上冲胸,起则头眩,脉沉紧。发汗则动经,身为振振摇者,茯苓桂枝白术甘草汤主之。(67)

【释义】本条论述脾虚水气上冲的证治及治疗禁忌。条文中"茯苓桂枝白术甘草汤主之"当接在"脉沉紧"之后,属倒装文法。太阳病伤寒表证,应以辛温解表之法治疗。若误用吐下之法,则可损伤脾之阳气。脾阳损伤,水失运化而水饮内生,脾阳虚不能制水而水饮上逆。水停心下,气机不利,则心下逆满;水饮上冲于胸,则症见气上冲胸。清阳之气为水饮阻滞,失于上达,或水气上蒙清阳,症可见头晕目眩。沉脉主水主里,紧脉主寒,脾阳虚鼓动无力,水寒之气阻滞气机,故脉沉而紧。本证为脾阳虚水气上冲之证,当温阳健脾、利水降冲,方用茯苓桂枝白术甘草汤。禁用发汗、吐下之法。若医者不知温阳健脾利水之法,而据脉紧而误认为表寒甚而发其汗,则可导致阳气更伤。阳虚不能温养经脉,水饮浸渍筋肉,则出现筋肉动惕,身体振颤动摇之症状。

茯苓桂枝白术甘草汤由茯苓、桂枝、白术、炙甘草组成。方中茯苓淡渗利水健脾,是为主药;桂枝温阳降冲,配茯苓温阳化气、利水降冲,配炙甘草辛甘合化而通阳健脾;白术配茯苓健脾燥湿利水,配炙甘草健脾益气。本方温能化气,甘能补脾,燥能祛湿,淡能利水,诸药共奏温阳健脾、利水化饮之功。

## 要点四 脾虚证

### 小建中汤证

【原文】伤寒二三日,心中悸而烦者,小建中汤主之。(102)

【释义】本条论述伤寒里虚,心中悸而烦的证治。伤寒二三日,尚为新病,当见发热、恶寒、无汗等症,未经误治即见心悸而烦,说明其人里气先虚,心脾不足、气血双亏,复被邪扰。里虚邪扰,气血不足,心无所主则悸,邪扰神志,神志不宁则烦。治此证不可攻邪,但需建中补虚,益气血生化之源,正气充盛,则邪气自退,烦悸自止。故治宜小建中汤建中补虚,调补气血,安内攘外。

小建中汤由桂枝汤倍用芍药加饴糖组成。

方中重用饴糖甘温补中,配以甘草、大枣补益脾胃,安奠中州,中气得复则气血生化有源;倍用芍药配甘草、大枣酸甘化阴,以养血和营,缓急止痛;桂枝、生姜温通心脾阳气,与甘草相合,辛甘化阳以温阳养心。诸药协同,建中补虚而气血阴阳双补,具平衡阴阳、协调营卫、缓急止痛等多种作用。中气健则邪自解,实有安内攘外之功。

## 要点五　肾阳虚证

### 真武汤证

【原文】太阳病发汗,汗出不解,其人仍发热,心下悸,头眩,身瞤动,振振欲擗地者,真武汤主之。(82)

【释义】本条论述肾阳虚水泛的证治。太阳病本应微汗而愈,若表证不因汗解,究其因,或为汗不得法,过汗伤阳,或为素体阳虚,汗后阳损更甚。"其人仍发热",指发汗后热不除。太阳病,热在肌表,汗后热当随汗外散,汗后热不除者,非属表邪闭郁,因太阳少阴相表里,发汗常会伤及少阴,肾阳被伤,虚阳外越,所以其人仍发热。少阴肾阳不足,不能化气行水,可见水气泛溢。水气上凌于心则心下悸,上干清阳则头眩;阳虚不能温养筋脉肌肉,水气浸渍肌肉筋脉,则身体筋肉跳动,振颤不稳而欲倒地。证属阳虚水泛,故治以真武汤温肾阳,利水气。

真武汤由炮附子、白术、生姜、茯苓、芍药组成。方中炮附子辛热,温补肾阳,使水有所主;白术甘温,健脾燥湿,使水有所制;生姜辛温,宣发肺气,使水有所散;茯苓淡渗,走膀胱,佐白术健脾,是于制水中有利水之用;芍药活血脉,利小便,是于制水之中有利水之法,且芍药有敛阴和营之用,可制姜、附的刚燥之性。全方从三脏二腑着眼,尤以芍药利肌里腠间水气为妙,既能活血以利水,又能开痹以泄络,如此,三焦上下脏腑之水、肌腠表里内外之水皆可一役而去。

## 要点六　阴阳两虚证

### 炙甘草汤证

【原文】伤寒,脉结代,心动悸,炙甘草汤主之。(177)

【释义】本条论述心阴阳两虚的证治。本条冠以"伤寒",当知本病成因为外感病,若病在太阳,当见发热恶寒、脉浮等表证。今不见发热恶寒,脉不浮而结代,并见心动悸,说明病始为太阳而渐内累于心,今外邪已罢,仅存里虚之证。心主血脉,赖阳气以温煦、阴血以滋养,心阴阳气血不足,则心失所养,故见心动悸;心阳虚鼓动无力,心阴虚脉道不充,心之阴阳俱不足,故脉结代。治宜炙甘草汤补阴阳,调气血以复脉。

炙甘草汤由炙甘草、生姜、人参、生地黄、桂枝、阿胶、麦冬、麻子仁、大枣和清酒组成。方中重用炙甘草补中益气,以充气血生化之源,合人参、大枣补中气,滋化源,气足血生,以复脉之本;生地黄、麦冬、阿胶、麻子仁养心阴,补心血,以充血脉;然阴无阳则无以化,故用桂枝、生姜宣阳化阴,且桂枝、炙甘草相合辛甘化阳,以温通心阳;加清酒振奋阳气,温通血脉。诸药合用,阳生阴长,阴阳并补,共奏通阳复脉、滋阴养血之功。

## 要点七　热实结胸证

### 小陷胸汤证

【原文】小结胸病,正在心下,按之则痛,脉浮滑者,小陷胸汤主之。(138)

【释义】本条论小结胸病的证治。本病与大结胸类似,多为伤寒表邪入里,或表证误下,邪热内陷与痰相结而成。小结胸病变范围比较局限,正在心下,提示痞硬胀满仅在心下胃脘部。按之则痛,不按不痛,临证虽也有不按也痛者,但疼痛程度较轻,绝不会出现石硬拒按、手不可近的状况,说明邪热较轻,结聚不深。脉浮主热,也示病位较浅;脉滑主痰,也主热。脉浮滑既是小结胸病的主脉,也提示小结胸病的主要病机是痰热相结。由于痰热互结于心下,本证临床除有正在心下、按之则痛的证候特征外,还可伴有胸膈满闷、咳吐黄痰、恶心呕吐等痰热在上气逆不降的症状,治疗宜清热涤痰开结。方用小陷胸汤。

小陷胸汤由黄连、半夏、瓜蒌三味药组成。黄连苦寒,清泄心下之热结;半夏辛温,化痰涤饮,消痞散结;瓜蒌甘寒滑润,既能助黄连清热泻火,又能助半夏化痰开结,同时还有润便导下的作用。三药合用,使本方具有辛开苦降、清热涤痰开结的功效。

## 要点八　痞证

### 1. 半夏泻心汤证

【原文】伤寒五六日,呕而发热者,柴胡汤证具,而以他药下之,柴胡证仍在者,复与柴胡汤。此虽已下之,不为逆。必蒸蒸而振,却发热

汗出而解。若心下满而硬痛者，此为结胸也，大陷胸汤主之。但满而不痛者，此为痞，柴胡不中与之，宜半夏泻心汤。(149)

【释义】本条论柴胡证误下后的三种转归及治疗。伤寒，病本在表，经五六日，邪气有内传之机，症见“呕而发热”，说明邪传少阳。少阳属胆与三焦，凡阳经为病，必见发热。邪在胆，逆在胃，胃气上逆则作呕，故发热而呕是少阳主症，即“柴胡汤证具”。病在少阳，治宜和解，而医误行泻下，从而发生以下三种转归：①柴胡证仍在，说明其人正气较盛，未因误下而引邪内陷形成坏病，故曰“此虽已下之，不为逆”，可复与柴胡汤。但误下毕竟正气受挫，服柴胡汤后，正气得药力之助而奋起抗邪，可出现“蒸蒸而振，却发热汗出而解”的战汗。②变为大陷胸汤证，若其人素有水饮内停，少阳病误下后，邪热内陷，与水饮结于胸膈，则成心下满而硬痛的结胸证，当以大陷胸汤泄热逐水破结。③成为半夏泻心汤证，若其人内无痰水实邪，误下后损伤脾胃之气，少阳邪热乘机内陷，致寒热错杂于中，脾胃升降失常，气机痞塞，形成满而不痛的痞证。此之痞满在于心下，不在胸胁，是中焦气机痞塞，非为少阳半表半里之邪不解，故不能再用柴胡汤，可用半夏泻心汤和中降逆消痞。“但满而不痛”，是痞证的辨证眼目。由于本条之心下痞是由寒热之邪痞塞中焦，脾胃升降失和所致，故当兼见恶心、呕吐等胃气不降之症，及肠鸣、下利等脾气不升之症。《金匮要略·呕吐哕下利病脉证治》谓：“呕而肠鸣，心下痞者，半夏泻心汤主之。”该条文是对本条痞证的补充，也是将半夏泻心汤证列为呕利痞的主要依据。

半夏泻心汤由半夏、干姜、黄连、黄芩、人参、甘草、大枣七味药组成。本证以呕吐为主症，故方以半夏为君，并以之为名，和胃降逆止呕，合干姜之辛温，温中散寒，消痞结。黄连、黄芩苦寒泄降，清热和胃，泄其满。佐以人参、甘草、大枣甘温调补，补脾胃之虚以复其升降之职。全方寒温并用，辛开苦降，攻补兼施，阴阳并调，是为和解之剂。本方取去滓再煎之法，意在使药性和合，作用协调，并行不悖，而利于和解。

**2. 旋覆代赭汤证**

【原文】伤寒发汗，若吐若下，解后心下痞硬，噫气不除者，旋覆代赭汤主之。(161)

【释义】本条论述胃虚痰阻气逆致痞的证治。伤寒发汗，乃正治之法，或吐或下，则为误治。所谓解后，是指表邪已解，但脾胃气伤，脾胃运化腐熟功能失常，痰饮内生，阻于心下，胃气不和，气机痞塞，故心下痞硬。胃气已虚，兼之土虚木乘，肝胃气逆，则噫气不除。治宜旋覆代赭汤和胃化痰、镇肝降逆。

旋覆代赭汤由旋覆花、人参、生姜、代赭石、炙甘草、半夏、大枣七味药组成。方中旋覆花苦辛而咸，主下气消痰，降气行水；代赭石苦寒入肝，镇肝降逆。两者相合，下气消痰，镇肝胃之虚逆，为本方之主药。半夏与较大剂量的生姜为伍，和胃降逆化痰；人参、甘草、大枣补中益气，扶脾胃之虚。诸药配合，除痰下气，而消痞止噫。本方也取去滓再煎之法，意与半夏泻心汤相同。

# 第二单元　阳明病辨证论治

## 细目一　阳明病本证

### 要点一　阳明病热证

**白虎加人参汤证**

【原文】服桂枝汤，大汗出后，大烦渴不解，脉洪大者，白虎加人参汤主之。(26)

伤寒若吐若下后，七八日不解，热结在里，表里俱热，时时恶风，大渴，舌上干燥而烦，欲饮水数升者，白虎加人参汤主之。(168)

伤寒，无大热，口燥渴，心烦，背微恶寒者，白虎加人参汤主之。(169)

伤寒脉浮，发热无汗，其表不解，不可与白虎汤。渴欲饮水，无表证者，白虎加人参汤主之。(170)

【释义】此四条论胃热弥漫，津气两伤的证治。本证为邪入阳明化热，进而耗伤气阴所致。热结在里，表里俱热，是阳明胃热炽盛，里热外蒸，邪热弥漫周身，充斥内外的表现。“大汗出”是里热逼迫津液外泄所致。“大烦渴不解”“舌上干燥而烦，欲饮水数升”“口燥渴”，口干舌燥，渴欲饮水是里热伤津，津伤则引水自救，故见口渴。热盛耗气，气伤则不能将水化为津液，故饮水数升而口渴不解。“脉洪大”是里热炽盛，气血鼓动之征。“背微恶寒”和“时时恶风”是汗出肌疏，津气两伤，不胜风袭所致。证为胃热弥漫、津气两伤，治用白虎加人参汤清热、益气、生津。

白虎加人参汤由知母、石膏、炙甘草、人参、粳米组成。用白虎汤辛寒清热，用人参益气生津。

### 要点二　阳明病实证

**1. 调胃承气汤证**

【原文】阳明病，不吐不下，心烦者，可与调胃承气汤。(207)

太阳病三日，发汗不解，蒸蒸发热者，属胃也，调胃承气汤主之。(248)

伤寒吐后，腹胀满者，与调胃承气汤。(249)

【释义】此三条论述阳明燥热证的证治。太阳病或汗或吐后，邪气传入阳明化热成燥；或阳明经表受邪，邪气循经入里化热成燥而形成本证。因阳明燥热上扰心神，故心烦；里热炽盛，故蒸蒸发热；燥实内结，腑气不通，故腹胀满。综合以上三条，调胃承气汤证当见心烦、蒸蒸发热、腹胀满，其病机当是邪热与阳明糟粕初结，里热炽盛为主，腑气不畅为辅。治以调胃承气汤泄热和胃，润燥软坚。

调胃承气汤由甘草、芒硝、大黄组成。大黄苦寒，攻积导滞，荡涤肠胃，推陈致新，泄热祛实。芒硝咸苦寒，润燥软坚，泄热导滞。硝黄合用，清胃热，润胃燥，泄热通便。妙在甘草一味，甘缓和中，既可缓硝黄峻下之力，使之作用于胃，又可护胃和中，使燥热邪气去而不损中州正气。

**2. 小承气汤证**

【原文】阳明病，其人多汗，以津液外出，胃中燥，大便必硬，硬则谵语，小承气汤主之。若一服谵语止者，更莫复服。(213)

阳明病，谵语发潮热，脉滑而疾者，小承气汤主之。(214上)

太阳病，若吐、若下、若发汗后，微烦，小便数，大便因硬者，与小承气汤，和之愈。(250)

【释义】此三条论阳明燥结证的证治。太阳病汗、吐、下后，津液受伤，邪气入里，从阳明燥化；或是阳明病，其人多汗，伤津化燥成实而形成本证。多汗是里热迫津外泄的表现。汗出太多，津液耗伤，邪气化燥成实，燥实结滞，故大便结硬。心烦、谵语为阳明燥热秽浊之气循经上扰心神所致。阳明燥热逼迫津液偏渗，从小便数多一症，可知津液不能还入胃肠，大便必然硬结。阳明之气旺于日晡所，当阳明燥热内盛时，每于日晡前后正邪斗争激烈，而见发潮热。以上诸症颇类似大承气汤证，但因其脉滑而疾而不是脉沉实，犹恐燥实敛结程度尚浅，故不敢贸然投用大承气汤，而试投小承气汤治之。由于证为里热燥结、气滞胃肠所致，属里热腑实证，故治宜通便导滞、行气除满。

小承气汤由大黄、厚朴、枳实组成。大黄苦寒，泄热祛实、推陈致新。厚朴苦辛而温，行气除满。枳实苦而微寒，理气消痞。三药合用，共成通便导滞之剂。本方不用芒硝而用枳、朴，泄热之力较调胃承气汤为弱，但通腑之力较调胃承气汤为强。其所用枳、朴之量较大承气汤为小，又无芒硝，故泄热及通腑之力皆逊于大承气汤，因此名曰小承气汤。

**3. 大承气汤证**

【原文】阳明病，下之，心中懊憹而烦，胃中有燥屎者，可攻……若有燥屎者，宜大承气汤。(238)

病人不大便五六日，绕脐痛，烦躁，发作有时者，此有燥屎，故使不大便也。(239)

阳明病，谵语，有潮热，反不能食者，胃中必有燥屎五六枚也；若能食者，但硬耳。宜大承气汤下之。(215)

大下后，六七日不大便，烦不解，腹满痛者，此有燥屎也。所以然者，本有宿食故也，宜大承气汤。(241)

病人小便不利，大便乍难乍易，时有微热，喘冒不能卧者，有燥屎也，宜大承气汤。(242)

伤寒，若吐若下后不解，不大便五六日，上至十余日，日晡所发潮热，不恶寒，独语如见鬼状。若剧者，发则不识人，循衣摸床，惕而不安，微喘直视，脉弦者生，涩者死。微者，但发热谵语者，大承气汤主之。若一服利，则止后服。(212)

阳明病，脉迟，虽汗出不恶寒者，其身必重，短气，腹满而喘，有潮热者，此外欲解，可攻里也。手足濈然汗出者，此大便已硬也，大承气汤主之。若汗多，微发热恶寒者，外未解也，其热不潮，未可与承气汤。若腹大满不通者，可与小承气汤，微和胃气，勿令至大泄下。(208)

【释义】以上数条论阳明燥热实邪内结的证治。伤寒吐、下后，津液被伤，邪气传入阳明化燥化热；或阳明经脉受邪，邪气循经入里化燥化热；或素有食积内停，邪气与食积结合，化燥化热，皆可形成本证。综合上述条文，大承气汤证的主症和病机：①日晡所发潮热，提示阳明之热和阳明糟粕相结，热邪已经内收内敛，致使其他时间发热并不明显，而阳明阳气旺于日晡所，此时正邪斗争激烈，发热则会明显增高，每日如此，故称发潮热。②阳明经别上通于心，阳明燥热循经上扰心神，使心主神志和心主言的功能失常，轻则致谵语、烦躁、烦不解、心中懊憹，重则热盛神昏而见独语如见鬼状、不识人；津竭正衰，心神失养还可导致循衣摸床、惕而不安的危象。③身重是阳热壅滞经脉所致；微喘、喘冒不能卧，是阳明燥热耗伤肺气，肺虚气逆并有燥热迫肺的表现；腹胀满、绕脐痛、腹满痛，为燥热实邪阻滞阳明，腑气壅遏，当见腹满疼痛而拒按。④燥热实邪阻结，则大便难、大便硬、不大便、有燥屎；燥热下迫，则大便乍易。⑤邪热伤津，津液不足，则小便不利；实热壅滞，腑气闭阻，则不能食。本证属阳明燥热内盛，腑气壅滞，是阳明腑实证中病情最重者。治以大承气汤攻下实热，荡涤燥结。

大承气汤由大黄、厚朴、枳实、芒硝组成。大黄攻积导滞，荡涤肠胃，推陈致新，泄热祛实。芒硝润燥软坚，泄热导滞。枳实理气消痞。厚朴利气消满。诸药共成攻下实热、荡涤燥结之峻剂。

**4. 麻子仁丸证**

【原文】趺阳脉浮而涩，浮则胃气强，涩则小便数，浮涩相搏，大便则硬，其脾为约，麻子仁丸主之。(247)

【释义】本条论述脾约证的证治。趺阳脉位于足阳明胃经的冲阳穴处，扪之可候脾胃之气的盛衰。趺阳脉浮，主胃有热，胃热则逼迫津液偏渗，故小便数，小便数多则脾阴伤，故趺阳脉见涩象。浮涩并见，反映了胃热盛脾阴虚的状态，即胃强脾弱。水液入胃，散布精气，上输于脾，脾得转输，为胃行其津液，则胃肠不燥。脾输布津液的功能为胃热所约束，津液不能还入肠道，而偏渗于膀胱，故大便硬。脾约之证与承气汤证不同，其临床特点是大便干结，甚则干如羊屎，但不更衣十余日无所苦，同时无潮热、谵语、腹满痛等症，当以麻子仁丸泄热润肠，缓通大便。

麻子仁丸由小承气汤加麻子仁、芍药、杏仁、蜂蜜组成。方中重用麻子仁，甘平润肠通便，为君；芍药补益脾阴，杏仁降气润肠，为臣；小承气汤泄下通便、行气导滞，为佐；蜂蜜味甘，润肠通便，为使。诸药合而为丸，为润肠滋燥、缓通大便之良方。麻子仁丸虽为缓通大便之剂，但方中毕竟含小承气汤药物，故虚人不宜久服，孕

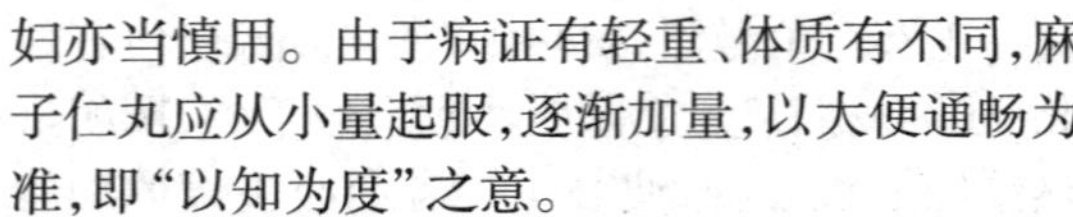



妇亦当慎用。由于病证有轻重、体质有不同，麻子仁丸应从小量起服，逐渐加量，以大便通畅为准，即“以知为度”之意。

**5. 阳明病中风中寒证(吴茱萸汤证)**

【原文】食谷欲呕，属阳明也，吴茱萸汤主之。得汤反剧者，属上焦也。(243)

【释义】本条论述阳明中寒欲呕证治及与上焦热呕的鉴别。食谷欲呕，病位有中焦、上焦之分，证有寒热之别。据 190 条“阳明病，若能食，名中风；不能食，名中寒”之说，本证当为阳明寒呕。胃阳虚衰，受纳腐熟无权，或寒饮内停，浊阴上逆，则见食谷欲呕。还可伴有不能食，食难用饱，呕吐清涎冷沫，或呕吐物无酸腐气味，舌淡苔白，脉缓弱等症。此皆可用吴茱萸汤温胃散寒，降逆止呕。但也有上焦有热、胃气上逆致食谷欲呕者，此时若用吴茱萸汤之辛温，以热助热，必拒而不纳，反使呕逆加剧。呕吐一症，寒热之别迥异，临证当参合他脉症细致辨析。

本方由吴茱萸、人参、生姜、大枣组成。方中吴茱萸为主药，主入肝，兼入胃脾，具有温肝暖胃、降逆止呕的功效；重用生姜之辛温，可以温胃化饮、降逆止呕；配以人参之甘温、大枣之甘平，补虚以和中。全方具有温中补虚、散寒降逆的功效。凡脾胃虚寒，或肝胃虚寒、浊阴上逆等证，皆可用之。

## 细目二　阳明病变证

### 要点　湿热发黄证

**茵陈蒿汤证**

【原文】阳明病，发热汗出者，此为热越，不能发黄也。但头汗出，身无汗，剂颈而还，小便不利，渴引水浆者，此为瘀热在里，身必发黄，茵陈蒿汤主之。(236)

伤寒七八日，身黄如橘子色，小便不利，腹微满者，茵陈蒿汤主之。(260)

阳明病，无汗，小便不利，心中懊侬者，身必发黄。(199)

【释义】此三条论述湿热发黄的证治。236 条所言阳明病发热汗出，是邪热得以向外发散，湿不得与热邪相结，故不能发黄。若发热仅伴有头汗出，颈以下无汗，说明热不能随汗而畅泄；又见小便不利，说明湿不得下行，湿热二邪相合于内，熏蒸肝胆，疏泄失常，胆汁外溢，故见发黄，其黄色鲜明如橘子色。湿热交阻，气化不利，津液不布，更因热伤津液，故见渴引水浆。湿热蕴结中焦，气机阻滞，可见腹满；湿热邪气上扰心神，故心中懊侬。本证病机为湿热蕴结，并兼有腑气壅滞，故治用茵陈蒿汤，清利湿热，通腑退黄。

茵陈蒿汤由茵陈、栀子、大黄组成。方中茵陈为主药，苦寒清热利湿，并有疏利肝胆、退黄的作用。栀子苦寒，清泄三焦而利小便。大黄苦寒，泄热行瘀，兼有利胆退黄的作用。三药合用，使大小便通利，湿热尽去，且取效甚捷。

# 第三单元　少阳病辨证论治

## 细目一　少阳病本证

### 要点　少阳病本证

**小柴胡汤证**

【原文】伤寒五六日，中风，往来寒热，胸胁苦满，嘿嘿不欲饮食，心烦喜呕，或胸中烦而不呕，或渴，或腹中痛，或胁下痞硬，或心下悸，小便不利，或不渴，身有微热，或咳者，小柴胡汤主之。(96)

【释义】本条论少阳病的主症与治法方药。太阳病伤寒或中风，过了五六日，出现往来寒热、胸胁苦满、嘿嘿不欲饮食、心烦喜呕等症，这说明太阳表证已罢，邪入少阳。少阳为半表半里，少阳受邪，枢机不利，正邪纷争，进退于表里之间，正胜则发热，邪胜则恶寒，邪正交争，互有胜负，呈现寒去热来，寒热交替，休作有时的特点，故称为往来寒热。足少阳之脉，下胸中，贯膈，络肝属胆，循胁里，邪犯少阳，经气不利，故见胸胁苦满。肝胆气郁，疏泄失职，故神情默默而寡言；胆热内郁，影响脾胃，脾失健运则不欲饮食。胆火内郁，上扰心神则心烦；胆热犯胃，胃失和降则喜呕。以上四症充分反映少阳病胆热内郁、枢机不利、脾胃失和的病机特点，治当和解少阳、畅达气机，使邪去病解，方用小柴胡汤。少阳手足两经，络属胆与三焦，少阳之位，在表里之间，邪犯少阳，胆火内郁，三焦不利，内外失和，故其病变可及表里内外、上中下三焦，出现或然之症。如邪郁胸胁，未犯胃腑，则胸中烦而不呕；邪热伤津则口渴；少阳胆腑气郁较甚，经气郁结较重，则胁下痞硬；邪犯少阳，三焦不利，气化失职，水气内停，水停心下则心下悸，水停下焦则小便不利；表邪未解，津液未伤则不渴，身有微热；寒饮犯肺，肺气上逆则咳。以上诸症，总以胆热内郁、枢机不利、三焦失畅、脾胃失和为主要病机，故仍当以小柴胡汤加减化裁治之。

小柴胡汤为和解少阳之主方。方中柴胡气质轻清，味苦微寒，可疏解少阳，使少阳邪热外解；黄芩苦寒，气味较重，清泄邪热，可使少阳胆腑邪热内消。柴、芩合用，外透内泄，可以疏解少阳半表半里之邪。按剂量分析，柴胡重于黄芩，其外透之力强于内泄之功。半夏、生姜调和胃气，降逆止呕。人参、炙甘草、大枣益气和中，扶正祛邪，使中土健旺，不受木邪之害。方中既有柴、芩苦寒清降，又有姜、夏辛开散邪，复有参、枣、草之甘补调中。药共七味，寒温并用，升降协调，攻补兼施，有和解少阳、疏利三焦、调达上下、宣通内外、和畅气机之作用，故为和解之良方。本方用去滓再煎之法，乃因方中药性有寒温之差，味有苦、辛、甘之异，功用又有祛邪扶正之别，去滓再煎可使诸药气味醇和，有利于透邪外达，而无敛邪之弊。

【原文】伤寒中风，有柴胡证，但见一证便是，不必悉具。凡柴胡汤病证而下之，若柴胡证不罢者，复与柴胡汤，必蒸蒸而振，却复发热汗出而解。(101)

【释义】本条论述小柴胡汤的运用原则及误下后的证治与机转。此条可分两段理解。自“伤寒中风”至“不必悉具”为第一段，阐述小柴胡汤的运用原则。“伤寒中风”，即不论伤寒还是中风；“有柴胡证”，指口苦、咽干、目眩、往来寒热、胸胁苦满、默默不欲饮食、心烦喜呕诸症；“但见一证便是，不必悉具”，言临床凡见到柴胡证的一部分主症，只要能反映少阳病枢机不利、胆火上炎的病机特点，确认为少阳病，即可应用和解之法，投以小柴胡汤，而不必待其主症全部具备再行其方。本条明确指出灵活运用小柴胡汤的原则与方法。论中有“呕而发热者”“胸满胁痛者”“胸胁满不去者”“续得寒热发作有时者”均与小柴胡汤治疗，便是典型例证。

自“凡柴胡汤病证而下之”至“却复发热汗出而解”为第二段，论误下后复服柴胡汤的机转。凡柴胡证，当用和解之法，不可攻下。若用之,当属误治,此时有两种可能:一是邪气内陷,产生变证;二是误下之后,正气尚旺,邪气未陷,柴胡证仍在,可再用柴胡汤。然而服汤之后,可出现蒸蒸而振战,遂发热汗出而解。这种病解的机转,称作“战汗”。产生战汗的原因,在于误下之后,证虽未变,但正气受挫,抗邪乏力,当此之时,服药后正气借药力之助,奋起抗邪,邪正交争剧烈则作战,正胜邪却则作汗而解。

## 细目二　少阳病兼变证

### 要点　少阳病兼变证

**1. 柴胡桂枝汤证**

【原文】伤寒六七日,发热微恶寒,支节烦疼,微呕,心下支结,外证未去者,柴胡桂枝汤主之。(146)

【释义】本条论述少阳兼太阳表证的证治。伤寒六七日,多为太阳病邪解除之期,若不解,则有传变之机。若见发热微恶寒、肢节烦疼,知太阳病未罢,即外证未去之意;微呕、心下支结,为少阳枢机不利,胆热犯胃之征。此乃太阳病邪未解,而又并入少阳,形成太阳少阳并病。然恶寒为微,仅四肢关节疼痛,而无头身疼痛,说明太阳病较轻;微呕、心下支结,较心烦喜呕、胸胁苦满而言,足证少阳病亦不重。此太阳少阳并病而证候俱轻,治以太少两解之法,以小柴胡汤、桂枝汤各取半量,合为柴胡桂枝汤。“外证未去者”,强调使用柴胡桂枝汤的前提是表里同病。

柴胡桂枝汤由小柴胡汤与桂枝汤合方组成。方用小柴胡汤原方之半量和解少阳枢机,扶正达邪,以治微呕、心下支结;取桂枝汤原方之半量解肌祛风,调和营卫,解太阳未尽之表邪,以治发热微恶寒、肢节烦疼。此属太阳少阳并病之轻证,故投以小柴胡汤、桂枝汤原方各二分之一,是为太少表里双解之轻剂。

**2. 大柴胡汤证**

【原文】太阳病,过经十余日,反二三下之,后四五日,柴胡证仍在者,先与小柴胡。呕不止,心下急,郁郁微烦者,为未解也,与大柴胡汤,下之则愈。(103)

伤寒发热,汗出不解,心中痞硬,呕吐而下利者,大柴胡汤主之。(165)

【释义】103条论述少阳病兼阳明里实的证治。太阳表证已罢,邪已传入少阳,谓之“过经”。病入少阳,当以和解为主,汗、吐、下之法均属禁忌。今反二三下之,是为误治,误治可能产生变证。但“后四五日,柴胡证仍在”,表明邪气并未因下而内陷,邪仍在少阳,故先与小柴胡汤以和解少阳。服小柴胡汤后,如枢机运转,病即可愈。但服后病未好转,而反加重,由喜呕变为“呕不止”,此乃邪热不解,内并阳明,热壅于胃,胃气上逆所致;由胸胁苦满变为“心下急”,是邪入阳明,胃热结聚,气机阻滞所致;由心烦而变为“郁郁微烦”,是气机郁遏,里热渐甚。呕不止、心下急、郁郁微烦说明邪由少阳误治,化燥成实,兼入阳明。少阳证不解,则不可下,而阳明里实,又不得不下,遂用大柴胡汤和解与通下并行,双解少阳、阳明之邪。

165条补述少阳兼阳明里实另一证型的治法。伤寒表证之发热,多能随汗出热退而病解。今“汗出不解”,并伴有心中痞硬、呕吐而下利等,是邪入少阳更兼阳明里实之证。阳明邪热内盛,迫津外泄,故汗出而热不退。“心中痞硬”即心下胃脘部痞满而硬痛,为邪入少阳、胆热内郁、枢机不利兼阳明里实、腑气壅滞之故。少阳胆热内郁,上犯于胃则呕吐,下迫于肠则下利;然少阳胆热兼阳明燥实内结,故其下利必以臭秽不爽、肛门灼热为特点。此证虽下利,但燥热里实不去,故治当和解少阳与通下里实并施,方用大柴胡汤。

大柴胡汤为小柴胡汤与小承气汤合方加减而成。方中柴胡、黄芩疏利少阳,清泄郁热;芍药缓急止痛;半夏、生姜降逆止呕;枳实、大黄利气消痞,通下热结;大枣和中。诸药配合,共奏和解少阳、通下里实之功,实为少阳、阳明双解之剂。

# 第四单元　太阴病辨证论治

## 细目　太阴腹痛证

### 要点　太阴腹痛证

#### 桂枝加芍药汤证

【原文】本太阳病，医反下之，因尔腹满时痛者，属太阴也，桂枝加芍药汤主之。(279)

【释义】本条论太阳病误下邪陷太阴的证治。太阳病当用汗法，禁用攻下，今不当下而误下，故曰"反"。误下伤脾，脾伤运化失职，气机壅滞则腹满；血脉不和，太阴经络不通则腹痛；因病位在脾，故曰"属太阴也"。然此虽属太阴，却与太阴病本证不同，彼为脾阳不足、寒湿内盛所致，故除见腹满时痛外，更见食不下、呕吐、下利等，当用理中汤治疗；而本证仅见腹满时痛，余症不显，为脾伤气滞络瘀所致，故治以通阳益脾、活络止痛，方用桂枝加芍药汤。

桂枝加芍药汤由桂枝汤倍用芍药组成，虽只有一味药量不同，功效却有很大差别。本方用桂枝配合甘草辛甘化阳，通阳益脾；生姜与大枣合用亦能辛甘合化，补脾和胃；重用芍药取其双重作用，一者与甘草配伍，缓急止痛，二者活血和络，经络通则满痛止，故用于腹满时痛十分恰当。

# 第五单元　少阴病辨证论治

## 细目一　少阴病本证

### 要点一　少阴寒化证

**1. 四逆汤证**

【原文】少阴病，脉沉者，急温之，宜四逆汤。(323)

【释义】本条论述少阴盛阳衰的证治。条文以脉代证，提示少阴病施治宜早，切勿拖延。仅言脉沉，尚未至脉微或脉微欲绝，说明虽已显示少阴不足，但阳虚并不太甚，尚未出现典型的少阴里虚寒证(厥逆、吐利等)。此时强调“急温”是因为病入少阴，涉及根本，阳亡迅速，死证太多。故少阴之治，贵在及早。当脉沉显示阳虚征兆时，即当急温，以防亡阳之变。一旦延误施治，则吐利、厥逆诸症接踵而至，治亦晚矣。本条体现了中医“治未病”的预防治疗学思想，值得重视。

四逆汤由干姜、附子、炙甘草组成。方中附子温肾回阳，干姜温中散寒，两药合用，增强回阳之力，炙甘草温补调中，三药相须为用，为回阳救逆之代表方。

**2. 通脉四逆汤证**

【原文】少阴病，下利清谷，里寒外热，手足厥逆，脉微欲绝，身反不恶寒，其人面色赤，或腹痛，或干呕，或咽痛，或利止脉不出者，通脉四逆汤主之。(317)

【释义】本条论述少阴病阴盛格阳证的证治。本条所论之下利清谷，为脾肾阳衰水谷不化的特有表现；手足厥逆，为心肾阳衰失于温煦所致；脉微，为阳虚鼓动无力。以上三症为少阴寒化证典型脉症。在此基础上，若见脉微欲绝，则提示此证非一般性少阴寒化证，而是真阳衰竭之危候。阳气极虚，阴寒内盛，病生格拒之变，阴盛格阳，虚阳外浮，则身反不恶寒；虚阳上浮则面色赤，特点为嫩红色，且游移不定，与属热属实的阳明病“面合色赤”及二阳并病的“面色缘缘正赤”而不游移截然不同。本证为阴盛格阳证，论中所云“里寒外热”实指内真寒外假热。由于阴阳格拒证势危重，复杂多变，故除主症外，又多有或然症：阴寒凝结，脾络不通则腹痛；阴寒犯胃，胃失和降，胃气上逆则干呕；虚阳上浮，扰及咽部则咽痛；阳气欲绝，下利至甚，无物可下，阴液将竭则利止脉不出。此证较四逆汤证危重，如进一步发展则会阴阳离决，已非四逆汤所能胜任，需大力回阳，急驱内寒，故用通脉四逆汤破阴回阳，通达内外。

本方即四逆汤加大生附子、干姜用量而成。重用附子，倍用干姜，以大辛大热之药急驱内寒，破阴回阳，通达脉气，故名为通脉四逆汤。面赤，加葱白宣通上下阳气，破除阴阳格拒；腹痛，加芍药缓急和络止痛；干呕，加生姜温胃降逆止呕；咽痛，加桔梗利咽开结止痛；利止脉不出，加人参大补气阴，固脱复脉。方后强调“病皆与方相应者，乃服之”，意在示人处方选药必须契合病机，随证加减。

**3. 真武汤证**

【原文】少阴病，二三日不已，至四五日，腹痛，小便不利，四肢沉重疼痛，自下利者，此为有水气，其人或咳，或小便利，或下利，或呕者，真武汤主之。(316)

【释义】本条论少阴阳虚水泛的证治。少阴病二三日不已，至四五日，邪气渐深，肾阳日亏，阳虚寒盛，水气不化，泛溢为患。水气浸渍肌肉，则四肢沉重疼痛；浸渍胃肠则腹痛下利；水气内停，阳虚气化不行则小便不利。水饮随气机升降，变动不居，上逆犯肺，肺气不利则咳；水气犯胃，胃气上逆则呕。肾主二便，肾阳亏虚，失于固摄则下利加重，不能制水则小便清长。本证属肾阳虚衰，水气泛滥，故用真武汤温阳化气行水。

真武汤由茯苓、芍药、白术、生姜、炮附子组成。炮附子壮肾阳，补命火，使水有所主；白术燥湿健脾，使水有所制；生姜宣散，佐附子助阳、消水；茯苓淡渗，佐白术健脾利水；芍药活血脉，利小便，又可敛阴和营制姜、附刚燥之性，使之温经散寒而不伤阴。诸药合之，共奏温阳利水之效。

### 要点二　少阴热化证

**1. 黄连阿胶汤证**

【原文】少阴病，得之二三日以上，心中烦，不得卧，黄连阿胶汤主之。(303)

【释义】本条论少阴阴虚火旺，心肾不交的证治。由于素体少阴阴虚阳亢，外邪从阳化热，肾阴不足，不能上济心火，心火亢盛，心肾不交，则见心中烦，不得卧。还应当伴见口燥咽干、舌红少苔、脉细数等。治用黄连阿胶汤滋阴清火，交通心肾。

黄连阿胶汤由黄连、黄芩、芍药、鸡子黄、阿胶组成。黄连、黄芩清心火，以除炎上之热；阿胶、鸡子黄滋肾阴、养心血，以补阴涵阳；芍药与芩、连相配，酸苦涌泄以清火，与阿胶、鸡子黄相配，酸甘化阴以滋液。诸药共成滋阴清火、交通心肾之剂。

**2. 猪苓汤证**

【原文】少阴病，下利六七日，咳而呕渴，心烦不得眠者，猪苓汤主之。(319)

若脉浮，发热，渴欲饮水，小便不利者，猪苓汤主之。(223)

【释义】此二条论阴虚水热互结的证治。本证成因有二，一是素体少阴阴虚阳盛，邪从热化，热与水结；二是阳明经热误下伤阴，邪热和水结于下焦。邪气来路虽不同，但均致阴虚水热互结证。肾阴虚于下，心火亢于上，心肾不交，火水未济，则可见心烦、不得眠。水热互结，津液不化，又有阴虚津乏，则见口渴；水热互结，气化不利，症见小便短赤频数、尿道涩痛、小便不利。水热互结，水邪偏渗大肠，或可见下利；水邪上逆犯肺，肺气上逆，或可见咳；水邪上逆犯胃，胃气上逆，或可见呕吐。证属阴虚水热互结，治用猪苓汤育阴清热利水。

猪苓汤由猪苓、茯苓、泽泻、阿胶、滑石组成。猪苓、茯苓、泽泻淡渗利水，阿胶滋阴，滑石清热利窍，共成育阴清热利尿之剂。

## 细目二　少阴病兼变证

### 要点一　兼表证

**麻黄细辛附子汤证**

【原文】少阴病，始得之，反发热，脉沉者，麻黄细辛附子汤主之。(301)

【释义】本条论少阴寒化兼表的证治。少阴寒化不应发热，今始得之即出现发热，故谓之“反发热”，乃少阴阳虚复感外邪所致。因证兼太阳之表，除发热外，当有无汗恶寒、头痛等症。然太阳病发热，其脉当浮，今脉不浮而沉，知非纯为太阳表证。脉沉主里为少阴里虚寒之征象，323条“少阴病，脉沉者，急温之”可证。本证为少阴寒化兼太阳表证，法当表里双解，用麻黄细辛附子汤温阳解表。

麻黄细辛附子汤由麻黄、附子、细辛三味药组成。方中麻黄发汗解表；附子温经扶阳；细辛辛温雄烈，通达内外，外助麻黄解表，内合附子温阳。三药合用，共奏温经解表之效。

### 要点二　少阴阳郁证

**四逆散证**

【原文】少阴病，四逆，其人或咳，或悸，或小便不利，或腹中痛，或泄利下重者，四逆散主之。(318)

【释义】本条论阳郁厥逆的证治。本条只提“四逆”主症，他症皆称或然症，知“四逆”是本证的辨证指征。少阴寒化证，阳虚不温四肢，易见四逆，证属虚寒。而本证的“四逆”是肝郁气滞，阳气内郁不达四肢而致，证属实属郁。症同而病机不同，故特提“四逆”以示虚、实之别。因阳气郁遏，气机不畅，故可见诸多或然症。若兼肺寒气逆，则为咳；心阳不足，则为悸；气化不行，则小便不利；阳虚中寒，则腹中痛；兼中寒气滞，则泄利下重。总之，本证病机为阳郁，非阳虚，故治不用回阳救逆的四逆汤，而用宣通阳气、疏达郁滞的四逆散。

四逆散由柴胡、枳实、芍药、甘草组成。方中柴胡疏肝解郁，透达阳气；芍药苦泄破结，通络止痛；枳实导滞行气；甘草调和诸药。诸药共奏疏畅气机、透达郁阳之功。若咳，加干姜、五味子温肺敛气；心悸，加桂枝温壮心阳；小便不利，加茯苓淡渗利湿；腹中痛，加附子温阳止痛；泄利下重，加薤白通阳行滞。

## 细目三 咽痛证

### 要点 甘草汤证、桔梗汤证

【原文】少阴病二三日,咽痛者,可与甘草汤,不差,与桔梗汤。(311)

【释义】本条论述少阴客热咽痛的证治。外感邪热客于少阴经脉,经气不利故致咽痛。病之初起,邪热轻浅,仅见咽喉轻微红肿疼痛,用甘草汤清热解毒而止咽痛。若服甘草汤而咽痛不除,是肺气不宣而客热不解,用桔梗汤清热解毒,开肺利咽。

甘草汤,用生甘草一味,凉而泻火,清热解毒,消痈肿而利咽喉。桔梗汤在甘草汤基础上加桔梗辛开苦泄,宣肺散结,利咽止痛,两药相伍,为治疗实热咽痛之基础方。

# 第六单元　厥阴病辨证论治

## 细目　厥阴病本证

### 要点一　寒热错杂证

**乌梅丸证**

【原文】伤寒脉微而厥，至七八日肤冷，其人躁无暂安时者，此为脏厥，非蛔厥也。蛔厥者，其人当吐蛔，今病者静，而复时烦者，此为脏寒，蛔上入其膈，故烦，须臾复止，得食而呕，又烦者，蛔闻食臭出，其人常自吐蛔。蛔厥者，乌梅丸主之。又主久利。(338)

【释义】本条论脏厥与蛔厥的鉴别及蛔厥的证治，可分为三段理解。第一段为“伤寒脉微而厥”至“非蛔厥也”，论脏厥的脉症，厥乃阳气衰微之象。病经七八日，患者周身肌肤皆冷，加之躁扰不宁，病情十分危险，预后不良。脏厥属阳衰阴盛、脏气衰败之证，与蛔厥的病机及证候都有所不同。第二段为“蛔厥者”至“乌梅丸主之”，论蛔厥的症状表现及治疗。蛔厥因蛔虫内扰所致，有时作时止的特点，且常有吐出蛔虫的病史，故曰“今病者静，而复时烦”“其人当吐蛔”。因患者脾虚肠寒，蛔虫不安其位，内扰上窜，产生剧烈疼痛，而使患者烦躁不宁。若蛔虫内伏不扰，则疼痛、烦躁消失，故称“须臾复止”。若患者进食，则可引起蛔虫扰动，不仅疼痛又生而烦躁，且可致胃失和降而发生呕吐，蛔虫有可能随之吐出。蛔厥与脏厥均可出现手足厥冷，不同的是蛔厥无周身肌肤冷，且时静时烦、时作时止，与进食有关；脏厥周身肌肤寒冷，且“其人躁无暂安时”。蛔厥的治疗当清上温下、安蛔止痛，方用乌梅丸。第三段为“又主久利”。下利发病日久，多气血两虚，且易致阴阳紊乱，寒热错杂。乌梅丸并非治疗蛔虫病的专方，也可以用于此类慢性发作性疾病。

乌梅丸由乌梅、细辛、干姜、黄连、当归、炮附子、蜀椒、桂枝、人参、黄柏组成。方中重用乌梅，并用醋渍，更增其酸性，为安蛔止痛之主药；用苦寒之黄连、黄柏，以清上热；用辛热之细辛、干姜、炮附子、蜀椒、桂枝，取其辛以伏蛔，温以祛下寒；用人参、当归益气养血；米饭、蜂蜜和胃缓急。全方酸苦辛甘并投，寒温攻补兼用，为清上温下、安蛔止痛之要方，亦可治寒热错杂、虚实互见之“久利”，实为厥阴病寒热错杂证之主方。

### 要点二　厥阴病寒证

**1. 当归四逆汤证**

【原文】手足厥寒，脉细欲绝者，当归四逆汤主之。(351)

【释义】本条论血虚寒厥的证治。脉细欲绝，即脉细如发如丝，主肝血虚少，脉道不充，血脉不利，因此，手足厥寒当是肝血不足，四末失养，复感寒邪，寒凝经脉所致。既可以称其为血虚寒厥证，又可以称其为血虚经寒证。治以当归四逆汤养血通脉，温经散寒。由于患者血虚寒凝的部位不同，也可出现相应的临床表现：若寒滞经脉，留于关节，则四肢关节疼痛，或身痛腰痛；若寒凝胞宫，则见月经后期，经期腹痛，经血量少色暗；若寒凝腹中，则脘腹冷痛。症状虽异，病机则一，故皆可选用当归四逆汤为主方治疗。

当归四逆汤即桂枝汤去生姜，倍用大枣，加当归、细辛、通草而成。当归补肝养血，又能行血，为本方君药；配桂枝温经通阳，芍药和营养血，细辛温散血中之寒邪，通草通行血脉，大枣、甘草益脾养营。诸药相合，养血通脉，温经散寒。

**2. 吴茱萸汤证**

【原文】干呕，吐涎沫，头痛者，吴茱萸汤主之。(378)

【释义】本条论肝寒犯胃，浊阴上逆的证治。厥阴肝寒犯胃，胃失和降则干呕。肝寒犯胃，胃寒饮停，泛溢于口，则吐清涎冷沫。厥阴肝经与督脉会于颠顶，阴寒循经上攻，故见头痛以颠顶为甚。证属肝寒犯胃，浊阴上逆，治以吴茱萸汤暖肝、温胃、降浊。

吴茱萸汤由吴茱萸、生姜、人参、大枣组成。吴茱萸暖肝胃，散阴寒，下气降浊，为方中主药；重用生姜温胃化饮，降逆止呕；配人参、大枣补虚和中。诸药共成温中祛寒、降逆和胃的良方。

### 要点三　厥阴热证

#### 白头翁汤证

【原文】热利下重者，白头翁汤主之。(371)

下利，欲饮水者，以有热故也，白头翁汤主之。(373)

【释义】此二条论述厥阴热利的证治。“热利”指热性下利；“下重”即里急后重，表现为腹痛急迫欲下，而肛门重坠难出。两症由于肝热下迫大肠，湿热内蕴，气滞壅塞，秽浊郁滞，欲出不得所致。由于湿热之邪郁遏不解，损伤肠道络脉，化腐成脓，则便中往往夹有红白黏液或脓血。这种热利多属痢疾。因证属肝经湿热下迫大肠，故常伴有身热、渴欲饮水、舌红、苔黄腻等热象，治宜白头翁汤清热燥湿、凉肝止利。

白头翁汤由白头翁、秦皮、黄连、黄柏组成。方中白头翁味苦性寒，善清肠热而治毒痢，又能疏肝凉血，是治疗热毒赤痢之要药。秦皮味苦性寒，能清肝胆及大肠湿热，与白头翁配伍清热解毒，凉血止痢。佐以黄连、黄柏清热燥湿，坚阴厚肠。四药相合，共奏清热燥湿、凉肝解毒、坚阴止利之功。

# 第七单元　霍乱病辨证论治

## 细目　霍乱病辨治

### 要点　霍乱病辨治

**理中丸证**

【原文】霍乱，头痛发热，身疼痛，热多欲饮水者，五苓散主之；寒多不用水者，理中丸主之。(386)

【释义】本条论霍乱病表里寒热不同的证治。既言霍乱，必有猝然吐利，若又见头痛、发热、身疼痛等症，是属霍乱兼表证；若吐利兼见脉浮发热、头痛身疼、小便不利、渴欲饮水，是病证偏表，然表邪内外相干，胃肠功能逆乱，故发吐利。唯其吐利，清浊不分，三焦水道不利，津液运行失常，既不能上承于口，又不能下输膀胱，但浸渍胃肠，故常兼见口渴、小便不利，宜用五苓散外疏内利、表里双解。若吐利甚而寒多不渴，说明病证属里属阴。此乃中焦阳虚、寒湿内阻、清气不升、浊气上逆，其证当伴见腹中冷痛、喜温喜按、舌淡苔白、脉缓弱等。因其表里同病，但以里虚寒证为急，故以理中汤（丸）温中散寒、健脾燥湿。

理中丸用人参、炙甘草健脾益气，干姜温中散寒，白术健脾燥湿。脾阳得运，寒湿可去，则中州升降调和而吐利自止。本方为太阴病虚寒下利的主方，因具有温运中阳、调理中焦的功效，故取名“理中”，此方又名人参汤。理中丸为一方二法，既可制成丸剂，亦可煎汤服用。病情缓而需久服者用丸剂，病势急而丸不济事者用汤剂。服药后腹中由冷而转热感者，说明有效，可续服；若腹中未热，说明效不明显或无效，多为病重药轻之故，当增加丸药的服用量，由一丸加至三四丸，或改用汤剂。为增强药物疗效，服药后约一顿饭的时间，可喝些热粥，并温覆取暖，以助药力。

理中丸方后记载随证加减法有 8 种：①脐上悸动者，是肾虚水气上冲之象，去白术之壅补，加桂枝以温肾降冲、通阳化气。②吐多者，是胃寒饮停而气逆，故去白术之补土壅塞，加生姜以温胃化饮、下气止呕。③下利严重者，是脾气下陷、脾阳失运，故还需用白术健脾燥湿以止利。④心下悸者，是水邪凌心，可加茯苓淡渗利水、宁心安神。⑤渴欲饮水者，乃脾不散精、水津不布，宜重用白术健脾益气，以运水化津。⑥腹中痛者，是中气虚弱，故重用人参至四两半。⑦里寒甚，表现为腹中冷痛者，重用干姜温中祛寒。⑧腹满者，因寒凝气滞，故去白术之壅塞，加附子以辛温通阳、散寒除满。

# 第八单元　阴阳易差后劳复病辨证论治

## 细目　差后劳复证

### 要点　差后劳复证

**1. 理中丸证**

【原文】大病差后，喜唾，久不了了，胸上有寒，当以丸药温之，宜理中丸。(396)

【释义】本条论述大病瘥后，肺脾虚寒喜唾的证治。大病瘥后，病虽已除，但时时泛吐涎沫，久不能愈。《素问·宣明五气》言“脾为涎”，涎乃脾之液，喜唾乃脾阳虚致涎液不收所致。足太阴脾与手太阴肺经脉相连，脾寒易致肺寒，肺寒则水气不降，聚而为饮。脾肺虚寒，津液不化而泛溢，故见多唾，且久不得愈，即所谓“久不了了”。“胸上有寒”，是对本证脾肺虚寒喜唾病机的概括。既属脾肺虚寒，温摄失司，必伴见口淡不渴，畏寒怯冷，小便清长，舌淡胖、苔白滑，脉缓弱等虚寒征象，治当温脾暖肺、散寒化饮，宜理中丸。因病久势缓，故予丸剂缓图；若病重者，亦可改丸为汤剂。肺脾得温，阳气健运，津液得化，多唾之证自愈。

**2. 竹叶石膏汤证**

【原文】伤寒解后，虚羸少气，气逆欲吐，竹叶石膏汤主之。(397)

【释义】本条论病后余热未清，气阴两伤的证治。伤寒热病解后，气液两伤，余热未尽。因津液损伤，不能滋养形骸，故见身体虚弱消瘦；中气不足，所以少气不足以息；加之未尽之余热内扰，胃失和降，故气逆欲吐。此条述证过简，临证还可见发热、口渴、心烦、少寐、舌红少苔、脉虚数等脉证。治宜清热和胃，益气生津。方用竹叶石膏汤。

竹叶石膏汤由竹叶、石膏、半夏、麦冬、人参、甘草、粳米组成。方中竹叶、石膏甘寒清热除烦；人参、麦冬益气生津、滋液润燥；甘草、粳米补中益气养胃；半夏既能和胃降逆止呕，又能防止补药之滞，用意尤妙。诸药相合，既清余热，又益气阴，更有和胃降逆之功，故为清热滋阴和胃之佳方。

# 第四部分 金匮要略

## 第一单元 脏腑经络先后病脉证

### 细目一 已病防传,虚实异治

#### 要点

【原文】问曰:上工治未病,何也?师曰:夫治未病者,见肝之病,知肝传脾,当先实脾。四季脾旺不受邪,即勿补之。中工不晓相传,见肝之病,不解实脾,惟治肝也。

夫肝之病,补用酸,助用焦苦,益用甘味之药调之。酸入肝,焦苦入心,甘入脾。脾能伤肾,肾气微弱,则水不行;水不行,则心火气盛,则伤肺;肺被伤,则金气不行;金气不行,则肝气盛,则肝自愈。此治肝补脾之要妙也。肝虚则用此法,实则不在用之。

经曰:虚虚实实,补不足,损有余,是其义也。余脏准此。(1)

【释义】本条论述已病防传和虚实异治的治未病法则。

人体是脏腑相关的有机整体,一脏有病,可影响他脏,即条文所举"肝传脾"之例,故"上工"除治已病之脏腑外,还应注意调治未病之脏腑,以防疾病传变,即"当先实脾",此为治未病的含义之一。若忽视已病防传治则,则会使病情更加复杂,影响疗效。

第二段以肝病为例论述脏腑病证虚实异治的治则。"补用酸,助用焦苦,益用甘味之药调之"是肝虚证的治法,不适用于肝实证。若虚证误用泻法,使正气更虚,谓之"虚虚";实证误用补法,使病邪更盛,谓之"实实",两者均为误治。第一段中的"四季脾旺不受邪,即勿补之"也体现了视病证虚实而治的治则,若脾气充盛、不易受邪,则不需补益。

### 细目二 发病与预防

#### 要点

【原文】夫人禀五常,因风气而生长,风气虽能生万物,亦能害万物,如水能浮舟,亦能覆舟。若五脏元真通畅,人即安和,客气邪风,中人多死。千般疢难,不越三条:一者,经络受邪,入脏腑,为内所因也;二者,四肢九窍,血脉相传,壅塞不通,为外皮肤所中也;三者,房室、金刃、虫兽所伤。以此详之,病由都尽。

若人能养慎,不令邪风干忤经络,适中经络,未流传脏腑,即医治之;四肢才觉重滞,即导引、吐纳、针灸、膏摩,勿令九窍闭塞;更能无犯王法,禽兽灾伤;房室勿令竭乏,服食节其冷热苦酸辛甘,不遗形体有衰,病则无由入其腠理。腠者,是三焦通会元真之处,为血气所注;理者,是皮肤脏腑之文理也。(2)

【释义】本条论述内伤杂病的发病机理、致病途径、预防措施和早期治疗原则。

人与自然之间存在着辩证共生关系,疾病的发生、传变与病位,除与外界邪气性质相关外,更与人体元真状态有关。如果能达到"五脏元真通畅"的状态,人就不易受邪发病。人体发病主要有三种途径:一是邪中经络,正气未能抗邪于外,以致邪入脏腑;二是邪中四肢九窍,但正气尚可抗邪,则邪留皮肤而致血脉壅塞,但不会内传;三是房室、金刃、虫兽等因素直接损伤人体。

因此,疾病的预防要内养正气、外慎邪气。具体措施包括避免触冒邪气、虫兽、外伤及触犯王法;节制房事,勿竭乏元真之气;饮食有节,避免寒热过极与五味偏嗜伤及五脏。以此达到形体不衰的目的,使邪气失去由经络、皮肤等表浅部位通过腠理、三焦、气血等途径内伤脏腑元真的机会。

本条还以四肢出现重滞感为例,阐述有病早治的治疗策略:当出现邪中于经络、四肢等表浅部位的症状后,应尽快采用导引、吐纳、针灸、膏摩等方法,使九窍通畅,截断邪气内传脏腑、由浅入深、由轻变重的发展过程。

本条与第一条是对广义“治未病”未病先防、有病早治、已病防传三方面策略的全面、具体阐释。

# 第二单元　痉湿暍病脉证治

## 细目一　柔痉证治

### 要点　瓜蒌桂枝汤证

【原文】太阳病，其证备，身体强，几几然，脉反沉迟，此为痉，瓜蒌桂枝汤主之。(11)

瓜蒌桂枝汤方：

栝楼根二两　桂枝三两　芍药三两　甘草二两　生姜三两　大枣十二枚

上六味，以水九升，煮取三升，分温三服，取微汗。汗不出，食顷，啜热粥发之。

【释义】本条论述柔痉证治。

病因病机：风寒（以风邪为主）邪气阻滞经脉，营卫运行不利，加之素体津液不足，不能濡润筋脉，两者相互影响，从而形成此证。

证候：一是太阳中风，证见身热，恶风汗出，头项强痛，身体强，几几然；二是脉反沉迟，太阳病汗出恶风，脉象当见浮缓，今反沉迟，提示素有津液不足，不能濡养筋脉。

辨证：太阳中风，津亏失濡。

治法：疏散风邪，调和营卫，滋液柔筋。

方药：瓜蒌桂枝汤。栝楼根即天花粉，甘凉生津滋液，柔润筋脉，合桂枝汤疏散风邪，调和营卫。

## 细目二　湿病证治

### 要点一　麻黄杏仁薏苡甘草汤证

【原文】病者一身尽疼，发热，日晡所剧者，名风湿。此病伤于汗出当风，或久伤取冷所致也，可与麻黄杏仁薏苡甘草汤。(21)

麻黄杏仁薏苡甘草汤方：

麻黄（去节）半两（汤泡）　甘草一两（炙）　薏苡仁半两　杏仁十个（去皮尖，炒）

上锉麻豆大，每服四钱匕，水盏半，煮八分，去滓，温服。有微汗，避风。

【释义】本条论述风湿在表的成因和证治。

病因病机：本条指出风湿病发病原因，即汗出当风，或久伤取冷。汗出之时，腠理疏松，风邪乘隙侵入，或经常贪凉受冷，湿从外侵，风湿相合侵犯人体，郁阻经脉，不通则痛而发此证。

证候："伤于汗出当风"或"久伤取冷"，肌腠受邪，风湿在表，经脉痹阻，故一身尽疼、发热。日晡属阳明，风为阳邪，风与湿合，有化热化燥之势，故发热日晡所剧。

辨证：风湿相搏，滞于肌表。

治法：轻清宣化，解表祛湿。

方药：麻黄杏仁薏苡甘草汤。麻黄配伍炙甘草、薏苡仁，发汗而不致太过，以达微汗之目的；杏仁宣肺利气；薏苡仁、炙甘草健脾祛湿除痹。

### 要点二　防己黄芪汤证

【原文】风湿，脉浮，身重，汗出，恶风者，防己黄芪汤主之。(22)

防己黄芪汤方：

防己一两　甘草半两（炒）　白术七钱半　黄芪一两一分（去芦）

上锉麻豆大，每抄五钱匕，生姜四片，大枣一枚，水盏半，煎八分，去滓，温服，良久再服。喘者，加麻黄半两；胃中不和者，加芍药三分；气上冲者，加桂枝三分；下有陈寒者，加细辛三分。服后当如虫行皮中，从腰下如冰，后坐被上，又以一被绕腰以下，温令微汗，瘥。

【释义】本条论述风湿兼气虚的证治。

病因病机：患者素体虚弱肌表疏松，卫阳不固，又外感风湿之邪，出现气虚不固之象，脉浮、汗出、恶风；风性疏泄，风易行而湿黏滞，汗出湿不解，经络不和而身重。

证候：一是表虚，见汗出、恶风、脉浮；二是湿性重着而身体沉重。

辨证:风湿在表,气虚不固。

治法:健脾益气,祛风除湿。

方药:防己黄芪汤。黄芪益气固表,防己、白术祛风除湿,甘草、生姜、大枣调和营卫。

兼见气喘者加麻黄以宣肺平喘,兼胃中不和者加芍药以柔肝和胃,兼气上冲者加桂枝以平冲逆,兼腰冷肢凉、陈寒凝滞者加细辛以散寒通阳。“服后当如虫行皮中”,是卫阳振奋、风湿欲解之征。

# 第三单元　百合狐蜮阴阳毒病脉证治

## 细目一　百合病脉证与病机

### 要点

【原文】论曰：百合病者，百脉一宗，悉致其病也。意欲食复不能食，常默默，欲卧不能卧，欲行不能行，饮食或有美时，或有不用闻食臭时，如寒无寒，如热无热，口苦，小便赤，诸药不能治，得药则剧吐利，如有神灵者，身形如和，其脉微数。

每溺时头痛者，六十日乃愈；若溺时头不痛，淅然者，四十日愈；若溺快然，但头眩者，二十日愈。其证或未病而预见，或病四五日而出，或病二十日，或一月微见者，各随证治之。(1)

【释义】本条论述百合病病因病机、脉症、预后及治则。

“百脉一宗”言其病机。人体之脉同出一源，由心肺所统，心肺受累则症状百出。百合病临床表现主要有三方面：一是神志症状，表现为“默默”抑郁状和“如有神灵”般的非自主行为；二是饮食起居行为与感觉失调，即“意欲食复不能食”“欲卧不能卧，欲行不能行，饮食或有美时，或有不用闻食臭时，如寒无寒，如热无热”；三是阴虚内热证，如口苦、小便赤、脉微数。因患者神病但形似无病，即“身形如和”，故临床易误诊误治而发生吐利反应。

肺通调水道，外合皮毛，下输膀胱，膀胱经从颠入络脑，故根据小便时有无头痛、是否寒战推断病情轻重及病程。百合病既可发于热病之后伤及心肺，也可因情志不遂、郁久化火伤阴所致，临床不拘泥于病因，应审机论治，即“随证治之”。

## 细目二　百合病正治法

### 要点　百合地黄汤证

【原文】百合病，不经吐、下、发汗，病形如初者，百合地黄汤主之。(5)

百合地黄汤方：

百合七枚（擘）　生地黄汁一升

上以水洗百合，渍一宿，当白沫出，去其水，更以泉水二升，煎取一升，去滓，内地黄汁，煎取一升五合，分温再服。中病，勿更服。大便当如漆。

【释义】本条论述百合病正治法。

病因病机：百合病未经汗、吐、下误治，病情如初，或虽经失治、误治而主证未变，病机仍为心肺阴虚内热。

证候：神志症状、饮食起居行为与感觉失调症状，以及口苦、小便赤、脉微数等阴虚内热症状。

辨证：心肺阴虚内热。

治法：养心润肺，益阴清热。

方药：百合地黄汤。百合甘凉，清心润肺安神；生地黄汁甘寒而润，滋肾水、益心阴、清血热；泉水利小便而下热气。

## 细目三　狐蜮病证治

### 要点　甘草泻心汤证

【原文】狐蜮之为病，状如伤寒，默默欲眠，目不得闭，卧起不安，蚀于喉为蜮，蚀于阴为狐，不欲饮食，恶闻食臭，其面目乍赤、乍黑、乍白。蚀于上部则声喝一作嗄，甘草泻心汤主之。(10)

甘草泻心汤方：

甘草四两　黄芩　人参　干姜各三两　黄连一两　大枣十二枚　半夏半升

上七味，水一斗，煮取六升，去滓，再煎，温服一升,日三服。

【释义】本条论述狐蜮病临床表现及内服方。

病因病机:湿热内蕴于脾胃、困扰心神,时而熏蒸于上部眼目、咽喉,时而下注于前后二阴。

证候:以咽喉、二阴溃烂为主症,兼见声音嘶哑、发热恶寒、精神困顿却躁动失眠、厌食,可见面部皮肤及巩膜发生颜色变化。

辨证:湿热化生虫毒。

治法:清热燥湿,和中解毒。

方药:甘草泻心汤。重用甘平之生甘草,配以苦寒之黄芩、黄连清热解毒,辛温之半夏、辛苦之干姜宣化内湿,人参、大枣扶正和胃。

## 细目四　狐蜮病酿脓证治

### 要点　赤小豆当归散证

【原文】病者脉数,无热,微烦,默默但欲卧,汗出,初得之三四日,目赤如鸠眼;七八日,目四眦一本此有黄字黑。若能食者,脓已成也,赤小豆当归散主之。(13)

赤小豆当归散方:

赤小豆三升(浸令芽出,曝干)　当归三两

上二味,杵为散,浆水服方寸匕,日三服。

【释义】本条论述狐蜮病酿脓证治。

病因病机:湿热内蕴扰心,内热而表和。湿热循肝经上侵于目,蓄热不解,湿毒不化,热盛肉腐,酿成痈脓,瘀血内积。因病位局限于目,对脾胃影响反而减轻。

证候:以目赤后出现目四眦黑为辨证要点,兼见纳佳、脉数、嗜卧、心烦、自汗。

辨证:狐蜮病日久,湿热蓄毒腐败气血,蕴酿成脓。

治法:清热渗湿,活血排脓。

方药:赤小豆当归散。赤小豆渗湿清热、解毒排脓;当归祛瘀生新;浆水清凉解毒。

# 第四单元　中风历节病脉证并治

## 细目一　风湿历节证治

### 要点　桂枝芍药知母汤证

【原文】诸肢节疼痛，身体魁羸，脚肿如脱，头眩短气，温温欲吐，桂枝芍药知母汤主之。(8)

桂枝芍药知母汤方：

桂枝四两　芍药三两　甘草二两　麻黄二两　生姜五两　白术五两　知母四两　防风四两　附子二枚(炮)

上九味，以水七升，煮取二升，温服七合，日三服。

【释义】本条论述历节病风湿偏胜的证治。

病因病机：本证由于风湿之邪合而流注于筋骨，搏结于关节，气血痹阻不畅而致诸肢节疼痛而肿大；风湿相搏，病久不解，正虚邪盛，营卫气血耗损，而日渐化热伤阴。

证候：诸肢节疼痛，身体魁羸，脚肿如脱，头眩短气，温温欲吐。

辨证：风湿历节(风寒湿邪外袭，痹阻筋脉关节，日渐化热伤阴)。

治法：祛风除湿，温经散寒，佐以滋阴清热。

方药：桂枝芍药知母汤。桂枝、麻黄、防风辛温发散，祛风除湿；附子大辛大热，散寒除湿，通经止痛；白术、甘草、生姜除湿健脾和中；芍药、知母养阴清热；芍药配甘草，酸甘化阴，缓急止痛。

桂枝芍药知母汤多用于感受风湿，化热伤阴之痹证。本证病程日久，本虚标实，其辨证特点为身体消瘦，关节疼痛、肿大或变形等。治疗上祛风散寒化湿与温阳扶正并用。临证时根据证候复杂情况，可扶正祛邪同用或寒温药物并投。

## 细目二　寒湿历节证治

### 要点　乌头汤证

【原文】病历节，不可屈伸，疼痛，乌头汤主之。(10)

乌头汤方：治脚气疼痛，不可屈伸。

麻黄　芍药　黄芪各三两　甘草三两(炙)　川乌五枚(㕮咀，以蜜二升，煎取一升，即出乌头)

上五味，㕮咀四味，以水三升，煮取一升，去滓，内蜜煎中，更煎之，服七合。不知，尽服之。

【释义】本条论述历节病寒湿偏胜的证治。

病因病机：寒湿留于关节，经脉痹阻不通，气血运行不畅。

证候：身体多处关节疼痛、肿大，甚至屈伸不利，日久则见关节变形。

辨证：寒湿历节。

治法：温经散寒，除湿止痛。

方药：乌头汤。乌头温经散寒，除湿止痛，通阳行痹；麻黄祛风发汗，以散寒湿；芍药、甘草酸甘柔筋，缓急止痛；黄芪温分肉，益气固卫行湿，既可助麻黄、乌头温经散寒，又可防麻黄过汗伤阳；白蜜甘缓，解乌头毒性，并缓诸药之燥。

乌头辛热而毒性较强，临床常用治沉寒痼冷病证，对于寒湿历节、阴寒腹痛有很好的疗效。乌头的用量及煎服法，一般应注意以下几点：一要斟酌用量，临床使用乌头时，要因人而异，视患者体质强弱而决定用量，并宜从小量开始，逐渐加量；二要煎药得当，即乌头要先煎、久煎或与蜜同煎，待其麻味去后，方可加入其他药同煎；三要配伍恰当，若非特殊情况或有充分的把握，不要与“十八反”所载的反药同用，而选择与干姜、生姜、甘草、蜂蜜等药相伍，既可缓解乌头燥烈之性,也可加强其蠲痹止痛之功。尤其是与蜜同煎,蜜既能制乌头毒性,又能延长药效。服药后唇、舌、肢体麻木,甚至昏眩吐泻,但脉搏、呼吸、神志等方面无较大变化,则为"瞑眩"反应,是有效之征;如服后出现呼吸、心跳加快,脉搏有间歇,甚至昏迷,则为中毒反应,急当抢救。

# 第五单元　血痹虚劳病脉证并治

## 细目一　血痹重症证治

### 要点　黄芪桂枝五物汤证

【原文】血痹，阴阳俱微，寸口关上微，尺中小紧，外证身体不仁，如风痹状，黄芪桂枝五物汤主之。(2)

黄芪桂枝五物汤方：

黄芪三两　芍药三两　桂枝三两　生姜六两　大枣十二枚

上五味，以水六升，煮取二升，温服七合，日三服。

【释义】本条论述血痹病重症的证治。

病因病机：本证由于患者素体营卫气血不足，感受风邪，血行凝滞，痹阻局部肌肤而致。

证候：外证身体不仁，肌肤不觉痛痒，严重者亦有酸痛感。

辨证：气虚血痹。

治法：益气行痹。

方药：黄芪桂枝五物汤。本方即桂枝汤去甘草，倍生姜，加黄芪组成。黄芪甘温益气；桂枝温通经脉；倍生姜以助桂枝走表散邪；芍药和营理血；生姜、大枣调和营卫。

## 细目二　虚劳失精证治

### 要点　桂枝加龙骨牡蛎汤证

【原文】夫失精家，少腹弦急，阴头寒，目眩(一作目眶痛)，发落，脉极虚芤迟，为清谷、亡血、失精。脉得诸芤动微紧，男子失精，女子梦交，桂枝加龙骨牡蛎汤主之。(8)

桂枝加龙骨牡蛎汤方：

桂枝　芍药　生姜各三两　甘草二两　大枣十二枚　龙骨　牡蛎各三两

上七味，以水七升，煮取三升，分温三服。

【释义】本条论述虚劳失精致阴阳失调的证治。

病因病机：本证由于久患遗精，阴精耗损太甚，肾阴亏虚，阴损及阳，阴阳两虚，阳气虚弱，失于固摄而致。

证候：经常梦遗滑精或梦交，兼有头昏、目眩、发落、少腹弦急不舒、外阴寒冷。

辨证：阴阳两虚。

治法：调补阴阳，固精止遗。

方药：桂枝加龙骨牡蛎汤，即桂枝汤加龙骨、牡蛎。桂枝汤调和阴阳；龙骨、牡蛎潜镇固涩、宁心安神、交通心肾。

## 细目三　虚劳腰痛证治

### 要点　肾气丸证

【原文】虚劳腰痛，少腹拘急，小便不利者，八味肾气丸主之。(15)

肾气丸方：

干地黄八两　薯蓣　山茱萸各四两　泽泻　茯苓　牡丹皮各三两　桂枝　附子(炮)各一两

上八味，末之，炼蜜和丸，梧子大，酒下十五丸，加至二十五丸，日再服。

【释义】本条论述肾气不足虚劳腰痛的证治。

病因病机：本证由于肾气不足，不能温养腰府及影响膀胱的气化功能而致。

证候：一是腰痛；二是气化失常而见少腹拘急、小便不利。

辨证：肾气不足。

治法：温补肾气。

方药:八味肾气丸。干地黄、山药、山茱萸与泽泻、牡丹皮、茯苓三补三泻,滋补肾阴,加桂枝、附子温阳化气。

## 细目四 虚劳不寐证治

### 要点 酸枣仁汤证

【原文】虚劳虚烦不得眠,酸枣仁汤主之。(17)

酸枣仁汤方:

酸枣仁二升 甘草一两 知母二两 茯苓二两 芎藭二两

上五味,以水八升,煮酸枣仁,得六升,内诸药,煮取三升,分温三服。

【释义】本条论述虚劳病心肝血虚失眠的证治。

病因病机:本证由于肝之阴血亏虚,血不养心,心血不足,阴虚内热,心神不安而致。

证候:一见肝心阴血不足引起的失眠或心悸、眩晕、口干等;二见阴虚内热并常伴潮热、惊悸、盗汗、口疮、眩晕、舌红、脉细数等。

辨证:心肝阴血不足。

治法:养阴清热,安神宁心。

方药:酸枣仁汤。酸枣仁甘酸性平,养肝阴,益心血,主治失眠,并与甘草为伍,酸甘化阴,以增强养阴之效;茯苓安神宁心;川芎味辛以调肝气;知母苦寒以清虚热。全方补肝养血,安神宁心。

# 第六单元　肺痿肺痈咳嗽上气病脉证治

## 细目一　虚热肺痿证治

### 要点　麦门冬汤证

【原文】大逆上气，咽喉不利，止逆下气者，麦门冬汤主之。(10)

麦门冬汤方：

麦门冬七升　半夏一升　人参二两　甘草二两　粳米三合　大枣十二枚

上六味，以水一斗二升，煮取六升，温服一升，日三夜一服。

【释义】本条论述虚热肺痿的证治。

病因病机：本证由于肺胃津液耗损，虚火上炎，以致肺胃之气俱逆而致。

证候：肺胃气逆当见咳喘、呃逆；津伤虚热熏灼，故咽喉干燥不适，痰黏咳咯不爽；此外，当有口干欲得凉润、舌红少苔、脉象虚数等症。

辨证：肺胃津亏，虚火上炎。

治法：养阴清热，止逆下气。

方药：麦门冬汤。重用麦冬滋阴润肺，清降虚火；半夏下气化痰，虽性温，但用量较轻，且与大量清润药物相伍，则不嫌其燥；人参、甘草、大枣、粳米益气养胃，生津润燥。

## 细目二　虚寒肺痿证治

### 要点　甘草干姜汤证

【原文】肺痿吐涎沫而不咳者，其人不渴，必遗尿，小便数，所以然者，以上虚不能制下故也。此为肺中冷，必眩，多涎唾，甘草干姜汤以温之。若服汤已渴者，属消渴。(5)

甘草干姜汤方：

甘草四两(炙)　干姜二两(炮)

上㕮咀，以水三升，煮取一升五合，去滓，分温再服。

【释义】本条论述虚寒肺痿的证治。

病因病机：本证由于上焦阳虚，肺中虚冷而致痿。上焦阳虚者，多因中焦虚寒，土不生金所致。阳虚不能化气，气虚不能输布津液，津液停聚而频吐涎沫；上焦虚冷，通调失常，不能制约下焦而遗尿或小便频数；肺气虚寒，清阳不能上升而见头眩。

证候：频嗽涎沫，咳轻而口不渴，咳则遗尿或小便频数，头眩。

辨证：上焦阳虚，肺中虚冷。

治法：温肺复气。

方药：甘草干姜汤。炙甘草甘温，补中益气；干姜辛温，温复脾肺之阳。两者辛甘合化，益气温阳，培土生金，则虚寒肺痿可愈。

## 细目三　肺痈邪实壅滞证治

### 要点　葶苈大枣泻肺汤证

【原文】肺痈，喘不得卧，葶苈大枣泻肺汤主之。(11)

葶苈大枣泻肺汤方：

葶苈(熬令黄色，捣丸如弹子大)　大枣十二枚

上先以水三升，煮枣取二升，去枣，内葶苈，煮取一升，顿服。

肺痈胸满胀，一身面目浮肿，鼻塞清涕出，不闻香臭酸辛，咳逆上气，喘鸣迫塞，葶苈大枣泻肺汤主之。

【释义】本条论述肺痈实证喘满的治法。

病因病机：风热之邪，壅滞于肺，肺气不利，通调失常，津液不能正常输布，故见喘咳不能平卧，属于邪实气闭于肺的实证。

证候：喘咳，喘鸣迫塞。

辨证：邪实气闭。

治法：泻肺逐邪。

方药：葶苈大枣泻肺汤。葶苈子苦寒，能开泄肺气，具有泻下逐痰之功，治实证有捷效。恐其峻利而伤及正气，故佐以大枣之甘温安中而缓和药性，祛邪而不伤正。

## 细目四　咳嗽上气寒饮郁肺证治

### 要点　射干麻黄汤证

【原文】咳而上气，喉中水鸡声，射干麻黄汤主之。(6)

射干麻黄汤方：

射干十三枚一法三两　麻黄四两　生姜四两　细辛　紫菀　款冬花各三两　五味子半升　大枣七枚　半夏（大者，洗）八枚一法半升

上九味，以水一斗二升，先煮麻黄两沸，去上沫，内诸药，煮取三升，分温三服。

【释义】本条论述咳嗽上气病之寒饮郁肺证治。

病因病机：寒饮郁肺，肺气失宣，痰涎阻塞，气道不利。

证候：除咳嗽气喘、喉中痰鸣外，兼见胸膈满闷、痰白质稀、苔白滑或白腻、脉浮弦或浮紧。

辨证：寒饮郁肺。

治法：散寒宣肺，降逆化痰。

方药：射干麻黄汤。射干消痰开结以利咽喉；麻黄发散风寒，宣肺平喘；半夏、生姜、细辛散寒蠲饮；五味子收敛肺气，与麻、辛、姜、夏之辛散药相伍，以复肺气之宣肃；紫菀、款冬花温肺化痰止咳；大枣扶正安中。

# 第七单元　胸痹心痛短气病脉证治

## 细目一　胸 痹 病 机

### 要点

【原文】师曰：夫脉当取太过不及，阳微阴弦，即胸痹而痛，所以然者，责其极虚也。今阳虚知在上焦，所以胸痹、心痛者，以其阴弦故也。(1)

【释义】本条以阳微阴弦的病理来阐释胸痹心痛的病机。

阳微指寸脉微；阴弦指尺脉弦。微脉见于寸口，可知上焦的阳气虚衰；弦脉见于尺部，可知下焦的阴寒痰浊壅盛。上虚则阴寒痰浊自下乘之，阻闭胸阳，故见胸痹心痛。由于上焦阳虚，水气痰饮等阴邪便乘虚而居于阳位，故导致胸中闭塞，阳气不通，不通则痛，故云“所以然者，责其极虚也”。

## 细目二　胸痹主证证治

### 要点　瓜蒌薤白白酒汤证

【原文】胸痹之病，喘息咳唾，胸背痛，短气，寸口脉沉而迟，关上小紧数，瓜蒌薤白白酒汤主之。(3)

瓜蒌薤白白酒汤方：

瓜蒌实一枚（捣）　薤白半升　白酒七升

上三味，同煮，取二升，分温再服。

【释义】本条论述胸痹病的典型证候和主治方剂。

病因病机：寸口沉取而迟，是上焦阳虚，胸阳不振之象；关上出现小紧，是中焦(胃)有停饮，阴寒内盛之征。上焦阳虚，则痰饮上乘，以致阴邪停聚于胸中，故有此种脉象。病机皆由“阳微阴弦”，阳虚邪闭而成。阳虚邪闭，胸背之气痹而不通，故胸背痛而短气；胸背之气痹而不通，则肺气不能宣降，故喘息咳唾。

证候：“喘息咳唾，胸背痛，短气”是胸痹病的主证，而其中“胸背痛，短气”是辨证的关键。

辨证：上焦阳虚，痰饮上乘，胸阳痹阻不通。

治法：化痰散结，宣痹通阳。

方药：瓜蒌薤白白酒汤。瓜蒌涤痰宽胸；薤白通阳散结；白酒辛温通阳，调达气血，轻扬善行以助药势。

## 细目三　胸痹急症证治

### 要点　薏苡附子散证

【原文】胸痹缓急者，薏苡附子散主之。(7)

薏苡附子散方：

薏苡仁十五两　大附子十枚（炮）

上二味，杵为散，服方寸匕，日三服。

【释义】本条论述胸痹急症的治法。

病因病机：本证由于阳气衰微，阴寒痰湿壅盛所致。阳气不伸，胸阳闭塞，可见胸中痛剧；阳气不达四肢，见四肢逆冷。

证候：胸中痛剧，四肢逆冷，尚可见舌淡苔白而滑，脉象沉伏，或涩，或微细而迟，或紧细而急。

辨证：阳气衰微，阴寒痰湿凝滞胸中。

治法：温阳化湿，开痹以缓急。

方药：薏苡附子散。重用炮附子通阳散寒，温经止痛；薏苡仁除湿宣痹，缓解拘挛。因病情急迫，两药相合为散，取其药力迅速而收速效。此方有缓解血脉拘急和扶阳抑阴的效果。

# 细目四　心痛重症证治

## 要点　乌头赤石脂丸证

【原文】心痛彻背，背痛彻心，乌头赤石脂丸主之。(9)

乌头赤石脂丸方：

蜀椒一两(一法二分)　乌头一分(炮)　附子半两(炮)(一法一分)　干姜一两(一法一分)　赤石脂一两(一法二分)

上五味，末之，蜜丸如梧子大，先食服一丸，日三服。不知，稍加服。

【释义】本条论述心痛重症证治。

病因病机：阳气衰微，阴寒痼结，经脉凝滞不通，故见心痛彻背，背痛彻心，痛无休止，四肢厥冷，脉来沉紧。

证候：心痛彻背，背痛彻心。

辨证：阴寒痼结，寒凝气痹。

治法：温阳散寒，峻逐阴邪。

方药：乌头赤石脂丸。方中乌、附、椒、姜为大辛大热之品，协同配伍，逐寒止痛之力极强，并用赤石脂温涩调中，收敛阳气。

# 第八单元　腹满寒疝宿食病脉证治

## 细目一　脾虚寒盛证治

### 要点　大建中汤证

【原文】心胸中大寒痛，呕不能饮食，腹中寒，上冲皮起，出见有头足，上下痛而不可触近，大建中汤主之。(14)

大建中汤方：

蜀椒二合（去汗）　干姜四两　人参二两

上三味，以水四升，煮取二升，去滓，内胶饴一升，微火煎取一升半，分温再服；如一炊顷，可饮粥二升，后更服，当一日食糜，温覆之。

【释义】本条论述脾虚寒盛的腹满痛证治。

病因病机：脾胃阳衰，中焦寒甚，阴寒之气肆行于腹中而致腹满痛。

证候：心胸中大寒痛，呕不能饮食，腹中寒，上冲皮起，出见有头足，上下痛而不可触近。

辨证：脾胃阳衰，中焦寒甚。

治法：温补建中，散寒止痛。

方药：大建中汤。方中蜀椒、干姜温中散寒，与人参、饴糖之温补脾胃合用，大建中气，使中阳得运，则阴寒自散，诸症悉愈。

## 细目二　寒实内结证治

### 要点　大黄附子汤证

【原文】胁下偏痛，发热，其脉紧弦，此寒也，以温药下之，宜大黄附子汤。(15)

大黄附子汤方：

大黄三两　附子三枚（炮）　细辛二两

上三味，以水五升，煮取二升，分温三服；若强人，煮取二升半，分温三服。服后如人行四五里，进一服。

【释义】本条论述寒实内结腹满的证治。

病因病机：寒实内结，不通则痛，而见胁下偏痛。

证候：胁腹疼痛，大便不通，脉象紧弦。此外，可伴有恶寒肢冷、舌苔黏腻等。

辨证：寒实内结。

治法：温阳散寒，通便止痛。

方药：大黄附子汤。方中大黄泻下通便以祛里实，附子、细辛温经散寒，并能止痛，苦寒之性得辛温之制，而为温下之法。

# 第九单元　五脏风寒积聚病脉证并治

## 细目一　肾着证治

### 要点　甘姜苓术汤证

【原文】肾着之病，其人身体重，腰中冷，如坐水中，形如水状，反不渴，小便自利，饮食如故，病属下焦，身劳汗出，衣一作表里冷湿，久久得之，腰以下冷痛，腹重如带五千钱，甘姜苓术汤主之。(16)

甘草干姜茯苓白术汤方：

甘草　白术各二两　干姜　茯苓各四两

上四味，以水五升，煮取三升，分温三服，腰中即温。

【释义】本条论述肾着的病因与证治。

病因病机：湿冷衣物长期贴身，致使寒湿侵袭腰部，阳气痹阻。虽尚未影响肾脏功能，但腰为肾之外府，故名肾着。

证候：腰痛、腰冷、腰重，或身体沉重。无口渴、小便不利、纳少纳呆等脾肾症状。

辨证：寒湿痹着腰部。

治法：温中健脾，散寒除湿。

方药：甘姜苓术汤。重用干姜，配甘草以温中散寒；重用茯苓，配白术以健脾祛湿。

## 细目二　肝着证治

### 要点　旋覆花汤证

【原文】肝着，其人常欲蹈其胸上，先未苦时，但欲饮热，旋覆花汤主之。臣亿等校诸本旋覆花汤方，皆同。(7)

旋覆花汤方：

旋覆花三两　葱十四茎　新绛少许

上三味，以水三升，煮取一升，顿服之。

【释义】本条论述肝着证治。

病因病机：病位初在气分，若得热饮则可使气机通利，痛苦减轻。迨至病成，渐及血分，经脉瘀滞，虽得揉按或热饮亦无益。

证候：胸胁痞闷不舒，甚或胀痛、刺痛，喜叩击、揉按，善太息。

辨证：肝脏受邪而疏泄失常，经脉气血郁滞，着而不行。

治法：行气活血，通阳散结。

方药：旋覆花汤。旋覆花下气而善通肝络；新绛活血行瘀；葱白通阳散结。

# 第十单元　痰饮咳嗽病脉证并治

## 细目一　痰饮病治则

### 要点

【原文】病痰饮者，当以温药和之。(15)

【释义】本条论述痰饮病的治疗大法。

此处所谓痰饮为广义痰饮。肺、脾、肾三脏阳气虚弱，气化不利，水液停聚而成饮。饮为阴邪，遇寒则聚，遇阳则行，得温则化。因此，治疗痰饮需借助“温药”以振奋阳气、开发腠理、通调水道。阳气振奋，既可温化饮邪，又可绝痰饮滋生之源；开发腠理、通调水道是给饮邪以出路，使其能从表、从下、从前后分消而去。“和之”指温药不可过用，因专补碍邪、过燥伤正，故应以和为原则，调和人体阳气，实为治本之法。

## 细目二　饮停心下证治

### 要点　苓桂术甘汤证

【原文】心下有痰饮，胸胁支满，目眩，苓桂术甘汤主之。(16)

苓桂术甘汤方：

茯苓四两　桂枝三两　白术三两　甘草二两

上四味，以水六升，煮取三升，分温三服，小便则利。

夫短气，有微饮，当从小便去之，苓桂术甘汤主之(方见上)；肾气丸亦主之(方见脚气中)。

【释义】本条论述饮停心下的证治。

病因病机：心下即胃之所在，胃中有停饮，故胸胁支撑胀满；饮阻于中，清阳不升，故头目眩晕。

证候：胸胁支满，目眩，或伴有小便不利。

辨证：脾阳不足，痰饮内停。

治法：温阳蠲饮，健脾利水。

方药：苓桂术甘汤。方中茯苓淡渗利水，桂枝辛温通阳，振奋阳气以消饮邪，两药相合可温阳化饮；白术健脾燥湿，甘草和中益气，两药相伍能补土制水。

## 细目三　饮逆致呕兼眩悸证治

### 要点　小半夏加茯苓汤证

【原文】卒呕吐，心下痞，膈间有水，眩悸者，小半夏加茯苓汤主之。(30)

小半夏加茯苓汤方：

半夏一升　生姜半斤　茯苓三两一法四两

上三味，以水七升，煮取一升五合，分温再服。

【释义】本条论述饮邪致呕兼眩悸证治。

病因病机：偶犯外邪，停聚于膈间的饮邪随胃气上逆，饮阻气滞，清阳不升，水气凌心。

证候：突然剧烈呕吐，病势急迫，兼见胃脘痞闷、头眩、心悸。

辨证：饮邪上逆。

治法：蠲饮降逆，宁心镇悸。

方药：小半夏加茯苓汤。本方在小半夏汤基础上加茯苓，方中半夏辛温，涤痰化饮，降逆止呕；生姜辛散，温中降逆，消散寒饮，又能抑制半夏之悍性；茯苓淡渗利水，宁心镇悸。

## 细目四　痰饮冒眩证治

### 要点　泽泻汤证

【原文】心下有支饮,其人苦冒眩,泽泻汤主之。(25)

泽泻汤方:

泽泻五两　白术二两

上二味,以水二升,煮取一升,分温再服。

【释义】本条论述痰饮冒眩证治。

病因病机:饮停于中,升降受阻,浊阴不能下行,清阳不能上达。

证候:上脘支撑胀满,头昏如冒,目眩懒睁。

辨证:脾虚饮泛,蒙蔽清阳。

治法:健脾化饮,降逆止眩。

方药:泽泻汤。重用泽泻五两,重在利水蠲饮,导浊阴下行;白术健脾制水,培土以断生饮之源。

# 第十一单元 消渴小便不利淋病脉证并治

## 细目 消渴证治

### 要点 白虎加人参汤证

【原文】渴欲饮水，口干舌燥者，白虎加人参汤主之。(方见中暍中)(12)

白虎加人参汤方：

知母六两 石膏一斤(碎) 甘草二两 粳米六合 人参三两

上五味，以水一斗，煮米熟汤成，去滓，温服一升，日三服。

【释义】本条论述肺胃热盛、气津两伤的消渴证治。

病因病机：肺胃热盛而伤及津液，热能伤津，亦能耗气，气虚不能化津，津亏无以上承，则口干舌燥、渴欲饮水，可见舌红苔黄而燥，脉大而细数。

证候：口干舌燥，渴欲饮水，可见舌红，苔黄而燥，脉大而细数。

辨证：肺胃热盛，气津两伤。

治法：清热止渴，益气生津。

方药：白虎加人参汤。方中生石膏、知母清热止渴，人参、甘草、粳米益气生津，使邪热得清，气复津生，消渴乃止。

# 第十二单元　水气病脉证并治

## 细目一　风水夹热证治

### 要点　越婢汤证

【原文】风水恶风，一身悉肿，脉浮不渴，续自汗出，无大热，越婢汤主之。(23)

越婢汤方：

麻黄六两　石膏半斤　生姜三两　大枣十五枚　甘草二两

上五味，以水六升，先煮麻黄，去上沫，内诸药，煮取三升，分温三服。恶风者加附子一枚炮，风水加术四两《古今录验》。

【释义】本条论述风水夹热证治。

病因病机：风水为病，初病在表，水为风激，泛溢于肌表，且有化热趋势。风性开泄，加之热迫津泄，热随汗出，但并未尽去。

证候：周身浮肿，以面目先肿或面目及腰以上肿甚为特征，恶风，低热或中度发热，口渴，自汗出，脉浮。

辨证：风水夹热。

治法：散邪清热，发越水气。

方药：越婢汤。方中麻黄配生姜发越宣散；重用辛寒之石膏，清解郁热；大枣、甘草益气和中以助药力。方后注“恶风者加附子”中的“恶风”指因此方发散太过，损伤卫阳，致恶风加重或不解，故加用附子以温经助阳；“加术”指水湿过盛者，宜加白术与麻黄相配，并行表里之湿以达微汗之效。

## 细目二　脾虚气滞证治

### 要点　枳术汤证

【原文】心下坚，大如盘，边如旋盘，水饮所作，枳术汤主之。(32)

枳术汤方：

枳实七枚　白术二两

上二味，以水五升，煮取三升，分温三服，腹中软，即当散也。

【释义】本条论述气分病脾虚气滞证治。

病因病机：脾虚气滞，失于健运转输，致水饮与气痞结于心下。

证候：心下坚块漫大如盘，上脘胀闷或疼痛。

辨证：脾虚气滞。

治法：行气散结，健脾化饮。

方药：枳术汤。方中枳实苦泄，行气散结消痞；白术苦温，健脾燥湿化饮。

# 第十三单元　黄疸病脉证并治

## 细目一　湿热并重证治

### 要点　茵陈蒿汤证

【原文】谷疸之为病，寒热不食，食即头眩，心胸不安，久久发黄，为谷疸，茵陈蒿汤主之。(13)

茵陈蒿汤方：

茵陈蒿六两　栀子十四枚　大黄二两

上三味，以水一斗，先煮茵陈，减六升，内二味，煮取三升，去滓，分温三服。小便当利，尿如皂角汁状，色正赤，一宿腹减，黄从小便去也。

【释义】本条论述黄疸湿热并重的证治。

病因病机：本证由湿热内蕴脾胃所致。湿热交蒸，营卫不和则生寒热；湿热内蕴，脾胃升降失常则不欲饮食，若勉强进食，反而增湿助热；湿热上冲，则见头目眩晕、心胸不安；湿热郁蒸日久累及血分则形成黄疸。

证候：寒热不食，食即头眩，心胸不安，身黄如橘子色，腹微满，小便不利。

辨证：湿热俱盛。

治法：清利湿热退黄。

方药：茵陈蒿汤。方中茵陈清热利湿退黄，为治疗黄疸的要药；栀子清热除烦，利湿退黄。两药合用，使湿热从小便而去。大黄活血化瘀，泻热退黄，通利大便。三味合用，清热利湿，行瘀退黄，使湿热、瘀热从大小便排泄。

## 细目二　湿重于热证治

### 要点　茵陈五苓散证

【原文】黄疸病，茵陈五苓散主之。(18)

茵陈五苓散方：

茵陈蒿末十分　五苓散五分

上二物和，先食饮方寸匕，日三服。

【释义】本条论述湿重于热的黄疸证治。

病因病机：湿热黄疸，湿多热少。

证候：全身发黄，黄色不甚鲜明，食少脘痞，身重便溏，小便不利，苔腻淡黄。

辨证：湿重于热。

治法：利湿清热退黄。

方药：茵陈五苓散。方中茵陈清热利湿退黄，五苓散化气利水除湿。

# 第十四单元　妇人妊娠病脉证并治

## 细目一　胎与癥的鉴别及癥病证治

### 要点　桂枝茯苓丸证

【原文】妇人宿有癥病，经断未及三月，而得漏下不止，胎动在脐上者，为癥痼害。妊娠六月动者，前三月经水利时，胎也。下血者，后断三月，衃也。所以血不止者，其癥不去故也，当下其癥，桂枝茯苓丸主之。(2)

桂枝茯苓丸方：

桂枝　茯苓　牡丹(去心)　桃仁(去皮尖，熬)　芍药各等分

上五味，末之，炼蜜和丸，如兔屎大，每日食前服一丸。不知，加至三丸。

【释义】本条论述胎与癥的鉴别及癥病漏下的治法。

病因病机：素有癥病为患，导致血瘀气滞，经水异常，渐至停经；瘀血内阻，血不归经，则漏下不止。

证候：妇人小腹包块疼痛拒按，下血色晦暗而有瘀块，舌质紫暗，脉沉涩。

辨证：瘀血阻滞，寒痰(湿)凝滞。

治法：祛瘀消癥。

方药：桂枝茯苓丸。方中桂枝、芍药通调血脉；桃仁、牡丹皮活血化瘀消癥；血不利易为水，茯苓利水以和血脉。炼蜜和丸，调和药性，起渐消缓散之功。

## 细目二　腹痛肝脾失调证治

### 要点　当归芍药散证

【原文】妇人怀妊，腹中㽲痛，当归芍药散主之。(5)

当归芍药散方：

当归三两　芍药一斤　茯苓四两　白术四两　泽泻半斤　芎䓖半斤(一作三两)

上六味，杵为散，取方寸匕，酒和，日三服。

【释义】本条论述肝脾不和腹痛的证治。

病因病机：本证由于肝虚气郁则血滞，脾虚气弱则湿停，肝病及脾，肝脾失调而致。

证候：腹中绵绵而痛或拘急而痛，体倦，浮肿，白带量多，小便不利，泄泻等。

辨证：肝脾失调，气郁血滞湿阻。

治法：养血疏肝，健脾利湿。

方药：当归芍药散。方中重用芍药养血柔肝，缓急止痛，辅以当归养血活血，川芎行血中之气；茯苓、白术健脾除湿；泽泻用量亦重，意在渗湿于下。

# 第十五单元　妇人杂病脉证并治

## 细目一　月经病冲任虚寒夹瘀证治

### 要点　温经汤证

【原文】问曰：妇人年五十所，病下利，数十日不止，暮即发热，少腹里急，腹满，手掌烦热，唇口干燥，何也？师曰：此病属带下。何以故？曾经半产，瘀血在少腹不去。何以知之？其证唇口干燥，故知之，当以温经汤主之。(9)

温经汤方：

吴茱萸三两　当归　芎䓖　芍药各二两　人参　桂枝　阿胶　牡丹皮(去心)　生姜　甘草各二两　半夏半升　麦门冬一升(去心)

上十二味，以水一斗，煮取三升，分温三服。亦主妇人少腹寒，久不受胎；兼取崩中去血，或月水来过多，及至期不来。

【释义】本条论述妇人冲任虚寒夹有瘀血而致崩漏的证治。

病因病机：妇人年五十所，七七之期任脉虚，太冲脉衰，经水当止。今下血数十日不止，乃属崩漏之疾。据条文“曾经半产，瘀血在少腹不去”结合年龄可知，证属冲任虚寒瘀血内阻。由于冲任虚损，气血运行不畅，瘀血阻滞，胞宫失养，故致崩漏下血，见少腹里急、腹满，或伴有刺痛、拒按等症。下血数十日不止，耗损阴血，阴血不足，虚热内生，则见暮即发热、手掌烦热等症。瘀血不去则新血不生，津液失于上润，故见唇口干燥。

证候：少腹里急，腹满或疼痛拒按，崩漏不止，或月经后期、量少，甚或闭经，经期腹痛等，并兼有气血不足的症状。

辨证：冲任虚寒，瘀血内停。

治法：温养血脉。

方药：温经汤。方中吴茱萸、生姜、桂枝温经散寒，通利血脉；阿胶、川芎、当归、芍药、牡丹皮养血和血行瘀；人参、甘草益气补虚；半夏降逆和中；麦冬养阴以制半夏辛燥而清虚热。

## 细目二　梅核气气滞痰凝证治

### 要点　半夏厚朴汤证

【原文】妇人咽中如有炙脔，半夏厚朴汤主之。(5)

半夏厚朴汤方：

半夏一升　厚朴三两　茯苓四两　生姜五两　干苏叶二两

上五味，以水七升，煮取四升，分温四服，日三夜一服。

【释义】本条论述咽中气滞痰凝的证治。

病因病机：本病多由于七情郁结，气机不畅，气滞痰凝阻于咽喉所致。

证候：自觉咽中阻塞不适，如有异物感，吞之不下，咯之不出，饮食无碍。

辨证：气滞痰凝。

治法：开结化痰，顺气降逆。

方药：半夏厚朴汤。方中半夏、厚朴、生姜辛以散结，苦以降逆；佐茯苓渗利下气化痰；紫苏叶芳香入肺，以宣气解郁。

## 细目三　脏 躁 证 治

### 要点　甘麦大枣汤证

【原文】妇人脏躁，喜悲伤欲哭，象如神灵所作，数欠伸，甘麦大枣汤主之。(6)

甘草小麦大枣汤方：

甘草三两　小麦一升　大枣十枚

上三味,以水六升,煮取三升,温分三服。亦补脾气。

【释义】本条论述脏躁证治。

病因病机:本证多因情志不舒或思虑过度,肝郁化火,伤阴耗液,心脾两伤,心神失养所致。

证候:情志失常,无故悲伤欲哭,频作伸欠,神疲乏力。

辨证:心脾两虚,心神失养。

治法:补益心脾,宁心安神。

方药:甘麦大枣汤。小麦养心安神;甘草、大枣甘润补中,补益心脾。

# 第五部分 温病学

## 第一单元 温热类温病

温热类温病指病因为温热性病邪，兼湿邪不明显的温病，主要包括风温病、春温病、暑温病、秋燥病等，具有起病急、传变快、易化燥伤阴的特点，治疗以清泄热邪为基础，还要时时顾护阴液。本单元以风温病、春温病、暑温病作为温热类温病之代表，进行详细论述。

### 细目一 主要温热类温病的传变规律

#### 要点一 风温病的传变规律

风温病是感受风热病邪引起的，多发生于冬春季节的急性外感热病。风温病初起以发热、微恶风寒、口微渴、咳嗽等肺卫表热证为主要表现，属于新感温病。发于冬季者，称为冬温。

如肺卫表热证不解，则其发展可以有两种情况：第一种是传入气分，病位可在肺、胃、大肠等。邪热犯于肺者，可致肺热咳喘，或痰热壅肺证；邪热犯于胃肠者，可出现阳明热盛证或阳明热结证，其中肺卫之热传于气分者，称为顺传。第二种是传入心包，出现神昏谵语、舌謇肢厥等临床表现，是肺卫之邪直接传入营分，称为逆传，此即叶天士所说“温邪上受，首先犯肺，逆传心包”。风温病后期，多见肺胃阴伤证。总的来说，风温病以肺为病变中心，以热伤肺胃之阴为主要病理损伤。

西医学中的大叶性肺炎、病毒性肺炎，或冬春季节的上呼吸道感染、流行性感冒、急性支气管炎等呼吸系统感染性疾病可参考风温病辨治。

#### 要点二 春温病的传变规律

春温病是发生于春季的急性外感热病。传统认为其病因是冬季的寒邪潜伏于体内，郁久化热形成温热病邪，曾名“伏寒化温病邪”。春温病发病之初就有明显的里热证表现，如发热、烦渴、舌红苔黄，严重者可见神昏、痉厥、斑疹，属于伏邪温病，这是春温病与风温病的鉴别点。

因感邪轻重、体质强弱的差异，春温病初期有发于气分和发于营分的不同。发于气分者，邪气虽盛，而正气亦强，病情相对较轻，若病情进一步发展，亦可深入营分、血分；发于营分者，邪热炽盛，营阴亏损，病情较重，可出现伤阴、闭窍、动风、动血等危重症。春温病初期虽以里热证为主，也可有短暂的卫表证表现。新感引动伏邪，称为“新感引发”；无卫表证表现者，称为“伏邪自发”。春温病后期，邪少虚多，主要损耗肝肾阴液，或致虚风内动，与风温病后期主要损伤肺胃阴液不同。春温病恢复期可见余邪留伏阴分，阴液被伤，表现为夜热早凉。

西医学中发生于春季的流行性脑脊髓膜炎、病毒性脑炎、重症流感等外感病可参考春温病辨治。

#### 要点三 暑温病的传变规律

暑温病是感受暑热病邪引起的，发生于夏暑季节的急性外感热病。暑温病初起即见壮热、烦渴、多汗、脉洪大等阳明气分热证表现，即叶天士所说“夏暑发自阳明”。

暑热内炽阳明，极易伤津耗气，甚则导致津气两脱。暑热之邪内陷心营，炼液为痰，可闭阻心包，见神昏谵语；暑热之邪引动肝风，可致痉厥；暑热之邪燔灼营血，可致出血、发斑。暑温病后期，邪热渐退，正虚邪恋，或见暑伤心肾证，或余邪夹痰瘀滞络而出现各种后遗症。暑热之邪易夹湿，因此，暑温病中亦可见暑湿犯肺、暑湿困阻中焦、暑湿弥漫三焦、暑湿伤气等证候。

西医学中发生于夏季的流行性乙型脑炎、登革热、钩端螺旋体病、流行性感冒等疾病可参考暑温病辨治。

## 细目二　温热类温病主要证治

### 要点一　卫分证治

温热类温病的卫分证以发热、微恶寒、口微渴为主要见症,可伴有头痛、无汗或少汗、咳嗽、舌边尖红、苔薄白、脉浮数等。此肺卫证主要见于风温病和秋燥病,以疏表透邪为基本治法,以风温病初起银翘散证治为代表。

**邪袭肺卫**

病机:风温病初起,风热病邪袭于肺卫。

证候表现:发热,微恶寒,头痛,无汗或少汗,咳嗽,口微渴,或咽喉肿痛,舌边尖红,苔薄白,脉浮数。

治法:辛凉解表,宣肺泄热。

方药:银翘散、桑菊饮。

**银翘散(辛凉平剂)**

金银花　连翘　桔梗　薄荷　竹叶　甘草　荆芥穗　淡豆豉　牛蒡子　鲜芦根

**桑菊饮(辛凉轻剂)**

杏仁　连翘　薄荷　桑叶　菊花　桔梗　芦根　生甘草

银翘散和桑菊饮都适用于风热犯于肺卫证,但清解之力有轻重之别。银翘散中有辛散透表之荆芥穗、淡豆豉,疏表祛邪力大,且金银花、连翘用量较大,再配竹叶,全方清热力亦强,故称为辛凉平剂。桑菊饮中无荆、豉,解表力较银翘散逊,且桑、菊清热之力亦无银、翘强,故称为辛凉轻剂;方中杏仁宣降肺气,止咳作用优于银翘散。两方均为轻清之剂,不宜久煎。

银翘散适用于风热袭表,卫气闭郁较重,即恶寒、无汗或少汗、头痛等表证明显者;桑菊饮适用于风热袭表,表证较轻,咳嗽较明显者。临床应用时,口渴甚可加天花粉、沙参;咽肿、项肿可加马勃、玄参;咳嗽甚除加杏仁、桔梗外,还可加前胡、紫菀等;有痰可加川贝母、瓜蒌。

### 要点二　气分证治

气分证温邪较盛,正气亦不衰,正邪相争剧烈,多处于温病的中期和极期,见发热、不恶寒、口渴、苔黄、脉数有力等。气分证可由风温病、秋燥病卫分之邪由表入里传变而致;而春温病属于伏邪温病,暑温病“夏暑发自阳明”,故初起即可见到气分证。

**1. 肺热腑实**

病机:痰热阻肺,肠腑热结。

证候表现:发热,痰涎壅盛,喘促,便秘,苔黄腻或黄滑,脉右寸实大。

治法:宣肺化痰,通腑泄热。

方药:宣白承气汤。

生石膏　生大黄　杏仁粉　瓜蒌皮

此为肺与大肠同病,痰热壅阻,肺气不降,则腑气难以下行;肠腑热结,腑气不通,则肺热无从外泄。故当肺与肠同治。宣白承气汤取麻杏甘石汤、承气汤合用之意,宣肺通腑,脏腑同治。肺系感染性疾病适当应用肺肠同治法,可提高泄热清肺的疗效,同时也提示,治疗此类疾病时要注意了解大便情况,如大便不通,在清解肺热的同时有必要通利大便,使邪热快速外解。

肺热炽盛,可加桑白皮、黄芩、鱼腥草;痰涎壅盛,加贝母、葶苈子等。

**2. 燥热伤肺**

病机:燥热壅肺,津液受损。

证候表现:发热,干咳无痰或少痰,气逆而喘,胸胁满闷,鼻咽干燥,心烦口渴,乏力,苔薄白干燥或薄黄干燥,舌边尖红赤。

治法:辛凉甘润,清肺润燥。

方药:清燥救肺汤。

生石膏　桑叶　甘草　人参　胡麻仁　阿胶　麦冬　杏仁　枇杷叶

本证为燥热病邪犯肺,致肺气郁闭,肺津受损,进而肺气上逆而致干咳少痰、痰黏难咳。燥热病邪与风热病邪都以肺为病变中心,但前者主要产生于秋季,更易致津液干燥,故治疗在清泄燥热的同时,要注意清润养阴,避免过用苦燥之品。

卫分之邪未尽,加连翘、牛蒡子;痰多,加贝母、瓜蒌;痰中带血,加白茅根、仙鹤草、侧柏叶;津伤重,加沙参等。

### 要点三　营分证治

营分证指热邪深入,劫灼营阴,扰乱心神而产生的病变,比气分证更深一层,病情较重。营分证多由气分邪热深入营分而致;或卫分证不解,邪热直接内陷营分;或体内热邪郁伏,暗耗营阴所致。心主血属营,营气通于心,营分的病变会影响到心神，可出现心烦不寐，甚或谵语等明显神志异常的表现；营和血都行于脉中，热窜血络则出现斑疹隐隐的表现。

**热灼营阴**

病机：营热阴伤，扰神窜络。

证候表现：身热夜甚，心烦不寐，甚或时有谵语，斑疹隐隐，咽燥口干反不甚渴，舌质红绛，苔薄或无苔，脉细数。

本证纯属营分，见舌质红绛，苔薄或无苔。若邪热初入营分而气分热未解，则多兼有黄白苔。

治法：清营解毒，透热养阴。

方药：清营汤。

犀角(现用水牛角代) 生地黄 玄参 竹叶心 麦冬 丹参 黄连 金银花 连翘

本方为温病营分证主方，其中生地黄、玄参、麦冬甘寒清热养阴，水牛角、黄连清营热解毒，丹参化瘀以防瘀热互结，金银花、连翘、竹叶心轻清透热，配入清营养阴解毒之品中，清解并外透营热，体现了叶天士“入营犹可透热转气”的营分证治疗特色。

若营热兼有表证，微恶风寒、咽痛，可加薄荷、蝉蜕、牛蒡子等疏散表邪；若兼神昏谵语、舌謇肢厥，可加安宫牛黄丸或紫雪丹。

## 要点四 热陷心包证治

热陷心包证亦称心包证，其发生或由风温病肺卫证误治、失治，加之平素心阴心气不足，致邪热与痰相结，未传气分而径入心包，即“逆传心包”；或气分证、营分证发展的过程中，邪热炽盛，炼液成痰，痰热闭窍，扰乱神明。本证是温病的危急重症。

**热陷心包**

病机：痰热内陷，闭阻心包。

证候表现：身灼热，神昏谵语，或昏愦不语，舌謇肢厥，舌色纯绛鲜泽，脉细数。

心包证属营分病变范畴，与热灼营分证不同的是，本证神志异常严重，表现为神昏谵语或昏愦不语；营分证神志异常较轻，仅表现为心烦不寐，或时有谵语，此外尚有营阴受损和血络受伤之表现。

治法：清心凉营，豁痰开窍。

方药：清宫汤送服安宫牛黄丸，或送服紫雪丹、至宝丹。

**清宫汤**

玄参心 莲子心 竹叶卷心 连翘心 犀角尖(现用水牛角尖代) 连心麦冬

**安宫牛黄丸**

市售成药，组成略。

**紫雪丹**

市售成药，组成略。

**至宝丹**

市售成药，组成略。

安宫牛黄丸、紫雪丹、至宝丹皆为凉开剂，有开窍醒神之功，又称为温病“三宝”，临证宜区别使用。安宫牛黄丸最凉，长于清热解毒，适用于高热神昏者；紫雪丹重镇药多，长于止痉息风、泄热通便，适用于高热惊厥、便秘者；至宝丹长于芳香辟秽，适用于痰浊蒙蔽心窍，神昏谵语者。

若热闭心包兼腑实，安宫牛黄丸可配以攻下药，如牛黄承气汤(安宫牛黄丸合生大黄末)；若病情突然逆转，正气外脱，称为内闭外脱，“三宝”应与固脱救逆之品同用，其中津气外脱者合生脉散，阳气暴脱者合参附汤。

## 要点五 热盛动风证治

温病过程中，邪热炽盛，热陷厥阴，引动肝风，属于实证动风，多出现在温病极期高热时，是温病危急重症。

**热盛动风**

病机：邪热亢盛，深入厥阴，肝风内动。

证候表现：高热不退，头痛头胀，心中躁扰，甚则神昏，手足抽搐，颈项强直，甚或角弓反张，舌干红绛，脉弦数。

治法：清热凉肝，息风止痉。

方药：羚角钩藤汤。

羚羊角 桑叶 菊花 钩藤 生地黄 白芍 竹茹 川贝母 茯神 甘草

羚角钩藤汤是治疗热盛动风的基本方，有息风止痉、清热增液舒筋的功效，温病治疗中多与其他药物配合使用。如抽搐兼见壮热、烦渴、舌红、脉洪大有力，为阳明气分热盛，引动肝风，当配以生石膏、知母清泄气分热；若兼见身热夜甚、舌质红绛，为心营热盛，引动肝风，当配以清营汤；若兼腑实便秘，当配以大黄、芒硝通下泄热；若有窍道出血，或斑疹外发，当配以水牛角、牡丹皮、紫草等凉血消斑；若有神昏狂躁，邪热内陷心包，当与“三宝”同用。

## 要点六　血分证治

血分证指热邪深入血分,引起耗血、动血的证候。血分证可由卫、气分之邪不解,深入血分而致,也可由营分之热发展而来,亦可由伏气温病发于血分而致。血分证一般病情危重,发展迅速,多见于温病的极期、后期,出血重者可见正气骤然外脱。

**热盛迫血**

病机:血分热毒炽盛,动血耗血,瘀热互结。

证候表现:灼热夜甚,躁扰不安,甚或昏狂谵妄,斑疹密布,色深红或紫黑,或吐血、衄血、便血、尿血,舌质深绛,脉数。

血分证以血热妄行之出血(窍道出血、斑疹)为主要临床特点,这是与营分证的不同之处。

治法:凉血散血,清热解毒。

方药:犀角地黄汤。

犀角(现用水牛角代)　生地黄　白芍　牡丹皮

本方清热凉血、滋养阴血、消散瘀血,清、养、散三法合用,凉血而不伤血,止血而不留瘀。其中生地黄用量应大,既凉血又养阴,同时起散血的作用。全方体现了叶天士入血"则恐耗血动血,直须凉血散血"的血分证治疗大则。临证运用,应根据出血部位配伍凉血止血之品,如吐血加侧柏叶、白茅根,衄血加白茅根、焦栀子、黄芩,便血加槐花、地榆,尿血加小蓟、琥珀、白茅根等。病情重,见高热、出血发斑等气血两燔之重症,可用清瘟败毒饮。

## 要点七　真阴耗竭证治

温邪久羁不退,耗伤肝肾之阴血,呈现邪少虚多之势,属温病后期下焦证候。

**真阴耗竭**

病机:温病日久,真阴耗伤,邪少虚多。

证候表现:低热不退,手足心热甚于手足背,口干咽燥,齿黑,或心悸,或神疲多眠,耳聋,舌干绛或枯萎,或紫晦而干,脉虚软或结代。

治法:滋补肝肾,润养阴液。

方药:加减复脉汤。

炙甘草　干地黄　麦冬　阿胶　麻仁　白芍

本方由《伤寒论》炙甘草汤去参、桂、姜、枣,加白芍而来,是温病后期邪入下焦、肝肾阴伤之主方。方中多滋润之品,邪少虚多时才可使用,邪热尚盛、正邪交争剧烈时不可用,以免敛邪助热。

本方去麻仁,加龙骨、牡蛎,名救逆汤,治温病误汗,损伤心气心阴,致心中动悸,汗出不止,若脉虚大欲散者,再加人参补元气固脱;大便溏薄,去麻仁,加牡蛎(名一甲复脉汤)滋阴固摄;虚风内动,手足蠕动,加生牡蛎、生鳖甲(名二甲复脉汤)以防痉厥。

## 要点八　虚风内动证治

虚风内动证是因肾阴耗竭导致的动风证,属于虚证动风。吴鞠通所言"热邪深入,或在少阴,或在厥阴,均宜复脉"即温病后期的厥、少同病证。本证与热盛动风证的区别,在动风表现上,虚证动风多为四末、口角的蠕动或颤动,徐缓无力,实证动风多为躯干、四肢抽搐有力,牙关紧闭;在发生的时间上,虚证动风多出现在温病后期,由热久伤阴,水不涵木,筋脉失养而致,实证动风多发生在温病的中期或极期,邪正抗争剧烈,由邪热炽盛,燔灼筋脉而致。

**阴虚动风**

病机:温病后期,水不涵木,虚风内动。

证候表现:低热,手足蠕动或瘛疭,心悸或心中憺憺大动,甚则心痛,形消神倦,咽干齿黑,舌干绛,脉虚细无力。

治法:滋养阴血,柔肝息风。

方药:三甲复脉汤、大定风珠。

**三甲复脉汤**

炙甘草　干地黄　白芍　麦冬　阿胶　麻仁　生牡蛎　生鳖甲　生龟甲

本方为加减复脉汤加生牡蛎、生鳖甲、生龟甲而成,治疗温病后期阴虚动风证,症见手足蠕动或瘛疭,心中憺憺大动,甚则心痛。

**大定风珠**

炙甘草　干地黄　白芍　麦冬　阿胶　麻仁　生牡蛎　生鳖甲　生龟甲　五味子　鸡子黄

本方为三甲复脉汤加五味子、鸡子黄而成。五味子酸敛,以防厥脱之变;鸡子黄为血肉有情之品,填阴增液息风。全方用于肝肾阴竭,阴阳时时欲脱之证。

本着阴阳互生之义,纯补阴方中,必要时当加补气固脱药物。如肺气将绝,喘息气促,加人参;阴阳两脱,自汗不止,加人参、龙骨、浮小麦;

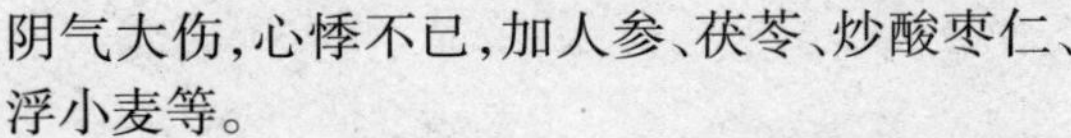

阴气大伤，心悸不已，加人参、茯苓、炒酸枣仁、浮小麦等。

### 要点九　后期正虚邪恋证治

温病后期，肝肾阴液被伤，余邪尚未尽退，处于正虚邪恋阶段，治疗既要扶助正气，又要清除余邪，当慎用性味猛烈或滋腻厚重的药物，以免伤正，闭门留寇。阴虚火炽证、邪留阴分证是温病后期具有代表性的正虚邪恋证候。

**1. 阴虚火炽**

病机：温病后期，肾阴耗伤，心火仍炽，心肾不能互济。

证候表现：身热，心烦不得卧，口燥咽干，舌红，苔黄或薄黑而干，脉细数。

治法：泻心火，育肾阴。

方药：黄连阿胶汤。

黄连　黄芩　炒白芍　阿胶　鸡子黄

本方甘、苦、酸同用，上泻心火，下滋肾水，攻补兼施，泻南补北。正如吴鞠通《温病条辨》所说："名黄连阿胶汤者，取一刚以御外侮，一柔以护内主之义也。"

若心火亢盛，加莲子心、栀子、淡竹叶；若津伤口渴较甚，可加麦冬、生地黄、知母；若兼有气短乏力，脉散大，可加生脉散。

**2. 邪留阴分**

病机：温病后期，阴液亏损，余邪留伏阴分。

证候表现：夜热早凉，热退无汗，能食形瘦，舌红少苔，脉沉细略数。

治法：滋阴透邪。

方药：青蒿鳖甲汤。

青蒿　鳖甲　生地黄　知母　牡丹皮

本方养阴透邪，亦属攻补兼施方。青蒿、鳖甲一以透热，一以养阴，为全方之君。正如吴鞠通所说："青蒿不能直入阴分，有鳖甲领之入也；鳖甲不能独出阳分，有青蒿领之出也。"若兼肺阴虚，可加沙参、麦冬、川贝母；若兼胃阴虚，可加玉竹、石斛、山药；若虚热明显，五心烦热，可加地骨皮、白薇、胡黄连。

真阴耗竭证、阴虚动风证、阴虚火炽证、邪留阴分证都属温病后期的证候，吴鞠通提出的"壮火尚盛者，不得用定风珠、复脉；邪少虚多者，不得用黄连阿胶汤；阴虚欲痉者，不得用青蒿鳖甲汤"即对以上四方证的鉴别。

# 第二单元　湿热类温病

湿热类温病为湿热性质的温邪所致，主要包括湿温病、伏暑病等，多见以脾胃为中心而弥漫全身的湿热症状，起病较缓、传变较慢、病势缠绵，证候有湿与热之偏重，病位有上、中、下焦之分，其中湿热邪气的转归有化燥伤阴、化寒伤阳之不同。此类温病的治疗以清化湿热为基本原则，注重分解湿热、因势利导以祛邪、顾护阴阳以扶正。本单元以湿温病、伏暑病作为湿热类温病之代表，进行详细论述。

## 细目一　主要湿热类温病的传变规律

### 要点一　湿温病的传变规律

湿温病是感受湿热病邪引起的急性外感热病，全年可见，但多发生于雨湿较盛、气候炎热的长夏。湿温病初起以湿遏卫气为主要病机，见身热不扬、恶寒少汗、身重肢倦、胸闷脘痞、苔腻脉缓等症。

湿温病起病较缓，传变亦较慢，因湿为阴邪，化热较慢，往往初起湿象偏重。湿温病初起见湿遏卫气证，或可见湿阻膜原证。随着卫分之邪内传或膜原之邪渐趋于脾胃，而出现气分湿热证。气分湿热证按湿与热的多少可分为湿重于热、热重于湿、湿热并重三种类型。中气虚者，中阳不足，热从湿化，病变偏于太阴脾，多呈现湿重于热证；中气实者，中阳偏旺，湿从热化，病变偏于阳明胃，多呈现热重于湿证；介于两者之间，湿与热互结者，证属湿热并重。湿热病邪弥漫，蒙上流下，上壅咽喉、头目，可致喉痹、头目不清；犯于肝胆，可出现黄疸；阻于肠道，则大便不通；蕴结膀胱，则小便不通等。本病若进入气分恢复阶段，余邪未尽，脾胃功能未复，治以轻清芳化，清涤余湿。

湿温病以脾胃为病变中心，其病邪是湿与热两种性质不同的邪气相合而成，故湿温病的转归有别于温热类温病。一种转归是湿从热化，日久化燥化火深入营血，可以伤阴、闭窍、动风、动血；另一种转归是热从湿化，耗伤脾肾之阳，导致“湿胜阳微”之阴寒证。

西医学中发生于夏秋季节的伤寒、副伤寒、沙门菌感染、钩端螺旋体病、流行性乙型脑炎、某些肠道病毒感染性疾病、流行性感冒，以及其他属于湿热性质的疾病可参考湿温病辨治。

### 要点二　伏暑病的传变规律

伏暑病是夏季感受暑邪，伏藏于体内，于秋冬季节发病的急性外感热病。本病以暑湿邪气伏藏为多见，初起即可见高热、烦渴、脘痞、苔腻等暑湿郁蒸气分证，属于伏邪温病。

伏暑病初起多见表里同病。夏月感受暑湿病邪，郁而未发，至深秋或冬月，由时令之邪引发，出现暑湿郁蒸气分兼表证，为卫气同病；素体阴虚内热重者，初起见营血分兼表证，为卫营同病。随着病情进一步发展，恶寒、无汗之表证去，暑湿邪气郁蒸气分者，可出现暑湿郁阻少阳、弥漫三焦、阻滞肠道等证；暑湿化燥化火入营血者，或出现内闭包络证，或出现瘀热蕴结下焦证等。本病后期，不论气分湿热证，还是营血分阴伤证，皆气阴大伤，甚则出现肾气大伤、下元亏损之险证。

西医学中发生于秋冬季节的重型流感、流行性出血热、散发性脑炎，以及其他一些具有湿热性质的疾病可参考伏暑病辨治。

## 细目二　湿热类温病主要证治

### 要点一　湿温病初发证治

湿温病初发，外内合邪为病，常见卫气同病，呈湿重热轻证候。

**湿遏卫气**

病机：湿温病初起，卫气同病，湿重热轻。

证候表现：身热不扬，午后热显，恶寒，无汗或少汗，头重如裹，身重肢倦，胸闷脘痞，面淡黄，口不渴，苔白腻，脉濡缓。

身热不扬是湿温病湿重于热的典型发热类型，由湿热病邪郁阻卫气，热为湿遏，热势不能外达所致，多伴有汗出热不解；湿热蕴蒸，导致胸脘痞闷、身重纳呆、舌苔白腻、脉濡缓等症状。本证发热恶寒，无汗或少汗，类似伤寒太阳表证，但胸闷脘痞、苔白腻、脉濡缓等湿邪表现突出。胸闷脘痞类似伤食积滞里证，但无苔垢浊、嗳腐食臭；午后热显似阴虚发热，但无颧红、五心烦热及舌红少苔，以上可作为证候鉴别依据。

治法：芳香化湿，宣通气机。

方药：三仁汤、藿朴夏苓汤。

**三仁汤**

杏仁 滑石 通草 豆蔻 竹叶 厚朴 生薏苡仁 半夏

**藿朴夏苓汤**

藿香 半夏 赤茯苓 杏仁 薏苡仁 豆蔻 猪苓 泽泻 淡豆豉 厚朴

两方都有杏仁、豆蔻、薏苡仁，均有开上、畅中、渗下的作用。三仁汤中有滑石、竹叶泄湿中之热，宜用于湿渐化热者；藿朴夏苓汤中有藿香、淡豆豉透表，猪苓、赤茯苓、泽泻渗利，宜用于表证明显且湿盛者。湿温病初起禁用辛温发汗、苦寒攻下、滋养阴液药，误用的不良后果如吴鞠通所说："汗之则神昏耳聋，甚则目瞑不欲言；下之则洞泄；润之则病深不解。"

若湿象较甚，可加苍术、石菖蒲、佩兰；若热象较甚，可加连翘、金银花、黄芩。

## 要点二 湿困中焦证治

湿困中焦证属于湿温病气分证，多由湿遏卫气证发展而来。湿温病气分证有湿与热偏重的不同，此证为湿重于热证。

**湿重热轻，困阻中焦**

病机：湿邪阻于中焦，脾胃升降失司。

证候表现：身热不扬，胸闷脘痞，腹胀，恶心呕吐，口不渴，或渴不欲饮，或渴喜热饮，大便溏泄，小便浑浊，苔白腻，脉濡缓。

本证为湿温病气分证，湿邪遏阻中焦，湿重于热，病变偏于脾。身热不扬、口不渴、小便浑浊、苔白腻、脉濡缓，均为湿邪偏重表现；胸闷脘痞、腹胀、恶心呕吐，为湿困中焦脾胃的表现。

治法：芳香宣化，燥湿运脾。

方药：雷氏芳香化浊法合三仁汤。

**雷氏芳香化浊法**

藿香 佩兰 半夏 陈皮 厚朴 大腹皮 荷叶

**三仁汤（见湿遏卫气证治）**

雷氏芳香化浊法芳化、温燥药多，功在畅脾气、化湿浊。

若湿浊重，胸腹满闷，苔白厚浊腻明显，可加用茯苓、薏苡仁等淡渗利湿药，利小便以加强利湿；若湿邪蒙蔽于上，见神志如蒙、头昏胀，可配合苏合香丸开窍（苏合香丸，市售成药，组成略）；若湿已化热，口微渴，小便黄赤，可加竹叶、栀子、黄芩、滑石、生甘草；若胸闷脘痞较甚，可加枳壳、郁金、紫苏梗。

## 要点三 湿阻膜原证治

湿阻膜原证为湿热秽浊郁伏膜原，阻遏气机所致，可见于湿温病初起，也可由湿遏卫气证转化而来。膜原位置特殊，清代温病学家薛生白说："膜原者，外通肌肉，内近胃腑，即三焦之门户，实一身之半表半里也。"湿阻膜原证亦归属于中焦证。

**邪阻膜原，湿浊偏盛**

病机：湿热秽浊郁伏膜原，阻遏气机。

证候表现：寒热往来，寒甚热微，身痛有汗，手足沉重，呕逆胀满，舌苔白厚腻浊如积粉，脉缓。

膜原为一身之半表半里，湿热秽浊郁伏膜原，阻滞表里气机，阳气被阻遏，故寒热往来，寒甚热微；舌苔白厚腻浊如积粉为湿浊内盛之象，也是湿阻膜原证的特征性舌象。

治法：疏利透达膜原湿热。

方药：雷氏宣透膜原法。

槟榔 厚朴 草果 黄芩 甘草 藿香 半夏 生姜

湿阻膜原证湿浊重，非一般燥湿药所能为功，当疏利透达膜原湿浊。雷氏宣透膜原法由明末医家吴又可的达原饮化裁而来，槟榔、厚朴、草果为核心药物，辛开行气，芳香辟秽，直达膜原；辅以藿香、半夏、生姜燥湿化浊；佐以黄芩、甘草泄热、和中。本方性温燥，不可过用。

若秽浊内盛，可加苍术、石菖蒲、佩兰；若太阳不开，腰背项痛，可加羌活；若阳明腑实，大便秘结，可加大黄；若少阳不利，胁痛、口苦，可加柴胡。

## 要点四 湿热中阻证治

湿热中阻证可由湿困中焦证发展而来,为湿热并重证。

**湿热并重,困阻中焦**

病机:湿热交蒸,郁阻中焦,脾胃升降失司。

证候表现:发热,汗出不解,口渴不欲多饮,脘痞呕恶,心中烦闷,便溏色黄,小便短赤,苔黄腻,脉滑或濡数。

湿热并重困阻中焦证与湿重热轻困阻中焦证,病位都在中焦,皆有脘痞、呕恶、便溏等脾胃升降失常表现,但湿与热的轻重不同。前者湿热并重,热象已显,见发热汗出不解、小便短赤、苔黄滑腻、脉濡数等;后者湿重于热,湿象明显,见身热不扬、口不渴、小便浑浊、苔白腻、脉濡缓等。

治法:辛开苦降,燥湿泄热。

方药:王氏连朴饮。

黄连 厚朴 石菖蒲 半夏 淡豆豉 栀子 芦根

黄连、栀子为苦寒药,与朴、夏辛苦温药相伍,寒温并用,苦辛并进,分解中焦湿热,调整脾胃升降,即辛开苦降之意;石菖蒲、淡豆豉、芦根芳香、宣透、淡渗,与辛苦温燥之品共用,湿热两解。

若呕吐重,加姜汁、竹茹;若身发白㾦,加薏苡仁、竹叶;若兼食滞,加茵陈、麦芽;若津伤口渴,小便短赤,加白茅根。

## 要点五 湿热蕴毒证治

温病出现局部红肿热痛,甚则溃烂,或发斑疹,称为温毒类温病。湿热蕴毒为气分湿热之邪蕴结壅滞成毒,导致咽喉肿痛或身黄,可参考温毒类温病辨治。

**湿热蕴毒**

病机:湿热交蒸,充斥气分,蕴酿成毒。

证候表现:发热口渴,咽喉肿痛,小便黄赤,或身目发黄,脘腹胀满,肢酸倦怠,苔黄腻,脉滑数。

本证为湿热交蒸,弥漫上下,蕴结成毒所致。身目发黄、咽喉肿痛分别为湿热犯于肝胆和湿热蕴毒上壅咽喉之征;脘腹胀满、肢酸倦怠说明中焦湿热为患。

治法:清热化湿,解毒利咽。

方药:甘露消毒丹。

滑石 茵陈 黄芩 石菖蒲 川贝母 木通 藿香 射干 连翘 薄荷 豆蔻

本方又名普济解毒丹,清代著名温病学家王孟英称其为"治湿温时疫之主方",该方煎剂在现代临床有广泛应用。

心烦热,加栀子、黄连;口渴重,加天花粉、芦根;咽喉肿痛甚或化脓,加金银花、板蓝根、白僵蚕;黄疸明显,可加大黄、栀子。

## 要点六 湿热酿痰蒙蔽心包证治

湿温病气分湿热日久不解,酿蒸痰浊,蒙蔽心包,出现神志异常,为湿热酿痰蒙蔽心包证。本证临床特点为神志似清似昧,或时清时昧,即使清醒也表情淡漠,反应迟钝,严重时谵语乱言,亦是温病的危重症。

**湿热酿痰,蒙蔽心包**

病机:气分湿热久郁,酿成痰浊,蒙蔽心包。

证候表现:身热不退,朝轻暮重,神志昏蒙,似清似昧或时清时昧,时或谵语,舌苔黄腻,脉濡滑数。

治法:清热化湿,豁痰开窍。

方药:菖蒲郁金汤送服苏合香丸或至宝丹。

**菖蒲郁金汤**

鲜石菖蒲 郁金 炒栀子 连翘 木通 鲜竹叶 牡丹皮 竹沥 灯心草 玉枢丹

**苏合香丸**

市售成药,组成略。

**至宝丹**

市售成药,组成略。

菖蒲郁金汤中石菖蒲、郁金、竹沥、玉枢丹芳香辟秽化痰,连翘、鲜竹叶、炒栀子、牡丹皮清热透湿,木通、灯心草导湿热下行,共成湿热酿痰蒙蔽心包证的基础方;若增强豁痰开窍力量,需配合苏合香丸或至宝丹。若湿浊偏盛,如苔白腻、脉濡缓,配苏合香丸;若热象明显,如苔黄腻、脉濡滑数,配至宝丹。苏合香丸以辛香药为主体,祛湿化痰、开闭通窍力强,属于温开剂。

如见神昏谵语,或昏愦不语,身体灼热,舌苔渐化燥,舌质红绛,舌謇肢厥,说明湿热已化燥,成痰热而内陷心包,病变由气分入营分,当治以清心凉营、豁痰开窍。

## 要点七 暑湿郁阻少阳证治

暑湿病邪由暑热邪气夹湿邪而成,其导致的证候可见于夏暑季节的暑温病,亦可见于秋冬季节的伏暑病,属于湿热性质证候。"少阳"

指足少阳胆和手少阳三焦，是人体表里之枢和气机、水液运行的通道。暑湿郁阻少阳可见表里不和、三焦不利的表现。

**暑湿郁阻少阳**

病机：暑湿郁蒸少阳气分，气机郁阻，热重湿轻。

证候表现：寒热似疟，身热午后甚，入暮尤剧，天明得汗诸症稍减，但胸腹灼热不除，口渴心烦，脘痞呕恶，舌红，苔黄白而腻，脉弦数。

暑湿郁阻少阳证是气分湿热证中的一类证候，因邪在少阳，枢机不利，故寒热似疟；脘痞呕恶、苔黄白而腻为湿阻中焦，胃气上逆之象；口渴心烦、舌红脉数为暑热内郁之象。

治法：清泄少阳，分消湿热。

方药：蒿芩清胆汤。

青蒿　黄芩　竹茹　半夏　枳壳　陈皮　赤茯苓　碧玉散

若心烦重，为热邪扰心，加栀子、淡豆豉；恶心呕吐明显，为痰热犯胃，加黄连、紫苏叶、生姜；若湿邪较重，加豆蔻、薏苡仁、通草；黄疸，可加茵陈、苦参、栀子、金钱草等。

## 要点八　暑湿夹滞阻结肠道证治

暑湿属湿热性病邪，易侵犯胃肠道，若与肠中糟粕搏结，则郁滞肠腑，邪热与有形之邪相合可导致身热稽留、脘腹胀满、胃失和降、肠道失司等表现，常见于夏秋季节暑温病或伏暑病。

**暑湿夹滞，阻结肠道**

病机：暑湿邪气与肠中积滞胶结，郁蒸气分，阻滞气机。

证候表现：身热稽留，胸腹灼热，恶心呕吐，脘腹痞胀，大便溏而不爽，色黄如酱，苔黄垢腻，脉滑数。

暑湿与肠中积滞相互胶结，郁蒸胃肠，则身热稽留，胸腹灼热；肠道气机阻滞，传导失司，则致大便溏而不爽，色黄如酱，多伴有恶心呕吐、脘腹痞胀等症状；苔黄垢腻、脉滑数为湿热积滞之象。

治法：导滞通下，清热化湿。

方药：枳实导滞汤。

枳实　生大黄　山楂　槟榔　厚朴　黄连　神曲　连翘　紫草　木通　生甘草

本证需与肠热下利、热结肠腑鉴别。肠热下利多见泻下稀便臭秽，伴肛门灼热，苔黄燥；热结肠腑可见下利臭秽稀水，伴腹部胀满硬痛，苔焦燥起刺。两者均无本证湿邪阻滞的便溏而不爽、苔黄腻特征，可资鉴别。

如脘腹胀满，气机阻滞较甚，加陈皮、木香、大腹皮等；如呕逆较甚，胃气不和，加半夏、生姜、紫苏叶等。

## 要点九　暑湿弥漫三焦证治

暑湿邪气属于湿热性质的邪气，其暑热邪气偏盛，可蒸腾湿邪弥漫于上下表里。

**暑湿弥漫三焦**

病机：气分暑湿郁蒸，弥漫于上、中、下三焦。

证候表现：身热，汗出，口渴，面赤，耳聋，眩晕，胸闷喘咳，痰中带血，脘痞腹胀，下利稀水，小便短赤，舌红赤，苔黄滑，脉滑数。

暑湿弥漫三焦，蒸郁上焦可见面赤、耳聋、目昏；暑湿犯肺，肺气不利，见胸闷咳嗽，甚则咳血；蒸郁中焦可见脘痞腹胀，恶心呕吐，不甚渴饮；蒸郁下焦可见小便短赤，下利清水。

治法：清暑化湿，宣通三焦。

方药：三石汤。

滑石　石膏　寒水石　杏仁　竹茹　金银花　金汁　通草

上焦证重而咳嗽胸闷明显，加瓜蒌、贝母、大豆黄卷等；中焦证重而脘痞腹胀明显，甚至出现呕恶，加豆蔻、半夏、厚朴等；下焦证重而见小便短少或不畅，加猪苓、茯苓、泽泻等。

## 要点十　余湿留恋证治

湿温病恢复期，邪气渐退，余湿未尽，脾胃功能未完全恢复，需清除余邪，活跃中焦气机，以恢复脾胃功能。

**后期余湿留恋**

病机：湿温病气分证后期，余湿未尽，脾气不舒，胃气未醒。

证候表现：身热已退，或有低热，脘中微闷，知饥不食，苔薄腻，脉濡缓。

治法：轻清芳化，清涤余湿。

方药：薛氏五叶芦根汤。

藿香叶　鲜荷叶　枇杷叶　佩兰叶　薄荷叶　芦根　冬瓜子

湿温病恢复期，正虚邪恋，忌用重剂。薛生白说："此湿热已解，余邪蒙蔽清阳，胃气不舒，宜用极轻清之品，以宣上焦阳气。若投味重之剂，是与病情不相涉矣。"

若脾虚湿重，困倦乏力，可加苍术、茯苓；若恶心呕吐，可加豆蔻、紫苏梗；若便溏，食欲不振，可加白扁豆、炒薏苡仁、炒麦芽。

# 第三单元　温毒类温病

## 细目　温毒类温病主要证治

温毒类温病是温病的一种特殊类型，由温毒病邪引起，包括大头瘟、烂喉痧等疾病，多发生于冬春两季。温毒病邪具有六淫病邪的性质，又具有攻冲走窜、蕴结壅滞之特性，所以温毒类温病除具有一般外感热病的临床表现外，还具有局部红肿热痛，甚则溃烂，或发斑疹之特点。

现代临床中的颜面丹毒、腮腺炎、猩红热等疾病可参考温毒类温病辨治。

### 要点一　大头瘟毒壅肺胃证治

大头瘟是感受风热时毒引起的急性外感热病，初起即见卫气同病，继则肺胃热毒炽盛。本病以头面红肿疼痛，甚则溃烂等为特征。毒盛肺胃证为大头瘟气分热毒炽盛、化火攻冲头面的证候。

**毒盛肺胃**

病机：肺胃热毒炽盛，攻冲头面。

证候表现：壮热口渴，烦躁不安，头面焮肿疼痛，咽喉疼痛加剧，舌红苔黄，脉数有力。

治法：清热解毒，疏风消肿。

方药：普济消毒饮。

黄芩　黄连　玄参　板蓝根　马勃　牛蒡子　薄荷　连翘　僵蚕　桔梗　升麻　柴胡　陈皮　生甘草

本方是清热解毒、疏散头面风热时毒之要方。吴鞠通《温病条辨》说："温毒咽痛喉肿，耳前耳后肿，颊肿，面正赤，或喉不痛，但外肿，甚则耳聋，俗名大头温、虾蟆温者，普济消毒饮去柴胡、升麻主之。初起一二日，再去芩连，三四日加之佳。""其方之妙，妙在以凉膈散为主，而加入清气之马勃、僵蚕、银花，得轻可去实之妙；再加元参、牛蒡、板蓝根，败毒而利肺气，补肾水以上济邪火……此方皆系轻药，总走上焦，开天气、肃肺气。"可供临床参考。

若邪毒偏盛，头面红肿较甚，可加夏枯草、菊花；若头面肿胀紫赤，加牡丹皮、桃仁、紫草；若兼腑实便秘，可加大黄、芒硝。

### 要点二　烂喉痧毒燔气营（血）证治

烂喉痧是感受温热时毒引起的急性外感热病，以咽喉肿痛糜烂、肌肤丹痧密布为临床特征，又名疫喉痧、时喉痧，属于传染病，与乙类传染病中的猩红热极为相似。温热时毒从口鼻而入，直犯肺胃。咽喉为肺胃之门户，肺主皮毛，胃主肌肉，正如何廉臣所说："疫痧时气，吸从口鼻，并入肺经气分则烂喉，并入胃经血分则发痧。"毒燔气营（血）证为疫毒之邪深入营血分，气营（血）同病的危重证候。

**毒燔气营（血）**

病机：烂喉痧邪毒化火，燔灼气营（血）。

证候表现：壮热，烦躁口渴，咽喉肿痛糜烂，甚则气道不通，肌肤丹痧紫赤密布，红晕融合成片，舌绛干燥起芒刺，状如杨梅，脉细数。

治法：气营（血）两清，解毒救阴。

方药：凉营清气汤。

犀角（现用水牛角代）　鲜石斛　黑栀子　牡丹皮　鲜生地黄　薄荷叶　黄连　赤芍　玄参　生石膏　生甘草　连翘　竹叶　白茅根　芦根　金汁

痰多加竹沥水，或珠黄散（珍珠、西牛黄）内服或吹于患处；咽喉肿痛腐烂，加服六神丸。本证危重，易内陷出现热闭心包之神昏谵语、热盛动风之痉厥，甚则出现内闭外脱等变证。

# 第六部分　中　药　学

## 第一单元　药 性 理 论

中药药性又称中药性能。中药的性能是中药作用的基本性质和特征的高度概括。药性理论是中药理论的核心，主要包括四气、五味、升降浮沉、归经、有毒无毒等。

### 细目一　四　　气

#### 要点一　四气所表示药物的作用

一般来讲，寒凉药分别具有清热泻火、凉血解毒、滋阴除蒸、泄热通便、清热利尿、清化热痰、清心开窍、凉肝息风等作用；而温热药则分别具有温里散寒、暖肝散结、补火助阳、温阳利水、温经通络、引火归原、回阳救逆等作用。

#### 要点二　四气对临床用药的指导意义

1.《素问·至真要大论》“寒者热之，热者寒之”、《神农本草经·序录》“治寒以热药，治热以寒药”提出了运用四气理论指导临床用药的基本原则。具体来说，温热药多用治中寒腹痛、寒疝作痛、阳痿不举、宫冷不孕、阴寒水肿、风寒痹证、血寒经闭、虚阳上越、亡阳虚脱等一系列阴寒证；而寒凉药则主要用于实热烦渴、温毒发斑、血热吐衄、火毒疮疡、热结便秘、热淋涩痛、黄疸水肿、痰热喘咳、高热神昏、热极生风等一系列阳热证。

2. 由于寒与凉、热与温之间具有程度上的差异，因而在用药时也要注意。如当用热药而用温药，当用寒药而用凉药，则病重药轻，达不到治愈疾病的目的；反之，当用温药而用热药则反伤其阴，当用凉药反用寒药则易伤其阳。

3. 至于表寒里热、上热下寒、寒热中阻而致的寒热错杂的复杂病证，则当寒热药并用，使寒热并除。若为寒热错杂、阴阳格拒的复杂病证，又当采用寒热并用佐治之法治之，即张介宾“以热治寒，而寒拒热，则反佐以寒药而入之；以寒治热，而热拒寒，则反佐以热药而入之”之谓也。

### 细目二　五　　味

#### 要点　五味所表示药物的作用

辛：“能散能行”，即具有发散、行气行血的作用。一般来讲，解表药、行气药、活血药多具有辛味。因此辛味药多用治表证及气血阻滞之证。如紫苏叶发散风寒、木香行气除胀、川芎活血化瘀等。

甘：“能补、能和、能缓”，即具有补益、和中、调和药性和缓急止痛的作用。一般来讲，滋养补虚、调和药性及制止疼痛的药物多具有甘味。甘味药多用治正气虚弱、身体诸痛及调和药性、中毒解救等几个方面。如人参大补元气、熟地滋补精血、饴糖缓急止痛、甘草调和药性并解药食中毒等。

酸：“能收、能涩”，即具有收敛、固涩的作用。一般固表止汗、敛肺止咳、涩肠止泻、固精缩尿、固崩止带的药物多具有酸味。酸味药多用治体虚多汗、肺虚久咳、久泻肠滑、遗精滑精、遗尿尿频、崩带不止等证。如五味子固表止汗、乌梅敛肺止咳等。

苦：“能泄、能燥、能坚”，即具有清泄火热、泄降气逆、通利大便、燥湿、坚阴（泻火存阴）等作用。一般来讲，清热泻火、下气平喘、降逆止呕、通利大便、清热燥湿、苦温燥湿、泻火存阴的药物多具有苦味。苦味药多用治热证、火证、喘咳、呕恶、便秘、湿证、阴虚火旺等证。如黄芩、栀子清热泻火，杏仁、葶苈子降气平喘，半夏降逆止呕，大黄泄热通便，龙胆、黄连清热燥湿，苍术、厚朴苦温燥湿，知母、黄柏泻火存阴等。

咸："能下、能软"，即具有泻下通便、软坚散结的作用。一般来讲，泻下或润下通便及软化坚硬、消散结块的药物多具有咸味。咸味药多用治大便燥结、瘰核、瘿瘤、癥瘕、痞块等证。如芒硝泄热通便，海藻、牡蛎消散瘿瘤，鳖甲软坚消癥等。

淡："能渗、能利"，即具有渗湿利小便的作用，故有些利水渗湿的药物具有淡味。淡味药多用治水肿、脚气、小便不利之证。如薏苡仁、通草、灯心草、茯苓、猪苓、泽泻等。由于《神农本草经》未提淡味，后世医家主张"淡附于甘"，故只言五味，不称六味。

涩：与酸味药的作用相似，多用治虚汗、泄泻、尿频、遗精、滑精、出血等证。如莲子固精止带，禹余粮涩肠止泻，海螵蛸收涩止血等。

## 细目三　升降浮沉

### 要点一　影响升降浮沉的因素

影响药物升降浮沉的因素主要与四气五味及药物质地轻重有密切关系，并受到炮制和配伍的影响。

1. **药物的升降浮沉与四气五味有关**　一般来讲，凡味属辛、甘，气属温、热的药物，大都是升浮药，如麻黄、升麻、黄芪等；凡味属苦、酸、咸，性属寒、凉的药物，大都是沉降药，如大黄、芒硝、山楂等。

2. **药物的升降浮沉与药物的质地轻重有关**　一般来讲，花、叶、皮、枝等质轻的药物大多为升浮药，如紫苏叶、菊花、蝉蜕等；而种子、果实、矿物、贝壳及质重者大多都是沉降药，如苏子、枳实、牡蛎、赭石等。除上述一般规律外，某些药具有特殊性，如旋覆花虽然是花，但功能降气消痰、止呕止噫，药性沉降而不升浮；苍耳子虽然是果实，但功能通窍发汗、散风除湿，药性升浮而不沉降，故有"诸花皆升，旋覆独降；诸子皆降，苍耳独升"之说。

3. **药物的升降浮沉与炮制、配伍的影响有关**　药物的炮制可以影响转变其升降浮沉的性能。如有些药物酒制则升，姜炒则散，醋炒收敛，盐炒下行。如大黄，属于沉降药，峻下热结，泄热通便，经酒炒后，大黄则可清上焦火热，可治目赤头痛。故李时珍说："升者引之以咸寒，则沉而直达下焦，沉者引之以酒，则浮而上至巅顶。"又药物的升降浮沉通过配伍也可发生转化，如升浮药升麻配当归、肉苁蓉等咸温润下药同用，虽有升降合用之意，终成润下之剂，即少量升浮药配大量沉降药也随之下降；又如牛膝引血下行为沉降药，与桃仁、红花及桔梗、柴胡、枳壳等升达清阳、开胸行气药同用，也随之上升，主治胸中瘀血证，即少量沉降药与大队升浮药同用则随之上升的例证。

### 要点二　升浮与沉降的不同作用

升降浮沉代表不同的药性，标示药物不同的作用趋向。

一般升浮药，性主温热，味属辛、甘、淡，质地多为轻清至虚之品，作用趋向多主上升、向外。就其代表药物的具体功效而言，分别具有疏散解表、宣毒透疹、解毒消疮、宣肺止咳、温里散寒、暖肝散结、温通经脉、通痹散结、行气开郁、活血消癥、开窍醒神、升阳举陷、涌吐等作用。

一般沉降药，性主寒凉，味属酸、苦、咸，质地多为重浊坚实之品，作用趋向多主下行、向内。就其代表药物的具体功效而言，分别具有清热泻火、泻下通便、利水渗湿、重镇安神、平肝潜阳、息风止痉、降逆平喘、止呕、止呃、消积导滞、固表止汗、敛肺止咳、涩肠止泻、固崩止带、涩精止遗、收敛止血、收湿敛疮等作用。

### 要点三　升浮沉降对临床用药的指导意义

药物具有升降浮沉的性能，可以调整脏腑气机的紊乱，使之恢复正常的生理功能，或作用于机体的不同部位，因势利导，驱邪外出，从而达到治愈疾病的目的。具体而言：

1. 病变部位在上、在表者，宜升浮不宜沉降。如外感风热则应选用薄荷、菊花等升浮药来疏散。

2. 病变部位在下、在里者，宜沉降不宜升浮。如热结肠燥、大便秘结者，则应选用大黄、芒硝等沉降药来泄热通便。

3. 病势上逆者，宜降不宜升，如肝阳上亢、头晕目眩，则应选用赭石、石决明等沉降药来平肝潜阳。

4. 病势下陷者，宜升不宜降，如气虚下陷久泻脱肛，则应用黄芪、升麻、柴胡等升浮药来升阳举陷。

总之，必须针对疾病发生部位有在上、在下、在表、在里的区别，病势有上逆、下陷的区别，根据药物升降浮沉的不同特性，恰当选用药物。这是临床用药必须遵循的重要原则。

## 细目四　归　经

### 要点一　归经的理论基础和依据

中药归经理论是在中医基本理论指导下，以脏腑经络学说为基础，以药物所治疗的具体病证为依据，经过长期临床实践总结出来的用药理论。

### 要点二　归经理论对临床用药的指导意义

1. 掌握归经便于临床辨证用药。

2. 掌握归经理论有助于区别功效相似的药物。

3. 运用归经理论指导临床用药，还要依据脏腑经络相关学说，注意脏腑病变的相互影响，恰当选择用药。

## 细目五　毒　性

### 要点一　毒性的含义

1. **古代毒性的概念**　古代药物毒性的含义较广，既认为毒药是药物的总称、毒性是药物的偏性，又认为毒性是药物毒副作用大小的标志。而后世本草书籍在其药物性味下标明“有毒”“大毒”“小毒”等，则大都指药物的毒副作用的大小。

2. **现代药物毒性的概念**　一般系指药物对机体所产生的不良影响及损害性。包括急性毒性、亚急性毒性、亚慢性毒性、慢性毒性和特殊毒性如致癌、致突变、致畸胎、成瘾等。所谓毒药一般系指对机体发生化学或物理作用，能损害机体引起功能障碍、疾病甚至死亡的物质。

### 要点二　正确对待中药的毒性

正确对待中药的毒性，是安全用药的保证，这里包含如何总体评价中药的毒性、如何正确看待文献记载及如何正确看待临床报告。

1. **正确总体评价中药毒性**　目前中药品种已达 12 800 多种，而见中毒报告的有 100 余种，其中许多还是临床很少使用的剧毒药。大多数中药品种是安全的，这是中药一大优势，尤其与西药（化学合成药）造成众多药源性疾病的危害相比，中药安全低毒的优势就更加突出。

2. **正确对待本草文献记载**　历代本草对药物毒性多有记载，这是前人的经验总结，值得借鉴。但由于受历史条件的限制，也出现了不少缺漏和错误的地方，如《本草纲目》认为马钱子无毒，《中国药学大辞典》认为黄丹、桃仁无毒等，说明对于药物毒性的认识，随着临床经验的积累、社会的发展，有一个不断修改、逐步认识的过程。相信文献，不能尽信文献，实事求是，才是科学态度。

3. **重视中药中毒的临床报道**　自新中国成立以来，出现了大量中药中毒报告，仅单味药引起中毒就达上百种之多，其中植物药 90 多种，如关木通、苍耳子、苦楝皮等，动物药及矿物药各 10 多种，如斑蝥、蟾蜍、鱼胆。由此可见，文献中认为大毒、剧毒的固然有中毒致死的，小毒、微毒甚至无毒的同样也有中毒病例发生，故临床应用有毒中草药要慎重，就算是“无毒”的，也不可掉以轻心。认真总结经验，既要尊重文献记载，更要重视临床经验，相互借鉴，才能全面、深刻、准确地理解掌握中药的毒性，对保证安全用药是十分必要的。

4. **加强对有毒中药的使用管理**　此处所称的有毒中药，系指列入国务院《医疗用毒性药品管理办法》的中药品种，即砒石、砒霜、水银、生马钱子、生川乌、生草乌、生白附子、生附子、生半夏、生南星、生巴豆、斑蝥、青娘虫、红娘虫、生甘遂、生狼毒、生藤黄、生千金子、生天仙子、闹羊花、雪上一枝蒿、红升丹、白降丹、蟾酥、洋金花、红粉、轻粉、雄黄。

### 要点三 引起中药中毒的主要原因

引起中药中毒的主要原因有剂量过大、误服伪品、炮制不当、制剂服法不当、配伍不当。此外，药不对证、自行服药、乳母用药及个体差异也是引起中毒的原因。

### 要点四 掌握药物毒性强弱对指导临床用药的意义

1. 在应用毒药时要针对体质的强弱、疾病部位的深浅，恰当选择药物并确定剂量，中病即止，不可过服，以防止过量和蓄积中毒。同时要注意配伍禁忌，凡两药合用能产生剧烈毒副作用的禁止同用，并严格执行毒药的炮制标准，以降低毒性。相关部门要抓好药品鉴别，防止伪品混用，注意保管好剧毒中药，从不同的环节努力，确保用药安全，以避免中毒的发生。

2. 根据中医“以毒攻毒”的原则，在保证用药安全的前提下，也可采用某些毒药治疗某些疾病。如用雄黄治疗疔疮恶肿，水银治疗疥癣梅毒，砒霜治疗白血病等，让有毒中药更好地为临床服务。

3. 掌握药物的毒性及其中毒后的临床表现，便于诊断中毒原因，以便及时采取合理、有效的抢救治疗手段，对于搞好中药中毒抢救工作具有十分重要的意义。

# 第二单元　中药的配伍与用药禁忌

## 细目一　中药的配伍

### 要点一　配伍的意义

中药配伍既照顾到复杂病情，又增加了疗效，扩大治疗范围，减少了毒副作用。因此，掌握中药配伍规律对指导临床用药意义重大。

### 要点二　配伍的内容

《神农本草经·序录》将各种药物的配伍关系归纳为“有单行者，有相须者，有相使者，有相畏者，有相恶者，有相反者，有相杀者，凡此七情，合和视之”。这“七情”之中除单行外，都是谈药物配伍关系，兹分述如下：

1. **单行**　单行就是单用一味药来治疗某种病情单一的疾病。对于病情比较单纯的病证，往往选择一种针对性较强的药物即可达到治疗目的。如古方独参汤，即单用一味人参，治疗大失血所引起元气虚脱的危重病证。

2. **相须**　相须就是两种功效类似的药物配合应用，可以增强原有药物的功效。如麻黄配桂枝，能增强发汗解表、祛风散寒的作用。它构成了复方用药的配伍核心，是中药配伍应用的主要形式之一。

3. **相使**　相使就是以一种药物为主，另一种药物为辅，两药合用，辅药可以提高主药的功效。如黄芪配茯苓治脾虚水肿，黄芪为健脾益气、利尿消肿的主药，茯苓淡渗利湿，可增强黄芪益气利尿的作用。这是功效不同的中药相使配伍的例证，可见相使配伍药不必同类。一主一辅，相辅相成，辅药能提高主药的疗效，就是相使的配伍。

4. **相畏**　相畏就是一种药物的毒副作用能被另一种药物所抑制。如半夏畏生姜，即生姜可以抑制半夏的毒副作用。

5. **相杀**　相杀就是一种药物能够消除另一种药物的毒副作用。

6. **相恶**　相恶就是一种药物能破坏另一种药物的功效。如人参恶莱菔子，莱菔子能削弱人参的补气作用。

7. **相反**　相反就是两种药物同用能产生剧烈的毒副作用。如甘草反甘遂，贝母反乌头等，详见用药禁忌“十八反”“十九畏”中若干药物。

上述药物七情，除单行外，其余六项均是对药物基本配伍关系的论述。其中相须、相使表示增效，临床用药要充分利用；相畏、相杀表示减毒，应用毒烈药时须考虑选用；相恶表示减效，用药时应加以注意；相反表示增毒，原则上应绝对禁止。

## 细目二　中药的用药禁忌

中药的用药禁忌主要包括配伍禁忌、证候禁忌、妊娠禁忌和服药时的饮食禁忌四个方面。

### 要点一　配伍禁忌

《蜀本草》谓《神农本草经》载药365种，相反者18种，相恶者60种。《新修本草》承袭了18种反药的数目。《经史证类备急本草》载反药24种。金元时期将反药概括为“十八反”“十九畏”，累计37种反药，并编成歌诀，便于诵读。

“十八反”：“十八反”歌诀最早见于张子和《儒门事亲》，其云：“本草明言十八反，半蒌贝蔹及攻乌；藻戟遂芫俱战草，诸参辛芍叛藜芦。”共载相反中药18种，即乌头反贝母、瓜蒌、半夏、白及、白蔹；甘草反甘遂、大戟、海藻、芫花；藜芦反人参、丹参、玄参、沙参、细辛、芍药。

"十九畏"："十九畏"歌诀首见于明代刘纯《医经小学》，其云："硫黄原是火中精，朴硝一见便相争；水银莫与砒霜见，狼毒最怕密陀僧；巴豆性烈最为上，偏与牵牛不顺情；丁香莫与郁金见，牙硝难合京三棱；川乌草乌不顺犀，人参最怕五灵脂；官桂善能调冷气，若逢石脂便相欺；大凡修合看顺逆，炮爁炙煿莫相依。"指出了 19 种相畏（反）的药物：硫黄畏朴硝，水银畏砒霜，狼毒畏密陀僧，巴豆畏牵牛，丁香畏郁金，川乌、草乌畏犀角，牙硝畏三棱，官桂畏赤石脂，人参畏五灵脂。

## 要点二　妊娠用药禁忌

根据药物对于胎元损害程度的不同，一般可分为慎用与禁用二大类。慎用的药物包括通经祛瘀、行气破滞及辛热滑利之品，如桃仁、红花、牛膝、大黄、枳实、附子、肉桂、干姜、木通、冬葵子、瞿麦等；而禁用的药物是指毒性较强或药性猛烈的药物，如巴豆、牵牛子、大戟、商陆、麝香、三棱、莪术、水蛭、斑蝥、雄黄、砒霜等。

## 要点三　证候用药禁忌

其内容详见各论中每味中药的"使用注意"部分。

## 要点四　服药时的饮食禁忌

在服药期间，一般应忌食生冷、油腻、腥膻、有刺激性的食物。此外，根据病情的不同，饮食禁忌也有区别。如热性病，应忌食辛辣、油腻、煎炸食物；寒性病，应忌食生冷食物、清凉饮料等；胸痹患者应忌食肥肉、脂肪、动物内脏及忌烟、酒等；肝阳上亢头晕目眩、烦躁易怒等应忌食胡椒、辣椒、大蒜、白酒等辛热助阳之品。

# 第三单元　中药的剂量与用法

## 细目一　剂　量

### 要点　确定剂量的因素

一般来讲，确定中药的剂量，应考虑如下几方面的因素：

1. **药物性质与剂量的关系**　剧毒药或作用峻烈的药物，应严格控制剂量，开始时用量宜轻，逐渐加量，一旦病情好转后，应当立即减量或停服，中病即止，防止过量或蓄积中毒。此外，花、叶、皮、枝等量轻质松及性味浓厚、作用较强的药物用量宜小；矿物、介壳质重沉坠及性味淡薄、作用温和的药物用量宜大；鲜品药材含水分较多，用量宜大（一般为干品的4倍）；干品药材用量当小；过于苦寒的药物也不要久服过量，免伤脾胃；再如羚羊角、麝香、牛黄、猴枣、鹿茸、珍珠等贵重药材，在保证药效的前提下应尽量减少用量。

2. **剂型、配伍与剂量的关系**　在一般情况下，同样的药物入汤剂比入丸散剂的用量要大些；单味药使用比复方中应用剂量要大些；在复方配伍使用时，主要药物比辅助药物用量要大些。

3. **年龄、体质、病情与剂量的关系**　由于年龄、体质的不同，对药物耐受程度不同，则药物用量也就有了差别。一般老年、小儿、妇女产后及体质虚弱的患者，都要减少用量，成人及平素体质壮实的患者用量宜重。一般5岁以下的小儿用成人药量的1/4，5岁以上的儿童按成人用量减半服用。病情轻重、病势缓急、病程长短与药物剂量也有密切关系。一般病情轻、病势缓、病程长者用量宜小，病情重、病势急、病程短者用量宜大。

4. **季节变化与剂量的关系**　夏季发汗解表药及辛温大热药不宜多用，冬季发汗解表药及辛热大热药可以多用；夏季苦寒降火药用量宜重，冬季苦寒降火药则用量宜轻。

## 细目二　用　法

### 要点一　特殊煎法

某些药物因其质地不同，煎法比较特殊，处方上需加以注明，归纳起来包括先煎、后下、包煎、另煎、溶化、泡服、冲服、煎汤代水等不同煎煮法。

1. **先煎**　先煎主要指一些有效成分难溶于水的一些金石、矿物、介壳类药物，应打碎先煎，煮沸20~30min，再下其他药物同煎，以使有效成分充分析出。如磁石、赭石、生铁落、生石膏、寒水石、紫石英、龙骨、牡蛎、海蛤壳、瓦楞子、珍珠母、石决明、紫贝齿、龟甲、鳖甲等。此外，附子、乌头等毒副作用较强的药物，宜先煎45~60min后再下他药，久煎可以降低毒性，做到安全用药。

2. **后下**　后下主要指一些气味芳香的药物，久煎则其有效成分易于挥发而降低药效，须在其他药物煎沸5~10min后放入，如薄荷、青蒿、香薷、木香、砂仁、沉香、豆蔻、草豆蔻等。此外，有些药物虽不属芳香药，但久煎也能破坏其有效成分，如钩藤、大黄、番泻叶等，亦属后下之列。

3. **包煎**　包煎主要指那些黏性强、粉末状及带有绒毛的药物，宜先用纱布袋装好，再与其他药物同煎，以防止药液混浊，或刺激咽喉引起咳嗽，或沉于锅底加热时引起焦化或煳化。如蛤粉、滑石、青黛、旋覆花、车前子、蒲黄、灶心土等。

4. **另煎** 另煎又称另炖，主要是指某些贵重药材，为了更好地煎出有效成分，还应单独煎煮 2~3h，煎液可以另服，也可与其他煎液混合服用。如人参、西洋参、羚羊角等。

5. **溶化** 溶化又称烊化，主要是指某些胶类药物及黏性大而易溶的药物，为避免入煎粘锅或黏附其他药物影响煎煮，可单用水或黄酒将此类药加热溶化即烊化后，用煎好的药液冲服，也可将此类药放入其他药物煎好的药液中加热烊化后服用，如阿胶、鹿角胶、龟甲胶、鳖甲胶及蜂蜜、饴糖等。

6. **泡服** 泡服又称焗服，主要是指某些有效成分易溶于水或久煎容易破坏药效的药物，可以用少量开水或复方中其他药物滚烫的煎出液趁热浸泡，加盖闷润，减少挥发，半小时后去渣即可服用，如藏红花、番泻叶、胖大海等。

7. **冲服** 冲服主要指某些贵重药，用量较轻，为防止散失，常需要研成细末制成散剂用温开水或复方其他药物煎液冲服，如牛黄、珍珠、羚羊角、猴枣、马宝、西洋参、鹿茸、人参、蛤蚧等；某些药物，根据病情需要，为提高药效，也常研成散剂冲服，如用于止血的三七、花蕊石、白及、紫珠草、血余炭、棕榈炭，用于息风止痉的蜈蚣、全蝎、僵蚕、地龙，和用于制酸止痛的海螵蛸、瓦楞子、海蛤壳、延胡索等；某些药物高温容易破坏药效或有效成分难溶于水，也只能做散剂冲服，如雷丸、鹤草芽、朱砂等。此外，还有一些液体药物，如竹沥汁、姜汁、藕汁、荸荠汁、鲜地黄汁等也须冲服。

8. **煎汤代水** 煎汤代水主要指某些药物为了防止与其他药物同煎使煎液混浊，难以服用，宜先煎后取其上清液代水再煎煮其他药物，如灶心土等。此外，某些药物质轻用量多，体积大，吸水量大，如玉米须、丝瓜络、金钱草等，也须煎汤代水用。

## 要点二　服药法

### （一）服药时间

汤剂一般每日 1 剂，煎 2 次分服，两次间隔时间为 4~6h。临床用药时可根据病情增减，如急性病、热性病可一日 2 剂。至于饭前还是饭后服则主要决定于病变部位和性质。一般来讲，病在胸膈以上者，如眩晕、头痛、目疾、咽痛等，宜饭后服；如病在胸腹以下，如胃、肝、肾等疾患，则宜饭前服。某些对胃肠有刺激性的药物宜饭后服；补益药多滋腻碍胃，宜空腹服；治疟药宜在疟疾发作前的 2h 服用；安神药宜睡前服；慢性病定时服；急性病、呕吐、惊厥及石淋、咽喉病须煎汤代茶饮者，均可不定时服。

### （二）服药方法

1. **汤剂** 一般宜温服。但解表药要偏热服，服后还须盖好衣被，或进热粥，以助汗出；寒证用热药宜热服，热证用寒药宜冷服，以防格拒于外。

2. **丸剂** 颗粒较小者，可直接用温开水送服；大蜜丸者，可以分成小粒吞服；若水丸质硬者，可用开水溶化后服。

3. **散剂、粉剂** 可用蜂蜜加以调和送服，或装入胶囊中吞服，避免直接吞服而刺激咽喉。

4. **膏剂** 宜用开水冲服，避免直接倒入口中吞咽，以免粘喉引起呕吐。

5. **颗粒剂、糖浆剂** 颗粒剂宜用开水冲服；糖浆剂可以直接吞服。

此外，危重患者宜少量频服；呕吐患者可以浓煎药汁，少量频服；对于神志不清或因其他原因不能口服时，可采用鼻饲给药法。在应用发汗、泻下、清热药时，若药力较强，要注意患者个体差异，一般得汗、泻下、热降即可停药，适可而止，不必尽剂，以免汗、下、清热太过，损伤人体的正气。

# 第四单元 解 表 药

## 细目一 概 述

### 要点一 解表药的性能特点

本类药物大多辛散轻扬，主入肺、膀胱经，偏行肌表，能促进机体发汗，使表邪由汗出而解，从而达到治愈表证、防止疾病传变的目的。

### 要点二 解表药的功效

本类药物具有发散表邪的作用，部分解表药兼能利水消肿、止咳平喘、透疹、止痛、消疮等。

### 要点三 解表药的适应范围

解表药主要用治恶寒发热、头身疼痛、无汗或有汗不畅、脉浮之外感表证。部分解表药尚可用于水肿、咳喘、麻疹、风疹、风湿痹痛、疮疡初起等兼有表证者。

### 要点四 解表药的使用注意事项

1. 使用发汗力较强的解表药时，用量不宜过大，以免发汗太过，耗伤阳气，损及津液，造成“亡阳”“伤阴”的弊端。

2. 汗为津液，血汗同源，故表虚自汗、阴虚盗汗以及疮疡日久、淋证、失血患者，虽有表证，也应慎用解表药。

3. 使用解表药还应注意因时因地而异。如春夏腠理疏松，容易出汗，解表药用量宜轻；冬季腠理致密，不易汗出，解表药用量宜重。北方严寒地区用药宜重；南方炎热地区用药宜轻。

4. 解表药多为辛散轻扬之品，入汤剂不宜久煎，以免有效成分挥发而降低药效。

### 要点五 解表药的分类

本类药物按药性、功效及主治病证不同分为两类：发散风寒药，又称辛温解表药；发散风热药，又称辛凉解表药。

### 要点六 各类解表药的性能特点

发散风寒药：性味多属辛、温，辛以发散，温可祛寒。

发散风热药：性味多辛、苦而偏寒凉，辛以发散，凉可祛热。

### 要点七 各类解表药的功效

发散风寒药：有发散肌表风寒邪气的作用。部分发散风寒药分别兼有祛风止痒、止痛、止咳平喘、利水消肿、消疮等功效。

发散风热药：以发散风热为主要作用，发汗解表作用较发散风寒药缓和。部分发散风热药分别兼有清头目、利咽喉、透疹、止痒、止咳的作用。

### 要点八 各类解表药的适应范围

发散风寒药：主要用于风寒表证，症见恶寒发热，无汗或汗出不畅，头身疼痛，鼻塞流涕，口不渴，舌苔薄白，脉浮紧等。部分药物又可用治风疹瘙痒、风湿痹证、咳喘以及水肿、疮疡初起等兼有风寒表证者。

发散风热药：主要适用于风热感冒以及温病初起邪在卫分，症见发热，微恶风寒，咽干口渴，头痛目赤，舌边尖红，苔薄黄，脉浮数等。部分药物又可用治风热所致目赤多泪、咽喉肿痛、麻疹不透、风疹瘙痒以及风热咳嗽等。

## 细目二 发散风寒药

**麻黄**

【功效】发汗解表，宣肺平喘，利水消肿，散寒通滞。

【应用】①风寒感冒。为发汗解表之要药。②咳嗽气喘。治肺气壅遏所致喘咳的要药。③风水水肿。④风寒痹证，阴疽，痰核。

【性能特点】长于宣肺气,开腠理,透毛窍而发汗解表,力强效速,故素有"发散第一药"之称,主归肺经,开宣肺气,使之肃降如常,咳喘自止,宣肺又可通调水道,水利而肿消。三种功效均与肺有关,故又有"麻黄为肺经专药"之称。

【用法用量】煎服,2~10g。发汗解表宜生用,止咳平喘多炙用。

【使用注意】本品发汗宣肺力强,凡表虚自汗、阴虚盗汗及肺肾虚喘者均当慎用。

**桂枝**

【功效】发汗解肌,温通经脉,助阳化气。

【应用】①风寒感冒。对外感风寒,不论表实无汗、表虚有汗,均可使用本品。②寒凝血滞诸痛证。③痰饮、蓄水证。④心悸。

【性能特点】辛散温通,助卫实表,发汗解肌;温通经脉,散寒止痛,用于治疗寒凝血滞诸证;温助心阳,通血脉,止悸动,平冲逆;助膀胱气化,能行水湿痰饮之邪。

【用法用量】煎服,3~10g。

【使用注意】本品辛温助热,易伤阴动血,凡外感热病、阴虚火旺、血热妄行等证,均当忌用。孕妇及月经过多者慎用。

【鉴别用药】麻黄与桂枝均能发散风寒,可用治风寒表证及风寒湿痹证。不同点:麻黄发汗力强,风寒表实无汗者宜用;桂枝发汗力弱,又能助阳,风寒表实无汗及表虚有汗者均可使用。麻黄又可宣肺平喘、利水消肿、散寒通滞,可用治咳嗽气喘,风水水肿,阴疽,痰核。桂枝又可温通经脉、助阳化气,可用治寒凝血滞诸痛证,痰饮、蓄水证,心悸。

**紫苏**

【功效】解表散寒,行气宽中,解鱼蟹毒。

【应用】①风寒感冒。风寒表证而兼气滞胸闷,用之尤为适宜。②脾胃气滞,胸闷呕吐。③食鱼蟹中毒而致腹痛吐泻者。

【用法用量】煎服,5~10g,不宜久煎。

**生姜**

【功效】解表散寒,温中止呕,温肺止咳。

【应用】①风寒感冒。②脾胃寒证。③胃寒呕吐。④肺寒咳嗽。

【用法用量】煎服,3~10g,或捣汁服。

【使用注意】本品助火伤阴,故热盛及阴虚内热者忌服。

**香薷**

【功效】发汗解表,化湿和中,利水消肿。

【应用】①风寒感冒。②水肿脚气。

【用法用量】煎服,3~10g。用于发表,量不宜过大,且不宜久煎;用于利水消肿,量宜稍大,且须浓煎。

【使用注意】本品辛温发汗之力较强,表虚有汗及暑热证当忌用。

**荆芥**

【功效】祛风解表,透疹消疮,止血。

【应用】①外感表证。外感表证均可广泛使用。②麻疹不透,风疹瘙痒。③疮疡初起兼有表证。④吐衄下血。炒炭有止血作用。

【性能特点】辛香透散,微温不燥,性较平和,善散风邪引发的外感表证、麻疹不透、风疹瘙痒。

【用法用量】煎服,5~10g,不宜久煎。发表透疹消疮宜生用,止血宜炒用。荆芥穗更长于祛风。

**防风**

【功效】祛风解表,胜湿止痛,止痉。

【应用】①外感表证。为治风通用之品。②风疹瘙痒。③风湿痹痛。④破伤风证。⑤脾虚湿盛,清阳不升所致的泄泻。

【性能特点】辛甘微温,主入肝、脾、膀胱经,其性升散,长于驱散风邪,且药力和缓,素有"风药中润剂"之称。

【使用注意】本品药性偏温,阴血亏虚、热病动风者不宜使用。

【用法用量】煎服,5~10g。

【鉴别用药】荆芥与防风均味辛性微温、温而不燥,均长于发表散风,对于外感表证,无论是风寒感冒,恶寒发热、头痛无汗,还是风热感冒,发热、微恶风寒、头痛、咽痛等,两者均可使用。同时,两者也都可用于风疹瘙痒。不同点:荆芥质轻透散,发汗之力较防风为强,风寒感冒、风热感冒均常选用;又能透疹、消疮、止血。防风质松而润,祛风之力较强,为"风药之润剂""治风之通用药",又能胜湿、止痛、止痉,可用于外感风湿,头痛如裹、身重肢痛等证。

**羌活**

【功效】解表散寒,祛风胜湿,止痛。

【应用】①风寒感冒。②风寒湿痹。尤以上半身疼痛更为适宜。

【用法用量】煎服,3~10g。

【使用注意】本品辛香温燥之性较烈,故阴血亏虚者慎用。用量过多,易致呕吐,脾胃虚弱者不宜服。

**白芷**

【功效】解表散寒，祛风止痛，通鼻窍，燥湿止带，消肿排脓。

【应用】①风寒感冒。②头痛，牙痛，风湿痹痛。③鼻渊。④带下证。⑤疮痈肿毒。

【用法用量】煎服，3~10g。外用适量。

【使用注意】本品辛温香燥，阴虚血热者忌服。

**细辛**

【功效】解表散寒，祛风止痛，通窍，温肺化饮。

【应用】①风寒感冒。②头痛，牙痛，风湿痹痛。③鼻渊。④肺寒咳喘。

【性能特点】辛温，芳香透达，通彻表里上下，散寒力强。入心、肺、肾经，外散风寒而解表邪，内化寒饮而止喘咳，辛散透达而宣通诸窍，散寒通经而止痛，又有"治少阴头痛如神"之称。

【用法用量】煎服，1~3g；散剂每次服0.5~1g。

【使用注意】阴虚阳亢头痛、肺燥伤阴干咳者忌用。不宜与藜芦同用。

**藁本**

【功效】祛风散寒，除湿止痛。

【应用】①风寒表证，颠顶疼痛。②风寒湿痹。

【用法用量】煎服，3~10g。

【使用注意】本品辛温香燥，凡阴血亏虚、肝阳上亢、火热内盛之头痛者忌服。

**苍耳子**

【功效】散风寒，通鼻窍，除湿止痛，止痒。

【应用】①风寒感冒。②鼻渊。③风湿痹痛。④风疹瘙痒，疥癣麻风。

【用法用量】煎服，3~10g。或入丸散。

【使用注意】血虚头痛不宜服用。过量服用易致中毒。

**辛夷**

【功效】发散风寒，通鼻窍。

【应用】①风寒感冒。②鼻塞，鼻渊。

【用法用量】煎服，3~10g；本品有毛，易刺激咽喉，入汤剂宜用纱布包煎。

【使用注意】鼻病因于阴虚火旺者忌服。

## 细目三　发散风热药

**薄荷**

【功效】疏散风热，清利头目，利咽透疹，疏肝行气。

【应用】①风热感冒，温病初起。②风热头痛，目赤多泪，咽喉肿痛。③麻疹不透，风疹瘙痒。④肝郁气滞，胸闷胁痛。⑤夏令感受暑湿秽浊之气，脘腹胀痛，呕吐泄泻。

【性能特点】辛凉，入肺、肝经，轻浮上升，芳香通窍，善疏散上焦风热，清头目，利咽喉，透疹毒，疏肝理气，芳香辟秽，逐除恶气。

【用法用量】煎服，3~6g，宜后下。薄荷叶长于发汗解表，薄荷梗偏于行气和中。

【使用注意】本品芳香辛散，发汗耗气，故体虚多汗者不宜使用。

**牛蒡子**

【功效】疏散风热，宣肺利咽，解毒透疹，消肿疗疮。

【应用】①风热感冒，温病初起。②麻疹不透，风热疹痒。③痈肿疮毒，丹毒，痄腮喉痹。

【用法用量】煎服，6~12g。炒用可使其苦寒及滑肠之性略减。

【使用注意】本品性寒，滑肠通便，气虚便溏者慎用。

**蝉蜕**

【功效】疏散风热，利咽开音，透疹，明目退翳，息风止痉。

【应用】①风热感冒，温病初起，咽痛音哑。②麻疹不透，风疹瘙痒。③目赤翳障。④急慢惊风，破伤风证。⑤小儿夜啼不安。

【用法用量】煎服，3~6g，或单味研末冲服。一般病证用量宜小，止痉则需大量。

**桑叶**

【功效】疏散风热，清肺润燥，清肝明目，凉血止血。

【应用】①风热感冒，温病初起。②肺热咳嗽，燥热咳嗽。③目赤昏花。④血热妄行之咳血、吐血、衄血。

【用法用量】煎服，5~10g；或入丸散。外用煎水洗眼。桑叶蜜制能增强润肺止咳的作用，故肺燥咳嗽多用蜜制桑叶。

**菊花**

【功效】疏散风热，平肝明目，清热解毒。

【应用】①风热感冒，温病初起。②肝阳眩晕，肝风实证。③目赤昏花。④疮痈肿毒。

【用法用量】煎服，5~10g。疏散风热宜用黄菊花，平肝、清肝明目宜用白菊花。

【鉴别用药】桑叶与菊花均能疏散风热、清肝明目，可用于风热感冒及温病初起，发热、微恶风寒、头痛；风热上攻或肝火上炎所致的目赤肿痛；以及肝肾精血不足，目暗昏花等证。不同点：桑叶疏散风热之力较强，又能清肺润燥、凉血止血，可用治肺热咳嗽，燥热咳嗽，血热妄行之咳血、吐血、衄血；菊花清肝明目之力较强，又能平抑肝阳、清热解毒，可用治肝阳眩晕、疮痈肿毒。

**蔓荆子**

【功效】疏散风热，清利头目，祛风止痛。

【应用】①风热感冒，头昏头痛。②目赤肿痛。③风湿痹痛。

【用法用量】煎服，5~10g。

**柴胡**

【功效】疏散退热，疏肝解郁，升阳举陷。

【应用】①表证发热及少阳证。为治少阳证之要药。②肝郁气滞。为疏肝解郁要药。③气虚下陷，脏器脱垂。

【性能特点】味辛苦，芳香疏散，可升可散，长于疏解半表半里之邪，又能升举清阳之气，为治疗少阳证要药。入肝经，善于疏肝理气而解郁结，为治肝气郁结之要药。

【用法用量】煎服，3~10g。解表退热宜生用，且用量宜稍重；疏肝解郁宜醋炙，升阳可生用或酒炙，其用量均宜稍轻。

**升麻**

【功效】解表透疹，清热解毒，升举阳气。

【应用】①外感表证。②麻疹不透。③齿痛口疮，咽喉肿痛，温毒发斑。④气虚下陷，脏器脱垂，崩漏下血。

【性能特点】轻浮上行，既能升散，又能清泄，尤善于清阳明热毒，善引清阳之气上升，能升举阳气，为升阳举陷之要药。

【用法用量】煎服，3~10g。发表透疹、清热解毒宜生用，升阳举陷宜炙用。

【使用注意】麻疹已透、阴虚火旺以及阴虚阳亢者，均当忌用。

**葛根**

【功效】解肌退热，透疹，生津止渴，升阳止泻。

【应用】①表证发热，项背强痛。②麻疹不透。③热病口渴，阴虚消渴。能鼓舞脾胃清阳之气上升。④热泄热痢，脾虚泄泻。

【性能特点】味甘辛凉，趋向升浮。在外轻扬升散，能解肌退热，透发麻疹，可通过缓解外邪、升清气使津液上承以濡养筋脉，甘凉清热之中，又能鼓舞脾胃清阳之气上升，有生津止渴、升阳止泻之功。

【用法用量】煎服，10~15g。解肌退热、透疹、生津宜生用，升阳止泻宜煨用。

【鉴别用药】柴胡与葛根均能发表、升阳，可用治风热感冒、发热、头痛，以及清阳不升，气虚下陷，脏器脱垂等证。不同点：柴胡主升肝胆之气，长于疏散少阳半表半里之邪退热，疏肝解郁，为治疗少阳证的要药。又常用于伤寒邪在少阳，寒热往来、胸胁苦满、口苦咽干、目眩；感冒发热；肝郁气滞，胸胁胀痛、月经不调、痛经等证。葛根主升脾胃清阳之气而达到生津止渴、止泻之功，常用于热病烦渴，阴虚消渴；热泻热痢，脾虚泄泻。又能透疹，常用治麻疹初起，透发不畅。同时，葛根解肌退热，对于外感表证，发热恶寒、头痛无汗、项背强痛，无论风寒表证、风热表证，均可使用。

# 第五单元　清　热　药

## 细目一　概　　述

### 要点一　清热药的性能特点

本类药物药性寒凉，沉降入里。

### 要点二　清热药的功效

本类药物具有清热泻火、凉血、解毒、燥湿及清虚热等不同作用，使里热得以清解。

### 要点三　清热药的适应范围

清热药主要用治温热病高热烦渴、湿热泻痢、温毒发斑、痈肿疮毒及阴虚发热等里热证。

清热泻火药：功能清气分热，主治气分实热证。

清热燥湿药：性偏苦燥清泄，功能清热燥湿，主治湿热泻痢、黄疸等证。

清热凉血药：主入血分，功能清血分热，主治血分实热证。

清热解毒药：功能清热解毒，主治热毒炽盛之痈肿疮疡等证。

清虚热药：功能清虚热、退骨蒸，主治热邪伤阴、阴虚发热。

### 要点四　清热药的使用注意事项

1. 本类药物性多寒凉，易伤脾胃，故脾胃气虚，食少便溏者慎用。

2. 苦寒药物易化燥伤阴，热证伤阴或阴虚患者慎用。

3. 清热药禁用于阴盛格阳或真寒假热之证。

### 要点五　清热药的分类

本类药物按药性、功效及主治病证不同分为清热泻火药、清热燥湿药、清热解毒药、清热凉血药和清虚热药五类。

### 要点六　各类清热药的性能特点

清热泻火药：性味多苦、寒或甘、寒，清热力较强。

清热燥湿药：性味苦、寒，清热之中，燥湿力强。

清热解毒药：性质寒凉，清热之中更长于解毒。

清热凉血药：性味多为苦、寒或咸、寒，偏入血分以清热，多归心、肝经。

清虚热药：药性寒凉，主入阴分。

### 要点七　各类清热药的功效

清热泻火药：以清泄气分邪热为主。

清热燥湿药：以清热燥湿为主。

清热解毒药：以清解火热毒邪为主。

清热凉血药：有清解营分、血分热邪的作用。

清虚热药：有清虚热、退骨蒸的作用。

### 要点八　各类清热药的适应范围

清热泻火药：适用于热病邪入气分而见高热、口渴、汗出、烦躁甚或神昏谵语、舌红苔黄、脉洪数实者。此外，因各药归经的差异，还分别适用于肺热、胃热、心火、肝火等引起的脏腑火热证。

清热燥湿药：主要用于湿热证。因其苦降泄热力大，故本类药物多能清热泻火，可用治脏腑火热证。因湿热所侵机体部位的不同，临床症状各有所异。如湿温或暑温夹湿，湿热壅结，气机不畅，则症见身热不扬、胸脘痞闷、小便短赤、舌苔黄腻；若湿热蕴结脾胃，升降失常，则症见脘腹胀满、呕吐、泻痢；若湿热壅滞大肠，传导失职，则症见泄泻、痢疾、痔疮肿痛；若湿热蕴蒸肝胆，则症见黄疸尿赤、胁肋胀痛、耳肿流脓；若湿热下注，则症见带下色黄，或热淋灼痛；若湿热流注关节，则症见关节红肿热痛；若湿热浸淫肌肤，则可见湿疹、湿疮。上述湿热为患诸病证均属本类药物主治范围。

清热解毒药：主要适用于痈肿疮毒、丹毒、温毒发斑、痄腮、咽喉肿痛、热毒下痢、虫蛇咬伤、癌肿、水火烫伤以及其他急性热病等。

清热凉血药：主要用于营分、血分等实热证，如温热病热入营分，热灼营阴，心神被扰，症见舌绛、身热夜甚、心烦不寐、脉细数，甚则神昏谵语、斑疹隐隐；若热陷心包，则神昏谵语、言謇肢厥、舌质红绛；若热盛迫血，心神被扰，症见舌色深绛、吐血衄血、尿血便血、斑疹紫暗、躁扰不安甚或神昏癫狂等。亦可用于其他疾病引起的血热出血证。

清虚热药：主要用于肝肾阴虚，虚火内扰所致的骨蒸潮热、午后发热、手足心热、虚烦不寐、盗汗遗精、舌红少苔、脉细而数，以及温热病后期，邪热未尽，伤阴劫液，而致夜热早凉、热退无汗、舌质红绛、脉象细数等虚热证。

## 细目二　清热泻火药

**石膏**

【功效】生用：清热泻火，除烦止渴；煅用：敛疮生肌，收湿，止血。

【应用】①温热病气分实热证。为清泻肺胃气分实热之要药。②肺热喘咳证。善清肺经实热。③胃火牙痛、头痛、消渴证。④溃疡不敛、湿疹瘙痒、水火烫伤、外伤出血。火煅外用。

【性能特点】味辛甘，性大寒，寒能清热泻火，辛寒解肌透热，甘寒清泻胃火，除烦止渴，为清泻肺胃二经气分实热之要药。入肺、胃经，善于清泄肺经实热和胃火炽盛，治疗邪热壅肺、胃火亢盛、头痛牙痛、内热消渴。煅石膏性寒，味甘辛，外用有收湿、生肌、敛疮、止血之功。

【用法用量】生石膏煎服，15~60g，宜先煎。煅石膏适量外用，研末撒敷患处。

【使用注意】脾胃虚寒及阴虚内热者忌用。

**知母**

【功效】清热泻火，滋阴润燥。

【应用】①热病烦渴。②肺热燥咳。③骨蒸潮热。④内热消渴。⑤肠燥便秘。

【性能特点】味苦，性寒，善清肺胃气分实热，能清热泻火除烦；甘寒质润，可滋阴润燥。本品以清润为特点，既能清肺、胃、肾之火，又能滋肺、胃、肾之阴。

【用法用量】煎服，6~12g。

【使用注意】本品性寒质润，有滑肠作用，故脾虚便溏者不宜用。

【鉴别用药】石膏与知母均能清热泻火，可用治温热病气分热盛及肺热咳嗽等证。不同点：石膏泻火之中长于清解，重在清泻肺胃实火，肺热喘咳、胃火头痛牙痛多用石膏；知母泻火之中长于清润，肺热燥咳、内热骨蒸、消渴多选知母。

**芦根**

【功效】清热泻火，生津止渴，除烦，止呕，利尿。

【应用】①热病烦渴。②胃热呕哕。③肺热咳嗽，肺痈吐脓。④热淋涩痛。

【用法用量】煎服，15~30g，鲜品加倍，或捣汁用。

【使用注意】脾胃虚寒者忌服。

**天花粉**

【功效】清热泻火，生津止渴，消肿排脓。

【应用】①热病烦渴。②肺热燥咳。③内热消渴。④疮疡肿毒。

【用法用量】煎服，10~15g。

【使用注意】不宜与乌头类药材同用。孕妇慎用。

**淡竹叶**

【功效】清热泻火，除烦，利尿。

【应用】①热病烦渴。②口疮尿赤、热淋涩痛。

【用法用量】煎服，6~10g。

**栀子**

【功效】泻火除烦，清热利湿，凉血解毒。焦栀子凉血止血。

【应用】①热病心烦。能清泻三焦火邪，泻心火而除烦。②湿热黄疸。③血淋涩痛。④血热吐衄。⑤目赤肿痛。⑥火毒疮疡。

【性能特点】味苦，性寒清降，能清泻三焦火邪，泻心火而除烦，为治热病心烦、躁扰不宁之要药。能泻火解毒，还能入血分，可清热凉血以止血。本品苦能燥湿，寒能清热，善于清利下焦肝胆湿热，治肝胆湿热之黄疸及膀胱湿热之淋证。

【用法用量】煎服，6~10g。外用生品适量，研末调敷。

【使用注意】本品苦寒伤胃,脾虚便溏者不宜用。

**夏枯草**

【功效】清热泻火,明目,散结消肿。

【应用】①目赤肿痛、头痛眩晕、目珠夜痛。②瘰疬、瘿瘤。③乳痈肿痛。

【用法用量】煎服,9~15g。或熬膏服。

【使用注意】脾胃虚弱者慎用。

**决明子**

【功效】清热明目,润肠通便。

【应用】①目赤肿痛、羞明多泪、目暗不明。②头痛、眩晕。③肠燥便秘。

【用法用量】煎服,9~15g。用于润肠通便,不宜久煎。

【使用注意】气虚便溏者不宜用。

## 细目三 清热燥湿药

**黄芩**

【功效】清热燥湿,泻火解毒,止血,安胎。

【应用】①湿温,暑湿,胸闷呕恶,湿热痞满,黄疸泻痢。尤长于清中上焦湿热。②肺热咳嗽,高热烦渴。善清泻肺火及上焦实热。③血热吐衄。④痈肿疮毒。⑤胎动不安。

【用法用量】煎服,3~10g。清热多生用,安胎多炒用,清上焦热宜酒炙用,止血宜炒炭用。

【使用注意】本品苦寒伤胃,脾胃虚寒者不宜使用。

**黄连**

【功效】清热燥湿,泻火解毒。

【应用】①湿热痞满,呕吐吞酸。尤长于清中焦湿热。②湿热泻痢。为治泻痢要药。③高热神昏,心烦不寐,血热吐衄。尤善清泻心经实火。④痈肿疖疮,目赤牙痛。⑤消渴。⑥外治湿疹、湿疮、耳道流脓。

【性能特点】大苦大寒,清热燥湿力强,长于清泄中焦脾胃、大肠湿热,尤为治湿热泻痢要药;并善清心除烦,清泄胃火;善疗疔毒。

【用法用量】煎服,2~5g。外用适量。

【使用注意】本品大苦大寒,过服久服易伤脾胃,脾胃虚寒者忌用;苦寒易伤阴津,阴虚津伤者慎用。

**黄柏**

【功效】清热燥湿,泻火除蒸,解毒疗疮。

【应用】①湿热带下、热淋。长于清泻下焦湿热。②湿热泻痢、黄疸。善除大肠湿热以治泻痢。③湿热脚气、痿证。④骨蒸劳热,盗汗,遗精。⑤疮疡肿毒,湿疹瘙痒。

【用法用量】煎服,3~12g。外用适量。

【使用注意】本品苦寒伤胃,脾胃虚寒者忌用。

【鉴别用药】黄芩、黄连与黄柏三药性味皆苦寒,而黄连为苦寒之最。三药均能清热燥湿、泻火解毒,可用治湿热内盛或热毒炽盛之证,常相须为用。不同点:黄芩偏泻上焦肺火,肺热咳嗽者多用;黄连偏泻中焦胃火,并长于泻心火,中焦湿热、痞满呕逆及心火亢盛、高热心烦者多用;黄柏偏泻下焦相火、除骨蒸,湿热下注诸证及骨蒸劳热者多用。

**龙胆草**

【功效】清热燥湿,泻肝胆火。

【应用】①湿热黄疸,阴肿阴痒,带下,湿疹瘙痒。②肝火头痛,目赤耳聋,胁痛口苦。③惊风抽搐。

【用法用量】煎服,3~6g。

【使用注意】脾胃虚寒者不宜用,阴虚津伤者慎用。

**苦参**

【功效】清热燥湿,杀虫,利尿。

【应用】①湿热泻痢、便血、黄疸。②湿热带下、阴肿阴痒、湿疹湿疮、皮肤瘙痒、疥癣。③湿热小便不利。

【用法用量】煎服,5~10g。外用适量。

【使用注意】脾胃虚寒者忌用。不宜与藜芦同用。

**白鲜皮**

【功效】清热燥湿,祛风解毒。

【应用】①湿热疮毒、湿疹、疥癣。②湿热黄疸,风湿热痹。

【用法用量】煎服,5~10g。外用适量。

【使用注意】脾胃虚寒者慎用。

## 细目四　清热解毒药

**金银花**

【功效】清热解毒,疏散风热。

【应用】①痈肿疔疮。为治一切内痈外痈之要药。②外感风热,温病初起。③热毒血痢。④咽喉肿痛、小儿热疮及痱子。

【用法用量】煎服,6~15g。疏散风热、清泄里热以生品为佳;炒炭宜用于热毒血痢;露剂多用于暑热烦渴。

【使用注意】脾胃虚寒及气虚疮疡脓清者忌用。

**连翘**

【功效】清热解毒,消肿散结,疏散风热,清心利尿。

【应用】①痈肿疮毒,瘰疬痰核。有"疮家圣药"之称。②风热外感,温病初起。③热淋涩痛。

【性能特点】味苦,性寒,长于清心火,解疮毒,又能消散痈肿结聚,故有"疮家圣药"之称。本品升浮宣散,透营达表,外可疏散风热,内可清热解毒,常用于治疗外感风热及温病发热,又能清心利尿。

【用法用量】煎服,6~15g。

【使用注意】脾胃虚寒及气虚脓清者不宜用。

【鉴别用药】连翘与金银花均归心、肺经,均能清热解毒、疏散风热,既能透热达表,又能清里热而解毒,对外感风热、温病初起、热毒疮疡等证常相须为用。不同点:连翘清心解毒之力强,并善于消痈散结,为疮家圣药,亦治瘰疬痰核,兼有清心利尿,用治热淋涩痛;而金银花疏散表热之效优,且炒炭后善于凉血止痢,用治热毒血痢。

**穿心莲**

【功效】清热解毒,凉血,消肿,燥湿。

【应用】①外感风热,温病初起。②肺热咳喘,肺痈吐脓,咽喉肿痛。③湿热泻痢,热淋涩痛,湿疹瘙痒。④痈肿疮毒,蛇虫咬伤。

【用法用量】煎服,6~9g。煎剂易致呕吐,故多作丸、散、片剂。外用适量。

【使用注意】不宜多服久服。脾胃虚寒者不宜用。

**大青叶**

【功效】清热解毒,凉血消斑。

【应用】①热入营血,温毒发斑。②喉痹口疮,痄腮丹毒。

【用法用量】煎服,9~15g,鲜品 30~60g。外用适量。

【使用注意】脾胃虚寒者忌用。

**板蓝根**

【功效】清热解毒,凉血,利咽。

【应用】①外感发热,温病初起,咽喉肿痛。②温毒发斑,痄腮,丹毒,痈肿疮毒。

【用法用量】煎服,9~15g。

【使用注意】体虚而无实火热毒者忌服,脾胃虚寒者慎用。

**青黛**

【功效】清热解毒,凉血消斑,清肝泻火,定惊。

【应用】①温毒发斑,血热吐衄。②咽痛口疮,火毒疮疡。③咳嗽胸痛,痰中带血。④暑热惊痫,惊风抽搐。

【用法用量】内服 1~3g,本品难溶于水,一般作散剂冲服,或入丸剂服用。外用适量。

【使用注意】胃寒者慎用。

**贯众**

【功效】清热解毒,凉血止血,杀虫。

【应用】①风热感冒,温毒发斑。②血热出血。尤善治崩漏下血。③虫疾。驱杀绦虫、钩虫、蛲虫、蛔虫等多种肠道寄生虫。④烧烫伤及妇人带下等。

【用法用量】煎服,5~10g。杀虫及清热解毒宜生用,止血宜炒炭用。外用适量。

【使用注意】本品有小毒,用量不宜过大。服用本品时忌油腻。脾胃虚寒者及孕妇慎用。

**蒲公英**

【功效】清热解毒,消肿散结,利湿通淋。

【应用】①痈肿疔毒,乳痈内痈。为治疗乳痈之要药。②热淋涩痛,湿热黄疸。

【用法用量】煎服,10~15g。外用鲜品适量,捣敷或煎汤熏洗患处。

【使用注意】用量过大,可致缓泻。

**紫花地丁**

【功效】清热解毒,凉血消肿。

【应用】①疔疮肿毒，乳痈肠痈。②毒蛇咬伤。③肝热目赤肿痛以及外感热病。

【用法用量】煎服，15~30g。外用鲜品适量，捣烂敷患处。

【使用注意】体质虚寒者忌服。

**野菊花**

【功效】清热解毒，泻火平肝。

【应用】①痈疽疔疖，咽喉肿痛。②目赤肿痛，头痛眩晕。③湿疹、湿疮、风疹痒痛等。

【用法用量】煎服，9~15g。外用适量。

**重楼**

【功效】清热解毒，消肿止痛，凉肝定惊。

【应用】①痈肿疔疮，咽喉肿痛，毒蛇咬伤。②惊风抽搐。③跌打损伤。

【用法用量】煎服，3~9g。外用适量，捣敷或研末调涂患处。

【使用注意】体虚、无实火热毒者、孕妇及患阴证疮疡者均忌服。

**土茯苓**

【功效】解毒，除湿，通利关节。

【应用】①杨梅毒疮，肢体拘挛。为治梅毒的要药。②淋浊带下，湿疹瘙痒。③痈肿疮毒。

【用法用量】煎服，15~60g。外用适量。

【使用注意】肝肾阴虚者慎服。服药时忌茶。

**鱼腥草**

【功效】清热解毒，消痈排脓，利尿通淋。

【应用】①肺痈吐脓，肺热咳嗽。②热毒疮毒。③湿热淋证，湿热泻痢。

【用法用量】煎服，15~25g；鲜品用量加倍，水煎或捣汁服。外用适量，捣敷或煎汤熏洗患处。

【使用注意】本品含挥发油，不宜久煎。虚寒证及阴性疮疡忌服。

**大血藤**

【功效】清热解毒，活血，祛风，止痛。

【应用】①肠痈腹痛，热毒疮疡。②跌打损伤，经闭痛经。③风湿痹痛。

【用法用量】煎服，9~15g。外用适量。

【使用注意】孕妇慎用。

**败酱草**

【功效】清热解毒，消痈排脓，祛瘀止痛。

【应用】①肠痈肺痈，痈肿疮毒。②产后瘀阻腹痛。③肝热目赤肿痛及赤白痢疾。

【用法用量】煎服，6~15g。外用适量。

【使用注意】脾胃虚弱，食少泄泻者忌服。

**射干**

【功效】清热解毒，消痰，利咽。

【应用】①咽喉肿痛。为治咽喉肿痛常用之品。②痰盛咳喘。

【用法用量】煎服，3~10g。

【使用注意】本品苦寒，脾虚便溏者不宜使用。孕妇慎用。

**山豆根**

【功效】清热解毒，利咽消肿。

【应用】①咽喉肿痛。为治疗咽喉肿痛的要药。②牙龈肿痛。③湿热黄疸，肺热咳嗽，痈肿疮毒。

【用法用量】煎服，3~6g。外用适量。

【使用注意】本品有毒，过量服用易引起呕吐、腹泻、胸闷、心悸等副作用，故用量不宜过大。脾胃虚寒者慎用。

**马勃**

【功效】清热解毒，利咽，止血。

【应用】①咽喉肿痛，咳嗽失音。②吐血衄血，外伤出血。

【用法用量】煎服，2~6g，宜包煎；或入丸、散。外用适量，研末撒，或调敷患处，或作吹药。

【使用注意】风寒伏肺咳嗽失音者忌服。

**白头翁**

【功效】清热解毒，凉血止痢。

【应用】①热毒血痢。尤善于清胃肠湿热及血分热毒。②疮痈肿毒。③阴痒带下。

【用法用量】煎服，9~15g。外用适量。

【使用注意】虚寒泻痢忌服。

**马齿苋**

【功效】清热解毒，凉血止血，止痢。

【应用】①热毒血痢。②热毒疮疡。③崩漏，便血。④湿热淋证、带下。

【用法用量】煎服，9~15g。外用适量，捣敷患处。

【使用注意】脾胃虚寒，肠滑作泻者忌服。

**地锦草**

【功效】清热解毒，凉血止血，利湿退黄。

【应用】①热泻热痢。②血热出血。③湿热黄疸。④疮疡痈肿，蛇虫咬伤。

【用法用量】煎服，9~20g；鲜品，30~60g。

外用适量。

**鸦胆子**

【功效】清热解毒,止痢,截疟;外用腐蚀赘疣。

【应用】①热毒血痢,冷积久痢。②各型疟疾。③鸡眼赘疣。

【用法用量】内服,0.5~2g,以干龙眼肉包裹或装入胶囊包裹吞服,亦可压去油制成丸剂、片剂服,不宜入煎剂。外用适量。

【使用注意】本品有毒,对胃肠道及肝肾均有损害,内服需严格控制剂量,不宜多用久服。外用注意用胶布保护好周围正常皮肤,以防止对正常皮肤的刺激。孕妇及小儿慎用。胃肠出血及肝肾病患者,应忌用或慎用。

**半边莲**

【功效】清热解毒,利水消肿。

【应用】①疮痈肿毒,蛇虫咬伤。②腹胀水肿。③湿疮湿疹。

【用法用量】煎服,9~15g,鲜品30~60g。外用适量。

【使用注意】虚证水肿忌用。

**白花蛇舌草**

【功效】清热解毒,散结消肿,利湿通淋。

【应用】①痈肿疮毒,咽喉肿痛,毒蛇咬伤,各种癌症。②热淋涩痛。③湿热黄疸。

【用法用量】煎服,15~60g。外用适量。

【使用注意】阴疽及脾胃虚寒者忌用。

## 细目五　清热凉血药

**生地黄**

【功效】清热凉血,养阴生津。

【应用】①热入营血,舌绛烦渴,斑疹吐衄。为清热、凉血、止血之要药。②阴虚内热,骨蒸劳热。③津伤口渴,内热消渴,肠燥便秘。

【性能特点】甘寒质润,苦寒清热,入营血分,为清热凉血、养阴生津之要药。

【用法用量】煎服,10~15g,鲜品用量加倍,或以鲜品捣汁入药。

【使用注意】脾胃虚寒,食少便溏者不宜服用。

**玄参**

【功效】清热凉血,泻火解毒,滋阴。

【应用】①温邪入营,内陷心包,温毒发斑。②热病伤阴,津伤便秘,骨蒸劳嗽。③目赤咽痛,瘰疬,白喉,痈肿疮毒。

【用法用量】煎服,9~15g。

【使用注意】脾胃虚寒,食少便溏者不宜服用。不宜与藜芦同用。

【鉴别用药】玄参与生地黄均能清热凉血、养阴生津,用治热入营血、热病伤阴、阴虚内热、久病伤阴之骨蒸潮热、内热消渴及阴虚肠燥便秘等证,二药常相须为用。不同点:玄参泻火解毒力较强,故咽喉肿痛、痰火瘰疬多用;生地黄清热凉血力较大,故血热出血、内热消渴多用。

**牡丹皮**

【功效】清热凉血,活血祛瘀。

【应用】①温毒发斑,血热吐衄。②温病伤阴,阴虚发热,夜热早凉、无汗骨蒸。③血滞经闭、痛经、跌打伤痛。④痈肿疮毒。善于散瘀消痈。

【用法用量】煎服,6~12g。清热凉血宜生用,活血祛瘀宜酒炙用。

【使用注意】血虚有寒、月经过多及孕妇不宜用。

**赤芍**

【功效】清热凉血,散瘀止痛。

【应用】①温毒发斑,血热吐衄。②目赤肿痛,痈肿疮疡。③肝郁胁痛,经闭痛经,癥瘕腹痛,跌打损伤。

【用法用量】煎服,6~12g。

【使用注意】血寒经闭不宜用。孕妇慎用。不宜与藜芦同用。

【鉴别用药】牡丹皮与赤芍均味苦性微寒、归肝经,均能清热凉血、活血化瘀,同治热入营血之斑疹吐衄、血滞经闭、痛经、癥瘕腹痛、痈疮肿毒及跌打瘀肿等证。不同点:牡丹皮兼辛味,并入心肾经,善透阴分伏热而退虚热,又治热病后期之阴虚发热、久病阴伤之无汗骨蒸;赤芍苦泄而专入肝经,又善清泄肝火止痛,治肝郁化火之胸胁疼痛及肝火目赤肿痛。

**紫草**

【功效】清热凉血,活血,解毒透疹。

【应用】①温病血热毒盛,斑疹紫黑,麻疹不透。②疮疡,湿疹,水火烫伤。

【用法用量】煎服,5~10g。外用适量,熬膏或用植物油浸泡涂搽。

【使用注意】本品性寒而滑利,脾虚便溏者忌服。

**水牛角**

【功效】清热凉血,解毒,定惊。

【应用】①温病高热,神昏谵语,惊风,癫狂。②血热妄行斑疹、吐衄。③痈肿疮疡,咽喉肿痛。

【用法用量】镑片或粗粉煎服,15~30g,宜先煎3h以上。水牛角浓缩粉冲服,每次1.5~3g,每日2次。

【使用注意】脾胃虚寒者忌用。

## 细目六 清虚热药

**青蒿**

【功效】清透虚热,凉血除蒸,解暑,截疟。

【应用】①温邪伤阴,夜热早凉。②阴虚发热,劳热骨蒸。③暑热外感,发热口渴。④疟疾寒热。尤善除疟疾寒热。

【性能特点】苦寒清热,辛香透散,善入阴分,长于清透阴分伏热,为清虚热要药。辛香发散而性寒,善解暑热。并善截疟,除寒热,为治疟疾寒热之要药。还能清肝胆之热,利胆退黄。

【用法用量】煎服,6~12g,不宜久煎;或鲜用绞汁服。

【使用注意】脾胃虚弱,肠滑泄泻者忌服。

**白薇**

【功效】清热凉血,利尿通淋,解毒疗疮。

【应用】①阴虚发热,产后虚热。②热淋,血淋。③疮痈肿毒,毒蛇咬伤,咽喉肿痛。④阴虚外感。

【用法用量】煎服,5~10g。

【使用注意】脾胃虚寒、食少便溏者不宜服用。

**地骨皮**

【功效】凉血除蒸,清肺降火,生津止渴。

【应用】①阴虚发热,盗汗骨蒸。②肺热咳嗽。③血热出血。④内热消渴。

【用法用量】煎服,9~15g。

【使用注意】外感风寒发热及脾虚便溏者不宜用。

**银柴胡**

【功效】清虚热,除疳热。

【应用】①阴虚发热。②疳积发热。

【用法用量】煎服,3~10g。

【使用注意】外感风寒、血虚无热者忌用。

**胡黄连**

【功效】退虚热,除疳热,清湿热。

【应用】①骨蒸潮热。②小儿疳热。③湿热泻痢。④痔疮肿痛。

【用法用量】煎服,3~10g。

【使用注意】脾胃虚寒者慎用。

# 第六单元　泻　下　药

## 细目一　概　　述

### 要点一　泻下药的性能特点

本类药为沉降之品，主归大肠经。

### 要点二　泻下药的功效

本类药主要具有泻下通便作用，以排除胃肠积滞和燥屎等。或能清热泻火，使实热壅滞之邪通过泻下而清解，起到“上病治下”“釜底抽薪”的作用；或能逐水退肿，使水湿停饮随大小便排除，达到祛除停饮、消退水肿的目的。部分药还兼有解毒、活血祛瘀等作用。

### 要点三　泻下药的适应范围

泻下药主要适用于大便秘结、胃肠积滞、实热内结及水肿停饮等里实证。部分药还可用于疮痈肿毒及瘀血证。

### 要点四　泻下药的使用注意事项

1. 泻下药中的攻下药、峻下逐水药，因其作用峻猛，或具有毒性，易伤正气及脾胃，故年老体虚、脾胃虚弱者当慎用。

2. 妇女胎前产后及月经期应当忌用。

3. 应用作用较强的泻下药时，当奏效即止，切勿过剂，以免损伤胃气。

4. 应用作用峻猛而有毒性的泻下药时，一定要严格炮制法度，控制用量，避免中毒现象发生，确保用药安全。

### 要点五　泻下药的分类

本类药物按药性、功效及主治病证不同分为攻下药、润下药、峻下逐水药三类。

### 要点六　各类泻下药的性能特点

攻下药：本类药大多苦、寒沉降，主入胃、大肠经。

润下药：本类药物多为植物种子和种仁，富含油脂，味甘质润，多入脾、大肠经。

峻下逐水药：本类药物大多苦、寒有毒，药力峻猛。

### 要点七　各类泻下药的功效

攻下药：本类药既有较强的攻下通便作用，又有清热泻火之效。

润下药：本类药物能润滑大肠，促使排便而不致峻泻。

峻下逐水药：本类药物服用后能引起剧烈腹泻，有的兼能利尿，能使体内潴留的水饮通过二便排出体外，消除肿胀。

### 要点八　各类泻下药的适应范围

攻下药：主要适用于大便秘结、燥屎坚结及实热积滞之证。又可用于热病高热神昏，谵语发狂；火热上炎所致的头痛、目赤、咽喉肿痛、牙龈肿痛以及火热炽盛所致的吐血、衄血、咳血等上部出血证。上述病证，无论有无便秘，应用本类药物，以清除实热或导热下行，起到“釜底抽薪”的作用。此外，对痢疾初起，下利后重，或饮食积滞、泻而不畅之证，可适当配用本类药物，以攻逐积滞，消除病因。对肠道寄生虫病，本类药与驱虫药同用，可促进虫体的排出。

润下药：适用于年老津枯、产后血虚、热病伤津及失血等所致的肠燥津枯便秘。

峻下逐水药：适用于全身水肿、大腹胀满以及停饮等正气未衰之证。

## 细目二　攻　下　药

**大黄**

【功效】泻下攻积，清热泻火，凉血解毒，逐瘀通经，利湿退黄。

【应用】①积滞便秘。为治疗积滞便秘之

要药,实热便秘尤为适宜。②血热吐衄,目赤咽肿。③热毒疮疡,烧烫伤。内服外用均可。④瘀血诸证。⑤湿热痢疾、黄疸、淋证。

【性能特点】苦寒沉降,主归脾、胃、大肠、肝、心包经,荡涤肠胃,走而不守,有“将军”之称,为治热结便秘之要药,通便泄热以泻火、凉血、解毒、利湿,治目赤咽肿、血热吐衄、热毒疮肿、湿热黄疸和淋证,并善活血逐瘀,又为治瘀血诸证之佳品。

【用法用量】煎服,3~15g。入汤剂应后下,或用开水泡服。外用适量。

【使用注意】本品为峻烈攻下之品,易伤正气,如非实证,不宜妄用。本品苦寒,易伤胃气,脾胃虚弱者慎用。其性沉降,且善活血祛瘀,故妇女怀孕、月经期、哺乳期应忌用。

**芒硝**

【功效】泻下攻积,润燥软坚,清热消肿。

【应用】①积滞便秘。②咽痛、口疮、目赤及痈疮肿痛。外用有清热消肿作用。

【性能特点】味咸苦性寒,主归胃、大肠经,咸能软坚,一能软化燥屎、泻下通便,用治实热大便燥结;二能软化坚块,外敷治乳痈初起及其他疮肿。苦寒清热消肿,为外科、五官科常用之品,用于咽喉肿痛、口舌生疮、目赤肿痛、痔疮肿痛等火热证。

【用法用量】6~12g,冲入药汁内或开水溶化后服。外用适量。

【使用注意】孕妇及哺乳期妇女慎用。不宜与硫黄、三棱同用。

【鉴别用药】大黄与芒硝二药均为泻下药,皆有泻下攻积之功,可用治积滞便秘。大黄味苦泻下力强,有荡涤肠胃之功,为治热结便秘之主药;芒硝味咸,可软坚泻下,善除燥屎坚结。不同点:大黄又有清热泻火、凉血解毒、逐瘀通经作用,可用治血热吐衄,目赤咽肿,热毒疮疡,烧烫伤,瘀血诸证,及湿热痢疾、黄疸、淋证;芒硝又有清热消肿作用,可用治咽痛、口疮、目赤及痈疮肿痛。

**番泻叶**

【功效】泻下通便,行水消胀。

【应用】①热结便秘。②腹水肿胀。

【用法用量】后下或开水泡服,2~6g。

【使用注意】妇女哺乳期、月经期及孕妇忌用。

**芦荟**

【功效】泻下通便,清肝,杀虫。

【应用】①热结便秘。②烦躁惊痫。③小儿疳积。④癣疮。

【用法用量】入丸散服,每次2~5g。外用适量。

【使用注意】脾胃虚弱,食少便溏及孕妇忌用。

## 细目三 润 下 药

**火麻仁**

【功效】润肠通便。

【应用】老人、产妇及体弱津血不足的肠燥便秘。

【用法用量】煎服,10~15g,打碎入煎。

**郁李仁**

【功效】润肠通便,利水消肿。

【应用】①肠燥便秘。②水肿胀满及脚气浮肿。

【用法用量】煎服,6~10g,打碎入煎。

【使用注意】孕妇慎用。

## 细目四 峻下逐水药

**甘遂**

【功效】泻水逐饮,消肿散结。

【应用】①水肿、鼓胀、胸胁停饮。善行经隧之水湿。②风痰癫痫。③疮痈肿毒。外用。

【用法用量】入丸散服,每次0.5~1.5g。外用适量,生用。内服醋制用,以减低毒性。

【使用注意】虚弱者及孕妇禁用。不宜与甘草同用。

**京大戟**

【功效】泻水逐饮,消肿散结。

【应用】①水肿、鼓胀、胸胁停饮。②痈肿疮毒,瘰疬痰核。

【用法用量】煎服,1.5~3g;入丸散服,每次1g。外用适量,生用。内服醋制用,以减低毒性。

【使用注意】虚弱者及孕妇禁用。不宜与甘草同用。

**芫花**

【功效】泻水逐饮,祛痰止咳,外用杀虫疗疮。

【应用】①胸胁停饮、水肿、鼓胀。②咳嗽痰喘。③头疮、白秃、顽癣及痈肿。

【用法用量】煎服,1.5~3g;入丸散服,每次0.6g。外用适量。内服醋制用,以降低毒性。

【使用注意】虚弱者及孕妇禁用。不宜与甘草同用。

**牵牛子**

【功效】泻下逐水,去积杀虫。

【应用】①水肿,鼓胀。②痰饮喘咳。③虫积腹痛。

【用法用量】煎服,3~6g。入丸散服,每次1.5~3g。本品炒用药性减缓。

【使用注意】孕妇禁用。不宜与巴豆、巴豆霜同用。

**巴豆霜**

【功效】峻下冷积,逐水退肿,祛痰利咽,外用蚀疮。

【应用】①寒积便秘。②腹水、鼓胀。③喉痹痰阻。④痈肿脓成未溃,疥癣恶疮。外用有蚀腐肉、疗疮毒作用。

【用法用量】入丸散服,每次0.1~0.3g。外用适量。

【使用注意】孕妇及体弱者禁用。不宜与牵牛子同用。

# 第七单元 祛风湿药

## 细目一 概述

### 要点一 祛风湿药的性能特点

祛风湿药多为辛散苦燥之品,其性或温或凉。

### 要点二 祛风湿药的功效

祛风湿药具有祛除肌肉、经络、筋骨风湿作用,有的还分别兼有散寒或清热、舒筋、通络、止痛、解表,以及补肝肾、强筋骨等作用。

### 要点三 祛风湿药的适应范围

祛风湿药主要适用于风湿痹痛、筋脉拘挛、麻木不仁、腰膝酸痛、下肢痿弱,或热痹关节红肿;并治痹证兼肝肾不足、外感夹湿表证、头风头痛等。

### 要点四 祛风湿药的使用注意事项

1. 痹证多属慢性疾患,需较长时间治疗,为服用方便,本类药可制成酒剂或丸剂常服。

2. 本类药中部分药物辛温香燥,易耗伤阴血,故阴亏血虚者应慎用。

### 要点五 祛风湿药的分类

本类药物按药性、功效及主治病证不同分为祛风寒湿药、祛风湿热药、祛风湿强筋骨药三类。

### 要点六 各类祛风湿药的性能特点

祛风寒湿药:多为辛、苦、温之品,入肝、脾、肾经。

祛风湿热药:多为辛、苦、寒之品,入肝、脾、肾经。

祛风湿强筋骨药:主入肝、肾经。

### 要点七 各类祛风湿药的功效

祛风寒湿药:有较好的祛风、除湿、散寒、止痛、通经络等作用,尤以止痛为其特点。

祛风湿热药:具有祛风除湿、通络止痛、清热消肿等作用。

祛风湿强筋骨药:具有祛风除湿、补肝肾、强筋骨等作用。

### 要点八 各类祛风湿药的适应范围

祛风寒湿药:主要适用于风寒湿痹,肢体关节疼痛,痛有定处,遇寒加重,筋脉拘挛,屈伸不利等。

祛风湿热药:主要适用于风湿热痹,关节红肿热痛等证。

祛风湿强筋骨药:主要适用于风湿日久,肝肾虚损,腰膝酸软,脚弱无力等。

## 细目二 祛风寒湿药

**独活**

【功效】祛风湿,止痹痛,解表。

【应用】①风寒湿痹,腰膝酸痛。为治风湿痹痛主药,无论新久均可应用。尤以腰膝、腿足关节疼痛属下部寒湿者为宜。②风寒夹湿表证。③少阴头痛,皮肤湿痒。善治少阴头痛。

【性能特点】辛散苦燥,气香温通,祛风散寒燥湿止痛力佳,凡风寒湿杂至所致痹证,无论新久,均可应用。主入肾经,性善下行,尤以下半身寒湿痹痛为宜;入膀胱经,又可外散肌表风寒湿邪,用于外感风寒夹湿之证。

【用法用量】煎服,3~10g。外用适量。

【使用注意】本品辛温苦燥,易伤气耗血,无风寒湿邪或气血虚者慎用。

【鉴别用药】独活与羌活均善祛风散寒、胜湿止痛、发表,同治风寒湿痹、风寒表证、表证夹湿及头风头痛等证。不同点:独活药力较缓,主散在里之伏风及寒湿而通利关节止痛,善治腰以下风寒湿痹及少阴伏风头痛；羌活则作用强烈，主散肌表游风及寒湿而通利关节止痛，善治上半身风寒湿痹、太阳经(后脑)头痛及项背强痛。

**威灵仙**

【功效】祛风湿，通经络。

【应用】风寒湿痹，肢体拘挛，瘫痪麻木。

【用法用量】煎服，6~10g。外用适量。

【使用注意】本品辛散走窜，气血虚弱者慎服。

**川乌**

【功效】祛风湿，散寒止痛。

【应用】①风寒湿痹。有明显的止痛作用。②心腹冷痛，寒疝腹痛。③跌打损伤，麻醉止痛。多外用。

【性能特点】辛热苦燥，药性雄悍，既可散在表之风邪，又逐在里之寒湿，温通经络而止痛，为治寒湿痹证日久、关节疼痛不可屈伸、中风手足不仁之要药。性热归心、肝、肾、脾经，温里散寒止痛之功著，亦为阴寒内盛之心腹冷痛、寒疝疼痛常用药。

【用法用量】煎服，1.5~3g；宜先煎、久煎。外用适量。

【使用注意】孕妇禁用。不宜与贝母类、半夏、白及、白蔹、天花粉、瓜蒌类同用。内服一般应炮制用，生品内服宜慎。酒浸、酒煎服易致中毒，应慎用。

**蕲蛇**

【功效】祛风，通络，止痉。

【应用】①风湿顽痹，中风半身不遂。为截风要药。②小儿惊风，破伤风。③麻风，疥癣。④瘰疬，梅毒，恶疮。

【用法用量】煎服，3~9g；研末服，一次1~1.5g，一日2~3次；或酒浸、熬膏、入丸散服。

【使用注意】血虚生风者慎服。

**乌梢蛇**

【功效】祛风，通络，止痉。

【应用】①风湿顽痹，中风半身不遂。②小儿惊风，破伤风。③麻风，疥癣。④瘰疬，恶疮。

【用法用量】煎服，6~12g；研末服，每次2~3g；或入丸剂、酒浸服。外用适量。

【使用注意】血虚生风者慎用。

**木瓜**

【功效】祛风湿，舒筋活络，和胃化湿。

【应用】①风湿痹痛。尤为治湿痹、筋脉拘挛要药。②脚气水肿。③吐泻转筋。④消化不良、津伤口渴。

【用法用量】煎服，6~9g。

【使用注意】内有郁热，小便短赤者忌服。

**海风藤**

【功效】祛风湿，通络止痛。

【应用】①风湿痹痛。②跌打损伤。

【用法用量】煎服，6~12g。外用适量。

## 细目三　祛风湿热药

**秦艽**

【功效】祛风湿，通络止痛，退虚热，清湿热。

【应用】①风湿痹证。为风药中之润剂，无论寒热新久均可应用。②中风不遂。善"活血荣筋"。③骨蒸潮热，疳积发热。④湿热黄疸。

【性能特点】辛散苦泄，归胃、肝、胆经，质润性平，为"风药中之润剂"，凡风湿痹痛、筋脉拘挛、骨节酸痛，无论寒热新久均可配伍应用。性平偏寒，尤宜于热痹。且能舒筋活络，用于中风半身不遂等。又善退虚热，除骨蒸，清湿热，常用于虚热证及湿热黄疸。

【用法用量】煎服，3~10g。

**防己**

【功效】祛风湿，止痛，利水消肿。

【应用】①风湿痹证。热痹尤宜。②水肿，小便不利，脚气。③湿疹疮毒。④高血压。

【用法用量】煎服，5~10g。

【使用注意】本品大苦大寒，易伤胃气，胃纳不佳及阴虚体弱者慎服。

**豨莶草**

【功效】祛风湿，利关节，解毒，降血压。

【应用】①风湿痹痛，中风半身不遂。生用性寒，宜于风湿热痹。②风疹，湿疮，疮痈。

【用法用量】9~12g。治风寒湿痹宜制用，治热痹、肿毒、湿疹宜生用。

**雷公藤**

【功效】祛风除湿，活血通络，消肿止痛，杀虫解毒。

【应用】①风湿顽痹。为治风湿顽痹要

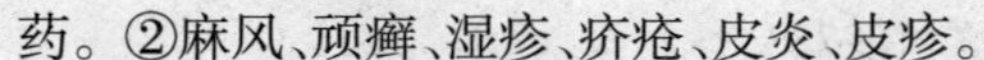

药。②麻风、顽癣、湿疹、疥疮、皮炎、皮疹。

【用法用量】煎汤，1~3g，先煎。外用适量。

【使用注意】本品毒剧，内服宜慎。内脏有器质性病变及白细胞减少者慎服。孕妇禁用。外敷不可超过半小时，否则会起疱。

## 细目四 祛风湿强筋骨药

**五加皮**

【功效】祛风湿，补肝肾，强筋骨，利水。

【应用】①风湿痹证。为强壮性祛风湿药。②筋骨痿软，小儿行迟，体虚乏力。③水肿、脚气浮肿。

【用法用量】煎服，5~10g；或酒浸、入丸散服。

**桑寄生**

【功效】祛风湿，补肝肾，强筋骨，安胎。

【应用】①风湿痹证。②崩漏经多，妊娠漏血，胎动不安。

【用法用量】煎服，9~15g。

**狗脊**

【功效】祛风湿，补肝肾，强腰膝。

【应用】①风湿痹证。对肝肾不足，兼有风寒湿邪之腰痛脊强，不能俯仰者最为适宜。②腰膝酸软，下肢无力。③遗尿，白带过多。④金疮出血。狗脊的绒毛有止血作用。

# 第八单元 化 湿 药

## 细目一 概 述

### 要点一 化湿药的性能特点

化湿药多辛香温燥,主入脾、胃经。

### 要点二 化湿药的功效

化湿药具有化湿醒脾或燥湿运脾作用,兼可解暑发表。

### 要点三 化湿药的适应范围

化湿药主要用于脾为湿困,运化失职所致脘腹痞满、呕吐泛酸、大便溏泄、食少倦怠、舌苔白腻,或湿热困脾之口甘多涎,以及湿温等。兼治阴寒闭暑等。

### 要点四 化湿药的使用注意事项

1. 本类药物多辛香温燥,易耗气伤阴,故阴虚、血燥、气虚者慎用。

2. 其气芳香,大多含挥发油,故入汤剂不宜久煎,以免降低疗效。

## 细目二 具 体 药 物

**广藿香**

【功效】化湿,解暑,发表,止呕。

【应用】①湿滞中焦证。为芳香化湿浊要药。②呕吐。③暑湿、湿温。

【用法用量】煎服,3~10g,鲜品加倍。

**佩兰**

【功效】化湿,解暑。

【应用】①湿阻中焦。用治脾经湿热,口中甜腻、多涎、口臭等的脾瘅证。②暑湿、湿温。

【用法用量】煎服,3~10g,鲜品加倍。

**苍术**

【功效】燥湿健脾,祛风散寒,发表,明目。

【应用】①湿阻中焦证。②风寒湿痹。③风寒夹湿表证。④夜盲症及眼目昏涩。

【性能特点】辛香发散,苦温燥湿,主入脾、胃经,为燥湿健脾要药。湿邪为病,不论表里上下,皆可配伍应用,主治湿阻中焦证、痰饮、水肿等,尤宜于寒湿中阻者。又能祛肌表风寒湿邪,治风湿痹证、外感风寒夹湿证,尚能入肝健脾明目,治夜盲症及眼目昏涩。

【用法用量】煎服,3~9g。

【使用注意】阴虚内热、气虚多汗者忌用。

**厚朴**

【功效】燥湿消痰,下气除满。

【应用】①湿阻中焦,脘腹胀满。为消除胀满的要药。②食积气滞,腹胀便秘。③痰饮咳喘。

【性能特点】味苦辛性温,主入脾、胃、大肠经,长于燥湿、行气,为消除胀满要药,善治湿阻中焦及胃肠气滞之脘腹胀满。味苦降泄,入肺经,能燥湿消痰下气平喘,用治痰饮喘咳。

【用法用量】煎服,3~10g;或入丸散。

【使用注意】本品辛苦温燥,易耗气伤津,故气虚津亏者及孕妇当慎用。

【鉴别用药】苍术与厚朴均能燥湿,同治湿阻中焦诸症。不同点:苍术兼健脾,湿阻兼脾虚食少便溏者多用,为治湿阻中焦之要药;厚朴兼行气,湿阻兼气滞胀满者宜之,并治脾胃气滞,为消除胀满的要药。苍术又能祛风湿而除痹,善治风湿痹痛;厚朴又能消积,善治食积胀满或大便秘结。苍术兼发表、明目,又治表证夹湿、夜盲及目昏眼涩;厚朴善平喘,又治痰饮喘咳。

**砂仁**

【功效】化湿行气,温中止泻,安胎。

【应用】①湿阻中焦证及脾胃气滞证。②脾胃虚寒吐泻证。③气滞妊娠恶阻及胎动不安。

【性能特点】辛香温散，主入脾、胃经，长于“醒脾调胃，快气调中”，善治湿浊中阻证，又能温中行气，尤宜于中焦寒湿气滞者。温中而止呕、止泻，用于脾胃虚寒之呕吐、泄泻。尚能理气安胎，用于妊娠恶阻、胎动不安。

【用法用量】煎服，3~6g。入汤剂宜打碎后下。

**豆蔻**

【功效】化湿行气，温中止呕。

【应用】①湿阻中焦及脾胃气滞证。②呕吐。

【用法用量】煎服，3~6g。入汤剂宜打碎后下。

# 第九单元　利水渗湿药

## 细目一　概　述

### 要点一　利水渗湿药的性能特点

利水渗湿药味多甘淡，主归膀胱、小肠、肾、脾经，作用趋向偏于下行。

### 要点二　利水渗湿药的功效

利水渗湿药具有利水渗湿、利尿通淋、利湿退黄等功效。

### 要点三　利水渗湿药的适应范围

利水渗湿药主要用于小便不利、水肿、泄泻、痰饮、淋证、黄疸、湿疮、带下、湿温等水湿所致的各种病证。

### 要点四　利水渗湿药的使用注意事项

1. 本类药易耗伤津液，阴亏津伤、肾虚遗精尿少者应慎用或忌用。

2. 个别药物有较强的通利作用，孕妇应慎用。

### 要点五　利水渗湿药的分类

本类药物按药性、功效及主治病证不同分为三类：利水消肿药、利尿通淋药、利湿退黄药。

### 要点六　各类利水渗湿药的性能特点

利水消肿药：性味多甘、淡、平或微寒。

利尿通淋药：性味多苦、寒，或甘、淡而寒。苦能降泄，寒能清热，善走下焦。

利湿退黄药：性味多苦、寒，主入脾、胃、肝、胆经。苦、寒能清泄湿热。

### 要点七　各类利水渗湿药的功效

利水消肿药：具有利水消肿作用。

利尿通淋药：具有利尿通淋作用。

利湿退黄药：具有利湿退黄作用。

### 要点八　各类利水渗湿药的适应范围

利水消肿药：主要适用于水湿内停之水肿、小便不利，以及泄泻、痰饮等证。

利尿通淋药：主要适用于小便短赤、热淋、血淋、石淋及膏淋等证。

利湿退黄药：主要适用于湿热黄疸、目黄、身黄、小便黄。部分药物还可用于湿疮痈肿等证。

## 细目二　利水消肿药

**茯苓**

【功效】利水渗湿，健脾，宁心。

【应用】①水肿。药性平和，为利水消肿之要药，可用治寒热虚实各种水肿。②痰饮。③脾虚泄泻。④心悸，失眠。

【性能特点】甘淡而平，淡渗甘补，药性平和，既可祛邪，又可扶正，利水而不伤正气，为利水消肿之要药，可用于寒热虚实各种水肿；入脾经，又善渗湿健脾，治痰饮及脾虚湿盛诸证，有标本兼顾之功；尚能宁心安神，为治心悸失眠之良药。

【用法用量】煎服，10~15g。

**薏苡仁**

【功效】利水渗湿，健脾止泻，除痹，排脓，解毒散结。

【应用】①水肿，小便不利，脚气。②脾虚泄泻。尤宜治脾虚湿盛之泄泻。③湿痹拘挛。④肺痈，肠痈。⑤赘疣，癌肿。

【用法用量】煎服，9~30g。清利湿热宜生用，健脾止泻宜炒用。

【使用注意】孕妇慎用。

【鉴别用药】茯苓与薏苡仁均能利水渗湿、健脾，同治水肿、小便不利及脾虚诸证。不同点：茯苓性平，药力较强，凡水湿停滞及脾虚诸证无论寒热咸宜。薏苡仁生用微寒，利水力虽不及茯苓，但兼清热，凡水湿停滞轻证或兼热者宜用；炒用寒性减而长于健脾止泻，治脾虚泄泻多用。茯苓又能宁心安神，治心脾两虚或水气凌心之心悸、失眠；薏苡仁生用又能清热除痹、排脓、解毒散结，治湿热痹痛或湿痹拘挛、肺痈、肠痈等。

**猪苓**

【功效】利水渗湿。

【应用】水肿，小便不利，泄泻。

【用法用量】煎服，6~12g。

**泽泻**

【功效】利水渗湿，泄热，化浊降脂。

【应用】①水肿，小便不利，泄泻。②淋证，遗精。既能清膀胱之热，又能泄肾经之虚火，以下焦湿热者尤为适宜。③高脂血症。

【性能特点】甘淡性寒，性降泄，利水渗湿作用较强，又善泄下焦、膀胱之湿热，常用于水湿内停之水肿、小便不利、痰饮、泄泻及下焦湿热之淋浊、带下等证。又能泄热，在滋肾阴药中加本品，可泻肾之相火，以保真阴。

【用法用量】煎服，6~10g。

**香加皮**

【功效】利水消肿，祛风湿，强筋骨。

【应用】①水肿，小便不利。②风湿痹证。

【用法用量】煎服，3~6g。浸酒或入丸散，酌量。

【使用注意】本品有毒，内服不宜过量。

## 细目三 利尿通淋药

**车前子**

【功效】利尿通淋，渗湿止泻，明目，祛痰。

【应用】①淋证，水肿。②泄泻。能利水湿、分清浊而止泻，即利小便以实大便。③目赤肿痛，目暗昏花，翳障。④痰热咳嗽。

【用法用量】煎服，9~15g。宜包煎。

【使用注意】肾虚精滑者慎用。

**滑石**

【功效】利尿通淋，清热解暑；外用祛湿敛疮。

【应用】①热淋，石淋，尿热涩痛。②暑湿，湿温。③湿疮，湿疹，痱子。

【用法用量】煎服，10~20g。宜包煎。外用适量。

【使用注意】脾虚、热病伤津及孕妇忌用。

【鉴别用药】车前子与滑石均善清热利尿通淋，同治湿热淋痛、小便不利、水肿兼热及暑湿泄泻。不同点：车前子长于渗湿止泻，又善清肝明目、清肺化痰，又治肝热目赤涩痛、肺热咳嗽；滑石长于清解暑热，又能祛湿敛疮，又治暑热烦渴、湿温胸闷、湿疹及痱子。

**木通**

【功效】利尿通淋，清心除烦，通经下乳。

【应用】①热淋涩痛，水肿。②口舌生疮，心烦尿赤。③经闭乳少。④湿热痹痛。

【性能特点】苦寒清降而通利，在下则善泄膀胱、小肠湿热，在上能清心经之实火，为治湿热淋证及心火上炎之口疮、移热小肠之心烦尿赤之要药。且入血分而通血脉，通经下乳，为治经闭乳少要药，又通经络，为湿热痹痛所常用。

【用法用量】煎服，3~6g。

【使用注意】孕妇慎用。

**通草**

【功效】清热利尿，通气下乳。

【应用】①淋证，水肿。②产后乳汁不下。

【用法用量】煎服，3~5g。

【使用注意】孕妇慎用。

**瞿麦**

【功效】利尿通淋，活血通经。

【应用】①淋证。②闭经，月经不调。

【用法用量】煎服，9~15g。

【使用注意】孕妇慎用。

**萹蓄**

【功效】利尿通淋，杀虫止痒。

【应用】①热淋，血淋。②虫证，湿疹，阴痒。

【用法用量】煎服，9~15g，鲜品加倍。外用适量。

**地肤子**

【功效】清热利湿，祛风止痒。

【应用】①淋证。②阴痒带下，风疹，湿疹。

【用法用量】煎服，9~15g。外用适量。

**海金沙**

【功效】清利湿热，通淋止痛。

【应用】淋证。尤善止尿道疼痛，为治诸淋涩痛之要药。

【用法用量】煎服，6~15g。包煎。

**石韦**

【功效】利尿通淋,清肺止咳,凉血止血。

【应用】①淋证。血淋尤宜。②肺热咳喘。③血热出血。

【用法用量】煎服,6~12g。

**萆薢**

【功效】利湿去浊,祛风除痹。

【应用】①膏淋,白浊。为治膏淋要药。②风湿痹痛。善治腰膝痹痛,筋脉屈伸不利。

【用法用量】煎服,9~15g。

【使用注意】肾阴亏虚、遗精滑精者慎用。

## 细目四　利湿退黄药

**茵陈**

【功效】清利湿热,利胆退黄。

【应用】①黄疸。为治黄疸之要药。②湿疹瘙痒。

【性能特点】苦泄寒清,善清利脾胃肝胆湿热,使之从小便而出,退黄疸效佳,为治黄疸之要药,无论湿热郁蒸之阳黄,或寒湿郁滞之阴黄均可用之,尤以湿热黄疸最宜。又能清香芳化湿浊,可用于皮肤湿疮瘙痒。

【用法用量】煎服,6~15g。外用适量,煎汤熏洗。

【使用注意】蓄血发黄者及血虚萎黄者慎用。

**金钱草**

【功效】利湿退黄,利尿通淋,解毒消肿。

【应用】①湿热黄疸。②石淋,热淋。善消结石,尤宜于治疗石淋。③痈肿疔疮,毒蛇咬伤。

【用法用量】煎服,15~60g,鲜品加倍。外用适量。

**虎杖**

【功效】利湿退黄,清热解毒,散瘀止痛,化痰止咳。

【应用】①湿热黄疸,淋浊,带下。②水火烫伤,痈肿疮毒,毒蛇咬伤。③经闭,癥瘕,跌打损伤。④肺热咳嗽。⑤热结便秘。

【用法用量】煎服,9~15g。外用适量。

【使用注意】孕妇慎用。

# 第十单元 温里药

## 细目一 概述

### 要点一 温里药的性能特点

本类药多味辛性温热。

### 要点二 温里药的功效

温里药具有温里散寒、温经止痛作用，个别药物尚能助阳、回阳。

### 要点三 温里药的适应范围

本类药主要适用于里寒证，个别药物还可用治虚寒证、亡阳证。

### 要点四 温里药的性能特点使用注意事项

1. 本类药多辛热燥烈，易耗阴动火，故天气炎热时或素体火旺者应减少用量。

2. 热伏于里、热深厥深、真热假寒证禁用。

3. 凡实热证、阴虚火旺、津血亏虚者忌用。

4. 孕妇慎用。

## 细目二 具体药物

**附子**

【功效】回阳救逆，补火助阳，散寒止痛。

【应用】①亡阳证。为“回阳救逆第一品药”。②阳虚证。③寒痹证。尤善治寒痹痛剧者。

【性能特点】辛、甘，大热，归心、脾、肾经，走而不守。上助心阳以通脉，中温脾阳以散寒，下补肾阳以益火，既为治亡阳证之要药，又善治肾、脾、心阳虚诸证，为“回阳救逆第一品药”。且性温燥走窜，内走脏腑，外通肢节，亦为散阴寒、祛风湿、止疼痛之佳品。

【用法用量】煎服，3~15g；本品有毒，宜先煎0.5~1h，至口尝无麻辣感为度。

【使用注意】孕妇及阴虚阳亢者忌用。不宜与半夏、瓜蒌、瓜蒌子、瓜蒌皮、无花粉、川贝母、浙贝母、平贝母、伊贝母、湖北贝母、白蔹、白及同用。生品外用，内服须炮制。若内服过量，或炮制、煎煮方法不当，可引起中毒。

**干姜**

【功效】温中散寒，回阳通脉，温肺化饮。

【应用】①腹痛，呕吐，泄泻。为温暖中焦之主药。②亡阳证。③寒饮喘咳。

【性能特点】辛热，守而不走。主入中焦脾胃，长于温脾胃之阳，祛脾胃之寒，为温中散寒之要药，脾胃实寒、虚寒证均可应用。又入心、肾经，回阳之力虽弱，但常与附子配伍，可助回阳救逆之力，又可减附子之毒，故云“附子无姜不热”。兼入肺经，上能温肺散寒以化痰饮，中能温脾运水以消痰，亦为治寒饮喘咳之良药。

【用法用量】煎服，3~10g。

【使用注意】本品辛热燥烈，阴虚内热、血热妄行者忌用。孕妇慎用。

【鉴别用药】附子与干姜均善回阳、散寒止痛，同治亡阳欲脱、脾肾阳虚、外寒直中、寒湿痹痛等。不同点：附子有毒力强，为回阳救逆第一要药，故为治亡阳证之首选药；又善补火助阳，治命门火衰阳痿、宫冷、遗尿、尿频，以及阳虚水肿、外感、自汗、胸痹痛等。干姜则无毒、力弱兼通脉，治亡阳须配附子方效；又长于温脾阳，善治脾阳不足之脘腹冷痛、吐泻；还能温肺化饮，治寒饮咳喘。

生姜与干姜均能温中散寒，温肺止咳，同治胃寒呕吐、冷痛及肺寒咳喘。不同点：干姜温里散寒力强，偏于温肺散寒而化饮；生姜长于温胃止呕，尤善治胃寒呕吐。干姜又能回阳通脉，又可治亡阳证；生姜又能发汗解表，又可治风寒表证。

**肉桂**

【功效】补火助阳，散寒止痛，温通经脉，引火归原。

【应用】①阳痿，宫冷。为治命门火衰之要药。②腹痛，寒疝。善去痼冷沉寒。③腰痛，胸痹，阴疽，闭经，痛经。④虚阳上浮诸症。⑤气血虚衰证。

【性能特点】辛甘大热，为补火助阳之要药，善补命门之火，有益阳消阴、引火归原之功，多用于肾阳不足、命门火衰及虚阳上浮证。其性热，温通辛散，散寒止痛力强，善治脾胃寒证、脾肾阳虚及胸阳不振所致心腹冷痛。又入血分，能温通血脉，促进血行，用治寒凝血瘀之月经不调、痛经、闭经、产后瘀阻腹痛等。还常与补气血药同用，有鼓舞气血生长之效。

【用法用量】煎服，1~5g，宜后下或焗服；研末冲服，每次 1~2g。

【使用注意】阴虚火旺、里有实热、血热妄行出血及孕妇忌用。不宜与赤石脂同用。

【鉴别用药】附子与肉桂既善补火助阳，治肾阳虚衰或脾肾阳虚所致的诸证；又善散寒止痛，治寒邪直中、寒湿痹痛、胸痹冷痛等证。不同点：附子有毒力强，又善回阳救逆，治亡阳欲脱及阳虚自汗、阳虚外感等。肉桂则无毒、力缓，虽不能回阳救逆，但长于引火归原、益阳消阴，治下元虚衰、虚阳上浮所致诸证；又入血分，善温经通脉，治经寒血滞痛经、经闭，以及寒疝腹痛、阴疽流注等。

桂枝与肉桂均能散寒止痛、温通经脉，同治寒凝血滞之胸痹、闭经、痛经及风寒湿痹。但肉桂长于温里寒，常用治里寒证；桂枝长于散表寒，多用于风寒表证。不同点：肉桂又能补火助阳、引火归原，可治肾阳不足、命门火衰之阳痿、宫冷，下元虚衰、虚阳上浮之虚喘、心悸；桂枝又能助阳化气，可治痰饮、蓄水证。

**吴茱萸**

【功效】散寒止痛，降逆止呕，助阳止泻。

【应用】①寒凝疼痛。为治肝寒气滞诸痛之主药。②胃寒呕吐。③虚寒泄泻。

【性能特点】辛散苦降，性热燥烈，主归肝经，既散肝经之寒邪，又疏肝气之郁滞，为治肝寒气滞诸痛之主药，常用于寒疝腹痛、厥阴头痛、寒凝痛经及寒湿脚气肿痛等证。因其温燥而降气，兼归脾、胃、肾经，能温脾燥湿散寒，降逆止呕，助阳止泻，善治脾胃寒证或肝胃不和之呕吐吞酸和虚寒泄泻。

【用法用量】煎服，2~5g。外用适量。

【使用注意】本品辛热燥烈，易损气动火，故不宜多服久服。阴虚有热者忌用。孕妇慎用。

**高良姜**

【功效】散寒止痛，温中止呕。

【应用】①胃寒冷痛。②胃寒呕吐。

【用法用量】煎服，3~6g。

**小茴香**

【功效】祛寒止痛，理气和胃。

【应用】①寒疝腹痛，睾丸偏坠胀痛，少腹冷痛，痛经。②中焦虚寒气滞证。

【用法用量】煎服，3~6g。外用适量。

【使用注意】阴虚火旺者慎用。

**丁香**

【功效】温中降逆，散寒止痛，温肾助阳。

【应用】①胃寒呕吐、呃逆。为治胃寒呕逆之要药。②脘腹冷痛。③阳痿，宫冷。

【用法用量】煎服，1~3g。外用适量。

【使用注意】热证及阴虚内热者忌用。不宜与郁金同用。

# 第十一单元　理　气　药

## 细目一　概　述

### 要点一　理气药的性能特点

本类药味多辛苦芳香，性多温，主归脾、胃、肝、肺经，善于行散或泄降。

### 要点二　理气药的功效

理气药能理气健脾，疏肝解郁，理气宽胸，行气止痛，破气散结。

### 要点三　理气药的适应范围

本类药主要适用于脾胃气滞之脘腹胀痛、嗳气吞酸、恶心呕吐、腹泻或便秘等；肝气郁滞之胁肋胀痛、抑郁不乐、疝气疼痛、乳房胀痛、月经不调等；肺气壅滞之胸闷胸痛、咳嗽气喘等证。

### 要点四　理气药的使用注意事项

本类药性多辛温香燥，易耗气伤阴，故气阴不足者慎用。

## 细目二　具体药物

**陈皮**

【功效】理气健脾，燥湿化痰。

【应用】①脾胃气滞证。②呕吐、呃逆证。③湿痰、寒痰咳嗽。为治痰之要药。

【性能特点】辛苦温燥，主归脾、肺经，作用温和，长于行脾胃之气，故凡脾胃气滞证皆可选用，为理气健脾之佳品，因其又能燥湿，尤适用于湿阻气滞之证。既能燥湿化痰，又能温化寒痰，常用治湿痰、寒痰。故《本草纲目》曰其"治百病，总取其理气燥湿之功"。

【用法用量】煎服，3～10g。

**青皮**

【功效】疏肝破气，消积化滞。

【应用】①肝郁气滞证。②气滞脘腹疼痛。③食积腹痛。④癥瘕积聚，久疟痞块。

【用法用量】煎服，3～10g。醋炙疏肝止痛力强。

【鉴别用药】陈皮与青皮均能行气消积化滞，同治食积停滞、脘腹胀痛及呕吐食少等证。不同点：陈皮质轻力缓，温和不峻，作用偏于中、上二焦，主理脾肺气滞，又燥湿化痰，治咳嗽痰多、胸闷不畅及湿浊中阻之胸闷腹胀和肝气乘脾、腹痛泄泻。青皮质重沉降，下行力猛，作用偏于中、下二焦，主疏肝破气，又善散结止痛，治肝郁胸胁胀痛、乳房胀痛或结块、乳痈、疝气肿痛、癥瘕积聚、久疟癖块。

**枳实**

【功效】破气消积，化痰散痞。

【应用】①胃肠积滞，湿热泻痢。②胸痹、结胸。③气滞胸胁疼痛。④产后腹痛。⑤常与黄芪、升麻等配伍治疗脾气虚、中气下陷之胃扩张、胃下垂、子宫脱垂、脱肛等脏器下垂病证。

【性能特点】辛散苦降，性微寒，行气作用力强，为破气消积除痞之要药，适用于肠胃气滞之脘腹痞满证。凡饮食积滞、热蕴大肠、湿热积滞等各种原因导致的气机不畅、胸腹痞满胀痛、便秘或泻痢后重等均可用之。又兼化痰浊，性微寒，用于痰气交阻或痰热互结之胸痹、结胸。

【用法用量】煎服，3～10g。炒后性平和。

【使用注意】孕妇慎用。

**木香**

【功效】行气止痛，健脾消食。

【应用】①脾胃气滞证。既为行气止痛之要药，又为健脾消食之佳品。②泻痢里急后重。③腹痛胁痛，黄疸，疝气疼痛。④气滞血瘀之胸痹。

【性能特点】辛行苦泄温通,长于通畅气滞,用于多种气滞疼痛证。主入脾、胃经,尤善于通行脾胃气滞,止痛作用好,为治疗脾胃气滞、脘腹胀痛的要药;亦善于通行大肠气滞而除泻痢后重;又可疏利肝胆,用于湿阻气滞致肝胆失疏之胁痛、黄疸。

【用法用量】煎服,3~6g。生用行气力强;煨用行气力缓而实肠止泻,用于泄泻腹痛。

**沉香**

【功效】行气止痛,温中止呕,纳气平喘。

【应用】①胸腹胀痛。善散胸腹阴寒,行气以止痛。②胃寒呕吐。善温胃降气而止呕。③虚喘证。

【用法用量】煎服,1~5g,宜后下;或磨汁冲服。

**檀香**

【功效】行气温中,开胃止痛。

【应用】胸腹寒凝气滞。

【用法用量】煎服,2~5g,宜后下。

【使用注意】阴虚火旺、实热吐衄者慎用。

**川楝子**

【功效】疏肝泄热,行气止痛,杀虫。

【应用】①肝郁化火所致诸痛证。②虫积腹痛。③头癣、秃疮。

【性能特点】苦降寒清,主入肝经,既善疏肝气、止疼痛,又善清肝火、泻郁热,故治肝郁气滞、肝胃失和、疝气腹痛等证以肝郁有热者最为适宜。其有小毒,能杀虫疗癣,可用治虫积腹痛及头癣。

【用法用量】煎服,5~10g。外用适量。炒用寒性减低。

【使用注意】本品有毒,不宜过量或持续服用,以免中毒。又因性寒,脾胃虚寒者慎用。

**乌药**

【功效】行气止痛,温肾散寒。

【应用】①寒凝气滞之胸腹诸痛证。②尿频,遗尿。

【用法用量】煎服,6~10g。

**香附**

【功效】疏肝解郁,调经止痛,理气宽中。

【应用】①肝郁气滞胁痛、腹痛。②经闭痛经,乳房胀痛。③气滞腹痛。

【用法用量】煎服,6~10g。醋炙止痛力增强。

**薤白**

【功效】通阳散结,行气导滞。

【应用】①胸痹证。为治胸痹之要药。②脘腹痞满胀痛,泻痢里急后重。

【用法用量】煎服,5~10g。

**大腹皮**

【功效】行气宽中,行水消肿。

【应用】①胃肠气滞,脘腹胀闷,大便不爽。②水肿胀满,脚气浮肿,小便不利。

【用法用量】煎服,5~10g。

# 第十二单元　消　食　药

## 细目一　概　　述

### 要点一　消食药的性能特点

本类药多味甘性平，主归脾、胃经。

### 要点二　消食药的功效

消食药具有消食化积、健脾开胃、和中作用。

### 要点三　消食药的适应范围

本类药主要适用于食积不化所致的脘腹胀满、嗳腐吞酸、恶心呕吐、不思饮食、大便失常及脾胃虚弱、消化不良等证。

### 要点四　消食药的使用注意事项

气虚无积滞者慎用。

## 细目二　具 体 药 物

**山楂**

【功效】消食健胃，行气散瘀，化浊降脂。

【应用】①肉食积滞证。能治各种饮食积滞，尤为消化油腻肉食积滞之要药。②泻痢腹痛，疝气痛。③瘀阻胸腹痛，痛经。④高脂血症，冠心病，高血压，细菌性痢疾。

【用法用量】煎服，9~12g。生、炒山楂多用于消食散瘀，焦山楂、山楂炭多用于止泻痢。

【使用注意】脾胃虚弱而无积滞者或胃酸分泌过多者均慎用。

**神曲**

【功效】消食和胃。

【应用】饮食积滞证。

【用法用量】煎服，6~15g。消食宜炒焦用。

**麦芽**

【功效】行气消食，健脾开胃，回乳消胀。

【应用】①米面薯芋食滞证。②断乳、乳房胀痛。③肝气郁滞或肝胃不和之胁痛、脘腹痛等。

【用法用量】煎服，10~15g。生麦芽功偏消食健胃，炒麦芽多用于回乳消胀。

【使用注意】哺乳期妇女不宜使用。

**谷芽**

【功效】消食和中，健脾开胃。

【应用】①米面薯芋食积。②脾虚食少，消化不良。

【用法用量】煎服，9~15g。生用长于和中，炒用偏于消食。

**莱菔子**

【功效】消食除胀，降气化痰。

【应用】①食积气滞证。尤善行气消胀。②咳喘痰多，胸闷食少。

【用法用量】煎服，5~12g。生用吐风痰，炒用消食下气化痰。

【使用注意】本品辛散耗气，故气虚及无食积、痰滞者慎用。前人有“人参恶莱菔子”之说，主张不宜与人参同用。

【鉴别用药】莱菔子、山楂二药的共同功效为消食化积，主治食积证。不同点：山楂长于消积化滞，主治肉食积滞；而莱菔子尤善消食行气除胀，主治食积气滞证。

**鸡内金**

【功效】健胃消食，涩精止遗，通淋化石。

【应用】①饮食积滞，小儿疳积。广泛用于米面薯芋乳肉等各种食积证。②肾虚遗精、遗尿。③砂石淋证，胆结石。

【用法用量】煎服，3~10g；研末服，每次1.5~3g。研末服效果比煎剂好。

【使用注意】脾虚无积滞者慎用。

# 第十三单元　驱　虫　药

## 细目一　概　　述

### 要点一　驱虫药的性能特点

驱虫药入脾、胃、大肠经，部分药物具有一定的毒性，对人体寄生虫，特别是肠道寄生虫有杀灭、麻痹或促排作用。

### 要点二　驱虫药的功效

驱虫药具有杀灭或驱虫作用。

### 要点三　驱虫药的适应范围

驱虫药主要适用于肠道寄生虫病，如蛔虫病、蛲虫病、绦虫病、钩虫病等。

### 要点四　驱虫药的使用注意事项

1. 驱虫药一般应在空腹时服用，以使药物充分作用于虫体，而保证疗效。

2. 部分驱虫药有毒性，应用时应严格控制剂量，以免中毒。

3. 在发热或腹痛较剧时，宜先清热或止痛，待症状缓解后再使用驱虫药。

4. 孕妇及老弱患者应慎用。

## 细目二　具 体 药 物

**使君子**

【功效】杀虫，消积。

【应用】①蛔虫病，蛲虫病。为驱蛔要药。②小儿疳疾。

【用法用量】煎服，9~12g，捣碎。取仁炒香嚼服，6~9g。小儿每岁1~1.5粒，一日总量不超过20粒，空腹服用，每日1次，连用3天。

【使用注意】本品大量服用可致呃逆、眩晕、呕吐等反应，故不宜超量服。若与热茶同服，可引起呃逆，故服药时忌饮茶。

**苦楝皮**

【功效】杀虫，疗癣。

【应用】①蛔虫病，钩虫病，蛲虫病。②疥癣，湿疮。

【用法用量】煎服，3~6g。外用适量。

【使用注意】本品有毒，不宜过量或持续久服。孕妇、脾胃虚寒及肝肾功能不全者慎用。有效成分难溶于水，须文火久煎。

**槟榔**

【功效】杀虫，消积，行气，利水，截疟。

【应用】①多种肠道寄生虫病。以泻下驱除虫体为其优点。②食积气滞，泻痢后重。③水肿，脚气肿痛。④疟疾。

【用法用量】煎服，3~10g。驱绦虫、姜片虫30~60g。生用力佳，炒用力缓。

【使用注意】脾虚便溏或气虚下陷者忌用。孕妇慎用。

**南瓜子**

【功效】杀虫。

【应用】①绦虫病。②血吸虫病。

【用法用量】研粉，60~120g，冷开水调服。

# 第十四单元　止　血　药

## 细目一　概　述

### 要点一　止血药的性能特点

本类药虽性味各异，但均入血分，归心、肝、脾经。

### 要点二　止血药的功效

止血药均能止血，分别具有凉血止血、化瘀止血、收涩止血及温经止血作用。

### 要点三　止血药的适应范围

本类药主要适用于咳血、吐血、衄血、便血、尿血、崩漏、紫癜及创伤出血等。

### 要点四　止血药的使用注意事项

1. 出血过多而致气虚欲脱者，如单用止血药，则缓不济急，应急予大补元气之药，以挽救气脱危候。

2. “止血不留瘀”是运用止血药必须始终注意的问题。而凉血止血药和收敛止血药，易凉遏恋邪，有止血留瘀之弊，故出血兼有瘀滞者不宜单独使用。应酌加活血化瘀药，不能单纯止血，以免留瘀。

### 要点五　止血药的分类

止血药根据寒、温、散、敛的不同，分为凉血止血药、温经止血药、化瘀止血药、收敛止血药四类。

### 要点六　各类止血药的性能特点

凉血止血药：性属寒凉，味多甘、苦，善入血分而清泄血分之热。

化瘀止血药：既能止血，又能化瘀，具有止血而不留瘀的特点。

收敛止血药：大多味涩，或为炭类，或质黏。因性善收涩，故有留瘀恋邪之弊。

温经止血药：性属温热，主入脾经，能温内脏，益脾阳，固冲脉而统摄血液。

### 要点七　各类止血药的功效

凉血止血药：有凉血止血之功。

化瘀止血药：以化瘀止血为主，有的兼能消肿、止痛。

收敛止血药：有收敛止血作用。

温经止血药：有温经止血作用。

### 要点八　各类止血药的适应范围

凉血止血药：主要用于血热妄行引起的各种出血病证。

化瘀止血药：主要用于瘀血内阻，血不循经之出血病证，以及跌打损伤、经闭、瘀滞心腹疼痛等。

收敛止血药：广泛用于各种出血病证。

温经止血药：主要用于脾不统血、冲脉失固之虚寒性出血病证。

## 细目二　凉血止血药

**小蓟**

【功效】凉血止血，散瘀解毒消痈。

【应用】①血热出血。尤善治尿血、血淋。②热毒疮痈。

【用法用量】5~12g，鲜品可用30~60g。外用鲜品适量，捣敷患处。

**地榆**

【功效】凉血止血，解毒敛疮。

【应用】①血热出血。尤宜于下焦之下血。②烫伤、湿疹、疮疡痈肿。为治水火烫伤之要药。

【性能特点】味苦沉降，微寒清热，酸涩收

敛,主入血分。既能凉血热以治本,又能涩血行以治标,为凉血止血之要药,尤宜于便血、痔血、血痢、崩漏等下焦血热出血。又能解毒敛疮,用于水火烫伤、湿疹、痈肿疮毒,尤为治水火烫伤之要药。

【用法用量】煎服,9~15g;或入丸、散。外用适量。止血多炒炭用,解毒敛疮多生用。

**槐花**

【功效】凉血止血,清肝泻火。

【应用】①血热出血。对下部血热所致的痔血、便血等最为适宜。②目赤头痛。

【用法用量】煎服,5~10g。外用适量。止血多炒炭用,清热泻火宜生用。

【使用注意】本品虚寒性出血或有瘀者慎用。对于大面积烧烫伤患者,地榆制剂外涂宜慎,以防其所含鞣质被大量吸收而引起中毒性肝炎。

【鉴别用药】地榆、槐花二药的共同功效为凉血止血,主治血热妄行之出血诸证,因其性下行,故以治下部出血证为宜。不同点:地榆凉血之中兼能收涩,凡下部之血热出血,诸如便血、痔血、崩漏、血痢等皆宜;槐花无收涩之性,其止血功在大肠,故以治便血、痔血为佳。

**侧柏叶**

【功效】凉血止血,化痰止咳,生发乌发。

【应用】①血热出血。为治各种出血病证之要药,尤以血热者为宜。②肺热咳嗽。③脱发、须发早白。

【用法用量】煎服,6~12g。外用适量。止血多炒炭用,化痰止咳宜生用。

**白茅根**

【功效】凉血止血,清热利尿,清肺胃热。

【应用】①血热出血。②水肿、热淋、黄疸。③胃热呕吐、肺热咳喘。

【用法用量】煎服,9~30g,鲜品加倍,以鲜品为佳,可捣汁服。多生用,止血亦可炒炭用。

【鉴别用药】白茅根、芦根二药的共同功效为清肺胃热而利尿,主治肺热咳嗽、胃热呕吐和热淋涩痛。不同点:白茅根偏入血分,以凉血止血见长;而芦根偏入气分,以清热生津为优。

**苎麻根**

【功效】凉血止血,安胎,清热解毒。

【应用】①血热出血。②胎动不安,胎漏下血。③热毒痈肿。

【用法用量】煎服,10~30g。外用适量,煎汤外洗,或鲜品捣敷。

## 细目三　化瘀止血药

**三七**

【功效】散瘀止血,活血定痛。

【应用】①出血。功善止血,又能化瘀生新,有止血不留瘀、化瘀不伤正的特点,尤以有瘀滞者为宜。②跌打损伤,瘀血肿痛。为伤科之要药。③虚损劳伤。有补虚强壮的作用。

【性能特点】味甘微苦,温通入血,具有止血而不留瘀、化瘀而不伤正的特点。凡体内外各种出血皆可运用,对出血兼夹瘀滞者最宜。又善化瘀,通利血脉,以止痛著称,可用于多种瘀血证,尤以治跌打伤痛、胸腹刺痛为佳,内服外敷,皆有捷效。

【用法用量】多研末吞服,1~3g;煎服,3~9g;亦入丸散。外用适量,研末外掺或调敷。

【使用注意】孕妇慎用。阴虚血热之出血不宜单用。

**茜草**

【功效】凉血,祛瘀,止血。

【应用】①出血。尤适于血热夹瘀的出血证。②血瘀经闭,跌打损伤,风湿痹痛。尤为妇科调经要药。

【用法用量】煎服,6~10g。亦入丸散。止血炒炭用,活血通经生用或酒炒用。

【使用注意】孕妇慎用。

**蒲黄**

【功效】止血,化瘀,利尿通淋。

【应用】①出血。有止血不留瘀的特点,对出血证无论属寒属热、有无瘀滞,均可应用,但以属实夹瘀者尤宜。②瘀血痛证。③血淋尿血。

【用法用量】煎服,5~10g,宜包煎。外用适量,研末外掺或调敷。止血多炒用,化瘀、利尿多生用。

【使用注意】生蒲黄有收缩子宫作用,故孕妇慎用。

**降香**

【功效】化瘀止血,理气止痛。

【应用】①出血。②胸胁疼痛、跌损瘀痛。

③呕吐腹痛。

【用法用量】煎服,9~15g,宜后下。外用适量,研末外敷。

【使用注意】血热妄行及阴虚火旺而无瘀滞之出血忌用,孕妇忌用。

## 细目四 收敛止血药

**白及**

【功效】收敛止血,消肿生肌。

【应用】①出血。为收敛止血之要药,尤多用于肺胃出血之证。②痈肿疮疡、手足皲裂、水火烫伤。

【性能特点】质极黏腻,性极收涩,为收敛止血之要药,适用于体内外出血。因其主入肺、胃经,故咯血、吐血等肺胃出血尤为多用。其味苦气寒,能消散血热之痈肿;质黏味涩,能收敛疮口而生肌,为外疡消肿生肌之要药,适用于疮疡肿毒、水火烫伤、皮肤皲裂等。

【用法用量】煎服,6~15g;研末吞服,每次3~6g;外用适量。

【使用注意】不宜与乌头类药材同用。

**仙鹤草**

【功效】收敛止血,止痢,截疟,补虚,解毒。

【应用】①出血。广泛用于全身各部的出血之证,无论寒热虚实,皆可应用。②腹泻、痢疾。③疟疾寒热。④脱力劳伤。⑤疮疖痈肿、阴痒带下。

【用法用量】煎服,6~12g;外用适量。

**血余炭**

【功效】收敛止血,化瘀,利尿。

【应用】①出血。②小便不利。

【用法用量】煎服,5~10g;外用适量。

**棕榈炭**

【功效】收敛止血。

【应用】出血。尤多用于崩漏。

【用法用量】煎服,3~9g。

【使用注意】出血兼有瘀滞、湿热下利初起者慎用。

## 细目五 温经止血药

**炮姜**

【功效】温经止血,温中止痛。

【应用】①出血。主治脾胃虚寒,脾不统血之出血病证。②腹痛、腹泻。善暖脾胃,用于虚寒性腹痛、腹泻。

【用法用量】煎服,3~9g。

【鉴别用药】生姜、干姜与炮姜三药的共同功效为温中散寒,主治脾胃寒证。不同点:生姜长于散表寒,又为呕家之圣药;干姜偏于祛里寒,为温中散寒之要药;炮姜善走血分,长于温经止血。

**艾叶**

【功效】温经止血,散寒止痛,调经,安胎;外用:祛湿止痒。

【应用】①出血。为温经止血之要药。用于虚寒性出血病证,尤宜于崩漏。②月经不调、痛经。为治妇科下焦虚寒或寒客胞宫之要药。③胎动不安。为妇科安胎之要药。④皮肤瘙痒。

【性能特点】辛温气香,入三阴经而直走下焦,能温经脉而止血,散寒凝而止痛,暖胞宫而助孕。适用于下元虚冷、冲任不固所致的崩漏下血、月经过多,下焦虚寒或寒客胞宫之少腹冷痛、经寒不调、宫冷不孕等。外用祛湿杀虫止痒,适用于湿疹、阴痒、疥癣等瘙痒性皮肤病。

【用法用量】煎服,3~9g;外用适量。温经止血宜炒炭用,余生用。

# 第十五单元　活血化瘀药

## 细目一　概　　述

### 要点一　活血化瘀药的性能特点

本类药味多辛、苦、温，主入心、肝二经，入血分。

### 要点二　活血化瘀药的功效

本类药物善活血化瘀，并通过活血化瘀作用而产生多种不同的功效，包括活血止痛、活血调经、活血消肿、活血疗伤、活血消痈、破血消癥等。

### 要点三　活血化瘀药的适应范围

本类药主要适用于血液运行不畅、瘀血阻滞血脉所引起的多种疾病，主治范围很广，遍及内、外、妇、儿、伤等各科。如内科的胸、腹、头痛，痛如针刺，痛有定处，体内的癥瘕积聚，中风不遂，肢体麻木以及关节痹痛日久；伤科的跌仆损伤，瘀肿疼痛；外科的疮疡肿痛；妇科的月经不调、经闭、痛经、产后腹痛等。

### 要点四　活血化瘀药的使用注意

本类药物行散力强，易耗血动血，不宜用于妇女月经过多以及其他出血证无瘀血现象者；对于孕妇尤当慎用或忌用。

### 要点五　活血化瘀药的分类

本类药物按其作用特点和临床应用的侧重点，分为活血止痛药、活血调经药、活血疗伤药及破血消癥药四类。

### 要点六　各类活血化瘀药的性能特点

活血止痛药：多具辛味，辛散善行，既入血分，又入气分，活血每兼行气。

活血调经药：大多辛散苦泄，主归肝经血分，尤善通畅血脉而调经水。

活血疗伤药：味多辛、苦、咸，主归肝、肾经。

破血消癥药：味多辛、苦，虫类药居多，兼有咸味，入归肝经血分。药性峻猛，走而不守。

### 要点七　各类活血化瘀药的功效

活血止痛药：有良好的活血止痛作用。

活血调经药：有活血散瘀之功，尤善通畅血脉而调经水。

活血疗伤药：有活血化瘀、消肿止痛、续筋接骨、止血、生肌敛疮等作用。

破血消癥药：有破血逐瘀、消癥散积作用。

### 要点八　各类活血化瘀药的适应范围

活血止痛药：主要适用于气血瘀滞所致的各种痛证，如头痛、胸胁痛、心腹痛、痛经、产后腹痛、肢体疼痛、跌打损伤之瘀痛等，也可用于其他瘀血病证。

活血调经药：主治血行不畅所致的月经不调、痛经、经闭及产后瘀滞腹痛。亦常用于瘀血痛证、癥瘕、跌打损伤、疮痈肿毒。

活血疗伤药：主要适用于跌打损伤、瘀肿疼痛、骨折筋损、金疮出血等伤科疾患。

破血消癥药：主要适用于瘀血时间长、程度重的癥瘕积聚，以及血瘀经闭、瘀肿疼痛、偏瘫等证。

## 细目二　活血止痛药

**川芎**

【功效】活血行气，祛风止痛。

【应用】①血瘀气滞痛证。为“血中之气药”。②头痛，风湿痹痛。为治头痛要药。

【性能特点】辛散温通，辛以行气、活血、祛风，温以散寒。能“上行头目，下调经水，中开郁结，旁通络脉”，为血中之气药，故有活血行气之效，广泛用于全身寒凝气滞血瘀诸证。

其性升散，又能祛风止痛，尤为头痛之要药，无论风寒、风热、风湿、血瘀、血虚头痛均可随证配用。其祛风活血而利关节，亦为风湿痹痛常用药。

【用法用量】煎服，3~10g。

【使用注意】阴虚阳亢之头痛，阴虚火旺、多汗、热盛及无瘀之出血证不宜使用。孕妇慎用。

**延胡索**

【功效】活血，行气，止痛。

【应用】气血瘀滞之痛证。为活血行气止痛之良药。

【性能特点】辛散苦泄温通，既入血分以活血祛瘀，又入气分以行气消滞，盖气滞则痛，血瘀亦痛，故为活血行气止痛良药。《本草纲目》谓其："能行血中气滞，气中血滞，故专治一身上下诸痛。"各种痛证均可配伍应用，尤宜于寒凝气滞血瘀者。醋制后疗效更佳。

【用法用量】煎服，3~10g；研末吞服，每次1.5~3g。醋制可增强止痛作用。

**郁金**

【功效】活血止痛，行气解郁，清心凉血，利胆退黄。

【应用】①气滞血瘀之胸、胁、腹痛。②热病神昏，癫痫痰闭。③热迫血行之吐血、衄血、倒经、尿血、血淋。④湿热黄疸、胆石症。

【用法用量】煎服，3~10g。

【使用注意】不宜与丁香、母丁香同用。

**乳香**

【功效】活血定痛，消肿生肌。

【应用】①跌打损伤、疮疡痈肿。②气滞血瘀之痛证。

【用法用量】煎汤或入丸、散，3~5g，宜炒去油用。外用适量，研末外敷。

【使用注意】孕妇及胃弱者慎用。

**没药**

【功效】散瘀定痛，消肿生肌。

【应用】与乳香相似。常与乳香相须为用，治疗跌打损伤，瘀滞疼痛，痈疽肿痛，疮疡溃后久不收口，以及一切瘀滞痛证。

【用法用量】煎服，3~5g，炮制去油，多入丸散用。外用适量。

【使用注意】同乳香。

**五灵脂**

【功效】活血止痛，化瘀止血。

【应用】①瘀血阻滞之痛证。为治疗瘀滞疼痛之要药。②瘀滞出血证。

【用法用量】煎服，3~10g，包煎。外用适量。活血止痛宜生用，化瘀止血宜炒用。

【使用注意】血虚无瘀及孕妇慎用。不宜与人参同用。

## 细目三　活血调经药

**丹参**

【功效】活血祛瘀，通经止痛，凉血消痈，清心除烦。

【应用】①月经不调，闭经痛经，产后瘀滞腹痛。能祛瘀生新而不伤正。②血瘀胸痹心痛，脘腹疼痛，癥瘕积聚，跌打损伤及风湿痹证。③疮痈肿毒。④热病烦躁神昏及心悸失眠。

【性能特点】苦微寒，入心肝血分。苦降下行，微寒以除血热，故有活血祛瘀以调经、止痛之功，凉血清心以消痈、除烦之力。治热壅血瘀之月经不调、胸痹心痛、疮痈肿毒及热病烦躁不安等。古有"一味丹参饮，功同四物汤"之说，实为祛瘀生新之义，纯虚无瘀者，则非所宜。

【用法用量】煎服，10~15g。活血化瘀宜酒炙用。

【使用注意】不宜与藜芦同用。

【鉴别用药】川芎与丹参均能活血行瘀止痛，同治妇科月经不调、经闭、痛经、癥瘕、产后瘀阻，内科胸痹、心痛、脘腹痛，外科痈肿疮毒，伤科跌打损伤等血滞证。不同点：丹参微寒，又善凉血，故宜于血瘀血热之妇、内、外、伤科诸证，并治肝脾肿大、风湿热痹；还能清心，无论外感或内伤之血热心烦不眠均可应用。川芎性温味辛，又能行气散风寒，故宜于血瘀有寒或又兼气滞之妇、内、外、伤科诸证，并治肝郁气滞胁痛、各种头痛、风寒湿痹等。

**红花**

【功效】活血通经，散瘀止痛。

【应用】①血滞经闭、痛经、产后瘀滞腹痛。②癥瘕积聚。③胸痹心痛、血瘀腹痛、胁痛。④跌打损伤、瘀滞肿痛。⑤瘀滞斑疹色暗。

【用法用量】煎服，3~10g。外用适量。

【使用注意】孕妇及有出血倾向者慎用。

**桃仁**

【功效】活血祛瘀，润肠通便，止咳平喘。

【应用】①瘀血阻滞病证。②肺痈，肠痈。③肠燥便秘。④咳嗽气喘。

【用法用量】煎服，5~10g，捣碎用。

【使用注意】孕妇及便溏者慎用。

【鉴别用药】红花与桃仁均具活血化瘀之功，同治妇科血滞经闭、痛经、癥瘕积聚、产后瘀阻腹痛，内科胸痛、心痛，以及伤科跌打瘀痛。不同点：桃仁性平，甘苦润降，破瘀生新为长；又能润肠通便，治肠痈、肺痈、肠燥便秘；还能止咳平喘，治咳嗽气喘。红花性温，辛散温通，又能化斑消肿，治痈肿疮毒、脱疽、斑疹。

**益母草**

【功效】活血调经，利尿消肿，清热解毒。

【应用】①血滞经闭、痛经、经行不畅、产后恶露不尽、瘀滞腹痛。为妇产科要药。②水肿，小便不利。尤宜用于水瘀互阻的水肿。③跌打损伤，疮痈肿毒，皮肤瘾疹。

【用法用量】煎服，9~30g；鲜品12~40g；或熬膏，入丸剂。外用适量，捣敷或煎汤外洗。

【使用注意】孕妇慎用。

**泽兰**

【功效】活血调经，祛瘀消痈，利水消肿。

【应用】①血滞经闭、痛经、产后瘀滞腹痛。②跌打损伤，瘀肿疼痛，疮痈肿毒。③水肿，小便不利。

【用法用量】煎服，6~12g。外用适量。

【使用注意】血虚及无瘀滞者慎用。

**牛膝**

【功效】逐瘀通经，补肝肾，强筋骨，利尿通淋，引血下行。

【应用】①瘀血阻滞之经闭、痛经、经行腹痛、胞衣不下及跌仆伤痛。②腰膝酸痛、下肢痿软。③淋证、水肿、小便不利。④阴虚阳亢之头痛、眩晕，胃火上炎之齿痛、口舌生疮，气火上逆，迫血妄行之吐血、衄血。

【性能特点】味苦泄降，"走而能补，性善下行"。其活血化瘀，长于治疗妇科经产诸疾及跌打损伤等证；活血以通利关节，味甘酸以补肝肾、强筋骨，故可治痹证日久及肝肾不足腰膝酸痛，筋骨无力；性滑利窍，利尿通淋而治淋证、水肿；引血下行，而善治下焦瘀血证；导热下泄，引血下行，以降上亢之阳、上炎之火、上逆之血。

【用法用量】煎服，5~12g。活血通经、利水通淋、引火（血）下行宜生用，补肝肾、强筋骨宜酒炙用。

【使用注意】本品为动血之品，性专下行，孕妇、月经过多者慎用。中气下陷、脾虚泄泻，下元不固、多梦遗精者慎用。

**鸡血藤**

【功效】活血补血，调经止痛，舒筋活络。

【应用】①月经不调，痛经，经闭。②风湿痹痛，手足麻木，肢体瘫痪，血虚萎黄。

【用法用量】煎服，9~15g；或浸酒服，或熬膏服。

## 细目四　活血疗伤药

**土鳖虫**

【功效】破血逐瘀，续筋接骨。

【应用】①跌打损伤，筋伤骨折，瘀肿疼痛。②血瘀经闭，产后瘀滞腹痛，癥瘕痞块。

【用法用量】煎服，3~10g。

【使用注意】孕妇禁用。

**马钱子**

【功效】散结消肿，通络止痛。

【应用】①跌打损伤，骨折肿痛。为伤科疗伤止痛之佳品。②痈疽疮毒，咽喉肿痛。③风湿顽痹，麻木瘫痪。善能搜筋骨间风湿，止痛力强。

【用法用量】0.3~0.6g，炮制后入丸散用。外用适量，研末调涂。

【使用注意】内服不宜生用及多服久服。本品所含有毒成分能被皮肤吸收，故外用亦不宜大面积涂敷。孕妇禁用，体虚者忌用。运动员慎用。

**自然铜**

【功效】散瘀止痛，续筋接骨。

【应用】跌打损伤，骨折筋断，瘀肿疼痛。长于促进骨折的愈合。

【用法用量】3~9g。入丸散服，若入煎剂宜先煎。外用适量。

【使用注意】不宜久服。孕妇慎用。

**苏木**

【功效】活血，祛瘀，消肿止痛。

【应用】①跌打损伤，骨折筋伤，瘀滞肿痛。②血滞经闭，产后瘀阻腹痛，痛经，心腹疼痛，痈疽肿痛。

【用法用量】煎服，3~9g。外用适量，研末撒敷。

【使用注意】月经过多和孕妇慎用。

**骨碎补**

【功效】疗伤止痛，补肾强骨。外用消风祛斑。

【应用】①跌打损伤或创伤，筋骨损伤，瘀滞肿痛。②肾虚腰痛脚弱、耳鸣耳聋、牙痛、久泻。③外治斑秃、白癜风。

【用法用量】煎服，3~9g。外用适量，研末调敷或鲜品捣敷，亦可浸酒擦患处。

【使用注意】孕妇及阴虚火旺、血虚风燥者慎用。

## 细目五　破血消癥药

**莪术**

【功效】行气破血，消积止痛。

【应用】①气滞血瘀所致癥瘕积聚、经闭及心腹瘀痛。②食积脘腹胀痛。③跌打损伤，瘀肿疼痛。

【用法用量】煎服，6~9g。外用适量。醋制后可加强祛瘀止痛作用。

【使用注意】孕妇及月经过多者禁用。

**三棱**

【功效】破血行气，消积止痛。

【应用】与莪术基本相同，常相须为用。然三棱偏于破血，莪术偏于破气。

【用法用量】煎服，5~10g。醋制后可加强祛瘀止痛作用。

【使用注意】孕妇及月经过多者禁用。不宜与芒硝、玄明粉同用。

**水蛭**

【功效】破血通经，逐瘀消癥。

【应用】①血瘀经闭，癥瘕积聚。②中风偏瘫，跌打损伤，心腹疼痛。

【用法用量】煎服，1~3g。研末服，0.3~0.5g。以入丸、散或研末服为宜。或用活水蛭放于瘀肿部位吸血消肿。

【使用注意】孕妇及月经过多者禁用。

**穿山甲**

【功效】活血消癥，搜风通络，通经下乳，消肿排脓。

【应用】①血滞癥瘕，经闭。②风湿痹痛，中风瘫痪。③产后乳汁不下。④痈肿疮毒，瘰疬。

【用法用量】煎服，5~10g，一般炮制后用。

【使用注意】孕妇慎用。痈肿已溃者忌用。

**斑蝥**

【功效】破血逐瘀，散结消癥，攻毒蚀疮。

【应用】①癥瘕，经闭。②痈疽恶疮，顽癣，瘰疬，痈疽不溃，恶疮死肌。③面瘫，风湿痹痛。

【用法用量】炮制后多入丸散用，0.03~0.06g。外用适量，研末或浸酒醋，或制油膏涂敷患处，不宜大面积用。

【使用注意】本品有大毒，内服宜慎，应严格掌握剂量。外用对皮肤、黏膜有很强的刺激作用，能引起皮肤发红、灼热、起疱，甚至腐烂，故不宜久服和大面积使用。体弱者忌用。孕妇禁用。

# 第十六单元　化痰止咳平喘药

## 细目一　概　　述

### 要点一　化痰止咳平喘药的性能特点

本类药或辛或苦，或温或凉，多入肺经，辛开苦降，温以散寒，凉可清热。

### 要点二　化痰止咳平喘药的功效

本类药具有宣降肺气、化痰止咳、降气平喘之功。

### 要点三　化痰止咳平喘药的适应范围

化痰药主治痰证。痰的病证甚多，如痰阻于肺之咳喘痰多，痰蒙心窍之昏厥、癫痫，痰蒙清阳之眩晕，痰扰心神之睡眠不安，肝风夹痰之中风、惊厥，痰阻经络之肢体麻木、半身不遂、口眼㖞斜，痰火互结之瘰疬、瘿瘤，痰凝肌肉、流注骨节之阴疽流注等。止咳平喘药用于外感、内伤所致的各种咳嗽和喘息。

### 要点四　化痰止咳平喘药的使用注意事项

1. 刺激性较强的化痰药，不宜用于咳嗽兼有出血倾向者，以免加重出血。

2. 麻疹初起兼有表证之咳嗽，应以疏解清宣为主，不可单用止咳药，忌用温燥及具有收敛之性的止咳药，以免影响麻疹透发。

### 要点五　化痰止咳平喘药的分类

本类药物根据药性、功能及临床应用的不同，分为温化寒痰药、清化热痰药、止咳平喘药三类。

### 要点六　各类化痰止咳平喘药的性能特点

温化寒痰药：味多辛、苦，性多温燥，主归肺、脾、肝经。

清化热痰药：性多寒凉，部分药物质润，兼能润燥。部分药物味咸，兼能软坚散结。

止咳平喘药：主入肺经，味或辛或苦或甘，性或温或寒，由于药物性味不同，质地润燥有异，其止咳平喘的机理也各不相同。

### 要点七　各类化痰止咳平喘药的功效

温化寒痰药：有温肺祛寒、燥湿化痰作用，有的兼能消肿止痛。

清化热痰药：有清化热痰之功，兼能润燥化痰、软坚散结。

止咳平喘药：有宣肺止咳、清肺止咳、润肺止咳、降肺止咳、敛肺止咳及化痰止咳之功。

### 要点八　各类化痰止咳平喘药的适应范围

温化寒痰药：主要适用于寒痰、湿痰证，如咳嗽气喘、痰多色白，以及由寒痰、湿痰所致的眩晕、肢体麻木、阴疽流注等。

清化热痰药：主要适用于热痰、燥痰证，如咳嗽气喘、痰黄质稠，或干咳少痰、痰稠难咯、唇舌干燥，以及痰热癫痫、中风惊厥、瘿瘤、痰火瘰疬等。

止咳平喘药：主要适用于外感或内伤所致的咳喘、痰多，或痰饮喘息。

## 细目二　温化寒痰药

**半夏**

【功效】燥湿化痰，降逆止呕，消痞散结。外用消肿止痛。

【应用】①湿痰证，寒痰证。为燥湿化痰、温化寒痰之要药，尤善治脏腑之湿痰。②呕吐。为止呕要药，尤宜于痰饮或胃寒呕吐。③心下痞，胸痹，结胸，梅核气。④瘿瘤，痰核，痈疽肿毒及毒蛇咬伤。

【性能特点】辛散温燥而沉降，入脾则使湿去脾健痰无生源，入肺则肺得宣化而痰无留所,为治湿痰、寒痰要药。入胃则使气降而呕逆自止,常用于痰饮或胃寒呕吐。辛者散结气,开痞气,治心下痞、胸痹、梅核气等。有毒之品,以毒攻毒,外用消肿止痛,用治痈疽肿毒、瘰疬痰核。

【用法用量】煎服,3~9g,一般宜制过用。炮制品中有姜半夏、法半夏等,其中姜半夏长于降逆止呕,法半夏长于燥湿且温性较弱,半夏曲则有化痰消食之功,竹沥半夏能清化热痰,主治热痰、风痰之证。外用适量。

【使用注意】不宜与川乌类药材同用。生品内服宜慎。其性温燥,阴虚燥咳、血证、热痰、燥痰应慎用。

**天南星**

【功效】燥湿化痰,祛风止痉。外用散结消肿。

【应用】①顽痰咳嗽,湿痰、寒痰证。②风痰眩晕,中风,癫痫,惊风,破伤风。善祛风痰而止痉厥。③外用治痈疽肿痛,痰核瘰疬,蛇虫咬伤。外用。

【用法用量】煎服,3~9g,多制用。外用生品适量,研末以醋或酒调敷患处。

【使用注意】阴虚燥痰及孕妇慎用。

【鉴别用药】半夏与天南星均能燥湿化痰,为治寒痰、湿痰要药;生品外用消肿止痛,治痈疽肿毒、瘰疬痰核等证。不同点:半夏主归脾、胃经,善除脾胃湿痰;天南星主归肝经,温燥之性强于半夏,善治顽痰并祛经络风痰。半夏又能降逆止呕、消痞散结,治呕吐、胸脘痞闷、梅核气、结胸等证。天南星又能祛风止痉,治中风口眼㖞斜、破伤风等证。

**白附子**

【功效】祛风痰,定惊搐,解毒散结,止痛。

【应用】①中风痰壅,口眼㖞斜,惊风癫痫,破伤风。②痰厥头痛、眩晕。尤擅治头面部诸疾。③瘰疬痰核,毒蛇咬伤。

【用法用量】煎服,3~6g,宜炮制后用。外用生品适量捣烂,熬膏或研末以酒调敷患处。

【使用注意】本品辛温燥烈,阴虚血虚动风或热盛动风者不宜使用;孕妇慎用。生品一般不内服。

**芥子**

【功效】温肺豁痰利气,散结通络止痛。

【应用】①寒痰喘咳,悬饮。②阴疽流注,肢体麻木,关节肿痛。善散“皮里膜外之痰”。③冷哮日久。于夏令外敷肺俞等穴。

【用法用量】煎服,3~9g。外用适量,研末调敷,或作发疱用。

【使用注意】本品辛温走散,耗气伤阴,久咳肺虚及阴虚火旺者忌用。消化道溃疡、出血者及皮肤过敏者忌用。用量不宜过大。

**皂荚**

【功效】祛痰开窍,散结消肿。

【应用】①顽痰阻肺,咳喘痰多。②中风,痰厥,癫痫,喉痹痰盛。③疮肿未溃,皮癣,便秘。

【用法用量】多入丸散用,1~1.5g。外用适量,研末吹鼻取嚏或研末调敷患处。

【使用注意】内服剂量不宜过大,以免引起呕吐、腹泻。辛散走窜之性强,非顽疾证实体壮者慎用。孕妇、气虚阴亏及有出血倾向者忌用。

**旋覆花**

【功效】降气,消痰,行水,止呕。

【应用】①咳喘痰多,痰饮蓄结,胸膈痞满。②噫气,呕吐。善降胃气而止呕噫。③气血不和之胸胁痛。

【性能特点】辛散温通,味咸软坚,化胶结之痰;味苦泄降,功善下气。入肺经,降肺气化痰而止喘咳,治痰饮壅肺之喘咳痰多;入胃经,降胃气而止呕哕,治胃气上逆之呕吐、噫气,为治肺胃气逆之要药。

【用法用量】煎服,3~9g,包煎。

【使用注意】阴虚劳嗽,津伤燥咳者慎用。

**白前**

【功效】降气,消痰,止咳。

【应用】咳嗽痰多,气喘。长于祛痰,降肺气以平咳喘。

【用法用量】煎服,3~10g。

## 细目三 清化热痰药

**川贝母**

【功效】清热润肺,化痰止咳,散结消痈。

【应用】①虚劳咳嗽,肺热燥咳。②瘰疬、乳痈、肺痈。

【性能特点】苦泄甘润，微寒清热，入肺、心经，为清泄润肺之品。既能清肺化痰，又能润肺止咳，为肺热燥咳及虚劳咳嗽之要药。又开郁散结消痈，治痰火、热毒壅结之疮肿瘰疬。

【用法用量】煎服，3~10g；研粉冲服，一次1~2g。

【使用注意】不宜与川乌类药材同用。

**浙贝母**

【功效】清热化痰止咳，解毒散结消痈。

【应用】①风热、痰热咳嗽。②瘰疬，瘿瘤，乳痈疮毒，肺痈。

【用法用量】煎服，5~10g。

【使用注意】同川贝母。

【鉴别用药】川贝母与浙贝母均能清热化痰、散结消痈，同治肺热咳嗽、瘰疬、乳痈等证。不同点：川贝母味甘偏润，又能润肺止咳，又可治虚劳咳嗽、肺燥咳嗽；浙贝母苦寒降泄，功专清热散结，善治风热、肺热咳嗽及瘰疬、瘿瘤、乳痈等证。

**瓜蒌**

【功效】清热涤痰，宽胸散结，润燥滑肠。

【应用】①痰热咳喘。②胸痹，结胸。③肺痈，肠痈，乳痈。④肠燥便秘。

【用法用量】煎服，全瓜蒌9~15g，瓜蒌皮6~10g，瓜蒌子9~15g，打碎入煎。

【使用注意】本品甘寒而滑，脾虚便溏者及寒痰、湿痰证忌用。不宜与川乌类药材同用。

【鉴别用药】瓜蒌皮与瓜蒌子均能清肺化痰，同治肺热咳嗽、痰黄质稠。不同点：瓜蒌皮偏于清热化痰，又能理气宽胸，可治胸痹、结胸；瓜蒌子重在润燥化痰，又能润肠通便，可治肺燥咳嗽、肠燥便秘。

**竹茹**

【功效】清热化痰，除烦，止呕。

【应用】①痰热、肺热咳嗽，痰热心烦不寐。②中风痰迷，舌强不语。③胃热呕吐，妊娠恶阻。④吐血、衄血等血热出血证。

【用法用量】煎服，5~10g。生用清化痰热，姜汁炙用止呕。

**竹沥**

【功效】清热豁痰，定惊利窍。

【应用】①痰热咳喘。最宜于痰稠难咯，顽痰胶结者。②中风痰迷，惊痫癫狂。

【用法用量】内服，30~50mL，冲服。本品不能久藏，但可熬膏瓶贮，称竹沥膏；近年用安瓿瓶密封装置，可以久藏。

【使用注意】寒痰及便溏者忌用。

**天竺黄**

【功效】清热豁痰，凉心定惊。

【应用】①小儿惊风，中风癫痫，热病神昏。②痰热咳喘。

【用法用量】煎服，3~9g。

【鉴别用药】竹茹、竹沥与天竺黄均能清热化痰，同治痰热咳喘；其中竹沥、天竺黄又可定惊，主治热病或痰热所致的惊风、癫痫，中风昏迷、喉间痰鸣。不同点：竹茹长于清心除烦，止呕，又能凉血止血，可治痰热扰心的心烦失眠、胃热呕吐、血热出血；竹沥性寒滑利，清热涤痰力强，多用于大人惊痫中风，肺热顽痰胶结难咯；天竺黄尤善清心定惊，常用治小儿惊风，热病神昏。

**前胡**

【功效】降气化痰，散风清热。

【应用】①痰热咳喘。②风热咳嗽。

【用法用量】煎服，3~10g。

**桔梗**

【功效】宣肺，祛痰，利咽，排脓。

【应用】①咳嗽痰多，胸闷不畅。无论寒热皆可应用。②咽喉肿痛，音哑失音。③肺痈吐脓。④癃闭、便秘，又能载药上行。

【性能特点】苦泄辛散，性平不偏，性善上行，为肺经专药。善开宣肺气，祛痰，治咳嗽痰多，无论外感内伤、属寒属热皆可应用。又宣肺以利咽，治咽痛音哑；宣肺以排脓，治肺痈吐脓；宣肺以通利二便，治癃闭、便秘。借其升浮之力，常为诸药舟楫以载之上行。

【用法用量】煎服，3~10g。

【使用注意】本品性升散，凡气机上逆，呕吐、呛咳、眩晕、阴虚火旺咳血等不宜用，胃、十二指肠溃疡者慎服。用量过大易致恶心呕吐。

**胖大海**

【功效】清热润肺，利咽开音，润肠通便。

【应用】①肺热声哑，咽喉疼痛，肺热燥咳，干咳少痰。②燥热便秘，头痛目赤。

【用法用量】2~3枚，沸水泡服或煎服。

**海藻**

【功效】消痰软坚散结，利水消肿。

【应用】①瘿瘤、瘰疬、睾丸肿痛。②痰饮水肿。

【用法用量】煎服，6~12g。

【使用注意】不宜与甘草同用。

**昆布**

【功效】消痰软坚散结，利水消肿。

【应用】同海藻，常与海藻相须而用。

【用法用量】煎服，6~12g。

**黄药子**

【功效】化痰散结消瘿，清热凉血解毒。

【应用】①瘿瘤。现常用于治疗多种甲状腺肿大。②疮疡肿毒，咽喉肿痛，毒蛇咬伤。③吐血、衄血、咳血、咳嗽、气喘、百日咳。

【用法用量】煎服，4.5~9g；研末服，1~2g。外用适量，鲜品捣敷，或研末调敷，或磨汁涂。

【使用注意】本品有毒，不宜过量。如多服、久服可引起吐泻、腹痛等消化道反应，并对肝肾有一定损害，故脾胃虚弱及肝肾功能损害者慎用。

## 细目四　止咳平喘药

**苦杏仁**

【功效】降气止咳平喘，润肠通便。

【应用】①咳嗽气喘。为治咳喘之要药，无论新久、寒热，皆可配伍用之。②肠燥便秘。

【性能特点】苦微温而润降，质润多脂，并有小毒，入肺与大肠经。上能降肺气以止咳喘，下能润肠燥以通大便，善治多种咳喘与肠燥便秘。

【用法用量】煎服，5~10g，宜打碎入煎，生品入煎剂宜后下；或入丸、散。

【使用注意】阴虚咳喘及大便溏泄者慎用。本品有小毒，用量不宜过大。婴儿慎用。

**紫苏子**

【功效】降气化痰，止咳平喘，润肠通便。

【应用】①咳喘痰多。②肠燥便秘。

【用法用量】煎服，3~10g，煮粥食或入丸、散。

【使用注意】脾虚便溏者慎用。

【鉴别用药】苦杏仁与紫苏子均能止咳平喘、润肠通便，同治咳喘气逆、肠燥便秘。不同点：苦杏仁味苦，具小毒，又能宣肺，为治咳喘要药，治各种咳喘；苏子善于降气消痰，既治咳喘痰壅气逆，又治上盛下虚之久咳痰喘。

**百部**

【功效】润肺下气止咳，杀虫灭虱。

【应用】①新久咳嗽，百日咳，肺痨咳嗽。无论外感、内伤、暴咳、久嗽，皆可用之。②蛲虫病、阴道滴虫、头虱及疥癣等。

【用法用量】煎服，3~9g。外用适量，水煎或酒浸。久咳虚嗽宜蜜炙用。

**紫菀**

【功效】润肺下气，消痰止咳。

【应用】咳嗽有痰。无论外感内伤、寒热虚实，皆可应用。

【用法用量】煎服，5~10g。外感暴咳宜生用，肺虚久咳宜蜜炙用。

**款冬花**

【功效】润肺下气，止咳化痰。

【应用】咳喘。无论寒热虚实，皆可随证配伍，尤宜于寒咳。

【用法用量】煎服，5~10g。外感暴咳宜生用，肺虚久咳宜炙用。

**枇杷叶**

【功效】清肺止咳，降逆止呕。

【应用】①肺热咳嗽，气逆喘急。②胃热呕吐，哕逆，烦热口渴。

【用法用量】煎服，6~10g。止咳宜蜜炙用，止呕宜生用。

**桑白皮**

【功效】泻肺平喘，利水消肿。

【应用】①肺热咳喘。能清泻肺火。②水肿。

【用法用量】煎服，6~12g。泻肺利水、平肝清火宜生用，肺虚咳嗽宜蜜炙用。

**葶苈子**

【功效】泻肺平喘，行水消肿。

【应用】①痰涎壅盛，喘息不得平卧。②水肿、悬饮、胸腹积水、小便不利。

【性能特点】苦降辛散，大寒清热，入肺、膀胱经。善泻肺中水饮及痰火而止咳平喘，治痰涎壅盛，喘息不得平卧；又泻肺气壅闭而通调水道，行水消肿，为治胸腹积水之常用药。唯其药力颇强，用之宜慎。

【用法用量】煎服，3~10g，包煎。炒用缓其寒性，不易伤脾胃。

【鉴别用药】桑白皮与葶苈子均能泻肺平喘、利水消肿，同治咳嗽喘满、水肿、小便不利等证。不同点:桑白皮味甘性寒,清肺消痰而降气平喘,肺热咳喘多用之,皮肤水肿常用;葶苈子苦辛大寒,善泻肺中水饮,且泻肺气之闭塞以利尿消肿,药力较强,善治咳逆痰多、喘息不得卧及胸腹积水。

**白果**

【功效】敛肺定喘,止带缩尿。

【应用】①哮喘咳嗽。②带下,白浊,尿频,遗尿。

【用法用量】煎服,5~10g,捣碎。

【使用注意】本品有毒,不可多用,小儿尤当注意。忌生食。过食白果可致中毒,出现腹痛、吐泻、发热、发绀以及昏迷、抽搐,严重者可因呼吸麻痹而死亡。

# 第十七单元 安 神 药

## 细目一 概 述

### 要点一 安神药的性能特点

本类药主入心、肝经。

### 要点二 安神药的功效

本类药物具有重镇安神、养心安神作用，某些药物还兼有清热解毒、平肝潜阳、纳气平喘、敛汗、润肠、祛痰等作用。

### 要点三 安神药的适应范围

安神药主要适用于心神不宁的心悸怔忡，失眠多梦；亦可作为治疗惊风、癫狂等病证的辅助药物。部分安神药又可用治热毒疮肿、肝阳眩晕、自汗盗汗、肠燥便秘、痰多咳喘等证。

### 要点四 安神药的使用注意事项

1. 本类药物多属对症治标之品，特别是矿石类重镇安神药及有毒药物，只宜暂用，不可久服，应中病即止。

2. 矿石类安神药，如作丸散剂服时，须配伍养胃健脾之品，以免伤胃耗气。

### 要点五 安神药的分类

本类药物按药性、功效及主治病证不同可分为重镇安神药和养心安神药两类。

### 要点六 各类安神药的性能特点

重镇安神药：多为矿石、化石、介类药物，具有质重沉降之性。

养心安神药：多为植物类种子、种仁，具有甘润滋养之性。

### 要点七 各类安神药的功效

重镇安神药：有镇心安神、平惊定志、平肝潜阳等作用。

养心安神药：有滋养心肝、益阴补血、交通心肾等作用。

### 要点八 各类安神药的适应范围

重镇安神药：主要用于心火炽盛、痰火扰心、肝郁化火及惊吓等引起的心神不宁、心悸失眠及惊痫、肝阳眩晕等证。

养心安神药：主要用于阴血不足、心脾两虚、心肾不交等导致的心悸怔忡、虚烦不眠、健忘多梦、遗精、盗汗等证。

## 细目二 重镇安神药

**朱砂**

【功效】清心镇惊，安神解毒。

【应用】①心神不宁，心悸，失眠。为镇心、清火、安神定志之药。②惊风，癫痫。③疮疡肿毒，咽喉肿痛，口舌生疮。

【性能特点】味甘性微寒，质重，寒能降火，重可镇怯，专归心经，既能清心经实火，又能镇惊安神，为清心、镇惊安神之要药。

【用法用量】内服，多入丸、散服，每次0.1~0.5g，不宜入煎剂。外用适量。

【使用注意】本品有毒，内服不可过量或持续服用。孕妇及肝功能不全者禁用。忌火煅。

**磁石**

【功效】镇惊安神，平肝潜阳，聪耳明目，纳气平喘。

【应用】①心神不宁，惊悸，失眠及癫痫。②头晕目眩。③耳鸣耳聋，视物昏花。④肾虚气喘。

【用法用量】煎服，9~30g，宜打碎先煎。

【使用注意】因吞服后不易消化，如入丸散，不可多服，脾胃虚弱者慎用。

【鉴别用药】朱砂与磁石二药，质重性寒，

入心经，均能镇心安神，可用治心神不宁、惊悸、失眠、癫痫。不同点：朱砂味甘，有毒，长于镇心、清心而安神，善治心火亢盛之心神不安。磁石味咸，无毒，归肝、肾经，益肾阴，潜肝阳，主治肾虚肝旺、肝火扰心之心神不宁。朱砂还能清热解毒，可用治疮疡肿毒、咽喉肿痛、口舌生疮。磁石又可平肝潜阳，聪耳明目，纳气平喘，可用治肝阳上亢之头晕目眩、耳鸣耳聋、视物昏花、肾虚气喘等证。

**琥珀**

【功效】镇惊安神，活血散瘀，利尿通淋。

【应用】①心神不宁，心悸失眠，惊风，癫痫。②痛经经闭，心腹刺痛，癥瘕积聚。③淋证，癃闭。④疮痈肿毒。

【用法用量】研末冲服，或入丸散，每次1.5～3g。不入煎剂。外用适量。

## 细目三　养心安神药

**酸枣仁**

【功效】养心益肝，安神，敛汗，生津止渴。

【应用】①心悸失眠。为养心安神要药。②自汗，盗汗。③津伤口渴咽干。

【性能特点】味甘，入心、肝经，能养心阴、益肝血而宁心安神，为养心安神之要药。味甘酸，酸能敛，有敛阴生津止渴和收敛止汗之效。

【用法用量】煎服，10～15g。本品炒后质脆易碎，便于煎出有效成分，可增强疗效。

**柏子仁**

【功效】养心安神，润肠通便，止汗。

【应用】①心悸失眠。②肠燥便秘。③阴虚盗汗，小儿惊痫。

【用法用量】煎服，10～20g。大便溏者宜用柏子仁霜代替柏子仁。

【使用注意】便溏及多痰者慎用。

【鉴别用药】柏子仁与酸枣仁均能养心安神，可用治阴血不足、心神失养所致的心悸怔忡、失眠、健忘等证，常相须为用。不同点：酸枣仁安神作用较强，又可收敛止汗、生津止渴，用治体虚自汗、盗汗，伤津口渴咽干。柏子仁质润多脂，又可润肠通便，用治肠燥便秘。

**合欢皮**

【功效】解郁安神，活血消肿。

【应用】①心神不宁，忿怒忧郁，烦躁失眠。为悦心安神要药。②跌打骨折，血瘀肿痛。③肺痈，疮痈肿毒。

【用法用量】煎服，6～12g。外用适量。

【使用注意】孕妇慎用。

**远志**

【功效】安神益智，交通心肾，祛痰消肿。

【应用】①失眠多梦，心悸怔忡，健忘。②癫痫，惊狂。③咳嗽痰多。④痈疽疮毒，乳房肿痛，喉痹。

【用法用量】煎服，3～10g。外用适量。化痰止咳宜炙用。

【使用注意】凡实热或痰火内盛者，以及有胃溃疡或胃炎者慎用。

# 第十八单元　平肝息风药

## 细目一　概　述

### 要点一　平肝息风药的性能特点

平肝息风药皆入肝经，多为介类、昆虫等动物药及矿石类药物。

### 要点二　平肝息风药的功效

平肝息风药主要具有平肝潜阳、息风止痉功效。部分药物兼有镇惊安神、清肝明目、降逆、凉血等作用，某些息风止痉药兼有祛风通络之功。

### 要点三　平肝息风药的适应范围

平肝息风药主要适用于肝阳上亢、肝风内动的病证。部分药物又可用治心神不宁、目赤肿痛、呕吐、呃逆、喘息、血热出血以及风中经络之口眼㖞斜、痹痛等证。

### 要点四　平肝息风药的使用注意事项

1. 本类药物有性偏寒凉或性偏温燥之不同，故当使用时注意。

2. 脾虚慢惊者，不宜用寒凉之品。

3. 阴虚血亏者，当忌温燥之品。

### 要点五　平肝息风药的分类

本类药物按药性、功效及主治病证不同可分为平肝息风药和息风止痉药两类。

### 要点六　各类平肝息风药的性能特点

平抑肝阳药：多为质重之介类或矿石类药物。

息风止痉药：主入肝经。

### 要点七　各类平肝息风药的功效

平抑肝阳药：有平抑肝阳或平肝潜阳之功效。

息风止痉药：以息肝风、止痉抽为主要功效。部分兼有平肝潜阳、清泻肝火、祛外风作用。

### 要点八　各类平肝息风药的适应范围

平抑肝阳药：主要用于肝阳上亢之头晕目眩、头痛、耳鸣和肝火上攻之面红、口苦、目赤肿痛、烦躁易怒、头痛头昏等症。亦用治肝阳化风痉挛抽搐及肝阳上扰烦躁不眠者。

息风止痉药：主要用于温热病热极动风、肝阳化风、血虚生风等所致眩晕欲仆、项强肢颤、痉挛抽搐等症，以及风阳夹痰、痰热上扰之癫痫、惊风抽搐，或风毒侵袭引动内风之破伤风、痉挛抽搐、角弓反张等症。部分息风止痉药，亦可用治肝阳眩晕和肝火上攻之目赤、头痛或风邪中经络之口眼㖞斜、肢麻痉挛、头痛、痹证等。

## 细目二　平抑肝阳药

**石决明**

【功效】平肝潜阳，清肝明目。

【应用】①肝阳上亢，头晕目眩。为凉肝、镇肝之要药。②目赤，翳障，视物昏花。③胃酸过多之胃脘痛，外伤出血。煅用有收敛、制酸、止痛、止血等作用。

【性能特点】咸寒质重，专入肝经，长于潜降肝阳，清肝泄热，兼益肝阴，为平肝凉肝之要药。且长于清肝火，有明目退翳之功，为治目疾常用药，不论虚实，均可应用。

【用法用量】煎服，6~20g，先煎。平肝、清肝宜生用，外用点眼宜煅用、水飞。

【使用注意】本品咸寒，易伤脾胃，故脾胃虚寒，食少便溏者慎用。

【鉴别用药】石决明与决明子均能清肝明目、平抑肝阳，可用治目赤肿痛、翳障等偏于肝热者，及肝阳上亢，头晕目眩。不同点：石决明凉肝镇肝、滋养肝阴，故无论实证、虚证之目疾均可应用。煅石决明还可收敛、制酸、止痛、止血，可用治胃酸过多之胃脘痛，外伤出血。决明子又可润肠通便，可用治肠燥便秘。

**珍珠母**

【功效】平肝潜阳，安神，定惊明目，燥湿收敛。

【应用】①肝阳上亢，头晕目眩。②惊悸失眠，心神不宁。③目赤翳障，视物昏花。④湿疮瘙痒，溃疡久不收口，口疮。

【用法用量】煎服，10~25g，先煎。外用适量。

【使用注意】本品属镇降之品，故脾胃虚寒者，孕妇慎用。

**牡蛎**

【功效】重镇安神，潜阳补阴，软坚散结，收敛固涩，制酸止痛。

【应用】①心神不安，惊悸失眠。②肝阳上亢，头晕目眩。③痰核，瘰疬，瘿瘤，癥瘕积聚。④滑脱诸证。⑤胃痛泛酸。

【用法用量】煎服，9~30g，先煎。外用适量。收敛固涩宜煅用，其他宜生用。

【鉴别用药】龙骨与牡蛎均能重镇安神、平肝潜阳、收敛固涩，可用治心神不安、惊悸失眠、阴虚阳亢、头晕目眩及各种滑脱证。不同点：龙骨长于镇惊安神，且收敛固涩力优于牡蛎；龙骨外用又可收湿、敛疮、生肌，常用治湿疮痒疹，疮疡久溃不敛。牡蛎又可补阴、软坚散结、制酸止痛，常用治热病日久，灼烁真阴，虚风内动，四肢抽搐之症，及痰核、瘰疬、瘿瘤、癥瘕积聚、胃痛泛酸。

**赭石**

【功效】平肝潜阳，重镇降逆，凉血止血。

【应用】①肝阳上亢，头晕目眩。②呕吐，呃逆，噫气等证。为重镇降逆要药。③气逆喘息。④血热吐衄，崩漏。

【性能特点】味苦性寒，质重沉降，长于镇潜肝阳、清降肝火，为重镇潜阳常用之品。质重性降，为重镇降逆之要药，尤善降上逆之胃气。

【用法用量】煎服，9~30g，先煎。外用适量。降逆、平肝宜生用，止血宜煅用。

【使用注意】孕妇慎用。因含微量砷，故不宜长期服用。

**蒺藜**

【功效】平肝解郁，活血祛风，明目，止痒。

【应用】①肝阳上亢，头晕目眩。②胸胁胀痛，乳闭胀痛。③风热上攻，目赤翳障。④风疹瘙痒，白癜风。

【用法用量】煎服，6~10g；或入丸、散。外用适量。

【使用注意】孕妇慎用。

**罗布麻**

【功效】平抑肝阳，清热，利尿。

【应用】①头晕目眩。②水肿，小便不利。

【用法用量】煎服或开水泡服，6~12g。肝阳眩晕宜用叶片，治疗水肿多用根。

## 细目三　息风止痉药

**羚羊角**

【功效】平肝息风，清肝明目，散血解毒，解热，镇痛。

【应用】①肝风内动，惊痫抽搐。为治惊痫抽搐之要药。②肝阳上亢，头晕目眩。③肝火上炎，目赤头痛。④温热病壮热神昏，热毒发斑。⑤风湿热痹，肺热咳喘，百日咳。

【用法用量】煎服，1~3g，宜单煎 2h 以上。磨汁或研粉服，每次 0.3~0.6g。

【使用注意】本品性寒，脾虚慢惊者忌用。

**牛黄**

【功效】化痰开窍，凉肝息风，清热解毒。

【应用】①热病神昏。能清心，祛痰，开窍醒神。②小儿惊风，癫痫。③口舌生疮，咽喉肿痛，牙痛，痈疽疔毒。

【用法用量】入丸、散剂，每次 0.15~0.35g。外用适量，研末敷患处。

【使用注意】非实热证不宜用。孕妇慎用。

【鉴别用药】羚羊角与牛黄均归心、肝经，均能清肝热、息风止痉，可用治温热病壮热神昏及肝风惊厥抽搐。不同点：羚羊角性寒，又可平肝潜阳、明目、散血、解热、镇痛，常用治肝阳上亢之头晕目眩，肝火上炎之目赤头痛及热毒发斑、风湿热痹、肺热咳喘、百日咳等证。牛黄性凉，又可化痰开窍、清热解毒，常用治热入心包或痰蒙清窍之癫痫和口舌生疮、咽喉肿痛、牙痛、痈疽疔毒等证。

**珍珠**

【功效】安神定惊，明目消翳，解毒生肌，润肤养颜。

【应用】①心神不宁，心悸失眠。②惊风，癫痫。③目赤翳障，视物不清。④口内诸疮，疮疡肿毒，溃久不敛。⑤皮肤色斑。

【用法用量】内服，入丸、散用，0.1~0.3g。外用适量。

**钩藤**

【功效】清热平肝，息风定惊。

【应用】①头痛，眩晕。②肝风内动，惊痫抽搐。

【用法用量】煎服，3~12g，后下。

**天麻**

【功效】息风止痉，平抑肝阳，祛风通络。

【应用】①肝风内动，惊痫抽搐。治各种病因之肝风内动，惊痫抽搐，不论寒热虚实，皆可配伍应用。②眩晕，头痛。为治眩晕、头痛之要药。③肢体麻木，手足不遂，风湿痹痛。

【性能特点】主入肝经，功擅息风止痉，且味甘质润，药性平和，故治疗肝风内动，惊痫抽搐，不论寒热虚实，皆可配伍应用。本品既息肝风，又平肝阳，善治多种原因之眩晕、头痛，为止眩晕之良药。

【用法用量】煎服，3~10g。

【鉴别用药】钩藤、天麻均能平肝息风，可用治肝风内动之惊痫抽搐，肝阳上亢之头痛、眩晕。不同点：钩藤长于清热息风，用治小儿高热惊风轻证为宜；天麻甘平质润，清热之力不及钩藤，但肝风内动、惊痫抽搐之证，不论寒热虚实皆可配伍应用。钩藤又可清热透邪，常用治风热外感、头痛、目赤及斑疹透发不畅之证；天麻又可祛风通络，多用治肢体麻木、手足不遂、风湿痹痛。

**地龙**

【功效】清热定惊，通络，平喘，利尿。

【应用】①高热惊痫，癫狂。②气虚血滞，半身不遂。③痹证。尤适用于热痹。④肺热哮喘。⑤小便不利，尿闭不通。

【用法用量】煎服，5~10g。

**全蝎**

【功效】息风镇痉，攻毒散结，通络止痛。

【应用】①痉挛抽搐。为治痉挛抽搐之要药。②疮疡肿毒，瘰疬结核。③风湿顽痹。④顽固性偏正头痛。

【性能特点】专入肝经，性善走窜，既平息肝风，又搜风通络，有良好的息风止痉之功，为治痉挛抽搐之要药。本品为虫类药，善于搜风，通络止痛，可用于治疗顽痹和顽固性偏正头痛。

【用法用量】煎服，3~6g。外用适量。

【使用注意】本品有毒，用量不宜过大。孕妇禁用。

**蜈蚣**

【功效】息风镇痉，攻毒散结，通络止痛。

【应用】①痉挛抽搐。为息风要药。②疮疡肿毒，瘰疬结核。③风湿顽痹。④顽固性头痛。

【用法用量】煎服，3~5g。外用适量。

【使用注意】本品有毒，用量不宜过大。孕妇禁用。

**僵蚕**

【功效】息风止痉，祛风定惊，化痰散结。

【应用】①惊痫抽搐。对惊风、癫痫而夹痰热者尤为适宜。②风中经络，口眼㖞斜。③风热头痛，目赤，咽痛，风疹瘙痒。④痰核，瘰疬。

【用法用量】煎服，5~10g。散风热宜生用，其他多制用。

# 第十九单元 开 窍 药

## 细目一 概 述

### 要点一 开窍药的性能特点

开窍药味辛，其气芳香，善于走窜，皆入心经。

### 要点二 开窍药的功效

开窍药主要有通关开窍、启闭回苏、醒脑复神的功效。部分开窍药以其辛香行散之性，尚兼活血、行气、止痛、辟秽、解毒等功效。

### 要点三 开窍药的适应范围

开窍药主要适用于温病热陷心包、痰浊蒙蔽清窍之神昏谵语，以及惊风、癫痫、中风等猝然昏厥、痉挛抽搐等症。又可用治湿浊中阻，胸脘冷痛满闷；血瘀、气滞疼痛，经闭癥瘕；湿阻中焦，食少腹胀；及目赤咽肿、痈疽疔疮等证。

### 要点四 开窍药的使用注意事项

1. 开窍药辛香走窜，为救急、治标之品，且能耗伤正气，故只宜暂服，不可久用。

2. 因开窍药性质辛香，有效成分易于挥发，内服多不宜入煎剂，只入丸剂、散剂服用。

## 细目二 具体药物

**麝香**

【功效】开窍醒神，活血通经，消肿止痛。

【应用】①闭证神昏。为醒神回苏之要药，可用于各种原因所致之闭证神昏，无论寒闭、热闭，用之皆效。②疮疡肿毒，瘰疬痰核，咽喉肿痛。③血瘀经闭，癥瘕，心腹暴痛，头痛，跌打损伤，风寒湿痹等证。

【性能特点】辛香温通，走窜之性甚烈，有极强的开窍通闭之功，可用于各种原因所致的闭证神昏，为醒神回苏之要药。无论寒闭、热闭，用之皆效，尤宜于寒闭神昏。本品辛香，开通走窜，可行血中之瘀滞，开经络之壅遏，且开心脉，祛瘀滞，为治心腹暴痛之佳品。走窜可力达胞宫，有活血通经、催生下胎之效。

【用法用量】入丸散，每次0.03~0.1g。不宜入煎剂。外用适量。

【使用注意】孕妇禁用。

**冰片**

【功效】开窍醒神，清热止痛。

【应用】①闭证神昏。②目赤肿痛，喉痹口疮。③疮疡肿痛，疮溃不敛，水火烫伤。

【性能特点】味辛气香，有开窍醒神之功效，功似麝香但力较弱，二者常相须为用。性偏寒凉，为凉开之品，宜用于热病神昏。本品入心经，止心痛，用治冠心病心绞痛。苦寒清热，有良好的泻火解毒、清热止痛之功，为五官科常用药。

【用法用量】入丸散，每次0.15~0.3g。不宜入煎剂。外用适量，研粉点敷患处。

【使用注意】孕妇慎用。

**苏合香**

【功效】开窍醒神，辟秽，止痛，温通散寒。

【应用】①寒闭神昏。②胸腹冷痛，满闷。③冻疮。

【用法用量】入丸散，0.3~1g。不入煎剂。外用适量。

**石菖蒲**

【功效】开窍豁痰，醒神益志，化湿开胃。

【应用】①痰蒙清窍，神志昏迷。②湿阻中焦，脘腹痞满，胀闷疼痛。③噤口痢。能行胃肠之气。④健忘，失眠，耳鸣，耳聋。

【用法用量】煎服，3~10g，鲜品加倍。

# 第二十单元 补 虚 药

## 细目一 概 述

### 要点一 补虚药的性能特点

根据"甘能补"的理论,补虚药大多具有甘味。

### 要点二 补虚药的功效

补虚药具有补虚作用。具体地讲,补虚药的补虚作用又有补气、补阳、补血与补阴的不同,此外,有的补虚药还分别兼有祛寒、润燥、生津、清热、收涩等功效。

### 要点三 补虚药的适应范围

补虚药主要适用于人体正气虚弱、精微物质亏耗引起的精神萎靡、体倦乏力、面色淡白或萎黄、心悸气短、脉象虚弱等。具体地讲,补虚药分别主治气虚证、阳虚证、血虚证和阴虚证。

### 要点四 补虚药的使用注意事项

1. 用补虚药要防止不当补而误补。邪实而正不虚者,误用补虚药有"误补益疾"之弊。

2. 应避免当补而补之不当。如不分气血,不别阴阳,不辨脏腑,不明寒热,盲目使用补虚药,不仅不能收到预期的疗效,而且还可能导致不良后果。

3. 补虚药用于扶正祛邪,不仅要分清主次,处理好祛邪与扶正的关系,而且应避免使用可能妨碍祛邪的补虚药,使其祛邪而不伤正、补虚而不留邪。

4. 应注意补而兼行,使补而不滞。部分补虚药药性滋腻,不容易消化,过用或用于脾运不健者可能妨碍脾胃运化,应掌握好用药分寸,或适当配伍健脾消食药顾护脾胃。同时,补气还应辅以行气、除湿、化痰,补血还应辅以行血。

5. 补虚药如作汤剂,一般宜适当久煎,使药味尽出。虚弱证一般病程较长,补虚药宜采用蜜丸、煎膏(膏滋)、口服液等便于保存、服用并可增效的剂型。

### 要点五 补虚药的分类

补虚药按药性、功效及主治病证不同分为补气药、补阳药、补血药和补阴药四类。

### 要点六 各类补虚药的性能特点

补气药:性味以甘、温或甘、平为主。其中,少数兼能清火、燥湿者,可有苦味。能清火者,药性偏寒。大多数药主要归脾、肺经,少数药兼能补心气而归心经。

补阳药:味多甘、辛、咸,药性多温热,主入肾经。

补血药:甘温质润,主入心、肝血分。

补阴药:性味以甘、寒为主,能清热者,可有苦味。其中能补肺、胃之阴者,主要归肺、胃经;能滋养肝、肾之阴者,主要归肝、肾经;少数药能养心阴,归心经。

### 要点七 各类补虚药的功效

补气药:具有补气的功效,能补益脏气以纠正人体脏气虚衰的病理偏向。补气又包括补脾气、补肺气、补心气、补元气等。某些药物还兼有养阴、生津、养血等不同功效。

补阳药:补阳药补肾助阳,能补助一身之元阳。

补血药:具有补血作用。

补阴药:具有补阴作用,并多兼润燥和清热之效。

### 要点八 各类补虚药的适应范围

补气药:主要用于各种气虚证。脾气虚,症见食欲不振,脘腹虚胀,大便溏薄,体倦神疲,面色萎黄,消瘦或一身虚浮,甚或脏器下垂,血失统摄等。肺气虚,症见气少不足以息,动则益甚,咳嗽无力,声音低怯,甚或喘促,体倦神疲,易出虚汗等。心气虚,症见心悸怔忡,胸闷气短,活动后加剧等。元气虚极欲脱,可见气息短促,脉微欲绝。某些药物还可用治阴虚津亏证或血虚证,尤宜于气阴(津)两伤或气血俱虚之证。

补阳药:主要用于肾阳不足,畏寒肢冷,腰膝酸软,性欲淡漠,阳痿早泄,精寒不育或宫冷不孕,尿频遗尿;脾肾阳虚,脘腹冷痛,或阳虚水泛之水肿;肝肾不足,精血亏虚之眩晕耳鸣,须发早白,筋骨痿软,或小儿发育不良,囟门不合,齿迟行迟;肺肾两虚,肾不纳气之虚喘;以及肾阳亏虚,下元虚冷,崩漏带下等证。

补血药:主要用于各种血虚证。症见面色苍白或萎黄,唇爪苍白,眩晕耳鸣,心悸怔忡,失眠健忘,或月经愆期,量少色淡,甚则闭经,舌淡脉细等。

补阴药:主治肺阴虚、胃(脾)阴虚、肝阴虚、肾阴虚、心阴虚证。

## 细目二　补　气　药

**人参**

【功效】大补元气,复脉固脱,补脾益肺,生津养血,安神益智。

【应用】①元气虚脱证。为拯危救脱要药,用于因大汗、大泻、大失血或大病、久病所致元气虚极欲脱,气短神疲,脉微欲绝的重危证候。②肺脾心肾气虚证。为补肺要药,又为补脾要药。③热病气虚津伤口渴及消渴证。④失眠、健忘。

【性能特点】甘温入脾经,补脾调中,鼓舞脾气,助生化之源,为补脾气之要药。人参归肺经,补五脏,尤善补肺气,亦为补肺气之要药。人参益心气,定智,补血,具气血双补之效。人参甘温,大补元气,益气固脱,挽救危候,故能回阳气于垂绝,祛虚邪于俄顷,为治疗元气虚脱、虚劳内伤的要药。

【用法用量】煎服,3~19g,挽救虚脱可用15~30g,宜文火另煎分次对服。野山参研末吞服,每次2g,日服2次。

【使用注意】不宜与藜芦、五灵脂同用。

**西洋参**

【功效】补气养阴,清热生津。

【应用】①气阴两伤证。②肺气虚及肺阴虚证。③热病气虚津伤口渴及消渴。

【用法用量】另煎兑服,3~6g。

【使用注意】不宜与藜芦同用。

**党参**

【功效】补脾肺气,补血,生津,扶正祛邪。

【应用】①脾肺气虚证。②气血两虚证。③气津两伤证。

【用法用量】煎服,9~30g。

【使用注意】不宜与藜芦同用。

【鉴别用药】人参与党参均能补脾气、补肺气,益气生津,益气生血,扶正祛邪,可用治脾气虚、肺气虚、气血两虚、津伤口渴、消渴及气虚邪实之证。不同点:人参善大补元气,复脉固脱,益气助阳,安神增智,为拯危救脱要药,常用治元气虚脱证或心气虚衰,心悸怔忡,胸闷气短,脉虚,及肾不纳气的短气虚喘,肾虚阳痿,失眠、健忘;党参作用缓和,药力薄弱,又可补血,常用于治疗脾肺气虚、气津两伤、气血两虚之轻症和慢性疾病患者。

**太子参**

【功效】补气健脾,生津润肺。

【应用】脾肺气阴两虚证。属补气药中的清补之品。

【用法用量】煎服,9~30g。

【使用注意】脾寒滑肠久泄者忌用。

**黄芪**

【功效】健脾补中,升阳举陷,固表止汗,利尿,生津养血,托毒生肌,行滞通痹。

【应用】①脾气虚证。为补中益气要药。②肺气虚证。③气虚自汗证。④气血亏虚,疮疡难溃难腐,或溃久难敛。⑤痹证,中风后遗症。

【性能特点】味甘能补,性温能升。甘温,益气升阳,能补气生血,又能补气行滞。入肺经,补肺气,益卫气,固表而止汗;入脾经,温养脾胃而生肌,补益气血而托毒,健脾而利水消肿。故黄芪为补气升阳之要药。

【用法用量】煎服,10~30g。蜜炙可增强其补中益气作用。

【使用注意】表实邪盛,疮痈初起者忌用。

【鉴别用药】人参与黄芪均能补脾肺之气,可用治脾气虚、肺气虚之证。不同点:人参又可大补元气、生津、安神益智、扶正祛邪,常用治元气虚脱证及心气虚衰心悸怔忡、胸闷气短、脉虚,肾不纳气的短气虚喘,肾虚阳痿,热病气虚津伤口渴及消渴证,失眠,健忘,气虚外感或里实热结而邪实正虚等证。而黄芪又可补气升阳、益卫固表、托疮生肌、利水退肿，常用治脾虚气陷，表虚自汗，浮肿尿少，及气血亏虚、疮疡难溃难腐或溃久难敛，痹证，中风后遗症等。

**白术**

【功效】健脾益气，燥湿利尿，止汗，安胎。

【应用】①脾气虚证。被前人誉之为“补气健脾第一要药”。②气虚自汗。③脾虚胎动不安。

【用法用量】煎服，6~12g。炒用可增强补气健脾止泻作用。

【使用注意】本品性偏温燥，热病伤津及阴虚燥渴者不宜用。

【鉴别用药】白术与苍术，古时统称为“术”，后世逐渐分别入药。二药共同功效是健脾燥湿，同可用治湿阻中焦、脾失健运之证。然白术以健脾益气为主，宜用于脾虚湿困而偏于虚证者；苍术以苦温燥湿为主，宜用于湿浊内阻而偏于实证者。不同点：白术又可利尿、止汗、安胎，常用治脾虚水肿，及脾肺气虚，卫气不固，表虚自汗，易感风邪，脾虚胎动不安等证。苍术又可发汗解表、祛风湿及明目，常用治风寒夹湿表证、风湿痹证、夜盲症及眼目昏涩等证。

**山药**

【功效】补脾养胃，生津益肺，补肾涩精。

【应用】①脾虚证。②肺虚证。③肾虚证。④消渴气阴两虚证。

【用法用量】煎服，15~30g。麸炒可增强补脾止泻作用。

【使用注意】湿盛中满者忌用。

**白扁豆**

【功效】补脾和中，化湿。

【应用】①脾气虚证。②暑湿吐泻。

【用法用量】煎服，9~15g。炒后可使健脾止泻作用增强。

【使用注意】阴寒内盛者忌用。

**甘草**

【功效】补脾益气，祛痰止咳，缓急止痛，清热解毒，调和诸药。

【应用】①心气不足，脉结代，心动悸。②脾气虚证。③咳喘。④脘腹、四肢挛急疼痛。⑤热毒疮疡、咽喉肿痛、药物及食物中毒。⑥在许多方剂中可发挥调和药性的作用。

【性能特点】甘平，炙用温而补中，入脾经益气健脾，可治脘腹挛急作痛；入心经，补益心气，以鼓动血脉，有益气通脉之效；入肺经，补益肺气，润肺止咳，且无论外感内伤，寒热虚实，新病久咳，皆可选用；生用性凉，清热解毒，利咽消肿。甘草甘平，药性和缓，能升能降，能浮能沉，与各类药物同用，有缓和药性、调和百药之功，故有“国老”之称。

【用法用量】煎服，2~10g。生用性微寒，可清热解毒；蜜炙药性微温，并可增强补益心脾之气和润肺止咳作用。

【使用注意】不宜与京大戟、芫花、甘遂同用。本品有助湿壅气之弊，湿盛胀满、水肿者不宜用。大剂量久服可导致水钠潴留，引起浮肿。

**大枣**

【功效】补中益气，养血安神。

【应用】①脾虚证。②脏躁及失眠证。③本品与部分药性峻烈或有毒的药物同用，有保护胃气、缓和其毒烈药性之效。

【用法用量】劈破煎服，6~15g。

**饴糖**

【功效】补益中气，缓急止痛，润肺止咳。

【应用】①中虚脘腹疼痛。②肺燥咳嗽。

【用法用量】入汤剂须烊化冲服，每次30~60g。

【使用注意】本品有助湿壅中之弊，湿阻中满者不宜服。

## 细目三 补 阳 药

**鹿茸**

【功效】壮肾阳，益精血，强筋骨，调冲任，托疮毒。

【应用】①肾阳虚衰，精血不足证。②肾虚骨弱，腰膝无力或小儿五迟。③妇女冲任虚寒，崩漏带下。④疮疡久溃不敛，阴疽疮肿内陷不起。

【用法用量】1~2g，研末吞服，或入丸散。

【使用注意】服用本品宜从小量开始，缓缓增加，不可骤用大量，以免阳升风动，头晕目赤，或伤阴动血。凡发热者均当忌服。

**淫羊藿**

【功效】补肾壮阳，祛风除湿。

【应用】①肾阳虚衰，阳痿尿频，腰膝无

力。②风寒湿痹、肢体麻木。

【用法用量】煎服,6~10g。

【使用注意】阴虚火旺者不宜服。

**巴戟天**

【功效】补肾助阳,祛风除湿。

【应用】①肾阳虚阳痿、宫冷不孕、小便频数。②风湿腰膝疼痛及肾虚腰膝酸软无力。

【用法用量】煎服,3~10g。

【使用注意】阴虚火旺及有热者不宜服。

**仙茅**

【功效】温肾壮阳,祛寒除湿。

【应用】①肾阳不足,命门火衰之阳痿精冷、小便频数。②腰膝冷痛,筋骨痿软无力。

【用法用量】煎服,3~10g;或酒浸服,亦入丸散。

【使用注意】阴虚火旺者忌服。燥烈有毒,不宜久服。

**杜仲**

【功效】补肝肾,强筋骨,安胎。

【应用】①肾虚腰痛及各种腰痛。②胎动不安或习惯性堕胎。③高血压。

【性能特点】甘温,入肝、肾经,有补益肝肾、调理冲任、固经安胎之功;味甘能补,性温助阳,有补火助阳之效;又能补肝肾,强筋骨,壮腰膝,为治疗腰膝酸痛、足胫痿软之要药。

【用法用量】煎服,6~10g。

【使用注意】炒用破坏其胶质,有利于有效成分煎出,故比生用效果好。本品为温补之品,阴虚火旺者慎用。

**续断**

【功效】补肝肾,强筋骨,续折伤,止崩漏。

【应用】①阳痿不举,遗精遗尿。②腰膝酸痛,寒湿痹痛。③崩漏下血,胎动不安。④跌打损伤,筋伤骨折。

【用法用量】煎服,9~15g。外用适量,研末敷。崩漏下血宜炒用。

【使用注意】风湿热痹者忌服。

【鉴别用药】杜仲与续断均能补肝肾、强筋骨、安胎,可用治肝肾不足,腰膝酸痛,胎动不安,及肾虚阳痿,精冷不固,尿频。不同点:杜仲善补肾,常用治肾虚腰痛、风湿腰痛冷重;续断又可止血活血,疗伤续折,常用治崩漏下血、跌打损伤、筋伤骨折等。

**肉苁蓉**

【功效】补肾助阳,润肠通便。

【应用】①肾阳亏虚,精血不足之阳痿早泄、宫冷不孕、腰膝酸痛、痿软无力。②肠燥津枯便秘。

【用法用量】煎服,10~15g。

【使用注意】本品能助阳、滑肠,故阴虚火旺及大便泄泻者不宜服。

**锁阳**

【功效】补肾阳,益精血,润肠通便。

【应用】①肾阳亏虚,精血不足之阳痿、不孕、下肢痿软、筋骨无力等。②血虚津亏肠燥便秘。

【用法用量】煎服,6~10g。

【使用注意】阴虚阳亢、脾虚泄泻、实热便秘者均忌服。

**补骨脂**

【功效】补肾壮阳,固精缩尿,温脾止泻,纳气平喘。外用消风祛斑。

【应用】①肾虚阳痿、腰膝冷痛。②肾虚遗精、遗尿、尿频。③脾肾阳虚五更泄泻。④肾不纳气,虚寒喘咳。⑤白癜风,斑秃。

【用法用量】煎服,6~10g。外用20%~30%酊剂涂患处。

【使用注意】本品性质温燥,能伤阴助火,故阴虚火旺及大便秘结者忌服。

**益智仁**

【功效】暖肾固精缩尿,温脾止泻摄唾。

【应用】①下元虚寒遗精、遗尿、小便频数。②脾胃虚寒,腹痛吐泻及口涎自流。

【用法用量】煎服,3~10g。

【使用注意】阴虚火旺,因热遗泄、尿频者忌用。

**菟丝子**

【功效】补肾益精,养肝明目,止泻安胎。外用消风祛斑。

【应用】①肾虚腰痛、阳痿遗精、尿频及宫冷不孕。为平补阴阳之品。②肝肾不足,目暗不明。③脾肾阳虚,便溏泄泻。④肾虚胎动不安。⑤肾虚消渴。⑥白癜风。

【性能特点】甘温入肾,有益肾壮阳、固精缩尿之效;入肝、肾经,可益肾养肝,使精血上注而明目,固冲任而安胎止血;入脾经,能温肾补脾而止虚泄。既补肾阳,又补肾阴,为阴阳俱补之品,凡肾气不足之证,皆可用之。

【用法用量】煎服,10~20g。

【使用注意】本品为平补之药,但偏补阳,

阴虚火旺，大便燥结、小便短赤者不宜服。

**沙苑子**

【功效】补肾固精，养肝明目。

【应用】①肾虚腰痛、阳痿遗精、遗尿尿频、白带过多。②目暗不明、头昏目花。

【用法用量】煎服，9~15g。

【使用注意】本品为温补固涩之品，阴虚火旺及小便不利者忌服。

**蛤蚧**

【功效】补肺益肾，纳气平喘，助阳益精。

【应用】①肺虚咳嗽，肾虚作喘，虚劳喘咳。为治多种虚证喘咳之佳品。②肾虚阳痿。

【用法用量】外入丸散或酒剂，3~6g。

【使用注意】风寒或实热咳喘忌服。

**冬虫夏草**

【功效】补肾益肺，止血化痰。

【应用】①阳痿遗精，腰膝酸痛。②久咳虚喘，劳嗽痰血。③病后体虚不复或自汗畏寒。

【用法用量】煎服，3~9g。也可入丸散。

【使用注意】有表邪者不宜用。

## 细目四　补　血　药

**当归**

【功效】补血调经，活血止痛，润肠通便。

【应用】①血虚诸证。为补血之圣药。②血虚血瘀之月经不调、经闭、痛经等。③虚寒性腹痛、跌打损伤、痈疽疮疡、风寒痹痛等。④血虚肠燥便秘。

【性能特点】甘温，养血补虚，为补血圣药。入心、肝经，可用于心肝血虚；既甘温补血，又辛散活血，兼能散寒止痛，可用于血虚、血瘀、血寒诸证；油润补血，又能用于体弱者血虚便秘。

【用法用量】煎服，6~12g。

【使用注意】湿盛中满、大便泄泻者忌服。

**熟地黄**

【功效】补血养阴，填精益髓。

【应用】①血虚诸证。为养血补虚之要药。②肝肾阴虚诸证。为补肾阴之要药。

【性能特点】甘微温，为养血补血、调经固崩要药。可用于心肝血虚，面色萎黄，眩晕耳鸣。入肾经，质润滋腻，有极好的滋补肾阴之效；入肝肾经，能补血滋阴，生精填髓，还可用于肝肾不足、精血亏虚之证。

【用法用量】煎服，9~15g。

【使用注意】本品性质黏腻，较生地黄更甚，有碍消化，凡气滞痰多、脘腹胀痛、食少便溏者忌服。重用久服宜与陈皮、砂仁等同用，防止黏腻碍胃。

【鉴别用药】生地黄与熟地黄均能养阴，可用治阴虚潮热，津伤口渴，消渴证。不同点：生地黄又可清热、凉血、止血，常用治热入营血，舌绛烦渴，斑疹吐衄，及温病后期，余热未尽之夜热早凉、舌红、脉数者；熟地黄又可养血、填精益髓，常用治血虚萎黄，眩晕，心悸，失眠，及月经不调，崩中漏下，或精髓亏虚之腰膝酸软、遗精、盗汗、耳鸣、耳聋、须发早白及消渴者。

**白芍**

【功效】养血敛阴，柔肝止痛，平抑肝阳，止汗。

【应用】①肝血亏虚及血虚月经不调。②肝脾不和之胸胁脘腹疼痛或四肢挛急疼痛。③肝阳上亢之头痛眩晕。④外感风寒、营卫不和之汗出恶风，阴虚盗汗。

【用法用量】煎服，6~15g，大剂量15~30g。

【使用注意】阳衰虚寒之证不宜用。不宜与藜芦同用。

**阿胶**

【功效】补血，滋阴，润肺，止血。

【应用】①血虚诸证。为补血要药。②出血。为止血要药。③肺热阴虚，燥咳痰少，咽喉干燥，痰中带血。④热病伤阴之心烦失眠，及阴虚风动，手足瘛疭等。

【用法用量】入汤剂，3~9g，宜烊化冲服。

【使用注意】本品黏腻，有碍消化，脾胃虚弱者慎用。

**何首乌**

【功效】制用可补益精血。生用可解毒，截疟，润肠通便。

【应用】①精血亏虚、头晕眼花、须发早白、腰膝酸软、遗精、崩漏。②久疟、痈疽、瘰疬、肠燥便秘等。

【用法用量】煎服，制何首乌6~12g，生何首乌3~6g。

【使用注意】大便溏泄及湿痰较重者不

宜用。

**龙眼肉**

【功效】补益心脾,养血安神。

【应用】思虑过度,劳伤心脾,而致惊悸怔忡,失眠健忘,食少体倦,以及脾虚气弱,便血崩漏等。

【用法用量】煎服,9~15g。

【使用注意】湿盛中满或有停饮、痰、火者忌服。

## 细目五 补 阴 药

**北沙参**

【功效】养阴清肺,益胃生津。

【应用】①肺阴虚证。②胃阴虚证。

【用法用量】煎服,5~12g。

【使用注意】不宜与藜芦同用。

**南沙参**

【功效】养阴清肺,清胃生津,益气,化痰。

【应用】①肺阴虚证。②胃阴虚证。

【用法用量】煎服,9~15g。

【使用注意】不宜与藜芦同用。

【鉴别用药】北沙参与南沙参均能养阴清肺、益胃生津,可用治阴虚肺燥有热之干咳少痰、咳血或咽干音哑,胃阴虚有热之口干多饮、饥不欲食、大便干结、舌苔光剥或舌红少津及胃痛、胃胀、干呕等证。不同点:北沙参清养肺胃作用稍强,常用治肺胃阴虚有热之证。而南沙参又可补气化痰,常用治气阴两伤及燥痰咳嗽者或胃阴脾气俱虚者。

**百合**

【功效】养阴润肺,清心安神。

【应用】①肺阴虚证。②阴虚有热之失眠心悸及百合病心肺阴虚内热证。

【用法用量】煎服,6~12g。蜜炙可增强润肺作用。

【使用注意】脾肾虚寒、便溏者忌用。

**麦冬**

【功效】养阴生津,润肺清心。

【应用】①胃阴虚证。②肺阴虚证。③心阴虚证。略具除烦安神作用。

【用法用量】煎服,6~12g。

【使用注意】肺胃有痰饮、湿浊者忌用。

**天冬**

【功效】养阴润燥,清肺生津。

【应用】①肺阴虚证。②肾阴虚证。③热病伤津之食欲不振、口渴及肠燥便秘等证。

【用法用量】煎服,6~12g。

【使用注意】本品甘寒,滋腻之性较强,脾虚泄泻、痰湿内盛者忌用。

【鉴别用药】麦冬与天冬既能滋肺阴、润肺燥、清肺热,又可养胃阴、清胃热、生津止渴、润肠通便。常用治肺阴虚、胃阴虚及热病伤津之肠燥便秘。不同点:麦冬微寒,清火与滋润之力虽稍弱,但滋腻性亦较小;天冬苦寒之性较甚,清火与润燥之力强于麦冬。麦冬又可清心除烦、宁心安神,常用治心阴不足及心热亢旺之心烦、失眠多梦、健忘、心悸怔忡等症。天冬又可滋肾阴、降虚火,常用治肾阴亏虚之眩晕、耳鸣、腰膝酸痛,阴虚火旺之骨蒸潮热,内热消渴等证。

**石斛**

【功效】益胃生津,滋阴清热。

【应用】①胃阴虚及热病伤津证。②肾阴虚证。

【用法用量】煎服,6~12g,鲜品可用15~30g。

【使用注意】脾胃虚寒、便溏者忌用。

**玉竹**

【功效】养阴润燥,生津止渴。

【应用】①阴虚肺燥有热的干咳少痰、咳血、声音嘶哑等症。②阴虚之体感受风温及冬温咳嗽、咽干痰结等。③胃阴虚证。④热伤心阴之烦热多汗、惊悸等证。

【用法用量】煎服,6~12g。

【使用注意】痰湿、便溏者忌用。

**黄精**

【功效】补气养阴,健脾,润肺,益肾。

【应用】①阴虚肺燥,干咳少痰,及肺肾阴虚的劳咳久咳。②脾虚阴伤证。③肾精亏虚。

【性能特点】甘平,入肺、肾经,既补肺阴,又益肾阴,长于滋阴益精,润肺止咳;甘寒质润,能补诸虚,填精髓,既可治病后虚羸、精血亏虚、眩晕心悸,又可治阴虚内热、多饮消渴;入脾经,尤善平补气阴,既补脾气,又补脾阴,善治脾胃气虚及脾胃阴虚。

【用法用量】煎服，9~15g。

【使用注意】痰湿、便溏、气滞者忌用。

**枸杞子**

【功效】滋补肝肾，益精明目。

【应用】肝肾阴虚及早衰证。为平补肾精肝血之品。

【用法用量】煎服，6~12g。

【使用注意】便溏者忌用。

**墨旱莲**

【功效】滋补肝肾，凉血止血。

【应用】①肝肾阴虚证。②阴虚血热的失血证。

【用法用量】煎服，6~12g。

【使用注意】脾胃虚寒者忌用。

**女贞子**

【功效】滋补肝肾，乌须明目。

【应用】肝肾阴虚证。

【用法用量】煎服，6~12g。因主要成分齐墩果酸不易溶于水，故以入丸剂为佳。本品以黄酒拌后蒸制，可增强滋补肝肾作用，并使苦寒之性减弱，避免滑肠。

【使用注意】脾胃虚寒、泄泻者忌用。

**龟甲**

【功效】滋阴潜阳，益肾健骨，养血补心，止血。

【应用】①阴虚阳亢、阴虚内热、阴虚风动。②肾虚筋骨痿弱。③阴血亏虚之惊悸、失眠、健忘。④阴虚血热，冲任不固之崩漏、月经过多。

【用法用量】煎服，9~24g，先煎。本品经砂炒醋淬后，有效成分更容易煎出，并可去其腥气，便于制剂。

【使用注意】胃有虚寒者忌用。

**鳖甲**

【功效】滋阴潜阳，退热除蒸，软坚散结。

【应用】①阴虚发热，阴虚阳亢，阴虚风动。②癥瘕积聚。长于软坚散结。

【用法用量】煎服，9~24g，先煎。本品经砂炒醋淬后，有效成分更容易煎出，并可去其腥气，易于粉碎，方便制剂。

【使用注意】脾胃虚寒者忌用。

【鉴别用药】龟甲与鳖甲均能滋阴潜阳、退虚热，可用治肾阴不足，虚火亢旺之骨蒸潮热、盗汗、遗精，及肝阴不足，肝阳上亢之头痛、眩晕等症。但龟甲长于滋肾，鳖甲长于退虚热。不同点：龟甲又可健骨、补血、养心，常用治肝肾不足，筋骨痿弱，腰膝酸软，妇女崩漏，月经过多，及心血不足，失眠健忘等证；鳖甲又可软坚散结，常用治腹内癥瘕积聚，疟疾日久不愈，胁下痞硬成块。

# 第二十一单元　收　涩　药

## 细目一　概　　述

### 要点一　收涩药的性能特点

收涩药味多酸涩，性温或平，主入肺、脾、肾、大肠经，有敛耗散、固滑脱之功，即陈藏器所谓"涩可固脱"、李时珍所谓"脱则散而不收，故用酸涩温平之药，以敛其耗散"之意。

### 要点二　收涩药的功效

收涩药分别具有固表止汗、敛肺止咳、涩肠止泻、固精缩尿、收敛止血、止带等作用。

### 要点三　收涩药的适应范围

收涩药主要适用于久病体虚、正气不固、脏腑功能衰退所致的自汗、盗汗、久咳虚喘、久泻、久痢、遗精、滑精、遗尿、尿频、崩带不止等滑脱不禁的病证。

### 要点四　收涩药的使用注意事项

1. 本类药物性涩敛邪，故凡表邪未解，湿热内蕴所致之泻痢、带下，血热出血，以及郁热未清者，均不宜用，误用有"闭门留寇"之弊。

2. 某些收涩药除收涩作用之外，兼有清湿热、解毒等功效，则又当分别对待。

### 要点五　收涩药的分类

本类药物根据其药性和临床应用的不同，可分为固表止汗药、敛肺涩肠药、固精缩尿止带药三类。

### 要点六　各类收涩药的性能特点

固表止汗药：本类药物性味多为甘、平，性收敛，多入肺、心二经。

敛肺涩肠药：本类药物酸涩收敛，主入肺经或大肠经。

固精缩尿止带药：本类药物酸涩收敛，主入肾、膀胱经。某些药物性甘温。

### 要点七　各类收涩药的功效

固表止汗药：有固表、止汗之功。

敛肺涩肠药：有敛肺止咳喘、涩肠止泻痢作用。

固精缩尿止带药：有固精、缩尿、止带作用。某些药物还兼有补肾之功。

### 要点八　各类收涩药的适应范围

固表止汗药：主要用于气虚肌表不固，腠理疏松，津液外泄而自汗；阴虚不能制阳，阳热迫津外泄而盗汗。

敛肺涩肠药：主要用于肺虚喘咳，久治不愈，或肺肾两虚，摄纳无权的虚喘证；大肠虚寒不能固摄或脾肾虚寒所致的久泻、久痢。

固精缩尿止带药：主要用于肾虚不固所致的遗精、滑精、遗尿、尿频以及带下清稀等证。

## 细目二　固表止汗药

**麻黄根**

【功效】固表止汗。

【应用】气虚自汗，阴虚盗汗。为敛肺固表止汗之要药。

【用法用量】煎服，3~9g。外用适量。

【使用注意】有表邪者忌用。

**浮小麦**

【功效】固表止汗，益气，除热。

【应用】①自汗，盗汗。②骨蒸劳热。

【用法用量】煎服，6~12g。

【使用注意】表邪汗出者忌用。

## 细目三 敛肺涩肠药

**五味子**

【功效】收敛固涩,益气生津,补肾宁心。

【应用】①肺虚久咳,肺肾两虚喘咳。为治疗久咳虚喘之要药。②自汗,盗汗。③肾虚精关不固遗精、滑精。④脾肾虚寒久泻不止。⑤津伤口渴,消渴。⑥心悸,失眠,多梦。

【用法用量】煎服,2~6g。

【使用注意】凡表邪未解、内有实热、咳嗽初起、麻疹初期者均不宜用。

**乌梅**

【功效】敛肺止咳,涩肠止泻,安蛔止痛,生津止渴,消疮毒,炒炭固冲止漏。

【应用】①肺虚久咳。②久泻,久痢。③蛔厥腹痛,呕吐。④虚热消渴。⑤胬肉外突,头疮。⑥崩漏不止,便血。

【用法用量】煎服,6~12g。外用适量,捣烂或炒炭研末外敷。止泻止血宜炒炭用。

【使用注意】外有表邪或内有实热积滞者均不宜服。

【鉴别用药】五味子、乌梅均能敛肺、涩肠、生津,可用治肺虚久咳、久泻、虚热消渴。不同点:五味子又可止汗、益气、补肾涩精、宁心安神,常用治自汗、盗汗,热伤气阴、汗多口渴者,肺肾两虚喘咳,遗精,滑精,及心悸,失眠,多梦等;乌梅又可安蛔止痛、炒炭止血,常用于蛔厥腹痛、呕吐、崩漏不止、便血等。

**五倍子**

【功效】敛肺降火,止咳止汗,涩肠止泻,固精止遗,收敛止血,收湿敛疮。

【应用】①久咳及肺热咳嗽、咳血。②自汗,盗汗。③久泻,久痢。④肾虚精关不固之遗精、滑精。⑤崩漏,便血痔血。⑥湿疮流水、溃疡不敛、疮疖肿毒、肛脱不收、子宫下垂等。

【用法用量】煎服,3~6g。外用适量,研末外敷或煎汤熏洗。

【使用注意】湿热泻痢者忌用。

**罂粟壳**

【功效】涩肠止泻,敛肺止咳,止痛。

【应用】①久泻,久痢。为涩肠止泻之圣药。②肺虚久咳。③胃痛,腹痛,筋骨疼痛。有良好的止痛作用。

【用法用量】煎服,3~6。止咳宜蜜炙用,止泻止痛宜醋炒用。

【使用注意】本品过量或持续服用易成瘾。咳嗽或泻痢初起邪实者忌用。

**诃子**

【功效】涩肠止泻,敛肺止咳,利咽开音。

【应用】①久泻,久痢。②久咳,失音。为治失音之要药。

【用法用量】煎服,3~10g。涩肠止泻宜煨用,敛肺清热、利咽开音宜生用。

【使用注意】凡外有表邪、内有湿热积滞者忌用。

**肉豆蔻**

【功效】涩肠止泻,温中行气。

【应用】①虚泻,冷痢。为治疗虚寒性泻痢之要药。②胃寒胀痛,食少呕吐。

【用法用量】煎服,3~10g。内服须煨熟去油用。

【使用注意】湿热泻痢者忌用。

**赤石脂**

【功效】涩肠止泻,收敛止血,敛疮生肌。

【应用】①久泻,久痢。②崩漏,便血。③疮疡久溃。

【用法用量】煎服,9~12g。先煎。外用适量,研细末撒患处或调敷。

【使用注意】湿热积滞泻痢者忌服。孕妇慎用。不宜与肉桂同用。

## 细目四 固精缩尿止带药

**山茱萸**

【功效】补益肝肾,收敛固涩。

【应用】①腰膝酸软,头晕耳鸣,阳痿。为平补阴阳之要药。②遗精滑精,遗尿尿频。为固精止遗之要药。③崩漏,月经过多。④大汗不止,体虚欲脱。为防止元气虚脱之要药。

⑤消渴证。

【用法用量】煎服，6~12g，急救固脱 20~30g。

【使用注意】素有湿热而致小便淋涩者不宜用。

**覆盆子**

【功效】固精缩尿，益肝肾明目。

【应用】①遗精滑精，遗尿尿频。②肝肾不足，目暗不明。

【用法用量】煎服，6~12g。

**桑螵蛸**

【功效】固精缩尿，补肾助阳。

【应用】①肾虚不固之遗精滑精、遗尿尿频、白浊。②肾虚阳痿。

【用法用量】煎服，5~10g。

【使用注意】本品助阳固涩，故阴虚多火、膀胱有热而小便频数者忌用。

**金樱子**

【功效】固精缩尿止带，涩肠止泻。

【应用】①遗精滑精，遗尿尿频，带下。②脾虚久泻、久痢。③崩漏，脱肛，子宫脱垂等。

【用法用量】煎服，6~12g。

**海螵蛸**

【功效】固精止带，收敛止血，制酸止痛，收湿敛疮。

【应用】①遗精，带下。②崩漏，吐血，便血及外伤出血。③胃痛吐酸。④湿疮，湿疹，溃疡不敛等。

【用法用量】煎服，5~10g。散剂酌减。外用适量。

**莲子**

【功效】固精止带，补脾止泻，益肾养心。

【应用】①遗精滑精。②带下。③脾虚泄泻。④心悸，失眠。

【用法用量】煎服，6~15g，去心打碎用。

**芡实**

【功效】益肾固精，健脾止泻，除湿止带。

【应用】①肾虚不固之腰膝酸软、遗精滑精者。②脾虚湿盛，久泻不愈者。③带下。

【用法用量】煎服，9~15g。

【鉴别用药】莲子与芡实均能益肾固精、补脾止泻、止带，可用治肾虚遗精、遗尿，脾虚食少、泄泻，脾肾两虚之带下等。不同点：莲子又可养心安神、交通心肾，常用于心肾不交之虚烦、心悸、失眠者；芡实又可除湿止带，常用治虚实带下证。

# 第二十二单元 涌 吐 药

## 细目一 概 述

### 要点一 涌吐药的性能特点

涌吐药味多酸、苦、辛，归胃经。

### 要点二 涌吐药的功效

涌吐药具有涌吐毒物、宿食、痰涎的作用。

### 要点三 涌吐药的适应范围

涌吐药主要用于误食毒物，停留胃中，未被吸收；或宿食停滞不化，尚未入肠，胃脘胀痛；或痰涎壅盛，阻于胸膈或咽喉，呼吸急促；或痰浊上涌，蒙蔽清窍，癫痫发狂等。

### 要点四 涌吐药的使用注意事项

1. 涌吐药作用强烈，且多具毒性，易伤胃损正，故仅适用于形证俱实者。

2. 宜采用“小量渐增”的使用方法，切忌骤用大量；同时要注意“中病即止”，只可暂投，不可连服或久服，谨防中毒或涌吐太过，导致不良反应。

3. 若用药后不吐或未达到必要的呕吐程度，可饮热开水以助药力，或用翎毛探喉以助涌吐。

4. 若用药后呕吐不止，应立即停药，并积极采取措施，及时抢救。吐后应适当休息，不宜马上进食。待胃肠功能恢复后，再进流质或易消化的食物，以养胃气，忌食油腻辛辣及不易消化之物。

5. 凡年老体弱、小儿、妇女胎前产后以及素体失血、头晕、心悸、劳嗽喘咳者，均当忌用。

## 细目二 具 体 药 物

**常山**

【功效】涌吐痰涎，截疟。

【应用】①胸中痰饮证。②疟疾。为治疟之要药。

【用法用量】煎服，5~9g；入丸、散酌减。涌吐可生用，截疟宜酒制用。治疟宜在疟病发作前半天或2h服用，并配伍陈皮、半夏等减轻其致吐的副作用。

【使用注意】本品有毒，且能催吐，故用量不宜过大，体虚及孕妇不宜用。

**甜瓜蒂**

【功效】涌吐痰食，祛湿退黄。

【应用】①风痰、宿食停滞及食物中毒诸证。②湿热黄疸。

【用法用量】煎服，2.5~5g；入丸散服，每次0.3~1g；外用适量，研末吹鼻，待鼻中流出黄水即可停药。

【使用注意】体虚、吐血、咳血、胃弱、孕妇及上部无实邪者忌用。

# 第二十三单元　攻毒杀虫止痒药

## 细目一　概　　述

### 要点一　攻毒杀虫止痒药的性能特点

本类药以外用为主，兼可内服。

### 要点二　攻毒杀虫止痒药的功效

本类药物以攻毒疗疮、杀虫止痒为主要作用。

### 要点三　攻毒杀虫止痒药的适应范围

攻毒杀虫止痒药主要适用于某些外科、皮肤科及五官科病证，如疮痈疔毒、疥癣、湿疹、聤耳、梅毒及虫蛇咬伤、癌肿等。

### 要点四　攻毒杀虫止痒药的使用注意事项

1. 本类药物的外用方法因病因药而异，如研末外撒，或煎汤洗渍及热敷、浴泡、含漱，或用油脂及水调敷，或制成软膏涂抹，或制成药捻、栓剂用等。

2. 本类药物内服使用时，宜作丸散剂应用，使其缓慢溶解吸收，且便于掌握剂量。

3. 本类药物多具不同程度的毒性，所谓“攻毒”即有以毒制毒之意，无论外用或内服，均应严格掌握剂量及用法，不可过量或持续使用，以防发生毒副反应。

4. 制剂时应严格遵守炮制和制剂法度，以减低毒性而确保用药安全。

## 细目二　具 体 药 物

**雄黄**

【功效】解毒，杀虫，祛痰截疟。

【应用】①痈肿疔疮，湿疹疥癣，蛇虫咬伤。②癫痫，小儿喘满咳嗽，疟疾。

【用法用量】外用适量，研末敷、香油调搽或烟熏。内服，0.05~0.1g，入丸散用。

【使用注意】本品有毒，内服宜慎，不可久服。外用不宜大面积涂搽及长期持续使用。孕妇禁用。忌火煅。

**硫黄**

【功效】外用解毒杀虫疗疮；内服补火助阳通便。

【应用】①外用治疥癣、湿疹、阴疽疮疡。尤为治疗疥疮的要药。②内服治阳痿、虚喘冷哮、虚寒便秘。

【用法用量】外用适量，研末敷或加油调敷患处。内服，1.5~3g，炮制后入丸散服。

【使用注意】阴虚火旺及孕妇忌服。不宜与芒硝、玄明粉同用。

**白矾**

【功效】外用解毒杀虫，燥湿止痒；内服止血，止泻，祛风痰。

【应用】①外用治湿疹瘙痒、疮疡疥癣。②内服治便血、吐衄、崩漏、久泻久痢、痰厥、癫狂痫证、湿热黄疸。

【用法用量】外用适量，研末撒布、调敷或化水洗患处。内服，0.6~1.5g，入丸散服。

**蛇床子**

【功效】杀虫止痒，燥湿，温肾壮阳。

【应用】①阴部湿痒，湿疹，疥癣。②寒湿带下，湿痹腰痛。③肾虚阳痿，宫冷不孕。

【用法用量】外用适量，多煎汤熏洗或研末调敷。内服，3~10g。

【使用注意】阴虚火旺或下焦有湿热者不宜内服。

**大蒜**

【功效】解毒杀虫，消肿，止痢。

【应用】①用于痈肿疔毒，疥癣。②痢疾，泄泻，肺痨，顿咳。③钩虫病，蛲虫病。

【用法用量】外用适量，捣敷、切片擦或隔蒜灸。内服，9~15g，或生食，或制成糖浆服。

【使用注意】外用可引起皮肤发红、灼热甚至起泡，故不可敷之过久。阴虚火旺及有目、舌、喉、口齿诸疾者不宜服用。孕妇忌灌肠用。

# 第七部分 方剂学

## 第一单元 概述

### 细目一 方剂与治法

#### 要点一 方剂与治法的关系

临床过程中，在辨证的基础上确定治法，在治法的指导下选用适宜的药物组成方剂。方剂组成后，它的功用、主治必须与治法相一致。概而言之，治法是组方的依据，方剂是治法的体现，即“方从法出”，“法随证立”。

#### 要点二 常用治法

治法是针对临床证候所采取的治疗大法。证候的复杂性决定了治法的多样性，清代程钟龄将诸多治法概括为汗、吐、下、和、清、温、消、补“八法”。

1. **汗法** 是通过发汗解表、宣肺散邪的方法，使在表的六淫之邪随发散而解的一种治法。适用于外感表证，以及疹出不透、疮疡初起、水肿、泄泻、咳嗽、疟疾等而有表证者。

2. **吐法** 是通过涌吐的方法，使停留在咽喉、胸膈、胃脘的痰涎、宿食及毒物等从口中吐出的一种治法。适用于中风痰壅，宿食壅阻胃脘，毒物尚在胃中，痰涎壅盛之癫狂、喉痹，以及干霍乱吐泻不得等证。

3. **下法** 是通过荡涤肠胃、通泻大便的方法，使停留在肠胃的有形积滞从大便排出的一种治法。适用于燥屎内结、冷积不化、瘀血内停、宿食不消、结痰停饮及虫积等证。

4. **和法** 是通过和解与调和的方法，使半表半里之邪，或脏腑、阴阳失和之证得以解除的一种治法。其中，和解之法适用于邪犯少阳，证属半表半里者；调和之法适用于肝脾不和、寒热错杂、表里同病等。此外，尚有和营卫、和胃气等，亦属和法范畴。

5. **清法** 是通过清热、泻火、凉血等方法，使在里之热邪得以解除的一种治法。适用于里热证。

6. **温法** 是通过温里祛寒的方法，使在里之寒邪得以消散的一种治法。适用于里寒证。

7. **消法** 是通过消食导滞、行气活血、化痰利水及驱虫等方法，使气、血、痰、食、水、虫等所结成的有形之邪渐消缓散的一种治法。适用于饮食停滞、气滞血瘀、癥瘕积聚、水湿内停、痰饮不化、疳积虫积等病证。

8. **补法** 是通过补益人体气血阴阳，以主治各种虚弱证候的一种治法。适用于各种虚证。

### 细目二 方剂的组成与变化

#### 要点一 方剂配伍的目的

方剂配伍的目的是通过合理组织药物，调其偏性，制其毒性，增强或改变原有功能，消除或缓解其对人体的不良因素，发挥其相辅或相反相成的综合作用，使各具特性的群药组合成一个新的有机整体。方剂配伍的总体目的不外增效、减毒两个方面。

#### 要点二 方剂的组方原则

1. **君药** 是针对主证或主病起主要治疗作用的药物。其药力居方中之首，用量较作为臣、佐药应用时要大，是不可缺少的药物。

2. **臣药** 有两种意义：一是辅助君药加强治疗主证或主病的药物，二是针对兼证或兼病起主要治疗作用的药物。它的药力小于君药。

3. **佐药** 有三种意义：一是佐助，即协助君臣药以加强治疗作用，或直接治疗次要症状。二是佐制，即用以消除或减缓君臣药的毒性与烈性的药物。三是反佐，即根据病情需要，用与君药性味相反而又能起相成作用的药物。佐药的药力小于臣药,一般用量较轻。

4. **使药** 有两种意义:一是引经药,即能引方中诸药直达病所的药物。二是调和药,即具有调和诸药作用的药物。使药的药力较小,用量亦轻。

### 要点三 方剂的变化形式

1. **药味加减的变化** 方剂中药味的增减,必然使方中药物间的配伍关系发生变化,从而导致方剂的功效相应发生变化。

2. **药量加减的变化** 当方剂的组成药物相同而用量不相同时,则具体药物在方中的药力和地位发生变化,从而改变了方剂的功用与主治。

3. **剂型的变化** 对方剂的功效有一定的影响,同一方剂的剂型不同,功效也有所差异。

## 细目三 常用剂型

### 要点 常用剂型的特点及临床意义

1. **汤剂** 特点是吸收快、能迅速发挥药效,便于随证加减,适用于病证较重或病情不稳定的患者。李杲说:“汤者荡也,去大病用之。”汤剂的不足之处是服用量大,某些药的有效成分不易煎出或易挥发散失,不适于大生产,亦不便于携带。

2. **丸剂** 与汤剂相比,吸收较慢,药效持久,节省药材,便于携带与服用。李杲说:“丸者缓也,舒缓而治之也。”适用于慢性、虚弱性疾病,如六味地黄丸等。但也有些丸剂药性比较峻急,多为芳香类药物与毒剧药物,不宜作汤剂煎服,如安宫牛黄丸、舟车丸等。常用的丸剂有蜜丸、水丸、糊丸、微丸、滴丸等。

3. **散剂** 根据用途,分内服和外用两类。散剂的特点是制备方法简便、吸收较快、节省药材、性质较稳定、不易变质、便于服用与携带。李杲说:“散者散也,去急病用之。”外用散剂一般作为外敷,掺撒疮面或患病部位;亦有作点眼、吹喉等用。

4. **膏剂** 有内服和外用两种,内服有流浸膏、浸膏、煎膏三种,外用分软膏、硬膏两种。其中流浸膏与浸膏多数用作调配其他制剂使用,如合剂、糖浆剂、颗粒剂、片剂等。

5. **酒剂** 又称药酒,是将药物用白酒或黄酒浸泡,或加温隔水炖煮,去渣取液供内服或外用。酒有活血通络、易于发散和助长药效的特性,故常于祛风通络和补益方剂中使用,如风湿药酒、参茸药酒、五加皮酒等。外用酒剂可祛风活血,止痛消肿。

6. **丹剂** 丹剂并非一种固定的剂型,内服丹剂有丸剂,也有散剂,每以药品贵重或药效显著而名之曰丹,如至宝丹、活络丹等。外用丹剂亦称丹药,是以某些矿物类药经高温烧炼制成的不同结晶形状的制品。常研粉涂撒疮面,亦可制成药条、药线和外用膏剂,主要用于外科的疮疡、痈疽、瘿瘤等病。

# 第二单元 解 表 剂

## 细目一 概 述

### 要点一 解表剂的适用范围

解表剂适用于六淫外邪侵袭人体肌表、肺卫所致的表证。凡风寒外感或温病初起，以及麻疹、疮疡、水肿、痢疾等病初起，症见恶寒、发热、头疼、身痛、苔薄白、脉浮等，均为解表剂的适用范围。

### 要点二 解表剂的应用注意事项

不宜久煎。一般宜温服，或增衣被，或辅之以热粥，取微汗，汗后避风寒；汗出病瘥，即停服。注意忌食生冷、油腻之品。若外邪已入里，或麻疹已透，或疮疡已溃，或虚证水肿，均不宜使用。

## 细目二 辛温解表

### 要点一 麻黄汤（《伤寒论》）

【组成】麻黄三两　桂枝二两　杏仁七十个　甘草（炙）一两

【用法】水煎服，温覆取微汗。

【功用】发汗解表，宣肺平喘。

【主治】外感风寒表实证。恶寒发热，头身疼痛，无汗而喘，舌苔薄白，脉浮紧。

【组方原理】本证由风寒束表，肺气失宣所致。治宜发汗解表，宣肺平喘。方中麻黄辛温，既开腠理、透毛窍，发汗以祛在表之风寒；又开宣肺气，宣散肺经风寒而平喘，为君药。臣以辛温而甘之桂枝解肌发表，通达营卫，既助麻黄发汗散寒之力，又可温通营卫之郁。麻黄、桂枝相须为用，可使风寒去而营卫和。肺主宣降，肺气郁闭，宣降失常，故又佐以杏仁利肺平喘，与麻黄相伍，一宣一降，以复肺气宣降之权而平喘，又使邪气去而肺气和。使以炙甘草，既调和药性，又缓麻、桂峻烈之性，使汗出而不致耗伤正气。四药相伍，麻、桂相须，腠开营畅，麻、杏相使，宣降得宜，使风寒得散，肺气得宣，诸症可愈。

### 要点二 桂枝汤（《伤寒论》）

【组成】桂枝三两　芍药三两　甘草（炙）二两　生姜三两　大枣十二枚

【用法】上五味，㕮咀，以水七升，微火煮取三升，适寒温，服一升。服已须臾，啜热稀粥一升余，以助药力。温覆令一时许，遍身漐漐微似有汗者益佳，不可令如水流漓，病必不除。若一服汗出病瘥，停后服，不必尽剂；若不汗，更服，依前法；又不汗，后服小促其间，半日许令三服尽。若病重者，一日一夜服，周时观之，服一剂尽，病证犹在者，更作服；若汗不出，乃服至二三剂。禁生冷、黏滑、肉、面、五辛、酒酪、臭恶等物。

【功用】解肌发表，调和营卫。

【主治】外感风寒表虚证。恶风发热，汗出头痛，鼻鸣干呕，苔白不渴，脉浮缓或浮弱。

【组方原理】本方证由外感风寒，卫强营弱，营卫失和所致。治宜解肌发表，调和营卫。方以桂枝为君药，助卫阳，通经络，发汗解表而散卫中之邪气。臣以芍药，益阴敛营，敛固外泄之营阴。桂、芍等量相伍，则发汗不伤阴，敛阴不留邪，散中有收，汗中寓补，针对卫强营弱之机。生姜散寒祛邪，兼能和胃止呕；大枣益血生津，并可补脾益气。二药合用，调和营卫，又调补脾胃，共为佐药。佐使以炙甘草，调和药性，合桂枝辛甘化阳以实卫，合芍药酸甘化阴以和营。本方为滋阴和阳、调和营卫、解肌发汗之总方。

【附方】桂枝加桂汤主治太阳病发汗太过，耗损心阳，肾寒之气凌心之奔豚，故用桂枝汤再加桂枝二两以增温通心阳、平冲降逆之力；桂枝加芍药汤主治太阳病误下伤中，邪陷太阴，土虚木乘之腹痛，故用桂枝汤通阳温脾，倍芍药以柔肝缓急止痛。

【鉴别】麻黄汤与桂枝汤同为辛温解表剂，均可用治外感风寒表证。麻黄汤中麻黄、桂枝并用，佐以杏仁，发汗散寒力强，又能宣肺平喘，为辛温发汗之重剂，主治外感风寒所致恶寒发热、无汗而喘之表实证；桂枝汤中桂枝、芍药并用，佐以生姜、大枣，发汗解表之力逊于麻黄汤，但有调和营卫之功，为辛温解表之和剂，主治外感风寒所致恶风发热而自汗出之表虚证。

### 要点三　九味羌活汤（张元素方，录自《此事难知》）

【组成】羌活、防风、苍术各一两半　细辛五分　川芎、白芷、生地黄、黄芩、甘草各一两

【用法】水煎服。

【功用】发汗祛湿，兼清里热。

【主治】外感风寒湿邪，内有蕴热证。恶寒发热，无汗，头痛项强，肢体酸楚疼痛，口苦微渴，舌苔白或微黄，脉浮。

【组方原理】本方证由外感风寒湿邪，内有蕴热所致。治宜疏风散寒，祛湿解表，兼清里热。方中羌活解表散寒、祛风胜湿，兼治太阳经头痛而为君药。防风、苍术发汗祛湿，助羌活解表祛邪，同为臣药。细辛、川芎、白芷祛风散寒，止头身痛；生地黄、黄芩清泄里热，并防诸辛温燥烈之品伤津之弊，共为佐药。甘草调和药性，为使药。方中细辛善止少阴头痛，白芷善解阳明头痛，川芎长于止少阳、厥阴头痛，体现分经论治的用药特点。

【常用加减】若湿邪较轻，肢体酸楚不甚者，可去苍术以减温燥之性；如肢体关节痛剧者，加独活、威灵仙、姜黄等以加强宣痹止痛之力。

### 要点四　小青龙汤（《伤寒论》）

【组成】麻黄、芍药、细辛、干姜、甘草（炙）、桂枝各三两　半夏半升　五味子半升

【用法】水煎服。

【功用】解表散寒，温肺化饮。

【主治】外寒内饮证。恶寒发热，头身疼痛，无汗，喘咳，痰涎清稀而量多，胸痞，或干呕，或不得平卧，或身体疼重，头面四肢浮肿，舌苔白滑，脉浮。

【组方原理】本方证由外感风寒，内停水饮所致。治宜解表散寒与温化寒饮并举。方中麻黄、桂枝相须为君药，发汗散寒以解表邪，且麻黄又能宣肺而平喘，桂枝温阳以化饮。干姜、细辛为臣药，温肺化饮，兼助麻、桂解表祛邪。佐药用五味子敛肺止咳，芍药和营养血。二药与辛散之品相配，有散有收，既可增强止咳平喘之力，又可制约诸药辛散太过，防止温燥药伤津。半夏燥湿化痰，和胃降逆，与干姜、细辛相伍，一温一散一燥，可使寒饮速消，亦为佐药。炙甘草为佐使药，益气和中，又能调和药性。本方配伍散中有收，开中有合，使之散不伤正，收不留邪。

【常用加减】兼有热象而出现烦躁者，加生石膏、黄芩以清郁热；兼喉中痰鸣，加杏仁、射干、款冬花以化痰降气平喘；鼻塞、清涕多者，加辛夷、苍耳子以宣通鼻窍；兼水肿者，加茯苓、猪苓以利水消肿。

### 要点五　香苏散（《太平惠民和剂局方》）

【组成】香附子、紫苏叶各四两　甘草（炙）一两　陈皮二两

【用法】为散。

【功用】疏散风寒，理气和中。

【主治】外感风寒，内有气滞证。恶寒身热，头痛无汗，胸脘痞闷，不思饮食，舌苔薄白，脉浮。

【组方原理】本方证由外感风寒，内伤气滞所致。治当疏散风寒，理气化滞。方以紫苏叶发表散寒，理气宽中，为君药。香附善疏肝理气，通调三焦气机，为臣药。二药气味芳香辛散，兼有辟秽之用。佐以陈皮理气醒脾以行气滞，燥湿和胃以除痞闷。炙甘草和中健脾，调和诸药，为使药。

【常用加减】气滞闷痛较甚者，加大腹皮、青皮；胃脘痞闷者，加木香、砂仁；不思饮食、湿甚苔腻者，加砂仁、苍术。

### 要点六　止嗽散（《医学心悟》）

【组成】桔梗、荆芥、紫菀、百部、白前各二斤　甘草（炙）十二两　陈皮一斤

【用法】作汤剂，水煎服。

【功用】宣利肺气，疏风止咳。

【主治】风邪犯肺之咳嗽证。咳嗽咽痒，咳痰不爽，或微恶风发热，舌苔薄白，脉浮缓。

【组方原理】本证为外感风邪咳嗽，或因

治不如法，表解不彻而咳仍不止者。治宜重在宣肺止咳，兼以解表。方中紫菀、百部甘苦而微温，专入肺经，为止咳化痰要药，对于新久咳嗽皆宜，故共用为君。桔梗苦辛而性平，善于宣肺止咳；白前辛苦微温，长于降气化痰。两者协同，一宣一降，以复肺气之宣降，合君药则止咳化痰之力尤佳，共为臣药。荆芥辛而微温，疏风解表，以祛在表之余邪；陈皮行气化痰，二者共为佐药。甘草合桔梗以利咽止咳，兼能调和诸药，为佐使之用。诸药配伍，肺气得宣，外邪得散，则咳痰咽痒得瘥。

## 细目三 辛凉解表

### 要点一 银翘散（《温病条辨》）

【组成】连翘、银花各一两 苦桔梗、薄荷、牛蒡子各六钱 竹叶、芥穗各四钱 淡豆豉、生甘草各五钱

【用法】为散。鲜苇根汤煎，勿过煎，温服。

【功用】辛凉透表，清热解毒。

【主治】温病初起。发热，微恶风寒，无汗或有汗不畅，头痛口渴，咳嗽咽痛，舌尖红，苔薄白或薄黄，脉浮数。

【组方原理】本方证为外感风热，卫气被郁，肺失清肃所致。治宜疏风透表，清热解毒。方中重用金银花、连翘为君药，既疏散风热、清热解毒，又可辟秽化浊。薄荷、牛蒡子辛凉，疏散风热，清利头目，并可解毒利咽；荆芥穗、淡豆豉辛温发散，辛而不烈、温而不燥，配入辛凉解表方中，可增辛散透表之力。四药共用以加强解表散邪之力，同为臣药。芦根清热生津，竹叶清上焦热，桔梗开宣肺气、止咳利咽，皆为佐药。生甘草清热解毒，调和药性，合桔梗又止咳利咽，为佐使药。全方辛凉之中配伍少量辛温之品，疏散风邪与清热解毒相伍。全方药性平和，故称为“辛凉平剂”。

【常用加减】渴甚者，为伤津较甚，加天花粉生津止渴；项肿咽痛者，系热毒较甚，加马勃、玄参清热解毒，利咽消肿；胸膈闷者，加藿香、郁金芳香化湿，辟秽祛浊。

### 要点二 桑菊饮（《温病条辨》）

【组成】桑叶二钱五分 菊花一钱 杏仁二钱 连翘一钱五分 薄荷八分 苦桔梗二钱 生甘草八分 苇根二钱

【用法】水煎温服。

【功用】疏风清热，宣肺止咳。

【主治】风温初起，邪客肺络证。但咳，身热不甚，口微渴，脉浮数。

【组方原理】本证系风温初起之轻证。治当从“辛凉微苦”立法，即疏风清热，宣肺止咳。方中桑叶甘苦性凉，善走肺络，疏散风热，又清宣肺热而止咳嗽；菊花辛甘性寒，疏散风热，又清利头目而肃肺。二药相须，直走上焦，协同为用，以疏散肺中风热见长，共为君药。杏仁苦降，肃降肺气；桔梗辛散，开宣肺气，相须为用，一宣一降，以复肺之宣降功能而止咳，共为臣药。薄荷辛凉解表，助君药疏散风热之力；连翘透邪解毒；芦根清热生津，共为佐药。甘草调和诸药为使。诸药相伍，使上焦风热得以疏散，肺气得以宣降，则表证解，咳嗽止。

【常用加减】原著指出：“二三日不解，气粗似喘，燥在气分者，加石膏、知母；舌绛，暮热，甚燥，邪初入营，加元参二钱，犀角一钱；在血分者，去薄荷、芦根，加麦冬、细生地、玉竹、丹皮各二钱；肺热甚，加黄芩；渴者，加花粉。”

【鉴别】银翘散与桑菊饮中均有连翘、桔梗、甘草、薄荷、芦根五药，功能辛凉解表而治温病初起。但银翘散用银花配伍荆芥、豆豉、牛蒡子、竹叶，解表清热之力强，为“辛凉平剂”；桑菊饮用桑叶、菊花配伍杏仁，肃肺止咳之力大，而解表清热之力逊，故为“辛凉轻剂”。

### 要点三 麻黄杏仁甘草石膏汤（《伤寒论》）

【组成】麻黄四两 杏仁五十个 甘草（炙）二两 石膏半斤

【用法】水煎服。

【功用】辛凉疏表，清肺平喘。

【主治】外感风邪，邪热壅肺证。身热不解，咳逆气急，甚则鼻扇，口渴，有汗或无汗，舌苔薄白或黄，脉浮而数者。

【组方原理】本方证由风邪化热，壅遏于肺，肺失宣降而致。治宜辛凉宣肺，清热平喘。方中麻黄宣肺平喘，解表散邪。石膏清泄肺胃之热以生津。二药相伍，既宣散肺中风热，又清

解肺中郁热，共为君药。石膏倍于麻黄，使全方不悖辛凉之旨。麻黄得石膏，宣肺平喘而不助热；石膏得麻黄，清解肺热而不凉遏。杏仁降利肺气以平喘咳，与麻黄相配则宣降相因，与石膏相伍则清肃协同，为臣药。炙甘草既能益气和中，又防石膏寒凉伤中，更能调和于寒温宣降之间，为佐使药。四药合用，共奏辛凉宣肺、清热平喘之功。

【常用加减】如肺热甚，壮热汗出者，宜加重石膏用量，并酌加桑白皮、黄芩、知母以清泄肺热；表邪偏重，无汗而恶寒，石膏用量宜减轻，酌加薄荷、紫苏叶、桑叶等以助解表宣肺之力。

### 要点四　柴葛解肌汤（《伤寒六书》）

【组成】干葛　柴胡　黄芩　芍药　羌活　白芷　桔梗　甘草（注：原书无用量）

【用法】加生姜三片、大枣两个，《杀车槌法》加石膏末一钱，水煎服。

【功用】解肌清热。

【主治】外感风寒，郁而化热证。恶寒渐轻，身热增盛，无汗头痛，目疼鼻干，心烦不眠，咽干耳聋，眼眶痛，舌苔薄黄，脉浮微洪。

【组方原理】本方证因外邪郁而化热，传入阳明、少阳，属三阳合病。治宜辛凉解肌，兼清里热。方中葛根、白芷、石膏善于清透阳明之邪热，柴胡、黄芩长于透解少阳之邪热，羌活发散太阳之风寒，如此则三阳并治。桔梗宣肺解表；芍药（白芍）、大枣敛阴养血，防止辛散太过伤阴；生姜发散风寒，合大枣调和营卫。甘草调和诸药。

## 细目四　扶正解表

### 要点一　人参败毒散（《太平惠民和剂局方》）

【组成】柴胡、前胡、川芎、枳壳、羌活、独活、茯苓、桔梗、人参、甘草各三十两

【用法】上为末，每服二钱，加生姜、薄荷少许，水煎服。

【功用】散寒祛湿，益气解表。

【主治】气虚外感风寒湿证。憎寒壮热，头项强痛，肢体酸痛，无汗，鼻塞声重，咳嗽有痰，胸膈痞满，舌淡苔白，脉浮而按之无力。

【组方原理】本方证系正气素虚，风寒湿邪袭于肌表所致。治当散寒祛湿，益气解表。方中羌活、独活发散风寒、除湿止痛，羌活长于祛上部风寒湿邪，独活长于祛下部风寒湿邪，合用通治一身风寒湿邪，为君药。川芎活血祛风行气，柴胡解肌透邪行气，助君药解表逐邪，又可加强止痛之力，共为臣药。桔梗宣肺利膈，枳壳理气宽中，二药相伍，一升一降，畅通胸膈气机；前胡化痰止咳；茯苓渗湿消痰，俱为佐药。生姜、薄荷为引，助解表之力；甘草调和药性，益气和中，共为佐使之品。方中人参为佐，益气扶正，鼓邪外出，并寓防邪复入之义。喻嘉言用本方治外邪陷里而成之痢疾，意即疏散表邪，表气疏通，里滞亦除，其痢自止，故称此为“逆流挽舟”法。

【常用加减】若正气未虚，而表寒较甚者，去人参，加荆芥、防风以祛风散寒；气虚明显者，可重用人参，或加黄芪以益气补虚；湿滞肌表经络，肢体酸楚疼痛甚者，可酌加威灵仙、桑枝、秦艽、防己等祛风除湿、通络止痛；咳嗽重者，加杏仁、白前止咳化痰；痢疾之腹痛、便脓血、里急后重甚者，可加白芍、木香以行气和血止痛。

### 要点二　参苏饮（《太平惠民和剂局方》）

【组成】陈皮、枳壳、桔梗、甘草（炙）、木香各半两　半夏、紫苏叶、干葛、前胡、人参、茯苓各三分

【用法】加生姜七片，大枣一枚，水煎温服。

【功用】益气解表，理气化痰。

【主治】气虚外感，内有痰湿证。恶寒发热，无汗，头痛鼻塞，咳嗽痰白，胸脘满闷，倦怠无力，气短懒言，苔白脉弱。

【组方原理】本证由素体气虚，内有痰湿，又外感风寒而致。治当益气解表，理气化痰。方中紫苏叶辛温，发散表邪，宣肺宽中，故为君药。臣以葛根助君药发散风寒，解肌舒筋。佐以半夏、前胡、桔梗化痰止咳；陈皮、木香、枳壳理气宽胸；脾为生湿生痰之源，茯苓健脾渗湿以治生痰之源。化痰与理气兼顾，既寓“治痰先治气”之意，又使升降复常，有助于表邪之宣散、肺气之开阖。更佐入人参益气扶正，既助解表，又使表药祛邪不伤正。炙甘草合茯苓、

人参益气健脾，兼和诸药，为佐使。煎服时，少加生姜、大枣，可助发表、益脾。诸药相合，散补同用，燥行合法，散不伤正，补不留邪，使邪去正安，气顺痰消。

【鉴别】参苏饮与人参败毒散皆佐入人参、茯苓、甘草，治气虚外感风寒之证。然人参败毒散以羌活、独活、川芎、柴胡等祛邪为主，以治风寒夹湿之表证；而参苏饮以苏叶、葛根配半夏、陈皮等，治外感表邪而内有痰湿之证。

### 要点三 麻黄细辛附子汤（《伤寒论》）

【组成】麻黄二两 附子一枚 细辛二两

【用法】水煎服。

【功用】助阳解表。

【主治】素体阳虚，外感风寒证。发热，恶寒甚，神疲欲寐，脉微细。

【组方原理】本方证为素体阳虚，外感风寒所致。治宜助阳与解表合用。方以麻黄发汗散寒，附子温肾助阳，共为君药。二药相伍，既能鼓邪外出，又无过汗亡阳之虞。细辛温经散寒，外可助麻黄解表，内可助附子温里，为臣药。三药并用，为治表里俱寒、太少两感之剂。

【常用加减】阳气虚弱者，宜加人参、黄芪以合附子助阳益气；兼咳喘有痰者，宜加半夏、杏仁以化痰止咳平喘。

# 第三单元 泻下剂

## 细目一 概述

### 要点一 泻下剂的适用范围

泻下剂适用于热结、寒结、燥结、水结等里实证，亦可用于体质虚弱而兼里实者。

### 要点二 泻下剂的应用注意事项

应用泻下剂，必待表邪已解，里实已成。若里实较急重，应峻攻急下；较缓者，宜轻下、缓下。泻下剂多峻烈，孕妇、产后、月经期及年老体弱、病后伤津或亡血者，应慎用或禁用。泻下剂易伤正气，应得效即止。

## 细目二 寒下

### 要点 大承气汤(《伤寒论》)

【组成】大黄四两　厚朴半斤　枳实五枚　芒硝三合

【用法】水煎，先煎厚朴、枳实，后下大黄，芒硝冲服。

【功用】峻下热结。

【主治】

1. 阳明腑实证。大便不通，频转矢气，脘腹痞满，腹痛拒按，按之则硬，潮热谵语，手足濈然汗出，舌苔焦黑燥裂，甚则起芒刺，脉沉实。

2. 热结旁流证。下利清水，色纯青，其气臭秽，脐腹疼痛，按之坚硬有块，口舌干燥，脉滑实。

3. 里热结实证之热厥、痉病或发狂。

【组方原理】本方之阳明腑实证系由伤寒之邪内传阳明之腑，入里化热，或温热之邪入胃肠，热盛灼津，邪热与肠中燥屎互结成实所致。治宜峻下热结，即"釜底抽薪，急下存阴"之法。方中大黄苦寒通降，泄热通便，荡涤肠胃实热积滞，为君药；芒硝咸寒，软坚润燥，泄热通便，助大黄以除燥结，为臣药；厚朴下气除满，枳实行气消痞，共为佐药，合而用之，既消痞除满，又行气通便。全方泻下与行气并重，泻下以利行气，行气以助泻下，使胃肠气机畅通，为峻下热结之最佳配伍。

【鉴别】小承气汤、调胃承气汤皆为大承气汤类方。大承气汤硝、黄并用，大黄后下，且加枳、朴，攻下之力颇峻，为"峻下剂"，主治痞、满、燥、实四症俱全之阳明热结重证；小承气汤不用芒硝，且三味同煎，枳、朴用量亦减，攻下之力较轻，称为"轻下剂"，主治痞、满、实之阳明热结轻证；调胃承气汤不用枳、朴，后纳芒硝，大黄与甘草同煎，泻下之力较大承气汤缓和，称为"缓下剂"，主治阳明燥热内结，燥、实而无痞、满之证。

## 细目三 温下

### 要点一 大黄附子汤(《金匮要略》)

【组成】大黄三两　附子(炮)三枚　细辛二两

【用法】水煎服。

【功用】温里散寒，通便止痛。

【主治】寒积里实证。腹痛便秘，胁下偏痛，发热，畏寒肢冷，舌苔白腻，脉弦紧。

【组方原理】本方所治之寒积里实证为里寒积滞内结，阳气不运所致。治宜温里散寒，通便止痛。方中重用附子温里助阳，散寒止痛，为君药。里已成实，虽用温药以祛其寒，同时亦需配伍泻下之品以通其结，故以大黄通导大便，荡涤肠道积滞，为臣药。大黄性虽寒凉，与大辛大热之附子相伍，其寒性去而走泄之性存，为“去性存用”之制。附子、大黄并用，前者散寒助阳，后者通积导滞，是温下法的常用配伍。佐以细辛，辛温宣通，既散寒结以止痛，又助附子温里祛寒。三药并用，苦寒辛热合法，相反相成，共奏温里散寒，攻下寒积之效。

### 要点二　温脾汤（《备急千金要方》卷十三）

【组成】大黄五两　当归、干姜各三两　附子、人参、芒硝、甘草各二两

【用法】水煎服。

【功用】攻下冷积，温补脾阳。

【主治】阳虚寒积证。腹痛便秘，脐下绞结，绕脐不止，手足不温，苔白不渴，脉沉弦而迟。

【组方原理】本方证由脾阳不足，阴盛寒积所致。治宜攻积与温阳并举。方中附子温壮脾阳，温散寒凝；大黄泻下攻积，与大热之附子相伍，则寒性去而泻下之功犹存，共为君药。芒硝软坚散结，助大黄泻下攻积；干姜温中助阳，助附子温中祛寒，均为臣药。人参、当归益气养血，使下不伤正，共为佐药。甘草补脾益气，调和诸药，为佐使药。诸药相合，使积滞行，寒邪去，脾阳复，则诸症得除。

【鉴别】

1. 温脾汤与大黄附子汤均治冷积里实之腹痛便秘，均以大黄配伍附子为主。但大黄附子汤主治中气未虚、寒实积滞之腹痛便秘；而温脾汤主治脾阳不足，冷积阻滞，虚中夹实之便秘腹痛。

2.《备急千金要方》卷十五之温脾汤较卷十三少芒硝、当归，大黄用四两，且附子用量大于干姜，该方主治久痢赤白，虽有寒积，但其证大便自利，故只用大黄，并减其用量，同时重用附子，意在温阳为主；而卷十三之温脾汤主证以寒积为主，故芒硝、大黄并用，且干姜用量大于附子。

## 细目四　润　下

### 要点一　麻子仁丸（脾约丸）（《伤寒论》）

【组成】麻子仁二升　芍药半斤　枳实半斤　大黄一斤　厚朴一尺　杏仁一升

【用法】炼蜜为丸。

【功用】润肠泄热，行气通便。

【主治】脾约证。肠胃燥热，津液不足，大便干结，小便频数。

【组方原理】本方证由肠胃燥热，津液不足，肠失濡润所致。治宜润肠泄热，行气通便。方中麻子仁滋脾润肠而通便，为君药。大黄泄热通便；杏仁降气润肠；芍药养阴和里，共为臣药。枳实下气破结，厚朴行气除满。二者相伍，破结除满，以加强降泄通便之功，共为佐药。蜂蜜为使药，润肠通便，又调和诸药。

### 要点二　济川煎（《景岳全书》）

【组成】当归三至五钱　牛膝二钱　肉苁蓉二至三钱　泽泻一钱半　升麻五分至七分或一钱　枳壳一钱

【用法】水煎服。

【功用】温肾益精，润肠通便。

【主治】肾虚精亏之大便秘结。大便秘结，小便清长，腰膝酸软，头目眩晕，舌淡苔白，脉沉迟。

【组方原理】本方证由肾虚开阖失司所致。治宜补肾益精，润肠通便。方中肉苁蓉为君药，温肾益精，润肠通便。当归养血润肠；牛膝补肾益精，引药下行，共为臣药。枳壳宽肠下气以助通便，升麻轻宣升阳。两药相伍，使清阳升，浊阴降，且有欲降先升之妙。泽泻甘淡渗利，分泄肾浊，伍枳壳，使浊阴降而大便自通，以上共为佐药。全方欲降先升，寓通于补。

【鉴别】麻子仁丸与济川煎均治津液不足之便秘。但麻子仁丸证为肠胃燥热所致，以麻子仁、芍药、杏仁等润肠药与小承气汤合方，重在润肠泄热，行气通便，主治肠胃燥热，津液不足之便秘；而济川煎证为肾虚津亏而成，以肉苁蓉、当归等温肾益精、养血润肠之品配伍升麻、泽泻等升清降浊药，重在补肾益精，养血润肠，主治肾虚津亏之便秘。

## 细目五 逐 水

### 要点 十枣汤(《伤寒论》)

【组成】芫花、甘遂、大戟各等分

【用法】三味等分,各别捣为散。以水一升半,先煮大枣肥者十枚,取八合去滓,纳药末。强人服一钱匕,羸人服半钱,温服之,平旦服。若下少病不除者,明日更服,加半钱。得快下利后,糜粥自养。

【功用】攻逐水饮。

【主治】

1. 悬饮。咳唾胸胁引痛,心下痞硬胀满,干呕短气,头痛目眩,胸背掣痛不得息,舌苔滑,脉沉弦。

2. 实水。一身悉肿,尤以身半以下为重,腹胀喘满,二便不利。

【组方原理】本方证由水饮壅盛于里,停于胸胁,或水饮泛溢肢体所致。治宜攻逐水饮。方中甘遂善行经隧水湿,为君药。大戟善泻脏腑水湿,芫花善消胸胁伏饮痰癖,为臣药。三药峻烈,各有专攻,合而用之,攻逐水饮功效甚强。以肥大枣十枚为佐药,煎汤送服,既可益气护胃,培土制水,使下不伤正,又可缓和诸药毒峻之性。四药合用,共成峻下逐水之剂。

【使用注意】本方药性峻猛,孕妇禁用,年老体弱者慎用。宜清晨空腹时服用,并从小量开始,或据病情增减用量。若服后虽泻不爽,水饮未尽,次日可渐加量再服,总以快利为度;若体虚邪实又非攻不可者,可与健脾补益之剂交替使用;若服药得快利后,当食糜粥以保养脾胃。

## 细目六 攻 补 兼 施

### 要点 黄龙汤(《伤寒六书》)

【组成】大黄 芒硝 枳实 厚朴 当归 人参 甘草(注:原书无用量)

【用法】加桔梗一撮、生姜三片、大枣两枚水煎,芒硝冲服。

【功用】攻下热结,补气养血。

【主治】阳明腑实,气血不足证。自利清水,色纯青,或大便秘结,脘腹胀满,腹痛拒按,身热口渴,神疲少气,谵语,甚则循衣摸床,撮空理线,神昏肢厥,舌苔焦黑,脉虚。

【组方原理】本方证因邪热与燥屎内结,腑气不通,气血不足所致。治当泄热通便,补气养血。方中大黄、芒硝、枳实、厚朴(类大承气)攻下热结,荡涤肠胃实热积滞,急下存阴。人参、当归益气补血,使攻不伤正。桔梗开肺气以利大肠,与大黄配伍,上宣下通,以降为主。姜、枣、草补益脾胃,甘草又能调和诸药。综合全方,共成攻下热结、补气养血、攻补兼施之剂。

# 第四单元　和　解　剂

## 细目一　概　述

### 要点一　和解剂的适用范围

和解剂除和解少阳以治少阳病证外，还包括调和肝脾以治肝郁脾虚、肝脾不和证；调和肠胃以治肠胃不和证；调和表里以治表里不和证。

### 要点二　和解剂的应用注意事项

和解剂以祛邪为主，纯虚不宜用，以防其伤正；因本类方剂兼顾正气，故纯属实者亦不可选，以免贻误病情。

## 细目二　和 解 少 阳

### 要点一　小柴胡汤（《伤寒论》）

【组成】柴胡半斤　黄芩三两　人参三两　甘草（炙）三两　半夏半升　生姜三两　大枣十二枚

【用法】去滓再煎，温服。

【功用】和解少阳。

【主治】

1. 伤寒少阳证。往来寒热，胸胁苦满，嘿嘿不欲饮食，心烦喜呕，口苦，咽干，目眩，舌苔薄白，脉弦。

2. 热入血室证。妇人伤寒，经水适断，寒热发作有时。

3. 黄疸、疟疾以及内伤杂病而见少阳证者。

【组方原理】本方证由邪入少阳，经气不利，郁而化热，胆热犯胃，胃失和降所致；或妇人经水适断，邪热乘虚传入血室，热与血结，少阳经气不利。邪在表里之间，治宜和解之法。方中柴胡透泄少阳之邪，又疏散气机之郁滞，为君药。黄芩清泄少阳之热，为臣药。柴胡与黄芩相伍，一散一清，共解少阳之邪。佐以半夏、生姜和胃降逆止呕；又佐人参、大枣益气健脾，一者取其扶正以祛邪，一者取其益气以御邪内传。生姜、大枣合用，又可调和脾胃，兼顾表里。炙甘草助人参、大枣扶正，且能调和诸药，为使药。诸药合用，以和解少阳为主，兼和胃气。使邪气得解，枢机得利，胃气调和，则诸症自除。

本方为和解少阳之代表方。原方"去滓再煎"，使药性更为醇和。服本方后有得汗而愈者，或见先寒战后发热而汗出之"战汗"现象，均属正胜邪却之征。

【常用加减】若胸中烦而不呕，为热聚于胸，去半夏、人参，加瓜蒌清热理气宽胸；渴者，是热伤津液，去半夏，加天花粉生津止渴；腹中痛，是肝气乘脾，宜去黄芩，加芍药柔肝缓急止痛；胁下痞硬，是气滞痰凝，去大枣，加牡蛎软坚散结；心下悸，小便不利，是水气凌心，宜去黄芩，加茯苓利水宁心；不渴，外有微热，是表邪仍在，宜去人参，加桂枝以解表；咳者，是素有肺寒留饮，宜去人参、大枣、生姜，加五味子、干姜温肺止咳。

### 要点二　蒿芩清胆汤（《重订通俗伤寒论》）

【组成】青蒿脑钱半至二钱　淡竹茹三钱　仙半夏钱半　赤茯苓三钱　青子芩钱半至三钱　生枳壳钱半　陈广皮钱半　碧玉散（滑石、甘草、青黛）三钱（包）

【用法】水煎服。

【功用】清胆利湿，和胃化痰。

【主治】少阳湿热证。寒热如疟，寒轻热重，口苦膈闷，吐酸苦水，或呕黄涎而黏，甚则干呕呃逆，胸胁胀痛，小便黄少，舌红苔白腻，间现杂色，脉数而右滑左弦。

【组方原理】本方证为少阳胆热偏重，兼有湿热痰浊内阻之候。治宜清胆利湿，和胃化痰。方中青蒿之嫩芽苦寒芳香，既清透少阳邪热，又辟秽化湿；黄芩善清胆热，并能燥湿。两药相合，既清少阳之热，又祛少阳之湿，共为君药。竹茹善清胆胃之热，化痰止呕；赤茯苓清热利湿，健脾和胃，二者为臣药。枳壳行气宽中，除痰消痞；半夏燥湿化痰，和胃降逆；陈皮理气化痰，宽胸畅膈，共为佐药。碧玉散清热利湿，导邪从小便而去，用为佐使药。综观全方，可使胆热清，痰湿化，气机畅，胃气和，则诸症悉除。

【鉴别】蒿芩清胆汤与小柴胡汤均能和解少阳，用于邪在少阳，往来寒热，胸胁不适者。但小柴胡汤和解中兼有益气扶正之功，适宜于邪踞少阳，胆胃不和者；蒿芩清胆汤和解之中兼具清热利湿、理气化痰之效，适宜于少阳胆热偏重，兼有湿热痰浊者。

### 要点三　达原饮（《瘟疫论》）

【组成】槟榔二钱　厚朴一钱　草果仁五分　知母一钱　芍药一钱　黄芩一钱　甘草五分

【用法】水煎服。

【功用】开达膜原，辟秽化浊。

【主治】瘟疫或疟疾，邪伏膜原证。憎寒壮热，或一日三次，或一日一次，发无定时，胸闷呕恶，头痛烦躁，脉数，舌边深红，舌苔垢腻，或苔白厚如积粉。

【组方原理】本方是为瘟疫秽浊毒邪伏于膜原而设。治宜开达膜原，辟秽化浊。方中槟榔为君药，破滞气，消痰癖。厚朴芳香化浊，理气祛湿；草果辛香化浊，辟秽止呕，共为臣药。以上三药气味辛烈，可直达膜原，逐邪外出。凡温疫毒邪，最易化火伤阴，故用芍药（白芍）、知母清热滋阴，并可防诸辛燥药之耗散阴津；黄芩苦寒，清热燥湿，共为佐药。配以甘草生用为使，既能清热解毒，又可调和诸药。诸药相伍，苦温芳化与苦寒清热之中少佐酸甘，透达膜原而不伤阴，可使秽浊得化，热毒得清，则邪气溃散，速离膜原，故以"达原饮"名之。为治瘟疫秽浊毒邪伏于膜原证之主方。

## 细目三　调和肝脾

### 要点一　四逆散（《伤寒论》）

【组成】甘草（炙）、枳实、柴胡、芍药各十分

【用法】水煎服。

【功用】透邪解郁，疏肝理脾。

【主治】

1. 阳郁厥逆证。手足不温，或腹痛，或泄利下重，脉弦。

2. 肝脾不和证。胁肋胀闷，脘腹疼痛，脉弦。

【组方原理】本方证之阳郁厥逆，缘于外邪入里，气机郁滞，阳气内郁，阴阳气不相顺接所致。此"四逆必不甚冷，或指头微温"。治宜透邪解郁，调畅气机。方中柴胡升发阳气，疏肝解郁，透邪外出，为君药。芍药（白芍）敛阴养血柔肝，为臣药。白芍与柴胡合用，以补养肝血，条达肝气，可使柴胡升散而不伤阴血。佐以枳实理气解郁，泄热破结。枳实与柴胡相伍，一升一降，疏畅气机，并奏升清降浊之效；与白芍相配，理气和血，使气血调和。使以甘草，和中健脾，调和诸药，与白芍相伍，酸甘化阴，缓急止痛。本方亦有疏肝理脾之效，主治肝脾不和之证。

【常用加减】若咳者，加五味子、干姜以温肺散寒止咳；悸者，加桂枝以温心阳；小便不利者，加茯苓以利小便；腹中痛者，加炮附子以散里寒；泄利下重者，加薤白以通阳散结；气郁甚者，加香附、郁金以理气解郁；有热者，加栀子以清内热。

### 要点二　逍遥散（《太平惠民和剂局方》）

【组成】甘草（炙）半两　当归、白茯苓、白芍药、白术、柴胡各一两

【用法】加薄荷少许、烧生姜一块，水煎服。

【功用】疏肝解郁，养血健脾。

【主治】肝郁血虚脾弱证。两胁作痛，头痛目眩，口燥咽干，神疲食少，或月经不调，乳房胀痛，脉弦而虚。

【组方原理】本方证由肝郁血虚，脾失健运所致。治宜疏肝解郁，养血健脾。方中柴胡疏肝解郁，条达肝气，为君药。当归养血和血，兼可理气；白芍养血敛阴，柔肝缓急；归、芍与柴胡同用，补肝体而和肝用，共为臣药。白术、茯苓、甘草健脾益气，实土以御木侮，且使营血

生化有源；薄荷少许，疏散透热；烧生姜辛散和中，共为佐药。柴胡为肝经引经药，甘草尚能调和诸药，兼使药之用。全方气血兼顾，肝脾同调，为调肝养血之名方。

【附方】加味逍遥散，逍遥散加牡丹皮、栀子，牡丹皮以清血中之伏火，炒栀子善清肝热，并导热下行。用治肝郁血虚有热之月经不调，以及经期吐衄等。黑逍遥散，逍遥散加熟地黄以滋补精血，主治逍遥散证而血虚较甚者。

【鉴别】逍遥散与四逆散均具疏肝理气之功。但四逆散专于疏泄肝郁，主治阳郁厥逆或肝脾不和之证。逍遥散除疏肝解郁外，又有养血健脾之功，主治肝郁血虚脾弱证。

### 要点三 痛泻要方（《丹溪心法》）

【组成】白术三两 白芍药二两 陈皮一两五钱 防风一两

【用法】水煎服。

【功用】补脾柔肝，祛湿止泻。

【主治】脾虚肝旺之痛泻。肠鸣腹痛，大便泄泻，泻必腹痛，泻后痛缓，舌苔薄白，脉两关不调，左弦而右缓。

【组方原理】本方证由土虚木乘，肝脾不和所致。治宜补脾柔肝，祛湿止泻。方中白术补脾燥湿以治土虚，为君药。白芍柔肝缓急止痛，与白术相配，于土中泻木，为臣药。陈皮理气燥湿，醒脾和胃，为佐药。配伍少量防风，与白术、白芍相伍，辛香以疏肝脾，且有燥湿以助止泻之功，又为脾经引经药，为佐使之用。四药相合，补脾胜湿而止泻，柔肝理气而止痛，使脾健肝柔，痛泻自止。

【鉴别】逍遥散与痛泻要方均可治肝郁脾虚之证。但痛泻要方以治脾为主，兼事柔肝，主治脾虚肝旺之痛泻。逍遥散以疏肝为主，又有健脾养血之功，主治肝郁血虚脾弱证。

## 细目四 调和肠胃

### 要点 半夏泻心汤（《伤寒论》）

【组成】半夏半升 黄芩、干姜、人参各三两 黄连一两 大枣十二枚 甘草（炙）三两

【用法】水煎服。

【功用】寒热平调，消痞散结。

【主治】寒热错杂之痞证。心下痞，但满而不痛，或呕吐，肠鸣下利，舌苔腻而微黄。

【组方原理】本方证系小柴胡汤证误用攻下，损伤中阳，少阳热邪乘虚入内，升降失常，寒热互结于心下所致。治宜寒热平调，散结消痞。方中以半夏为君药，散结除痞，降逆止呕。臣以干姜温中散寒，黄芩、黄连泄热开痞。以上四味相伍，具有寒热平调、辛开苦降之效。人参、大枣甘温益气，以补脾虚，为佐药。使以甘草补脾和中而调诸药。全方寒热互用以和其阴阳，苦辛并进以调其升降，补泻兼施以顾其虚实，体现寒热并用、辛开苦降、补泻兼施的配伍特点。

【附方】生姜泻心汤即半夏泻心汤减干姜二两，加生姜四两而成，意在和胃而降逆，宣散水气而消痞满，配合辛开苦降、补益脾胃之品，适于水热互结于中焦，脾胃升降失常之痞证。甘草泻心汤，即半夏泻心汤加重炙甘草用量而成，重在调中补虚，适于胃气虚弱、寒热错杂之痞证。

# 第五单元　清　热　剂

## 细目一　概　　述

### 要点一　清热剂的适用范围

清热剂适用于里热证。凡温热疫毒邪气入侵气分、营血、脏腑，或五志过极，脏腑阳气偏胜，生热化火而致里热证，见身热、恶热、口渴喜冷饮、小便黄赤、舌红苔黄、脉数等症状者，均为清热剂的适用范围。

### 要点二　清热剂的应用注意事项

清热剂须在表证已解，里热炽盛，或里热尚未结实的情况下应用。热邪伤阴者忌用苦寒药。假热而真寒之象，不可误用寒凉。对于热邪炽盛，服清热剂入口即吐者，可于清热剂中少佐温热药，或采用凉药热服法，此即反佐法。

## 细目二　清 气 分 热

### 要点一　白虎汤(《伤寒论》)

【组成】石膏一斤　知母六两　甘草(炙)二两　粳米六合

【用法】以水煮，米熟汤成，温服。

【功用】清热生津。

【主治】阳明、气分热盛证。壮热面赤，烦渴引饮，汗出恶热，脉洪大有力。

【组方原理】本方证乃伤寒化热内传阳明之经，或温邪传入气分之热盛证。治当清热生津。方中重用石膏为君药，清阳明、气分大热，又止渴除烦。臣以知母，既助石膏清肺胃之热，又滋阴润燥救已伤之阴津。君臣相须为用，为阳明、气分大热之最佳配伍。粳米、炙甘草益胃生津，亦可防石膏大寒伤中之弊，均为佐药。炙甘草兼以调和诸药，为使药。四药相伍，共奏清热生津、止渴除烦之效。

【常用加减】若胃热津伤明显而见烦渴引饮，甚或消渴者，加天花粉、芦根、麦冬，以增强清热生津之力；胃热化燥成实而兼见大便秘结者，加大黄、芒硝以泄热攻积；气血两燔，引动肝风而见神昏谵语、抽搐者，加羚羊角、水牛角以凉肝息风。

【附方】白虎加人参汤，即本方加人参，主治气分热盛，气津两伤，兼见背微恶寒，或饮不解渴，或脉浮大而芤，及暑病见有身大热，属气津两伤者；白虎加桂枝汤，本方加桂枝，主治温疟，症见其脉如平、身无寒但热、骨节疼烦、时呕，以及风湿热痹，见壮热、气粗烦躁、关节肿痛、口渴、苔白、脉弦数；白虎加苍术汤，本方加苍术，主治湿温病，症见身热胸痞、汗多、舌红苔黄腻，以及风湿热痹，身大热、关节肿痛等。

### 要点二　竹叶石膏汤(《伤寒论》)

【组成】竹叶二把　石膏一斤　半夏半升　麦冬一升　人参二两　甘草(炙)二两　粳米半升

【用法】水煎服。

【功用】清热生津，益气和胃。

【主治】伤寒、温病、暑病，余热未清，气津两伤证。身热多汗，心胸烦闷，气逆欲呕，口干喜饮，或虚烦不寐，舌红苔少，脉虚数。

【组方原理】本方证乃热病后期，余热未清，气津两伤，胃气不和所致。治当清热生津，益气和胃。方中石膏清热除烦，为君药。麦冬养阴生津清热，为臣药。佐以人参益气生津，半夏降逆止呕。半夏性温而燥，然倍用麦冬，则燥性去而降逆之用存。竹叶清热除烦，为佐药。甘草、粳米和中养胃，为佐使药。诸药相伍，共奏清热生津、益气和胃之效。本方清而不寒，补而不滞。

【鉴别】竹叶石膏汤与白虎汤均治气分热

证。然白虎汤所治为正实邪盛之证，而竹叶石膏汤所治则为余热未清而气津两伤之证，为清泻之剂。因热邪已减，增气阴两伤之证，故于白虎汤中去知母，加人参、麦冬、竹叶、半夏。方中既有石膏、竹叶之清热除烦；又有人参、麦冬之两补气阴，合为清补两顾之剂。

## 细目三 清营凉血

### 要点一 清营汤（《温病条辨》）

【组成】犀角三钱（已禁用，现多用多倍剂量水牛角代） 生地黄五钱 元参三钱 竹叶心一钱 麦冬三钱 丹参二钱 黄连一钱五分 银花三钱 连翘（带心）二钱

【用法】水煎服。

【功用】清营解毒，透热养阴。

【主治】邪热入营证。身热夜甚，神烦少寐，时有谵语，目常喜开或喜闭，口渴或不渴，斑疹隐隐，舌绛而干，脉数或细数。

【组方原理】本方证乃邪热内传营分，耗伤营阴所致。治宜清营解毒为主，辅以透热养阴。方用犀角（水牛角代）清解营分之热毒为君药。生地黄凉血滋阴，麦冬清热养阴生津，玄参滋阴降火解毒。三药即为增液汤，养阴生津，清营凉血解毒，共为臣药。金银花、连翘清热解毒，芳香透散，使营分热邪透转气分而解，宗“入营犹可透热转气”之说；黄连清心解毒；竹叶心专清心热；丹参清热凉血，并能散瘀以防血与热结，共为佐药。诸药相伍，共奏清营解毒、透热养阴之效。本方以清营解毒为主，养阴生津与透热转气为辅。

### 要点二 犀角地黄汤（芍药地黄汤）（《小品方》，录自《外台秘要》）

【组成】犀角屑一两（已禁用，现多用多倍剂量水牛角代） 地黄半斤 芍药三分 丹皮一两

【用法】水煎服。水牛角镑片，先煎，余药后下。

【功用】清热解毒，凉血散瘀。

【主治】

1. 热入血分证。身热谵语，斑色紫黑，舌绛起刺，脉细数；或喜忘如狂；或漱水不欲咽，大便色黑易解等。

2. 热伤血络证。斑色紫黑、吐血、衄血、便血、尿血等，舌红绛，脉数。

【组方原理】本方证由热毒深入血分，耗血动血所致。治当清热解毒，凉血散瘀。方中君药犀角（水牛角代）清热凉血，清心解毒。生地黄凉血滋阴生津，既助犀角清热凉血，又能养血，为臣药。牡丹皮、芍药（赤芍）凉血散瘀为佐药，二药合用，使止血不留瘀。诸药配伍，共奏清热解毒、凉血散瘀之效。本方凉血与散瘀并用，使热清血宁而无耗血动血之虑，凉血止血而无冰伏留瘀之弊。

【鉴别】犀角地黄汤与清营汤均可治疗热入营血证。但犀角地黄汤于清热解毒之中配伍泄热散瘀药，寓凉血散血之意，用治热入血分而见耗血、动血之证。清营汤则是在清营解毒养阴中伍以轻清宣透之品，寓有“透热转气”之意，适于热邪初入营分尚未动血之证。

## 细目四 清热解毒

### 要点一 黄连解毒汤（《肘后备急方》，名见《外台秘要》引崔氏方）

【组成】黄连三两 黄芩、黄柏各二两 栀子十四枚

【用法】水煎服。

【功用】泻火解毒。

【主治】三焦火毒证。大热烦躁，口燥咽干，错语不眠；或热病吐血、衄血；或热甚发斑；或身热下利；或湿热黄疸；或外科痈肿疔毒，小便黄赤，舌红苔黄，脉数有力。

【组方原理】本方证由火毒充斥三焦所致。治宜泻火解毒，苦寒直折。方中君药黄连尤善泻心及中焦之火。臣以黄芩清泻上焦之火；黄柏清泻下焦之火。更配栀子通泻三焦之火，且可导热下行，为佐使之用。诸药相伍，共奏泻火解毒之效。

【常用加减】若兼大便秘结者，加大黄，以

通腑泻火;火毒发斑,斑色紫黑或吐血、衄血者,可合犀角地黄汤,以清热凉血;湿热疫毒发黄者,加水牛角、茵陈、大黄,以凉血解毒、利胆退黄;疔疮肿毒者,加蒲公英、金银花、连翘,以增强清热解毒之力。

### 要点二　凉膈散(《太平惠民和剂局方》)

【组成】川大黄、朴硝、甘草(爁)各二十两　山栀子仁、薄荷叶、黄芩各十两　连翘二斤半

【用法】加白蜜、竹叶少许,水煎服。

【功用】泻火通便,清上泻下。

【主治】上中二焦火热证。烦躁口渴,面热头昏,舌肿目赤,口舌生疮,咽痛鼻衄,或睡卧不宁,谵语狂妄,便秘溲赤,或大便不畅,舌红苔黄,脉滑数。

【组方原理】本方证由脏腑郁热,聚于胸膈所致。治宜泻火通便,清上泻下。方中重用连翘清热解毒,祛上焦之热,为君药。黄芩清胸膈郁热;山栀子通泻三焦,引火下行;大黄、芒硝泻火通便,"以泻代清",共为臣药。薄荷、竹叶轻清疏散,兼有"火郁发之"之义;白蜜少许,润燥生津,共为佐药。使以甘草调和药性。诸药相伍,共奏泻火通便、清上泻下之效。全方清上与泻下并行,所谓"以泻代清"之法。

### 要点三　普济消毒饮(《东垣试效方》)

【组成】黄芩、黄连各半两　人参三钱　橘红、玄参、生甘草各二钱　连翘、板蓝根、马勃、鼠黏子各一钱　白僵蚕(炒)、升麻各七分　柴胡、桔梗各二钱

【用法】水煎服。

【功用】清热解毒,疏风散邪。

【主治】大头瘟。恶寒发热,头面红肿焮痛,目不能开,咽喉不利,舌燥口渴,舌红苔黄,脉浮数有力。

【组方原理】本方证由风热疫毒之邪,壅于上焦,攻冲头面所致。治宜疏散上焦风热,清解上焦疫毒。方中重用黄连、黄芩清泻心肺热毒,为君药。牛蒡子(鼠黏子)、连翘、僵蚕辛凉疏散上焦头面风热,为臣药。玄参、马勃、板蓝根增强清热解毒之力,橘红理气消壅,人参扶正祛邪,桔梗、甘草清利咽喉,共为佐药。升麻、柴胡疏散风热,既引药上行,又有"火郁发之"之意,为佐使药。诸药配伍,共奏清热解毒、疏散风热之效。

本方出自《东垣试效方》,方中有人参,但其论述中有薄荷而无人参。后世《普济方》《医方集解》等从其论,用薄荷而不用人参,薄荷之用意在疏散上焦之热,且清利咽喉。

## 细目五　清脏腑热

### 要点一　导赤散(《小儿药证直诀》)

【组成】生地黄、木通、生甘草梢各等分

【用法】入竹叶水煎。

【功用】清心利水养阴。

【主治】心经火热证。心胸烦热,口渴面赤,意欲饮冷,以及口舌生疮;或心热移于小肠,小溲赤涩刺痛,舌红,脉数。

【组方原理】本方证由心经火热或心热下移小肠所致。治当清心利水养阴。方中木通入心、小肠经,降火利水;生地黄入心、肾经,清热养阴以制心经火热。二药合用,清心养阴而不恋邪,利水通淋而不伤阴,共为君药。竹叶清心除烦,淡渗利水,导心经火热下行,为臣药。生甘草梢泻火解毒,可直达茎中而止痛,防木通、生地黄之寒凉伤胃,并能调和诸药,为佐使药。四药配伍,共奏清心利水养阴之功。

### 要点二　龙胆泻肝汤(《医方集解》)

【组成】龙胆(酒炒)　黄芩(炒)　栀子(酒炒)　泽泻　木通　车前子　当归(酒炒)　柴胡　生甘草　生地黄(酒炒)(注:原书无用量)

【用法】水煎服。

【功用】清泻肝胆实火,清利肝经湿热。

【主治】

1. 肝胆实火上炎证。头痛目赤,胁痛口苦,耳聋,耳肿,舌红苔黄,脉弦数有力。

2. 肝经湿热下注证。阴肿,阴痒,阴汗,小便淋浊,妇女带下黄臭等,舌红苔黄腻,脉弦数有力。

【组方原理】本方证由肝胆实火上炎,或湿热循经下注所致。治当清泻肝胆实火,清利肝经湿热。方用龙胆大苦大寒,上清肝胆实火,

下利肝经湿热，两擅其功，为君药。黄芩、栀子清上导下，增君药泻火除湿之力；泽泻、木通、车前子导湿热下行，使邪有出路，共为臣药。生地黄、当归滋阴养血，防苦燥渗利伤阴；柴胡疏畅肝胆之气，并引诸药入肝胆，伍生地黄、当归以适肝体阴用阳之性，俱为佐药。甘草调和诸药，为使药。诸药相伍，共奏清泻肝胆实火、清利肝经湿热之效。

## 要点三　左金丸（《丹溪心法》）

【组成】黄连六两　吴茱萸一两

【用法】为丸。

【功用】清肝泻火，降逆止呕。

【主治】肝火犯胃证。胁肋疼痛，嘈杂吞酸，呕吐口苦，舌红苔黄，脉弦数。

【组方原理】本方证由肝郁化火，横逆犯胃而成。治当清肝泻火为主，兼以降逆止呕。方中重用黄连为君药，清泻肝火，肝火得清自不横逆犯胃；又善清泻胃火，一药两得。少佐辛热之吴茱萸，一则辛散以疏泄肝郁；二则佐制黄连苦寒之性，使泻火而无凉遏之弊；三则取其下气之用，助黄连和胃降逆；四则可引黄连入肝经，为佐使药。二药配伍，共奏清肝泻火、降逆止呕之功。

【鉴别】左金丸与龙胆泻肝汤均可用治肝经实火，胁痛口苦之症，均有清肝泻火的作用。左金丸有降逆和胃之功而无清利湿热的作用，且泻火作用较弱，主要用于肝火犯胃之呕吐吞酸等；龙胆泻肝汤有清利湿热之功而无和胃降逆的作用，且泻火之力较强，主要用于肝经实火上攻之目赤耳聋，或湿热下注之淋浊阴痒等。

## 要点四　清胃散（《脾胃论》）

【组成】生地黄、当归身各三分　牡丹皮半钱　黄连六分　升麻一钱

【用法】水煎服。

【功用】清胃凉血。

【主治】胃火牙痛。牙痛牵引头疼，面颊发热，其齿喜冷恶热，或牙宣出血，或牙龈红肿溃烂，或唇舌颊腮肿痛，口气热臭，口干舌燥，舌红苔黄，脉滑数。

【组方原理】本方证为阳明胃中积热，循经上攻所致。治当清胃凉血。方中黄连直清胃腑之火，为君药。升麻清热解毒，有“火郁发之”之意。黄连得升麻，则泻火而无凉遏之弊；升麻得黄连，则散火而无升焰之虞。生地黄凉血滋阴；牡丹皮凉血清热，皆为臣药。当归引血归经，又养血活血，以助消肿止痛，为佐药。升麻兼以引经为使药。诸药配伍，共奏清胃凉血之功。

【常用加减】若口渴饮冷，加重石膏用量，再加玄参、天花粉以清热生津；若兼大便秘结，加大黄以泄热通便，导火下行；若齿衄，加牛膝导热引血下行。

## 要点五　玉女煎（《景岳全书》）

【组成】生石膏三至五钱　熟地三至五钱或一两　麦冬二钱　知母、牛膝各钱半

【用法】水煎服。

【功用】清胃热，滋肾阴。

【主治】胃热阴虚证。头痛，牙痛，齿松牙衄，烦热干渴，舌红苔黄而干。亦治消渴，消谷善饥等。

【组方原理】本方证乃阴虚胃热，相因为病。治宜清胃热，滋肾阴。方中石膏清阳明有余之热，为君药。熟地黄滋补肾水之不足，为臣药。君臣配伍，清胃热而滋肾阴。知母滋阴清热，既助石膏清阳明有余之热，又助熟地黄滋养肾阴；麦冬滋阴养液，配熟地黄滋少阴肾水不足，而兼清胃热，共为佐药。牛膝引血下行，且能滋补肝肾，用为佐使药。诸药配伍，共奏清胃热、滋肾阴之效。本方清胃与滋肾并进，虚实兼治，但以治实为主。

【鉴别】清胃散与玉女煎同治胃热牙痛，但清胃散重在清胃火，以黄连配升麻升散解毒，兼用生地黄、牡丹皮等凉血散瘀之品。功善清胃凉血，主治胃火炽盛之牙痛、牙宣等症。玉女煎以清胃热为主，而兼滋肾阴，石膏为君，配熟地黄、知母、麦冬等滋肾阴之品，并用牛膝引热下行，属清润兼降之剂。功善清胃热、滋肾阴，主治胃经有热而肾水不足之牙痛、牙宣等症。

## 要点六　泻白散（《小儿药证直诀》）

【组成】地骨皮、桑白皮（炒）各一两　甘草（炙）一钱

【用法】为末，加粳米一撮。

【功用】泻肺清热，止咳平喘。

【主治】肺热喘咳证。气喘，咳嗽，皮肤蒸热，日晡尤甚，舌红苔黄，脉细数。

【组方原理】本方证为肺有“伏火”郁热。治宜泻肺清热，止咳平喘。方中桑白皮清泻肺热，下气平喘，为君药。地骨皮甘寒入肺，助君

药清降肺中伏火，为臣药。君臣相配，清泻肺中伏火郁热。粳米、炙甘草养胃和中、培土生金，共为佐使药。四药配伍，共奏泻肺清热、止咳平喘之功。本方清中有润，泻中有补，对小儿“稚阴”之体具标本兼顾之功。

【鉴别】泻白散与麻杏甘石汤均有泻肺清热、止咳平喘之功。泻白散证属火热郁伏于肺所致，故以甘寒清润之桑白皮与地骨皮为主，意在清泻肺中伏火郁热，为清泻之剂；麻杏甘石汤证属外邪入里化热，壅遏于肺所致，以麻黄伍石膏，重在宣肺平喘、清泻肺热，为辛凉之剂。

### 要点七　白头翁汤（《伤寒论》）

【组成】白头翁二两　黄柏三两　黄连三两　秦皮三两

【用法】水煎服。

【功用】清热解毒，凉血止痢。

【主治】热毒痢疾。下痢脓血，赤多白少，腹痛，里急后重，肛门灼热，渴欲饮水，舌红苔黄，脉弦数。

【组方原理】本证因热毒深陷血分，下迫大肠所致。治宜清热解毒，凉血止痢。方用苦寒而入“阳明血分”之白头翁为君，清热解毒，凉血止痢。黄连泻火解毒，燥湿厚肠，为治痢要药；黄柏清下焦湿热，二者助君药清热解毒、燥湿止痢而为臣。秦皮苦寒性涩，清热解毒而兼以收涩止痢，用为佐使。四药合用，苦寒之中寓凉血之力，清燥之内存收涩之义，共奏清热解毒、凉血止痢之功。

### 要点八　芍药汤（《素问病机气宜保命集》）

【组成】芍药一两　当归、黄连各半两　槟榔、木香、甘草（炙）各二钱　大黄三钱　黄芩半两　官桂二钱半

【用法】水煎服。

【功用】清热燥湿，调和气血。

【主治】湿热痢疾。腹痛，便脓血，赤白相兼，里急后重，肛门灼热，小便短赤，舌苔黄腻，脉弦数。

【组方原理】本方证由湿热壅滞肠中，气血失调所致。治宜清热燥湿，调和气血。黄连、黄芩燥湿清热，合而清肠中湿热，为君药。重用芍药养血和营，柔肝缓急；配以当归养血活血，即“行血则便脓自愈”。木香、槟榔行气导滞，乃“调气则后重自除”。四药相配，调和气血，共为臣药。佐入大黄泄热导滞，兼破瘀活血，属“通因通用”之法。少佐肉桂，取其辛热之性，既防苦寒药伤中及冰伏湿遏，又助归、芍以行血。使以甘草调和诸药，与芍药相配，更能缓急止痛。诸药合用，共奏清热燥湿、调和气血之效。本方清热燥湿与攻下积滞合用，柔肝理脾与调气和血并施。

【鉴别】白头翁汤与芍药汤同为治痢之方。但白头翁汤主治热毒血痢，乃热毒深陷血分，功能清热解毒、凉血止痢，使热毒解、痢止而后重自除；芍药汤治下痢赤白，属湿热痢，而兼气血失调证，治以清热燥湿与调和气血并进，且取“通因通用”之法，使“行血则便脓自愈，调气则后重自除”。

## 细目六　清　虚　热

### 要点一　青蒿鳖甲汤（《温病条辨》）

【组成】青蒿二钱　鳖甲五钱　细生地四钱　知母二钱　丹皮三钱

【用法】水煎服。

【功用】养阴透热。

【主治】热病后期，邪伏阴分证。夜热早凉，热退无汗，舌红苔少，脉细数。

【组方原理】本方证为温病后期，邪热未尽，深伏阴分，阴液已伤所致。治宜养阴与透邪兼顾。方中鳖甲咸寒，直入阴分，滋阴退热；青蒿苦辛芳香，清热透络，引邪外出，共为君药。二药配伍，吴瑭称“此有先入后出之妙，青蒿不能直入阴分，有鳖甲领之入也；鳖甲不能独出阳分，有青蒿领之出也”。生地黄滋阴凉血，知母滋阴降火，共助鳖甲以养阴退虚热，为臣药。牡丹皮泻血中伏火，为佐药。诸药配伍，共奏养阴透热之功。

### 要点二　当归六黄汤（《兰室秘藏》）

【组成】当归、生地黄、黄芩、黄柏、黄连、熟地黄各等分　黄芪加一倍

【用法】水煎服。

【功用】滋阴泻火，固表止汗。

【主治】阴虚火旺之盗汗。发热盗汗，面赤心烦，口干唇燥，大便干结，小便黄赤，舌红苔黄，脉数。

【组方原理】本方证由阴虚火扰所致。治宜滋阴泻火，固表止汗。方中生地黄、熟地黄、当归滋阴养血，使阴血充则水能制火，共为君药。臣以黄连清泻心火，合黄芩、黄柏泻火以除烦，清热以坚阴。倍用黄芪既益气实卫以固表，又可合熟地黄、当归以益气养血，亦为臣药。诸药配伍，共奏滋阴泻火、固表止汗之功。本方养血育阴与泻火除热并进，标本兼顾；益气固表与育阴泻火相配，育阴泻火为本，益气固表为标。

# 第六单元 祛暑剂

## 细目一 概述

### 要点一 祛暑剂的适用范围

祛暑剂适用于夏月感受暑邪之病，症见恶寒发热，吐泻腹痛，或身热面赤，烦渴喜饮，体倦汗多，小便不利，脉数等。

### 要点二 祛暑剂的应用注意事项

当辨暑病的性质属阴属阳。暑多夹湿，祛暑剂每多配伍祛湿药，应用本类方剂时须注意暑与湿的主次轻重。

## 细目二 祛暑解表

### 要点 香薷散(《太平惠民和剂局方》)

【组成】香薷一斤 白扁豆、厚朴各半斤

【用法】水煎或加酒少量同煎。

【功用】祛暑解表，化湿和中。

【主治】阴暑。恶寒发热，头重身痛，无汗，腹痛吐泻，胸脘痞闷，舌苔白腻，脉浮。

【组方原理】本方证乃夏月乘凉饮冷，外感风寒，内伤于湿所致。治当祛暑解表，化湿和中。方中香薷辛香，为夏月祛暑解表之要药，重用为君药。厚朴行气除满，燥湿化滞为臣药。白扁豆健脾和中，渗湿消暑为佐药。入酒少许意在温通经脉，助药力通达全身。

【常用加减】若兼内热者，加黄连以清热泻火；湿盛于里者，加茯苓、甘草以健脾利湿；胸闷、腹胀、腹痛甚者，加砂仁、藿香、枳壳以行气醒脾。

## 细目三 祛暑利湿

### 要点 六一散(《黄帝素问宣明论方》)

【组成】滑石六两 甘草一两

【用法】包煎，或温开水调下。

【功用】清暑利湿。

【主治】暑湿证。身热烦渴，小便不利，或泄泻。

【组方原理】本方证乃暑热夹湿所致。治宜清暑利湿。方中滑石为君药，清解暑热而除烦止渴，渗利小便使暑湿之邪从下而泄。甘草生用为臣药，清热泻火，益气和中，与滑石配伍，可防滑石寒滑伤胃，亦可甘寒生津，使小便利而津液不伤。本方药性平和，清热而不留湿，利水而不伤阴。

【附方】益元散，本方加辰砂三钱；功用：清暑利湿，镇惊安神；主治：暑湿证，烦渴多汗，心悸怔忡，失眠多梦，小便不利。碧玉散，本方加青黛；功用：祛暑利湿，清热解毒；主治：暑湿证兼肝胆郁热，目赤咽痛，或口舌生疮。鸡苏散，本方加薄荷叶末一分；功用：清暑利湿，辛凉解表；主治：暑湿证兼微恶风寒，头痛头胀，咳嗽不爽。

## 细目四 清暑益气

### 要点 清暑益气汤(《温热经纬》)

【组成】西洋参 石斛 麦冬 黄连 竹叶 荷梗 知母 甘草 粳米 西瓜翠衣(注：原书无用量)

【用法】水煎服。

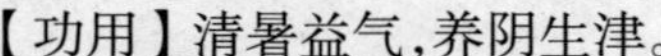

【功用】清暑益气，养阴生津。

【主治】暑热气津两伤证。身热汗多，口渴心烦，小便短赤，体倦少气，精神不振，脉虚数。

【组方原理】本方证由暑热耗伤气津所致。治当清热解暑，养阴生津。方中西洋参益气生津，养阴清热；西瓜翠衣清热解暑，生津止渴，共为君药。荷梗助西瓜翠衣清热解暑；石斛、麦冬助西洋参养阴生津，且石斛兼能清热，麦冬兼能清心除烦，共为臣药。黄连泻火以助清热之力，知母泻火滋阴，竹叶清热除烦，均为佐药。甘草、粳米益胃和中，用为佐使药。诸药合用，具有清暑益气、养阴生津之功。

【鉴别】清暑益气汤与竹叶石膏汤皆可治暑热耗伤气津之证，症见身热汗多、口渴心烦、脉虚数等。但竹叶石膏汤以石膏与麦冬为主，功善清热泻火养阴，辅以人参、半夏调和脾胃，重在清解余热，兼以益气生津和胃。清暑益气汤以西瓜翠衣、西洋参、石斛、麦冬为主，功善清暑益气养阴，重在清暑养阴生津。

# 第七单元　温　里　剂

## 细目一　概　　述

### 要点一　温里剂的适用范围

温里剂适用于里寒证。凡外寒传经入里或寒邪直中三阴，或素体阳虚，或误治，或过食寒凉伤阳，皆可形成里寒证。症见畏寒肢凉，脘腹疼痛，口淡不渴，甚则四肢厥逆，恶寒蜷卧，舌质淡，脉沉迟等，均为温里剂之适用范围。

### 要点二　温里剂的应用注意事项

真热假寒证禁用。温热药易伤阴血，素体阴虚或失血之人应慎用。若阴寒太盛，或真寒假热，服药即吐者，可反佐少量寒凉药物，或热药冷服，避免格拒。

## 细目二　温 中 祛 寒

### 要点一　理中丸(《伤寒论》)

【组成】人参、干姜、甘草(炙)、白术各三两

【用法】为丸。

【功用】温中祛寒，补气健脾。

【主治】

1. 脾胃虚寒证。脘腹疼痛，喜温喜按，恶心呕吐，不欲饮食，大便稀溏，畏寒肢冷，口不渴，舌淡苔白，脉沉细或沉迟无力。

2. 阳虚失血证。便血、衄血或崩漏等，血色暗淡或清稀。

3. 胸痹、小儿慢惊、病后喜唾涎沫、霍乱等属中焦虚寒者。

【组方原理】本方证或因素体脾胃虚弱，或因寒凉伤及脾胃，或因外寒直中中焦所致。治当温中祛寒，补气健脾。方以干姜为君药，温阳散寒。人参为臣药，补益脾气。佐以白术燥湿运脾，与干姜相配，一温一燥，可使脾阳强，湿浊化，运化复常。佐使炙甘草，助人参、白术补脾益气；与干姜相配，辛甘化阳，以增强散寒之力；又可调和诸药。全方一温一补一燥，温补并用，以温为主，温中寓补，兼以燥湿。本方在《金匮要略》中作汤剂，名“人参汤”，主治胸痹之证。

胸痹、阳虚失血、小儿慢惊、病后涎唾等病证多属中阳不足者，应用本方温中散寒，补气健脾，是治病求本，异病同治之理。

【附方】附子理中丸，理中丸加附子；功用：温阳祛寒，补气健脾；主治：脾胃沉寒痼冷，或脾肾虚寒证，症见脘腹冷痛，手足厥寒，呕吐下利，或霍乱吐利转筋等。桂枝人参汤，理中丸加桂枝；功用：温阳健脾，解表散寒；主治：脾胃虚寒，复感风寒表邪者。

### 要点二　小建中汤(《伤寒论》)

【组成】桂枝三两　甘草(炙)二两　大枣十二枚　芍药六两　生姜三两　胶饴一升

【用法】水煎取汁，兑入饴糖，文火加热熔化。

【功用】温中补虚，和里缓急。

【主治】中焦虚寒，肝脾失调，阴阳不和证。脘腹拘急疼痛，时轻时重，喜温喜按，神疲乏力；或心中悸动，虚烦不宁；或四肢酸楚，手足烦热，咽干口燥，舌淡苔白，脉细弦。

【组方原理】本方证由中焦虚寒，肝脾失调，阴阳不和所致。病机虽多，但以中焦虚寒，肝脾失和为要。治宜温补中焦为主，兼以调和肝脾，滋阴和阳。方中重用甘温质润之饴糖，温中补虚，缓急止痛，一药两擅其功而为君药。臣以桂枝温阳气，祛寒气；饴糖与桂枝相伍，辛甘化阳，温中益气，使中气健旺，不受肝木之侮。臣以芍药，滋养营阴；与饴糖相伍，酸甘化阴而缓急止痛；与桂枝相配，调和营卫，燮理阴阳。

佐以生姜，助桂枝温胃散寒；大枣助饴糖补益脾虚。姜、枣合用，又可调营卫，和阴阳。佐使炙甘草，益气补虚，配芍药缓急止痛，又调和诸药。本方重在温补中焦，建立中气，故名“建中”。

【附方】黄芪建中汤，本方加黄芪一两半；功用：温中补气，和里缓急；主治气虚明显者，症见脘腹拘急疼痛，喜温喜按，形体羸瘦，面色无华，心悸气短，自汗盗汗等。当归建中汤，本方加当归四两；功用：温补气血，缓急止痛；主治血虚甚者，或产后虚羸不足，腹中㽲痛不已，吸吸少气，或小腹拘急挛痛引腰背，不能饮食者。

【鉴别】小建中汤与理中丸同为温中祛寒之剂。小建中汤以甘温补脾柔肝为主，兼以调和阴阳，主治中焦虚寒，肝脾失和，腹痛拘急，兼有阴阳失调之证。理中丸则纯用温补，温中祛寒，补气健脾，主治中焦脾胃虚寒证，腹痛隐隐等。

### 要点三 吴茱萸汤（《伤寒论》）

【组成】吴茱萸一升 人参三两 生姜六两 大枣十二枚

【用法】水煎服。

【功用】温中补虚，降逆止呕。

【主治】

1. 胃寒呕吐证。食谷欲呕，或兼胃脘疼痛，吞酸嘈杂，舌淡，脉沉弦而迟。

2. 肝寒上逆证。干呕吐涎沫，头痛，颠顶痛甚，舌淡，脉沉弦。

3. 肾寒上逆证。呕吐下利，手足厥冷，烦躁欲死，舌淡，脉沉细。

【组方原理】本方主治有三证，病机则同属虚寒之邪上逆犯胃所致。治当温中补虚，降逆止呕。方中吴茱萸上可温胃寒，下可暖肝肾，又能降逆止呕，一药三擅其功而为君药。重用生姜为臣药，温胃散寒，降逆止呕。佐以人参，补益脾胃之虚；佐使以大枣，益气补脾，调和诸药。四药相伍，共奏温中补虚、降逆止呕之功。全方肝、肾、胃同治，温、降、补并施。

【鉴别】

1. 理中丸与吴茱萸汤均可治中焦虚寒证。但理中丸温中祛寒，补气健脾，为治脾胃虚寒，腹痛吐利之基础方。吴茱萸汤以温胃降逆为主，兼补中虚，为治胃寒呕吐、肝寒及肾寒上逆之经典方。

2. 吴茱萸汤与左金丸皆治肝木犯胃之呕吐。但吴茱萸汤所治为肝寒上犯于胃而致胃脘疼痛，吞酸嘈杂，呕吐涎沫等。左金丸所治则为肝火犯胃之嘈杂吞酸，呕吐口苦等。

### 要点四 大建中汤（《金匮要略》）

【组成】蜀椒二合 干姜四两 人参二两

【用法】水煎服，饴糖冲服。

【功用】温中补虚，缓急止痛。

【主治】中阳虚衰，阴寒内盛之脘腹疼痛。心胸中大寒痛，呕不能食，腹中寒，上冲皮起，出见有头足，上下痛而不可触近，舌苔白滑，脉细沉紧，甚则肢厥脉伏。

【组方原理】本证之腹痛由中阳虚衰，阴寒内盛所致。治宜温中以散阴寒，补虚缓急止痛，标本兼顾。方中蜀椒味辛性热，温脾胃，助命火，散寒止痛。伍以辛热之干姜温脾暖胃，令蜀椒散寒之力倍增；以甘温之饴糖温中补虚，缓急止痛，增强蜀椒止痛之功。复以人参补脾益气，补虚助阳，合饴糖重建中脏，缓急止痛，又使中气旺则邪不可干。四药配伍，纯用辛甘，温补兼施，以温为主，共奏补虚缓急、散寒止痛之效。

## 细目三 回阳救逆

### 要点 四逆汤（《伤寒论》）

【组成】甘草（炙）二两 干姜一两半 附子（生用）一枚

【用法】水煎服。

【功用】回阳救逆。

【主治】心肾阳衰之寒厥证。四肢厥逆，神衰欲寐，面色苍白，恶寒蜷卧，腹痛下利，呕吐不渴，甚则冷汗淋漓，舌淡苔白滑，脉微欲绝，以及误汗亡阳者。

【组方原理】本方证系阴寒内盛，阳气衰微所致。治宜大辛大热之品，速回阳气，破散阴寒，以挽垂危之急。方以大辛大热之生附子为君药，温壮元阳，破散阴寒，以救助心肾阳气。附子生用能迅达周身内外，是“回阳救逆第一品药”。臣以辛热之干姜，散寒助阳通脉。君臣相须为用，使阳气复，阴寒散，血脉通，为回阳救逆的最佳配伍。佐使炙甘草，一则有益气补虚之效；二则缓干姜、生附子峻烈之性，使其破阴回阳而无暴散虚阳之虞；三则调和药性，使药力持久。

【附方】通脉四逆汤，本方加重干姜、附子用量；功用：回阳复脉；主治：四逆汤证更见“身反不恶寒，其人面色赤，或腹痛，或干呕，或咽痛，或利止脉不出”等。四逆加人参汤，本方加人参；功用：回阳救逆，益气固脱；主治：四逆汤证利止而余症仍在，甚见气短、气促者。白通汤，本方去甘草，减干姜用量，再加葱白；功用：破阴回阳，宣通上下；主治：少阴病阴盛戴阳证，症见手足厥逆，下利，脉微，面赤者。

【鉴别】四逆汤与参附汤均有回阳救逆之功，然四逆汤以生附子配干姜，重在温壮元阳，破散阴寒，以回阳救逆；参附汤则重用人参配炮附子，意为峻补阳气以救暴脱之剂。

## 细目四　温经散寒

### 要点一　当归四逆汤（《伤寒论》）

【组成】当归、桂枝、芍药、细辛各三两　甘草（炙）、通草各二两　大枣二十五枚

【用法】水煎服。

【功用】温经散寒，养血通脉。

【主治】血虚寒厥证。手足厥寒，口不渴，舌淡苔白，脉沉细或细而欲绝。或腰、股、腿、足、肩臂疼痛兼见畏寒肢冷者。

【组方原理】本方证由素体营血虚弱，感受寒邪，血行不畅所致。治当温经补血，散寒通脉。方由桂枝汤去生姜，倍大枣，加当归、通草、细辛变化而来。桂枝温经散寒，温通血脉；细辛通达表里，温散寒凝，共为君药。当归养血和血，芍药（白芍）滋养阴血，共为臣药。君臣相伍，一则散寒通脉，一则温补营血。佐入通草，通行经脉。重用大枣与甘草相伍，补中健脾而益气血，又防燥烈之品伤及阴血。全方温、补、通三者并用，温中有补，补中兼行，扶正祛邪，标本兼顾。

【常用加减】若腰、股、腿、足疼痛，属血虚寒凝者，加川断、牛膝、鸡血藤、木瓜等活血通经，除痹止痛；内有胃寒，呕吐腹痛者，加吴茱萸、生姜温胃散寒，降逆止呕；妇女血虚寒凝，经期腹痛，及男子寒疝，睾丸掣痛，牵引少腹冷痛，肢冷脉弦者，加乌药、茴香、良姜、香附等温行厥阴，理气止痛。

### 要点二　暖肝煎（《景岳全书》）

【组成】当归二三钱　枸杞子三钱　茯苓二钱　小茴香二钱　肉桂一二钱　乌药二钱　沉香（或木香亦可）一钱

【用法】加生姜，水煎服。

【功用】温补肝肾，行气止痛。

【主治】肝肾不足，寒滞肝脉证。睾丸冷痛，或小腹疼痛，疝气痛，畏寒喜暖，舌淡苔白，脉沉迟。

【组方原理】本证系由肝肾不足，寒客肝脉，气机郁滞所致。治宜补肝肾，散寒凝，行气滞。方中肉桂辛甘性热，温肾暖肝，祛寒止痛；小茴香味辛性温，暖肝散寒，理气止痛。二药合用，温肾暖肝散寒。当归辛甘性温，养血补肝；枸杞子味甘性平，补肝益肾，二药补肝肾之不足治其本；乌药、沉香辛温散寒，行气止痛，以去阴寒冷痛之标。茯苓甘淡渗湿健脾；生姜辛温散寒和胃，扶脾暖胃，顾护后天。综观全方，辛散甘温合法，纳行散于温补，肝肾兼顾，使下元虚寒得温，寒凝气滞得散，则睾丸冷痛、少腹疼痛、疝气痛诸症可愈。

【鉴别】暖肝煎与一贯煎均可治疗疝气，均含当归、枸杞子。但暖肝煎所治之疝乃因肝肾阴寒，气机阻滞所致，方中以肉桂、小茴香为君配伍枸杞、乌药等，重在温肾暖肝，行气散寒止痛。一贯煎所治之疝乃因肝肾阴虚，肝气郁滞所致，方中以生地黄为君配伍当归、沙参、川楝子等，重在滋补肝肾，行气止痛。

# 第八单元　表里双解剂

## 细目一　概　　述

### 要点一　表里双解剂的适用范围

表里双解剂适用于表证未解，又见里证，或原有宿疾，复感表邪，出现表证与里证并见的证候。

### 要点二　表里双解剂的应用注意事项

表里双解剂之使用，首先是有邪气在表，而里证又急之证候；其次，要辨别表证与里证的寒、热、虚、实属性，并据表证与里证的轻重主次，权衡表药与里药之配伍比例，以免太过或不及之弊。

## 细目二　解表清里

### 要点　葛根黄芩黄连汤（《伤寒论》）

【组成】葛根半斤　甘草（炙）二两　黄芩三两　黄连三两

【用法】上四味，以水八升，先煮葛根，减二升，纳诸药，煮取二升，去滓，分温再服。

【功用】解表清里。

【主治】表证未解，邪热入里证。身热，下利臭秽，胸脘烦热，口干作渴，或喘而汗出，舌红苔黄，脉数或促。

【组方原理】外感表证，邪在太阳，法当解表，倘误用攻下，伤及正气，脾气不升，以致表邪内陷阳明而现“协热下利”。治宜外解肌表之邪，内清胃肠之热。方中重用葛根为君，甘辛而凉，主入阳明经，外解肌表之邪，内清阳明之热，又升发脾胃清阳而止泻升津，使表解里和。臣以黄芩、黄连苦寒清热，厚肠止利。甘草甘缓和中，调和诸药，为佐使药。四药合用，辛凉升散与苦寒清降共施，以成清热升阳止利之法，外疏内清，表里同治，使表解里和，身热下利自愈。

## 细目三　解表攻里

### 要点　大柴胡汤（《伤寒论》）

【组成】柴胡半斤　黄芩三两　芍药三两　半夏半升　枳实四枚　大黄二两　大枣十二枚　生姜五两

【用法】水煎服。

【功用】和解少阳，内泻热结。

【主治】少阳阳明合病。往来寒热，胸胁苦满，呕不止，郁郁微烦，心下痞硬，或心下急痛，大便不解或协热下利，舌苔黄，脉弦数有力。

【组方原理】本方所治少阳与阳明合病，乃因少阳之邪内传阳明，化热成实而致。治当和解少阳为主，辅以内泻阳明热结。本方以和解少阳的小柴胡汤与轻下阳明热结的小承气汤合方加减而成。少阳之邪气未解，故取柴胡与黄芩相伍，和解清热，以解少阳之邪。柴胡善疏少阳之邪，黄芩清泄少阳郁热。里实已成，大黄配枳实，泄热通腑，行气破结，内泻阳明热结。芍药缓急止痛，与大黄相配可治腹中实痛，合枳实能调和气血，以除心下满痛；半夏和胃降逆，辛开散结；配伍大量生姜，既增止呕之功，又解半夏之毒。大枣和中益气，与生姜相配，调脾胃、和营卫，并调和诸药。诸药相伍，和下并用，主以和解少阳，辅以内泻热结，佐以缓急降逆。使少阳与阳明之邪得以分解。

【鉴别】大柴胡汤与小柴胡汤均有柴胡、黄芩、半夏、生姜、大枣，具和解少阳之功。小柴胡汤专治少阳病，大柴胡汤则治少阳阳明合病。

但大柴胡汤症见呕不止，故加量生姜以增强止呕之力，且生姜协柴胡尚有散邪之功。大柴胡汤中减去小柴胡汤之人参、甘草，乃因少阳之邪渐次传里，阳明实热已结，且见“呕不止”，故不用人参、甘草，以减甘壅致满之弊；加大黄、枳实，意在泄热除结以轻下阳明之实，伍芍药旨在加强缓急止痛之功。

# 第九单元　补　益　剂

## 细目一　概　述

### 要点一　补益剂的适用范围及配伍规律

补益剂适用于各种虚证，包括气虚、血虚、气血两虚、阴虚、阳虚、阴阳两虚等。

气虚重者应适当补血，血虚重者应适当补气。若血虚急证与大失血而致血虚者，尤当着重补气。补阴方中常佐以温阳之品，补阳方中每配补阴之味。五脏之虚除直接补其虚外，亦可采取“虚则补其母”的治法。补益之药常少佐行气活血之品，以使其补而不滞。

### 要点二　补益剂的应用注意事项

应注意辨别虚实真假。补益剂多为滋腻之品，易碍胃气，故应酌加健胃消导之品。

## 细目二　补　　气

### 要点一　四君子汤(《太平惠民和剂局方》)

【组成】人参、白术、茯苓、甘草(炙)各等分

【用法】水煎服。

【功用】益气健脾。

【主治】脾胃气虚证。面色萎白，语声低微，气短乏力，食少便溏，舌淡苔白，脉虚弱。

【组方原理】本方证由脾胃气虚，运化乏力所致。治宜补益脾胃之气。本方以人参为君药，甘温益气，健补脾胃。臣以白术，既补脾胃之气，又运脾燥湿。佐以茯苓健脾利湿，又使参、术补而不滞。炙甘草补脾益气，兼调和诸药，为佐使药。四药皆为甘温和缓之品，而呈君子中和之性，故以“君子”为名。

【附方】异功散，本方加陈皮，功兼行气化滞，适用于脾胃气虚兼气滞证；六君子汤，本方加半夏、陈皮，功兼和胃燥湿，适于脾胃气虚兼痰湿证；香砂六君子汤，本方加半夏、陈皮、木香、砂仁，功善益气和胃、行气化痰，适于脾胃气虚、痰阻气滞证。

### 要点二　参苓白术散(《太平惠民和剂局方》)

【组成】莲子肉、薏苡仁、缩砂仁、桔梗各一斤　白扁豆一斤半　白茯苓、人参、甘草(炒)、白术、山药各二斤

【用法】上末，枣汤调下。

【功用】益气健脾，渗湿止泻。

【主治】脾虚湿盛证。饮食不化，胸脘痞闷，肠鸣泄泻，四肢乏力，形体消瘦，面色萎黄，舌淡苔白腻，脉虚缓。

【组方原理】本方证由脾虚湿盛所致。治宜补益脾胃，渗湿止泻。方中人参、白术、茯苓益气健脾渗湿，为君药。臣以山药、莲子肉助君药以健脾益气，兼能止泻；白扁豆、薏苡仁助白术、茯苓以健脾渗湿。佐以砂仁醒脾和胃，行气化湿；桔梗宣肺利气，以通调水道，又能载药上行。炒甘草健脾和中，调和诸药，为佐使药。本方兼能补益肺气，培土生金，故亦可用于肺损虚劳证。

【鉴别】参苓白术散与四君子汤均具益气健脾之功，但四君子汤补气健脾之功专，为治脾胃气虚之基础方；参苓白术散则补气健脾与祛湿止泻并重，为治脾虚夹湿之主方。

### 要点三　补中益气汤(《内外伤辨惑论》)

【组成】黄芪(病甚、劳役热甚者一钱)、甘草(炙)各五分　人参三分　当归二分　橘皮二分或三分　升麻二分或三分　柴胡二分或三分　白术三分

【用法】水煎服。

【功用】补中益气，升阳举陷。

【主治】

1. 脾胃气虚证。饮食减少,体倦肢软,少气懒言,面色㿠白,大便稀薄,脉虚软。

2. 气虚下陷证。脱肛,子宫脱垂,久泻,久痢,崩漏等,气短乏力,舌淡,脉虚。

3. 气虚发热证。身热,自汗,渴喜热饮,气短乏力,舌淡,脉虚大无力。

【组方原理】本方证由饮食劳倦,损伤脾胃,清阳下陷所致。治宜补益脾胃中气,升阳举陷。方中重用黄芪补中益气,升阳固表,为君药。臣以人参、炙甘草、白术补气健脾,以增黄芪补益中气之功。当归养血和营,使血有所归;陈皮理气和胃,使补而不滞;以少量升麻、柴胡升阳举陷,助君药升提下陷之中气,共为佐药。炙甘草调和诸药,为使药。全方补气与升提并用,使气虚者补之,气陷者升之,甘温而能除热,亦可治气虚发热。

### 要点四 生脉散(《医学启源》)

【组成】人参五分 麦门冬五分 五味子七粒

【用法】水煎服。

【功用】益气生津,敛阴止汗。

【主治】

1. 温热、暑热,耗气伤阴证。汗多神疲,体倦乏力,气短懒言,咽干口渴,舌干红少苔,脉虚数。

2. 久咳伤肺,气阴两虚证。干咳少痰,短气自汗,口干舌燥,脉虚细。

【组方原理】本方证由感受暑热之邪,或温热病后期,伤气耗津所致。治宜补气养阴生津。方用人参为君药,大补元气,并能止渴生津。臣以麦冬养阴,清热生津,且润肺止咳。五味子配人参补固正气,伍麦冬收敛阴津,为佐药。三药一补一润一敛,共奏益气养阴、生津止渴、敛阴止汗之功。全方补正气以鼓动血脉,滋阴津以充养血脉,气阴生而脉气复。

【鉴别】生脉散与竹叶石膏汤均可治热病后期,气阴两伤之证。但竹叶石膏汤清热之力较强,兼以益气养阴,降逆和胃,适用于热病后期,余热未尽,气阴两伤证。生脉散重在益气养阴,生津止渴,敛阴止汗,适用于热病后期,气阴两伤之重证。

### 要点五 玉屏风散(《医方类聚》)

【组成】防风一两 黄芪、白术各二两

【用法】研末,枣汤送服。

【功用】益气固表止汗。

【主治】表虚自汗。汗出恶风,面色㿠白,舌淡苔薄白,脉浮虚。亦治虚人腠理不固,易感风邪。

【组方原理】本方证由卫气虚弱,不能固表所致。治宜益气实卫,固表止汗。本方以黄芪为君药,内可大补脾肺之气,外可固表止汗。臣以白术益气健脾,助黄芪补气固表之力。佐以防风走表而祛风邪,且"黄芪得防风而功愈大",相畏而相激也。三药补中寓散,散不伤正,补不留邪。

【鉴别】玉屏风散与桂枝汤均治表虚自汗。然桂枝汤之自汗,由外感风寒,营卫不和所致,虽云表虚,但为表实。玉屏风散之自汗,是因卫气虚弱,腠理不固所致。二者均见汗出恶风,但桂枝汤证亦有发热、鼻鸣、身痛等外感表证。

## 细目三 补 血

### 要点一 四物汤(《仙授理伤续断秘方》)

【组成】当归、川芎、白芍、熟干地黄各等分

【用法】水煎服。

【功用】补血调血。

【主治】营血虚滞证。头晕目眩,心悸失眠,面色无华,妇人月经不调,量少或经闭不行,脐腹作痛,甚或瘕块硬结,舌淡,口唇、爪甲色淡,脉细弦或细涩。

【组方原理】本方证由营血亏虚,血行不畅所致。治宜补血和血。方中熟地黄滋补营血为君药。当归补血和血为臣药。白芍养血敛阴,柔肝和营,为佐药。川芎活血行气,祛瘀止痛,使补而不滞,为使药。四药重在滋补,且补中寓行,使补血而不滞血,行血而不伤血。

【常用加减】血热重者,易熟地黄为生地黄,用量宜重;血瘀重者,易白芍为赤芍;血虚重者,可加鹿角胶、阿胶,或适当加人参、黄芪。

【附方】胶艾汤,本方加阿胶、艾叶、甘草,

侧重养血止血，兼以调经安胎，既可用于冲任虚损，血虚有寒之月经过多、产后下血不止，又可用治妊娠胎漏下血。桃红四物汤，本方加桃仁、红花，偏重活血化瘀，适用于血虚血瘀之月经不调、痛经。圣愈汤，本方加参、芪以补气摄血，适用于气血两虚而血失所统之月经先期量多。

### 要点二　当归补血汤（《内外伤辨惑论》）

【组成】黄芪一两　当归二钱

【用法】水煎服。

【功用】补气生血。

【主治】血虚阳浮发热证。肌热面赤，烦渴欲饮，脉洪大而虚，重按无力。亦治妇人经期、产后血虚发热头痛；或疮疡溃后，久不愈合者。

【组方原理】本方证由劳倦内伤，血虚气弱，阳气浮越所致。治宜补气生血。方中重用黄芪（五倍于当归）为君药，一为大补脾肺之气，使气旺血生，即“有形之血不能速生，无形之气所当急固”；二则固护肌表，摄纳浮阳。臣以少量当归养血和营，则阳生阴长，气旺血生，虚热自退。

### 要点三　归脾汤（《正体类要》）

【组成】白术、当归、茯神、黄芪、远志、龙眼肉、酸枣仁各一钱　人参一钱　木香五分　甘草（炙）三分

【用法】加生姜、大枣，水煎服。

【功用】益气补血，健脾养心。

【主治】

1. 心脾气血两虚证。心悸怔忡，健忘失眠，盗汗，体倦食少，面色萎黄，舌淡，苔薄白，脉细弱。

2. 脾不统血证。便血，皮下紫癜，妇女崩漏，月经超前，量多色淡，或淋沥不止，舌淡，脉细弱。

【组方原理】本方证因思虑过度，劳伤心脾，气血亏虚所致。治宜健脾养心，益气补血。方中黄芪补脾益气；龙眼肉补脾气，养心血，共为君药。人参、白术补脾益气，助黄芪补脾益气之力；当归补血养心，酸枣仁宁心安神，二药助龙眼肉补心血、安神志，均为臣药。佐以茯神养心安神；远志宁神益智；更佐木香，理气醒脾，使补而不滞。炙甘草补益心脾，调和诸药，为佐使药。姜、枣调和脾胃。全方心脾同治，以补脾为主；气血双补，以补气为重。

【常用加减】若崩漏下血偏寒者，可加炮姜炭、艾叶炭以温经止血；偏热者酌加生地黄炭、地榆炭以凉血止血。

## 细目四　气血双补

### 要点　炙甘草汤（复脉汤）（《伤寒论》）

【组成】甘草（炙）四两　生姜三两　桂枝三两　人参二两　生地黄一斤　阿胶二两　麦门冬半升　麻仁半升　大枣三十枚

【用法】水煎，阿胶烊化，冲服。

【功用】滋阴养血，益气温阳，复脉定悸。

【主治】

1. 阴血不足，阳气虚弱证。脉结代，心动悸，虚羸少气，舌光少苔，或质干而瘦小。

2. 虚劳肺痿。干咳无痰，或咳吐涎沫，量少，形瘦短气，虚烦不眠，自汗盗汗，咽干舌燥，大便干结，脉虚数。

【组方原理】本方原治“伤寒脉结代、心动悸”，至于虚劳肺痿，亦为气血阴阳皆亏所致。治宜补养阴阳气血。方中重用生地黄为君药，滋阴养血。臣以炙甘草益气养心；麦冬滋养心阴；桂枝温通心阳。三药与生地黄相伍，可收气血阴阳并补之效。佐以人参补中益气；阿胶滋阴养血；麻仁滋阴润燥；大枣益气养血；生姜合桂枝以温通阳气，配大枣益脾胃，调阴阳，和气血。加酒可温通血脉，以行药势。全方滋而不腻，温而不燥，刚柔相济，相得益彰。

【常用加减】若气虚偏重，可加黄芪；血虚偏重，加熟地黄、当归；阳虚者易桂枝为肉桂，甚者可加鹿角胶、熟附子。

【附方】加减复脉汤由炙甘草汤化裁而成。因温病后期，热灼阴伤，故去益气温阳之人参、大枣、桂枝、生姜，加养血敛阴之白芍，变阴阳气血并补之剂为滋阴养液之方。

【鉴别】炙甘草汤与生脉散均有补肺气、养肺阴之功，可治疗肺气阴两虚之久咳不已。但炙甘草汤益气养阴作用较强，敛肺止咳之力不足，重在治本，偏于温补；而生脉散益气养阴之力虽不及本方，但伍用收敛之五味子，故止咳之功较著，偏于清补。

## 细目五 补 阴

### 要点一 六味地黄丸(地黄丸)(《小儿药证直诀》)

【组成】熟地黄八钱 山萸肉、干山药各四钱 泽泻、牡丹皮、茯苓各三钱

【用法】为丸。

【功用】滋补肝肾。

【主治】肝肾阴虚证。腰膝酸软,头晕目眩,耳鸣耳聋,盗汗,遗精,消渴,骨蒸潮热,手足心热,口燥咽干,牙齿动摇,足跟作痛,小便淋沥,以及小儿囟门不合,舌红少苔,脉沉细数。

【组方原理】本方证由阴精不足,虚热内扰所致。治宜滋补阴精为主,兼以清降虚火。即"壮水之主,以制阳光"。方中重用熟地黄为君药,填精益髓,滋阴补肾。臣以山萸肉,补养肝肾,并能涩精;山药既养脾阴,又固肾精。三药所谓"三阴并补",但以滋补肾阴为主。泽泻利湿泄浊,并防熟地黄之滋腻;牡丹皮清泻相火,并制山萸肉之温涩;茯苓健脾渗湿,配山药补脾而助健运,共为佐药。此三药所谓"三泻",泻湿浊而降相火。全方三补配三泻,以三补为主,但以补肾阴为重;三泻利湿降火,伍于大队滋补药中可使补而不滞。

【附方】都气丸,本方加五味子酸收敛肺,适于肾不纳气之虚喘;知柏地黄丸,本方加知母、黄柏清虚火,适于阴虚火旺之骨蒸潮热、遗精盗汗;杞菊地黄丸,本方加枸杞、菊花养肝明目,适于肝肾阴虚之两目昏花、视物模糊;麦味地黄丸,本方加麦冬、五味子润肺止咳,适于肺肾阴虚之喘嗽。

### 要点二 大补阴丸(大补丸(《丹溪心法》)

【组成】熟地黄、龟板各六两 黄柏、知母各四两

【用法】为末,猪脊髓适量蒸熟,捣泥,炼蜜为丸。

【功用】滋阴降火。

【主治】阴虚火旺证。骨蒸潮热,盗汗遗精,咳嗽咯血,心烦易怒,足膝疼热,舌红少苔,尺脉数而有力。

【组方原理】本方证由肝肾阴虚,相火亢盛所致。治宜大补真阴以治本,降火以治标。方用熟地黄滋补真阴,填精益髓;龟甲滋阴潜阳,补肾健骨。二药补阴固本,滋水制火,共为君药。黄柏降相火,知母泻火滋阴。二药相须为用,善清降阴虚之火,为臣药。猪脊髓补髓养阴,蜂蜜补中润燥,共增滋补真阴之效,为佐药。全方培本清源,补泻兼施,但以滋阴培本为主,降火清源为辅。

【常用加减】若阴虚较重者,加天冬、玄参;遗精者加金樱子、山萸肉、沙苑子;盗汗多者,加煅龙骨、煅牡蛎。

【鉴别】六味地黄丸与大补阴丸均属滋阴降火之剂。但六味地黄丸以滋补肾阴为主,降火之功稍逊,适于阴虚而虚火较轻者;而大补阴丸滋阴与降火并重,适于阴虚火旺俱甚者。

### 要点三 一贯煎(《续名医类案》)

【组成】北沙参 麦冬 当归身 生地黄 枸杞子 川楝子(注:原书无用量)

【用法】水煎服。

【功用】滋阴疏肝。

【主治】肝肾阴虚,肝气郁滞证。胸脘胁痛,吞酸吐苦,咽干口燥,舌红少津,脉细弱或虚弦。亦治疝气瘕聚。

【组方原理】本方证由肝肾阴血亏虚而肝气不疏所致。治宜重用滋养肝肾,兼以条达肝气。方中重用生地黄为君药,滋养肝肾阴血,涵养肝木。臣以枸杞补养肝肾;当归补血养肝,且补中有行;沙参、麦冬养肺阴以清金制木,养胃阴以培土荣木。少佐川楝子疏肝泄热,理气止痛,顺其条达之性。全方在大队滋阴药中少佐理气之品,使行气而不伤阴,滋阴而不滞气。

【鉴别】一贯煎与逍遥散均能疏肝理气,可治肝郁气滞之胁痛。但逍遥散疏肝养血健脾的作用较强,主治肝郁血虚之胁痛,并伴有神疲食少等脾虚症状;一贯煎滋养肝肾的作用较强,主治阴虚气滞之胁痛,且见吞酸吐苦等肝气犯胃症状者。

## 细目六 补 阳

### 要点 肾气丸(《金匮要略》)

【组成】干地黄八两 山药、山茱萸各四两 泽泻、茯苓、牡丹皮各三两 桂枝、附子各一两

【用法】蜜丸。

【功用】补肾助阳化气。

【主治】肾阳气不足证。腰痛脚软,身半以下常有冷感,少腹拘急,小便不利,或小便反多,入夜尤甚,阳痿早泄,舌淡而胖,脉虚弱,尺部沉细,以及痰饮,水肿,消渴,脚气,转胞等。

【组方原理】本方证皆由肾精不足,肾阳虚弱,气化失常所致。治宜滋养肾精,温补肾气。方用干地黄(今用熟地黄)为君药,滋补肾阴,益精填髓。山茱萸补肝肾,涩精气;山药健脾气,固肾精;附子、桂枝温肾助阳,鼓舞肾气,于“阴中求阳”,共为臣药。佐以茯苓健脾益肾,泽泻、牡丹皮降相火而制浮阳,且茯苓、泽泻均有渗湿泄浊之功。全方“纳桂、附于滋阴剂中十倍之一,意不在补火,而在微微生火,即生肾气也”。

【常用加减】现多将干地黄易为熟地黄,桂枝改为肉桂。若用于肾阳虚衰,阳事痿弱者,宜加淫羊藿、巴戟天壮阳起痿。

【附方】加味肾气丸与十补丸均系肾气丸加味化裁而成。加味肾气丸由肾气丸加车前子、牛膝,但方中熟地黄等补肾之品用量锐减,而附子之量倍增,重在温阳利水,补肾之力较轻,适用于阳虚水肿而肾虚不著者;十补丸非但加入鹿茸、五味子,且更增附子之量,遂易温补肾气之方而为补肾阳、益精血之剂,适用于肾阳虚损、精血不足之证。

## 细目七 阴阳双补

### 要点 地黄饮子(地黄饮)(《圣济总录》)

【组成】熟干地黄、巴戟天、山茱萸、石斛、肉苁蓉、附子、五味子、官桂、白茯苓、麦门冬、菖蒲、远志各半两

【用法】加姜、枣、薄荷水煎。

【功用】滋肾阴,补肾阳,开窍化痰。

【主治】下元虚衰,痰浊上泛之喑痱证。舌强不能言,足废不能用,口干不欲饮,足冷面赤,脉沉细弱。

【组方原理】本方证之“喑痱”由下元虚衰,阴阳两亏,虚阳上浮,痰阻清窍所致。治宜补养下元,摄纳浮阳,佐以开窍化痰之法。方用熟地黄、山茱萸滋补肾阴,肉苁蓉、巴戟天温壮肾阳,共为君药。臣以附子、肉桂以助温养下元,摄纳浮阳,引火归原;石斛、麦冬、五味子滋养肺肾,壮水以济火。佐以石菖蒲、远志、茯苓,开窍化痰,交通心肾;少佐薄荷解郁开窍。姜、枣和中调药,为佐使药。全方标本兼治,阴阳并补,上下同治,而以治本治下为主。

# 第十单元　固　涩　剂

## 细目一　概　述

### 要点一　固涩剂的适用范围

固涩剂适用于气、血、精、津液耗散滑脱之证，症见自汗、盗汗、久咳不止、久泻久痢、遗精滑泄、小便失禁，以及崩漏带下等。

### 要点二　固涩剂的应用注意事项

固涩剂多适宜于正虚无邪者，凡外邪未去，里实尚存者，均应慎用，以免"闭门留寇"，转生他变。

## 细目二　固表止汗

### 要点　牡蛎散(《太平惠民和剂局方》)

【组成】黄芪、麻黄根、牡蛎各一两

【用法】为粗散，加小麦，水煎服。

【功用】敛阴止汗，益气固表。

【主治】自汗、盗汗证。自汗，夜卧更甚，心悸惊惕，短气烦倦，舌淡红，脉细弱。

【组方原理】本方证由表虚卫外不固，心阳不潜所致。治宜敛阴止汗，益气固表。方中煅牡蛎敛阴潜阳，固涩止汗，为君药。黄芪益气实卫，固表止汗，为臣药。麻黄根收敛止汗，为佐药。小麦入心经，养气阴，退虚热，为佐使药。诸药合用，共奏敛阴止汗、益气固表之功。

【鉴别】牡蛎散与玉屏风散均具固表止汗之功。但牡蛎散固表敛汗之力较强，主治卫气不固，心阳不潜之自汗、盗汗，属标本兼治之法；玉屏风散健脾益气之力较大，主治表虚自汗或体虚易感风邪者，属治本之法。

## 细目三　涩肠固脱

### 要点一　真人养脏汤(《太平惠民和剂局方》)

【组成】人参、当归、白术各六钱　肉豆蔻半两　肉桂、甘草(炙)各八钱　白芍药一两六钱　木香一两四钱　诃子一两二钱　罂粟壳三两六钱

【用法】汤剂。

【功用】涩肠固脱，温补脾肾。

【主治】久泻久痢，脾肾虚寒证。泻痢无度，滑脱不禁，甚至脱肛坠下，脐腹疼痛，喜温喜按，倦怠食少，舌淡苔白，脉迟细。

【组方原理】本方证之久泻久痢，因脾肾虚寒，关门不固所致。治当涩肠固脱治标为主，温补脾肾治本为辅。方中重用罂粟壳涩肠固脱，为君药。肉豆蔻温中涩肠；诃子涩肠止泻，共为臣药。肉桂温肾暖脾；人参、白术补气健脾；当归、白芍养血和血；木香理气醒脾，又补而不滞，共为佐药。甘草补脾和中，调和诸药，为佐使药。诸药相合，共奏涩肠固脱、温补脾肾之功。

【鉴别】真人养脏汤与芍药汤均可治痢疾。但真人养脏汤涩肠固脱之力较强，重在治标，适宜于脾肾虚寒，关门不固之泻痢无度；芍药汤偏于清热燥湿，调和气血，适宜于湿热壅滞肠中，气血失和之湿热痢疾。

### 要点二　四神丸(《内科摘要》)

【组成】肉豆蔻二两　补骨脂四两　五味子二两　吴茱萸一两

【用法】为末。另取生姜、大枣五十枚共煮，取枣肉为丸。

【功用】温肾暖脾，涩肠止泻。

【主治】脾肾阳虚之肾泄证。五更泄泻，

不思饮食,食不消化,或久泻不愈,腹痛喜温,腰酸肢冷,神疲乏力,舌淡,苔薄白,脉沉迟无力。

【组方原理】五更泄多由命门火衰,火不暖土所致。治宜温肾暖脾,固涩止泻。方中重用补骨脂补命门之火,以温养脾土,为君药。肉豆蔻温中涩肠,既助君药温肾暖脾,又涩肠止泻,为臣药。吴茱萸温脾暖胃以散阴寒;五味子固肾涩肠,合吴茱萸以助君臣药温涩止泻之力,共为佐药。重用姜、枣意在温补脾胃。诸药配伍,火旺土强,肾泄自愈。

【鉴别】四神丸、理中丸与痛泻要方均可治疗泄泻。但四神丸以补骨脂配伍肉豆蔻为主,偏于温肾,兼以涩肠止泻,主治脾肾阳虚,命门火衰所致的五更泄。理中丸以干姜配伍人参为主,重在温中祛寒,并补益脾胃,主治中焦虚寒所致的脘腹疼痛等。痛泻要方以白术配伍芍药为主,重在补脾,兼以抑肝,主治脾虚肝旺之痛泻。

## 细目四　涩精止遗

### 要点一　缩泉丸(《魏氏家藏方》)

【组成】天台乌药、益智仁各等分

【用法】上为末,酒煎山药末为糊,丸桐子大,每服七十丸,盐、酒或米饮下。

【功用】温肾祛寒,缩尿止遗。

【主治】膀胱虚寒证。小便频数,或遗尿不禁,舌淡,脉沉弱。

【组方原理】本证为肾气虚弱,膀胱虚寒所致。治宜温肾祛寒,缩尿止遗。方中益智仁温肾固精,缩小便,为君药。乌药行气散寒,能除膀胱肾间冷气,以止小便频数,为臣药。君臣相配,收散有序,涩而不滞。山药健脾补肾,固涩精气,为佐药。三药合用,温肾祛寒,温中兼补,涩中寓行,使膀胱约束有权,而缩尿止遗。

### 要点二　桑螵蛸散(《本草衍义》)

【组成】桑螵蛸、远志、菖蒲、龙骨、人参、茯神、当归、龟甲各一两

【用法】研末,睡前以人参汤调下。

【功用】涩精止遗,调补心肾。

【主治】心肾两虚之遗精、遗尿。小便频数,或尿如米泔色,或遗尿,或遗精,心神恍惚,健忘,舌淡苔白,脉细弱。

【组方原理】本方证由心肾两虚,水火不交所致。方中桑螵蛸补肾涩精止遗,为君药。龙骨涩精止遗,镇心安神;龟甲滋阴潜阳,补益心肾,共为臣药。佐以人参大补元气,当归补养营血,二者合用气血双补。茯神宁心安神,使心气下达于肾;远志安神定志,通肾气上达于心;菖蒲开心窍,益心智。三药合用以交通心肾,共为佐药。诸药合用,共奏涩精止遗、调补心肾之功。

【鉴别】缩泉丸与桑螵蛸散均能治疗小便频数或遗尿,有固涩止遗之功。但缩泉丸以益智仁配伍乌药,重在温肾祛寒,用于下元虚冷而致者;桑螵蛸散则以桑螵蛸配伍龟板、龙骨、茯神、远志等,偏于调补心肾,适用于心肾两虚所致者。

## 细目五　固崩止带

### 要点一　固冲汤(《医学衷中参西录》)

【组成】白术一两　生黄芪六钱　龙骨、牡蛎、萸肉各八钱　生杭芍、海螵蛸各四钱　茜草三钱　棕边炭二钱　五倍子五分

【用法】水煎服。

【功用】固冲摄血,益气健脾。

【主治】脾肾亏虚,冲脉不固之崩漏。血崩或月经过多,或漏下不止,色淡质稀,头晕肢冷,心悸气短,神疲乏力,腰膝酸软,舌淡,脉微弱。

【组方原理】本方证由肾虚不固,脾虚不摄所致。治当固冲摄血为主,辅以健脾益气。方中山萸肉既补益肝肾,又收敛固涩,重用为君药。煅龙骨、煅牡蛎助君药固涩滑脱;白术、黄芪补气健脾,以复统血之权,共为臣药。生白芍补益肝肾,养血敛阴;棕榈炭、五倍子收敛止血;海螵蛸、茜草止血化瘀,使血止而无留瘀之弊,共为佐药。综合全方,共奏固崩止血之效。

### 要点二　固经丸(《丹溪心法》)

【组成】黄芩、白芍、龟板(炙)各一两

黄柏三钱　椿根皮七钱半　香附二钱半

【用法】水泛丸。

【功用】固经止血，滋阴清热。

【主治】阴虚血热之崩漏。月经过多，或崩中漏下，血色深红或紫黑稠黏，手足心热，腰膝酸软，舌红，脉弦数。

【组方原理】本方证由阴虚血热，损伤冲任，迫血妄行所致。治宜固经止血，滋阴清热之法。方中重用龟甲滋养肝肾，潜阳制火。白芍敛阴益血以养肝，与龟甲合用肝肾并补，共为君药。黄芩清热泻火以止血；黄柏泻火坚阴，既助黄芩清热，又助龟甲降火，共为臣药。椿根皮固涩止血，香附理气调经，共为佐药。诸药合用，共奏滋阴清热、固经止血之功。

【鉴别】固经丸与固冲汤均有固涩止血之功，可用于治疗月经过多，崩漏下血。但固经丸用于阴虚火旺，迫血妄行之崩漏；固冲汤用于脾肾两虚，冲任不固之血崩。

### 要点三　易黄汤（《傅青主女科》）

【组成】山药（炒）、芡实（炒）各一两　黄柏（盐炒）二钱　车前子（酒炒）一钱　白果十枚

【用法】水煎服。

【功用】补益脾肾，清热祛湿，收涩止带。

【主治】脾肾虚弱，湿热带下。带下黏稠量多，色如浓茶汁，其气臭秽，舌红，苔黄腻。

【组方原理】本方为脾肾两虚，湿热带下而设。方中重用炒山药、炒芡实，补脾益肾，固精止带，共为君药。白果收涩止带，为臣药。黄柏清热燥湿，车前子清热利湿，共为佐药。五药合用，共奏补益脾肾、清热祛湿、收涩止带之功。

# 第十一单元 安 神 剂

## 细目一 概 述

### 要点一 安神剂的适用范围

安神剂适用于神志不安证，多表现为惊狂易怒，烦躁不安，心悸健忘，虚烦失眠等。

### 要点二 安神剂的应用注意事项

重镇安神剂多由金石、贝壳类药物组方，不宜久服。某些安神药，如朱砂等，有一定的毒性，不宜久服、多服。

## 细目二 重镇安神

### 要点 朱砂安神丸（《内外伤辨惑论》）

【组成】朱砂（另研，水飞为衣）五钱 黄连六钱 炙甘草五钱半 生地黄一钱半 当归二钱半

【用法】炼蜜为丸。

【功用】镇心安神，清热养血。

【主治】心火亢盛，阴血不足证。失眠多梦，惊悸怔忡，心烦神乱，或胸中懊侬，舌尖红，脉细数。

【组方原理】本方证由心火亢盛，灼伤阴血，扰及心神所致。治宜镇心安神，清热养血。方中朱砂长于重镇安神，清泻心火，为君药。黄连助君药清心泻火以除烦热，为臣药。生地黄滋阴清热，当归补养心血，俱为佐药。甘草调药和中，防朱砂质重碍胃，为佐使药。本方镇清并举，泻中兼养，使心火得降，阴血得充。

## 细目三 滋 养 安 神

### 要点一 酸枣仁汤（《金匮要略》）

【组成】酸枣仁二升 甘草一两 知母二两 茯苓二两 川芎二两

【用法】水煎服。

【功用】养血安神，清热除烦。

【主治】肝血不足，虚热内扰证。虚烦失眠，心悸不安，头目眩晕，咽干口燥，舌红，脉弦细。

【组方原理】本方证由肝血不足，阴虚内热所致。治宜养血安神，清热除烦。方中重用酸枣仁补肝养血，宁心安神，为君药。茯苓宁心安神；知母滋阴润燥，清热除烦，为臣药。川芎伍酸枣仁，辛散与酸收并用，具养血调肝之妙，为佐药。甘草和中缓急，调和诸药，为佐使药。综合全方，共奏养血安神、清热除烦之功。

### 要点二 天王补心丹（《校注妇人良方》）

【组成】人参、茯苓、玄参、丹参、桔梗、远志各五钱 当归、五味子、麦门冬、天门冬、柏子仁、酸枣仁各一两 生地黄四两

【用法】为丸，朱砂水飞为衣，温水或桂圆肉煎汤送服。

【功用】滋阴清热，养血安神。

【主治】阴虚血少，神志不安证。心悸怔忡，虚烦失眠，神疲健忘，或梦遗，手足心热，口舌生疮，舌红少苔，脉细数。

【组方原理】本方证由心肾两亏，阴虚血少，虚火内扰所致。治宜滋阴清热，养血安神。方中重用生地黄，滋阴养血，壮水以制虚火，为君药。天冬、麦冬滋阴清热，当归补血润燥，酸枣仁、柏子仁养心安神，共为臣药。玄参滋阴降火；茯苓、远志养心安神；人参补气生血，安神益智；五味子敛心气，安心神；丹参养心活血，使补而不滞；朱砂镇心安神，共为佐药。桔梗载药上行，为使药。诸药相伍，共奏滋阴清热、养血安神之功。

# 第十二单元　开　窍　剂

## 细目一　概　　述

### 要点一　开窍剂的适用范围

开窍剂适用于窍闭神昏之证。本证可分为热闭和寒闭两种。热闭多见高热，神昏，谵语，甚或痉厥等；寒闭多见突然昏倒，牙关紧闭，不省人事等。

### 要点二　开窍剂的应用注意事项

首先应辨别闭证和脱证，其次辨清闭证之寒热属性。对于阳明腑实证而见神昏谵语者，只宜寒下，不宜用开窍剂，但兼有邪陷心包之证，可开窍与寒下并用。开窍剂多辛香走窜，不宜久服。

## 细目二　凉　　开

### 要点一　安宫牛黄丸(《温病条辨》)

【组成】牛黄、郁金、犀角、黄连、朱砂各一两　梅片、麝香各二钱五分　真珠五钱　山栀、雄黄、黄芩各一两(注：犀角已禁用，现用多倍剂量水牛角代)

【用法】炼蜜为丸，金箔为衣，蜡护。脉虚者人参汤下，脉实者银花、薄荷汤下。

【功用】清热解毒，开窍醒神。

【主治】邪热内陷心包证。高热烦躁，神昏谵语，言謇肢厥，舌红或绛，脉数有力。亦治中风昏迷，小儿惊厥，属邪热内闭者。

【组方原理】本方证由温热之邪内陷心包，痰热蒙蔽心窍所致。治宜清热解毒，开窍醒神。方中牛黄清心解毒，豁痰开窍；麝香通达十二经，为开窍醒神之要药。二药清心开窍，芳香辟秽，共为君药。犀角(水牛角代)清心凉血解毒；冰片善通诸窍，兼散郁火；珍珠清心肝之热，又能镇惊坠痰，共为臣药。黄连、黄芩、栀子清热泻火解毒；郁金行气解郁；雄黄劫痰解毒；朱砂镇心安神，兼能凉心；金箔镇心安神，共为佐药。蜂蜜和胃调中为使药。诸药合用，共奏清热解毒、豁痰开窍之功。

### 要点二　至宝丹(《灵苑方》引郑感方，录自《苏沈良方》)

【组成】生乌犀、生玳瑁、琥珀、朱砂、雄黄各一两　牛黄、龙脑、麝香各一分　安息香一两半　金银箔各五十片(注：犀角已禁用，现用多倍剂量水牛角代)

【用法】为丸，人参汤下。

【功用】化浊开窍，清热解毒。

【主治】热闭心包证。神昏谵语，身热烦躁，舌红苔黄垢腻，脉滑数。亦治中风、中暑、小儿惊厥属于痰热内闭者。

【组方原理】本方证由温热秽浊之邪内闭心包所致。治宜清解热毒，芳香开窍，豁痰化浊。方中犀角(水牛角代)清心凉血解毒；麝香通达十二经，芳香开窍，为君药。安息香、龙脑辛香开窍，清热辟秽；玳瑁镇心安神，清热解毒，息风定惊；牛黄豁痰开窍，以上四药共为臣药。佐以朱砂重镇安神，清泻心火；琥珀镇惊安神；雄黄豁痰解毒；金箔、银箔镇心安神定惊。诸药相合，共奏清热开窍、化浊解毒之功。

【鉴别】至宝丹与安宫牛黄丸、紫雪皆为凉开之常用方，有清热开窍的作用，合称“凉开三宝”。相比而言，“安宫牛黄丸最凉，紫雪次之，至宝又次之”。安宫牛黄丸长于清热解毒，适于痰热偏盛而神昏较重者；紫雪长于息风止痉，适于热闭神昏而见痉厥抽搐者；至宝丹长于芳香开窍，化浊辟秽，适于痰浊偏盛而热邪略轻者。

## 细目三 温 开

### 要点 苏合香丸(《广济方》,录自《外台秘要》)

【组成】白术、光明砂、麝香、诃黎勒皮、香附子、沉香、青木香、丁子香、安息香、白檀香、荜茇、犀角各一两 熏陆香、苏合香、龙脑香各半两(注:犀角已禁用,现用多倍剂量水牛角代)

【用法】白蜜和丸。

【功用】芳香开窍,行气止痛。

【主治】寒闭证。突然昏倒,牙关紧闭,不省人事,苔白,脉迟。亦治心腹猝痛,甚则昏厥,属寒凝气滞者。

【组方原理】本方证由寒邪、秽浊或气郁闭阻清窍所致。治宜芳香开窍,行气止痛。方中苏合香、安息香、麝香、冰片开窍醒神,辟秽祛痰,通络散瘀,以上四药共为君药。香附、木香、沉香、白檀香、熏陆香(乳香)、丁香、荜茇芳香辛散温通,散寒止痛,行气解郁,均为臣药。犀角(水牛角代)清心解毒,朱砂重镇安神,以助醒神之功。白术补气健脾,燥湿化浊;诃子温涩敛气化痰。二药合用,既补气,又敛气,可防辛散太过耗气伤正,均为佐药。诸药合用,共奏芳香开窍、行气止痛之功。

# 第十三单元　理　气　剂

## 细目一　概　　述

### 要点一　理气剂的适用范围

理气剂适用于气滞或气逆证。气滞以脾胃气滞和肝气郁滞为多见，主要表现为胃脘、胁肋疼痛，或疝气痛，或月经不调，或痛经等症。气逆以肺胃气逆为主，主要表现为咳喘、呕吐、嗳气、呃逆等症。

### 要点二　理气剂的应用注意事项

注意辨别气滞与气逆。理气剂多辛燥伤津耗气，勿使过剂。年老体弱、阴虚火旺、孕妇或素有崩漏吐衄者，更应慎之。

## 细目二　行　　气

### 要点一　越鞠丸（《丹溪心法》）

【组成】香附、川芎、苍术、栀子、神曲各等分

【用法】水丸。

【功用】行气解郁。

【主治】六郁证。胸膈痞闷，脘腹胀痛，嗳腐吞酸，恶心呕吐，饮食不消。

【组方原理】本方所治气、血、痰、火、湿、食六郁之证，乃由情志失常，或饮食失节、寒温不适所致。六郁之中以气郁为主，故治宜行气解郁为要，使气行则血行，气行则痰、火、湿、食诸郁自解。方中香附治气郁，川芎治血郁，栀子治火郁，苍术治湿郁，神曲治食郁。因痰郁由气滞湿聚而成，若气行湿化，则痰郁得解，故不另用治痰之品。

【常用加减】若气郁明显者，加厚朴、枳实，以行气解郁；若血瘀明显者，加当归、丹参，以活血散瘀止痛；若火热内盛者，加黄连、黄芩，以清热泻火；若饮食积滞明显者，加麦芽、莱菔子，以消食和胃；若湿盛者，加白术、茯苓，以健脾渗湿；若痰盛者，加半夏、陈皮，以降逆化痰。

### 要点二　枳实薤白桂枝汤（《金匮要略》）

【组成】枳实四枚　厚朴四两　薤白半升　桂枝一两　瓜蒌一枚

【用法】水煎服。

【功用】通阳散结，祛痰下气。

【主治】胸阳不振，痰气互结之胸痹。胸满而痛，甚或胸痛彻背，喘息咳唾，短气，气从胁下冲逆，上攻心胸，舌苔白腻，脉沉弦或紧。

【组方原理】本方证因胸阳不振，痰浊中阻，气结于胸所致。治宜通阳散结，祛痰下气。方中瓜蒌涤痰散结，开胸通痹；薤白通阳散结，化痰散寒，乃治疗胸痹之要药，共为君药。枳实下气破结，消痞除满；厚朴燥湿化痰，下气除满，二者同用，共助君药宽胸散结、下气除满、通阳化痰之效，均为臣药。桂枝通阳散寒，降逆平冲，为佐药。诸药相合，行气通阳，祛痰散结。

### 要点三　半夏厚朴汤（《金匮要略》）

【组成】半夏一升　厚朴三两　茯苓四两　生姜五两　苏叶二两

【用法】水煎服。

【功用】行气散结，降逆化痰。

【主治】痰气互结之梅核气。咽中如有物阻，咯吐不出，吞咽不下，胸膈满闷，或咳或呕，舌苔白润或白滑，脉弦缓或弦滑。

【组方原理】本方证由七情郁结，痰气交阻所致。治宜行气散结，降逆化痰。方中半夏化痰散结，降逆和胃，为君药。厚朴行气开郁，下气除满，为臣药。两者相配，痰气并治。生姜降逆消痰，助半夏化痰散结，和胃止呕，并解半夏之毒；茯苓渗湿健脾，则痰无由生，共为佐药。紫苏叶芳香疏散，开郁散结，并能引药上行，为使药。合而成方，共奏散结行滞、降逆化

痰之效。

### 要点四 天台乌药散(《圣济总录》)

【组成】乌药、木香、茴香、青橘皮、高良姜各半两 槟榔二个 楝实十个 巴豆(同楝实二味用麸一升炒,候麸黑色,拣去巴豆并麸不用)七十粒

【用法】为散。

【功用】行气疏肝,散寒止痛。

【主治】肝经寒凝气滞证。小肠疝气,少腹痛引睾丸,舌淡苔白,脉沉弦。亦治妇女痛经、瘕聚。

【组方原理】本方证由寒凝肝脉,气机阻滞所致。治宜行气疏肝,散寒止痛。方中乌药疏肝行气,散寒止痛,为君药。青皮疏肝行气,木香理气止痛;茴香暖肝散寒,良姜散寒止痛。四药合用,增君药行气散寒之力,俱为臣药。槟榔下气导滞,能直达下焦而破坚;川楝子理气止痛,虽其性苦寒,但与辛热之巴豆同炒,则寒性减,而行气散结之力增,为佐药。诸药相配,共奏行气疏肝、散寒止痛之功。

## 细目三 降 气

### 要点一 苏子降气汤(《太平惠民和剂局方》)

【组成】紫苏子、半夏各二两半 川当归一两半 甘草二两 前胡、厚朴各一两 肉桂一两半

【用法】加姜、枣、紫苏叶,水煎服。

【功用】降气平喘,祛痰止咳。

【主治】上实下虚喘咳证。咳喘痰多,胸膈满闷,喘咳短气,呼多吸少,或腰疼脚弱,肢体倦怠,或肢体浮肿,舌苔白滑或白腻,脉弦滑。

【组方原理】本方证由肺气壅实,肾阳不足所致。治以降气平喘,祛痰止咳为重,兼顾下元。方中紫苏子降气平喘,祛痰止咳,为君药。半夏燥湿化痰降逆,厚朴下气宽胸除满,前胡下气祛痰止咳,三药助紫苏子降气祛痰平喘之功,共为臣药。君臣相配,以治上实。肉桂温补下元,纳气平喘;当归既治咳逆上气,又养血润燥,同肉桂以温补下虚;略加生姜、紫苏叶以散寒宣肺,共为佐药。甘草、大枣和中调药,为使药。诸药相合,治上顾下,标本兼治。

### 要点二 定喘汤(《摄生众妙方》)

【组成】白果二十一枚 麻黄三钱 苏子二钱 甘草一钱 款冬花三钱 杏仁一钱五分 桑白皮三钱 黄芩一钱五分 法制半夏三钱

【用法】水煎服。

【功用】宣降肺气,清热化痰。

【主治】风寒外束,痰热内蕴之喘证。咳喘痰多气急,痰稠色黄,或微恶风寒,舌苔黄腻,脉滑数。

【组方原理】本方证因素有痰热,复感风寒,肺失宣降所致。治宜宣肺降气,止咳平喘,清热祛痰。方用麻黄宣肺平喘、疏散风寒,白果敛肺定喘。白果伍麻黄,一散一收,既可增平喘之功,又可防麻黄耗散肺气,共为君药。紫苏子、杏仁、半夏、款冬花降气平喘、止咳祛痰,均为臣药。桑白皮、黄芩清泄肺热、止咳平喘,为佐药。甘草调和诸药,为使药。诸药配伍,外散风寒,内清痰热,降肺气而平哮喘。

### 要点三 旋覆代赭汤(《伤寒论》)

【组成】旋覆花三两 人参二两 生姜五两 代赭石一两 炙甘草三两 半夏半升 大枣十二枚

【用法】水煎服。

【功用】降逆化痰,益气和胃。

【主治】胃虚痰阻气逆证。心下痞硬,噫气不除,或反胃呃逆,甚或呕吐,舌苔白腻,脉缓或滑。

【组方原理】本方证由胃气虚弱,痰浊内阻所致。治宜降逆化痰,益气补虚。方中重用旋覆花下气消痰,降逆止噫,为君药。代赭石质重沉降,善镇冲逆;半夏祛痰散结,降逆和胃;生姜用量独重,和胃降逆以止呕,宣散水气以祛痰,共为臣药。人参、大枣、炙甘草益气补脾养胃,为佐药。炙甘草调和诸药,为使药。诸药相合,共奏降逆化痰、益气和胃之功。

【鉴别】旋覆代赭汤与吴茱萸汤均治胃虚气逆之呕吐。但旋覆代赭汤重在降逆,主治胃气虚弱,痰浊内阻之心下痞硬,噫气不除;吴茱萸汤重在温中降逆,主治中焦虚寒,胃气失和之呕吐。

### 要点四 橘皮竹茹汤(《金匮要略》)

【组成】橘皮二升 竹茹二升 大枣三十

枚　生姜半斤　甘草五两　人参一两

【用法】水煎服。

【功用】降逆止呃，益气清热。

【主治】胃虚有热之呃逆。呃逆或干呕，虚烦少气，口干，舌红嫩，脉虚数。

【组方原理】本方证由胃虚有热，气逆不降所致。治以清补降逆。方中橘皮行气和胃以止呃，竹茹清热安胃以止呕，皆重用为君药。人参益气补虚，与橘皮合用，行中有补；生姜和胃止呕，共为臣药。甘草、大枣补脾和中，调和诸药，为佐使药。诸药合用，共奏降逆止呃、益气清热之功。

# 第十四单元 理 血 剂

## 细目一 概 述

### 要点一 理血剂的适用范围及配伍规律

理血剂适用于血瘀证及出血证。凡下焦蓄血证，或瘀血内停之胸腹胁肋诸痛，妇女经闭、痛经或产后恶露不行，外伤瘀肿、痈肿初起等，以及吐血、衄血、咳血、便血、尿血、崩漏等各种出血证，均为理血剂的适用范围。

活血祛瘀剂常配伍理气药，使气行则血行；或配伍养血补血药，使祛瘀血不伤血。止血剂常配伍活血药，使止血不留瘀；上部出血，多配沉降药；下部出血，多配升提药，以增强止血之力。

### 要点二 理血剂的应用注意事项

辨清瘀血或出血的原因，分清标本缓急。逐瘀需防伤正，止血慎防留瘀。至于瘀血内阻，血不循经之出血，法当祛瘀为先。活血祛瘀剂其性破泄，易于动血、伤胎，凡妇女经期、月经过多及孕妇当慎用或忌用。

## 细目二 活 血 祛 瘀

### 要点一 桃核承气汤（《伤寒论》）

【组成】桃仁五十个 大黄四两 桂枝二两 甘草（炙）二两 芒硝二两

【用法】水煎，芒硝冲服。

【功用】逐瘀泄热。

【主治】下焦蓄血证。少腹急结，小便自利，其人如狂，甚则烦躁谵语，至夜发热；以及血瘀经闭，痛经，脉沉实而涩者。

【组方原理】本方证属瘀热互结下焦，治当因势利导，逐瘀泄热。本方由调胃承气汤减芒硝之量，再加桃仁、桂枝而成。方中桃仁活血破瘀，大黄下瘀泄热。二药瘀热并治，共为君药。芒硝泄热软坚，助大黄下瘀泄热；桂枝通行血脉，既助桃仁活血祛瘀，又防硝、黄寒凉凝血之弊，共为臣药。炙甘草护胃安中，并缓诸药之峻烈，为佐使药。诸药合用，共奏破血下瘀泻热之功。

### 要点二 血府逐瘀汤（《医林改错》）

【组成】桃仁四钱 红花、当归、生地黄各三钱 川芎一钱半 赤芍二钱 牛膝三钱 桔梗一钱半 柴胡一钱 枳壳、甘草各二钱

【用法】水煎服。

【功用】活血化瘀，行气止痛。

【主治】胸中血瘀证。胸痛，头痛，日久不愈，痛如针刺而有定处，或呃逆日久不止，或饮水即呛，干呕，或内热瞀闷，或心悸怔忡，失眠多梦，急躁易怒，入暮潮热，唇暗或两目暗黑，舌质暗红，或舌有瘀斑、瘀点，脉涩或弦紧。

【组方原理】本方证由瘀血内阻胸部，气机郁滞所致。治宜活血化瘀，兼以行气止痛。方中桃仁破血行滞而润燥，红花活血祛瘀以止痛，共为君药。赤芍、川芎助君药活血祛瘀；牛膝活血祛瘀止痛，引血下行，共为臣药。佐以生地黄、当归养血活血；桔梗、枳壳，一升一降，宽胸行气；柴胡疏肝解郁，与桔梗、枳壳同用，使气行则血行。桔梗并能载药上行，甘草调和诸药，均为使药。全方活血与行气相伍，祛瘀与养血同施，升降兼顾。

【附方】通窍活血汤，由赤芍、川芎、桃仁、红花、麝香、老葱、生姜、红枣、黄酒组成，辛香温通作用较好，重在活血通窍，主治瘀阻头面之头痛等；膈下逐瘀汤，由五灵脂、当归、川芎、桃仁、牡丹皮、赤芍、延胡索、甘草、红花、香附、乌药、枳壳组成，行气止痛作用较好，擅治瘀阻膈下之腹痛、胁痛；少腹逐瘀汤，由延胡索、没药、当归、川芎、赤芍、蒲黄、五灵脂、干姜、肉桂、小茴香组

成，偏于温经散寒止痛，用治寒凝血瘀之少腹疼痛、痛经、月经不调最宜；身痛逐瘀汤，由川芎、桃仁、红花、甘草、没药、当归、五灵脂、香附、牛膝、地龙、秦艽、羌活组成，长于活血通络，宣痹止痛，用于瘀阻脉络之痹痛。

### 要点三 补阳还五汤（《医林改错》）

【组成】黄芪四两 当归尾二钱 赤芍一钱半 地龙、川芎、红花、桃仁各一钱

【用法】水煎服。

【功用】补气活血通络。

【主治】中风之气虚血瘀证。半身不遂，口眼㖞斜，语言謇涩，口角流涎，小便频数或遗尿失禁，舌暗淡，苔白，脉缓无力。

【组方原理】本方证由正气亏虚，脉络瘀阻所致，以气虚为本，血瘀为标。治当以补气为主，活血通络为辅。原方重用生黄芪四两，补益元气，意在气旺则血行，瘀去而络通，为君药。臣以当归尾活血通络而不伤血。佐以赤芍、川芎、桃仁、红花活血祛瘀；地龙通经活络，以行药力。重用补气药，少佐活血药，为本方配伍特点。

### 要点四 复元活血汤（《医学发明》）

【组成】柴胡半两 瓜蒌根、当归各三钱 红花、甘草、山甲（代）各二钱 大黄一两 桃仁五十个

【用法】为粗末，加黄酒，水煎服。

【功用】活血祛瘀，疏肝通络。

【主治】跌打损伤，瘀血阻滞证。胁肋瘀肿，痛不可忍。

【组方原理】本方证由跌打损伤，瘀血留于胁肋所致。治当活血祛瘀，兼以疏肝行气通络。方中重用酒制大黄，荡涤留瘀败血，导瘀下行；柴胡疏肝行气，引诸药入肝经，共为君药。臣以桃仁、红花活血祛瘀，消肿止痛；穿山甲（代）破瘀通络，消肿散结。佐以当归补血活血，使祛瘀而不伤血；瓜蒌根入血分而消瘀散结，又清热润燥。甘草缓急止痛，调和诸药，为佐使药。加酒煎服，增活血通络之力。

【鉴别】血府逐瘀汤与复元活血汤同具活血化瘀止痛之功，主治血瘀证。但血府逐瘀汤证为瘀血停于胸部，除重用活血化瘀药外，且配伍柴胡、枳壳、桔梗、牛膝等行气引血之品，活血化瘀与行气止痛之力均较强。复元活血汤证属瘀血留于胁肋，方中配伍大黄、穿山甲（代）等，活血破瘀之力较强，兼以疏肝通络。

### 要点五 温经汤（《金匮要略》）

【组成】吴茱萸三两 当归、芍药、川芎、人参、桂枝、阿胶、牡丹皮、生姜、甘草各二两 半夏半升 麦冬一升

【用法】水煎，阿胶烊化冲服。

【功用】温经散寒，养血祛瘀。

【主治】冲任虚寒，瘀血阻滞证。漏下不止，血色暗而有块，淋沥不畅，或月经超前或延后，或逾期不止，或一月再行，或经停不至，而见少腹里急，腹满，傍晚发热，手心烦热，唇口干燥，舌质暗红，脉细而涩。亦治妇人宫冷，久不受孕。

【组方原理】本方证属虚、寒、瘀、热错杂，以冲任虚寒，瘀血阻滞为主。治当温经散寒，祛瘀养血，兼清虚热。方中吴茱萸、桂枝温经散寒，通利血脉，为君药。臣以当归、川芎活血祛瘀，养血调经；牡丹皮活血散瘀，又清血分虚热。阿胶、芍药（白芍）、麦冬养血调肝，滋阴润燥，且清虚热，并制吴茱萸、桂枝之温燥；人参、甘草益气健脾，以资生化之源；半夏、生姜辛开散结，通降胃气，以助祛瘀调经，以上均为佐药。甘草调和诸药，为使药。

### 要点六 生化汤（《傅青主女科》）

【组成】全当归八钱 川芎三钱 桃仁十四枚 干姜五分 甘草（炙）五分

【用法】水煎，或加黄酒同煎。

【功用】养血祛瘀，温经止痛。

【主治】血虚寒凝，瘀血阻滞证。产后恶露不行，小腹冷痛。

【组方原理】本方证由产后血虚寒凝，瘀血内阻所致。治宜活血养血，温经止痛。方中重用全当归补血活血、化瘀生新，为君药。臣以川芎活血行气，桃仁活血祛瘀。炮姜温经散寒止痛，黄酒温通血脉以助药力，共为佐药。炙甘草和中缓急，调和诸药，为使药。原方另用童便同煎，乃取其益阴化瘀、引败血下行之意。

【鉴别】温经汤与生化汤同为温经散寒、养血散瘀之剂。温经汤温养散瘀之力较强，温清消补并用，主治冲任虚寒、瘀血阻滞之证。生化汤长于化瘀生新，温养之力不及温经汤，主治妇人产后血虚寒凝、瘀血内阻之证。

### 要点七 失笑散(《太平惠民和剂局方》)

【组成】五灵脂、蒲黄各二钱

【用法】为细末,用黄酒或醋冲服。

【功用】活血祛瘀,散结止痛。

【主治】瘀血停滞证。心腹刺痛,或产后恶露不行,或月经不调,少腹急痛等。

【组方原理】本方证由瘀血内停,脉络阻滞,血行不畅所致。治宜活血祛瘀止痛。方中五灵脂、蒲黄相须为用,活血祛瘀,散结止痛。以黄酒或醋冲服,意在行血脉,助药势,化瘀血,并祛五灵脂之腥气。二药合用,药简力专,共奏祛瘀止痛、推陈出新之功,使瘀血除,脉络通。

【鉴别】失笑散与金铃子散均有活血止痛之功。但失笑散长于化瘀散结止痛,主治瘀血内停、脉道阻滞之心腹刺痛。金铃子散功专疏肝泄热,活血行气止痛,主治肝郁化火、气滞血瘀之心腹胁肋诸痛。

### 要点八 桂枝茯苓丸(《金匮要略》)

【组成】桂枝、茯苓、丹皮、桃仁、芍药各等分

【用法】炼蜜和丸。

【功用】活血化瘀,缓消癥块。

【主治】瘀阻胞宫证。妇人素有癥块,妊娠漏下不止,或胎动不安,血色紫黑晦暗,腹痛拒按,或经闭腹痛,或产后恶露不尽而腹痛拒按,舌质紫暗或有瘀点,脉沉涩。

【组方原理】本方证由瘀血留结胞宫所致。治宜活血化瘀,缓消癥块。方中桂枝通利血脉以行瘀滞,为君药。桃仁活血化瘀,助君药化瘀消癥,为臣药。牡丹皮散血行瘀,兼清瘀热;芍药益阴养血,使祛瘀不伤正;茯苓利湿以助消癥,健脾益胃以扶正气,共为佐药。白蜜甘缓补中,可收渐消缓散之效,兼调和诸药,为佐使药。诸药合用,共奏活血化瘀、缓消癥块之功。

## 细目三 止 血

### 要点一 十灰散(《十药神书》)

【组成】大蓟、小蓟、荷叶、侧柏叶、茅根、茜根、山栀、大黄、牡丹皮、棕榈皮各等分

【用法】烧灰研末,纸包,碗盖于地上一夕。用白藕捣汁或萝卜汁磨京墨调服。

【功用】凉血止血。

【主治】血热妄行之出血证。呕血、吐血、咯血、嗽血、衄血等,血色鲜红,来势急暴,舌红,脉数。

【组方原理】本方证因火热炽盛,气火上冲,损伤血络,迫血妄行所致。治宜清降凉血止血,佐以收涩之法。方中大蓟、小蓟凉血止血,兼能祛瘀,为君药。臣以白茅根、荷叶、侧柏叶凉血止血。佐以大黄、栀子清热泻火,导热下行;棕榈皮收敛止血;茜草、牡丹皮配大黄既凉血止血,又活血以行留瘀。诸药烧炭可增收涩止血之力。以藕汁或萝卜汁磨京墨调服,亦在加强凉血止血之效。全方集凉血、止血、清降、祛瘀诸法,为止血之良剂。

### 要点二 咳血方(《丹溪心法》)

【组成】青黛(水飞) 瓜蒌仁 海粉 山栀子(炒黑) 诃子(注:原书无用量)

【用法】为丸。

【功用】清肝宁肺,凉血止血。

【主治】肝火犯肺之咳血证。咳嗽痰稠带血,咯吐不爽,心烦易怒,胸胁作痛,咽干口苦,颊赤便秘,舌红苔黄,脉弦数。

【组方原理】本方证由肝火犯肺所致。治当清肝泻火。方中青黛清肝泻火,凉血止血;山栀子清热凉血,泻火除烦,炒黑可入血分而止血。两药合用,澄本清源,共为君药。瓜蒌仁清热化痰,润肺止咳;海粉清肺降火,软坚化痰,共为臣药。佐以诃子清降敛肺,化痰止咳。诸药合用,使木不刑金,肺复宣降,痰化咳平,其血自止。

### 要点三 小蓟饮子(《重订严氏济生方》)

【组成】生地四两 小蓟、滑石、木通、蒲黄、藕节、淡竹叶、当归、山栀子、甘草各半两

【用法】水煎服。

【功用】凉血止血,利水通淋。

【主治】热结下焦之血淋、尿血。尿中带血,小便频数,赤涩热痛,舌红,脉数。

【组方原理】本方证因下焦瘀热,损伤膀

胱血络,气化失司所致。治宜凉血止血,利水通淋。方中生地黄凉血止血,养阴清热为君药。小蓟凉血止血,蒲黄、藕节助君药凉血止血,并能消瘀,共为臣药。滑石、竹叶、木通清热利水通淋;栀子清泻三焦之火,导热从下而出;当归养血和血,引血归经,且防诸药寒凉滞血之弊,合而为佐药。使以甘草缓急止痛,和中调药。诸药合用,共奏凉血止血、利水通淋之功。

【鉴别】导赤散与小蓟饮子均具清热利水通淋之功。导赤散上清心火,下利小便,用治心火上炎或心火下移小肠之尿赤涩痛。小蓟饮子由导赤散加味而成,善能凉血止血,利水通淋,用治热结下焦,损伤膀胱血络之血淋、尿血。

## 要点四　槐花散(《普济本事方》)

【组成】槐花(炒)、柏叶(杵,焙)、荆芥穗、枳壳(麸炒)各等分

【用法】上为细末,用清米饮调下二钱,空心食前服。

【功用】清肠止血,疏风行气。

【主治】肠风、脏毒下血。便前出血,或便后出血,或粪中带血,以及痔疮出血,血色鲜红或晦暗,舌红苔黄,脉数。

【组方原理】本方证因风热或湿热邪毒,壅遏肠道血分,损伤脉络,血渗外溢所致。治宜清肠凉血,疏风行气。方中槐花善清大肠湿热,凉血止血,为君药。臣以侧柏叶清热止血。荆芥穗炒用,入血分而止血;枳壳行气宽肠,共为佐药。诸药合用,寓行气于止血之中,寄疏风于清肠之内。

## 要点五　黄土汤(《金匮要略》)

【组成】甘草、干地黄、白术、附子、阿胶、黄芩各三两　灶心黄土半斤

【用法】先将灶心土水煎过滤取汤,再煎余药,阿胶烊化冲服。

【功用】温阳健脾,养血止血。

【主治】阳虚便血。大便下血,先便后血,以及吐血、衄血、妇人崩漏,血色暗淡,四肢不温,面色萎黄,舌淡苔白,脉沉细无力。

【组方原理】本方证由脾阳不足,统摄无权所致。治宜温阳止血,健脾养血。方中灶心黄土(即伏龙肝)温中收涩止血,用以为君药。臣以白术、附子温阳健脾以复统血之权。生地黄、阿胶滋阴养血止血;与黄芩合用,又能制约术、附温燥之性;而生地黄、阿胶得术、附则滋而不腻,避呆滞碍脾之弊,均为佐药。甘草补气和中,调和诸药,为使药。全方寒热并用,刚柔相济,标本兼顾。

【鉴别】黄土汤与归脾汤均可用治脾不统血之便血、崩漏。黄土汤温阳健脾而摄血,适于脾阳不足、统摄无权之出血证;归脾汤补气健脾与养心安神并重,适于脾气不足、气不摄血之出血证,亦治心脾气血两虚之神志不宁证。

# 第十五单元　治　风　剂

## 细目一　概　述

### 要点一　治风剂的适用范围

治风剂适用于外风侵袭及肝风内动引起的风病。外风证，症见头痛，恶风，肌肤瘙痒，肢体麻木，筋骨挛痛，关节屈伸不利，或口眼㖞斜，甚则角弓反张，及破伤风等；内风证，症见眩晕，震颤，四肢抽搐，甚则猝然昏倒，口角㖞斜，半身不遂等。

### 要点二　治风剂的应用注意事项

当辨别风病属内、属外。应分清病邪的兼夹以及病情的虚实。外风与内风常相互影响，应分清主次，全面兼顾。

## 细目二　疏散外风

### 要点一　川芎茶调散（《太平惠民和剂局方》）

【组成】川芎、荆芥各四两　白芷、羌活、甘草各二两　细辛一两　防风一两半　薄荷叶八两

【用法】为细末，饭后清茶调服。

【功用】疏风止痛。

【主治】外感风邪头痛。偏正头痛，或颠顶作痛，目眩鼻塞，或恶风发热，舌苔薄白，脉浮。

【组方原理】本方为外感风邪头痛而设。方中川芎善祛风止痛，为治头痛要药，尤善治少阳、厥阴经头痛，为君药。羌活善治太阳经头痛；白芷善治阳明头痛，均为臣药。薄荷重用八两辛凉散风，荆芥、防风疏散风邪，细辛祛风止痛，共为佐药。甘草调药和中，使升散不致耗气；清茶上清头目，可监制风药之辛燥，均为使药。诸药合用，共奏疏风止痛之效。

【鉴别】九味羌活汤与川芎茶调散均有祛风散邪之功。但九味羌活汤以发汗解表，祛风寒湿邪为主，兼清里热，主治外感风寒湿邪表证，兼有里热之证。川芎茶调散长于发散头面部位之风邪，具疏风止痛、清利头目之功，主治外感风邪之偏正头痛。

### 要点二　大秦艽汤（《素问病机气宜保命集》）

【组成】秦艽三两　川芎、独活、当归、白芍药、石膏、甘草各二两　羌活、防风、白芷、黄芩、白术、白茯苓、生地黄、熟地黄各一两　细辛半两

【用法】水煎服。

【功用】疏风清热，养血活血。

【主治】风邪初中经络证。口眼㖞斜，舌强不能言语，手足不能运动，或恶寒发热，苔白或黄，脉浮数或弦细。

【组方原理】本方证由风邪乘虚入中经络，气血痹阻所致。治宜疏风清热，活血通络，兼补养气血之法。方中秦艽祛风清热，通经活络为君药。羌活、防风散太阳之风，白芷散阳明之风，独活、细辛搜少阴之风，俱为臣药。佐入当归、川芎、白芍、生地黄、熟地黄以养血柔筋，活血通络；白术、茯苓、甘草益气健脾，以资生气血；石膏、黄芩清风阳所化之热。甘草调和诸药，为使药。诸药配合，共奏疏风清热、养血通络之功。

【鉴别】大秦艽汤与地黄饮子均可治舌强不能言语，肢体痿废不用之病症。但大秦艽汤重用诸祛风药祛风通络，佐以补益气血之品，主治正气亏虚，风邪初中经络证。地黄饮子则滋肾阴、补肾阳，佐以化痰开窍，主治下元虚衰，虚阳上浮，痰阻清窍之喑痱证。

### 要点三　牵正散（《杨氏家藏方》）

【组成】白附子、白僵蚕、全蝎各等分

【用法】为细末，温酒送服。

【功用】祛风化痰,通络止痉。

【主治】风中经络,口眼㖞斜。

【组方原理】本方证由风痰阻于头面经络所致。治宜祛风痰,通经络,止痉挛。方中白附子善祛头面之风痰,为君药。全蝎、僵蚕搜风通络,祛风止痉,共为臣药。用热酒调服,可宣通血脉,助药势以直达病所,以为佐使。三药合而用之,则风邪散、痰浊化,经络通。

### 要点四 小活络丹(活络丹)(《太平惠民和剂局方》)

【组成】川乌、草乌、天南星、地龙各六两 乳香、没药各二两二钱

【用法】蜜丸,用陈酒或温水送服。

【功用】祛风除湿,化痰通络,活血止痛。

【主治】风寒湿痹。肢体筋脉疼痛,麻木拘挛,关节屈伸不利,疼痛游走不定。亦治中风手足不仁,日久不愈,经络中有湿痰瘀血,而见腰腿沉重,或腿臂间作痛。

【组方原理】本方证由风寒湿邪与痰瘀痹阻经络,气血不畅所致。治宜祛风散寒,除湿化痰,活血通络。方中制川乌、制草乌祛风除湿,温通经络,并长于止痛,共为君药。天南星祛风燥湿化痰,以除经络中的风湿顽痰,为臣药。乳香、没药行气活血,通络止痛;地龙性善走窜,功专通经活络,为佐药。陈酒以助药势,引药直达病所,为使药。诸药合用,使外邪得去,经络气血宣通而诸症自愈。

### 要点五 消风散(《外科正宗》)

【组成】荆芥、防风、牛蒡子、蝉蜕、苍术、苦参、石膏、知母、当归、生地、胡麻各一钱 木通、生甘草各五分

【用法】水煎服。

【功用】疏风除湿,清热养血。

【主治】风疹、湿疹。皮肤瘙痒,疹出色红,或遍身云片斑点,抓破后渗出津水,苔白或黄,脉浮数。

【组方原理】本方证因风湿或风热浸淫血脉,郁于肌腠所致。荆芥、防风、牛蒡子、蝉蜕疏风止痒,共为君药。苍术散风祛湿,苦参清热燥湿,木通渗利湿热,石膏、知母清热泻火,均为臣药。当归、生地黄、胡麻养血活血,滋阴润燥,寓"治风先治血,血行风自灭"之意,为佐药。生甘草清热解毒,调和诸药,为使药。合而用之,共奏疏风养血、清热除湿之功。

## 细目三 平息内风

### 要点一 羚角钩藤汤(《通俗伤寒论》)

【组成】羚羊角片(先煎)一钱半 双钩藤(后入)三钱 霜桑叶二钱 滁菊花三钱 鲜生地五钱 生白芍三钱 京川贝四钱 淡竹茹(与羚羊角先煎代水)五钱 茯神木三钱 生甘草八分

【用法】水煎服。

【功用】凉肝息风,增液舒筋。

【主治】肝热生风证。高热不退,烦闷躁扰,手足抽搐,发为痉厥,甚则神昏,舌绛而干,或舌焦起刺,脉弦而数。

【组方原理】本方证由温热病邪传入厥阴,肝经热盛,热极动风所致。治宜清热凉肝,息风止痉之法。方中羚羊角凉肝息风,钩藤清热平肝,息风止痉,共为君药。桑叶疏散肝热,菊花平肝息风,助君药以清热息风,共为臣药。鲜生地黄、生白芍、生甘草酸甘化阴,增液缓急;邪热易灼津为痰,故用川贝母、竹茹清热化痰;茯神木平肝宁心安神,以上共为佐药。生甘草又能调和诸药,兼以为使药。诸药合用,共奏清热凉肝、息风止痉之功。

【鉴别】紫雪与羚角钩藤汤均有清热凉肝、息风解痉之功。紫雪重在清热开窍醒神,兼以凉肝息风,主治热闭心包,引动肝风之高热烦躁,神昏谵语,痉厥等。羚角钩藤汤以凉肝息风为主,兼以增液化痰,舒筋通络,主治肝热生风之高热不退,烦躁抽搐,发为痉厥,甚则神昏等。

### 要点二 镇肝熄风汤(《医学衷中参西录》)

【组成】怀牛膝、生赭石各一两 生龙骨、生牡蛎、生龟板、生杭芍、玄参、天冬各五钱 川楝子、生麦芽、茵陈各二钱 甘草钱半

【用法】水煎服。

【功用】镇肝息风,滋阴潜阳。

【主治】类中风。头目眩晕,目胀耳鸣,脑部热痛,面色如醉,心中烦热,或时常噫气,或肢体渐觉不利,口眼渐形㖞斜;甚或眩晕颠仆,昏不知人,移时始醒,或醒后不能复原,脉弦长有力。

【组方原理】本方证由肝肾阴亏，肝阳上亢，肝风内动，气血逆乱所致。方中重用怀牛膝引血下行以治标，补益肝肾以治本，为君药。代赭石、龙骨、牡蛎降逆潜阳，镇肝息风，为臣药。佐以龟甲、玄参、天冬、白芍滋养阴液，以制阳亢；茵陈、川楝子、生麦芽清泻肝阳，条达肝气，以利肝阳之平降。使以甘草调和诸药，合麦芽和胃调中，防金石药碍胃。全方重用潜镇清降，配伍滋阴疏肝之品，标本兼治，而以治标为主。

### 要点三　天麻钩藤饮（《中医内科杂病证治新义》）

【组成】天麻　钩藤（后下）　石决明（先煎）　山栀　黄芩　川牛膝　杜仲　益母草　桑寄生　夜交藤　朱茯神（注：原书无用量）

【用法】水煎服。

【功用】平肝息风，清热活血，补益肝肾。

【主治】肝阳偏亢，肝风上扰证。头痛，眩晕，失眠多梦，舌红苔黄，脉弦。

【组方原理】本方证由肝肾阴虚，肝阳偏亢，火热上扰所致。治宜平肝息风为主，辅以清热活血，补益肝肾。方中天麻平肝阳，息肝风，善治眩晕；钩藤清肝热，息风止痉，共为君药。石决明平肝潜阳，山栀、黄芩清热泻火，使肝经之热不致上扰，为臣药。益母草活血利水；川牛膝引血下行，以利肝阳之平降；杜仲、桑寄生补益肝肾；夜交藤、朱茯神安神定志，俱为佐药。诸药配伍，共奏平肝息风、清热活血、补益肝肾之功。

【鉴别】镇肝熄风汤与天麻钩藤饮均具平肝息风之功。但镇肝熄风汤镇潜降逆之力较强，兼能条达肝气，多用于肝阳上亢，肝风内动，气血逆乱之类中风证。天麻钩藤饮镇潜平肝息风之力较缓，但兼有清热活血安神之效，适于肝阳偏亢，肝风上扰之眩晕、头痛等。

### 要点四　大定风珠（《温病条辨》）

【组成】生白芍六钱　阿胶三钱　生龟板四钱　干地黄六钱　麻仁二钱　五味子二钱　生牡蛎四钱　麦冬六钱　炙甘草四钱　鸡子黄二枚　鳖甲（生）四钱

【用法】水煎，入阿胶烊化，再入鸡子黄。

【功用】滋阴息风。

【主治】阴虚风动证。手足瘛疭，形消神倦，舌绛少苔，脉气虚弱，时时欲脱者。

【组方原理】本证因温病迁延日久，邪热灼伤真阴，或因误汗、妄攻，重伤阴液，水不涵木，虚风内动所致。治宜滋阴养液以补欲竭之真阴，平肝潜阳以息内动之虚风。鸡子黄、阿胶均为血肉有情之品，滋阴养血为君药。重用生白芍、干地黄、麦冬滋水涵木，柔肝濡筋，为臣药。阴虚则阳浮，故以龟甲、鳖甲、牡蛎等介类潜镇之品，滋阴潜阳，重镇息风；麻仁养阴润燥；五味子味酸善收，与滋阴药相伍则收敛真阴，配白芍、甘草能酸甘化阴。以上诸药协助君臣药加强滋阴息风之功，均为佐药。炙甘草调和诸药，兼为使药。本方为治疗温病后期，真阴大亏，虚风内动证之常用方。本方系由《温病条辨》加减复脉汤（炙甘草、干地黄、生白芍、阿胶、麦冬、麻仁）加味而成。由于温病时久，邪热灼伤真阴，虚风内动，故加鸡子黄、五味子、龟甲、鳖甲、牡蛎等滋阴潜阳之品，从而由滋阴润燥之方衍化为滋阴息风之剂。

# 第十六单元　治　燥　剂

## 细目一　概　　述

### 要点一　治燥剂的适用范围

治燥剂适用于燥邪侵袭人体肌表、肺卫，或脏腑津液亏耗所致的燥证。凡秋季外感温燥或凉燥之邪，以及脏腑津液亏耗所致的干咳少痰，口干咽燥，大便干燥，皮肤干燥甚或开裂等，均为治燥剂的适用范围。

### 要点二　治燥剂的应用注意事项

应分清外燥和内燥。燥邪最易化热伤津耗气，常佐清热泻火或生津益气之品，而辛香耗津、苦寒化燥之品，则非燥病所宜。

## 细目二　轻 宣 外 燥

### 要点一　杏苏散(《温病条辨》)

【组成】苏叶　杏仁　桔梗　枳壳　前胡　半夏　茯苓　陈皮　甘草　生姜　大枣(注：原书无用量)

【用法】水煎服。

【功用】轻宣凉燥，理肺化痰。

【主治】外感凉燥证。头微痛，恶寒无汗，咳嗽痰稀，鼻塞咽干，苔白，脉弦。

【组方原理】本方证为凉燥犯表，肺失宣降所致。治宜轻宣凉燥，理肺化痰。方中紫苏叶辛温不燥，发表散邪，开宣肺气；杏仁苦温而润，宣利肺气，润燥止咳，共为君药。前胡降气化痰，疏风散邪；桔梗、枳壳一升一降，理肺化痰，同为臣药。半夏、陈皮燥湿化痰，理气行滞；茯苓渗湿健脾，以杜生痰之源；生姜、大枣调和营卫，滋脾行津，俱为佐药。甘草调和诸药，合桔梗宣肺利咽，功兼佐使药。诸药合用，共奏轻宣凉燥、理肺化痰之功。

### 要点二　桑杏汤(《温病条辨》)

【组成】桑叶一钱　杏仁一钱五分　沙参二钱　象贝、香豉、栀皮、梨皮各一钱

【用法】水煎服。

【功用】清宣温燥，润肺止咳。

【主治】外感温燥证。头痛，身热不甚，微恶风寒，口渴，咽干鼻燥，干咳无痰或痰少而黏，舌红，苔薄白而干，脉浮数而右脉大。

【组方原理】本方证由温燥外袭，津液受灼所致。治宜清宣燥热，润肺止咳。方中桑叶清宣燥热；杏仁宣利肺气，润燥止咳，共为君药。淡豆豉辛凉透散，象贝母清化热痰，沙参养阴生津，同为臣药。栀子皮质轻，清泄肺热；梨皮清热润燥，止咳化痰，俱为佐药。诸药合用，使燥热除而肺津复，宣降有权，则诸症自愈。

【鉴别】桑杏汤与桑菊饮均可用于外感咳嗽。但桑菊饮为辛凉解表之法，侧重于疏散风热，主治风温初起，津伤不甚之证；桑杏汤辛凉与甘润合法，主治外感温燥，津伤程度相对较甚者。

### 要点三　清燥救肺汤(《医门法律》)

【组成】桑叶三钱　石膏二钱五分　甘草一钱　人参七分　胡麻仁一钱　真阿胶八分　麦门冬一钱二分　杏仁七分　枇杷叶一片

【用法】水煎服。

【功用】清燥润肺。

【主治】温燥伤肺证。身热头痛，干咳无痰，气逆而喘，咽喉干燥，口渴鼻燥，胸满胁痛，舌干少苔，脉虚大而数。

【组方原理】本方证为温燥伤肺之重证。治当清肺润燥，养阴益气。方中重用桑叶轻宣燥热，透邪外出，为君药。臣以石膏清泄肺热；麦冬养阴润肺。君臣相伍，宣中有清，清中有润，祛邪不伤肺气，清热不碍宣散，滋阴而不留邪。人参、甘草益气生津，培土生金；胡麻仁、

阿胶养阴润肺;用少量杏仁、枇杷叶降利肺气,俱为佐药。甘草调和诸药,兼作使药。全方宣、清、润、补、降五法并用,则肺金之燥热得以清宣,肺气之上逆得以肃降。

【鉴别】清燥救肺汤与桑杏汤均可轻宣温燥,养阴润肺,用于温燥伤肺之证。但桑杏汤辛凉甘润合法,长于清宣燥热,润肺止咳,适宜于外感温燥,邪伤肺卫,肺津受灼之轻证;清燥救肺汤宣、清、润、补、降五法并用,长于清燥润肺,养阴益气,适宜于外感温燥,燥热伤肺,气阴两伤之重证。

# 细目三 滋阴润燥

## 要点一 增液汤(《温病条辨》)

【组成】玄参一两 麦冬、细生地各八钱

【用法】水煎服。

【功用】增液润燥。

【主治】阳明温病,津亏便秘证。大便秘结,口渴,舌干红,脉细数或沉而无力者。

【组方原理】本方所治大便秘结为热病耗津,无水而舟停。治当增水行舟,润燥通便。方中重用玄参滋阴润燥,壮水制火,启肾水以润肠燥,为君药。生地黄、麦冬清热养阴,壮水生津,以增玄参滋阴润燥之力,同为臣药。三药合用,大补阴液,增水行舟,然非重用不为功。

【常用加减】若津亏而燥热较甚,服增液汤大便不下者,可加生大黄、芒硝以清热泻下;若胃阴不足,舌质光绛,口干唇燥者,可加沙参、石斛、玉竹以养阴生津。

## 要点二 麦门冬汤(《金匮要略》)

【组成】麦门冬七升 半夏一升 人参三两 甘草二两 粳米三合 大枣十二枚

【用法】水煎服。

【功用】清养肺胃,降逆和中。

【主治】

1. 虚热肺痿。咳嗽气喘,咽喉不利,咳唾涎沫,口干咽燥,舌红少苔,脉虚数。

2. 胃阴不足证。呕吐,呃逆,舌红少苔,脉虚数。

【组方原理】本方证由肺胃阴亏,虚火上炎,气机上逆所致。治宜润肺益胃,降逆下气。方中重用麦冬甘寒清润,既养肺胃之阴,又清肺胃虚热,为君药。臣以半夏降逆下气,化其痰涎。半夏虽温燥,但与大剂麦冬相配,则燥性减而降逆之用存,且能开胃行津以润肺,又使麦冬滋而不腻。人参益气生津以补肺胃之气;粳米、大枣、甘草益气养胃,“培土生金”,共为佐药。甘草并能润肺利咽,调和诸药,为使药。本方甘润之中佐以辛温,滋补之中辅以降逆,滋而不腻,温而不燥,肺胃并治,培土生金。

【鉴别】

1. 麦门冬汤与炙甘草汤均可治疗肺痿。但炙甘草汤功在滋养阴血,益气温阳,为气血阴阳俱补之剂,用治气血阴阳俱虚之虚劳肺痿。麦门冬汤功在清养肺胃,培土生金,降逆下气,属滋阴润燥之剂,用治肺胃阴虚,气火上逆之虚热肺痿。

2. 麦门冬汤与清燥救肺汤均有润肺止咳之功。但麦门冬汤证为肺胃阴虚,气火上逆,重在滋阴润肺,培土生金,兼以降气化痰,主治虚热肺痿证。清燥救肺汤证为外感温燥,耗气伤阴,重在清宣燥热,兼以益气养阴,主治温燥伤肺重证。

## 要点三 百合固金汤(《慎斋遗书》)

【组成】生地、熟地、当归身各三钱 麦冬、百合、贝母各一钱半 白芍一钱 桔梗八分 甘草一钱 玄参八分

【用法】水煎服。

【功用】滋养肺肾,止咳化痰。

【主治】肺肾阴亏,虚火上炎证。咳嗽气喘,痰中带血,咽喉燥痛,头晕目眩,午后潮热,舌红少苔,脉细数。

【组方原理】本方证由肺肾阴虚,虚火上炎所致。治宜滋养肺肾之阴,清热化痰止咳。方中生、熟二地为君药,滋补肾阴亦养肺阴,熟地黄兼能补血,生地黄兼能凉血。臣以百合、麦冬滋养肺阴,润肺止咳;玄参咸寒滋肾,且降虚火。佐以贝母清热润肺,化痰止咳;桔梗载药上行,并利咽喉;当归、白芍补血敛肺止咳。佐使以甘草,调和诸药,且与桔梗为伍以利咽。诸药相合,肺肾同治,金水相生。

【鉴别】百合固金汤与咳血方均可治咳嗽,痰中带血等症。但百合固金汤主治肺肾阴亏,虚火上炎之咳嗽痰血证,偏于滋肾养肺,并

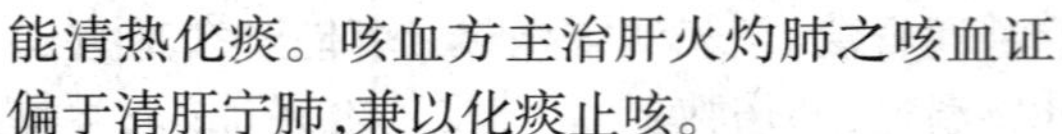


能清热化痰。咳血方主治肝火灼肺之咳血证，偏于清肝宁肺，兼以化痰止咳。

### 要点四　养阴清肺汤（《重楼玉钥》）

【组成】大生地二钱　麦冬一钱二分　生甘草五分　元参钱半　贝母八分　丹皮八分　薄荷五分　炒白芍八分

【用法】水煎服。

【功用】养阴清肺，解毒利咽。

【主治】白喉之阴虚燥热证。喉间起白如腐，不易拭去，咽喉肿痛，初期或发热或不发热，鼻干唇燥，或咳或不咳，呼吸有声，似喘非喘，脉数无力或细数。

【组方原理】本方证之白喉为素体肺肾阴虚，复感燥气疫毒所致。治宜养阴清肺，兼散疫毒。方中重用生地黄滋阴壮水，清热凉血，为君药。麦冬养阴润肺清热，玄参滋阴解毒利咽，同为臣药。牡丹皮散瘀消肿，白芍和营泄热，贝母润肺散结，薄荷散邪利咽，俱为佐药。生甘草清热解毒，调和诸药，为使药。本方扶正与攻毒同用，邪正并治，标本兼顾。

# 第十七单元 祛 湿 剂

## 细目一 概 述

### 要点一 祛湿剂的适用范围

祛湿剂适用于湿邪所致的多种病证，据其成因可分为外湿与内湿两类。外湿者，乃外感湿邪侵袭人体肌肉、经络、筋骨、关节所致，症见恶寒发热，头痛身重，肢节酸痛，或面目浮肿等；内湿者，由脏腑功能失调，湿浊内生而致，症见胸脘痞满，呕恶泄泻，水肿黄疸，癃闭淋浊等。

### 要点二 祛湿剂的应用注意事项

水湿之生与肺脾肾三脏功能失调密切相关，且湿邪重浊腻滞，易阻气机，故应用祛湿剂须酌情配伍宣降肺气、健脾助运、温肾化气之药以求其本，并注重调理气机，使气化则湿亦化。祛湿剂多由芳香温燥或甘淡渗利之药组成，易伤阴津，有碍胎元，故素体阴虚津亏，病后体弱以及孕妇水肿等慎用。

## 细目二 燥湿和胃

### 要点一 平胃散(《简要济众方》)

【组成】苍术四两 厚朴三两 陈橘皮二两 甘草(炙)一两

【用法】为散，姜、枣煎汤送下。

【功用】燥湿运脾，行气和胃。

【主治】湿滞脾胃证。脘腹胀满，不思饮食，口淡无味，恶心呕吐，嗳气吞酸，肢体沉重，怠惰嗜卧，常多自利，舌苔白腻而厚，脉缓。

【组方原理】本方证由湿困中焦，脾失健运，胃失和降，气机不畅所致。治宜燥湿运脾，行气和胃。方中苍术燥湿运脾，为君药。厚朴燥湿行气，为臣药。二药配伍，燥湿之功相得益彰，并使气行则湿化。陈皮理气和胃、燥湿醒脾，甘草补脾和中、调和诸药，为佐使药。煎煮时少加生姜、大枣以助调和脾胃。诸药合用，湿去脾健，胃气平和，则诸症可除。

【常用加减】若湿从热化，口苦，舌苔黄腻者，加黄连、黄芩；若湿从寒化，脘腹冷痛，手足不温者，加干姜、草豆蔻；若泄泻较甚者，加茯苓、泽泻。

【附方】不换金正气散较平胃散多藿香、半夏二味，故燥湿和胃、降逆止呕之力益著，兼可解表，用于湿邪中阻，兼有表寒之证。柴平汤即小柴胡汤与平胃散合方，功在和解少阳，燥湿化痰，用于治疗素多痰湿，复感外邪，寒多热少之湿疟。

### 要点二 藿香正气散(《太平惠民和剂局方》)

【组成】大腹皮、白芷、紫苏、茯苓各一两 半夏曲、白术、陈皮、厚朴(姜汁炙)、苦桔梗各二两 藿香三两 甘草(炙)二两半

【用法】为细末，姜、枣煎汤送服。

【功用】解表化湿，理气和中。

【主治】外感风寒，内伤湿滞证。霍乱吐泻，恶寒发热，头痛，胸膈满闷，脘腹疼痛，舌苔白腻，脉浮或濡缓。以及山岚瘴疟等。

【组方原理】本方证由风寒犯表，湿浊中阻，脾胃失和所致。治宜解表化湿，理气和中。方中藿香外散风寒，内化湿滞，辟秽止呕，为治霍乱吐泻之要药，故重用为君药。白术、茯苓健脾运湿以止泻；半夏曲、陈皮理气燥湿，和胃降逆以止呕，同为臣药。紫苏叶、白芷辛温发散，助藿香外散风寒；紫苏叶尚可醒脾宽中，行气止呕，白芷兼能燥湿化浊；大腹皮、厚朴行气化湿，寓气行湿化之义；桔梗宣肺利膈，既益解表，又助化湿，俱为佐药。甘草调和药性，用为使药。煎加姜、枣，内调脾胃，外和营卫。感受山岚瘴气以

及水土不服,症见呕吐腹泻,舌苔白腻者,亦可以本方散寒祛湿,辟秽化浊,和中悦脾而治之。

## 细目三 清热祛湿

### 要点一 茵陈蒿汤(《伤寒论》)

【组成】茵陈六两 栀子十四枚 大黄二两

【用法】水煎服。

【功用】清热利湿退黄。

【主治】湿热黄疸。一身面目俱黄,黄色鲜明,身热,无汗或但头汗出,口渴欲饮,恶心呕吐,腹微满,小便短赤,大便不爽或秘结,舌红苔黄腻,脉沉数或滑数有力。

【组方原理】本方证乃湿热内蕴,熏蒸肝胆,胆汁外溢,发为阳黄。治宜清热利湿退黄。方中重用茵陈蒿为君药,清利脾胃肝胆湿热,为治黄疸要药。栀子泄热降火,清利三焦湿热,合茵陈蒿使湿热从小便而去,为臣药。大黄泄热逐瘀,通利大便,伍茵陈蒿令湿热瘀滞由大便而去,为佐药。诸药合用,湿热瘀滞由前后分消,邪有去路,则黄疸渐去,腹满自消。

【常用加减】若湿重于热而身热口渴不甚,食少便溏者,加茯苓、泽泻以利水渗湿;若热重于湿而舌红苔黄燥者,加龙胆、虎杖以清热祛湿;若肝气郁滞而胁痛明显者,加柴胡、川楝子以疏肝理气。

### 要点二 八正散(《太平惠民和剂局方》)

【组成】车前子、瞿麦、萹蓄、滑石、山栀子仁、甘草(炙)、木通、大黄(面裹煨)各一斤

【用法】为散。每服二钱,水一盏,入灯心,煎至七分,温服。

【功用】清热泻火,利水通淋。

【主治】湿热淋证。尿频尿急,尿时涩痛,淋漓不畅,尿色浑赤,甚则癃闭不通,小腹急满,口燥咽干,舌苔黄腻,脉滑数。

【组方原理】本方证由湿热蕴于膀胱,水道不利所致。治宜清热泻火,利水通淋。方中滑石、木通清热利水通淋,共为君药。萹蓄、瞿麦、车前子助滑石、木通利水通淋,同为臣药。山栀子仁清热泻火,除三焦湿热;大黄荡涤邪热,通利肠腑,合诸药令湿热由二便分消,俱为佐药。甘草调和诸药,兼以缓急止茎中痛,为佐使药。煎药时加灯心草以增利水通淋之效。诸药合用,共奏清热泻火、利水通淋之功。

【鉴别】八正散与小蓟饮子同具清热通淋之功,均可治疗淋证。八正散集大队寒凉降泄、清利湿热之品,故专于清热利水通淋,主治热淋;小蓟饮子则以凉血止血药与利水通淋之品为伍,故宜于膀胱有热,灼伤血络之血淋。

### 要点三 三仁汤(《温病条辨》)

【组成】杏仁五钱 飞滑石六钱 白通草二钱 白蔻仁二钱 竹叶二钱 厚朴二钱 生薏苡仁六钱 半夏五钱

【用法】水煎服。

【功用】宣畅气机,清利湿热。

【主治】湿温初起或暑温夹湿之湿重于热证。头痛恶寒,身重疼痛,面色淡黄,胸闷不饥,午后身热,苔白不渴,脉弦细而濡。

【组方原理】本方为湿温初起,湿重于热,湿热内蕴,气机失畅之证而设。治宜宣畅气机,利湿清热之法。方中滑石长于清热利湿,为君药。杏仁宣利上焦肺气以通利水道,白蔻仁畅达中焦气机以助祛湿,薏苡仁渗利下焦湿热以健脾。三仁并用,宣上畅中渗下,同为臣药。通草、竹叶渗利下焦湿热,半夏、厚朴理气和胃化湿,俱为佐药。原方以甘澜水煎服药,意在益脾胃而不滞邪。

### 要点四 甘露消毒丹(《医效秘传》)

【组成】飞滑石十五两 淡黄芩十两 绵茵陈十一两 石菖蒲六两 川贝母、木通各五两 藿香、连翘、白蔻仁、薄荷、射干各四两

【用法】每服三钱,开水调下,或神曲糊丸,开水化服亦可。

【功用】利湿化浊,清热解毒。

【主治】湿温时疫,湿热并重证。发热口渴,胸闷腹胀,肢酸倦怠,颐咽肿痛,或身目发黄,小便短赤,或泄泻淋浊,舌苔白腻或黄腻或干黄,脉濡数或滑数。

【组方原理】本方证由湿热疫毒充斥气分,弥漫三焦,湿热并重所致。治宜利湿化浊,清热解毒。方中重用滑石、茵陈、黄芩清热祛湿、泻火解毒,为君药。白豆蔻、石菖蒲、藿香行气化湿、悦脾和中,令气行湿化,助君药祛湿之力;连翘、薄荷、射干、贝母清热解毒、透邪

散结、消肿利咽，助君药解毒之功；木通清热通淋，助君药导湿热从小便而去。诸药相伍，共奏利湿化浊、清热解毒之功。

【鉴别】甘露消毒丹与三仁汤均有清热利湿之功，治疗湿温邪留气分之证。三仁汤以滑石配伍三仁、通草、竹叶清利湿热，重在化湿理气，兼以清热，宜于湿重热轻之湿温初起或暑温夹湿证；甘露消毒丹重用滑石、茵陈、黄芩为君，配伍连翘、射干、贝母散结消肿，利湿化浊与清热解毒并举，适宜于湿热并重之疫毒充斥气分证。

### 要点五 连朴饮（《霍乱论》）

【组成】制厚朴二钱 川连、石菖蒲、制半夏各一钱 香豉、焦栀各三钱 芦根二两

【用法】水煎服。

【功用】清热化湿，理气和中。

【主治】湿热霍乱。上吐下泻，胸脘痞闷，心烦溺赤，舌苔黄腻，脉濡数。

【组方原理】本方原为湿热内蕴，脾胃升降失调，清浊相干以致霍乱吐泻而设。治宜清热化湿，理气和中。方中芦根用量独重，清热止呕除烦，为君药。黄连清热燥湿，姜制以增和胃止呕之功；厚朴宣畅气机，化湿除满，同为臣药。半夏降逆和胃，栀子清热利湿，石菖蒲化湿醒脾，淡豆豉合栀子清宣郁热而除烦，俱为佐药。诸药相伍，清热化湿、理气和中，湿热去，脾胃和，则吐泻诸症可除。

### 要点六 二妙散（《丹溪心法》）

【组成】黄柏（炒） 苍术（炒）（注：原书无用量）

【用法】上为末，沸汤入姜汁调服。

【功用】清热燥湿。

【主治】湿热下注证。筋骨疼痛，或两足痿软，或足膝红肿疼痛，或湿热带下，或下部湿疮，小便短赤，舌苔黄腻者。

【组方原理】本方证由湿热注于下焦所致。治宜清热燥湿。方中黄柏擅清下焦湿热，为君药。苍术长于燥湿健脾助运，为臣药。再入姜汁少许调和诸药，借其辛散以助祛湿，亦防黄柏苦寒伤中。

【附方】三妙丸即二妙散加牛膝以补肝肾，强筋骨，引药下行，故专治下焦湿热之两脚麻木，痿软无力。四妙丸乃三妙丸再加薏苡仁以渗湿健脾，舒筋缓急，故适宜于湿热下注之痿证。

## 细目四 利水渗湿

### 要点一 五苓散（《伤寒论》）

【组成】猪苓十八铢 泽泻一两六铢 白术十八铢 茯苓十八铢 桂枝半两

【用法】为散，以白饮和服，日三服，多饮暖水，汗出愈。

【功用】利水渗湿，温阳化气。

【主治】

1. 蓄水证。小便不利，头痛微热，烦渴欲饮，甚则水入即吐，舌苔白，脉浮。

2. 痰饮。脐下动悸，吐涎沫而头眩，或短气而咳者。

3. 水湿内停证。水肿，泄泻，小便不利，以及霍乱吐泻等。

【组方原理】本方原治外有表证，膀胱气化不利之“蓄水证”。治以淡渗利湿，温阳化气，解表散邪。方中重用泽泻，利水渗湿，为君药。茯苓、猪苓助君药渗利水湿，为臣药。白术补气健脾燥湿，合茯苓健脾制水之效益彰；桂枝温阳化气以助利水，兼以解表，俱为佐药。诸药配伍，利水渗湿之效颇佳。

【附方】四苓散，即五苓散减去桂枝，重在健脾渗湿，适宜于脾失健运，湿胜泄泻；春泽汤乃五苓散减桂枝，加人参而成，故益气补脾之功较胜，适宜于水湿停蓄而兼神疲乏力、口渴、泄泻等脾虚征象者；胃苓汤系五苓散与平胃散合方，有燥湿和中、行气利水之效，适宜于水湿内盛、气机阻滞之水肿、泄泻、腹胀、舌苔厚腻者；茵陈五苓散为五苓散与倍量茵陈相合而成，具利湿清热退黄之功，适宜于黄疸之湿重热轻证。

### 要点二 猪苓汤（《伤寒论》）

【组成】猪苓、茯苓、泽泻、阿胶、滑石各一两

【用法】先煮四味，纳阿胶烊消。

【功用】利水渗湿，清热养阴。

【主治】水热互结伤阴证。小便不利，发

热，口渴欲饮，或心烦不寐，或咳嗽，或呕恶，或下利，舌红苔白或微黄，脉细数。

【组方原理】本方证由水热结于下焦，热伤阴津所致。治宜利水渗湿，清热养阴。方中猪苓淡渗利水，为君药。泽泻、茯苓助君药利水渗湿，泽泻兼可泻热，茯苓长于健脾，同为臣药。滑石清热利水，阿胶滋阴止血，俱为佐药。诸药相合，则水湿去，邪热清，阴津复，诸症可痊。

【鉴别】猪苓汤与五苓散均含泽泻、猪苓、茯苓三药，为利水渗湿的常用方剂，皆可用于小便不利、身热口渴之证。五苓散证由水湿内盛，膀胱气化不利而致，故配伍桂枝温阳化气兼解太阳未尽之邪，白术健脾燥湿，共成温阳化气利水之剂；猪苓汤证乃因邪气入里化热，水热互结，灼伤阴津而成里热阴虚，水湿停蓄之证，故配伍滑石清热利湿，阿胶滋阴润燥，共成利水清热养阴之方。

### 要点三　防己黄芪汤（《金匮要略》）

【组成】防己一两　甘草（炒）半两　白术七钱半　黄芪一两一分

【用法】加姜、枣，水煎服。

【功用】益气祛风，健脾利水。

【主治】气虚受风，水湿内停证。汗出恶风，身重微肿，或肢节疼痛，小便不利，舌淡苔白，脉浮。亦治风水表虚证。

【组方原理】本方证由肺脾气虚，风湿外袭，或脾虚失运，水湿内停，复感风邪所致。治宜祛风胜湿，益气固表，健脾利水。方中防己祛风利水以止痛，黄芪益气补虚而固表。二药合用，祛风除湿而不伤正，益气固表而不恋邪，共为君药。白术补气健脾祛湿，助君药祛湿行水，益气固表，为臣药。煎加生姜、大枣以助祛风湿，和营卫，调脾胃，为佐药。甘草和中调药，为佐使药。诸药相伍，表里同治，邪正兼顾。

【鉴别】防己黄芪汤与玉屏风散均有益气固表健脾之功，可治肺卫气虚，自汗恶风之证。防己黄芪汤中又配入祛风利水的防己，宜用于风湿表虚，身重浮肿者；玉屏风散中配防风，宜用于表虚易感风邪或自汗之疾。

## 细目五　温化寒湿

### 要点一　苓桂术甘汤（《金匮要略》）

【组成】茯苓四两　桂枝三两　白术二两　甘草（炙）二两

【用法】水煎服。

【功用】温阳化饮，健脾利水。

【主治】中阳不足，痰饮内停证。胸胁支满，目眩心悸，短气而咳，舌苔白滑，脉弦滑或沉紧。

【组方原理】本方证由脾阳不足，健运失职，水津停滞，聚而成饮所致。“病痰饮者，当以温药和之”，治宜温阳化饮，健脾利水。方中茯苓健脾利水，渗湿化饮，为君药。桂枝温阳化气，为臣药。白术健脾燥湿，配茯苓彰健脾化饮之效，为佐药。炙甘草合桂枝辛甘化阳，以温补中阳；合白术益气健脾，以崇土制水；兼调和诸药，为佐使药。四药合用，中阳振奋，脾运复常，则痰饮渐消。

### 要点二　真武汤（《伤寒论》）

【组成】茯苓三两　芍药三两　白术二两　生姜三两　附子（炮）一枚

【用法】水煎服。

【功用】温阳利水。

【主治】

1. 阳虚水泛证。肢体浮肿或沉重，腰以下为甚，畏寒肢冷，腹痛泄泻，小便不利，或心悸头眩，舌淡胖，苔白滑，脉沉细。

2. 太阳病发汗太过，阳虚水泛证。汗出不解，其人仍发热，心下悸，头眩，身体动，振振欲擗地。

【组方原理】本方证由脾肾阳虚，气不化水，水湿泛溢所致。治宜温肾助阳，健脾利水。方中附子温肾暖脾，化气行水，为君药。茯苓、白术补气健脾，利水渗湿，同为臣药。生姜配附子温阳散寒，伍苓、术辛散水气，又能和胃止呕；芍药（白芍）之用有三，柔肝缓急以止腹痛，敛阴舒筋以解筋肉瞤动，利小便以行水气，俱为佐药。全方泻中有补，标本兼顾，共奏温阳利水之效。

【常用加减】若水寒射肺而咳者，加干姜、细辛、五味子以温肺化饮，敛肺止咳；脾肾阳衰而下利甚者，去芍药，加干姜以温中祛寒；水寒犯胃而呕者，加半夏、吴茱萸以温胃降逆止呕。

【附方】附子汤为真武汤中生姜易人参，均主治阳虚湿胜证。然附子汤重用附、术，配伍人参，重在温补脾阳而祛寒湿，适宜于阳虚寒湿内盛的身体骨节疼痛；真武汤中附子与茯苓配伍，佐以白术、生姜，故重在温阳而散水气，适宜于阳虚水泛的水肿。

### 要点三 实脾散（《重订严氏济生方》）

【组成】厚朴、白术、木瓜、木香、草果仁、大腹子、附子、白茯苓、干姜各一两 甘草（炙）半两

【用法】加生姜五片、大枣一枚，水煎服。

【功用】温阳健脾，行气利水。

【主治】阳虚水肿。身半以下肿甚，手足不温，口中不渴，胸腹胀满，大便溏薄，舌苔白腻，脉沉迟。

【组方原理】本方证由脾肾阳虚，水湿内停，阻滞气机，泛溢肌肤所致。治宜温阳健脾，行气利水。方中附子、干姜温肾暖脾，扶阳抑阴，共为君药。茯苓、白术健脾渗湿，利水消肿，同为臣药。木瓜除湿和中，厚朴、木香、大腹子行气利水，草果温中燥湿，俱为佐药。甘草调和药性，为使药。煎时加生姜温散水气，大枣益脾和中。

【鉴别】真武汤与实脾散中均含附子、茯苓、白术等药，具有温补脾肾、利水渗湿之功，可治阳虚水肿。真武汤以附子为君，佐以芍药、生姜，故偏于温肾，并善散水消肿，兼可敛阴缓急，宜于阳虚水肿，伴有腹痛，四肢沉重疼痛，或身动者；实脾散以附子、干姜共为君药，故温脾之力胜于真武汤，且配入木香、厚朴、槟榔等行气除满之品，宜于脾肾阳虚水肿兼有胸腹胀满者。

## 细目六 祛湿化浊

### 要点一 萆薢分清饮（《杨氏家藏方》）

【组成】益智、川萆薢、石菖蒲、乌药各等分

【用法】为细末。水一盏半，入盐一捻同煎。

【功用】温肾利湿，分清化浊。

【主治】虚寒白浊。小便频数，浑浊不清，白如米泔，凝如膏糊，舌淡苔白，脉沉。

【组方原理】本方证由下元虚冷，湿浊下注，清浊不分所致。治宜温暖下元，利湿化浊。方中萆薢利湿分清化浊，为治小便浑浊之要药，为君药。益智仁温暖脾肾，固精缩尿，为臣药。石菖蒲芳香化浊，温肠暖胃；乌药温暖下元，行气散寒，俱为佐药。入盐煎服，取其咸以入肾，引药直达下焦，用以为使药。诸药相合，共奏温肾利湿、分清化浊之功。

【鉴别】萆薢分清饮与桑螵蛸散皆可治肾虚膀胱失约之小便频数，白如米泔。萆薢分清饮利湿分清之功胜，宜于肾虚湿浊下注而致者；桑螵蛸散固肾涩精之效佳，兼可宁心安神，宜于心肾两虚，心神失宁而致者。

### 要点二 完带汤（《傅青主女科》）

【组成】炒白术一两 炒山药一两 人参二钱 酒炒白芍五钱 酒炒车前子三钱 苍术三钱甘草一钱 陈皮五分 黑芥穗五分 柴胡六分

【用法】水煎服。

【功用】补脾疏肝，化湿止带。

【主治】脾虚肝郁，湿浊下注之带下证。带下色白，清稀无臭，倦怠便溏，舌淡苔白，脉缓或濡弱。

【组方原理】本证乃由脾虚肝郁，带脉失约，湿浊下注所致。治宜益气健脾，疏肝解郁，化湿止带。方中白术健脾而化湿浊，山药补肾以固带脉，二者相合，补脾肾，祛湿浊，约带脉，则带下可止，共为君药。人参补中益气，助君药补脾之力；苍术燥湿运脾，车前子利湿泄浊，以增君药祛湿之能；白芍柔肝理脾，使肝木条达而脾土自强，共为臣药。辅以陈皮理气和中，使君药补而不滞，又可令气行而湿化；柴胡、芥穗之升发疏散，得白术可升发脾胃清阳，配白芍可疏达肝气以适肝性，均为佐药。甘草和中调药，为使药。诸药相配，扶土抑木，肝脾同治，补中寓散，升清除湿，使脾气健运，肝气条达，清阳得升，湿浊得化，则带下自止。

【鉴别】易黄汤与完带汤均治带下。但完带汤所治带下，乃因脾虚肝郁，湿浊下注所致，症见带下色白，清稀如涕，伴有肢体倦怠、舌淡苔白，脉缓等；易黄汤所治带下，乃因脾肾虚弱，水湿内停，蕴而生热所致，症见带下色如浓茶汁，黏稠量多，其气臭秽，伴有舌红苔黄腻等。

## 细目七　祛风胜湿

### 要点一　羌活胜湿汤（《脾胃论》）

【组成】羌活、独活各一钱　藁本、防风、甘草（炙）各五分　蔓荆子三分　川芎二分

【用法】水煎服。

【功用】祛风胜湿止痛。

【主治】风湿犯表。头痛身重，肩背、腰脊疼痛，难以转侧，苔白，脉浮。

【组方原理】本方证由外感风湿，邪客肌表经络，太阳经气不畅所致。治宜祛风胜湿，通络止痛。方中羌活善祛上部风湿，独活善祛下部风湿，合用发散一身上下之风湿，通利关节而止痹痛，共为君药。防风祛风胜湿，通痹止痛；川芎祛风散邪，活血行气，同为臣药。藁本、蔓荆子善达头面，疏风胜湿，俱为佐药。甘草缓诸药之辛散，并调和诸药，以为佐使药。方中虽集大队辛温升散之品，但量轻力缓，意在微发其汗，使在表之风湿随汗而解。

【鉴别】羌活胜湿汤与九味羌活汤均具祛风胜湿止痛之功，用于外感风寒湿证。九味羌活汤解表发汗之功较著，兼清里热，宜于风寒湿邪在表且内有蕴热之证；羌活胜湿汤善祛一身上下之风湿，而发汗散寒之力逊之，宜于风湿客于肌表经络之证。

### 要点二　独活寄生汤（《备急千金要方》）

【组成】独活三两　桑寄生、杜仲、牛膝、细辛、秦艽、茯苓、肉桂心、防风、川芎、人参、甘草、当归、芍药、干地黄各二两

【用法】水煎服。

【功用】祛风湿，止痹痛，益肝肾，补气血。

【主治】痹证日久，肝肾两虚，气血不足证。腰膝疼痛、痿软，肢节屈伸不利，或麻木不仁，畏寒喜温，心悸气短，舌淡苔白，脉细弱。

【组方原理】本方证由风寒湿痹日久不愈，累及肝肾，耗伤气血所致。治宜祛风散寒胜湿，补益肝肾气血。方中独活祛风散寒胜湿，善治腰膝腿足之痛，为君药。细辛祛风散寒止痛，秦艽祛风胜湿舒筋，桂心温经散寒通脉，防风祛一身风湿，同为臣药。桑寄生、杜仲、牛膝益肝肾，祛风湿，强筋骨；地黄、当归、芍药、川芎养血和血；人参、茯苓、甘草益气健脾，俱为佐药。芍药与甘草相合，有缓急舒筋之功；当归、川芎、牛膝、桂心相伍，有活血通脉之效。甘草调和诸药，兼作使药。本方以祛风寒湿邪为主，辅以补肝肾、益气血之品，邪正兼顾。

【常用加减】若寒邪偏盛者，酌加附子、干姜以温阳散寒；湿邪偏盛者，去地黄，酌加苍术、防己、薏苡仁以祛湿消肿；疼痛较剧者，可酌加白花蛇、制川乌、制草乌、红花等以助搜风通络，活血止痛。

# 第十八单元　祛　痰　剂

## 细目一　概　　述

### 要点一　祛痰剂的适用范围及配伍规律

祛痰剂适用于痰浊留滞于脏腑、经络、肢体而导致的痰病，临床可见于咳喘，头痛，眩晕，胸痹，呕吐，中风，痰厥，癫狂，惊痫，以及痰核、瘰疬等多种疾病。

本类方剂常配伍温里祛寒、清热降火、健脾燥湿、滋阴润肺、疏风散邪或平肝息风，以及疏通经络、软坚散结之品；并酌伍理肺、运脾、温肾等药以治生痰之源；注重配伍调理气机之药使气顺痰消。

### 要点二　祛痰剂的应用注意事项

辨明痰证寒、热、燥、湿之属性。阴虚燥咳，痰中带血者，慎用辛温燥烈之品以防加重出血。表邪未解或痰多者，慎用滋润之品以防壅滞留邪。

## 细目二　燥湿化痰

### 要点一　二陈汤（《太平惠民和剂局方》）

【组成】半夏、橘红各五两　白茯苓三两　甘草（炙）一两半

【用法】加生姜七片、乌梅一个，同煎。

【功用】燥湿化痰，理气和中。

【主治】湿痰证。咳嗽痰多，色白易咯，胸膈痞闷，不欲饮食，恶心呕吐，或头眩心悸，肢体困倦，舌苔白滑，脉滑。

【组方原理】本方证由脾失健运，湿聚成痰，壅滞气机所致。治宜燥湿化痰，健脾助运，理气和胃。方中半夏燥湿化痰，和胃止呕，为君药。橘红理气行滞，使气顺痰消，并助半夏燥湿和胃，为臣药。茯苓渗湿健脾，治生痰之源，为佐药。炙甘草和中健脾，调和诸药，为使药。煎煮时加生姜，降逆化痰，制半夏之毒；入乌梅收敛肺气，合半夏、橘红散中有收，使痰化而正气无损。

【附方】导痰汤（《传信适用方》引皇甫坦方）为二陈汤去乌梅、甘草，改白茯苓为赤茯苓，加天南星、枳实而成，燥湿行气化痰作用较二陈汤为著，适用于痰湿较甚，痰阻气滞及顽痰胶固的痰厥眩晕，咳喘痞胀等；涤痰汤在导痰汤基础上加石菖蒲、竹茹、人参、甘草，改赤茯苓为茯苓，较之导痰汤又多开窍扶正之力，宜于痰湿壅盛，痰迷心窍所致中风、舌强不能言等。

### 要点二　温胆汤（《三因极一病证方论》）

【组成】半夏、竹茹、枳实各二两　陈皮三两　甘草（炙）一两　茯苓一两半

【用法】加姜枣煎服。

【功用】理气化痰，清胆和胃。

【主治】胆胃不和，痰热内扰证。胆怯易惊，虚烦不眠，口苦吐涎，或呕吐呃逆，或惊悸不宁，或癫痫，舌苔腻，脉弦滑或略数。

【组方原理】本方证由痰热内扰，胆胃不和所致。治宜理气化痰，清胆和胃。方中半夏燥湿化痰，降逆和胃，为君药。竹茹清热化痰，除烦止呕，为臣药。枳实破气消痰，散结除痞；陈皮理气和胃，燥湿化痰；茯苓健脾渗湿，杜生痰之源，俱为佐药。炙甘草调和诸药，为使药。煎加生姜、大枣调和脾胃。诸药合用，共奏清胆和胃、理气化痰、除烦止呕之效。

【附方】黄连温胆汤在温胆汤中加入黄连，故清心泻火之效较温胆汤为优，宜于痰热内扰且热邪较甚者。十味温胆汤乃温胆汤减竹茹，加人参、熟地黄、五味子、酸枣仁、远志而成，故化痰和胃之中兼能益气养血，宁心安神，宜于痰浊内扰，气血不足之心胆虚怯，神志不宁者。

【鉴别】温胆汤与蒿芩清胆汤皆以二陈汤

加竹茹、枳实（枳壳）燥湿化痰，清胆和胃，可治疗痰热内蕴，胆胃失和之证。温胆汤重在燥湿化痰，清热力微，宜于痰浊内扰，胆胃失和而热象不显者；蒿芩清胆汤又增青蒿、黄芩、滑石、青黛等药，清热之力较著，兼可透邪，宜于少阳胆热较甚，兼有湿热痰浊者。

## 细目三　清热化痰

### 要点一　清气化痰丸（《医方考》）

【组成】陈皮、杏仁、枳实、黄芩、瓜蒌仁、茯苓各一两　胆南星、制半夏各一两半

【用法】姜汁为丸。

【功用】清热化痰，理气止咳。

【主治】热痰咳嗽。咳嗽痰黄，黏稠难咯，胸膈痞闷，甚则气急呕恶，舌质红，苔黄腻，脉滑数。

【组方原理】本方证由痰热壅结于肺所致。治宜清热化痰，理气止咳。方中胆南星清热豁痰，为君药。瓜蒌仁清热化痰，黄芩清泻肺火，半夏化痰散结，降逆止呕，同为臣药。枳实行气消痞，陈皮理气化痰，茯苓健脾渗湿，杏仁降气止咳，俱为佐药。以生姜汁为丸，以制半夏之毒，并增祛痰降逆之效。诸药相合，共奏清热化痰、理气止咳之效。

### 要点二　小陷胸汤（《伤寒论》）

【组成】黄连一两　半夏半升　瓜蒌实一枚

【用法】先煮瓜蒌，后内诸药。

【功用】清热化痰，宽胸散结。

【主治】痰热互结之小结胸证。胸脘痞闷，按之则痛，或咳痰黄稠，口苦，舌苔黄腻，脉滑数。

【组方原理】本方为伤寒表证误下，邪热内陷，痰热结于心下之小结胸证而设。治宜清热化痰，宽胸散结。方中瓜蒌实清热涤痰，宽胸散结，为君药。黄连泄热降火，为臣药。半夏祛痰降逆，开结消痞，为佐药。半夏与黄连相伍，辛开苦降，清热化痰，开郁散结。

【常用加减】痰阻气滞而胸脘胀闷者，加枳实、郁金、柴胡以疏肝行气；痰热甚而痰黄稠者，加胆南星、浙贝母以加强化痰之力。

## 细目四　润燥化痰

### 要点　贝母瓜蒌散（《医学心悟》）

【组成】贝母一钱五分　瓜蒌一钱　花粉、茯苓、橘红、桔梗各八分

【用法】水煎服。

【功用】润肺清热，理气化痰。

【主治】燥痰咳嗽。咳嗽痰少，咳痰不爽，涩而难出，咽干口燥哽痛，或上气喘促，苔白而干。

【组方原理】本方证由燥热伤肺，灼津成痰，肺失清肃所致。治宜润肺清热，理气化痰。方中贝母清热化痰，润肺止咳，为君药。瓜蒌清热化痰，宽胸散结，为臣药。天花粉清热润肺，茯苓健脾渗湿，橘红理气燥湿化痰，桔梗宣肺化痰止咳，俱为佐药。诸药相伍，使肺得清润而燥痰自化，宣降有权而咳逆自平。

## 细目五　温化寒痰

### 要点　三子养亲汤（《皆效方》，录自《杂病广要》）

【组成】白芥子　苏子　莱菔子

【用法】上药微炒，击碎。看何证多，则以所主者为君，余次之。每剂不过三钱，别生绢袋盛之，煮饮代茶，不宜煎太过。

【功用】化痰消食，降气平喘。

【主治】痰壅食滞气逆证。咳嗽喘逆，痰多胸痞，食少难消，舌苔白腻，脉滑。

【组方原理】本方证由痰食壅滞，气机不畅，肺失肃降所致。治宜化痰消食，降逆下气，止咳平喘。方中白芥子温肺化痰，利气散结；紫苏子降气化痰，止咳平喘；莱菔子消食导滞，下气祛痰。临证可视痰壅、气逆、食滞之轻重酌定君药。

## 细目六 治风化痰

### 要点 半夏白术天麻汤(《医学心悟》)

【组成】半夏一钱五分 天麻、茯苓、橘红各一钱 白术三钱 甘草五分

【用法】加姜、枣煎服。

【功用】化痰息风,健脾祛湿。

【主治】风痰上扰证。眩晕,头痛,胸膈痞满,痰多,呕恶,舌苔白腻,脉弦滑。

【组方原理】本方证由湿痰内盛,肝风夹痰上扰清空所致。治宜化痰息风,健脾祛湿。方中半夏燥湿化痰,天麻平肝息风,二者为治风痰眩晕头痛之要药,共为君药。白术健脾燥湿,茯苓健脾渗湿以治生痰之本,为臣药。橘红理气化痰为佐药。甘草调和诸药,为使药。煎加生姜、大枣以调和脾胃。

【鉴别】半夏白术天麻汤与天麻钩藤饮均有平肝息风之功。半夏白术天麻汤兼可燥湿化痰,理气和中,故宜于肝风夹痰上扰清空之证;天麻钩藤饮长于清热平肝潜阳,故宜于肝阳上亢,肝风内动之证。

# 第十九单元　消　食　剂

## 细目一　概　　述

### 要点一　消食剂的适用范围

消食剂适用于食积内停之证，常见脘腹胀满、嗳腐吞酸、恶食呕逆、腹痛泄泻等症。

### 要点二　消食剂的应用注意事项

食积每致伤中、阻气、生湿、化热之变，治疗时需合理遣药配伍组方。不宜长期或过量服用，纯虚无实者禁用。

## 细目二　消 食 化 滞

### 要点一　保和丸（《丹溪心法》）

【组成】山楂六两　神曲二两　半夏、茯苓各三两　陈皮、连翘、莱菔子各一两

【用法】炊饼为丸。

【功用】消食和胃。

【主治】食积证。脘腹痞满胀痛，嗳腐吞酸，恶食呕恶，或大便泄泻，舌苔厚腻微黄，脉滑。

【组方原理】本方证乃饮食过量，脾运不及，停滞为积，胃气失和所致。治宜消食化滞，理气和胃。方中重用山楂，消食化滞，尤擅消肉食油腻之积，为君药。神曲消食健脾，尤善化酒食陈腐之积；莱菔子下气消食，长于消谷面之积，同为臣药。君臣配伍，相辅相成，可消一切饮食积滞。半夏和胃降逆，陈皮理气和中，茯苓健脾渗湿，连翘清热散结，俱为佐药。诸药相合，使食积化，胃气和，诸症自解。

### 要点二　枳实导滞丸（《内外伤辨惑论》）

【组成】大黄一两　枳实、神曲各五钱　茯苓、黄芩、黄连、白术各三钱　泽泻二钱

【用法】汤浸蒸饼为丸。

【功用】消食导滞，清热祛湿。

【主治】湿热食积证。脘腹胀痛，下痢泄泻，或大便秘结，小便黄赤，舌苔黄腻，脉沉有力。

【组方原理】本方证由食积停滞，生湿化热，或素有湿热又与食积互结，阻于肠胃所致。治宜消食导滞，清热利湿。方中大黄攻积泄热，为君药。枳实行气消积导滞，神曲消食化滞和胃，同为臣药。黄芩、黄连清热燥湿止痢，茯苓、泽泻利水渗湿止泻，白术益气健脾燥湿，俱为佐药。诸药相伍，使积化食消，湿除热清，则诸症自解。

## 细目三　健 脾 消 食

### 要点　健脾丸（《证治准绳》）

【组成】白术二两半　木香、黄连、甘草各七钱半　白茯苓二两　人参一两五钱　神曲、陈皮、砂仁、麦芽、山楂、山药、肉豆蔻（煨去油）各一两

【用法】蒸饼为丸。

【功用】健脾和胃，消食止泻。

【主治】脾虚食积证。食少难消，脘腹痞闷，大便溏薄，倦怠乏力，舌苔腻而微黄，脉虚弱。

【组方原理】本方证由脾胃虚弱，食积内停所致。治宜健脾助运，消食和胃。方中人参、白术、茯苓健脾化湿止泻，共为君药。山楂、神曲、麦芽消食化滞和胃，为臣药。肉豆蔻、山药益气健脾止泻，木香、砂仁、陈皮理气醒脾和胃，

黄连清热燥湿，俱为佐药。甘草补中益气，调和诸药，为佐使药。诸药相伍，补气健脾与消食行气同用，共成消补兼施之剂。

【鉴别】健脾丸与参苓白术散均含人参、白术、山药、茯苓、砂仁、甘草等药，皆具益气健脾、渗湿止泻之功，可治疗脾虚夹湿之证。健脾丸因配入山楂、神曲、麦芽、黄连等药，兼具消食化滞、清热燥湿之功，宜于脾虚食积内停，生湿蕴热之证；参苓白术散因配入莲子、扁豆、薏苡仁、桔梗等药，功擅渗湿止泻，兼可保肺，宜于脾虚生湿，下渗肠道之泄泻，亦治肺脾气虚之痰湿咳嗽。

# 第二十单元 驱 虫 剂

## 要点 乌梅丸（《伤寒论》）

【组成】乌梅三百枚 细辛六两 干姜十两 黄连十六两 当归四两 附子六两 蜀椒四两 桂枝六两 人参六两 黄柏六两

【用法】炼蜜为丸。

【功用】温脏安蛔。

【主治】蛔厥证。腹痛时作，手足厥冷，时静时烦，时发时止，得食而呕，常自吐蛔。兼治久利。

【组方原理】本方证之蛔厥由寒热错杂，寒重热轻，蛔虫内扰所致。治宜寒热并调，温脏安蛔。因“蛔得酸则静，得辛则伏，得苦则下”，故方中重用乌梅，酸以安蛔，并以苦酒（醋）渍之，为君药。细辛、花椒辛可伏蛔，温脏祛寒；黄连、黄柏苦以下蛔，清泄内热，同为臣药。附子、干姜、桂枝合细辛、花椒，温里祛寒之功益增，以利蛔虫安伏肠内；人参、当归补养气血，俱为佐药。以蜜为丸，调和诸药。至于久利、久泻，属寒热错杂，正气虚弱者，本方集酸收涩肠、温中补虚、清热燥湿诸法，亦切中病机，可谓异病同治之用。

# 第二十一单元　治痈疡剂

## 细目一　概　述

### 要点一　治痈疡剂的适用范围

治痈疡剂适用于痈疽疮疡证，具体适用范围包括体表的红肿热痛、化脓溃疡等局部症状明显的痈疡，如痈、疽、疖、疔等；内在脏腑的痈肿，如肺痈、肠痈等；因热毒炽盛、气血凝滞、痰湿瘀阻等引起的痈疡，表现为局部肿块、疼痛、发热等。

### 要点二　治痈疡剂的应用注意事项

治痈疡剂的使用，首先当辨别病证的阴阳表里虚实。痈疡脓已成，不宜固执内消一法，应促其速溃，不致疮毒内攻。若毒邪炽盛，则须侧重清热解毒以增祛邪之力；若脓成难溃，又应配透脓溃坚之品。痈疡后期，疮疡虽溃，毒邪未尽时，切勿过早应用补法，以免留邪为患。

## 细目二　散结消痈

### 要点一　仙方活命饮（《校注妇人良方》）

【组成】白芷、贝母、防风、赤芍药、当归尾、甘草、炒皂角刺、炙穿山甲（代）、天花粉、乳香、没药各一钱　金银花、陈皮各三钱

【用法】水煎服，或水酒各半煎服。

【功用】清热解毒，消肿溃坚，活血止痛。

【主治】痈疡肿毒初起。局部红肿焮痛，或身热凛寒，苔薄白或黄，脉数有力。

【组方原理】本方主治痈疡肿毒初起之证，乃为热毒壅聚，气滞血瘀痰结而成。治宜清热解毒为主，伍以理气活血、化痰散结、消肿溃坚之法。方中金银花芳香透达，轻清气浮，善清热解毒，消肿疗疮，乃“疮疡圣药”，故重用为君药。然单用清热解毒，则气滞血瘀难消，肿结不散，又以当归尾、赤芍、乳香、没药、陈皮行气活血通络，消肿止痛，气行则营卫畅通，营卫畅通则邪无滞留，使瘀去肿散痛止，共为臣药。白芷、防风疏风散表，以助散结消肿；气机阻滞每致液聚成痰，故配用贝母、天花粉清热化痰排脓，可使脓未成即消；穿山甲（代）、皂角刺通行经络，透脓溃坚，可使脓成即溃，均为佐药。甘草助清热解毒，并和中调药，为佐使药。煎药加酒者，借其通行周身，助药力直达病所，使邪尽散。诸药合用，消清并举，清解之中寓活血祛瘀之法，佐辛透散结之品，共奏清热解毒，消肿溃坚，活血止痛之功，使脓“未成者即散，已成者即溃”（《校注妇人良方》），罗美称“此疡门开手攻毒之第一方也”（《古今名医方论》），全面地体现了外科阳证疮疡内治消法的基本配伍法则。

### 要点二　阳和汤（《外科证治全生集》）

【组成】熟地黄一两　麻黄五分　鹿角胶三钱　白芥子二钱　肉桂一钱　生甘草一钱　炮姜炭五分

【用法】水煎服。

【功用】温阳补血，散寒通滞。

【主治】阴疽。如贴骨疽、脱疽、流注、痰核、鹤膝风等。患处漫肿无头，皮色不变，酸痛无热，口中不渴，舌淡苔白，脉沉细或迟细。

【组方原理】本证系由素体阳虚，营血不足，寒邪乘虚而入里，寒凝痰滞，痹阻于肌肉、筋骨、血脉而成。治宜温阳补血，散寒通滞。方中重用熟地黄，温补营血，填精益髓；鹿角胶温肾助阳，补益精血。两者合用，温阳补血，以治其本，共为君药。肉桂、姜炭药性辛热，均入血分，温阳散寒，温通血脉，共为臣药。白芥子辛温，可达皮里膜外，温化寒痰，通络散结；少量麻黄，辛温达表，宣通毛窍，开腠理，散寒凝，合为佐药。方中鹿角胶、熟地黄得姜、桂、芥、麻之宣通，则补而不滞；麻、芥、姜、桂得熟地黄、鹿角

胶之滋补,则温散而不伤正。生甘草为使,解毒并调诸药。全方配伍,补而不滞,温补营血药与辛散温行药相伍,滋补之中寓温散之法,则宣化寒凝而通经脉,补养精血而扶阳气,用于阴疽,犹如离照当空,阴霾自散,化阴凝而布阳气,使筋骨、肌肉、血脉、皮里膜外凝聚之阴邪,皆得尽去,故名"阳和汤"。

【鉴别】阳和汤与仙方活命饮均治疮疡。阳和汤主要用于治疗阴证疮疡,适用于阳虚血弱,寒凝痰滞,痹阻于肌肉血脉、筋骨关节等部位的阴疽,其特点是局部皮色不变、漫肿无头、疼痛无热、脉沉细。仙方活命饮主要用于治疗阳证疮疡,适用于风热邪毒壅聚肌肤,气滞血瘀所致的阳证痈疡初起,其特点是体质壮实、局部红肿热痛、脉数有力。

## 要点三　苇茎汤(《外台秘要》引《古今录验方》)

【组成】苇茎二升(以水二斗,煮取五升,去滓)　薏苡仁半升　瓜瓣半升　桃仁三十枚

【用法】上四味㕮咀,纳苇汁中,煮取二升,服一升,再服,当吐如脓。

【功用】清肺化痰,逐瘀排脓。

【主治】痰瘀互结,热毒壅滞之肺痈证。身有微热,咳嗽痰多,甚则咳吐腥臭脓血,胸中隐隐作痛,舌红,苔黄腻,脉滑数。

【组方原理】本方所治之肺痈,乃因热毒壅肺、痰瘀互结而致。治宜清热化痰,逐瘀排脓。本方重用苇茎为君药,其性甘寒轻浮,善清肺热,其茎"中空,专于利窍,善治肺痈,吐脓血臭痰"(《本经逢原》),为治肺痈之要药。臣以瓜瓣(冬瓜仁)清热化痰,利湿排脓,能清上彻下,肃降肺气,与君药配伍,则清肺宣壅、涤痰排脓;薏苡仁甘淡微寒,上清肺热而排脓,下利肠胃而渗湿,亦为臣药。佐以桃仁活血祛瘀以助消痈,且能润燥滑肠而通下,使痰瘀之邪从下而解。四药配伍,药性平和,清化于上,降渗于下,凉而不寒,共奏清热化痰,逐瘀排脓之效。

## 要点四　大黄牡丹汤(《金匮要略》)

【组成】大黄四两　丹皮一两　桃仁五十个　瓜子半升　芒硝三合

【用法】水煎,芒硝溶服。

【功用】泄热破瘀,散结消肿。

【主治】湿热瘀滞之肠痈初起。右下腹疼痛拒按,或右足屈而不伸,伸则痛甚,甚则局部肿痞,或时时发热,自汗恶寒,舌苔薄腻而黄,脉滑数。

【组方原理】本方所治肠痈初起,乃因湿热郁蒸,气血凝聚,邪结肠中而致。治宜泄热破瘀,散结消痈。方中大黄苦寒攻下,泻肠中湿热郁结,祛肠中稽留之瘀血;桃仁苦平入血分,性善破血,与大黄相配,破瘀泄热。芒硝咸寒,泄热导滞,软坚散结,助大黄以荡涤实热;牡丹皮辛苦微寒,凉血散瘀消肿。以冬瓜子清肠中湿热,排脓散结消痈。诸药配伍,下消之中寓清利之能,以通为用,热清瘀祛,肠痈得消。

## 要点五　四妙勇安汤(《验方新编》)

【组成】金银花、玄参各三两　当归二两　甘草一两

【用法】水煎服,一连十剂,永无后患,药味不可少,减则不效,并忌抓擦为要。

【功用】清热解毒,活血止痛。

【主治】热毒炽盛之脱疽。患肢暗红微肿灼热,疼痛剧烈,久则溃烂腐臭,甚则脚趾节节脱落,延及足背,烦热口渴,舌红,脉数。

【组方原理】本证系火毒内郁,血行不畅,瘀阻经脉所致。治宜重剂清热解毒为主,兼以活血养血,通脉止痛。方中金银花味甘性寒,尤善清热解毒而治痈疽,故重用为君。玄参长于清热凉血,泻火解毒,并能散结软坚,与君药合用,既清气分之邪热,又解血分之热毒,则清热解毒之力尤著;当归性味甘辛而温润,养血活血,既可行气血、化瘀通脉而止痛,又合玄参养血滋阴而生新,共为臣药。甘草生用,既助金银花清热解毒,合当归、玄参养阴生津,又能调和诸药,为之佐使。四药配伍,药简量大而力专,清热解毒之中寓活血养血之法,气血兼顾,通脉止痛,则诸证自愈。

# 第八部分 中医诊断学

## 第一单元 绪 论

### 细目一 中医诊断的基本原理

#### 要点一 司外揣内

外，指因疾病而表现出的“症”，包括症状、体征；内，指脏等内在的状态和病理本质。司外揣内指通过诊察其外部的征象，便有可能测知内在的变化情况。

#### 要点二 见微知著

微，指微小、局部的变化；著，指明显的整体的情况。见微知著，是指机体的某些局部的、微小的变化，常包含着整体的生理、病理信息，局部的细微变化常可反映出整体的状况，通过这些微小的变化，可以测知整体的情况。

#### 要点三 以常衡变

常，指健康的、生理的状态；变，指异常的、病理的状态。以常衡变，是指在认识正常的基础上，辨别、发现太过、不及的异常变化。

#### 要点四 因发知受

发，指人在疾病中出现的证候表现；受，指感受的邪气和机体的反应状态。因发知受是根据机体在疾病中所反映的证候特征，确定是否感受外邪，感受何种邪气。

### 细目二 中医诊断的基本原则

#### 要点一 整体审察

整体审察的含义，一方面是在通过诊法收集患者的临床资料时，必须从整体上进行多方面考虑，而不能只看到局部的征象。另一方面是在对病情资料进行分析时，要求注重整体性，综合判断。

#### 要点二 四诊合参

四诊合参，是指四诊并重，诸法参用，综合考虑所收集的病情资料，有利于得出准确的诊断。

#### 要点三 病证结合

由于“病”与“证”对疾病本质反映的侧重面有所不同，故中医学强调要“辨病”与“辨证”相结合，有利于对疾病本质的全面认识。

#### 要点四 动静统一

疾病具有贯穿始终相对固定的基本病理，其发展演变有其相对的稳定性，是其“静”的一面；在疾病的不同阶段，又有其不同的证候变化，是其“动”的一面。在明确疾病诊断的同时，要注意观察证候的变化，把握病情发展的趋势，及时调整治疗的法则和方案。

# 第二单元 望诊

望诊，是医生运用视觉对人体外部情况进行有目的的观察，以了解健康状况，测知病情的方法。

## 细目一 望神

### 要点一 得神、少神、失神、假神的临床表现、相关鉴别及临床意义

**（一）得神**

得神即有神，是精充气足神旺的表现。

1. **临床表现** 神志清楚，语言清晰，目光明亮，精彩内含；面色荣润含蓄，表情丰富自然，反应灵敏，动作灵活，体态自如；呼吸平稳，肌肉不削。

2. **临床意义** 提示精气充盛，体健神旺，为健康的表现，或虽病而精气未衰，病轻易治，预后良好。

**（二）少神**

少神又称为神气不足，是指精气不足，神气不旺的表现。介于得神与失神之间。

1. **临床表现** 精神不振，两目乏神，面色少华，肌肉松软，倦怠乏力，少气懒言，动作迟缓等。

2. **临床意义** 提示正气不足，精气轻度损伤，脏腑功能减弱。常见于虚证患者，或病后恢复期患者。

**（三）失神**

失神即无神，是精亏神衰或邪盛神乱的表现。

1. **精亏神衰**

（1）临床表现：精神萎靡，意识模糊，反应迟钝，面色无华、晦暗暴露，目无光彩，眼球呆滞，呼吸微弱或喘促无力，肉削著骨，动作艰难等。

（2）临床意义：提示脏腑精气亏虚已极，正气大伤，功能活动衰竭。多见于慢性久病重病之人，预后不良。

2. **邪盛神乱**

（1）临床表现：神昏谵语，躁扰不宁，循衣摸床，撮空理线；或猝然昏倒，双手握固，牙关紧闭等。多因邪气亢盛，热扰神明，邪陷心包；或肝风夹痰，蒙蔽清窍，阻闭经络所致。

（2）临床意义：提示气血功能严重障碍，气血津液失调，多见于急性病患者，亦属病重。

**（四）假神**

假神是指久病、重病患者，精气本已极度衰竭，而突然一时间出现某些神气暂时“好转”的虚假表现，是脏腑精气极度衰竭的表现。

1. **临床表现** 如久病、重病患者，本已神昏或精神极度萎靡，突然神志清楚，想见亲人，言语不休，但精神烦躁不安；或原本目无光彩，突然目光转亮，但却浮光外露，目睛直视；或久病面色晦暗无华，突然两颧泛红如妆等；或原本身体沉重难移，忽思起床活动，但并不能自己转动；或久病脾胃功能衰竭，本无食欲，而突然欲进饮食等。

2. **临床意义** 提示脏腑精气耗竭殆尽，正气将绝，阴不敛阳，虚阳外越，阴阳即将离决，属病危。常见于临终之前，为死亡的预兆。故古人比喻为回光返照、残灯复明。

得神、少神、失神、假神的鉴别见表 8-2-1-1。

表 8-2-1-1 得神、少神、失神、假神鉴别表

| 项目 | 得神 | 少神 | 失神 | 假神 |
|---|---|---|---|---|
| 目光 | 两目灵活<br>明亮有神 | 两目晦滞<br>目光乏神 | 两目晦暗<br>瞳神呆滞 | 原本目光晦暗<br>突然浮光暴露 |
| 神情 | 神志清晰<br>表情自然 | 精神不振<br>思维迟钝 | 精神萎靡<br>意识模糊 | 本已神昏<br>突然神识似清 |
| 面色 | 面色红润<br>含蓄不露 | 面色少华<br>色淡不荣 | 面色无华<br>晦暗暴露 | 本为面色晦暗<br>突然颧红如妆 |
| 体态 | 肌肉不削<br>反应灵敏 | 肌肉松软<br>动作迟缓 | 形体羸瘦<br>反应迟钝 | 久病卧床不起<br>忽思活动 |
| 语言 | 语言清晰<br>对答如常 | 声低懒言 | 低微断续<br>言语失伦 | 本不言语<br>突然言语不休 |
| 饮食 | 饮食如常 | 食欲减退 | 毫无食欲 | 久不能食<br>突然索食 |

### 要点二 神乱的临床表现及意义

神乱是指神志错乱失常。临床常表现为焦虑恐惧、狂躁不安、淡漠痴呆和猝然昏倒等，多见于癫、狂、痴、痫、脏躁等患者。

1. **焦虑恐惧** 焦虑恐惧是指患者时时恐惧，焦虑不安，心悸不宁，不敢独处的症状。多由心胆气虚，心神失养所致，常见于卑惵、脏躁等患者。

2. **狂躁不安** 狂躁不安是指患者毫无理智，躁动不宁，胡言乱语，少寐多梦，甚者打人毁物，不避亲疏的症状。多由痰火扰乱心神所致，常见于狂病等。

3. **淡漠痴呆** 淡漠痴呆是指患者表情淡漠，神志痴呆，喃喃自语，哭笑无常，悲观失望的症状。多由痰浊蒙蔽心神，或先天禀赋不足所致，常见于癫病、痴呆等。

4. **猝然昏倒** 猝然昏倒是指患者突然昏倒，口吐白沫，目睛上视，四肢抽搐，移时苏醒，醒后如常的症状。多由于脏气失调，肝风夹痰上逆，蒙蔽清窍所致，属痫病。

## 细目二 望 面 色

### 要点一 常色的分类、临床表现及意义

常色指健康人面部皮肤的色泽，表示人体精神气血津液的充盈。

我国正常人的面色应是红黄隐隐，明润含蓄，是有神气、有胃气的表现。所谓有神气，即光明润泽；所谓有胃气，即隐约微黄，含蓄不露。由于时间、气候、环境等变化，常色又有主色、客色之分。

1. **主色** 主色为人生来就有终生基本不变的基本面色，属于个体特征。但由于种族、禀赋的原因，主色也有偏白、偏黑、偏红、偏黄、偏青的差异。

2. **客色** 客色指因外界因素（如季节、昼夜、阴晴气候等）的不同，或生活条件的差异，而微有相应变化的面色。如春应稍青，夏应稍红，长夏应稍黄，秋应稍白，冬应稍黑等。

主色和客色都是正常生理的现象。此外，如饮酒、运动、七情等一时的影响，或因职业、工作关系少见阳光，或久经日晒，以及风土、种族等而有所变化，也不是病色，诊断时必须注意。

### 要点二 病色的分类、临床表现及意义

病色是指人体在疾病状态时面部显示的色泽。病色是以晦暗（即面部皮肤枯槁发暗而无光泽）、暴露（即某种面色异常明显地显露于外）为特点。

一般情况下，面部颜色的显露程度与光泽的有无，受疾病轻重等不同情况的直接影响。一般而言，新病、轻病、阳证，面色多显露但尚有光泽；久病、重病、阴证，面色则多暴露而晦暗。观察病色的关键在于分辨面色的善、恶。

1. **善色** 善色指患者面色虽有异常，但仍光明润泽。说明病变尚轻，脏腑精气未衰，胃气尚能上荣于面。其病易治，预后较好。

2. **恶色** 恶色指患者面色异常，且枯槁晦暗。说明病变深重，脏腑精气已衰，胃气不能上荣于面。其病难治，预后较差。

### 要点三 五色主病的具体临床表现及意义

病色大致可分为赤、白、黄、青、黑五种，分别见于不同脏腑和不同性质的疾病。

**（一）赤色**

赤色主热证，亦可见于戴阳证。

1. 满面通红者，多属外感发热，或脏腑火热炽盛的实热证。

2. 两颧潮红者，多属阴虚阳亢的虚热证。

3. 久病重病面色苍白，颧颊部嫩红如妆，游移不定者，属戴阳证。因脏腑精气衰竭殆尽，阴阳虚极，阴不敛阳，虚阳浮越所致，属病重。

**（二）白色**

白色主虚证（包括血虚、气虚、阳虚）、寒证、失血证、夺气。

1. 面色淡白无华，舌、唇色淡者，多属血虚证或失血证。

2. 面色白者，多属阳虚证；面色白而虚浮者，多属阳虚水泛。

3. 面色苍白（白中透青）者，多属阳气暴脱之亡阳证；或阴寒凝滞，血行不畅之实寒证；或大失血之人。

**（三）黄色**

黄色主脾虚、湿证。

1. 面色淡黄，枯槁无华，称“萎黄”。常见于脾胃气虚，气血不足者。

2. 面黄虚浮，称为“黄胖”。多是脾气虚衰，湿邪内阻所致。

3. 若面目一身俱黄，称为“黄疸”。黄而鲜明如橘子色者，属“阳黄”，为湿热熏蒸之故；黄而晦暗如烟熏者，属“阴黄”，为寒湿郁阻之故。

**（四）青色**

青色主寒证、气滞、血瘀、疼痛和惊风。

1. 面色淡青或青黑者，属寒盛、痛剧。

2. 突然面色青灰，口唇青紫，肢凉脉微，多为心阳暴脱，心血瘀阻之象。

3. 久病面色与口唇青紫，多属心气、心阳虚衰，血行瘀阻，或肺气闭塞，呼吸不利。

4. 面色青黄（苍黄），多见于肝郁脾虚。

5. 小儿眉间、鼻柱、唇周色青者，多属惊风或惊风先兆。

**（五）黑色**

黑色主肾虚、寒证、水饮、血瘀、剧痛。

1. 面黑暗淡者，多属肾阳虚。

2. 面黑干焦者，多属肾阴虚。

3. 眼眶周围色黑者，多属肾虚水饮或寒湿带下。

4. 面色黧黑、肌肤甲错者，多由瘀血日久所致。

## 细目三 望 头 面

### 要点一 望头部病变的临床表现及意义

**（一）望头颅**

1. **头大** 小儿头颅均匀增大，颅缝开裂，面部较小，智力低下者，多为先天不足，肾精亏损，水液停聚于颅脑所致。

2. **头小** 小儿头颅狭小，头顶尖圆，颅缝早闭，智力低下者，多因先天肾精不足，颅骨发育不良所致。

3. **方颅** 小儿前额左右突出，头顶平坦，颅呈方形者，是肾精不足或脾胃虚弱，颅骨发育不良的表现，可见于佝偻病、先天性梅毒等患儿。

4. **头摇** 患者头摇不能自主，不论成人或小儿，多为肝风内动之兆，或为老年气血虚衰，脑神失养所致。

**（二）望囟门**

1. **囟陷** 即小儿囟门下陷，多属虚证。可见于吐泻伤津，或气血不足，或先天肾精不足，脑髓失充。

2. **囟填** 即囟门高突，多属实热证。可见于温病火邪上攻者，或脑髓有病，或颅内水液停聚。

3. **解颅** 即囟门迟闭，骨缝不合，属肾气不足，或发育不良的表现。常见于小儿佝偻病。

**（三）望头发**

1. **发黄**　指发黄干枯，稀疏易落。多属精血不足，可见于慢性虚损患者或大病之后精血未复。

（1）小儿头发稀疏黄软，生长迟缓，甚至久不生发，或枕后发稀，或头发稀疏不匀者，多因先天不足，肾精亏损而致。

（2）小儿发结如穗，枯黄无泽，伴见面黄肌瘦，多为疳积病。

2. **发白**　指青少年白发。发白伴有耳鸣、腰酸者属肾虚；伴有失眠健忘症状者为劳神伤血所致；但亦有因先天禀赋不足所致者。

3. **脱发**　突然片状脱发，脱落处显露圆形或椭圆形光亮头皮而无自觉症状，称为斑秃，多为血虚受风所致。

（1）青壮年头发稀疏易落，有眩晕、健忘、腰膝酸软等表现者，多为肾虚。

（2）头发已脱，头皮瘙痒，多屑多脂者，多为血热生风所致。

### 要点二　望面部病变的临床表现及意义

**（一）面肿**

面部浮肿，按之凹陷者，为水肿病，属全身水肿的一部分。

1. 颜面浮肿，发病迅速者，为阳水，多为外感风邪，肺失宣降所致。

2. 颜面浮肿，兼见面色白，发病缓慢者属阴水，多由脾肾阳虚，水湿泛滥所致。

3. 颜面浮肿，兼见面唇青紫，心悸气喘，不能平卧者，多属心肾阳虚，血行瘀滞，水气凌心所致。

**（二）腮肿**

1. **痄腮**　指一侧或两侧腮部以耳垂为中心肿起，边缘不清，局部灼热疼痛的症状。为外感温毒之邪所致，多见于儿童，属传染病。

2. **发颐**　指颧下颌上耳前发红肿起，伴有寒热、疼痛的症状。为阳明热毒上攻所致。

**（三）口眼㖞斜**

1. **口僻**　单见口眼㖞斜，肌肤不仁，面部肌肉患侧偏缓，健侧紧急，患侧目不能合，口不能闭，不能皱眉鼓腮，饮食言语皆不利者，为风邪中络所致。

2. **中风**　若口角㖞斜兼半身不遂者，多为肝阳化风，风痰阻闭经络。

**（四）面脱**

面削颧耸，称面脱。指面部肌肉消瘦，两颧高耸，眼窝、颊部凹陷。因气血虚衰，脏腑精气耗竭所致，多见于慢性病的危重阶段。

**（五）特殊面容**

1. **惊恐貌**　指患者面部呈现恐惧的症状。多见于小儿惊风、客忤及癫病、瘿气等病。若遇声、光、风刺激，或见水、闻水声时出现者，可能为狂犬病。

2. **苦笑貌**　指患者面部呈现无可奈何的苦笑样症状，由面部肌肉痉挛所致，乃破伤风的特殊征象。

## 细目四　望　五　官

### 要点一　望目部病变的临床表现及意义

**（一）五轮学说的内容**

目内眦及外眦的血络属心，称为“血轮”；黑睛属肝，称为“风轮”；白睛属肺，称为“气轮”；瞳仁属肾，称为“水轮”；眼胞属脾，称为“肉轮”。

**（二）望目色**

1. **目赤肿痛**　多属实热证。如白睛色红为肺火或外感风热；两眦赤痛为心火；睑缘赤烂为脾有湿热；全目赤肿为肝经风热上攻。

2. **白睛发黄**　为黄疸的主要标志。多由湿热或寒湿内蕴，肝胆疏泄失常，胆汁外溢所致。

3. **目眦淡白**　属血虚、失血。由血少不能上荣于目所致。

4. **目胞色黑晦暗**　多属肾虚。

5. **黑睛灰白混浊**　称为目生翳。多因邪毒侵袭，或肝胆实火上攻，或湿热熏蒸，或阴虚火炎等，使黑睛受伤而成。

**（三）望目形**

1. **目胞浮肿**　为水肿的常见表现。

2. **眼窝凹陷**　多为伤津耗液或气血不足，可见于吐泻伤津或气血虚衰的患者；若久病重病眼球深陷，伴形瘦如柴，则为脏腑精气竭绝，正气衰竭，属病危。

3. **眼球突出**　眼球突出兼喘满上气者，属肺胀，为痰浊阻肺、肺气不宣、呼吸不利所致。

若眼球突出兼颈前微肿，急躁易怒者，称为瘿病，因肝郁化火、痰气壅结所致。

4. **胞睑红肿**　睑缘肿起结节如麦粒，红肿较轻者，称为针眼；胞睑漫肿，红肿较重者，称为眼丹，皆为风热邪毒或脾胃蕴热上攻于目所致。

**（四）望目态**

1. **瞳孔缩小**　可见于川乌、草乌、毒蕈、有机磷杀虫药及吗啡、氯丙嗪等药物中毒。

2. **瞳孔散大**　可见于颅脑损伤（如头部外伤）、出血中风等，提示病情危重；若两侧瞳孔完全散大，对光反射消失，则是临床死亡的指征之一；也可见于青风内障或颠茄类药物中毒等。

3. **目睛凝视**　指患者两眼固定，不能转动。固定前视者，称瞪目直视；固定上视者，称戴眼反折；固定侧视者，称横目斜视。多属肝风内动所致。

4. **睡眠露睛**　指患者昏昏欲睡，睡后胞睑未闭而睛珠外露。多属脾气虚弱，气血不足，胞睑失养所致。常见于吐泻伤津和慢脾风的患儿。

5. **胞睑下垂**　又称睑废，指胞睑无力张开而上睑下垂者。双睑下垂者，多为先天不足，脾肾亏虚；单睑下垂者，多因脾气虚衰，脉络失养，肌肉松弛所致，也可见于外伤所致。

## 要点二　望口与唇病变的临床表现及意义

**（一）望口**

1. **口之形色**

（1）口角流涎：小儿见之多属脾虚湿盛；成人见之多为中风口㖞不能收摄。

（2）口疮：唇内和口腔黏膜出现灰白色小溃疡，周围红晕，局部疼痛。多由心、脾二经积热上熏所致。

（3）口糜：口腔黏膜糜烂成片，口气臭秽，多由湿热内郁，上蒸口腔而成。

（4）鹅口疮：小儿口腔、舌上出现片状白屑，状如鹅口者，多因感受邪毒，心脾积热，上熏口舌所致。

2. **口之动态**

（1）口张：口开而不闭，属虚证。若状如鱼口，但出不入，则为肺气将绝。

（2）口噤：口闭而难开，牙关紧急，属实证，多因筋脉拘急所致，可见于中风、痫病、惊风、破伤风等。

（3）口撮：上下口唇紧聚，不能吸吮，可见于小儿脐风。

（4）口僻：口角向一侧㖞斜，见于风邪中络，或中风的中经络。

（5）口振：战栗鼓颌，口唇振摇，常见于疟疾初起。

（6）口动：口频繁开合，不能自禁，是胃气虚弱的表现；若口角掣动不止，是热极生风或脾虚生风之象。

**（二）察唇**

1. **唇之色泽**

（1）唇色红润：此为正常人的表现，说明胃气充足，气血调匀。

（2）唇色淡白：多属血虚或失血。

（3）唇色深红：多属热盛。

（4）口唇赤肿而干：多为热极。

（5）口唇呈樱桃红色者：多见于煤气中毒。

（6）口唇青紫：多属阳气虚衰，血行瘀滞。

（7）口唇青黑：多属寒盛、痛极。

2. **唇之形态**

（1）口唇干裂：为津液损伤，多属燥热伤津或阴虚液亏。

（2）口唇糜烂：多为脾胃积热上蒸。

（3）唇边生疮，红肿疼痛：为心脾积热。

## 要点三　望齿与龈病变的临床表现及意义

**（一）察牙齿**

1. **牙齿色泽**

（1）牙齿洁白润泽：是津液内充、肾气充足的表现。

（2）牙齿干燥：为胃阴已伤。

（3）牙齿光燥如石：是阳明热盛，津液大伤。

（4）牙齿燥如枯骨：是肾阴枯涸，精不上荣，见于温热病的晚期。

（5）牙齿枯黄脱落：见于久病者，多为骨绝。

2. **牙齿动态**

（1）牙关紧闭：多属风痰阻络或热极生风。

（2）咬牙啮齿：为热盛动风。

（3）睡中啮齿：多因胃热或虫积所致，也可见于正常人。

**（二）望牙龈**

1. **牙龈色泽**

（1）牙龈淡红而润泽：是胃气充足、气血

调匀的表现。

（2）牙龈淡白：多是血虚或失血。

（3）牙龈红肿疼痛：多是胃火亢盛。

2. **牙龈形态**

（1）牙宣：龈肉萎缩，牙根暴露，牙齿松动，多属肾虚或胃阴不足，也可见于气血不足者。

（2）牙疳：牙龈溃烂，流腐臭血水，多因外感疫疠之邪，积毒上攻所致。

### 要点四　望咽喉病变的临床表现及意义

**（一）咽喉色泽**

1. **咽部深红，肿痛明显**　属实热证，多因风热邪毒或肺胃热毒壅盛所致。

2. **咽部嫩红，肿痛不显**　属阴虚证，多由肾水亏少、阴虚火旺所致。

3. **咽喉淡红漫肿**　多属痰湿凝聚所致。

**（二）咽喉形态**

1. **乳蛾**　一侧或两侧喉核红肿肥大，形如乳头或蚕蛾，表面或有脓点，咽痛不适。属肺胃热盛，邪客喉核，或虚火上炎，气血瘀滞所致。

2. **喉痈**　咽喉部红肿高突，疼痛剧烈，吞咽困难。多因脏腑蕴热，复感外邪，热毒客于咽喉所致。

3. **咽喉溃烂**　溃烂成片或凹陷者，为肺胃热毒壅盛；若腐烂分散浅表者，为肺胃之热尚轻；若溃腐日久，周围淡红或苍白者，多属虚证。

4. **伪膜**　咽部溃烂处上覆白腐，形如白膜者。如伪膜松厚，容易拭去，去后不复生，此属肺胃热浊上壅于咽，证较轻；如伪膜坚韧，不易剥离，重剥则出血，或剥去随即复生，此属重证，多是白喉，又称“疫喉”，因肺胃热毒伤阴而成，属烈性传染病。

## 细目五　望　躯　体

### 要点　望颈项病变的临床表现及意义

**（一）瘿瘤**

瘿瘤指颈部结喉处有肿块突起，或大或小，或单侧或双侧，可随吞咽而上下移动。多因肝郁气结，血瘀痰凝；或水土失调，痰气搏结所致。

**（二）瘰疬**

瘰疬指颈侧颌下有肿块如豆，累累如串珠。多由肺肾阴虚，虚火内灼，炼液为痰，结于颈部，或外感风火时毒，夹痰结于颈部所致。

**（三）项强**

项强指项部拘紧或强硬。

1. 项部拘急牵引不舒，兼有恶寒、发热，是风寒侵袭太阳经脉，经气不利所致。

2. 项部强硬，不能前俯，兼壮热、神昏、抽搐者，多属温病火邪上攻，或脑髓有病。

3. 项强不适，兼头晕者，多属阴虚阳亢，或经气不利所致。

4. 睡眠之后，项强而痛，并无他苦者，为落枕，多因睡姿不当，项部经络气滞所致。

**（四）项软**

项软指颈项软弱，抬头无力。小儿项软，多因先天不足，肾精亏损。后天失养，发育不良，可见于佝偻病患儿。久病、重病颈项软弱，头垂不抬，眼窝深陷，多为脏腑精气衰竭之象，属病危。

**（五）颈脉怒张**

颈脉怒张指颈部脉管明显胀大，平卧时更甚。多见于心血瘀阻、肺气壅滞及心肾阳衰、水气凌心的患者。

## 细目六　望　皮　肤

### 要点一　皮肤色泽、形态异常的临床表现及意义

**（一）皮肤色泽异常的临床表现及意义**

1. **皮肤发黄**　面目、皮肤、爪甲俱黄者，为黄疸。其黄色鲜明如橘皮色者，属阳黄；因湿热蕴蒸，胆汁外溢肌肤而成。黄色晦暗如烟熏色者，属阴黄；因寒湿阻遏，胆汁外溢肌肤所致。

2. **皮肤发赤**　皮肤突然鲜红成片，色如涂丹，边缘清楚，灼热肿胀者，为丹毒。发于头面者，名抱头火丹；发于小腿足部者，名流火；发于全身游走不定者，名赤游丹。发于上部者，多由风热化火所致；发于下部者，多因湿热化火而成；亦有因外伤染毒而引起者。

3. **皮肤发黑**　皮肤黄中显黑，黑而晦暗，多为黑疸，由劳损伤肾所致；周身皮肤发黑，亦

可见于肾阳虚衰患者。

4. **皮肤白斑** 四肢、面部等处出现白斑，大小不等，界限清楚，病程缓慢者，为白驳风或白癜风；多因风湿侵袭，气血失和，血不荣肤所致。

**(二)皮肤形态异常的临床表现及意义**

1. **皮肤干枯** 皮肤干枯无华，甚至皲裂、脱屑；多因阴津耗伤，营血亏虚，肌肤失养，或因外邪侵袭，气血滞涩所致。

2. **肌肤甲错** 皮肤干枯粗糙，状若鱼鳞的症状；多因血瘀日久，肌肤失养所致。

### 要点二 皮肤病症的临床表现及意义

**(一)斑疹**

斑和疹都是全身性疾病表现于皮肤的症状。

1. **斑** 指皮肤黏膜出现深红色或青紫色片状斑块，平摊于皮肤，摸之不碍手，压之不褪色的症状。可由外感温热邪毒，热毒窜络，内迫营血，或脾虚血失统摄，或阳衰寒凝血瘀，或外伤血溢肌肤所致。

2. **疹** 指皮肤出现红色或紫红色、粟粒状疹点，高出皮肤，抚之碍手，压之褪色的症状。常见于麻疹、风疹、瘾疹等病，也可见于温热病中。多因外感风热时邪，或过敏，或热入营血所致。

在外感病中，若斑疹色红，先从胸腹出现，然后延及四肢，斑疹发后热退神清者，是邪气透泄的佳兆，是轻证、顺证；若布点稠密，色现深红或紫黑，并且斑疹先从四肢出现，然后内延胸腹，同时大热不退，神志昏迷，为正不胜邪，邪气内陷，是重证、逆证。

**(二)水疱**

1. **白㾦** 又称白疹。指皮肤上出现的一种白色小疱疹。其特点是晶莹如粟，高出皮肤，擦破流水，多发于颈胸部，四肢偶见，面部不发。白㾦的出现，多因外感湿热之邪，郁于肌表，汗出不彻而发，见于湿温病。白㾦有晶㾦、枯㾦之分。色白，点细，形如粟，明亮滋润像水晶的，称晶㾦，是顺证；若㾦色干枯，则称为枯㾦，是津液枯竭，为逆证。

2. **水痘** 指小儿皮肤出现粉红色斑丘疹，很快变成椭圆形小水疱，晶莹明亮，浆液稀薄，皮薄易破，分批出现，大小不等，兼有轻度恶寒发热表现者，称为水痘。因外感时邪，内蕴湿热所致，属儿科常见的传染病。

3. **湿疹** 指周身皮肤出现红斑，迅速形成丘疹、水疱，破后渗液，出现红色湿润之糜烂面者。多因湿热蕴结，复感风邪，郁于肌肤而发。

4. **热气疮** 口角、唇边、鼻旁、外阴等皮肤黏膜交界处出现成簇粟米大小的水疱，灼热痒痛。多因外感风热，或肺胃蕴热上熏，或肝经湿热下注所致。

**(三)疮疡**

1. **痈** 指患部红肿高大，根盘紧束，伴有焮热疼痛，并能形成脓疡的疾病。具有未脓易消，已脓易溃，疮口易敛的特点，属阳证。多由湿热火毒内蕴，气血瘀滞所致。

2. **疽** 指患部漫肿无头，肤色不变，疼痛不已的疾病。具有难消、难溃、难敛，溃后易伤筋骨的特点，属阴证。多由气血亏虚，阴寒凝滞所致。

3. **疔** 指患部初起如粟如米，根脚坚硬较深，麻木或发痒，顶白而痛的疾病。多发于颜面和手足。因竹木刺伤，或感受疫毒、火毒等邪所致。

4. **疖** 指患部形小而圆，红肿热痛不甚，根浅、脓出即愈的疾病。因外感火热毒邪或湿热蕴结所致。

## 细目七 望排出物

### 要点 望痰及呕吐物的临床表现及意义

**(一)望痰**

1. 痰黄黏稠，坚而成块者，属热痰。因热邪煎熬津液之故。

2. 痰白而清稀，或有灰黑点者，属寒痰。因寒伤阳气，气不化津，湿聚为痰之故。

3. 痰白滑而量多，易咳出者，属湿痰。因脾虚不运，水湿不化，聚而成痰之故。

4. 痰少而黏，难于咳出者，属燥痰。因燥邪伤肺，或肺阴虚津亏所致。

5. 痰中带血，色鲜红者，为热伤肺络。多因肺阴亏虚，或肝火犯肺，或痰热壅肺所致。

6. 咳吐脓血腥臭痰，属肺痈。因热毒蕴

肺,化腐成脓所致。

（二）望呕吐物

1. 呕吐物清稀无臭,多因胃阳不足,难以腐熟水谷,或寒邪犯胃,损伤胃阳,导致水饮内停,胃失和降所致。

2. 呕吐物秽浊酸臭,多因邪热犯胃,胃失和降所致。

3. 呕吐物酸腐,夹杂不化食物,多属伤食,因暴饮暴食,损伤脾胃,宿食不化,胃气上逆所致。

4. 呕吐黄绿苦水,多为肝胆湿热或郁热。

5. 吐血色暗红或紫暗有块,夹杂食物残渣,多属胃有积热,或肝火犯胃,或胃腑素有瘀血所致。

6. 呕吐清水,伴胃脘冷痛,为寒呕,因胃阳不足,腐熟无力,或寒邪犯胃,损伤胃阳,水饮内停,胃失和降所致。

7. 呕吐清水痰涎,伴胃脘振水声,为痰饮,因饮停胃腑,胃气失降所致。

## 细目八　望小儿指纹

### 要点一　望小儿指纹的方法及临床表现

（一）望小儿指纹的方法

诊察小儿指纹时,可抱小儿面向光亮,医生用左手拇指和食指握住小儿食指末端,再以右手拇指的侧缘在小儿食指掌侧前缘从指尖向指根部轻推几次,用力要适中,使络脉显露,便于观察。

（二）小儿指纹的临床表现

小儿正常食指指纹在掌侧前缘,纹色浅红,红黄相间,络脉隐隐显露于风关之内,粗细适中。年幼儿络脉显露而较长;年长儿络脉不显而略短。皮肤薄嫩者,络脉较显而易见;皮肤较厚者,络脉常模糊不显。

### 要点二　小儿指纹异常的临床表现及意义

（一）浮沉分表里

指纹浮而显露,为病邪在表,多见于外感表证。

指纹沉隐不显,为病邪在里,多见于内伤里证。

（二）红紫辨寒热

指纹色鲜红,主外感风寒表证。

指纹紫红,主热证。

指纹色青,主疼痛、惊风。

指纹淡白,主脾虚、疳积。

指纹色紫黑,为血络郁闭,多属病危之象。

（三）淡滞定虚实

指纹浅淡而纤细者,多属虚证。

指纹浓滞而增粗者,多属实证。

（四）三关测轻重

指纹显于风关,是邪气入络,邪浅病轻,可见于外感初起。

指纹达于气关,是邪气入经,邪深病重。

指纹达于命关,是邪入脏腑,病情严重。

指纹直达指端,称为“透关射甲”,提示病情凶险,预后不良。

# 第三单元　舌　诊

舌诊是观察患者舌质和舌苔的变化以诊察疾病的方法，是望诊的重要内容，是中医诊法的特色之一。

## 细目一　舌诊原理

### 要点　舌诊原理

**（一）舌与脏腑、经络的联系**

舌由肌肉、血脉和经络所构成，三者都与脏腑存在着密切的联系。

**1. 舌可反映心、神的病变**

（1）舌为心之苗窍，手少阴心经之别系舌本。因心主血脉，而舌的脉络丰富，心血上荣于舌，故人体气血运行的情况，可反映在舌质的颜色上。

（2）心主神明，舌体的运动又受心神的支配，因而舌体运动是否灵活自如，语言是否清晰，与神志密切相关，故舌可反映心、神的病变。

**2. 舌可反映脾胃的功能状态**　舌为脾之外候，足太阴脾经连舌本、散舌下，舌居口中，司味觉。舌苔是禀胃气而生，与脾胃运化功能相应，故舌可反映脾胃的功能状态；脾胃为后天之本、气血的生化之源，故舌象亦是全身营养和代谢功能的反映，代表了全身气血津液的盛衰。

**3. 舌可反映其他脏腑的病变**

（1）肝藏血、主筋，足厥阴肝经络舌本。

（2）肾藏精，足少阴肾经循喉咙、夹舌本。

（3）足太阳膀胱经经筋结于舌本。

（4）肺系上达咽喉，与舌根相连。

（5）其他脏腑组织，由经络沟通，也直接、间接与舌产生联系，因此，脏腑的病变亦必然通过经络气血的变化而反映于舌。

**（二）舌面脏腑分候**

1. 以五脏划分，舌尖属心、肺，舌边属肝（胆），舌中属脾（胃），舌根属肾。

2. 以胃经划分，舌尖属上脘，舌中属中脘，舌根属下脘。

3. 以三焦划分，舌尖属上焦（心、肺），舌中属中焦（脾），舌根属下焦（肝、肾）。

**（三）舌与气血、津液的联系**

**1. 舌与气血**　舌为血脉丰富的肌性器官，有赖气血的濡养和津液的滋润。舌体的形质和舌色与气血的盈亏和运行状态有关。

**2. 舌与津液**　舌苔和舌体的润燥与津液的多少有关。舌下肉阜部有金津、玉液，中医认为唾为肾液，涎为脾液，为津液的一部分，其生成、输布离不开脏腑功能，尤其与肾、脾胃等脏腑密切相关，所以通过观察舌体的润燥，可以判断体内津液的盈亏及病邪性质的寒热。

## 细目二　正常舌象

### 要点一　正常舌象的特点

**（一）舌诊的内容**

舌诊主要分望舌质和望舌苔两方面。

1. 舌质，又称舌体，是舌的肌肉脉络组织。

2. 舌苔，是舌面上附着的一层苔状物。

**（二）正常舌象的主要特征**

正常舌象的主要特征为：舌色淡红鲜明，舌质滋润，舌体大小适中、柔软灵活，舌苔均匀薄白而润。简称“淡红舌，薄白苔”。

正常舌象受体内外环境的影响，可以产生生理性变异，如受年龄因素的影响，儿童的舌质多淡嫩，舌苔偏少易剥，老年人的舌色多暗红；受女性生理特点的影响，在月经期可以出现蕈状乳头充血而舌质偏红，或舌尖边部有明显的红刺，月经过后可以恢复正常；受禀赋、体质因素的影响，舌象可以出现一些差异，如裂纹舌、齿痕舌、地图舌等，均有属于先天性者；受气候、环境因素的影响，夏天舌苔多厚，秋天舌苔偏干燥，冬季舌常湿润等。

### 要点二　正常舌象的临床意义

正常舌象说明胃气旺盛，气血津液充盈，脏腑功能正常。

## 细目三　望　舌　质

### 要点一　舌色异常的表现特征及临床意义

舌色是指舌质的颜色。

**（一）淡红舌**

1. **表现特征**　淡红舌指舌体颜色淡红润泽、白中透红的表现。

2. **临床意义**　淡红舌为气血调和的征象，多见于健康人，或病之轻者。

淡红舌为心血充足，胃气旺盛的生理状态。若外感病初起，病情轻浅，尚未伤及气血及内脏，舌色仍可保持正常。

**（二）淡白舌**

1. **表现特征**　淡白舌指舌色较健康人的淡红色浅淡，白色偏多，红色偏少，甚至全无血色者（枯白舌）的表现。

2. **临床意义**　淡白舌主气血两虚、阳虚。枯白舌主亡血夺气。

气血两亏，血不荣舌，或阳气不足，推动血液运行无力，致使血液不能上荣于舌，故舌色浅淡。亡血夺气，病情危重，舌无血气充养，则显枯白无华。

（1）淡白湿润，舌体胖嫩：多为阳虚水湿内停。

（2）淡白光莹，舌体瘦薄：属气血两亏。

**（三）红舌**

1. **表现特征**　舌色较淡红色为深，甚至呈鲜红色的表现。红舌可见于整个舌体，亦可只见于舌尖。

2. **临床意义**　红舌主实热、阴虚。血得热则行，热盛则气血沸涌，舌体脉络充盈；或阴液亏虚，虚火上炎，故舌色鲜红。

（1）舌色稍红，或舌边尖略红：多属外感风热表证初期。

（2）舌色鲜红而起芒刺，或兼黄厚苔：多属实热证。

（3）舌尖红：多为心火上炎。

（4）舌两边红：多为肝经有热。

（5）舌体小，舌鲜红而少苔，或有裂纹，或光红无苔：属虚热证。

**（四）绛舌**

1. **表现特征**　绛舌指舌色较红色更深，或略带暗红色的表现。

2. **临床意义**　绛舌主里热亢盛、阴虚火旺。

绛舌多由红舌进一步发展而来。其形成是因热入营血，耗伤营阴，血液浓缩，或虚火上炎，舌体脉络充盈。

（1）舌绛有苔，或伴有红点、芒刺：多属温病热入营血，或脏腑内热炽盛。

（2）舌绛少苔或无苔，或有裂纹：多属久病阴虚火旺，或热病后期阴液耗损。

**（五）紫舌**

1. **表现特征**　全舌呈现紫色，或局部出现青紫斑点的表现。舌淡而泛现青紫者，为淡紫舌；舌红而泛现紫色者，为紫红舌；舌绛而泛现紫色者，为绛紫舌；舌体局部出现青紫色斑点者，为紫斑或紫点舌。

2. **临床意义**　紫舌主气血瘀滞。

（1）全舌青紫：多是全身性血行瘀滞。

（2）舌有紫色斑点：多属瘀血阻滞于某局部。

（3）舌色淡红中泛现青紫：多因肺气壅滞，或肝郁血瘀，或气虚无力推动血液运行，亦可见于先天性心脏病，或某些药物、食物中毒。

（4）舌淡紫而湿润：多因阴寒内盛，或阳气虚衰而致寒凝血瘀。

（5）舌紫红或绛紫而干枯少津：为热盛伤津，气血壅滞。

### 要点二　舌形异常的表现特征及临床意义

舌形是指舌体的形状。

**（一）老舌**

1. **表现特征**　舌质纹理粗糙或皱缩，坚敛苍老，舌色较暗者，为苍老舌。

2. **临床意义**　多见于实证。实邪亢盛，充斥体内，而正气未衰，邪正交争，邪气壅滞于上，故舌质苍老。

（二）嫩舌

1. **表现特征**　舌质纹理细腻，浮胖娇嫩，舌色浅淡者，为娇嫩舌。

2. **临床意义**　多见于虚证。气血不足，舌体脉络不充，或阳气亏虚，运血无力，寒湿内生，故舌嫩色淡白。

（三）胖舌

1. **表现特征**　舌体较正常舌大而厚，伸舌满口者，称为胖大舌；舌体肿大，盈口满嘴，甚者不能闭口，伸出则难以缩回者，称为肿胀舌。

2. **临床意义**　多主水湿内停、痰湿热毒上泛。

（1）舌淡胖大：多为脾肾阳虚，水湿内停。

（2）舌红胖大：多属脾胃湿热或痰热内蕴。

（3）舌红绛肿胀：多见于心脾热盛，热毒上壅。

（4）先天性舌血管瘤：可呈现青紫肿胀舌。

（四）瘦舌

1. **表现特征**　舌体比正常舌瘦小而薄者，称为瘦薄舌。

2. **临床意义**　多主气血两虚、阴虚火旺。

（1）舌体瘦薄而色淡：多是气血两虚。

（2）舌体瘦薄而色红绛，舌干少苔或无苔：多见于阴虚火旺，津液耗伤。

（五）点、刺舌

1. **表现特征**　点、刺相似，多见于舌的边尖部分。

（1）点是指突起于舌面的红色、白色或黑色星点。大者为星，称红星舌；小者为点，称红点舌。

（2）刺是指舌乳头突起如刺，摸之棘手的红色或黄黑色点刺，称为芒刺舌。

2. **临床意义**　点、刺舌提示脏腑热极，或血分热盛。

点、刺是由蕈状乳头增生，数目增多，充血肿大而形成。一般点、刺越多，邪热越盛。

（1）舌红而起芒刺：多为气分热盛。

（2）舌红而点刺色鲜红：多为血热内盛，或阴虚火旺。

（3）舌红而点刺色绛紫：多为热入营血而气血壅滞。

根据点刺出现的部位，可区分热在何脏：①舌尖生点刺：多为心火亢盛。②舌边有点刺：多属肝胆火盛。③舌中生点刺：多为胃肠热盛。

（六）裂纹舌

1. **表现特征**　裂纹舌指舌面出现多少不等、深浅不一、各种形态明显的裂沟，有深如刀割剪碎的，有横直皱纹而短小的，有纵形、横形、“井”字形、“爻”字形，以及辐射状、脑回状、鹅卵石状等。

2. **临床意义**　裂纹舌统属阴血亏损，不能荣润舌面所致。

（1）舌红绛而有裂纹：多是热盛伤津，或阴液虚损。

（2）舌淡白而有裂纹：多为血虚不润。

（3）舌淡白胖嫩，边有齿痕而又有裂纹：属脾虚湿侵。

（4）健康人舌面上出现裂纹、裂沟，裂纹中一般有舌苔覆盖，且无不适感觉者，为先天性舌裂，应与病理性裂纹舌相鉴别。

（七）齿痕舌

1. **表现特征**　齿痕舌指舌体边缘见牙齿压迫的痕迹。

2. **临床意义**　齿痕舌多主脾虚、水湿内停证。齿痕舌多因舌体胖大而受齿缘压迫所致，故常与胖大舌同见。

（1）舌淡胖大，润而有齿痕：多属寒湿壅盛，或阳虚水湿内停。

（2）舌淡红而有齿痕：多是脾虚或气虚。

（3）舌红肿胀而有齿痕：为内有湿热痰浊壅滞。

（4）舌淡红而嫩，舌体不大而边有轻微齿痕：可为先天性齿痕；如病中见之提示病情较轻，多见于小儿或气血不足者。

## 要点三　舌态异常的表现特征及临床意义

舌态是指舌体的动态。

（一）痿软舌

1. **表现特征**　痿软舌指舌体软弱，无力屈伸，痿废不灵的表现。

2. **临床意义**　痿软舌多见于伤阴，或气血俱虚。

痿软舌多因气血亏虚，阴液亏损，舌肌筋脉失养而废弛，致使舌体痿软。

（1）舌淡白而痿软：多是气血俱虚。

（2）久病舌绛少苔或无苔而痿软：多见于

外感病后期，热极伤阴，或内伤杂病，阴虚火旺。

**（二）强硬舌**

1. **表现特征**　强硬舌指舌体板硬强直，运动不灵活的表现。

2. **临床意义**　强硬舌多见于热入心包，或高热伤津，或风痰阻络。

外感热病，热入心包，扰乱心神，使舌无主宰；高热伤津，筋脉失养，使舌体失其灵活与柔和；肝风夹痰，风痰阻滞舌体脉络，以致舌体强硬失和。

（1）舌红绛少津而强硬：多因邪热炽盛。

（2）舌胖大兼厚腻苔而强硬：多见于风痰阻络。

（3）舌强语言謇涩，伴肢体麻木、眩晕：多为中风先兆。

**（三）歪斜舌**

1. **表现特征**　歪斜舌指伸舌时舌体偏向一侧，或左或右。

2. **临床意义**　歪斜舌多见于中风、喑痱或中风先兆。

多因肝风内动，夹痰或夹瘀，痰瘀阻滞一侧经络，受阻侧舌肌弛缓，收缩无力，而健侧舌肌如常所致。

**（四）颤动舌**

1. **表现特征**　颤动舌指舌体震颤抖动，不能自主的表现。轻者仅伸舌时颤动，重者不伸舌时亦抖颤难宁。

2. **临床意义**　颤动舌为肝风内动的表现，可因热盛、阳亢、阴亏、血虚等所致。

气血两虚，使筋脉失于濡养而无力平稳伸展舌体；或因热极阴亏而动风、肝阳化风等导致舌抖颤难安。

（1）久病舌淡白而颤动：多属血虚动风。

（2）新病舌绛而颤动：多属热极生风。

（3）舌红少津而颤动：多属阴虚动风、肝阳化风。

（4）酒毒内蕴，亦可见舌体颤动。

**（五）吐弄舌**

1. **表现特征**　舌伸于口外，不立即回缩者，为“吐舌”；舌微露出口，立即收回，或舐口唇上下左右，掉动不停者，叫作“弄舌”。

2. **临床意义**　吐弄舌两者皆因心、脾二经有热所致。心热则动风，脾热则津耗，以致筋脉紧缩不舒，频频动摇。

（1）吐舌：可见于疫毒攻心或正气已绝。

（2）弄舌：多见于热甚动风先兆。

（3）吐弄舌：可见于小儿智力发育不全。

**（六）短缩舌**

1. **表现特征**　指舌体卷短、紧缩，不能伸长，甚至伸舌难于抵齿的表现。

2. **临床意义**　多属危重证候的表现。

（1）舌短缩，色淡白或青紫而湿润：多属寒凝筋脉或气血俱虚。

（2）舌短缩，体胖而苔滑腻：多属痰浊内蕴。

（3）舌短缩，色红绛而干：多属热盛伤津。

### 要点四　舌下络脉异常的表现特征及临床意义

舌下络脉是指位于舌下舌系带两侧的大络脉。正常的舌下络脉，是由细到粗，颜色呈暗红色，少有纡曲。舌下络脉的变化可反映气血的运行情况。

望舌下络脉，主要观察其长度、形态、色泽、粗细、舌下小血络等情况。

（1）舌下络脉粗胀，或呈青紫、绛、绛紫、紫黑色，或舌下细小络脉呈暗红色或紫色网络，或舌下络脉曲张如紫色珠子大小不等的结节改变，均为血瘀的征象。可因气滞、寒凝、热郁、痰湿、气虚、阳虚等所致，需结合其他症状进行分析。

（2）舌下络脉短而细，周围小络脉不明显，舌色偏淡者，多属气血不足。

## 细目四　望　舌　苔

### 要点一　望苔质的内容及临床意义

苔质，是指舌苔的质地、形态。主要观察舌苔的厚薄、润燥、腐腻、剥落、偏全、真假等方面的改变。

**（一）薄、厚苔**

1. **表现特征**　苔质的厚薄以“见底”和“不见底”为标准，即透过舌苔能隐隐见到舌体的为“薄苔”，不能见到舌体则为“厚苔”。

2. **临床意义**　苔的厚薄主要反映邪正的

盛衰和邪气之深浅。

（1）薄苔：本是胃气所生，属正常舌苔；若有病见之，亦属疾病轻浅，正气未伤，邪气不盛。故薄苔主外感表证，或内伤轻病。

（2）厚苔：是胃气夹湿等邪气熏蒸所致，故厚苔主邪盛入里，或内有痰浊、食积等。

**3. 舌苔厚薄变化的临床意义**

（1）舌苔由薄转厚，提示邪气渐盛，或表邪入里，为病进。

（2）舌苔由厚转薄，提示正气胜邪，内邪消散外达，为病退。

（3）舌苔的厚薄变化，一般是渐变的过程，如果薄苔突然增厚，提示邪气极盛，迅速入里。

（4）舌苔骤然消退，舌上无新生舌苔，为正不胜邪，或胃气暴绝。

**（二）润、燥苔**

**1. 表现特征**

（1）润苔：舌苔润泽有津，干湿适中。

（2）滑苔：舌面水分过多，伸舌欲滴，扪之湿而滑。

（3）燥苔：舌苔干燥，扪之无津，甚则舌苔干裂。

（4）糙苔：苔质粗糙如砂石，扪之糙手，津液全无。

**2. 临床意义** 舌苔的润燥主要反映体内津液的盈亏和输布情况。

（1）润苔：是正常的舌苔表现。疾病过程中见润苔，提示体内津液未伤，多见于风寒表证、湿证初起、食滞、瘀血等。

（2）滑苔：多因水湿之邪内聚，主寒证、主湿证、主痰饮。外感寒邪、湿邪，或脾阳不振，寒湿、痰饮内生，均可出现滑苔。

（3）燥苔：提示体内津液已伤。如高热、大汗、吐泻或过服温燥药物等，导致津液不足，舌苔失于濡润而干燥。亦有因痰饮、瘀血内阻，阳气被遏，不能上蒸津液濡润舌苔而见燥苔者，属津液输布障碍。

（4）糙苔：可由燥苔进一步发展而成。多见于热盛伤津之重证。若苔质粗糙而不干者，多为秽浊之邪盘踞中焦。

**3. 舌苔润燥变化的临床意义**

（1）舌苔由润变燥：表示热重津伤，或津失输布。

（2）舌苔由燥变润：主热退津复，或饮邪始化。

但在特殊情况下也有湿邪苔反燥而热邪苔反润者，如湿邪传入气分，气不化津，则舌苔反燥；热邪传入血分，阳邪入阴，蒸动阴气，则舌苔反润，均宜四诊合参。

**（三）腻苔**

**1. 表现特征** 指苔质颗粒细腻致密，揩之不去，刮之不脱，如涂有油腻之状，中间厚边周薄者。

**2. 临床意义** 多由湿浊内蕴，阳气被遏，湿浊、痰饮停聚于舌面所致。

（1）舌苔白腻不燥，伴胸闷：多为脾虚湿困。

（2）舌苔白腻而滑：为痰浊、寒湿内阻。

（3）舌苔黏腻而厚，口中发甜：为脾胃湿热。

（4）舌苔黄腻而厚：为痰热、湿热、暑湿等邪内蕴。

**（四）腐苔**

**1. 表现特征** 指苔质颗粒疏松，粗大而厚，形如豆腐渣堆积舌面，揩之可去者。若舌上黏厚一层，有如疮脓，则称“脓腐苔”。

**2. 临床意义** 腐苔，主痰浊、食积；脓腐苔主内痈。腐苔的形成，多因阳热有余，蒸腾胃中秽浊邪气上泛，聚集于舌面而成。

（1）腐苔：多见于食积胃肠，或痰浊内蕴。

（2）脓腐苔：多见于内痈，或邪毒内结，是邪盛病重的表现。

（3）病中腐苔渐退，续生薄白新苔：为正气胜邪之象，是病邪消散。

（4）病中腐苔脱落，不能续生新苔：为病久胃气衰败，属于无根苔。

**（五）剥落苔**

**1. 表现特征** 剥落苔指舌面本有苔，疾病过程中舌苔全部或部分脱落，脱落处光滑无苔。根据舌苔剥脱的部位和范围大小，可分为以下几种：

（1）光剥苔：舌苔全部剥脱，以致舌面光洁如镜（又称为光滑舌或镜面舌）。

（2）花剥苔：舌苔剥落不全，剥脱处光滑无苔，余处斑斑驳驳地残存舌苔。

（3）地图舌：舌苔不规则地大片脱落，边缘凸起，舌苔界限清楚，形似地图。

（4）类剥舌：剥脱处并不光滑，仍有新生苔质颗粒。

（5）前剥苔：舌前半部分舌苔剥脱。

（6）中剥苔：舌中部分舌苔剥脱。

（7）根剥苔：舌根部分舌苔剥脱。

**2. 临床意义**　观苔之剥落，可了解胃气胃阴之存亡及邪正的盛衰，从而判断疾病预后。

（1）舌红苔剥：多为阴虚。

（2）舌淡苔剥或类剥：多为血虚或气血两虚。

（3）镜面舌而舌色红绛：为胃阴枯竭，胃乏生气。

（4）舌色白如镜，甚至毫无血色：主营血大虚，阳气虚衰。

（5）舌苔部分脱落，未剥处仍有腻苔者：为正气亏虚，痰浊未化。

（6）动态观察舌苔之剥脱。舌苔从全到剥：是胃的气阴不足，正气渐衰的表现。舌苔剥脱后，复生薄白之苔：为邪去正胜，胃气渐复之佳兆。

**（六）偏、全苔**

**1. 表现特征**

（1）偏苔：舌苔仅布于前、后、左、右之某一局部。

（2）全苔：舌苔遍布舌面。

**2. 临床意义**

（1）偏苔：常提示舌所分候的脏腑有邪气停聚。如舌苔偏于舌尖部，是邪气入里未深，而胃气已先伤；舌苔偏于舌中、舌根部，是外邪虽退，但胃滞依然；舌苔仅见于舌中，常是痰饮、食浊停聚中焦。

（2）全苔：主邪气散漫。多为痰湿阻滞之征。

**（七）真、假苔**

**1. 表现特征**

（1）真苔：指舌苔紧贴舌面，似从舌体上生出，乃胃气所生，又称为有根苔。

（2）假苔：指舌苔浮涂舌上，不像从舌上长出来者，又称为无根苔。

判断舌苔之真假，以有根、无根作为标准。

**2. 临床意义**　舌苔之真假，对于辨别疾病的轻重与预后有重要意义。

（1）真苔：真苔是脾胃之气熏蒸食浊等邪气上聚于舌面而成。病之初期、中期，舌见真苔且厚，为正气尚盛，病邪深重；久病见真苔，说明胃气尚存。

（2）假苔：假苔乃胃气告匮，不能续生新苔，而旧苔仅浮于舌面，并逐渐脱离舌面。假苔无论厚薄，若脱落后舌面光滑，无生苔迹象，提示脾、胃、肾之气不能上潮，正气已衰竭。

## 要点二　望苔色的内容及临床意义

苔色，指舌苔的颜色。主要有白、黄、灰黑苔。

**（一）白苔**

一般常见于表证、寒证、湿证。但在特殊情况下，白苔也主热证。

**1. 薄白苔**　正常舌象，或见于表证初期，或是里证病轻，或是阳虚内寒。

**2. 苔薄白而滑**　多为外感寒湿，或脾肾阳虚，水湿内停。

**3. 苔薄白而干**　多见于外感风热或凉燥。

**4. 苔白厚腻**　多为湿浊内停，或为痰饮、食积。

**5. 苔白如积粉，扪之不燥（积粉苔）**　常见于瘟疫或内痈等病，系秽浊时邪与热毒相结而成。

**6. 苔白燥裂如砂石，扪之粗糙（糙裂苔）**　提示燥热伤津，阴液亏损。

**（二）黄苔**

一般主里证、热证。因热邪熏灼所致。淡黄热轻，深黄热重，焦黄为热结。

外感病苔由白转黄，或黄白相兼，为外感表证处于入里化热的阶段。

**1. 薄黄苔**　提示热势轻浅，多见于外感风热表证或风寒化热。

**2. 苔淡黄而滑润多津（黄滑苔）**　多是阳虚寒湿之体，痰饮聚久化热，或为气血亏虚，复感湿热之邪。

**3. 苔黄而干燥，甚至干裂**　多见于邪热伤津，燥结腑实之证。

**4. 苔黄而腻**　主湿热或痰热内蕴，或食积化腐。

**（三）灰黑苔**

苔色浅黑，为灰苔；苔色深黑，为黑苔。灰苔与黑苔只是颜色深浅之别，故常并称为灰黑苔。

灰黑苔主阴寒内盛，或里热炽盛。

**1. 苔灰黑而湿润**　主阳虚寒湿内盛，或痰饮内停。

**2. 苔灰黑而干燥**　主热极津伤。

**3. 苔黑褐色或如有霉斑（霉酱苔）**　多见于胃肠素有湿浊、宿食，积久化热，或湿热夹痰。

## 细目五　舌质舌苔的综合分析及临床意义

### 要点一　舌质舌苔的综合分析

舌体颜色、形态主要反映脏腑、气血、津液的情况。舌苔的变化主要与感受病邪和病证的性质有关。所以，观察舌体可以了解脏腑虚实、气血津液的盛衰；察舌苔重在辨病邪性质、邪正消长及胃气的存亡。

**（一）舌苔或舌质单方面异常**

一般无论病之久暂，舌苔或舌质单方面异常意味着病情尚属单纯。如淡红舌而伴有干、厚、腻、滑、剥等苔质变化，或苔色出现黄、灰、黑等异常时，主要提示病邪性质、病程长短、病位深浅、病邪盛衰和消长等方面的情况，正气尚未明显损伤，故临床治疗时应以祛邪为主。舌苔薄白而出现舌质老嫩、舌体胖瘦或出现舌色红绛、淡白、青紫等变化时，主要反映脏腑功能强弱，或气血、津液的盈亏及运行的畅滞，或为病邪损及营血的程度等，临床治疗应着重于调整阴阳，调和气血，扶正祛邪。

**（二）舌质和舌苔均出现异常**

1. **舌苔和舌质变化一致**　提示病机相同，所主病证一致，说明病变比较单纯。例如，舌质红，舌苔黄而干燥，主实热证；舌体红绛而有裂纹，舌苔焦黄干燥，多主热极津伤；青紫舌与白腻苔并见，提示气血瘀阻、痰湿内阻等病理特征。

2. **舌苔和舌质变化不一致**　多提示病因病机复杂，应对二者的病因病机及相互关系进行综合分析。如淡白舌黄腻苔者，其舌淡白多主虚寒，而苔黄腻又常为湿热之征，舌色和苔色虽有寒热之别，但是舌质主要反映正气，舌苔主要反映病邪，所以脾胃虚寒而感受湿热之邪可见上述之舌象，表明本虚标实、寒热夹杂的病变特征。又如红绛舌白滑腻苔，舌色红绛属内热盛，而白滑腻苔又常见于寒湿内阻，苔和舌亦反映了寒、热两种病证，分析其成因可能是由于外感热病，营分有热，故舌色红绛，但气分有湿则苔白滑而腻；又有素体阴虚火旺，复感寒湿之邪或痰食停积，亦可见红绛舌白滑腻苔。所以，当舌苔和舌体变化不一致时，往往提示体内存在两种或两种以上的病理变化，病情一般比较复杂，临床诊疗中要注意处理好多方面的标本缓急关系。

**（三）舌象的动态分析**

无论外感与内伤病，在疾病发展过程中，都有一个发生、发展、变化的动态过程，舌象亦随之相应变化。因此，观察舌象的动态改变，可以了解疾病的进退、顺逆。

1. 外感病中舌苔由薄变厚，表明邪由表入里；舌苔由白转黄，为病邪化热的征象。

2. 舌色转红，舌苔干燥为邪热充斥，气营两燔。

3. 舌苔剥落，舌质红绛为热入营血，气阴俱伤。

4. 在内伤杂病的发展过程中，舌象亦会产生一定的变化规律，如中风患者舌色淡红，舌苔薄白，表示病情较轻，预后良好，如舌色由淡红转红，转暗红、红绛、紫暗，舌苔黄腻或焦黑，或舌下络脉怒张，表明风痰化热，瘀血阻滞。反之，舌色由暗红、紫暗转为淡红，舌苔渐化，多提示病情趋向稳定好转。

### 要点二　舌诊的临床意义

舌象变化能较客观地反映病情，故对临床辨证、立法、处方、用药及判断疾病转归、分析病情预后，都有十分重要的意义。

1. **判断邪正盛衰**　邪正的盛衰能明显地在舌上反映出来，如气血充盛则舌色淡红而润；气血不足则舌色淡白；气滞血瘀则舌色青紫或舌下络脉怒张。津液充足则舌质舌苔滋润；津液不足则舌干苔燥。舌苔有根，表明胃气旺盛；舌苔无根或光剥无苔，表明胃气衰败等。

2. **区别病邪性质**　不同的病邪致病，舌象特征亦各异。如外感风寒，苔多薄白；外感风热，苔多薄黄。寒湿为病，舌淡而苔白滑；痰饮、湿浊、食滞或外感秽浊之气，均可见舌苔厚腻；燥热为病，则舌红苔燥；瘀血内阻，舌紫暗或有瘀点等。故风、寒、热、燥、湿、痰、瘀、食等诸种病因，大多可从舌象上加以辨别。

3. **辨别病位浅深**　病邪轻、浅多见舌苔变化，而病情深、重可见舌苔、舌质同时变化。以外感温热病而言，其病位可划分为卫、气、营、血四个层次。邪在卫分，则舌苔薄白；邪入气分，舌苔白厚而干或见黄苔，舌色红；舌绛则为邪入营分；舌色深红、紫绛或紫暗，舌枯少苔或无苔为邪入血分。这说明不同的舌象提示病位的浅深不同。

4. **分析病势进退**　病情发展的进退趋势，可从舌象上反映出来。从舌苔上看，舌苔由白转黄，由黄转焦黑色，苔质由润转燥，提示热邪由轻变重、由表入里、津液耗损；反之，苔由厚变薄，由黄转白，由燥变润，为邪热渐退，津液复生，病情向好的趋势转变。若舌苔突然剥落，舌面光滑无苔，是邪盛正衰，胃气、胃阴暴绝的征象；薄苔突然增厚，是病邪急剧入里的表现。从舌质观察，舌色淡红转红、绛，甚至转为绛紫，或舌上起刺，是邪热深入营血，有伤阴、血瘀之势；舌色由淡红转为淡白、淡紫，或舌胖嫩湿润，则为阳气受伤，阴寒渐盛，病邪由表入里，由轻转重，由单纯变复杂，病势在进展。

5. **推测病情预后**　舌荣有神，舌面薄苔，舌态正常者为邪气未盛，正气未伤之象，预后较好。舌质枯晦，舌苔无根，舌态异常者为正气亏损，胃气衰败，病情多凶险。

# 第四单元 问 诊

问诊是医生通过对患者或陪诊者进行有目的的询问，以了解患者健康状态，诊察病情的方法，是四诊的重要内容之一。

## 细目一 问诊的内容

### 要点 “十问歌”

一问寒热二问汗，三问头身四问便，
五问饮食六问胸，七聋八渴俱当辨，
九问旧病十问因，再兼服药参机变，
妇人尤必问经期，迟速闭崩皆可见，
再添片语告儿科，天花麻疹全占验。

在临床实际运用时，要根据患者的具体病情，灵活而有主次地进行询问，不能千篇一律地机械套问。

## 细目二 问 寒 热

### 要点一 问寒热的含义

“寒”指患者自觉怕冷的感觉。临床上有恶风、恶寒和畏寒之分。患者遇风觉冷，避之可缓者，谓之恶风；患者自觉怕冷，多加衣被或近火取暖仍不能缓解者，谓之恶寒；患者自觉怕冷，多加衣被或近火取暖能够缓解者，谓之畏寒。

“热”指发热，包括患者体温升高，或体温正常而患者自觉全身或局部（如手心或足心）发热。

寒与热的产生，主要取决于病邪的性质和机体阴阳的盛衰两个方面。邪气致病者，由于寒为阴邪，其性清冷，故寒邪致病，怕冷症状突出；热为阳邪，其性炎热，故热邪致病，发热症状明显。机体阴阳失调时，阳盛则热，阴盛则寒，阴虚则热，阳虚则寒。

### 要点二 寒热症状的常见类型、临床表现及意义

#### （一）恶寒发热的临床表现及意义

恶寒发热，是指患者恶寒的同时，伴有体温升高，是表证的特征性症状。恶寒发热产生的原因是外邪袭表，影响卫阳“温分肉”的功能所致。肌表失煦则恶寒；正气奋起抗邪，则阳气趋向于表，又因寒邪外束，玄府闭塞，阳气不得宣发，则郁而发热。

根据恶寒发热的轻重不同和有关兼症，又可分为以下三种类型：

1. **恶寒重发热轻** 是风寒表证的特征。因寒为阴邪，束表伤阳，故恶寒明显。

2. **发热轻而恶风** 是伤风表证的特征。因风性开泄，使玄府开张，故自汗恶风。

3. **发热重恶寒轻** 是风热表证的特征。因热为阳邪，易致阳盛，故发热明显。

表证寒热的轻重，除与感受外邪的性质有关外，还与感邪轻重关系密切。一般而言：病邪轻者，则恶寒发热俱轻；病邪重者，则恶寒发热俱重。

#### （二）但寒不热的临床表现及意义

但寒不热是指患者只感寒冷而不发热的症状，是里寒证的特征。临床常有新病恶寒、久病畏寒之分。

1. **新病恶寒** 指患者突然感觉怕冷，且体温不高的症状。常伴有四肢不温，或脘腹、肢体冷痛，或呕吐泄泻，或咳喘痰鸣，脉沉紧等症。主要见于里实寒证。多因感受寒邪较重，寒邪直中脏腑、经络，郁遏阳气，机体失于温煦所致。

2. **久病畏寒** 指患者经常怕冷，四肢凉，得温可缓的症状。常兼有面色㿠白，舌淡胖嫩，脉弱等症。主要见于里虚寒证。因阳气虚衰，形体失于温煦所致。

**（三）但热不寒的临床表现及意义**

但热不寒是指患者只发热而无怕冷感觉的症状，是里热证的特征。根据发热的轻重、时间特点等，可有壮热、潮热、微热之别。

1. **壮热** 即患者身发高热，持续不退（体温超过39℃以上），属里实热证。可兼有满面通红、口渴饮冷、大汗出、脉洪大等症，是风寒之邪入里化热，或风热内传，正盛邪实，邪正剧争，里热亢盛，蒸达于外的表现。多见于伤寒阳明经证和温病气分阶段。

2. **潮热** 即患者定时发热或定时热甚，有一定的规律，如潮汐之有定时。

（1）阳明潮热：其特点是热势较高，日晡热甚，兼见腹胀、便秘等，属阳明腑实证。因热结于阳明胃与大肠，日晡（申时，即下午3~5时）为阳明经气当旺之时，阳明气盛而又加之有实热，故日晡热甚，亦称为日晡潮热。

（2）阴虚潮热：午后或夜间潮热，其特点是午后和夜间有低热，兼见颧红、盗汗、五心烦热等。有热自骨内向外透发的感觉者，称为骨蒸发热，多属阴虚火旺所致。由于阴液亏虚，不能制阳，机体阳气偏亢，午后卫阳渐入于里，夜间卫阳行于里，使体内偏亢的阳气更加亢盛，故见发热。

（3）湿温潮热：午后发热明显，其特点是身热不扬，肌肤初扪之不觉很热，扪之稍久即觉灼手，此属湿温，为湿郁热蒸之象。

（4）瘀血潮热：午后和夜间有低热，可兼见肌肤甲错，舌有瘀点瘀斑者，属瘀血积久，郁而化热。

3. **微热** 指发热不高，体温一般在37~38℃，或仅自觉发热的症状。常见于某些内伤病和温热病的后期。按病机有气虚发热、血虚发热、阴虚发热、气郁发热和气阴两虚导致的小儿夏季发热。

（1）气虚发热：长期微热，劳累则甚，兼见有少气自汗、倦怠乏力等症。

（2）阴虚发热：长期低热，兼颧红、五心烦热等症。

（3）气郁发热：每因情志不舒而时有微热，兼胸闷、急躁易怒等症。

（4）小儿夏季热：小儿在夏季气候炎热时长期发热不已，兼见烦躁、口渴、无汗、多尿等症，至秋凉时不治自愈，是由于小儿气阴不足，不能适应夏令炎热气候所致。

**（四）寒热往来的临床表现及意义**

寒热往来是指患者自觉恶寒与发热交替发作的症状，是正邪相争，互为进退的病理反应，为半表半里证的特征。在临床上有以下两种类型：

1. **寒热往来无定时** 患者自觉时冷时热，一日多次发作而无时间规律的症状，多见于少阳病。兼见口苦、咽干、目眩、胸胁苦满、不欲饮食、脉弦等症，是外感病邪由表入里而尚未达于里，邪气停于半表半里之间的阶段。因邪正交争于半表半里之间，邪胜则恶寒，正胜则发热，故恶寒与发热交替发作。

2. **寒热往来有定时** 患者恶寒战栗与高热交替发作，发有定时，每日发作一次，或二三日发作一次的症状，兼见头痛剧烈、口渴、多汗等症，常见于疟疾。是因疟邪侵入人体，潜伏于半表半里的膜原部位，疟邪内入与阴争则恶寒战栗，外出与阳争则身发壮热，故寒战与壮热交替出现。

## 细目三 问 汗

### 要点 异常汗出的常见类型、临床表现及意义

1. **自汗的临床表现及意义** 自汗指清醒时经常汗出，活动后尤甚的症状。兼见畏寒、神疲、乏力等症，多见于气虚证和阳虚证。因阳虚（卫阳不足）不能固密肌表，玄府不密，津液外泄，故自汗出。活动时机体阳气耗伤，津随阳气外泄，故汗出更为明显。

2. **盗汗的临床表现及意义** 盗汗指睡时汗出，醒则汗止的症状。兼见潮热、颧红等症，多见于阴虚证。因阴虚阳亢而生内热，入睡时卫阳入里，不能固密肌表，虚热蒸津外泄，故睡眠时汗出较多；醒时卫阳复出于表，内热减轻而肌表得以固密，故醒则汗止。

3. **绝汗的临床表现及意义** 绝汗指在病情危重的情况下，出现大汗不止的症状，常是亡阳或亡阴的表现。若患者冷汗淋漓，兼见面色苍白、四肢厥冷、脉微欲绝者，属亡阳证，是阳气暴脱于外，不能固密津液，津无所依而随阳气外泄之象；若汗热而黏腻如油，兼见躁扰烦渴、脉细数或疾者，属亡阴证，为内热逼涸竭之阴外泄之象。

4. **战汗的临床表现及意义** 战汗指患者先恶寒战栗,表情痛苦,几经挣扎而后汗出的症状。战汗者多属邪盛正衰,邪伏不去。一旦正气来复,邪正剧争,则发战汗。见于温病或伤寒病邪正相争剧烈之时,是疾病发展的转折点。如汗出后热退脉缓,则是邪去正安、疾病好转的表现;如汗出后仍身发高热,脉来急疾,则是邪盛正衰、疾病恶化的表现。故战汗为疾病好转或恶化的转折点。

5. **黄汗的临床表现及意义** 黄汗指汗出沾衣,色如黄柏汁的症状。多因风湿热邪交蒸所致。

6. **头汗的临床表现及意义** 头汗指患者仅头部或头颈部出汗较多,又称为“但头汗出”。多因上焦热盛,或中焦湿热蕴结,或病危虚阳上越所致。

7. **手足心汗的临床表现及意义** 手足心汗指患者手足心汗出较多的症状。可因阴虚内热,或阳明燥热内结,或脾胃湿热内盛所致。

8. **半身汗的临床表现及意义** 半身汗是指患者仅一侧身体汗出的症状,或左侧,或右侧,或上半身,或下半身。经常无汗出的半侧是病变的部位,可见于中风、痿证、截瘫等患者。多因风痰、痰瘀、风湿等阻滞经络,营卫不能周流,气血失和所致。

9. **心胸汗的临床表现及意义** 心胸汗指心胸部易出汗或汗出过多的症状。多见于虚证。伴心悸、失眠、腹胀、便溏者,多为心脾两虚;伴心悸、心烦、失眠、腰膝酸软者,多为心肾不交。

## 细目四 问 疼 痛

### 要点一 疼痛的性质及其临床意义

不同病因、病机所致的疼痛,其性质、特点、表现各异,故询问疼痛的性质、特点,有助于辨析疼痛的病因与病机。常见疼痛的性质如下:

1. **胀痛** 胀痛指疼痛带有胀满的症状,是气滞作痛的特点。如胸胁脘腹等处胀痛,时发时止,多属肺、肝、胃肠气滞之证;但头目胀痛,多因肝阳上亢或肝火上炎所致。

2. **刺痛** 刺痛指疼痛如针刺之状,是瘀血致痛的特征之一。以头部、胸胁、脘腹等处较为常见。

3. **冷痛** 冷痛指疼痛伴有冷感而喜暖的症状,是寒证疼痛的特点。常见于腰脊、脘腹及四肢关节等处。因寒邪侵入,阻滞脏腑、组织、经络所致者,属实寒证;因阳气不足,脏腑、组织、经络失于温煦所致者,属虚寒证。

4. **灼痛** 灼痛指疼痛伴有灼热感而喜凉的症状,是热证疼痛的特点。常见于咽喉、口舌、胁肋、脘腹、关节等处。因火邪窜络,阳热熏灼所致者,属实热证;为阴虚火旺所致者,属虚热证。

5. **重痛** 重痛指疼痛伴有沉重感的症状,多因湿邪困阻气机所致。常见于头部、四肢及腰部。但头部重痛,亦可因肝阳上亢,气血上壅所致。

6. **酸痛** 酸痛指疼痛伴有酸楚不适感的症状,多因风湿侵袭,气血运行不畅,或肾虚、气血不足,组织失养所致。常见于四肢、腰背的关节、肌肉处。

7. **绞痛** 绞痛指疼痛剧烈如刀绞一般而难以忍受的症状,多因瘀血、气滞、结石、虫积等有形实邪阻闭气机,或寒邪凝滞气机所致。如心脉痹阻引起的真心痛,结石阻塞尿路引起的腰腹痛,寒邪内侵胃肠所致的脘腹痛等,往往都具有绞痛的特点。

8. **空痛** 空痛指疼痛带有空虚感的症状,是虚证疼痛的特点。常见于头部、腹部,多因阴精不足,或气血亏虚,组织器官失养所致。

9. **隐痛** 隐痛指痛势较缓,尚可忍耐,但绵绵不休的症状,是虚证疼痛的特点。常见于头部、脘腹、胁肋、腰背等部位,多因精血亏虚,或阳气不足,机体失养所致。

10. **走窜痛** 走窜痛指疼痛的部位游走不定,或走窜攻冲作痛的症状,或为气滞所致,或见于行痹。若胸胁脘腹疼痛而走窜不定者,称为窜痛,多因肝郁气滞所致;若肢体关节疼痛而游走不定者,称为游走痛,多见于痹证的行痹。

11. **固定痛** 固定痛指疼痛部位固定不移的症状。若胸胁脘腹等处固定作痛,多是瘀血为患;若四肢关节固定作痛,多因寒湿、湿热阻滞,或热壅血瘀所致。

12. **掣痛** 掣痛指抽掣牵引作痛,由一处连及他处的症状,也称引痛、彻痛。多因筋脉失养,或筋脉阻滞不通所致。

一般而言,新病疼痛,痛势剧烈,持续不解,或痛而拒按,多属实证;久病疼痛,痛势较轻,时痛时止,或痛而喜按,多属虚证。

### 要点二 疼痛的部位及其临床意义

**（一）头痛**

头痛指头的某一部位或整个头部疼痛的症状。

根据头痛部位的不同，可辨识病在何经。

1. 前额部连眉棱骨痛，属阳明经头痛。

2. 侧头部痛，痛在两侧太阳穴附近为甚者，属少阳经头痛。

3. 后头部连项痛，属太阳经头痛。

4. 颠顶痛，属厥阴经头痛。

头痛有虚实的不同。凡外感风、寒、暑、湿、燥、火及瘀血、痰浊、郁火等阻滞或上扰脑窍所致者，多属实证；凡气血阴精亏虚，不能上荣于头，脑窍空虚所致者，多属虚证。

**（二）胸痛**

胸痛指胸的某一部位疼痛的症状。胸痛多与心肺病变有关。

1. 左胸心前区憋闷作痛，时痛时止者，多因痰、瘀等邪气阻滞心脉所致。

2. 胸背彻痛剧烈，面色青灰，手足青冷者，多因心脉急骤闭塞不通所致，可见于厥心痛或真心痛等病。

3. 胸痛，壮热面赤，喘促鼻扇者，多因热邪壅肺，脉络不利所致，可见于肺热病等。

4. 胸痛，颧赤盗汗，午后潮热，咳痰带血者，多因肺阴亏虚，虚火灼络所致，可见于肺痨等病。

5. 胸痛，壮热，咳吐脓血腥臭痰者，多因痰热阻肺，腐肉成脓所致，可见于肺痈等病。

**（三）胁痛**

胁痛指胁的一侧或两侧疼痛的症状。胁痛多与肝胆病变有关。

肝郁气滞、肝胆湿热、肝胆火盛、肝阴亏虚及饮停胸胁等，均可导致胁痛。

**（四）胃脘痛**

胃脘痛指上腹部、剑突下，胃之所在部位疼痛的症状。胃失和降，气机不畅，则会导致胃脘痛。

1. 实证多在进食后疼痛加剧，虚证多在进食后疼痛缓解。

2. 胃脘突然剧痛暴作，出现压痛及反跳痛者，多因胃穿孔所致。

3. 胃脘疼痛失去规律，痛无休止而明显消瘦者，应考虑胃癌的可能。

**（五）腹痛**

腹痛指剑突下至耻骨毛际以上的腹部疼痛（胃脘所在部位除外）。

腹有大腹、小腹和少腹之分。大腹疼痛多属脾胃之病变；小腹疼痛多属膀胱、大小肠及胞宫的病变；少腹疼痛多属肝经的病变。

1. 腹部持续性疼痛，阵发性加剧，伴腹胀、呕吐、便闭者，多见于肠痹或肠结，因肠道麻痹、梗阻、扭转或套叠，气机闭塞不通所致。

2. 全腹痛，有压痛及反跳痛者，多因腹部脏器穿孔或热毒弥漫所致。

3. 脐外侧及下腹部突然剧烈绞痛，向大腿内侧及阴部放射，尿血者，多系结石所致。

4. 妇女小腹及少腹部疼痛，常见于痛经、异位妊娠破裂等病。

**（六）腰痛**

腰痛指腰部两侧，或腰脊正中疼痛的症状。

1. 腰部经常酸软而痛，多因肾虚所致。

2. 腰部冷痛沉重，阴雨天加重，多因寒湿所致。

3. 腰部刺痛，或痛连下肢者，多因瘀血阻络或腰椎病变所致。

4. 腰部突然剧痛，向少腹部放射，尿血者，多因结石阻滞所致。

**（七）四肢痛**

四肢痛指四肢的肌肉、筋脉和关节等部位疼痛的症状。

多因风、寒、湿邪侵袭，或风湿郁而化热，或痰瘀、郁热阻滞气血运行所致。

独见足跟痛或胫膝酸痛者，多因肾虚所致。

## 细目五 问头身胸腹

### 要点 头晕、胸闷、心悸、胁胀、脘痞、腹胀的临床表现及意义

**（一）头晕的临床表现及意义**

头晕是指患者自觉头脑眩晕，轻者闭目自止，重者感觉自身或眼前景物旋转，不能站立的症状。

1. 头晕胀痛，口苦易怒，脉弦数者，多因肝火上炎、肝阳上亢，脑神被扰所致。

2. 头晕面白，神疲乏力，舌淡，脉弱者，多

因气血亏虚。

3. 头晕且重，如物裹缠，痰多苔腻者，多因痰湿内阻。

4. 头晕耳鸣，腰酸遗精者，多因肾虚精亏。

5. 若外伤后头晕刺痛者，多属瘀血阻络。

**（二）胸闷的临床表现及意义**

胸闷是指患者自觉胸部痞塞满闷的症状。胸闷与心、肺等脏气机不畅，肺失宣降，肺气壅滞有关。

1. 胸闷，心悸气短者，多属心气不足，或心阳不足。

2. 胸闷，咳喘痰多者，多属痰饮停肺。

3. 胸闷，壮热，鼻翼扇动者，多因热邪或痰热壅肺。

4. 胸闷气喘，畏寒肢冷者，多因寒邪客肺。

5. 胸闷气喘，少气不足以息者，多因肺气虚或肺肾气虚所致。

**（三）心悸的临床表现及意义**

心悸是指患者自觉心跳不安的症状。

心悸有惊悸与怔忡之分：因惊恐而心悸，或心悸易惊，恐惧不安者，称为惊悸。无明显外界诱因，心跳剧烈，上至心胸，下至脐腹，悸动不安者，称为怔忡。

形成心悸的原因主要有：心胆气虚，突受惊吓；胆郁痰扰，心神不安；心阳气不足，鼓动乏力；心阴血亏虚，心神失养；心脉痹阻，血行不畅；脾肾阳虚，水气凌心等。

**（四）胁胀的临床表现及意义**

胁胀是指患者自觉一侧或两侧胁部胀满不舒的症状。多属肝胆及其经脉的病变。

1. 胁肋胀痛，太息易怒，脉弦者，多因肝气郁结所致。

2. 胁肋胀痛，身目发黄，口苦，苔黄腻，多因肝胆湿热所致。

**（五）脘痞的临床表现及意义**

脘痞是指患者自觉胃脘胀闷不舒的症状。多与脾胃病变有关。

1. 脘痞，饥不欲食，干呕，舌红少苔，多因胃阴亏虚。

2. 脘痞，食少，便溏，多因脾胃气虚。

3. 脘痞，嗳腐吞酸，多因食积胃脘。

4. 脘痞，纳呆，呕恶，苔腻，多因湿邪困脾。

5. 脘痞，胃脘有振水声，多为饮邪停胃。

**（六）腹胀的临床表现及意义**

腹胀是指患者自觉腹部胀满，痞塞不适，甚则如物支撑的症状。多为气机不畅，虚则气不运，实则气郁滞。

1. 食后腹胀，多属脾虚不运。

2. 腹胀、冷痛，呕吐清水，多属脾胃阳虚。

3. 腹胀，身热面赤，便秘，腹部硬痛拒按，多属热结阳明之阳明腑实证。

4. 腹胀，食欲不振，嗳腐吞酸，或兼腹痛拒按，多为食积胃肠。

5. 腹胀，嗳气太息，情志不舒则加重，多属肝气犯胃。

6. 腹胀，呃逆呕吐，腹部按之有水声，多属饮留胃肠。

7. 小儿腹大，面黄肌瘦，不欲进食，发结如穗，多为疳积。

## 细目六　问　睡　眠

### 要点　失眠、嗜睡的临床表现及意义

**（一）失眠的临床表现及意义**

失眠指患者经常不易入睡，或睡而易醒，不能再睡，或睡而不酣，时易惊醒，甚至彻夜不眠的症状。

失眠是阳不入阴，神不守舍的病理表现。常因心失所养或心神不安而致。病因病机有虚实之分：由营血亏虚，心神失养；或心虚胆怯，神魂不安；或阴虚火旺，内扰心神所致者，属虚证。由火邪、痰热内扰心神，使心神不宁，或食滞内停而致者，属实证。

**（二）嗜睡的临床表现及意义**

嗜睡指患者神疲困倦，睡意很浓，经常不自主地入睡的症状。嗜睡常因机体阴阳平衡失调，阳虚阴盛所致。

1. 困倦嗜睡，伴头目昏沉，胸闷脘痞，肢体困重者，乃痰湿困脾，清阳不升所致。

2. 饭后嗜睡，兼神疲倦怠，食少纳呆者，多由脾气虚弱，清阳不升所致。

3. 大病之后，精神疲乏而嗜睡，是正气未复的表现。

4. 精神极度疲惫，神志朦胧，困倦欲睡，肢冷脉微者，系心肾阳衰，阴寒内盛所致。

## 细目七 问饮食口味

### 要点一 口渴与饮水异常的临床表现及意义

询问患者口渴与饮水的情况，可以了解患者津液的盛衰和输布是否障碍，以及病性的寒热虚实。口渴饮水的多少直接反映体内津伤的程度。

**（一）口不渴**

口不渴指口不渴，饮水也不多，为津液未伤。多见于寒证、湿证及无明显燥热的病证。

**（二）口渴多饮**

口渴多饮指口干，欲饮水，饮水量多的症状。临床可见以下多种表现：

1. 口渴咽干，鼻干唇燥，发于秋季者，多因燥邪伤津。

2. 大渴喜冷饮，兼壮热面赤，汗出，脉洪数者，属里热炽盛，津液大伤，多见于里实热证。

3. 口渴多饮，伴小便量多，多食易饥，体渐消瘦者，为消渴。

4. 大量汗出或发汗太过，剧烈吐泻，利尿太过，导致体内津液大量消耗，亦可见口渴多饮。

**（三）渴不多饮**

渴不多饮指有口干口渴的感觉，但不欲饮水，或饮水不多的症状。多因轻度伤津或津液输布障碍所致。

1. 口干微渴，兼发热者，多见于外感温热病初期，津伤较轻。

2. 口渴而饮水不多，兼身热夜甚，心烦不寐，舌红绛者，属温病营分证。

3. 口渴不多饮，兼见五心烦热，颧红盗汗，舌红少苔，脉细数者，属阴虚证。

4. 渴不多饮，兼身热不扬，头身困重，苔黄腻者，属湿热证。

5. 渴喜热饮，饮水不多，或饮后即吐者，多为痰饮内停。

6. 口干，但欲漱水而不欲咽，兼舌质青紫，脉涩者，为血瘀证。

### 要点二 食欲与食量异常的临床表现及意义

询问患者的食欲和食量情况，可以了解脾胃功能的强弱、判断疾病的轻重和估计预后的好坏。

**（一）食欲减退**

食欲减退指患者进食的欲望减退，甚至不思进食的症状。

1. 食欲减退，兼见面色萎黄，食后腹胀，疲乏无力者，多属脾胃虚弱。

2. 纳呆少食，兼见脘闷腹胀，头身困重，便溏，苔腻者，多属湿邪困脾。

**（二）厌食**

厌食指患者厌恶食物，或恶闻食味的症状。

1. 厌食，兼脘腹胀满，嗳气酸腐，舌苔厚腻者，多属食滞胃脘。

2. 厌食油腻之物，兼脘腹痞闷，呕恶，便溏，肢体困重者，多属湿热蕴脾。

3. 厌食油腻厚味，伴胁肋胀痛灼热，口苦泛呕，身目发黄者，为肝胆湿热。

妇女在妊娠早期，若有择食或厌食反应，多为妊娠后冲脉之气上逆，影响胃之和降所致，属生理现象。但严重者，反复出现恶心呕吐，厌食，甚至食入即吐，则属病态，称为妊娠恶阻。

**（三）消谷善饥**

消谷善饥指患者食欲过于旺盛，进食量多，食后不久即感饥饿的症状。

1. 消谷善饥，兼多饮多尿，形体消瘦者，多见于消渴病。

2. 消谷善饥，兼大便溏泄者，多属胃强脾弱。

**（四）饥不欲食**

饥不欲食指患者虽然有饥饿感，但不想进食或进食不多。

饥不欲食，兼脘痞，胃中有嘈杂、灼热感，舌红少苔，脉细数者，是因胃阴不足，虚火内扰所致。

**（五）偏嗜食物或异物**

偏嗜食物或异物指嗜食生米、泥土，兼见腹胀腹痛、面色萎黄。多见于小儿虫积。妇女妊娠期间，偏食酸辣等食物，为生理现象。

**（六）食量变化**

食量变化主要指进食量的改变。疾病过程中，食欲渐复，食量渐增，是胃气渐复，疾病向愈之征；若食欲渐退，食量渐减，是脾胃功能渐衰之兆，提示疾病逐渐加重。若危重患者，本来毫无食欲，突然索食，食量大增，称为“除中”，是假神的表现之一，因胃气败绝所致。

### 要点三　口味异常的临床表现及意义

口味异常是指患者口中的异常味觉。询问患者口味的异常变化，可诊察内在脏腑的疾病。

1. **口淡**　口淡是指患者味觉减退，口中乏味，甚至无味的症状。多见于脾胃虚弱证。

2. **口甜**　口甜是指患者自觉口中有甜味的症状。多见于脾胃湿热或脾虚之证。

3. **口黏腻**　口黏腻是指患者自觉口中黏腻不爽的症状。常见于痰热内盛、湿热蕴脾及食积化热之证。

4. **口酸**　口酸是指患者自觉口中有酸味，或泛酸。多因肝胃郁热或饮食停滞所致。

5. **口苦**　口苦是指患者自觉口中有苦味的症状。多见于心火上炎或肝胆火热之证。

6. **口涩**　口涩是指患者自觉口有涩味，如食生柿子的症状。多为燥热伤津或脏腑热盛所致。

7. **口咸**　口咸是指患者自觉口中有咸味的症状。多见于肾病或寒水上泛等病证。

## 细目八　问　二　便

### 要点一　大便异常的临床表现及意义

#### （一）便次异常

1. **便秘**　指大便燥结，排出困难，便次减少，甚则多日不便。

便秘因热邪内结或寒邪凝滞大肠所致者，为实证；因阴血、津液亏虚，肠道失润，或气虚、阳虚，肠道传导无力所致者，为虚证。

2. **泄泻**　指大便次数增多，粪质稀薄不成形，甚至呈水样的症状。

泄泻因寒湿、湿热、食积或肝郁气滞所致者，为实证；因脾虚、肾阳虚所致者，为虚证。

#### （二）便质异常

除便秘便燥、泄泻便稀外，常见的便质异常有：

1. **完谷不化**　即大便中含有较多未消化食物的症状，多见于脾肾阳虚或食滞胃肠的泄泻。

2. **溏结不调**　即大便时干时稀的症状。多因肝郁脾虚所致。若大便先干后溏，多属脾虚。

3. **脓血便**　即大便中含有脓血黏液。多见于痢疾或肠癌，常因湿热疫毒等邪，阻滞肠道，肠络受损所致。

4. **便血**　指血从肛门排出体外，或大便带血，或便血相混，或便后滴血，或全为血便。多因脾胃虚弱，气不摄血，或瘀阻胃络、大肠湿热、大肠风燥等所致。

（1）便黑如柏油，或便血紫暗，其来较远，为远血，多见于胃脘等部位出血。

（2）便血鲜红，血附在大便表面，或于排便前后滴出者，为近血，多见于内痔、肛裂等。

#### （三）排便感异常

1. **肛门灼热**　指排便时肛门有灼热感的症状。多因大肠湿热所致。

2. **里急后重**　指腹痛窘迫，时时欲便，肛门重坠，便出不爽的症状。多因湿热内阻，肠道气滞所致，常见于湿热痢疾。

3. **排便不爽**　指排便不通畅，有滞涩难尽之感的症状。多因湿热蕴结，肠道气机不畅；或肝气犯脾，肠道气滞；或因食滞胃肠等所致。

4. **滑泻失禁**　指大便不能控制，滑出不禁，甚则便出而不自知的症状。多因脾肾虚衰，肛门失约所致。见于久病年老体衰，或久泻不愈的患者。

5. **肛门重坠**　指肛门有下坠之感的症状。常于劳累或排便后加重。多属脾虚中气下陷或大肠湿热，常见于久泻或久痢不愈的患者。

### 要点二　小便异常的临床表现及意义

#### （一）尿次异常

1. **小便频数**　指排尿次数增多，时欲小便的症状。

（1）小便短赤，频数急迫者，为淋证，是湿热蕴结下焦，膀胱气化不利所致。

（2）小便澄清，频数量多，夜间明显者，是因肾阳虚或肾气不固，膀胱失约所致。

2. **癃闭**　小便不畅，点滴而出为“癃”；小便不通，点滴不出为“闭”。一般统称为“癃闭”。

癃闭有虚实的不同。因湿热蕴结，或瘀血、结石阻塞，多属实证；因老年气虚，肾阳不足，膀胱气化不利者，多属虚证。

（二）尿量异常

1. **尿量增多**　指尿次、尿量皆明显超过正常量次的症状。

（1）小便清长量多，属虚寒证。

（2）多饮多尿而形体消瘦者，属消渴病，是肾阴亏虚，开多阖少所致。

2. **尿量减少**　指尿次、尿量皆明显少于正常量次的症状。

（1）小便短赤量少，多属实热证，或汗、吐、下后伤津所致。

（2）尿少浮肿，是肺、脾、肾三脏功能失常，气化不利，水湿内停所致。

（三）排尿感异常

1. **尿道涩痛**　即排尿不畅，且伴有急迫、疼痛、灼热感，见于淋证。多因湿热蕴结、热灼津伤、结石或瘀血阻塞等所致。

2. **余沥不尽**　即排尿后小便点滴不尽，多因老年人肾阳亏虚，肾气不固所致。

3. **小便失禁**　患者神志清醒时，小便不能随意控制而自遗。多属肾气不固，膀胱失约所致。

4. **遗尿**　即睡时不自主排尿，多属肾气不足，膀胱失约。

## 细目九　问　经　带

### 要点一　月经异常的临床表现及意义

（一）经期异常

1. **月经先期**　指月经周期提前7天以上，并连续3个月经周期以上的症状。多因脾气亏虚，肾气不足，冲任不固；或因阳盛血热，肝郁化热，阴虚火旺，热扰冲任，血海不宁所致。

2. **月经后期**　指月经周期延后7天以上，并连续3个月经周期以上的症状。因营血亏损，肾精不足，或因阳气虚衰，生血不足，使血海空虚所致者，属虚证；因气滞或寒凝血瘀，痰湿阻滞，冲任受阻所致者，属实证。

3. **月经先后不定期**　指经期不定，月经或提前或延后7天以上，并连续3个月经周期以上的症状。多因肝气郁滞，或脾肾虚损，使冲任气血失调，血海蓄溢失常所致。

（二）经量异常

1. **月经过多**　指月经周期、经期基本正常，但经量较常量明显增多。多因热伤冲任，迫血妄行；或气虚，冲任不固；或瘀阻胞络，络伤血溢等所致。

2. **月经过少**　月经周期基本正常，但经量较常量明显减少，甚至点滴即净。属虚者，多因精血亏少，血海失充所致；属实者，常因寒凝、血瘀、痰湿阻滞，冲任气血不畅所致。

3. **崩漏**　非行经期间，阴道内大量出血，或持续下血，淋漓不止者，称为崩漏。一般来势急，出血量多者，称为崩，或称崩中；来势缓，出血量少者，称为漏，或称漏下。

崩与漏在病势上虽有缓急之分，但发病机理基本相同，在疾病演变的过程中，又常互相转化，交替出现，故统称为崩漏。其形成多因热伤冲任，迫血妄行；或脾肾气虚，冲任不固；或瘀阻冲任，血不归经所致。

（三）经色、经质异常

1. 经色淡红质稀，多属气虚或血少不荣。

2. 经色深红质稠，多属血热内炽。

3. 经色紫暗，夹有血块，多属血瘀。

（四）痛经

痛经是指正值经期或行经前后，出现周期性小腹疼痛，或痛引腰骶，甚至剧痛难忍的症状。

1. 经前或经期小腹胀痛或刺痛，多属气滞或血瘀。

2. 小腹冷痛，得温痛减者，多属寒凝或阳虚。

3. 经期或经后小腹隐痛，多属气血两虚，或肾精不足，胞脉失养所致。

（五）闭经

闭经指女子年逾16周岁月经尚未来潮，或已行经，未受孕或不在哺乳期而停经达6个月以上的症状。多因肝肾不足，气血亏虚，阴虚血燥，血海空虚；或因痨虫侵及胞宫，或气滞血瘀，阳虚寒凝，痰湿阻滞胞脉，冲任不通所致。

### 要点二　带下异常的临床表现及意义

1. **白带**　白带是指带下色白量多，质稀如涕，淋漓不绝的症状，多属脾肾阳虚，寒湿下注所致。

2. **黄带**　黄带是指带下色黄，质黏，气味臭秽的症状，多属湿热下注或湿毒蕴结所致。

3. **赤白带**　赤白带是指白带中混有血液，赤白杂见的症状，多属肝经郁热，或湿毒蕴结所致。

# 第五单元　闻　诊

闻诊是通过听声音和嗅气味来诊察疾病的方法。听声音包括诊察患者的声音、呼吸、语言、咳嗽、心音、呕吐、呃逆、嗳气、太息、喷嚏、呵欠、肠鸣等各种响声。嗅气味包括嗅病体发出的异常气味、排出物的气味及病室的气味。

## 细目一　听　声　音

### 要点一　声音异常的临床表现及意义

#### （一）发声

发声指语声的高低清浊。

1. 疾病状态下，语声高亢洪亮有力，声音连续者，多属阳证、实证、热证。

2. 语声低微细弱，声音断续懒言者，多属阴证、虚证、寒证。

3. 语声沉闷而不清晰或似有鼻音者，称为声重，多属外感风寒，或湿浊阻滞，以致肺气不宣，鼻窍不通所致。

#### （二）音哑与失音

语声嘶哑者为音哑，语而无声者为失音或称为“喑”。前者病轻，后者病重。

1. 新病音哑或失音者，多属实证，多因外感风寒或风热袭肺，或痰湿壅肺，肺失清肃，邪闭清窍所致，即所谓“金实不鸣”。

2. 久病音哑或失音者，多属虚证，多因各种原因导致阴虚火旺，或肺气不足，津亏肺损，声音难出，即所谓“金破不鸣”。

3. 暴怒喊叫或持续高声宣讲，咽喉失润所致音哑或失音者，亦属气阴耗伤。

4. 久病重病，突见语声嘶哑，多是脏气将绝之危象。

5. 妇女妊娠末期出现音哑或失音者，称为妊娠失音（子喑），系因胎儿渐长，压迫肾之络脉，使肾精不能上荣于咽喉所致。

#### （三）鼻鼾

鼻鼾指熟睡或昏迷时鼻喉发出的一种声响，是气道不利所发出的异常呼吸声。

熟睡鼾声若无其他明显症状，多因慢性鼻病，或睡姿不当所致，体胖者、老年人较常见。

若昏睡不醒或神志昏迷而鼾声不绝者，多属高热神昏，或中风入脏之危候。

#### （四）惊呼

惊呼指患者突然发出的惊叫声。其声尖锐，表情惊恐者，多为剧痛或惊恐所致。小儿阵发惊呼，多为受惊。成人发出惊呼，除惊恐外，多属剧痛，或精神失常。

#### （五）喷嚏

喷嚏指肺气上逆于鼻而发出的声响。应注意喷嚏的次数及有无兼症。偶发喷嚏，不属病态。

1. 若新病喷嚏，兼有恶寒发热、鼻流清涕等症状，多因外感风寒，刺激鼻道，属表寒证。

2. 久病阳虚之人，突然出现喷嚏，多为阳气回复，病有好转的趋势。

#### （六）太息

太息又称叹息，指情志抑郁，胸闷不畅时发出的长吁或短叹声。

### 要点二　语言异常的临床表现及意义

#### （一）谵语

谵语指神识不清，语无伦次，声高有力的症状。多属邪热内扰神明所致，属实证，故《伤寒论》谓“实则谵语”。见于外感热病，温邪内入心包或阳明实热证、痰热扰乱心神等。

#### （二）郑声

郑声指神识不清，语言重复，时断时续，语声低弱模糊的症状。多因久病脏气衰竭，心神散乱所致，属虚证，故《伤寒论》谓“虚则郑声”。见于多种疾病的晚期、危重阶段。

（三）独语

独语指自言自语，喃喃不休，见人语止，首尾不续的症状。多因心气不足，神失所养，或气郁痰阻，蒙蔽心神所致，属阴证。常见于癫病、郁病。

（四）错语

错语指患者神志清楚而语言时有错乱，语后自知言错的症状。证有虚实之分，虚证多因心气不足，神失所养所致，多见于久病体虚或老年脏气衰微之人；实证多为痰浊、瘀血、气郁阻碍心窍所致。

（五）狂言

狂言指精神错乱，语无伦次，狂躁妄言的症状。《素问·脉要精微论》说："衣被不敛，言语善恶，不避亲疏者，此神明之乱也。"多因情志不遂，气郁化火，痰火互结，内扰神明所致。多属阳证、实证，常见于狂病、伤寒蓄血证。

（六）语謇

语謇指神志清楚、思维正常，但语言不流利，或吐字不清。因习惯而成者，不属病态。病中言语謇涩，每与舌强并见者，多因风痰阻络所致，为中风之先兆或后遗症。

## 要点三　呼吸异常的临床表现及意义

（一）喘

喘，指呼吸困难、短促急迫，甚至张口抬肩，鼻翼扇动，难以平卧。其发病多与肺肾等脏腑有关。喘有虚实之分。

1. 发作急骤，呼吸深长，息粗声高，唯以呼出为快者，为实喘。多为风寒袭肺或痰热壅肺，痰饮停肺，肺失宣肃，肺气上逆所致。

2. 发病缓慢，呼吸短浅，急促难续，息微声低，唯以深吸为快，动则喘甚者，为虚喘。多为肺气不足、肺肾亏虚，气失摄纳，或心阳气虚所致。

（二）哮

哮，指呼吸急促似喘，喉间有哮鸣音的症状。多因痰饮内伏，复感外邪所诱发，或因久居寒湿之地，或过食酸咸生冷或闻刺激性气味等诱发。

喘不兼哮，但哮必兼喘。喘以气息急迫、呼吸困难为主，哮以喉间哮鸣声为特征。临床上哮与喘常同时出现，所以常并称为哮喘。

（三）短气

短气，指呼吸气急而短促，气短不足以息，数而不相接续，似喘而不抬肩，喉中无痰鸣音。短气有虚实之别。

1. 虚证短气，兼有形瘦神疲，声低息微等，多因体质衰弱或元气虚损所致。

2. 实证短气，常兼有呼吸声粗，或胸部窒闷，或胸腹胀满等，多因痰饮、胃肠积滞、气滞或瘀阻所致。

（四）少气

少气，又称气微。指呼吸微弱而声低，气少不足以息，言语无力的症状。主诸虚劳损，多因久病体虚或肺肾气虚所致。

## 要点四　咳嗽的临床表现及意义

（一）临床表现

咳嗽指肺气向上冲击喉间而发出的一种"咳—咳"声音。古人将其分为三种，有声无痰谓之咳，有痰无声谓之嗽，有痰有声谓之咳嗽。多因六淫外邪袭肺、有害气体刺激、痰饮停肺、气阴亏虚等而致肺失清肃宣降，肺气上逆所致。临床上首先应分辨咳声和痰的色、量、质的变化，其次参考时间、病史及兼症等，以鉴别病证的寒热虚实性质。

（二）临床意义

1. 咳声重浊沉闷，多属实证，多因寒痰湿浊停聚于肺，肺失肃降所致。

2. 咳声轻清低微，多属虚证，多因久病肺气虚损，失于宣降所致。

3. 咳声不扬，痰稠色黄，不易咳出，多属热证，多因热邪犯肺，肺津被灼所致。

4. 咳有痰声，痰多易咳，多属痰浊阻肺所致。

5. 干咳无痰或少痰，多属燥邪犯肺或阴虚肺燥所致。

6. 咳声短促，呈阵发性、痉挛性，连续不断，咳后有鸡鸣样回声，并反复发作者，称为顿咳（百日咳），多因风邪与痰热搏结所致，常见于小儿。

7. 咳声如犬吠，伴有声音嘶哑，吸气困难，喉中有白膜生长，擦破流血，随之复生，是时行疫毒攻喉所致，多见于白喉。

## 要点五　呕吐、呃逆、嗳气、肠鸣的临床表现及意义

（一）呕吐

呕吐指饮食物、痰涎从胃中上涌，由口中吐出的症状。是胃失和降，胃气上逆的表现。前

人以有声有物为呕吐,有物无声为吐,有声无物为干呕。但临床上难以截然分开,一般统称为呕吐。根据呕吐声音的强弱和吐势的缓急,可判断证候的寒热虚实等。

1. 吐势徐缓,声音微弱,呕吐物清稀者,多属虚寒证。常因脾胃阳虚,脾失健运,胃失和降,胃气上逆所致。

2. 吐势较猛,声音壮厉,呕吐出黏稠黄水,或酸或苦者,多属实热证。常因邪热犯胃,胃失和降,胃气上逆所致。

3. 呕吐呈喷射状者,多为热扰神明,或因头颅外伤,颅内有瘀血、肿瘤等,使颅内压力增高所致。

4. 呕吐酸腐味的食糜,多属伤食,多因暴饮暴食,或过食肥甘厚味,以致食滞胃脘,胃失和降,胃气上逆所致。

5. 共同进餐者皆发吐泻,多为食物中毒。朝食暮吐、暮食朝吐者,为胃反,多属脾胃阳虚证。

6. 口干欲饮,饮后则吐者,称为水逆,因饮邪停胃,胃气上逆所致。

**(二)呃逆**

呃逆指从咽喉发出的一种不由自主的冲击声,声短而频,呃呃作响的症状。俗称“打呃”,唐代以前称“哕”,是胃气上逆的表现。临床上根据呃声的高低强弱,间歇时间的长短不同,来判断病证的虚实寒热性质。

1. 呃声频作,高亢而短,其声有力者,多属实证;呃声低沉,声弱无力,多属虚证。

2. 新病呃逆,其声有力,多属寒邪或热邪客于胃;久病、重病呃逆不止,声低气怯无力者,属胃气衰败之危候。

3. 突发呃逆,呃声不高不低,无其他病史及兼症者,多属饮食刺激,或偶感风寒,一时胃气上逆动膈所致,一般为时短暂,不治自愈。

**(三)嗳气**

嗳气指胃中气体上出咽喉所发出的一种声长而缓的症状。古称“噫”。是胃气上逆的一种表现。饱食之后,或饮汽水后,偶有嗳气,无其他兼症者,是饮食入胃排挤胃中气体上出所致,不属病态。临床根据嗳声和气味的不同,可判断虚实寒热。

1. 嗳气酸腐,兼脘腹胀满者,多因宿食内停,属于实证。

2. 嗳气频作而响亮,嗳气后脘腹胀减,嗳气发作因情志变化而增减者,多为肝气犯胃,属于实证。

3. 嗳气频作,兼脘腹冷痛,得温症减者,多为寒邪犯胃,或为胃阳亏虚。

4. 嗳声低沉断续,无酸腐气味,兼见纳呆食少者,为脾胃虚弱,属虚证。多见于老年人或体虚之人。

**(四)肠鸣**

肠鸣又称腹鸣,是气体或液体通过肠道而产生的一种气过水声或沸泡音。在正常情况下,肠鸣声低弱而和缓,一般难以直接闻及,肠鸣声高时,患者或旁人可以直接听到。借助听诊器诊察肠鸣音,在脐部听得较为清楚,4~5次/分,若超过10次/分则为肠鸣频繁,持续3~5分钟才听到1次者为肠鸣稀少。

肠鸣发生的频率、强度、音调等与胃肠功能、进食情况、感邪性质等有关。当肠道传导失常或阻塞不通时,则肠鸣声高亢而频急,或肠鸣音减少,甚至完全消失。

**1. 肠鸣增多**

(1)当患者动摇身体,或推抚脘部时,脘腹部鸣响如囊裹浆,辘辘有声者,称为振水声,若是饮水过后出现多属正常,若非饮水而常见此声者,多为水饮留聚于胃。

(2)鸣响在脘腹,如饥肠辘辘,得温得食则减,饥寒则重者,为中气不足,胃肠虚寒。

(3)肠鸣高亢而频急,脘腹痞满,大便泄泻者,多为感受风寒湿邪以致胃肠气机紊乱所致。

(4)肠鸣阵作,伴有腹痛欲泻,泻后痛减,胸胁满闷不舒者,为肝脾不调。

**2. 肠鸣稀少** 肠鸣稀少主要显示肠道传导功能障碍。可因实热蕴结肠胃,肠道气机受阻;肝脾不调,气机郁滞,肠道腑气欠通;脾肺气虚,肠道虚弱,传导无力;阴寒凝滞,气机闭阻,肠道不通等所致。

**3. 肠鸣完全消失** 肠鸣完全消失,腹胀满痛者,多属肠道气滞不通之重症,可见于肠痹或肠结等病。

## 细目二　嗅　气　味

### 要点　口气、病室气味异常的临床表现及意义

#### （一）口气

口气指从口中散发出的异常气味。正常人呼吸或讲话时，口中无异常气味散出。若口中散发臭气者，称为口臭，多与口腔不洁、龋齿、便秘或消化不良有关。

1. 口气酸臭，并伴食欲不振，脘腹胀满者，多属食积胃肠。

2. 口气臭秽者，多属胃热。

3. 口气腐臭，或兼咳吐脓血者，多是内有溃腐脓疡。

4. 口气臭秽难闻，牙龈腐烂者，为牙疳。

#### （二）病室气味

病室气味由病体本身或排出物、分泌物散发而形成。气味从病体发展到充斥病室，说明病情重笃。临床上通过嗅病室气味，可作为推断病情及诊断特殊疾病的参考。

1. 病室臭气触人，多为瘟疫类疾病。

2. 病室有血腥味，病者多患失血。

3. 病室散有腐臭气，病者多患溃腐疮疡。

4. 病室尸臭，多为脏腑衰败，病情重笃。

5. 病室尿臊气，多见于水肿病晚期。

6. 病室有烂苹果样气味（酮体气味），多见于消渴。

7. 病室有蒜臭气味，多见于有机磷杀虫药中毒。

# 第六单元　脉　诊

脉诊又称切脉，是医生用手指对患者身体某些特定部位的动脉进行切按，体验脉动应指的形象，以了解健康或病情，辨别病证的一种诊察方法。

## 细目一　诊 脉 概 说

### 要点一　寸口诊法的部位、原理及寸口分候脏腑

**（一）寸口诊法的部位**

寸口又称气口或脉口。寸口诊法是指单独切按桡骨茎突内侧一段桡动脉的搏动，根据其脉动形象，推测人体生理、病理状况的一种诊察方法。寸口脉分为寸、关、尺三部。通常以腕后高骨（桡骨茎突）为标记，其内侧的部位关前（腕侧）为寸，关后（肘侧）为尺。两手各有寸、关、尺三部，共六部脉。寸关尺三部又可施行浮、中、沉三候。

**（二）寸口诊法的原理**

1. **寸口部为"脉之大会"**　寸口脉属手太阴肺经之脉，气血循环流注起始于手太阴肺经，营卫气血遍布周身，循环五十度又终止于肺经，复会于寸口，为十二经脉的始终。脉气流注肺而总会聚于寸口，故全身各脏腑生理功能的盛衰，营卫气血的盈亏，均可从寸口部的脉象上反映出来。

2. **寸口部脉气最明显**　寸口部是手太阴肺经"经穴"（经渠）和"输穴"（太渊）的所在处，为手太阴肺经经气流注和经气渐旺，以至达到最旺盛的特殊反应点，故前人有"脉会太渊"之说，其脉象变化最有代表性。

3. **可反映宗气的盛衰**　肺、脾同属太阴经，脉气相通，手太阴肺经起于中焦，而中焦为脾胃所居之处，脾将通过胃所受纳腐熟的食物之精微上输于肺，肺朝百脉而将营气与呼吸之气布散至全身，脉气变化见于寸口，故寸口脉动与宗气一致。

4. **寸口处为桡动脉**　该动脉所在桡骨茎突处，其行径较为固定，解剖位置亦较浅表，毗邻组织比较分明，方便易行，便于诊察，脉搏强弱易于分辨。另外，诊寸口脉沿用已久，在长期医疗实践中，积累了丰富的经验，所以说寸口部为诊脉的理想部位。

**（三）寸口分候脏腑**

左寸候心，右寸候肺，并统括胸以上及头部的疾病；左关候肝胆，右关候脾胃，统括膈以下、脐以上部位的疾病；两尺候肾，并包括脐以下至足部的疾病。

### 要点二　诊脉方法

**（一）患者体位**

诊脉时患者应取正坐位或仰卧位，前臂自然向前平展，与心脏置于同一水平，手腕伸直，手掌向上，手指自然放松，在腕关节下面垫一松软的脉枕，使寸口部位充分伸展，局部气血畅通，便于诊察脉象。

**（二）医生指法**

诊脉指法主要包括有选指、布指、运指三部分。

1. **选指**　医生用左手或右手的食指、中指和无名指三个手指的指目诊察，指目是指尖和指腹交界棱起之处，是手指触觉较灵敏的部位。诊脉者的手指指端要平齐，即三指平齐，手指略呈弓形，与受诊者体表约呈 45° 为宜，这样的角度可以使指目紧贴于脉搏搏动处。

2. **布指**　中指定关，医生先以中指按在掌后高骨内侧动脉处，然后示指按在关前（腕侧）定寸，无名指按在关后（肘侧）定尺。布指的疏密要与患者手臂长短与医生手指的粗细相适应，如患者的手臂长或医者手指较细者，布指宜疏，反之宜密。定寸时可选取太渊穴所在位置（腕横纹上），定尺时可考虑按寸到关的距离确定关到尺的长度，以明确尺的位置。寸、关、尺

不是一个点，而是一段脉管的诊察范围。

3. **运指**　医生运用指力的轻重、挪移及布指变化以体察脉象。常用的指法有举、按、寻、循、总按和单按等，注意诊察患者的脉位（浮沉、长短）、脉次（至数与均匀度）、脉形（大小、软硬、紧张度等）、脉势（强弱与流利度等）及左右手寸关尺各部的表现。

常用的具体指法：

（1）举：是指医生用较轻的指力，按在寸口脉搏跳动部位，以体察脉搏的方法。亦称“轻取”或“浮取”。

（2）按：是指医生用较重的指力，甚至按到筋骨体察脉象的方法。此法又称“重取”或“沉取”。

（3）寻：寻是指切脉时指力从轻到重，或从重到轻，左右推寻，调节最适当指力的方法。在寸口三部细细寻找脉动最明显的部位，统称寻法，以捕获最丰富的脉象信息，亦称“寻”，是中取之意。

（4）总按：总按即三指同时用力诊脉的方法。从总体上辨别寸、关、尺三部和左右两手脉象的形态、脉位、脉力等。总按时一般指力均匀，但亦有三指用力不一致的情况。

（5）单按：用一个手指诊察一部脉象的方法。主要用于分别了解寸、关、尺各部脉象的形态特征。

首先应先用总按的方法，从总体上辨别脉象的形态、脉位的浮沉，然后再使用单按手法等辨别左右手寸、关、尺各部脉象的形态特征。

**（三）平息**

医生在诊脉时注意调匀呼吸，即所谓“平息”。一方面医生保持呼吸调匀，清心宁神，可以用自己的呼吸计算患者的脉搏至数；另一方面，平息有利于医生思想集中，可以仔细地辨别脉象。

**（四）切脉时间**

一般每次诊脉每手应不少于 1 分钟，两手以 3 分钟左右为宜。

诊脉时需注意每次诊脉的时间，至少应在 50 动，一则有利于仔细辨别脉象变化，再则切脉时初按和久按的指感有可能不同，对临床辨证有一定的意义，所以切脉的时间要适当长些。

**（五）小儿脉诊法**

小儿寸口部位甚短，一般用“一指（拇指或食指）定关法”，不必细分寸、关、尺三部。

具体操作方法是：用左手握住小儿的手，对 3 岁以下的小儿，可用右手大拇指按于小儿掌后高骨部脉上，不分三部，以定至数为主；对 3~5 岁的小儿，则以高骨中线为关，以一指向两侧转动以寻查三部；6~8 岁的小儿，则可挪动拇指诊三部；9~15 岁，可以次第下指，依寸、关、尺三部诊脉；15 岁以上，可按成人三部脉法进行辨析。

## 要点三　脉象要素

**（一）脉位**

脉位指脉动显现部位的浅深。脉位表浅为浮脉；脉位深沉为沉脉。

**（二）至数**

至数指脉搏的频率。正常成人一息脉来 4~5 至为平脉，一息五至以上为数脉，一息不足四至为迟脉。

**（三）脉长**

脉长指脉动应指的轴向范围长短，即脉动范围超越寸、关、尺三部，称为长脉；应指不及三部，但见关部或寸、关部者，均称为短脉。

**（四）脉宽**

脉宽指脉动应指的径向范围大小，即指下感觉到脉道的粗细。脉道宽大者为大脉，脉道狭小者为细脉。

**（五）脉力**

脉力指脉搏的强弱。脉搏应指有力为实脉，脉搏应指无力为虚脉。

**（六）脉律**

脉律指脉动节律的均匀度。其包括两个方面：一是脉动节律是否均匀，有无停歇；二是停歇的至数、时间是否规则。

**（七）流利度**

流利度指脉搏来往的流利通畅程度。脉来流利圆滑者，为滑脉；来势艰难，不流利者，为涩脉。

**（八）紧张度**

紧张度指脉管的紧急或弛缓程度。脉的紧张度主要体现在脉长、张力和指下搏动变化情况。脉紧张度高，如弦脉、紧脉；脉弛缓者，如缓脉。

## 细目二 正常脉象

### 要点一 正常脉象的特点

正常脉象的主要特点是:寸、关、尺三部有脉,一息四五至,相当于72~80次/分;成年人不浮不沉,不大不小,从容和缓,节律一致,尺部沉取有一定力量,并随生理活动、气候、季节和环境不同而有相应变化。故将正常脉象的特点概括为“有胃”“有神”“有根”。

### 要点二 胃、神、根的含义

1. **胃** 胃也称胃气。脉之胃气主要反映脾胃运化功能的盛衰和营养状况的优劣。脉有胃气的特点是徐和、从容、软滑的感觉。

2. **神** 脉搏有力是有神的标志,故有胃即有神。脉之有神是指:脉象有力柔和,节律整齐。

3. **根** 脉之有根关系到肾。脉之有根主要表现在尺脉有力、沉取不绝两个方面。

总之,胃、神、根是从不同侧面强调了正常脉象所必备的条件,三者相互补充而不能截然分开。

## 细目三 常见病脉

### 要点一 常见病脉的脉象特征及鉴别

#### (一)常见病脉的脉象特征

1. **浮脉** 轻取即得,重按稍减而不空,举之有余,按之不足。其脉象特征是脉管的搏动在皮下较浅表的部位,即位于皮下浅层。

2. **散脉** 浮散无根,稍按则无,至数不齐。其脉象特征是浮取散漫,中取似无,沉取不应,并常伴有脉动不规则,时快时慢而不匀(但无明显歇止),或脉力往来不一致。

3. **芤脉** 浮大中空,如按葱管。其脉象特征是应指浮大而软,按之上下或两边实而中间空。说明芤脉位偏浮、形大、势软而中空。

4. **革脉** 浮而搏指,中空外坚,如按鼓皮。其脉象特征是浮取感觉脉管搏动的范围较大而且较硬,有搏指感,但重按则乏力,有豁然而空之感,因而恰似以指按压鼓皮上的外坚中空之状。

5. **沉脉** 轻取不应,重按始得,举之不足,按之有余。其脉象特征是脉管搏动的部位在皮肉之下靠近筋骨之处,因此用轻指力按触不能察觉,用中等指力按触搏动也不明显,只有用重指力按到筋骨间才能感觉到脉搏明显的跳动。

6. **伏脉** 重按推筋着骨始得,甚则暂时伏而不显。其脉象特征是脉管搏动的部位比沉脉更深,隐伏于筋下,附着于骨上。因此,诊脉时浮取、中取均不见,需用重指力直接按至骨上,然后推动筋肉才能触到脉动,甚至伏而不见。

7. **牢脉** 沉取实大弦长,坚牢不移。其脉象特征是脉位沉长,脉势实大而弦。牢脉轻取、中取均不应,沉取始得,但搏动有力,势大形长,为沉、弦、大、实、长五种脉象的复合脉。

8. **迟脉** 脉来迟慢,一息不足四至(相当于每分钟脉搏在60次以下)。其脉象特征是脉管搏动的频率小于正常脉率。

9. **缓脉** 其义有二,一是脉来和缓,一息四至(每分钟60~70次),应指均匀,脉有胃气的一种表现,称为平缓,多见于正常人;二是脉来怠缓无力,弛纵不鼓的病脉。

10. **数脉** 脉来急促,一息五至以上而不满七至(每分钟90~120次)。其脉象特征是脉率较正常为快,比疾脉慢。

11. **疾脉** 脉来急疾,一息七八至(每分钟120次以上)。其脉象特征是脉率比数脉更快。

12. **虚脉** 三部脉举之无力,按之空豁,应指松软。亦是无力脉象的总称。其脉象特征是脉搏搏动力量软弱,寸、关、尺三部,浮、中、沉三候均无力。

13. **短脉** 应指不及三部,但见关部或寸部者,均称为短脉。

14. **实脉** 三部脉充实有力,其势来去皆盛。亦为有力脉象的总称。其脉象特征是脉搏搏动力量强,寸、关、尺三部,浮、中、沉三候均有力量,脉管宽大。

15. **长脉** 首尾端直,超过本位。其脉象特征是脉搏的搏动范围显示较长,超过寸、关、尺三部。

16. **洪脉**　脉体宽大而浮，充实有力，来盛去衰，状若波涛汹涌。其脉象特征主要表现在脉搏显现的部位、形态和气势三个方面。脉体宽大，搏动部位浅表，指下有力。

17. **大脉**　脉体宽大，但无脉来汹涌之势。其脉象特征是寸口三部皆脉大而和缓、从容。

18. **细脉**　脉细如线，但应指明显。其脉象特征是脉道狭小，指下寻之往来如线，但按之不绝，应指明显。

19. **濡脉**　浮细无力而软。其脉象特征是位浮、形细、势软。其脉管搏动的部位在浅层，形细而软，如絮浮水，轻取即得，重按不显。

20. **弱脉**　沉细无力而软。其脉象特征是位沉、形细、势软。由于脉管细小且不充盈，其搏动部位在皮肉之下靠近筋骨处，指下感到细而无力。

21. **微脉**　极细极软，按之欲绝，若有若无。其脉象特征是脉形极细小，脉势极软弱，以致轻取不见，重按起落不明显，似有似无。

22. **滑脉**　往来流利，应指圆滑，如盘走珠。其脉象特征是脉搏形态应指圆滑，如同圆珠流畅地由尺部向寸部滚动，浮、中、沉取皆可感到。

23. **动脉**　脉形如豆，滑数有力，厥厥动摇，关部尤显。其脉象特征是具有短、滑、数三种脉象的特点，其脉搏搏动部位在关部明显，应指如豆粒动摇。

24. **涩脉**　形细而行迟，往来艰涩不畅，脉势不匀。其脉象特征是脉形较细，脉势滞涩不畅，如"轻刀刮竹"；至数较缓而不匀，脉力大小亦不均，呈三五不调之状。

25. **弦脉**　端直以长，如按琴弦。其脉象特征是脉形端直而形长，脉势较强，脉道较硬，切脉时有挺然指下、直起直落的感觉。

26. **紧脉**　绷急弹指，状如牵绳转索。其脉象特征是脉势紧张有力，坚搏抗指，脉管的紧张度、力度均比弦脉高，其指感比弦脉更加绷急有力，且有旋转绞动或左右弹指的感觉，但脉体较弦脉柔软。

27. **结脉**　脉来缓慢，时有中止，止无定数。其脉象特征是脉来迟缓，脉律不齐，有不规则的歇止。

28. **代脉**　脉来一止，止有定数，良久方还。其脉象特征是脉律不齐，表现为有规则的歇止，歇止的时间较长，脉势较软弱。

29. **促脉**　脉来数而时有一止，止无定数。其脉象特征是脉率较快且有不规则的歇止。

**（二）脉象鉴别**

1. **比类法鉴别**　见表8-6-3-1～表8-6-3-7。

（1）归类：或称分纲，即将29种脉象进行归类、分纲，就能提纲挈领，执简驭繁。如浮脉类有浮、洪、濡、散、芤、革，沉脉类有沉、伏、弱、牢，迟脉类有迟、缓、涩、结，数脉类有数、疾、促、动，虚脉类有虚、细、微、代、短，实脉类有实、滑、弦、紧、长、大。

（2）辨异：在了解同类脉象相似特征的基础上，再将不同之处进行比较而予以区别，这就是脉象的辨异。

**表8-6-3-1　相似脉部位比较表**

| 脉位 | 脉名与脉象特征 |
|---|---|
| 脉位表浅 | 浮脉：举之有余，重按稍减而不空，脉形不大不小 |
| | 芤脉：浮大中空，如按葱管 |
| | 濡脉：浮细而无力 |
| | 革脉：浮而搏指，中空外坚，如按鼓皮 |
| | 散脉：浮而无根，至数不齐，脉力不匀 |
| 脉位在皮下深层 | 沉脉：轻取不应，重按始得 |
| | 伏脉：脉位更深更沉，须推筋着骨始得，甚则暂时伏而不见 |
| | 牢脉：沉取实大弦长，坚牢不移 |
| | 弱脉：弱脉沉而软小无力 |

表 8-6-3-2 相似脉至数比较表

| 至数 | 脉名与脉象特征 |
|---|---|
| 脉率快于正常脉象 | 数脉：一息五至以上，不足七至 |
| | 疾脉：一息七八至 |
| | 促脉：不仅脉率每息在五至以上，而且有不规则的歇止 |
| 脉率慢于正常脉象 | 迟脉：一息不足四至 |
| | 缓脉：缓脉虽为一息四至，但脉来怠缓无力 |
| | 结脉：结脉不仅脉率不及四至，而且有不规则的歇止 |

表 8-6-3-3 相似脉节律比较表

| 节律不整 | 脉名与脉象特征 |
|---|---|
| 有间歇的不整脉象 | 促脉：数而时止，止无定数 |
| | 结脉：缓而时止，止无定数 |
| | 代脉：脉来一止，止有定数，良久方还 |
| 无间歇的不整脉象 | 涩脉：脉律不齐，三五不调，往来艰涩，形态不匀 |
| | 散脉：脉律不齐，浮散无根 |

表 8-6-3-4 相似脉脉宽比较表

| 脉象宽细 | 脉名与脉象特征 |
|---|---|
| 具有细的特征的脉象 | 细脉：脉细如线，应指明显 |
| | 濡脉：脉浮细而软，轻取即得 |
| | 弱脉：脉沉细而软，重按乃得 |
| | 微脉：脉极细极软，似有似无 |
| 具有宽的特征的脉象 | 洪脉：脉体宽大，充实有力，来盛去衰 |
| | 实脉：三部脉充实有力，其势来去皆盛 |

表 8-6-3-5 相似脉脉长比较表

| 脉象长短 | 脉名与脉象特征 |
|---|---|
| 具有长的特征的脉象 | 长脉：脉动应指超逾三部 |
| | 弦脉：端直以长，如按琴弦 |
| | 牢脉：长而沉实弦 |
| 具有短的特征的脉象 | 短脉：短脉指脉动应指不及三部 |
| | 动脉：动脉以短而滑数为特征 |

表 8-6-3-6　相似脉脉紧张度比较表

| 脉体紧张度 | 脉名与脉象特征 |
|---|---|
| 脉体较硬 | 弦脉：脉长而坚硬，如按琴弦 |
| | 紧脉：紧张有力，如按绳索 |
| | 革脉：浮大搏指，中空外坚，如按鼓皮 |
| 脉体柔软 | 濡脉：脉浮细而软 |
| | 弱脉：脉沉而软小无力 |
| | 缓脉：脉来怠缓无力，弛纵不鼓 |

表 8-6-3-7　相似脉脉流利度比较表

| 流利度 | 脉名与脉象特征 |
|---|---|
| 脉来流利 | 数脉：频率快，一息五至以上而不满七至 |
| | 滑脉：往来流利圆滑，如珠走盘 |
| | 动脉：动则短而滑数，厥厥动摇 |
| 脉来艰涩 | 涩脉：形细而行迟，往来艰涩不畅，脉势不匀，如轻刀刮竹 |

2. **对举法鉴别**　对举法就是把两种相反的脉象对比而加以鉴别的方法。如分别进行浮与沉、迟与数、虚与实、滑与涩、洪与细、长与短、弦与紧、紧与缓、散与牢的鉴别比较。（表8-6-3-8）

## 要点二　常见病脉的临床意义

1. **浮脉**　一般见于表证，亦见于虚阳浮越证。

2. **散脉**　多见于元气离散，脏腑精气衰败，尤其是心、肾之气将绝的危重病证。

3. **芤脉**　常见于大量失血、伤阴等病证。

4. **革脉**　多见于亡血、失精、半产、漏下等病证。

5. **沉脉**　多见于里证。有力为里实；无力为里虚。亦可见于健康者。

6. **伏脉**　常见于邪闭、厥证和痛极的患者。

7. **牢脉**　多见于阴寒内盛、疝气、癥积等病证。

8. **迟脉**　多见于寒证，迟而有力为实寒；迟而无力为虚寒。亦见于邪热结聚之实热证。

9. **缓脉**　多见于湿病、脾胃虚弱，亦可见于健康者。

10. **数脉**　多见于热证，亦见于里虚证。

11. **疾脉**　多见于阳极阴竭，元气欲脱之证。

12. **虚脉**　见于虚证，多为气血两虚。

13. **短脉**　多见于气虚或气郁。

14. **实脉**　见于实证。亦见于健康者。

15. **长脉**　常见于阳证、热证、实证，亦可见于平人。

16. **洪脉**　多见于阳明气分热盛。

17. **大脉**　多见于健康者，或为病进。

18. **细脉**　多见于虚证或湿证。

19. **濡脉**　多见于虚证或湿困。

20. **弱脉**　多见于阳气虚衰，气血俱虚。

21. **微脉**　多见于气血大虚，阳气衰微。

22. **滑脉**　多见于痰湿、食积和实热等病证。亦是青壮年的常脉，或妇女的孕脉。

23. **动脉**　常见于惊恐、疼痛等症。

24. **涩脉**　多见于气滞、血瘀、痰食内停、精伤、血少。

25. **弦脉**　多见于肝胆病、疼痛、痰饮等，或为胃气衰败者。亦见于老年健康者。

26. **紧脉**　见于实寒证、疼痛和食积等。

27. **结脉**　多见于阴盛气结、寒痰血瘀，亦可见于气血虚衰。

28. **代脉**　见于脏气衰微、疼痛、惊恐、跌仆损伤等病证。

29. **促脉**　多见于阳盛实热、气血痰食停滞，亦见于脏气衰败。

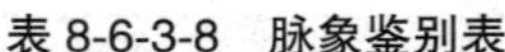

表 8-6-3-8　脉象鉴别表

| 脉纲 | 共同特点 | 相类脉 | | |
|---|---|---|---|---|
| | | 脉名 | 脉象 | 主病 |
| 浮脉类 | 轻取即得 | 浮 | 举之有余,按之不足 | 表证,亦见于虚阳浮越证 |
| | | 洪 | 脉体阔大,充实有力,来盛去衰 | 热盛 |
| | | 濡 | 浮细无力而软 | 虚证,湿证 |
| | | 散 | 浮取散漫而无根,伴至数或脉力不匀 | 元气离散,脏气将绝 |
| | | 芤 | 浮大中空,如按葱管 | 失血,伤阴之际 |
| | | 革 | 浮而搏指,中空外坚 | 亡血、失精、半产、崩漏 |
| 沉脉类 | 重按始得 | 沉 | 轻取不应,重按始得 | 里证 |
| | | 伏 | 重按推至筋骨始得 | 邪闭、厥证、痛极 |
| | | 弱 | 沉细无力而软 | 阳气虚衰,气血俱虚 |
| | | 牢 | 沉按实大弦长 | 阴寒内积、疝气、癥积 |
| 迟脉类 | 一息不足四至 | 迟 | 一息不足四至 | 寒证,亦见于邪热结聚 |
| | | 缓 | 一息四至,脉来怠缓 | 湿病,脾胃虚弱,亦见于平人 |
| | | 涩 | 往来艰涩,迟滞不畅 | 精伤、血少、气滞、血瘀、痰食内停 |
| | | 结 | 迟而时有一止,止无定数 | 阴盛气结,寒痰瘀血,气血虚衰 |
| 数脉类 | 一息五至以上 | 数 | 一息五至以上,不足七至 | 热证,亦主里虚证 |
| | | 疾 | 脉来急疾,一息七八至 | 阳极阴竭,元气欲脱 |
| | | 促 | 数而时有一止,止无定数 | 阳热亢盛,瘀滞、痰食停积,脏气衰败 |
| | | 动 | 脉短如豆,滑数有力 | 疼痛,惊恐 |
| 虚脉类 | 应指无力 | 虚 | 举按无力,应指松软 | 气血两虚 |
| | | 细 | 脉细如线,应指明显 | 虚证,湿证 |
| | | 微 | 极细极软,似有似无 | 气血大虚,阳气暴脱 |
| | | 代 | 迟而中止,止有定数 | 脏气衰微,疼痛,惊恐,跌仆损伤 |
| | | 短 | 首尾俱短,不及本部有力 | 主气郁,无力主气损 |
| 实脉类 | 应指有力 | 实 | 举按充实而有力 | 实证,亦见于平人 |
| | | 滑 | 往来流利,应指圆滑 | 痰湿、食积、实热,亦见于青壮年或孕妇 |
| | | 弦 | 端直以长,如按琴弦 | 肝胆病、疼痛、痰饮等,亦见于老年健康者 |
| | | 紧 | 绷急弹指,状如转索 | 实寒证、疼痛、宿食 |
| | | 长 | 首尾端直,超过本位 | 阳证、热证、实证,亦见于平人 |
| | | 大 | 脉体宽大,无汹涌之势 | 健康者,亦见于病进 |

## 细目四 相 兼 脉

### 要点 常见相兼脉的表现及临床意义

相兼脉指两种或两种以上的单因素脉相兼出现，复合构成的脉象。临床常见的相兼脉及其临床意义如下：

1. **浮紧脉** 多见于外感寒邪之表寒证，或风寒痹病疼痛。

2. **浮缓脉** 多见于风邪伤卫、营卫不和的太阳中风证。

3. **浮数脉** 多见于风热袭表的表热证。

4. **浮滑脉** 多见于表证夹痰，常见于素体多痰湿而又感受外邪者。

5. **沉迟脉** 多见于里寒证。

6. **沉弦脉** 多见于肝郁气滞，或水饮内停。

7. **沉涩脉** 多见于血瘀，尤常见于阳虚而寒凝血瘀者。

8. **沉缓脉** 多见于脾虚，水湿停留。

9. **沉细数脉** 多见于阴虚内热或血虚。

10. **弦紧脉** 多见于寒证、痛证，常见于寒滞肝脉，或肝郁气滞等所致的疼痛等。

11. **弦数脉** 多见于肝郁化火或肝胆湿热、肝阳上亢。

12. **弦滑数脉** 多见于肝火夹痰，肝胆湿热或肝阳上扰，痰火内蕴等病证。

13. **弦细脉** 多见于肝肾阴虚或血虚肝郁，或肝郁脾虚等证。

14. **滑数脉** 多见于痰热（火）、湿热或食积内热。

15. **洪数脉** 多见于阳明经证、气分热盛，多见于外感热病。

# 第七单元 八纲辨证

八纲：指表、里、寒、热、虚、实、阴、阳八个纲领。

根据病情资料，运用八纲进行分析综合，从而辨别疾病现阶段病变部位的浅深、病情性质的寒热、邪正斗争的盛衰和病证类别的阴阳，以作为辨证纲领的方法，称为八纲辨证。

## 细目一 八纲基本证

### 要点一 表里证的临床表现及鉴别要点

表证指六淫、疫疠等邪气，经皮毛、口鼻侵入机体的初期阶段，正气抗邪于肌表，以新起恶寒发热为主要表现的证。

里证指病变部位在内，脏腑、气血、骨髓等受病，以脏腑受损或功能失调症状为主要表现的证。

**（一）表证与里证的临床表现**

1. **表证** 新起恶风寒，或恶寒发热，头身疼痛，喷嚏，鼻塞，流涕，咽喉痒痛，微有咳嗽、气喘，舌淡红，苔薄，脉浮。

表证是正气抗邪于外的表现，一般以新起恶寒，或恶寒发热并见，脉浮，脏腑的症状不明显为共同特征。多见于外感病初期，具有起病急、病位浅、病程短的特点。

2. **里证** 里证的范围极为广泛，其临床表现多种多样，概而言之，凡非表证（及半表半里证）的特定证，一般都属里证的范畴，即所谓“非表即里”。其证特征是无新起恶寒发热并见，以脏腑症状为主要表现。

里证可见于外感疾病的中、后期阶段，或为内伤疾病。不同的里证，可表现为不同的证候，故很难用几个症状或体征全面概括，但其基本特征是一般病情较重，病位较深，病程较长。

**（二）表证与里证的鉴别要点**

表证和里证的辨别，主要审察寒热症状，脏腑症状是否突出，舌象、脉象等的变化。

1. 外感病中，发热恶寒同时并见者属表证；但热不寒或但寒不热者属里证；寒热往来者属半表半里证。

2. 表证以头身疼痛、鼻塞、喷嚏等为常见症状，脏腑症状不明显；里证以脏腑症状如咳喘、心悸、腹痛、呕泻之类的表现为主症，鼻塞、头身痛等非其常见症状；半表半里证则有胸胁苦满等特有表现。

3. 表证及半表半里证的舌象变化不明显，里证舌象多有变化；表证多见浮脉，里证多见沉脉或其他多种脉象。

4. 辨表里证尚应参考起病的缓急、病情的轻重、病程的长短等。

### 要点二 寒热证、寒热真假的临床表现及鉴别要点

寒证指感受寒邪，或阳虚阴盛，导致机体功能活动受抑制而表现的具有“冷、凉症状”特点的证。

热证指感受热邪，或脏腑阳气亢盛，或阴虚阳亢，导致机体功能活动亢进而表现的具有“温、热症状”特点的证。

当病情发展到寒极或热极的时候，有时会出现一些与其寒、热病理本质相反的“假象”，具体来说，有真热假寒证和真寒假热证两种情况。

真热假寒证，指疾病的本质为热证，却出现某些“寒象”的证，又称“热极似寒”。是由于邪热内盛，阳气郁闭于内而不能布达于外所致，而且邪热越盛，厥冷的程度可能越重，即所谓“热深厥亦深”。

真寒假热证，指疾病的本质为寒证，却出现某些“热象”的证，又称“寒极似热”。是由于阳气虚衰，阴寒内盛，逼迫虚阳浮越于上、格拒于外所致。

（一）寒证、热证、寒热真假

1. **寒证**　恶寒，畏寒，肢冷蜷卧，冷痛，喜暖，口淡不渴，痰、涎、涕清稀，小便清长，大便稀溏，面色白，舌淡，苔白而润，脉紧或迟等。

2. **热证**　发热，恶热喜冷，口渴欲饮，面赤，烦躁不宁，痰、涕黄稠，小便短黄，大便干结，舌红，苔黄燥少津，脉数等。

3. **真热假寒证**　如里热炽盛之人，除出现胸腹灼热、神昏谵语、口臭息粗、渴喜冷饮、小便短黄、舌红苔黄而干、脉有力等里实热证的典型表现外，有时会伴随出现四肢厥冷、脉沉迟等症。这些"寒象"与寒证的表现有所不同，如虽四肢厥冷，但胸腹灼热，不欲近衣被；虽脉沉迟，但按之有力。

4. **真寒假热证**　如阳气虚衰，阴寒内盛之人，除出现四肢厥冷、小便色清、大便质溏甚至下利清谷、舌淡苔白、脉来无力等里虚寒证的典型表现外，尚可出现自觉发热、面色红、神志躁扰不宁、口渴、咽痛、脉浮大或数等症。这些"热象"与热证的表现有所不同，如虽自觉发热，但触之胸腹无灼热，且欲加衣被；虽面色红，但为两颧浮红，时隐时现；虽神志躁扰不宁，但自感疲乏无力；虽口渴，却欲热饮，且饮水不多；虽咽喉疼痛，但不红肿；脉虽浮大或数，但按之无力。

（二）寒证、热证的鉴别要点

1. **寒证与热证的鉴别**　应对疾病的全部表现进行综合观察，尤其应以寒热的喜恶、口渴与否、面色的赤白、四肢的温凉、二便、舌象、脉象等作为鉴别要点（表 8-7-1-1）。

表 8-7-1-1　寒证与热证的鉴别

| 鉴别点 | 寒证 | 热证 |
|---|---|---|
| 寒热喜恶 | 恶寒喜温 | 恶热喜凉 |
| 口渴 | 不渴 | 渴喜冷饮 |
| 面色 | 白 | 红 |
| 四肢 | 冷 | 热 |
| 大便 | 稀溏 | 干结 |
| 小便 | 清长 | 短黄 |
| 舌象 | 舌淡苔白润 | 舌红苔黄燥 |
| 脉象 | 迟或紧 | 数 |

2. **寒热真假的鉴别**　一般情况下"假象"容易出现在疾病的后期及危重期。辨证时应以表现于内部、中心的症状作为判断的主要依据，外部、四肢的症状可能为"假象"。"假象"和"真象"表现不同，如"假热"之面赤，是面色皖白而仅在颧颊上浅红娇嫩，时隐时现，而里热炽盛的面赤却是满面通红；"假寒"常表现为四肢厥冷伴随胸腹部灼热，揭衣蹬被，而阴寒内盛者则往往身体蜷卧，欲加衣被。

## 要点三　虚实证、虚实真假的临床表现及鉴别要点

虚证指人体阴阳、气血、津液、精髓等正气亏虚，而邪气不著，表现为"不足、松弛、衰退"特征的证。

实证指人体感受外邪，或疾病过程中阴阳气血失调，体内病理产物蓄积，以邪气盛、正气不虚为基本病理，表现为有余、亢盛、停聚特征的证。

当患者的正气虚损严重，或病邪极其盛实时，有时会出现一些与其虚、实病理本质相反的"假象"。具体来说，有真实假虚证和真虚假实证两种情况。

真实假虚证，指疾病的本质为实证，却出现某些"虚羸"的现象，即所谓"大实有羸状"。是由于火热、痰食、湿热、瘀血等邪气或病理产物大积大聚，以致经脉阻滞，气血不能畅达。其病变的本质属实。

真虚假实证，指疾病的本质为虚证，却出现某些“盛实”的现象，即所谓“至虚有盛候”。是由于脏腑虚衰、气血不足、运化无力、气机不畅所致。其病变的本质属虚。

**（一）虚证、实证、虚实真假**

1. **虚证** 一般久病、势缓者多虚证，耗损过多者多虚证，体质素弱者多虚证。由于各种虚证的表现极不一致，各脏腑虚证的表现更是各不相同，所以很难用几个症状全面概括。

2. **实证** 一般新起、暴病者多实证，病情急剧者多实证，体质壮实者多实证。由于感受邪气的性质及致病特点的差异，以及病邪侵袭、停积部位的不同，实证的表现各不相同，同样难以全面概括。

3. **真实假虚证** 实邪内盛之人，出现神情默默、身体倦怠、懒言、脉象沉细等貌似“虚羸”的表现，虽默默不语但语时声高气粗，虽倦怠乏力却动之觉舒，虽脉象沉细却按之有力，还可能伴随疼痛拒按、舌质苍老、舌苔厚腻等表现。

4. **真虚假实证** 正气亏虚较为严重之人，出现腹胀腹痛、二便闭塞、脉弦等貌似“盛实”的表现，但腹虽胀满而有时缓解，腹虽痛而按之痛减，脉虽弦但重按无力，还可能伴随神疲乏力、面色无华、舌质娇嫩等表现。

**（二）虚证、实证的鉴别要点**

1. **虚证与实证的鉴别** 主要可从病程、体质、症状、舌脉等方面加以鉴别（表 8-7-1-2）。

**表 8-7-1-2 虚证与实证的鉴别**

| 鉴别点 | 虚证 | 实证 |
|---|---|---|
| 病程 | 较长（久病） | 较短（新病） |
| 体质 | 多虚弱 | 多壮实 |
| 精神 | 多萎靡 | 多兴奋 |
| 声息 | 声低息微 | 声高气粗 |
| 疼痛 | 喜按 | 拒按 |
| 胸腹胀满 | 按之不痛，胀满时减 | 按之疼痛，胀满不减 |
| 发热 | 多为潮热、微热 | 多为高热 |
| 恶寒 | 畏寒，添衣近火得温则减 | 恶寒，添衣近火得温不减 |
| 舌象 | 舌质嫩，苔少或无苔 | 舌质老，苔厚腻 |
| 脉象 | 无力 | 有力 |

2. **虚实真假的鉴别** 要注意围绕虚、实证的表现特点及鉴别要点综合分析从而分清虚实的真假。在辨别时应注意：脉象的有力无力、有神无神、浮候如何、沉候如何，尤以沉取之象为真谛；舌质的胖嫩与苍老，舌苔的厚腻与否；言语发声的响亮与低怯；患者体质的强弱，发病的原因，病证的新久，以及治疗经过等。

## 要点四 阴阳证的临床表现及鉴别要点

阴、阳是归类病证类别的两个纲领。

阴、阳分别代表事物相互对立的两个方面。病证的性质及临床表现，一般都可用阴阳进行概括或归类（表 8-7-1-3）。

表证与里证、寒证与热证、虚证与实证反映了病变过程中三对既对立又统一的矛盾现象。为了对病情进行更高层面或总的归纳，可以用阴证与阳证概括其他六类证，即表证、热证、实证属阳，里证、寒证、虚证属阴。阴、阳两纲可以统领其他六纲而成为八纲中的总纲。

阴证与阳证的划分不是绝对的，是相对而言的。因此，临床上在对具体病证归类时会存在阴中有阳、阳中有阴的情况。

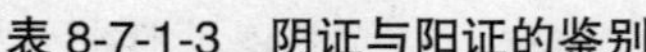

表 8-7-1-3　阴证与阳证的鉴别

| 四诊 | 阴证 | 阳证 |
| --- | --- | --- |
| 问 | 恶寒畏冷，喜温，食少乏味，不渴或喜热饮，小便清长或短少，大便溏泄气腥 | 身热，恶热，喜凉，恶食，心烦，口干渴引饮，小便短赤涩痛，大便干硬，或秘结不通，或有奇臭 |
| 望 | 面色苍白或暗淡，身重蜷卧，倦怠无力，精神萎靡，舌淡胖嫩，舌苔润滑 | 面色潮红或通红，狂躁不安，口唇燥裂，舌红绛，苔黄燥或黑而生芒刺 |
| 闻 | 语声低微，静而少言，呼吸怯弱，气短 | 语声壮厉，烦而多言，呼吸气粗，喘促痰鸣 |
| 切 | 腹痛喜按，肢凉，脉沉、细、迟、无力等 | 腹痛拒按，肌肤灼热，脉浮、洪、数、大、滑、有力等 |

## 细目二　八纲证间的关系

八纲证间的关系，主要可归纳为证的相兼、证的错杂、证的转化三个方面。

### 要点一　证的相兼

广义的证的相兼，是指多种证同时存在。本处所指为狭义的证的相兼，即在疾病某一阶段，出现不相对立的两纲或两纲以上的证同时存在的情况。

临床常见的八纲相兼证有表实寒证、表实热证、里实寒证、里实热证、里虚寒证、里虚热证，其临床表现一般多是相关纲领证临床表现的叠加。如恶寒重发热轻、头身疼痛、无汗、脉浮紧等，可辨为表实寒证；出现形体消瘦，五心烦热，潮热盗汗，口干咽燥，颧红，舌红少津，脉细数等，可辨为里虚热证。

“表虚证”有两种说法：一是指外感风邪所致有汗出的表证（相对于外感风寒所致无汗出的“表实证”而言）；二是指肺（脾）气虚所致的卫表不固证，但实际上该证属于（阳）气虚弱之证。

### 要点二　证的错杂

证候错杂指疾病的某一阶段，同时存在八纲中对立两纲的证。

**（一）表里同病**

表里同病指在同一患者身上，既有表证，又有里证的情况。它的形成可概括为以下三种情况。

1. 发病即同时出现表证与里证的表现。
2. 先有表证未罢，又及于里。
3. 先有内伤病未愈而又感外邪。

临床上常见的6种情况为：表里俱寒、表里俱热、表寒里热、表热里寒、表里俱实及表实里虚。

**（二）寒热错杂**

寒热错杂指在同一患者身上，既有寒证，又有热证的情况。它的形成可概括为以下三种情况。

1. 先有热证，复感寒邪；或先有寒证，复感热邪。
2. 先有外感寒证，寒郁而化热，虽已入里，但表寒未解。
3. 机体阴阳失调，出现寒热错杂。

结合病位，可将其概括为表里的寒热错杂与上下的寒热错杂。表里的寒热错杂包括表寒里热与表热里寒；上下的寒热错杂包括上热下寒与上寒下热。

**（三）虚实夹杂**

虚实夹杂指在同一患者身上，既有虚证，又有实证的情况。它的形成可概括为以下两种情况。

1. 先有实证，邪气太盛，损伤正气，以致正气亦虚，而出现虚证。
2. 先有正气不足的虚证，无力祛除病邪，以致病邪积聚；或复感外邪，又同时出现实证。

结合病位，可将其概括为三种情况，即以虚证为主的虚中夹实，以实证为主的实中夹虚，以及虚证、实证难分轻重的虚实并重。

### 要点三　证的转化

证的转化指疾病在其发展变化过程中，八纲中相互对立的证在一定条件下可以相互转化。证的转化包括表里出入、寒热转化、虚实转化。

### (一)表里出入

表里出入是指病邪由表入里,或由里出表。一般而言,由表入里多提示病情转重,由里出表多预示病情减轻。掌握病势的表里出入变化,对于预测疾病的发展与转归,调整治疗策略具有重要意义。

1. **表邪入里** 指先出现表证,因表邪不解,内传入里,致使表证消失而出现里证。

2. **里邪出表** 指某些里证因治疗及时、护理得当,机体抵抗力增强,驱邪外出,从而表现出病邪向外透达的症状或体征。

### (二)寒热转化

寒证或热证在一定条件下相互转化,形成相反的证。寒证化热提示阳气旺盛,热证转寒提示阳气衰惫。

1. **寒证化热** 指原为寒证,后出现热证,而寒证随之消失。

寒证化热常见于外感寒邪未及时发散,而机体阳气偏盛,阳热内郁到一定程度,寒邪化热,形成热证;或是寒湿之邪郁遏,而机体阳气不衰,由寒而化热,形成热证;或因使用温燥之品太过,亦可使寒证转化为热证。如寒湿痹病,初为关节冷痛、重着、麻木,病程日久,或过服温燥药物,而变成患处红肿灼痛;哮病因寒引发,痰白稀薄,久之见痰黄而稠,舌红苔黄;痰湿凝聚的阴疽冷疮,其形漫肿无头、皮色不变,以后转为红肿热痛而成脓等,均属寒证转化为热证。

2. **热证转寒** 指原为热证,后出现寒证,而热证随之消失。

热证转寒常见于邪热毒气严重的情况之下,或因失治、误治,以致邪气过盛,耗伤正气,正不胜邪,功能衰败,阳气耗散,故而转为虚寒证,甚至出现亡阳。如疫毒痢初期,高热烦渴,舌红脉数,泻利不止,因治疗不及时,若急骤出现四肢厥冷、冷汗淋漓、面色苍白、脉微,或病程日久,进而表现出畏冷肢凉,面白舌淡,皆是由热证转化为寒证。

### (三)虚实转化

虚实转化指疾病的虚实性质发生相反的转变。提示邪与正之间的盛衰关系出现了本质性的变化。实证转虚为疾病的一般规律;虚证转实常常是因虚致实,形成本虚标实的错杂证。

1. **实证转虚** 指原为实证,后发展为虚证。

实证转虚,是邪正斗争的趋势,或是正气胜邪而向愈,或是正不胜邪而迁延,故病情日久,或失治误治,正气伤而不足以御邪,皆可形成实证转化为虚证。如本为咳嗽吐痰、息粗而喘、苔腻脉滑,久之见气短而喘、声低懒言、面白、舌淡、脉弱;或初期见高热、口渴、汗多、脉洪数,后期见神疲嗜睡、食少、咽干、舌嫩红无苔、脉细数等,均是邪虽去而正已伤,由实证转化为虚证。

2. **因虚致实** 指正气不足,脏腑功能衰退,组织失却濡润充养,或气机运化无力,以致气血阻滞,病理产物蓄积,邪实上升为矛盾的主要方面,而表现以实为主的证。

虚证转化为实证,是指在虚证基础上转化为以实证为主要矛盾的证,其本质是本虚标实。如心阳气虚日久,温煦无能,推运无力,则可血行迟缓而成瘀,在原有心悸、气短、脉弱等心气虚证的基础上,而后出现心胸绞痛、唇舌紫暗、脉涩等症,即心血瘀阻证,血瘀之实相较心气之虚更为突出,可视作虚证转实。

# 第八单元　病性辨证

## 细目一　阴阳虚损辨证

阴阳虚损辨证是根据阴阳的生理与病理特点，对四诊所收集的各种病情资料进行分析、归纳，辨别疾病当前病理本质是否存在阴阳虚损证候的辨证方法。

### 要点一　阳虚证、阴虚证的临床表现

**（一）阳虚证**

阳虚证是指人体阳气亏损，其温养、推动、气化等功能减退，以畏寒肢冷为主要表现的虚寒证。

1. **临床表现**　畏寒，肢冷，口淡不渴，或喜热饮，或自汗，小便清长或尿少浮肿，大便稀薄，面色㿠白，舌淡胖嫩，苔白滑，脉沉迟无力，可兼有神疲、乏力、气短等气虚表现。

2. **辨证要点**　畏寒肢冷，小便清长，面色㿠白，常与气虚症状共见。

**（二）阴虚证**

阴虚证是指人体阴液亏少，其滋润、濡养等功能减退，或阴不制阳，阳气偏亢，以口咽干燥、五心烦热、潮热盗汗等为主要表现的虚热证。

1. **临床表现**　形体消瘦，口燥咽干，两颧潮红，五心烦热，潮热盗汗，小便短黄，大便干结，舌红少津、少苔，脉细数等。

2. **辨证要点**　口咽干燥、五心烦热、潮热盗汗、两颧潮红、舌红少苔、脉细数等为主要表现。

### 要点二　亡阳证、亡阴证的临床表现及鉴别要点

**（一）亡阳证**

亡阴证是指人体阴液严重耗损而欲竭，以汗出如油、身热烦渴、面赤唇焦、脉细数疾为主要表现的危重证。

1. **临床表现**　冷汗淋漓，汗稀质清，面色苍白，手足厥冷，肌肤不温，神情淡漠，呼吸气弱，舌质淡润，脉微欲绝等。

2. **辨证要点**　四肢厥冷、面色苍白、冷汗淋漓、气息微弱、脉微欲绝等为主要表现。

**（二）亡阴证**

亡阴证是指人体阴液严重耗损而欲竭，以汗出如油、身热烦渴、面赤唇焦、脉细数疾为主要表现的危重证。

1. **临床表现**　汗出如油，热而黏手，身热肢温，虚烦躁扰，呼吸气急，口渴饮冷，小便极少，皮肤皱瘪，目眶凹陷，面赤颧红，唇舌干焦，脉细数疾，按之无力。

2. **辨证要点**　以汗出如油、身热口渴、面赤唇焦、脉细数疾为主要表现。

**（三）亡阳证与亡阴证的鉴别**

亡阳证与亡阴证均出现于疾病的危重阶段，且极易导致死亡，故需及时准确地辨识、治疗（表 8-8-1-1）。

表 8-8-1-1　亡阳证和亡阴证的鉴别

| 证名 | 临床表现 | | | | | | | |
|---|---|---|---|---|---|---|---|---|
| | 汗液 | 寒热 | 四肢 | 面色 | 气息 | 渴饮 | 唇舌 | 脉象 |
| 亡阳证 | 稀冷如水 | 身冷畏寒 | 厥冷 | 苍白 | 微弱 | 不渴或欲热饮 | 淡白 | 脉微欲绝 |
| 亡阴证 | 黏热如油 | 身热恶热 | 温热 | 面赤颧红 | 急促 | 口渴饮冷 | 干红 | 细数疾无力 |

## 细目二 气病辨证

### 要点 气病类证的临床表现及鉴别要点（表 8-8-2-1）

#### （一）气虚证

气虚证是指机体元气不足，脏腑组织功能减退，以神疲乏力、少气懒言、脉虚等为主要表现的证。

1. **临床表现** 神疲乏力，少气懒言，声低息微，头晕目眩，自汗，动则诸症加剧，舌质淡嫩，脉虚。

2. **辨证要点** 以神疲乏力、少气懒言、脉虚、动则诸症加剧为主要表现。

#### （二）气陷证

气陷证是指气虚升举无力而反下陷，以自觉气坠，或内脏下垂为主要表现的证。

1. **临床表现** 头晕眼花，神疲气短，腹部坠胀，或久泻久痢，或见内脏下垂、脱肛、阴挺等，舌质淡嫩，脉虚。

2. **辨证要点** 以气坠、脏器下垂与气虚症状共见等为主要表现。

#### （三）气不固证

气不固证是指气虚失其固摄之职，以自汗，或二便、经血、精液、胎元等不固为主要表现的证。

1. **临床表现** 气短，疲乏，面白，舌淡嫩，脉虚；或自汗不止；或流涎不止；或遗尿，余溺不尽，小便失禁；或大便滑脱失禁；或各种出血；或妇女月经过多，崩漏；或滑胎，小产；或男子遗精，滑精，早泄等。

2. **辨证要点** 以自汗，或出血，或二便失禁，或津液、精液、胎元等不固与气虚症状共见等为主要表现。

#### （四）气脱证

气脱证是指元气亏虚已极而欲脱，以气息微弱、汗出不止、脉微等为主要表现的危重证。

1. **临床表现** 呼吸微弱，汗出不止，口开目合，手撒身软，神识蒙眬，面色苍白，口唇青紫，二便失禁，舌质淡白，舌苔白润，脉微。

2. **辨证要点** 以气息微弱、汗出不止、脉微与气虚症状共见等为主要表现。

#### （五）气滞证

气滞证是指人体某一部位，或某一脏腑、经络的气机阻滞，运行不畅，以胀闷、疼痛、脉弦为主要表现的证。

1. **临床表现** 胸胁、脘腹等处胀闷疼痛，症状时轻时重，部位不固定，随情绪波动而变化，或随嗳气、矢气、太息等减轻，脉象多弦，舌象无明显变化。

2. **辨证要点** 以胀闷、胀痛、窜痛、脉弦为主要表现。

#### （六）气逆证

气逆证是指气机升降失常，逆而向上，以咳喘、呕恶、头痛眩晕等为主要表现的证。

1. **临床表现** 咳嗽，喘促；或呃逆，嗳气，恶心，呕吐；或头痛，眩晕，甚至昏厥，呕血。

2. **辨证要点** 以咳喘、呕吐呃逆、头痛眩晕与气滞症状共见等为主要表现。

#### （七）气闭证

气闭证是指邪气阻闭神机或脏器、官窍，以致气机逆乱，闭塞不通，以突发神昏晕厥、绞痛等为主要表现的证。

1. **临床表现** 突发神昏、晕厥，或脏器绞痛，或二便闭塞，呼吸气粗、声高，脉沉实有力。

2. **辨证要点** 以突发神昏晕厥，或脏器绞痛，或二便闭塞为主要表现。

表 8-8-2-1 气病类证的鉴别

| 证型 | 性质 | 病机 | 临床表现 |
|---|---|---|---|
| 气虚证 | 虚证 | 元气不足，脏腑组织功能减退 | 神疲乏力，少气懒言，动则诸症加剧，舌质淡嫩，脉虚 |
| 气陷证 | 虚证 | 气虚升举无力 | 气坠、脏器下垂与气虚症状共见，舌质淡嫩，脉虚 |

续表

| 证型 | 性质 | 病机 | 临床表现 |
|---|---|---|---|
| 气不固证 | 虚证 | 气虚失其固摄之职 | 自汗，或出血，或二便失禁，或津液、精液、胎元等不固与气虚症状共见，舌质淡嫩，脉虚 |
| 气脱证 | 虚证 | 元气亏虚已极而欲脱 | 气息微弱，汗出不止，脉微与气虚症状共见，舌质淡白，舌苔白润，脉微 |
| 气滞证 | 实证 | 气机阻滞，运行不畅 | 胀闷，胀痛，窜痛，脉弦，舌象无明显变化 |
| 气逆证 | 多为实证 | 气机升降失常，逆而向上 | 咳喘，呕吐呃逆，头痛眩晕与气滞症状共见 |
| 气闭证 | 实证 | 气机逆乱，闭塞不通 | 突发神昏晕厥，或脏器绞痛，或二便闭塞，脉沉实有力 |

## 细目三　血 病 辨 证

### 要点　血病类证的临床表现及鉴别要点（表 8-8-3-1）

**（一）血虚证**

血虚证是指血液亏虚，不能濡养脏腑、经络、组织，以面、睑、唇、甲、舌淡白，脉细为主要表现的证。

1. **临床表现**　面色淡白或萎黄，眼睑、口唇、爪甲色淡，头晕眼花，心悸，失眠多梦，健忘，肢体麻木，妇女经血量少色淡、愆期，甚或闭经，舌淡苔白，脉细无力。

2. **辨证要点**　以面、睑、唇、甲、舌淡白，脉细等为主要表现。

**（二）血脱证**

血脱证是指突然大量出血或长期反复出血，致使血液亡脱，以面色苍白、心悸、脉微或芤为主要表现的证。

1. **临床表现**　面色苍白，头晕，眼花，心悸，舌淡或枯白，脉微或芤，且与血虚症状共见。

2. **辨证要点**　有血液严重耗失的病史，以面色苍白、心悸、脉微或芤等为主要表现。

**（三）血瘀证**

血瘀证是指瘀血内阻，以疼痛、肿块、出血、瘀血色脉征为主要表现的证。

1. **临床表现**　有疼痛、肿块、出血、瘀血色脉征等表现。其疼痛特点为痛如针刺，痛处拒按，固定不移，常在夜间痛甚。肿块在体表者，色呈青紫；在腹内者，触之坚硬，推之不移。出血的特点是出血反复不止，色紫暗或夹有血块。瘀血色脉征主要有面色黧黑，或唇甲青紫，或肌肤甲错，或皮肤出现丝状红缕，或皮下紫斑，或腹露青筋，舌质紫暗、紫斑、紫点，或舌下络脉曲张，脉涩或结、代等。

2. **辨证要点**　疼痛、肿块、出血与肤色、舌色青紫等表现共见。

**（四）血热证**

血热证是指火热炽盛，热迫血分，以出血与实热症状为主要表现的证。

1. **临床表现**　咳血、吐血、衄血、尿血、便血、崩漏，女子月经量多或月经先期，血色鲜红，质地黏稠，舌红绛，脉弦数。

2. **辨证要点**　以出血与实热症状共见为主要表现。

**（五）血寒证**

血寒证是指寒邪客于血脉，凝滞气机，血行不畅，以拘急冷痛、形寒、肤色紫暗为主要表现的实寒证。

1. **临床表现**　手足或局部冷痛、肤色紫暗发凉，形寒肢冷，得温则减；或少腹拘急冷痛；或痛经，或月经愆期，经色紫暗，夹有血块；舌淡紫，苔白润或滑，脉沉迟或弦紧或涩。

2. **辨证要点**　以拘急冷痛、形寒、肤色紫暗、妇女痛经或月经愆期与实寒症状共见为主要表现。

表 8-8-3-1 血病类证的鉴别

| 证型 | 性质 | 病机 | 临床表现 |
|---|---|---|---|
| 血虚证 | 虚证 | 血液亏虚,不能濡养全身 | 面、睑、唇、甲、舌淡白,脉细 |
| 血脱证 | 虚证 | 大量出血,血液亡脱 | 有血液严重耗失的病史,面色苍白、心悸、脉微 |
| 血瘀证 | 实证 | 瘀血内阻 | 疼痛、肿块、出血与肤色、舌色青紫 |
| 血热证 | 实证 | 元气亏虚已极而欲脱 | 咳血、吐血、衄血、尿血、便血、崩漏,女子月经量多或月经先期,血色鲜红,质地黏稠,舌红绛,脉弦数 |
| 血寒证 | 实证 | 寒邪客于血脉,凝滞气机,血行不畅 | 拘急冷痛、形寒、肤色紫暗、妇女痛经或月经愆期与实寒症状共见 |

## 细目四　气血同病辨证

气与血在生理上具有相互依存、相互资生、相互为用的关系,在病理上则相互影响。因此,气血同病辨证是根据气与血关系的特点,分析辨认气血病证的辨证方法。

临床常见的气血同病证型有气血两虚证、气虚血瘀证、气不摄血证、气随血脱证和气滞血瘀证。二者互为因果,兼并为患。

### 要点　气血同病类证的临床表现及鉴别要点(表 8-8-4-1)

#### (一)气血两虚证

气血两虚证是指气血不能互相化生,以气虚和血虚症状相兼为主要表现的证。

1. **临床表现**　神疲乏力,少气懒言,自汗,面色淡白或萎黄,口唇、眼睑、爪甲颜色淡白,头晕目眩,心悸失眠,形体消瘦,肢体麻木,月经量少色淡,愆期甚或闭经,舌质淡白,脉弱或虚。

2. **辨证要点**　以气虚证与血虚证的症状共见为主要表现。

#### (二)气虚血瘀证

气虚血瘀证是指由于气虚运血无力而致血行瘀滞,以气虚和血瘀症状相兼为主要表现的证。

1. **临床表现**　面色淡白或面色暗滞,倦怠乏力,少气懒言,胸胁或其他部位疼痛如刺,痛处固定不移、拒按,舌淡暗或淡紫或有紫斑、紫点,脉涩。

2. **辨证要点**　以气虚证与血瘀证的症状共见为主要表现。

#### (三)气不摄血证

气不摄血证是指气虚不能统摄血液而致出血,以气虚及出血症状为主要表现的证。

1. **临床表现**　鼻衄、齿衄、皮下紫斑、吐血、便血、尿血、月经过多、崩漏等各种出血,面色淡白无华,神疲乏力,少气懒言,心悸失眠,舌淡白,脉弱。

2. **辨证要点**　以出血与气虚证的症状共见为主要表现。

#### (四)气随血脱证

气随血脱证是指大量失血时引发气随之暴脱,以大出血及气脱症状为主要表现的证。

1. **临床表现**　大量出血时,突然面色苍白,气少息微,大汗淋漓,手足厥冷,甚至晕厥,舌淡,脉微或芤或散。

2. **辨证要点**　以大量失血,随即出现气少息微、大汗淋漓、脉微等为主要表现。

#### (五)气滞血瘀证

气滞血瘀证是指由于气滞导致血行瘀阻,或血瘀导致气行阻滞,出现以气滞和血瘀症状相兼为主要表现的证。

1. **临床表现**　局部(胸胁、脘腹)胀闷、走窜疼痛,甚或刺痛,疼痛固定、拒按;或有肿块坚硬,局部青紫肿胀;或有情志抑郁,急躁易怒;或有面色紫暗,皮肤青筋暴露;妇女可见经行不畅,经色紫暗或夹血块,经闭或痛经;舌质紫暗或有紫斑、紫点,脉弦或涩。

2. **辨证要点**　以气滞证与血瘀证的症状共见为主要表现。

表 8-8-4-1　气血同病类证的鉴别

| 证型 | 性质 | 病机 | 临床表现 |
|---|---|---|---|
| 气血两虚证 | 虚证 | 气血不能互相化生 | 神疲乏力，少气懒言，自汗，面色淡白或萎黄，口唇、眼睑、爪甲颜色淡白，头晕目眩，心悸失眠，形体消瘦，肢体麻木，月经量少色淡，期甚或闭经，舌质淡白，脉弱或虚 |
| 气虚血瘀证 | 虚证 | 气虚运血无力而致血行瘀滞 | 面色淡白或面色暗滞，倦怠乏力，少气懒言，胸胁或其他部位疼痛如刺，痛处固定不移、拒按，舌淡暗或淡紫或有紫斑、紫点，脉涩 |
| 气不摄血证 | 虚证 | 气虚不能统摄血液而致出血 | 各种出血，面色淡白无华，神疲乏力，少气懒言，心悸失眠，舌淡白，脉弱 |
| 气随血脱证 | 虚证 | 大量失血时引发气随之暴脱 | 大量出血时，突然面色苍白，气少息微，大汗淋漓，手足冷，甚至晕厥，舌淡，脉微或芤或散。 |
| 气滞血瘀证 | 实证 | 气滞导致血行瘀阻，或血瘀导致气行阻滞 | 局部（胸胁、脘腹）胀闷、走窜疼痛，甚或刺痛，疼痛固定、拒按；或有肿块坚硬，局部青紫肿胀；或有情志抑郁，急躁易怒；或有面色紫暗，皮肤青筋暴露；妇女可见经行不畅，经色紫暗或夹血块，经闭或痛经；舌质紫暗或有紫斑、紫点，脉弦或涩 |

## 细目五　辨津液类证

**要点　痰证、饮证、水停证、津液亏虚证的临床表现、证候鉴别与临床意义**

**（一）痰证**

痰证是指痰浊停聚或流窜于脏腑、组织之间，临床以痰多、胸闷、呕恶、眩晕、体胖、包块等为主要表现的证。

1. **临床表现**　咳嗽痰多，痰质黏稠，胸脘痞闷，恶心纳呆，呕吐痰涎，头晕目眩，形体肥胖，或神昏而喉间痰鸣，或神志错乱而为癫、狂、痴、痫，或肢体麻木、半身不遂，或某些部位出现圆滑柔韧的包块等，舌苔腻，脉滑。

2. **辨证要点**　以咳吐痰多、胸闷、呕恶、眩晕、体胖、局部圆韧包块、苔腻、脉滑等为主要表现。

**（二）饮证**

饮证是指饮邪停聚于腔隙或胃肠，以胸闷脘痞、呕吐清水、咳吐清稀痰涎、肋间饱满等为主要表现的证。

1. **临床表现**　脘腹痞胀，水声辘辘，泛吐清水；肋间饱满，支撑胀痛；胸闷，心悸，息促不得卧；身体、肢节疼重；咳嗽痰多，质稀色白，甚则喉间哮鸣；头目眩晕；舌苔白滑，脉弦或滑。

2. **辨证要点**　以胸闷脘痞、呕吐清水、咳吐清稀痰涎、肋间饱满、苔滑、脉弦等为主要表现。

**（三）水停证**

水停证是指体内水液停聚，以肢体浮肿、小便不利，或腹大胀满、舌质淡胖等为主要表现的证。

1. **临床表现**　头面、肢体，甚或全身浮肿，按之凹陷不起，或为腹水而见腹部膨隆、叩之音浊，小便短少不利，周身困重，舌淡胖，苔白滑，脉濡或缓。

2. **辨证要点**　以肢体浮肿、小便不利、腹胀如鼓、周身困重、舌胖苔滑等为主要表现。

3. **阳水与阴水的鉴别**　见表 8-8-5-1。

表 8-8-5-1　阳水与阴水的鉴别

| 类型 | 病因 | 病位 | 性质 | 发病特点 | 临床表现 |
|---|---|---|---|---|---|
| 阳水 | 外感风邪、疮毒、水湿 | 肺、脾 | 实证 | 起病较快，病程较短 | 肿多从头面开始，由上而下，继及全身，肿处皮肤绷急光亮，按之凹陷即起，证见表、实、热证 |

续表

| 类型 | 病因 | 病位 | 性质 | 发病特点 | 临床表现 |
|---|---|---|---|---|---|
| 阴水 | 饮食劳倦、禀赋不足、久病体虚 | 脾、肾 | 虚实夹杂 | 起病较慢,病程较长 | 肿多由下而上,继及全身,肿处皮肤松弛,按之凹陷不易恢复,甚则按之如泥,证见里、虚、寒证 |

### (四)津液亏虚证

津液亏虚证是指机体津液亏少,形体、脏腑、官窍失却滋润濡养和充盈,以口渴欲饮、尿少便干、官窍及皮肤干燥等为主要表现的证。

1. **临床表现** 口、鼻、唇、舌、咽喉、皮肤干燥,或皮肤枯瘪而缺乏弹性,眼球深陷,口渴欲饮,小便短少而黄,大便干结难解,舌红少津,脉细数无力等。

2. **辨证要点** 以口渴,尿少,便干,口、鼻、唇、舌、皮肤干燥等为主要表现。

痰证、饮证、水停证的鉴别见表 8-8-5-2。

表 8-8-5-2 痰证、饮证、水停证的鉴别

| 证型 | 主症 | 临床表现 | 舌象 | 脉象 |
|---|---|---|---|---|
| 痰证 | 痰多、胸闷、呕恶、眩晕、体胖、包块 | 咳嗽痰多,痰质黏稠,胸脘痞闷,恶心纳呆,呕吐痰涎,头晕目眩,形体肥胖或神昏而喉间痰鸣,或神志错乱而为癫、狂、痴、痫,或肢体麻木、半身不遂,或某些部位出现圆滑柔韧的包块 | 舌苔腻 | 脉滑 |
| 饮证 | 胸闷脘痞、呕吐清水、咳吐清稀痰涎、肋间饱满 | 脘腹痞胀,水声辘辘,泛吐清水;肋间饱满,支撑胀痛;胸闷,心悸,息促不得卧;身体、肢节疼重;咳嗽痰多,质稀色白,甚则喉间哮鸣;头目眩晕 | 舌苔白滑 | 脉弦或滑 |
| 水停证 | 肢体浮肿、小便不利或腹大胀满、舌质淡胖 | 头面、肢体,甚或全身浮肿,按之凹陷不起,或为腹水而见腹部膨隆、叩之音浊,小便短少不利,周身困重 | 舌淡胖,苔白滑 | 脉濡或缓 |

痰证、饮证、水停证、津液亏虚证的鉴别要点见表 8-8-5-3。

表 8-8-5-3 痰证、饮证、水停证、津液亏虚证的鉴别要点

| 证型 | 主症 | 临床表现 | 舌象 | 脉象 |
|---|---|---|---|---|
| 痰证 | 痰多、胸闷、呕恶、眩晕、体胖、包块 | 咳嗽痰多,痰质黏稠,胸脘痞闷,恶心纳呆,呕吐痰涎,头晕目眩,形体肥胖或神昏而喉间痰鸣,或神志错乱而为癫、狂、痴、痫,或肢体麻木、半身不遂,或某些部位出现圆滑柔韧的包块 | 舌苔腻 | 脉滑 |
| 饮证 | 胸闷脘痞、呕吐清水、咳吐清稀痰涎、肋间饱满 | 脘腹痞胀,水声辘辘,泛吐清水;肋间饱满,支撑胀痛;胸闷,心悸,息促不得卧;身体、肢节疼重;咳嗽痰多,质稀色白,甚则喉间哮鸣;头目眩晕 | 舌苔白滑 | 脉弦或滑 |
| 水停证 | 肢体浮肿、小便不利,或腹大胀满、舌质淡胖 | 头面、肢体,甚或全身浮肿,按之凹陷不起,或为腹水而见腹部膨隆、叩之音浊,小便短少不利,周身困重 | 舌淡胖,苔白滑 | 脉濡或缓 |
| 津液亏虚证 | 口渴,尿少,便干,口、鼻、唇、舌、皮肤干燥 | 口、鼻、唇、舌、咽喉、皮肤干燥,或皮肤枯瘪而缺乏弹性,眼球深陷,口渴欲饮,小便短少而黄,大便干结难解 | 舌红少津 | 脉细数无力 |

# 第九单元　脏腑辨证

脏腑辨证是根据脏腑的生理功能及病理特点，对四诊所收集的各种病情资料进行分析、归纳，辨别疾病所在的脏腑部位及病性的一种辨证方法。

## 细目一　心与小肠病辨证

### 要点一　心与小肠病各证的临床表现

#### （一）心血虚证

心血虚证是指血液亏虚，心失濡养，以心悸、失眠、多梦及血虚症状为主要表现的证。

1. **临床表现**　心悸，失眠，多梦，健忘，头晕眼花，面色淡白或萎黄，唇舌色淡，脉细无力。

2. **辨证要点**　以心悸、失眠、多梦与血虚症状共见为主要表现。

#### （二）心阴虚证

心阴虚证是指阴液亏损，心失滋养，或阴不制阳，虚热内扰，以心悸、心烦、失眠及阴虚症状为主要表现的证。

1. **临床表现**　心悸，心烦，失眠，多梦，口燥咽干，形体消瘦，两颧潮红，或手足心热，潮热盗汗，舌红少苔乏津，脉细数。

2. **辨证要点**　心悸、心烦、失眠与虚热症状共见为主要表现。

#### （三）心气虚证

心气虚证是指心气不足，鼓动无力，以心悸怔忡及气虚症状为主要表现的证。

1. **临床表现**　心悸怔忡，气短胸闷，精神疲倦，或有自汗，动则诸症加剧，面色淡白，舌淡，脉虚。

2. **辨证要点**　以心悸怔忡与气虚症状共见为主要表现。

#### （四）心阳虚证

心阳虚证是指心阳虚衰，温运失司，虚寒内生，以心悸怔忡，或心胸疼痛及阳虚症状为主要表现的证。

1. **临床表现**　心悸怔忡，胸闷气短，或心胸疼痛，畏寒肢冷，自汗，神疲乏力，面色㿠白，或面唇青紫，舌质淡胖或紫暗，苔白滑，脉弱或结、代或迟。

2. **辨证要点**　以心悸怔忡，或心胸疼痛与阳虚症状共见为主要表现。

#### （五）心阳虚脱证

心阳虚脱证是指心阳衰极，阳气欲脱，以心悸、胸痛、冷汗肢厥、脉微欲绝为主要表现的证。

1. **临床表现**　在心阳虚症状的基础上，突然冷汗淋漓，四肢厥冷，面色苍白，呼吸微弱，或心悸，心胸剧痛，神志模糊或昏迷，唇舌青紫，脉微欲绝。

2. **辨证要点**　以心悸胸痛、神志模糊或昏迷与亡阳症状共见为主要表现。

#### （六）心火亢盛证

心火亢盛证是指心火内炽，扰神迫血，火热上炎或下移，以心烦失眠、舌赤生疮、吐衄、尿赤及火热症状为主要表现的证。

1. **临床表现**　心烦失眠，或狂躁谵语，神识不清；或舌上生疮，溃烂疼痛；或吐血，衄血；或小便短赤，灼热涩痛；伴见发热口渴，便秘尿黄，面红舌赤，苔黄脉数。

2. **辨证要点**　以心烦失眠、舌赤生疮、吐衄、尿赤与实热症状共见为主要表现。

#### （七）心脉痹阻证

心脉痹阻证是指瘀血、痰浊、阴寒、气滞等因素阻痹心脉，以心悸怔忡、心胸憋闷疼痛为主要表现的证。

1. **临床表现**　心悸怔忡，心胸憋闷疼痛，痛引肩背内臂，时作时止；或以刺痛为主，舌质晦暗，或有青紫斑点，脉细、涩、结、代；或以心胸憋闷为主，体胖痰多，身重困倦，舌苔白腻，脉沉滑或沉涩；或以遇寒痛剧为主，得温痛减，形寒肢冷，舌淡苔白，脉沉迟或沉紧；或以胀痛为主，与情志变化有关，喜太息，舌淡红，脉弦。

2. **辨证要点**　以心悸怔忡、心胸憋闷疼痛与血瘀、痰阻、寒凝或气滞症状共见为主要表现。

**（八）痰蒙心神证**

痰蒙心神证是指痰浊内盛，蒙蔽心神，以神志抑郁、错乱、痴呆、昏迷及痰浊症状为主要表现的证。痰蒙心神证又称痰迷心窍证。

1. **临床表现** 神情痴呆，意识模糊，甚则昏不知人；或精神抑郁，表情淡漠，喃喃独语，举止失常；或突然昏仆，不省人事，口吐涎沫，喉有痰声，并见面色晦暗、胸闷呕恶、舌苔白腻、脉滑等症。

2. **辨证要点** 以神志抑郁、错乱、痴呆、昏迷与痰浊症状共见为主要表现。

**（九）痰火扰神证**

痰火扰神证是指火热痰浊交结，扰乱心神，以狂躁、神昏及痰热症状为主要表现的证。痰火扰神证又称痰火扰心（闭窍）证。

1. **临床表现** 烦躁不宁，失眠多梦，甚或神昏谵语，胸闷气粗，咳吐黄痰，喉间痰鸣，发热口渴，面红目赤；或狂躁妄动，打人毁物，不避亲疏，胡言乱语，哭笑无常；舌红，苔黄腻，脉滑数。

2. **辨证要点** 以烦躁不宁、失眠多梦、狂躁、神昏谵语与痰热症状共见为主要表现。

**（十）瘀阻脑络证**

瘀阻脑络证是指瘀血阻滞脑络，以头痛、头晕及血瘀症状为主要表现的证。

1. **临床表现** 头晕不已，头痛如刺，痛处固定，经久不愈，健忘，失眠，心悸，或头部外伤后昏不知人，面色晦暗，舌质紫暗或有紫斑、紫点，脉细涩。

2. **辨证要点** 以头痛、头晕与血瘀症状共见为主要表现。

**（十一）小肠实热证**

小肠实热证是指心火下移小肠，热迫膀胱，气化失司，以小便赤涩疼痛、心烦、舌疮及实热症状为主要表现的证。

1. **临床表现** 小便短赤，灼热涩痛，尿血，心烦口渴，口舌生疮，脐腹胀痛，舌红，苔黄，脉数。

2. **辨证要点** 以小便赤涩疼痛、心烦、舌疮与实热症状共见为主要表现。

### 要点二　心与小肠病各证的鉴别要点

**（一）心血虚证与心阴虚证的鉴别**

心血虚证与心阴虚证均可见心悸、失眠、多梦等症。

1. **心血虚证** 心血虚证以面色淡白、唇舌色淡等“色白”之血虚表现为特征。

2. **心阴虚证** 心阴虚证以口燥咽干、形体消瘦、两颧潮红、手足心热、潮热盗汗等“色红”及阴虚内热之象为特征。

**（二）心气虚证、心阳虚证和心阳虚脱证的鉴别**

心气虚证、心阳虚证和心阳虚脱证有密切联系，可以出现在疾病过程中的轻重不同阶段。

1. **心气虚证** 心气虚证以心悸怔忡为主症，同时出现心脏及全身功能活动衰弱的症状，如气短、胸闷、神疲、自汗等，且动则诸症加剧。

2. **心阳虚证** 心阳虚证是在心气虚证的基础上出现虚寒症状，以畏寒肢冷为特征，且心悸加重，或出现心胸疼痛、面唇青紫等表现。

3. **心阳虚脱证** 心阳虚脱证是在心阳虚的基础上出现亡阳症状，以冷汗肢厥，或心胸剧痛、神志模糊或昏迷为特征。

**（三）痰蒙心神证与痰火扰神证的鉴别**

痰蒙心神证与痰火扰神证均可由情志所伤引起，皆与痰有关，均可出现神志、意识的异常。

1. **痰蒙心神证** 痰蒙心神证为痰浊蒙蔽心神，其症以意识模糊、抑郁、错乱、痴呆为主，兼见苔腻、脉滑等痰浊内盛的症状，无明显火热证表现。

2. **痰火扰神证** 痰火扰神证则既有痰又有火，其症以狂躁、谵语等动而多躁的表现为主，除了苔腻、脉滑等痰浊内盛的表现以外，还兼见舌红苔黄、脉数等火热症状。

## 细目二　肺与大肠病辨证

### 要点一　肺与大肠病各证的临床表现

**（一）肺气虚证**

肺气虚证是指肺气虚弱，宣肃、卫外功能减退，以咳嗽、气喘、自汗、易于感冒及气虚症状为主要表现的证。

1. **临床表现** 咳喘无力，咳痰清稀，少气懒言，语声低怯，动则尤甚，神疲体倦，面色淡白，自汗，恶风，易于感冒，舌淡苔白，脉弱。

2. **辨证要点** 以咳、喘、痰稀与气虚症状共见为主要表现。

（二）肺阴虚证

肺阴虚证是指肺阴亏虚，虚热内生，肺失滋润，清肃失司，以干咳无痰，或痰少而黏及阴虚症状为主要表现的证。

1. **临床表现** 干咳无痰，或痰少而黏，不易咳出，或痰中带血，声音嘶哑，形体消瘦，口干咽燥，五心烦热，潮热盗汗，两颧潮红，舌红少津，脉细数。

2. **辨证要点** 以干咳无痰、痰少而黏与阴虚症状共见为主要表现。

（三）风寒犯肺证

风寒犯肺证是指由于风寒侵袭，肺卫失宣，以咳嗽及风寒表证症状为主要表现的证。

1. **临床表现** 咳嗽，痰稀色白，恶寒发热，鼻塞，流清涕，头身疼痛，无汗，苔薄白，脉浮紧。

2. **辨证要点** 以咳嗽、痰稀色白与风寒表证的症状共见为主要表现。

（四）风热犯肺证

风热犯肺证是指由于风热侵犯，肺卫失宣，以咳嗽及风热表证症状为主要表现的证。

1. **临床表现** 咳嗽，痰稠色黄，发热微恶风寒，鼻塞，流浊涕，口干微渴，咽喉肿痛，舌尖红，苔薄黄，脉浮数。

2. **辨证要点** 以咳嗽、痰黄稠与风热表证的症状共见为主要表现。

（五）燥邪犯肺证

燥邪犯肺证是指燥邪侵犯，肺失清润，肺卫失宣，以干咳无痰或痰少而黏、口鼻干燥症状为主要表现的证。

1. **临床表现** 干咳无痰或痰少而黏，难以咳出，甚则胸痛，痰中带血，或咯血，口、唇、舌、鼻、咽干燥，或见鼻衄，发热恶风寒，少汗或无汗，苔薄干，脉浮数或浮紧。

2. **辨证要点** 以干咳无痰，或痰少而黏与燥淫证的症状共见为主要表现。

（六）肺热炽盛证

肺热炽盛证是指热邪壅肺，肺失清肃，以咳嗽、气喘及里实热症状为主要表现的证。肺热炽盛证又称热邪壅肺证。

1. **临床表现** 咳嗽，气喘，胸痛，气息灼热，咽喉红肿疼痛，发热，口渴，大便秘结，小便短赤，舌红苔黄，脉数。

2. **辨证要点** 以咳嗽、气喘、胸痛与里实热症状共见为主要表现。

（七）痰热壅肺证

痰热壅肺证是指痰热交结，壅滞于肺，肺失清肃，以咳喘、痰黄稠及痰热症状为主要表现的证。

1. **临床表现** 咳嗽，气喘息粗，胸闷，或喉中痰鸣，咳痰黄稠量多，或咳吐脓血腥臭痰，胸痛，发热，口渴，小便短赤，大便秘结，舌红苔黄腻，脉滑数。

2. **辨证要点** 以咳嗽、气喘息粗与痰热症状共见为主要表现。

（八）寒痰阻肺证

寒痰阻肺证是指寒痰交阻于肺，肺失宣降，以咳嗽气喘、痰多色白及寒证症状为主要表现的证。寒痰阻肺证又名寒饮停肺证、痰浊阻肺证。

1. **临床表现** 咳嗽气喘，痰多色白，或喉中哮鸣，胸闷，形寒肢冷，舌淡苔白腻或白滑，脉濡缓或滑。

2. **辨证要点** 以咳嗽、气喘与寒痰症状共见为主要表现。

（九）饮停胸胁证

饮停胸胁证是指水饮停于胸胁，阻滞气机，以胸廓饱满、胸胁胀闷或痛及饮停症状为主要表现的证，即属痰饮病之“悬饮”。

1. **临床表现** 胸廓饱满，胸胁部胀闷或痛，呼吸、咳嗽或转侧时牵引作痛，或伴头晕目眩，舌苔白滑，脉沉弦。

2. **辨证要点** 以胸廓饱满、胸胁胀闷或痛与饮停症状共见为主要表现。

（十）风水搏肺证

风水搏肺证是指由于风邪袭肺，宣降失常，通调水道失职，水湿泛溢肌肤，以突起头面浮肿及卫表症状为主要表现的证。

1. **临床表现** 浮肿始自眼睑、头面，继及全身，上半身肿甚，来势迅速，皮薄光亮，小便短少，或见恶寒重发热轻，无汗，苔薄白，脉浮紧；或见发热重恶寒轻，咽喉肿痛，苔薄黄，脉浮数。

2. **辨证要点** 以骤起面、睑浮肿与卫表症状共见为主要表现。

（十一）大肠湿热证

大肠湿热证是指湿热壅阻肠道气机，大肠传导失常，以腹痛、泄泻及湿热症状为主要表现的证。大肠湿热证又称肠道湿热证。

1. **临床表现** 腹痛，腹泻，肛门灼热，或暴注下泻，色黄味臭；或下痢赤白脓血，里急后重，口渴，小便短赤，或伴恶寒发热，或但热不寒；舌红苔黄腻,脉滑数或濡数。

**2. 辨证要点** 以腹痛、泄泻与湿热症状共见为主要表现。

**(十二)肠热腑实证**

肠热腑实证是指邪热入里,与肠中糟粕相搏,以腹满硬痛、便秘及里热炽盛症状为主要表现的证。肠热腑实证即六经辨证中的阳明腑实证。

**1. 临床表现** 腹部硬满疼痛、拒按,大便秘结,或热结旁流,气味恶臭,壮热,或日晡潮热,汗出口渴,甚则神昏谵语、狂乱,小便短黄,舌质红,苔黄厚而燥,或焦黑燥裂起刺,脉沉数有力,或沉迟有力。

**2. 辨证要点** 多因邪热炽盛,汗出过多;或误用汗剂,津液外泄,致使肠中干燥,里热更甚,燥屎内结而成。

**(十三)肠燥津亏证**

肠燥津亏证是指津液亏损,肠失濡润,传导失职,以大便燥结难下及津亏症状为主要表现的证。肠燥津亏证又名大肠津亏证。

**1. 临床表现** 大便干燥,状如羊屎,数日一行,腹胀作痛,或见左少腹包块,口干,或口臭,或头晕,舌红少津,苔黄燥,脉细涩。

**2. 辨证要点** 以大便燥结难下与津亏症状共见为主要表现。

**(十四)肠虚滑泻证**

肠虚滑泻证是指大肠阳气虚衰不能固摄,以大便滑脱不禁及阳虚症状为主要表现的证。肠虚滑泻证又称大肠虚寒证。

**1. 临床表现** 下利无度,或大便失禁,甚则脱肛,腹痛隐隐,喜温喜按,畏寒神疲,舌淡苔白滑,脉弱。

**2. 辨证要点** 以大便失禁与阳虚症状共见为主要表现。

**(十五)虫积肠道证**

虫积肠道证是指蛔虫等寄居肠道,阻滞气机,噬耗营养,以腹痛、面黄体瘦、大便排虫及气滞症状为主要表现的证。

**1. 临床表现** 胃脘嘈杂,时作腹痛,或嗜食异物,大便排虫,或突发腹痛,按之有条索状物,甚至剧痛,呕吐蛔虫,面黄体瘦,睡中龂齿,鼻痒,或面部出现白斑,唇内有白色粟粒样凸起颗粒,白睛见蓝斑。

**2. 辨证要点** 以腹痛、面黄体瘦、大便排虫或与气滞症状共见为主要表现。

### 要点二 肺与大肠病各证的鉴别要点

**(一)风寒犯肺证与风寒表证的鉴别**

**1. 风寒犯肺证** 风寒犯肺证病位在肺卫,偏重于肺,症状以咳嗽为主,或兼见表证。

**2. 风寒表证** 风寒表证病位主要在表,症状以恶寒发热为主,或兼有咳嗽,一般咳嗽较轻。

**(二)风热犯肺证与风热表证的鉴别**

**1. 风热犯肺证** 风热犯肺证病位在肺卫,主要在肺,症状以咳嗽为主,或兼见表证。

**2. 风热表证** 风热表证病位主要在表,症状以发热恶寒为主,或兼有咳嗽,一般咳嗽较轻。

**(三)肺热炽盛证与风热犯肺证的鉴别**

肺热炽盛证与风热犯肺证均属肺热实证,症状以咳嗽为主,伴见发热。

**1. 肺热炽盛证** 肺热炽盛证咳喘并重,发热明显,兼有里实热证。

**2. 风热犯肺证** 风热犯肺证咳喘、发热尚轻,兼有表证。

**(四)肠热腑实证与肠燥津亏证的鉴别**

肠热腑实证与肠燥津亏证均可见大便秘结。

**1. 肠热腑实证** 肠热腑实证属燥热内结肠道,燥屎内结,腑气不通而见便秘,腹部硬满疼痛、拒按,兼有里热炽盛的症状。

**2. 肠燥津亏证** 肠燥津亏证为大肠阴津亏虚,肠失濡润,传导失职而致便秘,伴见津亏失润的症状,无腹胀、满、坚、实之征。

## 细目三 脾与胃病辨证

### 要点一 脾与胃病各证的临床表现

**(一)脾气虚证**

脾气虚证是指脾气不足,运化失职,以纳少、腹胀、便溏及气虚症状为主要表现的证。

**1. 临床表现** 不欲食或纳少,腹胀,食后胀甚,便溏,神疲乏力,少气懒言,肢体倦怠,或浮肿,或消瘦,或肥胖,面色萎黄,舌淡苔白,脉缓或弱。

**2. 辨证要点** 以纳少、腹胀、便溏与气虚症状共见为主要表现。

**（二）脾虚气陷证**

脾虚气陷证是指脾气虚弱，升举无力而反下陷，以眩晕、泄泻、脘腹重坠、内脏下垂及气虚症状为主要表现的证。脾虚气陷证又名中气下陷证。

1. **临床表现**　眩晕，久泻，脘腹重坠作胀，食后益甚，或小便浑浊如米泔，或便意频数，肛门重坠，甚或内脏下垂，或脱肛，神疲乏力，气短懒言，面白无华，纳少，舌淡苔白，脉缓或弱。

2. **辨证要点**　以眩晕、泄泻、脘腹重坠、内脏下垂与气虚症状共见为主要表现。

**（三）脾阳虚证**

脾阳虚证是指脾阳虚衰，失于温运，阴寒内生，以纳少、腹胀、腹痛、便溏及阳虚症状为主要表现的证。

1. **临床表现**　腹痛绵绵，喜温喜按，纳少，腹胀，大便清稀或完谷不化，畏寒肢冷，或肢体浮肿，或白带清稀量多，或小便短少，舌质淡胖或有齿痕，舌苔白滑，脉沉迟无力。

2. **辨证要点**　以腹胀、腹痛、大便清稀与阳虚症状共见为主要表现。

**（四）脾不统血证**

脾不统血证是指脾气虚弱，统血失常，血溢脉外，以各种出血及脾气虚症状为主要表现的证。

1. **临床表现**　各种出血，如呕血、便血、尿血、肌衄、鼻衄、齿衄，妇女月经过多、崩漏等，伴见食少，便溏，神疲乏力，气短懒言，面色萎黄，舌淡苔白，脉细弱。

2. **辨证要点**　以各种出血与脾气虚症状共见为主要表现。

**（五）湿热蕴脾证**

湿热蕴脾证是指湿热内蕴，脾失健运，以腹胀、纳呆、便溏及湿热症状为主要表现的证。

1. **临床表现**　脘腹胀闷，纳呆，恶心欲呕，口苦口黏，渴不多饮，便溏不爽，小便短黄，肢体困重，或身热不扬，汗出热不解，或见面目发黄、色鲜明，或皮肤瘙痒，舌质红，苔黄腻，脉濡数。

2. **辨证要点**　以腹胀、纳呆、便溏与湿热症状共见为主要表现。

**（六）寒湿困脾证**

寒湿困脾证是指寒湿内盛，困阻脾阳，运化失职，以脘腹痞闷、纳呆、便溏、身重与寒湿症状为主要表现的证。

1. **临床表现**　脘腹痞闷，腹痛便溏，口腻纳呆，泛恶欲呕，头身困重，面色晦黄，或身目发黄，黄色晦暗如烟熏，或妇女白带量多，或肢体浮肿，小便短少，舌淡胖，苔白腻，脉濡缓或沉细。

2. **辨证要点**　以脘腹痞闷、纳呆、腹胀、便溏、身重与寒湿症状共见为主要表现。

**（七）胃气虚证**

胃气虚证是指胃气虚弱，胃失和降，以纳少、胃脘痞满、隐痛及气虚症状为主要表现的证。

1. **临床表现**　纳少，胃脘痞满，隐痛喜按，嗳气，面色萎黄，神疲乏力，少气懒言，舌质淡，苔薄白，脉弱。

2. **辨证要点**　以胃脘痞满、隐痛喜按、纳少与气虚症状共见为主要表现。

**（八）胃阳虚证**

胃阳虚证是指胃阳不足，胃失温养，以胃脘冷痛及阳虚症状为主要表现的证。

1. **临床表现**　胃脘冷痛，绵绵不已，喜温喜按，食后缓解，泛吐清水或夹有不消化食物，纳少脘痞，口淡不渴，倦怠乏力，畏寒肢冷，舌淡胖嫩，脉沉迟无力。

2. **辨证要点**　以胃脘冷痛与阳虚症状共见为主要表现。

**（九）胃阴虚证**

胃阴虚证是指胃阴亏虚，胃失濡润、和降，以胃脘隐隐灼痛、饥不欲食及阴虚症状为主要表现的证。

1. **临床表现**　胃脘隐隐灼痛，嘈杂不舒，饥不欲食，干呕，呃逆，口燥咽干，大便干结，小便短少，舌红少苔，脉细数。

2. **辨证要点**　以胃脘隐隐灼痛、饥不欲食与阴虚症状共见为主要表现。

**（十）寒滞胃脘证**

寒滞胃脘证是指寒邪犯胃，阻滞气机，以胃脘冷痛、恶心呕吐及实寒症状为主要表现的证。

1. **临床表现**　胃脘冷痛剧烈，得温痛减，遇寒加重，恶心呕吐，吐后痛缓，或口泛清水，口淡不渴，恶寒肢冷，面白或青，舌淡苔白润，脉弦紧或沉紧。

2. **辨证要点**　以胃脘冷痛、恶心呕吐与实寒症状共见为主要表现。

**（十一）胃热炽盛证**

胃热炽盛证是指火热壅滞于胃，胃失和降，

以胃脘灼痛、消谷善饥及实热症状为主要表现的证。

1. **临床表现** 胃脘灼痛、拒按，消谷善饥，口气臭秽，齿龈红肿疼痛，甚则化脓、溃烂，或见齿衄，渴喜冷饮，大便秘结，小便短黄，舌红苔黄，脉滑数。

2. **辨证要点** 以胃脘灼痛、消谷善饥与实热症状共见为主要表现。

**（十二）食滞胃脘证**

食滞胃脘证是指饮食停积胃脘，以胃脘胀满疼痛、拒按、嗳腐吞酸、泻下臭秽及气滞症状为主要表现的证。

1. **临床表现** 胃脘胀满疼痛、拒按，厌恶食物，嗳腐吞酸，或呕吐酸馊食物，吐后胀痛得减，或腹胀腹痛，泻下不爽，肠鸣，矢气臭如败卵，大便酸腐臭秽，舌苔厚腻，脉滑。

2. **辨证要点** 以胃脘胀满疼痛、嗳腐吞酸，或呕吐酸馊食物，或泻下酸腐臭秽与气滞症状共见为主要表现。

### 要点二 脾与胃病各证的鉴别要点

**（一）脾阳虚证与脾气虚证的鉴别**

脾阳虚证与脾气虚证均以纳少、腹胀、便溏为主症，皆可见全身功能活动减退的表现。

1. **脾阳虚证** 脾阳虚证多因脾气虚病久失治发展而成，故尚可见畏寒肢冷、腹痛绵绵、喜温喜按及脉沉迟无力等虚寒表现和白带清稀量多、舌胖或有齿痕、苔白滑等水湿内盛的症状。

2. **脾气虚证** 脾气虚证以脾气亏虚，失于健运为主要病机，以食少、腹胀、便溏，兼神疲乏力等气虚表现为特征。

**（二）寒湿困脾证与湿热蕴脾证的鉴别**

寒湿困脾证与湿热蕴脾证均为湿邪困脾，气机阻滞，可见脘腹胀闷、纳呆、便溏不爽、肢体困重、苔腻、脉濡等症状。

1. **寒湿困脾证** 寒湿困脾证为寒邪与湿邪困阻脾阳，除了湿邪困脾的症状之外，尚可见身目发黄、黄色晦暗如烟熏、舌淡苔白等症状。

2. **湿热蕴脾证** 湿热蕴脾证为热邪与湿邪困阻中焦，除了湿邪困脾的症状之外，尚可见面目发黄、黄色鲜明、口苦、身热不扬、舌红苔黄等热象。

**（三）脾气虚证、脾阳虚证与胃气虚证、胃阳虚证的鉴别**

脾气虚证、脾阳虚证与胃气虚证、胃阳虚证四证均有食少、脘腹隐痛及气虚或阳虚的症状。

1. **脾气虚证、脾阳虚证** 脾气虚证、脾阳虚证以脾失运化为主，胀或痛的部位在大腹，腹胀腹痛、便溏、水肿等症状突出。

2. **胃气虚证、胃阳虚证** 胃气虚证、胃阳虚证以受纳、腐熟功能减弱，胃失和降为主，胀或痛的部位在胃脘，脘痞隐痛、嗳气等症状明显。

**（四）胃阴虚证与胃热炽盛证的鉴别**

胃阴虚证与胃热炽盛证均属胃的热证，可见脘痛、口渴、脉数等症。

1. **胃阴虚证** 胃阴虚证为虚热证，常见嘈杂、饥不欲食、舌红少苔、脉细等症。

2. **胃热炽盛证** 胃热炽盛证为实热证，常见消谷善饥、口臭、牙龈肿痛、齿衄、脉滑等症。

## 细目四 肝与胆病辨证

### 要点一 肝与胆病各证的临床表现

**（一）肝血虚证**

肝血虚证是指肝血不足，机体失养，以眩晕、视力减退、肢体麻木及血虚症状为主要表现的证。

1. **临床表现** 头晕目眩，视力减退或夜盲，爪甲不荣，肢体麻木，失眠多梦，妇女月经量少、色淡，甚则闭经，面唇淡白，舌淡，脉细。

2. **辨证要点** 以眩晕、视力减退、肢体麻木与血虚症状共见为主要表现。

**（二）肝阴虚证**

肝阴虚证是指肝阴不足，虚热内生，以眩晕、目涩、胁痛及虚热症状为主要表现的证。

1. **临床表现** 头晕眼花，两目干涩，视物不清，胁肋隐隐灼痛，口燥咽干，五心烦热，两颧潮红，潮热盗汗，舌红少苔，脉弦细数。

2. **辨证要点** 以眩晕、目涩、胁肋隐痛与阴虚症状共见为主要表现。

**（三）肝郁气滞证**

肝郁气滞证是指肝失疏泄，气机郁滞，以情志抑郁，胸胁、少腹胀痛及气滞症状为主要表现的证。肝郁气滞证又名肝气郁结证。

**1. 临床表现**　胸胁、少腹胀满疼痛，走窜不定，情志抑郁，善太息，妇女可见乳房胀痛、月经不调、痛经、闭经，苔薄白，脉弦。

**2. 辨证要点**　以情志抑郁，胸胁、少腹胀痛，脉弦与气滞症状共见为主要表现。

**（四）肝火炽盛证**

肝火炽盛证是指火热炽盛，内扰于肝，气火上逆，以头痛、胁痛、烦躁、耳鸣及实热症状为主要表现的证。肝火炽盛证又名肝火上炎证。

**1. 临床表现**　头目胀痛，眩晕，面红目赤，口苦口干，急躁易怒，失眠多梦，耳鸣耳聋，或耳痛流脓，或胁肋灼痛，或吐血、衄血，大便秘结，小便短黄，舌红苔黄，脉弦数。

**2. 辨证要点**　以头目胀痛、胁痛、烦躁、耳鸣等与实热症状共见为主要表现。

**（五）肝阳上亢证**

肝阳上亢证是指肝肾阴亏，阴不制阳，阳亢于上，以眩晕耳鸣、头目胀痛、头重脚轻、腰膝酸软等上实下虚症状为主要表现的证。

**1. 临床表现**　眩晕耳鸣，头目胀痛，面红目赤，急躁易怒，失眠多梦，腰膝酸软，头重脚轻，舌红少津，脉弦或弦细数。

**2. 辨证要点**　以头目胀痛、眩晕耳鸣、急躁易怒、头重脚轻、腰膝酸软等上实下虚症状共见为主要表现。

**（六）肝风内动证**

肝风内动证是指因阳亢、火热、阴虚、血亏等所致，出现以眩晕、麻木、抽搐、震颤等“动摇”症状为主要表现的一类证。肝风内动证属内风证。

根据病因病机、证候表现的不同，临床常见有肝阳化风、热极生风、阴虚动风、血虚生风四证。

**1. 肝阳化风证**　肝阳化风证是指阴虚阳亢，肝阳升发无制，引动肝风，以眩晕头痛、肢麻震颤、㖞僻不遂为主要表现的证。

（1）临床表现：眩晕欲仆，头摇而痛，言语謇涩，手足震颤，肢体麻木，步履不正；或猝然昏倒，不省人事，口眼㖞斜，半身不遂，喉中痰鸣；舌红苔腻，脉弦。

（2）辨证要点：以眩晕欲仆、肢麻震颤、口眼㖞斜、半身不遂等为主要表现。

**2. 热极生风证**　热极生风证是指邪热亢盛，燔灼筋脉，引动肝风，以高热、神昏、抽搐与实热症状为主要表现的证。

（1）临床表现：高热神昏，躁动谵语，颈项强直，四肢抽搐，角弓反张，牙关紧闭，舌质红绛，苔黄燥，脉弦数。

（2）辨证要点：以高热、神昏、抽搐与实热症状共见为主要表现。

**3. 阴虚动风证**　阴虚动风证是指肝阴亏虚，筋脉失养，虚风内动，以手足震颤或蠕动及虚热症状为主要表现的证。

（1）临床表现：手足震颤或蠕动，眩晕耳鸣，两目干涩，视物模糊，五心烦热，潮热盗汗，舌红少苔，脉弦细数。

（2）辨证要点：以手足震颤或蠕动与阴虚症状共见为主要表现。

**4. 血虚生风证**　血虚生风是证指血液亏虚，筋脉失养，虚风内动，以手足颤动、肢体麻木及血虚症状为主要表现的证。

（1）临床表现：手足震颤，头晕眼花，夜盲，失眠多梦，肢体麻木，肌肉瞤动，皮肤瘙痒，爪甲不荣，面唇淡白，舌淡苔白，脉细或弱。

（2）辨证要点：手足颤动、肢体麻木与血虚症状共见为主要表现。

**（七）寒凝肝脉证**

寒凝肝脉证是指寒邪侵袭，凝滞肝经，以少腹、前阴、巅顶冷痛及实寒症状为主要表现的证。

**1. 临床表现**　少腹冷痛，阴囊收缩，睾丸抽痛，或巅顶冷痛，遇寒痛甚，得温痛减，恶寒肢冷，舌苔白，脉沉弦或沉紧。

**2. 辨证要点**　以少腹、前阴、巅顶冷痛与实寒症状共见为主要表现。

**（八）胆郁痰扰证**

胆郁痰扰证是指痰热内扰，胆气不宁，以胆怯易惊、心烦失眠及痰热症状为主要表现的证。

**1. 临床表现**　惊悸失眠，胆怯易惊，烦躁不安，犹豫不决，口苦呕恶，胸胁闷胀，眩晕耳鸣，舌红苔黄腻，脉弦数。

**2. 辨证要点**　以惊悸失眠、胆怯易惊与痰热症状共见为主要表现。

## 要点二　肝与胆病各证的鉴别要点

**（一）肝血虚证与肝阴虚证的鉴别**

肝血虚证与肝阴虚证均有头晕目眩、视力减退等头目失养的症状。

**1. 肝血虚证**　肝血虚证为血虚，常见爪甲不荣、肢体麻木、经少闭经、舌淡、脉细，且无热象。

2. **肝阴虚证** 肝阴虚证为阴虚，虚热表现明显，常见胁肋灼痛、眼干涩、潮热、颧红、五心烦热等症。

**（二）肝阳上亢证与肝火炽盛证的鉴别**

肝阳上亢证与肝火炽盛证在病机与症状上都有相似之处，均有阳热亢逆的病理变化，故皆有头面部的阳热症状，如头晕胀痛、面红目赤、耳聋耳鸣等，并伴见急躁易怒、失眠多梦等神志不安的症状。

1. **肝阳上亢证** 肝火炽盛证是肝经火盛，气火上逆，病程较短，病势较急，属实证，故以口苦口渴、便干尿黄、耳痛流脓、两胁灼痛、舌红苔黄、脉弦数为特点。

2. **肝火炽盛证** 肝阳上亢证是肝肾阴虚，肝阳偏亢，病程较长，病势略缓，属上实下虚，虚实夹杂证，故以腰膝酸软、头重脚轻、舌红少津、脉弦细数为特点。

**（三）肝阳化风证与热极生风证、阴虚动风证、血虚生风证的鉴别**

1. **肝阳化风证** 肝阳化风证有轻重之分，轻者以眩晕欲仆、头痛肢颤、语言謇涩、步履不正，甚者突然昏倒、舌强语謇、口眼㖞斜、半身不遂、喉中痰鸣等为辨证要点。

2. **热极生风证** 热极生风证以高热神昏、手足抽搐、颈项强直、两目上视及实热症状共见为辨证要点。

3. **阴虚动风证** 阴虚动风证是以手足蠕动与阴虚症状共见为辨证要点。

4. **血虚生风证** 血虚生风证是以手足震颤、肌肉瞤动、肢体麻木与血虚症状共见为辨证要点。

## 细目五　肾与膀胱病辨证

### 要点一　肾与膀胱病各证候的临床表现

**（一）肾阳虚证**

肾阳虚证是指肾阳亏虚，机体失其温煦，以腰膝酸冷、性欲减退、夜尿多及阳虚症状为主要表现的证。

1. **临床表现** 腰膝酸软冷痛，畏寒肢冷，下肢尤甚，面色㿠白或黧黑，神疲乏力；或见性欲冷淡，男子阳痿不育、滑精、早泄，女子宫寒不孕、白带清稀量多；或尿频清长，夜尿多；舌淡苔白，脉沉细无力，尺部尤甚。

2. **辨证要点** 以腰膝冷痛、性欲减退、夜尿多与虚寒症状共见为主要表现。

**（二）肾虚水泛证**

肾虚水泛证是指肾的阳气亏虚，气化无权，水液泛溢，以浮肿腰以下为甚、尿少及肾阳虚症状为主要表现的证。

1. **临床表现** 全身浮肿，腰以下为甚，按之没指，小便短少，腰膝酸软冷痛，畏寒肢冷，腹部胀满；或心悸气短，咳喘痰鸣，舌淡胖苔白滑，脉沉迟无力。

2. **辨证要点** 以浮肿腰以下为甚、小便短少与肾阳虚症状共见为主要表现。

**（三）肾阴虚证**

肾阴虚证是指肾阴亏损，失于滋养，虚热内扰，以腰酸而痛、遗精、经少、头晕耳鸣及阴虚症状为主要表现的证。

1. **临床表现** 腰膝酸软而痛，眩晕耳鸣，失眠多梦，形体消瘦，潮热盗汗，五心烦热，咽干颧红；或见性欲偏亢，男子阳强易举，遗精早泄，女子经少、经闭，或见崩漏；舌红少苔或无苔，脉细数。

2. **辨证要点** 以腰酸耳鸣、男子遗精、女子月经失调与阴虚症状共见为主要表现。

**（四）肾精不足证**

肾精不足证是指肾精亏损，脑与骨、髓失充，以生长发育迟缓、生育功能低下、成人早衰等为主要表现的证。

1. **临床表现** 小儿发育迟缓，身材矮小，囟门迟闭，骨骼痿软，智力低下；性欲减退，男子精少不育，女子经闭不孕；发脱齿摇，耳聋，耳鸣如蝉，腰膝酸软，足痿无力，健忘恍惚，神情呆钝，动作迟钝；舌淡苔白，脉弱。

2. **辨证要点** 以小儿生长发育迟缓、成人生育功能低下、早衰为主要表现。

**（五）肾气不固证**

肾气不固证是指肾气亏虚，失于封藏、固摄，以腰膝酸软，小便、精液、经带、胎气不固及肾虚症状为主要表现的证。

1. **临床表现** 腰膝酸软，神疲乏力，耳鸣耳聋；小便频数清长，夜尿频多，或遗尿，或尿后余沥不尽，或尿失禁；男子滑精、早泄，女子月经淋漓不尽、带下清稀量多，或胎动易滑；舌质淡，舌苔白，脉弱。

2. **辨证要点** 以腰膝酸软、小便频数清长、滑精、滑胎、带下量多清稀与肾气虚症状共见为主要表现。

**（六）肾不纳气证**

肾不纳气证是指肾气亏虚，纳气无权，以久病咳喘，呼多吸少，动则尤甚及肾虚症状为主要表现的证。肾不纳气证又称肺肾气虚证。

1. **临床表现** 久病咳喘，呼多吸少，气不接续，动则喘甚，腰膝酸软，或自汗神疲，声音低怯，舌淡苔白，脉沉弱；或喘息加剧，冷汗淋漓，肢冷面青，脉浮大无根；或气短息促，颧红心烦，口燥咽干，舌红少苔，脉细数。

2. **辨证要点** 以久病咳喘，呼多吸少，动则尤甚与肾气虚症状共见为主要表现。

**（七）膀胱湿热证**

膀胱湿热证是指湿热侵袭，蕴结膀胱，以小便频急、涩滞灼痛及湿热症状为主要表现的证。

1. **临床表现** 尿频，尿急，尿道涩滞灼痛，小便短黄或浑浊，或尿血，或尿中见砂石，小腹胀痛，或腰、腹掣痛，或伴发热，舌红苔黄腻，脉滑数。

2. **辨证要点** 以尿频、尿急、尿道涩滞灼痛、尿短黄与湿热症状共见为主要表现。

### 要点二 肾与膀胱病各证候的鉴别要点

**（一）肾阳虚证与肾虚水泛证的鉴别**

肾阳虚证与肾虚水泛证均为虚寒证。

1. **肾阳虚证** 肾阳虚证偏重于温煦、固摄、生殖、气化功能衰退。

2. **肾虚水泛证** 肾虚水泛证偏重于气化无权，水邪泛滥，以浮肿、尿少为主症。

**（二）肾阴虚证与肾精不足证的鉴别**

肾阴虚证和肾精不足证皆属肾的虚证，均可见腰膝酸软、头晕耳鸣等症。

1. **肾阴虚证** 肾阴虚证有阴液不足，虚热内扰的表现，性欲偏亢，遗精，经少。

2. **肾精不足证** 肾精不足证主要为脑、骨、髓失充，生长发育迟缓，早衰，生育功能低下，无虚热表现。

## 细目六 辨脏腑兼病证

### 要点一 脏腑兼病各证的临床表现

**（一）心肾不交证**

心肾不交证是指心肾水火既济失调，以心烦、失眠、耳鸣、腰膝酸软等为主要表现的证。

1. **临床表现** 心烦，心悸，失眠，多梦，头晕，耳鸣，腰膝酸软，梦遗，口燥咽干，五心烦热，潮热盗汗，便结尿黄，舌红少苔，脉细数；或阳痿，腰膝冷痛，脉沉细无力等。

2. **辨证要点** 以心烦、失眠、腰膝酸软、耳鸣、梦遗与虚热或虚寒症状共见为主要表现。

**（二）心肾阳虚证**

心肾阳虚证是指心与肾的阳气虚衰，温煦失职，以心悸、腰膝酸冷、浮肿及阳虚症状等为主要表现的证。其浮肿明显者，可称为水气凌心证。

1. **临床表现** 心悸怔忡，腰膝酸冷，肢体浮肿，小便不利，形寒肢冷，神疲乏力，精神萎靡或嗜睡，唇甲青紫，舌胖淡暗或青紫，苔白滑，脉弱。

2. **辨证要点** 以心悸怔忡、腰膝酸冷、肢体浮肿与虚寒症状共见为主要表现。

**（三）心肺气虚证**

心肺气虚证是指心肺两脏气虚，功能减退，以心悸、咳嗽、气喘及气虚症状为主要表现的证。

1. **临床表现** 心悸胸闷，咳嗽，气喘，气短，动则尤甚，咳痰清稀，神疲乏力，声低懒言，自汗，面色淡白，舌淡苔白，甚者口唇青紫，脉弱或结、代。

2. **辨证要点** 以心悸、胸闷、咳嗽、气喘与气虚症状共见为主要表现。

**（四）心脾两虚证**

心脾两虚证是指脾气亏虚，心血不足，以心悸怔忡、失眠多梦、食少、腹胀、便溏及气血两虚症状为主要表现的证。

1. **临床表现** 心悸怔忡，失眠多梦，食欲不振，腹胀便溏，面色萎黄，眩晕耳鸣，神疲乏力，或见各种慢性出血，血色淡，舌淡嫩，脉弱。

2. **辨证要点** 以心悸怔忡、失眠多梦、食少便溏、慢性出血与气血两虚症状共见为主要表现。

**（五）心肝血虚证**

心肝血虚证是指血液亏少，心肝失养，以心悸、多梦、眩晕、爪甲不荣、肢麻及血虚症状为主要表现的证。

1. **临床表现** 心悸怔忡，失眠多梦，健忘，眩晕，视物模糊，雀盲，爪甲不荣，肢体麻木，甚则震颤、拘挛，面白无华，妇女月经量少色淡，甚则闭经，舌淡苔白，脉细。

2. **辨证要点** 以心悸、失眠、眩晕、爪甲不荣、肢麻等与血虚症状共见为主要表现。

**（六）脾肺气虚证**

脾肺气虚证是指脾肺两脏气虚，以咳嗽、气喘、食少、腹胀、便溏及气虚症状为主要表现的证。

1. **临床表现** 久咳不止，气短而喘，咳声低微，咳痰清稀，食欲不振，腹胀便溏，面白无华，神疲乏力，声低懒言，或见面浮肢肿，舌淡苔白滑，脉弱。

2. **辨证要点** 以咳嗽气喘、痰液清稀、食少便溏与气虚症状共见为主要表现。

**（七）肺肾阴虚证**

肺肾阴虚证是指肺肾阴液亏虚，虚热内扰，以干咳、少痰、腰酸、遗精及阴虚症状为主要表现的证。

1. **临床表现** 咳嗽痰少，或痰中带血，或声音嘶哑，腰膝酸软，形体消瘦，口燥咽干，骨蒸潮热，盗汗，颧红，男子遗精，女子经少或崩漏，舌红少苔，脉细数。

2. **辨证要点** 以干咳少痰、腰酸、遗精与虚热症状共见为主要表现。

**（八）肝火犯肺证**

肝火犯肺证是指肝火炽盛，上逆犯肺，肺失清肃，以胸胁灼痛、急躁易怒、咳嗽阵作或咳血及实热症状为主要表现的证。

1. **临床表现** 胸胁灼痛，急躁易怒，头胀头晕，咳嗽阵作，痰黄黏稠，甚则咳血，烦热口苦，面红目赤，舌红苔薄黄，脉弦数。

2. **辨证要点** 以胸胁灼痛、急躁易怒、咳嗽阵作或咳血与实热症状共见为主要表现。

**（九）肝胃不和证**

肝胃不和证是指肝气郁结，横逆犯胃，胃失和降，以脘胁胀痛、嗳气、吞酸、情绪抑郁及气滞症状为主要表现的证。

1. **临床表现** 胃脘、胁肋胀痛或窜痛，胃脘痞满，呃逆，嗳气，吞酸嘈杂，饮食减少，情绪抑郁，善太息，或烦躁易怒，舌淡红，苔薄白或薄黄，脉弦。

2. **辨证要点** 以脘胁胀痛、嗳气、吞酸、情志抑郁与气滞症状共见为主要表现。

**（十）肝郁脾虚证**

肝郁脾虚证是指肝失疏泄，脾失健运，以胸胁胀痛、腹胀、便溏、情志抑郁症状为主要表现的证。

1. **临床表现** 胸胁胀满窜痛，腹胀纳呆，腹痛欲泻，泻后痛减，或便溏不爽，肠鸣矢气，兼见善太息，情志抑郁，或急躁易怒，舌苔白，脉弦或缓。

2. **辨证要点** 以胸胁胀痛、腹胀、便溏与情志抑郁症状共见为主要表现。

**（十一）肝胆湿热证**

肝胆湿热证是指湿热内蕴肝胆，肝胆疏泄失常，以身目发黄、胁肋胀痛及湿热症状为主要表现的证。以阴痒、带下黄臭及湿热症状为主要表现者，称为肝经湿热（下注）证。

1. **临床表现** 胁肋胀痛，纳呆腹胀，泛恶欲呕，口苦厌油，身目发黄，大便不调，小便短黄；或寒热往来，舌红，苔黄腻，脉弦滑数；或阴部潮湿、瘙痒、湿疹，阴器肿痛，带下黄臭等。

2. **辨证要点** 肝胆湿热以胁肋胀痛、身目发黄等与湿热症状共见为主要表现；肝经湿热以阴部瘙痒、带下黄臭等与湿热症状共见为主要表现。

**（十二）肝肾阴虚证**

肝肾阴虚证是指肝肾两脏阴液亏虚，虚热内扰，以腰酸胁痛、两目干涩、眩晕、耳鸣、遗精及阴虚症状为主要表现的证。

1. **临床表现** 头晕目眩，胸胁隐痛，两目干涩，耳鸣健忘，腰膝酸软，失眠多梦，口燥咽干，五心烦热，或低热颧红，男子遗精，女子月经量少，舌红少苔，脉细数。

2. **辨证要点** 以胸胁隐痛、腰膝酸软、眩晕耳鸣、两目干涩与虚热症状共见为主要表现。

**（十三）脾肾阳虚证**

脾肾阳虚证是指脾肾阳气亏虚，温化失职，虚寒内生，以久泻久痢、浮肿、腰腹冷痛及阳虚症状为主要表现的证。

1. **临床表现**　腰膝、下腹冷痛，久泻久痢，或五更泄泻，完谷不化，便质清冷，或全身浮肿，小便不利，形寒肢冷，面色㿠白，舌淡胖，苔白滑，脉沉迟无力。

2. **辨证要点**　以腰腹冷痛、久泻久痢、五更泄泻与虚寒症状共见为主要表现。

## 要点二　脏腑兼病各证的鉴别要点

### （一）心脾两虚证与心肝血虚证的鉴别

心脾两虚证与心肝血虚证均有心血不足，心神失养的表现，均可见心悸、失眠多梦等症。

1. **心脾两虚证**　心脾两虚证兼脾虚失运，血不归经的表现，常见食少、腹胀、便溏、慢性出血等症。

2. **心肝血虚证**　心肝血虚证兼肝血不足，两目、爪甲、筋脉失于濡养，或有血虚生风的表现，常见眩晕、肢麻、视物模糊、爪甲不荣等症。

### （二）心肺气虚证和脾肺气虚证的鉴别

心肺气虚证和脾肺气虚证均有肺气亏虚，宣降失常的表现，均可见咳嗽气喘、气短、咳痰清稀等症状。

1. **心肺气虚证**　心肺气虚证兼见心气不足的表现，常见心悸怔忡、胸闷等症状。

2. **脾肺气虚证**　兼见脾虚失运的表现，常见食少、腹胀、便溏等症状。

### （三）肝胃不和证和肝郁脾虚证的鉴别

肝胃不和证和肝郁脾虚证均有肝郁气滞的表现，均可见胸胁胀满疼痛、善太息，情志抑郁或烦躁易怒。

1. **肝胃不和证**　肝胃不和证兼胃失和降的表现，常见胃脘胀痛、痞满、嗳气、呃逆等症。

2. **肝郁脾虚证**　肝郁脾虚证兼脾失健运的表现，常见食少、腹胀、便溏等症。

### （四）脾肾阳虚证和心肾阳虚证的鉴别

脾肾阳虚证和心肾阳虚证均有肾阳虚衰，水湿内停的表现，均可见形寒肢冷、腰膝酸软、浮肿、小便不利、舌淡胖、苔白滑等症状。

1. **脾肾阳虚证**　脾肾阳虚证兼脾阳亏虚，运化无权的表现，常见久泻久痢、便质清冷等症状。

2. **心肾阳虚证**　心肾阳虚证兼心阳虚衰，血行不畅的表现，常见心悸怔忡、唇甲紫暗等症状。

### （五）肝胆湿热证和湿热蕴脾证的鉴别

肝胆湿热证和湿热蕴脾证均有湿热内阻的表现，均可见发热、纳呆、恶心、黄疸、苔黄腻等症状。

1. **肝胆湿热证**　肝胆湿热证的病位在肝、胆，故胁肋胀痛明显，或见阴痒等肝经湿热症状。

2. **湿热蕴脾证**　湿热蕴脾证的病位在脾，常见脾失健运的表现，如腹胀、便溏不爽等症状，而无胁肋胀痛。

# 第十单元　其他辨证方法概要

## 细目一　辨六经病证

六经辨证是《伤寒论》辨证论治的纲领。由东汉张仲景在《素问·热论》的基础上，根据伤寒病的证候特点和传变规律而总结出来的一种辨证方法。

六经，指太阳、阳明、少阳、太阴、少阴和厥阴。六经辨证，就是以六经所系经络、脏腑的生理病理为基础，将外感病过程中所出现的各种证候，综合归纳为太阳病证、阳明病证、少阳病证、太阴病证、少阴病证和厥阴病证六类证候，用来阐述外感病不同阶段的病理特点，并指导临床治疗。

### 要点一　太阳病证的概念、临床表现、辨证要点

太阳病证指六淫之邪侵犯人体肌表，正邪抗争，营卫失和，以恶风寒、脉浮、头痛等为主要表现的证候。

**（一）太阳经证**

1. **太阳中风证**　指以风邪为主的风寒之邪侵袭太阳经脉，卫强营弱，以发热、恶风、汗出、脉浮缓等为主要表现的证候。

临床表现：发热，恶风，头痛，自汗出，脉浮缓，或见鼻鸣，干呕。

辨证要点：本证以恶风、汗出、脉浮缓为辨证依据。

2. **太阳伤寒证**　指以寒邪为主的风寒之邪侵犯太阳经脉，卫阳被遏，以恶寒、发热、无汗、头身疼痛、脉浮紧等为主要表现的证候。

临床表现：恶寒，发热，头项强痛，肢体疼痛，无汗而喘，脉浮紧。

辨证要点：本证以恶寒、无汗、头身痛、脉浮紧为辨证依据。

**（二）太阳腑证**

1. **太阳蓄水证**　指太阳经证不解，邪与水结，膀胱气化不利，水液停蓄，以发热恶寒、小便不利等为主要表现的证候。

临床表现：发热恶寒，小腹满，小便不利，口渴，或水入即吐，脉浮或浮数。

辨证要点：本证以太阳经证与小便不利、小腹满并见为辨证依据。

2. **太阳蓄血证**　指太阳经证不解，邪热传里，与瘀血相结于少腹，以少腹急结或硬满、大便色黑等为主要表现的证候。

临床表现：少腹急结或硬满，小便自利，如狂或发狂，善忘，大便色黑如漆，脉沉涩或沉结。

辨证要点：本证以少腹急结、小便自利、大便色黑等为辨证依据。

### 要点二　阳明病证的概念、临床表现、辨证要点

阳明病证指伤寒病发展过程中，阳热亢盛，胃肠燥热所表现的证候。主要病机是"胃家实"，属里实热证，为邪正斗争的极期阶段。阳明病证又可分为阳明经证和阳明腑证。

1. **阳明经证**　阳明经证指邪热亢盛，充斥阳明之经，弥漫全身，肠中尚无燥屎内结，以高热、汗出、口渴、脉洪等为主要表现的证候。

临床表现：身大热，汗出，口渴引饮，心烦躁扰，面赤，气粗，苔黄燥，脉洪大。

辨证要点：本证以大热、大汗、大渴、脉洪大为辨证要点。

2. **阳明腑证**　阳明腑证指邪热内盛，与肠中糟粕相搏，燥屎内结，以潮热汗出、腹满痛、便秘、脉沉实等为主要表现的证候。

临床表现：日晡潮热，手足濈然汗出，脐腹胀满疼痛、拒按，大便秘结，甚则神昏谵语，狂乱不得眠，舌苔黄厚干燥，或起芒刺，甚至苔焦黑燥裂，脉沉实或滑数。

辨证要点：本证以潮热汗出、腹满痛、便秘、脉沉实等为辨证要点。

### 要点三　少阳病证的概念、临床表现、辨证要点

少阳病证指邪犯少阳胆腑，枢机不运，经气不利，以寒热往来、胸胁苦满等为主要表现的

证候。

临床表现：寒热往来，口苦，咽干，目眩，胸胁苦满，默默不欲饮食，心烦欲呕，脉弦。

辨证要点：本证以寒热往来、胸胁苦满、口苦、咽干、目眩、脉弦等为辨证依据。

### 要点四　太阴病证的概念、临床表现、辨证要点

指脾阳虚弱，寒湿内生，以腹满而痛、不欲食、腹泻等为主要表现的虚寒证候。

临床表现：腹满而吐，食不下，泄泻，口不渴，时腹自痛，四肢欠温，脉沉缓或弱。

辨证要点：本证以腹满时痛、腹泻等虚寒表现为辨证要点。

### 要点五　少阴病证的概念、临床表现、辨证要点

1. **少阴寒化证**　少阴寒化证指心肾阳气虚衰，阴寒独盛，病性从阴化寒，以畏寒肢凉、下利清谷等为主要表现的虚寒证候。

临床表现：无热恶寒，但欲寐，四肢厥冷，下利清谷，呕不能食，或食入即吐，或身热反不恶寒，甚至面赤，脉微细，甚或欲绝。

辨证要点：本证以畏寒肢厥、下利清谷、脉微细等为辨证依据。

2. **少阴热化证**　少阴热化证指心肾阴虚阳亢，病性从阳化热，以心烦不寐、舌尖红、脉细数等为主要表现的虚热证候。

临床表现：心烦不得眠，口燥咽干或咽痛，舌尖红少苔，脉细数。

辨证要点：本证以心烦不得眠以及阴虚证候为辨证依据。

### 要点六　厥阴病证的概念、临床表现、辨证要点

厥阴病证指伤寒病发展传变的较后阶段，表现为阴阳对峙、寒热交错、厥热胜复的证候。

临床表现：消渴，气上撞心，心中疼热，饥而不欲食，食则吐蛔。

辨证要点：本证以消渴、气上撞心、心中疼热、饥而不欲食为辨证依据。

### 要点七　六经病证的传变

1. **传经**　病邪自外侵入，逐渐向里发展，或正气来复，由里出表，由某一经病证转变为另一经病证，称为“传经”。其中若按伤寒六经的顺序相传者，即太阳病证→阳明病证→少阳病证→太阴病证→少阴病证→厥阴病证，称为“循经传”；若是隔一经或两经以上相传者，称为“越经传”；若相互表里的两经相传者，称为“表里传”，如太阳病传少阴病等。

2. **直中**　伤寒病初起不从阳经传入，病邪直入于三阴者，称为“直中”。

3. **合病**　伤寒病不经过传变，两经或三经同时出现的病证，称为“合病”。如太阳阳明合病、太阳太阴合病等。

4. **并病**　伤寒病凡一经病证未罢，又见他经病证者，称为“并病”。如太阳少阴并病、太阴少阴并病等。

## 细目二　辨卫气营血病证

卫气营血辨证，是清代叶天士在《温热论》中所创立的一种适用于外感温热病的辨证方法。即将外感温热病发展过程中，不同病理阶段所反映的证候，分为卫分证、气分证、营分证、血分证四类，用以说明病位的浅深、病情的轻重和传变的规律，并指导临床治疗。

### 要点一　卫分证的概念、临床表现、辨证要点

卫分证指温热病邪侵袭肌表，卫气功能失调，肺失宣降，以发热、微恶风寒、脉浮数等为主要表现的表热证候。

临床表现：发热，微恶风寒，头痛，口干微渴，舌边尖红，苔薄黄，脉浮数，或有咳嗽、咽喉肿痛。

辨证要点：本证以发热而微恶风寒、舌边尖红、脉浮数等为辨证要点。

### 要点二　气分证的概念、临床表现、辨证要点

气分证指温热病邪内传脏腑，正盛邪炽，阳热亢盛所表现的里实热证候。根据邪热侵犯肺、胸膈、胃肠、胆等脏腑的不同，兼有不同的表现。

临床表现：发热不恶寒，口渴，汗出，心烦，尿赤，舌红，苔黄，脉数有力；或兼咳喘胸痛，咳痰黄稠；或兼心烦懊侬，坐卧不安；或兼潮热，腹胀痛、拒按；或时有谵语、狂乱，大便秘结或下

秽臭稀水，苔黄燥，甚则焦黑起刺，脉沉实；或见口苦，胁痛，心烦，干呕，脉弦数等。

辨证要点：气分证以发热不恶寒、舌红苔黄、脉数有力为辨证要点。

## 要点三　营分证的概念、临床表现、辨证要点

营分证指温热病邪内陷，营阴受损，心神被扰，以身热夜甚、心烦不寐、斑疹隐隐、舌绛等为主要表现的证候。

临床表现：身热夜甚，口不甚渴或不渴，心烦不寐，甚或神昏谵语，斑疹隐隐，舌质红绛，无苔，脉细数。

辨证要点：本证以身热夜甚、心烦不寐、舌绛、脉细数等为辨证要点。

## 要点四　血分证的概念、临床表现、辨证要点

血分证指温热病邪深入血分，耗血、伤阴，动血、动风所表现的一类证。根据病理及受损脏腑的不同，血分证可分为血分实热证和血分虚热证。

1. **血分实热证**　血分实热证是指温热病邪深入血分，闭扰心神，迫血妄行，或燔灼肝经，以身热夜甚、躁扰神昏、舌质深绛、脉弦数为主要表现的证。多为血分证的前期阶段。

证候表现：身热夜甚，躁扰不宁，甚者神昏谵语，舌质深绛，脉弦数；或见斑疹显露、色紫黑，或吐血、衄血、便血、尿血；或见四肢抽搐，颈项强直，角弓反张，目睛上视，牙关紧闭。

辨证要点：本证以身热夜甚、躁扰神昏、舌质深绛、脉弦数与出血或动风症状共见为辨证要点。

2. **血分虚热证**　血分虚热证是指血热久羁，耗伤肝肾之阴，并见机体失养，或虚风内动，以低热持续不退、形体干瘦，或手足蠕动、瘛疭等为主要表现的证。多为血分证的后期阶段。

证候表现：持续低热，暮热早凉，五心烦热，或见口干咽燥，形体干瘦，神疲耳聋，舌干少苔，脉虚细，或见手足蠕动、瘛疭等。

辨证要点：本证以低热持续不退与形体干瘦，或手足蠕动、瘛疭等症状共见为辨证要点。

## 要点五　卫气营血病证的传变

顺传：指病变多从卫分开始，依次传入气分、营分、血分，反映了温病由浅入深的演变规律。

逆传：指邪入卫分后，不经过气分阶段而直接深入营、血分。实际上，“逆传”只是顺传规律中的一种特殊类型，病情更加急剧、重笃。

# 第十一单元　中医思维的综合应用

中医诊断的过程包括采集病情资料和作出病、证等结论两个基本环节,中医思维贯穿始终。通过望、闻、问、切四诊合参采集病情资料,分析病因、病机、病性、病位,是中医诊断思维在临床中的具体体现。

## 细目　中医思维的综合应用

辨症、辨证、辨病、辨人、辨机体现了中医诊断思维的综合应用,概括为"五辨"。

### 要点　中医思维的综合应用

**(一)辨症**

症,包括症状和体征,是中医诊断疾病的依据。

1. **症的有无**　四诊合参是保证四诊信息可靠性的前提,因此症状采集应全面、规范和准确。

2. **症的轻重**　在诊断中,对症的轻重的判断是把握疾病主要矛盾和矛盾主要方面的重要依据,也是疗效评价的重要依据。

3. **症的真假**　由于疾病的复杂性,临床所表现的症状或体征存在真假的现象,因此在四诊信息采集过程中,应注意对症的真假的判断。

4. **症的偏全**　全面采集四诊信息可确保诊断的完整性和正确性,因此在诊断过程中应重视对兼症的收集。

**(二)辨证**

辨证是中医临床的核心环节,以整体思维为基础。

1. **证的有无**　证是立法的重要依据。证的确立需要通过对患者的症状、体征或相关因素的综合分析后判断。

2. **证的轻重**　证有轻重之分,在临床中,除了对证的轻重进行定性描述外,还要借鉴证素辨证的方法逐步实现定量描述。

3. **证的缓急**　证有急缓,在诊断中应避免机械的辨证分型,明确证的缓急,把握"急则治其标,缓则治其本"的治疗原则。

4. **证的兼杂**　证有相兼错杂,主次关系亦不同,临床中多以相兼证为主。

5. **证的演变**　证是动态变化的,同样的证,其形成及转归可能不同。

6. **证的真假**　临床中,患者自述的"假象"症状可能与疾病本质相反,即"真虚假实""真实假虚",因此证的真假需仔细鉴别。

**(三)辨病**

辨病是中医诊断的重要内容,是对疾病发展全过程的概括。

1. **病有中西**　中医、西医的病名有本质的区别,不可把传统的中医病名和西医病名完全等同起来。中医的病证结合是中医的病和中医的证的结合。

2. **病有因果**　疾病的发生有因果关系,这取决于邪正双方斗争的结果。

3. **病有善恶**　在诊断的过程中,应通过观察一些细微的变化,判断患者的病情或预后,即辨病的善恶。

4. **病有新久**　新病、久病有所不同,同一疾病不同阶段的基本病理特点、病机不同,因此治疗立法原则亦不同。

**(四)辨人**

中医学的研究对象更多注重整体的人,强调因人制宜。

1. **性别差异**　某些疾病的发生与性别有关,因此临床中应考虑患者的性别特点,避免误诊。

2. **年龄差异**　儿童与成人不同,青壮年与老年不同,不同年龄阶段的生理、病理特点存在差异。

3. **体质差异**　在诊断的过程中,应了解患者的体质，不同的体质和疾病的发生、发展有着内在的联系，且病后的演变趋势亦存在一定规律。

**4. 习惯差异** 疾病与习惯也有较大的关系，因此辨人中还包含了解患者的生活习惯。

**5. 体型差异** 体型是辨人的重要内容。体型不同，对疾病的发生、证候的特征、预后转归的影响亦不同。

**（五）辨机**

疾病的发生发展是一个动态变化的过程，因此在诊断的过程中要了解病证形成的机理，也要辨识先机。

**1. 病证之机** 症是辨病和辨证的依据，根据证候辨病证之机，是病证诊断的依据。在诊断时，完整采集和疾病发生发展相关的因素，如生活习惯、居住环境等，分析这些因素与疾病之间的内在联系，进而找出是否有阴阳失调、气血逆乱、脏腑功能失调等病理变化。

**2. 动态先机** 以整体观念为指导，充分考虑疾病的动态变化，把握疾病发展的趋势，也是中医诊断的重要内容。参考五行的生克乘侮，六经及三焦、卫气营血的传变规律、运气学说理论等，可以把握疾病的先机，实现未病先防、既病防变、既变防传、瘥后防复。

# 第九部分　诊断学基础

## 第一单元　常见症状

### 细目一　发　热

#### 要点一　发热病因

**（一）感染性发热**

各种病原体，如病毒、细菌、支原体、立克次体、螺旋体、真菌、寄生虫等均可引起感染性发热。

**（二）非感染性发热**

1. **无菌性坏死物质的吸收**　①机械性、物理性或化学性损害，如大手术、内出血、大面积烧伤等。②因血管栓塞或血栓形成而引起心肌、肺、脾等脏器的梗死或肢体坏死等。③组织坏死与细胞破坏，如癌、白血病、淋巴瘤、溶血反应等。

2. **抗原－抗体反应**　如风湿热、血清病、药物热、结缔组织病等。

3. **内分泌与代谢障碍**　如甲状腺功能亢进症、严重脱水等。

4. **皮肤散热减少**　如广泛性皮炎、鱼鳞癣以及慢性心力衰竭等。

5. **体温调节中枢功能失常**　如中暑、镇静催眠药中毒、脑出血、脑外伤等。

6. **自主神经功能紊乱**　可影响正常的体温调节过程，使产热大于散热所致，多为低热，属功能性发热。

#### 要点二　发热临床表现

**（一）发热的临床分度**

临床根据体温升高情况，以口腔温度为标准，将发热分为下列几种。

1. **低热**　37.3~38.0℃。

2. **中等度热**　38.1~39.0℃。

3. **高热**　39.1~41.0℃。

4. **超高热**　41.0℃以上。

**（二）热型**

1. **稽留热**　体温持续在39℃以上，达数日或数周，24小时波动范围不超过1℃。见于肺炎链球菌肺炎、伤寒和斑疹伤寒的高热期。

2. **弛张热**　体温在39℃以上，但波动幅度大，24小时内体温差达2℃以上，最低时仍高于正常水平。见于败血症、风湿热、重症肺结核、化脓性炎症等。

3. **间歇热**　高热期与无热期交替出现，体温波动幅度可达数度，无热期（间歇期）可持续一日至数日，如此反复发作。见于疟疾、急性肾盂肾炎等。

4. **回归热**　体温骤升至39℃以上，持续数日后又骤降至正常水平，高热期与无热期各持续若干日后即有规律地交替一次。见于回归热、霍奇金病等。

5. **波状热**　体温逐渐升高达39℃或以上，数天后逐渐下降至正常水平，数天后再逐渐升高，如此反复多次。见于布鲁菌病。

6. **不规则热**　发热无一定规律，见于结核病、风湿热、支气管肺炎、渗出性胸膜炎等。

#### 要点三　发热伴随症状

1. **伴寒战**　见于肺炎链球菌肺炎、败血症、急性胆囊炎、急性肾盂肾炎、疟疾等。

2. **伴头痛、呕吐或昏迷**　见于乙型脑炎、流行性脑脊髓膜炎、脑型疟疾、脑出血、蛛网膜下腔出血、中毒性痢疾等。

3. **伴关节痛**　常见于结核病、结缔组织病等。

4. **伴淋巴结及肝脾肿大**　可见于血液病、恶性肿瘤、布鲁菌病、黑热病、传染性单核细胞增多症等。

5. **伴尿频、尿急、尿痛**　提示尿路感染。

6. **伴咳嗽、咳痰、胸痛**　常见于支气管炎、肺炎、胸膜炎、肺结核等。

7. **伴恶心、呕吐、腹痛、腹泻**　见于急性胃肠炎、细菌性痢疾等。

8. **伴皮肤黏膜出血**　见于流行性出血热、钩端螺旋体病、急性白血病、急性再生障碍性贫血、败血症、重型麻疹及病毒性肝炎等。

9. **伴结膜充血** 见于流行性出血热、斑疹伤寒、钩端螺旋体病等。

10. **伴口唇单纯疱疹** 常见于肺炎链球菌肺炎、流行性脑脊髓膜炎、间日疟、流行性感冒等。

### 要点四 发热问诊要点

1. **发热特点** 如起病的缓急,患病的时间与季节,发热的病程、程度、频度、病因与诱因,体温变化的规律等。

2. **诊治经过** 曾经患过的疾病,患病以来所做过的检查及结果,使用过的药物名称、剂量、疗效等。

3. **患病以来的一般情况** 如精神状态、食欲、体重改变、睡眠及大小便情况。

4. **流行病学资料** 对传染病的诊断十分重要。如蚊虫叮咬可引起流行性乙型脑炎、疟疾等;有牲畜接触史者,可患布鲁菌病;中毒性菌痢、食物中毒患者,发病前多有进食不洁饮食史;疟疾、乙型或丙型病毒性肝炎、艾滋病等可通过应用血制品、分娩及性交等传播;钩端螺旋体病、血吸虫病都有疫水接触史。

5. **其他** 服药史、预防接种史、过敏史、外伤手术史、流产或分娩史、居住地及职业特点等都可对相关疾病的诊断提供重要线索。

6. **伴随症状及体征** 发热的伴随症状及体征对发热病因的诊断具有重要意义。

### 要点五 发热检查要点

1. **体格检查** 对发热患者要进行全面而细致的体格检查。重点检查生命体征、面容、意识状态、皮肤黏膜、淋巴结、心、肺、肝、脾和神经系统。注意有无意识障碍、皮疹,出血点、局部或全身浅表淋巴结肿大及肝脾肿大等。

2. **实验室及其他检查**

(1)血常规检查:白细胞计数与分类有助感染性疾病的鉴别诊断,如白细胞增多,多考虑细菌性感染、白血病等。

(2)尿常规检查:血尿、白细胞尿可提示尿路感染,必要时做清洁中段尿细菌培养。

(3)粪便常规检查:可提示有无消化道感染。

(4)病原体检查:可作为感染性疾病确诊的最重要的手段。尽量采集血、尿、粪便、痰液、脓液、穿刺液等标本进行培养,阳性结果还需做药敏试验以选择敏感抗生素治疗。

(5)免疫学检查:自身抗体检查有助于诊断免疫、风湿性疾病,如系统性红斑狼疮、类风湿性关节炎等。

(6)影像学检查:胸部X线检查和CT有助于诊断肺炎、肺结核、肺肿瘤等;超声检查有助于诊断肝、胆、胰、肾等脏器病变。

## 细目二 头 痛

### 要点一 头痛病因

1. **颅内病变** 见于脑出血、蛛网膜下腔出血、脑肿瘤、颅脑外伤、流行性脑脊髓膜炎、偏头痛等。

2. **颅外病变** 见于颈椎病,三叉神经痛,眼、耳、鼻和齿等疾病所致的头痛。

3. **全身性疾病** 见于各种感染发热、高血压、中毒、中暑、月经期及绝经期头痛等。

4. **神经症** 见于神经衰弱及癔症性头痛等。

### 要点二 头痛问诊要点

1. **病史** 询问患者有无头颅外伤史、感染、发热、中毒、高血压、青光眼、鼻窦炎、偏头痛、脑炎、脑膜炎、颅脑肿瘤、使用药物史及精神疾病史等。

2. **头痛的特点**

(1)头痛的病因及诱因:眼疲劳引起的头痛发生在用眼过度;紧张性头痛多因过度紧张、劳累而诱发或加重;女性偏头痛在月经期容易发作;感染或中毒可引发头痛,并且随病情变化而减轻或加重;高血压头痛多在血压未得到控制时出现或加重;头颅外伤头痛发生在受伤后;颅脑病变头痛可发生在典型症状或诊断明确前,常与病变过程伴随。

(2)头痛的部位:大脑半球病变所致疼痛多位于病变的同侧,以额部为多,并向颞部放射;小脑幕以下病变引起的头痛多位于后枕部;青光眼引起的头痛多位于眼的周围或眼上部。

(3)头痛的性质:三叉神经痛表现为颜面

部发作性电击样疼痛；舌咽神经痛的特点是咽后部发作性疼痛并向耳及枕部放射；血管性头痛为搏动样疼痛。

（4）头痛的时间：鼻窦炎引起的头痛时间多为上午重下午轻；紧张性头痛多在下午或傍晚出现；颅内占位性头痛在早上起床时较明显；丛集性头痛常在夜间发生；药物引起的头痛一般出现在用药后15~30分钟，持续时间与药物半衰期有关。

**3. 伴随症状**

（1）伴发热：体温升高与头痛同时出现见于脑炎、脑膜炎等感染；先头痛后出现发热见于脑出血、脑外伤等。

（2）伴呕吐：见于脑膜炎、脑炎、脑肿瘤等引起的颅内压升高；头痛在呕吐后减轻可见于偏头痛。

（3）伴意识障碍：见于脑炎、脑膜炎、脑出血、蛛网膜下腔出血、脑肿瘤、脑外伤、一氧化碳中毒等。

（4）伴眩晕：见于小脑肿瘤、椎－基底动脉供血不足等。

（5）伴脑膜刺激征：见于脑膜炎、蛛网膜下腔出血。

### 要点三 头痛检查要点

**1. 体格检查** 检查体温、脉搏、呼吸、血压等生命体征，是否有发热、体温过低、呼吸急促、血压升高等；对头痛病因未明者，应做头部、口腔、眼（包括眼底）、耳、鼻、颈部等头颈部检查；重点检查神经系统，注意有无病理反射及脑膜刺激征等颅脑疾病体征。

**2. 实验室及其他检查**

（1）血常规检查、血生化检查、血气分析、血培养检查以及脑脊液检查有助于病因诊断。

（2）影像学检查，如头颈部X线、CT、MRI检查，以及脑血管造影等，对颅脑外伤、颅内血肿、肿瘤、颈椎病等可提供诊断依据。

（3）脑电图检查，有助于癫痫、颅内占位性病变的诊断。

## 细目三 胸 痛

### 要点一 胸痛病因

**1. 胸壁疾病** 见于皮肤及皮下组织病变、肌肉病变、肋骨病变、肋间神经病变。

**2. 呼吸系统疾病** 见于支气管及肺部病变、胸膜病变。

**3. 心血管疾病** 见于心绞痛、心肌梗死、急性心包炎、肥厚型心肌病、血管病变、心脏神经症。

**4. 其他原因** 食管疾病、纵隔疾病、腹部疾病等。

### 要点二 胸痛问诊要点

**1. 发病年龄** 青壮年应注意结核性胸膜炎、自发性气胸、心肌炎、心肌病等，40岁以上者应多考虑心绞痛、心肌梗死及肺癌等。

**2. 胸痛的部位** 胸壁疾病所致的胸痛常固定于病变部位，局部常有压痛。带状疱疹沿一侧肋间神经分布伴剧痛。非化脓性肋软骨炎多侵犯第1、2肋软骨。心绞痛与急性心肌梗死的疼痛常位于胸骨后或心前区，常牵涉至左肩背、左臂内侧达无名指及小指。食管、膈和纵隔肿瘤的疼痛多位于胸骨后。

**3. 胸痛的性质** 带状疱疹呈阵发性的灼痛或刺痛。肌痛常呈酸痛。骨痛呈刺痛。食管炎常呈灼痛或灼热感。心绞痛常呈压榨样痛，可伴有窒息感。心肌梗死则疼痛更为剧烈，并有恐惧、濒死感。干性结核性胸膜炎常呈尖锐刺痛。肺梗死为突然剧烈刺痛或绞痛，常伴有呼吸困难与发绀。

**4. 胸痛持续时间** 平滑肌痉挛或血管狭窄缺血所致的疼痛为阵发性，如心绞痛发作时间短暂，常为数分钟，不超过15分钟，而心肌梗死疼痛持续时间长且不易缓解。炎症、肿瘤、栓塞或梗死所致的疼痛呈持续性。

**5. 胸痛的诱因与缓解因素** 心绞痛常因劳累、体力活动或精神紧张而诱发，含服硝酸甘油可迅速缓解，而对心肌梗死的胸痛则无效。心脏神经症的胸痛在体力活动后反而减轻。胸膜炎、自发性气胸的胸痛则可因深呼吸与咳嗽而加剧。胸壁疾病所致的胸痛常于局部压迫或因胸廓活动时加剧。食管疾病的胸骨后疼痛常于吞咽食物时出现或加剧。反流性食管炎的胸骨后烧灼痛，在服用抗酸剂后减轻或消失。

6. **伴随症状** 胸痛伴咳嗽、咳痰见于急慢性支气管炎、肺炎、支气管扩张、肺脓肿等；伴咯血见于肺结核、肺炎、肺脓肿、肺梗死或支气管肺癌；伴呼吸困难见于肺炎链球菌肺炎、自发性气胸、渗出性胸膜炎、心绞痛、心肌梗死、急性心包炎、主动脉夹层等；伴吞咽困难提示食管疾病；伴面色苍白、大汗、血压下降或休克应首先考虑急性心肌梗死、夹层动脉瘤或大块肺栓塞等严重疾病。

### 要点三 胸痛检查要点

1. **体格检查** 检查体温、脉搏、呼吸、血压等生命体征，注意胸腹部有无阳性体征。

2. **实验室检查**

（1）血常规及血沉检查对鉴别感染与非感染、器质性与功能性疼痛有帮助。

（2）肌酸激酶（CK）及其同工酶、乳酸脱氢酶（LDH）及其同工酶、肌红蛋白、肌钙蛋白I和T的测定，有助于急性心肌梗死的诊断。

（3）心电图检查对诊断心绞痛与心肌梗死有重要价值。

（4）胸部X线检查可发现与胸痛有关的肋骨、脊椎、胸骨、纵隔、主动脉、心、肺与胸膜的病变。

## 细目四 腹痛

### 要点一 腹痛病因

1. **腹部疾病** 见于腹膜炎、腹腔脏器炎症、空腔脏器梗阻或痉挛、脏器扭转或破裂、腹膜粘连或脏器包膜牵张、化学性刺激、肿瘤压迫与浸润等。

2. **胸腔疾病的牵涉痛** 如急性心肌梗死、肺炎、肺梗死、胸膜炎等，疼痛可牵涉腹部，类似急腹症。

3. **全身性疾病** 如尿毒症、铅中毒等。

4. **其他原因** 如荨麻疹、过敏性紫癜等。

### 要点二 腹痛问诊要点

1. **腹痛的病因、诱因及发病缓急** 暴饮暴食后出现的急性腹痛多为急性胰腺炎、急性胃扩张；进食油腻食物后突发腹痛多见于急性胆囊炎、胆石症；腹部外伤后突发腹痛有休克者应考虑肝、脾破裂；反复发作的饥饿性腹痛伴反酸、嗳气者多为十二指肠溃疡。

2. **腹痛部位** 右上腹痛多为肝、胆疾患；右下腹痛多见于急性阑尾炎；脐周疼痛多为小肠病变；左下腹痛多为降结肠、乙状结肠病变；中上腹痛多为胃、十二指肠或胰腺病变；下腹痛多见于膀胱炎、盆腔炎症及异位妊娠破裂等；全腹痛见于弥漫性腹膜炎。

3. **腹痛的性质与程度** 消化性溃疡常有慢性、周期性、节律性中上腹隐痛或灼痛，如突然呈剧烈的刀割样、烧灼样持续性疼痛，可能并发急性穿孔；幽门梗阻者为胀痛，于呕吐后减轻或缓解；胆石症、泌尿道结石及肠梗阻时呈剧烈绞痛；剑突下钻顶样痛是胆道蛔虫梗阻的特征；肝癌疼痛多呈进行性锐痛；慢性肝炎与淤血性肝肿大多为持续性胀痛；肝或脾破裂、异位妊娠破裂可出现腹部剧烈绞痛或持续性疼痛；持续性、广泛性剧烈腹痛伴腹肌紧张或板状腹，提示为急性弥漫性腹膜炎。

4. **腹痛与体位的关系** 胃黏膜脱垂患者左侧卧位时疼痛减轻；胰腺癌患者卧位时疼痛明显，前倾位或俯卧位疼痛减轻；反流性食管炎患者腹痛在立位时减轻。

5. **腹痛的伴随症状** 伴寒战、高热提示急性炎症；伴黄疸提示肝、胆、胰腺疾病，急性溶血等；伴血尿多见于尿路结石；伴休克常见于急性腹腔内脏器出血、急性胃肠穿孔、急性心肌梗死、中毒性菌痢等；伴呕吐、腹胀、停止排便排气提示胃肠梗阻。

6. **腹痛与年龄、性别、职业的关系** 儿童要多考虑肠道蛔虫症及肠套叠；青壮年则以消化性溃疡、急性阑尾炎多见；中老年人则应警惕恶性肿瘤的可能；育龄妇女要考虑卵巢囊肿蒂扭转、异位妊娠破裂等；有长期铅接触史要考虑铅中毒。

7. **既往病史** 询问相关病史如酗酒史、停经史、消化性溃疡病史等对腹痛的诊断有帮助。

### 要点三 腹痛检查要点

1. **体格检查** 检查体温、脉搏、呼吸、血压等生命体征。急性腹痛患者应注意心、肺、皮肤检查，应注意心肌梗死、下叶肺炎、带状疱疹等疾病。腹部检查是重点，应注意腹部压痛部位及有无反跳痛，触及腹部肿块时应鉴别所属脏器和组织。直肠检查对诊断直肠与盆腔内炎性包块、血肿、脓肿、肿瘤、结肠套叠等有重要帮助。

**2. 实验室及其他检查**

（1）血常规检查可区别急性腹痛为炎症性或非炎症性；血沉增快的慢性腹痛须注意腹腔结核、局灶性结肠炎、淋巴瘤、癌瘤、结缔组织病的可能。

（2）尿常规检查异常，提示腹痛与泌尿系统疾病有关。

（3）大便常规检查发现蛔虫卵有助于蛔虫性肠梗阻、胆道蛔虫病的诊断；血便提示结肠癌、痔疮等，粪便隐血试验阳性提示活动性消化性溃疡、肠结核、胃癌、结肠癌等。细菌性痢疾粪便培养可检出痢疾杆菌。

（4）血清或尿淀粉酶明显升高，对诊断急性胰腺炎有确诊意义。

（5）超声检查能发现肝脾肿大、肝内占位性病变、胰腺炎症与肿瘤、胆道炎症与结石、腹内包块及其性质、部分尿路结石，以及确定异位妊娠等。

（6）腹部X线检查可协助消化道和泌尿系统疾病的诊断。

# 细目五　咳嗽与咳痰

## 要点一　咳嗽病因

1. **呼吸道疾病**　如急慢性咽炎、扁桃体炎、喉炎、急慢性支气管炎、肺炎、肺结核、肺癌、支气管扩张症、气道异物等。

2. **胸膜疾病**　如胸膜炎、自发性气胸等。

3. **心血管疾病**　如二尖瓣狭窄或其他原因所致的肺淤血与肺水肿、肺栓塞等。

4. **中枢神经因素**　如脑炎、脑膜炎、脑出血、脑肿瘤等。

5. **其他原因**　如胃食管反流病、服用血管紧张素转化酶抑制剂等。

## 要点二　咳嗽与咳痰问诊要点

### （一）发病年龄与性别

婴幼儿呛咳要考虑是否有异物吸入；青壮年长期咳嗽须考虑肺结核或支气管扩张；对40岁以上长期吸烟的男性患者，则须考虑慢性支气管炎、肺气肿或肺癌；对青年女性患者则须注意支气管内膜结核等。

### （二）咳嗽的性质

1. **干性咳嗽**　常见于急性咽喉炎、急性支气管炎初期、胸膜炎、轻症肺结核、肺癌等。

2. **湿性咳嗽**　常见于慢性支气管炎、支气管扩张症、肺炎、肺脓肿、空洞性肺结核等。

### （三）咳嗽的时间与节律

1. **突然发生的咳嗽**　常见于吸入刺激性气体、气管与支气管异物等。

2. **阵发性咳嗽**　见于支气管异物、支气管哮喘、支气管淋巴结结核、支气管肺癌、百日咳等。

3. **长期慢性咳嗽**　见于慢性支气管炎、支气管扩张、慢性肺脓肿、空洞性肺结核等。

4. **晨起或夜间平卧时(即改变体位时)加剧并伴咳痰**　常见于慢性支气管炎、支气管扩张和肺脓肿等。

5. **夜间咳嗽**　见于左心衰竭、肺结核等。

### （四）咳嗽的音色

1. **声音嘶哑的咳嗽**　多见于声带炎、喉炎、喉癌，以及肺癌、扩张的左心房或主动脉瘤压迫喉返神经。

2. **犬吠样咳嗽**　多见于急性喉炎或气道异物。

3. **咳嗽带有鸡鸣样吼声**　常见于百日咳。

4. **金属调的咳嗽**　可由纵隔肿瘤或支气管肺癌等直接压迫气管所致。

### （五）痰的性质与量

痰的性质可分为黏液性、浆液性、脓性、黏液脓性、浆液血性、血性等。急性呼吸道炎症时痰量较少；支气管扩张症与肺脓肿患者痰量多时，痰可出现分层现象：上层为泡沫，中层为浆液或浆液脓性，下层为坏死性物质。痰有恶臭气味者，提示有厌氧菌感染。黄绿色痰提示铜绿假单胞菌感染。肺炎链球菌肺炎咳吐铁锈色痰，肺水肿时痰呈粉红色泡沫状。

### （六）伴随症状

1. **伴发热**　多见于呼吸道感染、胸膜炎、肺结核等。

2. **伴胸痛**　见于累及胸膜的疾病，如肺炎、胸膜炎、支气管肺癌、自发性气胸等。

3. **伴哮喘** 见于支气管哮喘、喘息型慢性支气管炎、心源性哮喘等。

4. **伴呼吸困难** 见于喉头水肿、喉肿瘤、慢性阻塞性肺疾病、重症肺炎以及重症肺结核、大量胸腔积液、气胸、肺淤血、肺水肿等。

5. **伴咯血** 常见于肺结核、支气管扩张症、肺脓肿、支气管肺癌及风湿性二尖瓣狭窄等。

### 要点三 咳嗽与咳痰检查要点

1. **体格检查** 重点进行胸部肺脏与心脏的检查,如听诊两下肺散在湿啰音,常见于急性或慢性支气管炎;局限性持久性肺下部湿啰音,见于支气管扩张症。心脏听诊心尖区隆隆样舒张中晚期杂音,提示二尖瓣狭窄。同时注意局部淋巴结检查和咽喉、颈部等的检查。如有锁骨上窝淋巴结肿大要考虑支气管肺癌;气管向患侧移位多见于肺不张、慢性胸膜炎等,气管向健侧移位见于大量胸腔积液、气胸等。

2. **实验室及其他检查**

(1)血常规及血清学检查:白细胞计数增加和中性粒细胞比例升高,提示细菌感染性疾病;嗜酸性粒细胞增多,血清总 IgE 或特异性 IgE 升高,支持过敏性疾病如支气管哮喘等。

(2)痰细菌学检查(涂片、培养),对肺炎、肺结核等的诊断有重要帮助,痰中发现癌细胞,能明确支气管肺癌的诊断。

(3)胸部 X 线检查,能确定肺部病变的部位与范围,有时还可以确定病变的性质。

## 细目六 咯 血

### 要点一 咯血病因

1. **支气管疾病** 常见于支气管扩张症、支气管肺癌、支气管内膜结核和慢性支气管炎等。

2. **肺部疾病** 常见于肺结核、肺炎链球菌肺炎、肺脓肿、肺梗死等。

3. **心血管疾病** 如二尖瓣狭窄、先天性心脏病所致的肺动脉高压等。

4. **其他** 血液病如血小板减少性紫癜、白血病等;某些急性传染病如肺出血型钩端螺旋体病、流行性出血热等。

### 要点二 咯血问诊要点

1. **病史** 了解患者的年龄,居住地,有无心、肺、血液系统疾病,有无结核病接触史等。中年以上,咯血痰或小量咯血,特别是有多年吸烟史,除考虑慢性支气管炎外,应高度注意支气管肺癌的可能。

2. **咯血的量及其性状** 大量咯血常见于空洞性肺结核、支气管扩张和肺脓肿;中等量咯血可见于二尖瓣狭窄;其他原因所致的咯血量较少,或仅为痰中带血。咯粉红色泡沫痰见于急性左心衰竭。多次反复少量咯血,要警惕支气管肺癌。

3. **伴随症状** 伴发热、胸痛、咳嗽、咳痰,首先须考虑肺炎、肺结核、肺脓肿等;伴有呛咳、杵状指须考虑支气管肺癌;伴皮肤黏膜出血应考虑钩端螺旋体病、流行性出血热、血液病等。

### 要点三 咯血检查要点

1. **体格检查** 注意观察有无黄疸、贫血、全身皮肤黏膜出血、杵状指(趾),心、肺检查有无异常体征,肝、脾与淋巴结有无肿大,有无体重减轻等。

2. **实验室及其他检查**

(1)血液常规检查,出凝血功能检查,必要时做骨髓检查,可明确出血性疾病的诊断。

(2)胸部 X 线平片检查,必要时做 CT 检查,对胸肺疾病或心脏病的诊断有重要意义。

(3)纤维支气管镜检查对原因未明的咯血提供诊断依据。对部分考虑呼吸系统疾病所致的咯血但胸部 X 线与 CT 检查又呈阴性结果,特别是咯血量较大者,可考虑行支气管动脉造影检查。

## 细目七 呼 吸 困 难

### 要点一 呼吸困难病因

1. **呼吸系统疾病** 常见于呼吸道疾病,如急性喉炎、喉头水肿、喉部肿瘤、气道异物、气管与支气管的炎症或肿瘤等;肺部疾病,如支气管哮喘、肺炎、肺结核、喘息性慢性支气管炎、阻塞性肺气肿、肺心病、肺性脑病、弥漫性肺间质纤维化、肺癌、肺栓塞等;胸膜、胸壁疾病,如气胸、胸腔积液、胸部外伤、肋骨骨折等。

2. **循环系统疾病** 见于各种原因所致的急慢性左心衰竭、心脏压塞等。

3. **全身中毒** 如一氧化碳中毒、亚硝酸盐中毒、使用镇静剂或麻醉剂过量、糖尿病酮症酸中毒及尿毒症等。

4. **血液系统疾病** 如重度贫血、高铁血红蛋白血症等。

5. **神经、精神及肌肉病变** 如脑炎、脑膜炎、脑外伤、脑出血、脑肿瘤、急性感染性多发性神经炎、癔症、重症肌无力、药物导致的呼吸肌麻痹等。

6. **腹部病变** 如急性弥漫性腹膜炎、腹腔巨大肿瘤、大量腹水、麻痹性肠梗阻等。

## 要点二 呼吸困难临床表现

### (一) 肺源性呼吸困难

1. **吸气性呼吸困难** 表现为胸骨上窝、锁骨上窝、肋间隙在吸气时明显凹陷,称为“三凹征”。见于急性喉炎、喉水肿、喉痉挛、白喉、喉癌、气管异物、支气管肿瘤或气管受压等。

2. **呼气性呼气困难** 表现为呼气费力,呼气时间延长,伴有广泛哮鸣音。常见于支气管哮喘、喘息性慢性支气管炎、慢性阻塞性肺气肿等。

3. **混合性呼吸困难** 表现为吸气与呼气均感费力,呼吸频率浅而快。见于重症肺炎、重症肺结核、大面积肺不张、大块肺梗死、大量胸腔积液和气胸等。

### (二) 心源性呼吸困难

1. **劳力性呼吸困难** 在体力活动时出现或加重,休息时减轻或缓解。

2. **端坐呼吸** 表现为平卧位时加重,端坐位时减轻。

3. **夜间阵发性呼吸困难** 左心衰竭时出现,多在夜间入睡后感到气闷而被憋醒。发作时,患者被迫坐起喘气和咳嗽,轻者数十分钟后症状消失,重者表现为面色青紫,大汗,呼吸有哮鸣音,咳浆液性粉红色泡沫痰,查体示两肺底湿啰音,心率增快,可出现奔马律。

### (三) 中毒性呼吸困难

1. **代谢性酸中毒** 血中酸性代谢产物增多,强烈刺激呼吸中枢,出现深大而规则的呼吸,可伴有鼾声,称库斯莫尔呼吸或酸中毒大呼吸。见于尿毒症、糖尿病酮症酸中毒等。

2. **药物及中毒** 如吗啡、巴比妥类、有机磷杀虫药等药物过量或中毒。

### (四) 中枢性呼吸困难

重症颅脑疾病,呼吸中枢因受增高的颅内压和供血减少的刺激,使呼吸变慢而深,并常伴有呼吸节律的异常。见于脑出血、颅内压增高、颅脑外伤等。

### (五) 精神或心理性呼吸困难

其特点是呼吸非常频速和表浅,并常因换气过度而发生呼吸性碱中毒,经暗示疗法,分散其注意力,或在睡眠中,可使呼吸困难减轻或消失。见于癔症、抑郁症患者。

## 要点三 呼吸困难问诊要点

1. **呼吸困难发生的缓急** 突然发生的呼吸困难多见于过敏性哮喘、急性左心衰竭、肺梗死等;缓慢发生的呼吸困难多见于慢性阻塞性肺疾病、慢性心功能不全、重度贫血等。

2. **发生的病因及诱因** 包括有无引起呼吸困难的基础病因和直接诱因,如心肺疾病、代谢性疾病病史等,还应询问有无药物、毒物摄入史及头痛、意识障碍、颅脑外伤史。

3. **呼吸困难的特点** 注意询问是吸气性、呼气性呼吸困难,还是混合性呼吸困难;呼吸困难与活动、体位的关系。

4. **伴随症状** 伴发热,见于肺炎、肺脓肿、肺结核、胸膜炎、急性心包炎等;伴咳嗽、咳痰,见于慢性支气管炎、肺炎、肺脓肿等;呼吸困难伴粉红色泡沫痰见于急性左心衰竭;伴哮鸣音,多见于支气管哮喘、心源性哮喘等;伴胸痛,见于肺炎链球菌肺炎、肺梗死、气胸、支气管肺癌、急性心包炎、急性心肌梗死等;伴昏迷,见于脑出血、脑膜炎、尿毒症、糖尿病酮症酸中毒、肺性脑病、急性中毒等。

## 要点四 呼吸困难检查要点

1. **体格检查** 注意检查体温、脉搏、呼吸、血压等生命体征,观察呼吸频率、节律和深度的变化。重点检查胸部肺脏和心脏,如有无桶状胸、语颤增强与减弱、病理性呼吸音、干湿性啰音等肺部体征;有无心律失常、心界扩大、心前区震颤、心脏杂音、奔马律等心脏体征。此外,注意有无肝脾肿大、腹部包块、腹水、水肿、杵状指(趾)等,对引起呼吸困难的原发疾病有诊断帮助。

2. **实验室及其他检查**

(1)血、尿、痰等常规检查:如血红蛋白、红细胞计数可诊断贫血,白细胞计数对感染性疾病有诊断价值,血糖、血尿素氮及肌酐测定对糖尿病酮症酸中毒、尿毒症有诊断价值,B 型心钠素(BNP)的测定有助于急性心功能不全的诊断。

(2)可做血气分析以了解患者酸碱平衡状态及缺氧程度。

(3)X 线胸片或 CT 检查,可观察气管、大支气管腔有无变窄或阻塞等。

(4)肺功能检查有助于了解呼吸困难的类型及程度。

(5)有指征时做纤维支气管内镜、超声心动图、心电图检查。

## 细目八　发　　绀

### 要点一　发绀病因与临床表现

血液中还原血红蛋白增多引起的发绀可分为以下三种类型。

**(一)中心性发绀**

特点是全身性发绀,但皮肤温暖。主要由心、肺疾病导致 $SaO_2$ 降低所致。可将其分为以下两种。

1. **肺性发绀**　见于呼吸道(喉、气管、支气管)阻塞、肺部疾病(肺炎、肺气肿、肺淤血等)和胸膜疾病(胸腔积液、气胸)等。

2. **心性混血性发绀**　见于存在动静脉异常通路的先天性心脏病,如法洛四联症等。

**(二)周围性发绀**

发绀常见于肢体末梢,如肢端、耳垂或耳尖,且皮肤冰冷。主要因周围循环血流障碍所致。可将其分为以下两种。

1. **淤血性周围性发绀**　见于右心衰竭、缩窄性心包炎、局部静脉病变等。

2. **缺血性周围性发绀**　见于重症休克、血栓闭塞性脉管炎、雷诺病等。

**(三)混合性发绀**

中心性与周围性发绀并存,见于心力衰竭、急性高原反应等。

广义的发绀也包括由于异常血红蛋白衍生物所致的皮肤青紫现象。如高铁血红蛋白血症,见于食用含大量硝酸盐的变质蔬菜或腌菜后。

### 要点二　发绀问诊要点

1. **发病年龄与起病时间**　新生儿发绀最常见于心肺病变,如肺不张或先天性心血管病(法洛四联症);青少年时期发绀提示先天性心脏病、严重风心病;成人和老年人的发绀多因肺部疾病引起。

2. **发绀部位及特点**　如为全身性发绀,应询问有无心悸、气急、胸痛、咳嗽、晕厥、尿少等心肺疾病症状。周围性发绀应注意肢端与下垂部位,有无局部肿胀、疼痛、肢凉、受寒情况。

3. **询问药物或化学物质摄入史**　如无心肺疾病表现,发病又较急,则应询问有无摄取相关药物、化学物品、变质蔬菜和在持久便秘情况下过多食蛋类与硫化物病史。

4. **伴随症状及体征**　伴呼吸困难,常见于急性呼吸道梗阻、气胸、各种原因所致的心力衰竭及肺疾患;伴杵状指(趾),主要见于发绀型先天性心脏病及慢性阻塞性肺疾病;伴意识障碍,常见于某些药物或化学物质急性中毒、休克等。

## 细目九　心　　悸

### 要点一　心悸病因

1. **器质性心脏病**　可见于高血压性心脏病、先天性心脏病(动脉导管未闭、室间隔缺损等)、心瓣膜病(主动脉瓣关闭不全、二尖瓣关闭不全等)、冠心病等。

2. **心律失常**　见于心动过速、心动过缓、过早搏动、心房颤动等。

3. **其他**　可见于高热或甲状腺功能亢进症、贫血、低血糖症等,饮食或药物影响,心脏神经症,围绝经期综合征等。

### 要点二　心悸问诊要点

1. **病史**　有无器质性心脏病、内分泌疾病、贫血、低血糖症、嗜铬细胞瘤等病史。

2. **诱因**　有无饮浓茶、咖啡及烟酒等嗜好，有无精神刺激因素，有无使用肾上腺素、麻黄碱、氨茶碱、咖啡因等药物。

3. **伴随症状**　伴心前区疼痛，见于冠心病（如心绞痛、心肌梗死）、心肌炎、心包炎，亦可见于心脏神经症等；伴晕厥或抽搐，见于Ⅱ度房室传导阻滞、心室颤动、阵发性室性心动过速、病态窦房结综合征等；伴发热，见于急性传染病、风湿热、心肌炎、心包炎、感染性心内膜炎等；伴面色、唇甲苍白，可见于贫血；伴呼吸困难，见于急性心肌梗死、心包炎、心肌炎、心力衰竭、重度贫血等；伴消瘦、多汗、突眼、甲状腺肿大，见于甲状腺功能亢进症；伴焦虑抑郁、失眠多梦，可见于心脏神经症、围绝经期综合征等。

# 细目十　水　　肿

## 要点一　水肿病因

### （一）全身性水肿

1. **心源性水肿**　常见于右心衰竭、慢性缩窄性心包炎等。

2. **肾源性水肿**　见于各种肾炎、肾病综合征等。

3. **肝源性水肿**　见于各种病因引起的肝硬化、重症肝炎等。

4. **营养不良性水肿**　见于低蛋白血症和维生素 $B_1$ 缺乏。

5. **其他**　如内分泌疾病、结缔组织疾病、妊娠高血压综合征等。

### （二）局部性水肿

如血栓性静脉炎、丝虫病、局部炎症、创伤或过敏等。

## 要点二　水肿问诊要点

1. 水肿的开始部位及蔓延情况、全身性或局部性、是否凹陷、与体位变化及活动的关系。

2. 有无心、肝、肾、内分泌及过敏性疾病病史及其相关症状。

3. 水肿与药物、饮食、月经及妊娠的关系。

4. 伴随表现。伴颈静脉怒张、肝颈静脉回流征阳性，见于心源性水肿；伴高血压、蛋白尿、管型尿等，见于肾源性水肿；伴肝掌、蜘蛛痣、腹壁静脉曲张、脾肿大等，见于肝源性水肿。

# 细目十一　恶心与呕吐

## 要点一　恶心与呕吐病因

### （一）反射性呕吐

1. **消化系统疾病**　是引起反射性呕吐最常见的病因。常见于急慢性胃炎、急性食物中毒、消化性溃疡、胃癌、幽门梗阻、急性肠炎、急性阑尾炎、肠梗阻、急慢性胆囊炎、胆石症、急性胰腺炎、急性腹膜炎等。

2. **其他系统疾病**　如肺炎、胸膜炎、急性心肌梗死、急性肾炎等。

### （二）中枢性呕吐

1. **中枢神经系统疾病**　如高血压脑病、脑梗死、脑出血、脑炎、脑膜炎、脑脓肿、脑寄生虫、偏头痛等。

2. **全身性疾病**　如感染、甲状腺危象、糖尿病酮症酸中毒、尿毒症、休克、缺氧、中暑等。

3. **药物反应与中毒**　如洋地黄、吗啡等药物反应；中毒常见于有机磷杀虫药中毒、毒蕈中毒、酒精中毒、食物中毒等。

4. **精神因素**　如胃神经症、癔症等。

### （三）前庭障碍性呕吐

常见于迷路炎、梅尼埃病、晕动病等。

## 要点二　恶心与呕吐问诊要点

### （一）呕吐与进食的关系

进食后出现的呕吐多见于胃源性呕吐。如餐后骤起而集体发病见于集体食物中毒。

### （二）呕吐发生的时间

晨间呕吐发生在育龄女性应考虑早孕反应。服药后出现呕吐应考虑药物反应。乘飞机、车、船发生呕吐常提示晕动病。餐后6小时以上呕吐多见于幽门梗阻。

### （三）呕吐的特点

有恶心先兆，呕吐后感轻松者多见于胃源性呕吐。喷射状呕吐多见于颅内高压，常无恶心先兆,吐后不感轻松。无恶心,呕吐不费力,全身状态较好者多见于神经性呕吐。

(四)呕吐物的性质

呕吐物呈咖啡色,见于上消化道出血。呕吐隔餐或隔日食物,并含腐酵气味,见于幽门梗阻。呕吐物含胆汁者多见于十二指肠乳头以下的十二指肠或空肠梗阻。呕吐物有粪臭者提示低位肠梗阻。呕吐物中有蛔虫者见于胆道蛔虫、肠道蛔虫。

(五)伴随症状

1. **伴发热** 见于全身或中枢神经系统感染、急性细菌性食物中毒。

2. **伴剧烈头痛** 见于颅内高压、偏头痛、青光眼。

3. **伴眩晕及眼球震颤** 见于梅尼埃病等。

4. **伴腹泻** 见于急性胃肠炎、急性中毒、霍乱等。

5. **伴腹痛** 见于急性胰腺炎、急性阑尾炎及肠梗阻等。

6. **伴黄疸** 见于急性肝炎、胆道梗阻、急性溶血。

7. **伴贫血、水肿、蛋白尿** 见于肾功能衰竭。

## 细目十二 呕血与黑便

### 要点一 呕血与黑便病因

1. **食管疾病** 见于食管炎、食管癌、食管贲门黏膜撕裂、食管异物、食管裂孔疝等。

2. **胃及十二指肠疾病** 最常见的原因是消化性溃疡。非甾体抗炎药及应激所致的胃黏膜病变也较常见。其他病因有胃癌、急慢性胃炎、十二指肠炎等。

3. **肝、胆、胰的疾病** 肝硬化门静脉高压引起的食管与胃底静脉曲张破裂是引起上消化道出血的常见病因。胆道感染、胆石症、胆道肿瘤可引起胆道出血。胰腺癌、急性重症胰腺炎也可引起上消化道出血。

4. **全身性疾病** 如白血病、再生障碍性贫血、血小板减少性紫癜、过敏性紫癜、弥散性血管内凝血、肾综合征出血热、钩端螺旋体病、尿毒症、肺心病等。

引起上消化道出血的前四位病因是:消化性溃疡、食管与胃底静脉曲张破裂、急性胃黏膜病变及胃癌。

### 要点二 呕血与黑便临床表现

幽门以上的出血常表现为呕血和黑便,出血量大,呕吐物呈鲜红色或暗红色,常混有血块;出血量少,呕吐物呈咖啡色或棕褐色,或只有黑便。幽门以下的出血常无呕血,只表现为黑便。上消化道大出血时,可出现头昏、心悸、乏力、口渴、出冷汗、心率加快、血压下降等循环衰竭的表现。

### 要点三 呕血与黑便问诊要点

(一)是否为上消化道出血

呕血应与咯血及口、鼻、咽喉部位的出血相鉴别,见表9-1-12-1。黑便应与进食动物血、铁剂、铋剂等造成的黑便相鉴别。

表9-1-12-1 咯血与呕血的鉴别

| 鉴别点 | 咯血 | 呕血 |
|---|---|---|
| 病史 | 肺结核、支气管扩张症、肺癌、二尖瓣狭窄等 | 消化性溃疡、肝硬化等 |
| 出血前症状 | 喉部痒感、胸闷、咳嗽等 | 上腹不适、恶心、呕吐等 |
| 出血方式 | 咯出 | 呕出,可为喷射状 |
| 出血颜色 | 鲜红色 | 棕黑色或暗红色,有时鲜红色 |
| 血内混有物 | 泡沫和/或痰 | 食物残渣、胃液 |
| 黑便 | 无(如咽下血液时可有) | 有,可在呕血停止后仍持续数日 |
| 酸碱反应 | 碱性 | 酸性 |

(二)估计出血量

出血量达5mL以上可出现大便隐血试验阳性,达60mL以上可出现黑便,胃内蓄积血量达300mL可出现呕血。出血量一次达400mL

以上可出现头昏、眼花、口干、乏力、皮肤苍白、心悸不安、出冷汗,甚至昏倒。出血量达800~1000mL以上可出现周围循环衰竭。评估出血量还应参考呕血及便血量、血压及脉搏情况、贫血程度等。

**(三) 诱因**

如饮食不节、饮酒及服用某些药物、严重创伤等。

**(四) 既往病史**

重点询问有无消化性溃疡、肝炎、肝硬化及长期服药史。

**(五) 伴随症状**

1. **伴慢性、周期性、节律性上腹痛** 见于消化性溃疡。

2. **伴蜘蛛痣、肝掌、黄疸、腹壁静脉曲张、腹水、脾肿大** 见于肝硬化门静脉高压。

3. **伴皮肤黏膜出血** 见于血液病及急性传染病。

4. **伴右上腹痛、黄疸、寒战及高热** 见于急性梗阻性化脓性胆管炎。

### 要点四 呕血与黑便检查要点

1. **体格检查** 进行系统全面的体格检查。注意体温、脉搏、呼吸、血压等生命体征,重点检查有无肝病面容、黄疸、皮肤黏膜出血、蜘蛛痣、肝掌,腹部有无腹壁静脉曲张、上腹压痛、肝脾肿大及腹水等。

2. **实验室及其他检查**

(1)粪便检查:外观呈柏油样便、隐血试验阳性均可提示上消化道出血。

(2)血常规检查:红细胞计数、血红蛋白及血细胞比容测定有助于估计出血量。

(3)肝功能检查:异常应考虑肝硬化、急性重型肝炎等疾病。

(4)止血、凝血功能检查:有助诊断血液系统疾病、感染性疾病、尿毒症等。

(5)上消化道内镜检查:是当前诊断上消化道出血的首选方法,可明确出血部位和病因,并可在直视下止血和活检。

(6)腹部超声波、CT检查:有助于肝、胆、胰等疾病的诊断和鉴别诊断。

## 细目十三 腹 泻

### 要点一 腹泻病因

**(一) 急性腹泻**

1. **急性肠道疾病** 常见于各种病原微生物及寄生虫引起的急性肠道感染、细菌性食物中毒、克罗恩病、溃疡性结肠炎急性发作、急性出血性坏死性肠炎等。

2. **急性中毒** 见于毒蕈、鱼胆、河豚、砷、有机磷杀虫药等中毒。

3. **全身性疾病** 见于伤寒、副伤寒、败血症等感染性疾病,过敏性紫癜、甲状腺危象及某些药物副作用等。

**(二) 慢性腹泻**

1. **消化系统疾病** 可见于慢性萎缩性胃炎、肠易激综合征、慢性细菌性痢疾、慢性阿米巴痢疾、肠结核、溃疡性结肠炎、克罗恩病、肠道肿瘤、肝硬化、慢性胆囊炎、慢性胰腺炎、胰腺癌等。

2. **全身性疾病** 见于甲状腺功能亢进症、肾上腺皮质功能减退、糖尿病、药物性腹泻、神经功能紊乱等。

### 要点二 腹泻问诊要点

**(一) 起病情况**

腹泻起病急缓。发病季节,夏秋季多见于急性肠道感染。是否有诱因,如不洁饮食史、药物及食物过敏史等。

**(二) 粪便性状**

水样便见于急性胃肠炎;米泔样便见于霍乱;黏液脓血便见于细菌性痢疾;果酱样便见于阿米巴痢疾等。

**(三) 伴随症状**

1. **伴发热** 常见于急性肠道感染、细菌性食物中毒、肠道恶性肿瘤等。

2. **伴里急后重** 见于细菌性痢疾、直肠炎、直肠癌等。

3. **伴腹痛** 感染性腹泻腹痛明显,病变在小肠时脐周痛,病变在结肠时下腹部痛。

4. **腹泻与便秘交替出现** 可见于肠结核、结肠癌等。

5. **伴明显消瘦** 见于胃肠道肿瘤、肠结核、吸收不良综合征等。

6. **伴皮疹或皮下出血** 见于伤寒、副伤寒、过敏性紫癜、败血症等。

7. **伴腹部肿块** 见于克罗恩病、胃肠道肿瘤、肠结核、血吸虫性肉芽肿等。

8. **伴重度失水** 见于细菌性食物中毒、霍乱、尿毒症等。

# 细目十四 黄 疸

## 要点一 黄疸病因及临床表现

### (一)溶血性黄疸

1. **病因** 常见于先天性溶血性贫血,如遗传性球形红细胞增多症、蚕豆病等;后天获得性溶血性贫血,如误输异型血、新生儿溶血、败血症、疟疾、毒蛇咬伤、阵发性睡眠性血红蛋白尿等。

2. **临床表现** 黄疸较轻,呈浅柠檬色,不伴皮肤瘙痒。急性溶血时,起病急骤,出现寒战、高热、头痛、腰痛、呕吐,严重者出现周围循环衰竭及急性肾功能不全。慢性溶血常有贫血、黄疸、脾大三大特征。实验室检查以非结合胆红素增多为主,结合胆红素一般正常。尿胆原增多,尿胆红素阴性。贫血,网织红细胞增多。

### (二)肝细胞性黄疸

1. **病因** 常见于病毒性肝炎、中毒性肝炎、肝硬化、肝癌、败血症、伤寒等。

2. **临床表现** 黄疸呈浅黄至深黄。有乏力、食欲下降、恶心呕吐甚至出血等肝功能受损的症状及肝脏肿大等体征。实验室检查示血清结合及非结合胆红素均增多。尿中尿胆原增多,尿胆红素阳性。转氨酶升高。

### (三)胆汁淤积性黄疸

1. **病因** 见于肝外梗阻,如胆道结石、胆管癌、胰头癌、胆道蛔虫等;肝内胆汁淤积,如毛细胆管型病毒性肝炎、原发性胆汁性肝硬化等。

2. **临床表现** 黄疸深而色泽暗,伴皮肤瘙痒及心动过缓。尿色深,粪便颜色变浅或呈白陶土色。实验室检查示血清结合胆红素明显增多。尿胆原减少或阴性,尿胆红素阳性。血清碱性磷酸酶升高。

## 要点二 黄疸问诊要点

1. **年龄与性别** 新生儿黄疸常见于生理性黄疸、新生儿溶血性黄疸、新生儿败血症及先天性胆道闭锁等。儿童与青少年时期出现的黄疸要考虑先天性与遗传性疾病。病毒性肝炎多见于儿童及青年人。中年以后胆道结石、肝硬化、原发性肝癌较为常见。老年人应多考虑肿瘤。胆石症、原发性胆汁性肝硬化多见于女性;而原发性肝癌、胰腺癌多见于成年男性。

2. **原因与诱因** 输血早期出现黄疸见于误输异型血,之后出现的黄疸见于输血引起的病毒性肝炎。询问有无食鲜蚕豆及毒蕈史,有无服氯丙嗪、异烟肼等药物及接触锑剂、氟烷等毒物。

3. **既往史** 有无溶血家族史、病毒性肝炎及肝硬化病史,有无胆道结石史、酗酒史、血吸虫病史等。

4. **伴随症状** 黄疸伴有右上腹绞痛,多见于胆石症;伴有上腹部钻顶样疼痛,见于胆道蛔虫症;伴有乏力、食欲不振、厌油腻、肝区疼痛,见于病毒性肝炎;伴有进行性消瘦,多考虑肝癌、胰头癌、胆总管癌等;伴有腹痛、发热,见于急性胆囊炎、胆管炎等。

## 要点三 黄疸检查要点

1. **排除食物或药物所导致的黄染** 过多食用胡萝卜、南瓜、橘子等食物,或服米帕林、呋喃类等药物,可引起皮肤黄染。

2. **体格检查** 注意巩膜、黏膜和皮肤黄疸的分布,以及贫血面容,注意有无肝掌、蜘蛛痣。重点是腹部检查,注意有无腹壁静脉曲张、肝脾大、质地、压痛、结节等情况,胆囊有无肿大、压痛及墨菲征是否阳性,是否有移动性浊音。

3. **实验室及其他检查** 血清胆红素升高可确诊黄疸。溶血性黄疸应进行相应的溶血性贫血的实验室检查;肝细胞性黄疸应重点检查肝功能、肝炎病毒、甲胎蛋白等指标;胆汁淤积性黄疸应进一步检查血清碱性磷酸酶、γ-谷氨酰转移酶有无升高。确定梗阻部位及可能的原因需选择腹部肝、胆、胰、脾的超声、X线、CT、经十二指肠镜逆行胰胆管造影(ERCP)、经皮肝穿刺胆管造影等检查。

# 细目十五　尿频、尿急、尿痛

## 要点一　尿频、尿急、尿痛问诊要点

1. **排尿情况**　注意每日排尿次数、每次排尿量、全日尿量，是否伴尿急、尿痛及排尿困难，尿液有无颜色改变等。

2. **既往史**　有无泌尿系统感染、结核病、尿道结石、盆腔炎、糖尿病、神经系统受损等病史。对疑有性传播性疾病导致下尿路感染者，应询问患者及其配偶有无不洁性交史。

3. **伴随症状及体征**

（1）伴发热：见于肾盂肾炎、肾结核、急性盆腔炎、急性阑尾炎等。

（2）伴烦渴、多饮、多尿：见于糖尿病、尿崩症、精神性多尿、甲状旁腺亢进症、原发性醛固酮增多症等。

（3）伴脓尿：见于肾盂肾炎、膀胱炎及肾结核。

（4）伴血尿：见于急性膀胱炎、膀胱肿瘤、泌尿系统结石、结核等。泌尿系统肿瘤常为无痛性血尿。

（5）伴尿线细、进行性排尿困难：见于前列腺增生症。

（6）伴尿流突然中断：见膀胱结石堵住出口或后尿道结石嵌顿。

（7）伴尿失禁：见于神经源性膀胱，常同时伴有下肢感觉和运动障碍。

## 要点二　尿频、尿急、尿痛检查要点

1. **体格检查**　重点是泌尿系统相关的体格检查。注意上尿路的体表投影处是否有压痛点、耻骨上区是否有压痛、肾区是否有叩击痛等。其他如睾丸、附睾、前列腺、盆腔及附件的检查也非常必要。

2. **实验室及其他检查**　常规进行血常规检查、尿液检查、尿细菌培养、前列腺液检查等。如尿频伴多饮多尿者，需选择血糖、胰岛素、醛固酮、抗利尿激素等内分泌实验室检查。还可选择泌尿系统超声波、腹部平片、静脉肾盂造影、膀胱镜等检查进一步明确诊断。

# 细目十六　皮肤黏膜出血

## 要点一　皮肤黏膜出血病因

**（一）毛细血管壁功能异常**

1. **先天性**　如遗传性出血性毛细血管扩张症、血管性假性血友病等。

2. **获得性**　如过敏性紫癜、单纯性紫癜、药物中毒、严重感染、维生素 C 缺乏症等。

**（二）血小板数量与功能异常**

1. **血小板减少**　①生成减少：如再生障碍性贫血、急性白血病、感染或放化疗后的骨髓抑制等。②破坏增多：如特发性血小板减少性紫癜、脾功能亢进等。③消耗过多：如弥散性血管内凝血、血栓性血小板减少性紫癜、溶血性尿毒综合征等。

2. **血小板增多**　原发性血小板增多症、慢性粒细胞白血病、脾切除术后等。

3. **血小板功能异常**　如血小板无力症，继发于感染、药物、尿毒症、肝病等。

**（三）凝血功能障碍**

1. **先天性**　如血友病、凝血酶原缺乏症、纤维蛋白缺乏症等。

2. **获得性**　见于严重肝功能不全、尿毒症、维生素 K 缺乏症等。

3. **抗凝血物质增多或纤溶亢进**　常见于中毒（如蛇毒）、抗凝药过量、原发或继发纤溶亢进。

## 要点二　皮肤黏膜出血临床表现

各种出血性疾病都可出现皮肤黏膜出血，根据出血的部位、程度、范围的不同临床可表现为：瘀点、紫癜、瘀斑及血肿和血疱等。还可出现牙龈出血、鼻出血、血尿、便血、月经过多等症状，严重者可发生内脏出血。

1. **血小板疾病的出血**　特点为女性多见，家族史罕见，多见皮肤紫癜、瘀斑和内脏出血，可同时出现出血点、鼻出血、牙龈出血、月经过多、血尿及黑便等，可见血肿及手术或外伤后渗血不止。

2. **血管壁功能异常引起的出血**　多见于女性，家族史少见，以皮肤黏膜的瘀点、紫癜为主,少见内脏出血及手术或外伤后渗血不止。如过敏性紫癜表现为四肢或臀部对称性、高出皮肤的紫癜,可伴有痒感、关节痛及腹痛,累及肾脏时可有血尿;单纯性紫癜为慢性四肢偶发瘀斑,常见于女性患者月经期等。

3. **凝血功能障碍引起的出血** 男性及家族性多见,常表现有软组织血肿、关节腔出血、内脏出血及手术或外伤后出血不止,皮肤紫癜较罕见。

### 要点三　皮肤黏膜出血问诊要点

1. **病史** 发病年龄、性别、家族史、过敏史、外伤史、感染史、中毒史及肝肾病史。

2. **主要症状** 出血病程、部位、范围、特点、诱因等。

3. **伴随症状** 伴关节痛、腹痛见于过敏性紫癜;伴关节腔出血或关节畸形见于血友病。

## 细目十七　关节痛

### 要点一　关节痛问诊要点

1. **发病年龄及性别** 结核性关节炎、风湿性关节炎、关节型过敏性紫癜、白血病多发于儿童和青少年。结缔组织病常见于女性。强直性脊柱炎好发于 20 ~ 30 岁男性。骨关节炎多发生于 50 岁以上中老年人。痛风性关节炎好发于中老年男性等。

2. **关节痛的特点**

(1)关节痛的部位:化脓性关节炎多发于大关节和单关节;结核性关节炎最常发生于脊柱,其次为髋、膝关节;类风湿关节炎常累及双手腕关节、掌指关节、近端指间关节,呈对称性疼痛;风湿性关节炎常累及膝、踝、肩和髋等四肢大关节,呈游走性疼痛;骨关节炎多累及负重关节或活动频繁的关节;痛风性关节炎则多引起第一跖趾关节红、肿、热、痛。

(2)关节痛的性质与程度:急性外伤、化脓性关节炎及痛风起病急,疼痛剧烈,呈烧灼样、切割样疼痛或跳痛。骨关节恶性肿瘤,初发病时为间歇性轻痛,继而呈持续性剧痛;良性肿瘤多表现为间歇性隐痛。

(3)关节痛的持续时间:急性外伤性关节痛、化脓性关节炎发病急,病程较短。反复发作的慢性关节痛,病程较长。

(4)诱因、加重与缓解因素:急性或慢性外伤性关节痛均有明确的外伤史。慢性外伤性关节炎常反复发作,常因活动过多、过度负重和天气寒冷等刺激诱发,药物及物理治疗后缓解。痛风性关节炎常在饮酒、劳累或高嘌呤饮食后急性发作。

3. **伴随症状及体征** ①伴高热畏寒、局部红肿灼热:见于化脓性关节炎。②伴低热、乏力、盗汗、消瘦:见于结核性关节炎。③伴心肌炎、舞蹈症:见于风湿性关节炎。④伴皮肤紫癜、腹痛、腹泻、血尿、蛋白尿:见于关节型过敏性紫癜。⑤伴晨僵和关节畸形:见于类风湿关节炎。⑥伴皮肤红斑、光过敏、口腔溃疡、脱发和多器官损害:见于系统性红斑狼疮。

### 要点二　关节痛检查要点

1. **体格检查** 重点系统地检查各关节,注意病变是单关节还是多关节,是否对称。关节局部皮肤有无发红、皮温升高,有无肿胀、压痛、波动感及变形,肌肉有无萎缩,并测定各关节运动范围。

2. **实验室及其他检查**

(1)血常规检查:白细胞升高可能为感染性关节炎或风湿性关节炎。

(2)血沉、C 反应蛋白升高:有助于诊断炎症性关节炎,如化脓性关节炎、结核性关节炎、风湿性关节炎、结缔组织病等。

(3)相关免疫指标检测:抗链球菌溶血素“O”(ASO)滴度升高,多考虑风湿性关节炎;抗核抗体检查阳性,对结缔组织病有鉴别诊断价值。

(4)血尿酸升高:有助于痛风性关节炎的诊断。

(5)X 线检查:对慢性关节病变的诊断有重要意义。

# 细目十八　眩　　晕

## 要点一　眩晕病因

1. **系统性眩晕**　由前庭疾病引起。

（1）前庭周围性眩晕：常见于梅尼埃病、良性发作位置性眩晕、药物源性眩晕、前庭神经元炎、迷路炎等。

（2）前庭中枢性眩晕：常见于脑血管病变、颅内肿瘤、颅内感染、外伤性眩晕、多发性硬化等。

2. **非系统性眩晕**　前庭系统以外的全身或局部病变引起的眩晕。常出现头晕眼花、站立不稳，无眼球震颤，通常不伴恶心、呕吐。见于高血压、低血压、严重心律失常、中重度贫血、低血糖、眼部疾病的屈光不正等。

## 要点二　眩晕问诊要点

1. **发作特点和持续时间**　急性起病，发作短暂，反复发作、持续数日至数周的眩晕，应考虑梅尼埃病。急性、单次发作性眩晕，见于短暂性脑缺血所致。急性发生、慢性进展的眩晕，多见于头颈部外伤。慢性进展性眩晕，应考虑颅内占位性病变。

2. **诱因及有关病史**　注意询问眩晕是否与转颈、仰头、起卧、翻身有固定的关系，询问有无头颈部外伤、耳部疾病、眼部疾病、心血管病、血液病等病史。

3. **伴随症状及体征**

（1）伴耳鸣、听力减退，见于梅尼埃病、内耳药物中毒等；不伴有耳鸣、听力减退者，见于良性发作性位置性眩晕、前庭神经元炎、脑干或颅后窝肿瘤等。

（2）伴恶心、呕吐，多见于周围性眩晕。

（3）伴站立不稳或左右摇摆者，多见于周围性眩晕；眩晕伴有站立不稳或向一侧运动者，多考虑中枢性眩晕。

# 细目十九　晕　　厥

## 要点一　晕厥病因

1. **神经反射性晕厥**　主要见于血管迷走神经性晕厥、颈动脉窦性晕厥、情景性晕厥等。

2. **直立性低血压性晕厥**　可见于原发性自主神经调节失常综合征、继发性自主神经调节失常综合征、药物和酒精的诱发、大量利尿及失血等血容量不足引发的晕厥等。

3. **心源性晕厥**　见于心律失常性晕厥、器质性心脏病或心肺疾患所致的晕厥。

4. **脑血管性晕厥**　见于脑动脉缺血综合征、短暂脑缺血发作等。

5. **心理性假性晕厥**　见于焦虑、癔症、惊恐和极度沮丧患者。

## 要点二　晕厥问诊要点

1. **年龄、性别**　儿童和青年人发生晕厥，多为神经介导性晕厥和心理性晕厥。神经反射性晕厥是中年人发生晕厥的主要病因。老年人和中年人多发生情境性晕厥及直立性低血压性晕厥。血管迷走神经性晕厥以女性多见，排尿晕厥患者则全部见于男性。

2. **发作的诱因**　血管迷走神经性晕厥多在情感刺激、疼痛、失血、医疗器械检查等情况下诱发。心源性晕厥多为劳累后诱发。

3. **发作与体位关系**　直立性低血压晕厥发生于从卧位或久蹲位突然转为直立位时；血管迷走神经性晕厥多在站立位或坐位发生。

4. **既往病史及用药史**　注意询问有无心脏病、神经系统病、内分泌及代谢性疾病的病史等，有无服用神经节阻滞剂、镇静剂、扩血管剂及洋地黄类等药物史。

5. **伴随症状及体征**

（1）伴面色苍白、血压下降、脉搏缓弱：可见于血管迷走神经性晕厥。

（2）伴呼吸困难、发绀：可见于心源性晕厥。

（3）伴黑矇、复视、面部或肢体麻木、无力：可见于脑血管性晕厥。

## 细目二十 抽 搐

### 要点一 抽搐病因

**（一）颅脑疾病**

1. **感染性疾病** 如各种脑炎及脑膜炎、脑脓肿、脑寄生虫病等。

2. **非感染性疾病** 见于脑外伤、脑肿瘤、脑血管性疾病、癫痫、先天性脑发育不全、脑积水、结节性硬化、多发性硬化等。

**（二）全身性疾病**

1. **感染性疾病** 如中毒性肺炎、中毒性菌痢、败血症、狂犬病、破伤风、小儿高热惊厥等。

2. **非感染性疾病** 见于缺氧、中毒、代谢性疾病、心血管疾病、物理损伤、癔症性抽搐等。

### 要点二 抽搐临床表现

1. **全身性抽搐** 如癫痫大发作，表现为突然出现尖叫、倒地，意识丧失，全身骨骼肌强直，呼吸暂停，发绀，眼球上窜，常伴大小便失禁。

2. **癔症性抽搐** 在情绪激动或被暗示下，突然发作，徐徐倒下，常伴有呻吟、哭泣、自语等精神症状，无大小便失禁及外伤。

3. **局限性抽搐** 表现为单侧肢体某一部分如手指、足趾、某一肢体或一侧口角和眼睑的局限性抽搐，常无意识障碍。

### 要点三 抽搐问诊要点

**（一）发作情况**

有无诱因及先兆，有无意识丧失及大小便失禁，发作时肢体抽动次序及分布。

**（二）病史、发病年龄**

有无产伤史、产后窒息史、癫痫史、颅脑疾病史、长期服药史，有无心、肺、肝、肾及内分泌疾病史，既往有无抽搐史等。

**（三）伴随症状**

1. **伴高热** 见于颅内与全身感染性疾病、小儿高热惊厥等。

2. **伴高血压** 见于高血压脑病、高血压脑出血、妊娠高血压综合征、颅内高压等。

3. **伴脑膜刺激征** 见于各种脑膜炎及蛛网膜下腔出血。

4. **伴瞳孔散大、意识丧失、大小便失禁** 见于癫痫大发作。

5. **不伴意识丧失** 见于破伤风、狂犬病、低钙抽搐、癔症性抽搐等。

6. **伴肢体偏瘫者** 见于急性脑血管病及颅内占位性病变。

## 细目二十一 意识障碍

### 要点一 意识障碍病因

**（一）颅脑疾病**

1. **感染性疾病** 见于各种脑炎、脑膜炎、脑脓肿、脑寄生虫感染等。

2. **非感染性疾病** 见于颅内肿瘤、脑血管疾病、颅脑外伤、癫痫等。

**（二）全身性疾病**

1. **感染性疾病** 如伤寒、中毒性菌痢、重症肝炎、流行性出血热、钩端螺旋体病、中毒性肺炎、败血症等。

2. **非感染性疾病** 见于心血管疾病、内分泌与代谢性疾病、急性中毒、物理性损伤、电解质及酸碱平衡紊乱等。

### 要点二 意识障碍临床表现

**（一）嗜睡**

嗜睡是最轻的意识障碍，表现为持续性睡眠。轻刺激可被唤醒，醒后能回答简单的问题或做一些简单的活动。刺激停止后，又迅速入睡。

**（二）昏睡**

昏睡是一种比嗜睡重的意识障碍。患者处于熟睡状态，不易唤醒。虽在强刺激下（如压迫眶上神经）可被唤醒，但不能回答问题或答非所问，而且很快又再入睡。

**（三）昏迷**

意识丧失，任何强大的刺激都不能唤醒。昏迷是最严重的意识障碍。按程度不同可分为以下两种。

1. **浅昏迷** 意识大部分丧失,强刺激也不能唤醒,但对疼痛刺激有痛苦表情及躲避反应,角膜反射、瞳孔对光反射、吞咽反射、眼球运动等都存在。

2. **深昏迷** 意识全部丧失,对疼痛等各种刺激均无反应,角膜反射、瞳孔对光反射、眼球运动均消失,可出现病理反射。

**(四)意识模糊**

意识模糊是一种常见的轻度意识障碍,意识障碍程度较嗜睡重。具有简单的精神活动,但定向力(即对时间、空间、人物的判断能力)有障碍。

**(五)谵妄**

谵妄是一种以兴奋性增高为主的急性高级神经中枢活动失调状态。表现为意识模糊,定向力障碍,伴错觉、幻觉、躁动不安、谵语。常见于急性感染的高热期、急性酒精中毒、肝性脑病等。

## 要点三 意识障碍问诊要点

1. **既往史** 询问有无高血压、心脏病、肝脏病、肾脏病、糖尿病、甲状腺功能亢进症、颅脑外伤、肿瘤、癫痫等史,有无手术、外伤、中毒及药物过敏史等。

2. **发病诱因** 询问糖尿病患者降糖药或胰岛素的用量、肝脏病患者应用镇静剂等情况,有无在高温或烈日下工作等诱因。

3. **伴随症状** 伴发热,先发热后有意识障碍,见于脑膜炎、脑炎、败血症等,先有意识障碍后发热,见于脑出血、蛛网膜下腔出血、脑肿瘤、脑外伤等;伴呼吸缓慢、瞳孔缩小,见于吗啡、巴比妥类、有机磷杀虫剂等中毒等;伴瞳孔散大,见于脑疝、脑外伤、颠茄类及酒精中毒、癫痫、低血糖昏迷等;伴高血压,见于高血压脑病、尿毒症等;伴心动过缓,见于颅内高压、房室传导阻滞等;伴脑膜刺激征,见于各种脑膜炎、蛛网膜下腔出血等。

## 要点四 意识障碍检查要点

1. **体格检查** 注意体温、脉搏、呼吸、血压等生命体征及皮肤黏膜的变化,观察瞳孔有无散大或缩小,呼气是否带有氨味或"肝臭"味。重点检查神经系统,注意有无神经系统定位体征、脑膜刺激征及病理反射等。

2. **实验室及其他检查**

(1)血常规检查,血电解质、血糖、血酮体、血乳酸、血尿素氮、肌酐、血氨等生化检查,血气分析,甲状腺功能检查等,有助于感染及代谢紊乱所致意识障碍的诊断。

(2)颅脑CT或MRI检查,有助于了解颅内弥漫性或局灶性病变情况。

(3)脑电图检查,对癫痫、颅内占位性病变、颅内炎症等有一定的辅助诊断价值。

# 第二单元　问　　诊

## 细目　问诊的方法及内容

### 要点一　问诊的方法

问诊时首先要关心体贴患者，营造宽松和谐的气氛。医师应避免暗示性或诱导性提问。问诊的过程中，医师应边提问边思考，随时分析、归纳患者所陈述的各种症状之间的内在联系，分清主次，去伪存真，采集全面、准确的病史。

### 要点二　问诊的内容

**（一）一般项目**

包括姓名、性别、年龄、民族、婚姻、住址、工作单位、职业、入院日期、记录日期、病史陈述者及其可靠性。

**（二）主诉**

主诉是迫使患者就医的最明显、最主要的症状或体征及持续时间，也就是本次就诊的最主要原因。

**（三）现病史**

现病史为问诊的最重要内容，争取做到全面而详细的询问。

1. **起病情况与患病时间**　包括病因或诱因。

2. **主要症状的特点**　此为诊断疾病的主要依据，应详细询问。其特点包括主要症状的部位、性质、持续时间、程度、缓解或加重的因素。

3. **病情的发展与演变**　症状的变化或新症状的出现，都是病情的发展与演变的表现。

4. **伴随症状**　常是鉴别诊断的重要依据。

5. **诊治经过**　应询问既往的重要诊断和检查、主要治疗措施及用药情况，以便为制订本次诊断和治疗方案时参考。

6. **一般情况**　病后的精神、体力状态、食欲及食量、睡眠、大小便、体重变化等情况也应详细询问。

**（四）既往史**

包括患者既往的健康状况和过去曾经患过的疾病（包括各种传染病）、外伤手术、预防接种、过敏史等，尤其是与现病有密切关系的疾病的病史。

**（五）个人史**

包括出生地及居住地区，职业和工作条件，习惯与嗜好，冶游史等。

**（六）婚姻史**

婚姻史包括未婚或已婚，结婚年龄，配偶的健康状况，性生活情况，夫妻关系等。

**（七）月经史及生育史**

月经史包括月经初潮年龄，月经周期和经期天数，经血的量和颜色，经期症状，有无痛经与白带异常，末次月经日期，闭经日期，绝经年龄。记录格式如下：

$$\text{初潮年龄}\ \frac{\text{行经期（天）}}{\text{月经周期（天）}}\ \begin{array}{c}\text{末次月经时间或}\\\text{闭经年龄}\end{array}$$

生育史包括妊娠与生育次数，人工或自然流产的次数，有无死产、手术产、产褥热及计划生育状况等。

**（八）家族史**

包括双亲与兄弟姐妹及子女的健康状况，特别应询问有无患同样疾病者，有无与遗传有关的疾病以及传染病。

### 要点三　问诊的技巧

1. 问诊的医生要举止端庄，态度和蔼，应主动创造一种宽松和谐的环境，解除患者的不安心情。注意保护患者隐私。

2. 问诊一般从礼节性的交谈开始，可先作自我介绍，讲明自己的职责。使用恰当的言语或体语表示愿意为解除患者的病痛和满足他的要求尽自己所能，这样的举措会很快缩短医患之间的距离，改善互不了解的生疏局面，有助于建立良好的医患关系，使病史采集能顺利地进行下去。

3. 问诊时，尽可能让患者充分地陈述和强调他认为重要的情况和感受，切不可生硬地打断患者的叙述，只有患者的亲身感受和病情变化的实际过程才能为诊断提供客观的依据。

# 第三单元 体格检查

## 细目一 基本检查法

### 要点一 视诊

视诊是医生用视觉来观察患者全身或局部表现的检查方法。在体格检查中,视诊适用范围广,使用器械少,得到的体征最多,常能提供重要的诊断资料和线索。

### 要点二 触诊

1. **浅部触诊** 用于检查体表浅在病变,如关节、软组织、浅部的动脉与静脉、神经、阴囊和精索等。

2. **深部触诊** 主要用于腹部检查,具体有以下4种。

（1）深部滑行触诊:用于检查腹腔深部的包块和脏器。

（2）双手触诊:用于肝、脾、肾、子宫和腹腔肿物的检查。

（3）深压触诊:用于探测腹部深在病变部位或确定腹部压痛点。

（4）冲击触诊:用于大量腹水而肝脾难以触及时。

### 要点三 叩诊

**(一) 叩诊方法**

1. **间接叩诊法** 临床最常用,如心脏、肺脏、肝脏、腹部等正常脏器及病变部位的叩诊检查。

2. **直接叩诊法** 用于胸部或腹部面积较广泛病变的性质判定,如大量气胸、大量胸腔积液或腹水等。

**(二) 叩诊音**

临床常见的叩诊音有以下5种。

1. **清音** 是正常的肺部叩诊音。

2. **过清音** 肺气肿时的特征性叩诊音。

3. **鼓音** 正常情况下,存在于左下胸的胃泡区及腹部。病理情况下,见于肺空洞、气胸或气腹等。

4. **浊音** 叩击被少量含气组织覆盖的实质脏器时产生的声音,如被肺覆盖的心脏或肝脏部分。病理情况下,见于肺组织含气减少,如肺部炎症、少量胸腔或腹腔积液等。

5. **实音(绝对浊音)** 是不含气组织(如骨骼、心脏、肝脏)的正常叩诊音。病理状态下,见于大量胸腔积液、肺实变等。

### 要点四 听诊

听诊的注意事项如下。

1. 环境安静,温度适宜。

2. 患者取坐位或卧位,必要时,嘱患者变换体位进行听诊。

3. 充分暴露检查部位,切忌隔衣听诊。

### 要点五 嗅诊

常见异常气味的临床意义如下。

1. **呼气味** 伴浓烈的酒味见于酒精中毒;刺激性蒜味见于有机磷农药中毒;烂苹果味见于糖尿病酮症酸中毒;氨味见于尿毒症;腥臭味见于肝性脑病。

2. **痰液** 血腥味痰见于大咯血患者;恶臭味痰见于支气管扩张症或肺脓肿。

3. **呕吐物** 粪臭味见于肠梗阻;酒味见于饮酒和醉酒;浓烈的酸味见于幽门梗阻。

4. **粪便** 腥臭味见于细菌性痢疾;肝腥味见于阿米巴痢疾。

# 细目二　一般检查

## 要点一　全身状态检查

**（一）体温**

**1. 体温的测量方法及正常范围**　①口测法：将消毒后的口表水银端斜放于舌下，紧闭口唇，5分钟后读数。正常值为36.3~37.2℃。该法测量结果较准确，但不能用于婴幼儿及神志不清者。②肛测法：患者屈膝侧卧，将肛表水银端涂布润滑剂后，徐徐插入肛门，深达肛表的1/2，5分钟后读数。正常值为36.5~37.7℃。该法测值稳定，多用于婴幼儿及神志不清者。③腋测法：将体温计水银端置于患者的干燥腋窝深处，嘱其夹紧，10分钟后读数。正常值为36~37℃。该法简便、安全。

生理情况下，体温有一定的波动，早晨略低，下午稍高，但24小时内波动幅度一般不超过1℃；运动或进食后体温稍高；老年人体温略低；月经期前或妊娠期妇女体温略高。

体温高于正常称为发热，见于感染、创伤、恶性肿瘤、抗原-抗体反应等；体温低于正常称为体温过低，见于大量失血、休克、甲状腺功能减退症等。

**2. 体温测量误差的常见原因**　①测量前未将体温计的汞柱甩到36℃以下。②消瘦、病情危重或神志不清的患者使用腋测法时，未能将体温计夹紧。③体温计附近存在冷热物品。

**（二）脉搏**

多检查桡动脉，也可触摸肱动脉、颈动脉等。

**1. 脉率**　正常成人在安静状态下脉率为60~100次/分。儿童较快，婴幼儿可达130次/分。发热、疼痛、贫血、甲状腺功能亢进症、心力衰竭、休克、心肌炎等脉率增快；颅内高压、伤寒、病态窦房结综合征、Ⅱ度以上窦房或房室传导阻滞，或服用洋地黄类、钙通道阻滞剂、β受体拮抗剂等药时，脉率减慢。

**2. 节律**　正常人脉搏节律规整。心房颤动时，节律不规则，并且强弱不一。

**（三）血压**

**1. 血压水平的定义和分类（表9-3-2-1）**

**表9-3-2-1　成人血压水平的定义和分类**

| 类别 | 收缩压/mmHg | 舒张压/mmHg |
|---|---|---|
| 正常血压 | <120 | <80 |
| 正常高值 | 120~139 | 80~89 |
| 1级高血压（轻度） | 140~159 | 90~99 |
| 2级高血压（中度） | 160~179 | 100~109 |
| 3级高血压（重度） | ≥180 | ≥110 |
| 单纯收缩期高血压 | ≥140 | <90 |

注：收缩压与舒张压水平不在一个级别层面时，按其中较高级别分类。

**2. 血压变异的临床意义**　①高血压：收缩压≥140mmHg和/或舒张压≥90mmHg，称为高血压。大多见于原发性高血压；继发性高血压可见于肾脏疾病、肾上腺皮质或髓质肿瘤、肢端肥大症、甲亢、妊娠高血压综合征等。②低血压：血压低于90/60mmHg时，称为低血压。常见于休克、急性心肌梗死、心力衰竭、心包填塞、肾上腺皮质功能减退症等。③脉压增大和减小：脉压>40mmHg称为脉压增大，见于主动脉瓣关闭不全、动脉导管未闭、动静脉瘘、高热、甲亢、严重贫血、老年主动脉硬化等。脉压<30mmHg称为脉压减小，见于主动脉瓣狭窄、心力衰竭、休克、心包积液、缩窄性心包炎等。④上、下肢血压差异常：双上肢血压差大于10mmHg见于多发性大动脉炎、血栓闭塞性脉管炎、先天性动脉畸形等。下肢血压等于或低于上肢血压，见于主动脉缩窄、胸腹主动脉型大动脉炎等。

**（四）发育与体型**

发育正常与否，通常以年龄与体格成长状态（身高、体重、性征）、智力之间的关系来判断。发育正常时，年龄与体格成长状态、智力是相符的。发育成熟前如有脑垂体前叶功能亢进，可致体格异常高大,称为巨人症;反之,垂体功能减退时,体格异常矮小,称为脑垂体性侏儒症。

体型是身体各部发育的外观表现,包括骨骼、肌肉的成长与脂肪分布的状态等。临床上把正常人的体型分为匀称型、矮胖型、瘦长型3种。

(五)营养状态

1. **判断方法** 根据被检者的皮肤、毛发、皮下脂肪及肌肉发育情况进行判断。最简便而迅速的方法是观察皮下脂肪充实的程度,方法是观察前臂屈侧或上臂背侧下1/3处脂肪的分布。

2. **分级** 分为良好、中等、不良3个等级。①良好:皮肤黏膜红润、有光泽、弹性良好,皮下脂肪丰满而有弹性,肌肉结实,指甲、毛发润泽,肋间隙及锁骨上窝深浅适中,肩胛部和腹部肌肉丰满。②不良:皮肤黏膜干燥、弹性降低,皮下脂肪菲薄,肌肉松弛无力,指甲粗糙无光泽,毛发稀疏,肋间隙、锁骨上窝凹陷,肩胛骨、髂骨突出。③中等:介于良好与不良之间。

3. **标准体重** 标准体重(kg)=身高(cm)-105。

4. **常见的营养异常** ①营养不良:体重减轻至不足标准体重的90%时称为消瘦,极度消瘦者称为恶病质症状之一。营养不良常见于胃肠功能不良或术后,肝脏、胆囊、胰腺病变,或结核病、糖尿病、甲状腺功能亢进症、癌症等。②营养过度:体内中性脂肪积聚过多,导致体重增加,超过标准体重的20%者称为肥胖。肥胖分为单纯性肥胖(常有一定的遗传倾向)和继发性肥胖(多由内分泌疾病引起,如肾上腺皮质功能亢进症等)两类。

(六)意识状态

意识是大脑功能活动的综合表现,即对环境的知觉状态。正常人的意识清晰,定向力正常,反应敏锐精确,思维和情感活动正常,语言流畅、准确,表达能力良好,凡能影响大脑功能活动的疾病均可引起程度不等的意识改变,称为意识障碍。

判断意识状态多采用问诊,通过交谈了解患者的思维、反应、情感、计算及定向力等方面的情况;对较为严重者,进行痛觉试验、瞳孔对光反射等检查,以确定患者意识障碍的程度。意识障碍可分为嗜睡、意识模糊、昏睡、昏迷。

(七)面容与表情

1. **急性病容** 面色潮红,兴奋不安,口唇干燥,呼吸急促,表情痛苦,有时鼻翼扇动,口唇疱疹。见于肺炎链球菌肺炎、疟疾、流行性脑脊髓膜炎等急性感染性疾病。

2. **慢性病容** 面容憔悴,面色晦暗或苍白无华,双目无神,表情淡漠等。见于肝硬化、重症肺结核、恶性肿瘤等慢性消耗性疾病。

3. **甲状腺功能亢进面容** 眼裂增大,眼球突出,目光闪烁,呈惊恐貌,兴奋不安,烦躁易怒。见于甲状腺功能亢进症。

4. **黏液性水肿面容** 面色苍白,睑厚面宽,颜面浮肿,目光呆滞,反应迟钝,眉毛、头发稀疏,舌色淡、胖大。见于甲状腺功能减退症。

5. **二尖瓣面容** 面色晦暗,双颊紫红,口唇轻度发绀。见于风湿性心瓣膜病二尖瓣狭窄。

6. **伤寒面容** 表情淡漠,反应迟钝,呈无欲状态。见于伤寒。

7. **苦笑面容** 发作时牙关紧闭,面肌痉挛,呈苦笑状。见于破伤风。

8. **满月面容** 面圆如满月,皮肤发红,常伴痤疮和小须。见于库欣综合征及长期应用肾上腺皮质激素者。

9. **肢端肥大症面容** 头颅增大,脸面变长,下颌增大,向前突出,眉弓及两颧隆起,唇舌肥厚,耳鼻增大。见于肢端肥大症。

10. **肝病面容** 可见面颊瘦削,面色灰褐,额部、鼻背、双颊有褐色色素沉着。见于慢性肝炎、肝硬化等。

11. **肾病面容** 表现为面色苍白,眼睑、颜面浮肿。见于慢性肾炎、慢性肾盂肾炎、慢性肾功能衰竭。

12. **面具面容** 面部呆板、无表情,似面具样。见于帕金森病、脑炎等。

13. **贫血面容** 面色苍白,口唇色淡,表情疲惫。见于各种原因所致的贫血。

(八)体位

1. **自动体位** 活动自如,不受限制,见于正常人、轻病或疾病早期。

2. **被动体位** 不能随意调整或变换体位,需别人帮助才能改变体位。见于极度衰弱或意识丧失者。

3. **强迫体位** 患者为减轻疾病所致的痛苦而被迫采取的某些特殊体位。①强迫仰卧位:患者仰卧,双腿蜷曲,借以减轻腹部肌肉的紧张,见于急性腹膜炎等。②强迫俯卧位:通过俯卧位减轻脊背肌肉的紧张程度,见于脊柱疾病。③强迫侧卧位:患者侧卧于患侧,以减轻疼痛,且有利于健侧代偿呼吸,见于一侧大量胸腔积液。④强迫坐位(端坐呼吸):以减轻心肺的负担,减轻喘憋症状,见于心、肺功能不全者。⑤辗转体位:患者坐卧不安,辗转反侧,见于胆绞痛、肾绞痛、肠绞痛等。⑥角弓反张位:患者颈及脊背肌肉强直,以致头向后仰,胸腹前凸,背过伸,躯干呈反弓形,见于破伤风及小儿脑膜炎。⑦强迫蹲位:活动中因呼吸困难和心悸而采取蹲位以缓解症状。见于发绀型先天性心脏病。

**(九) 步态**

1. **偏瘫步态** 见于脑血管病后遗症。

2. **剪刀步态** 见于双侧锥体束损害及脑性瘫痪等。

3. **醉酒步态** 见于小脑病变、酒精中毒等。

4. **慌张步态** 见于震颤麻痹。

5. **蹒跚步态(鸭步)** 见于佝偻病、大骨节病、进行性肌营养不良或先天性双髋关节脱位等。

6. **跨阈步态** 见于腓总神经麻痹出现的足下垂患者。

7. **间歇性跛行** 见于闭塞性动脉硬化、高血压动脉硬化等。

8. **共济失调步态** 见于小脑或脊髓后索病变,如脊髓痨。

## 要点二 皮肤检查

**(一) 皮肤弹性**

皮肤弹性与年龄、营养状态、皮下脂肪及组织间隙所含液量有关。长期消耗性疾病或严重脱水者皮肤弹性减弱。

**(二) 皮肤颜色**

1. **发红** 因毛细血管扩张充血、血流加速及增多所致。病理情况见于发热性疾病、阿托品中毒等;一氧化碳中毒者的皮肤、黏膜呈樱桃红色;皮肤持久性发红见于库欣综合征、真性红细胞增多症。

2. **苍白** 多因贫血、末梢毛细血管痉挛或充盈不足引起。常见于贫血、寒冷刺激、休克、虚脱等;只有肢端苍白者,见于雷诺病、血栓闭塞性脉管炎。

3. **黄染** ①因胆红素浓度增高引起的黄疸,轻微时仅见于巩膜及软腭黏膜,较明显时见于全身皮肤。见于各种原因的黄疸。②过多食用胡萝卜、南瓜、橘子等,血中的胡萝卜素含量增加,也可使皮肤黄染,但发黄部位多在手掌、足底部,一般不发生于巩膜和口腔黏膜。③长期服用米帕林、呋喃类药物也可使皮肤发黄,严重者可表现为巩膜黄染,但黄染以角膜缘周围最明显,离角膜缘越远,黄染越浅。

4. **发绀** 皮肤黏膜呈青紫色,见于各种原因的缺氧,以舌、口唇、耳郭、指端容易见到。

5. **色素沉着** 全身性色素沉着多见于慢性肾上腺皮质功能减退症,有时也见于肝硬化、肝癌晚期等。使用某些药物如砷剂、抗癌药等,也可引起不同程度的皮肤色素沉着。妇女在妊娠期,面部、额部可发生棕褐色对称性色素斑片,称为妊娠斑。老年人全身或面部也可发生散在的色素斑,称老年斑。

6. **色素脱失** 局部色素脱失见于白癜风、黏膜白斑,全身色素脱失见于白化病。

**(三) 湿度与出汗**

皮肤的湿度与汗腺的分泌功能有关。出汗增多见于风湿热、结核病、甲亢、佝偻病等。盗汗(夜间睡后出汗)见于肺结核活动期。冷汗(手脚皮肤发凉、大汗淋漓)见于休克与虚脱。无汗时皮肤异常干燥,见于维生素 A 缺乏症、黏液性水肿、硬皮病和脱水等。

**(四) 皮疹**

检查时应注意皮疹出现与消失的时间、发展顺序、分布部位、形状及大小、颜色、压之是否退色、平坦或隆起、有无瘙痒和脱屑等。常见的皮疹如下。

1. **斑疹** 局部皮肤发红,一般不高出皮肤,见于麻疹初起、斑疹伤寒、丹毒、风湿性多形性红斑等。

2. **玫瑰疹** 鲜红色圆形斑疹,直径 2~3mm,由病灶周围的血管扩张所形成,压之退色,松开时又复现,多出现于胸腹部。对伤寒或副伤寒具有诊断意义。

3. **丘疹** 直径小于 1cm,皮疹局部发红并凸出皮肤表面,见于药物疹、麻疹及湿疹等。

4. **斑丘疹** 在丘疹周围有发红的皮肤底盘称为斑丘疹,见于风疹、猩红热、湿疹及药物疹等。

5. **荨麻疹(风团块)** 是一种边缘清楚的红色或苍白色的瘙痒性皮肤损害,出现快,消退快,消退后不留痕迹,见于食物或药物过敏。

(五)皮下出血

皮肤或黏膜下出血直径小于2mm者称为瘀点;皮下出血直径在3~5mm者称为紫癜;皮下出血直径大于5mm者称为瘀斑;片状出血并伴有皮肤显著隆起者称为血肿。皮肤黏膜出血常见于造血系统疾病、重症感染、某些血管损害的疾病以及某些毒物或药物中毒等。小的出血点需与皮疹或小红痣相鉴别,皮疹压之退色,出血点压之不退色,小红痣加压虽不退色,但触诊时可稍高出平面,并且表面发亮。

(六)蜘蛛痣

蜘蛛痣是体内雌激素增多导致皮肤小动脉末端分支扩张所形成的血管痣,检查时用棉签杆等压迫蜘蛛痣的中心,周围辐射状的小血管随之消退,解除压迫后又复现,则证明为蜘蛛痣。多出现在上腔静脉分布区,如面、颈、手背、上臂、前胸和肩部等处。常见于慢性肝炎、肝硬化患者,也可见于妊娠妇女。慢性肝病患者的手掌大、小鱼际处常发红,加压后退色,称为肝掌。肝掌的发生机制与蜘蛛痣相同。

(七)皮下结节

位于关节附近或长骨隆起部位的圆形硬质小结,无压痛,多为风湿小结。

(八)水肿

全身性水肿常见于肾炎和肾病综合征、心力衰竭、肝硬化失代偿期及营养不良等;局限性水肿见于局部炎症、外伤、过敏、血栓形成等;黏液性水肿见于甲状腺功能减退症;象皮肿见于丝虫病。后两者均为非凹陷性水肿。

(九)皮下气肿

外观如同水肿,指压可凹陷,去掉压力后迅速恢复原形,按压时有握雪感,见于肺部外伤或产气杆菌感染。

### 要点三 淋巴结检查

(一)浅表淋巴结的检查顺序及注意事项

正常浅表淋巴结直径多为0.2~0.5cm,质地柔软,表面光滑,与邻近组织无粘连,不易触及,可移动,无压痛。浅表淋巴结的检查顺序是:耳前、耳后、乳突区、枕骨下区、颌下、颏下、颈后三角、颈前三角、锁骨上窝、腋窝、滑车上、腹股沟、腘窝。发现有淋巴结肿大时,应记录其数目、大小、质地、移动度,表面是否光滑,有无粘连,局部皮肤有无红肿、压痛和波动,是否有瘢痕、溃疡和瘘管等,同时应注意寻找引起淋巴结肿大的病灶。

(二)浅表淋巴结肿大的临床意义

1. **局限性淋巴结肿大** ①非特异性淋巴结炎:肿大的淋巴结表面光滑,有触痛,无粘连,质地不硬。②淋巴结结核:常发生在颈部血管周围,多发性,质地较硬,大小不等,可互相粘连或与邻近组织、皮肤粘连,移动性稍差;破溃后形成瘘管,愈合后可形成瘢痕。③恶性肿瘤转移:肿大的淋巴结质硬或有橡皮样感,一般无触痛,表面可光滑或有结节感,与周围组织粘连而不易推动。左锁骨上窝淋巴结肿大,多为腹腔脏器癌肿转移;右锁骨上窝淋巴结肿大,多为胸腔脏器癌肿转移;鼻咽癌易转移到颈部淋巴结;乳腺癌常转移至同侧腋下淋巴结。

2. **全身性淋巴结肿大** 见于传染性单核细胞增多症、白血病、淋巴瘤、系统性红斑狼疮等。

## 细目三 头部检查

### 要点一 头颅及颜面检查

1. **头颅大小与形态** 小颅见于先天性痴呆症;方颅见于小儿佝偻病、先天性梅毒;巨颅见于脑积水。

2. **头颅运动** 正常人头部活动自如。头部活动受限见于颈椎病;头部不随意颤动见于震颤麻痹(帕金森病);与颈动脉搏动节律一致的点头运动见于严重的主动脉瓣关闭不全。

3. **颜面** 为头颅前面未被头发遮盖的部分。面部有很多神经和血管分布,肌群很多,是构成表情的基础。许多全身性疾病在颜面上有特征性改变,颜面检查对某些疾病的诊断具有重要意义,如肢端肥大症面容、贫血面容、二尖瓣面容等。

### 要点二 头部器官检查

(一)眼

1. **眼睑** ①上睑下垂:双上眼睑下垂见于重症肌无力、先天性上眼睑下垂;单侧上眼睑下垂见于动眼神经麻痹。②眼睑水肿:多见于肾炎、慢性肝病、贫血、营养不良、血管神经性水肿等。③眼睑闭合不全:双侧眼睑闭合不全常见于甲亢;单侧眼睑闭合不全见于面神经麻痹。

2. **结膜** 检查时注意结膜的颜色,有无充血、水肿、乳头增生、滤泡和异物、瘢痕形成等。结膜发红、水肿、血管充盈,见于结膜炎、角膜炎、沙眼早期;结膜苍白见于贫血;结膜发黄见于黄疸;睑结膜有滤泡见于沙眼;结膜有散在出血点见于亚急性感染性心内膜炎;结膜下片状出血见于外伤及出血性疾病,亦可见于高血压、动脉硬化;球结膜透明而隆起为球结膜下水肿,见于脑水肿或输液过多。

3. **巩膜** 显性黄疸时,可在巩膜看到均匀的黄染。

4. **角膜** 检查角膜时用斜照光更易观察其透明度。检查时应注意角膜的透明度,有无白斑、云翳、溃疡、角膜软化和血管增生等。角膜边缘出现灰白色混浊环,称为老年环,是类脂质沉淀所致,多见于老年人或早老症。角膜边缘出现黄色或棕褐色环,外缘清晰,内缘模糊,是铜代谢障碍的体征,称为凯-弗环(角膜色素环),见于肝豆状核变性。

5. **瞳孔** 正常瞳孔的直径为2~5mm,两侧等大等圆。检查时应注意大小、形态、双侧是否相同、对光反射和调节反射是否正常。①瞳孔大小改变:病理情况下,瞳孔缩小见于虹膜炎、有机磷农药中毒、毒蕈中毒及吗啡、氯丙嗪、毛果芸香碱等药物的影响;瞳孔扩大见于外伤、青光眼绝对期、视神经萎缩、完全失明、濒死状态、颈交感神经刺激和阿托品、可卡因等药物的影响;双侧瞳孔大小不等,常见于脑外伤、脑肿瘤、脑疝及中枢神经梅毒等。②瞳孔对光反射迟钝或消失,见于昏迷患者。③调节反射与聚合反射消失:见于动眼神经损害。

6. **眼球** 检查时注意眼球的外形和运动。①眼球突出:双侧突出见于甲亢,单侧突出见于局部炎症或眶内占位性病变。②眼球凹陷:双侧凹陷见于重度脱水,单侧凹陷见于Horner综合征或眶尖骨折。③眼球运动:受动眼神经(Ⅲ)、滑车神经(Ⅳ)和展神经(Ⅵ)支配,这些神经麻痹时,会引起眼球运动障碍,并伴有复视。双侧眼球出现一系列快速水平或垂直的往返运动,称为眼球震颤。自发的眼球震颤见于耳源性眩晕及小脑疾患等。

**(二)耳**

1. **外耳** 外耳道有脓性分泌物、耳痛及全身症状,见于中耳炎;外耳道有血液或脑脊液流出,多为颅底骨折。

2. **乳突** 乳突压痛、耳郭后皮肤红肿见于乳突炎,多因化脓性中耳炎引流不畅时蔓延到乳突所致。

**(三)鼻**

1. **鼻的外形** 鼻梁部皮肤出现红色斑块,病损处高出皮面且向两侧面颊扩展为蝶形红斑,见于系统性红斑狼疮;鼻部皮肤发红并有小脓疱或小丘疹见于痤疮;鼻尖及鼻翼皮肤发红,并有毛细血管扩张、组织肥厚,见于酒糟鼻;鞍鼻见于鼻骨骨折、鼻骨发育不全和先天性梅毒;蛙状鼻见于肥大鼻息肉患者。

2. **鼻翼扇动** 见于肺炎链球菌肺炎、支气管哮喘、心源性哮喘等。

3. **鼻窦** 包括上颌窦、额窦、筛窦和蝶窦4对。鼻窦炎时鼻窦区有压痛。

4. **鼻出血** 单侧鼻出血见于局部血管损伤;双侧鼻出血见于高热、血液病、高血压、肝脏疾病等。

**(四)口腔**

1. **口唇** 正常人的口唇红润、光泽。口唇苍白见于贫血、主动脉瓣关闭不全或虚脱。唇色深红见于急性发热性疾病。口唇单纯疱疹常伴发于肺炎链球菌肺炎、感冒、流行性脑脊髓膜炎、疟疾等。口唇干燥并有皲裂见于重度脱水患者。口角糜烂见于核黄素缺乏。口唇发绀见于先天性心脏病、慢性阻塞性肺疾病、心力衰竭、休克等。

2. **口腔黏膜** 正常人的口腔黏膜光洁呈粉红色。出现蓝黑色色素沉着见于肾上腺皮质功能减退。在平对上颌第二磨牙处的颊黏膜出现直径约1mm的灰白色小点,外有红色晕圈,为麻疹黏膜斑,是麻疹的早期(发疹前24~48小时)特征。黏膜下出现出血点或瘀斑见于出血性疾病或维生素C缺乏。口腔黏膜溃疡见于慢性复发性口疮。乳白色薄膜覆盖于口腔黏膜、口角等处,为鹅口疮(白色念珠菌感染),多见于体弱重症者,或长期使用广谱抗生素者。

3. **牙齿及牙龈** 检查牙齿要注意有无龋齿、缺齿、义齿、残根,以及牙齿的颜色、形状。牙齿呈黄褐色为斑釉牙,见于长期饮用含氟量高的水或服用四环素等药物后。切牙切缘凹陷呈月牙形伴牙间隙过宽,见于先天性梅毒。单纯性牙间隙过宽,见于肢端肥大症。

正常人的牙龈呈粉红色并与牙颈部紧密贴合。齿龈水肿及流脓见于慢性牙周炎。牙龈萎缩见于牙周病。牙龈出血可见于牙石、牙周炎、血液系统疾病及坏血病等。齿龈的游离缘出现灰黑色点线为铅线,见于慢性铅中毒。在铋、汞、砷中毒时,也可出现类似黑褐色点线状的色素沉着。

4. **舌** 正常人的舌质淡红,湿润柔软,活动自如,无震颤。舌面干燥见于脱水、大出血、高热;地图舌见于核黄素缺乏者;草莓舌见于猩红热或长期发热患者;牛肉舌见于糙皮病(烟酸缺乏);镜面舌见于缺铁性贫血、恶性贫血及慢性萎缩性胃炎;舌震颤见于甲状腺功能亢进症;舌伸出后偏向患侧,见于舌下神经麻痹。

5. **咽部及扁桃体** 急性咽炎可见咽部充血红肿。咽部充血,表面粗糙,有淋巴滤泡呈簇状增生,见于慢性咽炎。扁桃体发炎时,腺体红肿、增大。扁桃体肿大分三度:不超过咽腭弓者为Ⅰ度;超过咽腭弓者为Ⅱ度;达到或超过咽后壁中线者为Ⅲ度。化脓性扁桃体炎时,扁桃体上可见脓性分泌物,或形成苔片状假膜,容易与扁桃体剥离;如果在扁桃体所形成的假膜不易剥离,若强行剥离则易引起出血,见于白喉。

6. **喉** 急性失音多见于急性喉炎;慢性失音见于喉结核、喉癌;喉返神经受损时可出现声音嘶哑或失音。突发的窒息性呼吸困难应考虑喉头水肿。

**(五)腮腺**

腮腺位于耳屏、下颌角与颧弓所构成的三角区内。腮腺导管开口于平对上颌第二磨牙牙冠相对的颊黏膜上。正常的腮腺腺体软薄,不能触清其轮廓。腮腺肿大时可出现以耳垂为中心的隆起,并可触及包块。一侧或双侧腮腺肿大,触诊边缘不清,有轻压痛,腮腺导管口红肿,见于流行性腮腺炎。腮腺导管有脓性分泌物见于化脓性腮腺炎。腮腺肿瘤也可致腮腺肿大。

# 细目四 颈部检查

## 要点一 颈部姿势与运动

正常的颈部转动自如。斜颈见于先天性颈肌痉挛、外伤、瘢痕挛缩等;颈部活动受限见于炎症、颈肌扭伤、颈椎骨质增生、颈椎结核及肿瘤等。

## 要点二 颈部包块与颈部血管

1. **颈部包块** 颈部发现包块须注意是肿大淋巴结还是囊肿,或是甲状腺肿大等。

2. **颈静脉** 正常人立位或坐位时颈静脉常不显露,平卧时可稍见充盈,充盈的水平仅限于锁骨上缘至下颌角下缘距离的下 1/3 以内。若取 30°~45° 的半卧位时静脉充盈度超过正常水平,或立位与坐位时可见明显的静脉充盈称为颈静脉怒张,提示静脉压增高,见于右心衰竭、缩窄性心包炎、心包积液或上腔静脉梗阻。三尖瓣关闭不全时可见颈静脉搏动。

3. **颈动脉** 安静状态下出现颈动脉明显搏动,见于主动脉瓣关闭不全、高血压、甲亢及严重贫血等。

## 要点三 甲状腺检查

**(一)检查方法**

视诊注意观察甲状腺有无肿大,是否对称。检查时可让患者头后仰、双手放于枕后再观察,并嘱其做吞咽动作,可将甲状腺与颈前其他包块相鉴别。除视诊外,还应进行触诊检查以明确甲状腺的大小、轮廓和性质,注意甲状腺的肿大程度、硬度,是否对称、光滑,有无结节、压痛及震颤,有无粘连及血管杂音。触诊包括甲状腺峡部和甲状腺侧叶的检查。

**(二)甲状腺肿大的分度**

不能看出肿大但能触及者为Ⅰ度;既可看出肿大又能触及,但在胸锁乳突肌以内者为Ⅱ度;肿大超出胸锁乳突肌外缘为Ⅲ度。

**(三)甲状腺肿大的临床意义**

1. **单纯性甲状腺肿** 缺碘为主要的原因。甲状腺呈对称性肿大,质地柔软,多为弥漫性,也可为结节性,没有甲亢的表现。

2. **甲状腺功能亢进症** 甲状腺对称性或非对称性肿大,质地多柔软,可触及震颤并听到连续性血管杂音。

3. **甲状腺肿瘤** 甲状腺癌常呈不对称性肿大,表面凹凸不平,呈结节性,质地坚硬而固定,与周围组织发生粘连波及喉返神经时,可引起声音嘶哑。甲状腺腺瘤呈圆形或椭圆形肿大,多为单发,质地坚韧,无压痛。

4. **慢性淋巴细胞性甲状腺炎** 多为对称

性、弥漫性肿大，也可呈结节性肿大，与四周无粘连而边界清楚，表面光滑，质地坚韧而有弹性。

### 要点四　气管检查

正常人的气管位于颈前正中部。检查时让患者取坐位或仰卧位，使颈部处于自然正中位置，医师将右手示指与环指分别置于两侧胸锁关节上，将中指置于气管之上，观察中指是否在示指与环指的正中间，如不在正中表示气管有偏移。根据气管的偏移方向可以判断病变的性质。大量胸腔积液、气胸、纵隔肿瘤以及单侧甲状腺肿大可将气管推向健侧；肺不张、胸膜粘连可将气管拉向患侧。

## 细目五　胸廓、胸壁与乳房检查

### 要点一　胸部体表标志及分区

**（一）骨骼标志**

1. **胸骨角**　与第2肋软骨相连接，以此作为标记来计数前胸壁上的肋骨和肋间隙。气管分叉位于胸骨角的水平。

2. **肩胛下角**　直立位、两手自然下垂时，肩胛下角平第7肋骨或第7肋间隙，或相当于第8胸椎水平。

3. **第7颈椎棘突**　为背部颈、胸交界部的骨性标志，其下即为第1胸椎棘突。

**（二）胸部体表标志线**

1. 前正中线。
2. 锁骨中线（左、右）。
3. 腋前线（左、右）。
4. 腋后线（左、右）。
5. 腋中线（左、右）。
6. 肩胛线（左、右）。
7. 后正中线。

**（三）胸部分区**

1. 腋窝（左、右）。
2. 胸骨上窝。
3. 锁骨上窝（左、右）。
4. 锁骨下窝（左、右）。
5. 肩胛上区（左、右）。
6. 肩胛区（左、右）。
7. 肩胛间区（左、右）。
8. 肩胛下区（左、右）。

### 要点二　胸廓检查

**（一）正常胸廓**

正常成人胸廓前后径较横径（左右径）短，前后径与横径之比约为1∶1.5，小儿和老年人前后径略小于或等于横径。

**（二）异常胸廓**

1. **桶状胸**　胸廓前后径增大，与横径几乎相等，外观呈圆桶形，见于肺气肿、支气管哮喘发作时，亦见于部分老年人及矮胖体型者。

2. **扁平胸**　胸廓扁平，前后径常不到横径的一半，见于瘦长体型者，以及肺结核等慢性消耗性疾病。

3. **鸡胸**　为佝偻病所致的胸部病变，多见于儿童，胸骨特别是胸骨下部显著前凸，两侧肋骨凹陷，形似鸡胸而得名，见于佝偻病。

4. **漏斗胸**　胸骨下端剑突处内陷，有时连同依附的肋软骨一起内陷而形似漏斗，见于佝偻病、胸骨下部长期受压者。

5. **胸廓一侧或局限性变形**　胸廓一侧膨隆多见于大量胸腔积液、气胸等；一侧平坦或下陷见于肺不张、肺纤维化、广泛性胸膜增厚和粘连等；胸廓局限性隆起见于心脏明显增大、大量心包积液、肋骨骨折等。

6. **脊柱畸形引起的胸廓改变**　常见于脊柱结核、强直性脊柱炎、胸椎疾患等。

### 要点三　胸壁检查

1. **胸壁静脉**　正常胸壁无明显静脉可见。上腔静脉或下腔静脉回流受阻建立侧支循环时，胸壁静脉可充盈或曲张。上腔静脉受阻时，胸壁静脉的血流方向自上向下；下腔静脉受阻时，胸壁静脉的血流方向自下向上。

2. **胸壁压痛**　用手指轻压或轻叩胸壁，正常人无疼痛的感觉。胸壁炎症、肿瘤浸润、肋软骨炎、肋间神经痛、带状疱疹、肋骨骨折等，可有局部压痛。白血病时，常有胸骨压痛或叩击痛。

### 要点四　乳房检查

1. **视诊**　注意两侧乳房的大小、对称性、外表、乳头状态及有无溢液等。乳房外表发红、肿胀并伴疼痛、发热者，见于急性乳腺炎。乳房皮肤表皮水肿隆起，毛囊及毛囊孔明显下陷，皮肤呈“橘皮样”，多为浅表淋巴管被乳癌堵塞后局部皮肤出现淋巴性水肿所致；近期发生的乳头内陷或位置偏移可能为癌变；乳头有血性分泌物见于乳管内乳头状瘤、乳腺癌。

2. **触诊**　被检者采取坐位，先两臂下垂，然后双臂高举超过头部或双手叉腰再进行检查。按外上、外下、内下、内上、中央（乳头、乳晕）的顺序滑动触诊，然后检查腋窝及锁骨上、下窝等处淋巴结。

急性乳腺炎时乳房红、肿、热、痛，常局限于一侧乳房的某一象限，触诊有明显压痛的硬块，患侧腋窝淋巴结肿大、压痛。

乳房肿块见于乳腺癌、乳房纤维腺瘤等。恶性肿瘤以乳腺癌最多，常见于中年以上的妇女，肿块质硬，形状不规则，表面凹凸不平，边界不清，压痛不明显，晚期与皮肤及深部组织粘连而固定，易向腋窝等处淋巴结转移。

## 细目六　肺和胸膜检查

### 要点一　视诊

#### （一）呼吸类型

成年女性以胸式呼吸为主，儿童及成年男性以腹式呼吸为主。肺炎、重症肺结核、胸膜炎、肋骨骨折、肋间肌麻痹等胸部疾患，胸式呼吸减弱而腹式呼吸增强。腹膜炎、腹水、巨大卵巢囊肿、肝脾重度肿大、胃肠胀气等腹部疾病及妊娠晚期，腹式呼吸减弱而胸式呼吸增强。

#### （二）呼吸频率、深度及节律

平静状态下，正常成人的呼吸频率为12~20次/分，呼吸与脉搏之比为1∶4。

1. **呼吸频率**　呼吸频率超过20次/分，为呼吸过速，病理情况下，见于发热、疼痛、贫血、甲状腺功能亢进症、心力衰竭、肺炎等。呼吸频率低于12次/分，称为呼吸频率过缓，见于深睡眠、颅内高压、黏液性水肿、吗啡及巴比妥中毒等。

2. **呼吸深度**　严重代谢性酸中毒时，呼吸深而大称为库斯莫尔呼吸，又称酸中毒大呼吸，见于尿毒症、糖尿病酮症酸中毒等。呼吸浅快可见于肺气肿、胸膜炎、胸腔积液、气胸、呼吸肌麻痹、大量腹水、肥胖、鼓肠等，呼吸浅慢见于颅内高压、麻醉剂或镇静剂过量等。

3. **呼吸节律**　正常人呼吸节律匀齐，呼吸与脉搏之比为1:4。常见的呼吸节律异常有：①潮式呼吸（Cheyne-Stokes呼吸）：见于脑炎、脑膜炎、颅内压升高、脑干损伤等。②间停呼吸（Biot呼吸）：见于颅内压升高、药物（如阿片类）诱发的呼吸抑制及脑损伤，常为临终前的危急征象。

#### （三）呼吸运动

正常时，两侧呼吸运动对称。双侧呼吸运动减弱见于阻塞性肺气肿；双侧呼吸运动增强见于剧烈运动以及高热、甲状腺功能亢进症、代谢性酸中毒等。一侧呼吸运动减弱或消失见于患侧大量胸腔积液、气胸、胸膜肥厚、大面积肺实变、肺不张等。

### 要点二　触诊

#### （一）触觉语颤（语音震颤）

正常情况下，前胸上部语颤较下部强；后胸下部语颤较上部强；右上胸语颤较左上胸强。

1. **语颤增强**　见于以下几种情况。①肺实变：如肺炎链球菌肺炎、肺梗死、肺结核、肺脓肿及肺癌等。②压迫性肺不张：胸腔积液上方受压而萎瘪的肺组织及受肿瘤压迫的肺组织。③较浅而大的肺空洞：见于肺结核、肺脓肿、肺肿瘤等。

2. **语颤减弱或消失**　见于以下几种情况。①肺泡内含气量增多：如肺气肿及支气管哮喘发作时。②支气管阻塞：如阻塞性肺不张、气管内分泌物增多。③胸壁距肺组织距离加大：如胸腔积液、气胸、胸膜高度增厚及粘连、胸壁水肿或皮下气肿等。④体质衰弱者，大量胸腔积液、严重气胸时，语颤可消失。

#### （二）胸膜摩擦感

急性胸膜炎时，两层胸膜因有纤维蛋白沉着而变得粗糙，呼吸时壁层和脏层胸膜相互摩擦而产生震动，引起胸膜摩擦感。以腋中线第5~7肋间隙最易触及。

### 要点三　叩诊

#### （一）肺部正常叩诊音

肺部正常叩诊音为清音。

**(二)肺界叩诊**

1. **肺下界**　正常成人的右肺下界在右侧锁骨中线、腋中线、肩胛线,分别为第6、8、10肋间。左肺下界除在左锁骨中线上变动较大(因有胃泡鼓音区)外,其余与右侧大致相同。病理情况下,肺下界下移见于肺气肿;肺下界上移见于肺不张、肺萎缩,以及腹水、鼓肠、肝脾肿大、腹腔肿瘤。下叶肺实变、胸腔积液、胸膜增厚时,肺下界不易叩出。

2. **肺下界移动度**　正常成人两侧肺下界的移动度为6~8cm。肺下界移动度减小见于阻塞性肺气肿、肺不张、肺炎及各种原因所致的腹压增高;胸腔大量积液、积气或广泛胸膜增厚及粘连时,肺下界移动度难以叩出。

**(三)肺部异常叩诊音**

1. **浊音或实音**　见于以下几种情况。①肺组织含气量减少或消失:如肺炎、肺结核、肺梗死、肺不张、肺水肿、肺硬化等。②肺内实质性病变:如肺肿瘤、肺包囊虫病、未穿破的肺脓肿等。③胸膜腔病变:如胸腔积液、胸膜增厚及粘连等。④胸壁疾病:如胸壁水肿、肿瘤等。

2. **鼓音**　见于气胸及直径大于4cm的浅表肺空洞,如空洞性肺结核、肺脓肿或肺肿瘤空洞。

3. **过清音**　见于肺气肿、支气管哮喘发作时。

## 要点四　听诊

**(一)正常呼吸音**

1. **支气管呼吸音**　指气流在声门及气管、支气管内形成的湍流和摩擦所产生的声音。正常人在喉部、胸骨上窝、背部第6颈椎至第2胸椎附近可听到支气管呼吸音,肺部其他部位听到支气管呼吸音则为病理现象。

2. **肺泡呼吸音**　指气流进出肺泡所产生的声音,正常人在肺部任何区域都可听到。

3. 支气管肺泡呼吸音(混合呼吸音)　正常人在胸骨角附近、肩胛间区的第3、4胸椎水平及右肺尖可以听到。

**(二)病理性呼吸音**

1. **病理性肺泡呼吸音**　①肺泡呼吸音减弱或消失:见于呼吸运动障碍(如全身衰弱、呼吸肌瘫痪、腹压过高、胸膜炎、肋骨骨折、肋间神经痛等)、呼吸道阻塞(如支气管炎、支气管哮喘、喉或大支气管肿瘤等)、肺顺应性降低(如肺气肿、肺淤血、肺间质炎症等)、胸腔内肿物(如肺癌、肺囊肿等)、胸膜疾患(如胸腔积液、气胸、胸膜增厚及粘连等)。②肺泡呼吸音增强:双侧增强见于运动、发热、甲状腺功能亢进症、贫血、代谢性酸中毒时;肺脏或胸腔病变使一侧或一部分肺的呼吸功能减弱或丧失,则健侧或无病变部分的肺泡呼吸音可出现代偿性增强。③呼气延长:见于阻塞性肺气肿、支气管哮喘发作时。

2. **病理性支气管呼吸音**　在正常肺泡呼吸音部位听到支气管呼吸音,也称管状呼吸音。常见于以下几种情况。①肺组织实变。②肺内大空洞。③压迫性肺不张。

3. **病理性支气管肺泡呼吸音**　正常肺泡呼吸音分布区域听到的支气管肺泡呼吸音。常见于肺实变区,且与正常肺组织掺杂存在,或肺实变部位较深并被正常肺组织所遮盖。

**(三)啰音**

1. **干啰音**　气流通过狭窄支气管时发生湍流,或气流通过有黏稠分泌物的管腔时冲击黏稠分泌物引起的震动所致。

听诊特点:①吸气和呼气都可听到,但呼气时更加清楚;②性质多变且部位不定;③几种不同性质的干啰音可同时存在。

临床意义:干啰音是支气管病变的表现。两肺干啰音见于急慢性支气管炎、支气管哮喘、支气管肺炎、心源性哮喘等;局限性干啰音见于支气管局部结核、肿瘤、异物或黏稠分泌物附着;局部而持久的干啰音见于肺癌早期或支气管内膜结核。

2. **湿啰音(水泡音)**　气流通过气道、肺泡或空洞内的稀薄液体(渗出物、黏液、血液、漏出液、分泌液)时形成水泡并立即破裂时所产生的声音。

听诊特点:①吸气和呼气都可听到,以吸气末时多而清楚。②部位较恒定,性质不易改变。③大、中、小湿啰音可同时存在。

临床意义:湿啰音是肺与支气管病变的表现。两肺散在分布的湿啰音,常见于支气管炎、支气管肺炎、血行播散型肺结核、肺水肿;两肺底分布的湿啰音,多见于肺淤血、肺水肿及支气管肺炎;一侧或局限性分布的湿啰音,见于肺炎、肺结核(多在肺上部)、支气管扩张症(多在肺下部)、肺脓肿、肺癌及肺出血等。

3. **捻发音**　是一种微小湿啰音。生理情况下见于老年人、深睡或长期卧床者,深吸气时可在肺底听到，数次深呼吸或咳嗽后可消失，无特殊临床意义；持续存在的捻发音，见于肺炎早期、肺结核早期、肺淤血、纤维性肺泡炎等。

**（四）胸膜摩擦音**

胸膜摩擦音是干性胸膜炎的重要体征，见于结核性胸膜炎、化脓性胸膜炎、尿毒症胸膜炎等。一般吸气、呼气均可听到，但屏住呼吸时消失，借此可与心包摩擦音区别。胸膜摩擦音在胸膜任何部位都可听到，以胸廓下侧沿腋中线处最清楚。

**（五）听觉语音**

听觉语音减弱见于过度衰弱、支气管阻塞、阻塞性肺疾病、胸腔积液、气胸、胸膜增厚或水肿。听觉语音增强见于肺实变、肺空洞及压迫性肺不张。

### 要点五　常见呼吸系统病变的体征

常见呼吸系统病变的体征见表 9-3-6-1。

表 9-3-6-1　肺与胸膜常见病的体征

| 体征 | 视诊 | | 触诊 | | 叩诊 | 听诊 | |
|---|---|---|---|---|---|---|---|
| | 胸廓 | 呼吸动度 | 气管位置 | 语颤 | | 呼吸音 | 听觉语音 |
| 肺实变 | 对称 | 患侧减弱 | 居中 | 患侧增强 | 浊音或实音 | 呼吸音消失，可闻及病理性支气管呼吸音 | 患侧增强 |
| 阻塞性肺气肿 | 桶状 | 减弱 | 居中 | 减弱 | 过清音，肺下界下降，移动度减少 | 减弱，呼气延长 | 减弱 |
| 气胸 | 患侧饱满 | 患侧减弱或消失 | 推向健侧 | 患侧减弱或消失 | 鼓音 | 减弱或消失 | 减弱或消失 |
| 胸腔积液 | 患侧饱满 | 患侧减弱 | 推向健侧 | 患侧减弱或消失 | 浊音或实音 | 减弱或消失 | 减弱或消失 |

## 细目七　心脏、血管检查

### 要点一　视诊

**（一）心前区隆起**

1. 某些先天性心脏病，如法洛四联症、肺动脉瓣狭窄等。

2. 慢性风湿性心脏病伴右心室增大者。

**（二）心尖搏动**

1. **正常成人心尖搏动**　位于左侧第 5 肋间隙、锁骨中线内侧 0.5~1.0cm 处，搏动范围的直径约为 2.0~2.5cm。

2. **心尖搏动位置改变**　①生理因素：卧位时心尖搏动可稍上移；左侧卧位时，心尖搏动可向左移 2~3cm；右侧卧位时可向右移 1.0~2.5cm。小儿及妊娠时心脏常呈横位，心尖搏动可向上外方移位；瘦长体型者，心脏呈垂直位，心尖搏动可向下、向内移至第 6 肋间隙。②病理因素：左心室增大时，心尖搏动向左下移位；右心室增大时，心尖搏动向左移位；肺不张、粘连性胸膜炎时，心尖搏动移向患侧；胸腔积液、气胸时，心尖搏动移向健侧；大量腹水、肠胀气、腹腔巨大肿瘤或妊娠等，心尖搏动位置向上外移位。

3. **心尖搏动强度及范围改变**　甲状腺功能亢进症、重症贫血、发热等疾病时，心尖搏动增强；心包积液、左侧气胸或胸腔积液、肺气肿等，心尖搏动减弱甚或消失；负性心尖搏动见于粘连性心包炎。

### 要点二　触诊

1. 左心室肥大时，心尖搏动呈抬举性。

2. 震颤（又称为猫喘）是器质性心血管疾病的体征。震颤出现的时期、部位和临床意义见表 9-3-7-1。

表 9-3-7-1　心脏常见震颤的临床意义

| 时期 | 部位 | 临床意义 |
|---|---|---|
| 收缩期 | 胸骨右缘第 2 肋间 | 主动脉瓣狭窄 |
| | 胸骨左缘第 2 肋间 | 肺动脉瓣狭窄 |
| | 胸骨左缘第 3、4 肋间 | 室间隔缺损 |
| 舒张期 | 心尖部 | 二尖瓣狭窄 |
| 连续性 | 胸骨左缘第 2 肋间及其附近 | 动脉导管未闭 |

3. 心包摩擦感是干性心包炎的体征，见于结核性、化脓性心包炎，也可见于风湿热、急性心肌梗死、尿毒症、系统性红斑狼疮等引起的心包炎。通常在胸骨左缘第 3、4 肋间最易触及，心脏收缩期和舒张期均可触及，以收缩期较为明显。坐位稍前倾或深呼气末更易触及。

## 要点三　叩诊

### （一）叩诊方法

采用间接叩诊法，沿肋间隙从外向内、自下而上叩诊，板指与肋间隙平行并紧贴胸壁。叩诊心脏左界时，从心尖搏动外 2~3cm 处由外向内进行叩诊。如心尖搏动不明显，则自第 6 肋间隙左锁骨中线外的清音区开始，然后按肋间隙逐一上移，至第 2 肋间隙为止；叩诊心脏右界时，自肝浊音界的上一肋间隙开始，逐一叩诊至第 2 肋间隙。

### （二）心浊音界改变的临床意义

**1. 心脏与血管本身病变**　①左心室增大：心浊音界向左下扩大，使心界呈靴形，见于主动脉瓣关闭不全、高血压性心脏病。②右心室增大：右心室显著增大时，心界向左、右两侧扩大，以向左增大较为显著。常见于二尖瓣狭窄、肺心病。③左心房增大或合并肺动脉段扩大：心腰部饱满或膨出，心脏浊音区呈梨形，见于二尖瓣狭窄。④左、右心室增大：心界向两侧扩大，称为普大型心脏，见于扩张型心肌病等。⑤心包积液：坐位时心浊音界呈三角烧瓶形，卧位时心底部浊音界增宽。

**2. 心外因素**　大量胸腔积液、积气时，心浊音界向健侧移位；胸膜增厚及粘连、肺不张，则使心界移向患侧；肺气肿时心浊音界变窄狭长。

## 要点四　听诊

### （一）心脏瓣膜听诊区

**1. 二尖瓣区**　位于左侧第 5 肋间隙，锁骨中线内侧心尖搏动最强处，又称心尖区。

**2. 主动脉瓣区**　①主动脉瓣区：位于胸骨右缘第 2 肋间隙，主动脉瓣狭窄时的收缩期杂音在此区最响。②主动脉瓣第二听诊区：位于胸骨左缘第 3、4 肋间隙，主动脉瓣关闭不全时的舒张期杂音在此区最响。

**3. 肺动脉瓣区**　在胸骨左缘第 2 肋间隙。

**4. 三尖瓣区**　在胸骨体下端近剑突偏右或偏左处。

### （二）听诊内容

**1. 心率**　正常成人的心率为 60~100 次 / 分。心率超过 100 次 / 分为心动过速，临床意义同脉率增快；心率低于 60 次 / 分为心动过缓，临床意义同脉率减慢。

**2. 心律**　正常人的心律基本是规则的。窦性心律不齐常见于健康青少年及儿童，表现为吸气时心率增快，呼气时心率减慢。期前收缩见于情绪激动、酗酒、饮浓茶以及各种心脏病、心脏手术、心导管检查、低血钾等。心房颤动（房颤）多见于二尖瓣狭窄、冠心病、甲状腺功能亢进症，具有以下听诊特点：①心律绝对不规则；②第一心音强弱不等；③脉搏短绌。

**3. 心音**

（1）正常心音：正常心音有 4 个。按其在心动周期中出现的顺序，依次命名为第一心音（$S_1$）、第二心音（$S_2$）、第三心音（$S_3$）及第四心音（$S_4$）。通常听到的是 $S_1$ 和 $S_2$，在儿童和部分青少年中有时可听到 $S_3$，一般听不到 $S_4$。第一、第二心音的区别见表 9-3-7-2。

表 9-3-7-2　第一、第二心音的区别

| 区别点 | 第一心音 | 第二心音 |
|---|---|---|
| 声音特点 | 音强，调低，时限较长 | 音弱，调高，时限较短 |
| 最强部位 | 心尖部 | 心底部 |
| 与心尖搏动及动脉搏动的关系 | 与心尖搏动和动脉搏动同时出现 | 心尖搏动之后出现 |
| 与心动周期的关系 | $S_1$ 和 $S_2$ 之间的间隔（收缩期）较短 | $S_2$ 到下一心动周期 $S_1$ 的间隔（舒张期）较长 |

（2）心音改变及其临床意义

$S_1$ 与 $S_2$ 同时增强：见于胸壁较薄、情绪激动、甲亢、发热、贫血等。$S_1$ 与 $S_2$ 同时减弱：见于肥胖、胸壁水肿、左侧胸腔积液、肺气肿、心包积液、缩窄性心包炎、甲状腺功能减退症、心肌炎、心肌病、心肌梗死、心力衰竭等。

$S_1$ 增强：见于发热、甲亢、二尖瓣狭窄等。$S_1$ 减弱：见于心肌炎、心肌病、心肌梗死、二尖瓣关闭不全等。

$A_2$ 增强：见于高血压、主动脉粥样硬化等。$A_2$ 减弱：见于低血压、主动脉瓣狭窄和关闭不全。

$P_2$ 增强：见于肺动脉高压、二尖瓣狭窄、左心衰竭、室间隔缺损、动脉导管未闭、肺心病。$P_2$ 减弱：见于肺动脉瓣狭窄或关闭不全。

钟摆律或胎心律见于心肌有严重病变时，如大面积急性心肌梗死、重症心肌炎等。

$S_2$ 分裂临床上较常见，以肺动脉瓣区较为明显。见于右心室排血时间延长，肺动脉瓣关闭明显延迟（如完全性右束支传导阻滞、肺动脉瓣狭窄），或左心室射血时间缩短，主动脉关闭时间提前（如二尖瓣关闭不全、室间隔缺损等）。

**4. 额外心音**　在正常心音之外的附加心音。

（1）舒张早期奔马律：是病理性 $S_3$，又称 $S_3$ 奔马律或室性奔马律。在心尖部容易听到，提示心脏有严重的器质性病变，见于各种原因的心力衰竭、急性心肌梗死、重症心肌炎等。

（2）开瓣音（二尖瓣开放拍击音）：见于二尖瓣狭窄而瓣膜弹性尚好时，是二尖瓣分离术适应证的重要参考条件。

**5. 心脏杂音**

（1）杂音产生的机制：①血流加速，见于剧烈运动后、发热、贫血、甲状腺功能亢进症等。②瓣膜口、大血管通道狭窄，如二尖瓣狭窄、主动脉瓣狭窄、肺动脉瓣狭窄等。③瓣膜关闭不全，如二尖瓣关闭不全、主动脉瓣关闭不全等。④异常通道，如室间隔缺损、动脉导管未闭及动静脉瘘等。⑤心腔内漂浮物，如心内膜炎时赘生物产生的杂音等。⑥大血管腔瘤样扩张，如动脉瘤。

（2）杂音的特性：①最响的部位。一般来说，杂音最响的部位，就是病变所在的部位。②出现的时期。按杂音出现的时期不同，将杂音分为收缩期杂音、舒张期杂音、连续性杂音、双期杂音。舒张期杂音及连续性杂音均为病理性，收缩期杂音多为功能性。③杂音的性质。分为吹风样、隆隆样（或雷鸣样）、叹气样、机器样及乐音样等，进一步分为粗糙、柔和。④收缩期杂音强度。采用 Levine 6 级分级法。1 级杂音很弱，所占时间很短，须仔细听诊才能听到。2 级较易听到，杂音柔和。3 级为中等响亮的杂音。4 级为响亮的杂音，常伴有震颤。5 级为很响亮的杂音，震耳，但听诊器如离开胸壁则听不到，伴有震颤。6 级杂音极响亮，听诊器稍离胸壁时亦可听到，有强烈的震颤。⑤杂音强度的表示法。6 作分母，杂音级别作分子。4 级杂音记为“4/6 级收缩期杂音”。一般而言，3/6 级和以上的收缩期杂音多为器质性。但应注意，杂音的强度不一定与病变的严重程度成正比。病变较重时，杂音可能较弱；相反，病变较轻时也可能听到较强的杂音。⑥传导方向。二尖瓣关闭不全的收缩期杂音在心尖部最响，并向左腋下及左肩胛下角处传导；主动脉瓣关闭不全的舒张期杂音在主动脉瓣第二听诊区最响，并向胸骨下端或心尖部传导；主动脉瓣狭窄的收缩期杂音以主动脉瓣区最响，可向上传至右侧胸骨上窝及颈部；肺动脉瓣关闭不全的舒张期杂音在肺动脉瓣区最响，可传至胸骨左缘第 3 肋间。⑦较局限的杂音。二尖瓣狭窄的舒张期杂音常局限于心尖部；肺动脉瓣狭窄的收缩期杂音常局限于胸骨左缘第 2 肋间；室间隔缺损的收缩期杂音常局限于胸骨左缘第 3、4

肋间。⑧与体位的关系。体位改变可使某些杂音减弱或增强,有助于病变部位的诊断。例如,左侧卧位可使二尖瓣狭窄的舒张中晚期隆隆样杂音更明显;前倾坐位可使主动脉瓣关闭不全的舒张期杂音更易于听到;仰卧位则使肺动脉瓣、二尖瓣、三尖瓣关闭不全的杂音更明显。⑨与呼吸的关系。深吸气时可使右心(三尖瓣、肺动脉瓣)的杂音增强;深呼气时可使左心(二尖瓣、主动脉瓣)的杂音增强。⑩与运动的关系。运动后心率加快,增加循环血流量及流速,在一定的心率范围内可使杂音增强,如运动可使二尖瓣狭窄的舒张中晚期杂音增强。

(3)各瓣膜区杂音的临床意义:①二尖瓣区收缩期杂音。见于二尖瓣关闭不全、二尖瓣脱垂、冠心病乳头肌功能不全等,杂音为吹风样,较粗糙,响亮,多在3/6级以上,可占全收缩期;左心室扩张引起的二尖瓣相对关闭不全(如高血压心脏病、扩张型心肌病等),杂音为3/6级以下柔和的吹风样,传导不明显;运动、发热、贫血、妊娠、甲亢等产生的杂音一般为2/6级以下,性质柔和,较局限,病因去除后杂音消失。②二尖瓣区舒张期杂音。器质性病变见于二尖瓣狭窄,为心尖部舒张中晚期隆隆样杂音,呈递增型,音调较低而局限,左侧卧位呼气末时较清楚,常伴有 $S_1$ 亢进、二尖瓣开放拍击音及舒张期震颤,$P_2$ 亢进及分裂;主动脉瓣关闭不全所致的相对性二尖瓣狭窄杂音,称为奥-弗杂音(Austin-Flint 杂音),性质柔和,不伴有 $S_1$ 亢进、开瓣音,无震颤。③主动脉瓣区收缩期杂音。见于各种病因的主动脉瓣狭窄,杂音为喷射性,响亮而粗糙,呈递增-递减型,沿大血管向颈部传导,常伴有收缩期震颤;主动脉粥样硬化、高血压性心脏病等引起的相对性主动脉瓣狭窄,杂音柔和,常有 $A_2$ 增强。④主动脉瓣区舒张期杂音。器质性者常见于风湿性主动脉瓣关闭不全、主动脉粥样硬化、梅毒,为叹气样,递减型,可传至胸骨下端左侧或心尖部,前倾坐位,在主动脉瓣第二听诊区深呼气末最易听到,伴有 $A_2$ 减弱及周围血管征。⑤肺动脉瓣区收缩期杂音。见于肺动脉瓣狭窄,多为先天性,杂音粗糙,呈喷射性,强度在3/6级以上,常伴收缩期震颤;二尖瓣狭窄、房间隔缺损等引起的相对性肺动脉瓣狭窄,杂音时限较短,较柔和,伴 $P_2$ 增强亢进。⑥肺动脉瓣区舒张期杂音。器质性极少,多由相对性肺动脉瓣关闭不全所引起,常见于二尖瓣狭窄、肺心病等,伴明显的肺动脉高压,杂音为叹气样,柔和,递减型,卧位吸气末增强,常伴 $P_2$ 亢进,称为格-斯杂音(Graham-Steell 杂音)。⑦三尖瓣区收缩期杂音。器质性者极少见,多为右心室扩大导致的相对性三尖瓣关闭不全,见于二尖瓣狭窄、肺心病等,杂音柔和,在3/6级以下。⑧胸骨左缘第3、4肋间听到响亮而粗糙的收缩期杂音,或伴收缩期震颤,见于室间隔缺损或肥厚型梗阻性心肌病。⑨连续性杂音。是一种连续、粗糙、类似机器转动的声音,在胸骨左缘第2肋间隙及其附近听到,见于动脉导管未闭。

器质性与功能性收缩期杂音的鉴别见表9-3-7-3。

**表 9-3-7-3 器质性与功能性收缩期杂音的鉴别**

| 鉴别点 | 器质性 | 功能性 |
|---|---|---|
| 部位 | 任何瓣膜听诊区 | 肺动脉瓣区和/或心尖部 |
| 持续时间 | 长,常占全收缩期,可遮盖 $S_1$ | 短,不遮盖 $S_1$ |
| 性质 | 吹风样,粗糙 | 吹风样,柔和 |
| 传导 | 较广而远 | 比较局限 |
| 强度 | 常在3/6级或以上 | 一般在2/6级或以下 |
| 心脏大小 | 有心房和/或心室增大 | 正常 |

6. **心包摩擦音** 在胸骨左缘第3、4肋间隙较易听到,患者坐位稍前倾,深呼气后屏住呼吸时易于听到,见于急性心包炎。

## 要点五 血管检查

1. **毛细血管搏动征** 用手指轻压患者指甲床末端,或以干净玻片轻压患者的口唇黏膜,如见到红白交替的、与患者心搏一致的节律性微血管搏动现象,称为毛细血管搏动征。

2. **水冲脉** 脉搏骤起骤降,急促而有力。检查者用手紧握患者的手腕掌面,将患者的前臂高举过头,则水冲脉更易触知。

3. **交替脉** 为一种节律正常而强弱交替的脉搏,为左心室衰竭的重要体征,见于高血压性心脏病、急性心肌梗死或主动脉瓣关闭不全等。

4. **重搏脉** 见于伤寒、肥厚型梗阻性心肌病等。

5. **奇脉** 指吸气时脉搏明显减弱或消失的现象,又称为吸停脉。常见于心包积液和缩窄性心包炎,是心包填塞的重要体征之一。

6. **无脉** 即脉搏消失,见于严重休克及多发性大动脉炎。

7. **枪击音与杜氏双重杂音** 将听诊器体件放在肱动脉等外周较大动脉的表面,可听到与心跳一致的“嗒——嗒——”音,称为枪击音。如再稍加压力,则可听到收缩期与舒张期双重杂音,即杜氏双重杂音。

8. **其他血管杂音** ①在甲亢患者肿大的甲状腺上可听到血管杂音,常为连续性,收缩期较强。②主动脉瘤时,在相应部位可听到收缩期杂音。③动-静脉瘘时,在病变部位可听到连续性杂音。④肾动脉狭窄时,可在腰背部及腹部听到收缩期杂音。

9. **周围血管征** 包括头部随脉搏呈节律性点头运动、颈动脉搏动明显、毛细血管搏动征、水冲脉、枪击音与杜氏双重杂音,均由脉压增大所致,常见于主动脉瓣关闭不全、发热、贫血及甲亢等。

## 要点六 常见循环系统病变的体征

常见循环系统病变的体征见表 9-3-7-4。

表 9-3-7-4 常见循环系统病变的体征

| 病变 | 视诊 | 触诊 | 叩诊 | 听诊 |
|---|---|---|---|---|
| 二尖瓣狭窄 | 二尖瓣面容,心尖搏动略向左移 | 心尖搏动向左移,心尖部触及舒张期震颤 | 心浊音界早期稍向左,以后向右扩大,心腰部膨出,呈梨形 | 心尖部 $S_1$ 亢进,较局限的递增型舒张中晚期隆隆样杂音,可伴开瓣音,$P_2$ 亢进、分裂,肺动脉瓣区 Graham-Steell 杂音 |
| 二尖瓣关闭不全 | 心尖搏动向左下移位 | 心尖搏动向左下移位,常呈抬举性 | 心浊音界向左下扩大 | 心尖部 $S_1$ 减弱,心尖部有 3/6 级或以上较粗糙的吹风样全收缩期杂音,范围广泛,常向左腋下及左肩胛下角传导,并可掩盖 $S_1$ |
| 主动脉瓣狭窄 | 心尖搏动向左下移位 | 心尖搏动向左下移位,呈抬举性,主动脉瓣区收缩期震颤 | 心浊音界向左下扩大 | 主动脉瓣区高调、粗糙的递增-递减型收缩期杂音,向颈部传导,心尖部 $S_1$ 减弱,$A_2$ 减弱 |
| 主动脉瓣关闭不全 | 颜面较苍白,颈动脉搏动明显,心尖搏动向左下移位且范围较广,可见点头运动 | 心尖搏动向左下移位并呈抬举性,周围血管征阳性 | 心浊音界向左下扩大,心脏呈靴形 | 主动脉瓣第二听诊区叹气样递减型舒张期杂音,可向心尖部传导;心尖部 $S_1$ 减弱,$A_2$ 减弱或消失,可闻及 Austin-Flint 杂音 |
| 右心衰竭 | 颈静脉怒张,口唇发绀,浮肿 | 肝脏肿大、压痛,肝-颈静脉回流征阳性,下肢或腰骶部凹陷性水肿 | 心界扩大,可有胸腔积液或腹水体征 | 心率增快,颌突下或胸骨左缘第4、5肋间可闻及右室舒张早期奔马律 |

# 细目八 腹部检查

## 要点一 视诊

### (一)腹部外形

正常的腹部平坦。腹部明显膨隆或凹陷见于以下几种情况。

1. **全腹膨隆** ①腹内积气:见于各种原因所致的肠梗阻或肠麻痹。积气在肠道外腹腔内者,称为气腹,见于胃肠穿孔或治疗性人工气腹。②腹水:当腹腔内大量积液时,在仰卧位腹部外形呈宽而扁状,称为蛙腹。常见于肝硬化门静脉高压症、右心衰竭、缩窄性心包炎、肾病综合征、结核性腹膜炎、腹膜转移癌等。结核性腹膜炎症、肿瘤浸润时,腹形常呈尖凸状,也称为尖腹。③腹腔巨大肿块:以巨大卵巢囊肿最常见,腹部呈球形膨隆而以囊肿部位较明显。

2. **局部膨隆** 常见于腹部炎性包块、胃肠胀气、脏器肿大、腹内肿瘤、腹壁肿瘤和疝等。左上腹膨隆见于脾肿大、巨结肠或结肠脾曲肿瘤;上腹中部膨隆见于肝左叶肿大、胃扩张、胃癌、胰腺囊肿或肿瘤;右上腹膨隆见于肝肿大(淤血、脓肿、肿瘤)、胆囊肿大及结肠肝曲肿瘤;腰部膨隆见于大量肾盂积水或积脓、多囊肾、巨大肾上腺瘤;左下腹部膨隆见于降结肠肿瘤、干结粪块;下腹部膨隆多见于妊娠、子宫肌瘤、卵巢囊肿、尿潴留等;右下腹膨隆见于阑尾周围脓肿、回盲部结核或肿瘤等。

3. **全腹凹陷** 见于严重脱水、明显消瘦及恶病质等,严重者呈舟状腹。

### (二)腹壁静脉

正常时腹壁静脉一般不显露。当门静脉高压或上、下腔静脉回流受阻导致侧支循环形成时,腹壁静脉呈现扩张、迂曲状态,称为腹壁静脉曲张。①门脉高压时,腹壁曲张的静脉以脐为中心向周围伸展,脐以上腹壁静脉血流方向从下向上,脐以下腹壁静脉血流方向自上向下。②上腔静脉梗阻时,胸腹壁静脉血流方向自上向下,流入下腔静脉。③下腔静脉梗阻时,腹壁浅静脉血流方向向上,进入上腔静脉。

### (三)胃肠型和蠕动波

正常人的腹部一般看不到蠕动波及胃型和肠型,有时在腹壁菲薄或松弛的老年人、极度消瘦者或经产妇可能见到。

幽门梗阻时,可见到胃蠕动波自左肋缘下向右缓慢推进(正蠕动波),有时可见到逆蠕动波及胃型;脐部出现肠蠕动波见于小肠梗阻,严重梗阻时,脐部可见横行排列呈多层梯形的肠型和较大的肠蠕动波;结肠梗阻时,宽大的肠型多出现于腹壁周边,同时盲肠多胀大呈球形。

### (四)腹纹

肥胖者和高度水肿者可见腹壁白色纵形腹纹;经产妇的银白色条纹称为妊娠纹;肾上腺皮质功能亢进患者的腹部、腰部及臀部都可出现紫红色纵形条纹,称紫纹。

### (五)脐

正常的脐与腹壁相平或稍凹陷。脐深陷见于腹壁肥胖者;脐稍突出见于少年和腹壁菲薄者;脐明显突出见于大量腹水;腹腔压力增加时,腹腔内容物经脐部向外膨出而形成脐疝;脐部发炎、溃烂见于化脓性或结核性感染;脐部溃疡使局部坚硬、固定而突出,多为癌肿。

### (六)疝

腹腔内容物易经腹壁或骨盆壁的间隙或薄弱部分向体表突出而形成疝。手术瘢痕愈合不良处可有切口疝;股疝位于腹股沟韧带中部,多见于女性;腹股沟疝则发生于髂窝部偏内侧,男性腹股沟斜疝可下降至阴囊,该疝在直立位或咳嗽用力时明显,平卧位时可缩小或消失,如有嵌顿,则可引起急性腹痛。

## 要点二 触诊

### (一)触诊的方法及注意事项

被检者采取仰卧位,两手平放于躯干两侧,两腿并拢屈曲,使腹壁肌肉放松,做缓慢的腹式呼吸运动。医生站在其右侧,面向被检者,以便观察其有无疼痛等表情。检查时手应温暖,动作应轻柔;触诊时可与被检者交谈,转移其注意力,使腹肌放松。检查顺序:从健康部位开始,逐渐移向病变区域,一般常规体检先从左下腹开始,循逆时针方向,由下而上,先左后右,由浅入深,将腹部各区进行仔细触诊,左右对比。

### (二)触诊的内容

包括腹壁紧张度、有无压痛和反跳痛、腹部包块、液波震颤及肝脾等腹内脏器的情况。

1. **腹壁紧张度** 正常人的腹壁柔软,无抵抗。在某些病理情况下可使全腹或局部紧张度增加、减弱或消失。

(1)腹壁紧张度增加(腹肌紧张):①弥漫性腹肌紧张多见于胃肠道穿孔或实质脏器破裂所致的急性弥漫性腹膜炎,此时腹壁常强直,硬如木板,故称为板状腹。②局限性腹肌紧张多系局限性腹膜炎所致,如右下腹腹壁紧张多见于急性阑尾炎,右上腹腹壁紧张多见于急性胆囊炎;腹膜慢性炎症时,触诊如揉面团一样,称为揉面感,常见于结核性腹膜炎、癌性腹膜炎。

(2)腹壁紧张度减低或消失:全腹紧张度减低见于慢性消耗性疾病或刚放出大量腹水者,也可见于身体瘦弱的老年人和经产妇;全腹紧张度消失见于脊髓损伤所致的腹肌瘫痪和重症肌无力等。

**2. 压痛及反跳痛**

(1)压痛:①广泛性压痛见于弥漫性腹膜炎。②局限性压痛见于局限性腹膜炎或局部脏器的病变。明确而固定的压痛点是诊断某些疾病的重要依据。如麦氏(Mc Burney)点(右髂前上棘与脐连线中外 1/3 交界处)压痛多考虑急性阑尾炎;胆囊点(右腹直肌外缘与肋弓交界处)压痛考虑胆囊病变。

(2)反跳痛:反跳痛表示炎症已波及腹膜壁层,腹肌紧张伴压痛、反跳痛称为腹膜刺激征,是急性腹膜炎的可靠体征。

**3. 腹部包块** 腹腔脏器的肿大、异位、肿瘤、囊肿或脓肿、炎性组织粘连或肿大的淋巴结等均可形成包块。如触到包块要鉴别其来源于何种脏器;是炎症性还是非炎症性;是实质性还是囊性;是良性还是恶性;在腹腔内还是在腹壁上。还须注意包块的部位、大小、形态、质地、压痛、搏动、移动度、与邻近器官的关系等。

**4. 液波震颤** 检查时患者仰卧,医师用手掌面贴于患者的腹壁一侧,以另一手并拢屈曲的四指指端并迅速叩击腹壁另一侧,如腹腔内有大量游离液体时,贴于腹壁的手掌就可感到液波的冲击,称为液波震颤。

**5. 腹内脏器触诊**

(1)肝脏。①检查方法:采用单手或双手触诊法,分别在右侧锁骨中线延长线和前正中线上触诊肝脏右叶和左叶。检查时患者取仰卧位,双腿稍屈曲,使腹壁松弛,医生位于患者的右侧检查。②正常肝脏:正常成人的肝脏一般触不到,但腹壁松弛的消瘦者于深吸气时可触及肝下缘,多在肋弓下 1cm 以内,剑突下如能触及肝左叶,多在 3cm 以内。2 岁以下小儿的肝脏相对较大,易触及。正常的肝脏质地柔软,边缘较薄,表面光滑,无压痛和叩击痛。③触诊的注意事项:触及肝脏时,应详细描述其大小、质地、表面光滑度及边缘情况、有无压痛及搏动等。④肝脏大小变化的临床意义:弥漫性肝肿大见于肝炎、脂肪肝、肝淤血、早期肝硬化、白血病、血吸虫病等;局限性肝肿大见于肝脓肿、肝囊肿(包括肝包虫病)、肝肿瘤等;肝脏缩小见于急性和亚急性重型肝炎、晚期肝硬化。⑤肝脏质地分级:分为质软、质韧(中等硬度)和质硬 3 级。正常的肝脏质地柔软,如触口唇;急性肝炎及脂肪肝时,质地稍韧;慢性肝炎质韧,如触鼻尖;肝硬化质硬,肝癌质地最硬,如触前额。⑥肝脏常见病的表现:急性肝炎时肝脏轻度肿大,质稍韧,表面光滑,边缘钝,有压痛;慢性肝炎时肝脏肿大较明显,质韧或稍硬,压痛较轻;肝硬化早期肝常肿大,晚期则缩小变硬,表面呈结节状,边缘较薄,无压痛;肝癌时肝脏进行性肿大,质坚硬如石,表面呈大小不等的结节状或巨块状,高低不平,边缘不整,压痛明显;脂肪肝所致的肝肿大,质软或稍韧,表面光滑,无压痛;肝淤血时肝脏明显肿大,质韧,表面光滑,边缘圆钝,有压痛;右心衰竭引起肝淤血肿大时,压迫肝脏,颈静脉怒张更明显,称为肝颈静脉回流征阳性。

(2)胆囊。①胆囊点:右侧腹直肌外缘与肋弓交界处即为胆囊点。②胆囊触痛的检查方法:医生将左手掌平放在被检者的右肋,拇指放在胆囊点,用中等压力按压腹壁,然后嘱被检者缓慢深呼吸,如果深吸气时被检者因疼痛而突然屏气,则称胆囊触痛征(墨菲征)阳性,见于急性胆囊炎。③临床意义:正常时胆囊不能触及。急性胆囊炎引起胆囊肿大时墨菲征阳性;胰头癌压迫胆总管导致胆囊肿大时无压痛,但有逐渐加深的黄疸,称库瓦西耶征阳性;胆囊肿大,有实性感者,见于胆囊结石或胆囊癌。

(3)脾脏:正常时脾脏不能触及。内脏下垂、左侧大量胸腔积液或积气时,脾向下移而可触及。除此之外,若能触及脾脏,则提示脾肿大。①检查方法:仰卧位或右侧卧位,右下肢伸直,左下肢屈髋、屈膝进行检查。②注意事项:触及脾脏后应注意其大小、质地、表面形态、有无压痛及摩擦感等。③脾肿大分度:深吸气时脾脏下缘在肋下不超过 2cm 者为轻度肿大;超过 2cm 但在脐水平线以上为中度肿大；超过脐水平线或前正中线为高度肿大，又称巨脾。中度以上脾肿大时，其右缘常可触及脾切迹，这一特征可与左肋下其他包块相区别。④脾肿大的测量方法用三线记录法（单位：cm），ab 线测量左锁骨中线与左肋缘交点（a 点）至脾下缘（b 点）之间的距离；ac 线是测量 a 点至脾脏最远端（c 点）之间的距离；de 线是测量脾右缘（d 点）与前正中线之间的距离；如脾脏高度增大，向右越过前正中线，则测量脾右缘至前正中线的最大距离，以“+”表示；未超过前正中线，则测量脾右缘与前正中线的最短距离，以“-”表示。⑤脾肿大的临床意义：轻度脾肿大见于慢性肝炎、粟粒性肺结核、伤寒、感染性心内膜炎、败血症和急性疟疾等，一般质地较柔软；中度脾肿大见于肝硬化、慢性溶血性黄疸、慢性淋巴细胞性白血病、系统性红斑狼疮、疟疾后遗症及淋巴瘤等，一般质地较硬；高度脾肿大，表面光滑者见于慢性粒细胞性白血病、慢性疟疾和骨髓纤维化症等，表面不平而有结节者见于淋巴瘤等；脾脓肿、脾梗死和脾周围炎时，可触到摩擦感且压痛明显。

（4）肾脏：肾脏触诊常用双手触诊法。患者可取仰卧位或立位。医师位于患者的右侧，将左手掌放在其右后腰部向上托（触诊左肾时，左手绕过患者前方托住左后腰部），右手掌平放于被检侧季肋部，以微弯的手指指端放在肋弓下方，随患者呼气，右手逐渐深压向后腹壁，与在后腰部向上托起的左手试图接近，双手夹触肾。如未触及肾脏，应让患者深吸气，此时随吸气下移的肾脏可能滑入双手之间而被触知。如能触及肾脏大部分，则可将其在两手间夹住，同时患者常有类似恶心或酸痛的不适感。有时只能触及光滑、圆钝的肾下极，它常从触诊的手中滑出。

触及肾脏时应注意其大小、形状、质地、表面状态、敏感性和移动度等。正常的肾脏表面光滑而圆钝，质地结实而富有弹性，有浮沉感。正常人的肾脏一般不能触及，身材瘦长者有时可触及右肾下极。肾脏代偿性增大、肾下垂及游走肾常被触及。肾脏肿大见于肾盂积水或积脓、肾肿瘤及多囊肾等。肾盂积水或积脓时，其质地柔软，富有弹性，有波动感；肾肿瘤则质地坚硬，表面凹凸不平；多囊肾时，不规则增大的肾脏有囊性感。

肾脏和尿路疾病，尤其是炎性疾病时，可在一些部位出现压痛点。①季肋点：在第 10 肋骨前端。②上输尿管点：在脐水平线上，腹直肌外缘。③中输尿管点：在两侧髂前上棘水平线上，腹直肌外缘，相当于输尿管第 2 狭窄处（入骨盆腔处）。④肋脊点：在背部脊柱与第 12 肋所成的夹角顶点，又称肋脊角。⑤肋腰点：在第 12 肋与腰肌外缘的夹角顶点，又称肋腰点。季肋点压痛亦提示肾脏病变。输尿管有结石、化脓性或结核性炎症时，在上或中输尿管点出现压痛。肋脊点和肋腰点是肾脏炎症性疾病（如肾盂肾炎、肾结核或肾脓肿等）常出现压痛的部位。如炎症深隐于肾实质内，可无压痛而仅有叩击痛。

6. **正常腹部可触到的结构**　腹主动脉、腰椎椎体与骶骨岬、横结肠、乙状结肠、盲肠等。

7. **膀胱触诊**　用单手滑行触诊法。正常的膀胱排空时不能查到。当膀胱积尿而充盈时，在下腹正中部可触到圆形、表面光滑的囊状物，排尿后包块消失，此点可与腹部其他包块相鉴别。尿潴留常见于尿道梗阻、脊髓病、昏迷、腰椎或骶椎麻醉及手术后患者。导尿后肿块消失即可确诊尿潴留。

## 要点三　叩诊

1. **肝脏叩诊**　体型对肝脏位置有一定的影响，匀称型者正常肝上界在右锁骨中线上第 5 肋间，下界位于右季肋下缘。右锁骨中线上，肝浊音区上下径之间的距离为 9~11cm；在右腋中线上，肝上界在第 7 肋间，下界相当于第 10 肋骨水平；在右肩胛线上，肝上界为第 10 肋间，下界不易叩出。体型瘦长者肝上下界均可低一个肋间，体型矮胖者则可高一个肋间。

病理情况下，肝浊音界向上移位见于右肺不张、右肺纤维化、气腹及鼓肠等；肝浊音界向下移位见于肺气肿、右侧张力性气胸等。肝浊音界扩大见于肝炎、肝脓肿、肝淤血、肝癌和多囊肝等；肝浊音界缩小见于急性重型肝炎、晚期肝硬化和胃肠胀气等；肝浊音界消失代之以鼓音者，是急性胃肠穿孔的一个重要体征，亦可见于人工气腹等。

肝区叩击痛阳性对肝炎、肝脓肿有一定的诊断意义。

2. **胃泡鼓音区**　胃泡鼓音区上界为膈及肺下缘，下界为肋弓，左界为脾脏，右界为肝左缘。胃泡鼓音区明显扩大见于幽门梗阻;明显缩小见于胸腔积液、心包积液、脾肿大及肝左叶肿大;鼓音消失见于急性胃扩张或溺水者。

3. **脾脏叩诊** 脾浊音区宜采用轻叩法,在左腋中线自上而下进行叩诊。正常时脾浊音区在该线上第 9~11 肋间,宽 4~7cm,前方不超过腋前线。脾浊音区缩小或消失见于左侧气胸、胃扩张及鼓肠等;脾浊音区扩大见于脾肿大。

4. **膀胱叩诊** 膀胱空虚时,因小肠位于耻骨上方遮盖膀胱,故叩诊呈鼓音,叩不出膀胱的轮廓。膀胱充盈时,耻骨上方叩出圆形浊音区。妊娠的子宫、卵巢囊肿或子宫肌瘤等,该区叩诊也呈浊音,应予鉴别。腹水时,耻骨上方叩诊可呈浊音区,但此区的弧形上缘凹向脐部,而膀胱胀大的浊音区弧形上缘凸向脐部。排尿或导尿后复查,如为浊音区转为鼓音,即为尿潴留而致的膀胱胀大。

5. **腹水的检查** 当腹腔内有较多的游离液体(在 1000mL 以上)时,如患者仰卧位,液体因重力作用多积聚于腹腔低处,含气的肠管漂浮其上,故叩诊腹中部呈鼓音,腹部两侧呈浊音;在患者侧卧位时,液体随之流动,叩诊上侧腹部转为鼓音,下侧腹部呈浊音。这种因体位不同而出现浊音区变动的现象,为移动性浊音阳性。

## 要点四 听诊

1. **肠鸣音(肠蠕动音)** 正常肠鸣音每分钟 4~5 次,在脐部或右下腹部听诊最清楚。肠鸣音超过每分钟 10 次,但音调不特别高亢,称为肠鸣音活跃,见于服泻药后、急性肠炎或胃肠道大出血等;如肠鸣音次数多,且呈响亮、高亢的金属音,称肠鸣音亢进,见于机械性肠梗阻;肠鸣音明显少于正常,或 3~5 分钟以上才听到 1 次,称肠鸣音减弱或稀少,见于老年性便秘、电解质紊乱(低血钾)及胃肠动力低下等;如持续听诊 3~5 分钟未闻及肠鸣音,称肠鸣音消失或静腹,见于急性腹膜炎或各种原因所致的麻痹性肠梗阻。

2. **振水音** 患者仰卧,医生用耳凑近患者的上腹部,或将听诊器体件放于此处,然后用稍弯曲的手指以冲击触诊法连续迅速冲击患者上腹部,如听到胃内液体与气体相撞击的声音为振水音。正常人餐后或饮入多量液体时,振水音阳性。若空腹或餐后 6~8 小时以上仍有此音,则提示胃内有液体潴留,见于胃扩张、幽门梗阻及胃液分泌过多等。

3. **血管杂音** 上腹部的两侧出现收缩期血管杂音常提示肾动脉狭窄;左叶肝癌压迫肝动脉或腹主动脉时,可在包块部位闻及吹风样血管杂音;脐部收缩期血管杂音提示腹主动脉瘤或腹主动脉狭窄;肝硬化门脉高压侧支循环形成时,在脐周可闻及连续性的嗡鸣音。

## 要点五 腹部常见病变的体征

腹部常见病变的体征见表 9-3-8-1。

表 9-3-8-1 腹部常见病变的体征

| 病变 | 视诊 | 触诊 | 叩诊 | 听诊 |
|---|---|---|---|---|
| 肝硬化 | 肝病面容、蜘蛛痣及肝掌,晚期患者黄疸,腹部膨隆,呈蛙腹状,腹壁静脉曲张 | 早期肝肿大,质地偏硬;晚期肝脏缩小,脾大,腹水 | 早期肝浊音区轻度扩大,晚期肝浊音区缩小,移动性浊音阳性 | 肠鸣音正常 |
| 幽门梗阻 | 脱水、消瘦,上腹部可见胃蠕动波、胃型及逆蠕动波 | 上腹部紧张度增加 | 上腹部浊音或实音 | 可出现振水音 |
| 急性腹膜炎 | 急性病容,强迫仰卧位,腹式呼吸消失,肠麻痹时腹部膨隆 | 出现典型的腹膜刺激征——腹壁紧张、压痛及反跳痛 | 鼓肠或有气腹时,肝浊音区缩小或消失,移动性浊音阳性 | 肠鸣音减弱或消失 |
| 急性阑尾炎 | 急性病容,腹式呼吸减弱 | 麦氏点压痛或反跳痛,结肠充气试验阳性 | 右下腹部可有叩击痛 | 肠鸣音无明显变化 |
| 急性胆囊炎 | 急性病容,右上腹部稍膨隆,腹式呼吸减弱 | 右肋下胆囊区腹壁紧张,墨菲征阳性 | 右肋下胆囊区有叩击痛 | 肠鸣音无明显变化 |

续表

| 病变 | 视诊 | 触诊 | 叩诊 | 听诊 |
| --- | --- | --- | --- | --- |
| 急性胰腺炎 | 急性病容，出血坏死型可见脐周皮肤青紫 | 上腹或左上腹压痛，重者腹膜刺激征阳性 | 可出现移动性浊音 | 肠鸣音减弱或消失 |
| 肠梗阻 | 急性病容，腹式呼吸减弱或消失，可见肠型及蠕动波 | 腹壁紧张，压痛，绞窄性肠梗阻有压痛性包块及反跳痛 | 腹部鼓音明显 | 机械性肠梗阻早期肠鸣音亢进呈金属调；麻痹性肠梗阻时肠鸣音减弱或消失 |

## 细目九　肛门、直肠检查

### 要点　肛门、直肠检查的体位与触诊

**（一）体位**

肛门、直肠检查时应根据病情和需要，让患者采取不同的体位，常见的检查体位如下。

1. **膝胸位（肘膝位）**　适用于前列腺、精囊及内镜检查。

2. **左侧卧位**　适用于病重、年老体弱或女性患者。

3. **仰卧位或截石位**　适用于病重、体弱患者及女性盆腔器官检查、膀胱直肠窝检查。也是直肠肛管手术的常用体位。

4. **蹲位**　适用于检查内痔、脱肛及直肠息肉等。

5. **弯腰前俯位**　是肛门视诊时最常用的体位。

**（二）触诊**

肛门或直肠触诊通常称为直肠指诊。对肛门、直肠的疾病的诊断有重要价值。患者体位可根据具体病情及要求采取膝胸位、左侧卧位或仰卧位等。

触诊时，先检查肛门及括约肌的紧张度，再查肛管及直肠的内壁。触诊直肠内壁时，注意有无压痛及黏膜是否光滑，有无肿块及搏动感。正常肛管和直肠内壁柔软、光滑，无触痛和包块。若有剧烈触痛见于肛裂及感染；触痛伴波动感，提示肛门、直肠周围脓肿；触及柔软光滑、有弹性的包块，为直肠息肉；触及坚硬、凹凸不平的包块，应考虑直肠癌。指诊后指套带有黏液、脓液或血时，说明存在炎症并有组织破坏。

## 细目十　脊柱与四肢检查

### 要点一　脊柱检查

**（一）脊柱弯曲度**

1. **检查方法**　患者取立位或坐位，先从侧面观察脊柱有无过度的前凸与后凸；然后从后面用手指沿脊椎棘突用力从上向下划压，划压后的皮肤出现一条红色充血线，观察脊柱有无侧弯。

2. **临床意义**　①脊柱后凸：多发生于胸段，见于佝偻病、脊柱结核、强直性脊柱炎、脊柱退行性变等。②脊柱前凸：多发生于腰段，见于大量腹水、腹腔巨大肿瘤、髋关节结核及髋关节后脱位等。③脊柱侧凸：姿势性侧凸多见于儿童发育期坐立位姿势不良、椎间盘突出症、脊髓灰质炎等；器质性侧凸时，改变体位不能使侧凸得到纠正，见于佝偻病、脊椎损伤、胸膜肥厚等。

**（二）脊柱活动度**

1. **检查方法**　检查颈段活动时，固定被检查者的双肩，让其做颈部的前屈、后伸、侧弯、旋转等动作；检查腰段活动时，固定被检查者的骨盆，让其做腰部的前屈、后伸、侧弯、旋转等动作。若已有外伤性骨折或关节脱位时，应避免做脊柱运动，以防损伤脊髓。

2. **临床意义**　脊柱活动受限常见于局部软组织损伤、骨质增生、骨质破坏、脊椎骨折或脱位、腰椎间盘突出。

**（三）脊柱压痛与叩击痛**

1. **检查方法**　①检查脊柱压痛时，患者取坐位，身体稍向前倾，医生用右手拇指自上而下逐个按压脊椎棘突及椎旁肌肉。②脊柱

叩击痛检查：患者取坐位，医生用手指或用叩诊锤直接叩击各个脊椎棘突，了解患者是否有叩击痛，此为直接叩诊法；或患者取坐位，医生将左手掌置于患者头顶部，右手半握拳，以小鱼际肌部位叩击左手背，了解患者的脊柱是否有疼痛，此为间接叩诊法。

2. **临床意义**　正常人的脊柱无压痛与叩击痛，若某一部位有压痛与叩击痛，提示该处有病变，如脊椎结核、脊椎骨折、脊椎肿瘤、椎间盘突出等。

### 要点二　四肢与关节检查

#### （一）形态异常

1. **匙状甲（反甲）**　常见于缺铁性贫血，偶见于风湿热。

2. **杵状指（趾）**　常见于支气管扩张症、支气管肺癌、慢性肺脓肿、脓胸以及发绀型先天性心脏病、亚急性感染性心内膜炎等。

3. **指关节变形**　以类风湿关节炎引起的梭形关节最为常见。

4. **膝内翻、膝外翻**　膝内翻为 O 形腿，膝外翻为 X 形腿。常见于佝偻病及大骨节病。

5. **膝关节变形**　常见于风湿性关节炎活动期、结核性关节炎。

6. **足内翻、足外翻**　多见于先天畸形、脊髓灰质炎后遗症等。

7. **肢端肥大症**　见于腺垂体功能亢进、生长激素分泌过多引起的肢端肥大症。

8. **下肢静脉曲张**　多见于小腿，因下肢浅静脉血液回流受阻或静脉瓣功能不全所致。表现为下肢静脉如蚯蚓状怒张、弯曲，久立位更明显，严重时有小腿肿胀感，局部皮肤颜色暗紫红色或有色素沉着，甚至形成溃疡。常见于从事站立性工作者或栓塞性静脉炎患者。

#### （二）运动功能

关节活动障碍见于相应部位的骨折、脱位、炎症、肿瘤、退行性变等。

## 细目十一　神经系统检查

### 要点一　脑神经检查

**1. 视神经**

（1）视神经检查包括视力、视野和眼底检查。

（2）视野反映黄斑中央凹以外的视网膜及视觉通路的功能，视觉通路的任何部位受到损害，都可引起视野缺损。

（3）眼底检查需要用检眼镜，观察视盘、视网膜、视网膜血管、黄斑有无异常。视盘水肿常见于颅内肿瘤、视神经受压迫等，如颅内出血、脑膜炎、脑炎等引起的颅内压升高。视网膜出血常见于高血压、出血性疾病等。视网膜有渗出物可见于高血压、慢性肾炎、妊娠高血压综合征等。原发性视神经萎缩见于球后视神经炎或肿瘤。

2. **动眼神经**　位于中脑，支配上直肌、下直肌、内直肌、下斜肌、上睑提肌、瞳孔括约肌和睫状肌。

动眼神经麻痹可表现为上睑下垂；眼球转向外下方，有外斜视和复视；眼球不能向上、向下、向内转动；瞳孔扩大；对光反射、调节反射、集合反射消失。常见于颅底肿瘤、结核性脑膜炎、脑出血合并脑疝等。

3. **三叉神经**　位于脑桥，主要支配面部感觉和咀嚼运动。

三叉神经刺激性病变时，可出现三叉神经痛，常表现为突然发作的一侧面部剧痛，可在眶上孔、上颌孔和颏孔三处有压痛点，且按压时可诱发疼痛。

**4. 面神经**

（1）面神经主要支配面部表情肌和分管舌前 2/3 味觉。面神经核位于脑桥，分上、下两部分：上部受双侧大脑皮质运动区支配，下部仅受对侧大脑皮质运动区支配。

（2）中枢性与周围性面神经麻痹的鉴别方法，见表 9-3-11-1。

表 9-3-11-1 中枢性与周围性面神经麻痹的鉴别方法

| 鉴别点 | 中枢性面神经麻痹 | 周围性面神经麻痹 |
| --- | --- | --- |
| 病因 | 核上组织(包括皮质、皮质脑干纤维、内囊、脑桥等)受损 | 面神经核或面神经受损 |
| 临床表现 | 病灶对侧颜面下部肌肉麻痹,可见鼻唇沟变浅,露齿时口角下垂(或口角歪向病灶侧),不能吹口哨和鼓腮等 | 病灶同侧全部面肌瘫痪,从上到下表现为不能皱额、皱眉、闭目,角膜反射消失,鼻唇沟变浅,不能露齿、鼓腮、吹口哨,口角下垂(或口角歪向病灶对侧) |
| 临床意义 | 多见于脑血管病变、脑肿瘤和脑炎等 | 多见于受寒、耳部或脑膜感染、神经纤维瘤引起的周围型面神经麻痹,还可出现舌前 2/3 味觉障碍等 |

## 要点二 感觉功能的检查

### (一) 感觉功能的检查内容

1. **浅感觉** 包括痛觉、触觉、温度觉。

2. **深感觉** 包括运动觉、位置觉、振动觉。

3. **复合感觉(皮质感觉)** 包括定位觉、两点辨别觉、立体觉和图形觉。

### (二) 感觉障碍的表现形式

有疼痛、感觉减退、感觉异常、感觉过敏、感觉过度和感觉分离。

### (三) 感觉障碍的类型

1. **末梢型** 表现为肢体远端对称性完全性感觉缺失,呈手套状、袜子状分布,也可有感觉异常、感觉过度和疼痛等。多见于多发性神经炎。

2. **神经根型** 感觉障碍的范围与某种神经根的节段分布一致,呈节段型或带状,在躯干呈横轴走向,在四肢呈纵轴走向。疼痛较剧烈,常伴有放射痛或麻木感,因脊神经后根损伤所致。见于椎间盘突出症、颈椎病和神经根炎等。

3. **脊髓型** 根据脊髓受损程度分为,①脊髓横贯型:为脊髓完全被横断,其特点为病变平面以上完全正常,病变平面以下各种感觉均缺失,并伴有截瘫或四肢瘫,排尿排便障碍。多见于急性脊髓炎、脊髓外伤等。②脊髓半横贯型:脊髓仅一半被横断,又称布朗-塞卡尔综合征,其特点为病变同侧损伤平面以下深感觉丧失及痉挛性瘫痪,对侧痛、温觉丧失。见于脊髓外肿瘤和脊髓外伤等。

4. **内囊型** 表现为病灶对侧半身感觉障碍、偏瘫、同向偏盲,称为三偏征,常见于脑血管疾病。

5. **脑干型** 特点是同侧面部感觉缺失和对侧躯干及肢体感觉缺失,见于炎症、肿瘤和血管病变。

6. **皮质型** 特点为上肢或下肢感觉障碍,并有复合感觉障碍,见于大脑皮层感觉区损害。

## 要点三 运动功能检查

### (一) 随意运动

1. **肌力分级** 分为 6 级。

0 级:无肢体活动,也无肌肉收缩,为完全性瘫痪。

1 级:可见肌肉收缩,但无肢体活动。

2 级:肢体能在床面上做水平移动,但不能抬起。

3 级:肢体能抬离床面,但不能抵抗阻力。

4 级:能做抵抗阻力的动作,但较正常差。

5 级:正常肌力。

其中,0 级为全瘫,1~4 级为不完全瘫痪(轻瘫),5 级为正常肌力。

2. **瘫痪的表现形式** ①单瘫:单一肢体瘫痪,多见于脊髓灰质炎。②偏瘫:为一侧肢体(上、下肢)瘫痪,常伴有同侧脑神经损害,多见于颅内病变或脑卒中。③交叉性偏瘫:为一侧偏瘫及对侧脑神经损害,见于脑干病变。④截瘫:为双下肢瘫痪,是脊髓横贯性损伤,见于脊髓外伤、炎症等。

### (二) 被动运动

正常时肌肉有一定的张力。张力降低或缺失见于周围神经、脊髓灰质前角及小脑病变。折刀样张力升高见于锥体束损害,铅管样肌张力升高及齿轮样肌张力升高见于锥体外系损害,如帕金森病。

### (三) 不自主运动

1. **震颤** 静止性震颤见于帕金森病;动作性震颤见于小脑病变;扑翼样震颤主要见于肝性脑病。

2. **舞蹈症** 多见于儿童脑风湿病变。

3. **手足搐搦** 见于低钙血症和碱中毒。

### （四）共济运动

1. **检查方法** 指鼻试验、对指试验、轮替动作、跟-膝-胫试验等。

2. **临床意义** 正常人的动作协调、稳准，如动作笨拙和不协调时称为共济失调。按病损部位分为小脑性、感觉性及前庭性共济失调。

## 要点四 中枢性与周围性瘫痪的鉴别方法

中枢性与周围性瘫痪的鉴别方法见表 9-3-11-2。

表 9-3-11-2 中枢性与周围性瘫痪的鉴别方法

| 鉴别点 | 中枢性瘫痪 | 周围性瘫痪 |
| --- | --- | --- |
| 瘫痪分布 | 范围较广，单瘫、偏瘫、截瘫 | 范围较局限，以肌群为主 |
| 肌张力 | 增强 | 降低 |
| 肌萎缩 | 不明显 | 明显 |
| 生理反射 | 深反射亢进 | 深、浅反射减弱或消失 |
| 病理反射 | 有 | 无 |
| 肌束颤动 | 无 | 可有 |

## 要点五 神经反射检查

### （一）浅反射

1. **角膜反射** 直接角膜反射存在，间接角膜反射消失，为受刺激对侧的面神经瘫痪；直接角膜反射消失，间接角膜反射存在，为受刺激侧的面神经瘫痪；直接、间接角膜反射均消失，为受刺激侧三叉神经病变；深昏迷患者角膜反射也消失。

2. **腹壁反射** 上部腹壁反射消失，病变在胸髓 7~8 节；中部腹壁反射消失，病变在胸髓 9~10 节；下部腹壁反射消失，病变在胸髓 11~12 节；一侧腹壁反射消失，多见于同侧锥体束病损；上、中、下腹壁反射均消失，见于昏迷或急腹症患者；肥胖、老年人、经产妇也可见腹壁反射消失。

3. **提睾反射** 一侧反射减弱或消失见于锥体束损害，或腹股沟疝、阴囊水肿、睾丸炎等；双侧反射消失见于腰髓 1~2 节病损。

### （二）深反射

1. **检查内容** 肱二头肌反射、肱三头肌反射、桡骨骨膜反射、膝反射、踝反射、肌阵挛（髌阵挛、踝阵挛）。

2. **临床意义** ①深反射减弱或消失多为器质性病变，是相应脊髓节段或所属的脊神经的病变，常见于末梢神经炎、神经根炎、脊髓灰质炎、脑或脊髓休克状态等。②深反射亢进见于锥体束的病变，如急性脑血管病、急性脊髓炎休克期过后等。

### （三）病理反射

1. **检查内容** 巴宾斯基（Babinski）征、奥本海姆（Oppenheim）征、戈登（Gordon）征、查多克（Chaddock）征、霍夫曼（Hoffmann）征。

2. **临床意义** 锥体束病变时，大脑失去对脑干和脊髓的抑制功能而出现的低级反射现象称为病理反射。1 岁半以内的婴幼儿由于锥体束尚未发育完善，可以出现上述反射现象。成人出现则为病理反射。

### （四）脑膜刺激征

1. **检查内容** 颈强直、克尼格（Kernig）征、布鲁津斯基（Brudzinski）征。

2. **临床意义** 脑膜刺激征阳性见于各种脑膜炎、蛛网膜下腔出血等。颈强直也可见于颈椎病、颈部肌肉病变。克尼格征也可见于坐骨神经痛、腰骶神经根炎等。

### （五）拉塞格征

为坐骨神经根受刺激的表现，又称坐骨神经受刺激征。阳性见于腰椎间盘突出症、坐骨神经痛、腰骶神经根炎等。

# 第四单元　实验室检查

## 细目一　血液的一般检查

### 要点一　红细胞的检测

**(一) 参考值**

血红蛋白(Hb):男性130~175g/L,女性115~150g/L。

红细胞(RBC):男性$(4.3\sim5.8)\times10^{12}$/L,女性$(3.8\sim5.1)\times10^{12}$/L。

**(二) 临床意义**

血红蛋白测定与红细胞计数的临床意义基本相同。

**1. 红细胞及血红蛋白减少**

贫血的诊断标准:男性Hb<130g/L,女性Hb<115g/L,孕妇Hb<110g/L。

(1) 生理性减少:见于妊娠中、后期,6个月至2岁的婴幼儿,老年人。

(2) 病理性减少:见于各种病因的贫血。①红细胞生成减少:造血原料不足,如缺铁性贫血、巨幼细胞贫血;造血功能障碍,如再生障碍性贫血、白血病;一些慢性疾病,如慢性感染、恶性肿瘤、慢性肾病等。②红细胞破坏过多:见于各种原因引起的溶血性贫血,如异常血红蛋白病、珠蛋白生成障碍性贫血、阵发性睡眠性血红蛋白尿、免疫性溶血性贫血、脾功能亢进等。③红细胞丢失过多:见于急性失血性贫血,月经过多、钩虫病等引起的慢性失血。

**2. 红细胞及血红蛋白增多**

判定标准:成年男性Hb>180g/L,RBC>$6.5\times10^{12}$/L;成年女性Hb>170g/L,RBC>$6.0\times10^{12}$/L。

(1) 相对性增多:见于严重腹泻、频繁呕吐、大量出汗、大面积烧伤、糖尿病酮症酸中毒、尿崩症等引起的血液浓缩。

(2) 绝对性增多:①继发性,生理性见于新生儿及高原生活者;病理性见于阻塞性肺气肿、肺源性心脏病、发绀型先天性心脏病等。②原发性,见于真性红细胞增多症。

**3. 红细胞形态异常的临床意义**

(1) 大小改变:①小红细胞,见于缺铁性贫血。②大红细胞,见于溶血性贫血、急性失血性贫血、巨幼细胞贫血。③巨红细胞,见于叶酸或维生素$B_{12}$缺乏引起的巨幼细胞贫血。④红细胞大小不均,反映骨髓中红细胞系增生旺盛,见于增生性贫血,如溶血性贫血、失血性贫血、巨幼细胞贫血,尤其以巨幼细胞贫血更为显著。

(2) 形态改变:①球形红细胞,主要见于遗传性球形红细胞增多症。②椭圆形红细胞,主要见于遗传性椭圆形红细胞增多症。③靶形红细胞,常见于珠蛋白生成障碍性贫血、异常血红蛋白病。④口形红细胞,主要见于遗传性口形红细胞增多症,少量可见于弥散性血管内凝血(DIC)及乙醇中毒。⑤镰形红细胞,见于镰形细胞性贫血。⑥泪滴形红细胞,见于骨髓纤维化,也可见于珠蛋白生成障碍性贫血、溶血性贫血等。

### 要点二　白细胞计数及分类计数

**(一) 参考值**

**1. 白细胞总数**　成人$(3.5\sim9.5)\times10^{9}$/L。

**2. 分类计数**(表9-4-1-1)

表9-4-1-1　5种白细胞的正常百分数和绝对值

| 细胞类型 | 百分数(%) | 绝对值($\times10^{9}$/L) |
|---|---|---|
| 杆状核(中性粒细胞) | 1~5 | 0.04~0.5 |
| 分叶核(中性粒细胞) | 50~70 | 2.0~7.0 |
| 嗜酸性粒细胞 | 0.5~5.0 | 0.05~0.5 |

续表

| 细胞类型 | 百分数（%） | 绝对值（$\times 10^9$/L） |
|---|---|---|
| 嗜碱性粒细胞 | 0~1 | 0~0.1 |
| 淋巴细胞 | 20~40 | 0.8~4.0 |
| 单核细胞 | 3~8 | 0.12~0.8 |

**（二）临床意义**

成人白细胞数 $>9.5\times 10^9$/L 称为白细胞增多，$<3.5\times 10^9$/L 称为白细胞减少。白细胞总数的增减主要受中性粒细胞数量的影响。

**1. 中性粒细胞**

（1）增多：生理性增多见于新生儿、妊娠后期、分娩、剧烈运动或劳动后。病理性增多见于：①急性感染，化脓性感染最为常见，如流行性脑脊髓膜炎、肺炎链球菌肺炎、急性阑尾炎等；②急性大出血及溶血；③严重组织损伤，如大手术后、大面积烧伤、急性心肌梗死等；④急性中毒，如代谢性酸中毒（尿毒症、糖尿病酮症酸中毒）、化学药物中毒（安眠药中毒）、有机磷杀虫药中毒等；⑤恶性肿瘤及白血病。

（2）减少：中性粒细胞绝对值 $<1.5\times 10^9$/L 称为粒细胞减少症，$<0.5\times 10^9$/L 称为粒细胞缺乏症。病理性减少见于：①感染，病毒性感染如流行性感冒、病毒性肝炎、麻疹、风疹、水痘等最为常见，某些革兰氏阴性杆菌感染如伤寒及副伤寒等，某些原虫感染如恙虫病、疟疾等；②血液病，如再生障碍性贫血、粒细胞缺乏症等；③自身免疫性疾病，如系统性红斑狼疮等；④脾功能亢进，如肝硬化等；⑤药物及理化因素损伤，物理因素如 X 线、γ 射线、放射性核素等，化学物质如苯、铅、汞等，化学药物如氯霉素、磺胺类药、抗肿瘤药、降糖药及抗甲状腺药物等。

（3）中性粒细胞的核象变化：①核左移，周围血中杆状核粒细胞增多并超过 5%，并出现晚幼粒、中幼粒、早幼粒等细胞，常见于感染，特别是急性化脓性感染，也可见于急性大出血、急性溶血反应、急性中毒等；②核右移，正常人血中的中性粒细胞以 3 叶者为主，若 5 叶者超过 3% 时称为核右移。常伴有白细胞总数减少，为骨髓造血功能减退或缺乏造血物质所致，主要见于巨幼细胞贫血、恶性贫血。

**2. 嗜酸性粒细胞**

（1）增多：①变态反应性疾病，如支气管哮喘、血管神经性水肿、荨麻疹、药物过敏、血清病等；②寄生虫病，如血吸虫病、蛔虫病、钩虫病等；③血液病，如慢性粒细胞白血病、淋巴瘤、多发性骨髓瘤等。

（2）减少：见于伤寒、副伤寒、严重烧伤、大手术、休克、库欣综合征等。

**3. 嗜碱性粒细胞**　增多见于慢性粒细胞性白血病、嗜碱性粒细胞白血病、转移癌、骨髓纤维化等。减少一般无临床意义。

**4. 淋巴细胞**

（1）增多：①感染性疾病，主要为病毒感染，如麻疹、风疹、水痘、流行性腮腺炎、传染性单核细胞增多症、病毒性肝炎、流行性出血热等，某些杆菌感染如结核病、百日咳、布鲁菌病等；②某些血液病，急性和慢性淋巴细胞白血病、淋巴瘤等。淋巴细胞相对比例增高，但绝对值不增高，见于再生障碍性贫血、粒细胞缺乏症。

（2）减少：主要见于接触放射线，应用肾上腺皮质激素、烷化剂，免疫缺陷性疾病等。

**5. 单核细胞**　增多见于：①某些感染，如感染性心内膜炎、活动性结核病、疟疾、急性感染的恢复期等；②某些血液病，如单核细胞白血病、粒细胞缺乏症恢复期、恶性组织细胞病、淋巴瘤、骨髓增生异常综合征等。减少一般无临床意义。

## 要点三　血小板检测

**（一）参考值**

$(125\text{~}350)\times 10^9$/L。

**（二）临床意义**

血小板 $>350\times 10^9$/L 称为血小板增多，$<125\times 10^9$/L 称为血小板减少。

**1. 增多**　①反应性增多：见于急性大出血及溶血之后、脾切除术后等。②原发性增多：见于原发性血小板增多症、真性红细胞增多症、慢性粒细胞性白血病、骨髓纤维化早期等。

**2. 减少**　①生成障碍：见于再生障碍性贫血、急性白血病、放射性损伤、骨髓纤维化晚期等。②破坏或消耗增多：见于原发性血小板减少性紫癜、脾功能亢进、系统性红斑狼疮、淋巴瘤等。

## 要点四　网织红细胞计数

**(一) 参考值**

百分数 0.005~0.015(0.5%~1.5%),绝对值 $(24\sim84)\times10^9$/L。

**(二) 临床意义**

网织红细胞计数反映骨髓造血的功能状态,对贫血的鉴别诊断及指导治疗有重要意义。

1. **增多**　表示骨髓红细胞系增生旺盛。①明显增多:见于溶血性贫血和急性失血性贫血。②贫血治疗的疗效判断指标:缺铁性贫血及巨幼细胞贫血的患者,治疗前网织红细胞轻度增多,给予铁剂或叶酸治疗后可迅速增高。

2. **减少**　表示骨髓造血功能减低,见于再生障碍性贫血、骨髓病性贫血(如急性白血病)。

## 要点五　红细胞沉降率的测定

**(一) 参考值**

成年男性 0~15mm/h;成年女性 0~20mm/h。

**(二) 临床意义**

1. **生理性增快**　见于妇女月经期、妊娠 3 个月以上、60 岁以上高龄者。

2. **病理性增快**　①各种炎症:细菌性急性炎症、结核病和风湿热活动期。②组织损伤及坏死:急性心肌梗死血沉增快。③恶性肿瘤:恶性肿瘤血沉增快,良性肿瘤血沉多正常。④各种原因导致的高球蛋白血症:如慢性肾炎、多发性骨髓瘤、肝硬化、感染性心内膜炎、系统性红斑狼疮等。⑤贫血和高胆固醇血症时血沉可增快。

# 细目二　骨髓检查

## 要点一　骨髓细胞学检查的临床意义

1. **诊断造血系统疾病**　①对各型白血病、恶性组织细胞病、巨幼细胞性贫血、再生障碍性贫血、多发性骨髓瘤、典型的缺铁性贫血、原发性血小板减少性紫癜等,具有明确诊断的作用。②对增生性贫血、粒细胞缺乏症、骨髓增生异常综合征、骨髓增殖性疾病等有辅助诊断价值。

2. **诊断其他非造血系统疾病**　①感染性疾病:如疟疾、感染性心内膜炎、伤寒等。②某些骨髓转移癌(瘤)。③某些代谢疾病等。

3. **鉴别诊断**　如不明原因的发热,肝、脾、淋巴结肿大,骨痛或关节痛等的鉴别诊断。

## 要点二　骨髓增生程度分级

骨髓内有核细胞的多少反映骨髓的增生情况,一般以成熟红细胞和有核细胞的比例判断骨髓增生的程度。骨髓增生程度的分级,见表 9-4-2-1。

**表 9-4-2-1　骨髓增生程度的分级**

| 增生程度 | 成熟红细胞∶有核细胞 | 有核细胞(%) | 常见的原因 |
|---|---|---|---|
| 极度活跃 | 1∶1 | >50 | 各种白血病 |
| 明显活跃 | 10∶1 | 10~50 | 白血病、增生性贫血 |
| 活跃 | 20∶1 | 1~10 | 正常骨髓、某些贫血 |
| 减低 | 50∶1 | 0.5~1 | 慢性再生障碍性贫血、粒细胞减少或缺乏症 |
| 极度减低 | 200∶1 | <0.5 | 急性再生障碍性贫血 |

# 细目三　血型鉴定与交叉配血试验

## 要点一　ABO 血型系统的临床意义

ABO 血型系统在临床输血上有重要意义。输血前必须准确鉴定供血者与受血者的血型,选择同型人的血液,并经过交叉配血试验,证明完全相配时才可输用。为防止输血反应,必须坚持同型输血。血型不合或不同亚型之间输血都可能引起输血反应,危及生命。非同型患者输入 O 型血仍有可能发生溶血反应,O 型血并非"万能血"。另外,在器官移植上,如果供者与受者 ABO 血型系统不和,也会加大排异反应,增加移植的失败率。

### 要点二　交叉配血试验

1. **试验内容**　包括主试验和副试验。①主试验:受血者血清加供血者红细胞悬液。②副试验:供血者血清加受血者红细胞悬液。两者合称为交叉配血试验。

2. **试验结果**　①主、副试验均无凝集反应(配血完全相适合),可输血。②当主试验有凝集,其血绝对不可输用。③若主试验无凝集,副试验出现凝集时,如病情紧急又无同型血可用而凝集又较弱时,可输少量(不超过 200mL)。

3. **临床意义**　进行交叉配血试验可以检出 ABO 血型系统的不规则抗原,发现 ABO 血型系统以外的配血不合,防止因血型鉴定错误导致的输血事故。

## 细目四　血栓与止血检查

### 要点一　毛细血管抵抗力试验

1. **检查方法**　通过给手臂局部加压(标准压力),维持 8 分钟,然后观察直径 5cm 圆圈内新的出血点。

2. **参考值**　新出血点数量:成年女性和儿童 <10 个,成年男性 <5 个。超过为阳性,提示毛细血管脆性增加。

3. **临床意义**　毛细血管脆性增加见于:①毛细血管壁异常:如遗传性出血性毛细血管扩张症、过敏性紫癜、单纯性紫癜及维生素 C 缺乏症;中毒性损害,如败血症、感染性心内膜炎、尿毒症、砷中毒。②血小板量与质异常:如原发性或继发性血小板减少性紫癜、血小板无力症。③血管性血友病等。

### 要点二　出血时间测定

1. **参考值**　6.9±2.1 分钟(测定器法),超过 9 分钟为异常。

2. **临床意义**　出血时间(BT)延长见于:①血小板显著减少:如原发性或继发性血小板减少性紫癜。②血小板功能异常:如血小板无力症、巨大血小板综合征。③毛细血管壁异常:如遗传性出血性毛细血管扩张症、维生素 C 缺乏症。④某些凝血因子严重缺乏:如血管性血友病、DIC。

### 要点三　活化部分凝血活酶时间测定

活化部分凝血活酶原时间(APTT)是反映内源性凝血系统各凝血因子总的凝血状况的筛选试验。

1. **参考值**　32~43 秒(手工法),较正常对照延长 10 秒以上为异常。

2. **临床意义**

(1)APTT 延长:①血浆Ⅷ、Ⅸ、Ⅺ因子缺乏:如重症 A、B 型血友病和遗传性因子Ⅺ缺乏症。②凝血酶原严重减少:如先天性凝血酶原缺乏症。③纤维蛋白原严重减少:如先天性纤维蛋白缺乏症。④纤溶亢进:DIC 后期继发纤溶亢进。⑤ APTT 又是监测肝素治疗的首选指标。

(2)APTT 缩短:见于血栓性疾病和血栓前状态,如 DIC 早期、脑血栓形成、心肌梗死等,但灵敏度、特异度差。

### 要点四　血浆凝血酶原时间测定

1. **参考值**　正常为 11~13 秒,超过正常对照值 3 秒以上为异常。

2. **临床意义**

(1)延长:①先天性凝血因子异常,如因子Ⅱ、Ⅴ、Ⅶ、Ⅹ减少及纤维蛋白原缺乏;②后天性凝血因子异常,如严重肝病、维生素 K 缺乏、DIC 后期及使用抗凝药物。

(2)缩短:主要见于血液高凝状态时,如 DIC 早期、脑血栓形成、心肌梗死等。

### 要点五　D- 二聚体测定

1. **参考值**　胶乳凝集法:阴性。ELISA 法:0~0.256mg/L。

2. **临床意义**　本试验为鉴别原发与继发纤溶症的重要指标。①继发纤溶症:为阳性或增高,见于 DIC、恶性肿瘤、各种栓塞性疾病及心、肝、肾疾病等。D– 二聚体增高对诊断肺栓塞、肺梗死有重要意义。②原发纤溶症:为阴性或不升高。

## 要点六　DIC检查法

1. **检查项目**　①血小板计数。②血浆纤维蛋白原测定。③3P试验或血浆纤维蛋白原降解产物测定或D-二聚体测定。④血浆凝血酶原时间测定。⑤纤溶酶原含量及活性测定。⑥抗凝血酶Ⅲ活性测定。⑦血浆凝血因子Ⅷ：C活性测定。⑧血浆内皮素-1测定。

2. **诊断标准**　DIC的实验诊断标准：同时有3项以上异常者。

# 细目五　排泄物、分泌物及体液检查

## 要点一　尿液的一般性状检查

**（一）尿量**

正常成人1000~2000mL/24h。

1. **多尿**　尿量>2500mL/24h。病理性多尿见于糖尿病、尿崩症、有浓缩功能障碍的肾脏疾病（如慢性肾炎、慢性肾盂肾炎等）及精神性多尿等。

2. **少尿或无尿**　尿量<400mL/24h或<17mL/h为少尿；尿量<100mL/24h为无尿。见于以下几种情况：①肾前性少尿：休克、脱水、心力衰竭等所致的肾血流量减少。②肾性少尿：急性肾炎、慢性肾炎急性发作、急性肾衰竭少尿期、慢性肾衰竭终末期等。③肾后性少尿：尿道结石、狭窄、肿瘤等引起的尿道梗阻。

**（二）外观（颜色和透明度）**

正常新鲜尿液清澈透明，呈黄色或淡黄色。

1. **血尿**　见于泌尿系统炎症、结石、肿瘤、结核等；也可见于血液系统疾病，如血小板减少性紫癜、血友病等。

2. **血红蛋白尿**　呈浓茶色或酱油色，镜检无红细胞，但隐血试验为阳性。见于蚕豆病、阵发性睡眠性血红蛋白尿、恶性疟疾和血型不合的输血反应等。

3. **胆红素尿**　见于肝细胞性黄疸和阻塞性黄疸。

4. **乳糜尿**　见于丝虫病。

5. **脓尿和菌尿**　见于泌尿系统感染，如肾盂肾炎、膀胱炎等。

**（三）酸碱反应**

正常新鲜尿液呈弱酸性至中性反应，pH为5.0~7.0。

1. **尿pH降低**　见于多食肉类、蛋白质食物、代谢性酸中毒、发热、痛风等。

2. **尿pH升高**　见于多食蔬菜、服用碱性药物、代谢性碱中毒等。

**（四）比重**

正常人在普通膳食的情况下，尿比重为1.015~1.025。

1. **升高**　见于急性肾炎、糖尿病、肾病综合征及肾前性少尿等。

2. **降低**　见于慢性肾炎、慢性肾衰竭、尿崩症等。

## 要点二　尿液的化学检查

**（一）蛋白尿**

尿蛋白定性试验阳性或定量试验>150mg/24h称为蛋白尿。

1. **生理性蛋白尿**　见于剧烈运动、寒冷、精神紧张等，为暂时性，尿中蛋白含量少。

2. **病理性蛋白尿**　①肾小球性蛋白尿：见于肾小球肾炎、肾病综合征等。②肾小管性蛋白尿：见于肾盂肾炎、间质性肾炎等。③混合性蛋白尿：见于肾小球肾炎或肾盂肾炎后期、糖尿病、系统性红斑狼疮等。④溢出性蛋白尿：见于多发性骨髓瘤、巨球蛋白血症、严重骨骼肌创伤、急性血管内溶血等。

**（二）尿糖**

尿糖定性试验为阳性，称为糖尿。

1. **暂时性糖尿**　见于强烈精神刺激、全身麻醉、颅脑外伤、急性脑血管病及食糖过多等。

2. **血糖升高性糖尿**　见于糖尿病、甲状腺功能亢进症、库欣综合征、嗜铬细胞瘤及胰腺炎等。

3. **肾性糖尿**　见于慢性肾炎、肾病综合征等。

**（三）尿酮体**

正常人尿酮体定性检测为阴性。尿酮体阳性见于糖尿病酮症酸中毒、妊娠剧吐、重症不能进食等。

## 要点三　尿液的显微镜检查

**（一）细胞**

1. **上皮细胞**　①扁平上皮细胞：见于正常

成年女性。②大圆上皮细胞:大量出现见于膀胱炎。③尾形上皮细胞:见于肾盂肾炎、输尿管炎。④小圆上皮细胞:提示肾小管病变。

2. **红细胞** 尿沉渣镜检每高倍视野>3个,称镜下血尿。见于急性肾炎、慢性肾炎急性发作、急性膀胱炎、肾结核、肾结石、肾盂肾炎等。

3. **白细胞和脓细胞** 尿沉渣镜检每高倍视野>5个,称镜下脓尿。见于肾盂肾炎、膀胱炎、尿道炎、肾结核等。

**(二)管型**

1. **透明管型** 偶见于健康人;少量出现见于剧烈运动、高热等;明显增多提示肾实质病变,如肾病综合征、慢性肾炎等。

2. **细胞管型** ①红细胞管型:见于急性肾炎、慢性肾炎急性发作、狼疮性肾炎等。②白细胞管型:见于肾盂肾炎、间质性肾炎。③肾小管上皮细胞管型:见于急性肾小管坏死、慢性肾炎晚期、肾病综合征等。

3. **颗粒管型** ①粗颗粒管型:见于慢性肾炎、肾盂肾炎、药物毒性引起的肾小管损害。②细颗粒管型:见于慢性肾炎、急性肾炎后期。

4. **蜡样管型** 提示肾小管病变严重,见于慢性肾炎晚期、慢性肾衰竭、肾淀粉样变性。

5. **脂肪管型** 见于肾病综合征、慢性肾炎急性发作、中毒性肾病。

## 要点四 粪便的一般性状检查

**(一)量**

正常成人每日排便1次,约100~300g。胃肠、胰腺病变或其功能紊乱时,粪便次数及粪量可增多或减少。

**(二)颜色及性状**

正常成人的粪便为黄褐色圆柱状软便,婴儿的粪便呈金黄色。

1. **水样或粥样稀便** 见于各种感染性或非感染性腹泻,如急性胃肠炎、甲状腺功能亢进症等。

2. **米泔样便** 见于霍乱。

3. **黏液脓样或脓血便** 见于细菌性痢疾、溃疡性结肠炎、直肠癌等。患阿米巴痢疾时,以血为主,呈暗红色果酱样;细菌性痢疾则以黏液脓性便或脓血便为主。

4. **胨状便** 见于肠易激综合征、慢性菌痢。

5. **鲜血便** 多见于肠道下段出血,如痔疮、肛裂、直肠癌等。

6. **柏油样便** 见于各种原因引起的上消化道出血。

7. **灰白色便** 见于阻塞性黄疸。

8. **细条状便** 多见于直肠癌。

9. **绿色粪便** 提示消化不良。

10. **羊粪样便** 多见于老年人及经产妇排便无力者。

**(三)气味**

①恶臭味:见于慢性肠炎、胰腺疾病、结肠或直肠癌溃烂。②腥臭味:见于阿米巴痢疾。③酸臭味:见于脂肪和碳水化合物消化或吸收不良。

**(四)寄生虫体**

肉眼可分辨蛔虫、蛲虫、绦虫等较大虫体。

**(五)结石**

最常见的是应用排石药物或碎石术后排出的胆石。

## 要点五 粪便的显微镜检查

1. **细胞** ①红细胞:正常粪便中无红细胞,出现红细胞见于下消化道出血、痢疾、溃疡性结肠炎、结肠或直肠癌等。②白细胞:正常粪便中不见或偶见白细胞,大量出现见于细菌性痢疾、溃疡性结肠炎。③巨噬细胞:见于细菌性痢疾、溃疡性结肠炎。

2. **寄生虫** 肠道有寄生虫时可在粪便中找到相应的病原体,如虫体或虫卵、原虫滋养体及其包囊。

3. **食物残渣** ①淀粉颗粒增多:见于慢性胰腺炎。②脂肪小滴增多:见于慢性胰腺炎、胰腺癌。③肌肉纤维增多:提示蛋白质消化不良。

## 要点六 粪便的化学检查

隐血试验:正常为阴性。阳性见于消化性溃疡活动期、胃癌、钩虫病、消化道炎症、出血性疾病等。消化道癌症呈持续阳性,消化性溃疡呈间断阳性。

## 要点七 粪便的细菌学检查

肠道致病菌的检测主要通过粪便直接涂片镜检和细菌培养,用于细菌性痢疾、霍乱等的诊断。

## 要点八 痰液的一般性状检查

1. **痰量** 正常人无痰或仅有少量无色黏液样痰。痰量增多见于肺脓肿、慢性支气管炎、支气管扩张、肺结核等。

2. **颜色**　①黄色痰：见于呼吸道化脓性感染。②黄绿色痰：见于铜绿假单胞菌感染、干酪性肺炎。③红色痰：见于肺癌、肺结核、支气管扩张症。④粉红色泡沫样痰：见于急性肺水肿。⑤铁锈色痰：见于肺炎链球菌肺炎。⑥棕褐色痰：见于阿米巴肺脓肿。

3. **性状**　①黏液性痰：见于支气管炎、肺炎早期及支气管哮喘等。②浆液性痰：见于肺水肿、肺淤血。③脓性痰：见于支气管扩张症、肺脓肿。④血性痰：见于肺结核、支气管扩张症、肺癌等。

## 要点九　痰液的显微镜检查

主要用于检查癌细胞和细菌。

## 要点十　浆膜腔积液的分类

浆膜腔包括胸腔、腹腔和心包腔。浆膜腔内液体过多称为浆膜腔积液。根据浆膜腔积液的形成原因及性质不同，可分为漏出液和渗出液。

1. **漏出液**　漏出液为非炎症性积液。形成的原因主要有：①血浆胶体渗透压降低：如肝硬化、肾病综合征、重度营养不良等。②毛细血管内压力升高：如慢性心力衰竭、静脉栓塞等。③淋巴管阻塞：常见于肿瘤压迫或丝虫病引起的淋巴回流受阻。

2. **渗出液**　渗出液为炎性积液。形成的主要原因有：①感染性：如胸膜炎、腹膜炎、心包炎等。②化学因素：如血液、胆汁、胃液、胰液等化学性刺激。③恶性肿瘤。④风湿性疾病及外伤等。

## 要点十一　渗出液与漏出液鉴别要点

渗出液与漏出液的鉴别见表 9-4-5-1。

表 9-4-5-1　渗出液与漏出液鉴别表

| 鉴别点 | 漏出液 | 渗出液 |
|---|---|---|
| 原因 | 非炎症所致 | 炎症、肿瘤、物理或化学性刺激 |
| 外观 | 淡黄，浆液性 | 不定，可为黄色、脓性、血性、乳糜性等 |
| 透明度 | 透明或微混 | 多混浊 |
| 比重 | <1.015 | >1.018 |
| 凝固 | 不自凝 | 能自凝 |
| 黏蛋白定性（Rivalta 试验） | 阴性 | 阳性 |
| 蛋白质定量 | <25g/L | >30g/L |
| 葡萄糖定量 | 与血糖相近 | 常低于血糖水平 |
| 细胞计数 | 常 $<100\times10^6$/L | 常 $>500\times10^6$/L |
| 细胞分类 | 以淋巴细胞为主 | 根据不同的病因，分别以中性粒细胞或淋巴细胞为主，恶性肿瘤患者可找到癌细胞 |
| 细菌学检查 | 阴性 | 可找到病原菌 |
| 乳酸脱氢酶 | <200U/L | >200U/L |

## 要点十二　脑脊液检查的适应证和禁忌证

1. **适应证**　①有脑膜刺激症状需明确诊断者。②疑有颅内出血。③疑有中枢神经系统恶性肿瘤。④有剧烈头痛、昏迷、抽搐及瘫痪等表现而原因未明者。⑤中枢神经系统手术前的常规检查。

2. **禁忌证**　①颅内压明显增高或伴显著视乳头水肿者。②有脑疝先兆者。③处于休克、衰竭或濒危状态者。④局部皮肤有炎症。⑤颅后窝有占位性病变者。

## 要点十三　常见中枢神经系统疾病的脑脊液特点

常见中枢神经系统疾病的脑脊液特点见

表9-4-5-2。

表9-4-5-2　常见中枢神经系统疾病的脑脊液特点

| 机体状况 | 压力 | 外观 | 细胞数及分类 | 蛋白质定性 | 蛋白质定量 | 葡萄糖 | 氯化物 | 细菌 |
|---|---|---|---|---|---|---|---|---|
| 正常 | 侧卧位70~180mm$H_2O$ | 无色透明 | 0~8×$10^6$/L，多为淋巴细胞 | (-) | 0.2~0.4g/L | 2.5~4.5mmol/L | 120~130mmol/L | 无 |
| 化脓性脑膜炎 | ↑↑↑ | 混浊脓性，可有脓块 | 显著增加，以中性粒细胞为主 | (+++)以上 | ↑↑↑ | ↓↓↓ | ↓ | 有致病菌 |
| 结核性脑膜炎 | ↑↑ | 微浊，毛玻璃样，静置后有薄膜形成 | 增加，以淋巴细胞为主 | (++) | ↑↑ | ↓↓ | ↓↓↓ | 抗酸染色可找到结核杆菌 |
| 病毒性脑膜炎 | ↑ | 清晰或微浊 | 增加，以淋巴细胞为主 | (+) | ↑ | 正常 | 正常 | 无 |
| 蛛网膜下腔出血 | ↑ | 血性为主 | 增加，以红细胞为主 | (+)~(++) | ↑ | 正常 | 正常 | 无 |
| 脑脓肿(未破裂) | ↑↑ | 无色或黄色微浊 | 稍增加，以淋巴细胞为主 | (+) | ↑ | 正常 | 正常 | 有或无 |
| 脑肿瘤 | ↑↑ | 黄色或无色 | 正常或稍增加，以淋巴细胞为主 | (±)~(+) | ↑ | 正常 | 正常 | 无 |

## 要点十四　阴道分泌物检查

**1. 一般性状检查**　正常阴道分泌物为白色、无特殊气味的稀糊状，pH为4.0~4.5。

**2. 阴道清洁度检查**　正常为Ⅰ、Ⅱ度。当阴道清洁度为Ⅲ、Ⅳ度时，常可同时发现病原菌，提示存在感染性阴道炎。阴道分泌物清洁度判断见表9-4-5-3。

表9-4-5-3　阴道分泌物清洁度判断表

| 清洁度 | 杆菌 | 球菌 | 上皮细胞 | 白细胞 | 临床意义 |
|---|---|---|---|---|---|
| Ⅰ度 | 多量 | 无 | 满视野 | 0~5个/HP | 正常 |
| Ⅱ度 | 中等 | 少量 | 1/2视野 | 5~15个/HP | 基本正常 |
| Ⅲ度 | 少量 | 多量 | 少量 | 15~30个/HP | 提示阴道炎 |
| Ⅳ度 | 无 | 大量 | 无 | >30个/HP | 较重的阴道炎 |

**3. 病原学检查**　可直接涂片检查，包括细菌、真菌、滴虫检测等。

## 要点十五　精液检查

**1. 量**　正常情况下，每次射精量为3~5mL。①精液减少：已数日未射精而精液量少于1.5mL者。②无精液症：精液量减少至1~2滴，甚至排不出。③精液过多：一次射精的精液量超过8mL者。

**2. 颜色及透明度**　正常为灰白色或乳白色。①血性精液：呈鲜红色、淡红色或暗红色，见于生殖系统的炎症、结核和肿瘤等。②脓性精液：呈黄色或棕色，见于精囊炎、前列腺炎等。

3. **黏稠度和液化时间** ①精液黏稠度减低：似米汤样，见于先天性精囊缺如、精囊液排出受阻。②精液不能液化：常见于前列腺炎。

### 要点十六 前列腺液检查

主要用于前列腺炎、结石、肿瘤和前列腺增生等的辅助诊断。

正常人的前列腺液为数滴至2mL，呈淡乳白色，稀薄、半透明的弱酸性液体。前列腺炎时，前列腺液减少，黄色混浊或呈脓性；镜下卵磷脂小体常减少，白细胞增多；细菌培养可以找到致病菌。前列腺癌、结核、结石时，前列腺液常呈不同程度的血性，镜下见大量红细胞。

## 细目六 肝脏病常用的实验室检查

### 要点一 蛋白质代谢功能的检查

**（一）参考值**

血清总蛋白（STP）60~80g/L，白蛋白（A）40~55g/L，球蛋白（G）20~30g/L；A/G为（1.5~2.5）：1。

**（二）临床意义**

STP<60g/L或A<25g/L称为低蛋白血症；STP>80g/L或G>35g/L，称为高蛋白血症或高球蛋白血症。

1. **血清总蛋白及白蛋白降低** 见于肝脏疾病：①慢性肝病：如慢性肝炎、肝硬化、肝癌等。② A/G比值倒置：表示肝功能严重损害，如重度慢性肝炎、肝硬化。

2. **低蛋白血症** 也可见于肝外疾病：①蛋白质摄入不足或消化吸收不良：如营养不良。②蛋白质丢失过多：如肾病综合征、大面积烧伤、急性大出血等。③消耗增加：见于慢性消耗性疾病，如重症结核、甲状腺功能亢进症、恶性肿瘤等。

3. **血清总蛋白及白蛋白升高** 见于各种原因引起的严重脱水，如腹泻、呕吐、肠梗阻、肠瘘、肾上腺皮质功能减退症等。

4. **血清总蛋白及球蛋白升高** 主要由球蛋白升高引起，其中以γ球蛋白升高为主。主要见于：①慢性肝病：如肝硬化、慢性肝炎等。② M球蛋白血症：如多发性骨髓瘤、淋巴瘤、原发性巨球蛋白血症等。③自身免疫性疾病：如系统性红斑狼疮、类风湿关节炎、风湿热等。④慢性炎症与慢性感染：如结核病、疟疾、黑热病等。

### 要点二 胆红素代谢检查

**（一）参考值**

1. 血清总胆红素（STB）3.4~17.1μmol/L；结合胆红素（CB）0~6.8μmol/L；非结合胆红素（UCB）1.7~10.2μmol/L。

2. **尿胆红素定性** 阴性。

3. **尿胆原定性** 阴性或弱阳性。

**（二）临床意义**

1. **鉴别黄疸类型**

（1）溶血性黄疸：STB及UCB升高，以UCB升高为主，见于新生儿黄疸、蚕豆病、珠蛋白生成障碍性贫血等。

（2）肝细胞性黄疸：STB、UCB、CB均升高，见于病毒性肝炎、中毒性肝炎、肝癌、肝硬化等。

（3）阻塞性黄疸：STB及CB升高，以CB升高为主，见于胆石症、胰头癌、肝癌等。

2. **尿胆红素定性试验** 肝细胞性黄疸为阳性，阻塞性黄疸为强阳性；溶血性黄疸为阴性。

3. **尿胆原定性试验** 溶血性黄疸时明显升高，肝细胞黄疸时可升高，发热、心力衰竭、肠梗阻、顽固性便秘等尿胆原也可升高。降低见于阻塞性黄疸，新生儿及长期应用广谱抗生素者。

胆红素代谢检查对黄疸诊断和鉴别诊断具有重要的价值。三种类型黄疸的实验室检查鉴别见表9-4-6-1。

表 9-4-6-1　3 种类型黄疸的实验室检查鉴别表

| 类型 | STB | CB | UCB | CB/STB | 尿胆原 | 尿胆红素 |
|---|---|---|---|---|---|---|
| 溶血性黄疸 | ↑↑ | 轻度↑或正常 | ↑↑ | <20% | (+++) | (-) |
| 肝细胞性黄疸 | ↑↑ | ↑↑ | ↑↑ | 20%~50% | (+)或(-) | (++) |
| 阻塞性黄疸 | ↑↑↑ | ↑↑↑ | 轻度↑或正常 | >50% | (-) | (+++) |

## 要点三　肝脏疾病常用的血清酶检查

肝脏病常用的血清酶及同工酶检查包括：丙氨酸转氨酶(ALT)、天冬氨酸转氨酶(AST)、碱性磷酸酶(ALP)、γ-谷氨酰转肽酶(GGT, γ-GT)、乳酸脱氢酶(LDH)及其同工酶($LDH_1$、$LDH_2$、$LDH_3$、$LDH_4$、$LDH_5$)。

**(一)参考值**

1. ALT 10~40U/L；AST 10~40U/L；ALT/AST≤1。

2. 成人 ALP 40~110U/L；儿童 ALP<250U/L。

3. GGT 0~50U/L。

4. LDH(连续检测法)104~245U/L；LDH(速率法)95~200U/L。

**(二)临床意义**

1. ALT、AST　ALT 主要分布在肝脏，AST 主要分布在心肌。①急性病毒性肝炎：两者均显著升高，ALT 升高更明显，ALT/AST>1。②慢性病毒性肝炎：两者轻度升高或正常，ALT/AST>1；若 ALT/AST<1，提示慢性肝炎进入活动期。③肝硬化：转氨酶活性取决于肝细胞进行性坏死程度。④非病毒性肝病及肝内、外胆汁淤积：转氨酶轻度升高或正常；酒精性肝病时，ALT 基本正常，AST 显著增高，ALT/AST<1。⑤急性心肌梗死：发病 6~8 小时后 AST 升高，18~24 小时达高峰，4~5 天恢复正常，若再次升高提示梗死范围扩大或有新的梗死发生。

2. ALP　ALP 主要分布在肝脏、骨骼、肾、小肠及胎盘中，血清中大部分 ALP 来源于肝脏与骨骼，ALP 经胆汁排入小肠。ALP 升高见于下列几类疾病。①肝胆系统疾病：各种肝内、外胆管阻塞性疾病，如胰头癌、胆道结石，ALP 明显升高；累及肝细胞的疾病，如肝炎、肝硬化，ALP 轻度升高。②骨骼疾病：如纤维性骨炎、骨肉瘤、佝偻病、骨软化症、成骨细胞瘤及骨折恢复期等，ALP 均可升高。

3. GGT　血清中的 GGT 主要来自肝胆系统。升高见于：①胆道阻塞：如原发性胆汁性肝硬化、硬化性胆管炎，GGT 明显升高。②肝脏疾病：肝癌 GGT 明显升高，可高达正常的 10 倍以上；急性病毒性肝炎 GGT 中度升高；慢性病毒性肝炎、肝硬化活动期 GGT 可升高；急性和慢性酒精性肝炎、药物性肝炎 GGT 可明显或中度以上升高。

4. LDH 及其同工酶　LDH 在心肌、骨骼肌、肾脏和红细胞中的含量较为丰富；$LDH_1$ 和 $LDH_2$ 主要来自心肌，$LDH_3$ 主要来自肺、脾，$LDH_4$ 和 $LDH_5$ 主要来自肝脏、骨骼肌，血清中的 $LDH_2$ 含量最高。①急性心肌梗死：发病后 8~18 小时 LDH 开始升高，24~72 小时达高峰，6~10 天恢复正常；病程中 LDH 持续升高或再次升高，提示梗死面积扩大或再次出现梗死；急性心肌梗死早期 $LDH_1$ 和 $LDH_2$ 均升高，$LDH_1$ 升高更明显，$LDH_1/LDH_2>1$。②肝脏疾病：急性和慢性活动性肝炎、肝癌(尤其是转移性肝癌)，LDH 明显升高；肝细胞损伤时 $LDH_5$ 升高明显，$LDH_5>LDH_4$；阻塞性黄疸时 $LDH_4>LDH_5$。③恶性肿瘤：大多数以 $LDH_3$、$LDH_4$ 及 $LDH_5$ 升高为主。

## 要点四　肝炎病毒相关检测

1. **甲型肝炎病毒(HAV)标志物检测**　①HAVAg 阳性：证实 HAV 在体内存在，出现于感染后 10~20 天的粪便中，见于甲肝急性期。②抗 HAV-IgM 阳性：说明机体正在感染 HAV，感染 1 周后产生，是早期诊断甲肝的特异性指标。③抗 HAV-IgA 阳性：是早期诊断甲肝的指标之一，见于甲肝早期、急性期。④抗 HAV-IgG 阳性：是保护性抗体，感染 3 周后出现，且持久存在，是获得免疫力的标志，提示既往感染，可作为流行病学调查的指标。

2. **乙型肝炎病毒(HBV)标志物检测**　①HBsAg 阳性：是 HBV 感染的标志，见于乙型肝炎和 HBV 携带者。②抗 -HBs 阳性：感染后

3~6 个月出现，是一种保护性抗体，见于注射过乙肝疫苗和曾经感染过 HBV 者。③HBeAg 阳性：是病毒复制的标志，传染性强，乙型肝炎处于活动期；HBeAg 持续阳性，表明肝细胞损害较重，且可转为慢性乙型肝炎或肝硬化。④抗 -HBe 阳性：多见于 HBeAg 转阴的患者，表示 HBV 复制减少，传染性降低，但并非保护性抗体，见于 HBV 感染的恢复期。⑤HBcAg 阳性：提示患者血清中有感染的 HBV，病毒复制活跃，传染性强。⑥抗 -HBc 阳性：是反映肝细胞受到 HBV 感染的可靠指标。抗 HBc-IgG：反映抗 -HBc 总抗体的情况，为 HBV 感染的标志，包括正在感染和既往感染。抗 HBc-IgM：在感染急性期滴度高，是诊断急性乙型肝炎和判断病毒复制活跃的重要指标，提示患者血液有强传染性。

**3. 丙型肝炎病毒（HCV）标志物检测**　①抗 HCV-IgM 阳性：见于急性丙型肝炎。②抗 HCV-IgG 阳性：表明已有 HCV 感染，输血后肝炎患者 80%~90% 出现阳性。③HCV-RNA 阳性：见于 HCV 感染，提示 HCV 复制活跃，传染性强。

**4. 丁型肝炎病毒（HDV）标志物检测**　①HDVAg 阳性：出现早，持续时间短，HDVAg 与 HBsAg 常同时阳性，表示 HDV 与 HBV 同时感染。②抗 HDV-IgG 阳性：是诊断丁型肝炎的可靠指标。③抗 HDV-IgM 阳性：出现早，可用于丁型肝炎的早期诊断。④HDV-RNA 阳性：可确诊丁型肝炎。

**5. 戊型肝炎病毒（HEV）标志物检测**　95% 的 HEV 急性期患者抗 HEV-IgM 阳性，是确诊戊型肝炎较为可靠的指标。

# 细目七　肾功能检查

## 要点一　内生肌酐清除率测定

**1. 参考值**　成人（体表面积以 1.73m$^2$ 计）80~120mL/min。

**2. 临床意义**　内生肌酐清除率（Ccr）是判断肾小球损害的敏感指标，根据 Ccr 可将肾功能不全分为 4 期。①肾衰竭代偿期：Ccr 51~80mL/min。②肾衰竭失代偿期：Ccr 50~20mL/min。③肾衰竭期（尿毒症早期）：Ccr 19~10mL/min。④肾衰竭终末期（尿毒症晚期）：Ccr<10mL/min。Ccr 测定还可指导临床用药：Ccr 30~40mL/min 应限制蛋白质的摄入；Ccr<30mL/min，用噻嗪类利尿剂无效，改用袢利尿剂；Ccr ≤ 10mL/min，应做透析治疗。亦用于指导由肾代谢或经肾排出药物的合理使用。

## 要点二　血清肌酐测定

**1. 参考值**　全血肌酐（Cr）：88~177μmol/L。血清或血浆 Cr：男性 53~106μmol/L，女性 44~97μmol/L。

**2. 临床意义**　当肾小球滤过功能下降至正常人的 1/3 时，血 Cr 才明显升高。因此，血肌酐不是检测肾功能的敏感指标。检测的临床意义如下。①评估肾功能的损害程度。血 Cr 升高程度与慢性肾功能衰竭程度成正比。肾功能衰竭代偿期，血 Cr<178μmol/L；肾功能衰竭失代偿期，血 Cr178~445μmol/L；肾功能衰竭期，血 Cr>445μmol/L。②鉴别肾前性与肾实质性少尿。肾前性少尿，血 Cr 升高，一般≤200μmol/L；肾实质性少尿，血 Cr 升高可达 200μmol/L 以上。

## 要点三　血清尿素氮测定

**1. 参考值**　成人 3.2~7.1mmol/L。

**2. 临床意义**　血清尿素氮（BUN）测定反映肾小球的滤过功能，但不是敏感和特异性指标。BUN 升高见于：①肾前性因素：肾血流量减少，如心功能不全、水肿、脱水、休克等；蛋白质分解增加，如急性传染病、上消化道出血、大面积烧伤、大手术后、甲状腺功能亢进症等。②肾性因素：见于严重肾脏疾病引起的慢性肾衰竭，如慢性肾炎、肾盂肾炎、肾结核、肾肿瘤、肾动脉硬化症等。BUN 测定对尿毒症的诊断及预后估计有重要意义。③肾后性因素：见于尿路结石、前列腺肥大、泌尿系肿瘤等引起的尿路梗阻。

## 要点四　昼夜尿比密试验

尿浓缩稀释试验主要反映远曲小管和集合管的重吸收功能。正常人 24 小时尿量为 1000~2000mL，尿最高比重 >1.020。①尿量少比重高：见于肾前性少尿，如血容量不足；肾性少尿，如急性肾炎。②夜尿多比重低：见于慢性肾盂肾炎、慢性肾炎等。③尿比重固定在 1.010~1.012，称为等张尿，表明肾小管重吸收功能严重受损，浓缩稀释功能丧失，见于慢性肾炎、慢性肾盂肾炎晚期等。

### 要点五　血尿酸测定

1. **参考值**　男性 149~416μmol/L,女性 89~357μmol/L。

2. **临床意义**　血清尿酸(UA)升高见于下列疾病。①痛风:血 UA 明显升高是诊断痛风的重要依据。②肾脏疾病:如急性或慢性肾炎、肾结核等。③妊娠高血压综合征。④白血病和恶性肿瘤。

### 要点六　血浆二氧化碳结合力测定

1. **参考值**　22~31mmol/L。

2. **临床意义**　①血浆二氧化碳结合力($CO_2CP$)下降:见于代谢性酸中毒,如急性或慢性肾衰竭、糖尿病酮症酸中毒、严重腹泻等;呼吸性碱中毒,如支气管哮喘、脑炎、癔症等。②$CO_2CP$ 增高:见于代谢性碱中毒,如急性胃炎、幽门梗阻所致的剧烈呕吐;呼吸性酸中毒,如慢性肺源性心脏病、慢性阻塞性肺疾病、广泛肺纤维化等。

## 细目八　临床常用生化检查

### 要点一　空腹血糖测定

**(一)参考值**

以空腹血浆葡萄糖(FPG)检测较为方便,结果可靠。葡萄糖氧化酶法:3.9~6.1mmol/L。

**(二)临床意义**

FPG>7.0mmol/L 称为高糖血症;FPG>9.0mmol/L 时尿糖阳性;FPG<3.9mmol/L 时为血糖减低;FPG<2.8mmol/L 称为低血糖症。

1. **FPG 升高**　生理性升高见于餐后 1~2 小时、高糖饮食、剧烈运动、情绪激动等。病理性增高见于:①各型糖尿病。②内分泌疾病,如甲状腺功能亢进症、巨人症、肢端肥大症、嗜铬细胞瘤、肾上腺皮质功能亢进症等。③应激性因素,如颅脑外伤、急性脑血管病、中枢神经系统感染、心肌梗死等。④肝脏和胰腺疾病,如严重肝损害、坏死性胰腺炎等。⑤其他,如呕吐、脱水、缺氧、麻醉等。

2. **FPG 降低**　生理性降低见于饥饿、长时间剧烈运动等。病理性减低见于:①胰岛素分泌过多,如胰岛 β 细胞增生或肿瘤、胰岛素瘤等。②对抗胰岛素的激素缺乏,如生长激素、肾上腺皮质激素缺乏等。③肝糖原储存缺乏,如重型肝炎、肝硬化、肝癌等严重肝病。④急性酒精中毒。⑤消耗性疾病,如严重营养不良、恶病质等。

### 要点二　口服葡萄糖耐量试验

**(一)适应证**

①无糖尿病症状,空腹血糖或随机血糖有异常,但尚未达到糖尿病诊断标准;或有持续性尿糖者。②无糖尿病症状,但有糖尿病家族史者。③有糖尿病症状,但空腹血糖未达到糖尿病诊断标准者。④有分娩巨大胎儿史的妇女。⑤其他:妊娠或甲状腺功能亢进症患者出现糖尿,或原因不明的肾脏病患者等。

**(二)方法**

采用 WHO 推荐的口服 75g 葡萄糖标准(即口服葡萄糖耐量试验,OGTT),分别检测空腹血糖、服糖后 0.5 小时、1 小时、2 小时、3 小时的血糖和尿糖。

**(三)参考值**

① FPG 3.9~6.1mmol/L。②服糖后 0.5~1 小时血糖达高峰,一般在 7.8~9.0mmol/L,峰值 <11.1mmol/L。③服糖后 2 小时血糖(2hPG)<7.8mmol/L。④服糖后 3 小时血糖恢复至空腹水平。⑤每次尿糖均为阴性。

**(四)临床意义**

1. **诊断糖尿病**　具备以下一项即可诊断为糖尿病:①FPG ≥ 7.0mmol/L,并具有糖尿病症状。② OGTT 2hPG ≥ 11.1mmol/L。③随机血糖≥ 11.1mmol/L,且伴有尿糖阳性,有糖尿病症状者。

2. **判断糖耐量异常**　FPG<7.0mmol/L,2hPG 7.8~11.1mmol/L,且血糖到达高峰时间延长至 1 小时后,血糖恢复正常时间延长至 2~3 小时后,同时伴尿糖阳性者为糖耐量异常,其中 1/3 最终转为糖尿病。常见于 2 型糖尿病、肢端肥大症、甲状腺功能亢进症等。

3. **平坦型糖耐量曲线**　FPG 降低,服糖后血糖上升不明显,2hPG 仍处于低水平。常见于胰岛 β 细胞瘤等。

## 要点三　血糖化血红蛋白检测

血糖化血红蛋白(GHb)分为3种，其中HbA1c(HbA1与葡萄糖结合)含量最高，占60%~80%，是临床最常检测的部分。GHb不受血糖浓度暂时波动的影响，是糖尿病诊断和监控的重要指标。GHb对高血糖，特别是血糖和尿糖波动较大时有特殊的诊断意义。

1. **参考值**　HbA1 5%~8%，HbA1c 4%~6%。

2. **临床意义**　GHb水平取决于血糖水平、高血糖持续时间，其生成量与血糖浓度成正比，且反映的是近2~3个月的平均血糖水平。

(1)评价糖尿病的控制程度：GHb升高提示近2~3个月糖尿病控制不良，故GHb水平可作为糖尿病长期控制程度的监控指标。

(2)鉴别诊断：糖尿病性高血糖GHb升高，应激性高血糖GHb则正常。

## 要点四　血清总胆固醇测定

1. **参考值**　①合适水平：<5.18mmol/L。②边缘水平：5.18~6.19mmol/L。③升高：>6.22mmol/L。

2. **临床意义**　①血清总胆固醇(TC)升高：是动脉粥样硬化的危险因素之一，常见于动脉粥样硬化所致的心、脑血管疾病；还可见于各种高脂蛋白血症、甲状腺功能减退症、糖尿病、肾病综合征、阻塞性黄疸；长期高脂饮食、精神紧张、吸烟、饮酒等。②TC减低：见于严重的肝脏疾病，如急性重型肝炎、肝硬化、甲状腺功能亢进症、严重贫血、营养不良和恶性肿瘤等。

## 要点五　血清甘油三酯测定

1. **参考值**　0.56~1.70mmol/L。

2. **临床意义**　①血清甘油三酯(TG)增高：见于动脉粥样硬化症、冠心病、原发性高脂血症、肥胖症、糖尿病、肾病综合征、甲状腺功能减退症、痛风、阻塞性黄疸和高脂饮食等。②TG降低：见于甲状腺功能亢进症、肾上腺皮质功能减退症、严重的肝脏疾病等。

## 要点六　血清脂蛋白测定

1. **高密度脂蛋白－胆固醇(HDL-C)测定的临床意义**　①HDL-C升高：HDL-C具有抗动脉粥样硬化作用，与TG呈负相关，也与冠心病发病呈负相关，故HDL-C水平高的个体患冠心病的危险性小。②HDL-C降低：常见于动脉粥样硬化症、心脑血管疾病、糖尿病、肾病综合征等。

2. **低密度脂蛋白－胆固醇(LDL-C)测定的临床意义**　①LDL-C增高：判断发生冠心病的危险性，LDL-C是动脉粥样硬化的危险因素之一，LDL-C水平升高与冠心病发病呈正相关；还可见于肥胖症、肾病综合征、甲状腺功能减退症、阻塞性黄疸等。②LDL-C降低：见于甲状腺功能亢进症、肝硬化和低脂饮食等。

## 要点七　血清钾测定

**(一)参考值**

3.5~5.3mmol/L。

**(二)临床意义**

1. **高钾血症(血钾>5.3mmol/L)**

(1)排出减少：如急性或慢性肾衰竭少尿期、肾上腺皮质功能减退症。

(2)摄入过多：如高钾饮食、静脉输注大量钾盐、输入大量库存血液。

(3)细胞内钾外移增多：如严重溶血、大面积烧伤、挤压综合征、组织缺氧和代谢性酸中毒等。

2. **低钾血症(血钾<3.5mmol/L)**

(1)摄入不足：如长期低钾饮食、禁食。

(2)丢失过多：如频繁呕吐、腹泻、胃肠引流、肾上腺皮质功能亢进症、醛固酮增多症、长期应用排钾利尿剂。

(3)分布异常：如心功能不全、肾性水肿、大量应用胰岛素、代谢性碱中毒等。

## 要点八　血清钠测定

**(一)参考值**

137~147mmol/L。

**(二)临床意义**

1. **高钠血症(血钠>147mmol/L)**

(1)摄入过多：如输注大量高渗氯化钠溶液。

(2)水分丢失过多：如大量出汗、长期腹泻、呕吐。

(3)抗利尿激素分泌过多：如肾上腺皮质功能亢进症、醛固酮增多症、脑性高钠血症(如脑外伤、急性脑血管病等)。

2. **低钠血症(血钠<137mmol/L)**

(1)胃肠道失钠：如幽门梗阻、严重呕吐、腹泻、胃肠引流。

(2)尿排出过多：如慢性肾衰竭多尿期、大量应用利尿剂、肾上腺皮质功能减退症。

(3)皮肤失钠:如大量出汗、大面积烧伤。

(4)消耗性低钠:如肺结核、肿瘤等慢性消耗性疾病等。

(5)摄入不足:长期低钠饮食、营养不良等。

## 要点九 血清氯测定

**(一)参考值**

96~108mmol/L。

**(二)临床意义**

**1. 高氯血症(血清氯 >108mmol/L)**

(1)排出减少:如急性或慢性肾衰竭少尿期、尿路梗阻、心力衰竭等。

(2)血液浓缩:如频繁呕吐、反复腹泻、大量出汗。

(3)吸收增加:如肾上腺皮质功能亢进症。

(4)摄入过多:如过量输入生理盐水。

(5)过度换气所致的呼吸性碱中毒等。

**2. 低氯血症(血清氯 <96mmol/L)**

(1)丢失过多:①严重呕吐、腹泻、胃肠引流。②尿排出过多,如肾上腺皮质功能减退症、慢性肾衰竭、糖尿病、应用利尿剂等。③呼吸性酸中毒。

(2)摄入不足:长期低盐饮食、饥饿等。

## 要点十 血清钙测定

**(一)参考值**

2.2~2.7mmol/L。

**(二)临床意义**

**1. 高钙血症(血清钙 >2.7mmol/L)**

(1)溶骨作用增强:如甲状旁腺功能亢进症、多发性骨髓瘤等。

(2)吸收增加:如大量应用维生素 D。

(3)排出减少:如急性肾衰竭等。

(4)摄入过多:大量饮用高钙牛奶或静脉输入含钙溶液过多。

**2. 低钙血症(血清钙 <2.2mmol/L)**

(1)成骨作用增强:如甲状旁腺功能减退症。

(2)摄入不足:如长期低钙饮食。

(3)吸收减少或吸收不良:如手足搐搦症、骨质软化症、佝偻病、维生素 D 缺乏症。

(4)其他疾病:如急性或慢性肾衰竭、代谢性碱中毒、急性坏死性胰腺炎等。

## 要点十一 血清无机磷测定

**(一)参考值**

0.85~1.51mmol/L。

**(二)临床意义**

**1. 血清无机磷升高**

(1)磷排出减少:如肾衰竭、甲状旁腺功能减退症时肾脏排磷减少。

(2)吸收增加:如维生素 D 中毒时,小肠磷吸收增加,肾小管对磷的重吸收增加。

(3)磷从细胞内释出:如酸中毒、急性重型肝炎或白血病、淋巴瘤等化疗后。

(4)多发性骨髓瘤及骨折愈合期等血磷升高。

**2. 血清无机磷降低**

(1)摄入不足:如慢性酒精中毒、长期腹泻、长期静脉营养而未补磷等。

(2)吸收减少和排出增加:如维生素 D 缺乏,肠道吸收磷减少而肾脏排磷增加。

(3)磷丢失过多:如甲状旁腺功能亢进症时,磷从肾脏排出增多。也见于血液透析、肾小管性酸中毒及应用噻嗪类利尿剂等。

## 要点十二 血清铁测定

**(一)参考值**

男性 11~30μmol/L,女性 9~27μmol/L。

**(二)临床意义**

**1. 血清铁升高**

(1)铁利用障碍:如再生障碍性贫血、铁粒幼细胞性贫血、铅中毒等。

(2)铁释放增多:如溶血性贫血、急性肝炎、慢性活动性肝炎等。

(3)铁摄入过多:如反复输血及铁剂治疗过量。

**2. 血清铁降低**

(1)需铁增加,摄入不足:如生长发育期的婴幼儿、青少年,生育期、妊娠期及哺乳期的妇女。

(2)慢性失血:如消化性溃疡、痔、恶性肿瘤、月经量过多等。

## 要点十三 血清心肌酶及其同工酶测定

心肌酶包括血清肌酸激酶(CK)及其同工酶(CK-MB)、乳酸脱氢酶(LDH)及其同工酶。

**CK 及其 CK-MB**

**1. 参考值** 男性 38~174U/L,女性 26~140U/L。

**2. 临床意义** CK 主要存在于骨骼肌和心肌;CK-MB 主要存在于心肌。急性心肌梗死

(AMI)发病后3~8小时CK开始升高,10~36小时达高峰,72~96小时后恢复正常,是AMI早期诊断的敏感指标之一。在AMI病程中,如CK再次升高,提示心肌再梗死;其他如病毒性心肌炎、进行性肌营养不良、骨骼肌损伤、心导管术、电复律以及AMI溶栓后再灌注等,也可引起CK活性升高。CK-MB对AMI早期诊断的灵敏度明显高于CK,且特异性达92%以上,一般在AMI后3~8小时增高,2~3天恢复正常,因此对诊断发病较长时间的AMI有困难。

**3. LDH及其同工酶** (见肝脏疾病常用的实验室检查)。

## 要点十四 心肌肌钙蛋白T测定

**1. 参考值** ①0.02~0.13μg/L;②0.2μg/L为诊断临界值;③>0.5μg/L可诊断AMI。

**2. 临床意义** ①诊断AMI:肌钙蛋白T是诊断AMI的确定性标志物。AMI发病后3~6小时开始升高,10~24小时达高峰,10~15天恢复正常。对诊断AMI的特异性优于CK-MB和LDH;对亚急性及非Q波性心肌梗死或CK-MB无法诊断的心梗患者更有诊断价值。②其他:用于判断不稳定型心绞痛是否发生了微小心肌损伤、AMI后溶栓是否出现再灌注,以及预测接受血液透析治疗的患者的心血管事件的发生都有重要价值。

## 要点十五 心肌肌钙蛋白I测定

**1. 参考值** ①<0.2μg/L;②>1.5μg/L为诊断临界值。

**2. 临床意义** ①诊断AMI。②用于判断是否有微小心肌损伤,如不稳定型心绞痛、急性心肌炎。

## 要点十六 血清肌红蛋白测定

**1. 参考值** ①ELISA法:50~85μg/L。②>75μg/L为诊断临界值。

**2. 临床意义** 肌红蛋白(Mb)存在于心肌和骨骼肌中,因此,测定Mb可用来判断有无心肌或骨骼肌的损伤。AMI发病后0.5~2小时Mb开始升高,5~12小时达高峰,18~30小时恢复正常。因此,对早期诊断AMI明显优于CM-MB和LDH。当骨骼肌损伤、肌营养不良、多发性肌炎、肾功能衰竭及休克时,Mb也可增高。

## 要点十七 B型心钠素测定

**1. 参考值** B型心钠素(BNP)1.5~9.0pmolL,判断值>22pmol/L(100ng/L);NT-pro-BNP<125pg/mL。

**2. 临床意义**

(1)心力衰竭的诊断、监测和预后评估:BNP升高对心衰具有极高的诊断价值。临床上,NT-pro-BNP>2000pg/mL,可以确定心衰。治疗有效时BNP水平可明显下降。若BNP水平持续升高或不降,提示心衰未得到纠正或进一步加重。

(2)鉴别呼吸困难:通过测定BNP水平可以准确筛选出非心衰患者(如肺源性)引起的呼吸困难,BNP在心源性呼吸困难升高,肺源性呼吸困难不升高。

(3)指导心力衰竭的治疗:BNP对心室容量敏感,半衰期短,可以用于指导利尿剂及血管扩张剂的临床应用;还可以用于心脏手术患者的术前、术后心功能的评价,帮助临床选择最佳手术时机。

## 要点十八 血、尿淀粉酶测定

**1. 参考值** Somogyi法:血清800~1800U/L,尿液1000~12000U/L。

**2. 临床意义** 淀粉酶升高见于:①急性胰腺炎:发病后2~3小时血清淀粉酶(AMS)开始升高,12~24小时达高峰,2~5天后恢复正常。尿AMS于发病后12~24小时开始增高,2~10天后恢复正常。②其他胰腺疾病:如慢性胰腺炎急性发作、胰腺囊肿、胰腺癌、胰腺损伤。③非胰腺疾病:急性胆囊炎、流行性腮腺炎、胃肠穿孔、胆管梗阻等。

## 要点十九 血气分析的指标

**1. 动脉血氧分压($PaO_2$)** 正常值为95~100mmHg。$PaO_2$<60mmHg是诊断呼吸衰竭的主要指标。$PaO_2$下降,见于各种原因的呼吸衰竭、静脉血分流入动脉血以及吸入氧分压过低等。

**2. 动脉血氧饱和度($SaO_2$)** 正常值为95%~98%。

**3. 动脉血二氧化碳分压($PaCO_2$)** 反映肺泡的通气状况,正常值为35~45mmHg。$PaCO_2$升高,表明肺泡通气不足,见于肺气肿、慢性呼吸衰竭;$PaCO_2$降低,表明肺泡通气过度。

**4. pH** 正常值为7.35~7.45。pH<7.35见于失代偿性酸中毒;pH>7.45见于失代偿性碱中毒。

**5. 碳酸氢盐** 有标准碳酸氢盐(SB)和

实际碳酸氢盐（AB）2个指标。SB的正常值为22~27mmol/L，不受呼吸因素的影响。SB下降：见于代谢性酸中毒和呼吸性碱中毒；SB升高：见于代谢性碱中毒和呼吸性酸中毒。正常人SB=AB。SB>AB见于呼吸性碱中毒和肺代偿后的代谢性酸中毒；SB<AB见于呼吸性酸中毒和肺代偿后的代谢性碱中毒。

6. **剩余碱（BE）** 正常值为0±3mmol/L，临床意义同SB。

7. **二氧化碳结合力（$CO_2$-CP）** 正常值为23~31mmol/L，临床意义同SB。

8. **阴离子间隙（AG）** 指血浆中未测定阴离子与未测定阳离子之差。AG的正常范围是8~16mmol/L。AG升高：见于乳酸酸中毒，糖尿病酮症酸中毒等，也可见于脱水、使用大量含钠盐的药物等。AG>30mmol/L时，肯定有酸中毒。AG降低：见于低蛋白血症等。

### 要点二十　常见酸碱平衡失衡类型及病因

1. **代谢性酸中毒** 常见病因有糖尿病酮症酸中毒、过度饥饿、酒精中毒、长期高热、严重感染、休克、肾衰竭、严重腹泻、肠瘘等。

2. **代谢性碱中毒** 常见病因包括严重呕吐、幽门梗阻等导致的胃酸丢失，大量使用利尿剂，严重低钾、低氯血症，库欣综合征或长期大量使用糖皮质激素等。

3. **呼吸性酸中毒** 常见病因有慢性阻塞性肺疾病、肺心病、肺纤维化、严重支气管哮喘、各种病因导致的呼吸衰竭等。

4. **呼吸性碱中毒** 可见于精神过度紧张时发生的过度换气，使用呼吸兴奋剂或呼吸机导致的过度通气，以及颅脑病变导致的过度换气等。

5. **呼吸性酸中毒合并代谢性碱中毒** 常见于肺心病并发酸碱失衡时，也见于使用碱性药物过量，或使用利尿剂、糖皮质激素不当引起的低血钾、低血氯等。

6. **呼吸性酸中毒合并代谢性酸中毒** 是肺心病并发酸碱失衡时的常见表现，还可见于各种病因的严重缺氧、休克，以及慢性阻塞性肺疾病、肺纤维化合并严重感染时。

7. **呼吸性碱中毒合并代谢性酸中毒** 可见于肺心病并发酸碱平衡紊乱时，或癔症较长时间发作，过度换气同时合并感染发热等。

8. **呼吸性碱中毒合并代谢性碱中毒** 是一种严重的碱中毒。预后极差。可见于肝硬化合并肝肺综合征时。

## 细目九　临床常用免疫学检查

### 要点一　血清免疫球蛋白测定

免疫球蛋白（Ig）是一组具有抗体活性的蛋白质，有抗病毒、抗菌、溶菌、抗毒素、抗寄生虫感染以及其他免疫作用。血清中的Ig分为5类：IgG、IgA、IgM、IgD和IgE。

#### （一）升高

1. **单克隆免疫球蛋白升高** 表现为5种Ig中仅有某一种升高，见于以下情况：①原发性巨球蛋白血症时，IgM单独明显升高。②多发性骨髓瘤，可分别见到IgG、IgA、IgD、IgE升高，并以此分型。③支气管哮喘、过敏性鼻炎或寄生虫感染时IgE升高。

2. **多克隆免疫球蛋白升高** 表现为IgG、IgA、IgM均增高，见于各种慢性炎症、慢性肝病、肝癌、淋巴瘤、系统性红斑狼疮、类风湿关节炎等自身免疫性疾病。

#### （二）降低

见于各类先天性和获得性体液免疫缺陷、联合免疫缺陷以及长期使用免疫抑制剂的患者，血清中5种Ig均有降低。

### 要点二　血清补体测定

#### （一）总补体溶血活性（CH50）

1. **升高** 见于各种急性炎症、组织损伤和某些恶性肿瘤。

2. **降低** 见于各种免疫复合物性疾病，如肾小球肾炎；自身免疫性疾病，如系统性红斑狼疮、类风湿关节炎、强直性脊柱炎以及同种异体移植排斥反应、血清病等；补体大量丢失，如外伤、手术、大失血；补体合成不足，如慢性肝炎、肝硬化等。

#### （二）补体$C_3$

补体$C_3$是补体各成分中含量最高的一种，占总补体含量的1/2以上。

1. **升高** 见于急性炎症、某些传染病早期、某些恶性肿瘤及排斥反应等。

2. **降低** 见于大部分急性肾小球肾炎、狼疮性肾炎、系统性红斑狼疮、类风湿关节炎等。

## 要点三 抗链球菌溶血素"O"测定

1. **参考值** 乳胶凝集法(LAT):<500U。

2. **临床意义** ①抗链球菌溶血素"O"(ASO)升高:见于风湿热、链球菌感染后急性肾小球肾炎、扁桃体炎、感染性心内膜炎等。②曾有溶血性链球菌感染:在感染溶血性链球菌1周后ASO开始升高,4~6周达高峰,可持续数月甚至数年。所以,ASO升高不一定是近期感染链球菌的证据。若动态升高,且C反应蛋白阳性、血沉增快,有利于风湿热的诊断。

## 要点四 肥达反应检测

肥达反应是检测血清中有无伤寒、副伤寒沙门菌抗体的一种凝集试验。血清抗体效价伤寒"O">1∶80及"H">1∶160对伤寒有诊断意义。①"O"、"H"均升高:提示伤寒可能性大。②"O"不高、"H"升高:可能曾接种过伤寒疫苗或既往感染过。③"O"升高、"H"不高:可能为感染早期或其他沙门菌感染。

## 要点五 梅毒血清学检查

梅毒螺旋体侵入人体后,在血清中产生非特异性抗体(反应素)及特异性抗体。反应素定性试验敏感性高,用于梅毒的初筛;定性试验阳性时必须进行特异性抗体确诊试验,若阳性可确诊为梅毒。

## 要点六 艾滋病病毒抗体测定

艾滋病是由人类免疫缺陷病毒(HIV)引起的获得性免疫缺陷综合征。当机体感染HIV3~8周后,体内可检出抗-HIV抗体。HIV抗体阳性是HIV感染的临床诊断依据。若抗-HIV抗体阳性而无临床症状,则为HIV感染者;如有症状则为艾滋病患者。

## 要点七 蛋白质炎肿瘤标志物检测

1. **血清甲胎蛋白(AFP)增高的临床意义** ①原发性肝癌:AFP是目前诊断原发性肝细胞癌最特异的标志物,血清中AFP>300μg/L可作为诊断阈值。②病毒性肝炎、肝硬化时,AFP可有不同程度的增高,但一般不超过300mg/L。③生殖腺肿瘤、胎儿神经管畸形时,AFP也可升高。

2. **癌胚抗原(CEA)检测的临床意义** ①用于消化器官癌症的诊断:CEA增高见于结肠癌、胃癌、胰腺癌等,但无特异性。②鉴别原发性和转移性肝癌:原发性肝癌CEA增高者不超过9%,而转移性肝癌CEA阳性率高达90%。③其他:肺癌、乳腺癌、膀胱癌、前列腺癌等CEA也可增高。

## 要点八 糖脂肿瘤标志物检测

1. **癌抗原125(CA125)检测的临床意义** ①卵巢癌患者血清CA125水平明显升高,早期诊断和复发诊断的敏感性可达50%~90%,故CA125对诊断卵巢癌有较大临床价值,尤其对观察治疗效果和判断复发较为灵敏。②其他癌症,如宫颈癌、乳腺癌、胰腺癌、胆道癌、肝癌、胃癌、大肠癌、肺癌等,CA125水平也有不同程度的升高。

2. **糖链抗原199(CA199)检测的临床意义** ①有助于胃肠道恶性肿瘤的诊断,尤其对胰腺癌有较高的敏感度及特异性,胰腺癌早期,当特异性为95%时,敏感性可达80%~90%。连续监测CA199对病情进展、手术疗效、预后评估及复发的早期发现都有重要价值。②CA199对消化道良恶性疾病,如胰腺癌与胰腺炎、胃癌与胃溃疡的鉴别诊断也有一定价值。

3. **癌抗原153(CA153)检测的临床意义** CA153不能用于筛查和早期诊断,主要用于乳腺癌患者的治疗监测和预后判断,乳腺癌患者CA153浓度升高较临床症状出现或影像学检查的发现时间早。其他恶性肿瘤,如转移性卵巢癌、结肠癌、支气管肺癌、原发性肝癌等,CA153也有不同程度的升高。

## 要点九 抗核抗体检测

### (一)抗双链DNA抗体测定

1. **参考值** 健康人阴性。

2. **临床意义** 抗双链DNA(dsDNA)抗体阳性对系统性红斑狼疮(SLE)的特异性较高,但敏感性较低。对SLE合并狼疮性肾炎的诊断具有重要意义。肾炎、血管炎、慢性肝炎、类风湿关节炎、干燥综合征等,该抗体亦可出现阳性。

### (二)抗Sm抗体测定

1. **参考值** 健康人阴性。

2. **临床意义** 抗Sm抗体为系统性红斑狼

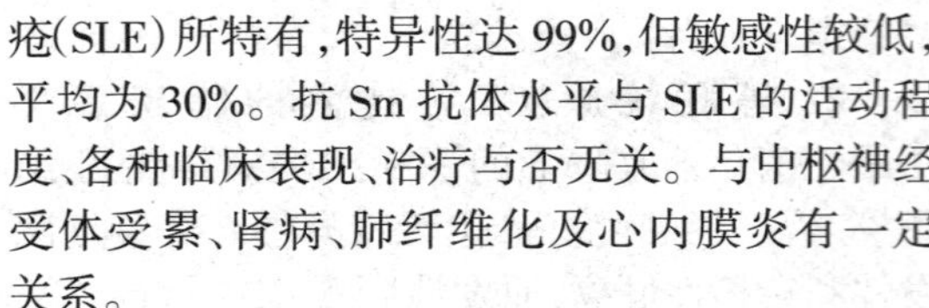

疮(SLE)所特有,特异性达 99%,但敏感性较低,平均为 30%。抗 Sm 抗体水平与 SLE 的活动程度、各种临床表现、治疗与否无关。与中枢神经受体受累、肾病、肺纤维化及心内膜炎有一定关系。

**(三)抗核糖核蛋白抗体测定**

1. **参考值** 健康人阴性。

2. **临床意义** 抗核糖核蛋白抗体阳性几乎见于所有混合性结缔组织病患者。系统性红斑狼疮患者的阳性率为 30%~40%,并常与抗 Sm 抗体相伴出现。低滴度阳性可见于多种风湿病、进行性全身性硬化症、皮肌炎等。

**(四)抗 SSA/RO 抗体测定**

1. **参考值** 健康人阴性。

2. **临床意义** 抗 SSA 抗体阳性在干燥综合征中出现率最高(敏感性 88%~96%),还见于类风湿关节炎(3%~10%)、系统性红斑狼疮(24%~60%)。在下列疾病中也有很高的阳性率,如亚急性皮肤性狼疮(70%~90%),新生儿狼疮(90%)、补体 C2/C4 缺乏症(90%)。抗 SSA/Ro 抗体阳性的系统性红斑狼疮年轻患者常对光敏感。

**(五)抗 SSB 抗体测定**

1. **参考值** 健康人阴性。

2. **临床意义** 抗 SSB 抗体阳性率较高的有:干燥综合征(71%~87%),新生儿狼症综合征(75%)及其伴有先天性心脏传导阻滞(30%~40%)。阳性率较低的见于:系统性红斑狼疮(9%~35%)、单克隆丙种球蛋白病(15%)等。

## 要点十 循环免疫复合物测定

循环免疫复合物(CIC)为非特异性诊断指标,阳性见于:①自身免疫性疾病:如系统性红斑狼疮、类风湿关节炎、干燥综合征等。②急性链球菌感染后肾炎、乙型肝炎、感染性心内膜炎、麻风等。

## 要点十一 C 反应蛋白测定

C 反应蛋白(CRP)是一种急性时相蛋白质,具有免疫调节作用。CRP 是急性时相反应极灵敏的指标。

1. CRP 升高见于各种急性化脓性炎症、菌血症、组织坏死、恶性肿瘤等的早期。

2. CRP 检测可作为细菌感染与非细菌感染、器质性病变与功能性改变的鉴别指标,一般非细菌性感染、功能性改变者 CRP 正常。

# 第五单元 器械检查

## 细目一 心电图检查

### 要点一 心电图各波段的组成和命名

每个心动周期在心电图上可表现为四个波(P波、QRS波群、T波和U波)、三个段(PR段、ST段和TP段)、两个间期(PR间期和QT间期)和一个J点(即QRS波群终末部与ST段起始部的交接点)。

P波：为心房除极波，反映左、右心房除极过程中的电位和时间变化。

PR段：是电激动过程在房室交界区以及房室束、室内传导系统所产生的微弱电位变化，一般呈零电位，显示为等电位线(基线)。

PR间期：自P波的起点至QRS波群的起点，反映激动从窦房结发出后经心房、房室交界、房室束、束支及普肯耶纤维网传到心室肌所需要的时间。

QRS波群：为左、右心室除极的波，反映左、右心室除极过程中的电位和时间变化。

ST段：从QRS波群终点至T波起点的一段平线，反映心室早期缓慢复极的电位和时间变化。

T波：为心室复极波，反映心室晚期快速复极的电位和时间变化。

QT间期：从QRS波群的起点至T波终点，代表左、右心室除极与复极全过程的时间。

U波：为T波后的一个小波，产生机制未明。

### 要点二 常用心电图导联

**(一) 肢体导联**

包括标准导联Ⅰ、Ⅱ、Ⅲ及加压肢体导联。标准导联反映两个肢体之间的电位差。加压肢体导联反映检测部位的电位变化，见表9-5-1-1。

**表9-5-1-1 常规肢体导联心电图电极位置**

| 导联 | Ⅰ | Ⅱ | Ⅲ | aVR | aVL | aVF |
|---|---|---|---|---|---|---|
| 正极 | L | F | F | R | L | F |
| 负极 | R | R | L | 另两肢体加接电阻并连接在一起 | | |
| 导联轴在六轴系统中的方位 | 0° | +60° | +120° | -150° | -30° | +90° |

**1. 标准导联**

(1) Ⅰ导联：正极接左上肢，负极接右上肢。

(2) Ⅱ导联：正极接左下肢，负极接右上肢。

(3) Ⅲ导联：正极接左下肢，负极接左上肢。

**2. 加压肢体导联**

(1) 加压右上肢导联(aVR)：探查电极置于右上肢并与心电图机正极相连，左上、下肢加接电阻并连接构成无关电极并与心电图机负极相连。

(2) 加压左上肢导联(aVL)：探查电极置于左上肢并与心电图机正极相连，右上肢与左下肢加接电阻并连接构成无关电极并与心电图机负极相连。

(3) 加压左下肢导联(aVF)：探查电极置于左下肢并与心电图机正极相连，左、右上肢加接电阻并连接构成无关电极并与心电图机负极相连。

**(二) 胸导联**

胸导联包括$V_1$~$V_6$导联。将负极与中心电端连接，正极与放置在胸壁一定位置的探查电极相连。探查电极距心脏很近，心电图波形振幅较大。

$V_1$：胸骨右缘第4肋间。

$V_2$：胸骨左缘第4肋间。

$V_3$：$V_2$与$V_4$两点连线的中点。

$V_4$：左锁骨中线与第5肋间相交处。

$V_5$:左腋前线 $V_4$ 水平处。

$V_6$:左腋中线 $V_4$ 水平处。

临床上为诊断后壁心肌梗死,常需要加做 $V_7$~$V_9$ 导联;诊断右心病变需加做 $V_{3R}$~$V_{6R}$ 导联。

常规胸导联及选用导联电极的位置与作用见表 9-5-1-2。

表 9-5-1-2　常规胸导联及选用导联电极的位置与作用

| 导联 | | 正极位置 | 负极位置 | 主要作用 |
|---|---|---|---|---|
| 常规导联 | $V_1$ | 胸骨右缘第 4 肋间 | 无干电极 | 反映右心室处的电位变化 |
| | $V_2$ | 胸骨左缘第 4 肋间 | 无干电极 | 反映右心室处的电位变化 |
| | $V_3$ | $V_2$ 和 $V_4$ 连线的中点处 | 无干电极 | 反映室间隔处的电位变化 |
| | $V_4$ | 左锁骨中线与第 5 肋间相交处 | 无干电极 | 反映室间隔处的电位变化 |
| | $V_5$ | 左腋前线 $V_4$ 水平 | 无干电极 | 反映左心室前侧壁处的电位变化 |
| | $V_6$ | 左腋中线 $V_4$ 水平 | 无干电极 | 反映左心室侧壁处的电位变化 |
| 选用导联 | $V_7$ | 左腋后线 $V_4$ 水平 | 无干电极 | 诊断后壁心肌梗死 |
| | $V_8$ | 左肩胛骨线 $V_4$ 水平 | 无干电极 | 诊断后壁心肌梗死 |
| | $V_9$ | 左脊旁线 $V_4$ 水平 | 无干电极 | 诊断后壁心肌梗死 |
| | $V_{3R}$~$V_{6R}$ | 右胸与 $V_3$~$V_6$ 对称处 | 无干电极 | 诊断右心病变 |

## 要点三　心电图测量方法

### (一)心电图记录纸的组成

1. 横坐标,表示时间。

2. 纵坐标,记录电压。

### (二)心率的计算

1. **心律齐者**　心率(次/分)=60/RR(或PP)间距(s)。也可采用查表法。

2. **心律不齐者**　取 5~10 个心动周期 RR 间距的平均值,算出心率。

### (三)心电图各波段的测量

1. **时间的测量**　一般规定,测量各波时距应自波形起点的内缘起测至波形终点的内缘。

2. **振幅(电压)的测量**　测量正向波形的高度,以基线上缘至波形的顶点之间的垂直距离为准;测量负向波形的深度,以基线的下缘至波形底端的垂直距离为准。

3. **R 峰时间的测量**　指从 QRS 波群起点量到 R 波顶点与等电位线的垂直线之间的距离。有切迹或 R′ 波,则以 R′ 波顶点为准。一般只测 $V_1$ 和 $V_5$。

4. **间期的测量**

(1)PR 间期:应选择有明显 P 波和 Q 波的导联(一般多选Ⅱ导联),自 P 波的起点量至 QRS 波群的起点。

(2)QT 间期:选择 T 波比较清晰的导联,测量 QRS 波起点到 T 波终点的间距。

5. **ST 段移位的测量**　①ST 段抬高:从等电位线上缘垂直量到 ST 上缘。②ST 段下移:从等电位线下缘垂直量到 ST 段下缘。③ST 段移位:一般应与 TP 段相比较;如由于心动过速等原因而 TP 不明显时,可与 PR 段相比较;亦可以前后两个 QRS 波群起点的连线作为基线与之比较。斜行向上的 ST 段,以 J 点作为判断 ST 段移位的依据;斜行向下的 ST 段,以 J 点后 0.06~0.08 处作为判断 ST 段移位的依据。

## 要点四　心电轴测定

心电轴是心室除极过程中全部瞬间综合向量形成的总向量。

1. **心电轴的测量方法**　心电轴的测量方法有 3 种,即目测法、振幅法、查表法。目测法是根据Ⅰ、Ⅲ导联 QRS 波群的主波方向进行判断的。如果Ⅰ、Ⅲ导联 QRS 波群的主波方向均向上,则电轴不偏;若Ⅰ导联 QRS 波群的主波方向向上,而Ⅲ导联 QRS 波群的主波方向向下,则心电轴左偏;若Ⅰ导联 QRS 波群的主波方向向下,而Ⅲ导联 QRS 波群的主波方向向上,则为心电轴右偏；如果Ⅰ、Ⅲ导联QRS波群的主波方向均向下，则为心电轴极度右偏或不确定电轴。

2. **心电轴的临床意义**　正常心电轴一般在0°~+90°之间。心电轴在+30°~+90°，表示电轴不偏。0°~+30°为电轴轻度左偏，0°~-30°为中度左偏，-30°~-90°为电轴显著左偏；+90°~+120°为电轴轻度或中度右偏，+120°~+180°为电轴显著右偏；-90°~-180为不确定性电轴。心电轴轻度、中度左偏或右偏不一定是病态。左前分支阻滞、左心室肥大、大量腹水、肥胖、妊娠、横位心脏等，可使心电轴显著左偏。左后分支阻滞、右心室肥大、广泛心肌梗死、肺气肿、垂直位心脏等，可使心电轴显著右偏。

## 要点五　心电图各波段的正常范围及其变化的意义

### （一）P波

正常P波在多数导联呈钝圆形，有时可有切迹，但切迹双峰之间的距离<0.04秒。窦性P波在aVR导联倒置，Ⅰ、Ⅱ、aVF、$V_4$~$V_6$导联直立，其余导联（Ⅲ、aVL、$V_1$、$V_2$）可直立、低平、双向或倒置。正常P波的时间≤0.11s；电压在肢导联<0.25mV，胸导联<0.2mV。

P波在aVR导联直立，Ⅱ、Ⅲ、aVF导联倒置时称为逆行型P′波，表示激动起源于房室交界区或心房下部。P波时间>0.11s，且切迹双峰间的距离≥0.04s，提示左心房肥大；P波电压在肢导联≥0.25mV、胸导联≥0.2mV，常表示右心房肥大；P波低平无病理意义。

### （二）PR间期

成年人心率在正常范围时，PR间期为0.12~0.20s。PR间期受年龄和心率的影响，年龄小或心率快时PR间期较短，老年人或心动过缓时较长，但一般不超过0.22s。

PR间期超过正常最高值者称为PR间期延长，见于一度房室传导阻滞。PR间期<0.12s，而P波形态、方向正常，见于预激综合征；PR间期<0.12s，且伴有逆行型P′波时，见于房室交界区心律。

### （三）QRS波群

1. **时间**　正常成人QRS波群时间为0.06~0.10s，$V_1$导联R峰时间<0.03s，$V_5$导联R峰时间<0.05s。QRS波群时间或R峰时间延长，见于心室肥大、心室内传导阻滞及预激综合征。

2. **形态与电压**　正常人$V_1$、$V_2$导联为rS型，$V_1$的R/S<1、$R_{V1}$<1.0mV，如超过此值提示右心室肥大。$V_5$、$V_6$导联呈qR、qRs、Rs型，$V_5$的R/S>1、$R_{V5}$<2.5mV，如超过此值提示左心室肥大。$V_3$、$V_4$导联为过渡区图形，呈RS型，R/S比值接近于1。正常人的胸导联，自$V_1$至$V_5$，R波逐渐增高至最大，S波逐渐变小。如果过渡区图形出现于$V_1$、$V_2$导联，表示心脏有逆钟向转位；如果过渡区图形出现在$V_5$、$V_6$导联，表示心脏有顺钟向转位。在aVR导联，QRS波群主波向下，$R_{aVR}$<0.5mV，如超过此值提示右心室肥大。在aVL及aVF导联，QRS波群形态不定，$R_{aVL}$<1.2mV、$R_{aVF}$<2.0mV，如超过此值提示左心室肥大。

如果6个肢体导联中，每个QRS波群中向上及向下波电压的绝对值之和都小于0.5mV或/和每个胸导联QRS波群中向上及向下波电压的绝对值之和都小于0.8mV，称为低电压，可见于少数正常人，多见于肺气肿、心包积液、全身性水肿、心肌梗死、心肌病、黏液性水肿、缩窄性心包炎等。

Q波：正常人除aVR导联可呈QS或Qr型外，其他导联Q波的振幅不得超过同导联R波的1/4，时间<0.04s。正常情况下，$V_1$、$V_2$导联不应有q波，但可呈QS型，$V_3$导联极少有q波。超过正常范围的Q波称为异常Q波，常见于心肌梗死。

### （四）J点

QRS波群的终末与ST段起始的交接点称为J点。J点大多在等电位线上，通常随着ST段的偏移而发生移位。

### （五）ST段

正常ST段多为一等电位线，但在任何导联ST段下移不应超过0.05mV；ST段抬高在$V_2$、$V_3$导联男性不超过0.2mV，女性不超过0.15mV，其他导联均不应超过0.1mV。

ST段下移超过正常范围，见于心肌缺血、心肌损伤、洋地黄作用、心室肥厚及束支传导阻滞等。ST段上抬超过正常范围且弓背向上见于急性心肌梗死，弓背向下的抬高见于急性心包炎。ST段上抬亦可见于变异型心绞痛和室壁瘤。

### （六）T波

正常T波是一个不对称的宽大而光滑的波，前支较长，后支较短；T波的方向与QRS波群主波方向一致；在 R 波为主的导联中，T 波电压不应低于同导联 R 波的 1/10。

在 QRS 波群主波向上的导联中，T 波低平、双向或倒置见于心肌缺血、心肌损伤、低血钾、低血钙、洋地黄效应、心室肥厚及心室内传导阻滞等。T 波高耸见于急性心肌梗死早期和高血钾。

### （七）QT 间期

QT 间期与心率快慢密切相关，心率越快，QT 间期越短，反之越长。QT 间期的正常范围为 0.32~0.44s。QT 间期延长常见于心肌损伤、心肌缺血、心室肥大、心室内传导阻滞、心肌炎、心肌病、低血钙、低血钾、QT 间期延长综合征以及药物（如奎尼丁、胺碘酮）作用等。QT 间期缩短见于高血钙、高血钾、洋地黄效应。

### （八）U 波

U 波是 T 波后的一个低平波，波形圆钝，在胸导联上（尤其是 $V_3$）较清楚。U 波的方向与 T 波方向一致。U 波增高常见于低血钾。

## 要点六　心房、心室肥大的心电图表现

### （一）心房肥大的心电图表现

**1. 左心房肥大**　P 波增宽≥0.12s，常呈双峰型，双峰间距≥0.04s，以Ⅰ、Ⅱ、aVL 导联上最为显著。$V_1$ 导联的 P 波终末部的负向波变深，Ptf ≤ -0.04mm·s。多见于二尖瓣狭窄，故称为“二尖瓣型 P 波”。

**2. 右心房肥大**　P 波尖而高耸，其幅度≥0.25mV，心电图中以Ⅱ、Ⅲ、avF 导联表现最为突出，称为“肺型 P 波”，常见于慢性肺源性心脏病以及某些先天性心脏病。

### （二）心室肥大的心电图表现

**1. 左心室肥大**

（1）QRS 波群电压增高：$R_{V5}$ 或 $R_{V6}$>2.5mV，$R_{V5}+S_{V1}$>4.0mV（男）或 >3.5mV（女）。

（2）心电轴左偏。

（3）QRS 波群时间延长到 0.10~0.11s。

（4）ST-T 改变，以 R 波为主的导联中，T 波低平，双向或倒置。

上述指标中，以 QRS 波群高电压为重要，是诊断左心室肥大的基本条件。仅有 QRS 波群电压增高表现而无其他阳性指标者，称为左心室高电压，可见于左心室肥大，也可见于经常体力锻炼者；仅有 $V_5$ 导联或以 R 波为主的导联 ST 段下移 >0.05mV，T 波低平、双向或倒置者，为左心室劳损；同时有 QRS 波群电压增高及 ST-T 改变者，称为左心室肥大伴劳损。

左心室肥大常见于高血压心脏病、二尖瓣关闭不全、主动脉瓣狭窄、主动脉瓣关闭不全、冠心病、心肌病等。

**2. 右心室肥大**

（1）$V_1$ 的 R/S>1，$V_5$ 的 R/S<1，aVR 导联以 R 波为主。

（2）$R_{V1}+S_{V5}$>1.05mV（重症 >1.2mV），aVR R/q 或 R/S>1，$R_{aVR}$>0.5mV。

（3）心电轴右偏，重症可 >+110°。

（4）右胸导联 ST 段下移 >0.05mV，T 波低平、双向或倒置。

右心室肥大常见于慢性肺心病、二尖瓣狭窄、先天性心脏病等。

## 要点七　心肌缺血与心肌梗死的心电图表现

### （一）心肌缺血

**1. 稳定型心绞痛**　面对缺血区的导联上出现 ST 段水平型或下斜型下移≥0.1mV，T 波低平、双向或倒置，时间一般小于 15 分钟。

**2. 变异型心绞痛**　常于休息或安静时发病，心电图可见暂时性 ST 段抬高，常常伴有 T 波高耸，对应导联 ST 段下移。

**3. 慢性冠状动脉供血不足**　在 R 波占优势的导联上，ST 段呈水平型或下斜型压低≥0.05mV，T 波低平、双向或倒置。

### （二）心肌梗死

**1. 基本图形**

（1）缺血型 T 波改变：缺血发生于心内膜面，T 波高而直立；若发生于心外膜面，出现对称性 T 波倒置。

（2）损伤型 ST 段改变：面向损伤心肌的导联出现 ST 段明显抬高，可形成单相曲线。

（3）坏死型 Q 波出现：面向坏死区的导联出现异常 Q 波（时限≥0.04s，振幅≥1/4 R）或者呈 QS 波。

**2. 心肌梗死的图形演变及分期**

（1）超急性期：心肌梗死发生数分钟后出现 T 波高耸或 ST 段斜行上移或弓背向上抬高，持续数小时。

（2）急性期：心肌梗死发生后数小时或数日，可持续 6 小时 ~7 天，ST 段逐渐升高呈弓背型，并可与 T 波融合成单向曲线，此时可出现异

常Q波，继而ST段逐渐下降至等电位线，直立的T波开始倒置，并逐渐加深。在此期坏死型Q波、损伤型ST段抬高及缺血型T波倒置可同时并存。

（3）亚急性期：心肌梗死发生后7~28天，抬高的ST段基本恢复至基线，坏死型Q波持续存在，缺血型T波由倒置较深逐渐变浅。

（4）陈旧期：心肌梗死发生3~6个月之后或更久，ST段和T波不再变化，常遗留下坏死的Q波，常持续存在终生，亦可能逐渐缩小。

3. **心肌梗死的定位诊断** 根据坏死图形（异常Q波或QS波）出现于哪些导联而作出定位诊断（表9-5-1-3）。

表9-5-1-3 心肌梗死的心电图定位诊断

| 部位 | 特征性ECG改变导联 | 对应性改变导联 |
|---|---|---|
| 前间壁 | $V_1$~$V_3$ | — |
| 前壁 | $V_3$~$V_5$ | — |
| 侧壁 | Ⅰ、aVL、$V_5$、$V_6$ | — |
| 广泛前壁 | $V_1$~$V_6$ | — |
| 下壁 | Ⅱ、Ⅲ、aVF | Ⅰ、aVL |
| 右心室 | $V_{3R}$~$V_{5R}$ | 多伴下壁梗死 |

## 要点八 常见心律失常的心电图表现

### （一）房性期前收缩的心电图表现

1. 提早出现的房性P′波，形态与窦性P波不同。

2. P′R间期≥0.12s。

3. 房性P′波后有正常形态的QRS波群。

4. 代偿间歇不完全。

### （二）室性期前收缩的心电图表现

1. 提早出现的宽大畸形的QRS波群，其前无相关的P波或P′波。

2. QRS时限常≥0.12s。

3. T波方向与QRS主波方向相反。

4. 有完全性代偿间歇。

### （三）交界性期前收缩的心电图表现

1. 提前出现的QRS波群，形态基本正常。

2. 出现逆行P′波，可在QRS之前（P′R间期<0.12s），或QRS之后（RP′间期<0.20s），或与QRS相重叠。

3. 常有完全性代偿间歇。

### （四）阵发性室上性心动过速的心电图表现

1. 连续出现的房性或交界性期前收缩，频率为150~250次/分，节律规则。

2. QRS波群形态基本正常，时间≤0.10s。

3. ST-T无变化，或呈继发性ST段下移和T波倒置。

### （五）心房颤动的心电图表现

1. P波消失，代以大小不等、间距不均、形状各异的心房颤动波（f波），频率为350~600次/分，以$V_1$导联最明显。

2. RR间距绝对不匀齐，即心室律绝对不规则。

3. QRS波群形态通常正常，当心室率过快时，发生室内差异性传导，QRS波群增宽畸形。

### （六）心室颤动的心电图表现

1. QRS-T波群消失，出现形状不一、大小不等、极不规则的心室颤动波。

2. 频率为200~500次/分。

### （七）房室传导阻滞的心电图表现

1. **一度房室传导阻滞** ①窦性P波规律出现，其后均伴有QRS波群。②PR间期延长≥0.21s（老年人>0.22s）。

2. **二度Ⅰ型房室传导阻滞** ①P波规律出现，PR间期进行性延长，直至发生心室漏搏（P波后无QRS波群）。②漏搏后PR间期缩短，之后又逐渐延长，直至QRS脱落，周而复始。③QRS波群时间、形态一般正常。

3. **二度Ⅱ型房室传导阻滞** ①窦性P波规律出现，PR间期恒定（正常或延长）。②部分P波后无QRS波群（发生心室漏搏）。③房室传导比例一般为3∶2或4∶3等。

**4. 三度房室传导阻滞(完全性房室传导阻滞)** ①P 波和 QRS 波群无固定关系,PP 与 RR 间距各有其固定的规律性。②心房率 > 心室率。③QRS 波群形态正常或宽大畸形。

### 要点九 动态心电图监测适应症

动态心电图可以获得被检者日常生活状态下连续 24 小时甚至更长时间的心电图资料,因此常可检测到常规心电图检查不易发现的一过性异常心电图改变。临床上应用动态心电图监测的适应证如下。

1. 心律失常的定性和定量诊断。
2. 心肌缺血的诊断和评价。
3. 心脏病患者的预后评价。
4. 心肌缺血及心律失常药物疗效的评价。
5. 心脏病患者日常生活能力的评定。
6. 选择安装心脏起搏器的适应证及起搏器的功能评定。
7. 用于医学科学研究和流行病学调查。

### 要点十 心电图运动负荷试验的适应证和禁忌证

**(一) 适应证**

**1. 用于诊断**

(1)确定冠心病的诊断。
(2)胸痛的鉴别诊断。
(3)早期检出无临床症状的冠心病。
(4)确定与运动相关的心律失常。
(5)确定运动引起症状的原因。
(6)早期检出不稳定型心绞痛。

**2. 用于评价**

(1)评价心功能。
(2)冠心病药物(如抗心绞痛药物)的疗效。
(3)外科及介入治疗效果,如 PTCA、CABG。
(4)心肌梗死患者的预后;梗死后患者是否进一步行心导管检查的筛选。
(5)评价窦房结功能。

**3. 用于指导康复锻炼**

(1)心脏病患者的康复。
(2)非心脏病患者的康复。

**4. 用于研究**

(1)评价抗心绞痛药物。
(2)评价抗心律失常的药物。
(3)评价各类心血管疾病的运动反应。

**5. 用于筛选** 如选拔宇航员或运动员体力鉴定等。

**(二) 禁忌证**

**1. 绝对禁忌证**

(1)急性心肌梗死 5 天内。
(2)药物治疗未控制的不稳定型心绞痛。
(3)引起症状或血流动力学障碍的未控制的心律失常。
(4)有症状的严重主动脉瓣狭窄;未控制的有症状的心力衰竭。
(5)急性肺栓塞。
(6)急性心肌炎或心包炎。
(7)急性主动脉夹层。

**2. 相对禁忌证**

(1)冠状动脉左主干狭窄。
(2)中度狭窄的心脏瓣膜病。
(3)电解质异常。
(4)严重的高血压(收缩压 >200mmHg 和 / 或舒张压 >110mmHg)。
(5)梗阻性肥厚型心肌病及其他形式的流出道梗阻。
(6)存在不能充分运动的身心障碍。
(7)高度房室传导阻滞。

## 细目二 肺功能检查

### 要点一 肺容积检查

四种基础肺容积包括:潮气容积、补吸气容积、补呼气容积和残气容积。正常成人的潮气容积约为 500mL。

### 要点二 肺容量检查

肺容量由 2 个或 2 个以上的肺容积组成。四种基础肺容量包括:深吸气量、肺活量、功能残气量和肺总量。

**1. 深吸气量(IC)** 呼吸肌功能减退、限制性或阻塞性通气功能障碍时 IC 减少。

**2. 肺活量(VC)** 正常成年男性的 VC 为(4217 ± 690)mL,女性为(3105 ± 452)mL。正常人的 VC 不应低于预计值的 80%。VC 减少见于各种疾病引起的限制性通气功能障碍,以及阻塞性通气功能障碍和呼吸肌功能障碍等疾病。

3. **功能残气量（FRC）**　正常成年男性的FRC为（3112±611）mL，女性为（2348±479）mL。FRC增加提示肺充气过度，见于阻塞性肺气肿、支气管哮喘发作等。

4. **肺总量（TLC）**　正常成年男性的TLC为（5766±782）mL，女性为（4353±644）mL。TLC增加见于阻塞性肺气肿等阻塞性通气障碍；TLC减少见于限制性通气功能障碍，如气胸、胸腔积液、肺纤维化等。

### 要点三　通气功能检查

1. **肺通气量**　包括每分钟静息通气量、肺泡通气量、最大通气量。最大通气量减少见于各种疾病引起的限制性、阻塞性通气功能障碍和呼吸肌功能障碍等。

2. **用力肺活量（FVC）**　正常人的FVC=VC。FVC的检查内容包括第1秒用力呼气容积（$FEV_{1.0}$）、最大呼气中期流量。正常人的$FEV_{1.0}$/FVC%为83%，$FEV_{3.0}$/FVC%为99%。当$FEV_{1.0}$/FVC%<70%时，提示有阻塞性通气功能障碍，如肺气肿等。限制性通气功能障碍时，此比值正常，甚至增加。

### 要点四　换气功能检查

包括气体分布、通气/血流比值以及弥散功能检查。正常人的肺泡通气量每分钟约为4L，肺血流量每分钟约为5L，通气/血流比值为0.8。通气/血流比值>0.8，见于肺动脉栓塞等；通气/血流比值<0.8，见于支气管痉挛与阻塞、肺炎、肺水肿、急性呼吸窘迫综合征（ARDS）等。

## 细目三　内镜检查

### 要点一　上消化道内镜检查

上消化道内镜检查，包括食管、胃、十二指肠的检查。

**（一）适应证**

食管、胃、十二指肠疾病诊断不明者，均可进行上消化道内镜检查。

1. 有咽下困难、胸骨后疼痛、烧灼感、上腹部疼痛、不适、饱胀、反酸等症状原因不明者。

2. 上消化道出血原因不明者。

3. X线钡餐检查不能确诊或不能解释的上消化道病变，特别是黏膜病变和疑有肿瘤者。

4. 药物治疗前后对比，需要随访的病变，如溃疡病、萎缩性胃炎、反流性食管炎等。

5. 需要内镜治疗的患者，如异物取出、镜下止血、食管静脉曲张硬化剂注射及套扎、食管狭窄的扩张治疗、上消化道息肉摘除术等。

**（二）禁忌证**

1. 神志不清、精神失常、检查不能合作者。

2. 休克、昏迷等危重状态。

3. 严重的心肺疾患，如严重心律失常、心力衰竭、急性心肌梗死、严重呼吸衰竭和支气管哮喘发作。轻症心肺功能不全不属禁忌证，但需在监护下进行。

4. 疑有食管、胃、十二指肠穿孔。

5. 严重的咽喉部疾患、腐蚀性食管炎和胃炎、巨大食管憩室、主动脉瘤及严重颈胸段脊柱畸形等。

6. 急性传染性肝炎或胃肠道传染病一般暂缓检查；慢性乙、丙型肝炎或抗原携带者，AIDS患者应备有特殊的消毒措施。

### 要点二　下消化道内镜检查

下消化道内镜检查，包括乙状结肠镜、全结肠镜及小肠镜检查。

**（一）适应证**

1. 有腹泻、便血、下腹部疼痛、贫血、腹部包块等症状、体征原因不明者。

2. X线钡剂灌肠或乙状结肠镜检查有异常者，如狭窄、溃疡、息肉、癌肿、憩室等。

3. 肠道炎性疾病的诊断与随访观察。

4. 结肠癌肿的术前诊断与术后随访、癌前病变的监视、息肉摘除术后的随访等。

5. 需做止血及结肠息肉摘除术等治疗者。

**（二）禁忌证**

1. 肛门、直肠严重狭窄者。

2. 重症细菌性痢疾、溃疡性结肠炎及憩室炎等。

3. 严重心肺功能不全、精神失常及昏迷者。

4. 急性弥漫性腹膜炎及腹腔器官穿孔者。

5. 妊娠妇女。

### 要点三　支气管镜检查

支气管镜可用于观察病变、做活检或刷检、

钳取异物、清除异物、进行支气管灌洗或支气管肺泡灌洗等,是诊断、治疗、抢救支气管与肺及胸膜疾病的重要方法。

(一)适应证

1. 原因不明的咯血或痰中带血者。
2. 原因不明的干咳或局限性哮鸣音者。
3. 同一部位反复发生的肺炎者。
4. 原因不明的肺不张或胸腔积液者。
5. 原因不明的喉返神经麻痹、膈神经麻痹或上腔静脉梗阻者。
6. 临床表现或 X 线检查疑为肺癌者。
7. X 线检查无异常,而痰中找到癌细胞者。
8. 诊断不明的支气管及肺部病变需要做支气管组织活检、刷检或灌洗并进行细胞学或细菌学检查者。
9. 用于治疗,如取出支气管异物,肺化脓症的吸痰或局部用药,手术后痰液潴留的吸痰,肺癌局部瘤体的放疗和化疗,紧急情况下纤维支气管镜引导的气管插管实施等。

(二)禁忌证

1. 严重心肺功能不全、严重心律失常、频发心绞痛者。
2. 极度衰弱且不能耐受检查者。
3. 出血、凝血机制明显异常者。
4. 主动脉瘤有破裂危险者。
5. 近期有大咯血、哮喘发作、上呼吸道感染或高热者(应暂缓检查)。
6. 对麻醉药物过敏者。

## 要点四　腹腔镜检查

腹腔镜通过腹壁切口插入内镜对腹腔内病变进行诊断和治疗,能以微小的创伤、很轻的痛苦,在直观下获取诊断依据,使诊断与手术一体化。

(一)适应证

1. 可用于外科急腹症、慢性腹痛的诊断及处理,腹部肿瘤的诊断与分期、诊断性组织活检等。
2. 在治疗方面,可进行胆囊切除、胆管切开取石、胆管癌切除、脾切除、肝叶切除、胃穿孔缝合修补、胃高位迷走神经切断、阑尾切除、左或右半结肠切除、直肠癌根治术、疝修补术等。
3. 妇科疾病的治疗,如卵巢囊肿剥除、盆腔粘连分解、输卵管通液、子宫肌瘤切除、宫颈息肉切除等。
4. 泌尿外科的精索静脉曲张结扎、盆腔淋巴结清扫、肾切除等手术。

(二)禁忌证

1. 严重的心、肺、肝、肾功能不全。
2. 盆腔、腹腔巨大肿块。
3. 弥漫性腹膜炎伴肠梗阻。
4. 腹部疝或横膈疝。
5. 严重盆腔粘连。
6. 缺乏经验的手术者。

# 第六单元　影像学检查

## 细目一　超声检查

### 要点一　超声检查的临床应用

1. 检测实质性脏器(如肝、肾、脾、胰腺、子宫及卵巢等)的大小、形态、边界及脏器内部回声等,帮助判断有无病变或病变情况。

2. 检测某些囊性器官(如胆囊、膀胱、胃等)的形态、走向及功能状态。

3. 检测心脏、大血管和外周血管的结构、功能及血流动力学状态,包括对各种先天性和后天性心脏病、血管畸形及闭塞性血管病等的诊断。

4. 鉴别脏器内局灶性病变性质,是实质性还是囊性,还可鉴别部分病变的良、恶性。

5. 检测积液(如胸腔积液、腹腔积液、心包积液、肾盂积液及脓肿等)的存在与否,对积液量的多少作出初步估计。

6. 对一些疾病的治疗后动态随访,如急性胰腺炎、甲状腺肿块、子宫肌瘤等。

7. 介入性诊断与治疗。如超声引导下进行穿刺,或进行某些引流及药物注入治疗等。

### 要点二　肝脏常见病的声像图表现

**1. 脂肪肝的异常声像图**

(1)弥漫性脂肪肝:整个肝均匀性增大,表面圆钝,边缘角增大;肝内回声增多增强,前半细而密,呈一片云雾状改变。彩色多普勒超声显示肝内血流的灵敏度降低,尤其对于较深部位的血管,血流信号较正常减少。

(2)局灶性脂肪肝:通常累及部分肝叶或肝段,超声表现为脂肪浸润区部位的高回声区与正常肝组织的相对低回声区,两者分界较清,呈花斑状或不规则的片状。彩色多普勒超声可显示不均匀回声区内无明显彩色血流,或正常肝内血管穿入其中。

**2. 肝硬化的异常声像图**

(1)直接征象:肝脏萎缩,体积缩小;肝包膜回声增强,呈锯齿样改变;肝内光点弥漫性增粗增强,分布紊乱;肝静脉变细、僵直、迂曲。

(2)间接征象:脾脏增大;可见腹水的无回声暗区;门静脉主干和主支增粗,可见脐静脉重新开放。

**3. 肝囊肿的异常声像图**　表现为肝内单发或多发类圆形均匀无回声区,周边囊壁菲薄、光滑呈高回声,可有侧壁回声失落,囊肿后方回声增强。

### 要点三　胆道常见病的声像图表现

**1. 胆囊结石的异常声像图**　典型的特征如下。①胆囊内见一个或数个强光团、光斑,其后方伴声影或彗星尾。②强光团或光斑可随体位改变而依重力方向移动,也可因结石嵌顿或结石炎性粘连,看不到光团或光斑随体位改变。不典型者如泥沙型结石,表现为胆囊后壁处细小的强回声光点带,后方伴较宽声影;结石填满胆囊时,胆囊无回声区消失,胆囊前半部呈弧形强光带,后方伴较宽声影,若伴有胆囊壁增厚,则出现“胆囊壁弱回声－结石强回声－声影”三联征。

**2. 胆囊炎的异常声像图**　急性胆囊炎表现为胆囊增大,胆囊壁明显增厚,呈强回声,其间有弱回声带,重者呈多层弱回声带表现;慢性胆囊炎时胆囊可缩小,胆囊壁增厚、钙化,边缘毛糙,回声增强。

**3. 胆管癌的异常声像图**

(1)结节型和乳头型:可见扩张的胆管远端有边缘不整的软组织肿块,突入胆管内或阻塞胆管,肿块多呈中等或略低回声,与胆管壁分界不清。

(2)浸润型:表现扩张的胆管远端狭窄或闭塞,呈“V”字形改变。彩色多普勒超声显示肿块周边及内部仅有稀疏细小血流或完全无血流。

### 要点四　女性生殖系统常见病的声像图表现

1. **子宫肌瘤的异常声像图**　可表现子宫增大,形态不规则,常见于多发者;肌瘤呈圆形低回声,少数为等回声,周边有假性包膜形成的低回声晕;肌层内肌瘤可使子宫内膜变形、移向对侧,黏膜下肌瘤显示内膜增宽、回声增强或显示出瘤体。

2. **卵巢囊肿的异常声像图**　囊肿大小不等,多为单房、薄壁、无分隔;亦可为多囊性。声像图常表现为边缘光滑、壁薄且均一的圆形病变,呈液性无回声或水样密度。

### 要点五　心脏常见病的声像图表现

1. **二尖瓣狭窄的异常声像图**

(1)二维超声心动图表现:①二尖瓣增厚回声增强,以瓣尖为主,有时可见赘生物形成的强光团。②二尖瓣活动僵硬,运动幅度减小。③二尖瓣口面积缩小。④腱索增粗缩短,乳头肌肥大。⑤左心房明显增大,肺动脉高压时则右心室增大,肺动脉增宽。

(2)M 型超声心动图表现:①二尖瓣曲线增粗、回声增强。②二尖瓣前叶曲线双峰消失,呈城墙样改变。③二尖瓣前、后叶呈同向运动,后叶曲线套入前叶。④左心房增大。

(3)多普勒超声心动图表现:彩色多普血流量可见二尖瓣口见五彩镶嵌的湍流信号;频谱多普勒可见二尖瓣频谱呈单峰宽带充填形,峰值血流速度增快。

2. **主动脉瓣关闭不全的异常声像图**

(1)二维超声心动图表现:在左室长轴及主动脉根部短轴切面上,可见主动脉瓣反射增强,舒张期主动脉瓣闭合不良、左室容量负荷过重的表现。

(2)M 型超声心动图表现:①心底部探查,主动脉根部前后径增宽,运动幅度增大,舒张期闭合线呈双线。若闭合线出现扑动现象,是血液反流的有力证据。②左室探查,可见左室容量负荷过重的改变,表现为左心室内径扩大,流出道增宽,室间隔和左室后壁呈反向运动。

(3)多普勒超声心动图表现:舒张期可见五彩反流束自主动脉瓣口流向左室流出道。

### 要点六　甲状腺常见病的声像图表现

1. **甲状腺肿瘤的异常声像图**

(1)良性肿瘤:常表现为单个或多发均质性较高或稍低回声结节,边界清楚,包膜完整,肿瘤周围有时可见"声晕"征。

(2)恶性肿瘤:表现为肿块轮廓不清,形态不规则,包膜不完整,内部回声不均匀,后方可有声衰减,常见坏死、出血、囊变和砂砾样钙化。

2. **甲状腺囊肿的异常声像图**　显示单个或多个边缘光滑均质性无回声区。

3. **甲状旁腺肿瘤的异常声像图**　肿瘤大到 6~15mm 才能显示,边界清楚、回声均匀,一般难与甲状腺肿瘤鉴别。

### 要点七　乳腺常见病的声像图表现

1. **乳腺增生的异常声像图**　表现为:①乳腺腺体增厚,结构紊乱,内部回声不均匀,回声光点增粗;②如有乳腺导管囊性扩张或形成囊肿,可见管状或类圆形大小不等的无回声区,边界清晰,后方回声增强。

2. **乳腺癌的异常声像图**　表现为:①肿块形态不规则,纵径(前后径)通常大于横径,与周围正常组织分界不清,边缘可表现为模糊、成角、微分叶或毛刺,无包膜回声;肿块内部多为不均匀的低回声,如有钙化可出现强回声光点,部分有声影;肿块后方回声衰减,侧方声影少见。②多普勒超声显示乳腺肿块有较丰富的高阻血流信号。③部分患者可探及患侧腋窝处回声较低的增大淋巴结。

3. **乳腺纤维腺瘤的异常声像图**　表现为:①圆形或卵圆形,边缘光滑锐利,界限清楚,横径通常大于纵径;有时可见包膜回声;内部为均匀或比较均匀的低回声,肿块后方回声正常或增强,常有侧方声影。②多普勒超声显示病变内通常无彩色血流或血流较少。

## 细目二　放射检查

### 要点一　呼吸系统病变的基本 X 线表现

#### (一)肺部病变

1. **渗出与实变**　多为肺部炎症所致,X 线多表现为密度较高的斑片影,边缘模糊;一个肺叶发生实变时,可见整个肺叶密度增高的大片状阴影。

2. **增殖**　X 线表现为密度较高的阴影,边缘较清楚,呈梅花瓣样。

3. **纤维化**　X 线呈密度高的索条状影或

网状、蜂窝状影。

4. **钙化**　表现为边缘锐利的高密度影，形态不一，可呈点状、块状或球形。

5. **肿块**　良性肿块X线表现为带有包膜、生长较慢、边缘锐利光滑的球形肿块，一般不发生坏死；恶性肿瘤多无包膜，生长快，呈浸润性，边缘有毛刺或为分叶状，中心可坏死形成空洞。

6. **空洞**　为肺组织坏死液化所致，X线表现有以下几种。①薄壁空洞：常见于肺结核，也可见于肺转移瘤。②厚壁空洞：常见于肺脓肿（空洞内多有液面）、肺癌（洞壁多厚薄不规则）。③虫蚀样空洞：见于干酪样肺炎。

7. **空腔**　X线表现为肺内壁薄而光滑的腔隙。多为肺大泡、含气肺囊肿及囊状支气管扩张等所致。

8. 索条状、网状、蜂窝状影　见于肺纤维化、间质性肺炎、尘肺、间质性肺水肿等。

9. **肺门增大**　见于肺门血管扩张、淋巴结肿大、支气管肿瘤等。

10. **支气管阻塞**　支气管阻塞可引起阻塞性肺不张、阻塞性肺气肿、阻塞性肺炎。①阻塞性肺不张：是支气管完全阻塞的表现。X线可见片状或三角形密度增高影、肺体积缩小，肺门或纵隔移向患侧，膈肌升高，肋间隙变窄。②阻塞性肺气肿：是支气管部分阻塞，肺泡残气量增多所致。X线表现为肺透亮度增加，肺体积增大，纹理稀疏、纤细，肋间隙增宽，膈肌下降、平坦、活动减弱等。③阻塞性肺炎：支气管不完全阻塞导致气道变窄，呼吸阻力增大，通气量减少，痰不易及时排出，局部反复感染，炎症难以消散，X线特征表现为同一部位反复出现的炎症性改变。

#### （二）胸膜病变

1. **胸腔积液**　①游离性胸腔积液：当积液达250mL左右时，站立位X线检查可见外侧肋膈角变钝；中等量积液时，患侧胸中、下部呈均匀性致密影，其上缘形成自外上斜向内下的凹面弧形，同侧膈和心缘下部被积液遮蔽；大量积液时，除肺尖外，患侧全胸呈均匀的致密增高阴影，与纵隔连成一片，患侧肋间隙增宽，膈肌下降，气管纵隔移向健侧。②包裹性胸腔积液：X线表现为圆形或半圆形密度均匀影，边缘清晰。包裹性积液局限在叶间裂时称为叶间积液。

2. **气胸及液气胸**　气胸时X线显示胸腔顶部和外侧高度透亮，其中无肺纹理，透亮带内侧可见被压缩的肺边缘。液气胸时，立位检查可见上方为透亮的气体影，下方为密度增高的液体影，且随体位改变而流动。

3. **胸膜肥厚、粘连、钙化**　胸膜轻度增厚时，X线表现为肋膈角变钝或消失，沿胸壁可见密度增高或条状阴影，还可见膈上幕状粘连，膈运动受限。广泛胸膜增厚则呈大片不均匀性密度增高影，患侧肋间隙变窄或胸廓塌陷，纵隔向患侧移位，膈肌升高，活动减弱，严重时可见胸部脊柱向健侧凸起。胸膜钙化的X线表现为斑块状、条状或片状高密度钙化影，切线位观察时，可见其包在肺的外围。

### 要点二　呼吸系统常见疾病的影像学表现

#### （一）慢性支气管炎

早期X线可无异常发现。典型慢支表现为两肺纹理增多、增粗、紊乱，肺纹理伸展至肺野外带。

#### （二）支气管扩张症

确诊主要靠胸部CT检查，尤其是高分辨力CT（HRCT）。柱状扩张时可见“轨道征”或“印戒征”；囊状扩张时可见葡萄串样改变；扩张的支气管腔内充满黏液栓时，可见“指状征”。

#### （三）肺炎链球菌肺炎（大叶性肺炎）

充血期X线无明显变化，或仅可见肺纹理增粗；实变期肺野出现均匀性密度增高的片状阴影，病变范围呈肺段性或大叶性分布，在大片密实阴影中常可见到透亮的含气支气管影，即支气管充气征。消散期X线可见实变区密度逐渐减退，表现为散在性的斑片状影，大小不等，继而可见到增粗的肺纹理，最后可完全恢复正常。CT在充血期即可见病变区磨玻璃样阴影，边缘模糊。实变期可见呈肺段性或大叶性分布的密实阴影，支气管充气征较X线检查更为清楚。

#### （四）支气管肺炎（小叶性肺炎）

常见于两中下肺野的中、内带，X线表现为沿肺纹理分布的、散在密度不均的小斑片状阴影，边界模糊。CT见两中下肺支气管血管束增粗，有大小不等的结节状及片状阴影，边缘模糊。

#### （五）间质性肺炎

病变常同时累及两肺，以中、下肺最显著。X线表现为两肺门及两中下肺纹理增粗、模糊，可呈网状，并伴有小点状影，肺门影轻度增大，轮廓模糊，密度增高。病变早期HRCT可见两侧支气管血管束增粗、不规则，伴有磨玻璃样阴影。较重者可有小叶性实变导致的小斑片影,肺门、纵隔淋巴结可增大。

(六) 肺脓肿

急性肺脓肿 X 线可见肺内大片致密影,边缘模糊,密度较均匀,可侵及一个肺段或一叶的大部。在致密的实变区中可见含有液面的空洞,内壁不规整。慢性肺脓肿可见空洞壁变薄,周围有较多紊乱的纤维条索状阴影。多房性空洞则显示为多个大小不等的透亮区。CT 较平片能更早、更清楚地显示肺脓肿,因此,有利于早期诊断和指导治疗。

(七) 肺结核

1. **原发型肺结核** 表现为原发复合征及胸内淋巴结结核。①原发复合征:是由肺内原发灶、淋巴管炎及淋巴结炎三者组成的哑铃状双极现象。②胸内淋巴结结核:表现为肺门和(或)纵隔淋巴结肿大突向肺野。

2. **血行播散型肺结核** ①急性粟粒型肺结核:X 线可见两肺大小、密度、分布都均匀一致的粟粒状阴影,正常肺纹理显示不清。②亚急性与慢性血行播散型肺结核:X 线可见以两上、中肺野为主的大小不一、密度不同、分布不均的多种性质(渗出、增殖、钙化、纤维化、空洞等)的病灶。

3. **继发性肺结核** 包括浸润型肺结核(成人最常见)、慢性纤维空洞型肺结核。病变多在肺尖和锁骨下区开始,X 线可见渗出、增殖、播散、纤维和空洞等多种性质的病灶同时存在。慢性纤维空洞型肺结核的 X 线主要表现为两肺上部多发厚壁的慢性纤维病变及空洞,周围有广泛的纤维索条影及散在的新老病灶,常伴有明显的胸膜肥厚,病变的肺因纤维化而萎缩,出现肺不张征象,上叶萎缩使肺门影向上移位,下肺野血管纹理牵引向上及下肺叶的代偿性肺气肿,使膈肌下降、平坦,肺纹理被拉长呈垂柳状。

4. **结核性胸膜炎** 多见于儿童与青少年,可单独存在,或与肺结核同时出现。少量积液时 X 线可见患侧肋膈角变钝,大量积液时 X 线可见患侧均匀的密度增高阴影,阴影上方呈外高内低状,积液随体位的变化而改变。后期可引起胸膜肥厚、粘连、钙化。

肺结核 CT 表现与平片相似,但可更早、更细微地显示病变情况,发现平片难以发现的病变,有助于鉴别诊断。

(八) 肺肿瘤

肺肿瘤分原发性与转移性两类。原发性肿瘤有良性与恶性之分。良性少见;恶性中 98% 为原发性支气管肺癌,少数为肺肉瘤。

1. **原发性支气管肺癌(肺癌)** 按发生部位可分三型。①中心型:早期局限于黏膜内时 X 线无异常发现,引起管腔狭窄时可出现阻塞性肺气肿、阻塞性肺炎、阻塞性肺不张三种肺癌的间接征象;肿瘤同时向腔外生长和/或伴肺门淋巴结转移时形成肺门肿块影,肺门肿块影是肺癌的直接征象。发生于右上叶的肺癌,肺门肿块及右肺上叶不张连在一起可形成横行 S 状下缘。有时肺癌发展迅速,中心可坏死形成内壁不规则的偏心性空洞。CT 可见支气管壁不规则增厚,管腔狭窄;分叶状或不规则的肺门肿块,可同时伴有阻塞性肺炎、肺不张;肺门、纵隔淋巴结肿大等。②周围型:X 线表现为密度增高、轮廓模糊的结节状或球形病灶,逐渐发展可形成分叶状肿块;发生于肺尖的癌称为肺沟癌。HRCT 有利于显示结节或肿块的形态、边缘、周围状况以及内部结构等,可见分叶征、毛刺征、胸膜凹陷征、空泡征或支气管充气征(直径小于 3cm 以下的癌,肿块内见到的小圆形或管状低密度影),同时发现肺门或纵隔淋巴结肿大则更有助于肺癌的诊断。增强 CT 能更早地发现肺门、纵隔淋巴结转移。③细支气管肺泡癌(弥漫性肺癌):表现为两肺广泛的细小结节,边界不清,分布不对称,进一步发展可融合成大片肿块,形成癌性实变。CT 可见两肺不规则分布的 1cm 以下结节,边缘模糊,常伴有肺门、纵隔淋巴结转移;融合后的大片实变影中靠近肺门处可见支气管充气征,实变区密度较低呈毛玻璃样,其中可见到高密度的隐约血管影是其重要特征。

2. **转移性肿瘤** X 线可见两肺中、下肺野外带,出现密度均匀、大小不一、轮廓清楚的棉絮样低密度影。血供丰富的肿瘤发生粟粒状转移时,可见两中、下肺野轮廓光滑,密度均匀的粟粒影。淋巴转移至肺的肿瘤,则主要表现为肺门和(或)纵隔淋巴结肿大。CT 发现肺部转移较平片敏感;HRCT 对淋巴转移的诊断具有优势,可见肺门、纵隔淋巴结肿大、支气管血管束增粗、小叶间隔增厚以及沿两者分布的细小结节影。

## 要点三 循环系统常见疾病的影像学表现

(一) 心脏瓣膜病

1. **单纯二尖瓣狭窄** X 线表现为左心房及右心室增大,左心耳部突出,肺动脉段突出,主动脉结及左心室变小,心脏外形呈梨形。

2. **二尖瓣关闭不全** 典型的X线表现是左心房和左心室明显增大。

3. **主动脉瓣狭窄** X线可见左心室增大,或伴左心房增大,升主动脉中段局限性扩张,主动脉瓣区可见钙化。

4. **主动脉瓣关闭不全** 左心室明显增大,升主动脉、主动脉弓普遍扩张,心脏呈靴形。

**(二)高血压性心脏病**

X线表现为左心室扩大,主动脉增宽、延长、迂曲,心脏呈靴形。

**(三)慢性肺源性心脏病**

X线表现为阻塞性肺气肿征象,右下肺动脉增宽≥15mm,右心室增大等。

**(四)心包积液**

心包积液在300mL以下者,X线难以发现。中等量积液时,后前位可见心脏形态呈烧瓶形,上腔静脉增宽,心缘搏动减弱或消失等。

## 要点四 消化系统常见疾病的影像学表现

**(一)食管静脉曲张**

X线钡剂造影可见:食管中、下段的黏膜皱襞明显增宽、迂曲,呈蚯蚓状或串珠状充盈缺损,管壁边缘呈锯齿状。

**(二)食管癌**

X线钡剂造影可见:①黏膜皱襞改变:由于肿瘤破坏黏膜层,使正常皱襞消失、中断、破坏,形成表面杂乱的不规则影像。②管腔狭窄。③腔内充盈缺损。④不规则的龛影,早期较浅小,较大者表现为长径与食管长轴一致的长形龛影。⑤受累食管呈局限性僵硬。

**(三)消化性溃疡**

1. **胃溃疡** 上消化道钡剂造影检查的直接征象是龛影,多见于胃小弯;龛影口周围有一圈黏膜水肿造成的透明带,这种黏膜水肿带是良性溃疡的特征性表现。胃溃疡引起的功能性改变包括:①痉挛性改变。②分泌增加。③胃蠕动增强或减弱。

2. **十二指肠溃疡** 绝大部分发生在球部,溃疡易造成球部变形;球部龛影或球部变形是十二指肠溃疡的直接征象。间接征象有:①激惹征。②幽门痉挛,开放延迟。③胃分泌增多和胃张力及蠕动方面的改变。④球部压痛。

**(四)胃癌**

上消化道钡剂造影检查可见:①胃内形态不规则的充盈缺损,多见于蕈伞型癌。②胃腔狭窄,胃壁僵硬,多见于浸润型癌。③形状不规则、位于胃轮廓之内的龛影,多见于溃疡型癌。④黏膜皱襞破坏、消失或中断。⑤肿瘤区蠕动消失。CT或MRI检查可直接观察肿瘤侵犯胃壁、周围浸润及远处转移的情况,其影像表现直接反映了胃癌的大体形态,但检查时需用清水或对比剂将胃充分扩张。

**(五)溃疡性结肠炎**

结肠气钡双重对比造影检查可见:病变肠管结肠袋变浅、消失,黏膜皱襞多紊乱,粗细不一,其中可见溃疡龛影。晚期病例的X线表现为肠管从下向上呈连续性的向心性狭窄,边缘僵直,同时肠管明显缩短,肠腔舒张或收缩受限,形如硬管状。

**(六)结肠癌**

结肠气钡双重对比造影可见:①肠腔内肿块,形态不规则,黏膜皱襞消失。病变处肠壁僵硬,结肠袋消失。②较大的龛影,形状不规则,边缘不整齐,周围有不同程度的充盈缺损和狭窄,肠壁僵硬,结肠袋消失。③肠管狭窄,肠壁僵硬。

**(七)胃肠道穿孔**

最多见于胃或十二指肠穿孔,立位X线透视或腹部X线平片可见:两侧膈下有弧形或半月形透亮气体影。若并发急性腹膜炎则可见肠管充气、积液、膨胀,肠壁间隔增宽,在腹部X线平片上可见腹部肌肉与脂肪层分界不清。

**(八)肠梗阻**

典型的X线表现为:梗阻上段肠管扩张,积气、积液,立位或侧位水平位摄片可见肠管扩张,呈阶梯状气液平,梗阻以下的肠管闭合,无气或仅有少量气体。CT(尤其是螺旋CT)适用于一些危重患者、不能配合检查者以及肥胖者,有助于发现腹腔包裹性或游离性气体、液体及肠坏死,帮助判断梗阻的部位及病因。

**(九)原发性肝癌**

肝动脉造影可见肿瘤供血的肝动脉扩张,肿瘤内显示病理血管,肝血管受压移位或被肿瘤包绕,可见动静脉瘘等。CT检查可见肝内单发或多发、圆形或类圆形较低密度的肿块影,边界清楚或模糊,周围可见低密度的透亮带;巨块型肝癌中心坏死时可出现更低密度区;对比增强造影全过程呈"快显快出"现象等。MRI检查主要用于小肝癌的鉴别诊断,作用优于CT。

## 要点五　泌尿系统常见疾病的影像学表现

### （一）泌尿系结石

X 线平片可显示的结石称为阳性结石，约占 90%。疑为肾或输尿管结石时，首选腹部 X 线平片检查；必要时，选用 CT。

1. **肾结石**　发生于单侧或双侧，可单个或多个，主要位于肾盂或肾盏内。阳性结石 X 线平片可见圆形、卵圆形或桑椹状致密影，密度高而均匀或浓淡不等或呈分层状。阴性结石平片不能显影，造影可见肾盂内圆形或卵圆形密度减低影或充盈缺损，还可引起肾盂、肾盏积水扩张等。阳性结石需与腹腔内淋巴结钙化、肠内粪石、胆囊或胰腺结石相鉴别，肾结石时腹部侧位片上结石与脊柱影重叠。CT 检查表现基本同 X 线平片。

2. **输尿管结石**　阳性结石 X 线平片或 CT 可见输尿管走行区域内米粒大小的高密度影，CT 可见结石上方输尿管、肾盂积水扩张；静脉肾盂造影可见造影剂中止在结石处，其上方尿路扩张。

3. **膀胱结石**　多为阳性，X 线平片可见耻骨联合上方圆形或卵圆形致密影，边缘光滑或毛糙，密度均匀或不均匀，可呈层状，大小不一。结石可随体位而改变位置，但总是在膀胱最低处。阴性结石排泄性尿路造影可见充盈缺损影。CT 可见膀胱内致密影。MRI 检查呈非常低的信号。

### （二）肾癌

较大肾癌的 X 线平片可见肾轮廓局限性外突；尿路造影可见肾盏伸长、狭窄、受压变形，或肾盏封闭、扩张。CT 可见肾实质内肿块，密度不定，可略高于周围肾实质，也可低于或接近于周围肾实质，肿块较大时可突向肾外，少数肿块内可有钙化影；增强 CT 可见肿块早期有明显、不均一的强化，之后表现为相对低密度。

## 要点六　骨与关节常见疾病的影像学表现

### （一）长骨骨折

X 线检查是诊断骨折最常用、最基本的方法，可见骨皮质连续性中断、骨小梁断裂和歪曲，有边缘光滑锐利的线状透亮阴影，即骨折线。根据骨折程度把骨折分为完全性骨折和不完全性骨折。完全性骨折时，骨折线贯穿骨全径；不完全性骨折的骨折线不贯穿骨全径。根据骨折线的形状和走行，将骨折分为横形、斜形和螺旋形。CT 不是诊断骨折的常规检查方法，但对解剖结构比较复杂的部位（如骨盆、髋关节、肩关节、脊柱、面部等）骨折的诊断、诊断骨折碎片的数目等较普通 X 线有优势。MRI 显示骨折不如 CT，但可清晰显示骨折周围软组织损伤的情况以及骨折断端出血、水肿等。

### （二）脊柱骨折

主要发生在胸椎下段和腰椎上段，以单个椎体损伤多见。多因受到纵轴性暴力冲击而发生椎体压缩性骨折。X 线可见骨折椎体压缩呈楔形，前缘骨皮质嵌压。由于断端嵌入，所以不仅不见骨折线，反而可见横形不规则的线状致密影。有时椎体前上方可见分离的骨碎片，上、下椎间隙保持正常。严重时并发脊椎后突成角、侧移，甚至发生椎体错位，压迫脊髓而引起截瘫；常并发棘突间韧带撕裂，使棘突间隙增宽，或并发棘突撕脱骨折，也可发生横突骨折。CT 对脊椎骨折的定位、骨折类型、骨折片移位程度以及椎管有无变形、狭窄等的诊断优于普通 X 线平片。MRI 对脊椎骨折及有无椎间盘突出、韧带撕裂等有较高的诊断价值。

### （三）椎间盘突出

青壮年多发，下段腰椎最容易发生。

1. **X 线表现**　①椎间隙变窄或前窄后宽。②椎体后缘唇样肥大增生、骨桥形成或游离骨块。③脊柱生理曲度变直或侧弯。Schmorl 结节表现为椎体上面或下面的圆形或半圆形凹陷，其边缘有硬化线，常对称见于相邻椎体的上、下面且常累及数个椎体。

2. **CT 检查**　根据椎间盘变形的程度，分为椎间盘变性、椎间盘膨出、椎间盘突出 3 种。以椎间盘突出最为严重，其 CT 直接征象是：椎间盘后缘变形，有局限性突出，其内可有钙化。间接征象是：①硬膜外脂肪层受压、变形甚至消失，两侧硬膜外间隙不对称。②硬膜囊受压变形和移位。③一侧神经根鞘受压。

3. **MRI 检查**　能很好地显示各部位椎间盘突出的图像，是诊断椎间盘突出的最好方法。在矢状面可见突出的椎间盘向后方或侧后方伸出；横断面上突出的椎间盘局限突出于椎体后缘；可见硬膜外脂肪层受压、变形甚至消失和神经根鞘受压图像。

### （四）急性化脓性骨髓炎

1. **X 线表现**　①发病后 2 周内，可见肌间隙模糊或消失，皮下组织与肌间分界模糊等。

②发病2周后可见骨改变。开始在干骺端骨松质中出现骨质疏松,进一步出现骨质破坏,破坏区边缘模糊;骨质破坏逐渐向骨干延伸,小的破坏区可融合形成大的破坏区,骨皮质也受到破坏,皮质周围出现骨膜增生,表现为一层密度不高的新生骨,新生骨广泛时可形成包壳;骨皮质供血障碍时可发生骨质坏死,出现沿骨长轴形成的长条形死骨,有时可引起病理性骨折。

2. **CT表现**　能较清楚地显示软组织感染、骨膜下脓肿以及骨破坏和死骨,尤其有助于发现平片不能显示的小的破坏区和死骨。

3. **MRI检查**　对显示骨髓腔内改变和软组织感染优于X线片和CT。

**(五)慢性化脓性骨髓炎**

1. **X线表现**　可见明显的修复,即在骨破坏周围有骨质增生硬化现象;骨膜的新生骨增厚,并同骨皮质融合,呈分层状,外缘呈花边状;骨干增粗,轮廓不整,骨密度增高,甚至骨髓腔发生闭塞;并可见骨质破坏和死骨。

2. **CT表现**　与X线表现相似,并容易发现X线不能显示的死骨。

**(六)骨关节结核**

多继发于肺结核,儿童和青年多见,发病部位以椎体、骺和干骺端为多,X线主要表现为骨质疏松和骨质破坏,部分可出现冷脓肿。

1. **长骨结核**　①好发于骺和干骺端。X线早期可见骨质疏松;在骨松质中可见局限性类圆形、边缘较清楚的骨质破坏区,邻近无明显骨质增生现象;骨质破坏区有时可见碎屑状死骨,密度不高,边缘模糊,称之为"泥沙"状死骨;骨膜反应轻微;病变发展易破坏骺而侵入关节,形成关节结核,但很少向骨干发展。②CT检查可显示低密度的骨质破坏区,内部可见高密度的小斑片状死骨影,病变周围软组织发生结核性脓肿,密度低于肌肉。

2. **关节结核**　分为继发于骺、干骺端结核的骨型关节结核和结核菌经血行累及关节滑膜的滑膜型结核。①骨型关节结核的X线表现较为明显,即在原有病变征象的基础上,又有关节周围软组织肿胀、关节间隙不对称性狭窄或关节骨质破坏等。滑膜型结核以髋关节和膝关节常见,早期X线表现为关节囊和关节软组织肿胀,密度增高,关节间隙正常或增宽,周围骨骼骨质疏松;病变进展而侵入关节软骨及软骨下骨质时,X线可见关节面及邻近骨质模糊及有虫蚀样不规则破坏,这种破坏多在关节边缘,而且上、下两端相对应存在;晚期发生关节间隙变窄甚至消失,关节强直。②CT检查可见肿胀的关节囊、关节周围软组织和关节囊内积液,骨关节面毛糙,可见虫蚀样骨质缺损;关节周围冷脓肿密度较低,注射对比剂后可见边缘强化。③MRI检查:滑膜型结核早期可见关节周围软组织肿胀,肌间隙模糊。依据病变组织密度不同而显示不同信号。

3. **脊椎结核**　好发于腰椎,可累及相邻的两个椎体,附件较少受累。①X线表现:病变椎体骨松质破坏,发生塌陷变形或呈楔形变,椎间隙变窄或消失,严重时椎体互相嵌入融合而难以分辨;病变椎体旁因大量坏死物质流入而形成冷脓肿,表现为病变椎体旁软组织梭形肿胀,边缘清楚;病变部位脊柱后突畸形。②CT对显示椎体及其附件的骨质破坏、死骨、冷脓肿均优于X线片。③MRI对病变部位、大小、形态和椎管内病变的显示优于X线片和CT。

**(七)骨肿瘤**

分为原发性和转移性两种,转移性骨肿瘤在恶性骨肿瘤中最为常见。原发性骨肿瘤分为良性与恶性。X线检查不仅可以发现骨肿瘤,还可帮助鉴别肿瘤的良恶以及是原发还是转移。一般原发性骨肿瘤好发于长骨,转移性骨肿瘤好发于躯干骨与四肢骨近侧的近端。原发性骨肿瘤多为单发,转移性骨肿瘤常为多发。良性骨肿瘤多无骨膜增生;恶性骨肿瘤常有骨膜增生,并且骨膜新生骨可被肿瘤破坏,形成恶性骨肿瘤的特征性X线表现"Codman三角"。

1. **骨巨细胞瘤(破骨细胞瘤)**　多见于20~40岁的青壮年,股骨下端、胫骨上端以及桡骨远端多发,良性多见。①X线片:在长骨干骺端可见到偏侧性的膨胀性骨质破坏透亮区,边界清楚。多数病例破坏区内可见数量不等的骨嵴,将破坏区分隔成大小不一的小房征,称为分房型;少数破坏区无骨嵴,称为溶骨型。当肿瘤边缘出现筛孔状或虫蚀状骨破坏,骨嵴残缺紊乱,环绕骨干出现软组织肿块影时,提示恶性骨巨细胞瘤。②CT检查:可见骨端的囊性膨胀性骨破坏区,骨壳基本完整,骨破坏与正常骨小梁的交界处多没有骨增生硬化带。骨破坏区内为软组织密度影,无钙化和骨化影。增强扫描示肿瘤组织有较明显的强化,而坏死囊变区无强化。

2. **骨肉瘤**　多见于11~20岁的男性,好发于股骨下端、胫骨上端及肱骨上端的干骺端。①X线主要表现为骨髓腔内不规则的骨破坏和骨增生,骨皮质破坏,不同形式的骨膜增生和骨膜新生骨的再破坏,可见软组织肿块以及其中的云絮状、斑块状肿瘤骨形成等,肿瘤骨存在是诊断骨肉瘤的重要依据。根据X线表现不同,骨肉瘤分为溶骨型、成骨型和混合型三种类型,混合型最多见。溶骨型骨肉瘤以骨质破坏为主要表现,破坏偏于一侧,呈不规则斑片或大片状溶骨性骨质破坏,边界不清;可见骨膜增生被破坏形成的骨膜三角。成骨型骨肉瘤以肿瘤骨形成为主要X线表现,可见大片致密的骨质硬化改变,称为象牙质变;骨膜增生明显;软组织肿块中多有肿瘤骨形成。混合型骨肉瘤兼有以上两者的骨质改变。②CT表现为松质骨的斑片状缺损,骨皮质内表面的侵蚀或全层的虫蚀状、斑片状破坏或大片缺损。骨质增生表现为松质骨内不规则斑片状高密度影和骨皮质增厚。软组织肿块围绕病变骨骼生长或偏于一侧,边缘模糊,与周围正常组织界限不清,其内常见大小不等的坏死囊变区。CT发现肿瘤骨较平片敏感,并能显示肿瘤与邻近结构的关系。③MRI能清楚地显示骨肿瘤与周围正常组织的关系,以及肿瘤在髓腔内的情况等;但对细小、淡薄的骨化或钙化的显示不如CT。一般的典型骨肉瘤X线片即可诊断,而判断骨髓病变则MRI更好。

3. **转移性骨肿瘤** 乳腺癌、甲状腺癌、前列腺癌、肾癌、肺癌及鼻咽癌等癌细胞通过血行可转移至胸椎、腰椎、肋骨、股骨上段,以及髋骨、颅骨和肱骨等处。①根据X线表现的不同将其分为溶骨型、成骨型和混合型三种,以溶骨型最为多见。②CT显示骨转移瘤不仅比普通X线片敏感,而且还能清楚地显示骨外局部软组织肿块的范围、大小、与相邻脏器的关系等。③MRI对骨髓中的肿瘤组织及其周围水肿非常敏感,比CT能更早地发现骨转移瘤,从而为临床诊断、治疗等提供更早而可靠的依据。

**(八)颈椎病**

X线表现为颈椎生理曲度变直或向后反向成角,椎体前缘唇样骨质增生或后缘骨质增生、后翘,相对关节面致密,椎间隙变窄,椎间孔变小,钩突关节增生、肥大、变尖,前、后纵韧带及项韧带钙化。CT、MRI对颈椎病的诊断优于X线片,尤其对X线片不能确诊的颈椎病,MRI诊断更具有优势。

**(九)类风湿关节炎**

X线表现为早期手、足小关节多发对称性梭形软组织肿胀,关节间隙可因积液而增宽,出现软骨破坏后关节间隙变窄;发生在关节边缘的关节面骨质侵蚀(边缘性侵蚀)是类风湿关节炎的重要早期征象;进一步发展可见骨性关节面模糊、中断,常有软骨下囊性病灶,呈多发、边缘不清楚的小透亮区(血管翳侵入所致);骨质疏松早期发生在受累关节周围,以后可累及全身骨骼;晚期可见四肢肌肉萎缩,关节半脱位或脱位,指间、掌指间关节半脱位明显,常造成手指向尺侧偏斜畸形。

**(十)退行性骨关节病**

依靠普通X线片即可诊断。

1. **四肢关节(髋与膝关节)退行性骨关节病的X线表现** 由于关节软骨破坏,使关节间隙变窄,关节面变平,边缘锐利或有骨赘突出。软骨下骨质致密,关节面下方骨内出现圆形或不规整形透明区。晚期还可见关节半脱位和关节内游离骨体,但多不造成关节强直。

2. **脊椎关节病(脊椎小关节和椎间盘退行性变)的X线表现** 脊椎小关节改变包括上下关节突变尖、关节面骨质硬化和关节间隙变窄。椎间盘退行性变表现为椎体边缘出现骨赘,相对之骨赘可连成骨桥;椎间隙前方可见小骨片,但不与椎体相连,为纤维环及邻近软组织骨化后形成;髓核退行性变则出现椎间隙变窄,椎体上、下骨缘硬化。

## 要点七　中枢神经系统常见疾病的影像学表现

**(一)脑血管病**

1. **脑出血** 高血压性脑出血是最常见的病因,出血部位多为基底节、丘脑、脑桥和小脑。根据血肿演变分为急性期、吸收期和囊变期。CT、MRI可以确诊。

CT表现:①急性期血肿呈圆形、椭圆形或不规则形均匀密度增高影,边界清楚;周围有环形密度减低影(水肿带);局部脑室受压移位;血液进入脑室或蛛网膜下腔时,可见脑室或蛛网膜下腔内有积血影。②吸收期(发病后3~7天)可见血肿缩小、密度降低,小的血肿可以完全吸收,血肿周围变模糊,水肿带增宽。③发病2个月后进入囊变期,较大的血肿吸收后常留下大小不等的囊腔,同时伴有不同程度的脑萎缩。

2. **蛛网膜下腔出血** CT表现为脑沟、脑池、脑裂内密度增高影,脑沟、脑裂、脑池增大,少数严重病例周围脑组织受压移位。出血一般7天左右吸收，此时CT检查无异常发现，但MRI仍可见高信号出血灶痕迹。

**3. 脑梗死**　常见的原因有脑血栓形成、脑栓塞、低血压和高凝状态等。病理上分为缺血性脑梗死、出血性脑梗死、腔隙性脑梗死。

（1）CT表现：①缺血性脑梗死：发病12~24小时之内，CT无异常所见；少数病例在血管闭塞6小时即可显示大范围低密度区，其部位、范围与闭塞血管供血区一致，皮质与髓质同时受累，多呈三角形或扇形，边界不清，密度不均，在等密度区内散在较高密度的斑点影，代表梗死区内脑质的相对无损害区；2~3周后，病变处的密度越来越低，最后变为等密度而不可见；1~2个月后可见边界清楚的低密度囊腔。②出血性脑梗死：在密度减低的脑梗死灶内，见到不规则斑点状或片状高密度出血灶影；由于占位，脑室轻度受压，中线轻度移位；2~3周后，病变处密度逐渐变低。③腔隙性脑梗死：发病12~24小时之内，CT无异常所见；典型者可见小片状密度减低影，边缘模糊，无占位效应。

（2）MRI表现：MRI对脑梗死灶发现早、敏感性高，发病后1小时即可见局部脑回肿胀，脑沟变浅。

**（二）脑肿瘤**

影像检查的目的在于确定肿瘤有无，并对其作出定位、定量乃至定性诊断。颅骨X线片的诊断价值有限，CT、MRI是主要的诊断手段。

**（三）颅脑外伤**

**1. 脑挫裂伤**　CT可见低密度脑水肿区内散在斑点状高密度出血灶，伴有占位效应。有的表现为广泛性脑水肿或脑内血肿。

**2. 颅内出血**　包括硬膜外、硬膜下、脑内、脑室和蛛网膜下腔出血等。CT可见相应部位的高密度影。

## 细目三　介入诊疗技术

### 要点一　血管性、非血管性介入技术的临床应用

**1. 血管性介入技术的临床应用**

（1）经导管血管灌注术：用于血管收缩治疗、化疗药物灌注治疗、动静脉血栓的溶栓治疗、缺血性病变的灌注治疗等。

（2）经导管血管栓塞术：用于治疗血管性病变、止血、治疗肿瘤、血流重分布、内科性器官切除等。

（3）经皮经腔血管成形术：包括球囊血管成形术：可用治疗于动、静脉狭窄或闭塞性病变；血管支架置入术可用于急性血管闭塞、长段血管狭窄或闭塞、伴有溃疡性斑块或严重钙化的病变等治疗。

**2. 非血管介入技术的临床应用**

（1）经皮穿刺活检。

（2）经皮穿刺消融术：用于肿瘤灭活治疗、囊性病变的硬化治疗、体表静脉畸形的硬化治疗、腹腔神经丛阻滞止痛等。

（3）经皮穿刺引流术。

（4）非血管管腔扩张术：用于治疗人体的气道、消化道、胆道、尿路以及输尿管、鼻泪管等管腔发生狭窄或闭塞性病变。

### 要点二　常见疾病的介入治疗

**1. 心血管系统疾病**

（1）冠心病：冠状动脉支架置入（PCI）是介入治疗在冠心病中的广泛应用，通过在狭窄的冠状动脉部位置入支架，改善血流，缓解心绞痛症状。

（2）血管狭窄：如颈动脉狭窄、外周动脉狭窄等，通过介入治疗，可以扩张狭窄的血管，恢复血流通畅，减轻患者的症状。

（3）先天性心脏病：部分先天性心脏病患者可以通过介入治疗进行封堵或修复，如房间隔缺损、室间隔缺损等。

**2. 神经系统疾病**

（1）脑动脉瘤：可以通过介入治疗进行栓塞或夹闭，防止动脉瘤破裂导致脑出血。

（2）脑血管狭窄：经导管介入技术可以在不开颅的情况下进行脑血管修复，减少手术风险。

**3. 肿瘤疾病**

（1）肝脏肿瘤：包括经肝动脉化疗栓塞术（TACE）、射频消融、微波治疗等，可以直接作用于肝脏肿瘤组织，达到治疗效果，减少对正常组织的损伤。

（2）肾脏肿瘤：经皮肾穿刺消融术、经肾动脉栓塞术等介入治疗，可以达到局部治疗的效果，保留患者的肾功能。

（3）其他肿瘤：如肺部肿瘤、盆腔肿瘤等，也可以通过介入治疗进行局部药物灌注、栓塞或消融治疗。

**4. 消化系统疾病**

（1）消化道出血：通过精准血管造影及介入栓塞术，找到出血的血管进行栓塞便能有效止血。

（2）胆道梗阻：经皮肝穿刺胆道引流术（PTCD）可以解除胆道梗阻，缓解黄疸等症状。

（3）食道狭窄：通过球囊扩张或支架置入解除狭窄，恢复患者正常进食。

**5. 泌尿、生殖系统疾病**

（1）肾囊肿：通过介入方法穿刺囊肿并注入硬化剂，使囊肿萎缩和吸收。

（2）子宫肌瘤：通过栓塞肌瘤供血动脉，使其缺血性坏死、缩小或消失。

**6. 其他**

（1）大咯血：经导管支气管动脉、肺动脉栓塞治疗咯血，疗效显著。

（2）脊柱病变：如椎间孔狭窄、椎体压缩性骨折等，经皮椎体成形术（PVP）和椎间孔成形术（IPD）等介入手段可以有效缓解患者的疼痛。

# 细目四　放射性核素检查

## 要点一　甲状腺吸 $^{131}$I 功能测定

### （一）参考值

正常情况下，甲状腺吸 $^{131}$I 的百分率为 2~3 小时 15%~25%；4~6 小时 20%~30%；24 小时 30%~50%，吸 $^{131}$I 高峰出现在 24 小时。

### （二）影响因素

**1. 地域因素**　甲状腺吸 $^{131}$I 率正常值受不同地域中食物及水中含碘多少不同而有差异，但共同的规律是随着时间的增加，吸碘率逐渐增高，吸碘高峰在 24 小时。

**2. 年龄、性别**　儿童、青春期少年甲状腺吸 $^{131}$I 率较成年人高，女性高于男性，但差异均无显著性。

**3. 食物、药物**　含碘食物如海带、紫菜，一些药物如海藻、昆布、胺碘酮等对甲状腺吸碘率有抑制作用。

### （三）临床意义

**1. 甲状腺吸 $^{131}$I 功能测定**　可用于甲状腺功能亢进症、亚急性甲状腺炎、甲状腺功能减低以及地方性甲状腺肿的辅助诊断或鉴别诊断。此项检查对成人身体几乎无害，因此安全可靠。但为了防止射线损伤胎儿，禁用于妊娠及哺乳期妇女。

**2. 吸碘率增高**　见于以下情形：①甲状腺功能亢进症，此时不仅有吸 $^{131}$I 率增高，而且吸 $^{131}$I 高峰前移，但吸 $^{131}$I 率的高低与甲状腺功能亢进症病情的严重程度不成正比关系。②地方性缺碘性甲状腺肿，虽然吸 $^{131}$I 率增高，但无高峰前移。

**3. 吸碘率降低**　见于以下情形：①原发性或继发性甲状腺功能减退症。②亚急性甲状腺炎、慢性淋巴性甲状腺炎。

## 要点二　血清甲状腺素和促甲状腺激素测定

**1. 甲状腺素测定**　主要是测定血液中有活性的四碘甲状腺原氨酸（$T_4$）和三碘甲状腺原氨酸（$T_3$）。正常情况下，血液循环中的 $T_4$ 绝大部分与蛋白相结合，只有 0.04% 呈游离状态，称为游离 $T_4$（$FT_4$），血液中总的 $T_4$ 含量称为总 $T_4$（$TT_4$）。血液中 $T_4$ 均由甲状腺分泌而来，其浓度比 $T_3$ 大 60~80 倍，但生物活性较 $T_3$ 低。血液中 $T_3$ 只有 20% 是甲状腺分泌的，其余 80% 是由 $T_4$ 转化而来。与 $T_4$ 一样，血液循环中绝大部分 $T_3$ 与蛋白结合，只有 0.3%~0.5% 呈游离状态，称为游离 $T_3$（$FT_3$）。只有游离的甲状腺素才能在靶细胞中发挥生物效应。因此，测定 $FT_3$、$FT_4$ 能更准确地反映甲状腺的功能。

**2. 甲状腺素测定的临床意义**　$TT_3$、$TT_4$ 联合测定对甲状腺功能判定有重要意义。$FT_3$、$FT_4$ 对诊断甲状腺功能亢进症或甲状腺功能减退症更加准确和敏感，其诊断价值依次是 $FT_3>FT_4>TT_3>TT_4$。

**3. 血清促甲状腺激素（TSH）测定的临床意义**　TSH 升高见于甲状腺功能减退症；TSH 降低主要见于甲状腺功能亢进症。

# 第十部分 药 理 学

## 第一单元 总 论

### 细目一 药物效应动力学

#### 要点一 药物作用的基本规律

**（一）药物作用及其类型**

药物作用是指药物与机体间的初始作用。药理效应（或药物效应）是药物原发作用所引起机体功能或形态的改变。

药物作用可从不同的角度分成不同的类型：兴奋作用和抑制作用；对因治疗和对症治疗；局部作用和全身作用；直接作用和间接作用。

**（二）选择性和二重性**

1. **选择性** 指多数药物在适当剂量时，只对少数器官或组织发生明显作用，而对其他器官或组织的作用较小或不发生作用的特性。选择性低的药物，作用广泛，临床应用多，不良反应常较多。

2. **二重性** 指药物对机体能产生预防和治疗作用，同时也会产生不良反应。

**（三）量效关系**

药理效应在一定范围内与剂量的大小或浓度高低呈一定关系，这种剂量与效应的关系即量效关系。药理效应按反应性质可分为质反应和量反应。

1. **剂量** 一般是指药物每天的用量，是决定血药浓度和药物效应的主要因素。常用来描述药物作用的剂量包括：无效量、最小有效量、最大有效量、治疗量、最小中毒量和致死量。

2. **量效曲线** 以药物的效应为纵坐标，剂量为横坐标所作的曲线。量效曲线包含4个特征的变量，即最小有效量、效价强度、效能、斜率。

3. **评价指标** 评价药物效应强度常用半数效应量。包括有半数有效量（$ED_{50}$）、半数致死量（$LD_{50}$）。

评价药物安全性的指标有治疗指数（TI）和安全范围。$TI=LD_{50}/ED_{50}$，此数值越大，表示有效剂量与中毒剂量（或致死剂量）间距离越大，越安全。安全范围可选用$LD_1/ED_{99}$、$LD_5/ED_{95}$或$TD_1/ED_{99}$等。治疗指数不适用于药物引起的特异质反应，临床使用受到限制。

#### 要点二 药物的不良反应

药物的不良反应指药物产生的不符合用药目的并对患者不利的反应。

1. **副作用** 药物在治疗剂量时产生与治疗目的无关的作用。这是与治疗作用同时发生的药物固有的作用，一般较轻微，危害不大，可自行恢复。产生副作用的原因主要是由于药物的选择性低。

2. **毒性反应** 药物剂量过大或用药时间过长而引起的机体损害性反应，一般比较严重。剂量过大而立即发生的毒性反应，称为急性毒性；长期使用而逐渐发生的毒性反应，称为慢性毒性。致癌、致畸胎和致突变反应也属于慢性毒性范畴。

3. **变态反应** 变态反应也称过敏反应，这种反应只发生在少数过敏体质的患者，与该药的作用、使用剂量及疗程无关，在远远低于治疗量时也可发生严重反应。临床表现有药热、皮疹、哮喘、溶血性贫血、类风湿关节炎等，严重时还可引起休克。

4. **特异质反应** 少数患者对某些药物特别敏感，其产生的作用性质可能与常人不同。其反应性质与药物的固有药理作用相关，其严重程度与剂量成正比。这是一类先天性遗传异常所致的反应。如红细胞葡萄糖-6-磷酸脱氢酶缺损者服用伯氨喹时可发生严重的溶血性贫血。

5. **其他反应** 其他反应包括后遗效应、继发反应、药物依赖性。

#### 要点三 药物的作用机制

药物作用机制是研究药物在何处起作用及

如何起作用。可分为受体机制和非受体机制。

**（一）药物作用的受体机制**

受体是存在于细胞膜或细胞内的一种能选择性地与相应的递质、激素、自体活性物质或药物等相结合，并产生特定生理效应的大分子物质。药物与受体结合后要引起效应，必须具有亲和力和内在活性。亲和力是指药物与受体结合的能力，是作用强度的决定因素。内在活性是药物本身内在固有的，与受体结合后可引起受体激动产生效应的能力，是药物最大效应或作用性质的决定因素。

根据作用于受体后的效应，药物可分为：激动药、拮抗药和部分激动药。

1. **激动药** 指既有较强的亲和力，又有较强的内在活性的药物。这些药物与受体结合能产生该受体激动的效应。

2. **拮抗药** 指具有较强的亲和力，而无内在活性的药物。这些药物与受体结合后不能产生该受体激动的效应，却因占据受体而拮抗激动药的效应。拮抗药按其作用性质可分为竞争性拮抗药和非竞争性拮抗药两类。

3. **部分激动药** 指具有激动药和拮抗药双重特性的药物。这类药物的亲和力较强，但内在活性弱，其单独应用时产生较弱的激动效应。若与激动药合用，随着其浓度增大，表现出拮抗激动药的作用，使同浓度激动药的效应下降，必须增大浓度才能达到最大效应。

受体并不是固定不变的，受各种生理和药物因素的影响而发生调节。受体的调节类型有：受体脱敏和受体增敏。

**（二）药物作用的非受体机制**

不少药物并不与受体直接作用也能引起细胞功能的变化。已知的非受体机制有：影响酶、影响离子通道、影响转运、影响代谢、影响免疫、理化反应、基因治疗等。

## 要点四　影响药物效应的因素

药物在机体内产生的药理作用是药物与机体相互作用的结果，受药物和机体的多种因素影响。药物代谢动力学差异和药物效应动力学差异均能引起药物反应的个体差异。临床用药时，应熟悉各种因素对药物作用的影响，根据个体的情况，选择合适的药物和剂量，做到用药个体化。

**（一）药物因素**

1. **剂型的影响** 不同的药物剂型，因给药部位及吸收途径各异、药物溶出速率不同，也影响药物吸收的速度和程度，从而影响药物的起效时间、作用强度、持续时间等。不同剂型的吸收情况取决于剂型释放药物的速度和数量，一般认为，口服剂型吸收情况的顺序为溶液剂＞混悬剂＞颗粒剂＞胶囊剂＞片剂＞包衣片。

2. **给药途径的影响** 除血管内给药不存在吸收过程外，其他各种非血管内给药途径吸收快慢不同，特点各异。不同给药途径吸收速率的一般规律为吸入给药＞腹腔注射＞舌下给药＞肌内注射＞皮下注射＞口服＞直肠给药＞皮肤给药。

**（二）机体因素**

1. **心理因素** 患者的精神状态会影响药物的疗效。如情绪激动可使血压升高，亦可引起失眠。

2. **年龄和性别的影响**

（1）年龄：①婴儿对影响水盐代谢和酸碱平衡的药物敏感。婴儿血脑屏障未发育健全，新生儿及两岁以下婴儿对吗啡特别敏感，可引起呼吸中枢抑制。②老年人对有些药物反应较敏感，如非甾体抗炎药易致胃肠道出血。老年人对药物的生物转化和排泄能力亦减弱。

（2）性别和体型：女性的脂肪占体重的比率高于男性，而体液总量占体重的比率低于男性，这些因素都可影响药物的分布。女性在月经期、妊娠期、分娩期和哺乳期用药应特别谨慎。

3. **生理与病理状态的影响** 生理状态下，由于机体对药物的敏感性呈现昼夜节律变化。内源性配体浓度的差异说明不同机体对药理学拮抗药反应的差异。病理情况下影响药物作用的因素较多，如肝功能不全、肾功能不全、营养不良等。

4. **遗传因素的影响** 在基本条件相同的情况下，多数患者对药物的反应基本相似，但有少数患者对药物出现极敏感或极不敏感的现象，称为个体差异，有时甚至有质的不同。

5. **种属差异** 不同种族的人群对药物的代谢不尽相同。

# 细目二 药物代谢动力学

## 要点 基本药动学参数

### (一)生物利用度($F$)

生物利用度指药物活性成分从制剂中释放并被吸收进入血液循环的程度和速度。生物利用度是评价药物制剂质量及药物安全性、有效性的重要指标,易受药物制剂、生理、食物等多方面因素影响。生物利用度可分为绝对生物利用度和相对生物利用度。

### (二)表观分布容积($V_d$)

表观分布容积指药物在体内达到动态平衡时,体内药物总量按血药浓度分布所需体液的总体积。主要反映药物在体内分布的程度,其大小取决于药物的脂溶性、膜通透性、组织分配系数及药物与血浆蛋白结合率等因素。意义在于:可计算出达到期望血浆药物浓度时的给药剂量;可以推测药物在体内的分布程度和组织中的摄取程度。

### (三)半衰期($t_{1/2}$)

半衰期又称消除半衰期,是指药物在体内的量或血药浓度下降一半所需的时间。药物半衰期对临床合理用药的重要意义在于:可反映药物消除的快慢,作为临床制定给药方案的主要依据,有助于设计最佳给药间隔;可预计停药后药物从体内消除的时间;可预计连续给药后达到稳态血药浓度的时间。

### (四)清除率(Cl)

清除率是指在单位时间内机体能将相当于多少体积血液中的药物完全清除。

### (五)稳态血药浓度($C_{ss}$)

随着给药次数增加,体内总药量的蓄积率逐渐减慢,直至在给药间隔内消除的药量等于给药剂量,从而达到平衡,这时的血药浓度称为稳态血药浓度($C_{ss}$),又称坪值。达到 $C_{ss}$ 的时间仅决定于半衰期,与剂量、给药间隔及给药途径无关。

# 第二单元　各　论

## 细目一　外周神经系统药

### 要点一　拟胆碱药

拟胆碱药是一类作用与乙酰胆碱（ACh）相似或与胆碱能神经兴奋效应相似的药物。按作用方式分为：直接作用于胆碱受体的拟胆碱药和抗胆碱酯酶药。

**毛果芸香碱**

**（一）药理作用**

1. **眼**　①缩瞳：激动瞳孔括约肌的M胆碱受体，使瞳孔括约肌收缩，瞳孔缩小。②降低眼内压：通过缩瞳作用，虹膜向中心拉紧，虹膜根部变薄，前房角间隙变大，房水回流通畅，眼内压下降。③调节痉挛：作用于睫状肌上M受体，使远距离物体不能清晰地成像于视网膜上，看近物清楚，看远物模糊，这一作用称为调节痉挛。

2. **腺体**　毛果芸香碱激动腺体的M胆碱受体，使腺体分泌增加，以汗腺和唾液腺最为明显。

**（二）临床应用**

青光眼、虹膜睫状体炎（与扩瞳药阿托品交替使用）、放疗引起的口腔干燥。

### 要点二　有机磷酸酯类的毒理与解救药物

有机磷酸酯类的亲电子性的磷原子与胆碱酯酶的酯解部位丝氨酸上的羟基以共价键结合，生成难以水解的磷酰化胆碱酯酶，使胆碱酯酶失去水解ACh的能力，造成ACh在体内大量堆积，引起中毒症状。如中毒时间过久，则磷酰化胆碱酯酶的磷酰化基团上的一个烷氧基断裂，生成更稳定的单烷氧基磷酰化胆碱酯酶，使中毒酶更难以复活。

有机磷酸酯类中毒症状表现广泛而多样，可分为急性毒性和慢性毒性。

**（一）急性毒性**

急性毒性主要表现在对胆碱能神经突触、胆碱能神经肌肉接头和中枢神经系统的毒性。轻度中毒以M样症状为主，中度中毒者同时有M样和N样症状，严重中毒者M样和N样症状加重，还出现中枢神经系统症状。呼吸中枢麻痹是死亡的主要原因。

**（二）慢性毒性**

因体内胆碱酯酶活性长期受到抑制而出现慢性中毒症状，如神经衰弱综合征（表现为头晕、失眠等）以及多汗、腹胀、偶有肌束颤动及瞳孔缩小。

急性中毒解救原则：

1. **消除毒物**　立即将患者移离中毒现场。经皮肤中毒者，用温水、肥皂水清洗皮肤。经口中毒者，用1%盐水或1∶5000高锰酸钾或2%~5%碳酸氢钠洗胃，再用硫酸镁导泻。敌百虫中毒时禁用肥皂水及碱性溶液洗胃，因敌百虫在碱性溶液中可生成毒性更强的敌敌畏。对硫磷中毒时忌用高锰酸钾洗胃，否则氧化成对氧磷，毒性更强。

2. **应用解毒药**　①阿托品：及早、足量使用阿托品，以解除体内ACh产生的M样症状。直到M样症状缓解出现阿托品化。②胆碱酯酶复活药：氯解磷定、碘解磷定及双复磷。氯解磷定为临床使用的首选药。

3. **对症治疗**　吸氧、人工呼吸、输液、用升压药及抗惊厥药等。

### 要点三　抗胆碱药

**阿托品**

1. **药理作用**　①抑制腺体分泌，拮抗M受体而使腺体分泌减少。唾液腺和汗腺最为敏感。②松弛由胆碱能神经支配的多种内脏平滑肌，对处于过度兴奋或痉挛的平滑肌作用最明显。作用的强弱依次为:胃肠道＞膀胱＞胆管、输尿管、支气管＞子宫。③阻断瞳孔括约肌M受体,扩大瞳孔、升高眼内压和调节麻痹。④对心血管系统的作用,兴奋心脏,大剂量阿托品有明显扩张皮肤血管和解除小血管痉挛的作用,表现为面部潮红(以面颈部明显)与温热,可改善微循环,增加组织的血流灌注量。治疗量时阿托品可阻断副交感神经节后纤维上的$M_1$受体,使部分患者心率短暂性减慢。

**2. 临床应用** ①抑制腺体分泌,抑制呼吸道腺体及唾液腺分泌,防止分泌物阻塞呼吸道而发生吸入性肺炎,常用于全身麻醉前给药。也可用于严重盗汗、流涎症和溃疡病的辅助用药。②解除内脏绞痛,松弛痉挛的内脏平滑肌,对各种内脏绞痛,疗效较好。③眼科应用,虹膜睫状体炎、验光配眼镜和检查眼底。④缓慢型心律失常。⑤抗休克,用于治疗暴发型流脑、中毒性菌痢、中毒性肺炎等所致的休克。⑥有机磷酸酯类中毒。

**3. 不良反应** ①副作用较多,常见的有口干、皮肤干燥、视力模糊、扩瞳、心悸、高热、眩晕、排尿困难、便秘等,停药后可逐渐消失,无需特殊处理。②中毒反应:剂量过大除副作用症状加重外,可出现烦躁不安、多语、谵妄、幻觉及惊厥等中枢兴奋症状,严重中毒可由兴奋转入抑制,出现昏迷和呼吸麻痹而致死。阿托品中毒解救主要是对症治疗,同时用毛果芸香碱对抗阿托品中毒症状。

## 要点四 拟肾上腺素药

### (一)去甲肾上腺素

**1. 药理作用** 对α受体具有强大激动作用,但对$\alpha_1$、$\alpha_2$受体没有选择性,对心脏$\beta_1$受体作用较弱,对$\beta_2$受体几乎无影响。

①血管:激动血管的$\alpha_1$受体,主要是使小动脉和小静脉收缩。皮肤、黏膜血管收缩最明显;其次是肾脏、脑、肝、肠系膜、骨骼肌血管。血管收缩,可使外周阻力增加。对冠状血管一般则表现为舒张作用。②心脏:由于血管收缩,外周阻力增加,血压的急剧升高,反射性兴奋迷走神经,使心率减慢。心输出量一般不变或稍降。大剂量可诱发心律失常,但较肾上腺素少见。③血压:升压作用强。小剂量静脉滴注,因对血管收缩作用不剧烈,舒张压升高也不明显,故脉压差变化不大;较大剂量时,因血管剧烈收缩使外周阻力明显增高,脉压差可变小。④其他:对其他平滑肌作用较弱,对机体代谢影响较小。

**2. 临床应用** ①休克:主要用于早期神经源性休克。②药物中毒性低血压:中枢抑制药中毒可引起低血压,特别是氯丙嗪中毒时应选用NA,不宜选用肾上腺素。③上消化道出血:适当稀释后口服,对食管静脉曲张破裂出血或胃出血可产生止血效果。

**3. 不良反应** ①局部组织缺血坏死:静脉滴注时浓度过大、时间过长或泄漏出血管外,都可引起局部缺血坏死。②急性肾衰竭:用药时间过长或剂量过大,可因肾脏血管强烈收缩,产生少尿、无尿和肾实质损伤。③停药后的血压下降:长期静脉滴注突然停药,可引起血压骤降,应在逐渐减少滴注剂量和速度后再停药。

### (二)肾上腺素

**1. 药理作用** 对α受体和β受体均有激动作用。

(1)心血管系统:①激动心脏$\beta_1$受体,心肌收缩力增加,传导加速,心率加快,心输出量增加,同时舒张冠状血管,改善心肌供血。剂量过大可引起心律失常。②激动小动脉及毛细血管前括约肌的α受体,使皮肤、黏膜、肾和胃肠道等器官的血管平滑肌收缩,以皮肤、黏膜血管收缩最为强烈;激动骨骼肌和肝脏的血管平滑肌上的$\beta_2$受体,使这些器官血管舒张。能舒张冠状血管。③升高血压:治疗量或慢速静脉滴注时,由于心脏兴奋,心排出量增加,收缩压升高。同时由于骨骼肌血管的扩张,总外周阻力不变或稍降,脉压加大;大剂量或快速静脉滴注时,血管平滑肌的α受体激动占主导地位,使皮肤、黏膜以及内脏的血管强烈收缩,肾素释放,使总外周阻力明显升高,脉压差变小。

(2)舒张平滑肌:可激动支气管平滑肌上的$\beta_2$受体而使支气管平滑肌舒张;抑制肥大细胞释放组胺和其他过敏介质;激动支气管黏膜上的α受体,使黏膜血管收缩,毛细血管的通透性降低,有利于消除支气管黏膜水肿。

(3)促进代谢:促使肝糖原分解,血糖升高。降低组织对葡萄糖的摄取和激活甘油三酯酶,加速脂肪分解,使游离脂肪酸升高,可能与兴奋β受体有关。

**2. 临床应用** ①心脏骤停:可用于溺水、麻醉意外、手术意外、药物中毒、传染病和心脏传导阻滞等引起的心脏骤停。②过敏性休克：为治疗过敏性休克的首选药。③支气管哮喘：因不良反应严重，仅用于急性发作。④与局麻药配伍可延缓局麻药的吸收，延缓麻醉时间和减少中毒。也可用于局部止血。

3. **不良反应** 主要表现为心悸、烦躁、头痛和血压升高等，有诱发脑出血的危险，可引起心律失常，甚至纤颤。

**（三）异丙肾上腺素**

1. **药理作用** 有很强的β受体激动作用，但对$\beta_1$和$\beta_2$受体选择性低，无α受体激动作用。

（1）心血管系统：①心脏$\beta_1$受体激动作用，使心肌收缩力增强、心率加快和传导加速。②血压：治疗剂量的异丙肾上腺素，收缩压升高，舒张压下降，脉压差明显加大，可增加组织器官的血液灌注量。可扩张冠状血管，增加冠脉流量。

（2）舒张支气管：激动支气管平滑肌的$\beta_2$受体，抑制过敏性物质的释放，使支气管平滑肌舒张。

（3）促进代谢：促进糖和脂肪的分解，增加组织耗氧量，升高血糖作用较肾上腺素弱，升高游离脂肪酸作用相似。

2. **临床应用** ①心脏骤停：特别适用于心室自身节律缓慢，高度房室传导阻滞或窦房结功能衰竭并发的心脏骤停。②房室传导阻滞：可治疗二、三度房室传导阻滞。③支气管哮喘：用于控制支气管哮喘的急性发作，舌下或喷雾给药，起效快，作用强。

3. **不良反应** 常见有心悸、头晕、皮肤潮红。支气管哮喘的患者可增加心肌耗氧量，容易诱发心肌梗死、心律失常，严重者还可引发室性心动过速及室颤而导致死亡。禁用于冠心病、心肌炎和甲状腺功能亢进患者。

## 要点五　抗肾上腺素药

**（一）α受体阻断药——酚妥拉明**

1. **药理作用**

（1）舒张血管、兴奋心脏：拮抗$\alpha_1$受体，扩张血管平滑肌，导致血管舒张，血压下降。血压下降，反射性兴奋心脏，同时因拮抗突触前膜$\alpha_2$受体，使去甲肾上腺素释放增加，心率加快，心输出量增加。

（2）其他：有拟胆碱作用，使胃肠平滑肌张力增加；有拟组胺样作用，使胃酸分泌增加，皮肤潮红等。

2. **临床应用**

（1）外周血管痉挛性疾病：如肢端动脉痉挛性疾病及血栓闭塞性脉管炎。

（2）静脉滴注去甲肾上腺素（NA）药液外漏：当静脉滴注去甲肾上腺素发生外漏时，可用该药做局部浸润注射，防止组织坏死。

（3）急性心肌梗死和顽固性充血性心力衰竭。通过舒张小动脉和小静脉，减轻心脏负荷，降低心室充盈压，改善心肌供血和肺水肿、全身水肿。

（4）抗休克：扩张小动脉和小静脉，解除微循环障碍，并能降低肺循环阻力，防止肺水肿的发生。

（5）肾上腺嗜铬细胞瘤：用于嗜铬细胞瘤的诊断、手术前的准备以及手术过程中由于大量肾上腺素释放，而骤发的高血压危象。

**（二）β受体阻断药**

1. **β受体拮抗作用** ①阻断心脏$\beta_1$受体，使心率减慢，心收缩力减弱，心输出量减少，心肌耗氧量下降。能延缓心房和房室结的传导。②阻断血管$\beta_2$受体，引起血管收缩和外周阻力增加。③阻断支气管平滑肌上的$\beta_2$受体，使支气管平滑肌收缩，呼吸道阻力增加。可诱发或加重哮喘的急性发作。④抑制交感神经兴奋所引起的脂肪分解。能延缓使用胰岛素后血糖水平的恢复，而掩盖低血糖症状。⑤抑制肾素释放：阻断肾小球旁器细胞的$\beta_1$受体，抑制肾素的释放。

2. **应用**

（1）心律失常：对多种原因引起的快速型心律失常有效。

（2）心绞痛和心肌梗死：对心绞痛有良好的疗效。对心肌梗死，长期应用可降低复发和猝死率。

（3）高血压：对高血压有良好的疗效，伴有心率减慢。

（4）其他：甲状腺功能亢进辅助治疗等。噻吗洛尔降低眼内压，可用于青光眼。

3. **不良反应** 一般的不良反应有恶心、呕吐和轻度腹泻等消化道症状，停药后迅速消失。严重的不良反应为心功能不全和诱发或加剧支气管哮喘。长期应用可使受体上调，如突然停药，可引起原病情加重。偶见眼－皮肤黏膜综合征、幻觉、失眠和抑郁症状。

### 要点六　局部麻醉药

局麻药是一类应用于局部神经末梢或神经干周围，能暂时、完全和可逆地阻断神经冲动的产生和传导，并在意识清醒的条件下，使局部痛觉暂时消失，且对各类组织均无损伤的药物。可分酯类和酰胺类。其主要作用是阻断感觉神经冲动的产生和传导，高浓度对任何神经都有阻断作用。局麻药的作用与阻滞细胞膜钠通道有关，致使 $Na^+$ 不能内流，神经传导受阻而产生局麻作用，且作用是可逆的。

根据使用目的和方法，分为表面麻醉、浸润麻醉、传导麻醉、蛛网膜下腔麻醉、硬膜外麻醉和区域镇痛。

## 细目二　中枢神经系统药

### 要点一　全身麻醉药

全身麻醉药，是一类能引起中枢神经系统广泛抑制，导致意识、感觉，特别是痛觉暂时消失的药物，主要用于手术麻醉。

1. **吸入性麻醉药**　一类经呼吸道吸入，通过肺泡毛细血管弥散入血而产生全身麻醉作用的药物。多是化学性质稳定的挥发性液体或气体。

2. **静脉麻醉药**　静脉麻醉药是指经静脉注入而产生全麻作用的药物。

3. **麻醉前给药**　在使用麻醉药之前，为减轻患者的紧张情绪，增强麻醉效果，防止唾液、支气管分泌物所致的吸入性肺炎和防止反射性心律失常而使用的药物。常用的有镇静药、镇痛药、抗胆碱药等。

### 要点二　镇静催眠药

**苯二氮䓬类**

**（一）作用机制**

苯二氮䓬类药物（BZ，地西泮、艾司唑仑等）与BZ结合位点结合后，可促进GABA与 $GABA_A$ 受体结合，导致氯通道开放频率增加，大量氯离子进入细胞膜内产生超极化，导致神经兴奋性降低。

**（二）药理作用及其应用**

1. **抗焦虑**　小于镇静剂量即可产生抗焦虑作用，选择性地缓和焦虑、紧张、忧虑、恐惧等症状。对于精神不安引起的失眠也有改善作用。

2. **镇静催眠**　随着剂量的增大，依次出现镇静及催眠作用，能缩短入睡时间，减少觉醒次数，延长睡眠时间。麻醉前给药，减少麻醉药用量，缓解患者对手术的恐惧情绪，增强安全性。本类药较大剂量还可引起暂时性的记忆缺失，使患者忘掉手术中的不良刺激。

3. **抗惊厥和抗癫痫**　大剂量的地西泮等能缓解、消除惊厥或癫痫症状。可用于治疗破伤风、子痫、药物中毒和小儿高热引起惊厥的辅助治疗。地西泮静脉注射，对癫痫持续状态有显著效果，常作为首选药物。

4. **中枢性肌松**　抑制脊髓多突触反射而呈现中枢性肌松作用。可用于缓解中枢神经系统病变引起的肌张力增强，以及关节病变、腰肌劳损等所致的肌肉痉挛。

**（三）不良反应**

常见不良反应为嗜睡、乏力、头晕、记忆力下降，以及影响技巧性操作如驾驶安全等。连续用药，会发生依赖性，突然停药可出现戒断症状。过量使用可引起急性中毒，过量中毒时的特异拮抗药为氟马西尼。

### 要点三　抗癫痫药与抗惊厥药

抗癫痫药物作用是抑制病灶的异常放电和遏制异常放电向周围正常脑组织的扩散。按其作用机制可分为两类：一类以作用于神经细胞膜，干扰 $Na^+$、$Ca^{2+}$ 内流，降低神经细胞膜的兴奋性，如苯妥英钠、苯巴比妥等；另一类是增强GABA（中枢抑制性递质）介导的抑制性突触的传递功能，提高突触前或突触后抑制，如丙戊酸钠、硝西泮等。

**苯妥英钠**

**（一）药理作用**

阻止大脑神经元高频放电向病灶周围正常脑组织的扩散，但不能抑制癫痫病灶的高频放电。作用机制为阻滞神经细胞膜上 $Na^+$ 通道和 $Ca^{2+}$ 通道，减少 $Na^+$、$Ca^{2+}$ 内流，稳定细胞膜。

**（二）临床应用**

1. **癫痫**　是治疗癫痫强直－阵挛性发作（大发作）的首选药，但复杂部分性发作亦有效，对小发作无效。

2. **外周神经痛** 用于三叉神经、舌咽神经和坐骨神经痛等，可使疼痛减轻，发作次数减少或消失。

3. **室性心律失常** 特别是对强心苷中毒所致的室性心律失常有效。

**（三）不良反应**

一般不良反应发生率高，主要有：局部刺激，口服可致恶心、呕吐、食欲减退等胃肠道反应，宜饭后服用。静脉注射可发生静脉炎。长期使用能引起齿龈增生，多见于儿童和青少年。药量过大可致前庭小脑功能失调，长期应用可导致叶酸缺乏，发生巨幼红细胞性贫血；还可致低血钙症，可致过敏反应。

## 要点四　抗精神失常药

抗精神病药主要通过阻断中脑 - 皮质通路和中脑 - 边缘系统通路的多巴胺受体，呈现抗精神病作用；同时也阻断其他多巴胺通路，导致内分泌紊乱、锥体外系反应等不良反应。

**氯丙嗪**

**（一）药理作用**

1. **中枢** ①镇静：用药后，患者表现安定、镇静、感情淡漠对周围事物不感兴趣，在安静环境中易诱导入睡，但易觉醒。对动物有镇静驯化作用。②抗精神病：能使精神分裂症的躁狂、幻觉、妄想等症状逐渐消失，理智恢复，情绪安定，生活自理。但对Ⅱ型精神病和抑郁症无效，甚至使之加重。氯丙嗪可以阻断 $D_1$ 和 $D_2$ 受体，其抗精神病作用主要与拮抗中脑 - 皮质和中脑 - 边缘系统通路中突触后的 $D_2$ 受体有关。③镇吐：小剂量直接抑制延脑的催吐化学感受区（CTZ），产生中枢性镇吐作用；大剂量直接抑制呕吐中枢。但对晕动病（晕车、晕船）引起的呕吐无效。④影响体温调节：能抑制下丘脑的体温调节中枢，从而抑制机体的体温调节作用，使体温随环境温度的变化而升降。与物理降温同时应用能降低正常人体温。⑤加强中枢抑制药的作用：与全身麻醉药、镇静催眠药、镇痛药等中枢抑制药合用有协同作用，应减少用量。

2. **自主神经系统** ①阻断α受体：可使肾上腺素的升压作用翻转；能使血管扩张，外周阻力降低而产生降压作用。②阿托品样作用：大剂量氯丙嗪阻断 M 受体，出现口干、心悸、视物模糊、尿潴留及便秘等副作用。

3. **内分泌** 氯丙嗪阻断下丘脑垂体通路的 $D_2$ 受体，使垂体内分泌的调节受到抑制。如抑制催乳素抑制因子的释放，使腺垂体催乳素分泌增加等。

**（二）临床应用**

1. **精神分裂症** 用于Ⅰ型精神分裂症，必须长期用药。

2. **躁狂症** 可用于治疗躁狂症及伴有兴奋、紧张、妄想、幻觉等症状的精神病。

3. **神经官能症** 小剂量可消除焦虑、紧张等症状。

4. **呕吐** 可治疗多种疾病（如癌症、放射病等）及药物所引起的呕吐，但对晕动性呕吐无效。氯丙嗪还可制止顽固性呃逆。

5. **低温麻醉及人工冬眠** 配合物理降温（如冰浴等），用于低温麻醉。常与其他中枢抑制药合用（如哌替啶、异丙嗪）组成“冬眠合剂”，使患者进入人工冬眠状态，用于严重感染、高热惊厥及甲状腺危象等病症的辅助治疗。

**（三）不良反应**

1. **一般不良反应** 如嗜睡、困倦、乏力等中枢抑制作用及视物模糊、口干、鼻塞、心悸、便秘及尿潴留等。少数患者注射给药时可出现直立性低血压。

2. **锥体外系反应** 是长期大量使用氯丙嗪治疗精神分裂症时最常见的副作用。主要有：①帕金森综合征。表现为表情呆板、动作迟缓、肌肉震颤、肌张力增高，多见于老年患者。②急性肌张力障碍。③静坐不能。表现为坐立不安、反复徘徊。④迟发性运动障碍。表现为不自主的呆板运动及四肢舞蹈动作，可出现口 - 舌 - 颜面的不随意运动。

3. **过敏反应** 常见皮疹、接触性皮炎。少数患者可致肝损害或急性粒细胞缺乏。

4. **内分泌紊乱** 长期用药可致乳房肿大及泌乳、排卵延迟、闭经及生长迟缓等。

5. **惊厥与癫痫** 有惊厥、癫痫病及脑器质性病变的患者用药应谨慎。

## 要点五　抗帕金森病药和抗阿尔茨海默病药

**（一）抗帕金森病药**

抗帕金森病药是指能够增强中枢多巴胺能神经功能或降低中枢胆碱能神经功能、缓解帕金森病临床症状的药物。目前临床常用治疗帕金森病的药物有：①拟多巴胺药，如左旋多巴和卡比多巴。②中枢抗胆碱药，如苯海索、苯扎托品及丙环定。③促进中枢多巴胺释放及激动多巴胺受体药，前者如金刚烷胺，后者如溴隐亭。

**左旋多巴**

**1. 药理作用** 进入脑组织的左旋多巴，在中枢多巴脱羧酶的作用下转变为多巴胺（DA），补充纹状体中DA的不足。

**2. 临床应用**

（1）帕金森病（PD）：左旋多巴可用于治疗各种类型的PD，但对吩噻嗪类抗精神病药引起的锥体外系症状无效。常与卡比多巴合用。

（2）肝昏迷：纠正神经功能紊乱，仅为辅助治疗。

**3. 不良反应**

左旋多巴的不良反应多由左旋多巴在外周生成的DA蓄积所致。

（1）胃肠道反应：治疗早期可出现厌食、恶心、呕吐或上腹部不适，继续使用可产生耐受性，偶见胃溃疡、出血和穿孔。

（2）心血管反应：部分患者早期会出现轻度直立性低血压。因激动β受体，可引起心律失常。

（3）症状波动：长期用药的患者可出现异常不随意运动，还可出现"开关现象"，表现为患者突然出现多动不安（开），而后又出现肌强直性运动不能（关），两种现象交替出现，严重影响患者的正常活动。常见于初期疗效好且持续服药1年以上的患者。

（4）精神障碍：部分患者可出现焦虑、失眠、噩梦、幻觉、妄想、抑郁以及轻度躁狂等。

**（二）抗阿尔茨海默病药**

阿尔茨海默病（Alzheimer's disease，AD）是一种进行性的认知功能障碍和记忆损伤为主的中枢神经系统退行性病变，主要发生在老年或老年前期。随着老龄化社会的进程加快，AD的发病率逐年上升。目前临床主要使用中枢胆碱酯酶抑制药、N-甲基-D-天门冬氨酸（NMDA）受体抑制剂、神经细胞生长因子、促代谢药等。

**多奈哌齐**

多奈哌齐是第二代中枢胆碱酯酶抑制药。通过竞争性抑制中枢胆碱酯酶来增加中枢乙酰胆碱含量，对丁酰胆碱酯酶无作用。与第一代药他克林相比，多奈哌齐对中枢胆碱酯酶有更高的选择性和特异性，能改善轻度和中度AD患者认知能力，延缓病情发展。常见不良反应为肝毒性及外周抗胆碱副作用，较他克林轻。

**美金刚**

美金刚是第一个FDA批准用于治疗AD的药物，属于非竞争性NMDA受体抑制剂。能改善中度至重度AD患者的认知能力和日常生活能力。主要用于治疗中、晚期重度AD，与胆碱酯酶抑制药同时使用效果更好。不良反应主要为轻微眩晕、不安、头重、口干等。

## 要点六 镇痛药

**吗啡**

**（一）药理作用**

**1. 中枢神经系统** ①镇痛、镇静：吗啡有强大的镇痛作用，而不影响意识。有明显的镇静作用，可消除由疼痛所引起的焦虑、紧张、恐惧等情绪反应，并可产生欣快感。②抑制呼吸：治疗量吗啡可明显降低呼吸中枢对$CO_2$的敏感性，使呼吸频率减慢，潮气量减少。呼吸抑制是吗啡急性中毒致死的主要原因。③其他作用：具有缩瞳作用，中毒时可呈针尖样瞳孔。吗啡可引起恶心和呕吐，与兴奋延髓催吐化学感受区有关。直接抑制延髓咳嗽中枢，产生镇咳作用。抑制下丘脑促性腺激素释放激素和促肾上腺皮质激素释放激素释放。

**2. 外周作用** ①消化系统：治疗剂量的吗啡兴奋胃肠平滑肌，抑制胆汁、胰液和肠液分泌，同时抑制中枢，减轻便意，引起便秘。吗啡还能兴奋胆道Oddi括约肌，使胆道和胆囊内压增加，诱发或加重胆绞痛，所以胆绞痛时应与阿托品合用。②心血管系统：扩张全身血管，引起直立性低血压。抑制呼吸致$CO_2$积聚，可使脑血管扩张，颅内压增高。③其他：治疗量吗啡能提高膀胱括约肌张力；也可对抗催产素的作用而延长产程；大剂量吗啡还可收缩支气管，抑制免疫功能。

**（二）作用机制**

通过激动中枢阿片受体而起镇痛作用。

**（三）临床应用**

①疼痛：吗啡可用于各种原因引起的疼痛，但仅用于其他镇痛药无效的剧痛，对胆绞痛和肾绞痛需加用解痉药如阿托品等；对神经压迫性疼痛疗效较差。②心源性哮喘：吗啡有镇静作用，可迅速缓解患者的紧张、恐惧和窒息感；

抑制呼吸中枢对 $CO_2$ 的敏感性，使呼吸由浅快变得深慢；扩张外周血管，降低外周阻力，减少回心血量，有利于缓解左心衰竭和消除肺水肿。但伴有休克、昏迷、严重肺部疾患或痰液过多者应禁用。③腹泻：一般以含少量吗啡的阿片酊配成复方制剂用于严重的单纯性腹泻。

**（四）不良反应**

治疗量的吗啡有时会有恶心、呕吐、呼吸抑制、嗜睡、眩晕、便秘、排尿困难等副作用。具有耐受性及依赖性。急性中毒表现为昏迷、针尖样瞳孔、呼吸高度抑制、血压降低，甚至休克。呼吸麻痹是中毒致死的主要原因。阿片受体阻断药纳洛酮是最常用的抢救药物。

**（五）禁忌证**

禁用于分娩止痛、哺乳期妇女止痛；支气管哮喘及肺源性心脏病、颅脑损伤的患者禁用。

## 要点七　解热镇痛抗炎药与抗痛风药

**（一）解热镇痛抗炎药**

该类药物通过抑制环氧合酶（COX），使前列腺素（PG）合成减少，发挥解热、镇痛共同的药理作用，除苯胺类药物外，大多具有抗炎作用。

**1. 解热**　通过抑制下丘脑体温调节中枢处的环氧合酶（COX-2），减少前列腺素（PG）的合成，使发热的体温降至正常。对正常体温几乎没有影响。

**2. 镇痛**　作用于外周，通过抑制炎症局部PG的合成，降低痛觉感受器对致痛物质的敏感性而镇痛，对慢性钝痛有较好的效果。

**3. 抗炎**　通过抑制PG合成，减轻炎症的红、热、肿、痛等反应，故可明显缓解风湿及类风湿关节炎的症状。

**阿司匹林**

**1. 药理作用及其应用**

（1）解热、镇痛：对慢性钝痛特别是伴有炎症者效果好，如头痛、牙痛、神经痛、月经痛和术后创口痛等。

（2）抗炎：作用较强。用于风湿性或类风湿关节炎的治疗，能迅速缓解急性风湿热患者的红、肿、热、痛症状，可用于鉴别诊断。对类风湿关节炎可迅速镇痛，消退关节炎症，减轻及延缓关节损伤的发展进程。

（3）抗血栓形成：小剂量（50~100mg/d）阿司匹林能抑制血小板中COX活性，减少血小板中血栓素（$TXA_2$）生成，抑制血小板聚集和抗血栓形成，可防治血栓性疾病，小剂量用于预防冠状动脉和脑血管血栓形成。

**2. 不良反应**

（1）胃肠道反应：最常见。口服对胃黏膜有直接刺激作用，引起恶心、呕吐、上腹部不适等，较大剂量时能兴奋延髓催吐化学感受区引起呕吐。长期服用阿司匹林可致不同程度的胃黏膜损伤和出血，也可使原有溃疡病加重，除了药物对胃肠黏膜的直接刺激外，也与药物抑制对胃黏膜有保护作用的PG的合成有关。

（2）凝血障碍：长期使用者出血性倾向增加，服用维生素K可预防。严重肝损害、低凝血酶原血症、维生素K缺乏和血友病患者禁用，手术前1周的患者应停用。

（3）水杨酸反应：剂量过大（每日5g以上）引起的中毒反应，表现为头痛、眩晕、恶心、呕吐、耳鸣以及视力和听力减退等，严重者可致过度换气、酸碱平衡失调、高热、精神错乱、昏迷，应立即停药，静脉滴注碳酸氢钠以碱化尿液，加速水杨酸盐从尿中排出。

（4）过敏反应：偶见皮疹、荨麻疹、血管神经性水肿和过敏性休克。有些哮喘患者服用阿司匹林后可诱发支气管哮喘，称为“阿司匹林哮喘”。用肾上腺素治疗无效，可试用糖皮质激素。

（5）瑞夷综合征：病毒性感染伴有发热的儿童和青年，服用阿司匹林有发生瑞夷综合征的危险。表现为肝损害和脑病，可致死。

**（二）抗痛风药**

痛风是体内嘌呤代谢紊乱引起的一种疾病，表现为血液中嘌呤代谢终产物尿酸浓度过高，沉积于关节、结缔组织和肾脏，引起粒细胞局部浸润而产生炎症反应。抗痛风药可通过抑制嘌呤代谢从而减少尿酸生成、促进尿酸排泄或抑制粒细胞浸润而产生作用，迅速终止急性关节炎，减少反复间歇发作，防止关节和肾脏损害。

**1. 主要用于急性痛风的药**　有秋水仙碱、非甾体抗炎药。秋水仙碱是治疗急性痛风的经典药物，能迅速控制急性痛风性关节炎。非甾体抗炎药能缓解急性痛风的炎症和疼痛症状，有些药物如保泰松还能促进尿酸排泄。

**2. 主要用于慢性痛风的药**　本类药物通过抑制尿酸生成或促进排泄，从而控制慢性痛风的复发性发作。别嘌醇、奥昔嘌醇、巯异嘌呤属抑制尿酸生成药。丙磺舒、乙磺舒、苯溴马隆属促尿酸排泄药，能抑制尿酸在肾小管吸收，降低血中尿酸浓度。

两类药物适当联合应用可提高疗效。

## 细目三 自体活性物质

### 要点一 $H_1$ 受体阻断药

第一代 $H_1$ 受体阻断药（苯海拉明、茶苯海明等）中枢抑制作用强，应用受到限制。第二代（西替利嗪、特非那定等）无中枢作用或较弱，作用持久。

**（一）药理作用**

**1. 抗 $H_1$ 受体** 对抗组胺引起的支气管、胃肠道平滑肌收缩。对组胺引起的毛细血管扩张和通透性增加有很强的抑制作用。可部分对抗组胺引起的血管扩张和血压降低。

**2. 抑制中枢** 多数药物可通过血脑屏障，对中枢产生抑制，表现有镇静、嗜睡。苯海拉明和异丙嗪最强。

**3. 其他** 苯海拉明、异丙嗪具有中枢抗胆碱作用，防晕止吐作用较强。

**（二）临床应用**

**1. 皮肤黏膜变态反应性疾病** 常作为首选，现多用第二代药物。

**2. 晕动病和呕吐** 茶苯海明、苯海拉明和异丙嗪可用于晕动病、放射病等引起的呕吐。

**3. 镇静** 苯海拉明、异丙嗪可用于紧张不安、失眠。

**（三）不良反应**

常见中枢抑制现象如镇静、嗜睡、乏力等，以苯海拉明和异丙嗪最明显，驾驶员或高空作业者工作期间不宜使用，阿司咪唑等第二代药物无此反应。

### 要点二 $H_2$ 受体阻断药

选择性拮抗胃壁细胞上 $H_2$ 受体，抑制胃酸分泌，主要用于胃和十二指肠溃疡，胃肠道出血，胃酸分泌过多症，反流性食管炎等的治疗。

不良反应主要有恶心、呕吐、腹泻和便秘等胃肠反应。少数有粒细胞缺乏和再生障碍性贫血。西咪替丁有抗雄激素作用和药酶抑制作用。

## 细目四 心血管系统药

### 要点一 抗高血压药

**（一）利尿药——氢氯噻嗪**

**1. 药理作用** 氢氯噻嗪降压作用温和、持久、平稳。初期降压机制是排钠利尿，使细胞外液及血容量减少；长期应用使体内轻度缺钠，小动脉细胞内低钠，通过 $Na^+$–$Ca^{2+}$ 交换机制，降低细胞内钙，使血管平滑肌对去甲肾上腺素等加压物质的反应性减弱，并能诱导血管扩张物质的生成。

**2. 临床应用** 单独用于轻度高血压或与其他降压药合用治疗各类高血压。联合用药可增强降压作用，并防止其他药物引起的水钠潴留。

**3. 不良反应** 该药长期大剂量使用可致低血钾，引起血脂、血糖及尿酸升高，还能增高血浆肾素活性，合用β受体拮抗药可避免或减少不良反应。

**（二）肾素－血管紧张素系统抑制药**

作用于该系统的药物主要为ACEI（血管紧张素转化酶抑制药）和Ang Ⅱ（血管紧张素Ⅱ）受体拮抗药。

**1. 血管紧张素转化酶抑制药** 该类药物的作用特点为：①降压时不伴有反射性心率加快，对心排血量没有明显影响。②可防止或逆转高血压患者的血管壁增厚、心肌肥大和心肌重构。③能增加肾血流量，保护肾脏。④能改善胰岛素抵抗，不引起电解质紊乱和脂质代谢改变。⑤久用不易产生耐受性。

**卡托普利**

（1）药理作用：卡托普利具有中等强度的降压作用，可降低外周阻力，不伴有反射性心率加快，同时可以增加肾血流量。降压机制主要包括以下几种。①抑制血管紧张素Ⅰ转化酶

(ACE)。②减少醛固酮分泌。③减少缓激肽降解,增强扩张血管效应。

(2)临床应用:用于各型高血压,降压作用与血浆肾素水平相关,对血浆肾素活性高者疗效较好。本类药物也是治疗充血性心力衰竭的基础药物。早期使用卡托普利可降低心梗患者死亡率。

(3)不良反应:主要有咳嗽、血管神经性水肿、皮疹、味觉及嗅觉改变等。

**2. 血管紧张素Ⅱ受体拮抗药** 常用药物有氯沙坦、厄贝沙坦等。选择性地与 $AT_1$ 受体结合,拮抗 AngⅡ引起的血管收缩,从而降低血压。长期用药还能抑制心肌肥厚和血管壁增厚。可用于各型高血压,效能与 ACEI 相似,不良反应较 ACEI 少,主要有头晕、高血钾和与剂量相关的直立性低血压。

**(三)β受体拮抗药**

常用药物有美托洛尔、普萘洛尔、纳多洛尔、阿替洛尔等。

**1. 药理作用** ①阻断心肌 $\beta_1$ 受体,使心肌收缩力减弱,心率减慢,心输出量减少。②阻断肾小球旁器部位的 $\beta_1$ 受体,减少肾素分泌,从而抑制肾素血管紧张素系统。③阻断血管运动中枢的 $\beta_1$ 受体,从而抑制外周交感神经张力而降压。④促进具有扩张血管作用的前列环素生成。

**2. 临床应用** 适用于轻、中度高血压,对伴有心输出量偏高或血浆肾素活性增高者以及伴有冠心病、脑血管病变者更适宜。支气管哮喘、严重左心室衰竭及重度房室传导阻滞者禁用。

**(四)钙通道阻滞药**

该类药物的基本作用是抑制细胞外 $Ca^{2+}$ 的内流,导致血管平滑肌松弛、血管扩张、血压下降。

**硝苯地平**

**1. 药理作用** 硝苯地平能抑制细胞外 $Ca^{2+}$ 的内流,选择性松弛血管平滑肌。降压时伴有反射性心率加快,心输出量增加,血浆肾素活性增高。

**2. 临床应用** 用于各型高血压,尤其低肾素性高血压疗效最好。可单用或与利尿药、β受体拮抗药、ACEI 合用,以增强疗效,减少不良反应。

**3. 不良反应** 一般较轻,常见面部潮红、头痛、眩晕、心悸、踝部水肿。踝部水肿系毛细血管前血管扩张所致,非水钠潴留。

## 要点二 抗心律失常药

**(一)$I_A$ 类——奎尼丁**

**1. 药理作用** 适度阻滞钠通道,使 0 期上升的速率减慢,不同程度抑制心肌细胞膜 $K^+$、$Ca^{2+}$ 通透性,使心房肌、心室肌和浦肯野纤维的自律性降低,减慢心房肌、心室肌、浦肯野纤维的传导,延长复极过程,且以延长 ERP 更为显著。可使单向阻滞变为双向阻滞,消除折返激动,使异位冲动或折返冲动落入 ERP 中而被消除。此外,可使邻近细胞的 ERP 趋于一致,减少折返的发生。

**2. 临床应用** 为广谱抗心律失常药,可用于心房颤动、心房扑动、室上性及室性期前收缩和心动过速的治疗。

**3. 不良反应**

(1)胃肠道反应:用药早期常有恶心、呕吐、腹泻等。

(2)心血管反应:抑制心肌收缩力和扩张血管可引起低血压。可引起多种心律失常,如房室和心室内传导阻滞、尖端扭转型室性心动过速,并可出现奎尼丁晕厥,甚至心室颤动而致猝死。当窦房结功能低下时,可引起心动过缓或停搏。

(3)金鸡纳反应:长期用药可引起。轻者出现耳鸣、头痛、视力模糊,重者出现谵妄、精神失常。

(4)过敏反应:偶见血小板、粒细胞减少等。

**(二)$I_B$ 类——利多卡因**

**1. 药理作用**

(1)抑制 4 期 $Na^+$ 内流,促进 $K^+$ 外流,从而降低浦肯野纤维的自律性,提高心室肌的阈电位水平,提高其致颤阈。

(2)改变传导速度:当血 $K^+$ 浓度低于心肌部分除极浓度时,可促进 $K^+$ 外流,加快传导,消除单向阻滞而中止折返。

(3)相对延长 ERP:缩短心室肌和浦肯野纤维的 APD 和 ERP,但缩短 APD 更显著,相对延长 ERP,有利于消除折返。

**2. 临床应用** 窄谱抗心律失常药用于室性心律失常,特别适用于危急病例,是治疗急性心肌梗死引起的室性心律失常的首选药,对强心苷中毒所致者也有效。

3. **不良反应** 剂量过大可引起心率减慢，房室传导阻滞或低血压。禁用于有癫痫病史患者。眼球震颤是利多卡因毒性反应的早期信号。

**（三）$I_C$ 类——普罗帕酮**

1. **药理作用** 该药抑制0期及4期 $Na^+$ 内流的作用强于奎尼丁，还有较弱的β受体拮抗作用和钙通道阻滞作用。

（1）明显抑制 $Na^+$ 内流，降低浦肯野纤维和心室肌细胞的自律性。

（2）可使心房、心室和浦肯野纤维的传导速度明显减慢。

（3）轻度延长ERP和APD，但对复极过程影响较奎尼丁弱。

（4）轻度抑制心肌收缩力。

2. **临床应用** 适用于室性、室上性心律失常及预激综合征伴心动过速者，是广谱抗心律失常药。

3. **不良反应** 常见不良反应有恶心、呕吐、味觉改变、头晕等，心血管反应有心律失常、房室传导阻滞、心功能不全、低血压等。本药一般不宜与其他抗心律失常药合用，以避免心脏抑制。

**（四）Ⅱ类β受体拮抗药——普萘洛尔**

1. **药理作用** 拮抗心脏的 $β_1$ 受体。对窦房结、心房内传导组织及浦肯野纤维，可减慢4相自动除极化速率，降低自律性。减慢0相 $Na^+$ 内流，使0相除极化速率降低，减慢房室结及浦肯野纤维的传导速度。延长房室结ERP。

2. **临床应用** ①室上性心律失常如心房颤动、心房扑动及阵发性室上性心动过速等；②因焦虑、甲状腺功能亢进等引起的窦性心动过速；③室性心律失常特别是对由于运动和情绪激动引起者的疗效显著；④急性心肌梗死患者，长期使用可减少心律失常的发生及再梗死率，从而降低病死率。

**（五）Ⅲ类延长动作电位时程药——胺碘酮**

1. **药理作用** 阻滞心肌细胞膜钾通道，阻滞钠通道和钙通道，并可轻度非竞争性地拮抗α受体和β受体，并且具有扩张血管平滑肌作用。

通过抑制 $K^+$ 外流，抑制复极过程，明显延长房室结、心房肌和浦肯野纤维的APD和ERP。通过阻滞钠、钙通道和拮抗β受体，降低窦房结和浦肯野纤维的自律性。减慢传导，阻滞钠、钙通道，减慢房室结和旁路以及浦肯野纤维的传导速度。扩张冠状动脉，改善心肌营养；扩张外周血管，降低心脏做功，减少心肌耗氧量。

2. **临床应用** 广谱抗心律失常药，用于各种室上性和室性心律失常，对心房扑动、心房颤动和室上性心动过速疗效好。

3. **不良反应**

（1）心血管反应：窦性心动过缓、房室传导阻滞及Q-T间期延长（发生率高，需定期查心电图），偶致尖端扭转型室性心动过速。静脉注射过快可引起血压下降、心力衰竭。

（2）心血管外反应：因含碘，长期服用可引起甲状腺功能亢进或低下；偶致肺间质纤维化，预后严重；还可引起胃肠道反应及皮肤光过敏症等。

（3）禁忌证：心动过缓、房室传导阻滞、Q-T间期延长综合征、甲状腺功能障碍及对碘过敏者禁用。

**（六）Ⅳ类钙通道阻滞药——维拉帕米**

1. **药理作用** 阻滞心肌细胞膜的钙通道，抑制 $Ca^{2+}$ 内流，主要作用于窦房结和房室结。具有降低自律性、减慢传导速度、延长动作电位时程和有效不应期、抑制心肌收缩力、扩张冠脉、扩张外周血管的作用。

2. **临床应用** 阵发性室上性心动过速，是首选药物之一，对冠心病、高血压伴发心律失常者尤其适用；对强心苷中毒引起的室性期前收缩（迟后除极）也有效。

3. **不良反应** 静脉注射过快或剂量过大可引起心动过缓、房室传导阻滞甚至心脏停搏，也可引起血压下降，诱发心力衰竭。

## 要点三 抗慢性心功能不全药

### 强心苷类

**（一）药理作用**

1. **心脏** ①正性肌力作用：强心苷可选择性地作用于心肌。其特点是直接作用于心脏，使心肌收缩力加强，加快心肌收缩速度，收缩更加敏捷。由于正性肌力作用，强心苷可增加衰竭心脏的输出量，对衰竭心脏能降低总耗氧量。作用机制：心肌细胞膜上的 $Na^+$-$K^+$-ATP酶是强心苷的受体，强心苷与受体结合，抑制酶的活性，使心肌细胞内 $Na^+$ 浓度增加，$K^+$ 浓度降低，

影响 $Na^+-Ca^{2+}$ 交换，导致 $Na^+$ 外流增多，$Ca^{2+}$ 内流增加；或 $Na^+$ 内流减少，$Ca^{2+}$ 外流降低，致使心肌细胞内游离 $Ca^{2+}$ 浓度升高，又进一步促使肌浆网 $Ca^{2+}$ 释放，最终细胞内游离 $Ca^{2+}$ 增多，发挥正性肌力作用。②负性频率：强心苷增加心排出量，反射性降低 CHF 时的交感神经兴奋性，提高迷走神经兴奋性，从而减慢心率。③对心肌电生理的主要影响。

**2. 其他** ①影响神经系统的作用：兴奋迷走神经、影响交感神经兴奋性、兴奋中枢神经系统，中毒时可兴奋延髓催吐化学感受区而引起呕吐，可增强交感神经兴奋性导致快速心律失常。②抑制肾素－血管紧张素－醛固酮系统（RAAS）：强心苷可使血浆肾素活性降低，减少血管紧张素Ⅱ的生成及醛固酮的分泌，从而产生对心脏的保护作用。③利尿：强心苷通过增加心排出量，使肾血流量增加而对 CHF 患者有明显利尿作用，还可通过抑制肾小管上皮细胞膜 $Na^+-K^+$-ATP 酶而抑制肾小管对 $Na^+$ 的重吸收，排 $Na^+$ 利尿。

**（二）临床应用**

**1. 慢性心功能不全** 对多种原因引起的 CHF 都有治疗作用，但对不同原因所致 CHF 的治疗效果不同：对伴心房颤动且心室率较快者疗效最好；对高血压、心脏瓣膜病、先天性心脏病所致者疗效较好；对继发于甲状腺功能亢进、重度贫血等疾病者，由于心肌能量代谢障碍而疗效较差；对肺源性心脏病、活动性心肌炎等有心肌缺氧和损害者，不仅疗效差，而且易发生强心苷中毒；对机械因素所致者，如缩窄性心包炎、严重二尖瓣狭窄等疗效很差或无效。

**2. 某些心律失常** ①心房颤动：通过抑制房室传导，使较多的心房冲动不能下传到心室，从而减慢心室率，改善心室的泵血功能，增加心排出量。②心房扑动：通过缩短心房不应期，引起更频繁的折返激动，使心房扑动转为心房颤动，进而通过治疗心房颤动的机制产生疗效。部分患者停用强心苷后，因骤然减少折返激动，可恢复窦性节律。③阵发性室上性心动过速：通过提高迷走神经兴奋性可使之终止。

**（三）不良反应及其预防**

强心苷的安全范围小，一般治疗量已接近中毒量的 60%。多种因素均可诱发强心苷中毒，如低血钾、低血镁、高血钙、心肌缺血缺氧、肾功能不全等，所以中毒的发生率高。

**1. 不良反应** ①胃肠道反应：较常见，是中毒的早期反应，可有厌食、恶心、呕吐、腹泻、腹痛等。②中枢反应：可有眩晕、头痛、失眠、谵妄、幻觉等，偶见惊厥。③视觉障碍：为强心苷中毒的特征，可表现为黄视、绿视及视物模糊。④心脏反应：是中毒最严重的反应，各种心律失常都有可能出现。其中室性期前收缩最多见且发生早，室性心动过速和心室颤动最为严重。

**2. 预防** 首先应纠正各种诱发或加重强心苷中毒的因素，如低血 $K^+$、低血 $Mg^{2+}$、高血 $Ca^{2+}$ 等。密切观察中毒先兆和心电图变化，如出现一定数目的室性期前收缩、窦性心动过缓及视觉障碍，应及时停用强心苷及各种有排钾作用的药物。监测血药浓度有助于中毒的预防和及早发现。

**3. 治疗** 轻度中毒应立即停用强心苷和排钾利尿药等。对于快速型心律失常，如室性期前收缩、室性心动过速，应及时补钾，并可选用苯妥英钠、利多卡因等抗心律失常药。静脉注射地高辛抗体 Fab 片段，可有效地救治强心苷中毒（每 80mg Fab 片段能拮抗 1mg 地高辛）。对于缓慢型心律失常，如房室传导阻滞、窦性心动过缓等可用阿托品治疗。

## 要点四 抗心绞痛药

**（一）硝酸酯类**

常用药物有硝酸甘油、硝酸异山梨酯等。

**1. 药理作用**

（1）降低心肌耗氧量：①扩张静脉，使回心血量减少，降低心室壁张力，减少心肌耗氧量。②扩张动脉，降低心脏射血阻力，减少心脏做功而降低心肌耗氧量。

（2）改善缺血区心肌供血：①增加心内膜下的血液供应。②选择性扩张心外膜较大的输送血管，该类药物对较大的血管产生舒张后，增加对缺血区的血液灌注。③开放侧支循环。

（3）抑制血小板聚集和黏附，抗血栓形成。

**2. 作用机制** 硝酸酯类作为前体药，在血管平滑肌细胞及血管内皮细胞内被催化释放出一氧化氮（NO），而使血管平滑肌松弛。对血管内皮受损的病变，血管仍可产生扩张作用。

**3. 临床应用**

（1）稳定型心绞痛的首选药：①预防发作时。②控制急性发作，应舌下含服或气雾吸入，如需多次含服可选用硝酸异山梨酯口服、单硝酸异山梨酯缓释片以及透皮制剂。③发作频繁的重症心绞痛患者，首选硝酸甘油静脉滴注，症状减轻后改为口服。

（2）急性心肌梗死：早期应用可缩小心室容积，降低前壁心肌梗死的病死率，减少心肌梗死并发症的发生。

（3）慢性心功能不全：急性左心衰时采用静脉给药，慢性心功能不全可采用长效制剂，需与强心药物合用。

（4）急性呼吸衰竭及肺动脉高压。

**4. 不良反应** 常见因血管扩张所继发的搏动性头痛、皮肤潮红、眼内压升高和颅内压增高。剂量过大使血压过度下降，可引起冠脉灌注压过低，且可反射性兴奋交感神经，使心率加快，心肌收缩力增加而加大心肌耗氧量，导致心绞痛加重，合用β受体拮抗药可对抗。

**（二）β受体拮抗药**

常用药物有普萘洛尔、美托洛尔、阿替洛尔等。

**1. 药理作用**

（1）降低心肌耗氧量：通过拮抗心脏$\beta_1$受体的作用可使心率减慢，并抑制心肌收缩力，降低血压，减少心脏做功，降低心肌耗氧量而发挥抗心绞痛作用。

（2）改善心肌代谢：心肌缺血时，肾上腺素分泌增加，使游离脂肪酸（FFA）增多。FFA代谢消耗大量的氧而加重心肌缺氧。β受体的拮抗作用可抑制脂肪水解酶，使FFA的水平下降，心肌耗氧量降低。

（3）增加缺血区血液供应：β受体拮抗药使非缺血区的血管阻力增高，而缺血区的血管则由于缺氧呈现代偿性扩张状态，促使血液更多地流向缺血区；还能减慢心率而延长心脏的舒张期，增加冠脉的灌注时间，有利于血液向缺血区流动。

（4）促进氧合血红蛋白解离：可增加全身组织包括心脏的供氧。

**2. 临床应用** 用于稳定型心绞痛和不稳定型心绞痛，对伴有高血压和快速性心律失常者效果更好。对冠脉痉挛所致的变异型心绞痛，因该类药物拮抗β受体后，使α受体作用占优势，使冠脉收缩而加重心肌缺血，不宜应用。

**3. 不良反应** 与阻断β受体有关。导致心脏抑制，诱发或加重哮喘、停药反跳现象。

**（三）钙通道阻滞药**

常用药物有硝苯地平、维拉帕米等。

药理作用：通过抑制钙离子内流而舒张血管，对变异性心绞痛疗效最为突出。

1. 降低心肌耗氧量，阻滞$Ca^{2+}$流入血管平滑肌细胞，使外周血管扩张，外周阻力降低，减轻心脏后负荷；阻滞$Ca^{2+}$流入心肌细胞，使心肌收缩力减弱，自律性降低，心率减慢；阻滞$Ca^{2+}$进入神经末梢，抑制递质释放，从而对抗交感神经活性增高所引起的心肌耗氧量增加。上述综合结果使心肌耗氧量降低。

2. 增加心肌血液供应，通过阻滞$Ca^{2+}$流入血管平滑肌细胞，直接松弛血管平滑肌和刺激血管内皮细胞合成和释放NO，使冠脉舒张，以增加心肌血液供应；也可通过开放侧支循环，增加对缺血区的血液灌注；拮抗心肌缺血时儿茶酚胺诱导的血小板聚集，有利于保持冠脉血流通畅。

3. 保护缺血的心肌细胞 钙通道阻滞药可阻滞$Ca^{2+}$内流而减轻“钙超载”，起到保护心肌细胞的作用。

## 要点五 抗动脉粥样硬化药

动脉粥样硬化是一种慢性炎症过程，主要发生在大动脉和中动脉，特别是冠状动脉、脑动脉和主动脉。常用于防治动脉粥样硬化的药物包括调血脂药、抗氧化剂、多烯脂肪酸类及保护动脉内皮药等，其中调血脂药又包括他汀类、胆固醇吸收抑制药、PCSK9抑制药、贝特类及烟酸类。

**调血脂药**

临床上常用的调血脂药主要通过以下途径改善血脂异常：①降低脂蛋白的生成。②增加血浆脂蛋白的代谢。③增加胆固醇的清除。

**1. 他汀类** 是3–羟基–3–甲基戊二酰辅酶A（HMG–CoA）还原酶抑制药。临床常用药物有洛伐他汀、普伐他汀、辛伐他汀，以及人工合成的氟伐他汀、阿托伐他汀和瑞舒伐他汀等。

（1）药理作用

1）调血脂作用：HMG–CoA还原酶是合成胆固醇的限速酶。他汀类药物竞争性抑制HMG–CoA还原酶，从而阻断HMG–CoA向甲羟戊酸转化，使肝内胆固醇合成减少。

2）非调脂作用：①改善血管内皮功能。②抑制血管平滑肌细胞增殖和迁移。③延缓巨噬细胞泡沫化。④降低脂蛋白的氧化。⑤抑制血小板的黏附和聚集，阻止血栓形成等。

（2）临床应用：适用于高胆固醇血症和以胆固醇升高为主的混合性高脂血症，既是伴有胆固醇升高的Ⅱ和Ⅲ型高脂血症的首选药，也是糖尿病和肾病性高脂血症的首选药物。

（3）不良反应：他汀类有较好的耐受性和安全性，不良反应较少见，但儿童、孕妇、哺乳期妇女及肝、肾功能异常者不宜使用，原有肝病史者慎用。不良反应主要为肌病，肝毒性，胃肠道反应、皮肤潮红、头痛等暂时性反应。他汀类与大环内酯类抗生素（克拉霉素和红霉素），降血脂药烟酸类或者贝特类联合，会使循环中他汀类药物浓度升高，增加肌病的危险性。

2. **依折麦布** 是第一个胆固醇吸收抑制剂类降脂药，通过抑制小肠黏膜上皮细胞胆固醇吸收而降低 TC 和 LDL。

（1）药理作用：依折麦布是第一个胆固醇吸收抑制剂类降脂药，是一种口服、强效的降脂药物，能附在小肠绒毛的刷状缘，选择性抑制 NPC1L1 受体而特异地抑制肠道内胆固醇的吸收，从而减少小肠中胆固醇向肝脏转运，降低肝脏胆固醇的储量，继之增加血液中胆固醇的清除。该药既不增加胆汁分泌，也不抑制胆固醇在肝脏的合成（如他汀类）。

（2）临床应用：依折麦布可单独或联合用于以胆固醇升高为主的患者，特别适合作为不能耐受他汀治疗者的替代。

（3）不良反应：该药不良反应少，少数患者偶见肌肉损害，肝脏反应，过敏反应等。

# 细目五　内脏系统药和血液系统药

## 要点一　利尿药与脱水药

常用利尿药的分类及其作用机制：

1. **高效利尿药** 主要作用于髓袢升支粗段，抑制 $Na^+$-$K^+$-$2Cl^-$ 同向转运体，影响肾脏的稀释功能和浓缩功能，产生强大的利尿作用。常用药物有呋塞米、依他尼酸等。

2. **中效利尿药** 主要作用于远曲小管近端的 $Na^+$-$Cl^-$ 同向转运体，减少 $Na^+$、$Cl^-$ 的重吸收，影响肾脏的稀释功能而产生利尿作用，利尿效能中等，常用药物有氢氯噻嗪。

3. **低效利尿药** 包括碳酸酐酶抑制药和 $Na^+$-$K^+$ 交换抑制药。前者有乙酰唑胺，后者有螺内酯和氨苯蝶啶。乙酰唑胺通过抑制碳酸酐酶，使 $H^+$ 生成减少，抑制 $H^+$-$Na^+$ 交换，$Na^+$ 排出增加而产生利尿。螺内酯通过竞争醛固酮受体，抑制 $Na^+$-$K^+$ 交换，产生留钾利尿；氨苯蝶啶通过抑制远曲小管和集合管的 $Na^+$ 通道，使 $Na^+$-$K^+$ 交换减少。螺内酯和氨苯蝶啶又称留钾利尿。

### （一）高效利尿药——呋塞米

**1. 药理作用**

（1）利尿：作用强大、迅速而短暂。呋塞米能促进 $Ca^{2+}$、$Mg^{2+}$ 排出，减少尿酸排出。

（2）扩张血管：能扩张肾血管，降低肾血管阻力，增加肾血流量，改变肾皮质内血流分布；还能扩张全身小静脉，降低左室充盈压，减轻肺水肿。

**2. 临床应用**

（1）严重水肿：对各类水肿均有效，主要用于其他利尿药无效的顽固性水肿和严重水肿。

（2）急性肺水肿和脑水肿。

（3）急慢性肾衰竭：可用于急性肾衰竭的早期防治。大剂量可治疗慢性肾衰竭，使尿量增加。但禁用于无尿患者。

（4）加速毒物排出：配合输液，可加速毒物排泄。主要用于经肾排泄的药物中毒抢救，如苯巴比妥、水杨酸类、溴化物等急性中毒。

（5）高钾血症和高钙血症：可增加 $K^+$ 排出，抑制 $Ca^{2+}$ 重吸收，降低血钾和血钙。

**3. 不良反应**

（1）水和电解质紊乱：长期用药，利尿过度可引起低血容量、低血钠、低血钾、低血镁及低氯性碱中毒。以低血钾最为常见，应注意及时补钾。加服留钾利尿药有一定预防作用。当低血镁同时存在时，如不纠正低血镁，即使补充 $K^+$，也不易纠正低血钾。

（2）耳毒性：表现为眩晕、耳鸣、听力下降、暂时性耳聋。应避免与氨基糖苷类抗生素等有耳毒性的药物合用。

（3）胃肠道反应：可致恶心、呕吐、上腹不适及腹泻，大剂量可致胃肠道出血。

（4）高尿酸血症。

（5）过敏反应，偶致骨髓抑制。

（二）中效利尿药——氢氯噻嗪

噻嗪类是临床广泛应用的一类口服利尿药和降压药，毒性小，安全范围较大。

1. 药理作用

（1）利尿：作用温和而持久。由于转运至远曲小管的 $Na^+$ 增加，促进了 $Na^+$-$K^+$ 交换，$K^+$ 的排出也增加，长期服用可引起低血钾。

（2）抗利尿：噻嗪类药物使尿崩症患者尿量明显减少，口渴症状减轻。

（3）降压：用药初期通过利尿作用减少血容量而降压，后期因排钠较多，降低血管平滑肌对儿茶酚胺等加压物质的敏感性而降压。

2. 临床应用

（1）轻、中度水肿：是治疗各类轻、中度水肿的首选药。对肾性水肿的疗效与肾功能有关，肾功能不良者疗效差；对肝性水肿与螺内酯合用疗效增加，可避免血钾过低诱发肝昏迷。

（2）高血压：轻、中度高血压可单用或与其他降压药合用。

（3）尿崩症：用于肾性尿崩症及加压素无效的垂体性尿崩症。轻症效果好，重症疗效差。

（4）特发性高钙血症和肾结石：使患者尿钙排出显著降低，防止肾钙结石的形成。

3. 不良反应

（1）电解质紊乱：长期用药可引起低血钾、低血镁、低氯性碱中毒及低血钠症。低钾血症较多见，表现为疲倦、软弱、眩晕或轻度胃肠反应，合用留钾利尿药可防治。

（2）代谢异常：致血糖升高、高脂血症和高尿酸血症。

（3）过敏：偶有过敏性皮疹、皮炎、粒细胞减少、血小板减少、溶血性贫血等过敏反应。

（4）加重肾功能不良：可使肾小球滤过率下降，肾功能不良者慎用。

（三）低效利尿药——螺内酯

1. 药理作用　结构与醛固酮相似，可与醛固酮竞争远曲小管远端和集合管细胞质内的醛固酮受体，拮抗醛固酮的排钾保钠作用，促进 $Na^+$ 和水的排出。作用特点为：①作用弱，起效慢，维持时间长。②作用的发挥依赖于体内醛固酮的存在，对切除肾上腺的动物无效。

2. 临床应用　用于醛固酮增多的顽固性水肿，因利尿作用弱，较少单用，常与噻嗪类利尿药合用。

3. 不良反应　不良反应较少，久用可致高血钾；有性激素样副作用。

## 要点二　血液系统药

抗凝血药

### 肝素

（一）药理作用

1. 抗凝　体内、体外均具有抗凝作用，且作用迅速，能延长凝血酶原时间。机制为：激活 AT-Ⅲ，从而加速 AT-Ⅲ对凝血因子Ⅱa、Ⅸa、Ⅹa、Ⅺa、Ⅻa 等的灭活。

2. 其他　能抑制由凝血酶诱导的血小板聚集。可通过调节血脂、保护动脉内皮和抗血管平滑肌细胞增殖等作用而发挥抗 AS 作用。

（二）临床应用

1. 血栓栓塞性疾病。

2. 弥散性血管内凝血（DIC）。

3. 体外抗凝。

（三）不良反应

主要为自发性出血，严重出血需缓慢静脉注射硫酸鱼精蛋白解救。血小板减少症，停药后第 4 天可恢复。此外，可引起过敏反应，出现皮疹、药热等。长期应用可引起脱发、骨质疏松等。

## 要点三　消化系统药

抗消化性溃疡药

胃酸的分泌受组胺、促胃泌素和乙酰胆碱的控制，这些物质能激动壁细胞膜上的 $H_2$ 受体、促胃泌素受体和 M 受体，通过第二信使激活 $H^+$-$K^+$-ATP 酶（质子泵），将 $H^+$ 从壁细胞内转运到胃腔，$K^+$ 从胃腔转运到壁细胞内，进行 $H^+$-$K^+$ 交换分泌胃酸。促胃泌素受体拮抗药和 $H^+$ 泵抑制药均能抑制胃酸分泌。另外，前列腺素类也能抑制胃酸分泌。

黏膜保护药主要有前列腺素衍生物、硫糖铝和铋制剂等。

### 奥美拉唑

1. 药理作用　特异性地作用于胃黏膜细胞，可逆性地抑制胃壁细胞 $H^+$-$K^+$-ATP 酶的功能，对胃酸分泌有强大而持久的抑制作用。能迅速缓解疼痛，减少胃液的总量和胃蛋白酶的分泌量，增强胃血流量，降低幽门螺杆菌数量，有利于溃疡愈合。对阿司匹林、乙醇、应激所致胃黏膜损伤有预防保护作用。

2. 临床应用　胃、十二指肠溃疡，反流性食管炎、卓－艾综合征等，对其他药无效的消化性溃疡患者也具有良好效果。

3. **不良反应** 主要有头痛、头晕、口干、恶心、腹胀和失眠。长期使用可致胃内细菌过度滋长。

### 要点四 呼吸系统药

1. **祛痰药** 一是黏液分泌促进药,如氯化铵等,通过刺激胃黏膜,反射性地促进呼吸道分泌。二是降低痰液黏稠度药,如乙酰半胱氨酸、溴己新等,使黏稠度下降,利于排出。

2. **镇咳药** 镇咳药能抑制咳嗽反射,减轻咳嗽频度和强度。按作用部位可分为中枢性镇咳药(可待因、右美沙芬)和外周性镇咳药(那可丁、苯佐那酯)。

3. **平喘药** 平喘药有两类,一类是支气管扩张药:包括β受体激动药(沙丁胺醇、异丙肾上腺素、肾上腺素、麻黄碱等),茶碱类(氨茶碱、胆茶碱),M受体拮抗药等。另一类是抗炎抗过敏平喘药:常用的有糖皮质激素类、肥大细胞膜稳定药(色甘酸二钠)和抗白三烯药(孟鲁司特、扎鲁司特)三大类。

## 细目六 内分泌系统药

### 要点一 糖皮质激素类药

**(一)药理作用**

1. **抗炎** 有很强的抗炎作用,其特点为显著、非特异性,对细菌、病毒等病原微生物无影响。在急性炎症早期,抑制局部血管扩张,降低毛细血管通透性,使血浆渗出减少、白细胞浸润及吞噬作用减弱,改善红、肿、热、痛等症状;对于慢性炎症或急性炎症的后期,能抑制毛细血管和成纤维细胞的增生及肉芽组织的形成,减轻炎症引起的瘢痕和粘连。

糖皮质激素抗炎作用的环节主要有:①抑制磷脂酶$A_2$,减少具有扩张血管作用的前列腺素类及白三烯类的生成,降低血管通透性。②稳定溶酶体膜,减轻细胞和组织的损伤性反应。③增加血管张力,降低毛细血管通透性。④抑制吞噬细胞功能,抑制巨噬细胞对抗原的反应能力,抑制巨噬细胞的趋化性。⑤抑制炎症细胞功能。⑥抑制炎症后期肉芽组织增生。⑦抑制某些细胞因子及黏附因子的产生。⑧诱导炎症细胞凋亡。

2. **免疫抑制与抗过敏** 糖皮质激素对免疫过程的许多环节都有抑制作用。

3. **抗内毒素** 糖皮质激素能提高机体对细菌内毒素的耐受力,缓和机体对内毒素的反应,减轻细胞损伤,缓解毒血症状。

4. **抗休克** 超大剂量的糖皮质激素常用于严重休克的抢救,对中毒性休克疗效尤好。抗休克的机制与下列因素相关:①降低血管对某些缩血管活性物质(如肾上腺素、去甲肾上腺素)的敏感性,解除小血管痉挛,改善微循环。②稳定溶酶体膜,减少形成心肌抑制因子(MDF)的酶进入血液,从而阻止或减少MDF的产生。

5. **影响血液与造血系统** 糖皮质激素能增强骨髓造血功能,使血液中红细胞和血红蛋白含量增加,大剂量也使血小板和纤维蛋白原增多,缩短凝血时间。也能减少血中单核细胞和嗜酸性粒细胞。

6. **其他作用** ①退热:对严重的中毒性感染,如肝炎、伤寒、脑膜炎、急性血吸虫病、败血症及晚期癌症的发热,常具有迅速而良好的退热作用。②中枢兴奋:用药后患者出现欣快、激动、失眠等,偶可诱发精神失常。大剂量对儿童可致惊厥或癫痫样发作。③促进消化:大剂量糖皮质激素可刺激胃产生胃酸和胃蛋白酶。

**(二)临床应用**

1. **肾上腺皮质功能不全** 脑垂体前叶功能减退症、肾上腺皮质功能减退症(艾迪生病)、肾上腺危象和肾上腺次全切除术后,给予适当剂量维持正常生理作用。

2. **严重感染** 主要用于中毒性感染或同时伴有休克者,如中毒性菌痢、中毒性肺炎、结核性脑膜炎及败血症等。在应用有效而足量的抗生素治疗感染的同时,可用糖皮质激素作为辅助治疗,有助于患者度过危险期。

3. **休克** 大剂量对各种休克均有一定的疗效,是抢救休克的重要药物,但必须同时采用综合性治疗措施。

4. **防止某些炎症后遗症** 可减轻粘连和瘢痕形成,如角膜炎等。

5. **自身免疫性疾病、过敏性疾病** 应用糖皮质激素可缓解症状,但不能根治。与环孢素等免疫抑制剂合用于异体器官移植手术后的抗排斥反应。过敏性疾病在病情严重或在应用肾上腺素受体激动药和抗组胺药治疗无效时,也可用糖皮质激素治疗,能抑制抗原-抗体反应所致的组织损害和炎症过程。

6. **血液病** 可用于治疗急性淋巴细胞白血病、再生障碍性贫血、粒细胞减少症、血小板减少症和过敏性紫癜等,能改善症状,但停药后易复发。

7. **皮肤病** 局部应用治疗接触性皮炎、湿疹、牛皮癣、肛门瘙痒等,宜用氢化可的松、泼尼松龙或氟轻松;对天疱疮及剥脱性皮炎等较严重的皮肤病仍需全身用药。

**(三)不良反应**

1. **医源性肾上腺皮质功能亢进症** 长期大量使用糖皮质激素引起物质代谢和水盐代谢紊乱,表现为满月脸、水牛背、向心性肥胖、皮肤变薄、痤疮、多毛、水肿、血钾降低、肌无力、高血压、高血脂、糖尿等,一般不需特殊治疗,停药后可自行消退。在需要时应用降压药、降血糖药、氯化钾。

2. **诱发或加重感染** 由于糖皮质激素抗炎不抗菌,且降低机体的防御功能,细菌易乘虚而入诱发感染或促使体内原有病灶如结核、化脓性病灶等扩散恶化。

3. **消化系统并发症** 可刺激胃酸和胃蛋白酶的分泌,抑制胃液分泌,降低胃肠黏膜对胃酸的抵抗力,可诱发或加重胃、十二指肠溃疡,甚至引起出血或穿孔。

4. **骨质疏松、延缓伤口愈合** 糖皮质激素减少钙、磷在肠道的吸收并增加其排泄,且长期应用抑制骨细胞活力,造成骨质疏松。儿童、绝经期妇女、老年人较多见,严重者引起自发性骨折。同时糖皮质激素抑制蛋白质合成,会导致伤口愈合迟缓。

5. **延缓生长** 抑制生长激素分泌和造成负氮平衡,可影响儿童生长发育;对孕妇偶可引起畸胎。

6. **糖尿病** 长期超生理剂量使用会引起糖代谢紊乱,出现糖耐量受损或类固醇性糖尿病。

7. **肾上腺皮质萎缩和功能不全** 长期应用尤其是连续给药的患者,可引起肾上腺皮质萎缩和功能不全。若此时患者突然停药或减量过快,当遇到严重应激情况如感染、创伤、手术时可发生肾上腺危象,如恶心、呕吐、乏力、低血压、休克等,需及时抢救。因此长期用药需缓慢停药。

8. **反跳现象** 指患者症状基本控制后,突然停药或减量过快,引起原病复发或恶化的现象。

## 要点二 甲状腺激素及抗甲状腺药

**(一)甲状腺激素**

**1. 药理作用**

(1)维持生长发育:甲状腺激素主要促进蛋白质合成及骨骼、脑的生长发育。

(2)促进代谢:促进糖、脂肪、蛋白质、碳水化合物、水、电解质等代谢。

(3)提高交感-肾上腺系统的敏感性:甲状腺激素能使机体对儿茶酚胺类物质的反应性提高。

2. **临床应用** 主要作为替代疗法用于甲状腺功能减退症:①呆小病,治疗越早越好。治疗应从小剂量开始,逐渐增加剂量,有效者应终身治疗,并随时调整剂量。②黏液性水肿。③单纯性甲状腺肿,缺碘所致者应补碘,原因不明者给予适量甲状腺激素。

3. **不良反应** 过量可引起甲状腺功能亢进的临床症状。轻者体温及基础代谢率均高于正常,表现出多汗、体重减轻、神经过敏、失眠、心悸等;重者则出现呕吐、腹泻、发热、脉搏快而不规则,在老年人和心脏病患者中,可发生心绞痛和心肌梗死。

**(二)抗甲状腺药**

抗甲状腺药是指能阻碍甲状腺激素合成或改变组织对甲状腺激素反应性的药物,常用药物有硫脲类、碘和碘化物、放射性碘、β肾上腺素受体拮抗药。

**硫脲类**

硫脲类药物包括甲硫氧嘧啶、丙硫氧嘧啶、甲巯咪唑、卡比马唑。

1. **药理作用** 能抑制在过氧化物酶作用下的酪氨酸的碘化及偶联,从而抑制甲状腺激素的生物合成。硫脲类并不抑制甲状腺激素的释放,也不能拮抗甲状腺激素的作用,所以需待甲状腺内贮存的激素消耗到一定程度才能呈现疗效。丙硫氧嘧啶还能抑制周围组织内 $T_4$ 转化为 $T_3$ 的过程。

2. **临床应用** 临床主要用于甲状腺功能亢进症、甲状腺手术前准备,以减少发生麻醉意外或手术合并症及甲状腺危象的机会。

**碘及碘化物**

1. **临床应用** 不同剂量的碘化物对甲状腺功能可产生不同的作用。小剂量的碘用于治疗单纯性甲状腺肿,早期患者疗效显著;大剂量碘主要是阻滞甲状腺激素的释放及阻止甲状腺蛋白水解。主要用于甲状腺危象及甲状腺功能亢进手术前准备。

2. **不良反应** 急性过敏反应主要表现为血管神经性水肿,上呼吸道水肿及严重喉头水肿,可导致窒息。一般停药后可消退。慢性碘中毒,表现为口腔及咽喉烧灼感、唾液分泌增多、眼刺激症状等。长期服用碘化物可诱发甲状腺功能亢进。

### 要点三 胰岛素及口服降血糖药

**(一)胰岛素**

**1. 药理作用**

(1)降血糖:胰岛素主要通过两种途径降低血糖:①增加葡萄糖进入细胞,加速葡萄糖的有氧氧化和无氧酵解,促进糖原的合成和贮存,使血糖的去路增加;②抑制糖原分解和糖异生,使血糖来源减少。

(2)对脂肪代谢的影响:胰岛素促进脂肪合成,抑制脂肪分解,故减少游离脂肪酸和酮体的生成,防止酮症酸中毒的发生。

(3)对蛋白质代谢的影响:胰岛素增加氨基酸进入细胞而促进蛋白质合成,并能抑制蛋白质分解,对人体生长过程有促进作用。

(4)钾转运:胰岛素促进 $K^+$ 进入细胞内,增加细胞内 $K^+$ 浓度,有利于纠正细胞缺钾症状。

2. **临床应用** ①治疗1型糖尿病的唯一药物。②2型糖尿病经饮食控制或用口服降血糖药未能控制者,以及口服降血糖药有禁忌而不能耐受者。③继发性糖尿病。④糖尿病伴有合并症,如合并高热、严重感染、妊娠、创伤以及手术等。⑤糖尿病急性期或严重并发症。如糖尿病酮症酸中毒或非酮症高渗性昏迷。⑥心律失常,脓毒症。

**3. 不良反应**

(1)低血糖症:大多由于胰岛素过量或未按时按量进食或运动过多等诱因引起。早期表现为饥饿感、脉搏增快、出汗、心悸、烦躁等症状;严重者可出现共济失调、震颤、昏迷或惊厥、休克,甚至死亡。注意及早发现和摄食,或饮用糖水等。严重者应立即静脉注射50%葡萄糖。必须注意鉴别低血糖昏迷和酮症酸中毒性昏迷及非酮症性糖尿病昏迷。

(2)过敏反应:轻者出现注射部位瘙痒、肿胀、红斑,少数出现荨麻疹、血管神经性水肿,偶见过敏性休克。

(3)胰岛素抵抗:①急性型。在并发感染、创伤、手术、情绪激动等应激状态时,血中抗胰岛素物质增多而导致胰岛素耐受。消除诱因后可恢复。②慢性型:没有并发症却每日需用胰岛素200U以上。

(4)局部反应:皮下注射时,会发生表面发红,久用皮下脂肪萎缩、硬结。

**(二)口服降血糖药**

常用的有磺酰脲类药、双胍类药、α葡糖苷酶抑制药、胰岛素增敏药及非磺酰脲类胰岛素促分泌药共五类。

**磺酰脲类药**

常用药物有格列本脲、格列吡嗪、格列齐特等。

**1. 药理作用**

(1)降血糖:磺酰脲类药物直接作用于胰岛β细胞,刺激内源性胰岛素释放。对胰岛功能完全丧失者或切除胰腺的动物无效。

(2)抗利尿:格列本脲等促进抗利尿激素分泌和增强其作用的结果,可用于尿崩症的治疗。

(3)影响凝血功能:如格列齐特,可使血小板数目减少,黏附力减弱,恢复纤溶酶活力,并降低微血管对活性胺类的敏感性,对预防或减轻糖尿病患者微血管并发症有一定作用。

2. **临床应用** 主要用于胰岛功能尚存的2型糖尿病饮食控制无效者,对产生胰岛素抵抗的患者可用以刺激内源性胰岛素分泌而减少胰岛素的用量。其次是尿崩症,可使患者尿量减少(氯磺丙脲)。

3. **不良反应** 常见不良反应有胃肠不适、恶心、腹泻、皮肤过敏、粒细胞减少和胆汁淤积性黄疸。大剂量可引起中枢神经系统症状,如嗜睡、眩晕、共济失调、精神错乱。可引起持久性低血糖,造成不可逆性的脑损伤。

**双胍类：二甲双胍**

1. **药理作用** 对正常人血糖无影响，但对糖尿病患者则可使血糖明显降低。其机制可能是：①增加肌肉组织的无氧糖酵解，促进组织对葡萄糖的摄取和利用。②减少肝细胞糖异生，降低葡萄糖在肠道的吸收。③增加胰岛素与其受体结合。④降低血中胰高血糖素水平。

2. **临床应用** 主要用于单用饮食控制无效的轻、中型糖尿病患者，尤其肥胖病例。常与磺酰脲类或胰岛素合用。如单用磺酰脲类无效者，加用该类药物常可有效。二甲双胍能减少糖耐量降低患者糖尿病的发病率。

### 要点四 性激素类药物与避孕药

#### （一）雌激素类药

**1. 药理作用**

（1）促进女性性征和性器官发育，对未成年女性，促使子宫发育、乳腺腺管增生并使脂肪分布发生变化。对成年女性，保持女性性征并参与月经周期。

（2）抑制排卵和泌乳：较大剂量可作用于下丘脑－垂体系统，抑制促性腺激素释放激素（GnRH）的分泌，发挥抗排卵作用；并能抑制乳汁分泌，但并不减少催乳素分泌。

（3）影响代谢：有轻度水钠潴留作用；能增加骨骼的钙盐沉积，加速骨骺闭合；大剂量能升高血清甘油三酯和磷脂，降低血清胆固醇，也可使糖耐量降低，还有促凝血作用。

**2. 临床应用**

（1）围绝经期综合征：应用雌激素替代治疗。减轻绝经症状，并能防止雌激素水平降低所引起的病理性改变。

（2）卵巢功能不全与闭经：用雌激素作替代治疗，以促进外生殖器、子宫及第二性征的发育；与孕激素合用可形成人工月经。

（3）功能性子宫出血：用于因雌激素水平波动引起的不规则出血或雌激素水平低下，子宫内膜创面修复不良引起的出血。可适当配伍孕激素，以调整月经周期。

（4）其他包括：大剂量雌激素可反馈性抑制垂体催乳素的分泌，使乳汁分泌减少而退乳消痛。缓解晚期乳腺癌不宜手术患者的症状。大剂量雌激素类抑制垂体促性腺激素分泌，使睾丸萎缩及雄激素分泌减少，同时又能拮抗雄激素，用于前列腺癌的治疗。与孕激素合用避孕。

3. **不良反应** 常见恶心、呕吐、食欲不振、头晕等，早晨较多见。长期大量应用可致子宫内膜过度增生而引起出血，有子宫出血倾向者及子宫内膜炎患者慎用。

#### （二）雌激素拮抗药

该类药物竞争性拮抗雌激素受体，抑制或减弱雌激素的作用。主要药物有氯米芬 、他莫昔芬等。此外，该类药对机体的器官具有二重作用，即对生殖系统表现为雌激素拮抗作用，而对骨骼系统及心血管系统则发挥拟雌激素样作用，这对雌激素的替代治疗具有重要意义。

#### （三）孕激素类药

1. **药理作用** 促进子宫内膜由增殖期转变为分泌期，有利于孕卵着床和胚胎发育。一定剂量的孕激素可抑制垂体前叶分泌黄体生成素（LH），起负反馈作用，抑制排卵，抑制子宫收缩。促使乳腺泡发育。

**2. 临床应用**

（1）功能性子宫出血：对黄体功能不足所致子宫内膜不规则成熟与脱落而引起的子宫出血，应用孕激素可使子宫内膜协调一致地转为分泌期，维持正常的月经。

（2）流产：对先兆性流产和习惯性流产均有效；痛经及子宫内膜异位症。

（3）子宫内膜癌、前列腺肥大或癌症。

3. **不良反应** 较少。长期应用可引起子宫内膜萎缩，月经量减少，并易发阴道真菌感染。同时具有雄激素作用，可引起女性胎儿男性化。

## 细目七 化学治疗药物

### 要点一 合成抗菌药

#### （一）喹诺酮类

1. **药理作用** 杀菌剂，对静止期和生长繁殖期细菌均有明显作用。有明显抗菌后效应。第一代抗菌谱窄，主要杀灭革兰阴性菌。第二代抗菌谱扩大，对肠杆菌科细菌均有强大杀灭作用，对革兰阳性菌作用较差。第三代除对革兰阴性菌的作用进一步增强外，对铜绿假单胞菌也有效，抗菌谱扩大到金黄色葡萄球菌、肺炎链球菌等革兰阳性球菌、衣原体、支原体、军团菌及结核分枝杆菌。第四代在第三代的基础上，抗菌谱进一步扩大，对部分厌氧菌、革兰阳性菌和铜绿假单胞菌的抗菌活性明显提高，并具有明显抗菌后效应。

抗菌机制：主要是抑制细菌的 DNA 回旋酶，从而干扰细菌的 DNA 复制，最终导致细菌死亡。

2. **耐药性** 该类药物之间有交叉耐药性。其耐药机制包括靶酶结构改变、胞质膜通透性降低和主动排出系统加强。

3. **临床应用** 目前临床主要应用抗菌活性强、毒性低的第二、第三代产品。适用于敏感的革兰阴性菌、革兰阳性菌引起的呼吸道、泌尿道、肠道、胆道、骨关节及前列腺等感染。

4. **不良反应** 均较轻，主要有胃肠道反应，最常见味觉异常、食欲不振、恶心、呕吐、腹痛、腹泻及便秘等，常与剂量有关。儿童用药后易出现软骨损害。其他有神经系统反应、过敏、心脏毒性等。

**（二）磺胺类**

1. **药理作用** 广谱抑菌剂，对大多数革兰阳性菌和革兰阴性菌均有较好的抗菌活性，但对病毒、螺旋体、支原体、立克次体无效，甚至可促进立克次体生长。

作用机制：磺胺类药物通过干扰细菌的叶酸代谢而抑制细菌生长繁殖。对磺胺药敏感的细菌不能直接利用周围环境中的叶酸，只能利用对氨基苯甲酸（PABA）、二氢蝶啶在菌体内二氢叶酸合成酶的催化形成二氢叶酸，再经二氢叶酸还原酶的作用还原成四氢叶酸。后者参与核酸的合成。磺胺药的化学结构与 PABA 极其相似，通过与 PABA 竞争性抑制二氢叶酸合成酶，阻碍二氢叶酸的形成，从而影响核酸的合成，最终抑制细菌的生长繁殖。

2. **耐药性** 易产生耐药性，应用磺胺时必须注意严格掌握适应证、使用足够的剂量和疗程，或与甲氧苄啶（TMP）合用来增强疗效及延缓耐药性的发生。

3. **临床应用** 根据磺胺类药物的药动学特点和临床用途分为治疗全身感染药物、治疗肠道感染药物和外用药物三类。

（1）全身感染：用于流行性脑脊髓炎（磺胺嘧啶）、泌尿系统感染（磺胺异噁唑）、呼吸道感染等全身性敏感菌感染。

（2）肠道感染：选择口服不易吸收，肠道浓度高的药物，如柳氮磺吡啶。用于菌痢、肠炎及肠道手术前准备。

（3）外用：磺胺米隆、磺胺嘧啶银用于烧伤中大面积创伤后感染。

4. **不良反应**

（1）泌尿系统损害：某些磺胺药及其乙酰化物肾脏排泄时尿中浓度高，在偏酸性尿中溶解度低，易在尿中析出结晶，刺激肾脏引起蛋白尿、血尿、尿痛、尿少等症状，以 SD 常见。同服碳酸氢钠碱化尿液和适当增加饮水，可以减少尿液中结晶析出和降低药物浓度而预防肾损害。

（2）其他：过敏反应、血液系统反应、肝损害、恶心、呕吐、头痛、头晕、嗜睡等，一般反应较轻。

## 要点二 β－内酰胺类抗生素

β－内酰胺类的抗菌机制主要有：①抑制转肽酶活性，阻止黏肽的交叉连接，使细菌细胞壁缺损，水分内渗，菌体肿胀、破裂、死亡。β－内酰胺类抗生素的作用靶点为青霉素结合蛋白（PBPs）。②触发细菌自溶酶活性，促进菌体裂解死亡。

耐药机制：①产生水解酶。耐药菌产生β－内酰胺酶，使该类抗生素中β－内酰胺环水解开环而失活。②缺乏自溶酶，使菌体自溶减少。③与药物结合。耐药菌产生的β－内酰胺酶还可与某些该类抗生素结合，使之停留在胞质膜外而不能到达作用靶位（PBPs）发挥抗菌作用。④改变菌膜通透性，使该类抗生素不能进入菌体内。⑤药物外排。⑥改变 PBPs。细菌通过改变 PBPs 结构或合成新的 PBPs，使β－内酰胺类抗生素对 PBPs 亲和力降低，结合率下降。

**（一）青霉素 G**

青霉素 G 口服易被胃酸及消化液破坏，吸收量少且不规则；肌内注射易吸收。吸收后因脂溶性低而进入细胞内少，主要分布于细胞外液，能广泛分布于各种组织间液中。炎症时，透入脑脊液和房水的量可提高并达有效浓度。青霉素几乎全部以原形迅速经尿排泄。

1. **药理作用** 低浓度抑菌，高浓度杀菌，为繁殖期快速杀菌药。敏感菌包括：①革兰阳性球菌，如溶血性链球菌、肺炎球菌等作用强。②革兰阳性杆菌，如白喉杆菌、炭疽杆菌及革兰阳性厌氧杆菌。③革兰阴性球菌，如脑膜炎奈瑟菌和淋球菌敏感，但易耐药。④螺旋体，如梅毒螺旋体、钩端螺旋体等高度敏感。

2. **临床应用** 对敏感的革兰阳性球菌、阴性球菌，螺旋体感染，可作为首选治疗药。如溶血性链球菌引起的咽炎、扁桃体炎等；草绿色链球菌引起的心内膜炎；肺炎球菌所致的大叶性肺炎、中耳炎等；脑膜炎球菌引起的流行性脑脊髓膜炎；钩端螺旋体病、梅毒、回归热等引起的感染。也可与抗毒素合用，用于治疗破伤风、白喉患者。

3. **不良反应**

（1）过敏表现为药热、药疹、血管神经性水肿，严重的为过敏性休克。

过敏的防治：①详细询问病史，有过敏史者禁用。②皮试，初次使用、用药间隔3日以上、药品批号或厂家改变时均应皮试，阳性者禁用。③注射后观察30分钟。④不在无急救药物（如肾上腺素）和抢救设备的条件下使用。⑤严格掌握适应证，避免滥用和局部用药。⑥避免空腹时注射。⑦避免注射过快。⑧注射液应当新鲜配制，立即使用。

（2）局部刺激：肌内注射可引起局部疼痛、红肿、硬结等。

（3）赫氏反应：青霉素在治疗梅毒、钩端螺旋体病、雅司、鼠咬热或炭疽时，可有症状加剧现象，称赫氏反应或治疗矛盾。表现为全身不适、寒战、发热、咽痛、胁痛、心跳加快等，同时可有病变加重现象，可危及生命。

（4）鞘内注射或大剂量应用，可能会引起青霉素脑病。

**（二）头孢菌素类抗生素**

与青霉素G比较具有以下特点：①化学结构相似，均有一个β内酰胺环。②理化特性相似，抗菌机制相同。③抗菌谱更广，对多数革兰阴性杆菌也有效。④耐青霉素酶，对产酶的金黄色葡萄球菌有效。⑤过敏反应较少。主要用于对青霉素G治疗无效的感染，如产青霉素酶的金黄色葡萄球菌和革兰阴性杆菌所致的多种严重感染。

1. **药理作用及临床应用** 头孢菌素类抗生素可分为四代，各代药物的作用特点和应用情况如下。

第一代（头孢噻吩、头孢唑啉）：对革兰阳性菌的作用强于第二、第三代，对革兰阴性菌的作用弱于第二、第三代，对肾脏有一定毒性，对铜绿假单胞菌、耐药肠杆菌和厌氧菌无效。口服用于治疗革兰阳性菌所致的轻、中度感染，注射则用于中度和严重的敏感菌感染。

第二代（头孢呋辛、头孢克洛）：对革兰阳性球菌作用相似或弱于第一代，强于第三代，对革兰阴性杆菌作用较第一代强，对肾的毒性较第一代低，对厌氧菌有一定作用。可作为一般革兰阴性菌感染的首选药。

第三代（头孢曲松、头孢唑肟）：对革兰阳性菌的抗菌活性不及第一、第二代，对革兰阴性菌抗菌谱增宽，包括肠杆菌属、铜绿假单胞菌及厌氧菌如脆弱拟杆菌均有较强的作用，对肾基本无毒性，体内分布广，组织穿透力强，可在各组织、体液、体腔中达到有效浓度。口服主要用于革兰阴性菌所致的各系统中度感染；注射用于耐药的革兰阴性菌引起的严重感染，以及以革兰阴性菌为主要致病菌，兼有厌氧菌和革兰阳性菌的混合感染且病情危重者。

第四代（头孢匹罗、头孢吡肟）：对革兰阳性球菌作用增强，对革兰阴性菌作用强大，超过第三代头孢菌素。用于对其他抗生素耐药的细菌引起的各系统严重感染或其他抗生素治疗无效的严重感染。

2. **不良反应** 常见的有皮疹等过敏反应，偶见过敏性休克。5%~10%与青霉素类抗生素有交叉过敏现象。第一代大剂量可出现肾近曲小管坏死，第二代肾毒降低，第三代更低，第四代对肾脏基本无毒。

## 要点三 大环内酯类与林可霉素类抗生素

大环内酯类抗生素是快速抑菌剂，常用药物有红霉素、阿奇霉素、克拉霉素等。其抑菌机制为：能与细菌核糖体的50S亚基结合，抑制转肽作用和抑制mRNA的位移，从而抑制细菌蛋白质的合成。由于林可霉素、克林霉素在细菌核糖体50S亚基上的结合点与大环内酯类相同或相近，所以合用可发生拮抗而降低抗菌活性。

**红霉素**

红霉素不耐酸，在酸性溶液中易分解失活，常制成肠溶片及酯化物。可广泛分布至各种组织和体液中，尤其在胆汁和前列腺组织中浓度高。主要在肝脏代谢和从胆汁排泄,可形成肝肠循环。

### (一)药理作用

低浓度抑菌,高浓度杀菌。抗菌与青霉素G相似但稍广。对革兰阳性菌有强大的抗菌作用;对革兰阴性菌也有较强作用;对除脆弱拟杆菌和梭杆菌属以外的各种厌氧菌也有相当的抗菌作用;对螺旋体、肺炎支原体及螺杆菌、立克次体、衣原体也有抑制作用。

### (二)临床应用

1. 耐青霉素的金黄色葡萄球菌感染及对青霉素过敏者;溶血性链球菌、肺炎球菌等革兰阳性球菌引起的扁桃体炎、猩红热、丹毒。

2. 首选治疗军团菌病、弯曲杆菌所致败血症或肠炎、支原体肺炎、沙眼衣原体所致的婴儿肺炎等。

3. 沙眼衣原体结膜炎、泌尿生殖系统衣原体感染。

4. 厌氧菌所致口腔感染。

### (三)不良反应

口服大剂量可出现胃肠道反应,如恶心、呕吐、腹痛和腹泻;静脉注射可发生血栓性静脉炎;口服依托红霉素或琥乙红霉素可引起肝损害,出现氨基转移酶升高、肝肿大及胆汁淤积性黄疸等,一般于停药数日后即可恢复;口服红霉素也可引起伪膜性肠炎。耳毒性,可引起耳鸣、听力减退等。

## 要点四　氨基糖苷类与多肽类抗生素

氨基糖苷类常用药物有链霉素、卡那霉素、庆大霉素等。

### (一)体内过程

氨基糖苷类是强极性化合物,口服难吸收,仅用于肠道感染或肠道术前准备。肌内注射吸收迅速且完全。氨基糖苷类主要分布于细胞外液(但脑脊液中药物浓度低),所以对细胞内细菌感染效果较差。在肾皮质和内耳内、外淋巴液有高浓度积聚,是肾毒性和耳毒性的原因。主要以原形由肾小球滤过排泄,尿中药浓度高,可用于泌尿道感染。肾功能明显减退的患者可延长体内时间,肾功能不良的患者必须调整用药剂量以避免药物的蓄积中毒。

### (二)药理作用

快速杀菌药,对静止期细菌有较强作用。抗菌谱较广,主要对各种需氧革兰阴性杆菌有强大的杀菌作用。对MRSA、耐甲氧西林表皮葡萄球菌(MRSE)也有较好的抗菌活性。其杀菌特点是:①杀菌速率和杀菌持续时间与浓度呈正相关。②仅对需氧菌有效,对厌氧菌无效。③存在抗菌后效应。④在碱性环境中抗菌活性增强。⑤链霉素、卡那霉素对结核分枝杆菌有效。

抗菌机制:主要是抑制细菌蛋白质合成,对蛋白质合成的始动、延伸、终止三个阶段均有作用,可造成细菌体内核糖体耗竭及蛋白质合成受阻。此外,还可使细菌细胞膜缺损,膜通透性增加,细胞内重要物质外漏,加速细菌的死亡。

### (三)临床应用

本类药物主要用于敏感革兰阴性杆菌所致的全身感染;口服可用于消化道感染、肠道术前准备、肝昏迷用药等;制成外用软膏或眼膏或冲洗液可治疗局部感染。此外,链霉素、卡那霉素可作为结核治疗药物。

### (四)不良反应

1. **耳毒性**　由于该类药物在内耳外淋巴液内蓄积,可引起前庭功能障碍和耳蜗神经损害。前庭功能障碍主要表现为眩晕、恶心、呕吐、头晕、视力减退、眼球震颤、共济失调。耳蜗神经损害表现为耳鸣、听力减退甚至耳聋等。该类药物的耳毒性直接与其在内耳淋巴液中较高的药物浓度有关,可损害内耳柯蒂器内、外毛细胞的能量产生及利用,造成毛细胞损伤。

2. **肾毒性**　通常表现为蛋白尿、管型尿、血尿等,严重时可导致无尿、氮质血症和肾衰竭。停药后一般可恢复。老年人及肾功能不良者宜减量使用或慎用。注意应避免与肾毒性药物合用并定期进行肾功能检查,有条件者应做血药浓度监测。肾功能减退患者应慎用或调整给药方案。

3. **变态反应**　可见药热、皮疹、口周发麻、血管神经性水肿等过敏反应。偶可引起过敏性休克,尤其是链霉素,发生率虽较青霉素低,但死亡率高,应引起警惕。

4. **神经肌肉阻滞**　静脉滴注速度过快或浓度过高时,对神经肌肉产生箭毒样拮抗作用,导致呼吸肌麻痹,引发严重后果。抢救时应立即静脉注射新斯的明和钙剂,其他措施同抢救休克。应避免合用肌肉松弛药、全麻药等。

**庆大霉素**

庆大霉素是该类药物中最常用者。对各种需氧革兰阴性杆菌,包括铜绿假单胞菌作用强大,对结核分枝杆菌无效。主要用于:①革兰阴性杆菌感染,如败血症、脑膜炎等,为首选药物。②铜绿假单胞菌感染,常合用羧苄西林。③细菌性心内膜炎,与青霉素合用。④原因未明的严重感染,常与羧苄西林或头孢菌素合用。⑤口服可用于胃肠道术前消毒,治疗肠道感染、幽门螺杆菌引起的慢性胃炎及消化性溃疡。

**万古霉素**

万古霉素是一种糖肽类抗生素。

**(一)体内过程**

口服吸收差,肌内注射可引起局部疼痛和组织坏死,除治疗肠道感染外一般静脉给药。不易透过血脑屏障,可透过胎盘屏障,超过90%的原型药物经肾脏排出体外。

**(二)药理作用**

抗菌谱窄,作用于部分革兰阳性菌和某些螺旋体,对耐药革兰阳性菌,如金黄色葡萄球菌、草绿色链球菌、肺炎球菌、溶血性链球菌、炭疽杆菌、白喉杆菌有强大抗菌作用。对耐甲氧西林金黄色葡萄球菌(MRSA)和耐青霉素肠球菌及难辨梭状芽孢杆菌有效。与其他抗菌药物无交叉耐药。

**(三)临床应用**

用于耐药的革兰阳性球菌引起的严重感染,尤其是MRSA和耐青霉素肠球菌。口服治疗伪膜性肠炎和严重肠道感染。

**(四)不良反应**

毒性较大。不良反应主要有耳毒性,肾毒性,过敏反应等。静脉滴注过快可引起"红人综合征"。

## 要点五　四环素类

**四环素**

**(一)体内过程**

口服时胃肠道吸收不规律,也不完全。口服时可与乳制品、抗酸药、食物或药物中的$Ca^{2+}$、$Mg^{2+}$等金属阳离子发生螯合而影响吸收。在体内分布广泛,但脑脊液中浓度较低,能与钙结合沉积于骨和牙齿内。

**(二)药理作用**

快速抑菌药,有非常广的抗菌谱,包括多数的革兰阳性和阴性菌、支原体、衣原体、立克次体、螺旋体和一些原虫(如阿米巴)等。

**(三)临床应用**

四环素类是衣原体、支原体、立克次体、布鲁病和霍乱弧菌感染的首选用药和一些螺旋体感染的选择用药,同时也是各种细菌感染的次选药物。

**(四)不良反应**

1. **局部刺激**　口服常引起恶心、呕吐、上腹部不适、厌食和腹泻等症状。肌内注射可致剧痛及局部坏死。静脉滴注有时可引起静脉炎。

2. **二重感染(菌群交替症)**　正常人体的口腔、鼻咽部、消化道等处有多种微生物寄生,相互拮抗而维持相对平衡的共生状态。长期使用广谱抗生素,使敏感菌受到抑制,而一些不敏感菌如真菌或耐药菌乘机大量繁殖,造成新的感染,称为二重感染,又称菌群交替症,多见于老、幼、体弱、抵抗力低的患者及合用糖皮质激素或抗恶性肿瘤药的患者。常见的二重感染包括:①真菌感染。表现为鹅口疮、肠炎,应立即停药并同时进行真菌治疗。②对四环素耐药的难辨梭菌引起的假膜性肠炎,引起肠壁坏死、体液渗出、剧烈腹泻,甚至脱水或休克等症状,可危及生命,应立即停药并选用万古霉素或甲硝唑治疗。

3. **损害骨骼和牙齿**　四环素类药能与新形成的骨、牙组织中沉积的钙结合,造成牙齿黄染、龋齿或发育不良,还可抑制婴幼儿骨骼的生长。

4. **其他**　四环素类药可损害肝功能或造成肝坏死,特别是在妊娠或肝功能已受损时,可致过敏反应。

## 要点六　抗真菌药与抗病毒药

**(一)抗真菌药**

治疗真菌病的药物根据来源不同分为两类:①抗生素类抗真菌药,如两性霉素B、制霉菌素等。②合成抗真菌药,主要是唑类抗真菌药,此外还有丙烯胺类和氟胞嘧啶等。

对于浅部真菌感染,主要治疗药物是制霉菌素或局部应用的咪唑类抗真菌药。深部真菌感染治疗药物主要是两性霉素B、咪康唑、氟康唑及伊曲康唑等唑类抗真菌药物。

**两性霉素B**

口服、肌内注射均难吸收,临床多采用静脉滴注给药。血浆蛋白结合率约90%,不易通过血脑屏障,主要在肝脏代谢,肾脏排泄,消除缓慢。

1. **药理作用**　两性霉素 B 是广谱抗真菌药，对各种深部真菌如念珠菌、新隐球菌、荚膜组织胞浆菌及皮炎芽生菌等有强大抑制作用，高浓度有杀菌作用。

两性霉素 B 可选择性地与真菌细胞膜上麦角固醇结合，在细胞膜上形成孔道，增加细胞膜通透性，导致细胞内核苷酸、氨基酸等重要物质外漏，使真菌死亡。细菌细胞膜不含麦角固醇，所以两性霉素 B 对细菌无效。

2. **临床应用**　静脉滴注用于治疗深部真菌感染，脑膜炎时还可配合鞘内注射。口服仅用于肠道真菌感染。局部应用可治疗浅部真菌感染。

3. **不良反应**　静脉滴注可出现高热、寒战、头痛、恶心、呕吐，静脉滴注过快出现血压下降、心律失常、眩晕、惊厥；有肾毒性，表现为蛋白尿、管型尿及尿素氮增高；也可出现贫血、血小板及白细胞减少、肝损害等。

**（二）抗病毒药**

抗病毒药物可在不同阶段阻断病毒的生长繁殖而发挥治疗作用：①阻止病毒吸附于宿主细胞。②阻止病毒进入宿主细胞内或脱壳。③抑制病毒核酸复制，影响 DNA 合成。④通过增强宿主抗病能力而抑制病毒转录、翻译、装配等过程。由于病毒严格的胞内寄生特性及病毒复制时依赖于宿主细胞的许多功能，导致药物在抗病毒的同时也可能杀伤宿主的正常细胞，由此导致抗病毒药的应用受到一定限制。此外，病毒在不断复制中产生错误而形成变异，也使得抗病毒药物的疗效很差。

根据抗病毒药物的用途不同将其分为广谱抗病毒药物（利巴韦林、干扰素等）、抗人类免疫缺陷病毒药（齐多夫定、奈韦拉平等）和治疗疱疹病毒感染（阿昔活韦、阿糖腺苷等）、流感病毒感染（金刚烷胺等）、抗肝炎病毒药（阿德福韦等）等抗病毒药。

**利巴韦林**

1. **药理作用**　广谱抗病毒药，对多种 DNA、RNA 病毒有效，如甲、乙型流感病毒，呼吸道合胞病毒，甲型肝炎病毒等。改变病毒核酸合成所需要的核苷池或干扰病毒 mRNA 的合成。

2. **临床应用**　用于流感病毒引起的呼吸道感染，以及疱疹病毒性角膜炎、结膜炎、口腔炎、小儿病毒性肺炎等。对急性甲型和丙型肝炎有一定疗效。

3. **不良反应**　大剂量可引起头痛、腹泻、疲劳、胆红素升高；长期应用可致贫血和白细胞减少。

**阿昔洛韦**

阿昔洛韦是核苷类抗 DNA 病毒药物。

1. **药理作用**　阿昔洛韦是广谱高效抗病毒药，其中对单纯疱疹病毒（HSV）的作用最强，对乙型肝炎病毒也有一定作用。阿昔洛韦在被感染的细胞内，在病毒腺苷激酶和细胞激酶的催化下，转化为三磷酸无环鸟苷，对病毒 DNA 多聚酶呈强大的抑制作用，阻止病毒 DNA 的合成。但阿昔洛韦对 RNA 病毒无效。

2. **临床应用**　阿昔洛韦是治疗 HSV 感染的首选药；局部应用治疗 HSV 引起的皮肤和黏膜感染，如角膜炎、皮肤黏膜感染、带状疱疹病毒感染；口服或静脉注射治疗生殖器疱疹、疱疹病毒脑炎等；对乙型肝炎有明显近期效果。

3. **不良反应**　可见转氨酶升高、皮疹；偶可出现肾功能损害。过敏体质及精神异常者禁用。

**奥司他韦**

奥司他韦是第一个上市的神经氨酸酶抑制药，可特异性地抑制神经氨酸酶，抑制成熟的流感病毒脱离宿主细胞，从而抑制流感病毒在人体内的传播。奥司他韦是临床使用最多的一类抗病毒药，对甲型流感病毒（如 H1N1、H3N2）和乙型流感病毒具有很强的抗病毒作用。由于丙型流感病毒缺少神经氨酸酶，奥司他韦无效。不良反应主要有恶心、呕吐，偶发短暂的神经精神事件。

## 要点七　抗菌药物的合理应用

**（一）合理应用抗菌药物的基本原则**

1. 明确病原诊断。
2. 掌握药物特点。
3. 熟悉患者状况。
4. 制订合理方案。
5. 避免局部用药。
6. 严格预防性用药。

**（二）抗菌药物的联合应用**

临床上对绝大多数的感染性疾病，一般只用一种抗菌药物治疗即可。不必要或不合理地联合应用抗菌药物，不仅会使不良反应及费用增加，耐药菌也更易出现，有时反而会由于药物相互间发生拮抗作用而降低疗效。因此，我们必须了解抗菌药物联合用药的目的、指征及可能出现的结果等，做到合理地联合用药。

**（三）联用的目的**

提高疗效，降低毒性，扩大抗菌谱，延缓或减少抗药性的产生。

**（四）联用的指征**

单一药物可有效治疗的感染不需联合用药，仅在下列情况时有指征联合用药：

1. 病原菌尚未查明的严重感染，包括免疫缺陷者的严重感染。

2. 单一抗菌药物不能控制的需氧菌及厌氧菌混合感染，两种或两种以上病原菌感染。

3. 单一抗菌药物不能有效控制的感染性心内膜炎或败血症等重症感染。

4. 需长程治疗，但病原菌易对某些抗菌药物产生耐药性的感染，如结核病、深部真菌病等。

5. 由于药物协同抗菌作用，联合用药时应将毒性大的抗菌药物剂量减少，如两性霉素 B 与氟胞嘧啶联合治疗隐球菌脑膜炎时，前者的剂量可适当减少，从而减少其毒性反应。联合用药时宜选用具有协同或相加抗菌作用的药物联合，如青霉素类、头孢菌素类等其他 β 内酰胺类与氨基糖苷类联合，两性霉素 B 与氟胞嘧啶联合。联合用药通常采用两种药物联合，三种及三种以上药物联合仅适用于个别情况，如结核病的治疗。此外，必须注意联合用药后药物不良反应将增多。

**（五）联合用药的效果**

抗菌药物根据其作用性质可分为四类：Ⅰ类为繁殖期杀菌剂，如青霉素类及头孢菌素类；Ⅱ类为静止期杀菌剂，如氨基糖苷类、多黏菌素类及喹诺酮类；Ⅲ类为速效抑菌剂，如四环素类、林可霉素类、氯霉素及大环内酯类；Ⅳ类为慢效抑菌剂，如磺胺类。

各类抗菌药联用的可能效果为：Ⅰ类＋Ⅱ类＝协同，原因是Ⅰ类药物使细菌细胞壁缺损，使Ⅱ类药物易于进入菌体内的作用靶位；Ⅰ类＋Ⅲ类＝拮抗，原因是Ⅲ类药物可迅速抑制细菌细胞蛋白质合成，使细菌处于静止状态，致使Ⅰ类药物难以发挥其繁殖期杀菌作用；Ⅲ类＋Ⅳ类＝相加，因两类均为抑菌药，Ⅱ类＋Ⅲ类也可获得相加或增强作用；Ⅰ类＋Ⅳ类＝无关或相加，因Ⅳ类为慢效抑菌药，并不影响Ⅰ类的杀菌活性。如青霉素与 SD 合用于治疗流行性脑脊髓膜炎时可发生相加作用。

## 要点八　抗结核病药

**（一）异烟肼**

异烟肼是治疗结核病的主要药物。

1. **体内过程**　口服吸收快而完全，其穿透力强，可广泛分布于全身组织细胞和体液中，在脑脊液、胸腔积液、腹水、胆汁、关节腔、干酪样病灶及淋巴结中都可达到一定浓度，且易通过血脑屏障。异烟肼大部分在肝脏内代谢成无效的乙酰异烟肼和异烟酸，代谢产物及少量原型药物由肾脏排出。异烟肼在肝内乙酰化速度受遗传基因影响，有明显的种族和个体差异。

2. **药理作用**　异烟肼能选择性作用于结核分枝杆菌，对生长旺盛的活动期结核分枝杆菌有强大的杀灭作用，对静止期结核分枝杆菌有抑制作用。因其穿透性强，能渗透入吞噬细胞，对细胞内外的结核分枝杆菌均有作用，所以称为全效杀菌药。

3. **临床应用**　异烟肼是抗结核病的首选药之一，对早期轻症肺结核或预防用药时可单用，规范化治疗时必须与其他一线抗结核药合用；对急性粟粒性结核和结核性脑膜炎应增大剂量，延长疗程，必要时静脉滴注给药。

4. **不良反应**

（1）神经系统：常见反应为周围神经炎，表现为四肢乏力、反射迟钝、麻木、手指、脚趾疼痛、步态不稳等；过量时可引起中枢神经系统毒性，出现头痛、头晕、惊厥、精神错乱，偶尔可见中毒性脑病或中毒性精神病。

（2）肝脏毒性：异烟肼可损伤肝细胞，引起转氨酶升高、食欲减退、腹胀及黄疸等，严重者可出现肝小叶坏死甚至死亡。

（3）其他：可致过敏反应，如药热、皮疹；偶尔可引起粒细胞缺乏、血小板减少、再生障碍性贫血等；用药期间也可能产生脉管炎及关节炎综合征。

**（二）利福平**

1. **药理作用**　具有广谱抗菌作用，对繁殖期和静止期的细菌均有作用。对结核分枝杆菌、麻风杆菌和革兰阳性球菌特别是耐药金黄色葡萄球菌有强大的抗菌作用，对革兰阴性菌如大肠埃希菌、变形杆菌、流感杆菌等，以及沙眼衣原体和某些病毒也有抑制作用。低浓度抑菌，高浓度杀菌，且由于穿透力强，对细胞内、外的结核分枝杆菌均有作用。

2. **临床应用** 目前治疗结核病最有效的药物之一,用于治疗各种结核病,单用易产生耐药性,常与其他抗结核药合用。与异烟肼合用于重症患者的初治效果最好,也可用于治疗麻风病和耐药金黄色葡萄球菌及其他敏感细菌所致的感染。局部用药可用于沙眼、急性结膜炎及病毒性角膜炎的治疗。

3. **不良反应** 主要有:①胃肠道反应,常见恶心、呕吐、食欲不振、腹痛、腹泻。②肝脏损害,少数患者出现黄疸、肝肿大。有肝病、嗜酒者及老年患者,或与异烟肼合用时较易发生。③过敏反应,如皮疹、药热、血小板和白细胞减少等多见于间歇疗法,出现过敏反应时需停药。④流感综合征,大剂量间隔使用时偶尔会出现,表现为发热、寒战、头痛、嗜睡、肌肉酸痛等类似感冒样症状。

## 要点九 抗恶性肿瘤药

### (一)抗恶性肿瘤药分类

抗恶性肿瘤药分成细胞毒类抗恶性肿瘤药和非直接细胞毒类抗肿瘤药两大类。

**1. 细胞毒类抗恶性肿瘤药**

(1)根据药物化学结构与来源分类

1)烷化剂:氮芥类、乙烯亚胺类、甲烷磺酸酯类。

2)抗代谢物:叶酸、嘧啶、嘌呤类。

3)抗肿瘤抗生素:蒽环类抗生素、司链霉素、放线菌类。

4)抗肿瘤植物药:长春碱类、喜树碱、紫杉醇。

5)其他类:铂类配合物和酶等。

(2)根据抗肿瘤作用的生化机制分类

1)干扰核酸生物合成的药物:抗代谢物等。

2)直接影响 DNA 结构与功能的药物:烷化剂、铂类配合物、丝裂霉素、博来霉素类等。

3)干扰转录过程和阻止 RNA 合成的药物:蒽环类抗生素等。

4)干扰蛋白质合成与功能的药物:三尖杉生物碱类、门冬酰胺酶等。

(3)根据药物作用的周期或时相特异性分类

1)细胞周期非特异性药物(cell cycle nonspecific agents,CCNSA):此类药物对恶性肿瘤细胞的作用往往较强,其杀伤作用呈剂量依赖性,在机体能耐受的药物毒性限度内,作用强度随剂量增加而成倍增强。

2)细胞周期特异性药物(cell cycle specific agents,CCSA):对增殖周期中某些时相有抗癌活性,对 $G_0$ 期细胞无影响,如作用于 S 期细胞的抗代谢药、作用于 M 期的长春碱类和作用于 $G_2$ 期、M 期的紫杉醇类等。

**2. 非直接细胞毒类抗肿瘤药(分子靶向药)**

(1)络氨酸激酶抑制药:伊马替尼、吉非替尼等。

(2)单克隆抗体:曲妥珠单抗、利妥昔单抗等。

(3)靶向蛋白酶体小分子抑制药:硼替佐米。

### (二)抗恶性肿瘤药药理作用机制

**1. 细胞毒性药机制**

(1)干扰核酸生物合成:药物通过阻止核酸合成,进而抑制蛋白质的合成,影响肿瘤细胞的分裂繁殖。5-氟尿嘧啶可阻止嘧啶类核苷酸形成。氨甲蝶呤可抑制二氢叶酸还原酶。阿糖胞苷可抑制 DNA 多聚酶。

(2)破坏 DNA 结构和功能:药物可直接破坏 DNA 结构(如烷化剂、铂类化合物、丝裂霉素、博来霉素等)、抑制拓扑异构酶活性(如喜树碱、鬼臼毒素等),从而影响 DNA 的复制和修复功能。

(3)干扰转录过程和阻止 RNA 合成:药物能嵌入 DNA 碱基对,干扰转录过程,阻止 mRNA 的形成,如放线菌素 D、蒽环类抗生素等。

(4)干扰蛋白质合成与功能:药物可干扰微管蛋白聚合功能(如长春碱、紫杉醇)、干扰核蛋白体功能(如三尖杉酯碱)或影响氨基酸供应(L-门冬酰胺酶),影响肿瘤细胞分裂繁殖。

2. **非细胞毒性药作用机制** 这些药物实际上超越了传统的直接细胞毒类抗肿瘤药,如改变激素平衡失调状态的某些激素或其拮抗药;以细胞信号转导分子为靶点的蛋白酪氨酸激酶抑制药、法尼基转移酶抑制药、丝裂原活化蛋白激酶信号转导通路抑制药和细胞周期调控剂;针对某些与增殖相关细胞信号转导受体的单克隆抗体;破坏或抑制新生血管生成,有效地阻止肿瘤生长和转移的新生血管生成抑制药;

减少癌细胞脱落、黏附和基底膜降解的抗转移药；以端粒酶为靶点的抑制药；促进恶性肿瘤细胞向成熟分化的分化诱导剂；通过重新启动并维持肿瘤－免疫循环，恢复机体正常的抗肿瘤免疫反应，从而控制与杀伤肿瘤的免疫治疗药物。

**（三）抗恶性肿瘤药的毒性反应**

**1. 共有毒性**

（1）骨髓抑制：除激素类、博来霉素和门冬酰胺酶外，大多数抗肿瘤药物均有不同程度的骨髓抑制。通常先出现白细胞减少，然后出现血小板降低，一般不会引起严重贫血。

（2）消化道毒性：恶心和呕吐是抗恶性肿瘤药物的最常见消化道毒性反应。药物除直接刺激胃肠道外，也可作用于延脑呕吐中枢以及刺激催吐化学感受器引起呕吐。另外也可损害增殖活跃的消化道黏膜组织，容易引起口腔炎、口腔溃疡、舌炎、食管炎等。

（3）脱发：多数抗恶性肿瘤药物都能引起不同程度的脱发，停止化疗后头发仍可再生。

**2. 特有毒性**

（1）心、肺、肝、泌尿及神经系统的毒性：心脏毒性以阿霉素常见，可引起心肌退行性病变和心肌间质性水肿；博来霉素大剂量长期应用可引起肺纤维化；L－门冬酰胺酶、放线菌素D及环磷酰胺等可引起肝脏的损害；L门冬酰胺酶、顺铂可致肾小管坏死，引起蛋白尿、血尿等，大剂量环磷酰胺可引起膀胱炎；顺铂还有神经毒性等。

（2）过敏反应：多肽类以及蛋白质类抗肿瘤药静脉注射易引起过敏反应。

**3. 远期毒性**

（1）第二原发恶性肿瘤：很多抗恶性肿瘤药特别是烷化剂具有致突变和致癌，以及免疫抑制作用，在化疗并获得长期生存患者中，部分患者会发生可能与化疗相关的第二原发恶性肿瘤。

（2）引起不育症或致畸胎：烷化剂等抗恶性肿瘤药可影响生殖内分泌系统功能，干扰生殖细胞的产生而引起不育症或致畸胎。男性患者睾丸生殖细胞的数量明显减少，导致男性不育。女性患者可产生永久性卵巢功能障碍，如闭经，孕妇可致流产或畸胎。

**（四）耐药性**

肿瘤细胞对抗恶性肿瘤药物产生耐药性是化疗失败的重要原因。有些肿瘤细胞对某些抗恶性肿瘤药具有天然耐药性，如$G_0$期细胞对化疗不敏感，也是恶性肿瘤化疗后易复发的原因。表现最突出、最常见的耐药性是多药耐药性（multidrug resistance，MDR），即肿瘤细胞在接触一种抗恶性肿瘤药后，产生了对多种结构不同、作用机制各异的其他抗恶性肿瘤药的耐药性。

# 细目八　影响免疫功能药物

## 要点一　免疫抑制药

免疫抑制药是一类抑制机体免疫功能的药物，可用于抑制对机体不利的免疫反应，临床主要用于器官移植和自身免疫病。大多数免疫抑制药主要作用于免疫反应的感应期，抑制淋巴细胞增殖，也有一些作用于免疫反应的效应期。免疫抑制药可大致分为以下几类：①抑制IL－2生成及其活性的药物，如环孢素、他克莫司等；②抑制细胞因子基因表达的药物，如糖皮质激素；③抑制嘌呤或嘧啶合成的药物，如硫唑嘌呤等；④阻断T细胞表面信号分子，如单克隆抗体等。

**环孢素**

环孢素又名环孢菌素A，是由真菌的代谢产物中提取得到的含11个氨基酸组成的环状多肽，现已能人工合成，其具有潜在的免疫抑制活性，但对急性炎症反应无作用。环孢素可口服或静脉注射给药。环孢素是选择性作用于T细胞的免疫抑制药。免疫抑制作用强毒性小，选择性高，特别是对T细胞激活的早期阶段有强大的抑制作用，对一般剂量B淋巴细胞没有明显的影响。临床应用于肾或骨髓等器官移植以及1型糖尿病，类风湿关节炎等自身免疫性疾病，但对重症肌无力及系统性红斑狼疮疗效较差。肾毒性、肝毒性等一系列不良反应发生率较高，多为可逆反应。

**他克莫司**

他克莫司为二十三元环大环内酯类抗生素。可口服或静脉注射给药。作用机制与环孢素相似。用于临床抗移植排斥反应，其存活率、排斥时间较环孢素为优。对自身免疫性疾病有一定的疗效，可用于类风湿关节炎、肾病综合征、1 型糖尿病等的治疗。不良反应与环孢素类似，有一定的肾、神经、胃肠及心血管毒性。

## 要点二　免疫增强药

免疫增强药是一类能增强机体特异性免疫功能的药物，主要用于难治性的细菌感染、肿瘤的辅助性治疗和免疫缺陷病治疗等。免疫增强药可分为：①细菌制剂（卡介苗）。②化学合成药（左旋咪唑、异丙肌苷）。③细胞因子（干扰素、白介素、肿瘤坏死因子、转移因子）。④其他免疫系统产物（胸腺素、甘露聚糖肽、人免疫球蛋白）。

### 干扰素

干扰素（IFN）是免疫系统产生的细胞因子之一，可分为 IFN-α、IFN-β 和 INF-γ，具有抗病毒、抗肿瘤及免疫调节作用。IFN-α、IFN-β 抗病毒作用强于 INF-γ，但 INF-γ 具有较强免疫调节作用。

#### （一）药理作用

1. **抗病毒**　IFN 具有广谱抗病毒作用，对 RNA 病毒和 DNA 病毒具有抑制作用。因不影响宿主细胞 mRNA 与核糖体结合，对人体毒性小。

2. **抗肿瘤**　直接抑制肿瘤细胞的生长，抑制癌化基因的表达和转化，激活抗肿瘤免疫功能等作用产生综合抗肿瘤效应，其中 IFN-α 有广谱的抗肿瘤活性。

3. **调节免疫**　IFN-α 和 IFN-β 可促进 MHC-1 分子表达，促进 NK 细胞活化，增强各种细胞的抗病毒状态。IFN-γ 可活化单核巨噬细胞，促进 B 细胞类别转化并形成 IgG 型抗体，促进 Th1 细胞分化，促进多种细胞表达 MHC-Ⅰ类分子和 MHC-Ⅱ分子，并增强这些细胞的抗原递呈作用。

#### （二）临床应用

1. **病毒性疾病**　用于慢性乙肝、丙肝、丁肝、水痘、带状疱疹、扁平湿疣、尖锐湿疣、巨细胞病毒感染、病毒性角膜炎和流感，IFN-α 还可用于艾滋病及艾滋病相关综合征。

2. **肿瘤**　IFN 对在血液肿瘤有较好效果，如慢性粒细胞白血病、多毛细胞白血病、多发性骨髓瘤等。

#### （三）不良反应

早期主要表现为流感样症状，如寒战、发热、心动过速、头痛、肌痛、关节痛、恶心、呕吐、腹泻等。随着疗程延长，发热可逐渐减轻，一般 7 日后可停止发热。长期应用会出现多系统的不良反应，如可逆性白细胞和血小板减少、心悸、低血压、肝损害等。

# 第十一部分　传染病学

## 第一单元　传染病学总论

### 细目一　传染病的流行过程与特征

#### 要点一　传染病的流行过程

传染病的流行过程有传染源、传播途径和易感人群三个基本条件(环节)。

#### 要点二　传染病的特征

1. **基本特征**　传染病四个基本特征:病原体、传染性、流行病学特征和感染后免疫。

2. **临床特征**

(1)急性传染病的发生、发展和转归具有一定的阶段性:潜伏期、前驱期、症状明显期、恢复期等阶段。

(2)常见的症状和体征:发热、发疹、毒血症状、单核吞噬细胞系统反应等。

### 细目二　传染病的诊治与预防

#### 要点一　传染病的诊断

1. **西医诊断**

(1)流行病学资料:包括发病地区、发病季节、传染源接触史、有无再传他人病例、免疫接种史、既往患传染病情况等,还包括患者的年龄、性别、职业、流行地区旅居史等。

(2)临床资料:包括详询病史、症状及全面体格检查等。

(3)实验室检查及其他检查资料:应重视有诊断和鉴别诊断意义的实验室检查,特别是病原学检查。大多数检查必须结合临床资料、流行病学资料综合分析,才能获得正确诊断。病原体的直接检出或分离培养出病原体常是传染病病原学诊断的金指标。

2. **中医辨证及诊法**

(1)中医辨证:分卫气营血辨证、三焦辨证、六经辨证(太阳病证、阳明病证、少阳病证、太阴病证、少阴病证、厥阴病证)等。传染病病机演变是正邪交争的过程,正胜则邪却,正虚则邪陷。

(2)中医诊法:根据望、闻、问、切四诊,掌握病邪的消长和正气盛衰,尤其是舌象、脉象的变化与主病主证密切相关,是辨证的重要依据。同时,应注意外感病具有起病急、多有发热、病情变化快等特点。

#### 要点二　传染病的治疗

1. **西医治疗**

(1)治疗原则:对传染病患者的治疗,不仅为了促进其康复,还在于控制传染源。要坚持治疗、护理与隔离、消毒并重,一般治疗、对症治疗与特效治疗并重的原则。

(2)治疗方法:包括一般及支持疗法、病原或特效疗法、对症治疗(如降温、给氧、解痉止痛、抗惊厥补液纠正酸中毒、抗休克、抗呼吸衰竭等)、康复疗法等。

2. **中医治疗**

(1)治疗原则:审证求因,审因论治;分析病机,确定治法;辨证与辨病相结合等。

(2)治疗方法:以扶正祛邪为重要思路,常用解表法、清气法、和解法、化湿法、通下逐邪法、清营凉血法、开窍法、息风法、滋阴生津法、固脱法等。另外,还有中医外治法如外洗、灌肠、针灸疗法等。

#### 要点三　传染病的预防

预防是传染病防治工作中的一项重要任务。传染病的预防主要是针对传染源、传播途径、易感人群而采取相应的措施。

1. **管理传染源**　发现传染源并及时有效地对其实施管理,要求早发现、早诊断、早报告、早隔离,积极治疗患者。传染病报告制度是早发现传染病的重要措施。及时报告和隔离患者是临床工作者的职责。

2. **切断传播途径** 切断传播途径的重点是做好消毒与隔离工作。对于消化道传染病、虫媒传染病及许多寄生虫病来说,切断传播途径通常是起主导作用的预防措施。

3. **保护易感人群** 即提高人群免疫力。通过改善营养、加强体育锻炼、规律的生活方式等以提高机体非特异性免疫力。接种疫苗、菌苗、类毒素等可使机体获得相应的主动性特异性免疫,注射抗毒素、丙种球蛋白或高效价免疫球蛋白等可使机体获得相应的被动性特异性免疫。儿童计划免疫对传染病的预防起关键作用。此外潜伏期药物预防是一种有效的挽救措施。

### 要点四 中医药在传染病防治中的作用

中医学将具有传染性的疾病称为"疫""瘟疫""疫疠"等。根据文献资料记载,我国早在西周时期就已经认识到疫病的发生和流行,此后数千年间经历的大流行传染病有数百余次,历代医家在诊治传染病的过程中,通过不断地实践和探索,促使中医药在与传染病的斗争中不断发展、提高,逐步形成了一套独特的防治体系,积累了宝贵的经验。现代研究发现中医药治疗传染性疾病,尤其是病毒性疾病具有较好的疗效,在减轻症状、缓解病情等方面作用尤为明显,其精华为辨证施治,如对新型冠状病毒感染的治疗得到了世界卫生组织的认可。中医学对传染病预防的基本原则为"正气存内""避其毒气",主要措施包括顺应自然界四时变化、平衡人体阴阳、调畅情志、导引养生、药物预防、节制饮食、免疫接种等。中医学对传染性疾病病因病机、发病传变规律、预防治疗的认识,对现代传染病的防治有重要价值。

# 第二单元　常见传染病

## 细目一　病毒性肝炎

### 要点一　病原学

病毒性肝炎是由多种肝炎病毒引起的，以肝脏损害为主的一组传染病，各型病毒性肝炎的临床表现相似。目前按病原学明确分类的有甲型、乙型、丙型、丁型、戊型五型病毒性肝炎，乙型和丙型病毒感染后容易慢性化。

### 要点二　流行病学

1. **传染源**　甲型、戊型肝炎的传染源为潜伏期末、急性患者和隐性感染者，乙、丙、丁型肝炎的传染源为患者和病毒携带者。

2. **传播途径**

（1）甲、戊型肝炎主要经粪-口途径传播。

（2）乙、丙、丁型肝炎主要经母婴传播和血液、体液、性传播。

3. **易感人群**　人群对肝炎病毒普遍易感。甲肝病毒感染以隐性感染为主，感染后可产生持久免疫。感染乙肝病毒恢复后如产生抗-HBs则有免疫力，婴幼儿期是乙肝病毒感染慢性化的最危险时期。感染丙肝病毒后无保护性免疫，且慢性化概率高。丁肝病毒以与乙肝病毒重叠感染或同时感染的形式存在，尤以重叠感染多见。戊肝病毒感染很少慢性化，感染后可获得一定程度的免疫力。

4. **流行特征**　甲、戊型肝炎以散发为主，水源或食物污染可致暴发或流行。乙型肝炎以散发为主，有明显的地域特征和家庭聚集现象。丙型肝炎与乙型肝炎类似，共用注射器和不安全性行为是目前新发感染最主要的传播方式。丁型肝炎的流行特征与乙型肝炎相似。

### 要点三　病机病理

1. **西医病机病理**

（1）甲肝病毒经口进入人体，引起短暂的病毒血症。约一周后进入肝细胞内复制，引起肝细胞轻度损伤，随后是细胞免疫引起的病理损害。

（2）乙肝病毒进入人体，通过血液到达肝脏，进入肝细胞内复制。肝细胞损伤主要是机体的免疫应答引起的。

（3）丙肝病毒感染机体后通过直接作用及多种免疫反应，引发肝损伤。

（4）丁肝病毒通过对肝细胞直接损害及细胞免疫引起肝脏病变。

（5）戊肝病毒主要由免疫应答介导，诱发肝细胞坏死。

2. **中医病因病机**　病毒性肝炎属中医"黄疸""胁痛"等范畴。急性肝炎多是在饮食不洁(节)或劳累过度、嗜酒过度等因素下，湿热疫毒入侵而发病。湿热疫毒郁于中焦脾胃，交蒸于肝胆，以致肝失疏泄，胆汁外溢，发为黄疸。慢性肝炎是由湿热缠绵，邪正相争，病久则"湿热毒瘀邪未尽，肝郁脾肾气血虚"，病程迁延不愈。本病的病位主要在肝，常多涉及脾、肾两脏及胆、胃、三焦等腑。病性属本虚标实，虚实夹杂。

### 要点四　临床表现

1. **急性肝炎**　病程在6个月内，包括急性黄疸型肝炎和急性无黄疸型肝炎。

2. **慢性肝炎**　急性肝炎病程超过6个月，或原有乙、丙、丁型肝炎急性发作再次出现肝炎症状、体征及肝功能异常者，或其他符合慢性肝炎表现者。依病情轻重可分为轻、中、重度。

3. **肝衰竭**　多种因素引起的严重肝脏损伤，病死率较高。表现为一系列肝衰竭综合征：极度乏力，严重消化道症状，神经、精神症状，明显出血现象，凝血酶原时间显著延长及凝血酶原活动度(PTA) $< 40\%$。根据病理组织学特征和病情发展速度，可分为急性肝衰竭、亚急性肝

衰竭、慢加急性肝衰竭、慢性肝衰竭。

**4. 淤胆型肝炎** 以肝内胆汁淤积为主要表现的一种特殊临床类型,又称为毛细胆管炎型肝炎。黄疸深,且持续时间长,有皮肤瘙痒,大便灰白,肝大等胆汁淤积性黄疸的表现。

**5. 肝炎肝硬化** 肝硬化是各种慢性肝病进展至以肝脏慢性炎症、弥漫性纤维化、假小叶形成、再生结节和肝内外血管增殖为特征的病理阶段,临床上根据肝脏组织病理及临床表现,可分为代偿期肝硬化和失代偿期肝硬化,根据肝脏炎症情况,分为活动性与静止性两型。患者常有腹水,出现消化道出血、脓毒症、肝性脑病、肝肾综合征和癌变等并发症,导致多脏器功能衰竭而死亡。未达到肝硬化诊断标准,但肝纤维化表现较明显者,称为肝炎肝纤维化,主要根据组织病理学做出诊断。

## 要点五　实验室及其他检查

**1. 血常规检查** 部分慢性肝炎患者可有血小板、白细胞、红细胞的减少。

**2. 血清学检查**

(1)肝功能:可有血清转氨酶、白蛋白、球蛋白、胆红素、凝血酶原时间、凝血酶原活动度等不同程度的异常。

(2)肝癌指标:甲胎蛋白、异常凝血酶原、血浆游离微小 RNA 和血清甲胎蛋白异质体可以作为肝癌早期诊断标志物。

**3. 病原学检查**

(1)甲型肝炎:抗 -HAV IgM 是新近感染的证据,是早期诊断甲型肝炎最简便而可靠的血清学标志。

(2)乙型肝炎:① HBsAg 阳性是乙肝病毒现症感染标志,抗 -HBs 为保护性抗体,阳性表示对 HBV 有免疫力。② HBeAg 的存在表示病毒复制活跃且有较强的传染性。HBeAg 消失而抗 -HBe 产生称为血清转换。抗 -HBe 阳转后,病毒复制多处于静止状态,传染性降低。③抗 -HBc 阳性表示感染过乙肝病毒,包括现症感染和既往感染。④ HBV-DNA 是乙肝病毒现症感染、病毒复制和传染性的直接标志。对于判断病毒复制水平,传染性大小,抗病毒治疗方案的制定与疗效观察等有重要意义。

(3)丙型肝炎:抗 -HCV 是丙肝病毒感染的标志。HCV-RNA 阳性是 HCV 现症感染及复制活跃的标志。

(4)丁型肝炎:HDV Ag、抗 -HD IgM 及 HDV Ag 阳性是 HDV 现症感染的标志。

(5)戊型肝炎:抗 -HEV IgM 是 HEV 近期感染的标志,有早期诊断价值。

**4. 肝组织病理检查** 对明确诊断、衡量炎症活动度、纤维化程度、评估疗效及判断预后具有重要价值。

**5. 影像学检查** 超声、CT、MRI 检查对肝硬化、脂肪肝及肝内占位性病变的诊断、阻塞性黄疸的鉴别诊断等有意义。

肝脏硬度值测定主要包括基于超声技术的瞬时弹性成像(TE)、点剪切波弹性成像(p-SWE)和二维剪切波弹性成像(2D-SWE),以及磁共振弹性成像超声技术的瞬时弹性成像。进行肝脏硬度值测定能够比较准确地识别进展期肝纤维化和早期肝硬化。

## 要点六　诊断与鉴别诊断

**1. 诊断** 有流行病学史、相应的临床表现及实验室肝功能检查异常和相应病原学检查阳性可予以诊断。

慢性乙型肝炎根据 HBeAg 情况可分为 HBeAg 阳性慢性乙型肝炎和 HBeAg 阴性慢性乙型肝炎。慢性 HBV 携带状态的患者年龄较轻,HBV DNA 定量水平较高,HBeAg 阳性,血清 ALT 和 AST 持续正常,影像学检查无肝硬化征象;非活动性 HBsAg 携带状态的患者血清 HBsAg 阳性、HBeAg 阴性、抗 -HBe 阳性,HBV DNA 阴性,ALT 和 AST 持续正常,影像学检查无肝硬化征象。

**2. 鉴别诊断**

(1)其他原因引起的黄疸:如溶血性黄疸、肝外梗阻性黄疸、遗传代谢疾病相关性黄疸等。

(2)其他原因引起的肝损伤:其他感染性疾病(如巨细胞病毒感染、传染性单核细胞增多症、流行性出血热、恙虫病等)所致的肝损伤;药物性肝损伤、酒精性肝病、自身免疫性肝病、脂肪性肝炎及妊娠急性脂肪肝、肝豆状核变性等。

## 要点七　治疗

**1. 西医治疗原则** 病毒性肝炎的治疗应根据不同病原体、不同临床类型及组织学损害区别对待。各型肝炎的治疗均应给予足够的休息、合理饮食,辅以适当药物,避免饮酒、过劳和服用损害肝脏的药物。急性肝炎一般为自限性,多可完全康复,除丙型肝炎外不需病原治疗;慢性肝炎目前认为应以抗病毒治疗为主。

**2. 中医辨证论治**

(1) 急性肝炎

阳黄证:湿热蕴蒸型,治疗方法为清热解毒,利湿退黄。方用茵陈蒿汤加减。湿重于热,可用茵陈五苓散加减。

阴黄证:寒湿阻遏型,治疗方法为健脾和胃,温中化湿。方用茵陈术附汤加减。

无黄证:肝郁气滞型,治疗方法为疏肝理气。方用柴胡疏肝散加减或逍遥散加减。

(2) 慢性肝炎

肝郁脾虚证:治疗方法为疏肝健脾。方用逍遥散加减。

肝胆湿热证:治疗方法为清利湿热。方用茵陈蒿汤或甘露消毒丹加减。

肝肾阴虚证:治疗方法为滋补肝肾。方用一贯煎加减。

瘀血阻络证:治疗方法为活血通络。方用膈下逐瘀汤加减。

脾肾阳虚证:治疗方法为温补脾肾。方用附子理中汤合金匮肾气丸加减。

(3) 肝衰竭

毒热炽盛型:治疗方法为清热解毒,凉血救阴。方用神犀丹加减。

脾肾阳虚,痰湿蒙闭型:治疗方法为健脾温肾,行气利水,化痰开窍。方用茵陈四逆汤合菖蒲郁金汤加减。

气阴两虚,脉络瘀阻型:治疗方法为益气救阴,活血化瘀。方用生脉饮合桃红四物汤加减。

### 要点八 预防

**1. 控制传染源** 肝炎患者和病毒携带者是本病的传染源。急性患者应隔离治疗至病毒消失。慢性患者和病毒携带者符合抗病毒治疗情况的尽可能予以抗病毒治疗。对育龄期女性、乙肝和丙肝高危人群应重点检查,早期发现,早期诊断,早期治疗及阻断母婴传播。对献血人员应进行严格筛查。

**2. 切断传播途径**

(1) 甲、戊型肝炎:重点在做好卫生防护,防止“病从口入”。

(2) 乙、丙、丁型肝炎:重点在于防止通过血液和体液传播。

**3. 保护易感人群**

(1) 甲型肝炎:在甲型肝炎流行期间,易感人群应注射甲肝疫苗。

(2) 乙型肝炎:接种乙肝疫苗是我国预防和控制乙型肝炎流行的最关键措施。意外暴露于乙肝病毒的易感者及 HBeAg 阳性母亲所生的新生儿应尽早注射乙肝免疫球蛋白,以获得被动免疫。

(3) 戊型肝炎:必要时流行期间可注射我国自主研发的戊肝疫苗。

(4) 丁型肝炎:可通过注射乙肝疫苗来预防。

目前对丙型肝炎尚缺乏特异性免疫预防措施。

## 细目二 肾综合征出血热

### 要点一 病原学

肾综合征出血热(HFRS)是由汉坦病毒引起的,以鼠类为主要传染源的一种自然疫源性疾病,以发热、低血压休克、出血和肾损害为主要临床表现。我国流行的主要是Ⅰ型汉滩病毒(野鼠型)及Ⅱ型汉城病毒(家鼠型)。本病可归于中医学“伏暑”“疫疹”等范畴。

### 要点二 流行病学

**1. 传染源** 我国黑线姬鼠、褐家鼠为主要宿主动物及传染源,林区以大林姬鼠为主。患者不是本病的主要传染源。

**2. 传播途径** 病毒可通过呼吸道、消化道、接触、虫媒、母婴等多种途径传播。

**3. 易感人群** 人群普遍易感。隐性感染率低。

4. 流行特征

(1)地区性:本病主要分布在亚欧大陆,我国疫情最重,除青海和新疆外其他省市均有报告。

(2)季节性和周期性:野鼠型发病高峰多在秋冬季,家鼠型主要发生在春季和夏初。林区姬鼠型多发生在夏季。

(3)人群分布:男性青壮年发病率高。

## 要点三 病机病理

1. **西医病机病理** 迄今仍未完全阐明。一般认为汉坦病毒对人体呈泛嗜性感染,可引起机体多器官损伤。机制包括病毒直接破坏所侵袭的细胞结构和功能,以及激发人体的免疫应答和各种细胞因子的释放,造成组织器官严重损伤。

2. **中医病因病机** 中医学认为本病病因为"疫毒",兼有热毒、湿毒等性质。本病的传变,遵循卫气营血的传变规律,热毒侵袭卫表,邪正相争,之后迅速传气入营而导致气营两燔,变证丛生。

## 要点四 临床表现

潜伏期为4~46日,一般为7~14日。典型病例病程中有发热期、低血压休克期、少尿期、多尿期和恢复期五期经过。非典型和轻型病例可出现越期现象,重型可出现前三期重叠。

1. **发热期** 急性起病,发热,体温多为39~40℃,以稽留热和弛张热多见。一般持续3~7日,主要表现为全身中毒症状、毛细血管损伤和肾损害等。全身中毒症状表现为头痛、腰痛、眼眶痛(三痛征)。毛细血管损伤表现为充血、出血和渗出水肿征。皮肤充血表现为颜面、颈、胸潮红(三红征),黏膜充血见于眼结膜、软腭和咽部。皮肤出血常见于腋下和胸背部,呈条索样、抓痕样皮肤出血点。黏膜出血常见于软腭、眼结膜。渗出水肿征表现在眼球结膜。肾损害表现在蛋白尿和尿镜检有管型。轻者热退后症状缓解,重者热退后病情反而加重。

2. **低血压休克期** 一般发生于第4~6病日,多于发热末期、发热同时或热退后出现。本期持续时间一般为1~3日。主要为中毒性低血容量性休克的表现,过久的组织血流灌注不足可引起DIC、脑水肿、急性呼吸窘迫综合征和急性肾衰竭。

3. **少尿期** 一般发生于第5~8病日,一般持续2~5日。主要表现为少尿(24小时尿量少于400mL)或无尿(24小时尿量少于100mL),可引起尿毒症、酸中毒、水和电解质紊乱等,严重者出现高血容量综合征和肺水肿。

4. **多尿期** 一般发生于第9~14病日,持续时间一般7~14日。每日尿量显著增多至2000mL即进入多尿期。根据尿量和氮质血症情况可分为三期:移行期、多尿早期、多尿后期。

5. **恢复期** 经过多尿期后每日尿量降至2000mL以下,症状基本消失,精神食欲基本恢复,体力日渐增加,一般需要1~3个月才能恢复至正常。

## 要点五 实验室检查

1. **血常规检查** 早期出现血小板降低,白细胞逐渐升高,以中性粒细胞为主,病后4~5日开始有淋巴细胞增多。

2. **尿常规检查** 早期出现蛋白尿,尿镜检可发现红细胞和管型。

3. **血液生化检查** 在低血压休克期开始有血尿素氮和肌酐升高,少尿期及移行期末达高峰以后逐渐下降;少尿期血钾多升高。

4. **凝血功能检查** 发热期开始出现血小板减少,若出现DIC常减至$50\times10^9$/L以下。高凝期凝血时间缩短,消耗性低凝血期凝血酶原时间延长、纤维蛋白原下降。进入纤溶亢进期则出现纤维蛋白降解物(FDP)升高。

5. **免疫学检查**

(1)特异性抗原检查:早期患者的血清、外周血白细胞及尿沉渣细胞内可检测出抗原。

(2)特异性抗体检测:血清特异性抗体IgM在第1病日即可阳性,第3病日阳性率接近100%,是临床诊断本病常用简便而可靠的依据。

6. **PCR技术**

用反转录聚合酶链反应(RT-PCR)检测汉坦病毒RNA,具有较高的特异性和敏感性,可早期诊断。

## 要点六 诊断与鉴别诊断

1. **诊断** 主要依靠流行病学史、临床症状和体征,结合实验室检查进行诊断。

2. **鉴别诊断** 发热期应与上呼吸道感染、

急性胃肠炎、菌痢、败血症等疾病相鉴别。休克期应与其他感染性休克相鉴别。少尿期与急性肾小球肾炎及其他原因引起的肾衰竭相鉴别。出血倾向明显者,应与血小板减少性紫癜、其他原因所致的DIC等相鉴别。

### 要点七 治疗

目前尚无特效疗法,仍以综合疗法为主。总的原则是"三早一就",即"早发现、早休息、早治疗及就近治疗",防治休克、出血、肾衰竭和继发感染。

**1. 发热期**

(1)西医治疗方法:抗病毒、减轻外渗、改善中毒症状和预防弥散性血管内凝血。

(2)中医辨证论治

邪袭表卫证:治疗方法为清热解毒,透表散邪。方用银翘散加减。

热燔阳明证:治疗方法为清气泄热,解毒透邪。方用白虎汤合银翘散加减。

热入营血证:治疗方法为清营凉血。方用清瘟败毒饮加减。

气血两燔证:治疗方法为清气凉血,解毒护阴。方用清瘟败毒饮加减。

**2. 低血压休克期**

(1)西医治疗方法:补充血容量,纠正酸中毒,改善微循环,维护重要脏器功能等。

(2)中医辨证论治

热厥证:治疗方法为清热凉血解毒,益气养阴救脱。方用清营汤合生脉散加减。

寒厥证:治疗方法为回阳救逆。方用参附汤或参附龙牡汤。

**3. 少尿期**

(1)西医治疗方法:稳定内环境,利尿,导泻和透析治疗等。

(2)中医辨证论治

肾阴亏虚证:治疗方法为滋阴生津,凉血化瘀,清热解毒。方用犀角地黄汤合增液承气汤加减。

阴虚热结证:治疗方法为滋阴利水,清热散结。方用导赤散合知柏地黄丸加减。

**4. 多尿期**

(1)西医治疗方法:维持水和电解质平衡,防治继发感染。

(2)中医辨证论治

肾气不固证:治疗方法为补肾益气,育阴生津。方用左归丸合生脉散加减。

**5. 恢复期**

(1)西医治疗原则:注意休息,加强营养,逐渐增加活动量。

(2)中医辨证论治

气阴两虚证:治疗方法为益气养阴。方用生脉散加减。

**6. 并发症治疗** 积极防治消化道出血、脑水肿、肺水肿、ARDS等严重并发症。

### 要点八 预防

做好疫情监测,防鼠灭鼠为预防本病的关键性措施,做好食品卫生、个人卫生和防护,必要时可注射疫苗。

## 细目三 艾 滋 病

艾滋病,即获得性免疫缺陷综合征(AIDS),是由人类免疫缺陷病毒(HIV)感染引起的以细胞免疫功能缺陷,继发各种机会性感染、恶性肿瘤为特征的慢性传染病。根据临床表现,本病可归属于中医学"疫病""虚劳"等范畴。

### 要点一 病原学

HIV分为HIV-1和HIV-2两个亚型。目前全球流行的多为HIV-1。HIV变异性很强,各基因的变异程度不同,env基因变异率最高。

### 要点二 流行病学

**1. 传染源** 艾滋病患者和HIV感染者是传染源。病毒主要存在于血液、精液、阴道分泌物、羊水、乳汁、胸腔积液、腹腔积液、脑脊液等体液中。

**2. 传播途径** 主要经性接触、血液及血制品、母婴等途径传播。

**3. 易感人群** 人群普遍易感。高危人群包括:男性同性性行为者、静脉注射毒品者、与HIV感染者有性接触者、多性伴人群、性传播感染(STI)者。

4. **流行情况** 截至2021年年底,在世界范围内存活的HIV感染者高达3840万。我国疫情形势整体保持低流行态势,部分地区传播风险较高,性传播为主要传播途径,2022年新报告病例中经性传播比例达97.6%,其中异性性传播为72.0%,男性同性性传播为25.6%。

## 要点三 病机病理

1. **西医病机病理** HIV主要侵犯人体的免疫系统,包括$CD4^+T$淋巴细胞、单核巨噬细胞和树突状细胞等,主要表现为$CD4^+T$淋巴细胞数量不断减少,最终导致人体细胞免疫功能缺陷,引起各种机会性感染和肿瘤的发生。此外,HIV感染也会导致心血管疾病(CVD)、骨病、肾病和肝功能不全等疾病的发病风险增加。

2. **中医病因病机** 本病的病因病机为疫毒疠气之邪内侵,耗伤正气,日久全身气血阴阳失调,脏腑功能受损而发病。基本病机是毒侵、虚损、痰浊、瘀血互结。该病病位由膜原侵及三焦及肺、脾、肾,病初疫毒流布三焦,壅遏气营,消烁气阴;久则渐渐耗损元气,暗耗精气血,出现五脏精气血阴阳虚损,三焦命门元气耗竭。

## 要点四 临床表现

1. **急性期** 多发生在接触HIV后2~4周,部分感染者可出现HIV病毒血症和免疫系统急性损伤,主要表现为发热、乏力、咽痛类上呼吸道感染等症状。通常症状轻微,持续1~3周后自行缓解。

2. **无症状期** 可由急性期进入此期,也可无明显急性期症状直接进入此期。一般无特殊临床表现,部分患者可出现淋巴结肿大。持续时间一般为4~8年。由于病毒在体内不断复制,$CD4^+T$淋巴细胞计数逐渐下降。

3. **艾滋病期** 此期为HIV感染的最终阶段。主要临床表现为HIV感染相关症状、各种机会性感染及恶性肿瘤。患者常出现持续性全身淋巴结肿大综合征,其特点为除腹股沟淋巴结以外有两处及以上淋巴结肿大,直径1cm以上,持续3个月以上。各种机会性感染包括呼吸系统、中枢神经系统、消化系统等多系统机会性感染,其中肺孢子菌肺炎最为常见。恶性肿瘤主要有淋巴瘤和卡波西肉瘤等。

## 要点五 实验室检查及其他检查

1. **病原学检查** 包括抗原检测、抗体检测和病毒核酸检测等。HIV抗体检测是最常用的方法,分为筛查试验和补充试验。核酸检测是预测疾病进展、提供抗病毒治疗、指导治疗方案、评估治疗效果和诊断HIV感染的重要指标。HIV基因型耐药检测可为高效抗反转录病毒治疗(HAART)方案的选择和调整提供指导。

2. **免疫学检查** T细胞绝对数下降,包括$CD4^+T$淋巴细胞计数下降、$CD4/CD8 < 1.0$,其中$CD4^+T$淋巴细胞计数是判断疾病进展、指导临床用药、观察疗效和判断预后的重要指标。

3. **常规检查** 血常规、肝肾功能检查可出现异常。

## 要点六 诊断

HIV/AIDS的诊断需结合流行病学史(包括不安全性生活史、静脉注射毒品史、输入未经抗HIV抗体检测的血液及血制品、HIV抗体阳性者所生子女或职业暴露史等)、临床表现和实验室检查等进行综合分析慎重做出。HIV抗体和病原学检测是确诊HIV感染的依据;流行病学史是诊断急性期和婴幼儿HIV感染的重要参考;$CD4^+T$淋巴细胞检测和临床表现是HIV感染分期诊断的主要依据;AIDS的指征性疾病是AIDS诊断的重要依据。

## 要点七 治疗

1. **抗逆转录病毒疗法(ART)** HIV感染一旦确诊,无论$CD4^+T$淋巴细胞水平高低,均建议立即开始治疗。启动ART后,需终身治疗。目前国际上共有六大类30多种药物,分别为核苷类反转录酶抑制剂(NRTIs)、非核苷类反转录酶抑制剂(NNRTIs)、蛋白酶抑制剂(PIs)、整合酶抑制剂(INSTIs)、融合抑制剂(FIs)、CCR5抑制剂。初治患者推荐方案为两种NRTIs类骨干药物联合第三类药物治疗。

2. **常见机会感染及恶性肿瘤的治疗** 肺孢子菌肺炎病原治疗首选复方磺胺甲噁唑。巨细胞病毒感染是HIV/AIDS患者最常见的疱疹病毒感染,可应用更昔洛韦静脉滴注或缬更昔洛韦口服。弓形虫病病原治疗首选乙胺嘧啶+磺胺嘧啶。隐球菌脑膜炎诱导期、巩固期使用两性霉素 B+5- 氟胞嘧啶，维持期使用氟康唑。淋巴瘤和卡波西肉瘤治疗须根据患者的免疫状态给予个体化综合性治疗，包括手术、化疗和放疗等。

3. **一般治疗** 体质较差者可采用营养支持治疗，心理负担重者可辅以心理治疗。

4. **预防性治疗** $CD4^+T$ 淋巴细胞计数低于 200/μL 成人和青少年，可口服复方磺胺甲噁唑以预防肺孢子菌肺炎。

5. **中医药治疗** 艾滋病的中医治则以早发现、早治疗为主。急性期透邪外出，无症状期扶正祛邪，艾滋病期以补益脾肾为主，三期均应解毒通络。

(1) 急性期

疫毒侵袭证：治疗方法为清热解毒，凉血泻火。方用清瘟败毒散加减。

风热表实证：治疗方法为辛凉解表，疏散风热。方用银翘散加减。

风寒表实证：治疗方法为辛温解表，宣肺散寒。方用荆防败毒散加减。

(2) 无症状期

气虚证：治疗方法为益气健脾。方用四君子汤加减。

气阴两虚证：治疗方法为益气养阴，扶正固本。方用生脉散加减。

湿热壅滞证：治疗方法为清热化湿，通利化浊。方用三仁汤或藿朴夏苓汤加减。

痰瘀互结证：治疗方法为化痰祛瘀。方用二陈汤合桃红四物汤加减。

气虚血瘀证：治疗方法为补气活血。方用四君子汤合补阳还五汤加减。

(3) 艾滋病期

气血两虚证：治疗方法为气血双补。方用八珍汤加减。

痰湿瘀滞证：治疗方法为燥湿化痰，调畅气血。方用二陈平胃散合血府逐瘀汤加减。

阴竭阳脱证：治疗方法为益气固脱，温阳救逆，清热生津。方用独参汤合竹叶石膏汤合附子汤加减。

### 要点八 预防

1. **管理传染源** HIV/AIDS 患者是本病的传染源，需加强对患者的管理，遵循保密原则，定期随访，积极开展抗病毒治疗。对高危人群 HIV 普查有助于发现传染源。加强国境检疫。

2. **切断传播途径** 加强艾滋病防治知识的宣传教育工作。避免接触 HIV 感染者的血液，严格加强血液制品管理，使用一次性注射器，严格消毒医疗器械。高危人群使用安全套。对 HIV 感染孕妇应采取产科干预，给予抗病毒药物干预及避免母乳喂养。不共用剃须刀、牙具等。

3. **保护易感人群** 规范职业操作，意外暴露时，应立即彻底清洗、消毒和抗病毒预防用药。高危人员必要时采用暴露前预防(PrEP)或暴露后紧急阻断(PEP)。疫苗尚在研制过程中。

## 细目四 流行性感冒

流行性感冒是由流感病毒引起的急性呼吸道传染病。本病传染性强，已多次引起世界范围大流行，是全球目前面临的重要公共健康问题之一。流感属于中医学“时行感冒”范畴，由外感时行之邪引起，非时之气夹时行之邪侵袭人体而致病。

### 要点一 病原学

流感病毒属正黏病毒科，分为甲、乙、丙三型。流感病毒抗原变异有抗原漂移和抗原转换两种形式。发生抗原转换可引起流感的全球性大流行，发生抗原漂移可引起季节性流感或流感的中小型流行。甲型流感病毒可发生抗原转换，也可发生抗原漂移，乙型流感病毒可发生抗原漂移，丙型尚未发现亚型，抗原稳定。

### 要点二 流行病学

1. **传染源** 患者和隐性感染者是主要传染源。发病 3 日内传染性最强。

2. **传播途径** 主要在人与人之间通过飞沫和气溶胶经呼吸道传播。

3. **易感人群** 人群普遍易感。感染后可获得一定免疫力，常可以避免当次流行流感病毒的再次感染，但不能避免下次流感流行时的感染。甲、乙、丙三型之间,以及各型流感病毒不同亚型之间无交叉免疫力,同一亚型的变种之间有一定免疫力。由于流感病毒不断变异,人群易反复感染而发病。

4. **流行特征** 多发生于冬春季节,常突然发生,迅速蔓延。大流行时季节性不明显。

## 要点三 病机病理

1. **西医病机病理** 病毒在细胞内复制致细胞病变是流感发病的主要机制。流感病毒依靠血凝素与呼吸道纤毛柱状上皮细胞受体结合,病毒进入细胞内进行复制,新增殖的病毒颗粒借神经氨酸酶的作用释放并播散。

2. **中医病因病机** 病因主要是由于感受时行之邪,因所感病邪的不同而有风寒、风热、暑湿之分。以风邪为主要的致病因素,风邪由口鼻侵入,肺卫首当受累,致卫外失司,肺气失宣。夏季暑湿当令,故发生于这一季节的时行感冒多以暑湿为主,常表现为风寒外束,暑湿内蕴的病机变化。

## 要点四 临床表现

起病急,主要以发热及全身中毒症状为主,呼吸道卡他症状轻微或不明显,发热体温可达 39~40℃,通常持续 3~4 日。根据临床表现的不同可分为轻型、单纯型、肺炎型、胃肠型和中毒型等类型。轻型发热等全身症状及呼吸道症状轻,2~3 日自愈。幼年和老年、原有基础疾病的患者感染,可见肺炎型流感,出现高热、咳嗽、呼吸困难及发绀。X 线胸片示肺部絮状阴影,可于 5~10 日发生呼吸循环衰竭,预后较差。部分患者伴呕吐、腹泻等消化道症状的称胃肠型流感。脑膜脑炎型表现为意识障碍、脑膜刺激征等神经系统症状体征阳性。

## 要点五 实验室检查

1. **血常规检查** 白细胞计数正常或减少,中性粒细胞显著减少,淋巴细胞相对增多。

2. **病原学检查** 包括病毒抗原检测、病毒核酸检测和病毒分离等,有助于确诊流感病毒感染,病毒分离是诊断流感病毒感染的“金标准”。

3. **血清学检查** 流感病毒特异性抗体水平恢复期比急性期升高 4 倍及以上有诊断意义。

## 要点六 诊断与鉴别诊断

1. **诊断** 根据流行病学史、临床表现及实验室检查可以做出初步诊断,尤其是短时间内出现较多数量的流感样病例,结合流行病学资料多可做出流感的临床诊断,确诊需病原学检查或血清学检查结果。

2. **鉴别诊断** 本病应与其他病原体所致的上呼吸道感染或肺炎等相鉴别,确诊有赖于病原学检查。

## 要点七 治疗

1. **西医治疗** 以一般及对症治疗为主,必要时给予抗流感病毒治疗。对症治疗时儿童患者应避免应用阿司匹林,以免诱发 Reye 综合征。抗流感病毒药物可选用奥司他韦、扎那米韦、帕拉米韦和玛巴洛沙韦等。

2. **中医辨证论治**

(1)邪袭卫表

外感风热证:治疗方法为辛凉解表。方用银翘散加减。

外感风寒证:治疗方法为辛温解表。方用荆防败毒散加减。

外感暑湿证:治疗方法为祛暑化湿解表。方用藿香正气散或新加香薷饮加减。

外感燥邪证:治疗方法为解表清肺润燥。方用桑杏汤加减。

表寒里热证:治疗方法为发汗解表,兼清里热。方用九味羌活汤或麻黄汤加减。

(2)热郁气分

肺热壅盛证:治疗方法为辛凉宣肺,清热平喘。方用麻杏石甘汤加减。

热灼肺胃证:治疗方法为清气泄热,除烦生津。方用白虎汤加减。

肺热及肠证:治疗方法为解肌清热。方用葛根芩连汤加减。

(3)邪犯营血

热入心营证:治疗方法为透营泄热,清心醒神。方用犀角地黄汤加减。

热动肝风证:治疗方法为凉肝息风。方用羚角钩藤汤加减。

(4)余热伤阴证:治疗方法为益气养阴。方用沙参麦冬汤加减。

## 要点八 预防

密切监测流感动态,及早发现疫情,隔离和治疗患者。流行期间减少大型聚会及集体活动,对公共场所加强通风和空气消毒。疫苗注射是预防流感的最基本措施。每年应根据流行病学调查结果,补充或更换疫苗的抗原组成。接种时间一般在每年流行前的秋季。抗病毒药物预防不能代替疫苗接种,可作为未接种疫苗的并发症高风险人群紧急临时预防措施。

# 细目五 流行性乙型脑炎

流行性乙型脑炎简称乙脑,是由乙型脑炎病毒引起的以脑实质炎症为主要病变的中枢神经系统急性传染病,属中医学“暑温”“暑厥”等范畴。

## 要点一 病原学

乙型脑炎病毒属虫媒病毒乙组的黄病毒科,核心为单股正链 RNA 及衣壳蛋白。乙脑病毒为嗜神经病毒。

## 要点二 流行病学

1. **传染源** 乙脑是人兽共患的自然疫源性疾病。家畜(如猪、牛、马和犬等)、家禽(如鸭、鹅和鸡等)和鸟类可感染乙脑病毒。猪的感染率高,是本病的主要传染源。猪感染高峰常在人类流行高峰前 1~2 个月,可作为乙脑流行的预测依据。人不是本病的主要传染源。

2. **传播途径** 主要经蚊虫叮咬传播。三带喙库蚊是主要的传播媒介。

3. **易感人群** 人群普遍易感。感染后多数呈隐性感染。感染后可获得持久的免疫力。

4. **流行特征** 东南亚和西太平洋地区是乙脑主要流行区,我国除东北北部、青海、新疆和西藏外,均有乙脑病例,且多集中于 7、8、9 三个月。近年来由于儿童和青少年按计划接种疫苗,成人和老年人的发病率则相对增加。乙脑呈高度散发状态,少有家庭成员中多人同时发病的情况。

## 要点三 病机病理

1. **西医病机病理** 携带乙脑病毒的蚊虫叮咬人后,病毒进入人体,经淋巴管或毛细血管进入单核吞噬细胞系统内繁殖,随后进入血液循环,形成病毒血症。当机体免疫力相对较弱时,病毒可侵入中枢神经系统,引起脑实质病变。

2. **中医病因病机** 本病外因为暑热疫毒,常兼湿邪,内因为正气内虚,卫外力弱。暑热邪毒先伤气分,循卫气营血传变,传变中易伤津耗气,化火生风,可有气营两燔、热陷营血等证。后期热邪渐退而津气未复,伤及肝肾阴精,大多表现为正虚邪恋,病情严重者邪毒留恋、伤津耗气,进展为痰瘀阻络,可后遗抽搐、瘫痪、失语、呆钝等后遗症。

## 要点四 临床表现

潜伏期为 4~21 日,一般为 10~14 日。典型病例临床进程可分为四期。

1. **初期** 病初 1~3 日,起病急,体温在 1~2 日内上升至 39~40℃,且持续不退,伴头痛、食欲不振、恶心、呕吐等,少数患者可有神志淡漠和颈项强直。

2. **极期** 第 4~10 日,在初期症状基础上,出现脑实质受损表现:高热、意识障碍、惊厥或抽搐、呼吸衰竭、脑膜刺激征、浅反射先减弱后消失、腱反射先亢进后消失,锥体束征阳性。高热、抽搐和呼吸衰竭是乙脑极期的严重表现,三者相互影响。呼吸衰竭常为死亡的主要原因。

3. **恢复期** 患者体温逐渐下降,神经系统症状和体征逐渐好转,一般于 2 周左右完全恢复。但重症患者可有反应迟钝、多汗、吞咽困难、颜面瘫痪、四肢强直性瘫痪等,大多数患者可于 6 个月内恢复。

4. **后遗症期** 部分重症患者留有后遗症,主要表现为意识障碍、痴呆、失语、肢体瘫痪、扭转痉挛和精神失常等,经积极治疗可有不同程度的恢复。癫痫后遗症可持续终生。

根据病情轻重可分为轻型、普通型、重型和极重型。

### 要点五　实验室检查

1. **血常规检查**　白细胞总数常升高,以中性粒细胞为主,部分患者血象始终正常。

2. **脑脊液检测**　脑脊液压力升高,外观无色透明或微浑浊,白细胞增多,早期以中性粒细胞为主,后期淋巴细胞增多。

3. **其他**　血清学检测、病毒分离、病毒抗原或核酸检测。特异性 IgM 抗体病后 3~4 日即可阳性,有助于早期诊断。

### 要点六　诊断与鉴别诊断

1. **诊断**　根据流行病学史、临床表现及实验室检查外周血白细胞及中性粒细胞均升高,脑脊液检查符合无菌性脑膜炎改变,结合血清特异性 IgM 抗体或血凝抑制试验阳性可做出诊断。

2. **鉴别诊断**　本病应与中毒型菌痢、结核性脑膜炎、化脓性脑膜炎及其他病毒性脑炎等相鉴别。

### 要点七　治疗

1. **西医治疗**　目前尚无特效的抗乙脑病毒药物,早期可使用利巴韦林、干扰素等。需采取综合治疗措施,积极对症、支持治疗并做好护理工作。重点处理好高热、抽搐和呼吸衰竭等,以降低病死率,防止后遗症发生。

2. **中医辨证论治**

邪犯卫气证:治疗方法为辛凉透表,清气泄热。方用银翘散加减。

气营两燔证:治疗方法为清气泄热,凉营解毒。方用白虎汤合清营汤加减。

热陷营血证:治疗方法为清营凉血,息风开窍。方用清瘟败毒饮合羚角钩藤汤加减。

正气外脱证:治疗方法为益气养阴,敛肺固脱。方用生脉散合参附汤加减。

正虚邪恋证:治疗方法为养阴清热,补肾养肝。方用加减复脉汤(《温病条辨》)加减。

痰瘀阻络证:治疗方法为益气活血,化痰通络。方用补阳还五汤合菖蒲郁金汤加减。

### 要点八　预防

防蚊、灭蚊和预防接种是乙脑预防的关键措施。患者隔离至体温正常。搞好家畜饲养场所的环境卫生,人畜居住地分开。流行季节前可给幼猪进行疫苗接种,减少猪群的病毒血症。

## 细目六　流行性脑脊髓膜炎

流行性脑脊髓膜炎是由脑膜炎奈瑟菌引起的急性化脓性脑膜炎,简称为流脑。属于中医学“风温”“春温”“瘟疫”“急惊风”等范畴。

### 要点一　病原学

脑膜炎球菌属奈瑟菌属,可从带菌者及患者的鼻咽部、血液、脑脊液、皮肤瘀点中检出。在体外易自溶而死亡。

### 要点二　流行病学

1. **传染源**　带菌者及患者是本病的传染源。带菌者不易被发现,是重要的传染源。

2. **传播途径**　主要借飞沫经呼吸道直接传播。间接接触传播的机会较少,但密切接触如同睡、搂抱、亲吻等对 2 岁以下婴幼儿亦可传播。

3. **易感人群**　人群普遍易感,本病隐性感染率高。感染后对同种菌群产生持久免疫力;非同种菌群间有交叉免疫,但不持久。

4. **流行特征**　本病遍布全球,在温带地区可出现地方性流行,全年散发,但以冬、春季高发。

### 要点三　病机病理

1. **西医病机病理**　病原菌自鼻咽部侵入人体,细菌和宿主间的相互作用最终决定是否发病及病情的轻重。若人体免疫力弱且菌株毒力强、数量多,细菌侵入血管内皮细胞大量繁殖,并释放内毒素而发展为败血症。细菌突破血脑屏障,进入脑脊液,释放内毒素等引起脑膜和脊髓膜化脓性炎症。

2. **中医病因病机**　本病主要是冬春季节感受瘟疫毒邪,若人体正气不足,难以抗御,即可发病。温邪自口鼻而入,按卫气营血发展,病初卫分症状持续时间极短,随后侵入气分、营分、血分，发生各种传变。若人体正气虚，感邪较重，则可在发病之初即见气、营、血分症状。后期多因化火化燥，导致肝肾阴虚。甚者邪陷血分，或热闭心包，出现神昏谵语等危候。

### 要点四 临床表现

潜伏期一般为2~3天，最短1天，最长7天。根据临床表现的不同可分为4型。

1. **普通型** 占全部病例的90%以上，按病情的进展可分为前驱期、败血症期、脑膜炎期、恢复期四期。

2. **暴发型** 起病急骤，24小时内出现意识障碍，病势凶险，病死率高，儿童多见。根据临床表现的不同可分为休克型、脑膜脑炎型、混合型。

3. **轻型** 病变轻微，可有低热，皮肤黏膜可见少量出血点。脑脊液多无明显改变，皮肤出血点及咽拭子培养可有病原菌生长。

4. **慢性型** 不多见，主要见于成人，病程可迁延数周或数月。反复出现寒战、发热、皮肤瘀点、瘀斑等。常伴关节痛、脾大、血液白细胞增多，血液培养可为阳性。

### 要点五 实验室检查

1. **血常规检查** 白细胞总数多在$(10\sim20)\times10^9/L$以上，中性粒细胞占90%以上。

2. **脑脊液检查** 是确诊的重要方法。典型的脑膜炎期，压力增高，脑脊液外观混浊，白细胞数升至$1.0\times10^9/L$以上，以多核细胞增多为主。蛋白增高，糖及氯化物明显减低。腰穿时要注意防止发生脑疝。

3. **细菌学检查**

（1）涂片检查：脑脊液离心沉淀物或皮肤瘀点涂片染色，可见革兰氏染色阴性双球菌。

（2）细菌培养：在使用抗菌药物前收集瘀斑组织液、血或脑脊液培养可获阳性结果，是临床诊断的金标准。

4. **免疫学检查** 抗原测定可用于早期诊断。

### 要点六 诊断与鉴别诊断

1. **诊断** 有流行病学史、典型的临床表现（起病急，突发发热、剧烈头痛，喷射性呕吐，皮肤黏膜瘀点，脑膜刺激征阳性等）及实验室病原学检查阳性可予以诊断。

2. **鉴别诊断** 应与其他细菌引起的化脓性脑膜炎、结核性脑膜炎、流行性乙型脑炎、败血症、肾综合征出血热等进行鉴别。

### 要点七 治疗

1. **西医治疗原则** 早期诊断，就地住院隔离治疗，密切监护，做好护理，对症治疗，预防并发症，保证足够液体入量。一旦高度怀疑流脑，应于30分钟内足量应用细菌敏感并能透过血脑屏障的抗菌药物，如青霉素、第三代头孢菌素等。

2. **中医辨证论治**

邪犯肺卫证：治疗方法为辛凉解表，泄热解毒。方用银翘散加减。

卫气同病证：治疗方法为清热解毒，泄卫清气。方用银翘散合白虎汤加减。

气营两燔证：治疗方法为清气凉血，泄热解毒。方用清瘟败毒饮加减。

内闭外脱证：治疗方法为扶正固脱。方用生脉散合参附汤。

气阴两虚证：治疗方法为养阴益气，兼以清热。方用青蒿鳖甲汤加减。

### 要点八 预防

1. **管理传染源** 早发现、早诊断、早隔离、早治疗。隔离至症状消失后3天，一般不少于病后7天。密切接触者，应医学观察7天。

2. **切断传播途径** 保持空气流通，减少飞沫传播。

3. **保护易感人群** 对易感人群，可注射A群或A＋C群疫苗预防；对密切接触者，可服用磺胺甲噁唑、利福平等抗菌药物预防。

## 细目七 伤 寒

伤寒是由伤寒杆菌引起的急性肠道传染病。以持续高热、表情淡漠、玫瑰疹、相对缓脉、肝脾大和血白细胞减少等临床表现为特征，严重者可出现肠出血或肠穿孔等并发症。多属中医学温病中“湿温”范畴。

### 要点一　病原学

伤寒杆菌属沙门菌属中的D群,革兰氏染色阴性,不产生外毒素,其菌体破裂所释放的内毒素在发病中起重要作用。

### 要点二　流行病学

1. **传染源**　带菌者或患者是唯一传染源。少数患者可长期或终身带菌,是本病不断传播甚至流行的主要传染源。

2. **传播途径**　主要经粪-口途径传播。水源污染是本病最重要的传播途径。

3. **易感人群**　普遍易感。病后可以获得较稳固的免疫力,二次发病者少见。

4. **流行特征**　夏秋季多发,水源污染可导致暴发或流行。

### 要点三　病机病理

1. **西医病机病理**　人体感染伤寒杆菌后是否发病取决于所摄入细菌的数量、致病性及宿主的防御能力。主要病理改变为全身单核吞噬细胞系统的炎性增生反应。病变部位主要在回肠下段的集合淋巴结和孤立淋巴滤泡。

2. **中医病因病机**　主要与外感湿热或暑湿有关。夏秋季节,湿易困脾,加上饮食不节或不洁,湿热疫毒之邪阻滞中焦,上阻清阳见发热,热炽肠络则便血,蒙蔽清窍则神昏谵语,疾病后期多有余邪未尽,气阴两虚。

### 要点四　临床表现

潜伏期3~60日,多为7~14日。

典型伤寒的临床表现分为4期。

初期:病程第1周。多数患者起病较缓,体温呈阶梯升高,病情逐渐加重。

极期:病程第2~3周。出现持续高热,食欲减退等消化系统症状,表情淡漠、听力减退等神经系统中毒症状,相对缓脉等循环系统症状,以及玫瑰疹、肝脾大等。

缓解期:病程第4周。体温逐渐下降,各种症状逐渐好转。

恢复期:病程第5周。体温正常,神经、消化系统症状消失,肝脾恢复正常。

除典型伤寒外,还可见到轻型、迁延型、逍遥型、暴发型等临床类型。

在伤寒的发病过程中可见到肠出血、肠穿孔、中毒性肝炎、中毒性心肌炎、支气管炎及肺炎、溶血性尿毒综合征等多种并发症。其中肠出血较为常见,肠穿孔是最严重的并发症。

### 要点五　实验室检查

1. **血常规检查**　白细胞总数在(3~5)×$10^9$/L,中性粒细胞减少,嗜酸性粒细胞减少或消失。

2. **细菌培养**

(1)血培养:阳性是确诊的主要依据,病程1~2周阳性率最高。

(2)骨髓培养:阳性率比血培养高。对病程较长、已经应用抗菌药物或血培养阴性的疑似病例尤为适用。

(3)其他:粪便培养、尿培养、十二指肠引流液培养及玫瑰疹刮取液培养等。

3. **肥达反应**　第2周开始出现阳性,第3~4周阳性率最高。O抗体效价在1∶80以上,H抗体效价在1∶160以上,或O抗体效价呈现4倍及以上升高有辅助诊断意义。

### 要点六　诊断与鉴别诊断

1. **诊断**　根据流行病学史、典型的临床表现,参考实验室检查结果可予以诊断。血和骨髓等培养阳性有确诊意义。

2. **鉴别诊断**　需与发热性疾病,尤其是伴肝脾大的疾病鉴别,如病毒性呼吸道感染、疟疾、革兰氏阴性杆菌败血症及血行播散性结核病等。

### 要点七　治疗

1. **西医治疗**

(1)一般治疗:消毒和隔离,进易消化、流质饮食,卧床休息等。一般退热后2周才可恢复正常饮食。

(2)对症治疗:高热者给予物理降温。腹胀明显者用肛管排气,禁用新斯的明类药物。便秘者可用高渗盐水灌肠,禁用泻药。腹泻者忌用阿片类制剂。

(3)病原治疗:首选第三代喹诺酮类药物,儿童和孕妇患者首选第三代头孢菌素类。

(4)带菌者的治疗:可以选用喹诺酮类药物。

(5)并发症治疗:积极治疗肠出血、肠穿孔、病毒性心肌炎等严重并发症。

2. **中医辨证论治**

湿遏卫气证:治疗方法为清热透表,芳香化湿。方用藿朴夏苓汤加减。

湿热中阻证:治疗方法为清热化湿,理气和中。方用王氏连朴饮加减。

热重湿轻证:治疗方法为清热解毒,佐以化湿。方用白虎加苍术汤加减。

湿热蒙蔽心包证:治疗方法为清热化湿,芳香开窍。方用菖蒲郁金汤加减。

湿热化燥,伤络便血证:治疗方法为清热解毒,凉血止血。方用犀角地黄汤加减。

余邪留恋,气阴两虚证:治疗方法为益气养阴,泻除余邪。方用竹叶石膏汤加减。

### 要点八 预防

1. **控制传染源** 患者需按消化道传染病隔离至体温正常后两周。带菌者不能从事餐饮、托幼工作。

2. **切断传播途径** 做好水源、饮食、粪便管理及消灭苍蝇等卫生工作。

3. **保护易感人群** 必要时可对高危人群进行疫苗接种。

## 细目八 细菌性痢疾

细菌性痢疾是志贺菌属细菌(痢疾杆菌)引起的肠道传染病。属中医学的“痢疾”“肠澼”“滞下”等范畴。

### 要点一 病原学

痢疾杆菌为肠杆菌科志贺菌属,分为4群:痢疾志贺菌(A群)、福氏志贺菌(B群)、鲍氏志贺菌(C群)、宋内志贺菌(D群)。目前我国多数地区B群占据首位,其次是D群,再次是C群。

### 要点二 流行病学

1. **传染源** 急、慢性菌痢患者及带菌者为传染源。非典型患者、慢性菌痢患者及带菌者在流行病学中有重要意义。

2. **传播途径** 主要为粪-口途径传播。

3. **易感人群** 人群普遍易感。病后仅产生短暂而不稳定的免疫力,不同菌群间无交叉免疫。

4. **流行特征** 全年散发,夏秋呈季节性高峰。

### 要点三 病机病理

1. **西医病机病理** 痢疾杆菌进入机体后是否发病与细菌的数量、致病力及人体的抵抗力有关。菌痢的主要病变部位为乙状结肠和直肠,严重者波及整个结肠和回肠末端。基本病理变化为肠黏膜的弥漫性纤维蛋白渗出性炎症。

2. **中医病因病机** 多由于外感时邪或饮食不洁,湿热疫毒内蕴肠腑,血败化为脓血而赤白下痢。急性期多属实证,慢性期多属本虚标实证。病位主要在大肠,与脾胃关系密切,并可涉及肝肾。

### 要点四 临床表现

潜伏期为数小时至7日,一般为1~3日。根据病程长短和病情轻重可分为以下各型。

1. **急性菌痢** 普通型(典型)、轻型(非典型)、中毒型三型。普通型起病急,有畏寒、发热、腹痛、腹泻、黏液脓血便和里急后重等症状。轻型症状轻微。中毒型多见于2~7岁体质健壮儿童,起病急骤,突发高热,可迅速发生循环衰竭或呼吸衰竭。根据临床表现,中毒型菌痢可分为休克型(周围循环衰竭型)、脑型(呼吸衰竭型)和混合型3型。

2. **慢性菌痢** 急性菌痢病程迁延超过2个月不愈者,为慢性菌痢。根据临床表现,可分为慢性迁延型、急性发作型和慢性隐匿型3型。

### 要点五 实验室检查

1. **一般检查**

(1)血常规检查:急性菌痢白细胞总数及中性粒细胞计数可增加,慢性患者可有贫血。

(2)粪便常规检查:外观为黏液或脓血便,镜下可见大量白细胞、红细胞。

2. **病原学检查** 粪便细菌培养阳性可确诊,是临床最常用的病原学检查。

### 要点六 诊断与鉴别诊断

(1)诊断:依据流行病学史、症状体征及实验室检查进行综合诊断。确诊须依赖于病原学检查。

(2)鉴别诊断:急性菌痢应与阿米巴痢疾、其他肠道细菌感染、食物中毒及肠套叠等相鉴别。中毒型菌痢应与流行性乙型脑炎等疾病相鉴别。慢性菌痢应与结肠癌及直肠癌、溃疡性结肠炎等疾病相鉴别。

### 要点七 治疗

1. **西医治疗** 急性菌痢以抗菌治疗为主,慢性菌痢除抗菌治疗外还应改善肠道功能,中毒型菌痢还应采用改善微循环、解痉、纠正休克、降低颅内压等救治措施。病原治疗首选喹诺酮类药物,儿童和孕妇患者可选用第三代头孢菌素。服用抗菌药物的同时可口服小檗碱(黄连素),以减少肠道分泌。

2. **中医辨证论治**

湿热痢:治疗方法为清利湿热,调气行血。方用芍药汤加减。

疫毒痢:治疗方法为清热解毒,凉血理气。方用白头翁汤加减。

寒湿痢:治疗方法为散寒除湿,调气行血。方用胃苓汤加减,或平胃散加减。

阴虚痢:治疗方法为养阴清肠。方用驻车丸加减。

虚寒痢:治疗方法为温补脾肾,涩肠固脱。方用真人养脏汤加减。

休息痢:治疗方法为温中清肠,调气化滞。方用连理汤加减,或四君子汤合香连丸加减。

### 要点八 预防

急慢性患者和带菌者应隔离或定期访视,彻底治疗。搞好“三管一灭”及环境卫生。高危人群必要时可口服痢疾菌苗。

## 细目九 结 核 病

结核病是由结核分枝杆菌复合群引起的一种慢性感染性疾病,以肺结核最常见,临床多呈慢性过程,表现为长期低热、咳嗽、咯血等。属于中医学“肺痨”“痨瘵”等范畴。

### 要点一 病原学

结核分枝杆菌复合群简称结核分枝杆菌,为抗酸杆菌。菌体含类脂质、蛋白质和多糖类。菌体成分与诱导宿主免疫反应及结节性病理变化等相关,如双分枝菌酸海藻糖脂与慢性肉芽肿、磷脂与结核结节、蜡质 D 与迟发型超敏反应等。耐药性为结核杆菌重要的生物学特性。

### 要点二 流行病学

1. **传染源** 传染源是排菌的患者和动物(主要是牛)。其中开放性肺结核患者是主要传染源。

2. **传播途径** 呼吸道传播为主,带菌牛奶是牛型结核病的重要传播方式。

3. **易感人群** 人群普遍易感。婴幼儿、青春后期少年及老年人发病率较高。社会经济发展落后地区的人群因居住拥挤、营养不良等原因发病率较高。

4. **流行现状** 结核病仍然是当今全球一种主要传染病,尤其是艾滋病与结核病共感染及耐药结核病是目前全球结核病防控的两大主要问题。我国结核病发病数量居世界前三,尤其是耐多药结核(MDR-TB)问题日益严重。

### 要点三 病机病理

1. **西医病机病理** 当结核杆菌数量多或毒力强时,其大量繁殖可导致肺泡细胞溶解破裂,释放出的结核杆菌可再感染其他吞噬细胞和局部组织,在感染过程中机体可产生 T 细胞介导的免疫反应(CMI)和迟发型超敏反应(DTH),对结核病的发病、演变及转归起着决定性的作用。结核病的基本病变有渗出、增生和变质三种,其中结核结节和干酪样坏死是特征性病变,三种病变常以某种病变为主,可相互转化、交错存在。

2. **中医病因病机** 肺痨的病因为感染痨虫,并与正气虚弱有关,病理性质以阴虚为主,并可导致气阴两虚,甚则阴损及阳。除肺脏病变外,痨虫尚可四处蔓延,引起肺外病变。本病病位在肺,还可影响脾、肾,涉及心、肝,甚则传及五脏。基本病机为痨虫蚀肺,肺体受损,肺阴耗伤。

### 要点四 临床表现

1. **全身表现** 多数起病缓慢,长期低热,多为午后或傍晚,可伴有疲倦、盗汗、体重减轻等。病变急剧进展时可出现高热、咳嗽、胸痛或全身衰竭等。

2. **呼吸系统表现**　本病主要表现有咳嗽、咯血、胸痛和呼吸困难等。

3. **肺外结核**　结核病是全身性疾病，肺结核是主要的类型，其他还有淋巴结结核、骨结核、结核性心包炎、结核性脑膜炎、结核性腹膜炎和肠结核、肝结核、肾结核、输尿管结核、膀胱结核、生殖系统结核等。

4. **结核病临床类型**　根据结核病的发病过程和临床特点，可分为5型：原发性肺结核（Ⅰ型）、血行播散型肺结核（Ⅱ型）、继发性肺结核（Ⅲ型）、结核性胸膜炎（Ⅳ型）、肺外结核（Ⅴ型）。原发性肺结核为初次感染后发病的肺结核，包括原发综合征及胸内淋巴结结核；血行播散型肺结核又分为急性、亚急性及慢性血行播散型肺结核三种类型；继发性肺结核是成人肺结核最常见的类型，根据胸部X线检查的特点，临床上又可分为浸润性肺结核、空洞性肺结核、干酪性肺炎、结核球和纤维空洞性肺结核5型；结核性胸膜炎又有干性胸膜炎、渗出性胸膜炎及结核性脓胸之分；肺外结核是结核杆菌感染了肺部以外的脏器而引起的结核病。

## 要点五　实验室检查及其他检查

1. **一般检查**　外周血白细胞计数一般正常，可有贫血。在急性进展期白细胞可增多，重症感染时可发生类白血病样血象。血沉可增快，但无特异性。

2. **病原学检查**

（1）涂片镜检：各种分泌物、排泄物可查到抗酸杆菌，有助于诊断，但阳性率低。

（2）病原菌培养和核酸检测：结核菌培养是诊断结核病的金标准，特异性核酸检测可测结核杆菌DNA。

（3）Xpert M TB/RIF检测法：是通过核酸检测结核病和耐药结核病快速诊断方法，具有高度的敏感性和特异性。

3. **免疫学检测**　结核菌素皮肤试验(TST)、抗结核抗体检测、γ－干扰素释放试验（IGRAs）均有助于结核病的诊断。γ－干扰素释放试验不受接种卡介苗的影响，可辅助诊断结核菌潜伏性感染或活动性感染，且对区别非结核分枝杆菌感染也有一定价值。

4. **其他检查**　影像学检查、内镜检查、活体组织检查等。影像学检查是诊断肺结核的重要手段，对于肠结核、骨结核、泌尿生殖系统结核等的诊断有重要价值。

## 要点六　诊断与鉴别诊断

1. **诊断**　肺结核的诊断须结合流行病学资料、临床表现、实验室检查与影像学检查等综合分析，主要的诊断依据为胸部X线、CT检查以及痰菌检查。肺外结核的诊断应综合分析临床表现、治疗效果和辅助检查，必要时可通过各种途径的活检，经病理学证实确诊。

2. **鉴别诊断**　肺结核病应与肺炎、肺脓肿、肺癌等相鉴别。应与其他如伤寒等发热类疾病相鉴别。肠结核须鉴别结肠癌、克罗恩病等。总之，结核病是全身性感染性疾病，诊断时应与结核病有相似表现的诸多疾病相鉴别，具体要结合患者的临床表现和辅助检查等。

## 要点七　治疗

1. **西医治疗**

（1）化学药物治疗：化疗原则为早期、联合、适量、规律、全程。整个化疗分为强化和巩固两个阶段。目前国际上通用的抗结核药物有十余种，异烟肼（INH）、利福平（RFP）、利福布汀（RFB）、利福喷汀（RFT）、吡嗪酰胺（PZA）、链霉素（SM）、乙胺丁醇（EMB），这些药物除乙胺丁醇外均是杀菌药，是治疗的首选。在临床上要针对初治、复治及耐药结核病等个体化制定不同的治疗方案。

（2）对症治疗：合理的营养、适当的休息仍然是治疗的基础。

（3）手术治疗：经正规抗结核治疗9~12个月，痰菌仍阳性的病灶、慢性结核性脓胸、支气管胸膜瘘内科治疗无效、不能控制的大量咯血及结核球与肺癌鉴别困难者应考虑手术治疗。

（4）预防性治疗：对拟使用生物制剂的潜伏性结核感染（LTBI）者需采取预防性治疗。

2. **中医治疗**　中医治疗当以补虚培元和抗痨杀虫为主。

肺阴亏虚证：治疗方法为滋阴润肺，清热杀虫。方用月华丸加减。

阴虚火旺证：治疗方法为补益肺肾，滋阴降火。方用百合固金汤合秦艽鳖甲散加减。

气阴耗伤证:治疗方法为养阴润肺,益气健脾。方用保真汤加减。

阴阳两虚证:治疗方法为滋阴补阳,培元固本。方用补天大造丸加减。

## 要点八　预防

1. **控制传染源**　早发现、早诊断、早治疗痰菌阳性肺结核患者。直接督导下短程化疗是控制本病的关键。

2. **切断传播途径**　管理好患者的痰液。

3. **保护易感人群**　目前无理想的结核病疫苗,现在广泛使用的卡介苗尚不足以预防结核感染,但新生儿出生时接种卡介苗后可显著降低儿童发病及其严重程度,特别是结核性脑膜炎等严重感染,并可减少以后内源性恶化的可能性。我国结核病的感染率和发病率仍较高,接种卡介苗仍有现实意义,规定新生儿出生时即应接种。

有感染结核杆菌好发因素且 PPD 试验反应大于等于 15mm 或 γ-干扰素释放试验呈阳性反应者,应酌情预防用药。

# 第三单元　其　他

## 细目一　医院感染

医院感染是指住院患者在医院内获得的感染，包括住院期间发生的感染和在医院内获得但在出院后出现临床表现的感染。医院工作人员在医院内获得的感染也属医院感染。医源性感染是指诊疗过程中造成的病原体传播而发生的感染。医院感染应尽力做出病原学诊断并按要求报告。医院感染分为外源性感染(交叉感染)和内源性感染。

### 要点一　病原学

细菌、病毒、真菌、立克次体和原虫等均能引起医院感染。有时可从同一患者体内分离出两种以上的病原体，既可以是几种细菌的混合感染，也可以是细菌与真菌或病毒的混合感染。病原体特点：以机会病原菌为主、聚集性发病、感染的病原菌常具有多重耐药性。

### 要点二　流行病学

1. **感染源**　各种类型的感染者是重要的感染源，而医院环境中的任何物体被污染后都可成为感染源。内源性感染者的感染源是患者自己。

2. **传播途径**　接触传播、血液传播、共同媒介物传播、空气和飞沫传播及消化道传播等。

3. **易感人群**　住院患者对条件致病菌和机会病原体的易感性均较高。

### 要点三　发病机制

与宿主免疫功能减退、各种侵袭性诊疗措施、抗菌药物使用不当及操作不规范等多种因素相关。

### 要点四　常见的医院感染

全身各器官、各部位都可能发生医院感染，病原体的种类很多，可分为呼吸系统医院感染、手术部位医院感染、泌尿系统医院感染、血液系统医院感染、皮肤软组织医院感染等。但严重影响住院患者医疗安全、可有效控制的常见医院感染主要有中心导管相关血流感染（CLABSI)、呼吸机相关肺炎（VAP)、尿管相关尿路感染（CAUTI）和手术部位感染（SSI）四种。

### 要点五　诊断与鉴别诊断

1. **诊断**　医院感染的诊断主要依据临床表现、实验室检查、流行病学资料等进行综合判断。在诊断过程中必须重视病原学诊断，同时还可借助病理学检查以弥补病原学检查的不足。

具有下列情况之一者可确诊为医院感染。

（1）无明显潜伏期，入院 48 小时后发生的感染为医院感染；有明确的潜伏期，自入院时起超过平均潜伏期后发生的感染为医院感染。

（2）患者发生的感染直接与上次住院有关。

（3）在原有感染的基础上培养分离出新的病原体，或出现新的感染部位（除外脓毒血症迁延病灶）。

（4）新生儿在分娩过程当中或产后获得的感染。

（5）由于各类诊疗措施激活的潜在性感染，如疱疹病毒、结核杆菌等感染。

（6）医务人员在医院工作期间获得的感染。

2. **鉴别诊断**　下列情况不属于医院感染。

（1）皮肤黏膜开放性伤口或分泌物中只有细菌定植而无具体炎症临床表现。

（2）新生儿经胎传获得的感染（多为出生后 48 小时内发病)，如单纯疱疹病毒感染、弓形虫病、水痘等。

（3）由物理性、化学性刺激引起的炎症反应。

（4）患者入院时就已存在的感染，在住院期间出现急性发作或并发症。

（5）全身感染的迁徙性病灶，或原有的慢性感染复发，不能证明系医院内获得者。

（6）潜在感染被激活，如带状疱疹、结核、梅毒等。

### 要点六 治疗

根据病原体种类、药敏结果、感染部位、患者基础疾病、免疫状态、抗菌药物 PK/PD 等特点,选用合适的抗菌药物进行病原治疗;积极治疗基础疾病,维持水、电解质的平衡,补充必要的热量和营养物质,进行对症支持治疗。

### 要点七 预防与控制

**1. 预防**

(1)建立和完善医院感染管理组织和监测系统:日常监测工作如下。①医院感染病例的类别。②调查和汇集医院感染的病因和诱因。③在患者、医护人员、医疗器械和环境中采样进行培养,进行细菌药物敏感试验。④细菌耐药性监测。⑤医院感染资料数据库的积累、分析。⑥定期召开监测资料的统计分析报告会。

(2)落实标准预防的基本措施和规章制度。

(3)提高医护人员的防控意识。

(4)合理应用抗菌药物。

**2. 控制** 针对常见的医院感染或有局部暴发感染时应采取的防控措施如下。

(1)流行病学调查、分析和预防措施。

(2)对不同感染的患者采取不同的隔离措施。

(3)加强消毒和灭菌工作。

(4)对医院感染患者及时诊断和治疗。

(5)对医院的住院患者和陪护家属定期开展防控知识科普和宣教。

(6)加强手卫生知识科普宣教和管理制度。

(7)严格执行医院隔离技术规范。

## 细目二 新发传染病

### 要点一 新发传染病概况

20 世纪中期以来,人类在防控传染病方面取得了巨大成就,消灭了天花,基本控制了脊髓灰质炎、麻疹、霍乱、白喉、伤寒、风疹、黑热病、丝虫病、血吸虫病、流行性脑脊髓膜炎等,多数传染病发病率较前明显下降,人类在与传染病的斗争中占了上风,20 世纪 70 年代西方医学界甚至认为传染病正在消亡。然而,1981 年的艾滋病、2003 年的传染性非典型肺炎、2012 年的中东呼吸综合征、2014 年的埃博拉病毒病,以及 2019 年的新冠病毒感染等新的传染病相继出现,给人类敲响了警钟。20 世纪 90 年代国际上就提出了“emerging infectious diseases (EID)”的概念。2003 年 WHO 提出新发感染病是指由新种或新型病原微生物引起的感染病,以及近年来导致地区性或国际性公共卫生问题的感染病。即新发感染病包括新发现的感染病和再发感染病两大类。“近年来”一般认为是指 20 世纪 70 年代以来。目前我国尚在流行的新发现的感染病主要有幽门螺杆菌感染、甲型 H1N1 流感、人禽流感、艾滋病、病毒性肝炎(A、C、E 型)、发热伴血小板减少综合征及新型冠状病毒感染等。

**1. 人禽流感** 人禽流感是由禽流感病毒中某些亚型感染者引起的急性呼吸道传染病。被甲型禽流感病毒感染的禽类动物是人禽流感的主要传染源,主要经呼吸道传播或密切接触感染禽类的分泌物或排泄物而获得感染,人类对禽流感病毒并不易感。临床以发热、咳嗽、咽痛等呼吸道症状为主,其中重症病例常合并急性呼吸窘迫综合征(ARDS)、感染性休克、多器官功能衰竭,甚至导致死亡。治疗原则是在积极抗病毒治疗的基础上,采取对症支持等综合疗法。必要时密切接触者可预防性服用抗流感病毒药物。

**2. 发热伴血小板减少综合征** 发热伴血小板减少综合征是我国于 2009 年发现的由大别班达病毒(Dabie banda virus, DBV)感染所致的急性自然疫源性疾病。本病散发于山区和丘陵地区,全年均可发病,夏秋季居多,感染的动物是主要传染源,主要经带毒长角血蜱等媒介生物叮咬传播。其主要表现为发热、白细胞和(或)血小板计数降低、淋巴结肿大、乏力及胃肠道症状等,多数预后良好。老年、有基础疾病或延迟就医者病情较重,危重者可因多器官功能衰竭死亡。目前尚无特效疗法,主要是对症治疗、支持治疗和针对并发症的治疗。

**3. 新型冠状病毒感染** 新型冠状病毒感染是由新型冠状病毒(SARS-CoV-2)引起的急性传染病。新型冠状病毒感染者是传染源,呼吸道飞沫和密切接触传播是主要的传播途径。

临床以咽干、咽痛、咳嗽、发热、乏力等为主要表现，少数患者伴有鼻塞、流涕、腹泻等上呼吸道和消化道症状。严重病例可出现急性呼吸窘迫综合征、脓毒症休克及多器官功能衰竭等，甚至导致死亡。治疗以对症治疗、支持治疗和抗病毒治疗为主。对危重症患者还应积极防治并发症、治疗基础疾病、预防继发感染、及时进行器官功能支持。

### 要点二 新发传染病的中医认识

传染病多属于中医学"疫病"范畴，长久以来中医药在防治疫病方面积累了丰富的经验，在防治一些新发、突发传染病方面，取得了显著成效。中医药根据疫病的证候演变规律，立足祛邪，注重扶正，截断扭转，防止传变，把握整体状态与局部病变的关系，制订相应的治疗方法。强调中医药防治结合、早期干预、全程干预。

1. **人禽流感** 人禽流感属中医学"风温""温热""瘟疫"范畴。中医认为本病由毒邪侵袭肺胃而致病，宜早用清热解毒、通腑攻下、凉血活血之法治疗。中医药干预疗效主要体现在改善高热、咳喘、憋闷等症状，减轻西药的不良反应，改善免疫功能，控制肺纤维化等方面。

2. **发热伴血小板减少综合征** 本病属于中医学"瘟疫"范畴。中医认为其核心病机为风温疫邪犯肺，卫气同病，疫邪内陷毒损脉络则转为重症。临床上可根据轻型、重型、恢复期来辨证论治。

3. **新型冠状病毒感染** 本病属于中医学"疫病"范畴，认为病因为感受"疫疠"之气，病位在肺，基本病机特点为湿、热、毒、瘀。临床上结合患者病情给予清肺排毒汤治疗，也可按临床分期进行辨证论治。

## 细目三 消 毒

### 要点一 消毒种类

消毒(disinfection)是用物理、化学或生物学的方法，消除或杀灭体外环境中病原微生物的一系列方法，借以切断病原微生物的传播途径，阻止和控制传染病的发生和播散。

1. **疫源地消毒** 对目前或曾经存在传染源的地区进行消毒。疫源地消毒分为随时消毒、终末消毒。

2. **预防性消毒** 指在未发现传染源存在的情况下，对可能被病原体污染的物品、场所和人体进行的消毒措施。

### 要点二 消毒方法

根据消毒原理不同，可将消毒方法分为物理方法、化学方法及生物方法。通过生物方法利用生物因子去除病原体，作用缓慢且灭菌不彻底，一般不用于疫源地消毒。

1. **物理消毒法** 包括机械消毒、热力灭菌、辐射消毒等方法。

2. **化学消毒法** 主要是应用化学药物清除病原微生物的方法，常用的化学消毒剂包括：醇类消毒剂[75%乙醇、异(正)丙醇、复合醇等]、含氯消毒剂(漂白粉、次氯酸钠、氯胺和二氯异氰尿酸钠等)、氧化消毒剂(过氧乙酸、过氧化氯、高锰酸钾和臭氧等)、含碘消毒剂(碘伏、碘酊、复合含碘消毒剂)、醛类消毒剂(甲醛、戊二醛和邻苯二甲醛等)、杂环类气体消毒剂(环氧乙烷、环氧丙烷等)、其他消毒剂如酚类季铵盐类(新洁尔灭、消毒宁、消毒净和洗必泰等)消毒剂属于低效消毒剂，不能消灭细菌芽孢，适用于皮肤及医疗器械的消毒。

## 细目四 隔 离

### 要点一 隔离的原则与方法

隔离是指采用各种方法、技术，防止病原体从患者及携带者传播给他人的措施，是预防和控制传染病的重要措施，应针对不同传染病的病原学和流行病学特点，采取相应的隔离措施和隔离检疫期限。一般应将传染源隔离至不再排出病原体为止。

1. **隔离的方法** 标准预防是针对医院所有患者和医务人员采取的一组预防感染措施，是基于患者的血液、体液、分泌物(不包括汗液)、

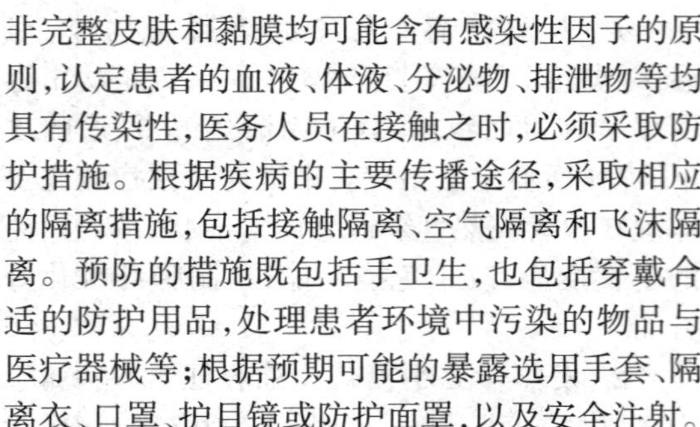

非完整皮肤和黏膜均可能含有感染性因子的原则,认定患者的血液、体液、分泌物、排泄物等均具有传染性,医务人员在接触之时,必须采取防护措施。根据疾病的主要传播途径,采取相应的隔离措施,包括接触隔离、空气隔离和飞沫隔离。预防的措施既包括手卫生,也包括穿戴合适的防护用品,处理患者环境中污染的物品与医疗器械等;根据预期可能的暴露选用手套、隔离衣、口罩、护目镜或防护面罩,以及安全注射。

2. **隔离原则**

(1)在标准预防的基础上,医疗机构应根据传染病传播的种类(接触传播、飞沫传播、空气传播和其他传播途径),结合医疗机构实际情况,制定相应的隔离与预防措施。

(2)一种传染病可能有多种传播途径时,应在标准预防的基础上,采取相应传播途径的隔离与预防措施。

(3)隔离病室应有隔离标志,限制人员的出入。通常黄色为空气传播的隔离,粉色为飞沫传播的隔离,蓝色为接触传播的隔离。

(4)传染病患者或疑似传染病患者应在单人房间隔离,如条件有限,同种确诊传染病患者可同室隔离。

## 要点二　隔离的种类

医疗机构应根据疾病的传播方式,制定不同的隔离措施。

1. **接触传播的隔离与预防**　接触传播(contact transmission)是指病原体通过手、媒介物直接或间接接触进行的传播。接触经接触传播的疾病,如肠道及呼吸道感染、多重耐药菌感染、皮肤感染等患者,在标准预防的基础上,还应采用接触传播的隔离与预防措施。

2. **空气传播的隔离与预防**　空气传播(airborne transmission)是指带有病原微生物的微粒子($\leqslant 5\mu m$)通过空气流动导致的疾病传播。接触经空气传播的疾病,如麻疹、水痘、肺鼠疫、SARS 等,在标准预防的基础上,还需采用空气传播的隔离和预防措施。

3. **飞沫传播的隔离与预防**　飞沫传播(droplet transmission)是指带有病原微生物的飞沫核($>5\mu m$),在空气中短距离(1m 内)移动到易感人群的口、鼻黏膜或眼结膜等导致的传播。接触经飞沫传播的疾病,如肺结核、百日咳、白喉、流行性感冒、病毒性腮腺炎、流行性脑脊髓膜炎等,在标准预防的基础上,还应采用飞沫传播的隔离与预防措施。

4. **其他传播途径疾病的隔离与预防**　根据疾病的特性,应采取相应的隔离与防护措施。

# 第十二部分　医学心理学

## 第一单元　心理学基础知识

### 细目　人的心理现象

#### 要点一　心理学的内容及医学心理学概述

1. **心理学的概念**　心理学是研究心理现象发生、发展规律的科学。心理现象是心理活动的表现形式，心理活动包括心理过程和个性心理。它们是两个不可分割的部分。科学的心理观认为，人的心理实质可以理解为以下三个方面：脑是心理的器官，心理是脑的机能；心理是客观现实的反映；人的心理是对客观现实主观的、能动的反映。

2. **医学心理学的概念**　医学心理学将心理学的理论和技术应用于医学领域，主要研究心理社会因素在人类健康和疾病及二者相互转化过程中的作用及规律，解决健康和疾病相关的心理行为问题，是医学和心理学相结合的学科。

3. **医学心理学的研究范围**　医学心理学的研究对象是人，人的心身活动始终是相互作用、相互制约、相互影响的，所以人类的疾病与健康是个体的生理现象与心理现象共同作用的结果。医学心理学旨在深入研究和应用心理学知识和技术，为医学领域提供更好的心理健康服务和支持。研究范围主要包括以下内容。

（1）心身相互作用关系及其机制。

（2）心理或行为的生物学和社会学基础及其在健康和疾病中的意义。

（3）心理社会因素在疾病过程中的作用机制与规律。

（4）各种疾病过程中的心理和行为特征及变化规律。

（5）医疗过程中医患关系的特征及增进医患关系的途径和方法。

（6）如何将心理学原理及技术应用于人类的健康促进及疾病防治。

#### 要点二　认知过程：感觉、知觉、记忆、思维、想象和注意

1. **感觉**

（1）感觉的概念：感觉是人脑对直接作用于感觉器官的客观事物的个别属性的反映和感官系统的察觉情况。人主要的感觉分为外部感觉和内部感觉。

（2）几种感觉现象

1）适应：当刺激连续作用时，感觉随时间延续逐渐发生变化，感受性降低甚至消失的现象。

2）联觉：一种感觉引起另一种感觉的现象。如颜色可以引起温度觉。

3）补偿：当某种感觉受损或缺失后，其他感觉会过度进行补偿。例如，失明的人触觉一般都很灵敏。

4）掩蔽：当不同感觉器官同时接受刺激时，一种感觉使另一种感觉感受性减低的现象。如一些牙科诊所利用音乐镇痛。

5）后像：刺激消失之后感觉暂时存留的现象。如夜晚关灯后，视觉仍然能暂时存留灯亮时的形象。

2. **知觉**　知觉是人脑对直接作用于感觉器官的客观事物的各个部分和属性的整体反映。知觉以感觉为基础，同时是感觉的深入和发展，是一种纯粹的心理现象。

（1）知觉的基本特征

1）知觉的选择性：作用于人的感官刺激丰富多彩，但人并非对所有刺激都作出反应，而只选取其中少数刺激进一步加工，并作出反应。

2）知觉的理解性：根据已有的知识经验，对感知的事物进行加工处理，并用语词加以概括、赋予说明的组织加工过程。知觉的理解性主要受个人的知识经验、言语指导、实践活动以及兴趣爱好等多种因素影响。

3）知觉的整体性：人根据知识经验把直接作用于感官的客观事物的多种属性整合为统一整体的组织加工过程。

4）知觉的恒常性：当客观事物的物理特性在一定范围内已发生变化，而知觉仍保持相对稳定特性的组织加工过程。

（2）几种主要的知觉

1）空间知觉：对物体距离、形状、大小、方位等空间特性的知觉。空间知觉包括距离知觉、形状知觉和方位知觉。

2）时间知觉：人对客观现象的延续性和顺序性的感知。

3）运动知觉：人对物体在空间位移的知觉。运动知觉是视觉、动觉、平衡觉等多种感官协同活动的结果，其中视觉起重要作用。运动知觉包括真正运动知觉和似动知觉。似动知觉指在一定时间和空间条件下，人们在静止物体间看到移动，或者在没有连续移动时看到连续移动。

4）错觉：人对客观事物不正确的知觉。错觉现象十分普遍，几乎在各种知觉中都可以发生。视错觉在各种错觉中表现得最为明显，其研究也最多，如图形错觉、大小错觉等。

3. **记忆**　记忆是人脑对过去经验的保持和再现。

（1）记忆的分类：根据记忆的内容分为形象记忆、逻辑记忆、情绪记忆和运动记忆4种。根据输入信息编码加工方式的不同和储存时间的长短分为瞬时记忆、短时记忆和长时记忆3种。其中，瞬时记忆又叫感觉记忆，是记忆的开始。保持时间短，为0.25~2秒，有鲜明的形象性。短时记忆是瞬时记忆和长时记忆的中间阶段，此阶段储存的时间稍长，但不超过1分钟，其容量相当有限。短时记忆的信息经过复述成为长时记忆。长时记忆保持在1分钟以上直至多年，甚至终身。

（2）记忆系统：在记忆过程中，由于从信息的输入到提取经过的时间间隔不同，对信息的编码方式也不同，可以把记忆分为3种系统，即感觉记忆系统、短时记忆系统和长时记忆系统。

1）感觉记忆：感觉刺激作用后仍在脑中继续短暂保持其映象的记忆，是信息加工的第一阶段。感觉记忆的特点：信息保持的时间短，图像记忆约1秒，听觉稍长，但不超过4秒；信息完全按照物理特性编码，并以感知的顺序被登记，具有鲜明的形象性；记忆信息容量由感受器的解剖生理特点所决定，几乎进入感官的信息都能被登记，但感觉记忆痕迹很容易衰退，只有受到注意的信息才能转入短时记忆。

2）短时记忆：脑中的信息在1分钟之内的加工编码记忆，又称为工作记忆。短时记忆的基本特征：信息在无复述的情况下一般只有5~20秒，最长不超过1分钟；短时记忆的容量有限，记忆广度为7±2组块；信息易受干扰，很难恢复，复述是使短时记忆的信息转入长时记忆的关键；短时记忆的信息编码主要采用语言听觉形式编码，少量的是视觉或语义编码。

3）长时记忆：是指信息在人脑中长久保持的记忆，又称为永久性记忆。长时记忆的特点：容量无限；信息保持时间长，理论上是永久存在的；信息编码以意义编码为主，包括语义编码和表象编码；长时记忆的储存有程序性记忆和陈述性记忆两种。程序性记忆是一种技能记忆，是个人对具有先后顺序活动的记忆。陈述性记忆是个人对事实性信息的记忆。

（3）记忆过程：记忆的三个基本环节是识记、保持和遗忘、回忆和再认。

1）识记：记忆过程从识记开始，它是保持、回忆和再认的必要前提。根据识记有无明确的目的，可将识记分为无意识记和有意识记。无意识记是指事先没有预定目的，不需要任何有助于识记的方法，也不需意志努力而进行的识记；有意识记是指具有明确的识记目的，并通过一定意志努力，采取一定方法进行的识记。在其他条件相同的情况下，有意识记的记忆效果比无意识记好。识记还可根据识记材料有无意义或识记者是否了解其意义分为意义识记和机械识记。

2）保持和遗忘：保持以识记为前提，在再认或回忆中得到体现。对识记过的材料不能再认或回忆，或表现为错误的再认或回忆称为遗忘。德国心理学家艾宾浩斯首先对遗忘做了系统研究，提出著名的艾宾浩斯遗忘曲线，也称保持曲线。曲线表明了遗忘发展的规律：遗忘进程不是均衡的。遗忘的发展，时间上是“先快后慢”，数量上是“先多后少”。

3）回忆和再认：回忆是把以前经历过的事物在头脑中重新呈现并加以确认的心理过程。回忆常常以联想的形式出现，联想的种类有接近联想、类似联想、对比联想和因果联想。再认是当经历过的事物再次出现时能够识别确认的过程。

**4. 思维**

（1）思维的概念：思维是一种高级认知过程，是人脑借助于语言而实现的，以已有知识为中介，可以揭示事物的本质特征和内部规律，并以概念的形式进行判断、推理，使人们解决面临的各种问题。

思维过程的主要特征包括间接性和概括性。思维的间接性表现为凭借已有知识经验和其他事物为媒介，理解并把握未直接感知过的事物。思维的概括性表现在两个方面，一方面是对一类事物共同本质特征的概括性认识，另一方面是对事物之间规律性内在联系的认识。

（2）思维的分类：根据思维方式不同，思维可分为动作思维、形象思维和抽象思维。根据思维的指向性分类，主要包括聚合思维和发散思维。其中聚合思维也称求同思维，是将解决问题所能提供的各种信息聚合起来，朝同一方向得出一个正确的答案；而发散思维又称求异思维，是解决一个问题时，从一个目标出发，沿着各种不同路径进行积极思考，找出符合条件的多种答案、解决方法或结论的一种思维。根据思维的独立程度来分类，包括常规思维和创造性思维。

（3）思维过程

1）分析与综合。分析是指在头脑中将整体事物分解为各个部分或属性，再分辨出个别方面、个别特征，并加以思考的过程。而综合是指在头脑中把事物的各个部分、特征、属性结合起来，形成一个整体。

2）比较与分类。比较是在分析、综合的基础上，把各种事物和现象加以对比，从而找出事物之间的相同点、不同点及其联系。分类是在比较的基础上确认事物主次并将其联合为组、局、种、类的过程。通过分类可揭示事物的从属关系、等级关系，从而使知识系统化。

3）抽象与概括。抽象是指找出事物的本质属性，排除非本质属性的思维过程。概括是指在思想上把抽象出的各种事物与现象的共同特征和属性综合起来，形成对一类事物的概括性本质属性的认识。

**5. 想象** 想象是人脑中对已有表象进行加工改造而创造新形象的过程。想象促进智力发展，想象力的发展是智力发展的一个极为重要的方面。

根据想象时有无目的性和计划性可以把想象分为有意想象和无意想象。有意想象是有预定目的，自觉进行的想象。无意想象是没有预定目的和计划而产生的想象。根据创造性程度，可以把想象分为再造想象和创造想象。

**6. 注意** 注意是心理活动对某种事物的指向和集中，它本身并不是独立的心理活动过程，而是伴随心理过程并在其中起指向作用的心理活动。指向性和集中性是注意的两个特点。

## 要点三 情感过程：情绪和情感的定义、分类和作用

**1. 情绪和情感的定义** 情绪和情感是人对客观事物的态度的体验，是人的需要是否获得满足的反映。情绪和情感是人类心理活动的一个重要方面，也是人对客观现实的一种反映形式。

**2. 情绪和情感的分类和作用**

（1）情绪的分类和作用：情绪是多种多样的，种类划分很难有明确的界定，一般认为快乐、愤怒、恐惧和悲哀是最基本、最原始的4种情绪。

情绪状态是指在某种事件或情境的影响下，在一定时间内所产生的一定情绪状况。最典型的情绪状态有心境、激情和应激3种。

1）心境：心境是一种深入的、比较微弱的、持久的、影响人的整个精神活动的情绪状态，如得意、忧虑。心境具有弥散性，它不是关于某一事物的特定体验，而是由一定情境唤起后在一段时间内影响各种事物的态度体验。

2）激情：激情是一种强烈的、短暂的、爆发性的情绪状态。激情通常由生活中具有重大意义的事件所引发。激情发生时有明显的外部表现，如面红耳赤、咬牙切齿等。激情状态下，人的认识活动范围缩小，控制力减弱，对自己的行为后果不能做出适当的评估。

3）应激：应激是在出乎意料的紧急情况下引起的情绪状态，是人对某种意外的环境刺激作出的反应。应激状态有时使人做出平时不可能做出的大胆判断和行为，所谓急中生智；另外某些时候可能使人知觉狭隘，注意局限，思维迟滞，行动刻板，正常能力也得不到发挥。

（2）情感的分类和作用：情感是指与人的社会性需要相联系的主观体验。人类高级的社会性情感主要有道德感、理智感和美感。

1）道德感：道德感是个体根据一定社会政治道德标准，评价自己或他人的行为、举止、思想、意图时产生的情感体验。当个体自身的言行符合基本道德准则时，就会产生幸福感、自豪感，否则就会产生自责、内疚、不安等。当别人的言行符合基本道德准则时，人们就会对他产生尊敬、钦佩、爱慕感，对那些违背了基本道德标准的思想和行为，人们就会产生厌恶感、鄙视感等。

道德感是在人的社会实践中发生和发展的，不同的历史时期、不同的社会制度、不同阶级具有不同的道德标准。所以道德感具有社会性、历史性和阶级性。

2）理智感：理智感是人在智力活动过程中认识和追求真理的需要是否满足而产生的情感体验。这类情感与人的认识活动、求知欲望、认识兴趣及对客观规律的探求有着密切联系。人们在认识世界和改造世界的过程中，形成并发展了认识和追求真理的需要，形成了理智感。认识活动越深入，求知欲越强，追求真理的兴趣越浓厚，理智感也就越深厚。

理智感是人们认识世界和改造世界的动力之一，对人们学习知识、认识事物、发现规律和追求真理的活动具有积极的推动作用。理智感的表现形式有探索未知事件时所表现出的求知感、获得新知识时的喜悦感、对新异事物的好奇心和新异感、对奇异现象的惊奇感、对某种理论的怀疑感和确信感、对真理的热爱感、对谬误和迷信的鄙视感和憎恶感等。

3）美感：美感是客观事物是否符合个人审美需要而产生的个人体验，根据对象可以分为自然美感、社会美感和艺术美感 3 类。美感受个人的审美观、审美能力、社会性、历史性等诸多因素的影响。人的审美标准既反映了事物的客观属性，又受到个人的思想观点和价值观念的影响。在不同的文化背景下，不同民族、不同阶级的人对事物美的评价可能有所不同。“桂林山水甲天下”就是对自然美的感悟。

## 要点四　意志过程：意志的概述及心理过程

**1. 意志过程**　意志是指人们自觉地确定目标，有意识地支配、调节行为，通过克服困难以实现预定目标的心理过程。意志是人类特有的心理现象，是人的意识能动性的集中表现。主要体现在人主动变革现实的行动中，对行为有发动、坚持和制止、改变等调控作用。意志使人的内部意识转化为外部的动作，充分体现了意识的能动性。意志具有引发行为的动机作用，但比一般动机更具选择性和坚持性，因而可以看成人类特有的高层次动机。

**2. 意志的品质**　意志的品质包括自觉性、果断性、坚韧性及自制性，共同构成了意志的基本特征，使得个体能够在面对各种困难和挑战时保持积极的态度和行为。

（1）意志的自觉性是指个体能够主动地支配自己的行动，使其能达到既定目标。在这个过程中，个体能够坚持信念，不会轻易动摇，既不固执己见也不独断。

（2）意志的果断性是指个体在决策或行为时能够迅速作出决定，不优柔寡断，不犹豫不决。

（3）意志的坚韧性是指个体能够长期保持充沛的精力，战胜各种困难，不屈不挠地努力实现目标。

（4）意志的自制性是指个体能够自觉地、灵活地控制自己的情绪和动机，约束自己的行动和语言。

## 要点五　个性和人格的定义、内容及个性心理特征

**1. 个性的定义、内容**　在心理学中，个性可以理解为一个人的整个心理面貌，即具有一定倾向性的各种心理特征的总和。部分心理学书籍，也把个性翻译为人格。个性是复杂的，是多侧面、多层次的统一体。个性的心理结构包括个性倾向性和个性心理特征两大部分。

**2. 个性的心理特征**　个性的心理特征包括能力、气质和性格。

（1）能力：能力是直接影响活动的效率，使活动顺利完成的个性心理特征。能力在活动中形成和发展，并且在活动中表现出来。能力可以分为一般能力和特殊能力。一般能力包括观察力、记忆力、注意力、思维能力、想象力，也就是通常说的智力，它们适用于广泛的活动范围，并保证人们较容易和有效地掌握知识，与认识活动密切联系。特殊能力只在特殊活动领域内发生作用，如音乐能力、色彩鉴别能力、图画能力等。为了顺利完成某种活动而形成的多种能力的完备结合称为才能。才能的高度发展

就是天才。能力是在遗传和环境两大因素支配下由成熟和学习交互作用的结果。个体在能力上存在着个别差异。

（2）气质：气质是个体心理活动稳定的动力特征，主要指心理过程的速度和稳定性、心理过程的强度及心理活动的指向性等方面的特点。

（3）性格：性格是一个人在现实的稳定态度下和习惯化的行为方式中所表现出来的个性心理特征。性格的个体差异很大，性格一经形成就比较稳固，并且贯穿于全部行动之中。个体一时的偶然表现，不能认为是其性格特征，只有经常性、习惯性的表现才能认为是个体的性格特征。

## 要点六 心理评估和心理测验的概念、方法

**1. 心理评估的概念及作用** 心理评估是依据心理学的理论和方法对人的心理品质及水平所作出的鉴定。心理评估在医学心理学中的作用非常重要。一方面，心理评估是心理干预的重要前提和依据；另一方面，心理评估还可判定心理干预的效果。此外，心理评估对于维护和促进正常人群的心理健康也有帮助。

**2. 心理评估的方法**

（1）观察法：通过对被评估者的行为表现直接或间接的观察或观测而进行心理评估的一种方法。观察法的依据是人的行为，而行为是由其基本心理特征所决定，因此相对稳定。观察法可分为自然情境中的观察和特定情境下的观察两类。

（2）会谈法：评估者与被评估者进行面对面的语言交流是其基本形式，会谈法是心理评估中最常用的一种基本方法。会谈的形式包括自由式会谈和结构式会谈两种。前者是开放式的，被评估者较少受到约束；后者根据评估目的预先设计一定的结构和程序，效率相对较高。

（3）调查法：通过借助晤谈、问卷或调查表来了解人的态度、意见和行为的一种方法。根据调查的取向，调查又分为历史调查和现状调查两类。历史调查主要是了解被评估者过去的一些情况，现状调查主要围绕与当前问题有关的内容进行。

（4）心理测验法及临床评定量表：心理测验可对心理现象的某些特定方面进行系统评定，一般采用标准化、数量化的原则。由于所得到的结果可参照常模进行比较，从而避免了一些主观因素的影响，结果更加客观。目前在临床和心理卫生工作中，还应用许多精神症状及其他方面的评定量表。

**3. 心理测验的类型及应用** 心理测验根据其功能、测量方法，以及测验材料的性质等可以有不同的分类。

（1）根据测验功能分类

1）智力测验。常用的比奈－西蒙量表、韦克斯勒成人和儿童智力量表、丹佛发育筛选测验等，可用于儿童智力发育的鉴定、脑器质性损害及退行性病变、特殊教育或职业选择时的咨询参考。

2）人格测验。常用的量表有明尼苏达多相人格调查表（MMPI）、罗夏墨迹测验（RIT）、主题统觉测验（TAT）以及艾森克人格问卷（EPQ）等，多用于诊断某些心理障碍和评估病情预后，也可用于科研或心理咨询时评价人格。

3）神经心理学测验。既有针对感知运动、记忆、联想思维等个别能力的测验，还有一些成套测验，可用于辅助诊断脑器质性损害和脑与行为关系的研究。

4）评定量表。常见评定量表有抑郁量表、焦虑量表、生活事件量表、认知功能量表等，可用于评价精神症状及其他方面，对临床工作以及科研等具有特殊的意义和应用价值。

（2）根据测验方法分类

1）问卷法。主要采用结构式问题，多让被试者回答“是”或“否”或在几种有限选择里进行作答。问卷法的结果容易评分，方便统一处理。MMPI、EPQ 等人格测验及评定量表都采用问卷法的形式。

2）作业法。多用于测量感知和运动等操作能力，测验形式是非文字的，需要让受试者进行实际操作。针对婴幼儿及受文化教育因素限制的受试者的心理测验主要采用作业法。

3）投射法。要求受试者根据自己的理解不受限制地进行回答，目的是诱导出受试者的经验、情绪或内心冲突。测验材料通常无严谨的结构，如意义不明的图像、模糊的墨迹或不完整的句子。投射法多用于人格的测量，如 RIT、TAT 等。也可检测异常思维，如自由联想测验、填词测验等。

## 要点七 医学心理学基本理论

1. **精神分析与心理动力学理论** 精神分析理论是奥地利心理学家弗洛伊德创立的心理治疗体系。精神分析与心理动力学理论包括经典精神分析理论,以及之后发展的各种流派的现代精神分析理论。潜意识理论、人格结构理论、性心理发展阶段理论、心理防御机制理论、释梦理论是经典精神分析理论的主要内容。

(1)潜意识理论:弗洛伊德提出“心理地形学”,将人的心理活动分成意识、前意识和潜意识三个层次,并指出潜意识层面是各种症状产生的主要原因。

(2)人格结构理论:人格结构分为本我、自我和超我。三者关系协调时,人格则表现出健康状况;当三者关系冲突时,就会产生心理紊乱或心理疾病。

(3)性心理发展阶段理论:根据“力比多”附着部位的不同,人的性心理发展被分为以下5个时期:口唇期(0~1岁)、肛门期(1~3岁)、生殖器期(3~6岁)、潜伏期(6岁到青春期)、两性期(青春期以后)。

(4)心理防御机制理论:根据心理功能和人格成熟度的不同,主要分为以下三种防御机制。①原始心理防御机制,包括否认、歪曲、投射、退行、幻想等。②神经症性心理防御机制,包括压抑、隔离、转移、反向形成、抵消、补偿、合理化等。③成熟心理防御机制,包括升华、幽默、利他等。

(5)释梦理论:弗洛伊德认为梦是对清醒时被压抑到潜意识中的欲望的表达,是通往潜意识的重要捷径。梦分为隐梦和显梦。梦的解析就是以显梦为起点,进一步探究隐梦中所隐含的真正意义。

弗洛伊德的女儿安娜·弗洛伊德和哈特曼、埃里克森等人强调自我的功能,形成了精神分析的自我心理学。美国的精神分析学家霍妮、弗洛姆和沙利文等是新精神分析的代表人物。克莱因、温尼科特、科恩伯格和科胡特等是现代精神分析中客体关系理论和自体心理学理论代表人物。

2. **行为主义理论** 行为主义理论的创建者是美国心理学家华生,该理论的发展经历了早期行为主义、新行为主义和社会认知行为主义等阶段。经典条件反射理论、操作性条件反射理论和社会学习理论是最具有代表性的行为主义理论。

(1)经典条件反射理论:由俄国生理学家巴甫洛夫在20世纪初发现,是以无条件反射为基础而形成的。影响经典条件反射的因素主要有无条件刺激和条件刺激的性质、无条件刺激和条件刺激的时间关系、条件刺激和无条件刺激的一致性、共同作用的次数、以前对条件刺激的体验。复杂的学习行为遵循两条规律,即频因律和近因律。

(2)操作性条件反射理论:描述了有机体作出特定的行为反应后,会导致环境发生某种变化,由美国心理学家斯金纳通过一系列实验证明。强化分为正强化和负强化,在操作性条件反射中,如果行为结果使积极刺激增加,进而使该行为反应逐渐加强,称为正强化;如行为结果使消极刺激减少,进而使该行为反应逐渐加强,称为负强化。影响强化的因素包括直接性、一致性、已形成事件和结果的特征。

(3)社会学习理论:创建者是美国心理学家班杜拉,该理论提出了另一种学习形式,即观察学习或模仿学习,观察学习的过程包括注意、保持、再现、动机四个步骤。社会学习理论强调环境中社会因素对人类行为的影响,主要观点是人类的大量行为的获得并非通过条件作用的途径进行的。

3. **人本主义心理学理论** 人本主义心理学被认为是行为主义和精神分析之后的心理学第三势力,主要代表人物是马斯洛和罗杰斯。强调研究人性,如人的成长、潜能与自我实现倾向以及人的存在与意义等。人本主义心理学认为心理治疗需要关注个体的内在需求和价值观,帮助个体实现自我。

(1)马斯洛的主要理论

1)需要层次理论。马斯洛提出了需要层次论,将动机分为两大类、五个层次。第一类是基本需要,包括生理需要、安全需要、归属与爱的需要和尊重需要四个层次。第二类是成长需要,包括自我实现的需要这一个层次。

2)自我实现理论。自我实现是人的机体潜能发挥的一种内驱力,是一种人的本性中的创造性倾向。自我实现有两种类型,一种是健康型自我实现,另外一种是超越型自我实现。自我实现论是人本主义心理学的核心。

3)心理健康与心理治疗观。马斯洛认为

心理健康指的是人性的丰富实现，即自我实现，心理疾病则是人的基本需要或自我实现的受挫与失败。如果心理治疗要取得成效，必须符合满足病人的基本需要、改善病人的自我认识和建立良好的社会环境这三个条件。

（2）罗杰斯的主要理论：卡尔·罗杰斯主张“以人为中心”的心理治疗方法，首创非指导性治疗。他提出了人格的自我理论，强调自我概念的重要性，认为个体内在的自我认知对心理健康和自我实现至关重要。自我概念有真实自我和理想自我两种。真实自我是指个体真实的、内在的本质。而理想自我是一个人渴望成为的理想形象。无条件的积极关注可以帮助个体发展出积极的自我概念，并促进自我成长和实现。

（3）现代人本主义理论的发展

1）自我选择说。由罗洛·梅开创，以探究人的经验和存在感为目标，重视人的自由选择、自我肯定和自我实现的能力。

2）超个人心理学。人本主义心理学的派生物，主要关注人生价值、人类幸福、宗教体验、自我超越的途径、超越中的心理健康和意识状态等问题。

3）动机访谈。创立者是米勒和罗尔尼克，指通过独有的面谈原则和谈话技巧，协助人们认识到现在面临的或潜在的问题，从而提升其改变的动机。

4）积极心理学。以塞利格曼和米哈里·契克森米哈赖发表的论文《积极心理学导论》作为首次提出的标志。采用科学的原则和方法来研究幸福，倡导心理学的积极取向，研究人类的积极心理品质。塞利格曼总结积极情绪、参与、关系、意义和目的，以及成就是幸福感理论的内涵，简称 PERMA。

**4. 认知理论** 认知理论强调认知过程不是被动接受外界刺激的过程，而是一个主动的信息加工过程。认知疗法的焦点是冲击患者的非理性信念，让其意识到当前困难与抱持非理性观念有关。帮助患者发展有适应性的思维，教会其更有逻辑性和自助性的信念，鼓励身体力行，引导产生建设性的行为变化，并且验证这些新信念的有效性。认知疗法的基本原理包括认知影响行为、重建认知、着眼于病人非功能性的认知问题和治疗技术在于改变病人的现实评价。有代表性的认知行为理论包括埃利斯理性情绪治疗理论、格拉瑟现实治疗理论和贝克认知疗法理论。在现代发展出了多种以正念为基础的心理疗法，目前较为成熟的有正念减压疗法、正念认知疗法、辩证行为疗法和接纳与承诺疗法。

**5. 心理生物学理论** 医学心理学的心理生物学方向是利用生物学理论和方法探索心身相互关系的规律和生理机制。心理生物学理论主要包括情绪丘脑假说与情绪中枢假说、应激学说、脑功能定位等。随着神经解剖学、病理学、神经生物学、内分泌学和免疫学等医学基础学科的发展，人们对脑的结构和功能及人类的心理与行为活动的认识愈发深刻。遗传学、神经内分泌、中枢神经递质、神经免疫学、脑影像等研究是心理生物学理论的最新进展。

## 要点八 心理咨询与心理治疗的概述及常用技术

**1. 心理咨询和心理治疗的概念** 心理咨询是指受过专业训练的咨询者依据心理学理论和技术，通过与来访者建立良好的咨询关系，帮助其认识自己，克服心理困扰，充分发挥个人的潜能，促进其成长的过程。心理咨询的对象一般是面临各种发展性问题和有各种心理困扰的人。干预的对象可以是个人，也可以是伴侣、家庭或有共同特质的群体。

心理治疗是一类应用心理学原理和方法，由专业人员有计划地实施的治疗疾病的技术。心理治疗人员通过与患者建立治疗关系与互动，积极影响患者，达到减轻痛苦、消除或减轻症状的目的，帮助患者健全人格、适应社会、促进康复。心理治疗的基本原则有信赖性原则、整体性原则、发展性原则、个性化原则、中立性原则和保密性原则。情绪宣泄、认知领悟、情感转化、觉察能力、关爱能力等是心理治疗的有效因素。

**2. 心理咨询与心理治疗的区别和联系** 心理咨询与心理治疗都是以谈话为主要方式的心理干预，在应用的理论、技术方法、基本的原则和设置上并没有本质的区别。但心理咨询和心理治疗仍有以下几点区别。

（1）场所不同：心理咨询主要在社会机构，心理治疗主要在医疗机构。

（2）服务对象不同：心理咨询主要为有一般心理问题或发展性议题的“正常人”服务，而心理治疗的服务对象主要是心理或精神障碍病人。

(3)目标不同:心理咨询的主要目标是解决问题或个人成长,而缓解症状、了解背后模式、改变人格结构是心理治疗的目标。

(4)干预时间存在差异:心理咨询一般是短程、低频,而心理治疗则相对长程、可能高频。

(5)从业人员资质不同:心理咨询由心理咨询师实施,而心理治疗师必须由精神科医生或心理治疗师实施。

**3. 心理治疗的常用技术**

(1)倾听技术:治疗师听取、感受和理解来访者所遇到的问题,以及来访者内心的一切,包括其思想、情感、欲望、冲突等。在倾听的过程中,治疗师应保持着敏锐而又开放的状态,让来访者充分自由地表达他自己。

(2)提问技术:通常提问方式有两种,即开放式提问和封闭式提问。开放式问题常以"什么""怎样""为什么"等形式发问,封闭式提问通常以"是不是""对不对"等形式发问,两者的目的有所不同。提问需要循序渐进,并注意问句的方式、语气语调。

(3)鼓励技术:治疗师通过言语或非言语等方式对来访者进行鼓励,促使其进行自我探索和改变的技术。

(4)内容反应技术:治疗师把来访者的言语与非言语的思想内容加以概括、综合与整理后,再用自己的言语反馈给来访者,有利于深化谈话的内容。

(5)情感反应技术:与内容反应很接近,但情感反应着重于反馈来访者的情绪,以达到加强对来访者情绪、情感的理解,促进沟通。

(6)面质技术:治疗师明确指出来访者身上的矛盾之处,促使来访者直面自己的问题,向更深刻的自我认识和更积极的自我改变迈进的技术。在使用面质技术时,治疗师需要以良好咨询关系为基础,以事实根据为前提,避免个人发泄和无情攻击。

(7)澄清技术:帮助来访者更清晰地表达自己的想法、感受和体验,从而更好地理解和处理自己的情感和思维过程。澄清技术包括确认来访者的言语和非言语信息;提出澄清问题;重复或重述来访者的信息;反馈来访者的情感等。

(8)解释技术:治疗师为来访者的行为、想法或者情感赋予一种新的意义或说明,使来访者能够从新的角度来看待自己的问题,主要目的是加深来访者对自己情绪、思想、行为的了解,从而产生顿悟。有时解释可能引起来访者的阻抗。

(9)非言语性技巧:心理治疗中的大量信息除了言语表达,更重要的是非言语表达。非言语表达的途径包括面部表情、目光接触、言语表情、躯体语言等。

(10)个案概念化技术:治疗师根据心理治疗理论,提出关于来访者的问题或困难背后原因的假设。在治疗中,治疗师需要随时根据获得的新信息以及治疗的进展来修正甚至推翻原有的概念化。

# 第二单元 心理应激

## 细目 应激反应

### 要点一 应激、应激源及种类

应激是个体觉察环境刺激对生理、心理及社会系统造成负担过重时的整体现象，所引起的反应可以是适应的，也可以是适应不良的。引起一定反应并产生结果的刺激就是应激源。

心理应激源可分为以下4类。

1. **躯体性应激源** 是指引起生理反应的直接作用于人体的各种物理、化学和生物学刺激，如冷、热、噪声、病毒、损伤等，这些刺激会导致心理反应。过度疲劳也属于躯体性应激源。

2. **心理性应激源** 挫折和心理冲突是最重要的两种心理性应激源。个人需求强烈或对自己的要求过高，凡事要求完美，而能力限制或信息不够都会导致心理反应。人际关系冲突往往是很大的心理性应激源。

3. **社会性应激源** 范围很广，生活中的很多事件都可能成为应激源。生活事件也称生活变化，主要是指可以造成个人的生活风格和行为方式改变，并要求个体去适应或应对的社会生活情境和事件。

4. **文化性应激源** 产生文化性应激源的主要原因是社会文化环境的改变，如迁居异地，文化、语言等环境变化给人带来的不适应。社会巨变同样可带来对个体的持久影响。

### 要点二 中介机制和应激反应

1. **应激的心理中介机制** 主要是指对应激源的觉察和评价。中介机制中以心理的作用最为重要，心理的变化影响着脑-内分泌-免疫系统的变化。

2. **应激的生理中介机制** 对于生理中介的因素虽尚未全部探明其细微机制，但脑的作用与行为的关系，心理、神经、内分泌、免疫领域的研究已有许多资料。

3. **应激反应** 应激的心身反应包括心理反应和生理反应。应激的心理反应存在很大的个体差异，但是从心理反应的性质来看，一类是积极的心理反应，一类是消极的心理反应。

积极的心理反应可以引起适度的皮层唤醒水平和情绪唤醒，使注意力集中，思维敏锐和动机调整适宜。消极的心理反应常常是过度唤醒，通常会产生不良情绪，导致认知能力降低，甚至自我概念模糊。

### 要点三 应对与心理防御机制

1. **应对** 是个体对因生活事件而出现自身不平衡状态所采取的认知和行为措施。

2. **心理防御机制** 精神分析学说通过自我的无意识过程来探讨个体如何应付外界压力，认为在面临挫折或冲突时，个体会不自觉地运用防御机制来改变对现实的感知，从而维护理性的自我形象，使情绪得到调节，而不是客观地面对并解决问题。

# 第三单元　心身疾病

## 细目一　心身疾病的概述

### 要点一　心身疾病的特点

心身疾病又称心理生理疾患，是一类在发病、发展、转归和防治等方面都与心理-社会因素密切相关的躯体疾病。

心身疾病有以下主要特征：主要是由心理-社会因素刺激，通过情绪和人格特征等作用而发病；必须具有躯体症状和与症状相关的体征，有明确的器质性损害；损害往往涉及的是自主神经所支配的组织或器官；区别于神经症和精神病；大多数患者不了解心理-社会因素在自身发病中的作用。

### 要点二　心身疾病的诊断要点

对心身疾病的诊断要重视病因中的心理-社会因素，对心身疾病的诊断不仅要通过体格检查做出躯体诊断，还要尽量发现患者的心理社会因素刺激，根据心身相关的概念，作出全面正确的诊断。心身疾病的诊断包括躯体诊断和心理诊断两个方面。

### 要点三　心身疾病的治疗原则

心身疾病的治疗要兼顾患者的生物学和心理-社会诸方面，不仅要采用有效的生物医学手段在躯体水平上处理实在的病理过程，而且必须在心理和社会水平上加以干预或治疗。治疗达到消除心理-社会刺激因素、消除心理学病因和消除生物学症状三个目标。

## 细目二　临床心身相关问题

### 要点一　临床典型的心身疾病

1. 消化性溃疡。
2. 神经性厌食。
3. 原发性高血压。
4. 冠心病。
5. 肥胖症。
6. 支气管哮喘。
7. 偏头痛。
8. 肿瘤。

### 要点二　疼痛心理

疼痛是一种复杂的心理、生理现象，疼痛的程度与损害程度不一定一致，心理-社会因素对疼痛的影响较大。

1. **社会学习**　疼痛从某种意义上与社会学习过程相关。

2. **对处境的认知评价**　对疼痛刺激的含义理解不同，疼痛体验也不同。

3. **注意力**　如果把注意力集中在自己的痛觉上，疼痛就会更加剧烈。相反，把注意力集中在疼痛以外的事物上，对疼痛的感觉就会处于抑制状态。

4. **情绪状态**　恐惧、生气、内疚等情绪是疼痛的催化剂，人的情绪状态在痛知觉中起到重要作用。

5. **人格特征**　自尊心强的人常常表现出较高的疼痛耐受性，具有疑病、抑郁、癔症、紧张等特征的人对疼痛更敏感。

6. **暗示**　暗示对疼痛影响很大。

此外，宗教、文化、信仰等因素也能影响疼痛的感受和耐受。

### 要点三　妇科和儿科心身疾病

1. **妇科心身疾病**　心理-社会因素在妇科疾病发病、发展中起到重要作用。妇科患者的心理问题许多是由月经、妊娠、分娩等这些女性特有的生理现象所引起的，有时还会引起强烈的心身反应，转化为心身障碍。妇科常见的心理问题干预有以下几方面。

（1）大力开展健康教育，普及医疗卫生知识，向广大妇女宣讲月经、妊娠、分娩等生理卫生、心理健康科学知识，改变不良认识，从而改善不良心理刺激的影响。

（2）对不良情绪严重的患者，可通过心理支持疗法、认知心理疗法改善其不良认知和不良情绪。

（3）通过心理指导，帮助患者改善不良个性，提高心理素质，从而改善心身反应，促进心身健康。

2. **儿科心身疾病**　儿童期个体的生理和心理处于快速发展阶段，由于大脑结构和相关功能的发育正在完善之中，大脑缺乏对自主神经和情绪活动的有效调节，极易受到体内外各种因素的影响从而导致心身疾病。儿科心身疾病的心理干预包括心理护理和心理治疗两方面。

# 第四单元　心理障碍

## 细目一　心理障碍的概述

### 要点一　心理障碍的判断标准

1. **内省的经验标准**　是通过患者自己的主观经验和观察者根据自身的活动经验来判别的。

2. **社会适应的标准**　是指在社会常模的基础上衡量行为顺应是否完善，人的行为是否与环境协调一致。一个人成长的过程是不断适应社会的过程，使其从一个自然人转变成为一个社会人。若一个人成年后不能适应他所处的社会环境，则其有心理障碍。如人格障碍就形成了某些整体适应能力受损的人格特点。主要考察患者对人对己的态度、在群体中的表现、与他人交往和处理人际关系是否恰当、对社会实践和社会关系的看法是否适应社会的要求等。

一般认为，社会适应能力包括4个方面：①自理生活的能力；②人际交往与沟通能力；③工作、学习和操持家务的能力；④遵守道德、行政、法律和习俗等社会规则的能力。

3. **医学标准**　该标准是将心理变态当作躯体疾病一样看待。有些异常的心理现象或致病因素在正常人的身上不一定存在，若在某人身上发现这些致病因素或疾病的症状则被判断为异常。这个标准比较客观，但是其运用的范围比较窄。

4. **统计学标准**　该标准有两个假设，一是人群中某一心理现象或行为方式的程度是呈正态分布的；二是评价是正常的，统计学检验有显著性差异的，即是有障碍的。凡是符合这两个标准的心理现象和行为方式才可以用统计学方式来衡量。统计学标准不是普遍适用的。

### 要点二　心理障碍的分类

心理障碍可分为：神经症性障碍、人格障碍和其他类型心理障碍。

## 细目二　神经症性障碍

### 要点一　神经症性障碍的临床特征与常见症状

1. **临床特征**　神经症性障碍的主要临床表现有烦恼、焦虑、紧张、恐怖、强迫、疑病、抑郁等，患者有严重的痛苦体验，一般无幻觉、妄想等精神病性症状；患者自知力良好，往往主动求医；患者往往有大量的躯体症状主诉，却无法查明器质性病变；同时生活自理能力、社会适应能力和工作能力基本没有缺损。病程多迁延不愈。

2. **常见症状**

（1）精神易兴奋、易疲劳。

（2）情绪症状：主要表现为焦虑、恐惧、抑郁及情绪易激惹。

（3）强迫症状：在强迫性神经症中表现最为明显。

（4）疑病观念：在疑病性神经症中疑病观念表现得最为突出。

（5）慢性疼痛。

（6）头痛。

（7）心慌。

（8）自主神经症状群。

（9）睡眠障碍。

（10）性功能障碍。

### 要点二　临床常见神经症性障碍：焦虑障碍、恐惧症、强迫障碍、躯体形式障碍

1. **焦虑障碍**　焦虑是一切神经症性障碍表现的基础，也是所有神经症性障碍的一个共

同症状。但在焦虑障碍中，患者对焦虑的体验要显著得多，弥漫性也大得多，每时每刻都会感到很高程度的恐惧，同时伴有显著的自主神经症状和肌肉紧张，以及运动性不安。焦虑可继发于多种神经症性障碍，但只有原发性焦虑症状可视为焦虑障碍。焦虑障碍有两种主要的临床形式，即惊恐障碍和广泛性焦虑。

2. **恐惧症** 该症是指与现实根本不对应的完全耗费性恐惧。恐惧症的恐惧都有某种具体的对象，如某些事物或特殊的情境，与在焦虑中体验到的泛化恐惧不同。患者明知自己的恐惧是过分的、不合理的和不必要的，但仍然成为它们的囚徒，即这种认知并不能防止恐怖发生。由于患者不能自我控制，因而极为回避所害怕的事物或情境。

3. **强迫障碍** 临床表现以强迫症状为特征。强迫障碍的特点是有意识的自我强迫和自我反强迫同时存在，二者的尖锐冲突使患者异常焦虑和痛苦。患者体验到，观念或冲动来源于自身，但违反自己的意愿，遂极力抵抗和排斥，却无法控制。患者认识到强迫症状是异常的，但无法摆脱。本病常发生于青年期。

4. **躯体形式障碍** 以持久地担心或相信各种躯体症状的优势观念为特征。患者因这些症状反复就医，各种医学检查阴性和医生的解释均不能打消其疑虑。即使有时存在某种躯体障碍，也不能解释所诉症状的性质、程度，或其痛苦与优势观念，经常伴有焦虑或抑郁情绪。尽管症状的发生和持续与不愉快的生活事件、困难或冲突密切相关，但患者常否认心理因素的存在。患者常有一定程度寻求注意的行为，并相信其疾病是躯体性的，需要进一步的检查。本障碍的病程一般呈慢性波动性。

## 细目三 抑郁障碍

### 要点 抑郁障碍的常见症状及处置

抑郁障碍以心境显著而持久的低落为基本临床表现，伴有相应的思维和行为改变，常伴有焦虑、躯体不适和睡眠障碍，患者表现为兴趣减低，悲观，思维迟缓，缺乏主动性，自责、自罪，饮食、睡眠差，早醒，担心自己患有各种疾病，感到全身多处不适，严重者可出现自杀念头和行为。患者有反复发作的倾向，间歇期可完全缓解。病程常迁延不愈，患者感到内心痛苦，常主动求治。

抑郁障碍可以进行心理治疗、药物治疗、物理治疗等。心理治疗可以进行认知行为疗法，通过识别自动想法重新建立认知体系，帮助患者认识到并矫正自己的负性思维和不合理认知模式，可以取得良好的治疗效果，从而达到治疗目标。药物治疗主要以5-羟色胺再摄取抑制剂为主，常用的有氟西汀、帕罗西汀、舍曲林、西酞普兰、艾司西酞普兰、度洛西汀、文拉法辛等，传统抗抑郁药物如阿米替林、马普替林、氯米帕明等，要注意遵循足剂量、足疗程、个体化治疗的原则。物理治疗包括无抽搐电休克治疗和重复经颅磁刺激治疗等。

## 细目四 其他类型的心理障碍

### 要点一 人格障碍及类型

人格障碍是指人格特征明显偏离正常，从而使患者形成特有的行为模式，对环境适应不良，明显影响社会功能和职业功能，或者患者自己感到精神痛苦。人格障碍一般早年开始，不存在智能障碍，对自己的行为和问题具有自知力，但是人格明显偏离正常，常常发生动机不明的行为。

人格障碍分为以下6种类型。

（1）偏执型人格障碍。

（2）分裂型人格障碍。

（3）反社会型人格障碍。

（4）冲动型人格障碍。

（5）表演型人格障碍。

（6）强迫型人格障碍。

## 要点二　不良行为及睡眠障碍

不良行为包括酒瘾、烟瘾、药物依赖、贪食与厌食等。

睡眠障碍主要表现为入睡困难、睡眠维持困难、早醒、睡眠质量下降,可由不良心理事件或不舒适的外界环境引起,包括原发性失眠和继发性失眠。继发性失眠普遍见于各种精神疾病及内外科疾病患者。

# 第五单元　心理发展与心理健康

## 细目一　心理发展与心理健康概述

### 要点一　心理发展与心理健康的意义

心理发展和心理健康紧密相关。心理发展是指个体在生理发展的基础上，认知、情感和社会交往等方面逐步成熟和改变的过程。心理健康是指个体在心理发展的基础上，具备健康的心态和能力，环境适应良好，保持积极的心理状态和行为状态。

1984年，世界卫生组织（WHO）为健康提出的定义是："健康，不仅仅是没有疾病和身体的虚弱现象，而是身体上、心理上和社会上的完满状态。"1990年进一步对健康的定义作了补充，即健康包括一个人身体健康、心理健康、社会适应健康和道德健康四个方面。一般认为，心理健康就是以积极的、有效的心理活动，平稳的、正常的心理状态，对当前和发展着的社会、自然环境以及自我变化有良好的适应能力；并由此不断地发展健全的人格，提高生活质量，保持旺盛的精力和愉快的情绪。

心理健康的意义有三个方面：一是有助于群体心理疾病的防治；二是有助于个体心理健康的发展；三是有助于社会精神文明的建设。

### 要点二　心理健康的标准

心理健康的标准具有相对性，许多心理学家提出了自己的观点，其中马斯洛的10项标准得到了较多认可。这10项标准是：①有充分的适应能力；②充分了解自己，并对自己的能力作出恰当的估计；③生活目标能切合实际；④与现实环境保持接触；⑤能保持人格的完整和谐；⑥有从经验中学习的能力；⑦能保持良好的人际关系；⑧适度的情绪发泄与控制；⑨在不违背集体利益的前提下，有限度地发挥个性；⑩在不违背社会规范的情况下，个人基本需求能恰当满足。

我国心理学家从适应能力、耐受力、控制力、意识水平、社会交往能力、康复力、愉快胜于痛苦的道德感等方面阐述了心理健康的标准。其中智力正常、情绪良好、人际和谐、社会适应和人格完整这5条标准值得重视。

## 细目二　心理健康的发展

### 要点一　不同年龄的心理健康：婴儿期、幼儿期、儿童期、青少年期、中年期和老年期

**1. 婴儿期**　婴儿时期的心理健康，不仅影响婴儿的生长发育，对其今后的成长都有着重要的影响。婴儿期的心理健康被认为是心理健康的起点，如儿童期出现的心理疾病包括发育迟缓、情绪不稳定等多数是因为婴儿时期抚养不当。

该时期的关键问题包括：①母乳喂养的重要性；②增进母爱，帮助婴儿建立依恋关系，减少分离焦虑；③保证充足的睡眠；④促进运动与智力的发展。

**2. 幼儿期（3~6岁）**　幼儿期心理健康应注意的是：①促进幼儿语言的发展；②对幼儿的独立愿望因势利导；③玩耍与游戏是幼儿的主导活动，应帮助幼儿走出自我中心，学会与人交往，建立合作伙伴关系；④正确对待孩子的无理取闹和过失；⑤父母的言行举止注意起到表率作用。

**3. 儿童期（6~12岁）**　也称学龄期。该阶段心理健康应注意的是：①科学、合理安排学习，帮助小学生入学的适应，培养正确的学习动机和学习习惯；②组织社会劳动，在集体活动中发展友谊感和责任心；③培养开拓创造性思维；④注意情商的培养，帮助其建立良好的道德

情操,积极、乐观、豁达的品性,持之以恒的韧性,同情和关心他人的品质,并善于调控自己的情感。

4. **青少年期** 心身发展快,达到一生的高峰,也是为中年打基础的时期。该期心理健康的常见问题包括:①学习问题,是家长关注的焦点问题;②情绪、情感问题;③恋爱与性的问题。

针对容易出现的心身问题,父母应为青少年健康成长创造良好的家庭氛围,学校和社会应对青少年健康成长提供良好的环境。

5. **中年期** 是一生中发展最成熟、精力最充沛、工作能力最强的阶段,中年人是整个社会的中坚力量。中年人的心身特点是:①生理从成熟走向衰退;②智力发展到最佳状态;③个性成熟与稳定。

中年人心理发展中常出现的问题有:①反应速度与记忆能力下降;②渴望健康与追求成就的矛盾;③人际关系错综复杂;④家庭与事业的双趋冲突。

心理保健方面要建立可行的保健与监测体系,加强自我心理保健。

6. **老年期** 生理和心理功能都已经过了鼎盛时期,心身发展的特点是:各个器官生理功能逐渐衰退,认知能力和应变能力下降;智力水平开始下降,容易产生孤独心理和恐惧心理。老年人心理发展中常出现的问题有:①不适应退休生活;②主观健康评价差;③性生活问题;④对死亡的恐惧。

老年人心理保健的目标是提高生活质量,度过一个愉快的晚年。

## 要点二 不同群体的心理健康:家庭、学校和职业

1. **家庭** 家庭环境对个体心理健康具有重要意义。家庭内部平等、民主、相互尊重,才能有温馨和幸福的生活。家庭心理问题主要反映为代与代之间及夫妻之间的关系问题。家庭崩溃和家庭冲突及家庭教育子女的方式也会带来很多心理问题。加强家庭成员的沟通,增进相互间的理解,互相关心、帮助和尊重,避免家庭的破裂,采用正确的教育子女的方式方法,以及增强家庭成员对家庭的责任感等均是增进和维护家庭心理健康的重要措施。

2. **学校** 是现代社会中个体社会化的重要场所,学校生活构成了个体发展的重要环节。学校环境对学生心理健康状态的维系甚为重要。学习负担和升学的压力,导致学生紧张、焦虑情绪的产生。长此以往,势必严重影响青少年的心理健康和发展。

3. **职业群体** 职业活动是人们实现自我价值,寻求社会与他人尊重,谋求生活经费来源的主要渠道。职业性质和职业环境是社会生活和社会环境中最重要的部分,这是因为它们在很大程度上决定着人们的安宁、幸福、前途等问题。工作环境、工作安排、人际关系等都会直接影响每个工作人员的身心健康。职业群体的心理健康主要是通过提高职业满意度、促进人际关系和谐、实现工作环境优化及劳动组织合理化来达到的。

# 第六单元　患者心理与医患关系

## 细目一　患者的心理问题

### 要点一　患者角色

患者角色是以社会角色为基础的，社会角色是社会规定的用于表现社会地位的行为模式。患者角色有以下特点：减免平日“正常”的社会责任；有接受帮助的义务；有恢复健康的责任；有寻求医疗帮助的责任。

### 要点二　患者的心理需要

患者除了具有一般人所共有的多种心理需要外，还具有在疾病状态下的特殊心理需要。主要表现在以下4个方面。

1. 接纳的需要。
2. 尊重的需要。
3. 提供诊疗信息的需要。
4. 安全的需要。

### 要点三　患者的一般心理问题

患者身体上的损伤会直接或者间接造成其心理变化，主要表现为焦虑、行为退化、愤怒、抑郁和猜疑。

### 要点四　各类患者的心理特点：门诊、住院和手术患者

1. **门诊患者**　心理要求主要有以下3点。

（1）希望能及时就诊，并得到良好的医护对待。

（2）期盼明确的诊断，以妥善治疗。

（3）急诊患者较普通门诊患者心理反应更强烈。

2. **住院患者**　住院无疑对疾病的诊断和治疗都会带来好处，然而住院又是疾病较为严重的标志，它会让患者产生心理-社会应激。

（1）环境突变增加了患者的负性心理。

（2）生活方式的不适应。

（3）工作及家庭生活中断易产生自我认同迷失，带来心理压力。

3. **手术患者**

（1）手术患者的一般心理：手术往往被人们认为是重大的生活事件，患者的心理压力很大。求生的欲望使他们对医务人员产生依赖心理。

（2）手术前患者的心理：手术都具有一定的危险性和不可预期性，患者的心理负担很重。

（3）术前心理准备：可以调整患者对手术和麻醉的认识，缓解心理冲突，使之更容易配合手术，同时也能减轻患者术中的痛苦，促进术后恢复。

4. **手术后患者的心理问题**　手术前的心理问题通过实施手术而大都解决，或已时过境迁，手术后的各种实际问题便在较长的恢复期内不时出现，如手术之后的疼痛。如果术后疼痛持续时间较长，应考虑是否为术后抑郁或心理退化所致。

## 细目二　医 患 关 系

### 要点一　医患关系的模式与重要性

1. **医患关系的定义**　医患关系是人际关系的一种，是人际关系在医疗情境中的一种具体化形式。医患关系有狭义与广义之分。狭义的医患关系是特指医生与患者关系的一个专门术语，广义的医患关系指以医生为主体的人群与以患者为中心的人群的关系。

2. **医患关系的模式**　医患关系常常用医患关系模式来描述。此模式根据医生的地位、患者的地位、主动性的程度将医患关系分为3种类型：主动-被动型、指导-合作型和共同参与型。

（1）主动-被动型：这是一种具有悠久历

史的医患关系模型。医务人员处于完全主动的地位,患者处于完全被动的地位。这种模式在现代医学实践中普遍存在。

(2) 指导 - 合作型:这是一种构成现代医疗实践医患关系基础的模型,医患间存在着相互作用。在这种关系中,虽然患者有一定的地位和主动性,但在总体上医患的权利是不平等的。按照这个模式,在临床实践中医生的作用占优势,同时又在一定程度上调动了患者的主动性。在这种模式中,医生是主角,患者是配角。目前临床上的医患关系多属于此种模式。

(3) 共同参与型:在这种模式的医患关系中,医务人员和患者有近似相等的权利和地位,医生帮助患者进行自疗。几乎所有的心理治疗均属于这种模式。在这个模式中,医生和患者都是主动的,患者的主观能动作用得以充分发挥。

## 要点二　医务人员的心理素质培养

医务人员应当有较强的自我控制能力,保持稳定的情绪,不把工作及个人生活中的不愉快发泄到患者身上,这不仅是一种职业的道德要求,也是医务人员保持心身健康的一个重要途径。医务人员应注意培养良好的性格特征,善于使用安慰性、鼓励性和劝说性的语言,对病痛之中的患者进行安慰,这样会使他们感到温暖,心情愉快。医务人员对患者的鼓励实际上是对患者的心理支持。

## 要点三　医务人员与患者的沟通技巧

1. **语言交流的要领**　尊重患者、遵循一定社会语言规范、及时反馈。

2. **语言交流的技巧**　倾听、同感反应、控制谈话方向、及时恰当反应、沉默技巧。

# 第十三部分　医学伦理学

# 第一单元　医学的道德传统

## 细目一　中国医学的道德传统

### 要点一　中国医学道德规范

1. **医德原则——医乃仁术，仁者爱人**　“仁”是儒家思想的核心，是儒家道德体系中最完美、最高尚的人格境界，深刻影响两千多年来医学伦理思想的形成与发展，形成了“为医先做人，做人先修德”的人生信条和“不为良相，则为良医”、济世救人的道德操守。

2. **医德品质——重义轻利，以义为上**　儒家的义利之辨“君子喻于义，小人喻于利”，把“义利”作为划分道德善恶的价值标准。《古今医鉴》中说：“今之明医，心存仁义……不计其功，不谋其利，不论贫富，施药一例。”古代医家严辨义利，有着比儒家重义轻利、贵义贱利更为严格的要求。

3. **医疗态度——人命至重，博施济众**　“人命至重”是古代医德最基本、最朴素的观念。《素问·宝命全形论》指出：“天覆地载，万物悉备，莫贵于人。”《备急千金要方》“大医精诚”中也说：“人命至重，有贵千金。”人的生命是天地万物中最宝贵的，医生必须珍惜一切人的生命，同时，医乃生命所系，责任重大，所以医学道德的根本出发点就是以患者为先、竭诚尽智地为患者服务。

4. **医德修养——谦虚慎独，竭诚敬业**　《为医八要》指出“医家存心：当自谦，不当自傲”，“自谦者，旧必学进，自傲者，旧必术疏”。古有“临病如临敌”“用药如用兵”“用药如用刑”等说法。治疗疾病是一个复杂的过程，望、闻、问、切中需要医家尽心尽力，细心观察。

5. **治学精神——博学多识，刻苦钻研**　中医药学是一门极为深奥、广博且又专业性很强的学科，要想实现“仁爱救人”的济世宏愿，就必须博学多才。除了具备精深的理论修养和高超的诊治技术外，还需要上知天文，下知地理，风俗人情，无不通晓。要达到这些条件，从业者必须广闻博识、刻苦钻研。

### 要点二　中国古代医学家的道德论述

1. **医药师祖——神农**　即炎帝，姜姓，号神农氏，中国上古人物。被世人尊称为“药祖”“五谷先帝”“神农大帝”“地皇”等。农业和医药的发明者，尝百草，教人们医治疾病，被医馆、药行视为守护神。著有《神农本草经》。尝草遇毒，反映了神农一心为百姓减轻病痛而不顾个人安危的高尚品德，这种品德正是医德的最高境界——济世活人，大圣之业。

2. **岐黄之术——黄帝与岐伯**　上古时代的著名医生精通医术，黄帝尊称为师。《黄帝内经》是黄帝与岐伯在医药方面的讨论经过整理而成的。后人常岐、黄并称，以代表中医。《黄帝内经》是传统医学“四大经典”著作之一，包含丰富的医德思想，阐述了不追逐名利、不贪图钱财、尊重患者的医德观，批判了巧立名目、好自为功、损害患者利益的恶劣行径，强调尊重患者的文化传统、个人信仰等，以建立和谐医患关系的思想。

3. **神医——扁鹊**　春秋战国时期名医，医术高超，医德高尚，人们借用上古神话神医“扁鹊”的名号尊称。他创造了望、闻、问、切诊断方法，奠定了中医临床诊断和治疗方法的基础。具有虚怀若谷、救死扶伤、治学严谨的医德思想。

4. **外科圣手——华佗**　东汉末年著名的医学家，与董奉、张仲景并称“建安三神医”。华佗钻研医术，不求仕途，不恃权贵，医术全面，擅长外科，发明的“麻沸散”是世界医学史上应用全身麻醉进行手术的最早记录，比美国牙医摩尔顿(1846)发明乙醚麻醉要早1600多年。后人称华佗为“圣手”“外科鼻祖”“神医华佗”，用“华佗再世”称誉有杰出医术的医师。

5. **医圣——张仲景**　东汉末年名医，勤求古训，博采众方，著有《伤寒杂病论》传世巨著。张仲景开辨证论治先河，奠定中医临床基础，继承发扬扁鹊等名医的医德医风，敬业乐业，不逐名利，一丝不苟，精益求精，反对迷信巫神，坚持无神论思想。

6. **大医精诚——孙思邈** 唐代医药学家，有“药王”之称。孙思邈是医学伦理学的重要开拓者，也是中医人文精神的倡导者和践行者。他著有《备急千金要方》《千金翼方》等，把道德素养具体化、系统化，形成了一套完整的医德观。“大医精诚”“大医习业”全面论述了医学目的、献身精神、服务态度、品德修养的医德问题。

7. **医中之圣——李时珍** 明代著名医药学家，广泛收集药物标本和处方，参考历代医药等方面书籍 925 种，考古证今、穷究物理，记录上千万字札记，历经 27 个寒暑，三易其稿，耗尽毕生心血，完成了 192 万字的巨著《本草纲目》，后世尊为“药圣”。李时珍具有坚忍不拔、勇于探索的创新精神，严肃认真、一丝不苟的科学态度，救死扶伤、关心百姓的高尚医德。

### 要点三 中国古代医学家的道德风范

1. **张仲景** 张仲景（约 150—219），名机，东汉医学家。东汉末年，战乱频仍，疾疫流行，人多病死。张仲景深为感慨，发愤精研古代医经，广收各家方书，著成《伤寒杂病论》16 卷。张仲景以“仁爱救人”为准则，以“救人活命”为己任，行医治病，从不分贵贱贫富，“上以疗君亲之疾，下以救贫贱之厄”，受到人民群众的爱戴。

2. **孙思邈** 孙思邈（581—682），唐代医学家。他医术精湛，医德高尚，在《备急千金要方》的《大医精诚》中对医生在为患者诊治疾病中的道德要求做出了详细的说明，成为规范后世医家行为、激励后人高尚医德的精神力量。

3. **钱乙** 钱乙（1035—1117），北宋医学家。他医术精湛，屡愈危证，名震朝野。他为人治病不分贵贱。“自是戚里贵室，逮士庶之家，愿致之，无虚日。”钱乙 70 多岁时回到故乡，虽然手挛痛，坐卧不起，但登门求医者仍“扶携襁负，累累满前，近自邻井，远或百数十里，皆授之药”。

4. **陈实功** 陈实功（1555—1636），明代医学家。他医术高明，医德高尚，深得病家信任。他提出“遇贫难者，当量力微赠，方为仁术”。他在《外科正宗》一书中提出了医生的“十要”和“五戒”。对医生的学习和知识结构、药物的选择和配制、对同道的态度、防治疾病、医生对患者家庭和社会的责任、对待患者馈赠等都做出了详细的规定。

5. **徐大椿** 徐大椿（1693—1771），清代医学家，著有《内经诠释》《慎疾刍言》《洄溪脉学》《医学源流论》《伤寒约编》等。他医风严谨，待人诚朴，关心贫苦百姓疾苦，认为“医者能正其心术，虽学不足，犹不至于害人。况果能虚心笃学则学日近，学日近则治必愈”。

## 细目二 外国医学的道德传统

### 要点一 外国医学道德规范

1. **救死扶伤，尽职尽责** 要求医务人员把维护患者的生命、增进人类健康看作最崇高的职责。

2. **平等待人，一视同仁** 指医务人员尊重和关心患者的权利、利益，强调医务人员与患者、患者与患者之间在人格上的平等。

3. **医行庄重，语言和蔼** 目的在于调动患者的积极性，使其密切配合治疗，以及帮助患者建立良好的心理素质。

4. **慎言守密，尊重患者** 要求医务人员要全力解除患者痛苦，尽量给予其精神安慰，使之对生活充满希望，并为其保守秘密。

5. **尊重同仁，团结协作** 要求医务人员在协调好医患关系的同时，还要处理好医务人员之间的关系。

### 要点二 外国医学家的道德风范

1. **希波克拉底** 古希腊医学家，为后世留下了内容十分丰富的医学著作《希波克拉底文集》共 70 卷，流传至今的有 60 卷，涉及面很广。希波克拉底堪称“西方医学之父”“西方医学史上最早的一位巨人”。他认为，医生对一切患者，不论穷人与富人都应尽职尽责，一切为患者利益着想。他的医德理论和实践也为西方医学道德的发展奠定了基础。

2. **阿维森纳**　阿拉伯医学全盛时期最杰出的医学家。他对穷人体贴入微，立志习医免费为患者治病。除免费施诊外，还出钱救济穷人。他临终前将家奴全部解放，把余下的钱全部分给贫民。

3. **塞尔维特**　西班牙著名的医生和学者。他提出血液循环理论，坚信科学，反对迷信，为医学事业献出了宝贵的生命。

4. **南丁格尔**　近代护理学和护士教育的创始人。她主张从人道主义出发，帮助患者完成疾病的“修复过程”；重视患者护理过程的自然环境和生理因素，对患者的饮食起居，空气、阳光、通风、环境等都提出了具体的要求；创办了世界上第一所护士学校，注重学生道德品质的培养。

5. **野口英世**　日本明治时期著名的传染病学家和医生。20世纪初，拉丁美洲各国流行黄热病，许多人死亡。他亲赴病区，在拉丁美洲的厄瓜多尔热带丛林中，对死亡率极高的传染病——黄热病的病因进行了4个月的潜心研究，终于找到了黄热病的病原体，又冒着生命危险奔赴非洲黄热病疫区，以身殉职。

# 第二单元　医学伦理学的基本原则与范畴

## 细目一　医学伦理学的基本原则

### 要点一　无伤原则

1. **概念**　不伤害原则是指在医学服务中不使患者受到不应有的伤害。损伤是医学实践中客观存在的现象。不伤害原则强调医务人员对患者高度负责、保护患者健康和生命，努力使患者免受不应有的伤害。

2. **医疗伤害的分类**

（1）有意伤害与无意伤害：有意伤害是由于医务人员极其不负责任，拒绝给患者必要的诊治、抢救，或者出于增加收入等私利，为患者滥施不必要的诊治手段所直接造成的故意伤害。无意伤害是指医务人员实施正常诊治中导致的间接伤害。

（2）可知伤害与意外伤害：可知伤害是指医务人员知晓的不可避免的伤害。意外伤害是指医务人员无法预先知晓的对患者的伤害。

（3）可控伤害与不可控伤害：可控伤害是指医务人员经过努力可以降低、甚至可以避免的伤害。不可控伤害是指超出医务人员控制能力的伤害。

（4）责任伤害与非责任伤害：责任伤害是指有意伤害以及虽然无意但属可知、可控而未加认真预防与控制的伤害。不伤害原则就是针对责任伤害提出的。非责任伤害是指意外伤害或虽可知但不可控的伤害。

3. **不伤害原则的具体要求**　强化以患者为中心和维护患者利益的动机和意识，坚决杜绝有意和责任伤害；恪尽职守，千方百计防范无意的但可知的伤害以及意外伤害，不给患者造成本可避免的身体上、精神上的伤害和经济上的损失；正确处理审慎与胆识的关系，经过风险/治疗、伤害/受益的比较评价，选择最佳诊治方案，并在实施中尽最大努力把可控伤害控制在最低限度之内。

### 要点二　有利原则

1. **概念**　有利原则是指把有利于患者健康放在第一位，切实为患者谋利益，亦称行善原则。

2. **有利原则与不伤害原则的关系**　有利原则与不伤害原则有着密切关系。有利包含不伤害；不伤害是有利的起码要求和体现，是有利的一个方面。有利原则由两个层次构成，低层次是不伤害患者，高层次是为患者谋利益。不伤害原则为有利原则规定底线，奠定了基础。

3. **有利原则的具体要求**

（1）科学、全面地思考以患者健康利益为核心的患者利益，如挽救生命、止痛、康复、治愈、节省医疗费用等正当心理需求和社会学需求。

（2）提供最优服务，努力使患者受益，包括预防疾病和损伤、促进和维持健康，照料那些不能治愈的患者，提高患者的生活质量，追求安详死亡。

（3）努力预防或减少难以避免的伤害。

（4）全面权衡利害得失，选择受益最大、伤害最小的医学决策。

（5）坚持公益原则，将有利于患者与有利于社会健康公益有机地统一起来。

### 要点三　尊重原则

1. **概念**　尊重原则是指医患交往时应该真诚地相互尊重，并强调医务人员尊重患者及其家属。

2. **狭义的尊重原则与广义的尊重原则**

（1）狭义的尊重原则：要求尊重患者的人格，尊重患者独立的平等的人格尊严，不允许“重病不重人”，不允许做有损患者人格的事。人格权是一个人生下来即享有并受到法律、道德肯定和保护的权利。在我国，依据现行法律和伦理传统，每一位公民都享有生命权、健康权、身体权、姓名权、肖像权、名誉权、荣誉权、人格尊严权、人身自由权等；隐私权或者其他人格利益；人去世后仍享有的姓名权、肖像权、名誉权、荣誉权、隐私权、遗体权等；具有人格象征意义的特定纪念物品的财产权。其中，自然人的生命权、健康权、身体权及其死后的遗体权等属于物质性人格权，其余的属于精神性人格权。

（2）广义的尊重原则：除狭义的尊重原则外，还包括尊重患者的自主性，保证患者在能够理性地选择诊治决策时的自主选择。患者的自主权并不因其罹患疾病、处于弱势地位而降低和丧失。相反，正因其身心在承受病痛折磨，更应得到医务人员的尊重。尊重患者自主性的伦理价值在于从根本上体现和保障患者的健康权益。

**3. 坚持尊重原则的意义**　尊重原则是医学人道主义基本精神的必然要求和具体体现，也是现代生物-心理-社会医学模式的必然要求和具体体现。实现尊重原则是建立和谐医患关系的必要条件和可靠基础，是保障患者根本权益的必要条件和可靠基础。

### 要点四　公正原则

**1. 概念**　公正原则是指在医学服务中公平地对待每一位患者。

**2. 形式公正与内容公正**　公正由形式层面的公正和内容层面的公正组成。形式公正是指同样的人给予相同的待遇，不同的人给予不同的待遇。内容公正是指不同个体的地位、能力、贡献、需要等决定其承担的社会义务和权利。

**3. 医疗服务公正观**　是形式公正与内容公正的有机统一，即做出同样社会贡献具有相同条件的患者，应得到同样的医疗待遇，贡献和条件不同的患者则享受有差别的医疗待遇；在基本医疗保健需求上要求做到绝对公正，即人人同样享有；在特殊医疗保健需求上要求做到相对公正，即为具有同样条件的患者提供同样的服务。

**4. 医疗公正原则**

（1）政府在宏观管理上全面负起医疗公正的职责，建立以广大群众基本医疗保健机制和家庭经济困难人群医疗救助机制为基础的完善的公正医疗制度和规则，当好医疗公正的“守门人”。

（2）医疗卫生机构直接负起医疗公正的职责，以全面覆盖、功能互补、结构合理的医疗保健格局为依托，为广大人民群众提供人人享受得起、数量充足、质价相称的医疗保健服务。

（3）医务人员具有公正素质，恪尽职守，平等地对待每一位患者，合理地使用稀有卫生资源。

## 细目二　医学伦理学的基本范畴

### 要点一　权利与义务

**1. 权利**

（1）患者的权利

1）患者权利的概念：患者权利是指患者在患病就医期间所拥有的而且能够行使的权利和应该享受的利益，也称患者权益。患者权利包括法律层面的权利和道德层面的权利。

2）患者道德权利的内容如下。

第一，平等医疗权。公民人人享有平等的生命健康权；所有患者在社会地位、人格尊严等方面都是相互平等的；患者与医务人员双方的社会地位、人格尊严是相互平等的。医务人员在与患者及其家属交往时平等相处，一视同仁地对待不同患者；医务人员在满足患者基本医疗保健需求时体现和保证公平，在满足患者不同层次尤其是特殊医疗保健需求时体现和保证公平。不尊重患者平等医疗权必然受到社会的谴责，造成严重后果的，要受到法律的制裁。

第二，自主权。患者享有经过深思熟虑以后做出的自主的、合乎理性的选择和决定，以及改变这些选择和决定的权利，包括有权选择医院、医生，有权自主决定采取合理的诊治决策，有权放弃或拒绝诊治。医务人员要尊重和保障患者或其家属的自主决定；慎重、负责任地处理患者自主放弃或终止治疗的决定。

第三，知情同意权。患者有权获悉与自己疾病诊治相关的一切信息，并根据自己的利益做出选择。不经患者或者其家属知情同意而实施的诊治是不道德的，甚至是违法的。医务人员要以口头或书面的形式为患者及其家属提供关于患者疾病的医学信息，使患者及其家属全面了解诊治决策的利与弊，包括诊治的性质、作用、依据、损伤、风险、意外等，鼓励患者及其家属提出他们所关心的任何问题，以及患者在完全知情后，自主、理性地做出的负责任的承诺。患者或其家属做出同意的必要条件是：具备自主选择的合法身份，具备认知理解能力，具备理性的决策能力。

第四，保密和隐私权。患者享有要求医务人员为其隐私、疾病信息保守秘密的权利。医务人员要自觉地尊重患者的隐私，为患者的隐私和诊疗信息保密。

（2）医务人员的权利

1）医务人员权利的概念：医务人员的权利是维护和保证患者普遍、平等医疗权利的实现，促进患者的身心健康。所以，医务人员的权利必须服从患者的权利。

2）医务人员权利的内容如下。

第一，有权对患者的疾病作出判断，并根据自己的临床经验采取必要的治疗措施。

第二，有权根据病情需要开具诊断证明，证明患者是否需要休息，甚至是否承担某些社会或法律责任。

第三，有权要求患者或家属配合诊治。

第四，有权干涉对自主选择意向违背社会利益、他人利益、自身根本利益的患者的行为。

**2. 义务**

（1）医务人员的道德义务

1）医务人员道德义务的特点：医务人员的道德义务具有不以享有某种权利为前提和自觉自愿履行的特点。道德义务没有相应的权利获得，它的履行全凭自己的使命感、内心信念和意志。

2）医务人员道德义务的内容如下。

第一，为患者治疗疾病是医师基本的道德义务，包括为患者诊断治疗的义务、为患者解除痛苦的义务、对患者及其家属解释说明的义务。医务人员要以维护患者健康为己任，全身心为患者诊治疾病；抢救危重患者时，要处置果断、敢于承担风险；尽可能为患者、患者家庭、社会减少治病费用，减轻大病造成的经济负担。

第二，对社会负责的义务。出现疫情和突发灾难，医务人员要毫不犹豫地进入疫区、灾区，控制和消灭疫情，救治伤员。患者是社会的一员，对患者负责与对社会负责是一致的。在个别患者利益与社会利益发生矛盾时，医务人员应坚持社会利益为重。

（2）患者的道德义务：①保持健康和恢复健康；②积极配合医生治疗；③支持医学科学研究。

## 要点二　情感与良心

**1. 医德情感**

（1）医德情感的概念：医德情感是指医务人员对医疗卫生工作及患者的职业态度和内心体验，它是建立在对患者的生命和健康高度负责基础上的崇高道德情感。

（2）医德情感的特点：①具有医学职业的特殊性；②具有理智性；③具有纯洁性。

（3）医德情感的内容如下。

1）同情感：是医务人员对患者的遭遇和不幸在自己的情感上发生共鸣，并以相应的态度表现出来的怜悯情感。医务人员面对受疾病折磨、盼望救治的患者，思想上自然产生一种痛苦的感觉。

2）责任感：是建立在为患者解除病痛神圣职责基础上的，对医务人员的行为起主导作用的情感。

3）事业感：是医务人员积极探索疾病、勇于追求真理的道德情感。

**2. 医德良心**

（1）医德良心的概念：医德良心是指医务人员对医德义务和医德责任的自觉认识，是医务人员在自我意识中按照一定的医德准则进行的自我评价能力。

（2）医德良心的特点如下。

1）存在于医务人员意识之中的对患者和社会负责的道德责任感，是在学习医学知识和从事医疗活动中，认识到自身的使命、职责和任务而产生的对患者和社会应尽道德义务的强烈而持久的愿望。

2）医务人员在内心深处进行自我评价的能力，是医务人员在深刻理解职业道德原则和道德规范的基础上，以高度负责的态度对自己行为进行自我判断和评价的心理过程。

（3）医德良心的作用如下。

1）医疗行为前的选择作用：医务人员在做诊疗准备时，职业良心会促使他根据自己的道德义务作出正确的抉择，避免失误，防止医疗差错。

2）医疗行为过程中的监督作用：职业良心对符合医德要求的诊断、治疗给予肯定和鼓励，对不符合医德要求的给予抑制和克服，促使医务人员以良心发现的形式随时主动调节自己的行为。

3）医疗行为结束后的评价作用：诊疗工作完成后，医务人员对履行了道德义务的操作感到满足和欣慰；对没有履行道德义务或造成的不良后果和影响感到内疚、惭愧和悔恨，自我谴责，主动反省自己的缺陷和不足。

## 要点三　审慎与保密

**1. 审慎**

（1）审慎的概念：审慎即周密谨慎，是指医务人员在医疗行为之前的周密思考和医疗过程中的谨慎认真。审慎既是医务人员内心信念和良心的具体表现，又是医务人员对患者和社会的义务感、责任感、同情感的总体表现。

（2）审慎的道德要求

1）在医疗实践的各个环节，应自觉地做到认真负责，谨慎小心，兢兢业业，一丝不苟。李时珍在《本草纲目》中把“用药”比喻成“用刑”，“谈即便隔生死”。

2）不断地提高自己的业务水平，在技术上做到精益求精。

**2. 保密**

（1）保密的概念：保密是指医务人员在防病治病的医疗活动中应当保守医疗秘密，不得对外泄露。医疗秘密包括患者及其家庭生活、个人隐私，独特的体征及畸形、“不名誉”的疾病（性病、精神病、妇科病）以及不良诊断和预后。

（2）保密的内容

1）为患者保密：医生无权泄露由于执行医疗任务而获知的有关患者的疾病、隐私及家庭生活的情况。这是对患者人格的尊重。

2）对患者保密：征得患者家属同意，医生不告诉患者所患危重疾病的病情。这是为加强疗效、提高患者治疗疾病的信心而采取的一种保护性的医疗措施。

（3）保密的道德要求

1）询问病史、查体从疾病诊断的需要出发，不有意探听患者的隐私。对在诊疗中知晓的患者的隐私进行保密。

2）对某些可能给患者带来精神打击的诊断和预后，应对患者保密。

3）医务人员在向家属交代病情时，应选择合适的时机和场合，并嘱咐家属不宜将危重病情过多地向亲友泄露，不要在患者面前过分悲伤，以免引起患者猜测，增加患者的疑虑和心理负担。

## 要点四　荣誉与幸福

**1. 荣誉**

（1）医务人员的荣誉观：医务人员的荣誉是建立在全心全意为人民健康服务基础之上的。医务人员热爱医学事业，全心全意为人民的健康服务，并在自己的岗位上作出贡献，获得社会的褒奖，因而产生荣誉感。

（2）医务人员的荣誉是个人荣誉与集体荣誉的统一：个人荣誉中包含着集体的智慧和力量，集体荣誉也离不开每个医务人员辛勤工作作出的贡献。集体荣誉是个人荣誉的基础和归宿，个人荣誉是集体荣誉的体现和组成部分。

（3）荣誉的作用：荣誉对医务人员的行为起评价和激励作用，促使医务人员严格要求自己，力争使自己的行为获得社会的肯定和赞许，并努力保持自己的荣誉，不断进步。

**2. 幸福**

（1）医务人员幸福观的特点

1）物质生活和精神生活的统一：既包含物质生活的改善和提高，在职业服务中获得应有的物质报酬；又包含精神生活的充实，从患者的康复中获得其精神上的满足，从而感受幸福和快乐。

2）个人幸福和集体幸福的统一：国家富强和集体幸福是个人幸福的基础，离开集体幸福，医务人员的个人幸福是无法实现的。在强调集体幸福高于个人幸福的前提下，积极关心和维护医务人员的幸福是必要的。

3）创造幸福和享受幸福的统一：医务人员只有在为患者的服务之中，通过辛勤劳动、精心治疗、使患者恢复健康、得到社会的肯定，才能获得物质上和精神上的利益和享受。因此，医务人员的幸福寓于职业劳动和创造之中，是创造与享受的统一。

（2）医务人员幸福观的作用

1）促使医务人员将个人幸福建立在崇高的职业生活和职业理想的追求上，体现在救死扶伤、防治疾病的平凡而又伟大的医疗工作中，从集体幸福和患者康复的欢乐中获得幸福。

2）促使医务人员认识到没有苦就没有乐，没有辛勤的耕耘就难以体会收获的欣慰和欢乐，感受到自身价值的实现和工作意义，更加热爱自己的专业，努力地工作，将自己毕生的精力献给医疗卫生事业。

# 第三单元　临床诊疗的道德要求

## 细目一　临床诊断的道德要求

### 要点一　中医诊断的道德要求

中医诊断主要是通过“望闻问切”四诊过程收集患者的症状和体征，通过辨证论治综合得出中医诊断的结论。中医四诊即观气色、听声音、问症状、摸脉象，通过四诊观察和了解患者病情，每一项诊疗活动都有具体的伦理要求。

1. **举止端庄，态度和蔼**　医务人员语言亲切，行为举止端庄，态度热情诚恳，便于获得全面、真实、可靠的病史资料，据此制定正确的诊疗方案。如果语言傲慢、态度冷漠、举止轻浮或敷衍塞责、动辄训斥，就会使患者产生不安全感或压抑感，甚至产生不信任感和反感，增加患者的精神负担，结果形成一种简单、刻板的问答或交流方式，使医务人员难以获得需要的资料，从而影响疾病的诊断，甚至造成错诊、漏诊或误诊。

2. **语言得当，通俗易懂**　面对文化素养、认识能力、性格气质等迥然不同的患者，医务人员在询问病史时，一定要使用通俗易懂、简单明了、朴实热情的语言，使患者感到温暖，增强治愈疾病的信心，并有利于医务人员快速、准确地掌握病情。应避免使用方言土语或患者听不懂的医学术语，也不能故弄玄虚，更不能语言生硬甚至恶语相加，否则会引起患者的不信任感，给病史资料的采集带来困难，极易引发医患纠纷，甚至暴力伤医、杀医事件。

3. **耐心体贴，循循善诱**　患者求医心切，期望早日解除病痛，恢复健康，诉说病情时怕有所遗漏，往往滔滔不绝。如果接诊医生打断或露出不耐烦之意，就会引起患者不满。因此，接诊医生应耐心倾听患者心声，以点头表示理解和领悟，有助于找出患病的社会因素，以及患者的心理状态。有些患者对所患疾病感到忧虑，通过问诊可以得到宣泄或抒发，有利于医务人员找到疾病的根源和有效的治疗方法。有些患者对涉及隐私的疾病不愿吐露心声，医务人员应耐心开导，关心体贴，循循善诱，使患者敞开心扉，有助于医务人员准确找到病因，对症下药。有些患者答非所问或者表达不清，此时，应引导患者回归正题，抓住重点和关键问题，并仔细询问。特别需要提示，医务人员不能采取暗示的方法诱导患者，否则会使病史资料采集不准确，并给诊断和治疗带来困难。

4. **专心致志，慎言守密**　医务人员必须动机纯正，紧紧围绕与疾病有关的信息进行交谈，与疾病无关的信息一概不问，不能借问诊之机，职务之便，乘人之危，索要礼物；更不能吹嘘炫耀自己，取宠于患者，或有意夸大病情，恐吓患者，以示自己医术高明。为了诊治疾病，患者会毫无保留地向接诊医生倾诉其躯体或精神方面的秘密和隐私，这是出于对医务人员的信任，医务人员不能传播患者的秘密和隐私。一旦发现患者病情严重，一般不宜直接告诉患者，待明确诊断后，可通知患者家属或代理人，逐步告诉患者，尽量减轻对患者的不良刺激。

5. **安神定志，细致入微**　孙思邈曾言：“凡大医治病，必当安神定志，无欲无求。”《素问·征四失论》中说：“精神不专，志意不理。”疾病种类多样，有些病证又极为相似，采用望、闻、问、切四诊判断病情时需要医务人员心无旁骛，神情专一，于细微处判断病情，不受外界各种利益的诱惑。医务人员诊断时要安神定志。注重功利，爱慕虚荣，极易造成误诊、错诊和漏诊，从而延误治病的最佳时机，造成不可挽回的后果。细致入微要求医务人员诊断时要集中精力，仔细观察患者的表情和气色，认真倾听患者的主诉，详细询问患者的病情，细心揣摩患者的脉象，杜绝敷衍塞责，应付了事。

### 要点二　体格检查的道德要求

1. **全面系统，认真细致**　医生要按照一定的顺序检查，不遗漏部位和内容，不放过任何疑点，做到一丝不苟。对难以确定的体征要反复检查或请上级医生核查。对于危重患者，特别是昏迷患者，为了不耽误抢救，可以扼要检查重点，但病情缓解后，必须充分检查。

2. **关心体贴，减少痛苦** 在体格检查过程中，要根据患者的病情选择舒适的体位，动作要敏捷，手法要轻柔，要用语言转移患者的注意力，不要让患者频繁地改变体位，更不能动作粗暴，以免增加患者的痛苦。

3. **尊重患者，心正无私** 始终保持对被检查者的尊重，要根据体检的需要依次暴露和检查各部位。检查异性、畸形者时，态度要庄重。遇到难以合作者，要讲清体检对诊断、治疗的重要性，不可勉强，待做好工作再查，或先查容易检查的部位。男医生为女性体检，要有女护士在场。

## 要点三 辅助检查的道德要求

1. **从诊断要求出发，目的纯正** 辅助检查要从患者所患疾病诊查的实际出发。简单检查能解决问题的，不得做复杂而危险的检查；少数几项检查能得出结论的，不得做更多的检查。怕麻烦、图省事，需要做的检查项目不做是失职行为；出于“经济效益”的需要进行“大撒网”式的、与疾病无关的检查同样是失职行为。

2. **知情同意，尽职尽责** 确定了辅助检查项目后，要向患者和家属讲清楚检查的目的和意义，得到同意后再行检查。特别是一些比较复杂、费用比较昂贵或危险较大的检查，更应得到患者的理解和同意。有些患者对某些检查，如腰穿、骨穿、内镜等，因惧怕痛苦而拒绝检查，医生应尽职尽责地向患者解释，讲清辅助检查对尽早确定诊断和进行治疗的意义，不能不做解释听其自然，也不能强行实施检查而剥夺患者的自主权。

3. **综合分析，切忌片面** 辅助检查能够使医务人员更深入、更细致、更准确地认识疾病，为疾病的诊断提供重要依据。但是由于辅助检查受各种条件的严格限制，有些结果反映的又是局部表现或瞬间状态，存在一定的局限性，因此，要注意将辅助检查的结果与病史、体格检查资料综合分析，防止片面夸大辅助检查在诊断中的作用。

4. **密切联系，加强协作** 辅助检查分别在不同的医技科室或研究室进行，而各医技科室和研究室都有自己的专业特长。医技人员要利用自己的特长主动地开展工作，在自己的专业领域不断进取，更好地为患者服务。临床医生与医技人员既要承认对方工作的相对独立性和重要性，又要相互协作、共同完成对患者的诊断任务。

## 要点四 转诊、会诊的道德要求

转诊和会诊是为求得正确的诊断和治疗措施而采取的一种临床治疗方式。转诊和会诊有利于对患者复杂的病情做出科学的诊断和处置，也有利于医务人员互相学习，取长补短，提高业务水平。转诊和会诊有着特殊的伦理要求。

### 1. 转诊的道德要求

一般来说，转诊除了与会诊有着同样的伦理要求外，它还具有医生的更替、转科、转院三个特殊的过程，也有一些值得注意的伦理规范。

（1）竭尽全力，为患者提供方便：即使患方的要求不尽合理，安排也确有困难，也要耐心地解释和劝导，但不能指责歧视患者，更不能打击报复。绝不能因为工作脱节，相互推诿，让患者和家属徒劳往返，甚至延误时机，给患者带来不良后果。对危重患者，特别是休克患者，应就地会诊抢救，未脱离危险不能转科，以免造成意外事故。

（2）竭尽全力，为患者提供安全保障：转科、转院必须出于诊疗的需要，不能推卸责任或出于其他不良动机，更不能因此使患者蒙受损失。要本着对患者高度负责的态度，向患者和家属详细说明转科、转院的原因，帮助患者做好联系工作确保转院途中的患者安全。即使是患者自己要求转院，医院也应当提供必要的安全保障。

### 2. 会诊的道德要求

（1）患者利益至上：会诊的目的是发挥专业特长，全面分析病因和发病机制，及时做出准确的诊疗决策。因此无论是经治医生，还是参加会诊的其他医务工作者，都应当抱着维护患者利益的目的参与会诊工作。

（2）客观陈述病情：经治医生最先接触患者，对患者的病情及信息掌握较全面，在会诊时必须客观介绍情况，切忌从个人利益出发、为了自己的虚荣心或为了推卸责任，故意隐瞒或夸大病情，影响会诊做出正确诊疗决策。必须客观公正、实事求是，确保信息准确、全面，保证结果相对科学。

(3) 尊重科学同行:会诊医生,无论级别高低,都应坚持严谨的科学精神和实事求是的作风,做到学术面前,人人平等。正确的要坚持,错误的要修正。转诊会诊尤其是会诊,不是学术争高低,不是竞争博弈的平台,而是交流沟通、取长补短、增长见识的平台。不能以权势压人,更不能相互挑剔指责,也不能因知情而不发表不同意见。同行之间应虚心求教,相互尊重。

## 细目二 临床治疗的道德要求

### 要点一 药物治疗的道德要求

**1. 对症用药,剂量适宜** 医生必须明确疾病的诊断和药物的性能、适应证和禁忌证,根据患者的病情选择药物,确定适宜的剂量。

**2. 合理配伍** 在联合用药时,合理配伍可以提高患者抵御疾病的能力,也可以克服或对抗一些药物的副作用,使药物发挥更大的疗效,减少毒副作用。要掌握药物的配伍禁忌,预防药源性疾病。

**3. 节约费用** 在确保疗效的前提下,尽量节约患者的费用。常用药、国内生产的药物能达到疗效时,不用贵重药、进口药;不开大处方。

**4. 严守法规** 按国家法规处方用药。

### 要点二 非药物治疗的道德要求

**1. 手术治疗的道德要求**

(1) 术前:严格掌握指征,对手术效果与代价要进行全面的权衡,提出手术方案,充分考虑麻醉和手术中可能发生的意外,并制定出相应的对策。得到患者及家属对手术的真正理解和同意,签订患者及家属知情同意协议书。帮助患者在心理上、躯体上做好接受手术治疗的准备。

(2) 术中:认真操作,一丝不苟。一旦手术上遇到问题,要大胆、果断、及时地处理。对意识清醒的手术患者,医务人员还要给予安慰,告知手术进展情况,缓解患者的紧张情绪。

(3) 术后:密切观察病情,理解并帮助患者减轻痛苦,发现异常,及时处理,尽可能减少或消除意外情况。

**2. 针灸推拿治疗的道德要求**

(1) 尊重患者:在针灸推拿治疗中,多数情况是一位医生为一位患者服务,医生要尊重患者的隐私。

(2) 耐心体贴:针灸推拿在非麻醉条件下进行,由于病情不同,患者对疼痛感知的个体差异大,医生在操作中态度要和蔼,手法要精细,动作要轻,尽量减轻患者痛苦。

**3. 心理治疗的道德要求** 尊重和满足患者的心理需要,建立良好的医患关系。从患者的具体情况出发,选择适当的治疗方法,保证治疗效果。尊重患者的隐私,采取必要的安全保护措施。帮助患者建立和谐的亲属关系。

**4. 饮食治疗中的道德要求** ①保证饮食营养的科学性和安全性;②创造良好的进餐环境和条件;③尽量满足患者的饮食习惯和营养要求。

# 第四单元　疾病预防的道德要求

## 细目一　卫生防疫道德

### 要点一　卫生防疫的道德内涵

预防疾病是最经济、最积极的医学服务，反映着社会道德进步。预防医学的工作效果直接关系到整个民族的健康素质和国家的繁荣昌盛，关系到人类的命运和前途。

### 要点二　卫生防疫的道德要求

1. **坚持群众受益，维护公益**　预防医学实践的目的和根本宗旨是维护和改善人们的生产、生活环境，保护生产力，提高社会成员的整体健康水平，促进社会的繁荣和发展。

2. **坚持"预防为主"**　以饱满的工作热情，积极、主动地采取各种措施维护和改善环境，消灭可能引发疾病的各种因素，充分发挥第一级预防的作用。面对已经出现的疫情要积极采取措施，隔离传染源，切断传染渠道，保护易感人群，有效地控制疫情的发展。

3. **严谨求实，秉公执法**　要坚持原则，不徇私情，秉公执法。依法打击损害他人健康、破坏自然和社会环境的行为。

4. **文明礼貌，团结协作**　要互相支持，齐心协力；要深入群众，虚心听取群众意见，取得全社会的支持和配合。

## 细目二　"治未病"理论的道德内涵

### 要点一　"治未病"理论

"未病"和"治未病"的理论及方法是中医学独立于西医学的一个创造。"未病"一词首见于《素问·四气调神大论》："是故圣人不治已病治未病，不知已乱治未乱，此之谓也。夫病已成而后药之，乱已成而后治之，譬犹渴而穿井，斗而铸锥，不亦晚乎！"

按照中医学的"未病"理论，人体的生命状态分为"正常""未病"和"已病"三种，这三种状态在一定条件下可以相互转化。"未病"是机体从"正常"到"已病"的一个状态，每种"已病"都有相应的"未病"阶段，有效地治疗"未病"，既能预防"已病"的发生，又可阻断由"未病"向"已病"的发展。"治未病"是指根据人体不同阶段的身体状况，采取相应的预防和治疗措施，防止疾病的发生发展。它包括两方面的内容：一是针对健康人的"未病先防"，二是针对已病者的"既病防变"。这一理念通常被分为三个层次：未病先防、既病防变和瘥后防复。未病先防是指在人体尚未患病时，通过养生保健等活动，以及疾病的早期治疗（或调理），预防疾病的发生，包括调养精神、体格锻炼、合理饮食、适时养生、科学用药等。既病防变是指在已经患病的情况下，采取措施，防止疾病进一步恶化或引发其他并发症。愈后防复是指在疾病治愈或病情稳定后，采取措施预防疾病复发，包括巩固治疗效果、改善生活习惯、增强身体免疫力等方面。

### 要点二　"治未病"的道德准则

1. **以提高人们健康水平为最终目的**　不断增强人们健康水平服务意识，研究和早期诊断关键技术，显著提高重大疾病诊断和防治能力，将中医学强调的心理健康、饮食养生、运动养生、气功养生、药物养生等预防疾病的方法和手段传达给患者及其家属。

2. **坚持预防为主、以人为本的理念**　长期以来，一直存在着重医疗、轻防保，重视解决病人问题、忽视健康人和亚健康人群健康需要的问题。提倡树立以人为本的理念，服务对象包括所有人，即健康人、亚健康人和患者。服务领域包括预防、保健、养生、康复和医疗,因此,中医药是为所有人服务的,即便是对中医医院来讲,在突出以病人为中心的基础上,也要强调为所有人服务的观念。“治未病”理念,就是要建立以中医药理论为基础,预防为主、以人为本为主要内容的服务体系。

3. **发掘、研究和宣传“治未病”理念** 鼓励在临床实践中发掘、研究和宣传“治未病”理念和方法,普及和整理道家、儒家在内的养生思想,如“清静无为”“保养精气,顺乎自然,气功修炼”“恬惔虚无,真气从之,精神内守,病安从来”“天行健,君子以自强不息”“仁者寿”“智者寿”“欲而不贪”等养生道德理念。“治未病”思想形成了一个静动结合的思维方式,贯穿在中医养生学发展过程之中。

# 第五单元　医学研究的道德要求

## 细目一　人体试验的道德准则

### 要点一　有利于医学和社会发展

医学研究的主要目的是改善预防、诊断和治疗的方法，提高对疾病病源和疾病发生因素的认识。人体试验的根本目的在于研究人体的生理机制，探索疾病的病因和发病机制，改进疾病的诊断、治疗和预防措施，维护和促进人类的健康水平以及促进医学的发展。人体试验必须做到有利于医学发展，有利于社会的文明进步。背离这一根本目的，为个人私利或小团体利益的试验是不道德的行为。

### 要点二　维护受试者利益

任何生命科学研究都必须保护受试者的利益，做到受试者利益第一，医学利益第二。在人体研究之前，首先预测试验过程中的风险，如可能对受试者造成身体上或精神上的严重伤害，无论这项研究的科学价值有多大，也无论对医学的发展和人类的健康具有多么重要的意义，都不得实施。

### 要点三　受试者知情同意

受试者知情是同意的前提和必要条件。同意的基本条件包括：受试者处于能够自由选择的地位、受试者有正常的理解力、受试者具备必要的知识。受试者做出同意决定后，经过思考撤销原来的决定，研究者必须给予理解和支持。

### 要点四　严谨的科学态度

研究者要细心观察，精确测量，深思熟虑。人体试验必须建立在基础实验、动物实验等前期试验基础之上。人体试验前，必须周密思考该试验的目的、要解决的问题、预期的治疗效果及可能产生的危害，预期的受益必须超过可能出现的损害。所选择的临床试验方法必须符合科学标准和伦理标准。试验方案的设计须经过严密的科学论证，有极高的可信度和可靠性，以确保试验中不发生意外。严谨的科学态度是人体试验顺利进行的重要保障。

## 细目二　医学研究的伦理审查

### 要点一　伦理审查程序

1. **审查**　研究前必须提交伦理委员会审查，所有以人为实验对象的科研项目都要向伦理审查委员会提交伦理审查申请报告。

2. **批准**　获得伦理委员会批准后方可开始研究。

3. **监督**　研究开展后，接受伦理委员会的全过程监督。

### 要点二　利益冲突的预防

1. **切实保障受试者利益**　人体试验要充分考虑并切实保障受试者利益，最大限度地避免人体试验中发生意外事件，使人体试验的风险降低到最小。

2. **妥善处理对受试者的意外伤害**　人体试验中发生意外事故造成对受试者的伤害时，要立即采取措施救护受试者，并按受试者受伤害情况给予相应的赔偿。

### 要点三　中医药学研究伦理审查的原则

1. **中医药学研究的特点**

（1）医学的复杂性与中医药学的整体性——综合考虑，系统决策。首先，只要是医药学，研究对象就是现实生活中活生生的人，一个人的身体、心理、生命安危与其生活的环境息息相关，对研究者提出更高的伦理道德要求；其次，由于个体差异、疾病发生、发展与转归是一个极其复杂且不确定的生命活动过程，决定医学研究也具有复杂性、长期性，且结果往往还具有局限性，这使得医学研究程序更加严格、规范，同时，也提升医学研究的道德底线；再次，医学研究和行医过程的区别是模糊的，二者往往同时发生所以，有时候很难界定；从次，复杂性还表现在受试者和研究者地位的差异而导致信息掌握的不对称性；最后，“在涉及人类受试者的医学研究中，研究受试者的个体安康必须优于其他所有利益”。有鉴于此，我们必须借助中医学的“整体观念”，综合考虑，系统决策。人体是一个有机的整体，各组成部分在结构上不可分割，在功能上相互为用，在病理上则相互影响；同时，强调人与自然、社会环境的统一性，人的生理功能和病理变化必然会受到自然环境和社会条件的影响。

（2）研究成果的两重性与中医药的辨证施治——辩证分析，取长补短。医学研究结果往往具有“双刃剑效应”，即有益于人类健康，也可能给人类带来危害甚至灾难。辨证论治是中医认识疾病和治疗疾病的基本原则，是中医学对疾病的一种特殊的研究和处理方法。把四诊收集的资料、症状和体征，通过分析、综合、辨清疾病的原因、性质、部位，以及邪正之间的关系，加以概括、判断为某种性质的证；根据辨证的结果，确定相应的治疗方法。辩证分析，取长补短。

**2. 中医药学研究伦理审查的一般原则**

（1）研究选题中的伦理审查原则

1）动机纯正、明确，符合人民健康需求。医学进步是以医学研究为基础的，中医药学是中华民族优秀传统文化的重要组成部分，具有悠久历史和独特理论及技术方法的医药学体系。为此，科研人员选题、设计等要尊重科学，考虑国家、民族和广大人民群众的健康需求，剔除其糟粕，发掘其精华。

2）尊重客观事实，勇于质疑，敢于探索。诚实是医学研究的灵魂和良心，质疑是科学研究的核心，勇于探索是科学研究的保障。

（2）研究过程中的伦理审查原则

1）设计科学、严谨、可行。

2）实验规范、准确、可靠。

3）团结协作、平等、竞争。

**3. 研究成果与应用的伦理规范**

1）成果发表：以事实依据为基础，严禁抄袭、剽窃等不良学术行为。

2）成果应用：在保守国家秘密和保护知识产权的前提下，把道德目的放在第一位，决不能背离研究动机和目的。

以上只是中医药学研究伦理审查的一般原则，除此之外，还有“人体试验”“动物实验”“遗传服务”“生殖控制”“临终关怀”等具体科学研究的伦理问题。

# 第六单元　医德修养与评价

## 细目一　医 德 修 养

医德修养是医务人员在医德方面通过自我教育、自我塑造，把医德理论、原则和规范转化为个人的医德品质的过程，是经过学习和实践所达到的医德境界。它包括两个方面：一是医务人员按照社会主义医德原则和规范磨炼意志、实践医德的过程；二是医务人员在医德实践中经过长期努力所达到的医德境界或医德水平。

### 要点一　医德修养的含义

1. **医德认识的提高**　医德认识是医务人员医德品质形成的基础。医务人员只有认识自己医德行为的意义、个人和他人相互间的道德义务，掌握医德原则和规范，才能产生一定的思想感情，才能具有对自己行为的道德判断力，才能增强履行医德义务的自觉性。

2. **医德情感的丰富**　医德情感是激发人们进行自我反省的动力。医德情感是在长期的医德实践中形成的。随着医德情感的不断深化，医务人员的事业心和责任感在日益增强，以高度的同情心和责任感为患者解除痛苦，履行医德义务。

3. **医德意志的形成**　医德意志是指发自内心地对自己应尽义务的坚定信心和强烈责任心。锻炼医德意志，树立医德信念，关系到医德修养的形成和完善，是调节医德行为的精神力量。有了这种意志和精神，就能在疑难患者和危重患者面前敢担风险，知难而进。

4. **医德行为和习惯的养成**　良好的医德行为和习惯是医德修养的目的，也是衡量医务人员医德水平的客观标志。

### 要点二　医德修养的途径、方法

1. **在医疗实践中加强医德修养**　医学实践是医德修养的最根本方法和途径。医务人员只有投身于道德实践中，才能真正理解医学道德的内涵，才能培养医学道德情感，坚定医学道德信念，养成医学道德习惯，提高医德境界。

2. **努力做到"慎独"**　慎独既是道德修养的一种方法，也是道德修养所要达到的无私奉献的医德境界。

第一，确立医德理想，增强医德修养的主动性和自觉性，持之以恒，坚持不懈。

第二，必须防微杜渐，在思想和行为的隐蔽和微小处下功夫。

第三，必须打消一切侥幸、省事的念头，在劳累过度、工作压力大的情况下，尤其要严格要求自己。

3. **勇于自我批评，自觉抵制违反医德的行为**　自觉地进行自我批评是医德修养的一种方法。只有经常反省自己，敢于自我批评，才能与违反医德的行为作斗争。

## 细目二　医 德 评 价

### 要点一　医德评价及标准

1. **医德评价的含义**　医德评价是指人们根据一定的医德标准，对他人或自己的医德行为所作的善恶判断。医德评价有两种类型：一种是社会评价，即医德行为当事人之外的组织或个人通过各种形式对医务人员的职业行为进行善恶判断并表明倾向性态度；另一种是自我评价，即医务人员对自己的行为在内心深处进行的善恶判断。

2. **医德评价的标准**

（1）疗效标准：医疗行为是否有利于患者疾病的缓解和根除。

（2）科学标准：医疗行为是否有利于医学科学的发展。

(3)社会标准:医疗行为是否有利于人类的健康、长寿、优生和人类生存环境的改善。

这三条标准是一个统一的整体,其基本点在于维护患者的医疗利益和健康利益,总的目的是人类的健康和幸福。

## 要点二　医德评价方式

1. **社会舆论**　社会舆论是医德评价中最普遍、最重要的一种方式。

2. **内心信念**　内心信念是指医务人员发自内心地对医德义务的深刻认识和强烈的责任感,是把医德原则内化为高度自觉的思想品质,是医务人员对自己进行善恶评价的精神力量。内心信念具有深刻性、稳定性和自我监督性。

3. **传统习俗**　传统习俗是人们在长期社会生活中形成的稳定的、习以为常的行为倾向和行为规范。

# 第十四部分　卫生法规

## 第一单元　卫生法中的法律责任

卫生法律责任分为民事责任、行政责任和刑事责任 3 种。

### 细目一　卫生法中的民事责任

#### 要点一　民事责任的构成

民事责任的构成必须同时具备以下 4 个要件:①损害的事实存在。②违法行为。③行为人有过错。④损害事实与过错或违法行为有因果关系。

#### 要点二　承担民事责任的方式

承担民事责任的方式主要有:①停止侵害。②排除妨碍。③消除危险。④返还财产。⑤恢复原状。⑥修理、重作、更换。⑦继续履行。⑧赔偿损失。⑨支付违约金。⑩消除影响、恢复名誉。⑪赔礼道歉。

### 细目二　卫生法中的行政责任

#### 要点一　行政责任的构成

行政责任的构成必须同时具备以下 3 个要件:①违反卫生法中行政管理方面的法律规定。②行为人须有过错,即主观上的故意或过失。③违法失职行为已经超过了批评教育的限度。

#### 要点二　行政责任的形式

1. **行政处分**　行政处分是指由行政机关或企事业单位依照行政隶属关系给予有违法失职行为的工作人员的一种惩罚措施,包括警告、记过、记大过、降级、撤职、开除等形式。

2. **行政处罚**　行政处罚是指卫生行政机关或者法律法规授权组织在职权范围内对违反行政管理秩序而尚未构成犯罪的公民、法人和其他组织实施的一种行政制裁。行政处罚的种类主要有警告、罚款、没收违法所得、没收非法财物、责令停产停业、暂扣或者吊销许可证、行政拘留等。

### 细目三　卫生法中的刑事责任

#### 要点一　刑事责任的构成

刑事责任的构成必须同时具备以下 4 个要件:①犯罪客体,是指犯罪行为所侵害而为《刑法》所保护的社会关系。②犯罪客观方面,是指行为人实施的危害行为及造成或可能造成的危害后果。③犯罪主体,是指实施犯罪行为,依法应负刑事责任的自然人或法人。④犯罪主观方面,是指犯罪主体对自己实施的犯罪行为及危害结果所持的心理状态。

#### 要点二　刑事责任的形式

刑事责任的体现是刑罚,刑罚分为主刑和附加刑两大类。主刑包括管制、拘役、有期徒刑、无期徒刑、死刑;附加刑包括罚金、剥夺政治权利、没收财产、驱逐出境。附加刑是补充主刑适用的刑罚方法,既可以独立适用,也可以附加适用。我国《刑法》规定了 20 多个与卫生健康相关的罪名,如妨害传染病防治罪、非法行医罪、医疗事故罪等。

# 第二单元　相关卫生法律法规

## 细目一 《中华人民共和国基本医疗卫生与健康促进法》

### 要点一　医疗卫生事业的原则

1. **公益性原则**　医疗卫生与健康事业应当坚持以人民为中心，为人民健康服务。公民依法享有从国家和社会获得基本医疗卫生服务的权利。

2. **中西医结合原则**　国家大力发展中医药事业，坚持中西医并重、传承与创新相结合，发挥中医药在医疗卫生与健康事业中的独特作用。

3. **强基础、保基本原则**　国家建立基本医疗卫生制度，建立健全医疗卫生服务体系，保护和实现公民获得基本医疗卫生服务的权利。

### 要点二　基本医疗卫生服务

基本医疗卫生服务是指维护人体健康所必需、与经济社会发展水平相适应、公民可公平获得的，采用适宜药物、适宜技术、适宜设备提供的疾病预防、诊断、治疗、护理和康复等服务。

基本医疗卫生服务包括基本公共卫生服务和基本医疗服务。基本公共卫生服务由国家免费提供。

基本公共卫生服务项目由国务院卫生健康主管部门会同国务院财政部门、中医药主管部门等共同确定。省、自治区、直辖市人民政府可以在国家基本公共卫生服务项目基础上，补充确定本行政区域的基本公共卫生服务项目，并报国务院卫生健康主管部门备案。国务院和省、自治区、直辖市人民政府可以将针对重点地区、重点疾病和特定人群的服务内容纳入基本公共卫生服务项目并组织实施。

### 要点三　医疗卫生机构和人员

医疗卫生机构是指基层医疗卫生机构、医院和专业公共卫生机构等。

基层医疗卫生机构是指乡镇卫生院、社区卫生服务中心(站)、村卫生室、医务室、门诊部和诊所等。基层医疗卫生机构主要提供预防、保健、健康教育、疾病管理，为居民建立健康档案，常见病、多发病的诊疗以及部分疾病的康复、护理，接收医院转诊患者，向医院转诊超出自身服务能力的患者等基本医疗卫生服务。

医院主要提供疾病诊治，特别是急危重症和疑难病症的诊疗，突发事件医疗处置和救援以及健康教育等医疗卫生服务，并开展医学教育、医疗卫生人员培训、医学科学研究和对基层医疗卫生机构的业务指导等工作。

专业公共卫生机构是指疾病预防控制中心、专科疾病防治机构、健康教育机构、急救中心(站)和血站等。专业公共卫生机构主要提供传染病、慢性非传染性疾病、职业病、地方病等疾病预防控制和健康教育、妇幼保健、精神卫生、院前急救、采供血、食品安全风险监测评估、出生缺陷防治等公共卫生服务。

按照是否营利，医疗卫生机构可分为营利性与非营利性两类。医疗卫生服务体系以非营利性医疗卫生机构为主体、营利性医疗卫生机构为补充。

医疗卫生人员是指执业医师、执业助理医师、注册护士、药师(士)、检验技师(士)、影像技师(士)和乡村医生等卫生专业人员。

### 要点四　健康促进

各级人民政府应当加强健康教育工作及其专业人才培养，建立健康知识和技能核心信息发布制度，普及健康科学知识，向公众提供科学、准确的健康信息。

医疗卫生、教育、体育、宣传等机构，基层群众性自治组织和社会组织应当开展健康知识的宣传和普及。

医疗卫生人员在提供医疗卫生服务时，应当对患者开展健康教育。健康知识的宣传应当科学、准确。

### 要点五 资金保健与监督管理

国家建立以基本医疗保险为主体，商业健康保险、医疗救助、职工互助医疗和医疗慈善服务等为补充的、多层次的医疗保障体系。

基本医疗服务费用主要由基本医疗保险基金和个人支付。

基本医疗保险基金支付范围由国务院医疗保障主管部门组织制定，并应当听取国务院卫生健康主管部门、中医药主管部门、药品监督管理部门、财政部门等的意见。

国家建立健全基本医疗保险经办机构与协议定点医疗卫生机构之间的协商谈判机制，科学合理确定基本医疗保险基金支付标准和支付方式。

县级以上人民政府医疗保障主管部门对纳入基本医疗保险基金支付范围的医疗服务行为和医疗费用加强监督管理，确保基本医疗保险基金合理使用、安全可控。

### 要点六 法律责任

行政机关、医疗机构、医疗卫生人员的法律责任。

**1. 行政机关的法律责任** 地方各级人民政府、县级以上人民政府卫生健康主管部门和其他有关部门，滥用职权、玩忽职守、徇私舞弊的，对直接负责的主管人员和其他直接责任人员依法给予处分。

**2. 医疗机构的法律责任**

（1）未取得医疗机构执业许可证擅自执业的，由县级以上人民政府卫生健康主管部门责令停止执业活动，没收违法所得和药品、医疗器械，并处违法所得5倍以上20倍以下的罚款，违法所得不足1万元的，按1万元计算。

（2）伪造、变造、买卖、出租、出借医疗机构执业许可证的，由县级以上人民政府卫生健康主管部门责令改正，没收违法所得，并处违法所得5倍以上15倍以下的罚款，违法所得不足1万元的，按1万元计算；情节严重的，吊销医疗机构执业许可证。

（3）有下列行为之一的，由县级以上人民政府卫生健康主管部门责令改正，没收违法所得，并处违法所得2倍以上10倍以下的罚款，违法所得不足1万元的，按1万元计算；对直接负责的主管人员和其他直接责任人员依法给予处分：①政府举办的医疗卫生机构与其他组织投资设立非独立法人资格的医疗卫生机构。②医疗卫生机构对外出租、承包医疗科室。③非营利性医疗卫生机构向出资人、举办者分配或者变相分配收益。

（4）违反医疗管理的法律责任：医疗卫生机构等的医疗信息安全制度、保障措施不健全，导致医疗信息泄露，或者医疗质量管理和医疗技术管理制度、安全措施不健全的，由县级以上人民政府卫生健康等主管部门责令改正，给予警告，并处1万元以上5万元以下的罚款；情节严重的，可以责令停止相应执业活动，对直接负责的主管人员和其他直接责任人员依法追究法律责任。

**3. 医疗卫生人员的法律责任** 医疗卫生人员有下列行为之一的，由县级以上人民政府卫生健康主管部门给予行政处罚或处分：①利用职务之便索要、非法收受财物或者牟取其他不正当利益。②泄露公民个人健康信息。③在开展医学研究或提供医疗卫生服务过程中未按照规定履行告知义务或者违反医学伦理规范。

## 细目二 《中华人民共和国医师法》

### 要点一 医师的基本要求与职责

**1. 执业医师享有的权利**

（1）在注册的执业范围内，按照有关规范进行医学诊查、疾病调查、医学处置、出具相应的医学证明文件，选择合理的医疗、预防、保健方案。

（2）获取劳动报酬，享受国家规定的福利待遇，按照规定参加社会保险并享受相应待遇。

（3）获得符合国家规定标准的执业基本条件和职业防护装备。

（4）从事医学教育、研究、学术交流。

（5）参加专业培训，接受继续医学教育。

（6）对所在医疗卫生机构和卫生健康主管部门的工作提出意见和建议，依法参与所在机构的民主管理。

（7）法律、法规规定的其他权利。

**2. 医师在执业活动应履行的义务**

（1）树立敬业精神，恪守职业道德，履行医师职责，尽职尽责救治患者，执行疫情防控等公共卫生措施。

（2）遵循临床诊疗指南，遵守临床技术操作规范和医学伦理规范等。

（3）尊重、关心、爱护患者，依法保护患者隐私和个人信息。

（4）努力钻研业务，更新知识，提高医学专业技术能力和水平，提升医疗卫生服务质量。

（5）宣传推广与岗位相适应的健康科普知识，对患者及公众进行健康教育和健康指导。

（6）法律、法规规定的其他义务。

## 要点二　执业注册

**1. 国家实行医师执业注册制度**　取得医师资格的，可以向所在地县级以上地方人民政府卫生健康主管部门申请注册。医师经注册后，可以在医疗卫生机构中按照注册的执业地点、执业类别、执业范围执业，从事相应的医疗卫生服务。

**2. 未注册取得医师执业证书**　不得从事医师执业活动。

**3. 不予注册的情形**　有下列情形之一的，不予注册。

（1）无民事行为能力或者限制民事行为能力。

（2）受刑事处罚，刑罚执行完毕不满 2 年或者被依法禁止从事医师职业的期限未满。

（3）被吊销医师执业证书不满 2 年。

（4）因医师定期考核不合格被注销注册不满 1 年。

（5）法律、行政法规规定不得从事医疗卫生服务的其他情形。

**4. 变更注册**　医师变更执业地点、执业类别、执业范围等注册事项的，应当依照《中华人民共和国医师法》（以下简称《医师法》）规定到准予注册的卫生健康主管部门办理变更注册手续。

**5. 重新注册**　中止医师执业活动 2 年以上或者《医师法》规定不予注册的情形消失，申请重新执业的，应当由县级以上人民政府卫生健康主管部门或者其委托的医疗卫生机构、行业组织考核合格，并依照《医师法》规定重新注册。

## 要点三　执业规则

医师在执业活动中应当遵守下列规则。

1. 医师实施医疗、预防、保健措施，签署有关医学证明文件，必须亲自诊查、调查，并按照规定及时填写病历等医学文书，不得隐匿、伪造、篡改或者擅自销毁病历等医学文书及有关资料。医师不得出具虚假医学证明文件以及与自己执业范围无关或者与执业类别不相符的医学证明文件。

2. 对需要紧急救治的患者，医师应当采取紧急措施进行诊治，不得拒绝急救处置。

3. 医师应当使用经依法批准或者备案的药品、消毒药剂、医疗器械，采用合法、合规、科学的诊疗方法。除按照规范用于诊断治疗外，不得使用麻醉药品、医疗用毒性药品、精神药品、放射性药品等。

4. 医师在诊疗活动中应当向患者说明病情、医疗措施和其他需要告知的事项。需要实施手术、特殊检查、特殊治疗的，医师应当及时向患者具体说明医疗风险、替代医疗方案等情况，并取得其明确同意；不能或者不宜向患者说明的，应当向患者的近亲属说明，并取得其明确同意。医师开展药物、医疗器械临床试验和其他医学临床研究应当符合国家有关规定，遵守医学伦理规范，依法通过伦理审查，取得书面知情同意。

5. 医师不得利用职务之便，索要、非法收受财物或者牟取其他不正当利益；不得对患者实施不必要的检查、治疗。

6. 遇有自然灾害、事故灾难、公共卫生事件和社会安全事件等严重威胁人民生命健康的突发事件时，医师应当服从县级以上人民政府卫生健康主管部门的调遣。

7. 在执业活动中有下列情形之一的，医师应当按照有关规定及时向所在医疗卫生机构或者有关部门、机构报告：①发现传染病、突发不明原因疾病或者异常健康事件。②发生或者发现医疗事故。③发现可能与药品、医疗器械有关的不良反应或者不良事件。④发现假药或者劣药。⑤发现患者涉嫌伤害事件或者非正常死亡。⑥法律、法规规定的其他情形。

8. 执业助理医师应当在执业医师的指导下，在医疗卫生机构中按照注册的执业类别、执业范围执业。在乡、民族乡、镇和村医疗卫生机构以及艰苦边远地区县级医疗卫生机构中执业的执业助理医师,可以根据医疗卫生服务情况和本人实践经验,独立从事一般的执业活动。

## 要点四 考核和培训

1. 县级以上人民政府卫生健康主管部门或者其委托的医疗卫生机构、行业组织应当按照医师执业标准,对医师的业务水平、工作业绩和职业道德状况进行考核。

2. 受委托的机构或者组织应当将医师考核结果报准予注册的卫生健康主管部门备案。

3. 省级以上人民政府卫生健康主管部门负责指导、检查和监督医师考核工作。

4. 对考核不合格的医师,县级以上人民政府卫生健康主管部门应当责令其暂停执业活动3个月至6个月,并接受相关专业培训。暂停执业活动期满,再次进行考核,对考核合格的,允许其继续执业。

5. 医师有下列情形之一的,按照国家有关规定给予表彰、奖励:①在执业活动中,医德高尚,事迹突出。②在医学研究、教育中开拓创新,对医学专业技术有重大突破,做出显著贡献。③遇有突发事件时,在预防预警、救死扶伤等工作中表现突出。④长期在艰苦边远地区的县级以下医疗卫生机构努力工作。⑤在疾病预防控制、健康促进工作中做出突出贡献。⑥法律、法规规定的其他情形。

6. 县级以上人民政府卫生健康主管部门和其他有关部门应当制定医师培训计划,采取多种形式对医师进行分级分类培训,为医师接受继续医学教育提供条件。

7. 县级以上人民政府应当采取有力措施,优先保障基层、欠发达地区和民族地区的医疗卫生人员接受继续医学教育。

8. 医疗卫生机构应当合理调配人力资源,按照规定和计划保证本机构医师接受继续医学教育。

## 要点五 法律责任

1. 以不正当手段取得医师资格证书或者医师执业证书的,由发给证书的卫生健康主管部门予以撤销,3年内不受理其相应申请。

2. 医师在执业活动中有下列行为之一的,由县级以上人民政府卫生健康主管部门责令改正,给予警告;情节严重的,责令暂停6个月以上1年以下执业活动直至吊销医师执业证书:①在提供医疗卫生服务或者开展医学临床研究中,未按照规定履行告知义务或者取得知情同意。②对需要紧急救治的患者,拒绝急救处置,或者由于不负责任延误诊治。③遇有自然灾害、事故灾难、公共卫生事件和社会安全事件等严重威胁人民生命健康的突发事件时,不服从卫生健康主管部门调遣。④未按照规定报告有关情形。⑤违反法律、法规、规章或者执业规范,造成医疗事故或者其他严重后果。

3. 医师在执业活动中有下列行为之一的,由县级以上人民政府卫生健康主管部门责令改正,给予警告,没收违法所得,并处1万元以上3万元以下的罚款;情节严重的,责令暂停6个月以上1年以下执业活动直至吊销医师执业证书:①泄露患者隐私或者个人信息;②出具虚假医学证明文件,或者未经亲自诊查、调查,签署诊断、治疗、流行病学等证明文件或者有关出生、死亡等证明文件;③隐匿、伪造、篡改或者擅自销毁病历等医学文书及有关资料;④未按照规定使用麻醉药品、医疗用毒性药品、精神药品、放射性药品等;⑤利用职务之便,索要、非法收受财物或者牟取其他不正当利益,或者违反诊疗规范,对患者实施不必要的检查、治疗造成不良后果;⑥开展禁止类医疗技术临床应用。

4. 医师未按照注册的执业地点、执业类别、执业范围执业的,由县级以上人民政府卫生健康主管部门或者中医药主管部门责令改正,给予警告,没收违法所得,并处1万元以上3万元以下的罚款;情节严重的,责令暂停6个月以上1年以下执业活动直至吊销医师执业证书。

5. 严重违反医师职业道德、医学伦理规范,造成恶劣社会影响的,由省级以上人民政府卫生健康主管部门吊销医师执业证书或者责令停止非法执业活动,5年直至终身禁止从事医疗卫生服务或者医学临床研究。

6. 非医师行医的,由县级以上人民政府卫生健康主管部门责令停止非法执业活动,没收违法所得和药品、医疗器械,并处违法所得2倍以上10倍以下的罚款,违法所得不足1万元的,按1万元计算。

7. 违反《医师法》规定,构成犯罪的,依法追究刑事责任;造成人身、财产损害的,依法承担民事责任。

## 细目三 《中华人民共和国传染病防治法》

### 要点一 传染病防治方针与原则

1. 国家对传染病防治实行预防为主的方针。

2. 传染病防治管理原则是“防治结合、分类管理、依靠科学、依靠群众”。

### 要点二 法定传染病的分类

根据传染病病种的传播方式、速度及对人类危害程度的不同,《中华人民共和国传染病防治法》(以下简称《传染病防治法》)将法定管理的传染病分为甲类、乙类和丙类 3 类。

1. 甲类传染病是指鼠疫、霍乱。

2. 乙类传染病是指严重急性呼吸综合征(传染性非典型肺炎)、艾滋病、病毒性肝炎、脊髓灰质炎、人感染高致病性禽流感、麻疹、流行性出血热、狂犬病、流行性乙型脑炎、登革热、炭疽、细菌性和阿米巴性痢疾、肺结核、伤寒和副伤寒、流行性脑脊髓膜炎、百日咳、白喉、新生儿破伤风、猩红热、布鲁菌病、淋病、梅毒、钩端螺旋体病、血吸虫病、疟疾。

3. 丙类传染病是指流行性感冒、流行性腮腺炎、风疹、急性出血性结膜炎、麻风病、流行性和地方性斑疹伤寒、黑热病、包虫病、丝虫病,除霍乱、细菌性和阿米巴性痢疾、伤寒和副伤寒以外的感染性腹泻病。

国务院卫生行政部门根据传染病暴发、流行情况和危害程度,可以决定增加、减少或者调整乙类、丙类传染病病种并予以公布。

2008 年 5 月 2 日,卫生部决定将手足口病列入《传染病防治法》规定的丙类传染病进行管理。2009 年 4 月 30 日,经国务院批准,卫生部发布公告将甲型 H1N1 流感纳入乙类传染病,并采取甲类传染病的预防、控制措施。2013 年 10 月 28 日,国家卫生和计划生育委员会发布《关于调整部分法定传染病病种管理工作的通知》,将人感染 H7N9 禽流感纳入乙类传染病,将甲型 H1N1 流感从乙类传染病调整为丙类传染病,并纳入流行性感冒进行管理;解除对人感染高致病性禽流感采取的甲类传染病预防、控制措施。2020 年 1 月 20 日,经国务院批准,国家卫生健康委员会发布公告,将新型冠状病毒感染纳入乙类传染病,并采取甲类传染病的预防、控制措施。2022 年 12 月 26 日,国务院应对新型冠状病毒感染疫情联防联控机制综合组,发布《关于对新型冠状病毒感染实施“乙类乙管”的总体方案》,明确指出:2023 年 1 月 8 日起,对新型冠状病毒感染实施“乙类乙管”。2023 年 9 月 20 日,国家卫生健康委员会发布公告将猴痘纳入乙类传染病进行管理,采取乙类传染病的预防、控制措施。

目前,对乙类传染病中的传染性非典型肺炎、炭疽中的肺炭疽采取《传染病防治法》所称甲类传染病的预防、控制措施。其他乙类传染病和突发原因不明的传染病需要采取《传染病防治法》所称甲类传染病的预防、控制措施的,由国务院卫生行政部门及时报经国务院批准后予以公布、实施。

### 要点三 传染病预防

**1. 传染病预防的相关制度**

(1)国家实行有计划的预防接种制度。用于预防接种的疫苗必须符合国家质量标准。国家对儿童实行预防接种证制度。国家免疫规划项目的预防接种实行免费。

(2)国家建立传染病监测制度。各级疾病预防控制机构对传染病的发生、流行以及影响其发生、流行的因素进行监测。

(3)国家建立传染病预警制度。国务院卫生行政部门和省、自治区、直辖市人民政府根据传染病发生、流行趋势的预测,及时发出传染病预警,根据情况予以公布。

(4)县级以上地方人民政府应当制定传染病预防、控制预案,报上一级人民政府备案。

(5)国家建立传染病菌种、毒种库。对可能导致甲类传染病传播的以及国务院卫生行政部门规定的菌种、毒种和传染病检测样本,确需采集、保藏、携带、运输和使用的,须经省级以上人民政府卫生行政部门批准。

**2. 医疗机构和疾病预防控制机构在传染病预防中的职责**

(1)医疗机构必须严格执行国务院卫生行政部门规定的管理制度、操作规范,防止传染病的医源性感染和医院感染。医疗机构应当确定专门的部门或者人员，承担传染病疫情报告，本单位的传染病预防、控制以及责任区域内的传染病预防工作；承担医疗活动中与医院感染有关的危险因素监测、安全防护、消毒、隔离和医疗废物处置工作。

（2）疾病预防控制机构应当指定专门人员负责对医疗机构内传染病预防工作进行指导、考核，开展流行病学调查。

（3）疾病预防控制机构、医疗机构的实验室和从事病原微生物实验的单位应当符合国家规定的条件和技术标准，建立严格的监督管理制度，对传染病病原体样本按照规定的措施实行严格监督管理，严防传染病病原体的实验室感染和病原微生物的扩散。

（4）疾病预防控制机构、医疗机构使用血液和血液制品必须遵守国家有关规定，防止因输入血液、使用血液制品引起经血液传播疾病的发生。

## 要点四 疫情报告、通报和公布

**1. 传染病疫情报告、通报**

（1）疾病预防控制机构、医疗机构和采供血机构及其执行职务的人员发现《传染病防治法》规定的传染病疫情或者发现其他传染病暴发、流行以及突发原因不明的传染病时，应当遵循疫情报告属地管理原则，按照国务院规定的或者国务院卫生行政部门规定的内容、程序、方式和时限报告。

任何单位和个人发现传染病患者或者疑似传染病患者时，应当及时向附近的疾病预防控制机构或者医疗机构报告。

（2）县级以上地方人民政府卫生行政部门应当及时向本行政区域内的疾病预防控制机构和医疗机构通报传染病疫情以及监测、预警的相关信息。接到通报的疾病预防控制机构和医疗机构应当及时告知本单位的有关人员。

（3）毗邻的及相关的地方人民政府卫生行政部门，应当及时互相通报本行政区域的传染病疫情以及监测、预警的相关信息。

**2. 疫情信息公布制度**

（1）国务院卫生行政部门定期公布全国传染病疫情信息。省、自治区、直辖市人民政府卫生行政部门定期公布本行政区域的传染病疫情信息。

（2）传染病暴发、流行时，国务院卫生行政部门负责向社会公布传染病疫情信息，并可以授权省、自治区、直辖市人民政府卫生行政部门向社会公布本行政区域的传染病疫情信息。

## 要点五 疫情控制措施

**1. 医疗机构发现传染病时应采取的措施**

（1）医疗机构发现甲类传染病时，应当及时采取下列措施：①对患者、病原携带者予以隔离治疗，隔离期限根据医学检查结果确定；②对疑似患者，确诊前在指定场所单独隔离治疗；③对医疗机构内的患者、病原携带者、疑似患者的密切接触者，在指定场所进行医学观察和采取其他必要的预防措施。

拒绝隔离治疗或者隔离期未满擅自脱离隔离治疗的，可以由公安机关协助医疗机构采取强制隔离治疗措施。

（2）医疗机构发现乙类或者丙类传染病患者，应当根据病情采取必要的治疗和控制传播措施。

（3）医疗机构对本单位内被传染病病原体污染的场所、物品以及医疗废物，必须依照法律、法规的规定实施消毒和无害化处置。

**2. 疾病预防控制机构发现传染病疫情或接到传染病疫情报告时应采取的措施**

（1）对传染病疫情进行流行病学调查，根据调查情况提出划定疫点、疫区的建议，对被污染的场所进行卫生处理，对密切接触者，在指定场所进行医学观察和采取其他必要的预防措施，并向卫生行政部门提出疫情控制方案。

（2）传染病暴发、流行时，对疫点、疫区进行卫生处理，向卫生行政部门提出疫情控制方案，并按照卫生行政部门的要求采取措施。

（3）指导下级疾病预防控制机构实施传染病预防、控制措施，组织、指导有关单位对传染病疫情的处理。

**3. 政府部门在传染病发生时应采取的紧急措施**

（1）传染病暴发、流行时，县级以上地方人民政府应当立即组织力量，按照预防、控制预案进行防治，切断传染病的传播途径，必要时，报经上一级人民政府决定，可以采取下列紧急措施并予以公告：①限制或者停止集市、影剧院演出或者其他人群聚集的活动；②停工、停业、停课；③封闭或者封存被传染病病原体污染的公共饮用水源、食品以及相关物品；④控制或者扑杀染疫野生动物、家畜家禽；⑤封闭可能造成传染病扩散的场所。

上级人民政府接到下级人民政府关于采取前款所列紧急措施的报告时，应当即时作出决定。紧急措施的解除，由原决定机关决定并宣布。

（2）甲类、乙类传染病暴发、流行时，县级以上地方人民政府报经上一级人民政府决定，可以宣布本行政区域部分或者全部为疫区；国务院可以决定并宣布跨省、自治区、直辖市的疫区。

省级人民政府可以决定对本行政区域内的甲类传染病疫区实施封锁；但封锁大、中城市的疫区或者封锁跨省、自治区、直辖市的疫区，以及封锁疫区导致中断干线交通或者封锁国境的，由国务院决定。

### 要点六　医疗救治

医疗机构应当对传染病患者或者疑似传染病患者提供医疗救护、现场救援和接诊治疗，书写病历记录以及其他有关资料，并妥善保管；实行传染病预检、分诊制度；对传染病患者、疑似传染病患者，应当引导至相对隔离的分诊点进行初诊。

医疗机构不具备相应救治能力的，应当将患者及其病历记录复印件一并转至具备相应救治能力的医疗机构。

### 要点七　法律责任

1. 医疗机构违反《传染病防治法》规定，有下列情形之一的，由县级以上人民政府卫生行政部门责令改正，通报批评，给予警告；造成传染病传播、流行或者其他严重后果的，对负有责任的主管人员和其他直接责任人员，依法给予降级、撤职、开除的处分，并可以依法吊销有关责任人员的执业证书；构成犯罪的，依法追究刑事责任。

（1）未按照规定承担本单位的传染病预防、控制工作，医院感染控制任务和责任区域内的传染病预防工作的。

（2）未按照规定报告传染病疫情，或者隐瞒、谎报、缓报传染病疫情的。

（3）发现传染病疫情时，未按照规定对传染病患者、疑似传染病患者提供医疗救护、现场救援、接诊、转诊的，或者拒绝接受转诊的。

（4）未按照规定对本单位内被传染病病原体污染的场所、物品以及医疗废物实施消毒或者无害化处置的。

（5）未按照规定对医疗器械进行消毒，或者对按照规定一次使用的医疗器具未予销毁，再次使用的。

（6）在医疗救治过程中未按照规定保管医学记录资料的。

（7）故意泄露传染病患者、病原携带者、疑似传染病患者、密切接触者涉及个人隐私的有关信息、资料的。

2. 单位或个人违反《传染病防治法》规定，导致传染病传播、流行，给他人人身、财产造成损害的，应依法承担民事责任。

## 细目四　《突发公共卫生事件应急条例》

### 要点一　突发公共卫生事件的预防与应急准备

**1. 突发公共卫生事件应急预案的制定与预案的主要内容**

（1）突发公共卫生事件应急预案的制定：国务院卫生行政主管部门按照分类指导、快速反应的要求，制定全国突发公共卫生事件应急预案，报请国务院批准。

省、自治区、直辖市人民政府根据全国突发公共卫生事件应急预案，结合本地实际情况，制定本行政区域的突发公共卫生事件应急预案。

（2）全国突发公共卫生事件应急预案应包括的主要内容：①突发公共卫生事件应急处理指挥部的组成和相关部门的职责。②突发公共卫生事件的监测与预警。③突发公共卫生事件信息的收集、分析、报告、通报制度。④突发公共卫生事件应急处理技术和监测机构及其任务。⑤突发公共卫生事件的分级和应急处理工作方案。⑥突发公共卫生事件预防、现场控制，应急设施、设备、救治药品和医疗器械以及其他物资和技术的储备与调度。⑦突发公共卫生事件应急处理专业队伍的建设和培训。

**2. 突发公共卫生事件预防控制体系**

（1）国家建立统一的突发公共卫生事件预防控制体系。

（2）县级以上人民政府建立和完善突发公共卫生事件监测与预警系统。

（3）县级以上人民政府卫生行政主管部门指定机构负责开展突发公共卫生事件的日常监测。

## 要点二 报告与信息发布

**1. 突发公共卫生事件应急报告制度与报告情形**

（1）国家建立突发公共卫生事件应急报告制度：国务院卫生行政主管部门制定突发公共卫生事件应急报告规范，建立重大、紧急疫情信息报告系统。

（2）突发公共卫生事件的报告情形和报告时限要求：突发公共卫生事件监测机构、医疗卫生机构和有关单位发现有下列情形之一的，应当在2小时内向所在地县级人民政府卫生行政主管部门报告；接到报告的卫生行政主管部门应当在2小时内向本级人民政府报告，并同时向上级人民政府卫生行政主管部门和国务院卫生行政主管部门报告：①发生或者可能发生传染病暴发、流行的。②发生或者发现不明原因的群体性疾病的。③发生传染病菌种、毒种丢失的。④发生或者可能发生重大食物和职业中毒事件的。

任何单位和个人对突发公共卫生事件，不得隐瞒、缓报、谎报或者授意他人隐瞒、缓报、谎报。

**2. 突发公共卫生事件的信息发布** 国务院卫生行政主管部门负责向社会发布突发公共卫生事件的信息。必要时，可以授权省、自治区、直辖市人民政府卫生行政主管部门向社会发布本行政区域内突发公共卫生事件的信息。信息发布应当及时、准确、全面。

## 要点三 应急处理

**1. 应急预案的启动** 在全国范围内或者跨省、自治区、直辖市范围内启动全国突发公共卫生事件应急预案，由国务院卫生行政主管部门报国务院批准后实施。省、自治区、直辖市启动突发公共卫生事件应急预案，由省、自治区、直辖市人民政府决定，并向国务院报告。

**2. 应急预案的实施**

（1）医疗卫生机构、监测机构和科学研究机构，应当服从突发公共卫生事件应急处理指挥部的统一指挥，相互配合、协作，集中力量开展相关的科学研究工作。

（2）根据突发公共卫生事件应急处理的需要，突发公共卫生事件应急处理指挥部有权紧急调集人员、储备的物资、交通工具以及相关设施、设备；必要时，对人员进行疏散或者隔离，并可以依法对传染病疫区实行封锁。

（3）参加突发公共卫生事件应急处理的工作人员，应当按照预案的规定，采取卫生防护措施，并在专业人员的指导下进行工作。

（4）医疗卫生机构应采取的措施：医疗卫生机构应当对因突发公共卫生事件致病的人员提供医疗救护和现场救援，对就诊患者必须接诊治疗，并书写详细、完整的病历记录；对需要转送的患者，应当按照规定将患者及其病历记录的复印件转送至接诊的或者指定的医疗机构。

医疗卫生机构内应当采取卫生防护措施，防止交叉感染和污染。

医疗卫生机构应当对传染病患者密切接触者采取医学观察措施。

医疗机构收治传染病患者、疑似传染病患者，应当依法报告所在地的疾病预防控制机构。

（5）有关部门、医疗卫生机构应当对传染病做到早发现、早报告、早隔离、早治疗，切断传播途径，防止扩散。

## 要点四 法律责任

**1. 医疗卫生机构违反条例规定应追究的法律责任** 医疗卫生机构有下列行为之一的，由卫生行政主管部门责令改正、通报批评、给予警告；情节严重的，吊销医疗机构执业许可证；对主要负责人、负有责任的主管人员和其他直接责任人员依法给予降级或者撤职的纪律处分；造成传染病传播、流行或者对社会公众健康造成其他严重危害后果的，依法给予开除的行政处分；构成犯罪的，依法追究刑事责任：①未依照本条例的规定履行报告职责，隐瞒、缓报或者谎报的。②未依照本条例的规定及时采取控制措施的。③未依照本条例的规定履行突发公共卫生事件监测职责的。④拒绝接诊患者的。⑤拒不服从突发公共卫生事件应急处理指挥部调度的。

**2. 在突发公共卫生事件处理工作中，有关单位和个人未履行职责应承担的法律责任** 在突发公共卫生事件应急处理工作中，有关单位和个人未依照本条例的规定履行报告职责，隐瞒、缓报或者谎报，阻碍突发公共卫生事件应急处理工作人员执行职务,拒绝国务院卫生行政主管部门或者其他有关部门指定的专业技术机构进入突发公共卫生事件现场,或者不配合调查、采样、技术分析和检验的,对有关责任人员依法给予行政处分或者纪律处分;触犯《中华人民共和国治安管理处罚法》,构成违反治安管理行为的,由公安机关依法予以处罚;构成犯罪的,依法追究刑事责任。

3. **在突发公共卫生事件发生期间扰乱公共秩序应追究的法律责任** 在突发公共卫生事件发生期间,散布谣言、哄抬物价、欺骗消费者,扰乱社会秩序、市场秩序的,由公安机关或者工商行政管理部门依法给予行政处罚;构成犯罪的,依法追究刑事责任。

## 细目五 《医疗机构管理条例》及其实施细则

### 要点一 医疗机构执业

1. 未取得医疗机构执业许可证或者未经备案,不得开展诊疗活动。

2. 医疗机构执业,必须遵守有关法律、法规和医疗技术规范。

3. 医疗机构必须按照核准登记或者备案的诊疗科目开展诊疗活动。

4. 医疗机构不得使用非卫生技术人员从事医疗卫生技术工作。

5. 医疗机构工作人员上岗工作,必须佩戴载有本人姓名、职务或者职称的标牌。

6. 医疗机构对危重患者应当立即抢救。对限于设备或者技术条件不能诊治的患者,应当及时转诊。

7. 未经医师(士)亲自诊查患者,医疗机构不得出具疾病诊断书、健康证明书或者死亡证明书等证明文件;未经医师(士)、助产人员亲自接产,医疗机构不得出具出生证明书或者死产报告书。

8. 医疗机构对传染病、精神病、职业病等患者的特殊诊治和处理,应当按照国家有关法律、法规的规定办理。

9. 发生重大灾害、事故、疾病流行或者其他意外情况时,医疗机构及其卫生技术人员必须服从县级以上人民政府卫生行政部门的调遣。

### 要点二 登记和校验

1. 医疗机构执业,必须进行登记,领取医疗机构执业许可证;诊所按照国务院卫生行政部门的规定向所在地的县级人民政府卫生行政部门备案后,可以执业。

2. 医疗机构执业登记的事项:①类别、名称、地址、法定代表人或者主要负责人。②所有制形式。③注册资金(资本)。④服务方式。⑤诊疗科目。⑥房屋建筑面积、床位(牙椅)。⑦服务对象。⑧职工人数。⑨执业许可证登记号(医疗机构代码)。⑩省、自治区、直辖市卫生行政部门规定的其他登记事项。

3. 医疗机构改变名称、场所、主要负责人、诊疗科目、床位,必须向原登记机关办理变更登记或者向原备案机关备案。

4. 医疗机构执业许可证不得伪造、涂改、出卖、转让、出借。医疗机构执业许可证遗失的,应当及时申明,并向原登记机关申请补发。

5. 医疗机构歇业,必须向原登记机关办理注销登记或者向原备案机关备案。经登记机关核准后,收缴医疗机构执业许可证。医疗机构非因改建、扩建、迁建原因停业超过 1 年的,视为歇业。

6. 床位不满 100 张的医疗机构,其医疗机构执业许可证每年校验 1 次;床位在 100 张以上的医疗机构,其医疗机构执业许可证每 3 年校验 1 次。校验由原登记机关办理。

### 要点三 法律责任

1. 未取得医疗机构执业许可证擅自执业的,由县级以上人民政府卫生健康主管部门责令停止执业活动,没收违法所得和药品、医疗器械,并处违法所得 5 倍以上 20 倍以下的罚款,违法所得不足 1 万元的,按 1 万元计算。

2. 逾期不校验医疗机构执业许可证仍从事诊疗活动的,由县级以上人民政府卫生行政部门责令其限期补办校验手续;拒不校验的,吊销其医疗机构执业许可证。

3. 出卖、转让、出借医疗机构执业许可证的,由县级以上人民政府卫生健康主管部门责令改正,没收违法所得,并处违法所得 5 倍以上 15 倍以下的罚款,违法所得不足 1 万元的,按 1 万元计算;情节严重的,吊销医疗机构执业许可证。

4. 诊疗活动超出登记或者备案范围的，由县级以上人民政府卫生行政部门予以警告，责令其改正，没收违法所得，并可以根据情节处以1万元以上10万元以下的罚款；情节严重的，吊销其医疗机构执业许可证或者责令其停止执业活动。

5. 使用非卫生技术人员从事医疗卫生技术工作的，由县级以上人民政府卫生行政部门责令其限期改正，并可以处以1万元以上10万元以下的罚款；情节严重的，吊销其医疗机构执业许可证或者责令其停止执业活动。

6. 出具虚假证明文件的，由县级以上人民政府卫生行政部门予以警告；对造成危害后果的，可以处以1万元以上10万元以下的罚款；对直接责任人员由所在单位或者上级机关给予行政处分。

# 细目六　《医疗纠纷预防和处理条例》

## 要点一　处理医疗纠纷的原则

处理医疗纠纷，应当遵循公平、公正、及时的原则，实事求是，依法处理。

## 要点二　医疗纠纷的预防

1. 医疗机构及其医务人员在诊疗活动中应严格遵守医疗卫生法律、法规、规章和诊疗相关规范、常规，恪守职业道德。

医疗机构应当对其医务人员进行医疗卫生法律、法规、规章和诊疗相关规范、常规的培训，并加强职业道德教育。

2. 医疗机构应当按照国务院卫生主管部门制定的医疗技术临床应用管理规定，开展与其技术能力相适应的医疗技术服务，保障临床应用安全，降低医疗风险；采用医疗新技术的，应当开展技术评估和伦理审查，确保安全有效、符合伦理。

3. 医疗机构应当依照有关法律、法规的规定，严格执行药品、医疗器械、消毒药剂、血液等的进货查验、保管等制度。禁止使用无合格证明文件、过期等不合格的药品、医疗器械、消毒药剂、血液等。

4. 医务人员在诊疗活动中应当向患者说明病情和医疗措施。需要实施手术，或者开展临床试验等存在一定危险性、可能产生不良后果的特殊检查、特殊治疗的，医务人员应当及时向患者说明医疗风险、替代医疗方案等情况，并取得其书面同意；在患者处于昏迷等无法自主作出决定的状态或者病情不宜向患者说明等情形下，应当向患者的近亲属说明，并取得其书面同意。

紧急情况下不能取得患者或者其近亲属意见的，经医疗机构负责人或者授权的负责人批准，可以立即实施相应的医疗措施。

5. 开展手术、特殊检查、特殊治疗等具有较高医疗风险的诊疗活动，医疗机构应当提前预备应对方案，主动防范突发风险。

6. 医疗机构及其医务人员应当按照国务院卫生主管部门的规定，填写并妥善保管病历资料。因紧急抢救未能及时填写病历的，医务人员应当在抢救结束后6小时内据实补记，并加以注明。

## 要点三　医疗纠纷的处理

1. **处理途径**　①双方自愿协商。②申请人民调解。③申请行政调解。④向人民法院提起诉讼。⑤法律、法规规定的其他途径。

2. **医疗机构应当告知患者或者其近亲属的事项**　①解决医疗纠纷的合法途径。②有关病历资料、现场实物封存和启封的规定。③有关病历资料查阅、复制的规定。

患者死亡的，还应当告知其近亲属有关尸检的规定。

3. 封存、启封病历资料的，应当在医患双方在场的情况下进行。封存的病历资料可以是原件，也可以是复制件，由医疗机构保管。病历尚未完成需要封存的，对已完成病历先行封存；病历按照规定完成后，再对后续完成部分进行封存。医疗机构应当对封存的病历开列封存清单，由医患双方签字或者盖章，各执一份。

4. 疑似因输液、输血、注射、用药等引起不良后果的，医患双方应当共同对现场实物进行封存、启封，封存的现场实物由医疗机构保管。需要检验的，应当由双方共同委托依法具有检验资格的检验机构进行检验；双方无法共同委托的，由医疗机构所在地县级人民政府卫生主管部门指定。

疑似输血引起不良后果，需要对血液进行封存保留的，医疗机构应当通知提供该血液的血站派员到场。

5. 患者死亡,医患双方对死因有异议的,应当在患者死亡后 48 小时内进行尸检;具备尸体冻存条件的,可以延长至 7 日。尸检应当经死者近亲属同意并签字,拒绝签字的,视为死者近亲属不同意进行尸检。不同意或者拖延尸检,超过规定时间,影响对死因判定的,由不同意或者拖延的一方承担责任。

6. 医患双方应当依法维护医疗秩序。任何单位和个人不得实施危害患者和医务人员人身安全、扰乱医疗秩序的行为。

医疗纠纷中发生涉嫌违反治安管理行为或者犯罪行为的,医疗机构应当立即向所在地公安机关报案。公安机关应当及时采取措施,依法处置,维护医疗秩序。

### 要点四 法律责任

1. 医疗机构篡改、伪造、隐匿、毁灭病历资料的,对直接负责的主管人员和其他直接责任人员,由县级以上人民政府卫生主管部门给予或者责令给予降低岗位等级或者撤职的处分,对有关医务人员责令暂停 6 个月以上 1 年以下执业活动;造成严重后果的,对直接负责的主管人员和其他直接责任人员给予或者责令给予开除的处分,对有关医务人员由原发证部门吊销执业证书;构成犯罪的,依法追究刑事责任。

2. 医疗机构将未通过技术评估和伦理审查的医疗新技术应用于临床的,由县级以上人民政府卫生主管部门没收违法所得,并处 5 万元以上 10 万元以下罚款,对直接负责的主管人员和其他直接责任人员给予或者责令给予降低岗位等级或者撤职的处分,对有关医务人员责令暂停 6 个月以上 1 年以下执业活动;情节严重的,对直接负责的主管人员和其他直接责任人员给予或者责令给予开除的处分,对有关医务人员由原发证部门吊销执业证书;构成犯罪的,依法追究刑事责任。

3. 医疗机构及其医务人员有下列情形之一的,由县级以上人民政府卫生主管部门责令改正,给予警告,并处 1 万元以上 5 万元以下罚款;情节严重的,对直接负责的主管人员和其他直接责任人员给予或者责令给予降低岗位等级或者撤职的处分,对有关医务人员可以责令暂停 1 个月以上 6 个月以下执业活动;构成犯罪的,依法追究刑事责任。

(1)未按规定制定和实施医疗质量安全管理制度。

(2)未按规定告知患者病情、医疗措施、医疗风险、替代医疗方案等。

(3)开展具有较高医疗风险的诊疗活动,未提前预备应对方案防范突发风险。

(4)未按规定填写、保管病历资料,或者未按规定补记抢救病历。

(5)拒绝为患者提供查阅、复制病历资料服务。

(6)未建立投诉接待制度、设置统一投诉管理部门或者配备专(兼)职人员。

(7)未按规定封存、保管、启封病历资料和现场实物。

(8)未按规定向卫生主管部门报告重大医疗纠纷。

(9)其他未履行《医疗纠纷预防和处理条例》规定义务的情形。

## 细目七 医疗损害责任
## (《中华人民共和国民法典》第七编第六章)

### 要点一 医疗机构承担赔偿责任的情形

1. 医务人员未尽到告知义务,造成患者损害的,医疗机构应当承担赔偿责任。

医务人员在诊疗活动中应当向患者说明病情和医疗措施。需要实施手术、特殊检查、特殊治疗的,医务人员应当及时向患者具体说明医疗风险、替代医疗方案等情况,并取得其明确同意;不能或者不宜向患者说明的,应当向患者的近亲属说明,并取得其明确同意。

2. 医务人员在诊疗活动中未尽到与当时的医疗水平相应的诊疗义务,造成患者损害的,医疗机构应当承担赔偿责任。

3. 因药品、消毒产品、医疗器械的缺陷,或者输入不合格的血液造成患者损害的,患者可以向药品上市许可持有人、生产者、血液提供机构请求赔偿,也可以向医疗机构请求赔偿。患者向医疗机构请求赔偿的,医疗机构赔偿后,有权向负有责任的药品上市许可持有人、生产者、血液提供机构追偿。

### 要点二　推定医疗机构有过错的情形

患者在诊疗活动中受到损害,有下列情形之一的,推定医疗机构有过错。①违反法律、行政法规、规章以及其他有关诊疗规范的规定。②隐匿或者拒绝提供与纠纷有关的病历资料。③遗失、伪造、篡改或者违法销毁病历资料。

### 要点三　医疗机构不承担赔偿责任的情形

患者在诊疗活动中受到损害,有下列情形之一的,医疗机构不承担赔偿责任:①患者或者其近亲属不配合医疗机构进行符合诊疗规范的诊疗。②医务人员在抢救生命垂危的患者等紧急情况下已经尽到合理诊疗义务。③限于当时的医疗水平难以诊疗。

但在患者或者其近亲属不配合医疗机构进行符合诊疗规范的诊疗情形中,医疗机构或者其医务人员也有过错的,应当承担相应的赔偿责任。

### 要点四　紧急情况医疗措施的实施

因抢救生命垂危的患者等紧急情况,不能取得患者或者其近亲属意见的,经医疗机构负责人或者授权的负责人批准,可以立即实施相应的医疗措施。

### 要点五　病历资料的书写、复制

1. 医疗机构及其医务人员应当按照规定填写并妥善保管住院志、医嘱单、检验报告、手术及麻醉记录、病理资料、护理记录等病历资料。

2. 患者要求查阅、复制上述病历资料的,医疗机构应当及时提供。

## 细目八　《医疗事故处理条例》

### 要点一　医疗事故的处理原则与基本要求

处理医疗事故应当遵循公开、公平、公正、及时、便民的原则,坚持实事求是的科学态度,做到事实清楚、定性准确、责任明确、处理恰当。

### 要点二　行政处理与监督

卫生行政部门应当依照本条例和有关法律、行政法规、部门规章的规定,对发生医疗事故的医疗机构和医务人员作出行政处理。

卫生行政部门接到医疗机构关于重大医疗过失行为的报告后,除责令医疗机构及时采取必要的医疗救治措施,防止损害后果扩大外,应当组织调查,判定是否属于医疗事故;对不能判定是否属于医疗事故的,应当依照本条例的有关规定交由负责医疗事故技术鉴定工作的医学会组织鉴定。

县级以上地方人民政府卫生行政部门应当按照规定逐级将当地发生的医疗事故以及依法对发生医疗事故的医疗机构和医务人员作出行政处理的情况,上报国务院卫生行政部门。

### 要点三　法律责任

医疗机构发生医疗事故的,由卫生行政部门根据医疗事故等级和情节给予警告;情节严重的,责令限期停业整顿直至由原发证部门吊销执业许可证,对负有责任的医务人员依照刑法关于医疗事故罪的规定,依法追究刑事责任;尚不够刑事处罚的,依法给予行政处分或者纪律处分。

对发生医疗事故的有关医务人员,除依照前款处罚外,卫生行政部门并可以责令暂停6个月以上1年以下执业活动;情节严重的,吊销其执业证书。

## 细目九　《中华人民共和国中医药法》

### 要点一　发展中医药事业的方针、基本原则与保障措施

1. **中西医并重的方针**　国家大力发展中医药事业,实行中西医并重的方针,建立符合中医药特点的管理制度,发挥中医药在我国医疗卫生与健康事业中的独特作用。

2. **继承与创新相结合的原则**　发展中医

药事业应当遵循中医药发展规律,坚持继承和创新相结合,保持和发挥中医药特色和优势,运用现代科学技术,促进中医药理论和实践的发展。国家鼓励中医西医相互学习,相互补充,协调发展,发挥各自优势,促进中西医结合。

3. **保障措施**

(1)政策支持和条件保障:县级以上人民政府应当为中医药事业发展提供政策支持和条件保障,将中医药事业发展经费纳入本级财政预算。县级以上人民政府及其有关部门制定基本医疗保险支付政策、药物政策等医药卫生政策,应当有中医药主管部门参加,注重发挥中医药的优势,支持提供和利用中医药服务。

(2)中医医疗服务收费:县级以上人民政府及其有关部门应当按照法定价格管理权限,合理确定中医医疗服务的收费项目和标准,体现中医医疗服务成本和专业技术价值。

(3)纳入基本医疗保险:县级以上地方人民政府有关部门应当按照国家规定,将符合条件的中医医疗机构纳入基本医疗保险定点医疗机构范围,将符合条件的中医诊疗项目、中药饮片、中成药和医疗机构中药制剂纳入基本医疗保险基金支付范围。

(4)中医药标准体系建设:国家加强中医药标准体系建设,根据中医药特点对需要统一的技术要求制定标准并及时修订。中医药国家标准、行业标准由国务院有关部门依据职责制定或者修订,并在其网站上公布,供公众免费查阅。

(5)与中医药有关的评审等活动的要求:开展法律、行政法规规定的与中医药有关的评审、评估、鉴定活动,应当成立中医药评审、评估、鉴定的专门组织,或者有中医药专家参加。

## 要点二　中医药服务

1. **政府在举办中医医疗机构方面的责任**　县级以上人民政府应当将中医医疗机构建设纳入医疗机构设置规划,举办规模适宜的中医医疗机构,扶持有中医药特色和优势的医疗机构发展。合并、撤销政府举办的中医医疗机构或者改变其中医医疗性质,应当征求上一级人民政府中医药主管部门的意见。

2. **设置中医药科室的要求**　政府举办的综合医院、妇幼保健机构和有条件的专科医院、社区卫生服务中心、乡镇卫生院,应当设置中医药科室;社会力量举办的医疗机构可根据自身情况决定是否设置中医药科室。县级以上人民政府应当采取措施,增强社区卫生服务站和村卫生室提供中医药服务的能力。

3. **中医医疗机构的登记**　举办中医医疗机构应当按照国家有关医疗机构管理的规定办理审批或备案手续,方可执业。

(1)中医医疗机构的审批。举办中医类医院、中医类门诊部应当按照国家有关医疗机构管理的规定办理审批手续,并遵守医疗机构管理及其实施细则的有关规定。

(2)中医诊所的备案。举办中医诊所的,应将诊所的名称、地址、诊疗范围、人员配备情况等报所在地县级人民政府中医药主管部门备案后即可开展执业活动。中医诊所应当按照备案的诊疗科目、技术开展诊疗活动。

4. 开展中医药服务,应当以中医药理论为指导,运用中医药技术方法,并符合国务院中医药主管部门制定的中医药服务基本要求。

中医医疗机构配备医务人员应当以中医药专业技术人员为主,主要提供中医药服务。

5. **中医从业人员**

(1)从事中医医疗活动的人员应当通过中医医师资格考试取得中医医师资格,并进行执业注册,方可从事中医服务活动。

(2)以师承方式学习中医或者经多年实践,医术确有专长的人员,按照《传统医学师承和确有专长人员医师资格考核考试办法》《中医医术确有专长人员医师资格考核注册管理暂行办法》规定,经省、自治区、直辖市人民政府中医药主管部门组织实践技能和效果考核合格后,即可取得中医医师资格;按照考核内容进行执业注册后,即可在注册的执业范围内从事中医医疗活动。

## 要点三　中药保护与发展

1. 国家建立道地中药材评价体系,支持道地中药材品种选育,扶持道地中药材生产基地建设,加强道地中药材生产基地生态环境保护,鼓励采取地理标志产品保护等措施保护道地中药材。

2. 采集、贮存中药材以及对中药材进行初加工,应当符合国家有关技术规范、标准和管理规定。

3. 在村医疗机构执业的中医医师、具备中药材知识和识别能力的乡村医生,按照国家有关规定可以自种、自采地产中药材并在其执业活动中使用。

4. 国家保护中药饮片传统炮制技术和工艺，支持应用传统工艺炮制中药饮片，鼓励运用现代科学技术开展中药饮片炮制技术研究。

5. 对市场上没有供应的中药饮片，医疗机构可以根据本医疗机构医师处方的需要，在本医疗机构内炮制、使用。医疗机构应当遵守中药饮片炮制的有关规定，对其炮制的中药饮片的质量负责，保证药品安全。医疗机构炮制中药饮片，应当向所在地设区的市级人民政府药品监督管理部门备案。

根据临床用药需要，医疗机构可以凭本医疗机构医师的处方对中药饮片进行再加工。

6. 国家保护传统中药加工技术和工艺，支持传统剂型中成药的生产，鼓励运用现代科学技术研究开发传统中成药。

7. 生产符合国家规定条件的来源于古代经典名方的中药复方制剂，在申请药品批准文号时，可以仅提供非临床安全性研究资料。

8. 国家鼓励医疗机构根据本医疗机构临床用药需要配制和使用中药制剂，支持应用传统工艺配制中药制剂，支持以中药制剂为基础研制中药新药。

9. 医疗机构配制的中药制剂品种，应当依法取得制剂批准文号。但是，仅应用传统工艺配制的中药制剂品种，向医疗机构所在地省、自治区、直辖市人民政府药品监督管理部门备案后即可配制，不需要取得制剂批准文号。

## 要点四　中医药人才培养

1. 中医药教育应当遵循中医药人才成长规律，以中医药内容为主，体现中医药文化特色，注重中医药经典理论和中医药临床实践、现代教育方式和传统教育方式相结合。

2. 完善中医药学校教育体系，支持专门实施中医药教育的高等学校、中等职业学校和其他教育机构的发展。

中医药学校教育的培养目标、修业年限、教学形式、教学内容、教学评价及学术水平评价标准等，应当体现中医药学科特色，符合中医药学科发展规律。

3. 发展中医药师承教育，支持有丰富临床经验和技术专长的中医医师、中药专业技术人员在执业、业务活动中带徒授业，传授中医药理论和技术方法，培养中医药专业技术人员。

4. 加强对中医医师和城乡基层中医药专业技术人员的培养和培训。

国家发展中西医结合教育，培养高层次的中西医结合人才。

## 要点五　中医药科学研究

1. 鼓励科研机构、高等学校、医疗机构和药品生产企业等，运用现代科学技术和传统中医药研究方法，开展中医药科学研究，加强中西医结合研究，促进中医药理论和技术方法的继承和创新。

2. 支持对中医药古籍文献、著名中医药专家的学术思想和诊疗经验以及民间中医药技术方法的整理、研究和利用。

国家鼓励组织和个人捐献有科学研究和临床应用价值的中医药文献、秘方、验方、诊疗方法和技术。

3. 建立和完善符合中医药特点的科学技术创新体系、评价体系和管理体制，推动中医药科学技术进步与创新。

4. 采取措施，加强对中医药基础理论和辨证论治方法，常见病、多发病、慢性病和重大疑难疾病、重大传染病的中医药防治，以及其他对中医药理论和实践发展有重大促进作用的项目的科学研究。

## 要点六　中医药传承与文化传播

1. 对具有重要学术价值的中医药理论和技术方法，省级以上人民政府中医药主管部门应当组织遴选本行政区域内的中医药学术传承项目和传承人，并为传承活动提供必要的条件。传承人应当开展传承活动，培养后继人才，收集整理并妥善保存相关的学术资料。

2. 建立中医药传统知识保护数据库、保护名录和保护制度。

中医药传统知识持有人对其持有的中医药传统知识享有传承使用的权利，对他人获取、利用其持有的中医药传统知识享有知情同意和利益分享等权利。

国家对经依法认定属于国家秘密的传统中药处方组成和生产工艺实行特殊保护。

3. 发展中医养生保健服务，支持社会力量举办规范的中医养生保健机构。中医养生保健服务规范、标准由国务院中医药主管部门制定。

4. 开展中医药文化宣传和知识普及活动，应当遵守国家有关规定。任何组织或者个人不得对中医药作虚假、夸大宣传，不得冒用中医药名义牟取不正当利益。

### 要点七 法律责任

1. 县级以上人民政府中医药主管部门及其他有关部门未履行《中华人民共和国中医药法》（以下简称《中医药法》）规定的职责的，由本级人民政府或者上级人民政府有关部门责令改正；情节严重的，对直接负责的主管人员和其他直接责任人员，依法给予处分。

2. 违反《中医药法》规定，中医诊所超出备案范围开展医疗活动的，由所在地县级人民政府中医药主管部门责令改正，没收违法所得，并处1万元以上3万元以下罚款；情节严重的，责令停止执业活动。

中医诊所被责令停止执业活动的，其直接负责的主管人员自处罚决定作出之日起5年内不得在医疗机构内从事管理工作。医疗机构聘用上述不得从事管理工作的人员从事管理工作的，由原发证部门吊销执业许可证或者由原备案部门责令停止执业活动。

3. 违反《中医药法》规定，经考核取得医师资格的中医医师超出注册的执业范围从事医疗活动的，由县级以上人民政府中医药主管部门责令暂停6个月以上1年以下执业活动，并处1万元以上3万元以下罚款；情节严重的，吊销执业证书。

4. 违反《中医药法》规定，举办中医诊所、炮制中药饮片、委托配制中药制剂应当备案而未备案，或者备案时提供虚假材料的，由中医药主管部门和药品监督管理部门按照各自职责分工责令改正，没收违法所得，并处3万元以下罚款，向社会公告相关信息；拒不改正的，责令停止执业活动或者责令停止炮制中药饮片、委托配制中药制剂活动，其直接责任人员5年内不得从事中医药相关活动。

医疗机构应用传统工艺配制中药制剂未依照《中医药法》规定备案，或者未按照备案材料载明的要求配制中药制剂的，按生产假药给予处罚。

5. 违反《中医药法》规定，发布的中医医疗广告内容与经审查批准的内容不相符的，由原审查部门撤销该广告的审查批准文件，1年内不受理该医疗机构的广告审查申请。

违反《中医药法》规定，发布中医医疗广告有前款规定以外违法行为的，依照《中华人民共和国广告法》的规定给予处罚。

6. 违反《中医药法》规定，在中药材种植过程中使用剧毒、高毒农药的，依照有关法律、法规规定给予处罚；情节严重的，可以由公安机关对其直接负责的主管人员和其他直接责任人员处5日以上15日以下拘留。

7. 违反《中医药法》规定，造成人身、财产损害的，依法承担民事责任；构成犯罪的，依法追究刑事责任。

## 细目十 《中华人民共和国药品管理法》及相关法规

### 要点一 药品研制

1. 药品，是指用于预防、治疗、诊断人的疾病，有目的地调节人的生理机能并规定有适应证或者功能主治、用法和用量的物质，包括中药、化学药和生物制品等。

2. 从事药品研制活动，应当遵守药物非临床研究质量管理规范、药物临床试验质量管理规范，保证药品研制全过程持续符合法定要求。

3. 开展药物临床试验，应当在具备相应条件的临床试验机构进行。

4. 开展药物临床试验，应当符合伦理原则，制定临床试验方案，经伦理委员会审查同意。

5. 实施药物临床试验，应当向受试者或者其监护人如实说明和解释临床试验的目的和风险等详细情况，取得受试者或者其监护人自愿签署的知情同意书，并采取有效措施保护受试者合法权益。

6. 药品标准。国务院药品监督管理部门颁布的《中华人民共和国药典》和药品标准为国家药品标准。

### 要点二 医疗机构药事管理

1. 医疗机构购进药品，应当建立并执行进货检查验收制度，验明药品合格证明和其他标识；不符合规定要求的，不得购进和使用。

2. 医疗机构应当有与所使用药品相适应的场所、设备、仓储设施和卫生环境，制定和执行药品保管制度，采取必要的冷藏、防冻、防潮、防虫、防鼠等措施，保证药品质量。

3. 医疗机构配制制剂，应当经所在地省、自治区、直辖市人民政府药品监督管理部门批准，取得医疗机构制剂许可证。无医疗机构制剂许可证的，不得配制制剂。

4. 医疗机构配制的制剂，应当是本单位临床需要而市场上没有供应的品种，并应当经所在地省、自治区、直辖市人民政府药品监督管理部门批准；但是，法律对配制中药制剂另有规定的除外。

5. 医疗机构配制的制剂凭医师处方在本单位使用，经国务院药品监督管理部门或者省级药品监督管理部门批准，可以在指定的医疗机构之间调剂使用，不得在市场上销售。

## 要点三　假药和劣药

1. 禁止生产（包括配制）、销售、使用假药。有下列情形之一的，为假药：①药品所含成分与国家药品标准规定的成分不符。②以非药品冒充药品或者以他种药品冒充此种药品。③变质的药品。④药品所标明的适应证或者功能主治超出规定范围。

2. 禁止生产（包括配制）、销售、使用劣药。有下列情形之一的，为劣药：①药品成分的含量不符合国家药品标准。②被污染的药品。③未标明或者更改有效期的药品。④未注明或者更改产品批号的药品。⑤超过有效期的药品。⑥擅自添加防腐剂、辅料的药品。⑦其他不符合药品标准的药品。

## 要点四　特殊管理的药品

国家对麻醉药品、精神药品、医疗用毒性药品、放射性药品、药品类易制毒化学品实行特殊管理。

**1. 麻醉药品和精神药品管理的相关规定**

（1）麻醉药品和第一类精神药品不得零售。禁止使用现金进行麻醉药品和精神药品交易，但是个人合法购买麻醉药品和精神药品的除外。

（2）第二类精神药品零售企业应当凭执业医师出具的处方，按规定剂量销售第二类精神药品，并将处方保存2年备查；禁止超剂量或者无处方销售第二类精神药品；不得向未成年人销售第二类精神药品。

**2. 医疗用毒性药品管理的相关规定**　《医疗用毒性药品管理办法》规定：医疗单位供应和调配毒性药品，凭医师签名的正式处方。每次处方剂量不得超过2日极量。

## 要点五　法律责任

1. 未取得药品生产许可证、药品经营许可证或者医疗机构制剂许可证生产、销售药品的，责令关闭，没收违法生产、销售的药品和违法所得，并处违法生产、销售的药品（包括已售出和未售出的药品，下同）货值金额15倍以上30倍以下的罚款；货值金额不足10万元的，按10万元计算。

2. 生产、销售假药的，没收违法生产、销售的药品和违法所得，责令停产停业整顿，吊销药品批准证明文件，并处违法生产、销售的药品货值金额15倍以上30倍以下的罚款；货值金额不足10万元的，按10万元计算；情节严重的，吊销药品生产许可证、药品经营许可证或者医疗机构制剂许可证，10年内不受理其相应申请；药品上市许可持有人为境外企业的，10年内禁止其药品进口。

3. 生产、销售劣药的，没收违法生产、销售的药品和违法所得，并处违法生产、销售的药品货值金额10倍以上20倍以下的罚款；违法生产、批发的药品货值金额不足10万元的，按10万元计算，违法零售的药品货值金额不足1万元的，按1万元计算；情节严重的，责令停产停业整顿直至吊销药品批准证明文件、药品生产许可证、药品经营许可证或者医疗机构制剂许可证。

4. 生产、销售的中药饮片不符合药品标准，尚不影响安全性、有效性的，责令限期改正，给予警告；可以处10万元以上50万元以下的罚款。

5. 药品使用单位使用假药、劣药的，按照销售假药、零售劣药的规定处罚；情节严重的，法定代表人、主要负责人、直接负责的主管人员和其他责任人员有医疗卫生人员执业证书的，还应当吊销执业证书。

6. 医疗机构未从药品上市许可持有人或者具有药品生产、经营资格的企业购进药品的，责令改正，没收违法购进的药品和违法所得，并处违法购进药品货值金额2倍以上10倍以下的罚款；情节严重的，并处货值金额10倍以上30倍以下的罚款，吊销药品批准证明文件、药品生产许可证、药品经营许可证或者医疗机构执业许可证；货值金额不足5万元的，按5万元计算。

7. 违反《中华人民共和国药品管理法》规定,医疗机构将其配制的制剂在市场上销售的,责令改正,没收违法销售的制剂和违法所得,并处违法销售制剂货值金额 2 倍以上 5 倍以下的罚款;情节严重的,并处货值金额 5 倍以上 15 倍以下的罚款;货值金额不足 5 万元的,按 5 万元计算。

医疗机构未按照规定报告疑似药品不良反应的,责令限期改正,给予警告;逾期不改正的,处 5 万元以上 50 万元以下的罚款。

8. 医疗机构的负责人、药品采购人员、医师、药师等有关人员收受药品上市许可持有人、药品生产企业、药品经营企业或者代理人给予的财物或者其他不正当利益的,由卫生健康主管部门或者本单位给予处分,没收违法所得;情节严重的,还应当吊销其执业证书。

## 细目十一 《处方管理办法》

### 要点一 处方开具与调剂的原则

1. 医师开具处方和药师调剂处方应当遵循安全、有效、经济的原则。

2. 处方调剂。药师调剂处方时必须做到“四查十对”:查处方,对科别、姓名、年龄;查药品,对药名、剂型、规格、数量;查配伍禁忌,对药品性状、用法用量;查用药合理性,对临床诊断。

### 要点二 处方权的获得

1. 经注册的执业医师在执业地点取得相应的处方权。

2. 医师应当在注册的医疗机构签名留样或者专用签章备案后,方可开具处方。

3. 执业医师经考核合格后取得麻醉药品和第一类精神药品的处方权,药师经考核合格后取得麻醉药品和第一类精神药品调剂资格。

4. 医师取得麻醉药品和第一类精神药品处方权后,方可在本机构开具麻醉药品和第一类精神药品处方,但不得为自己开具该类药品处方。药师取得麻醉药品和第一类精神药品调剂资格后,方可在本机构调剂麻醉药品和第一类精神药品。

### 要点三 处方的开具

1. 医师开具处方应当使用经药品监督管理部门批准并公布的药品通用名称、新活性化合物的专利药品名称和复方制剂药品名称。

医师开具院内制剂处方时应当使用经省级卫生行政部门审核、药品监督管理部门批准的名称。医师可以使用由国家卫生健康委公布的药品习惯名称开具处方。

2. 处方开具当日有效。特殊情况下需延长有效期的,由开具处方的医师注明有效期限,但有效期最长不得超过 3 日。

3. 处方一般不得超过 7 日用量;急诊处方一般不得超过 3 日用量;对于某些慢性病、老年病或特殊情况,处方用量可适当延长,但医师应当注明理由。

4. 为门(急)诊患者开具的麻醉药品注射剂,每张处方为 1 次常用量;控缓释制剂,每张处方不得超过 7 日常用量;其他剂型,每张处方不得超过 3 日常用量。

第一类精神药品注射剂,每张处方为 1 次常用量;控缓释制剂,每张处方不得超过 7 日常用量;其他剂型,每张处方不得超过 3 日常用量。哌甲酯用于治疗儿童多动症时,每张处方不得超过 15 日常用量。

第二类精神药品一般每张处方不得超过 7 日常用量;对于慢性病或某些特殊情况的患者,处方用量可以适当延长,医师应当注明理由。

5. 为门(急)诊癌症疼痛患者和中、重度慢性疼痛患者开具的麻醉药品、第一类精神药品注射剂,每张处方不得超过 3 日常用量;控缓释制剂,每张处方不得超过 15 日常用量;其他剂型,每张处方不得超过 7 日常用量。

6. 为住院患者开具的麻醉药品和第一类精神药品处方应当逐日开具,每张处方为 1 日常用量。

### 要点四 处方的调剂

依法经过资格认定的药师或者其他药学技术人员调剂处方时,认为存在用药不适宜时,应当告知处方医师,请其确认或者重新开具处方;发现严重不合理用药或者用药错误,应当拒绝调剂;对于不规范处方或者不能判定其合法性的处方,不得调剂。

药师调剂处方时必须做到“四查十对”:查

处方，对科别、姓名、年龄；查药品，对药名、剂型、规格、数量；查配伍禁忌，对药品性状、用法用量；查用药合理性，对临床诊断。

### 要点五 监督管理

1. 医疗机构应当建立处方点评制度，填写处方评价表，对处方实施动态监测及超常预警，登记并通报不合理处方，对不合理用药及时予以干预。

2. 医疗机构应当对出现超常处方 3 次以上且无正当理由的医师提出警告，限制其处方权；限制处方权后，仍连续 2 次以上出现超常处方且无正当理由的，取消其处方权。

3. 医师出现下列情形之一的，处方权由其所在医疗机构予以取消：①被责令暂停执业；②考核不合格离岗培训期间；③被注销、吊销执业证书；④不按照规定开具处方，造成严重后果的；⑤不按照规定使用药品，造成严重后果的；⑥因开具处方牟取私利。

### 要点六 法律责任

医师出现下列情形之一的，按照《医师法》的规定，由县级以上卫生行政部门给予警告或者责令暂停 6 个月以上 1 年以下执业活动；情节严重的，吊销其执业证书：①未取得处方权或者被取消处方权后开具药品处方的；②未按照《处方管理办法》规定开具药品处方的；③违反《处方管理办法》其他规定的。

## 细目十二 《医疗机构从业人员行为规范》

### 要点一 总则

1. 为规范医疗机构从业人员行为，根据医疗卫生有关法律法规、规章制度，结合医疗机构实际，制定本规范。

2. 本规范适用于各级各类医疗机构内所有从业人员，包括：

（1）管理人员，指在医疗机构及其内设各部门、科室从事计划、组织、协调、控制、决策等管理工作的人员。

（2）医师，指依法取得执业医师、执业助理医师资格，经注册在医疗机构从事医疗、预防、保健等工作的人员。

（3）护士，指经执业注册取得护士执业证书，依法在医疗机构从事护理工作的人员。

（4）药学技术人员，指依法经过资格认定，在医疗机构从事药学工作的药师（士）及技术人员。

（5）医技人员，指医疗机构内除医师、护士、药学技术人员之外从事其他技术服务的卫生专业技术人员。

（6）其他人员，指除以上五类人员外，在医疗机构从业的其他人员，主要包括物资、总务、设备、科研、教学、信息、统计、财务、基本建设、后勤等部门工作人员。

3. 医疗机构从业人员，既要遵守本文件所列基本行为规范，又要遵守与职业相对应的分类行为规范。

### 要点二 医疗机构从业人员基本行为规范

1. 以人为本，践行宗旨。坚持救死扶伤、防病治病的宗旨，发扬大医精诚理念和人道主义精神，以患者为中心，全心全意为人民健康服务。

2. 遵纪守法，依法执业。自觉遵守国家法律法规，遵守医疗卫生行业规章和纪律，严格执行所在医疗机构各项制度规定。

3. 尊重患者，关爱生命。遵守医学伦理道德，尊重患者的知情同意权和隐私权，为患者保守医疗秘密和健康隐私，维护患者合法权益；尊重患者被救治的权利，不因种族、宗教、地域、贫富、地位、残疾、疾病等歧视患者。

4. 优质服务，医患和谐。言语文明，举止端庄，认真践行医疗服务承诺，加强与患者的交流与沟通，积极带头控烟，自觉维护行业形象。

5. 廉洁自律，恪守医德。弘扬高尚医德，严格自律，不索取和非法收受患者财物，不利用执业之便谋取不正当利益；不收受医疗器械、药品、试剂等生产、经营企业或人员以各种名义、形式给予的回扣、提成，不参加其安排、组织或支付费用的营业性娱乐活动；不骗取、套取基本医疗保障资金或为他人骗取、套取提供便利；不违规参与医疗广告宣传和药品医疗器械促销，不倒卖号源。

6. 严谨求实，精益求精。热爱学习，钻研业务，努力提高专业素养，诚实守信，抵制学术不端行为。

7. 爱岗敬业,团结协作。忠诚职业,尽职尽责,正确处理同行同事间关系,互相尊重,互相配合,和谐共事。

8. 乐于奉献,热心公益。积极参加上级安排的指令性医疗任务和社会公益性的扶贫、义诊、助残、支农、援外等活动,主动开展公众健康教育。

### 要点三　管理人员行为规范

1. 牢固树立科学的发展观和正确的业绩观,加强制度建设和文化建设,与时俱进,创新进取,努力提升医疗质量、保障医疗安全、提高服务水平。

2. 认真履行管理职责,努力提高管理能力,依法承担管理责任,不断改进工作作风,切实服务临床一线。

3. 坚持依法、科学、民主决策,正确行使权力,遵守决策程序,充分发挥职工代表大会作用,推进院务公开,自觉接受监督,尊重员工民主权利。

4. 遵循公平、公正、公开原则,严格人事招录、评审、聘任制度,不在人事工作中谋取不正当利益。

5. 严格落实医疗机构各项内控制度,加强财物管理,合理调配资源,遵守国家采购政策,不违反规定干预和插手药品、医疗器械采购和基本建设等工作。

6. 加强医疗、护理质量管理,建立健全医疗风险管理机制。

7. 尊重人才,鼓励公平竞争和学术创新,建立完善科学的人员考核、激励、惩戒制度,不从事或包庇学术造假等违规违纪行为。

8. 恪尽职守,勤勉高效,严格自律,发挥表率作用。

### 要点四　医师行为规范

1. 遵循医学科学规律,不断更新医学理念和知识,保证医疗技术应用的科学性、合理性。

2. 规范行医,严格遵循临床诊疗和技术规范,使用适宜诊疗技术和药物,因病施治,合理医疗,不隐瞒、误导或夸大病情,不过度医疗。

3. 学习掌握人文医学知识,提高人文素质,对患者实行人文关怀,真诚、耐心与患者沟通。

4. 认真执行医疗文书书写与管理制度,规范书写、妥善保存病历材料,不隐匿、伪造或违规涂改、销毁医学文书及有关资料,不违规签署医学证明文件。

5. 依法履行医疗质量安全事件、传染病疫情、药品不良反应、食源性疾病和涉嫌伤害事件或非正常死亡等法定报告职责。

6. 认真履行医师职责,积极救治,尽职尽责为患者服务,增强责任安全意识,努力防范和控制医疗责任差错事件。

7. 严格遵守医疗技术临床应用管理规范和单位内部规定的医师执业等级权限,不违规临床应用新的医疗技术。

8. 严格遵守药物和医疗技术临床试验有关规定,进行实验性临床医疗,应充分保障患者本人或其家属的知情同意权。

### 要点五　实施与监督

1. 医疗机构行政领导班子负责本规范的贯彻实施。主要责任人要以身作则,模范遵守本规范,同时抓好本单位的贯彻实施。

2. 医疗机构相关职能部门协助行政领导班子抓好本规范的落实,纪检监察纠风部门负责对实施情况进行监督检查。

3. 各级卫生行政部门要加强对辖区内各级各类医疗机构及其从业人员贯彻执行本规范的监督检查。

4. 医疗卫生有关行业组织应结合自身职责,配合卫生行政部门做好本规范的贯彻实施,加强行业自律性管理。

5. 医疗机构及其从业人员实施和执行本规范的情况,应列入医疗机构校验管理和医务人员年度考核、医德考评和医师定期考核的重要内容,作为医疗机构等级评审、医务人员职称晋升、评先评优的重要依据。

6. 医疗机构从业人员违反本规范的,由所在单位视情节轻重,给予批评教育、通报批评、取消当年评优评职资格或低聘、缓聘、解职待聘、解聘。其中需要追究党纪、政纪责任的,由有关纪检监察部门按照党纪政纪案件的调查处理程序办理;需要给予行政处罚的,由有关卫生行政部门依法给予相应处罚;涉嫌犯罪的,移送司法机关依法处理。

# 第十五部分　中西医结合外科学

## 第一单元　中医外科证治概要

### 细目一　中医外科专业术语

#### 要点　常用基本术语

1. **疡**　又名外疡，是一切外科疾病的总称。古代称外科为疡科，外科医生为疡医。

2. **疮疡**　有广义和狭义之分。广义者，指一切体表外科疾患的总称；狭义者，指发于体表的化脓性疾病。

3. **肿疡**　指体表外科疾病尚未溃破的肿块。

4. **溃疡**　指一切外科疾病已溃破的疮面。

5. **胬肉**　指疮疡溃破后过度生长，高突于疮面，或暴翻于疮口之外的肉芽组织。

6. **痈**　同"壅"，指气血被邪毒壅聚而发生的化脓性疾病。一般分为外痈和内痈两大类。外痈是指生于体表皮肉之间的化脓性疾患；内痈是指生于脏腑的化脓性疾患。

7. **疽**　同"阻"，指气血被毒邪阻滞而发于皮肉筋骨的疾病。常见的为有头疽和无头疽两类。有头疽是指发生在肌肤间的急性化脓性疾病，相当于西医的痈；无头疽是指多发于骨骼或关节间等深部组织的化脓性疾病，相当于西医的骨髓炎、骨结核、化脓性关节炎等。

8. **根盘**　指肿疡基底部周围之坚硬区，边缘清楚。

9. **根脚**　指肿疡之基底根部。一般多用于有头疽或疔的基底部的描述。

10. **应指**　患处已化脓，或有其他液体，用手按压时，感觉有波动感。

11. **护场**　指在疮疡的正邪交争过程中，正气能够约束邪气，使之不至于深陷或扩散所形成的局部肿胀范围。有护场提示正气充足，疾病易愈；无护场提示正气不足，预后较差。

12. **袋脓**　溃疡疮口缩小或切口不当，致空腔较大如袋，脓液不易排出而蓄积于内，即为袋脓。

13. **痔**　痔有峙突之意，古代将生于肛门、耳道、鼻孔等人之九窍中的突起小肉，均称为痔，如鼻痔（鼻息肉）、耳痔（耳道息肉）等。由于痔的发病部位以肛门最多见，故归属于肛门疾病类。

14. **漏**　指溃疡疮口处脓水淋漓不止，久不收口，犹如滴漏，包括瘘管和窦道两种不同性质的病理改变。瘘管是指体表与脏腑之间有内、外口的病理性管道，或指溃口与溃口相通的病理性管道；窦道是指深部组织通向体表的病理性盲管，一般只有外口而无内口。

15. **痰**　是指发于皮里膜外、筋肉骨节之间的或软或硬、按之有囊性感的包块，属有形之征，多为阴证。以痰命名的疾病大致有疮痨性病变（如流痰、子痰等）和囊肿性病变（如痰包、痰核等）两类。

16. **结核**　即结聚成核之意，既是症状，又是病名。泛指一切皮里膜外部位的病理性肿块，非西医之结核病。

17. **岩**　岩与癌相同。指病变部肿块坚硬如石，高低不平，固定不移，形似岩石，破溃后疮面中间凹陷较深，状如岩穴。

18. **瘤**　瘤者，留滞不去之义。凡瘀血、痰滞、浊气停留于人体组织之中，聚而成形所结成的块状物，称为瘤。相当于西医的体表良性肿瘤。

19. **五善**　"善"是好的征象。在病程中，出现善的症状，表示预后较好。"五善"包括心善、肝善、脾善、肺善、肾善。心善为精神爽快，言语清亮，舌润不渴，寝寐安宁；肝善为身体轻便，不怒不惊，指甲红润，二便通利；脾善为唇色滋润，饮食知味，脓黄而稠，大便和润；肺善为声音响亮，不咳不喘，呼吸均匀，皮肤润泽；肾善为身无潮热，口和齿润，小便清长，夜卧安静。

20. **七恶**　"恶"是坏的征象。在病程中，出现恶的症状，表示预后较差。"七恶"包括心恶、肝恶、脾恶、肺恶、肾恶、脏腑败坏、气血衰竭（脱证）。心恶为神志昏愦，心烦舌燥，疮色紫黑，言语呢喃；肝恶为身体强直，目难正视，疮流血水，惊悸时作；脾恶为形容消瘦，疮陷脓臭，不思饮食，纳药呕吐；肺恶为皮肤枯槁，痰多音喑，呼吸喘急，鼻翼扇动；肾恶为时渴引饮，面容暗黑，咽喉干燥，阴囊内缩；脏腑败坏为身体浮肿，呕吐呃逆，肠鸣泄泻，口糜满布；气血衰竭（脱证）为疮陷色暗，时流污水，汗出肢冷，嗜卧语低。

21. **顺证**　外科疾病在其发展过程中，按着顺序出现应有的症状者，称为“顺证”。如阳证疮疡表现为初起疮顶高突，红肿疼痛，根脚不散；脓成顶高根收，皮薄光亮，易脓易腐；溃后脓稠色鲜，腐肉易脱，肿消痛减；收口期疮面红活，新肉易生，疮口易敛。

22. **逆证**　外科疾病在其发展过程中，不以顺序而出现不良的症状者，称为“逆证”。如阳证疮疡表现为初起疮顶平塌，根脚散漫，不痛不热；脓成疮顶软陷，肿硬紫暗，不脓不腐；溃后皮烂肉坚无脓，时流血水，肿痛不减；收口期脓稀淋漓，新肉不生，色败臭秽，疮口难敛。

善证与恶证多指全身表现；顺证与逆证多指局部表现。善证与恶证、顺证与逆证之间，可以相互转化。要密切观察病情变化，及时调整治疗和护理措施，尽可能转恶为善，转逆为顺。

## 细目二　病因病机

### 要点一　致病因素

外科疾病的发生，大致有外感六淫、感受特殊之毒、外来伤害、情志内伤、饮食不节、劳伤虚损、痰饮瘀血等方面的因素。

**（一）外感六淫**

1. **风**　风为阳邪，善行数变，故发病迅速，多为阳证；风性燥烈，风性上行，多侵犯人体上部，如颈痈、头面丹毒等病。风邪致病的特点是：其肿宣浮，患部皮色或红或不变，痛无定处，走注甚速，伴恶风、头痛等全身症状。

2. **寒**　“寒主收引”“寒胜则痛”。寒袭人体，易致局部气血凝滞，血脉流行失常，故易生冻疮、脱疽、流痰等；寒为阴邪，其病一般多为阴证，常侵袭人体的筋骨关节。患部特点是：多为色紫青暗，不红不热，肿势散漫，痛有定处，得暖则减，化脓迟缓，常伴恶寒、四肢不温、小便清长等全身症状。

3. **暑**　暑热外受，蕴蒸肌肤，汗出过多，或汗出不畅，致暑湿逗留，易发生暑疖，甚至形成暑湿流注。皮肤常处潮湿环境，既影响阳气通达于肌表，又降低局部抵抗力，更易为外邪所侵。暑为阳邪，具有热微则痒、热甚则痛、热胜肉腐等特征，故其致病特点是：多为阳证，患部焮红、肿胀、灼热，糜烂流脓或伴滋水，或痒或痛，其痛遇冷则减，常伴口渴、胸闷、神疲乏力等全身症状。

4. **湿**　湿性趋下，重浊黏腻。冒雨涉水或居地潮湿等，均可感受湿邪。在外科疾病中，湿热相兼尤为多见。外科疾病发于身体下部者，多与湿邪有关，如湿热流注于下肢，可发臁疮、脱疽以及急、慢性下肢丹毒等；湿热下注于膀胱，则有尿频、尿急、尿痛、尿血等症，如血淋、石淋等；湿侵肌肤，郁结不散，与气血相搏，可发生湿疮、水疱、脓疱、渗液等损害。

5. **燥**　燥有凉燥与温燥之分。在外科疾病的发病过程中，以温燥者居多。燥邪易致皮肤干燥皲裂，外邪乘机侵袭，易致生痈或引起手足部疔疮等病；燥邪易伤人体阴液，侵犯皮肤，致患部干燥、枯槁、皲裂、脱屑等，常伴口干唇燥、咽喉干燥或疼痛等全身症状。

6. **火**　火性属热，热为火之轻，火为热之重，两者仅在程度上有差别。其患病，大多由于直接感受温热之邪所引起，如疔疮、有头疽、痈、药毒、丹毒等。火为阳邪，其病一般多为阳证，患部特点是：多为发病迅速，来势猛急，焮红灼热，肿处皮薄光亮，疼痛剧烈，容易化脓腐烂，或有皮下瘀斑，常伴口渴喜饮、小便短赤、大便干结等全身症状。

外科疾病的发生以“热毒”“火毒”最为常见。

**（二）感受特殊之毒**

特殊之毒，包括虫毒、蛇毒、疯犬毒、药毒、食物毒、疫毒。在外科疾病中，可因虫兽咬伤，感受特殊之毒而发病，如毒蛇咬伤、狂犬病；接触疫畜如牛、马、羊而感染疫毒的疫疔；因虫螯咬伤后引起的虫咬皮炎；因禀性不耐，接触生漆后而发漆疮，或食用某种食物后中毒，等等。此外，凡未能找到明确致病的病邪者，也称为毒，如无名肿毒。由毒致病的特点是：一般发病迅速，有的具有传染性，常伴有疼痛、瘙痒、麻木、发热、口渴、便秘等全身症状。

（三）外来伤害

凡跌仆损伤、沸水、火焰、寒冷及金刃竹木创伤等理化因素，都可直接伤害人体，引起局部气血凝滞，郁久化热，热盛肉腐等，导致瘀血流注、水火烫伤、冻伤、外伤染毒等外伤性疾病。同时，也可因外伤而再感受毒邪，发生破伤风或手足疔疮等。或因损伤后，致脉络瘀阻，气血运行失常，筋脉失养而发生脱疽等。

（四）情志内伤

喜、怒、忧、思、悲、恐、惊等情志活动，超过了人体生理活动所能调节的范围，可使体内的气血、经络、脏腑功能失调，而发生外科疾病。如郁怒伤肝，肝气郁结，郁久化火；肝郁伤脾，脾失健运，痰湿内生，以致气郁、火郁、痰湿阻于经络，气血凝滞，结聚成块，形成痰核或引起疼痛等。由情志内伤所致的外科疾病，常发生在肝胆经循行部位，有夹郁夹痰的临床表现。

（五）饮食不节

恣食膏粱厚味、醇酒炙煿或辛辣刺激之品，可使脾胃功能失调，湿热火毒内生，同时感受外邪，则易发生痈、有头疽、疔疮等疾病。故《素问·生气通天论》说："高粱之变，足生大丁。"而且由于饮食不节、脾胃火毒所致的痈、有头疽、疔疮等病，较之单由外邪所引起者，更为严重，如消渴病合并有头疽。

（六）劳伤虚损

主要是指过度劳力、劳神、房事过度等因素，导致脏腑气血受损，阴阳失和，使正气亏损，而发生疾病。如肾主骨，肾虚则骨髓空虚，风寒痰浊乘隙入侵，而生流痰；肾阴不足，虚火上炎，灼津为痰，痰火凝结，而生瘰疬，且瘰疬治愈之后，可因体虚而复发，尤以产妇更为多见；肝肾不足，寒湿外侵，凝聚经络，痹阻不通，气血运行不畅而成脱疽；劳力过度，久立久行，使肌肉劳损，可引起下肢筋瘤等。

（七）痰饮、瘀血

痰饮、瘀血，都是脏腑功能失调的病理产物，在一定的条件下，又能作用于某些器官，导致新的病理变化，产生继发病症。临床上，痰与瘀常相兼致病，互为因果。外科之痰，主要指凝聚于肌肉、经络、骨节之间，有征可凭的有形之痰，致病具有起病缓慢、病程较长、早期症状多不明显等特点。至于具体表现，因痰凝部位和所致病证的不同而各异。如痰阻阳明、少阳之经而致瘰疬；痰凝乳络而生乳核、乳癖；痰凝肌肤则肢体结节肿块；痰留骨节而发为流痰等。

瘀血致病范围广，病种多，症状复杂，涉及人体内外上下、脏腑经络、皮肉筋脉。除具有疼痛、结块、出血紫暗或夹有血块、面唇青紫，舌质紫暗或瘀斑、瘀点，脉涩或迟、沉、弦、结代等一般特点外，还因瘀血所在部位不同，而各具特点。

以上各种致病因素可以单独致病，也可以几种因素同时致病，并且内伤和外感常常相合致病。所以，对每一种外科疾病的致病因素，应该具体分析，分别对待。

## 要点二 发病机理

局部气血凝滞，营气不从，经络阻塞，以致脏腑功能失和等，是外科疾病总的发病机理。

（一）气血凝滞

气血凝滞，是指气血生化不及或运行障碍，而致其功能失常的病理变化。当致病因素造成了局部气血凝滞之后，可出现疼痛、肿胀、结节、肿块、出血、皮肤增厚、瘀斑等。气血阻滞于人体，因部位不同，而各具临床特征，如阻于膀胱则淋浊、癃闭、血尿；阻于肌肤则刺痛、肿胀、瘀斑、血肿；阻于筋骨则酸胀疼痛；阻于筋脉则肢体拘急活动不利，甚则麻木冷痛。气血凝滞，郁而化热，热盛肉腐，血肉腐败，则酝酿液化为脓。

（二）经络阻塞

局部经络阻塞，是外科疾病总的发病机理之一；同时，身体经络的局部虚弱，也能成为外科疾病发病的条件，如外伤瘀阻后形成瘀血流注，头皮外伤血肿后常可导致斑秃的发生等。

（三）脏腑失和

人体是一个完整统一的有机体，虽然外科疾病绝大多数发于体表的皮、肉、脉、筋、骨的某一部位，但与脏腑有着一定的联系。如脏腑功能失调，可以导致疮疡的发生。《素问·至真要大论》说："诸痛痒疮，皆属于心。"《外科启玄》亦云："大凡疮疡，皆由五脏不和，六腑壅滞，则令经络不通而所生焉。"故有"诸内必形诸外""诸外必本诸内"之说。因此，外科疾病的发生，与脏腑功能失调有关。

## 细目三　诊法与辨证

### 要点一　辨阴证阳证

阴阳辨证，既是八纲辨证的总纲，又是外科疾病辨证的总纲。在八纲辨证中，当辨明疾病的表、里、寒、热、虚、实之后，即可判定其证候是阴证或阳证，或半阴半阳证。但在外科辨证中，在辨别阴阳属性上，有自己的特点，即根据疾病的发生、发展、局部特征和转归等各方面的相对性，可直接辨认其为阳证或阴证。

1. **发病缓急**　急性发作的属阳；慢性发作的属阴。

2. **病位深浅**　发于皮肉的属阳；发于筋骨的属阴。

3. **皮肤颜色**　红活焮赤的属阳；紫暗或皮色不变的属阴。

4. **皮肤温度**　灼热的属阳；不热或微热的属阴。

5. **肿形形势**　肿胀形势高起的属阳；平塌下陷的属阴。

6. **肿胀范围**　肿胀局限，根脚收束的属阳；肿胀范围不局限，根脚散漫的属阴。

7. **肿块硬度**　软硬适度，溃后渐消的属阳；坚硬如石，或柔软如棉的属阴。

8. **疼痛感觉**　疼痛比较剧烈的属阳；不痛、隐痛或抽痛的属阴。

9. **脓液**　溃后脓液稠厚的属阳；稀薄或纯血水的属阴。

10. **病程长短**　阳证比较短；阴证比较长。

11. **全身症状**　阳证初起常伴有形寒发热，口渴，纳呆，大便秘结，小便短赤，溃后症状渐次消失；阴证初起一般无明显症状，酿脓期常有骨蒸潮热，颧红，或面白，神疲，自汗，盗汗等症状，溃后尤甚。

12. **预后顺逆**　阳证易消、易溃、易敛，预后多顺（良好）；阴证难消、难溃、难敛，预后多逆（不良）。

### 要点二　辨肿

肿，是由各种致病因素，导致经络阻塞、气血凝滞，而形成的体表症状。肿势的缓急、集散程度，常为判断病情虚实、轻重的依据。由于患者体质的强弱与致病原因的不同，发生肿的症状也有所差异。

**（一）肿的性质**

1. **热肿**　肿而色红，皮薄光泽，焮热疼痛，肿势急剧。常见于阳证疮疡，如疖疔初期、丹毒等。

2. **寒肿**　肿而不硬，皮色不泽，苍白或紫暗，皮肤清冷，常伴有酸痛，得暖则舒。常见于冻疮、脱疽等。

3. **风肿**　发病急骤，漫肿宣浮，或游走不定，不红微热，或轻微疼痛。常见于痄腮、大头瘟等。

4. **湿肿**　皮肉重垂胀急，深按凹陷，如烂棉不起，浅则光亮如水疱，破流黄水，浸淫皮肤。常见于股肿、湿疮。

5. **痰肿**　肿势软如棉，或硬如馒，大小不一，形态各异，无处不生，不红不热，皮色不变。常见于瘰疬、脂瘤等。

6. **气肿**　皮紧内软，按之凹陷，放手复原，不红不热，或随喜怒消长。常见于气瘿、乳癖等。

7. **瘀血肿**　肿而胀急，病程较快，色初暗褐，后转青紫，逐渐变黄至消退。也有血肿染毒、化脓而肿。常见于皮下血肿等。

8. **郁结肿**　肿势坚硬如石，表面不平，状如岩突，推之不动，界限不清，不红不热。常见于乳岩、失荣、肾岩等。

9. **实肿**　肿势高突，根盘收束，常见于正盛邪实之疮疡。

10. **虚肿**　肿势平坦，根盘散漫，常见于正虚不能托毒之疮疡。

**（二）肿的病位与形色**

由于发病部位的局部组织有疏松和致密的不同，肿的情况也有差异。发生在表浅部位者，肿势高突，根盘收束，发病较快，并易脓、易溃、易敛；手指部因组织致密，故局部肿势不甚，但其疼痛剧烈；病发手掌、足底等处，因病处组织较疏松，肿势易于蔓延；在筋骨、关节之间，发病较缓，并有难脓、难溃、难敛的特点；病发皮肉深部，肿势平坦，皮色不变者居多，至脓熟时，仅透红一点；大腿部由于肌肉丰厚，肿势更甚，但外观不明显；颜面疔疮、有头疽等显而易见，若脓未溃时，由红肿色鲜转向暗红而无光泽，由高肿转为平塌下陷，可能是危重之候。

（三）辨肿块、结节

肿块是指体内比较大的或体表显而易见的肿物，如腹腔内肿物或体表较大的肿瘤等。而较小、触之可及的称之为结节，主要见于皮肤或皮下组织。

1. 辨肿块

（1）大小：以厘米为单位测量肿块大小，观察肿势变化及治疗效果。若肿物较深，或哑铃状及不规则形状的肿块，体表虽小，体内却很大。有些囊性变或出血性肿块，随时间变化而增减，要随时观察其大小。B超、CT检查，可提供较准确的测量值。

（2）形态：常见的肿块形态特征有扁平、扁圆、圆球、卵圆、索条状、分叶状及不规则形态等。表面是否光滑，可协助判断其性质：良性肿瘤常有完整包膜，触诊时多表面光滑；而恶性肿瘤多无包膜，所以表面多粗糙，高低不平，且形状不一。

（3）质地：从肿块质地的软硬，可判断其不同性质。如骨瘤或恶性肿瘤，质地坚硬如石；脂肪瘤则柔软如馒；囊性肿块按之柔软，但若囊性病变囊内张力增大到一定程度时，触诊也很坚硬。

（4）活动度：根据肿块活动度，一般可确定肿块的位置。如皮内肿块，可随皮肤提起，推移肿块可见皮肤受牵扯；皮下肿块，用手推之，能在皮下移动，无牵拉感。一般情况下，良性肿块多活动度好，恶性肿块则活动度较差。但是，有的肿块不活动或活动度极小，却不一定是恶性，如皮样囊肿，早期镶嵌在颅骨上，致颅骨成凹，推之难移。

（5）位置：有些肿块，特别需要确定其生长的位置，以决定其性质和选择不同的治疗方法。如蔓状血管瘤，看似位于体表，却多呈哑铃状，很可能外小内大，深层部分可以延伸到人体的骨间隙或内脏间隙。肌肉层或肌腱处肿块，可随肌肉收缩而掩盖或显露，如腱鞘囊肿。再有，平卧位触摸不清，或比较深在的腹部不易判断的肿块，检查时应选择不同体位，让患者平卧位抬头，这时腹肌紧张，可清楚触及肿块，说明肿块位置在腹壁；若肿块消失，说明肿块位于腹肌之下或腹腔内。对某些肿块，则需要借助仪器检查。

（6）界限：指肿块与周围组织间的关系。一般认为，非炎症性、良性肿块，常有明显界限；而恶性肿块，呈浸润性生长，与周围组织融合，无明显界限。炎性肿块或良性肿块合并感染，或良性肿块发生恶性变时，均可由边界清楚演变到边界不清。

（7）疼痛：一般肿块多无疼痛，恶性肿块初期也很少疼痛。只有当肿块合并感染，或良性肿瘤出现挤压症状，或恶性肿瘤中、后期出现破溃或压迫周围组织时，可有不同程度的疼痛。

（8）内容物：由于肿块来源及形成或组织结构的区别，肿块内有着不同的内容物。如某些肉瘿（甲状腺囊肿）含淡黄色或咖啡色液体；水瘤（淋巴管瘤）为无色透明液体；胶瘤（腱鞘囊肿）为淡黄色黏冻状液体；结核性脓肿内为稀薄暗淡夹有败絮样物质；脂瘤（皮脂腺囊肿）内含灰白色豆腐渣样物质。为了明确内容物的性质，有时需针吸穿刺或手术病理证实。

2. 辨结节　结节是相对肿块而言，大者为肿块，小者为结节。其大小不一，多呈圆形、卵圆形、扁圆形等局限性隆起，亦可相互融合成片或相连成串；亦有发于皮下，不易察觉，用手才能触及者。结节疼痛多伴有感染。生长缓慢、不红无肿的结节，多考虑良性结节。对不明原因增长较快的结节，应尽快手术治疗，必要时应做病理检查。由于发生部位及形态不同，成因及转归各异，特别需要仔细辨认。

## 要点三　辨痛

痛，是气血凝滞、阻塞不通的反应。通则不痛，不通则痛。痛为疾病的信号，也是疮疡最常见的自觉症状，而疼痛增剧与减轻，又常为病势进展与消退的标志。由于患者邪正盛衰与痛的原因不一，以及发病部位的深浅不同，而疼痛的发作情况，也有所不同。因此，欲了解和掌握疼痛的情况，还应从引起疼痛的原因、发作情况、疼痛性质等几方面进行辨证，必要时痛肿合辨。

（一）疼痛原因

1. **热痛**　皮色焮红，灼热疼痛，遇冷则痛减。见于阳证疮疡。

2. **寒痛**　皮色不红，不热，酸痛，得温则痛缓。见于脱疽、寒痹等。

3. **风痛**　痛无定处，忽彼忽此，走注甚速，遇风则剧。见于行痹等。

4. **气痛**　攻痛无常，时感抽掣，喜缓怒甚。见于乳癖等。

5. **湿痛**　痛而酸胀，肢体沉重，按之出现可凹性水肿或见糜烂流滋。见于臁疮、股肿等。

6. **痰痛**　疼痛轻微，或隐隐作痛，皮色不变，压之酸痛。见于脂瘤、肉瘤。

7. **化脓痛**　痛势急胀，痛无止时，如同鸡啄，按之中软应指。多见于疮疡成脓期。

8. **瘀血痛**　初起隐痛、胀痛，皮色不变或皮色暗褐，或见皮色青紫瘀斑。见于创伤或创伤性皮下出血。

**（二）疼痛类别**

1. **卒痛**　突然发作，病势急剧，多见于急性疾患。

2. **阵发痛**　时重时轻，发作无常，忽痛忽止。多见于胃肠道寄生虫病、石淋等疾患。

3. **持续痛**　痛无休止，持续不减，连续不断。常见于疮疡初起与成脓时或脱疽等。

**（三）疼痛性质**

1. **刺痛**　痛如针刺，病变多在皮肤，如蛇串疮。

2. **灼痛**　痛如烧灼，病变多在肌肤，如疖、颜面疔、烧伤等。

3. **裂痛**　痛如撕裂，病变多在皮肉，如肛裂、手足皲裂较深者。

4. **钝痛**　疼痛滞缓，病变多在骨与关节间，如流痰等。

5. **酸痛**　痛而酸楚，病变多在关节间，如鹤膝痰等。

6. **胀痛**　痛而紧张，胀满不适，如血肿、癃闭等。

7. **绞痛**　痛如刀绞，发病急骤，病变多在脏腑，如胆石症、石淋等。

8. **啄痛**　痛如鸡啄，并伴有节律性痛，病变多在肌肉，常见于阳证疮疡化脓阶段。

9. **抽掣痛**　痛时扩散，除抽掣外，并伴有放射痛，如乳岩、石瘿之晚期。

**（四）辨痛与肿的关系**

先肿而后痛者，其病浅在肌肤，如颈痈；先痛而后肿者，其病深在筋骨，如附骨疽；痛发数处，同时肿胀并起，或先后相继者，如流注；肿势蔓延而痛在一处者，是毒已渐聚；肿势散漫而无处不痛者，是毒邪四散，其势鸱张。

## 要点四　辨痒

痒，是皮肤上的一种不适感，是皮肤病主要的自觉症状，且多有不同程度的局部表现，如皮肤脱屑、潮红、丘疹、水疱、风团等，在疮疡的肿疡、溃疡阶段也时有发生。中医认为“热微则痒”，即痒是因风、湿、热、虫之邪客于皮肤肌表，引起皮肉间气血不和，郁而生微热所致；或由于血虚风燥阻于皮肤，肤失濡养，内生虚热而发。由于发生痒的原因不一，以及病变的发展过程不同，故痒的临床表现也各异。

**（一）痒的原因**

1. **风胜**　走窜无定，遍体作痒，抓破血溢，随破随收，不致化腐，多为干性，如牛皮癣、白疕、瘾疹等。

2. **湿胜**　浸淫四窜，黄水淋漓，最易沿表皮蚀烂，越腐越痒，多为湿性，如急性湿疮；或有传染性，如脓疱疮。

3. **热胜**　皮肤瘾疹，焮红灼热作痒，或只发于裸露部位，或遍布全身。甚则糜烂滋水淋漓，结痂成片，常不传染，如接触性皮炎。

4. **虫淫**　浸淫蔓延，黄水频流，状如虫行皮中，其痒尤甚，最易传染，如手足癣、疥疮等。

5. **血虚**　皮肤变厚、干燥、脱屑，很少糜烂流滋水，如牛皮癣、慢性湿疮。

**（二）痒的类别**

1. **肿疡作痒**　一般较为少见，如有头疽、疔疮初起，局部肿势平坦，根脚散漫，脓犹未化之时，可有作痒的感觉，这是毒势炽盛，病变有发展的趋势。特别是疫疔，只痒不痛，则病情更为严重。又如乳痈等经治疗后，局部根脚收束，肿痛已减，余块未消之时，也有痒的感觉，这是毒势已衰，气血通畅，病变有消散趋势。

2. **溃疡作痒**　如痈疽溃后，肿痛渐消，忽然患部感觉发热奇痒，常由于脓区不洁，脓液浸渍皮肤，护理不善所致；或因应用汞剂、砒剂、敷贴膏药等引起皮肤过敏而发。如溃疡经治疗后，脓流已畅，余肿未消之时；或于腐肉已脱、新肉渐生之际，而皮肉间感觉微微作痒，这是毒邪渐化，气血渐充，助养新肉，将要收口的佳象。

## 要点五　辨脓

脓，是外科疾病中常见的病理产物，因皮肉之间，热盛肉腐，蒸酿而成。疮疡早期不能消散，中期必化腐成脓。疮疡的出脓，是正气载毒外出的现象，所以在局部诊断时，辨脓的有无是关键所在。及时正确地辨别脓的有无、脓肿部位深浅，然后才能进行适当的处理；依据脓液性质、色泽、气味等变化，有助于判断体质的盛衰、病情的顺逆。

**（一）成脓的特点**

**1. 疼痛**　阳证脓肿，因正邪交争剧烈，脓液积聚，脓腔张力不断增高，压迫周围组织，而疼痛剧烈。局部按之灼热痛甚，拒按明显；老年、体弱者，反应迟钝，痛势缓和。阴证脓肿，则痛热不甚，而肿胀明显。

**2. 肿胀**　皮肤肿胀，皮薄光亮为有脓。深部脓肿，皮肤变化不明显，但胀感较甚。

**3. 温度**　用手仔细触摸患部，与周围正常皮肤相比，若为阳证脓肿，则局部温度增高。

**4. 硬度**　《外科理例》云："按之牢硬未有脓，按之半软半硬已有脓，大软方是脓成。"《疡医大全》又谓："凡肿疡按之软陷，随手起者，为有脓；按之坚硬，虽按之有凹，不即随手起者，为脓尚未成。"肿块已软，为脓已成。

**（二）确认成脓的方法**

**1. 按触法**　用两手食指的指腹轻放于脓肿患部，相隔适当的距离，然后以一手指稍用力按一下，若另一手指端有一种波动的感觉，这种感觉称为应指。经反复多次，以及左右相互交替试验，若应指明显者，为有脓。在检查时，注意两手指腹应放于相对应的位置，并且在上下左右四处互相垂直的方向检查。若脓肿范围较小，则用左手拇、食两指固定于脓肿的两侧，以右手的食指按触脓肿中央，如有应指为有脓。

**2. 透光法**　以患指（趾）遮挡住手电筒的光线，然后注意观察患指（趾）部表面，若见其局部有深黑色的阴影，即为有脓。不同部位的脓液积聚，其阴影可在其相应部位显现。此法适用于指、趾部皮下及甲下的辨脓，因其局部组织纤薄且能透光。

**3. 点压法**　在手指（趾）部，当病灶处脓液很少的情况下，可用点压法检查，简单易行。用大头针尾或火柴头等小的圆钝物，在患部轻轻点压，如测得有局限性的剧痛点，即为可疑脓肿。

**4. 穿刺法**　若脓液不多且位于组织深部时，用按触法辨脓有困难，可直接采用注射器穿刺抽脓方法，不仅可以用来辨别脓的有无，确定脓肿深度，而且还可以采集脓液标本，进行细菌培养和药物敏感实验。操作时，必须严格消毒，注意选择粗细适当的针头、进针角度、深度等。选定痛点明显处为穿刺点，局麻后，负压进针，边进边吸，若见脓液吸出，即确定脓肿部位。若一次穿刺无脓，可重复穿刺。

**5. B超**　操作简单、无损伤，可比较准确地确定脓肿部位、大小。

**（三）辨脓的部位深浅**

确认脓肿深浅有助于确定切开引流进刀的深度。

**1. 浅部脓肿**　如阳证脓肿，其临床表现为高突坚硬，中有软陷，皮薄焮红灼热，轻按即痛且应指。

**2. 深部脓肿**　肿块散漫坚硬，按之隐隐软陷，皮厚不热或微热，不红或微红，重按方痛。

**（四）辨脓的形质、色泽和气味**

**1. 脓的形质**　如脓稠厚者，为元气充盛；淡薄者，为元气较弱。如先出黄白稠厚脓液，次出黄稠滋水，是将敛佳象；若脓由稠厚转为稀薄，体质渐衰，为一时难敛。如脓成日久不泄，一旦溃破则脓质如水直流，其色不晦，其气不臭，未为败象；若脓稀似粉浆污水，或夹有败絮状物质，且色晦腥臭者，为气血衰竭，此属败象。

**2. 脓的色泽**　如黄白质稠，色泽鲜明，为气血充足，最是佳象；如黄浊质稠，色泽不净，为气火有余，尚属顺证；如黄白质稀，色泽洁净，气血虽虚，未为败象；如脓色绿黑稀薄，为蓄毒日久，有损筋伤骨之可能；如脓中夹有成块瘀血者，为血络损伤；如脓色如姜汁，则每多兼患黄疸，乃病势较重。

**3. 脓的气味**　一般略带腥味，其质必稠，大多是顺证现象；脓液腥秽恶臭者，其质必薄，大多是逆证现象，常为穿膜损骨之征。其他有如蟹沫者，也为内膜已透，每多难治。

## 细目四　治　法

### 要点一　内治法

外科内治之法基本与内科相同，但有其特点，除了从整体观念进行辨证施治外，还要依据外科疾病的发生发展过程，按照疮疡初起、成脓、溃后三个不同发展阶段，确立不同的治法。消、托、补三法即为总的治疗原则。

### （一）内治法总则

1. **消法** 是运用不同的治疗方法和方药，使初起的肿疡邪毒不致结聚成脓而得到消散的治法，是一切肿疡初起的治法总则。此法适用于尚未成脓的初期肿疡和非化脓性肿块性疾病，以及各种皮肤疾病。该法可使患者免受溃脓、手术之苦，又能缩短病程，故古人有“以消为贵”的说法。但由于外科疾病的致病原因不同，病机转化有别，症状表现各异，因而在具体应用消法时，必须针对病种病位、病因病机，分别运用不同的方法，如有表邪者解表，里实者通里，热毒蕴结者清热解毒，寒邪凝结者温通，痰凝者祛痰，湿阻者理湿，气滞者行气，血瘀者和营化瘀等。此外，还应结合患者的体质强弱、肿疡所属经络部位等，选加不同药物。按此施治，则未成脓者，可以内消，即使不能消散，也可移深居浅，转重为轻。若疮形已成，则不可用内消之法，以免毒散不收，气血受损；或脓毒内蓄，侵蚀好肉，甚至腐烂筋骨，反使溃后难敛，不易速愈。故《外科启玄》云：“如形症已成，不可此法也。”

2. **托法** 是用补益气血和透脓的药物，扶助正气，托毒外出，以免毒邪扩散和内陷的治疗法则。托法适用于外疡中期即成脓期，此时热盛肉腐成脓，由于一时疮口不能溃破，或机体正气虚弱无力托毒外出，均会导致脓毒滞留。治疗上，应根据患者体质强弱和邪毒盛衰状况，分为补托和透托两种方法。补托法用于正虚毒盛，正气不能托毒外达，疮形平塌、根脚散漫不收、难溃难腐的虚证；透托法用于毒气虽盛而正气未衰者，可用透脓的药物，促其早日脓出毒泄，肿消痛减，以免脓毒旁窜深溃。如毒邪炽盛，还需加用清热解毒药物。

3. **补法** 是用补养的药物，恢复其正气，助养其新生，使疮口早日愈合的治疗法则。此法则适用于溃疡后期，此时毒势已去，精神衰疲，血气虚弱，脓水清稀，肉芽灰白不实，疮口难敛。补法是治疗虚证的法则，所以外科疾病只要有虚的证候存在，特别是疮疡的生肌收口期，均可应用。凡气血虚弱者，宜补养气血；脾胃虚弱者，宜健脾益胃；肝肾不足者，宜补益肝肾等。但毒邪未尽之时，切勿遽用补法，以免留邪为患，助邪鸱张而犯“实实之戒”。

### （二）内治法的具体应用

消、托、补三法是治疗外科疾病的三个总则，临床具体运用时，应根据疾病的病种、病因、病机、病位、病性、病程等之不同，采用不同方法。归纳起来有解表、清热、和营、内托、通里、温通、祛痰、理湿、行气、补益、调胃等法。

1. **解表法** 用解表发汗的药物达邪外出，使外证得以消散的治法。正如《黄帝内经》所说“汗之则疮已”，即通过发汗开泄腠理，使壅阻于皮肤血脉之间的毒邪，随汗而解。因邪有风热、风寒之分，故法有辛凉、辛温之别。辛凉解表用于外感风热证，疮疡局部焮红肿痛，或皮肤出现急性泛发性皮损，皮疹色红、瘙痒，伴有咽喉疼痛、恶寒轻、发热重、汗少、口渴、小便黄、舌苔薄黄、脉浮数者，如头面部丹毒、瘾疹（风热证）、药疹、颈痈、乳痈初起等，方如银翘散或牛蒡解肌汤，药如薄荷、桑叶、蝉蜕、牛蒡子、连翘、浮萍、菊花等；辛温解表用于外感风寒证，疮疡局部肿痛酸楚，皮色不变，或皮肤间出现急性泛发性皮损，皮疹色白，或皮肤麻木，伴有恶寒重、发热轻、无汗、头痛、身痛、口不渴、舌苔白、脉浮紧者，如瘾疹（风寒证），方如荆防败毒散、万灵丹，药如荆芥、防风、麻黄、桂枝、羌活、生姜、葱白等。

凡疮疡溃后，日久不敛、体质虚弱者，即使有表证存在，亦不宜发汗太过，否则汗出过多，体质更虚，易引起痉厥之变。所以《伤寒论》说：“疮家，虽身疼痛，不可发汗，汗出则痓（痉）。”

2. **清热法** 用寒凉的药物，使内蕴之热毒得以清解，即《黄帝内经》所说“热者寒之”的治法。由于外科疮疡多因火毒所生，所以清热法是外科的主要治疗法则。具体运用时，首先必须分清热之盛衰，火之虚实。实火宜清热解毒，热在气分者当清气分之热，邪在营血分者当清营血分之热，阴虚火旺者当养阴清热。清热解毒法用于热毒之证，症见局部红、肿、热、痛，伴发热烦躁，口咽干燥，舌红苔黄、脉数等，如疔疮、疖、痈等诸疮疡，方如五味消毒饮，药如蒲公英、紫花地丁、金银花、连翘、蚤休、野菊花等；清气分热适用于局部色红或皮色不变、灼热肿痛的阳证，或皮肤病之皮损焮红灼热，脓疱、糜烂并伴壮热烦躁，口干喜冷饮，溲赤便干，舌质红，苔黄腻或黄糙，脉洪数者，如颈痈、流注、接触性皮炎、脓疱疮等，方如黄连解毒汤，药如黄连、黄芩、黄柏、石膏等。清热解毒与清气分热，有时不能截然分清，常相互合并应用。清血分热适用于邪热侵入营血，症见局部焮红灼热的外科疾病，如烂疔、发、大面积烧伤，以及皮肤病出现红斑、瘀点、灼热，如丹毒、白疕（血热型）、红蝴蝶疮等，可伴有高热，口渴不欲饮，心烦不寐，舌质红绛、苔黄、脉数等，方如犀角地黄汤、清营汤，药如水牛角、鲜生地黄、赤芍、牡丹皮、紫草、大青叶等。以上三法在热毒炽盛时，可相互同用。若热毒内传、邪陷心包而见烦躁不安，神昏谵语，身热，舌质红绛，苔黑褐而干，脉洪数或细数，是为疔疮走黄、疽毒内陷，又当加清心开窍法，可应用安宫牛黄丸、紫雪丹、至宝丹等。养阴清热用于阴虚火旺的慢性病证，如红蝴蝶疮、有头疽溃后、蛇串疮恢复期，或走黄、内陷后阴伤有热者，方如知柏地黄丸，药如生地黄、玄参、麦冬、龟甲、知母等；清骨蒸潮热一般用于瘰疬、流痰后期虚热不退的病证，方如清骨散，药如地骨皮、青蒿、鳖甲、银柴胡等。

应用清热药切勿太过，必须兼顾胃气，如过用苦寒，势必损伤胃气，而致纳呆、呕恶、泛酸、便溏等症状。尤其在疮疡溃后，体质虚弱者，更宜注意。过投寒凉，能影响疮口愈合。

3. **和营法**　用调和营血的药物，使经络疏通，血脉调和流畅，从而达到疮疡肿消痛止的目的。外科病中，疮疡的形成，多因“营气不从，逆于肉理”而成，所以和营法在内治法中的应用，还是比较广泛的，大致可分活血化瘀和活血逐瘀两种治法。活血化瘀法适用于经络阻隔、气血凝滞引起的外科疾病，如肿疡或溃后肿硬疼痛不减、结块、色红较淡或不红或青紫者，方如桃红四物汤，药如桃仁、红花、当归、赤芍、红藤等；活血逐瘀法适用于瘀血凝聚、闭阻经络所引起的外科疾病，如乳岩、筋瘤等，方如大黄䗪虫丸，药如䗪虫、水蛭、虻虫、三棱、莪术等。和营法在临床上，有时需与其他治法合并应用：若有寒邪者，宜与祛寒药合用；血虚者，宜与养血药合用；痰、气、瘀互结为患，宜与理气化痰药合用等。和营活血的药物，一般性多温热，所以火毒炽盛的疾病，不应使用，以防助火；对气血亏损者，破血逐瘀药也不宜过用，以免伤血。

4. **内托法**　用补益和透脓的药物，扶助正气，托毒外出，使疮疡毒邪移深居浅，早日液化成脓，或使病灶趋于局限化，使邪盛者，不致脓毒旁窜深溃；正虚者，不致毒邪内陷，从而达到脓出毒泄，肿痛消退的目的，寓有“扶正达邪”之意。临床上，根据病情虚实情况，托法可分为透托法和补托法两类。其中，补托法又可分为益气托毒法和温阳托毒法。透托法用于肿疡已成，毒盛正气不虚，肿疡尚未溃破，或溃破后脓出不畅，多用于实证，方如透脓散；益气托毒法用于肿疡毒势方盛，正气已虚，不能托毒外出，见疮形平塌，根盘散漫，难溃难腐，或溃后脓水稀少，坚肿不消，并出现精神不振、面色无华、脉数无力等，方如托里消毒散；温阳托毒法用于肿疡毒势方盛，正气已虚，不能托毒外出，见疮形漫肿无头，疮色灰暗不泽，化脓迟缓，或局部肿势已退，腐肉已尽而脓水灰薄，或偶带绿色，新肉不生，不知疼痛，伴自汗肢冷，腹痛便泻，精神萎靡，脉沉细，舌质淡胖等，方如神功内托散。常用药物如黄芪、党参、白术、当归、白芍、附子、干姜、穿山甲、皂角刺等。

透脓法不宜用之过早，肿疡初起未成脓时勿用。补托法在正实毒盛的情况下，不可施用，否则不但无益，反能滋长毒邪，使病势加剧，而犯“实实之戒”，故神功内托散方中的当归、川芎，凡湿热火毒炽盛之时，皆去而不用。此外，内托法常与清热法同用，因热盛则肉腐，肉腐则为脓，故透脓的同时，要酌加清热药物，火热息则脓腐尽。

5. **通里法**　用泻下的药物，使蓄积在脏腑内部的毒邪，得以疏通排出，从而达到除积导滞、逐瘀散结、泻热定痛、邪去毒消的目的。外科通里法常用的为攻下（寒下）和润下两法。攻下法适用于表证已罢，热毒入腑，内结不散的实证、热证，如外科疾病局部焮红肿胀、疼痛剧烈或皮肤病之皮损焮红灼热，并伴口干饮冷，壮热烦躁，呕恶便秘，舌苔黄腻或黄糙，脉沉数有力者，方如大承气汤、内疏黄连汤、凉膈散，药如大黄、芒硝、枳实、番泻叶；润下法适用于阴虚肠燥便秘，如疮疡、肛肠疾病、皮肤病等阴虚火旺、胃肠津液不足者，症见口干食少，大便秘结，脘腹痞胀，舌干质红，苔黄腻或薄黄，脉象细数者，方如润肠汤，药如瓜蒌仁、火麻仁、郁李仁、蜂蜜等。

运用通里攻下法时，必须严格掌握适应证，尤以年老体衰、妇女妊娠或月经期，更宜慎用。使用时，应中病即止，不宜过剂，否则会损耗正气。尤其在化脓阶段，过下之后，正气一虚，则脓腐难透，疮势不能起发，反使毒邪内陷，病情恶化。若用之不当，能损伤脾胃，耗伤正气，致疾病缠绵难愈。泻下药物虽然可以直接泻下蕴结之热毒，但在使用时，可适当加清热解毒之品，以增强清泻热毒之效果。

6. **温通法** 用温经通络、散寒化痰的药物，以驱散阴寒凝滞之邪，为治疗寒证的主要法则，即《黄帝内经》所说"寒者热之"之意。本法在外科临床运用时，主要有温经通阳、散寒化痰和温经散寒、祛风化湿两法。温经通阳、散寒化痰法适用于体虚寒痰阻于筋骨，患处隐隐作痛，漫肿不显，不红不热，面色苍白，形体恶寒，小便清利，舌淡苔白，脉迟或沉等内寒证，如流痰、脱疽等病，方如阳和汤，药如附子、肉桂、干姜、桂枝、麻黄、白芥子等；温经散寒、祛风化湿法适用于体虚风寒湿邪侵袭筋骨，患处疼痛麻木，漫肿，皮色不变，恶寒重，发热轻，苔白腻，脉迟紧等外寒证者，方如独活寄生汤，药如细辛、桂枝、羌活、独活、秦艽、防风、桑寄生等。

上述两法之中，阳和汤以温阳补虚为主，一般多用于体质较虚者，为治疗虚寒阴证之代表方；独活寄生汤祛邪补虚并重，如体质较强者，只要去其补虚之品，仍可应用。证见阴虚有热者，不可施用本法，因温燥之药，能助火劫阴，若用之不当，能造成其他变证。临床上应用温通法时，多配以补气养血、活血通络之品，能提高疗效，因为元气充足，血运无阻，经脉流通，阳气自然畅达。

7. **祛痰法** 用咸寒软坚化痰的药物，使因痰凝聚之肿块得以消散的治法。一般来讲，痰不是疮疡的主要发病原因，因为外感六淫或内伤七情，以及体质虚弱等，多能使气机阻滞、液聚成痰。因此，祛痰法在临床运用时，大多数是针对不同的病因，配合其他治法使用，才能达到化痰、消肿、软坚的目的，常分为疏风化痰、清热化痰、解郁化痰、养营化痰等法。

疏风化痰法适用于风热夹痰之病证，如颈痈结块肿痛，伴有咽喉肿痛，恶风发热，方如牛蒡解肌汤合二陈汤，药如牛蒡子、薄荷、蝉蜕、夏枯草、陈皮、杏仁、半夏等；清热化痰法适用于痰火凝聚之证，如锁喉痈红肿坚硬、灼热疼痛，伴气喘痰壅，壮热口渴，便秘溲赤，舌质红绛，苔黄腻，脉弦滑数，方如清咽利膈汤合二母散，药如板蓝根、连翘、黄芩、金银花、贝母、桔梗、瓜蒌、天竺黄、竹茹等；解郁化痰法适用于气郁夹痰之病证，如瘰疬、肉瘿等，结块坚实，色白不痛或微痛，有胸闷憋气、性情急躁等，方如逍遥散合二陈汤，药如柴胡、川楝子、郁金、香附、海藻、昆布、白芥子等；养营化痰法适用于体虚夹痰之证，如瘰疬、流痰后期，形体消瘦、神疲肢软者，方如香贝养营汤，药如当归、白芍、何首乌、茯苓、贝母等。

因痰而致的外科病，每与气滞、火热相合，应注意辨证。临床应用时，可根据病变部位和经络脏腑之所属，而随经用药，如病在颈项腮颐，加疏肝清火之品，病在乳房，加清泄胃热之品。

8. **理湿法** 用燥湿或淡渗利湿的药物，祛除湿邪的治法。湿邪停滞，能阻塞气机，病难速愈。一般来说，在上焦宜化，在中焦宜燥，在下焦宜利。且湿邪致病，常与其他邪气结合为患，最多为夹热，其次为夹风。因此，理湿之法在外科中，一般不单独使用，多结合清热、祛风等法，才能达到治疗目的，常用的有燥湿健脾法、清热利湿法和祛风除湿法。燥湿健脾法适用于湿邪兼有脾虚不运之证，如外科疾患伴有胸闷呕恶、脘腹胀满、纳食不佳、舌苔厚腻等，方如平胃散，药如苍术、佩兰、藿香、厚朴、半夏、陈皮等。清热利湿法适用于湿热兼并之证，如湿疮、漆疮、臁疮等见肌肤焮红作痒、滋水淋漓或肝胆湿热引发的子痈、囊痈等，方如二妙丸、萆薢渗湿汤、五神汤、龙胆泻肝汤等，药如萆薢、泽泻、薏苡仁、猪苓、茯苓、车前草、茵陈等。祛风除湿法适用于风湿袭于肌表之证，如白驳风，方如豨莶丸，药如地肤子、豨莶草、威灵仙、防己、木瓜、晚蚕沙等。

湿为黏滞之邪，易聚难化，常与热、风、暑等邪相合而发病，故治疗时，必须结合清热、祛风、清暑等法应用。理湿之药过用，每能伤阴，故阴虚、津液亏损者，宜慎用或一般不用。

9. **行气法** 用行气的药物，调畅气机，流通气血，以达到解郁散结、消肿止痛的一种治法。气血凝滞是外科病理变化中的一个重要环节，局部肿胀、结块、疼痛都与气机不畅、血脉瘀阻有关。因气为血之帅，气行则血行，气滞则血凝，故行气之时，多与活血药配合使用；又气郁则水湿不行、聚而成痰，故行气药又多与化痰药合用。疏肝解郁、行气活血法适用于肝郁气滞血凝而致肿块坚硬或结块肿痛，不红不热，或痈疽后期，寒热已除、毒热已退而肿硬不散者，伴胸闷不舒、口苦、脉弦等，如乳癖、乳岩等，方如逍遥散、清肝解郁汤，药如柴胡、香附、枳壳、陈皮、木香、延胡索、当归、白芍、金铃子、丹参等；

理气解郁、化痰软坚法适用于肿势皮紧内软，随喜怒而消长，伴性情急躁、痰多而黏等，如肉瘿、气瘿等，方如海藻玉壶汤、开郁散，药如海藻、昆布、贝母、青皮、半夏、川芎等。

凡行气药物，多有香燥辛温特性，容易耗气伤阴，若气虚、阴伤或火盛患者，须慎用或禁用。此外，行气法在临床上单独使用者较少，常与祛痰、和营等方法配合使用。

10. **补益法**　用补虚扶正的药物，使体内气血充足，以消除虚弱，恢复正气，助养新肉生长，使疮口早日愈合的治法，即《黄帝内经》所说“虚者补之”“损者益之”之意。补益法主要有益气、养血、滋阴、助阳等四方面。凡具有气虚、血虚、阴虚、阳虚证者，均可应用补法，一般适用于疮疡中后期、皮肤病等，凡有气血不足及阴虚阳微者。在具体运用时，症见肿疡疮形平塌散漫，顶不高突，成脓迟缓，溃疡日久不敛，脓水清稀者，可用调补气血法；症见呼吸气短，语声低微，疲倦乏力，自汗，饮食不振，舌淡苔少，脉虚无力者，宜以补气为主；如面色苍白或萎黄，唇色淡白，头晕眼花，心悸失眠，手足发麻，脉细无力者，宜以补血为主；症见皮肤病皮损表现干燥、脱屑、肥厚、粗糙、皲裂、苔藓样变，毛发干枯脱落，伴有头晕、眼花、面色苍白等全身症状，宜养血润燥；如一切疮疡不论已溃未溃，皮肤病、肛门病伴口干咽燥，耳鸣目眩，手足心热，午后低热，形体消瘦，舌红少苔，脉象细数者，均以滋阴法治之；如一切疮疡肿形散漫，不易酿脓腐溃，溃后肉色灰暗，新肉难生，伴大便溏薄，小便频数，肢冷自汗，少气懒言，倦怠嗜卧，舌淡苔薄，脉象微细，宜温补助阳。此外，乳房病或皮肤病兼冲任不调者，宜补肾、调冲任。益气方如四君子汤，药如党参、黄芪、白术；养血方如四物汤，药如当归、熟地黄、鸡血藤、白芍；气血双补方如八珍汤；滋阴方如六味地黄丸，药如生地黄、玄参、麦冬、女贞子、墨旱莲；助阳方如桂附八味丸或右归丸，药如附子、肉桂；助阳药如仙茅、淫羊藿、巴戟天、鹿角片等。

疾病有单纯气虚或血虚、阴虚或阳虚，也有气血两虚、阴阳互伤者，所以应用补法也当灵活，但以见不足者补之为原则。例如肛门病中小儿、老年人的脱肛属气虚下陷，可给予补中益气汤以补气升提；又如失血过多者每能伤气，气虚更无以摄血，故须气血双补；孤阳不生，独阴不长，阴阳互根，故助阳法中每佐一二味滋阴之品，滋阴法中常用一二味助阳药，除互相配合外，且能更增药效。此外，补法在一般阳证溃后多不应用，如需应用也多以清热养阴醒胃之法，当确显虚象之时，方加补益品。补益法若用于毒邪炽盛、正气未衰之时，不仅无益，反有助邪之害。若火毒未清而见虚象者，当以清理为主，佐以补益之品，切忌大补。若元气虽虚、胃纳不振者，应先以健脾醒胃为主，而后才能进补。

11. **调胃法**　用调理胃气的药物，使纳谷旺盛，从而促进气血生化的治法。凡疮疡后期，溃后脓血大泄，必须靠水谷之营养，以助气血恢复，加速疮口愈合。若胃纳不振，则生化乏源，气血不充，溃后难敛。凡在外科疾病的发展过程中，出现脾胃虚弱、运化失司，应及时调理脾胃，不必拘泥于疮疡的后期。故治疗外科疾病，自始至终都要注意到胃气。调胃法在具体运用时，分理脾和胃、和胃化浊及清养胃阴等法。理脾和胃法用于脾胃虚弱、运化失职者，如溃疡兼纳呆食少、大便溏薄、舌淡、苔白、脉濡等，方如异功散，药如党参、白术、茯苓、陈皮、砂仁等；和胃化浊法适用于湿浊中阻、胃失和降者，如疔疮或有头疽溃后，症见胸闷泛恶，食欲不振，苔薄黄腻，脉濡滑者，方如二陈汤，药如陈皮、茯苓、半夏、厚朴、竹茹、谷芽、麦芽等；清养胃阴法适用于胃阴不足者，如疔疮走黄、有头疽内陷，症见口干少津而不喜饮，胃纳不香，或伴口糜，舌光红，脉细数者，方如益胃汤，药如沙参、麦冬、玉竹、生地黄、天花粉等。理脾和胃、和胃化浊两法的适应证中均有胃纳不佳之症，但前者适用于脾虚而运化失常，后者适用于湿浊中阻而运化失常，区分之要点在于苔腻之厚薄、舌质淡与不淡，以及有无便溏、胸闷欲恶。而清养胃阴之法重点在于抓住舌光质红之象。假如三法用之不当，则更增胃浊或重伤其阴。

## 要点二　外治法

外治法，是运用药物、手术、物理方法或配合一定的器械等，直接作用于患者病变部位，而达到治疗目的的一种治疗方法。外治法是与内治法相对而言的治疗法则，是中医辨证施治的另一种体现。《理瀹骈文》说：“外治之理，即内治之理，外治之药，亦即内治之药，所异者法耳。”指出了外治法与内治法的治疗机理相同，但给药途径不同。外治法是将药物直接作用于皮肤或黏膜，使之吸收，从而发挥治疗作用，也是外科所独具的治疗方法。外治法的运用与内治法一样，除了要进行辨证施治外，还要根据疾病不同的发展过程，选择不同的治疗方法。常用的方法有药物疗法、手术疗法和其他疗法三大类。

**（一）药物疗法**

药物疗法，是根据疾病所在的部位不同，以及病程进展变化所需，把药物制成不同的剂型，施用于患处，使药力直达病所，从而达到治疗目的的一种方法。常用的有膏药、油膏、箍围药、草药、掺药等。

1. **膏药** 膏药古代称薄贴，现称硬膏，俗称药肉，是按照配方，用若干药物浸于植物油中煎熬，去渣存油，加入黄丹再熬，利用黄丹在高热下发生物理变化凝结而成的制剂；也有不用煎熬，经捣烂而成的膏药制剂，再用竹签将药肉摊在纸或布上。通过剂型改革，有些已制成胶布型膏药。膏药总的作用是：因其富有黏性，敷贴患处能固定患部，使患部减少活动；保护溃疡疮面，可以避免外来刺激和毒邪感染。膏药使用前加温软化，趁热敷贴患部，可使患部得到较长时间的热疗，改善局部血液循环，增加抗病能力。对肿疡起到消肿定痛作用，对溃疡起到提脓祛腐、生肌收口的作用。

（1）适应证：一切外科疾病，初起、成脓、溃后各个阶段。

（2）用法：太乙膏、千捶膏均可用于红肿热痛明显之阳证疮疡，为肿疡、溃疡的通用方。初起贴之能消，已成贴之能溃，溃后贴之能祛腐。太乙膏性偏清凉，能消肿、清火、解毒、生肌。千捶膏性偏寒凉，能消肿、解毒、提脓、祛腐、止痛。阳和解凝膏用于疮形不红不热、漫肿无头之阴证疮疡未溃者，能温经和阳、祛风散寒、调气活血、化痰通络。咬头膏具有腐蚀性，能蚀破疮头，适用于肿疡脓成、不能自破，以及患者不愿接受手术切开排脓者。此外，膏药摊制的形式有厚薄之分，在具体运用上也各有所宜。如薄型的膏药多适用于溃疡，宜于勤换；厚型的膏药多适用于肿疡，宜于少换，一般 5~7 天调换 1 次。

（3）注意：疮疡使用的膏药，有时可能引起皮肤焮红，或起丘疹，或发生水疱，瘙痒异常，甚则溃烂等现象，这是因为皮肤过敏形成膏药风（接触性皮炎）；或因溃疡脓水过多，膏药不能吸收脓水，淹及疮口，浸淫皮肤而引起湿疮。凡见此等情况，可以改用油膏或其他药物。此外，膏药不可去之过早，否则疮面不慎受伤，再次感染，复致溃腐；或使疮面形成红色瘢痕，不易消退，有损美观。

2. **油膏** 油膏是将药物与油类煎熬或捣匀成膏的制剂，现称软膏。目前，油膏的基质有猪脂、羊脂、松脂、麻油、黄蜡、白蜡以及凡士林等。在应用上，其优点有柔软、滑润、无板硬黏着不舒的感觉，尤其对病灶的凹陷折缝之处，或大面积的溃疡，使用油膏更为适宜，故近代常用油膏来代替膏药。

（1）适应证：适用于肿疡、溃疡、皮肤病糜烂结痂渗液不多者，以及肛门病等。

（2）用法：肿疡期用金黄膏、玉露膏清热解毒、消肿止痛、散瘀化痰，适用于疮疡阳证。金黄膏长于除湿化痰，对肿而有结块，尤其是急性炎症控制后形成的慢性迁延性炎症更为适宜；玉露膏性偏寒凉，对焮红灼热明显、肿势散漫者效果较佳；冲和膏有活血止痛、疏风祛寒、消肿软坚的作用，适用于半阴半阳证；回阳玉龙膏有温经散寒、活血化瘀的作用，适用于阴证。溃疡期可选用生肌玉红膏、红油膏、生肌白玉膏。生肌玉红膏功能活血祛腐、解毒止痛、润肤生肌收口，适用于一切溃疡腐肉未脱、新肉未生之时，或日久不能收口者；红油膏功能祛腐生肌，适用于一切溃疡；生肌白玉膏功能润肤生肌收敛，适用于溃疡腐肉已净、疮口不敛者，以及乳头皲裂、肛裂等病；疯油膏功能润燥杀虫止痒，适用于牛皮癣、慢性湿疮、皲裂等；青黛散油膏功能收湿止痒、清热解毒，适用于蛇串疮及急、慢性湿疮等皮肤焮红痒痛、渗液不多者，亦可用于痄腮以及对各种油膏过敏者；消痔膏、黄连膏功能消痔退肿止痛，适用于内痔脱出、赘皮外痔、血栓外痔等出血、水肿、疼痛之症。

（3）注意：凡皮肤湿烂，疮口腐肉已尽，摊贴油膏应薄而勤换，以免脓水浸淫皮肤，不易干燥。目前调制油膏大多应用凡士林。凡士林系矿物油，也可刺激皮肤引起皮炎，如见此现象，应改用植物油或动物油；若对药物过敏，则改用其他药。油膏用于溃疡腐肉已脱、新肉生长之时，摊贴宜薄，若过于厚涂，则使肉芽生长过度，而影响疮口愈合。

3. **箍围药** 箍围药古称敷贴药，是药粉和液体调制成的糊剂，具有箍集围聚、收束疮毒的作用，用于肿疡初期，促其消散；若毒已结聚，也能促使疮形缩小，趋于局限，早日成脓和破溃；即使肿疡破溃，余肿未消，也可用它来消肿，截其余毒。

（1）适应证：凡外疡不论初起、成脓及溃后，肿势散漫不聚而无集中之硬块者。

（2）用法：金黄散、玉露散可用于红肿热痛明显的阳证疮疡；疮形肿而不高，痛而不甚，微红微热，属半阴半阳证者，可用冲和散；疮形不红不热、漫肿无头，属阴证者，可用回阳玉龙散。箍围药的调制液体多种多样，临床应根据疾病的性质与阶段不同，正确选择使用。以醋调者，可散瘀解毒；以酒调者，可助行药力；以葱、姜、韭、蒜捣汁调者，可辛香散邪；以菊花汁、丝瓜叶汁、金银花露调者，可清凉解毒，其中用丝瓜叶汁调制的玉露散，治疗暑天疖肿效果较好；以鸡蛋清调者，可缓和刺激；以油类调者，可润泽肌肤。如上述液体取用有困难时，则可用冷茶汁加白糖少许调制。总之，阳证多用菊花汁、金银花露或冷茶汁调制，半阴半阳证多用葱、姜、韭捣汁或用蜂蜜调制，阴证多用醋、酒调敷。用于外疡初起时，箍围药宜敷满整个病变部位；若毒已结聚，或溃后余肿未消，宜敷于患处四周。

（3）注意：凡外疡初起、肿块局限者，一般宜用消散药。阳证不能用热性药敷贴，以免助长火毒；阴证不能用寒性药敷贴，以免寒湿凝滞不化。箍围药敷后干燥之时，宜时时用液体湿润，以免药物剥落及干绷不舒。

4. **草药**　草药又称生药，是指采集的新鲜植物药。

（1）适应证：一切外科疾病之阳证，具有红肿热痛者；创伤浅表出血；皮肤病的止痒；毒蛇咬伤等。

（2）用法：蒲公英、紫花地丁、马齿苋、芙蓉花叶、七叶一枝花、丝瓜叶等，有清热解毒消肿之功，适用于阳证肿疡。将鲜草药洗净，加食盐少许，捣烂敷患处，每日调换 1~2 次；墨旱莲、白茅花、丝瓜叶等有止血之功，适用于浅表创伤之止血。洗净、捣烂后敷出血处，并加压包扎，白茅花不用捣烂，可直接敷用；徐长卿、蛇床子、地肤子、泽漆、羊蹄根等有止痒作用，适用于急、慢性皮肤病，用时洗净，凡无渗液者，可煎汤熏洗，有渗液者，捣汁或煎汤冷却后作湿敷；泽漆捣烂后，加食盐少许，用纱布包后，涂擦白疕皮损处；羊蹄根用醋浸后，取汁外搽，治牛皮癣；半边莲捣汁内服，药渣外敷伤口周围，治毒蛇咬伤等。

（3）注意：用鲜草药外敷时，必须先洗净，再用 1∶5000 高锰酸钾溶液浸泡后，捣烂外敷，敷后应注意湿度，干后可用冷开水时时湿润，以免患部干绷不舒。

5. **掺药**　将各种不同的药物研成粉末，根据制方规律，并按其不同的作用配伍成方，用时掺布于膏药或油膏上，或直接掺布于病变部位，谓之掺药，古称散剂，现称粉剂。掺药的种类很多，治疗外科疾患时，应用范围很广，不论肿疡和溃疡等均可应用。其他如皮肤病、肛门病等也同样可以施用。可掺布于膏药上、油膏上，或直接掺布于疮面上，或黏附在纸捻上插入疮口内，或将药粉时时扑于病变部位，以达到消肿散毒、提脓祛腐、腐蚀平胬、生肌收口、定痛止血、收涩止痒、清热解毒等目的。

掺药配制时，应研极细，研至无声为度。其中植物类药品，宜另研过筛；矿物类药品，宜水飞；麝香、樟脑、冰片、朱砂粉、牛黄等香料贵重药品，宜另研后再与其他药物和匀，制成散剂方可应用，否则用于肿疡药性不易渗透，用于溃疡容易引起疼痛。有香料的药粉，最好以瓷瓶贮藏，塞紧瓶盖，以免香气走散。近年来，经过剂型的改革，将药粉与水溶液相混合制成洗剂，将药物浸泡于乙醇溶液中制成酊剂，便于患者应用。

（1）消散药：将具有渗透和消散作用的药粉，掺布于膏药或油膏上，贴于患处，可以直接发挥药力，使疮疡蕴结之毒移深居浅，肿消毒散。适用于肿疡初起而肿势局限，尚未成脓者。阳证用阳毒内消散、红灵丹活血止痛、消肿化痰；阴证用阴毒内消散、桂麝散、黑退消温经活血、破坚化痰、散风逐寒。

（2）提脓祛腐药：具有提脓祛腐的作用，能使疮疡内蓄之脓毒早日排出，腐肉迅速脱落。提脓祛腐是处理溃疡早期的一种基本方法，适用于溃疡初期，脓栓未溶，腐肉未脱，或脓水不净，新肉未生的阶段。若脓水不能外出，则攻蚀越深；腐肉不去，则新肉难生。不仅增加患者的痛苦，并影响疮口的愈合，甚至造成病情恶化，而危及生命。

提脓祛腐的主药是升丹。升丹以其配制原料种类多少的不同，而有小升丹和大升丹之分。小升丹又称三仙丹，配制的处方中只有水银、火硝和明矾三种原料。大升丹的配制除上述三种药品外，尚有皂矾、朱砂、雄黄及铅等。升药又可依其炼制所得成品的颜色而分为“红升”和“黄升”两种，两者的物理性质、化学成分、药理作用和临床用法等大同小异。目前采用的是一种小升丹，临床使用时，若疮口大者，可掺于疮口上；疮口小者，可黏附在药线上插入；亦可掺于膏药、油膏上盖贴。注意升丹因药性太猛，须加赋形药使用，常用的有九一丹、八二丹、七三丹、五五丹、九黄丹等。在腐肉已脱、脓水已少的情况下，更宜减少升丹含量。此外，尚有不含升丹的提脓祛腐药，如黑虎丹，可用于对升丹过敏者；回阳玉龙散温经活血、祛腐化痰，可用于溃疡属阴证者。

升丹属有毒刺激药品，凡对升丹过敏者，应禁用；对大面积疮面应慎用，以防过多吸收而发生汞中毒。凡见不明原因的高热、乏力、口中有金属味等汞中毒症状时，应立即停用。若病变在眼部、唇部附近者，宜慎用，以免强烈的腐蚀，有损容貌。此外，升丹放置陈久使用，可使药性缓和而减轻疼痛。升丹为汞制剂，宜用黑瓶贮藏，以免氧化变质。

（3）腐蚀药与平胬药：腐蚀药又称追蚀药，具有腐蚀组织的作用，掺布于患处，能使疮疡不正常的组织，得以腐蚀枯落。平胬药具有平复胬肉的作用，能使疮口增生的胬肉回缩。适用于肿疡脓未溃时、痔疮、瘰疬、赘疣、息肉等病，或溃疡破溃以后疮口太小、引流不畅，或疮口僵硬、胬肉突出、腐肉不脱等妨碍收口者。

常用药物如白降丹，适用于溃疡疮口太小、脓腐难去者。用桑皮纸或丝棉纸做成裹药，插于疮口，使疮口开大，脓腐易出；如肿疡脓成不能穿溃，同时素体虚弱而不愿接受手术治疗者，也可用白降丹少许，水调和，点放疮顶，代刀破头；其他如赘疣，点之可以腐蚀枯落；另有以米糊作条，用于瘰疬，则能起攻溃拔核的作用；枯痔散一般用于痔疮，将此药涂敷于痔核表面，能使其焦枯脱落；三品一条枪插入患处，能腐蚀漏管，也可以蚀去内痔，攻溃瘰疬；平胬丹适用于疮面胬肉突出，掺药其上，能使胬肉平复。

腐蚀药一般含有汞、砒成分，腐蚀力较大，在应用时，必须谨慎，尤其在头面、指、趾等肉薄近骨之处，不宜使用过烈的腐蚀药物。即使需要应用，也必须加赋形药，待腐蚀目的达到，即应改用其他提脓祛腐或生肌收口药。不要长期、过量使用，以免引起汞中毒，对汞、砒过敏者，则应禁用。

（4）祛腐生肌药：具有提脓祛腐、解毒活血、生肌收敛的作用，掺敷在创面上，能改善溃疡局部血液循环，促使脓腐液化脱落，促进新肉生长。适用于溃疡日久，腐肉难脱，新肉不生；或腐肉已脱，新肉不长，久不收口者。

取药粉适量，直接掺布在创面上；或制成药捻，插入创口内。回阳玉龙散用于溃疡属阴证，腐肉难脱，肉芽暗红，或腐肉已脱，肉芽灰白，新肉不长者，具有温阳活血、祛腐生肌之功。月白珍珠散、拔毒生肌散用于溃疡阳证。月白珍珠散用于腐肉脱而未尽，新肉不生，久不收口者，有清热解毒、祛腐生肌之功；拔毒生肌散用于腐肉未脱，常流毒水，疮口下陷，久不生肌者，有拔毒生肌之功。黄芪六一散、回阳生肌散用于溃疡虚证，脓水清稀，久不收口者。前者补气和营生肌，擅治偏气虚者；后者回阳生肌，擅治偏阳虚者。

祛腐生肌药适用于慢性溃疡，若全身情况较差，气血虚衰者，还应内外同治，以促进溃疡愈合。

（5）生肌收口药：具有解毒、收敛、促进新肉生长的作用，掺敷疮面能使疮口加速愈合。用于疮疡溃后，脓水将尽，或腐肉已脱、新肉生长，收口较慢时。常用的生肌收口药有生肌散、八宝丹等，不论阴证、阳证，均可掺布于疮面上应用。

脓毒未清、腐肉未净时，若早用生肌收口药，则不仅无益，反增溃烂，延缓治愈，甚至引起迫毒内攻之变；若已成漏管之证，即使用之，勉强收口，仍可复溃，此时需配以手术治疗，方能达到治愈目的；若溃疡肉色灰淡而少红活，新肉生长缓慢，则宜配合内服药补养和食物营养，内外兼施，以助新生；若臁疮日久难敛，则宜配以绑腿缠缚，改善局部的血液循环。

（6）止血药：具有收涩凝血的作用，掺敷于出血之处，外用纱布包扎固定，可以促使创口血液凝固，达到止血的目的。适用于溃疡或创伤小而出血者。溃疡出血用桃花散，创伤性出血用如圣金刀散。云南白药既可用于溃疡出血，也可用于创伤性出血。三七粉调成糊状，涂敷患部，也有止血作用。若大出血时，必须配合手术与内治等方法急救，以免因出血不止，而引起晕厥之变。

（7）清热收涩药：具有清热收涩止痒的作

用，掺扑于皮肤病糜烂渗液不多的皮损处，达到消肿、干燥、止痒的目的。适用于一切皮肤病急性或亚急性皮炎而渗液不多者。常用的有青黛散，其清热止痒的作用较强，用于皮肤病大片潮红丘疹而无渗液者；三石散收涩生肌作用较好，用于皮肤糜烂、稍有渗液而无红热之时，可直接干扑于皮损处，或先涂上一层油剂后，再扑三石散，外加包扎。

掺药一般不用于表皮糜烂、渗液较多的皮损处，用后反使渗液不能流出，容易导致自身过敏性皮炎；亦不宜用于毛发生长的部位，因药粉不能直接掺扑于皮损处，同时粉末与毛发易黏结。

6. **酊剂**　酊剂是将各种不同的药物浸泡于乙醇溶液内，取其药液即为酊剂。适用于疮疡未溃及皮肤病等。红灵酒有活血、消肿、止痛之功，用于冻疮、脱疽未溃之时；10% 土槿皮酊、复方土槿皮酊有杀虫、止痒之功，适用于鹅掌风、灰指甲、脚湿气等；白屑风酊有祛风、杀虫、止痒之功，适用于面游风。

一般酊剂有刺激性，所以凡疮疡破溃后，或皮肤病有糜烂者，均应禁用。酊剂应盛于遮光密闭容器中，宜装满，放置阴凉处保存。

7. **洗剂**　将各种不同的药物研成细末，与水溶液混合在一起而成。因加入的粉剂多系不溶性，故呈混悬状，用时须加以振荡。适用于急性、过敏性皮肤病，如酒齄鼻和粉刺等。三黄洗剂有清热止痒之功，用于一切急性皮肤病，如湿疮、接触性皮炎，皮损为潮红、肿胀、丘疹等；颠倒散洗剂有清热散瘀之功，用于酒齄鼻、粉刺。上述方剂中，常可加入 1%~2% 薄荷脑或樟脑，增强止痒之功。用毛笔或棉签蘸之，涂于皮损处，每日 3~5 次。

注意：凡皮损处糜烂渗液较多、脓液结痂的深在性皮肤病，应禁用。在配制洗剂时，药物粉末应先研细，以免刺激皮肤。

**（二）手术疗法**

手术疗法，是应用各种器械，进行手法操作的一种治疗方法，在外科治疗中，占有十分重要的位置。常用的方法有切开法、烙法、砭镰法、挑治法、挂线法、结扎法等。

1. **切开法**　切开脓肿，使脓液排出，达到疮疡毒随脓泄、肿消痛止、逐渐向愈的目的。这里所讲的切开法，仅指脓肿的切开，适用于一切外疡，不论阴证、阳证，确已成脓者。运用切开法之前，应当辨清脓肿成熟的程度、脓肿的深浅、患部的血脉经络位置等情况，然后决定切开与否。切开的有利时机是：脓已成熟时（脓肿中央出现透脓点）；若肿疡脓未成熟，过早切开，则徒伤气血，脓反难成，并可致脓毒走窜。为便于引流，切口应选择脓腔最低点或最薄弱处进刀，一般疮疡宜循经直切，免伤血络；乳房部位应以乳头为中心，放射状切开，免伤乳络；面部脓肿，应尽量沿皮肤的自然纹理切开；手指脓肿应从侧方切开；关节区附近的脓肿切口，尽量避免越过关节；若为关节区脓肿，一般施行横切口、弧形切口或“S”形切口，因为纵切口在瘢痕形成后，易影响关节功能；肛旁低位脓肿，应以肛管为中心，做放射状切开。

2. **火针烙法**　古称燔针焠刺，是指将针具烧红后，烫烙病变部位，以达到消散、排脓、止血、去除赘生物等目的的一种治疗方法。常用的有平头、尖头、带刃等粗细不同的多种铁针。用于消散的多选用尖头铁针，用于引流可选用平头或带刃铁针，适用于甲下瘀血、四肢深部脓肿、疖、痈、赘疣、息肉以及创伤出血等。外伤引起的指甲下瘀血，可施行“开窗术”治疗，选用平头粗细适当的铁针，烧红后点穿指甲，迅速放出瘀血，患指疼痛即刻缓解，一般不会引起指甲与甲床分离；四肢深部脓肿，可用平头或带刃粗针灼红后，刺入脓肿中心部位，出针时针具向下斜拖，使疮口开大，一烙不透，可以多烙，烙后应放入药线引流；疖、痈脓肿表浅者，平头粗针烙后，针具直出或斜出，脓汁自流，亦可轻轻挤出脓汁，不必放入药线；赘疣、息肉患者切除病灶后，用烙法可烫治病根；创伤出血患者，用平头粗细适中的铁针烧红后灼之，可即刻止血。

3. **砭镰法**　俗称飞针，是用三棱针或刀锋在疮疡患处、皮肤或黏膜上浅刺，放出少量血液，使内蕴热毒，随血外泄的一种治疗方法。本法有疏通经络、活血化瘀、排毒泄热、扶正祛邪的作用，适用于急性阳证疮疡，如下肢丹毒、红丝疔、疖疮痈肿初起、外伤瘀血肿痛、痔疮肿痛等。治疗时，局部常规消毒，用三棱针或刀锋直刺患处，或特选部位的皮肤、黏膜，令微微出血，刺毕，用消毒棉球按压针孔。红丝疔患者用挑刺手法，于红丝尽头刺之，令微出血，继而沿红丝走向，寸寸挑断；下肢丹毒及疖、痈初起，可用围刺手法，用三棱针围绕病灶周围，点刺出血；外伤瘀血肿痛用三棱针围刺后，可配合火罐，以拔出瘀血。注意观察罐内出血量，如不超过10mL，无须提前起罐；痔疮肿痛患者，用刺络手法，循经取穴，多在龈交处有米粒大小结节，用三棱针刺之出血，可减轻肿痛。

注意无菌操作，以防感染。击刺时，宜轻、准、浅、快，出血量不宜过多，应避开神经和大血管，刺后可再敷药包扎。头、面、颈部，不宜施用砭镰法，阴证、虚证及有出血倾向者，禁用。

**4. 挑治法** 挑治法是在人体的腧穴、敏感点或一定区域内，用三棱针挑破皮肤、皮下组织，挑断部分皮内纤维，通过刺激皮肤经络，使脏腑得到调理的一种治疗方法。本法具有调理气血、疏通经络、解除瘀滞的作用，适用于内痔出血、肛裂、脱肛、肛门瘙痒、颈部多发性疖肿等。常用的方法有选点挑治、区域挑治和截根疗法三种。

（1）选点挑治：在背部上起第7颈椎、下至第5腰椎、旁及两侧腋后线范围内，寻找疾病反应点。反应点多为棕色、灰白色、暗灰色等，按之不退色、小米粒大小的丘疹。此法适用于颈部多发性疖肿。

（2）区域挑治：在腰椎两侧旁开1~1.5寸的纵线上，任选一点挑治，尤其在第2腰椎到第3腰椎之间旁开1~1.5寸的纵线上挑治，效果更好。适用于内痔出血、肛裂、脱肛、肛门瘙痒等。

（3）截根疗法：取大椎下四横指处，在此处上下左右1cm范围内，寻找反应点或敏感点。治疗时，让患者反坐在靠椅上，两手扶于靠背架，暴露背部。体弱患者，可采用俯卧位，防止虚脱。挑治前，局部常规消毒，用小号三棱针刺入皮下至浅筋膜层，挑断黄白色纤维数根，挑毕以消毒纱布敷盖。一次不愈，可于2~3周后，再行挑治，部位可以另选。

注意无菌操作，挑治后，一般3~5天内禁止洗澡，防止感染，挑治后当日，应注意休息，不吃刺激性食物。对孕妇，以及有严重心脏病、出血性疾病及身体过度虚弱者，禁用本法。

**5. 挂线法** 挂线法是用普通丝线，或药制丝线，或纸裹药线，或橡皮筋等，来挂断瘘管或窦道的治疗方法。其机理是：利用挂线的紧箍作用，促使气血阻绝、肌肉坏死，最终达到切开的目的。挂线又能起到引流作用，分泌物和坏死组织液，随挂线引流排出，从而保证引流通畅，防止发生感染。适用于疮疡溃后脓水不净，经内服、外敷等治疗无效，而形成瘘管或窦道者；或疮口过深，或生于血络丛处，而不宜采用切开手术者。

操作：先用球头银丝自甲孔探入管道，使银丝从乙孔穿出（如没有乙孔的，可在局麻下用硬性探针顶穿，引出银丝），然后用丝线做成双套结，将橡皮筋一根结扎在自乙孔穿出的银丝球头部，再由乙孔退回管道，从甲孔抽出。这样，橡皮筋与丝线贯穿瘘管管道两口。此时将扎在球头上的丝线与橡皮筋剪开（丝线暂时保留在管道内，以备橡皮筋在结扎断开时，用以另引橡皮筋作更换之用），再在橡皮筋下先垫2根丝线，然后收紧橡皮筋，打一个单结，再将所垫的丝线各自分别在橡皮筋打结处予以结缚固定，最后抽出管道内保留的丝线。如采用普通丝线或纸裹药线挂线法，则在挂线以后，须每隔2~3天解开线结，收紧1次。

**6. 结扎法** 结扎法又名缠扎法，是将线缠扎于病变部位与正常皮肉分界处，通过结扎，促使病变部位经络阻塞、气血不通，结扎远端的病变组织失去营养而逐渐坏死脱落，从而达到治疗目的的一种方法。对较大脉络断裂而引起的活动性出血，亦可利用本法结扎血管，制止出血。适用于瘤、赘疣、痔、脱疽等病，以及脉络断裂引起的出血之症。凡头大蒂小的赘疣、痔核等，可在根部以双套结扣住扎紧；凡头小蒂大的痔核，可以缝针贯穿它的根部，再用“8”字式结扎法或“回”字式结扎法，两线交叉扎紧；如截除脱疽坏死的趾、指，可在其上端预先用丝线缠绕10余圈，渐渐紧扎；如脉络断裂，可先找到断裂的络头，再用缝针引线贯穿出血底部，然后系紧打结。结扎所使用的线的种类有普通丝线、药制丝线、纸裹药线等，目前多采用较粗的普通丝线或医用缝合线。

如内痔用缝针穿线，不可穿过患处的肌层，以免化脓；扎线应扎紧，否则不能达到完全脱落的目的；扎线未脱，应俟其自然脱落，不要硬拉，以防出血。

**（三）其他疗法**

外治法尚有引流法、垫棉法、药筒拔法、针灸法、熏法、熨法、热烘疗法、溻渍法、冷冻疗法和激光疗法等。

**1. 引流法** 引流法是在脓肿切开或自行溃破后，运用药线、导管或扩创等，使脓液畅流，腐脱新生，防止毒邪扩散，促使溃疡早日愈合的一种治法。引流法包括药线引流、导管引流和扩创引流等。

（1）药线引流：是指用药线进行引流。药线俗称纸捻或药捻，大多采用桑皮纸制成，也可应用丝棉纸或拷贝纸等制成。根据临床实际需要，将纸裁成宽窄长短适度，搓成大小长短不同的线形药线备用。借着药物及物理作用，插入溃疡疮孔中，使脓水外流，同时利用药线之线形，使坏死组织附着于药线而外出。此外，尚能探查脓肿的深浅，以及有无死骨的存在。探查有无死骨，也是利用药线之螺纹，如触及粗糙骨质者，则说明疮疡已损骨无疑。采用药线引流和探查，具有方便、痛苦少、患者能自行更换等优点。目前，将捻制成的药线，经过高压蒸气灭菌后应用，使之无菌而更臻完善。适用于溃疡疮口过小、脓水不易排出者，或已成瘘管、窦道者。药线的类别有外黏药物及内裹药物两类，目前临床上大多应用外黏药物的药线。

外黏药物法又分有两种，一种是将搓成的纸线，临用时放在油中或水中润湿，蘸药插入疮口；另一种是预先用白及汁与药和匀，黏附在纸线上，候干存贮，随时取用。目前大多采用前法。外黏药物多用含有升丹成分的方剂或黑虎丹等，因其有提脓祛腐的作用，故适用于溃疡疮口过深过小，脓水不易排出者。

内裹药物法是将药物预先放在纸内，裹好搓成线状备用。内裹药物多用白降丹、枯痔散等，因其具有腐蚀化管的作用，故适用于溃疡已成瘘管或窦道者。

药线插入疮口中，应留出一小部分在疮口之外，并应将留出的药线末端，向疮口侧方或下方折放，再以膏药或油膏盖贴固定。如脓水已尽，流出淡黄色黏稠液体时，即使脓腔尚深，也不可再插药线，否则影响收口的时间。

（2）导管引流：是指用导管进行引流。导管引流较之药线引流，更易使脓液流出，从而达到脓毒外泄的目的。适用于附骨疽及流痰、流注等脓腔较深、脓液不易畅流者。

导管引流，目前在体表脓肿已很少采用，大多应用于腹腔手术后，且导管均改用塑胶管或橡皮管（导尿管）以替代铜制导管。导管应放在疮口较低的一端，以使脓液畅流。导管必须固定，以防滑脱或落入疮口内。管腔如被腐肉阻塞，可松动引流管，或轻轻冲洗，以保持引流通畅。

（3）扩创引流：是应用手术的方法来进行引流。大多用于脓肿溃破后有袋脓现象，经其他引流、垫棉法等无效者。适用于痈、有头疽溃后有袋脓、瘰疬溃后形成空腔或脂瘤染毒化脓等。

在消毒局麻下，对脓腔范围较小者，只需用手术刀将疮口上下延伸即可；如脓腔范围较大者，则用剪刀做十字形扩创。瘰疬之溃疡除扩创外，还须将空腔之皮修剪，剪后使疮面全部暴露；有头疽溃疡的袋脓，除做十字形扩创外，切忌将空腔之皮剪去，以免愈合后形成较大的瘢痕，影响活动功能；脂瘤染毒化脓的扩创，做十字形切开后，将疮面两侧皮肤稍做修剪，便于棉花嵌塞，并用刮匙将渣样物质及囊壁一并刮清。扩创后，须用消毒棉花，按疮口大小，蘸八二丹或七三丹嵌塞疮口以祛腐，并加压固定，以防止出血，以后可按溃疡处理。

2. **垫棉法**　垫棉法是用棉花或纱布折叠成块，以衬垫疮部的一种辅助疗法。它是借着加压的力量，使溃疡的脓液不致下坠而潴留，或使过大的溃疡空腔皮肤与新肉得以粘合，而达到愈合的目的。适用于溃疡脓出不畅有袋脓者，或疮孔窦道形成、脓水不易排尽者，或溃疡脓腐已尽、新肉已生，但皮肉一时不能粘合者。

袋脓者使用时，将棉花或纱布垫衬在疮口下方空隙处，并用宽绷带加压固定；对窦道深而脓水不易排尽者，用棉垫压迫整个窦道空腔，并用绷带扎紧；溃疡空腔的皮肤与新肉一时不能粘合者，使用时，可将棉垫按空腔的范围稍为放大，满垫在疮口之上，再用阔带绷紧。至于腋部、腘窝部的疮疡，最易形成袋脓或形成空腔，影响疮口愈合，或虽愈合而易复溃，故应早日使用垫棉法。具体应用时，需根据不同部位，在垫棉后，采用不同的绷带，予以加压固定，如项部用四头带，腹壁用多头带，会阴部用丁字带，腋部、腘窝部用三角巾包扎，小范围的用宽橡皮膏加压固定。

此法在急性炎症红肿热痛尚未消退时，不可应用，否则有促使炎症扩散之弊。所用棉垫，必须比脓腔或窦道稍大。用于粘合皮肉，一般5~7天更换1次；用于袋脓，可2~3天更换1次。

应用本法，未能获得预期效果时，则宜采取扩创引流手术。应用本法期间，若出现发热、局部疼痛加重者，则应立即终止使用，采取相应的措施。

**3. 药筒拔法** 药筒拔法是采用一定的药物与竹筒若干个同煎，乘热迅速扣于疮上，借助药筒，吸取脓液毒水的一种治法。具有宣通气血、拔毒泄热的作用，能达到脓毒自出、毒尽疮愈的目的。适用于有头疽坚硬散漫不收，脓毒不得外出；或脓肿已溃，疮口狭小，脓稠难出，有袋脓者；或毒蛇咬伤，肿势迅速蔓延，毒水不出者；或反复发作的流火等。

先用鲜菖蒲、羌活、紫苏、蕲艾、白芷、甘草各 15g，连须葱 60g，以清水 10 碗，煎数十滚备用；次用鲜嫩竹数段，每段长约 10cm，径口约 4cm，一头留节，刮去青皮留白，厚约 0.3cm，靠节钻一小孔，以杉木条塞紧，放前药水内煮数十滚（药筒浮起用物压住），如疮口小，可用拔火罐筒。将药水锅放在病床前，取筒倒去药水，乘热急对疮口合上，按紧，自然吸住，待片刻药筒已凉（5~10 分钟），拔去杉木塞，其筒自落。视其需要和病体强弱，每天可拔 1~2 筒或 3~5 筒。如其坚肿不消，或肿势继续扩散，脓毒依然不能外出者，翌日可以再次吸拔，如此连用数天。如应用于丹毒，患部消毒后，先用砭镰法放血，再用药筒拔吸，待拔吸处血液自然凝固后，用纱布包扎，常应用于复发性丹毒已形成象皮腿者。目前因操作不便，多以拔火罐方法代替。

必须验其筒内拔出的脓血，若红黄稠厚者，预后较好；纯是败浆稀水，气秽黑绿者，预后较差。此外，操作时须避开大血管，以免出血不止。

**4. 针灸法** 针灸法包括针法与灸法，两者各有其适应证。在外科方面，古代多采用灸法，但近年来，针法较灸法应用广泛，很多疾病可配合针刺治疗，而提高临床疗效。灸法是用药物在患处燃烧，借着药力、火力的温暖作用，可以温阳祛寒、活血散瘀、疏通经络、拔引蓄毒。肿疡未成者，易于消散；既成者，易于溃脓；既溃者，易于生肌收口。针刺适用于瘰疬、乳痈、乳癖、湿疮、瘾疹、蛇串疮、脱疽、内痔术后疼痛、排尿困难等。灸法适用于肿疡初起坚肿，特别是阴寒毒邪，凝滞筋骨，而正气虚弱，难以起发，不能托毒外达者；或溃疡久不愈合，脓水稀薄，肌肉僵化，新肉生长迟缓者。

针刺时，一般采取病变远离部位取穴，手法大多应用泻法，不同疾病，取穴各异。灸的方法虽多，但主要有两类，一种是明灸，单纯用艾绒做艾炷置皮肤施灸，此法因有灼痛，皮肤容易发生水疱，所以比较少用；一种是隔物灸，捣药成饼，或切药成片（如豆豉、附子等做饼，或姜、蒜等切片），上置艾炷，于疮上灸之。此外，还有用艾绒配伍其他药物做成药条，隔纸燃灸，称为雷火神针灸。豆豉饼灸及隔姜、蒜灸等适用于疮疡初起，毒邪壅滞之证，取其辛香之气，以行气散邪；附子饼灸适用于气血俱虚、风寒湿邪凝滞筋骨之证，取其温经散寒、调气行血；雷火神针灸适用于风寒湿邪侵袭经络痹痛之证，取其香窜经络、祛风除湿之功。至于灸炷的大小、壮数的多少，须视疮形的大小及疮口的深浅而定。总之，务必使药力达到病所，以痛者灸至不痛、不痛者灸至觉痛为止。

凡针刺，一般不宜直接刺于病变部位。疔疮等实热阳证不宜灸之，以免以火济火；头面为诸阳之会，颈项接近咽喉，灸之恐逼毒入里；手指等皮肉较薄之处，灸之更增疼痛，也不宜灸。此外，在针灸的同时，应根据病情，与内治、外治等法共同施治。

**5. 熏法** 熏法是把药物燃烧后，取其烟气上熏，借着药力与热力的作用，使腠理疏通、气血流畅，而达到治疗目的的一种治法。包括神灯照法、桑柴火烘法、烟熏法等。适用于肿疡、溃疡。神灯照法，功能活血消肿、解毒止痛，适用于痈疽轻证，未成脓者自消，已成脓者自溃，不腐者即腐；桑柴火烘法，功能助阳通络、消肿散坚、化腐生肌、止痛，适用于疮疡坚而不溃、溃而不腐、新肉不生、疼痛不止者；烟熏法功能杀虫止痒，适用于干燥而无渗液的各种顽固性皮肤病。

操作过程中，要随时听取患者对治疗部位热感程度的反映，不得引起皮肤灼伤。室内烟雾弥漫时，要适当流通空气。

**6. 熨法** 熨法是把药物加酒、醋炒热，布包熨摩患处，使腠理疏通而达到治疗目的的一种方法。目前常因药物的炒煮不便而较少应用，但临床上单纯热敷还在普遍使用。适用于风寒湿痰，凝滞筋骨肌肉等证，以及乳痈的初起或回乳。

用熨风散药末，取赤皮葱连须 240g，捣烂后与药末和匀，醋拌炒热，布包熨患处，稍冷即换，有温经祛寒、散风止痛之功，适用于附骨疽、流痰皮色不变、筋骨酸痛者；青盐适量，炒热布包熨患处，每日 1 次，每次 20 分钟，治腰肌劳损；又如取皮硝 80g，置布袋中，覆于乳房部，再把热水袋置于布袋上，待其溶化吸收，有消肿回乳之功，适用于乳痈初起或哺乳期的回乳。

使用熨法时，注意不要灼伤皮肤。阳证肿疡慎用。

7. **热烘疗法**　热烘疗法是在病变部位涂药后，再加热烘，通过热力的作用，使局部气血流畅，腠理开疏，药物渗入，从而达到活血祛风以减轻或消除痒感、活血化瘀以消除皮肤肥厚目的的方法。适用于鹅掌风、慢性湿疮、牛皮癣等皮肤干燥、瘙痒之症。应依据病情不同，选择相适应的药膏，如鹅掌风用疯油膏，慢性湿疮用青黛膏，牛皮癣用疯油膏等。操作时，先将药膏涂于患部，应均匀且极薄，然后用电吹风烘（或火烘）患部，每天1次，每次20分钟，烘后即可将所涂药膏擦去。

使用热烘疗法，注意不要灼伤皮肤。一切急性皮肤病禁用。

8. **溻渍法**　溻是将饱含药液的纱布或棉絮湿敷患处，渍是将患处浸泡在药液中。溻渍法是通过湿敷、淋洗、浸泡对患处的物理作用，以及不同药物对患部的药效作用，从而达到治疗目的的一种方法。适用于阳证疮疡初起和溃后、半阴半阳证及阴证疮疡。近年来，溻渍法除了治疗疾病外，在用途上有了新的发展，如药浴美容、浸足保健防病等。常用方法有溻法和浸渍法。

（1）溻法：用6~8层纱布浸透药液，轻拧至不滴水，湿敷患处，有冷溻、热溻和罨敷之分。冷溻是待药液凉后，湿敷患处，30分钟更换1次，适用于阳证疮疡初起，溃后脓水较多者；热溻是趁热湿敷患处，稍凉即换，适用于脓液较少的阳证溃疡、半阴半阳证和阴证疮疡；罨敷是在冷或热溻的同时，外用油纸或塑料薄膜包扎，可减缓药液挥发，延长药效。

（2）浸渍法：包括淋洗、冲洗、浸泡等。淋洗多用于溃疡脓水较多、发生在躯干部者；冲洗适用于腔隙间感染，如窦道、瘘管等；浸泡适用于疮疡生于手、足部及会阴部的患者，亦可用于皮肤病全身性沐浴。

用2%~10%黄柏溶液或二黄煎冷溻，有清热解毒的作用，适用于疮疡热毒炽盛，皮肤焮红或糜烂，或溃疡脓水较多，疮口难敛者；葱归溻肿汤热溻，有疏导腠理、调通血脉的作用，适用于痈疽初肿之时；苦参汤祛风除湿、杀虫止痒，可洗涤尖锐湿疣、白疕等；五倍子汤有消肿止痛、收敛止血的作用，煎汤坐浴适用于内、外痔肿痛及脱肛等；鹅掌风浸泡方有疏通气血、杀虫止痒的作用，加醋同煎，待温后每日浸泡1~2小时，连续7天，适用于鹅掌风；香樟木有调和营卫、祛风止痒之功，煎汤沐浴，适用于瘾疹；桑皮柏叶汤沐头，能润泽头发，增添光泽，治发鬓枯黄；鲜芦荟汁、鲜柠檬汁敷面，可润肌白面、美容除皱；热水浸浴全身或浸足，可发汗排毒、疏通经络、行气活血、保健防病。若配合按摩穴位，效果更佳。

用溻法时，药液应新鲜，溻敷范围应稍大于疮面。热溻、罨敷的温度宜在45~60℃。淋洗、冲洗时，用过的药液不可再用。局部浸泡，一般每日1~2次，每次15~30分钟。全身药浴，可每日1次，每次30~60分钟，冬季应保暖，夏季宜避风凉。

9. **冷冻疗法**　冷冻疗法是利用各种不同等级的低温，作用于患病部位，使之冰寒凝集、气血阻滞，病变组织失去气血濡养，而发生坏死脱落的一种治疗方法。适用于瘤、赘疣、痔核、痣、早期皮肤癌等。目前最常用的致冷剂为液氮。液氮致冷温度低，可达-196℃。应用时，根据病变组织的不同情况，可选择不同的操作方法。

（1）棉签法：将液氮从杜瓦瓶中倒出，盛于小保温杯中，用棉签蘸液氮，直接涂点患部，使患部皮肤变白为止。此法仅适用于小的浅表病变。

（2）喷射冷冻法：此法是借助液氮在治疗器中蒸发所产生的压力，迫使液氮从喷嘴直接喷射于患部进行冷冻。可用于浅表而面积稍大、表面不平的病变。

（3）冷冻头接触法：亦称封式治疗。液氮经导管由内喷于冷冻头上，使之冷冻，然后将冷冻头放置于患部，进行冷冻。此种方法可持续较长时间，并可在治疗中，施加压力，适用于部位较深的病变。

（4）冷冻刀接触法：此法是将冷冻刀浸入盛有液氮的广口保温瓶中预冷，1~3分钟后取出，即可治疗。冷冻刀接触法使组织降温的速度，比封式治疗要快，且在一般室温7~8分钟后，其低温仍保持在-60℃左右。本法适合于多种病变的治疗。

冷冻疗法使用后，有疼痛、水肿、水疱、出血或瘾疹发生，应做好相应的预防和处理。亦有患者可能出现色素脱失或色素沉着,一般需经数月,方可自行消退。

10. **激光疗法** 用各种不同的激光,治疗不同疾病的方法,称激光疗法。目前已有多种激光应用于临床,如二氧化碳激光、氩离子激光、氦氖激光、掺钕钇铝石榴石激光等。常用的有二氧化碳激光和氦氖激光。分弱激光治疗和中、强功率激光治疗。

二氧化碳激光辐射的波长为 10600nm,输出功率由数瓦到数十瓦。组织对二氧化碳激光的吸收无选择性,二氧化碳激光在组织中的传播距离很短,仅约 0.2mm,其能量几乎全部为靶组织吸收,对靶区以外相邻组织的损伤很少,常用于病变组织的烧灼,聚焦后用于切割。二氧化碳激光适用于瘤、赘疣、痔核、痣以及部分皮肤良、恶性疾病等。

氦氖激光为波长 632.8nm 的红光,输出功率很小,最大达 50mW,故在医疗上,只用于低功率照射。此种激光对组织有较强的穿透性,能引起深部组织的扩张,血流加快。它虽然没有直接杀死细菌的作用,但可加强机体细胞免疫功能,因而对人体组织有消炎、止痛、收敛、止痒、消肿的作用,并能促进肉芽组织生长,加速溃疡愈合。适用于疮疡初起及僵块、溃疡久不愈合、皮肤瘙痒症、蛇串疮后遗症、油风等。

(1)弱激光治疗:二氧化碳激光原光束经散焦后,照射到病灶部位,患者有热感,照射时间视激光功率而定,一般控制在十几分钟之内。氦氖激光穴位照射,一般每穴 5 分钟,病变局部照射,一般每次 10 分钟。

(2)中、强功率激光治疗:常规消毒,用 2% 利多卡因溶液进行浸润麻醉,麻药应尽量注入病变基底部。若直接注入病灶,使病灶内水分增加,会影响烧灼及汽化效果。再根据病情,采用清扫法、切割法或凝固照射法等。清扫法,一般用于没有突出皮肤表面的病变,如痣等。从表层开始,逐层向深部扫描照射,将病变烧灼干净,见到健康组织为止;切割法,用于突出皮肤表层的病变,如赘疣、痔核、瘤等,切割时,将镊子夹住并提起病变部位切割之,然后适当调低功率,清除残余病变组织;凝固照射法,以中功率激光照射病变组织,可使其变白、凝固、变性,从而破坏病变组织。创面浅而小的患者治疗后,没有明显渗出及红肿反应,可以不处理,但要保持创面干净。创面较大,超过 $1cm^2$,或创面有渗液者,应使用无菌敷料包扎,并酌情用散焦二氧化碳激光或氦氖激光照射,可预防感染,加速创面愈合。

# 第二单元　无　菌　术

## 细目一　概　述

无菌术是为了预防伤口的感染，针对这些感染来源，所采取的一种预防措施，由灭菌法、抗菌法和一定的操作规则及管理制度所组成。

灭菌系指杀灭一切活的微生物，而消毒系指杀灭病原微生物和其他有害微生物，并不要求清除或杀灭所有微生物（如芽孢等）。灭菌法一般是指预先用物理方法彻底消灭掉与手术区或伤口接触的物品上所附带的微生物。有的化学品如甲醛、戊二醛、环氧乙烷等，可以杀灭一切微生物，故也可在灭菌法中应用。消毒法，又称抗菌法，常指应用化学方法来消灭微生物，如某些器械的消毒，手术室空气的消毒，手术人员的手和臂的消毒，以及患者的皮肤消毒。有关的操作规则和管理制度，则是防止已经灭菌和消毒的物品、已行无菌准备的手术人员或手术区，不再被污染，以免引起伤口感染的办法。

外科临床实践中，培养“无菌观念”，坚持“无菌操作”是十分重要的。无菌观念是要求操作者始终坚持只用已消毒灭菌的物品、器械或手去接触无菌伤口，并养成习惯性的动作和观念。无菌操作是指在无菌观念指导下的操作。

## 细目二　消毒与灭菌

### 要点一　化学消毒法

1. **药物浸泡消毒法**　适用于刀、剪、缝针等锐利器械及内窥镜、塑胶制品等不宜用热力灭菌的器械。

（1）常用化学消毒剂

1）2% 中性戊二醛水溶液：浸泡时间为 30 分钟。常用于刀片、剪刀、缝针及显微器械的消毒，一般还须加入 0.5% 亚硝酸钠防锈剂。灭菌时间为 10 小时。药液宜每周更换一次。

2）70%~75% 乙醇：浸泡时间为 30 分钟。用途与戊二醛水溶液相同。目前较多用于已消毒过的物品浸泡，以维持消毒状态。应每周过滤，并核对浓度一次。

3）10% 甲醛溶液：浸泡时间为 30 分钟。适用于导尿管、塑料类、有机玻璃的消毒。

4）1:1000 苯扎溴铵（新洁尔灭）溶液：浸泡时间为 30 分钟。虽亦可用于刀片、针、剪刀的消毒，但消毒效果不及戊二醛水溶液。

5）1:1000 氯己定（洗必泰）溶液：浸泡时间为 30 分钟。抗菌作用较苯扎溴铵强。

（2）注意事项

1）根据消毒物品的性能不同，选用有效的消毒剂。

2）严格掌握消毒剂的浓度、消毒时间及使用方法。浸泡前应将物品洗净、擦干，再将其全部浸入消毒液内。

3）剪刀等有轴节的器械应将其张开；空腔物品应将其内的气体排出；管瓶类物品的内外均应浸泡在消毒液中。

4）使用前须用无菌等渗盐水将消毒液冲洗干净。

5）器械消毒液应每周更换 1 次。

6）0.1% 苯扎溴铵或氯已定每 1000mL 中应加入亚硝酸钠 5g，防止金属生锈。

2. **甲醛气体熏蒸法**　适用于不能浸泡且不耐高温的器械和物品的消毒，如丝线、纤维内窥镜、精密仪器、手术照明灯、电线等。将需要灭菌的物品放在密闭的容器内，上层放置要消毒的物品，下层盛放含有 40% 甲醛溶液与高锰酸钾结晶粉的量杯，两层间借蒸汽孔道相通。一般 40~80mL/$m^3$ 加入高锰酸钾 20~40g/$m^3$，甲醛与高锰酸钾之比为 2∶1，熏蒸 1 小时以上才可达到消毒目的。但灭菌时间为 6~12 小时。

3. **环氧乙烷(过氧乙酸)熏蒸法**　常用于各种导管、仪器及器械、环境的消毒。环氧乙烷为无色液体，超过沸点(10.8℃)蒸发为气体，穿透力强，灭菌可靠，对多数物品无腐蚀性，但其易燃且对人体有一定毒性。将需消毒的物品放入密闭特制的耐压容器内，按 0.5~0.7kg/$m^3$ 加入环氧乙烷，使其蒸发，相对湿度在 30% 以上，温度在 15℃以上，时间一般为 12~48 小时。目前使用的环氧乙烷灭菌箱能控制真空度、温度和湿度，一般要求箱体内环氧乙烷蒸汽浓度为 800~1200mg/L，相对湿度在 55%~60%，温度在 50℃，维持 6 小时即可达灭菌效果。

## 要点二　物理灭菌法

1. **高压蒸气灭菌法**　是目前应用最普遍且效果可靠的灭菌方法，常用的有手提式、卧式和立式三种；基本结构和作用原理相同，由一个具有两层壁的能耐高压的锅炉所构成，蒸气进入消毒室内，积聚而产生压力，蒸气的压力增高，温度也随之升高。一般当蒸气压力达到 102.97~137.2kPa(1.05~1.40kg/$cm^2$)时，温度能提高到 121~126℃，持续 30 分钟，即可杀死包括细菌芽孢在内的一切细菌，达到灭菌目的。

本法适用于能耐受高温的物品，如金属器械、玻璃、搪瓷器皿、敷料、橡胶、药液等的灭菌。

注意事项：①灭菌物品的包裹不要过紧、过大，一般应小于 55cm×33cm×22cm，排列不要过密，以免妨碍蒸气透入内部，影响灭菌效果。②包内放入用纸包好或瓶装的升华硫黄粉(溶点为 120℃)少许，使用时检查该粉，如已溶化，表示已达灭菌温度要求。③对易燃易爆物品，如三碘甲烷(碘仿)、苯类等禁用此法灭菌，对光学窥镜、锐利金属器械(如刀、剪等)、有机玻璃等特殊材料制品，不宜使用。④灭菌时，应先排尽锅内冷空气，以免影响灭菌效果。检查安全阀的性能是否良好，灭菌完毕，应待压力降至零时，方可开启，以防发生爆炸。⑤灭菌后的物品，一般可保存 2 周，若过期，须重新灭菌。

高度真空蒸气灭菌器，为目前最先进的灭菌装置，是在高压蒸气灭菌器原理基础上，增加真空泵改进的。先将锅内的空气，用高性能真空泵抽到 2~2.67kPa(15~20mmHg)呈负压时，再通入蒸汽进行灭菌，只需 1 分钟即可达 115℃，随后很快升至 126℃，具有缩短灭菌时间、杀菌强和损坏消毒物品轻微等优点。但如发生漏气，不易找出原因，且价格昂贵。

2. **煮沸灭菌法**　是一种较简便、可靠的常用灭菌方法。采用煮沸灭菌器，或将铝锅洗净去脂污后，可作煮沸灭菌用。适用于金属器械、玻璃、橡胶类等物品。在正常压力下，在水中煮沸至 100℃，持续 15~20 分钟能杀灭一般细菌，持续煮沸 1 小时以上，可杀灭带芽孢细菌。若在水中加入碳酸氢钠，配成 2% 碱性溶液，可使沸点提高至 105℃，灭菌时间缩短至 10 分钟，尚可防止金属制品生锈。在海拔高的地区，大气压及沸点均降低，每增高 300m 高度，应延长灭菌时间 2 分钟。应用普通压力锅代替，锅内蒸气压力一般为 1.3kg/$cm^2$，温度可高达 124℃，灭菌时间 10 分钟即可。

注意事项：①需预先将物品洗净，去除油渍，完全浸没在水面以下。②玻璃类器皿应放入冷水或温水中，以免骤热破裂。注射器要抽出内芯，用纱布分别包好。③橡胶、丝线类，应于水沸后放入，持续 15 分钟，即可取出，以免加热过久，影响物品性能。④锐利器械如刀、剪，不宜用此法，以免变钝。⑤灭菌时间，应从水沸后算起，如中途加入其他物品，应重新计时，锅盖应严密关闭，以保持沸点。

3. **干热灭菌法**　是利用酒精火焰或使用干热灭菌器热力的灭菌方法，可用于金属器械的灭菌，但有损于器械的质量，易使锐利器械变钝，不宜常用。在紧急情况下，将金属器械放在搪瓷或钢精盆中，倒入 95% 乙醇溶液，点燃灭菌 10 分钟以上。对不拟再用的可燃污染物，可予以焚毁。使用干热空气灭菌器，其效果与蛋白质含水量有关。蛋白质含水量越多，所需温度越低；含水量越低，则其所需温度越高。常用的干热温度为 160℃，灭菌时间是 1~2 小时。

此外，尚有 γ 射线灭菌法，可用于不耐热的某些药物，如抗生素、激素、维生素等；塑料制品如导管、注射器及缝线等的灭菌。超声波可通过介质使菌体破坏，如手术人员洗手消毒时，用带有超声波装置的洗必泰或新洁尔灭溶液浸泡，可提高效率，还可辅助器械和物品的消毒，但其冲击作用，不易达到物品深部。

# 第三单元　麻　　醉

## 细目一　概　　述

### 要点一　麻醉方法的分类

麻醉是人类在不断地与外伤和手术引起的疼痛进行斗争的实践中发展起来的学科，目前成为临床镇痛的理论基础和重症救治的重要学科。

**（一）分类**

随着麻醉药品、器械、仪器的不断进步，新的理论技术的不断应用，麻醉方法也在不断地充实提高。麻醉方法的分类，在临床上，也各有不同。可根据临床手术部位，选择麻醉方法，如腹部手术麻醉、胸部手术麻醉、四肢手术麻醉、神经外科麻醉、血管外科麻醉等；也可根据年龄、体重分为小儿外科手术麻醉、老年患者手术麻醉、肥胖患者手术麻醉等。根据麻醉作用的范围与性质，目前临床将麻醉方法，大致分为以下几类。

**1. 全身麻醉**

（1）吸入麻醉：麻醉药经口鼻进入，通过呼吸道到达肺泡内，再进入血液循环，最终使中枢神经系统受到抑制，而产生麻醉状态。现常采用气管内插管术，以更好地控制麻醉。

（2）非吸入性麻醉：麻醉药由静脉、肌内注射或直肠灌注等方法进入体内，从而使中枢神经系统受到抑制。现临床主要采用静脉麻醉。

**2. 局部麻醉**　利用阻滞神经传导的药物，使麻醉作用局限于躯体某一局部，使局部的痛觉消失，同时运动神经被阻滞，产生肌肉运动减弱或完全松弛。这种阻滞是暂时和完全可逆的。局部麻醉可分为表面麻醉、局部浸润麻醉、局部区域阻滞麻醉、神经及神经节阻滞麻醉、静脉阻滞麻醉。

**3. 椎管内麻醉**　将局部麻醉药注入椎管内，使部分脊神经被阻滞，使脊神经所支配的相应区域产生麻醉。椎管内麻醉理论上也属于局部麻醉，但因在临床应用及理论基础方面有其特点，故列为一种独立的麻醉方法。根据注射间隙不同，可分为蛛网膜下腔麻醉（包括鞍区麻醉）和硬膜外麻醉（包括骶管麻醉）。

**4. 针刺镇痛与辅助麻醉**　针刺镇痛是根据中医针刺腧穴止痛的经验发展起来的一种方法。20世纪50年代，我国开展了针刺麻醉，但经过多年的实践证明，单靠针刺来消除手术刺激所致的疼痛，是不切实际的，它很难单独承担麻醉的重任。但针刺确有一定的镇痛作用，并对生理干扰少，能促进术后康复，因此针刺镇痛在麻醉中，仍有重要的辅助地位，应继续进一步深入研究。

**5. 复合麻醉**　单一的麻醉方法各有优缺点，同时使用多种麻醉药物和麻醉方法，使其互相配合，取长补短，从而取得较单一麻醉方法更好的效果，称为复合麻醉。

**（二）麻醉方法的选择**

麻醉方法的选择原则，有以下四点：

**1. 充分估计患者的病情和一般情况**

（1）对病情重、一般情况差的患者，应选择对全身影响小、并发症少的麻醉方法。如针刺麻醉、局部麻醉等。

（2）精神紧张、不能自控的患者，最好采用全身麻醉，或做好基础麻醉下，行局部或部位麻醉。

（3）对老年、小儿、孕产妇，因有生理性改变，麻醉方法的选择，应与一般患者有所不同。

（4）对合并慢性疾病者，选择麻醉时，应根据具体情况，酌情选定。

**2. 根据手术需要**

（1）根据手术部位选择麻醉方法。

（2）根据手术是否需要肌肉松弛，进行选择。

（3）根据手术创伤或刺激大小以及出血的多少，进行选择。

（4）根据手术时间的长短，合理选择。

（5）根据患者的体位是否影响呼吸和循环，进行具体选择。

（6）根据手术可能发生的意外，进行对应选择。

3. **按麻醉药和麻醉方法本身的特点进行选择** 各种麻醉药和麻醉方法，都有各自的特点和适应证、禁忌证，选用前要结合病情、手术以全面考虑。原则上，简单的手术，不宜采用复杂的麻醉方法。

4. **麻醉者的技术和经验** 原则上，应先采用安全性较大的和比较容易操作的麻醉方法。如遇危重患者或较大手术，最好采用麻醉者最熟悉而有把握的麻醉方法。

在考虑上述原则的情况下，应尽量满足患者的愿望和要求，合理选择不同的麻醉方法和用药。

## 要点二 麻醉前准备

为保证患者的安全，增强麻醉效果，减少或避免麻醉后并发症，要认真做好麻醉前准备工作，这是手术治疗的重要环节之一，也是麻醉医师工作的重要内容。

麻醉前 1~2 天，应访视患者，以获得有关病史、体检和精神状态资料；让患者了解有关的麻醉问题，解除患者的焦虑心理；与手术医师之间，取得一致的处理意见。探视患者前，应首先详细阅读病历，熟悉现在史和过去史，以及以往手术史和麻醉史，有无药物过敏史，有无烟酒嗜好，以往使用过何种特殊药物治疗。观察患者有无发育不全、营养不良、贫血、脱水、水肿、发绀、发热、消瘦或过度肥胖等体征，观察患者的精神状态，进行重点体检复查。了解血压、脉搏、呼吸、体温等生命体征，以及血、尿、便、出凝血时间、胸部 X 线、心电图等常规检查的结果。对拟施复杂手术的患者，或常规检查中有明显异常者，应进一步做有关的实验室检查和特殊功能测定，包括肺功能测定、心功能测定、凝血功能实验、动脉血气分析、肝功能实验、肾功能实验、基础代谢测定及内分泌功能检查等。根据具体病情、病理生理特点、手术性质和要求，对患者耐受麻醉手术的程度，作出客观判断，并运用国际通用美国麻醉医师协会（ASA）分级（表 15-3-1-1），确定麻醉前的病情分级。

**表 15-3-1-1 麻醉前 ASA 病情分级标准**

| ASA 分级 | 分级标准 |
|---|---|
| Ⅰ | 全身情况良好，无脏器疾病，估计耐受麻醉手术良好 |
| Ⅱ | 轻微查体和 / 或化验有改变，但全身情况尚好，估计耐受麻醉手术仍好 |
| Ⅲ | 生命体征、重要脏器功能有改变，但处于代偿范围，需重视术前准备工作 |
| Ⅳ | 生命体征、重要脏器功能明显改变，处于代偿不全状态，麻醉手术有相当的危险 |
| Ⅴ | 生命体征、重要脏器功能处于衰竭程度，不论麻醉手术与否都有严重生命危险 |

注：如系急症手术病例，在相应的级数前加“E”字样。

## 要点三 麻醉前用药

为减少患者精神紧张，使麻醉过程平稳，增强麻醉效果，麻醉前给予适当药物，称为麻醉前用药。

### （一）麻醉前用药目的

（1）解除精神紧张和恐惧心理，达到术前安睡或嗜睡状态。

（2）控制不良反应，降低基础代谢，减少氧耗量，减少呼吸道腺体分泌，有利于麻醉顺利诱导。

（3）提高痛阈，增强麻醉效果，减少麻醉药用量，有利于麻醉维持。

（4）对抗麻醉药的不良反应，降低麻醉药的毒性。

### （二）常用的麻醉前用药

1. **镇静催眠药** 主要抑制大脑皮质，起镇静催眠、对抗局麻药毒性反应和降低局麻药过量惊厥发生率等作用。常用的药物为巴比妥类药，如戊巴比妥、异戊巴比妥（阿米妥）、司可巴比妥（速可眠）、苯巴比妥等。

2. **麻醉性镇痛药** 具有提高痛阈，增强麻醉镇痛效果，缓解术前各种疼痛，以及稳定情绪，减轻恐惧和镇静入睡等功效。常用药有吗啡、哌替啶、芬太尼和喷他佐辛（镇痛新）等。

3. **神经安定药** 具有抗焦虑和控制情绪紧张等功效，可增强催眠药、麻醉药和镇痛药的作用，降低基础代谢，预防术中恶心、呕吐以及中枢性肌肉松弛等。常用的药物有3类：苯二氮䓬类，如地西泮（安定）、硝西泮（硝基安定）、咪达唑仑（咪唑安定）等；丁酰苯类，如氟哌利多（氟哌啶）、氟哌啶醇；吩噻嗪类，如氯丙嗪、异丙嗪、乙酰丙嗪等；抗吐、抗组胺药，如异丙嗪、奋乃静等。

4. **抗胆碱类药** 具有抑制呼吸道腺体分泌，保持呼吸道通畅，削弱迷走神经不良反应和维持呼吸、循环正常功能等功效。此外，还有对抗吗啡类药抑制呼吸和恶心、呕吐副反应的作用。常用药物有阿托品和东莨菪碱等。

5. **特殊药物** 根据术前不同的病情需要，使用相应的药物，如合并支气管哮喘者，或有过敏史者，可加用抗组胺药；合并糖尿病者，应用胰岛素；高热者，用解热药等。

## 细目二 局部麻醉

应用局部麻醉药，暂时阻滞机体某一区域的神经传导，使该神经支配的部位，丧失痛觉和肌张力，称为局部麻醉，简称局麻。局部麻醉的优点在于简单易行、安全、并发症少，对患者生理功能影响最小，不仅能有效地阻断痛觉，而且可完善地阻断各种不良神经反射。对预防手术创伤所引起的超应激反应，有一定的作用。局部麻醉，主要用于各种较表浅局限的中小型手术，以及全身情况差，或伴有其他严重病变，而不宜采用其他麻醉方法的病例。对于小儿、精神病或神志不清的患者，不宜单独使用，必须辅以基础麻醉或全麻。对局麻药过敏的患者，应视为局部麻醉的禁忌证。

### 要点一 常用局麻药物

常用药物有利多卡因、丁卡因、布比卡因、罗哌卡因等。

### 要点二 常用局麻方法

#### （一）黏膜表面麻醉

用渗透性强的局麻药与黏膜接触，产生黏膜痛觉消失的方法，称为黏膜表面麻醉，亦称为黏膜麻醉。常用于眼、鼻腔、咽喉、气管及尿道等部位的表浅手术或内镜检查术。

常用的表面麻醉药有0.5%~2%丁卡因溶液、2%~4%利多卡因溶液。将以上药物制成溶液、软膏、栓剂等剂型备用，给药方法可根据手术部位选择，如眼科手术用滴入法；鼻内手术用棉片填敷法；咽喉或气管手术用喷雾法；尿道手术用灌入法；直肠手术用栓剂塞入法。表面局麻药用于黏膜面积大的手术部位时，宜用低浓度溶液，以防吸收过快而出现局麻药中毒，如气管内喷雾用0.5%丁卡因溶液；尿道内灌入用0.1%~0.5%丁卡因溶液。黏膜面积小或黏膜层厚者，宜用较高浓度溶液，如咽喉、气管用1%~2%丁卡因溶液。

#### （二）局部浸润麻醉

沿手术切口线分层注射局麻药，以阻滞组织中的神经末梢，称局部浸润麻醉。

局部浸润麻醉适用于各类中小型手术，亦适用于各种封闭治疗和特殊穿刺（如胸腔、腹腔、关节、骨髓等）的局部止痛。

最常用于浸润麻醉的局麻药为普鲁卡因，一般用0.5%~2%的溶液，根据麻醉范围大小，确定溶液浓度。普鲁卡因成人一次最大量为1g，宜加入1：200000肾上腺素溶液。

#### （三）区域阻滞麻醉

在手术部位的周围和基底部浸润局麻药，以阻滞进入手术区域的神经支和神经末梢，称区域阻滞麻醉。区域阻滞麻醉的要点与局部浸润麻醉相同，其区别在于：将局麻药注射于待切除组织的周围、基底部或根部，形成局麻药包围圈。本法最适用于皮下小囊肿摘除，浅表小肿块活检，舌、阴茎或带蒂肿块等手术和乳腺手术。常用局麻药与浸润麻醉相同。

#### （四）神经阻滞麻醉

将局麻药注射于神经干的周围，使该神经干所支配的区域产生麻醉，称神经阻滞麻醉。

神经阻滞的操作较为盲目，成功的关键在于熟悉局部解剖，正确运用体表、骨质和血管等标志，正确确定穿刺进路、方向和深度。常用的神经阻滞方法有以下几种：

1. **颈丛神经阻滞** 颈丛由第1~4颈神经的前支组成，位于中斜角肌和肩胛提肌的前面，胸锁乳突肌的后面。颈丛分浅丛和深丛两组。浅丛沿胸锁乳突肌后缘的中点穿出筋膜，分出颈前神经、锁骨上神经、耳大神经和枕小神经，分布于颈前区的皮肤和浅表组织。深丛位于第2~4颈椎旁，四周有椎前筋膜包裹，主要分布于颈侧面及前面的肌肉和其他深部组织。

颈丛神经阻滞适合于颈部甲状腺次全切除术、甲状腺腺瘤摘除和气管、喉等手术。颈丛的体表标志：①第2颈椎横突位于乳突尖下1~1.5cm；②第4颈椎横突位于胸锁乳突肌后缘，锁骨与乳突连线的中点，胸锁乳突肌与颈外静脉交叉点的附近；③第3颈椎横突位于第2与第4颈椎横突之间。

（1）深丛阻滞的方法：确定第2、第3、第4颈椎横突后，分别对准横突进针，遇到骨质感，提示已触及横突，深度为2~3cm，各点注射局麻药3~4mL。

（2）浅丛阻滞方法：在胸锁乳突肌后缘的中点进针，于皮下与颈阔肌之间注射局麻药1%普鲁卡因溶液10mL。

颈深、浅神经丛阻滞的方法也可采用一针法完成，其操作方法为：以甲状软骨上缘水平线与胸锁乳突肌后缘的交界点为穿刺点，在前斜角肌与中斜角肌之间的间隙进针，穿破椎前筋膜后，遇到异感，回抽无血，即可注射局麻药10~15mL。要防止过深，应以不超过横突长度为准。注药时，在穿刺点的下方施压，可防止药液向臂丛神经扩散。颈丛神经阻滞穿刺过深，有可能导致全脊髓麻醉危险，此外，可能出现阻滞喉返神经，而出现声音嘶哑、失音或呼吸困难等并发症。

2. **臂丛神经阻滞** 臂丛由第5~8颈神经和第1胸神经的前支组成，支配整个上肢的感觉和运动。臂丛神经阻滞的方法有3种。

（1）肌间沟径路穿刺法：患者仰卧，头转向对侧，尽量使患者肩部下垂，显露颈侧部，在胸锁乳突肌锁骨头的后缘，摸到长条肌肉，即为前斜角肌；前斜角肌外缘，还可摸到一条几乎与之平行的肌肉，即为中斜角肌。两肌间形成一上稍窄、下稍宽的肌间隙，即为肌间沟。向颈椎方向重压时，有异感向前臂放射，即为穿刺点。穿刺针指向对侧腋窝顶，缓慢进针，当患者主诉有异感时，回抽无血，即可注入2%利多卡因溶液15~20mL（成人量）。本法的阻滞范围广，可阻滞肩关节到手，但可能出现尺侧阻滞不全。

（2）锁骨上径路穿刺法：患者仰卧，头转向对侧，在锁骨中点上缘1~1.5cm处，摸清锁骨下动脉搏动点，在此点的外侧0.5cm处，即为穿刺点。穿刺针向内、下及后方缓缓刺入，当出现异感时，回抽无血和无气后，即可注入局麻药。若未出现异感，则可将穿刺针沿第1肋骨移动，直至出现异感，然后注射局麻药。本法的阻滞范围主要在上臂、前臂和手。

（3）腋窝径路穿刺法：患者仰卧，患肢外展90°并外旋，肘屈曲成直角呈行军礼状。在胸大肌肱骨端止点的下缘，触及腋动脉搏动，沿搏动向头方向触摸，找出搏动的最高点，即为穿刺点。然后斜刺，徐徐向肱骨进针，当通过腋鞘时，可有明显的突破感，穿刺针可随腋动脉搏动，而明显摆动。回吸无血液，即可注射局麻药，成人可注入1.33%利多卡因溶液30mL，或0.5%罗哌卡因溶液30mL，或0.5%布比卡因溶液30mL。

## 要点三　局麻药物不良反应与防治

### （一）不良反应

局麻药虽注射到局部，但会吸收到血液中去，若超过机体的耐受力，或出现变态反应，可出现全身性不良反应，甚至极严重的反应。不良反应的发生率，取决于药物本身的毒性强度、用药是否恰当合理，以及机体对药物的耐受程度。主要包括全身毒性反应、过敏反应和特异质反应。

### （二）全身毒性反应

**1. 不良反应**

全身毒性反应发生率，占全部不良反应的98%，产生的主要原因有：单位时间内用药量过大；意外地将局麻药注入血管内；注射部位对局麻药吸收过快；患者因生理病理改变，影响了药物吸收和代谢的速度，对药物的耐受力降低。最终结果为局麻药的血药浓度升高，并超过机体的耐受能力。

全身毒性反应的临床表现和体征，主要在中枢神经系统和心血管系统。局麻药对中枢神经系统呈下行性抑制，临床上常首先出现过度兴奋状态，如恐惧不安、躁狂、语无伦次、头晕目眩、视力模糊、恶心呕吐、寒战及惊厥等。而后则迅速进入严重抑制阶段，出现昏迷甚至呼吸停止。局麻药对心血管的抑制表现为心肌收缩无力，心排血量减少，动脉血压下降，房室传导阻滞，甚至出现心房颤动或心搏停止。有时发作突然，演变迅速，故需紧急处理。

**2. 预防**

（1）麻醉前给巴比妥类药，有减轻局麻药

中毒的功效。

（2）严格控制局麻药剂量，不得超过一次使用最大量。

（3）用最低有效浓度的局麻药。

（4）局麻药中，加用 1∶200000 的肾上腺素溶液。

（5）采取边注射边回吸的用药方法，严防注入血管。

（6）全身情况不良或在血运丰富区注药，应酌情减量。

3. **治疗**

（1）出现中枢兴奋或惊厥时，用苯巴比妥 0.1g 肌内注射，或安定 10mg 静注，或用 2.5% 硫喷妥钠溶液 3～5mL 缓慢注射，可重复注射直到惊厥解除。必要时，考虑用肌松剂以控制惊厥，同时施行气管内插管。

（2）呼吸抑制者，用面罩吸高浓度氧，或气管内插管行人工呼吸供氧。

（3）心血管功能抑制者，应用血管活性药和静脉补液，维持有效循环，加强血压、脉搏、心电图监测，做好心、肺、脑复苏的准备工作，一旦呼吸心跳骤停，需及时抢救。

**（三）过敏反应**

1. **不良反应**

局麻药本身不含蛋白质，故不会成为抗原，但其代谢产物，可能与蛋白结合而形成特殊抗原。当再次使用该局麻药，就可能产生抗原抗体反应而出现过敏。由于酯类局麻药都含氨苯甲酸基结构，因此可能出现交叉过敏反应。如对普鲁卡因过敏者，对丁卡因也可能过敏。

过敏反应主要临床表现是：皮肤黏膜出现皮疹或荨麻疹，并有结合膜充血和脸面水肿等；血管神经性水肿，表现在喉头、支气管则黏膜水肿和痉挛，可出现支气管哮喘和呼吸困难；严重时可出现过敏性休克。

2. **预防**

（1）术前，明确患者有无局麻药应用史和过敏史。

（2）采用酯类局麻药时，术前应常规做普鲁卡因试验。

3. **治疗**

（1）病情急剧时，先用肾上腺皮质激素，以改善血管通透性。

（2）支气管哮喘发作时，应用氨茶碱 250～300mg 静脉缓注。

（3）喉头水肿时，应及时吸氧；呼吸困难时，应及时做气管切开。

（4）过敏性休克时，应紧急行休克综合治疗。

**（四）特异质反应**

1. **不良反应**

当用小剂量局麻药而出现严重中毒征象时，称特异质反应，亦称高敏反应。后果严重，发生原因尚不明确。

2. **治疗**　一旦出现应按中毒反应处理。

## 细目三　椎管内麻醉

将局麻药注射到椎管内不同腔隙中，阻滞了被药物浸润到的部分脊神经根，使其失去传导功能，产生相应区域的痛觉和运动消失，称为椎管内麻醉。

椎管内麻醉可分为两大类：蛛网膜下腔麻醉，包括鞍区麻醉；硬膜外麻醉，包括骶管麻醉。其穿刺的技术操作、脊神经根阻滞范围的测定和局麻药在管内扩散的主动调节，都必须依据脊柱及其周围组织的解剖生理，才能顺利完成。

### 要点一　蛛网膜下腔麻醉适应证、并发症及管理

注入蛛网膜下腔的局麻药物，作用于裸露的脊神经根，使脊神经所支配的相应区域，产生阻滞麻醉，称蛛网膜下腔麻醉，又称脊椎麻醉（简称脊麻）。为避免穿刺时损伤脊髓，一般都选择腰段脊椎进行穿刺注药，所以俗称腰麻。

**（一）适应证和禁忌证**

1. **适应证**

（1）中位蛛网膜下腔阻滞：麻醉最高平面为胸 6～8，可行子宫及其附件手术，膀胱、前列腺手术，疝修补术，低位肠道手术等。

（2）低位蛛网膜下腔阻滞：麻醉最高平面在胸 10，可行剖宫产术、前列腺电切术、下肢手术等。

（3）鞍区阻滞：可行肛门会阴部手术、尿道手术等。

2. **禁忌证**

（1）中枢神经系统进行性疾病，如多发性脊髓硬化症、脑膜炎、进行性脊髓前角灰白质炎、脊髓转移癌等。

（2）全身严重性感染或穿刺部位有炎症感染，为防止将炎症导入蛛网膜下腔引起急性脑脊髓膜炎而应禁用。

（3）老年人、小儿不合作者、体质较弱者、严重贫血者，因循环功能显著减弱，容易出现血压下降，应慎用或禁用。

（4）有严重心脏代偿功能不全或严重高血压动脉硬化的患者，易出现心血管功能的变化，应禁止应用。

（5）低血容量休克，在血容量未补足的情况下，应禁用。

（6）妊娠、腹部巨大肿瘤、严重腹水等，因腹腔内压增高及腹腔内血管扩张，容易出现循环骤变，且阻滞平面难以有效控制者，应禁用。

（7）脊柱畸形或严重腰背痛者，穿刺操作有一定困难，或可加重病情者，应慎用。

**（二）常见并发症及管理**

1. **术后头痛** 为常见并发症，原因尚不完全清楚，可能与脑脊液不断从针眼外流至硬膜外腔有关；有人认为系穿刺时，带入致热原引起；有人认为与穿刺时出血而带入过多的血性液体有关。后者刺激脉络丛而释出过多的脑脊液而引起颅内压增高有关。采用细针穿刺，有减少头痛的功效。一旦发生头痛，要绝对平卧，以降低脑脊液压力，减少脑脊液外渗；头痛者，可针刺治疗，并服用止痛药。

2. **腰背痛** 原因不甚明确，且不是脊麻后的特有并发症。患者长时间仰卧于较硬的手术床，或手术采取腰脊肌肉紧张的体位，如截石位等，都可能引起腰背痛。穿刺时针尖擦伤骨膜，割断韧带或肌肉纤维，可引起局部无菌性炎症而出现腰背痛。偶尔因穿刺时损伤椎间盘引起。原有腰背痛的患者，脊麻后可疼痛加重，宜尽可能避免用脊麻。术中安置患者体位，应尽量以腰肌放松为原则。一旦出现腰背痛，可行红外线照射物理治疗，再配以推拿和药物治疗。

3. **尿潴留** 较为常见，其原因有：①支配膀胱排尿功能的神经恢复最慢；②会阴、肛门、直肠、泌尿生殖系及下腹壁手术的切口疼痛，可致膀胱括约肌反射性痉挛。处理方法：解除患者顾虑，消除紧张情绪，鼓励自行排尿；针刺中极、关元、气海、三阴交等穴；1% 普鲁卡因溶液长强穴封闭，最后可行导尿术。

4. **下肢瘫痪** 很少见，但属严重并发症，原因尚不明确，可能系药物的化学刺激引起粘连性蛛网膜炎所致。因此，要重视正确的局麻药浓度和渗透压的配制，并注意药物纯度。一旦发生，要积极治疗，如使用维生素 B 族药物、针灸、推拿等，但预后不佳。

## 要点二 硬膜外麻醉适应证、禁忌证及管理

局麻药注入硬脊膜外腔后，在椎间孔处阻滞脊神经根，使脊神经根的支配区域产生阻滞麻醉，称硬脊膜外脊神经根阻滞麻醉，简称硬膜外麻醉。

**（一）适应证与禁忌证**

1. **适应证** 适用于颈、胸壁、上肢、下肢、腹部和肛门会阴区各部位的手术，亦适用于颈椎病、腰背痛及腿痛等急、慢性疼痛的治疗。

2. **禁忌证**

（1）严重休克或出血，未能纠正者。

（2）穿刺部位有感染，或全身严重感染者。

（3）中枢神经系统疾病。

（4）凝血机制障碍性疾病。

（5）低血压或严重高血压。

（6）慢性腰背痛或术前有头痛史。

（7）脊柱畸形或脊柱类风湿关节炎。

（8）精神病而不能合作者。

**（二）硬膜外麻醉管理**

1. **生命体征监测** 硬膜外腔注药 20 分钟内用针刺皮肤测痛法测定阻滞平面和范围，同时密切观察循环和呼吸的变化，进行针对处理。

2. **血压下降** 常发生于麻醉范围过广或高部位阻滞，多在用药后 20~30 分钟出现。因此注药后随即开放静脉通道，并输注适量液体以扩充血容量。一旦血压下降，可静脉注入麻黄碱 15mg 或胶体液（羟乙基淀粉或琥珀酰明胶等），务必使血压迅速回升。

3. **呼吸抑制** 多见于高位硬膜外阻滞，系广泛肋间肌和膈肌不同程度麻痹所致，表现为呼吸抑制甚至呼吸困难。因此，应常规使用面罩或鼻导管吸氧。一旦出现呼吸困难，则行紧闭面罩吸氧辅助呼吸，多数经 20 分钟左右即可恢复。若呼吸完全抑制，必须快速气管内插管行人工呼吸。

4. **恶心呕吐**　多发生于老年患者，由于血压骤降或手术牵拉胃肠、胆囊、阑尾、子宫等内脏引起恶心呕吐。应针对病因及时处理，首先提升血压，并可静注哌替啶、异丙嗪、氟哌嗪啶或地西泮等辅助药控制。效果不佳者可行肠系膜、韧带附着部位封闭或腹腔神经丛阻滞。

## 细目四　全身麻醉

应用全身麻醉药，抑制中枢神经系统，有控制地使患者暂时丧失意识和全部感觉的方法，称为全身麻醉，简称全麻。停用全麻药后，患者能在短时间内恢复正常。全麻药主要作用于中枢神经系统，首先抑制大脑皮质，其次抑制中脑及小脑，然后抑制脊髓，最后抑制延髓生命中枢。这种抑制是可逆的，并且易于控制。

### 要点　全身麻醉分类

根据全麻药进入人体的途径不同，全麻可分为吸入麻醉和非吸入麻醉两大类。非吸入麻醉中包括静脉麻醉、肌内注射麻醉和直肠灌注麻醉等，临床上主要应用静脉麻醉。

## 细目五　针刺麻醉

### 要点　针刺麻醉的特点

针刺镇痛与辅助麻醉是在人体某些穴位或特定部位进行刺激，辅以一定量的镇静、镇痛药物，产生提高痛阈和调节人体生理生化等功效，在此基础上，可施行某些手术的一种麻醉方法。

针刺麻醉的特点是：

（1）临床上可用于多种手术。

（2）使用较安全。

（3）操作简便，易于掌握。

（4）患者保持清醒，可通过交流配合。

（5）术后反应小，身体康复快。

（6）经济负担小。

## 细目六　气管内插管与拔管术

经口腔（口腔气管内插管）或鼻腔（鼻腔气管内插管），将一根气管导管置入气管内的技术，称为气管内插管术。

气管内插管术是临床麻醉工作中必不可少的重要部分，在颅脑、心血管、开胸等大手术中，可保持呼吸道通畅，减少呼吸道死腔和阻力，防止误吸意外，并能方便地进行辅助和控制呼吸，为使用肌肉松弛药提供呼吸保障。在吸入麻醉中，全麻药更得以控制，临床上称为气管内麻醉。此外，经气管内插管，还可更有效地进行人工呼吸，在危重患者抢救及复苏治疗中，占有重要地位。因此，气管内插管术，是麻醉医师必须掌握的最基本操作技术。

### 要点一　气管内插管术注意事项及并发症

#### （一）注意事项

（1）经口明视气管内插管的关键在于显露声门，无论使用何种麻醉方法，必须使口腔肌肉尽量松弛，便于喉镜片在口腔内，根据明显的解剖标志，逐步深入，而完成插管。

（2）静脉快速诱导时，插管动作必须要迅速准确。如在2分钟内仍未插入气管，或麻醉已转浅时，应立即放弃插管操作，用面罩加压吸氧，待1~2分钟后，再行第2次快速诱导麻醉气管内插管，不应勉强插管而造成组织损伤。

（3）在置入喉镜暴露声门过程中，应将喉镜着力点放在喉镜片的顶端，向上提喉镜，切不可以上门齿为支点而向上撬，否则极易撬落门牙。

（4）导管插入声门时，动作必须轻柔，最好旋转导管推进，如遇阻力，可能为声门狭窄，或因导管过粗所致，应换小一号导管试插，切不可以暴力插入。

（5）体胖、颈短或喉头过高等特殊患者，显露声门较困难，无法看清声门，可请他人协助按压喉结部位，可能有助于看清声门，也可在尽量挑起会厌的情况下，根据气流吹动口内液体情况，进行有目的的盲插，也可成功。

（6）插管完成后，立即判定导管是否在气管内，并查对导管的深度。其方法有：①用手试探导管口气流呼出；②观察胸廓左右呼吸动度一致，无上腹部膨胀现象；③用听诊器认真听测两肺呼吸音，上下左右均匀一致。否则，表示导管进入食管，或由于插入过深，而进入一侧主支气管，则必须立即调整或重插。

**（二）气管内插管术的并发症**

气管内插管术可因术前准备欠妥，术中处理不当，或操作技术不熟练，而造成一些并发症。

**1. 机械性损伤**　气管内插管技术操作不熟练，动作过于粗暴，常可造成机械性损伤。喉镜片所置部位不当，将患者口唇或舌尖挤压于牙齿与镜片之间，可造成口唇出血或形成血肿；喉镜用力过猛或插入过深，可损伤会厌和声带，造成术后喉水肿；还可损伤咽喉壁致黏膜出血；暴露声门时，没有上提喉镜而误以门齿为支点上撬，可使门齿松动或脱落；声门暴露不清时，强力插管，可损伤声带，而引起声音嘶哑，较严重者，可引起杓状软骨或下颌关节脱臼。

**2. 呼吸道梗阻**

（1）气管导管位置不当：盲探插管或声门暴露不清时，可能把气管导管插入食管内，可通过观察胸部活动或上腹部膨胀，以听诊器肺部听诊明确诊断，应立即重新插管。导管插入过深进入一侧主支气管，可造成对侧通气障碍，若未及时发现处理，亦可造成严重缺氧和二氧化碳蓄积的不良后果。

（2）导管阻塞：导管过细，气管导管内有分泌物硬痂积存或异物，均可导致严重呼吸道梗阻。导管过软，患者体位不当，可使气管导管发生扭曲或扭折。气管套囊壁厚薄不均时，如充气过多，在薄弱处，套囊可过度膨胀而阻塞导管。

（3）导管受压：颈部包块、胸内肿瘤，均可压迫气管，使之移位变形，气管内插管后，若导管末端仍在气管变形部位以上，可能因气管壁阻塞导管开口，致呼吸道梗阻。

（4）导管滑脱：牙垫固定不牢而滑出口外，患者咬住导管造成梗阻；导管插入过浅，在头部过度前屈，或翻身改变体位时，导管可以滑出；麻醉器械衔接管过重，患者体位不当时，因重力作用，可使导管滑脱。遇有导管滑脱，应立即重新插管。

**3. 神经反射并发症**

（1）插管时，可因刺激会厌、舌根、喉部、气管及气管隆嵴，而引起迷走神经兴奋性增强，可导致心动过缓、房室传导阻滞，甚者可致心跳停止。

（2）气管插管困难时，可引起喉痉挛，若导管插入过深，刺激隆嵴，可引起反射性支气管痉挛。

（3）拔管刺激，亦可引起心律失常或循环骤停，若术中应用过副交感神经兴奋药，更易发生此种反射。浅麻醉下拔管，容易引起屏气或喉痉挛。

**4. 缺氧和二氧化碳蓄积**　静脉快速诱导时，自主呼吸消失，若插管操作不熟练，插管困难，或误入食管未能及时发现，可致缺氧，严重时可造成死亡。插管期间，引起气管导管阻塞的任何因素，都会造成患者缺氧和二氧化碳蓄积。拔管后，喉部自卫反射尚未建立，这一阶段，容易出现窒息和误吸意外，尤其是虚弱、出血和胃肠道梗阻患者，可能出现缺氧和二氧化碳蓄积，应切实加强监护。

## 要点二　拔管术指征及注意事项

**1. 拔管指征**

（1）患者完全清醒，呼之有明确反应。

（2）呼吸道通气量正常，肌张力完全恢复。

（3）吞咽反射、咳嗽反射恢复。

（4）循环功能良好，血氧饱和度正常。

**2. 注意事项**

（1）拔管前，必须先将存留在口、鼻、咽喉及气管内的分泌物吸净，注意呼吸通气量是否正常。气管内吸引时间，每次不要超过 10 秒。

（2）拔管后，应继续将口、鼻、咽腔内的分泌物吸尽，鼓励患者咳嗽，将头转向一侧，以防呕吐后误吸，如有舌根下坠，可放置咽通气道。

（3）拔管后，要密切观察呼吸道是否通畅，通气量是否足够，血氧饱和度是否正常，若低于正常值，应立即面罩吸氧，直到正常。

（4）下列情况可暂不拔管：①颅脑外伤术后，仍昏迷不醒的患者，可将导管带回病房以后再拔出；②颌面、口腔、鼻腔手术，待完全清醒后，才能慎重拔管；③颈部手术有喉返神经损伤或气管萎陷可能者，待呼吸交换量良好，病情稳定后，试探拔管，但仍应做好重新插管的准备。

# 第四单元　体液与营养代谢

## 细目一　体液代谢和酸碱平衡

### 要点一　体液的含量

体液是指存在于机体内的液体，由水和溶解在水中的电解质及有机物质组成。机体在神经－内分泌系统的调节下，保持着体液的含量、分布和组成等方面的动态平衡，以维持细胞内环境的稳定，这是保证机体物质代谢、各器官功能正常进行的基础和维系生命的必要条件。由于许多外科疾病、手术或创伤，都可能导致体液平衡失调，这类问题的处理，是外科临床实践中的一个重要内容。

### 要点二　体液的分布

体液含量因性别、年龄、胖瘦不同而有差异。肌肉组织含水量较多（75%~80%），而脂肪组织含水量较少（10%~30%），重度肥胖者的总体液量可仅占体重的40%或更少。通常成人男性因体脂量少于女性，而含水量较女性为多，体液总量约占体重的60%，而女性为55%，两者均有±15%的变化幅度。年龄越小体脂量越少而含水量越多，新生儿体液总量约占体重的80%，婴儿约占70%，12岁时约占65%，至14岁以后，体液量所占比例即与成人相仿。

体液包括细胞内液和细胞外液两大部分。细胞内液绝大部分存在于骨骼肌中，男性约占体重的40%，女性的肌肉不如男性发达，故女性的细胞内液约为体重的35%。细胞外液在男、女性中，均占体重的20%。细胞外液，又可分为血浆和组织间液两部分。血浆量约占体重的5%，组织间液量约占体重的15%。绝大部分的组织间液，能迅速地与血管内液体或细胞内液进行交换，并取得平衡，这在维持机体的水和电解质平衡方面，具有重要作用，故又可称其为“功能性细胞外液”。另有一小部分组织间液，存在于颅腔、胸腔、腹腔、眼球、关节腔及消化道的“第三间隙”，占1%～2%（占组织间液的10%左右）；它们具有各自的功能，但对体液平衡作用甚小，仅有缓慢地交换和取得平衡的能力，故称为“无功能性细胞外液”（也称第三间隙液或透细胞液）。不过有些无功能性细胞外液的变化，导致机体水、电解质和酸碱平衡失调却是很显著的。例如胃肠消化液，虽属无功能性细胞外液，但当这部分液体大量丢失后，可造成体液量及成分的明显变化，这种病理变化，在外科疾病中，尤为常见。

### 要点三　水的分布

正常成人24小时出入量2000~2500mL。其中，入水量包括饮水1000~1500mL，食物含水700mL，内生水300mL；出水量包括呼吸带出水350mL，皮肤蒸发500mL，尿液1000~1500mL，大便带出水150mL。当机体出现异常情况时，失水量可有很大变化。

1. **经皮肤和肺的水分蒸发**　经皮肤和肺的水分蒸发，指无形失水，即经皮肤与呼吸蒸发的水分。机体每天通过这种方式，丧失水分达850mL。即使在高度缺水或静息状态下，也必然有这么多水分丢失。在计算患者的液体消耗量时，切勿遗漏这部分无形失水。在某些异常情况下，这种失水量更多。

2. **经肾排泄的水分**　肾是调节水排出的主要器官。肾每日排泄体内固体代谢产物30~40g，每溶解1g溶质需15mL水分，因此正常成人每日尿量需800~1300mL（平均比重1.012）。即使肾发挥最大浓缩功能，每日尿量至少也需要500~600mL（比重1.030），否则，就有代谢产物聚积的危险。尿比重低，肾负担相对较轻；尿比重愈高，则肾负担越重。

3. **出入消化道的水分**　消化道每天分泌消化液共约8200mL，其中含有大量水分和电解质。这些消化液，在完成消化过程中，绝大部分在空、回肠和近端结肠被重吸收，仅有150mL

左右水分从粪便排出。消化道的正常分泌、吸收功能和结构完整，是维持体液平衡的重要因素。呕吐、腹泻、肠瘘和胃肠减压吸引等，均会丧失消化液。呕吐或胃肠减压丧失 $Cl^-$ 过多，可产生低氯性碱中毒；而腹泻或胆瘘、胰瘘丧失 $HCO_3^-$ 过多，又会产生代谢性酸中毒。因此，大量消化液的丧失，常导致水、电解质及酸碱平衡失调。若因某种原因，如肠管病变等造成肠道梗阻影响重吸收，而导致大量消化液停留在肠腔中，可引起有效循环血量下降。

4. **第三间隙液体变化** 在病理情况下，体液从血管内转移到组织间隙或体腔，引起水分在局部大量潴留，如腹水、胸腔积液、烧烫伤及软组织损伤时的局部水肿、肠梗阻时肠腔大量积液等，称为第三间隙异常（积液）。由于机体不能利用这部分被搁置而滞留的液体，就会导致血容量减少。第三间隙的变化，一般分为两期，第一期是液体渗出（或体液积聚），应注意继发性血容量减少；第二期是液体回收，要防止因大量补液而造成体液容量过多。

5. **内生水** 内生水是新陈代谢过程中物质氧化最终生成的水，故亦称代谢水。人体每日可产生内生水约 300mL。平常由于数量不多，对整体影响不大；但在急性肾衰竭等情况下，需要严格限制入水量时，就必须把这部分体液估计进去。

6. **细胞内、外液体的平衡** 细胞内、外液体，主要受晶体渗透压的影响，通过半透膜不断进行交流。细胞内 $K^+$ 因其浓度差的存在，常有向外渗出的趋势，如此就形成了一个电位差，沿细胞外缘呈阳离子排列，内缘呈阴离子排列，从而能抗拒 $Cl^-$ 渗入。也就是说，细胞膜的离子交换，仅限于阳离子，“$Na^+$-$K^+$ 泵”机制是把因浓度差不断渗入的 $Na^+$ 排出细胞外，而把渗出的 $K^+$ 拉回细胞内。水随着离子有规律地进进出出，保持着细胞内、外液中成分的稳定。

7. **血管内、外液体的平衡** 血管内、外液体不断流动和保持动态平衡。血浆和组织液之间水的流动，发生在毛细血管部位，除受渗透压的影响外，尚受到血管内静水压的影响。毛细血管内的血浆蛋白所形成的有效渗透压（即胶体渗透压）为 3.33kPa，明显高于组织间液的胶体渗透压（0.66kPa），具有使水从组织间液进入毛细血管的作用，而血管内静水压则有驱使水分进入组织间液的作用。因此，水往哪个方向流动，将取决于这两个压力的大小。正常情况下，在毛细血管的动脉侧静水压为 4.67kPa，水通过毛细血管壁进入细胞间隙。随后毛细血管内静水压逐渐降低，在到达毛细血管的静脉侧时，静水压降为 2kPa。当静水压低于血浆渗透压时，水即开始从组织间隙进入毛细血管内。

水在体内的主要生理功能是：

（1）调节体温。

（2）溶剂作用（维持体内物理、化学环境的稳定状态）。

（3）运输作用（运送养分到细胞中，并将其中的代谢产物带走）。

（4）润滑作用。

水的平衡规律一般是“多进多排，少进少排，不进也排”。如果停止进水，机体仍继续从肺、皮肤和肾排出水；若禁食数日又未补液，将导致严重缺水。

## 要点四　体液的平衡

体液和渗透压的稳定，有赖于神经 – 内分泌系统的调节。体液的正常渗透压，通过下丘脑 – 垂体后叶 – 抗利尿激素系统的调节，来恢复和维持，而血容量的恢复和维持，则通过肾素 – 醛固酮系统的调节。上述两系统共同作用于肾，调节水与电解质的吸收及排泄，以达到维持体液平衡之目的。血容量与渗透压相比，前者对机体的意义更为重要。当血容量锐减又兼有血浆渗透压降低时，低血容量对抗利尿激素分泌的促进作用，大大强于低渗透压对抗利尿激素分泌的抑制作用，使机体得以优先保持和恢复血容量，保证重要器官的灌流和氧供，维护生命安全。在临床上，常通过观察尿量来估计缺水程度，借助尿量与比重的关系，来了解肾的功能。以下几项是调节体液平衡的重要环节和物质基础。

1. **渴感作用** 机体缺水时，细胞外液的渗透压增高，可使下丘脑视上核侧面口渴中枢的神经细胞脱水，而引起口渴感。此外，有效循环血量的减少和血管紧张素的增多，也可引起渴感。口渴后的大量饮水，可使血浆渗透压回降，渴感得以消除。

2. **抗利尿激素** 抗利尿激素（ADH）产生于下丘脑视上核，储存于神经垂体后叶内。ADH 可提高肾远曲小管、集合管对水分的再吸收增加，尿量减少，对电解质影响甚小，即保水以维持正常渗透压。当体液晶体渗透压升高和循环血量减少时，刺激 ADH 分泌增加，促使肾重吸收水分增多，而使血浆渗透压有所下降；反之，当血浆渗透压降低时，ADH 释放减少，肾排水增多，使血浆渗透压回升。此外，动脉血压升高，通过刺激颈动脉窦压力感受器而反射性抑制 ADH 的释放；强力刺激、情绪紧张和麻醉剂等，可使 ADH 释放增多；血管紧张素Ⅱ增多也可刺激 ADH 的分泌。

3. **肾素－血管紧张素－醛固酮系统**　醛固酮主要作用于肾远曲小管、集合管对 $Na^+$ 的主动重吸收，同时通过 $Na^+$–$K^+$ 和 $Na^+$–$H^+$ 交换促进 $K^+$ 和 $H^+$ 的排泌，具有储钠（水）排钾的作用。随着 $Na^+$ 主动重吸收增加，水的重吸收也增多，从而使血容量增加。醛固酮的分泌，主要受有效循环血量增减的影响，受肾素－血管紧张素和血浆 $Na^+$、$K^+$ 浓度的调节。当血容量减少时，血管内压力下降，由此导致入球小动脉管壁的压力感受器受刺激；肾小球滤过率下降，流经肾曲小管的 $Na^+$ 减少，刺激位于致密斑的钠感受器，以及交感神经的兴奋，均可促使肾小球旁的细胞增加肾素的分泌。肾素是一种蛋白水解酶，能催化血浆中血管紧张素原转变为血管紧张素Ⅰ，后者在转换酶的作用下转变为活性较强的血管紧张素Ⅱ，引起小动脉收缩和刺激肾上腺皮质球状带，增加醛固酮的分泌。反之，当血容量增加时，肾素－血管紧张素－醛固酮系统则受到抑制。

4. **心房利钠尿多肽**　心房利钠尿多肽（ANP）存在于哺乳动物包括人的心房肌细胞的细胞质中，其释放与血容量的增减与对右心房的压力有关。当血容量增加、右心房压力增大时，心房肌释放 ANP，提高了血内水平，抑制肾髓质集合管对 $Na^+$ 的重吸收，或改变肾内血流分布，增加肾小球滤过率，而发挥强大的利钠利尿作用，以减少血容量。反之，如摄入钠、水不足，则 ANP 释放减少。ANP 可拮抗肾素－醛固酮的作用。ANP 还能显著减轻失水或失血后，血浆中 ADH 水平增高的程度。

5. **利钠激素**　能使尿内 $Na^+$ 的排出增多，同时也使水的排出增加，从而减少细胞外液量，重新达到体液的平衡。

6. **甲状旁腺素**　甲状旁腺素（PTH）是甲状旁腺分泌的激素，能促进远球小管对磷酸盐的重吸收，抑制近球小管对 $Na^+$、$K^+$ 和 $HCO_3^-$ 的重吸收。PTH 还能促进肾小管对 $Mg^{2+}$ 重吸收。PTH 的分泌主要受血浆 $Ca^{2+}$ 浓度的调节。$Ca^{2+}$ 浓度下降，可使 PTH 的分泌增加，反之，则 PTH 分泌减少。

## 细目二　体液代谢的失调

机体在外科疾病、创伤、手术等因素的影响下，体内的水、电解质会发生改变。当这种改变超出机体的代偿调节能力时，便会导致体液平衡失调。体液平衡失调大致可分成三类：①容量失调：指细胞外液中的等渗性体液的减少或增加（无渗透压改变）。其中，分布性变化是容量失调中的一种特殊类型，其体液失衡特点为：细胞外液积聚在体内的无功能间隙，引起功能细胞间隙的缩减。②浓度失调：指细胞外液中水的减少或增加，导致渗透微粒的浓度，即渗透压发生变化。由于 $Na^+$ 占细胞外液渗透微粒的 90%，故浓度失调，就表现为低钠血症或高钠血症。③成分失调：指细胞外液中的其他离子浓度改变。虽有各自的病理生理影响，但不致引起渗透活性颗粒总数的显著变化，对细胞外液的渗透压影响不明显。

### 要点一　缺水

正常人的血清钠浓度为 136~145mmol/L。成人一般每天需摄入 100~200mmol 钠，相当于 4~5g 氯化钠。细胞外液中，钠是最主要的电解质，其平衡规律是“多进多排，少进少排，不进不排”。由于水和钠的关系非常密切，故细胞外液缺水时，必然同时存在着失钠。引起水和钠异常的原因不同，缺水和失钠的程度也不同。这些不同缺失的形式，所引起的病理生理变化及临床表现也就不同。根据它们在细胞外液中缺失的比例，临床将其分为等渗性缺水、高渗性缺水和低渗性缺水三种类型。

**（一）等渗性缺水**

等渗性缺水又称急性缺水或混合性缺水，指血钠浓度正常而细胞外液容量减少的一种缺水，是外科临床上最常见的类型。其特点是：水和钠按其在血液中的正常比例一同丢失，无钠盐浓度及渗透压的明显改变，以细胞外液（包括循环血量）迅速减少为突出表现。

1. **病因**

（1）消化液的急性丢失：如大量呕吐、腹泻、肠瘘等。

（2）体液在所谓“第三间隙”中积聚：如肠梗阻、急性弥漫性腹膜炎、腹膜后感染等病变时，大量体液聚积于肠腔、腹腔或软组织间隙。

（3）大面积烧伤：如早期经创面的大量渗液。

2. **临床表现** 根据缺水缺钠程度，将等渗性缺水分为三度。

（1）轻度：缺水症状为口渴、少尿；缺钠症状有厌食、恶心、肢体软弱无力。体液丧失占体重的2%~4%。

（2）中度：当体液大量迅速丧失达体重的5%（相当于细胞外液的20%）时，可呈现血容量不足征象，表现为脉搏细快，肢端湿冷，“三陷一低”即眼窝下陷、浅表静脉瘪陷、皮肤干陷（弹性差），血压降低或不稳。

（3）重度：当体液继续丢失达体重的6%~7%（相当于细胞外液的24%~28%）时，即可出现休克。常伴有代谢性酸中毒。若患者主要丢失胃液，则因大量丧失 $H^+$ 和 $Cl^-$ 而伴发低氯低钾性碱中毒。

3. **治疗**

（1）积极治疗原发病，以减少水和钠的继续丧失。

（2）补液补钠

按临床表现估计：如患者体重60kg，有脉搏细速、血压下降等症状，表示细胞外液的丧失量约占体重的5%，则补液量为3000mL，可输等渗盐水或平衡液。

按血细胞比容计算：补等渗盐水量（mL）=血细胞比容上升值/血细胞比容正常值×体重（kg）×0.2（细胞外液占体重的20%）

补液补钠方法：一般临床上，先补给计算量的1/2~2/3，再加上每日NaCl需要量4.5g及水2000mL。

**（二）高渗性缺水**

高渗性缺水又称原发性缺水，是指细胞外液减少并呈现高钠血症的一种缺水。其特点是水、钠同时损失，但失水多于失钠；细胞外液减少，但渗透压升高，细胞内液缺水程度超过细胞外缺水。临床上，这类缺水以口渴为特征性表现。

1. **病因**

（1）水摄入不足：如口腔、咽、食管疾病伴吞咽困难造成的摄水减少，其他危重以及昏迷患者给水不足。

（2）水分丢失过多：高热或高温环境大量出汗（汗中含氯化钠0.25%），或烧伤暴露疗法，均可从汗液丢失大量水分。

（3）鼻饲要素饮食、静脉高营养：不恰当地输入过多的高渗溶液。

2. **临床表现** 根据失水程度，临床上将高渗性缺水分为三度。

（1）轻度缺水：失水量占体重的2%~4%。除口渴外，无其他症状。

（2）中度缺水：失水量占体重的4%~6%。极度口渴，乏力，眼窝明显凹陷，唇舌干燥，皮肤弹性差，心率加速，尿少，尿比重增高。

（3）重度缺水：失水量占体重的6%以上。除有上述症状外，可出现烦躁、谵妄、昏迷等脑功能障碍症状，血压下降乃至休克，少尿乃至无尿，以及氮质血症等。

3. **治疗**

（1）积极治疗原发病，尽早解除缺水或失液的原因。

（2）补液量，根据失水程度，可按体重百分比的丧失量来估计，成人每丧失体重的1%补液400~500mL；也可根据血钠浓度计算。

补液量（mL）=［血钠测定值（mmol/L）-142］×体重（kg）×4（女性为3，儿童为5）

**（三）低渗性缺水**

低渗性缺水又称慢性缺水或继发性缺水，是指细胞外液减少，并呈现低钠血症的一种缺水。其特点是水、钠同时丧失，但失钠多于失水。主要是细胞外液的减少。

1. **病因**

（1）胃肠道消化液长时间持续丧失，如反复呕吐、腹泻、胆胰瘘、胃肠道长期吸引或慢性肠梗阻，钠随消化液大量丧失，补液不足或仅补充水分。

（2）大创面慢性渗液。

（3）大量应用排钠性利尿剂［如噻嗪类、依他尼酸（利尿酸）等］时，未注意适量补充钠盐。

（4）急性肾衰竭多尿期、失盐性肾炎、肾小管性酸中毒、原发性慢性肾上腺皮质功能减退症（艾迪生病，Addison 病）等肾脏排钠增多，又补充了水分。

**2. 临床表现**　根据缺钠程度，临床上可把低渗性缺水分为三度。

（1）轻度缺钠：每千克体重缺钠相当于氯化钠 0.5g，血清钠 <135mmol/L。患者感乏力、头昏、手足麻木，但无口渴感，尿量正常或稍多，尿钠、氯减少，尿比重低。

（2）中度缺钠：每千克体重缺钠相当于氯化钠 0.5~0.75g，血钠 <130mmol/L。患者除上述症状外，尚有厌食、恶心、呕吐，脉搏细速，血压不稳定或下降，脉压变小，浅静脉萎陷，视力模糊，站立性晕倒。尿少，尿中几乎不含钠和氯。

（3）重度缺钠：每千克体重缺钠相当于氯化钠 0.75~1.25g，血钠 <120mmol/L。除有上述中度缺钠症状外，还有肌痉挛性抽痛、腱反射减弱或消失，患者神志不清、木僵乃至昏迷。常伴有严重休克、少尿或无尿，尿素氮升高。

**3. 治疗**

（1）积极处理致病原因。

（2）补液量估算方法

根据临床缺钠程度估算：如体重 60kg 的患者，判断为中度缺钠，估计每千克体重丧失氯化钠 0.5g，则应补氯化钠 30g。

根据血钠浓度计算：补钠量（NaCl·g）=［142- 血钠测定值（mmol/L）］÷17× 体重（kg）×0.6（女性为 0.5），按钠盐 1g=17mmol $Na^+$ 计算氯化钠的量。

（3）补液补钠的方法：一般临床上，先补给计算量的一半，再加上每日氯化钠需要量 4.5g，其余一半的钠，可在次日补给。

针对轻度和中度缺钠患者，可选用等渗盐水或 5% 葡萄糖生理盐水。如计算出缺钠 30g，先补一半的钠，即 15g，再加上生理需要量 4.5g，当日共需补给氯化钠 19.5g，可用 5% 葡萄糖生理盐水 2000mL 来补充。

对重度缺钠已出现休克的患者，首先应快速补充晶体溶液和胶体溶液，以扩充血容量，改善血液循环，升高血压（晶体液用量要比胶体液大 2~3 倍）。随后经静脉给予高渗（5%）氯化钠溶液 200~300mL，尽快纠正血钠过低，以提高血浆渗透压。之后根据计算所得的补钠量，再给予调整，结合病情，决定是否需要继续补充高渗盐水，或改用等渗盐水。

**（四）水中毒**

水中毒又称水过多或稀释性低钠，系指在病理或人为治疗因素的作用下，水的总摄入量超过总排出量，以致水在体内潴留，循环血量增多及细胞内水过多。

**1. 病因病理**　一般只有在 ADH 过多、肾功能不全或肾上腺皮质功能减退等，造成机体排水受阻的情况下，摄水过多或补液过量时，才会发生水过多。外科临床上，水中毒可发生在心、肾、肝功能正常，膀胱低张液（蒸馏水）灌洗的患者，尤其是年龄较小的儿童，可因输液过多、过快，大量清水洗胃或灌肠，导致水中毒。

由于水在体内潴留，细胞外液量增大，浓度被稀释而呈低渗状态，水分子向相对高渗的细胞内转移，结果造成细胞内、外液均增多，渗透压降低。细胞外液量增大，则抑制醛固酮的分泌，使远曲小管对 $Na^+$ 的重吸收减少，经尿排钠增多，导致血钠浓度更低。细胞内水分增多，细胞内水肿，甚至细胞膜破裂，引起细胞内、外代谢失常，严重威胁生命。

**2. 临床表现**　临床上，水中毒主要分为两类：

（1）急性水中毒：起病急。由于脑水肿和颅内压增高，故神经症状出现最早且突出，如头痛、呕吐、失语、精神失常、定向障碍、嗜睡、抽搐、惊厥、谵妄、昏迷等。严重时，可因脑疝形成而致呼吸、心跳停止。

（2）慢性水中毒：随原发疾病而缓慢进展。先有肢体软弱无力、恶心、嗜睡等症状，但往往被原发疾病的症状所掩盖。此外，因细胞外液量的增加，可表现为多尿、水肿、气急、心悸、血压升高、体重增加等。严重时，可发生急性左心衰竭、肺水肿。一般无凹陷性水肿。

**3. 实验室检查**

（1）血常规：红细胞计数、血红蛋白和血细胞比容、平均红细胞血红蛋白浓度（MCHC）降低，红细胞平均容积（MCV）增加。

（2）尿液检查：尿比重低，尿钠增多。

（3）血电解质测定：血 $Na^+$ 明显降低（血浆渗透压低）。血 $K^+$、血 $Cl^-$ 亦降低。

**4. 治疗**

（1）本病的预防重于治疗。对存在导致水过多病理因素者，应严格控制入水量，并积极治疗原发病。

（2）发生水中毒后，立即停止水的摄入。

（3）应用速效利尿剂：宜选用袢利尿剂如呋塞米（速尿），有肾功能不全者，可加大剂量；也可静脉快速滴注渗透性利尿剂 20% 甘露醇溶液或 25% 山梨醇溶液 250mL。

（4）纠正细胞内、外液的低渗状态：常用 5% 氯化钠溶液，一般剂量为 5~10mL/kg，先给予 100mL，于 1 小时内缓慢静脉滴注，以后根据病情，再决定继续用量。

（5）处理并发症：对合并脑水肿的患者，在上述处理的基础上，控制惊厥，可予 10% 葡萄糖酸钙溶液 10~20mL，静脉缓慢推注；对低钾血症患者，应酌情补钾。

（6）透析治疗：对病情急且严重的患者，可采用透析疗法。

此外，为抑制 ADH 分泌或 ADH 对肾小管的作用，可用无水乙醇 20~50mL 加入 5% 葡萄糖溶液中静脉滴注；或去甲金霉素 0.9~1.2g/d，分 3 次口服，用于造成可逆性肾性尿崩症，促使水分排出。亦可以山梨醇口服导泻，或以中药导泻（峻下逐水）以降低血容量。

## 要点二　钾的异常

血清钾的正常值为 3.5~5.5mmol/L。钾是细胞内液中的主要阳离子，体内总钾量的 98% 存在于细胞内。尽管细胞外液中的钾含量仅占总钾量的 2%，但却具有极为重要的生理作用，包括：增加神经 - 肌肉的兴奋性；参与维持正常心肌的舒缩；参与细胞的正常代谢如糖原、肌蛋白的合成等；维持细胞内的渗透压和酸碱平衡。钾的来源，主要从食物中摄入。钾的平衡规律是“多进多排，少进少排，不进也排”。钾的异常有低钾血症和高钾血症，外科临床，主要以前者为常见。

### （一）低钾血症

血清钾 <3.5mmol/L 为低钾血症。

**1. 病因**

（1）钾摄入不足：见于长期禁食而未予补钾，或补钾不够。

（2）钾丢失过多：呕吐、腹泻、长期胃肠引流或消化道外瘘等，造成钾的大量丢失；使用排钾性利尿剂、失钾性肾病（急性肾衰竭多尿期、肾小管酸中毒等）；原发性或继发性醛固酮增多症和皮质醇增多症，使尿钾排出过多。

（3）钾在体内分布异常：体内总钾量并未减少，而是血清钾向细胞内转移，见于家族性低钾性周期性麻痹、应用大剂量胰岛素及葡萄糖静脉滴注、急性碱中毒、棉酚中毒等。

**2. 临床表现**　轻度低钾，可无明显症状；当血清钾 <3mmol/L 时，即可出现症状。

（1）神经肌肉系统症状：表情淡漠、倦怠嗜睡或烦躁不安；肌肉软弱无力，腱反射迟钝或消失，眼睑下垂，后延及躯干四肢；当血清钾 <2.5mmol/L 时，可出现软瘫、呼吸无力、吞咽困难。

（2）消化系统症状：表现为食欲不振、纳差、口苦、恶心、呕吐、腹胀等，重者可出现肠麻痹。

（3）循环系统症状：低钾可引起心肌兴奋性、自律性增高，传导性降低。表现为心悸、心动过速，心律失常、传导阻滞，严重时，出现心室颤动，心跳停止于收缩状态。临床上习惯把上述三方面的症状称为“低钾三联征”。

（4）泌尿系统症状：慢性失钾，可影响肾小管功能，使之对抗利尿激素不敏感，导致肾浓缩功能障碍，出现多饮、多尿、夜尿增多，严重时，出现蛋白尿和颗粒管型。可因膀胱收缩无力，而出现排尿困难。

（5）对酸碱平衡的影响：低钾时，细胞内 $K^+$ 移至细胞外，细胞外 $H^+$ 移入细胞内，细胞内液 $H^+$ 浓度增加，而细胞外 $H^+$ 浓度降低，出现细胞内酸中毒和细胞外碱中毒并存。此外，因肾小管上皮细胞内缺钾，故排 $K^+$ 减少而排 $H^+$ 增多，出现代谢性碱中毒，同时排出反常性酸性尿。

（6）心电图：早期 T 波低平、双相倒置，继之 S–T 段下降、Q–T 间期延长和 U 波出现，或 T、U 波融合。

**3. 治疗**

（1）积极治疗原发疾病，以终止和减轻钾的继续丢失。

（2）注重外科患者缺钾的预防。对长期禁食、慢性消耗和体液丧失较多者，应注意补钾，每日预防性补钾 40~50mmol（氯化钾 3~4g）。

（3）补钾原则与方法：①尿多补钾：休克、脱水、缺氧、酸中毒、肾衰竭等未纠正前，尿量 <40mL/h，或 24 小时尿量少于 500mL，暂不补钾；②尽量口服；③低浓度、慢速度：静脉补钾应均匀分配；④分阶段补给：正常情况下，注射后的钾，约 15 小时后，才能与细胞中钾平衡，而全

身缺钾状况，需较长时间，才能纠正，一般需要 4~6 天或更长时间。

**（二）高钾血症**

血清钾浓度 >5.5mmol/L 称高钾血症。

**1. 病因**

（1）钾摄入过多：见于补钾过量、输大量库血、应用大量含钾药物等。

（2）肾排钾减少：急、慢性肾衰竭伴少尿或无尿，是临床最常见且最重要的原因；长期应用保钾利尿剂及血管紧张素转换酶抑制剂；某些导致盐皮质激素减少，而使钾潴留于血清内的疾病，如肾上腺皮质功能减退症、双侧肾上腺切除等。

（3）细胞内钾释出或外移：见于重症溶血、大面积烧伤、创伤、中毒性感染、缺氧、休克、急性酸中毒、高钾性周期性麻痹、输注精氨酸等。

**2. 临床表现**

（1）神经肌肉传导障碍：血钾轻度增高时，仅有四肢乏力、手足感觉异常（麻木）、肌肉酸痛。当血清钾 >7.0mmol/L 时，可出现软瘫，先累及躯干，后波及四肢，最后累及呼吸肌，出现呼吸困难。

（2）心血管症状：有心肌应激性降低的表现，如血压波动（早期增高、后期下降），心率缓慢，心音遥远而弱，重者心跳骤停于舒张期，其症状常与肾衰竭症状同时存在。有上述引起高钾血症原因的患者，如出现一些不能用原发病来解释的临床表现时，即应警惕有高钾血症的可能，应立即检查血钾浓度，并做心电图检查，以明确诊断。

（3）心电图检查：早期改变为 T 波高尖，基底变窄；当血清钾 >8.0mmol/L 时，P 波消失，QRS 波增宽，Q–T 间期延长。严重时出现房室传导阻滞，心室颤动。但碱中毒常掩盖高钾血症的心电图变化；高镁血症，可产生类似高钾血症的心电图改变，判断时，要予以注意。

**3. 治疗**　高钾血症是临床上的危急情况，应做紧急处理。

（1）停止摄入钾：立即停止钾（包括药物和食物）摄入，积极治疗原发病，切断钾的来源。

（2）对抗心律失常：应用钙剂拮抗钾对心肌的抑制作用。立即静脉推注葡萄糖酸钙 1~2g，半小时后，可重复使用 1 次，以后以 10% 葡萄糖溶液 500mL 加葡萄糖酸钙 2~4g 静脉滴注维持。

（3）降低血钾浓度：使 $K^+$ 暂时转入细胞内。①可静脉注射 5% 碳酸氢钠溶液 60~100mL，再继续静脉滴注 100~200mL，以提高血钠浓度并扩容，促进 $Na^+$–$K^+$ 交换，使 $K^+$ 转入细胞内，使血清 $K^+$ 浓度得以稀释或从尿中排出；②使用高渗糖溶液加胰岛素静脉滴注，当葡萄糖转化为糖原时，将 $K^+$ 带入细胞内，暂时降低血 $K^+$ 浓度，用 25%~50% 葡萄糖溶液 100~200mL 或 10% 葡萄糖溶液 500mL，按每 4~5g 葡萄糖加 1U 胰岛素比例静脉滴注，3~4 小时后可重复用药。

（4）促进排钾：①阳离子交换树脂 15~20g，饭前口服，3~4 次 / 日；或加入温水或 25% 山梨醇溶液 100mL 中，保留灌肠 0.5~1 小时，每日 3~6 次。②给予高钠饮食及排钾利尿剂。③病情严重且血钾进行性增高，尤其肾功能不全者，予腹膜透析或血液透析。

## 要点三　钙的异常

体内 99% 的钙以磷酸钙和碳酸钙的形式，贮存于骨骼中，而细胞外液中的钙含量，仅占总钙量的 1%。血清钙浓度为 2.18~2.63mmol/L，相当恒定。其中 45% 为离子化钙，起着维持神经、肌肉稳定性的作用；约 50% 为蛋白结合钙，5% 为与有机酸结合钙。离子化与非离子化的比率受 pH 的影响，pH 降低可使离子化钙增加，pH 上升可使离子化钙减少。

**（一）低钙血症**

血清钙 <2.18mmol/L 为低钙血症。

**1. 病因**

（1）可见于维生素 D 缺乏、甲状旁腺功能减退症、慢性肾衰竭、肠瘘、慢性腹泻和小肠吸收不良综合征。

（2）在外科临床工作中，低钙血症是甲状腺手术时损伤或切除甲状旁腺的一个严重并发症。

（3）患急性出血性坏死性胰腺炎时，血清钙下降是一项预后不良的指标。

（4）亦见于广泛软组织感染（坏死性筋膜炎）时。

**2. 临床表现**　主要是由神经肌肉系统兴奋性增强所致的症状和体征。

（1）易激动、指（趾）端及口唇周围麻木或针刺感、手足或面部肌肉痉挛、腱反射亢进。

（2）当血清钙低于 2mmol/L 时，出现手足抽搐，肌肉和腹部绞痛。

(3)低钙束臂征(Trousseau 征)阳性(以血压计袖带束于上臂,充气超过收缩压 2 分钟,发生前臂、手肌痉挛,提示有隐性手足搐搦症)和低钙击面征(Chvostek 征)阳性(叩击耳前出现下唇肌肉抽动,或上唇、鼻唇肌肉抽动,或面神经支配肌肉都抽动)。

无症状的血钙过低,可发生于低蛋白血症时(正常离子化部分降低);而重度碱中毒患者,在血清钙处于正常水平时,也可发生症状,这是因为总血清钙的生理活动或离子化部分减少所致。

(4)心电图检查示 Q-T 间期延长。

**3. 治疗**

(1)治疗原发疾病。

(2)以 10% 葡萄糖酸钙溶液 20mL 或 5% 氯化钙溶液 10mL 缓慢静脉注射,以缓解症状。

(3)碱中毒时,予以纠正,以提高血内钙离子化浓度。

(4)必要时重复使用,亦可口服维生素 D 及钙剂。

**(二)高钙血症**

血清钙 >2.63mmol/L 时,为高钙血症。

**1. 病因**

(1)甲状旁腺功能亢进。

(2)某些恶性肿瘤,如乳癌、肾癌、肺癌、骨转移性癌、多发性骨髓瘤等,可分泌甲状旁腺素相关多肽,促进血钙升高。

**2. 临床表现** 早期出现疲倦、乏力、纳差、恶心、呕吐和腹胀、体重下降。重者出现严重头痛、背部和四肢疼痛、幻觉、狂躁、昏迷;血清钙达 4~5mmol/L,可危及生命。

长期高钙血症,可引起血管钙化、肾实质钙化、肾结石,同时影响肾小管浓缩功能,出现多尿、夜尿、口渴。

**3. 治疗**

(1)积极治疗原发病,甲状旁腺功能亢进者,进行手术治疗。

(2)重度高钙血症伴缺水者,宜静脉给予大量生理盐水,同时予速尿 20~40mg 静脉推注,促进尿钙排出。

(3)对维生素 D 中毒、肾上腺皮质功能减退症、结节病、多发性骨髓瘤并发高钙血症者,可用大剂量肾上腺皮质激素治疗,以减少钙由骨向外移;或予乙二胺四乙酸(EDTA)和硫酸钠,暂时降低血钙。

(4)对伴严重肾衰竭者,应做透析治疗。

## 要点四 磷的异常

成人体内含磷总量为 700~800g,其中 85% 存在于骨骼中,其余以有机磷酸酯形式存在于软组织中,而细胞外液中含磷仅 2g。血清无机磷浓度的正常值为 0.96~1.62mmol/L。磷是核酸、磷脂等细胞组成的基本成分,参与蛋白质的磷酸化过程,是高能磷酸键的成分之一,又是某些凝血因子的成分。磷酸盐参与酸碱平衡等。

**(一)低磷血症**

血清无机磷浓度 <0.96mmol/L 称为低磷血症。

**1. 病因**

(1)肠道吸收障碍和丢失过多:见于维生素 D 缺乏、佝偻病;或应用能与磷结合的药物,如氢氧化铝凝胶、碳酸铝凝胶等而丢失。

(2)摄入不足:长期肠外营养支持,忽略了磷的补给。

(3)肾小管重吸收磷减少:原发性甲状旁腺功能亢进症、成人范科尼(Fanconi)综合征[获得性,如重金属、氨基糖苷类抗生素中毒,抗肿瘤药巯嘌呤(6-MP)等]、肾移植后、噻嗪类利尿剂、快速输入糖皮质激素等使尿中排磷增加。

(4)磷从细胞外转入细胞内:大剂量输注葡萄糖和胰岛素。

**2. 临床表现** 低磷血症临床发病并不少见,但因其临床表现缺乏特异性而常被忽视。低磷血症呈现神经肌肉症状,如头晕、厌食、肌无力等;重症者,可有抽搐、神经错乱、昏迷,甚至呼吸肌无力而危及生命。

**3. 治疗**

(1)首先治疗原发病。

(2)对长期依赖静脉补液者,应每天补充甘油磷酸钠 10mL(相当于磷 10mmol),以防止低磷血症发生。

(3)严重低磷者,可酌情增加补磷剂量,并密切监测血清磷水平,以指导用药。

**(二)高磷血症**

血清无机磷浓度 >1.62mmol/L 称为高磷血症。临床上很少见。

**1. 病因** 可见于急性肾衰竭、甲状旁腺功能低下时,从尿中排磷障碍;酸中毒及淋巴瘤化疗时,可使磷从细胞内逸出,导致血磷升高。

**2. 临床表现** 由于高磷血症继发低钙血

症，可出现一系列低钙血症的症状；因异位钙化，可有肾功能受损表现。

**3. 治疗**　除对原发病进行防治外，主要针对低钙血症进行治疗。急性肾衰竭伴明显高磷血症者，可进行透析治疗。

## 要点五　镁的异常

正常成人体内，镁的总量约为 1000mmol，约合镁 23.5g。约有一半镁存在于骨骼中，其余几乎都存在于细胞内，为细胞内第二位重要阳离子，仅有 1% 存在于细胞外液中。镁为酶的激活剂，能维持离子泵的运转，维持心肌的正常结构与功能，影响心肌的电生理，能扩张血管，可降低肌肉的应激性，阻滞神经冲动和抑制周围神经的功能，是机体存活的必要元素之一。

血清镁浓度的正常值为 0.75～1.25mmol/L，大部分从粪便排出，余下的经肾排出。肾有很好的保镁作用。镁广泛存在于绿色蔬菜和肉类、乳类中，经小肠吸收，一般不致缺乏，但慢性肠瘘和长期禁食的患者，则可能发生缺镁。镁的异常，主要是指细胞外液中镁浓度的变化，包括低镁血症和高镁血症。

**（一）低镁血症**

血清镁 <0.75mmol/L 为低镁血症，常伴有低钙血症和低钾血症。

**1. 病因**

（1）摄入不足：长期禁食、厌食及长期静脉营养，未注意镁的补充；慢性腹泻，大部分小肠切除术后“短肠症”，导致吸收不良。

（2）镁丢失过多：肠瘘、胆瘘、长期胃肠引流丢失镁；某些肾脏疾患如慢性肾盂肾炎、慢性肾小球肾炎，影响肾小管对镁的再吸收，使肾失镁；长期应用呋噻类、噻嗪类、洋地黄及胰岛素等药物，引起镁从肾排出；甲状旁腺功能亢进症、甲状腺功能亢进症、醛固酮增多症及糖尿病酸中毒等，均可导致镁排出增多。

**2. 临床表现**　低镁血症引起肌肉系统及心血管系统应激性增强。常出现精神紧张、记忆力下降、肌肉震颤、手足抽搐和反射亢进，严重时出现谵妄、精神错乱、定向力失常、惊厥、癫痫样发作乃至昏迷，多有心律失常。

镁缺乏患者，常伴有缺钾和缺钙，故很难确定哪些症状由缺镁引起，故某些低钾、低钙患者经补钾、补钙后症状仍无改善，应怀疑本病。必要时做镁负荷试验。

**3. 治疗**　用 25% 硫酸镁溶液 5～10mL 加入 5%～10% 葡萄糖溶液 500mL 中缓慢静脉滴注；出现抽搐时，可加大硫酸镁剂量至 10～20mL，同法静脉滴注。完全纠正缺镁需时较长。

有肾功能受损时，补镁要谨慎，并定期测定血清镁浓度。应避免输镁过多过快引起急性镁中毒而致心跳骤停。如果出现镁中毒，应立即以钙剂拮抗。

**（二）高镁血症**

血清镁 >1.25mmol/L 为高镁血症。

**1. 病因**

（1）急性或慢性肾衰竭伴少尿或无尿时，补镁不当；注射硫酸镁过快或剂量过大。

（2）大面积烧伤、外科应激状态、严重脱水、糖尿病酮症酸中毒等。

（3）甲状腺功能减退、肾上腺皮质功减退时，肾小管对镁重吸收增加。

**2. 临床表现**　疲倦，嗜睡，肌力减退，继之软瘫、反射消失和血压下降等；血清镁 >3mmol/L 时，心脏传导功能发生障碍，出现房室传导阻滞；血清镁 >5mmol/L 时，出现昏迷、呼吸抑制乃至心跳骤停。心电图类似于高钾血症的心电图改变。

根据有肾功能不全及补镁过多病史，结合临床症状及血镁升高，即可确立诊断。

**3. 治疗**

（1）停止补镁，同时纠正缺水和酸中毒。

（2）用 10% 葡萄糖酸钙溶液 10～20mL 缓慢静脉推注，以拮抗镁对心脏和肌肉的抑制作用。

（3）血镁升高明显，伴有严重肾衰竭者，宜及早行透析治疗。

# 细目三　酸碱平衡失调

## 要点一　代谢性酸中毒临床表现及治疗原则

**（一）临床表现**

（1）有严重腹泻、肠瘘等病史。

（2）呼吸深而快，呼吸频率有时可达 40～50 次 / 分。呼出气带有酮味。

（3）血气分析 pH、[ $HCO_3^-$ ] 明显下降，动脉血二氧化碳分压（$PaCO_2$）在正常范围或有所降低，实际碳酸氢盐（AB）、标准碳酸氢盐（SB）、缓冲碱（BB）均降低，碱剩余（BE）负值增大。

（4）酸中毒程度的估计可比照二氧化碳结合力（$CO_2CP$）：轻度酸中毒 $CO_2CP$ 为 15~22mmol/L；中度酸中毒 $CO_2CP$ 为 8~15mmol/L；重度酸中毒 $CO_2CP$<8mmol/L。

**（二）治疗原则**

治疗原则：去除病因，纠正缺水，恢复肾、肺功能，输入碱性药。

1. **轻度** 病因治疗应放在首位，机体可通过加大肺部通气量以排出更多 $CO_2$，纠正脱水和电解质（$Na^+$）紊乱，恢复肾功能，排出 $H^+$，保留 $Na^+$ 和 $HCO_3^-$ 等自行矫正，一般不需用碱剂治疗，尿量增多即可恢复。

2. **重度** 应立即静脉给予碱性溶液。常用碱性药有：

（1）碳酸氢钠（$NaHCO_3$）：效果迅速、直接、确切，临床上最为常用。

（2）乳酸钠：在肝功能不全、婴幼儿酸中毒、休克组织缺氧等情况，尤其是乳酸性酸中毒时不可采用。

（3）三羟甲基氨基甲烷（THAM）：为唯一的不含钠的碱性药物。

纠正酸中毒的速度不宜过快，不可使血浆 $HCO_3^-$ 超过 14~16mmol/L，以免诱发低钙、低钾症状（手足抽搐、神志改变、惊厥等）；同时用量不宜过大，以免导致血浆渗透压过高及心脏负荷加重。

## 要点二 呼吸性酸中毒临床表现及治疗原则

**（一）临床表现**

（1）有呼吸功能受损的病史。

（2）有呼吸困难、躁动不安、发绀等临床表现。

（3）动脉血气分析。

急性呼吸性酸中毒：pH 明显降低，可低于 7.0；$PaCO_2$ 增高，大于 6.0kPa；血浆［$HCO_3^-$］正常。

慢性呼吸性酸中毒：pH 下降不明显；$PaCO_2$ 增高，常大于 6.0kPa；血浆［$HCO_3^-$］有所增加，AB>SB。

**（二）治疗原则**

1. **急性呼吸性酸中毒** 尽快去除病因，保持呼吸道通畅，改善通气功能，必要时行气管插管或气管切开，或使用呼吸机。适当低流量给氧，呼吸中枢抑制者，予呼吸兴奋剂。呼吸机使用不当者，应重新调整。

2. **慢性呼吸性酸中毒** 关键在于积极治疗原发病，包括控制感染、扩张小支气管、促进咳痰等措施，改善肺泡的通气功能。

## 要点三 复合的酸碱失调

体液酸碱度适宜，是机体组织、细胞进行正常生命活动的重要保证。一旦体内酸性或碱性物质产生或摄入过多，超过了机体的调节能力，或肺、肾调节酸碱平衡功能发生障碍，即会引起机体的酸碱平衡失调。另外，电解质代谢紊乱的同时，也常伴有酸碱平衡失调。任何一种酸碱平衡失调发生之后，机体即会通过代偿机制以减轻酸碱紊乱，使体液 pH 尽量恢复至正常范围。根据机体代偿纠正程度的不同，分为部分代偿、代偿和过度代偿。

pH、$HCO_3^-$ 及 $PaCO_2$ 是反映机体酸碱平衡的三大基本要素。其中，$HCO_3^-$ 反映代谢性因素，$HCO_3^-$ 的原发性减少或增加可引起代谢性酸中毒或代谢性碱中毒；$PaCO_2$ 反映呼吸性因素，$PaCO_2$ 的原发性增加或减少可引起呼吸性酸中毒或呼吸性碱中毒。

# 细目四 外科补液

体液平衡失调，是临床上很常见的病理生理改变。它尽管不是独立的疾病，但却是与疾病密切相关的伴发变化。任何一种体液平衡的失调，均会造成机体的代谢紊乱，影响疾病的治愈，进一步恶化，则可导致器官衰竭乃至死亡。因此，针对体液平衡失调，及时、准确的判断和正确、积极的治疗十分重要。

## 要点一 目的

1. 防止或纠正体液平衡失调，以维持内环境的相对稳定。

2. 补充营养和提供给药途径。

3. 用于重危患者（如休克、大出血）的抢救。

4. 对于感染严重的患者，补液可稀释毒

素，加速其排出。

## 要点二　特点

临床外科补液量大，种类较多，牵涉面广，因此补液时必须根据具体情况，从增强机体调节代偿能力入手。

## 要点三　要求

外科补液的总要求是"缺什么，补什么""需多少，补多少""边治疗，边观察，边调整"。在补液过程中，着重解决好补什么、补多少、如何补这三个基本问题。

# 细目五　外科营养支持

## 要点一　营养状态的评定

患者营养状态的评定，是营养支持的基础。其有助于了解患者应激时的代谢变化，掌握营养不良的程度和类型，为制订营养支持方案及监测营养治疗效果，提供依据。营养状态的评定，包括临床评价、人体测量和必要的生化或免疫测定等。

### （一）临床评价

1. **病史**　包括体重变化、肌肉消耗和饮食消化情况等。尤其要注意以下5个方面的因素：食物摄入不足；营养吸收不足；营养利用减少；营养丢失增加；营养需要增加。此外，还要注意现在处于何种疾病中，以及有无功能性水肿、皮疹、糖尿病、溃疡性结肠炎和神经系统疾患等。

2. **体征**　头发干枯，易脱落；眼睛干涩发红，易发炎；味觉减退，口腔、牙龈、嘴唇红肿，常有溃疡；牙齿松动，可见灰色或褐色斑点；皮肤焦脆起屑、发黄、苍白，伤口愈合缓慢、充血或肿胀；肌肉瘦弱无力，易发生疼痛、抽搐和痉挛；神经系统表现出精神疲乏、平衡失调、反射减弱、记忆力受损、神经病变和癫痫发作等，均可是营养不良的体征。

### （二）身体测量指数

身体测量指数，常用体重、上臂肌周径、肱三头肌皮皱厚度和肌酐/身高指数等指标。体重，是能量平衡的常用观察指标，但对肥胖和水肿患者并不适宜，还要说明的是，肥胖也是一种营养不良。肱三头肌皮皱厚度，可反映机体的脂肪储存情况。上臂肌周径和肌酐/身高指数，可以反映肌肉储存量，是恶病质和消瘦状态下，蛋白质丢失的敏感指标，但过度肥胖和水肿患者，亦限制应用。

### （三）内脏蛋白测定

包括血清白蛋白、转铁蛋白、前白蛋白和纤维连接蛋白浓度测定等，是反映蛋白质-能量营养不良比较敏感的指标，但在失水或水肿的情况下，可因血液浓缩或稀释，而影响准确度。

### （四）免疫功能测定

免疫功能不全，也是内脏蛋白缺乏的一个指标，包括总淋巴细胞计数、延迟型超敏皮肤试验、补体水平等。

### （五）氮平衡测定

是蛋白质代谢变化的动态观察指标，反映了机体分解代谢情况。正平衡表示蛋白质合成占优势，负平衡表示蛋白质消耗多于摄入，也可用于估算营养支持的效果。

## 要点二　适应证

在外科患者中，尽管由于一些疾病本身的原因，加之麻醉、手术创伤及禁食等，会使有的患者存在不同程度的营养问题，但是，这一情况并不意味着所有患者都需要进行特殊的营养支持，如非消化道手术而营养情况较好的患者，一般并不需要特殊的营养支持，即可康复。只有严重营养不良的患者，以及一些严重创伤、感染或术后发生严重并发症，估计在较长一段时间内不能很好进食的患者，才需要采取特殊的营养支持治疗。其适应证是：

（1）胃肠道梗阻。

（2）胃肠道外瘘及短肠综合征。

（3）肠道广泛炎症性疾病。

（4）高代谢状态。

（5）肿瘤患者，接受化疗和大面积放疗。

（6）肝肾衰竭。

（7）大手术围手术期营养。

## 要点三　并发症

肠外营养（PN）与肠内营养（EN）支持，是强有力的救治营养不足的措施，但也有可能发生一些并发症。肠内营养很少产生严重的并发症，如应用得当，远比肠外营养安全。肠外营养主要可引起以下并发症：

**（一）技术性并发症**

**1. 插管的并发症**

（1）肺与胸膜的损伤：在采用深静脉插管的过程中，气胸是常见插管的并发症之一，偶可发生张力性气胸或血胸。插管后常规行胸部X线检查，可及时发现并处理。

（2）动脉与静脉损伤：锁骨下动脉损伤及锁骨下静脉撕裂伤，可致穿刺局部出血，应立即拔出导针或导管，局部加压5~15分钟。如导管质地较硬，可穿破静脉及胸膜导致水胸，如发现导管头端进入胸腔并输进了液体，应立即终止，拔出导管，并视胸腔积液量，而采取必要的胸腔引流术。

（3）神经损伤、胸导管损伤、纵隔损伤：均应立即退出导针或导管。

（4）栓塞：导管栓子一般需在透视定位下，由带金属圈的专用器械取出。

（5）导管位置异常：应在透视下重新调整，如不能纠正，应予拔出。

（6）心脏并发症：应避免导管插入过深。

**2. 导管留置期并发症**

（1）静脉血栓形成和空气栓塞，一旦出现，应立即拔出导管，并行溶栓治疗。

（2）导管堵塞后，常常需要换管，应在营养液输注后，用肝素稀释液冲洗导管。

**（二）感染性并发症**

感染是长期肠外营养最严重的并发症之一。严格的无菌操作和完善的管理系统，是预防感染的最主要措施。

**（三）与代谢有关的并发症**

**1. 糖代谢紊乱**

（1）高血糖与低血糖：葡萄糖溶液输注过快，机体尚不适应；严重创伤、感染者，或糖尿病患者，机体胰岛素分泌不足，导致糖利用率下降，均可使体内血糖过高，而出现高渗性利尿、脱水甚至死亡。预防的关键在于：调节好输注速度[宜远低于4mg/（min·kg）]、控制葡萄糖总量（日摄入量小于400g）、进行临床及实验室检查（血糖、尿糖的监测等）。对原有胰岛功能低下或处于应激状态下者，输注液应加入胰岛素。若要停止肠外营养，要逐渐撤除，或从外周静脉输入等渗葡萄糖液，以防止低血糖发生。

（2）高渗性非酮性昏迷：当血糖浓度超过40mmol/L时，可产生高渗性非酮性昏迷。由于输入大量高浓度的葡萄糖，而内生胰岛素一时不能相应增加，不能调节血糖水平所致。一旦发生，应立即停用葡萄糖液，用0.45%低渗盐水以250mL/h的速度输入，降低血渗透压，并输入胰岛素10~12U/h，以降低血糖水平；伴有低钾血症者，应同时纠正。

（3）肝脂肪变性：易发生于长期输入葡萄糖而又缺乏脂肪酸时。

**2. 氨基酸性并发症**

（1）高血氨、高氯性代谢性酸中毒：是蛋白质（氨基酸）代谢异常所致，目前采用氨基酸的醋酸盐和含游离氨低的氨基酸溶液后，这种并发症已较少发生。

（2）肝酶谱升高：有的患者，在肠外营养治疗后不久（2周左右），出现转氨酶、碱性磷酸酶和血清胆红素升高。

（3）脑病：肝功能异常的患者，若输入芳香族氨基酸含量高的溶液，会改变血浆氨基酸谱，而引起脑病。对这种患者，应输含支链氨基酸高的溶液。

**3. 其他营养物质缺乏**

（1）血清电解质紊乱：在肠外营养时，低钾血症和低磷血症比较常见，治疗中未规范补给，是其主要原因。

（2）微量元素缺乏：锌缺乏较多见，常发生于高分解状态，并伴有明显腹泻者。

（3）必需脂肪酸缺乏：长期肠外营养时，如未补充脂肪乳剂，可发生必需脂肪酸缺乏症。

（4）维生素缺乏：维生素是机体不可缺少的营养物质。各种维生素的缺乏，将导致一系列临床症状。可每日按要求补给，以预防其发生。

**（四）其他并发症**

**1. 胆汁淤积**　由于长期不经口进食，十二指肠黏膜缺乏刺激而处于休眠状态，缩胆囊素（CCK）分泌减少，导致胆囊弛张胀大，胆汁淤积，胆泥生成，乃至形成胆石。

**2. 肠屏障功能受损**　肠外营养患者长期

禁食，肠道缺少食物刺激和体内谷氨酰胺缺乏，使肠道屏障结构受损，引发的严重后果是：肠道菌群易位，损害肝和其他脏器功能，引起肠源性感染，甚至导致多器官功能衰竭。

3. **充血性心力衰竭**　有心脏病或营养不良的患者，如开始输入过快，可因热量或水分骤然增加，导致充血性心力衰竭。可控制输入速度来预防。

4. **重新给养综合征**　长期处于饥饿状态的患者，大量补给营养后，可出现以呼吸衰竭为主的低钾、低镁、低磷和水超负荷等表现。

# 细目六　肠内营养和肠外营养

外科营养支持的基本原则是：只要肠道有功能，尽量采用肠内营养（EN）。应根据患者的具体情况而定，要求是：①肠内营养与肠外营养（PN）之间，首先选用EN；②需较长时间营养支持，应设法应用EN；③EN不能满足患者营养需要时，可用PN补充；④经中心静脉肠外营养（CPN）与经外周静脉肠外营养（PPN）之间，应优先选用PPN；⑤营养需要较高或希望短期内改善营养状况时，可选用CPN。

## 要点一　肠内营养

EN是将营养物质经胃肠道途径，供给患者的营养支持方式。广义的EN，系指经口或管饲提供营养的方式；狭义的EN，则指经管饲提供营养的方式。当肠功能存在（完好或部分功能）且能安全使用时，营养供给的最佳途径就是胃肠道。EN具有节省费用、使用方便、容易监护、并发症少等优点。膳食的直接刺激，有助于促进胃肠道运动及消化道激素和酶的分泌，食物中的谷氨酰胺等，可直接被肠黏膜吸收利用，有利于改善和维持肠道黏膜细胞结构和功能的完整性，维护肠黏膜屏障功能；并且营养物质经胃肠道、门静脉入肝，有利于内脏的蛋白合成与代谢调节，且可发挥肝的解毒作用，符合生理状态，对循环干扰小。长期PN的患者，可给予逐渐增量的EN作为过渡，有助于早日恢复正常膳食。

### （一）EN的投入途径与投入方法

1. **投入途径**　可以用口服的方式。但由于营养制剂有特殊气味，患者常不愿接受，故多需经导管输入。常用的方式有经鼻胃管、鼻十二指肠管和鼻空肠管，也常采用经胃、空肠造瘘管途径。

2. **投入方法**　有一次性投入、间歇重力滴注和连续输注三种方式。目前一般用连续输注的方式，该方法需用输液泵控制输注速度。

### （二）EN的适应证

1. 胃肠道疾病　短肠综合征、胃肠道瘘、结肠手术和肠道准备，其他胃肠道需要休息的疾病。

2. 高代谢状态　有重大应激的高分解代谢的严重创伤、大面积烧伤、严重感染和复杂大手术后等。

3. 营养不良　中、重度营养不良经口摄食，不能满足需要者；持续7~10天，经口摄食小于50%的日需要量者，或特殊营养成分（如肝或肾衰竭时的特殊饮食配方），经口摄食不佳者。

4. 由PN过渡到经口摄食，可用EN，减少或停止PN。

5. 肿瘤患者的辅助治疗。

6. 术前和术后的营养补充。

### （三）EN的饮食种类

EN的饮食种类一般有四类，为经口的饮食（包括营养添加剂）和可以经管饲的一般流质饮食、部分水解的流质饮食、要素饮食。

### （四）EN的注意事项

1. 有些患者对EN耐受性较差，可出现腹胀、恶心、呕吐、腹泻和腹部不适等症状，宜更换EN饮食种类和方法，或改为PN。

2. 胃部分切除后，不能耐受高渗糖的膳食，易产生倾倒综合征，有些患者仅能耐受缓慢的滴注。

3. 小肠广泛切除后，宜采用PN 4~6周，以后才能采取逐步增量的EN。

4. 空肠瘘的患者，不论在瘘的上端或下端喂养，均有困难，因为缺少足够的小肠吸收面积，不能贸然进行管饲，以免加重病情。

5. 处于严重应激状态，如麻痹性肠梗阻、上消化道出血、顽固性呕吐、腹膜炎或腹泻的急性期，均不宜予肠内营养。

6. 严重吸收不良综合征和衰弱的患者，在

EN 以前,应予一段时间 PN,以改善小肠酶的活力及黏膜细胞的状态。

7. 症状明显的糖尿病、接受大剂量类固醇药物治疗及糖代谢异常的患者,都不能耐受膳食的高糖负荷。

8. 年龄小于 3 个月的婴儿,不能耐受高张力要素膳的喂养;宜采用等张的婴儿膳,使用时要注意可能产生的电解质紊乱,并补充足够的水分。

9. 先天性氨基酸代谢缺陷病的儿童,不能采用一般的 EN 膳。

## 要点二　肠外营养

肠外营养(PN)是通过静脉途径供患者所需的全部营养要素的营养支持方式,是使患者在不进食的情况下,维持良好营养状态的一种治疗方法。

### (一)PN 的方法

肠外营养支持方法有两种:对于一般用量不大、PN 支持不超过 2 周的患者,可采用周围静脉输注;对于需长期支持的,则采用经中心静脉导管输入为宜。常采用经锁骨下静脉或颈内静脉途径,置入导管至上腔静脉,一般首选锁骨下静脉穿刺插管。

### (二)PN 的适应证

1. 肠道疾病　胃肠道梗阻、肠道外瘘、短肠综合征、消化道广泛炎症性疾病[炎性粘连性肠梗阻、克罗恩(Crohn)病、溃疡性结肠炎等,在急性发作或术前准备时]。

2. 急性胰腺炎(特别是坏死性胰腺炎)。

3. 肝、肾衰竭伴胃肠功能不佳者。

4. 营养不良　不论有无应激的营养不良,患者由口进食不足或 EN 耐受不好时。

5. 高代谢状态　有重大应激的高分解代谢的严重创伤、大面积烧伤、严重感染和复杂大手术后等。

6. 肿瘤患者的辅助治疗。

7. 术前和术后的营养补充　择期手术或限期手术的伴胃肠功能不全的营养不良患者。

8. 无胃肠道梗阻的妊娠剧吐或神经性拒食者。

### (三)PN 的输注技术

**1. PN 的输注途径**

(1)中心静脉:因其管径粗,血流速度快,血流量大,输入的液体,很快被血液稀释,而对血管壁的刺激小。但其技术难度较大,要求高,并发症较多。

(2)外周静脉:技术要求较低,适应证与 CPN 相同,但因输入的低 pH、高渗透压溶液,以及导管刺激和损伤性穿刺等,常诱发静脉炎,而限制了外周静脉的使用,适用于接受 PN 支持需时不长的患者。

**2. PN 的输注方式**

(1)持续输注法:将一天的营养液,在 24 小时内,均匀输入。优点是体内胰岛素的分泌及血糖值比较稳定,波动小。缺点是由于血清胰岛素持续处于高水平状态,阻止了脂肪分解,促进了脂肪合成,并使葡萄糖以糖原形式储存于肝,因此常出现脂肪肝和肝肿大,有时还会有转氨酶及胆红素的异常升高。

(2)循环输注法:使用较广泛,是将营养液放在夜间 12~16 小时内输注。此法尤其适用于需长期接受 PN 支持的患者,白天可以恢复正常活动,有利于改善患者的生活质量。为避免血糖有较大的波动,输液速度应采取递增递减的方式,并密切监测血糖。必要时增加脂肪供能的百分比,或适量使用胰岛素,以控制血糖。

对免疫功能低下及全身衰竭的患者,为了预防菌血症的发生,宜应用终端过滤器。为了既方便患者下床活动,又能防止输入空气,最好再加用带报警装置的输液泵。

PN 治疗所需费用较大,技术要求高,有并发败血症的危险,而其适应证又和 EN 基本相同。因此,凡尚有部分消化道可被利用时,应试用 EN 来代替 PN。

# 第五单元　输　血

## 细目一　外科输血的适应证、方法及注意事项

### 要点一　适应证

1. **急性出血**　各种原因引起的急性出血，包括创伤和病理性的出血，是外科输血的主要适应证。其目的是补充血容量，用于治疗低血容量性休克。补充的血量、血制品的种类应根据失血的多少、速度和患者的临床表现来确定。凡一次失血量低于总血容量的10%（500mL）者，机体可通过自身组织间液向血液循环转移而得到代偿，临床上常无血容量不足的表现，故无须输血。当失血量达总血容量的10%~20%（500~1000mL）时，应根据有无血容量不足的临床症状及其严重程度，同时参照血红蛋白和血细胞比容（HCT）的变化选择治疗方案。患者可出现活动时心率增快、直立性低血压，但HCT常无改变。此时可输入晶体液、胶体液或少量血浆代用品。失血量超过总血容量的20%（>1000mL）时，有较明显的血容量不足的临床表现，血压不稳定，还可出现HCT下降。通常以HCT 30%~35%作为出现缺氧的临界值。此时除输入晶体液或胶体液外，还应输入浓缩红细胞（CRBC）以提高携氧能力。原则上，失血量在30%以下时，不输全血；超过30%时，可输全血与CRBC各半，再输入晶体液、胶体液及血浆以补充血容量。当失血超过50%时，还应注意白蛋白、血小板及凝血因子的缺乏，缺乏时给予补充。

2. **贫血或低蛋白血症**　贫血使患者常难以经受创伤及疾病的侵害，低蛋白血症使患者对麻醉及手术创伤的耐受力降低，术后容易出现组织愈合不良及感染等并发症。因此，必须在术前给予纠正。贫血患者应输CRBC，使血红蛋白提高至90~100g/L（9~10g%）；低蛋白血症患者，可输血浆或白蛋白液，使血浆总蛋白升至60g/L（6g%），至少不低于50g/L（5g%），白蛋白不低于30g/L（3g%），以提高患者对手术的耐受力。

3. **凝血机制异常和出血性疾病**　血友病、血小板减少性紫癜、放射病等常有出血倾向，此类病变者若行手术，则术中往往失血较多，应根据引起患者凝血功能紊乱的原发病，选用相关的血液成分加以矫治。

4. **重症感染**　严重感染的患者，若白细胞明显低于正常，感染不能控制，可考虑输注浓缩白细胞以帮助控制感染。由于输白细胞时有可能引起巨细胞病毒感染及肺部并发症等，使其应用受到限制。

### 要点二　方法

**（一）输血的途径**

1. **静脉输血**　有间接输血法和直接输血法两种。

（1）间接输血法：即通过密闭式输血器输血，是最常用的输血方法，通常采用重力点滴输入。

（2）直接输血法：很少使用，用50~100mL注射器先抽好一定量的枸橼酸钠溶液（每100mL血液内需加2.5%~3.8%的枸橼酸钠溶液10mL），从供血者的肘前静脉抽取所需要的血量，轻轻转动注射器，使血液与抗凝剂混合均匀后，即可直接输入患者的静脉内。此法多用于小儿或无专门的输血器材时。

2. **动脉输血**　临床应用不多，当大量快速的静脉输血仍然无效，心脏因缺血而出现功能不全时，可考虑经动脉输血。动脉输血常选用肱动脉、桡动脉、股动脉穿刺或桡动脉切开。

动脉输血的作用为：

（1）严重失血性休克的患者，动脉压力下降，将血液直接注入动脉，可以直接补充动脉血容量，使血压迅速上升。

（2）可以直接兴奋动脉血管壁的压力感受器，反射性地调节中枢神经和血管舒缩中枢，增加冠状动脉的血流量，改善心排血功能。

（3）对于心脏收缩无力或停跳的患者，无法将静脉系统内的血液通过肺循环送至动脉内以灌注组织时，及时地采用动脉输血，可直接增加冠状动脉和其他动脉的灌注量，当冠状动脉内压力上升至4~5.33kPa（30~40mmHg）时，可使停跳的心脏恢复跳动，保证心脏和脑血流的灌注。

总之，动脉输血对休克濒死的患者，是一种很有效的复苏措施。在进行动脉加压输血时，要随时观察病情变化，当收缩压上升超过10.67kPa（80mmHg）时，可停止动脉输血，继续由静脉输血。

**（二）血液过滤**

所有的血液制品，均应经过带过滤器的输血器输入。常用的标准过滤器孔径为170μm。大量输血时，过滤器网孔的孔径最好小于150μm。

**（三）输血的速度**

输血的速度，应根据患者的具体情况决定。大量出血、失血性休克抢救或动脉输血时，速度要快。动脉输血的输入速度一般为2~7分钟内100~200mL，总量以400mL左右为宜，其余的失血量，由静脉输血补足。静脉输血，在一般情况下，开始应慢（每分钟10~20滴），并密切观察30分钟，如无不良反应，可根据病情加快或保持原来的速度。如果应用的输血器是塑料袋，只需加压即可达到快速输血的目的，也可用特制的加压输血器加速输血。正常的输血速度，成人一般为每分钟40~50滴，小儿每分钟5~10滴，老年人、贫血或心功能不全者每分钟15~20滴，以防循环负荷过重，而引起心力衰竭、肺水肿。

**（四）输血的温度**

输血时的温度，不宜过低，特别是动脉输血时，血温过低，可使心跳骤然降温，而引起心律失常或心跳骤停。一般情况下，动脉输血应加温至35~37℃。一般速度下，输入1~2L冷藏血，可不需要预热。但当快速大量输血、新生儿输血或输入物含有很强的冷凝集素时，应在血袋外加保护袋预热（<32℃）后输入。

**（五）不加药物**

输血前后，可用生理盐水冲洗输血管道，但除生理盐水外，不应向血液中加入任何药物，以免发生凝血或溶血。

### 要点三　注意事项

1. **严密查对**　输血前，详细核对受血者和供血者的姓名、血型、血瓶号、交叉配血试验的结果，以及受血者的住院号、床号等，完全符合无误后，方能输血。

2. **认真检查**　检查血袋有无破损，标签是否完整清晰，袋口密封是否严密，血浆是否透明，如有混浊、絮状物、变色、气泡者，表示已有污染，不能使用。正常库存血的血浆与红细胞之间，应有明显界限，如血浆呈淡红色，表明已有溶血现象，则不能使用。输注前，应轻柔地转动血瓶或血包，使血浆与红细胞充分混匀，切忌用力猛摇、猛晃，以防止血细胞破坏而发生溶血。

3. **保存时间**　用CPD、ACD保存的库存血超过3周者，不应使用。

4. **放置时间**　从血库取出的血液，应在短时间内输完，不宜在室温下放置过久，一般不得超过4小时，以免溶血或污染。用开放法采集的血液，应在3~4小时内输完。

5. **无菌操作**　在输血的整个过程中，均应严格执行无菌操作技术。

6. **加强观察**　在输血的过程中，应认真、密切观察患者有无输血反应，尤其应注意体温、脉率、血压及尿色。有严重反应时，则应立即停止输血，并及时进行以下处理：

（1）取血样重新鉴定血型和交叉配血；

（2）取血袋内血做细菌学检查；

（3）采集患者尿液，检查有无游离血红蛋白；

（4）保留剩余血液以备核查。

7. **保留血袋，以备核查**　输血完毕后，血袋应保留2小时，以备核查。

## 细目二　输血不良反应及并发症

### 要点　输血不良反应及并发症

**（一）发热反应**

**1. 原因**

（1）致热原：致热原是高分子的多糖体，多为细菌的代谢产物。致热原主要存在于不洁的制剂，如抗凝剂、保存液或采血及输血的用品中。

（2）免疫反应：多发生在反复输血的患者或经产妇中，因多次输血后，可在患者血清中逐渐产生白细胞抗体或血小板抗体，再次输血时，对输入的白细胞或血小板（抗原），即可发生抗原抗体反应而引起发热。

此外，早期或轻症的细菌污染和溶血，可仅表现为发热。

2. **症状** 一般表现为畏寒或寒战，高热，体温可达39~41℃，出汗。可伴有恶心、呕吐、皮肤潮红、心悸、心动过速、头痛。反应持续30分钟至2小时后，逐渐缓解。

**（二）过敏反应**

1. **原因** 与下列因素有关：

（1）患者系过敏体质，对血中蛋白类物质过敏，或过敏体质的供血者，随血将其体内的某种抗体转移给患者，当患者再次接触该过敏原时，即可触发过敏反应。此类反应的抗体常为IgE型。

（2）多次受血者，体内产生多种抗血清免疫球蛋白抗体，以IgA抗体为主。此外，某些患者免疫功能低下，体内IgA低下或缺乏，当输血时，便对其中的IgA发生过敏反应。

2. **症状** 症状轻者，仅有皮肤局限性或全身性瘙痒、皮肤红斑、荨麻疹。严重者，只输入几毫升血制品，即可出现支气管痉挛、血管神经性水肿、会厌水肿，表现为咳嗽、喘鸣、呼吸困难以及腹痛、腹泻、喉头水肿，甚至窒息、过敏性休克、昏迷、死亡。

**（三）溶血反应**

1. **原因** 绝大多数是因误输ABO血型不合的血液引起，而A亚型不合或Rh系统血型不合时也可发生。

2. **症状和体征** 急性溶血反应，常在输血10余毫升后即可发生。患者突然感到头痛、腰痛背痛、心前区紧迫感、呼吸急促、小便颜色酱油样（血红蛋白尿），严重时伴寒战、高热、黄疸、黏膜及皮下出血、少尿或无尿、休克等。检查可见面色潮红、皮肤湿冷、沿输血静脉红肿疼痛、脉搏细弱、血压下降等。麻醉中的患者，呈不明原因的低血压或心动过速、手术区渗血突然增加等。

迟发性溶血反应，发生在输血后7~14天，症状是不明原因的发热和贫血，也可见黄疸、血红蛋白尿等，一般并不严重。

**（四）细菌污染反应**

1. **原因** 可能与采血、贮血及输血等环节的无菌技术出现漏洞有关。以革兰氏染色阴性杆菌为常见。

2. **症状与体征** 轻者可仅有发热，重者可出现败血症和中毒性休克。出现寒战高热、面红、结膜充血、呼吸困难、发绀、呕吐、腹泻、血压下降，甚至发生休克。血液化验见白细胞明显升高，也可以出现血红蛋白尿及肾衰竭、肺水肿，致患者死亡。取容器内剩余血、患者血和所用静脉液做细菌培养，有助于确诊。

**（五）循环超负荷**

1. **原因** 输血速度过快或输血量过多，则可引起循环超负荷。此种情况多发生在老人、小儿或心功能不全的患者。可因急性充血性心力衰竭和肺水肿，而致患者死亡。

2. **症状与体征** 最初症状为突然剧烈头胀痛、胸紧、呼吸困难、发绀、咳嗽、吐血性泡沫痰，继而全身水肿、颈静脉怒张，肺部可闻及大量湿啰音，胸片有肺水肿表现，可出现在输血过程中和输血后。

**（六）枸橼酸盐中毒**

1. **原因** 为过量的枸橼酸盐与血钙结合，引起低钙血症。

2. **症状和体征** 受血者可发生不自主的肌震颤。首先出现手足抽搐，继之可出现出血、血压下降，重者出现心律失常和心室纤维颤动，直至心跳停止、患者死亡。心电图可见S–T段延长、T波或P波低平。

**（七）疾病传播**

1. **病因** 输血可以传播疾病，除人们所熟知的肝炎、梅毒、疟疾、获得性免疫缺陷综合征（艾滋病）外，丝虫病、回归热、黑热病、人T细胞白血病病毒Ⅰ型、巨细胞病毒等也可以通过输血传播。

2. **症状和体征**

（1）艾滋病：HIV感染可分为三个临床期，即潜伏期、相关综合征期和活动期。相关综合征期时，患者有持续淋巴结病、发热、疲乏、盗汗、持续腹泻、体重减轻、淋巴结肿大、皮肤黏膜疾病及过敏性反应迟缓等。人类免疫缺陷病毒（HIV）抗体检测阳性，T4细胞数下降。活动期则表现为条件性感染和少见的肿瘤，其中肺孢子菌肺炎（曾称卡氏肺囊虫肺炎）与卡波西肉瘤（又称多发性特发性出血性肉瘤）最常见。患者出现发热，肺部、神经系统、胃肠道和皮肤黏膜均可受到侵害，并出现相关症状。患者多在数月至2年内死亡。

（2）病毒性肝炎：输血后肝炎与其他途径传染的病毒性肝炎，症状相同，但大多数症状较轻。

（3）梅毒：同其他途径感染的临床梅毒症状。

（4）疟疾：在疟疾高发区，输血后出现寒战、高热，或输血后数周至数月后，出现原因不明的发热时，应想到感染疟疾的可能。

**（八）其他**

大量输血，可引起凝血机制紊乱、高钾血症、高血氨、体温下降以及酸碱平衡失调；输血操作不当，可引发空气栓塞、微聚物和肺微栓塞；输血后，可能出现紫癜、非心源性肺水肿。

## 细目三　血液成分制品

### 要点一　血浆

血浆是血液的液体部分，主要成分是血浆蛋白，有新鲜冰冻血浆、普通冰冻血浆。新鲜冰冻血浆（fresh frozen plasma，FFP）是全血采集后6小时内分离并立即置于–30~–20℃保存的血浆。普通冰冻血浆（frozen plasma，FP）则是FFP在4℃下融解时除去冷沉淀成分冻存的上清血浆制品。FFP和FP两种血浆的主要区别是FP中Ⅷ因子（FⅦ）和Ⅴ因子（FV）及部分纤维蛋白原的含量较FFP低，其他全部凝血因子和各种血浆蛋白成分含量则与FFP相同，两者皆适用于多种凝血因子缺乏症、肝胆疾病引起的凝血障碍和大量输库存血后的出血倾向。血友病或因FⅧ和FV缺乏引起的出血患者均可应用FFP；年老体弱、慢性严重贫血、心功能不全而血容量正常的患者，最好不用血浆。对输血浆发生过一次以上原因不明的过敏者及已产生IgA抗体的患者，禁输血浆。

### 要点二　冷沉淀

冷沉淀（cryoprecipitate，Cryo）是FFP在4℃融解时不融的沉淀物，因故得名。每袋（20~30mL）内含纤维蛋白原（至少150mg）、FⅧ（80~120U以上）及血管性假血友病因子（vW因子）。冷沉淀可以立即输用，也可在–80~–30℃的低温下保存1年，使用时用37℃水浴融化后立即输液。主要用于特定凝血因子缺乏引起的疾病，如甲种血友病（先天性Ⅷ因子缺乏）患者出血期、先天或获得性纤维蛋白原缺乏症、血管性假血友病（Von Willebrand' s disease）等。

### 要点三　血浆蛋白

血浆蛋白包括人血白蛋白、免疫球蛋白及浓缩凝血因子等。

1. **白蛋白**　白蛋白亦称人血白蛋白，常用的有两种制剂。一种是血浆蛋白液，含蛋白5%，其中85%是白蛋白，其余是球蛋白，但丙种球蛋白少。用于出血性休克、烧伤所致的低血容量性休克。另一种是白蛋白，国内临床上常用的主要是这种制剂，其白蛋白纯度在95%以上。1g白蛋白可保留循环内水分18mL，25g白蛋白的膨胀压相当于500mL血浆的膨胀压。因而除能补充白蛋白外，还有扩充血容量及维持胶体渗透压的作用，并间接促进利尿，消散水肿和渗出液，起脱水作用。可用于低血容量性休克、营养不良、低蛋白血症、成人呼吸窘迫综合征、脑水肿、烧伤、肝功能衰竭及作为体外循环的填充灌注液和器官保存液。白蛋白制品不宜与氨基酸混合输注，也不宜与红细胞混合使用。偶有发生荨麻疹、发冷发热等，但比血浆少。

2. **免疫球蛋白**　免疫球蛋白是人血浆丙种球蛋白水溶液，分为正常人免疫球蛋白（肌内注射用）、静脉注射免疫球蛋白和针对各种疾病的特异性免疫球蛋白（抗乙型肝炎、抗破伤风及抗牛痘等）。正常人免疫球蛋白主要用于预防甲型肝炎、麻疹、脊髓灰质炎、流感、水痘及低免疫球蛋白血症，副作用有注射部位的疼痛和硬结，也可有荨麻疹、头痛和发热等。静脉注射免疫球蛋白是应用胃蛋白酶、纤维蛋白溶酶、化学修饰等技术将IgG中IgG的聚合体去除或降低其抗补体活性，仍保留其原来的抗体活性而制备的。主要用于对免疫抗体缺乏的补充、免疫调节，以及预防和治疗病毒、细菌感染性疾病等。特异性免疫球蛋白有抗牛痘、抗乙型肝炎、抗破伤风、抗Rho（D）免疫球蛋白等，主要用于天花、乙型肝炎、破伤风、流脑、狂犬病、风疹、水痘、百日咳、腮腺炎等病的防治。

3. **浓缩凝血因子**　浓缩凝血因子有多种制剂，如抗血友病因子、凝血酶原复合物（Ⅱ、

Ⅶ、Ⅸ、Ⅹ因子复合物），以及浓缩Ⅷ、Ⅺ因子及ⅩⅢ因子复合物、抗凝血酶Ⅲ、纤维蛋白原、蛋白C等。用于治疗血友病及各种凝血因子、维生素K缺乏、肝功能障碍导致的凝血功能紊乱出血、DIC等。一般有血栓形成倾向或既往有栓塞性血管疾病的患者，以及存在相应抗体的患者禁用或慎用此类制品。

## 要点四 红细胞

一般红细胞制剂包括悬浮红细胞、浓缩红细胞、少白细胞红细胞、洗涤红细胞等。

**1. 浓缩红细胞（CRBC）** 浓缩红细胞由全血经离心或沉淀后去除血浆而成，含有全血中全部的红细胞、几乎全部的白细胞、大部分血小板和少量血浆，红细胞比容可达60%~80%，具有与全血同样的携氧能力，而容量只有全血的一半，同时含抗凝剂、乳酸、钾、氨，氨含量比全血少，用于心、肾和肝功能不全的患者更为安全，是使用最普遍的一种红细胞。联袋制备在（4±2）℃条件下可保存21~35天，单袋制备或加入生理盐水后应尽快输注，保存时间不得超过24小时。适用于各种血容量正常的贫血患者，急性出血或手术失血低于1500mL者，心、肝、肾功能不全及小儿和老人需要输血者，妊娠后期伴贫血需要输血者和一氧化碳中毒者。

**2. 悬浮红细胞** 悬浮红细胞也称红细胞悬液或混悬红细胞。这是一种从全血中尽量移除血浆后的高浓缩红细胞，其红细胞比容可高达90%。由于原抗凝保存液大部分被移除，所含葡萄糖量很少，故不能保存，加之红细胞稠密，输注速度慢，所以必须加入适量添加剂才能克服这些缺点。添加剂的配方有多种，都是特别设计的红细胞保存液。它是应用最多的一种红细胞成分，与浓缩红细胞相比，它有可最大量地分出血浆以便更充分地利用血浆、显著减少输血不良反应、红细胞被添加剂稀释后输注更流畅、贮存质量可与CPDA全血相媲美等优点。主要缺点是仍然含有白细胞。适应证与浓缩红细胞相同。

**3. 少白细胞红细胞** 少白细胞红细胞一般采用去白细胞过滤器在血液采集后立即过滤去除白细胞制备而来，白细胞清除率和红细胞回收率都很高。该制品的输血不良反应少，在发达国家已逐渐替代悬浮红细胞。制备后应尽快输用，4℃保存不超过24小时。但输本制剂不能防止输血相关性移植物抗宿主病（TA-GVHD），因此，在条件允许时仍应对血液成分制品进行辐照处理（吸收剂量：25~30Gy）。本品主要用于：①由于反复输血已产生白细胞或血小板抗体，引起非溶血性发热反应的患者；②准备做器官移植的患者；③需要反复输血的患者，如再生障碍性贫血、白血病、纯合子型β地中海贫血等患者，可从第一次输血起就选用本制剂。

**4. 洗涤红细胞** 全血经离心去除血浆和白细胞后，再用无菌生理盐水洗涤红细胞3~6次，最后加50mL生理盐水悬浮而成。经洗涤能除去99%的血浆、80%以上的白细胞，同时去除了血小板、钾、氨、乳酸、抗凝剂、微小凝块、细胞碎屑、代谢产物等，保留了至少70%的红细胞，故应用本制品可显著降低输血不良反应的发生率。洗涤红细胞输注用于输入全血或血浆后发生荨麻疹或过敏反应或发热者、自身免疫性溶血性贫血要输血者（供血者血浆中的某些物质可能激活补体而加重溶血）、高钾血症及肝肾功能障碍但需要输血者、IgA缺乏并已因输血或妊娠而体内有IgA抗体者、有粒细胞或血小板抗体需要输血者。本制品宜在洗涤后6小时内输用，不宜保存，因故未能及时输用的只能在4℃条件下保存12小时。本品不能防止乙型肝炎、丙型肝炎、艾滋病的传播，也不能防止TA-GVHD。

**5. 冰冻红细胞** 冰冻红细胞即低温保存的红细胞液。红细胞液内加入冰冻保护剂（甘油），在低温（-196~-80℃）下可以保存多年（3~10年）。应用时将低温的红细胞在37~40℃水浴中复温，洗净甘油后再输注，解冻后应尽快输注。。这种红细胞液含有的白细胞、血小板及血浆较少，冰冻红细胞主要用于稀有血型的血液保存、自身输血者的血液保存；由于其白细胞含量少于5%，也可用于输注少白细胞红细胞仍有发热者。

**6. 辐照红细胞** 有免疫缺陷或免疫抑制的患者输血、新生儿换血、宫内输血、选择近亲供者血液输血，上述情况输用红细胞均须用25~30Gy的γ射线照射，以杀灭有免疫活性的淋巴细胞，从而防止TA-GVHD的发生。我国部分血站及医院拥有血液辐照仪，能够提供本制剂。

**7. 年轻红细胞** 年轻红细胞大多为网织

红细胞，由于其体积较大而比重较低，故可用血细胞分离机加以分离收集。主要用于需长期输血的患者，如重型地中海贫血、再生障碍性贫血等，以便延长输血的间隔时间，减少输血次数，从而防止因输血过多所致继发性血色病的发生。

### 要点五　血小板

1. **浓缩血小板**　浓缩血小板有机器单采和手工制备两种制剂，前者优于后者。用于预防和治疗血小板减少或血小板功能缺失患者的出血症状，恢复和维持人体的正常止血和凝血功能，如用于再生障碍性贫血和各种血小板减少的患者，以及大量输库存血或体外循环手术后血小板锐减的患者；疾病、化疗或放疗引起的骨髓抑制或衰竭，且血小板数低于 $20\times10^9$/L，伴自发性出血者；血小板无力症、尿毒症、严重肝病、某些药物引起的血小板功能异常伴有出血者；特发性血小板减少性紫癜血小板数在 $20\times10^9$/L 以下并伴有无法控制的出血者，或用脾切除治疗本病的术前或术中有严重出血者。成人输注 2 袋血小板 1 小时后血小板数量可至少增加 $5\times10^9$/L，一次血小板输注所输入的血小板数要在（70~80）$\times10^9$/（L·kg）才能奏效。血小板输注的禁忌证有血栓性血小板减少性紫癜（TTP）、溶血性尿毒症综合征（HUS）、肝素诱导性血小板减少症（HIT）等；另外，血小板输注治疗对特发性血小板减少性紫癜（ITP）或输血后紫癜（PTP）患者无效。

2. **特制血小板制剂的临床应用**　为适应不同疾病患者的需求，对普通浓缩血小板进行特别处理后得到各种特制血小板制剂，主要有：①移除大部分血浆的血小板，适用于不能耐受过多液体的儿童及心功能不全患者，也用于对血浆蛋白过敏者；②洗涤血小板，用生理盐水或其他等渗溶液将机采血小板通过洗涤去除血浆蛋白等成分，适用于对血浆蛋白（如有 IgA 抗体）高度敏感者；③少白细胞血小板，在单采血小板过程中、血小板贮存前或输注时过滤白细胞，大大降低浓缩血小板制剂中白细胞含量，减少因白细胞而引起的发热等输血反应，主要用于存在抗 HLA 抗体而需要输注血小板的患者；④辐照血小板，以吸收剂量为 25~30Gy Co 或 Csγ 射线照射血小板，灭活其中有免疫活性的淋巴细胞，通过控制射线剂量抑制细胞抗原性而不影响血小板功能，从而大大降低 TA-GVHD 的发生率，适用于有严重免疫损害的患者；若将白细胞过滤和射线照射结合起来，可预防绝大多数因血小板输注而引起的同种免疫；⑤冰冻血小板，主要用于自体血小板的冻存，属自体输血范畴，如急性白血病患者化疗后获得缓解，单采其血小板进行冰冻保存，再次化疗后因血小板减少引起出血，将自体冰冻保存的血小板解冻后回输给患者。

### 要点六　粒细胞

粒细胞输注又称白细胞输注，是利用离心、过滤、沉降等法将血液中的白细胞提取并浓缩而成。由于输注后不良反应及并发症多，现已少用。一般认为，要同时具备以下 3 个条件且充分权衡利弊后才考虑输注：①中性粒细胞绝对值 $<0.5\times10^9$/L；②有明显的细菌感染；③强有力的抗生素治疗 48 小时无效。

## 细目四　血浆代用品

### 要点一　血浆代用品

血浆代用品简称代血浆，又叫血浆增量剂，是具有类似血浆胶体特性、有扩充血容量作用、可以代替血浆在临床使用的高分子人工胶体液。其分子量和胶体渗透压近似血浆蛋白，能较长时间在循环中保持适当浓度，无热原和抗原性，不在体内蓄积，具有价格低廉、便于保存与运输等优点。临床常用的血浆代用品有右旋糖酐、羟乙基淀粉及明胶制剂。

1. **右旋糖酐**　右旋糖酐为葡萄糖基聚合成的多糖高分子物，分为中分子右旋糖酐、低分子右旋糖酐和小分子右旋糖酐三种。中分子（75000）右旋糖酐渗透压较高，在体内维持作用 6~12 小时，能从组织中吸收水分保持于循环内，增加血容量，常用于低血容量性休克、输血准备阶段以代替血浆。低分子（40000）右旋糖酐渗透压较低，可降低血黏滞度和血凝固功能，具有减轻血管内红细胞聚集以防止血栓形成、降低末梢循环阻力改善微循环及渗透性利尿作用，常用于心肌梗死、脉管炎、DIC、中毒性休克、脂肪栓塞、输血或休克后的少尿、肝肾综合征、开颅手术等。小分子右旋糖酐平均分子量为20000，是三种制剂中体内存留期最短者，有改善微循环的作用，多作为微循环灌注之辅助治疗。由于大量输入右旋糖酐会引起凝血障碍，故24小时内使用量不得超过1500mL；又因其有促进红细胞凝集的作用及干扰血型交配，因此输注前应检查血型。已知右旋糖酐过敏、严重血小板减少、出血性疾病、充血性心力衰竭或肾衰竭患者禁用右旋糖酐。

2. **羟乙基淀粉**　羟乙基淀粉是由玉米淀粉制成的血浆代用品。该制品在体内维持作用的时间较长（24小时尚有60%），目前已作为低血容量性休克的容量治疗及手术中扩容的常用制剂。临床上常用的有6%羟乙基淀粉代血浆，如万汶，其中电解质的组成与血浆相近似，并含碳酸氢根，因此除能维持胶体渗透压外，还能补充细胞外液的电解质和提供碱储备。每天最大用量为2000mL。液体负荷过重（包括肺水肿）者、少尿或无尿的肾衰竭者、接受透析治疗者、颅内出血者、严重高钠或高氯血症者、对羟乙基淀粉过敏者禁用或慎用本品。

3. **明胶代血浆**　明胶代血浆是由各种明胶与电解质配成的血浆代用品，有增加血浆容量、防止组织水肿、稀释血液、改善微循环、加快血流速度的功效，适用于手术、创伤引起的失血性血容量降低和血液稀释。该品即使大量输注也不影响凝血机制和纤维蛋白溶解系统，安全性超过右旋糖酐。目前常用的明胶代血浆有聚明胶肽和琥珀酰明胶两种。因明胶代血浆含有钙离子，可能加重钾离子逸出细胞外，因而高血钾患者及肾功能障碍者慎用，接受强心苷治疗患者慎用聚明胶肽。

## 要点二　红细胞代用品

红细胞代用品（red blood cell substitutes）是具有与红细胞相同携氧和供氧功能，亦具有扩充血容量和维持胶体渗透压作用的人工产品。这些红细胞代用品不含凝血因子、血小板和白细胞，不具有天然血液的全部生理功能，目前尚处于研究阶段。

# 第六单元　休　　克

## 细目一　概　　述

### 要点一　发病机理

休克是机体遭到强烈的损害性刺激后，产生的一种以有效循环血容量减少、组织灌注不足、细胞代谢紊乱和器官功能受损为主要病理生理改变的综合征。

休克的发生、发展，呈序贯性的过程。在休克的早期，及时采取措施恢复有效的组织灌注，可限制细胞损害的程度和范围；相反，若已发生的代谢紊乱无限制地加重，细胞损害广泛扩展，可导致多器官功能障碍综合征（MODS）或多器官功能衰竭（MOF），而发展成不可逆性休克。

休克的临床表现以血压下降、脉细数、脉压小、皮肤湿冷、呼吸浅快、尿量减少、面色苍白、发绀、神志恍惚、烦躁不安、反应迟钝或昏迷等为特征。属中医"厥证""脱证"范畴，并认为"厥"为急证，"脱"为危证。又根据致邪病因分为气厥（过敏性休克）、心厥（心源性休克）、血脱（失血性休克）、液脱（失液性休克）。

### 要点二　分类

1. **失血失液性休克**　常见病因有上消化道出血、宫外孕破裂出血、动脉瘤破裂以及肝、脾和大动脉破裂出血。一次急性失血量，超过全身血容量的20%时，即可引起休克；超过50%时，可因休克而死亡。此外，水和电解质严重紊乱，也可引起休克。

2. **创伤性休克**　常见病因有严重烧伤、骨折、内脏损伤、软组织挤压伤，可因大手术、创伤引起的剧烈疼痛、血浆的渗出或全血丧失，以及组织破坏后毒素吸收所致。

3. **感染性休克**　感染性休克又称脓毒性休克，系因外科脓毒血症（如膈下、腹腔、盆腔和肝等部位的脓肿）和败血症（如重症胆道感染、急性腹膜炎等）引起的休克。

其他类型的休克，多见于内科或麻醉病例，如心源性休克、过敏性休克、神经源性休克。

## 细目二　中医病因病机

### 要点一　病因

1. 外感火热毒邪，或脏腑蕴热，火毒结聚，伤阴耗气，气血两燔，上扰神明。

2. 因久病真阴耗损，阳气衰微。

3. 外伤失血，大吐大泻，禁食日久，导致阴阳俱虚，发为本病。

### 要点二　病机

1. **阴厥**　久病阳气衰微，或暴病伤阳耗气，致阳气大衰，气化失司，阴血化生无权，五脏六腑失之濡养；气机逆乱，升降失调，气血瘀滞，阳虚不温，故有四肢厥逆，终由阳气衰微，阴不附阳，而危及生命。

2. **阳厥**　久病真阴亏耗，或因失血、大吐大泻所致阴血大伤，脏腑失之濡养，阴不制阳，阳无以附而虚阳升越，阳无阴而不生，故阴损及阳，致阴竭阳脱，发为阳厥。

3. **热厥**　外感六淫之邪，入里化热，热毒炽盛，伤津耗气，致阴亏阳损，脏腑失养，阳气不能温煦，而致热深厥深。

4. **脱证**　久病耗损，或暴病大伤，阴血及阳气有亡失之险，此为中医之脱证。阳脱一般由于邪气旺盛，正不胜邪，阳气突然脱失，或久病阳气严重耗散，真阳耗损，虚阳外越致使脱失。阴脱由于吐泻不止，或大汗淋漓，或失血过多，或大病禁食水谷，阴液耗竭，真阴欲脱。阴阳互根互存，阴脱最终导致阳随阴脱；阳脱也因固摄失权，津液随之大泄，终致阴阳离决。

## 细目三　诊　断

### 要点一　临床表现

按照休克的发病过程，可分为休克代偿期和休克抑制期，或称休克早期和休克期。

1. **休克代偿期表现**　由于机体对有效循环血容量的减少，早期有相应的代偿能力，患者的中枢神经系统兴奋性提高，交感－肾上腺轴兴奋，表现为精神紧张、兴奋或烦躁不安、皮肤苍白、四肢厥冷、心率加快、脉压小、呼吸加快、尿量减少等。此时，如处理及时、得当，休克可较快得到纠正，否则病情继续发展，进入休克抑制期。

2. **休克抑制期表现**　表现为神情淡漠、反应迟钝，甚至可出现意识模糊或昏迷；出冷汗、口唇肢端发绀；脉搏细速，血压进行性下降。严重时，全身皮肤、黏膜明显发绀，四肢厥冷，脉搏摸不清，血压测不出，尿少甚至无尿。发展至弥散性血管内凝血阶段，则皮肤、黏膜出现瘀斑或消化道出血，并发呼吸窘迫综合征，则出现进行性呼吸困难、脉速、烦躁、发绀。

### 要点二　一般监测

1. **精神状态**　是脑组织血液灌流和全身循环状况的反映。如患者神志清楚，对外界的刺激能正常反应，说明患者循环血量已基本足够；相反，若患者表情淡漠、不安、谵妄或嗜睡、昏迷，反映脑组织因血液灌流不良而发生障碍。

2. **皮肤温度、色泽**　是体表灌流情况的标志。如患者的四肢温暖，皮肤干燥，轻压指甲或口唇时局部暂时缺血呈苍白，松压后色泽迅速转为正常，表明末梢循环已恢复，休克好转；反之，则说明休克情况仍存在。

3. **血压**　通常认为收缩压 <90mmHg、脉压 <20mmHg 是休克存在的表现；血压回升、脉压增大则是休克好转的征象。

4. **脉率**　脉率的变化，多出现在血压变化之前。当血压还较低，但脉率已恢复，且肢体温暖者，常表示休克趋向好转。常用脉率 / 收缩压（mmHg）计算休克指数，指数为 0.5 多表示无休克；1.0~1.5 为有休克；>2.0 为严重休克。

5. **尿量**　是反映肾血液灌注情况的有用指标。尿少通常是早期休克和休克复苏不完全的表现。对疑有休克或已确诊者，应观察每小时尿量，必要时留置导尿管。尿量 <25mL/h、比重增加者，表明仍存在肾血管收缩和肾血液灌注不足；血压正常但尿量仍少，且比重偏低者，提示有急性肾衰竭可能。当尿量维持在 30mL/h 以上时，则休克已纠正。

## 细目四　治　疗

### 要点一　西医治疗原则

#### （一）一般紧急治疗

积极处理引起休克的原发伤、病。采取头和躯干抬高 20°~30°、下肢抬高 15°~20° 体位，以增加回心血量。及早建立静脉通路，并用药维持血压。早期予以鼻管或面罩吸氧。注意保温。

#### （二）补充血容量

补充血容量是纠正休克引起的组织低灌注和缺氧的关键。应在连续监测动脉血压、尿量和 CVP 的基础上，结合患者皮肤温度、末梢循环、脉搏幅度及毛细血管充盈时间等微循环情况，判断补充血容量的效果。通常首先采用晶体液，但由于其维持扩容作用的时间仅 1 小时左右，故还应准备全血、血浆、压缩红细胞、白蛋白或血浆增量剂等胶体液输注。也有用 3%~7.5% 高渗盐溶液行休克复苏治疗。通过高渗液的渗透压作用，能吸出组织间隙和肿胀细胞内的水分，起到扩容的效果；高钠还有增加碱储备和纠正酸中毒的作用。

#### （三）积极处理原发病

外科疾病引起的休克，多存在需手术处理的原发病变，如内脏大出血的控制、坏死肠袢切除、消化道穿孔修补和脓液引流等。应在尽快恢复有效循环血量后，及时施行手术处理原发病变，才能有效地治疗休克。有时应在积极抗休克的同时，进行手术。

#### （四）纠正酸碱平衡失调

休克患者由于组织灌注不足和细胞缺氧，

常有不同程度的酸中毒，而酸性内环境对心肌、血管平滑肌和肾功能均有抑制作用。在休克早期，又可能因过度换气而引起低碳酸血症、呼吸性碱中毒。按照血红蛋白氧合解离曲线的规律，碱中毒使血红蛋白氧离曲线左移，氧不易从血红蛋白中释出，可使组织缺氧加重，故不主张早期使用碱性药物，而酸性环境有利于氧与血红蛋白解离，从而增加组织供氧。机体在获得充足血容量和微循环改善后，轻度酸中毒常可缓解而不需再用碱性药物。但重度休克合并酸中毒经扩容治疗不满意时，仍需使用碱性药物。用药前需保证呼吸功能正常，以免引起 $CO_2$ 潴留和继发呼吸性酸中毒。给药后，应按血气分析的结果调整剂量。

**（五）血管活性药物的应用**

1. **血管收缩剂** 常用药物有：

（1）去甲肾上腺素：是以兴奋 α 受体为主、轻度兴奋 β 受体的血管收缩剂，能兴奋心肌，收缩血管，升高血压及增加冠状动脉血流量，作用时间短。常用量为 0.5~2mg 加入 5% 葡萄糖溶液 100mL 内静脉滴注。

（2）间羟胺（阿拉明）：间接兴奋 α、β 受体，对心脏和血管的作用同去甲肾上腺素，但作用弱，维持时间约 30 分钟。常用量 2~10mg 肌内注射或 2~5mg 静脉注射；也可用 10~20mg 加入 5% 葡萄糖溶液 100mL 内静脉滴注。

（3）多巴胺：是最常用的血管收缩剂，具有兴奋 α、$β_1$ 和多巴胺受体作用，其药理作用与剂量有关。小剂量［<10μg/（min·kg）］时，主要是 $β_1$ 和多巴胺受体作用，增强心肌收缩力和增加心排血量（CO），并扩张肾和胃肠道等内脏器官血管；大剂量［>15μg/（min·kg）］时则为 α 受体作用，增加外周血管阻力。抗休克时，主要取其强心和扩张内脏血管的作用，宜采取小剂量。为提升血压，可将小剂量多巴胺与其他缩血管药物合用，而不增加多巴胺的剂量。

（4）多巴酚丁胺：对心肌的正性肌力作用较多巴胺强，能增加 CO，降低 PCWP，改善心泵功能。常用量为 2.5~10μg/（kg·min）。小剂量有轻度缩血管作用。

（5）异丙肾上腺素：是能增强心肌收缩力和提高心率的 β 受体兴奋剂，0.1~0.2mg 溶于 100mL 输液中。因对心肌有强大收缩作用和容易发生心律不齐，不能用于心源性休克。

2. **血管扩张剂** 常用药物有：

（1）α 受体拮抗剂：包括酚妥拉明、酚苄明等，其中酚妥拉明作用快，持续时间短。酚苄明是一种 α 受体拮抗剂，兼有间接反射性激动 β-受体的作用。

（2）抗胆碱能药：包括阿托品、山莨菪碱和东莨菪碱。临床上较多用于休克治疗的是山莨菪碱（人工合成品为 654-2），可对抗乙酰胆碱所致平滑肌痉挛而使血管舒张，从而改善微循环。

（3）硝普钠：作用于血管平滑肌，能同时扩张小动脉和小静脉，但对心脏无直接作用。静脉用药后，可降低前负荷。

3. **强心药** 强心药包括兴奋 α 和 β 肾上腺素能受体，兼有强心功能的药物，如多巴胺和多巴酚丁胺等，其他还有强心苷如西地兰（去乙酰毛花苷），可增强心肌收缩力，减慢心率。当在中心静脉压监测下，输液量已充分但动脉压仍低，而其中心静脉压显示已达 15cm$H_2O$ 以上时，可经静脉注射西地兰行快速洋地黄化（0.8mg/d），首次剂量 0.4mg 缓慢静脉注射，有效时可再给予维持量。

休克时，血管活性药物的选择，应结合当时的主要病情，如休克早期，主要病情与毛细血管前微血管痉挛有关；后期则与微静脉和小静脉痉挛有关。因此，应采用血管扩张剂配合扩容治疗。在扩容尚未完成时，如果有必要，也可适量使用血管收缩剂，但剂量不宜太大、时间不能太长，应抓紧时间扩容。

为了兼顾各重要脏器的灌注水平，常将血管收缩剂与扩张剂联合应用。例如：去甲肾上腺素 0.1~0.5μg/（kg·min）和硝普钠 1.0~10μg/（kg·min）联合静脉滴注，可增加心脏指数 30%，减少外周阻力 45%，使血压提高到 10.7kPa（80mmHg）以上，尿量维持在 40mL/h 以上。

**（六）治疗 DIC，改善微循环**

对诊断明确的 DIC，可用肝素抗凝，一般 1.0mg/kg，6 小时 1 次，成人首次可用 10000U（1mg 相当于 125U 左右）。有时还使用抗纤溶药如氨甲苯酸、氨基己酸，抗血小板黏附和聚集的阿司匹林、双嘧达莫（潘生丁）和低分子右旋糖酐。

**（七）皮质类固醇和其他药物的应用**

皮质类固醇可用于感染性休克和其他较严重的休克。其作用主要有：①拮抗 α 受体兴奋作用，使血管扩张，降低外周血管阻力，改善微循环；②保护细胞内溶酶体，防止溶酶体破裂；③增强心肌收缩力，增加心排血量；④增进线粒体功能和防止白细胞凝集；⑤促进糖原异生，使乳酸转化为葡萄糖，减轻酸中毒。一般主张应用大剂量静脉滴注，一次滴完。为了防止多用皮质类固醇后可能产生的副作用，一般只用1~2次。

此外，休克时，细胞线粒体内三磷酸腺苷（ATP）合成明显下降、能量生成减少，细胞缺乏能量。外源性ATP能够通过正常骨骼肌细胞膜，尤以缺血、缺氧致细胞膜通透性增强时，药物进入更容易。应用三磷酸腺苷-氯化镁（ATP-$MgCl_2$）疗法，具有增加细胞内能量、恢复细胞膜钠-钾泵的作用及防治细胞肿胀和恢复细胞功能的效果。

其他类药物包括：①钙通道阻断剂：如维拉帕米、硝苯地平等，具有防止钙离子内流、保护细胞结构与功能的作用。②吗啡类拮抗剂：如纳洛酮，可改善组织血液灌流和防止细胞功能失常。③氧自由基清除剂：如超氧化物歧化酶（SOD），能减轻缺血再灌注损伤中氧自由基对组织的破坏作用。④调节体内前列腺素（PG）的药物：如输注前列环素（$PGI_2$）以改善微循环。

## 要点二　中医辨证治疗

### （一）辨证治疗

**1. 热伤气阴证**

证候：患者神志淡漠，反应迟钝，身热汗出，口干喜饮，四肢逆冷，小便短赤，大便秘结；舌质红，苔黄少津，脉细数。

治则：益气固脱，清热解毒养阴。

方药：生脉饮加清热解毒养阴之品。

**2. 热伤营血证**

证候：精神恍惚，语声低微，唇甲发绀，四肢厥冷，发斑出血；舌质暗紫有瘀点，脉数。

治则：气血两清，益气补阴。

方药：清营汤加减。

**3. 阴厥证**

证候：烦躁不安，汗出，唇舌干燥，口渴欲饮，唇甲灰白或紫暗，皮肤干皱，软弱无力，尿少或无尿；舌红少津，脉细无力。

治则：益气固脱，养血育阴。

方药：人参养营汤加减。

**4. 寒厥证**

证候：精神萎靡，反应迟钝，大汗淋漓，身冷畏寒，口淡不渴，心悸胸闷，四肢厥冷，尿少或无尿；舌淡苔白，脉微欲绝。

治则：回阳救逆。

方药：四味回阳饮加减。

**5. 厥逆证**

证候：面色灰白，精神恍惚或神昏，汗出身冷，口燥咽干，肌肤干皱，四肢厥冷，尿少或无尿；舌淡光滑无苔，脉微欲绝。

治则：益气固脱，阴阳双补。

方药：保元汤合固阳汤加减。

**6. 阴脱证**

证候：大汗淋漓，烦躁不安，口燥咽干，皮干，静脉萎陷，尿少或无尿；舌质红而干，脉微细数。

治则：益气固脱，养血育阴。

方药：独参汤合四逆汤加减。

**7. 阳脱证**

证候：神志模糊，语声低微，冷汗大出，身凉畏冷，四肢不温，尿少或无尿；舌质淡白或淡暗，脉微欲绝。

治则：益气固脱。

方药：独参汤合四逆汤频服。

### （二）针灸治疗

针刺人中、素髎，有升血压、兴奋呼吸作用；刺内关，有强心升压作用；灸神阙、关元、百会、足三里、涌泉，可回阳救逆。

### （三）中药注射液的应用

**1. 参麦注射液**　10~40mL加入10%葡萄糖注射液20mL静脉推注，每隔15~30分钟静脉推注1次，连续3~5次，待血压回升稳定后，再以参麦注射液50~100mL加入5%葡萄糖注射液250mL中静脉滴注，直至脱离休克状态。本法适用于气阴耗伤型。

**2. 生脉注射液**　用法用量同上。本法适用于真阴耗脱型。

**3. 参附注射液**　10~20mL加入10%葡萄糖注射液250mL静脉滴注，直至脱离休克状态。本法适用于阳气暴脱型。

**4. 参芪扶正注射液**　用于气虚阳脱的患者，可用参芪扶正注射液250mL静脉滴注，病情好转可再次静脉滴注250mL。

**5. 黄芪注射液**　应用于各类休克的抢救，有良好的稳定血压的作用。

# 第七单元　围术期处理

## 细目一　术前准备

### 要点一　一般准备

**（一）尽快明确诊断**

入院后，应对患者的全身情况作全面评估，不仅是外科疾病本身，更要关心可能影响患者手术治疗及术后恢复的各种因素。包括：①心血管系统；②肺功能；③营养和代谢状态；④肝、肾功能；⑤内分泌功能；⑥血液系统；⑦免疫状态等。除了必要的实验室检查项目外，要注意全面地收集病史，对一些特殊检查更应严格选择。常规术前检查包括：①血常规检查：包括红细胞及血红蛋白、白细胞及其分类，必要时，加做血小板计数及出凝血时间和凝血酶原时间；②尿常规检查：包括 pH、比重、尿糖、尿酮、蛋白等；③胸片；④肝肾功能：包括电解质、二氧化碳结合力、尿素氮和血糖等；⑤心电图检查；⑥呼吸功能测定。

**（二）手术耐受力判断**

手术耐受力可归纳为以下两类：

1. **耐受力良好者**　指全身状况良好或较好，外科疾病局限或对全身只有轻微影响，重要脏器无器质性病变，或虽有早期部分器质性病变，但功能处于代偿状态。

2. **耐受力不良者**　指全身情况较差或很差，外科疾病已经对全身造成明显影响，或重要脏器有器质性病变，功能处于失代偿状态，或属于高龄老年、低龄婴幼儿。对这些耐受力不良的患者，需做积极和细致的术前准备。

**（三）拟订手术方案，进行术前病例讨论**

根据疾病性质，制订周密、完善的手术方案。包括施行手术的时间、拟施行手术的名称、麻醉的方式、参加手术的人员；并对手术中可能遭遇的困难、意外拟采取的相应措施等。对中等以上手术，手术组、病区或科室必须对拟定手术方案进行讨论。

**（四）完成手术前与患者或其代理人的谈话、签字**

施行任何手术，事先都必须征得患者本人或其授权代理人的同意。手术前，必须完成与患者或其代理人的谈话与签字。对重大手术或涉及重要脏器的切除等，常需向医院有关部门汇报、备案。

**（五）术前准备与手术分类的关系**

通常按手术时机可分为三类手术：

1. **急症手术**　急症手术中，又可分为紧急手术与一般急诊手术。前者如肝脾破裂出血、外伤性血管破裂、外伤性血气胸等，为了抢救患者的生命，必须在最短的时间内迅速手术，紧急情况下，可由急诊直接送入手术室，在急诊室开始术前准备。后者如常见的肠梗阻、急性阑尾炎、胆囊炎、胆石症等。术前准备应根据病情而定，务必做到及时，突出重点，以免延误抢救患者生命，或延误急症手术时机。

2. **限期手术**　对于诊断已明确的恶性肿瘤患者的根治术，以及已服用碘剂作术前准备的甲状腺功能亢进症患者的双侧甲状腺大部分切除术等。手术时间一般可选择在入院后 2 周以内，不宜过久延迟，否则，可能影响手术成功率和手术效果。它们的术前准备应抓紧时间，尽可能在较短时间内做好充分准备。

3. **择期手术**　大多数的手术，属于择期手术，手术的迟早，并不影响治疗效果，如甲状腺腺瘤的手术、疝修补术、胃十二指肠溃疡手术、非急症的胆囊切除术等等。此类患者，即使手术耐受力不良，也可经过细致、精心的准备，使原先的重要脏器功能得到改善，提高手术耐受力，提高手术安全性。

**（六）术前一般准备措施**

1. **心理准备**　随着患者入院、手术、术后康复，各个阶段患者的心理反应重点不同，医务人员应根据患者不同的心理变化，做好各个阶段的心理工作。包括：①入院后至手术前；②手术前至手术；③手术后至出院。

2. **生理准备**　主要指维护生理状态的准备，使患者在较好的生理状态下，安全渡过手术期。措施包括：

（1）适应性训练：大多数患者不习惯在床上大小便，需要在术前做卧床排尿、排便的训练；行颈部手术患者，术前应做颈后仰的训练，以适应1~2小时手术的后仰姿势；手术后患者，因伤口疼痛不愿咳嗽、排便，应做针对性适应训练；对有吸烟习惯的患者，术前2周应停止吸烟，并做好口腔卫生。

（2）输血补液，改善全身营养及体液状态：施行大手术前，做好血型鉴定和交叉配血试验，备好一定量的全血；有水、电解质代谢及酸碱平衡失调和贫血者，术前尽可能加以纠正；术前营养不良的患者，需提供高热量、高维生素饮食，必要时，可补充血浆或蛋白，以预防术后影响组织修复和创口愈合。

（3）预防感染：对因感染性疾病而行手术者，或术前有轻度感染的患者，术前与术中，可给予适当的抗生素。对于切口接近感染区的手术、预计手术时间长的大手术以及血管手术，术前与术中，均提倡预防性应用抗生素。

（4）肠道准备：一般手术，手术前晚8时起禁食、禁水；对于胃肠道手术患者，则在术前3天开始做肠道准备，包括进半流质、服用肠道吸收抗生素及服用轻泻剂、术前晚及手术当日晨，做清洁灌肠或结肠灌洗。

（5）皮肤准备：一般在术前一天，患者应洗澡、理发、修剪指甲、更换内衣，手术区皮肤剃毛，剃毛后，要用消毒药液清洗皮肤。对于骨科手术或整形手术，则应在术前3天开始皮肤准备；拟做皮肤植皮者，应对取皮区进行消毒，并加以包扎保护。对于腹部手术，还应清洗脐孔的污垢。

（6）其他准备：手术前晚上，应酌情给予镇静剂，保证患者充分的休息。对所有准备工作，进行全面检查，若有遗漏，则可抓紧补做。若行选择性手术，术前发现有体温升高、咳嗽、腹泻，手术区域发生感染的，女性患者月经来潮的，应当推迟手术日期。送手术室前，患者应尽早排尽尿液，预防膀胱损伤和术后尿潴留。患者镶有活动义齿的，应取下，以免在麻醉或手术过程中，脱落或咽下。

## 要点二　特殊准备

对手术耐受力不良的患者，或并存有重要脏器功能濒于失代偿，或已失代偿的患者，除了做好上述一般准备工作外，还需根据患者的具体情况，做好特殊准备，尤其对以下患者应做特殊准备。

### （一）高血压

患者血压维持在160/100mmHg（21.3/13.3kPa）以下，不必做特殊准备；对血压过高者，诱导麻醉和手术应激，可能诱发脑出血意外和充血性心力衰竭等，术前应适当用降血压药物，使血压稳定在一定水平，但并非要求血压降至正常，才做手术。

### （二）心脏病

心脏病患者施行手术的死亡率，是无心脏病患者的2~3倍。心脏病的类型较多，其中非发绀性先天性心脏病和风湿性心脏病，如果心律正常又无心力衰竭者，手术耐受力良好。而冠心病、房室传导阻滞、急性心肌炎患者，手术耐受力较差，除了急症抢救手术，其他手术均应推迟。对有心力衰竭者，除非急症手术，否则都必须在病情控制后3~4周，方可手术，并在术中严密监护心脏功能。急性心肌梗死患者，手术耐受力极差，6个月内，不宜施行择期手术；6个月以上，没有心绞痛发作，可在心电监护下施行手术。其他心脏病患者的术前准备，应注意：①长期使用利尿药物或低钠饮食，水、电解质失调者，手术前需加纠正。②贫血患者携氧能力差，对心脏供氧有影响，术前应少量多次输血纠正。③心律失常者，如偶发的室外期外收缩，一般不必特别处理；如有心房颤动伴心室率100次/分以上者，用西地兰或口服普萘洛尔（心得安），尽可能将心率控制在正常范围。老年冠心病、心动过缓、心室率在50次/分以下者，术前可皮下注射阿托品以增加心率。

### （三）糖尿病

糖尿病的发病率很高，许多手术患者伴有糖尿病。这些患者手术耐受力差，易并发化脓性感染，影响切口愈合，并可发生酮症酸中毒和昏迷，术前、术中和术后都应使用适当的抗生素。施行大手术者，要求血糖稳定在9mmol/L左右，尿糖（-）；术前一般停用口服降血糖药或长效胰岛素，改用胰岛素，皮下注射，每 4 小时 1 次。手术应当在当日尽早施行，以缩短手术前禁食时间，避免发生酮症酸中毒。如估计手术时间较长，可在输液中加胰岛素，按 5∶1 给予胰岛素。

**（四）呼吸功能障碍**

呼吸功能不全的主要表现是：稍做运动即发生呼吸困难。哮喘和肺气肿，是两大常见严重慢性病，均属于阻塞性肺换气功能不足。凡是呼吸功能不全者，术前都应做血气分析和肺功能检查。

对呼吸功能障碍者，手术前准备包括：①术前 2 周停止吸烟；②鼓励患者练习深呼吸和咳嗽；③应用麻黄素、氨茶碱等支气管扩张剂以及异丙肾上腺素雾化吸入等；④术前 3~5 天，使用抗生素；⑤经常哮喘发作者，口服地塞米松，以减轻气管黏膜水肿；⑥麻醉前用药量要少，以避免呼吸抑制和咳痰困难。

**（五）肝脏疾病**

常见的是肝炎和肝硬化。凡肝损害患者，术前都应做各项肝功能检查。

肝轻度损害者，不影响手术耐受力；肝损害较严重或濒于失代偿者，手术耐受力显著下降，须经长时间严格准备，方可行择期手术；肝损害重度者，表现有明显营养不良、腹水或黄疸，一般不宜行任何手术。急性肝炎患者，除抢救手术外，不宜施行手术。由于大多数肝损害患者，经过保肝治疗后，多能得到明显改善，可待肝功能恢复或改善后，再行择期手术。

**（六）肾脏疾病**

肾脏疾病者，均应进行肾功能检查。肾功能损害的程度，可以根据 24 小时内生肌酐清除率和血尿素测定结果判断。肾功能损害程度越重，手术耐受力也越差。对轻、中度肾功损害者，经过适当的内科处理，都能较好地接受手术；对重度损害者，经过有效的透析疗法的处理，仍然能比较安全地耐受手术。

**（七）肾上腺皮质功能不全**

除慢性肾上腺皮质功能不全者外，凡是以往 6~12 个月内曾经应用激素治疗超过 1~2 周或正在接受激素治疗者，肾上腺皮质功能就可能受到不同程度的抑制，被视作肾上腺皮质功能不全。可从术前 2 天开始给予适量的激素，以提高对手术的耐受力。

## 细目二　术后处理

### 要点一　病情监护

监护室配有特殊的设备和专业人员，病情危重者、大手术后及全身麻醉患者尚未清醒前，应按特定的程序进行系统监护。重点监测体温、呼吸、脉搏、血压、意识和尿量的变化，并做好记录。当循环、呼吸、神经系统功能等完全恢复正常水平时，可酌情将患者送回病房并继续监护。中、小型手术后可行床旁监护，每间隔 2~4 小时测量记录一次体温、呼吸、脉搏、血压及意识，直至病情平稳。此外，还应根据手术或原发疾病的不同，酌情加强其他项目的监护，例如：①术中有大量出血或失液者，应在术后一段时间内监测中心静脉压；②颅脑手术后应监测意识、瞳孔、深浅放射、肢体活动度和颅内压的变化；③心血管疾病患者在术后应做动态心电监测并观察末梢循环情况；④糖尿病及胰岛素瘤手术后患者应定时监测血糖、尿糖及尿酮体的变化；⑤老年人或心肺功能不佳者应酌情进行呼吸功能监测，主要包括呼吸监测、呼吸机使用与血气分析三项。呼吸监测主要监测呼吸频率、幅度、呼吸状态，并行肺部听诊及胸部 X 线检查等；呼吸机使用的监测包括潮气量、气道压力、吸入气氧分压等；采用经皮氧饱和度监测仪动态观察动脉血氧饱和度，采用动脉血气分析以直接测定 $PaO_2$ 和 $PaCO_2$，前者反映动脉血氧合程度，后者直接反映肺泡通气状态。同时监测血液 pH 值、$HCO_3^-$（SB）等项目，以作为参考调整呼吸机的各项参数，并了解体内酸碱平衡失调状态。所有患者在术后均应观察尿量，同时分析肾功能，必要时留置导尿管监测每小时尿量；同时应常规观察伤口有无渗血、出血及感染等情况。

### 要点二　常规处理

**1. 卧位**　手术后应根据麻醉的方法及患者的全身情况、手术的方式和疾病的性质等选择适宜的体位。全麻尚未清醒的患者应取平卧位，头转向一侧，以免口腔内分泌物或呕吐物误吸而引起窒息或吸入性肺炎；蛛网膜下腔阻滞麻醉的患者应去枕平卧12小时，以防止因脑脊液外渗而致头痛；全身麻醉清醒后、蛛网膜下腔阻滞麻醉12小时后、硬膜外腔阻滞麻醉、局麻等患者，可根据手术的需要安置适当的卧位。施行颅脑术后，若患者无休克或昏迷，可取15°~30°头高脚低斜坡卧位，以减轻脑水肿；颈、胸手术后多取高半坐卧位，以利于呼吸和有效引流：腹部手术后多取低半坐卧位或斜坡卧位，以减轻腹壁的张力；腹腔有污染的患者，在病情允许的情况下，应尽早改为半坐位或头高脚低位；脊柱或胸部手术后的患者，多采取俯卧位或仰卧位；休克患者应采取下肢抬高15°~20°、头和躯干抬高20°~30°的特殊体位；肥胖患者可采取侧卧位，有利于呼吸和静脉回流。手术后无论采用哪种体位，都应兼顾患者舒适，并有利于呼吸和血液循环为好。

2. **导管及引流物的处理**　引流物的种类较多，可分别置于切口或体腔内，以便引流渗血、渗液或脓液。引流管也可置于皮下、体腔或空腔脏器内，如皮瓣下引流管、脑室引流管、胸腔闭式引流管、胃肠减压管、T型管、胃肠或胆囊及膀胱造瘘管等。术后要经常检查引流管（物）有无阻塞、扭曲或压迫等情况；换药时需严格无菌操作，并妥善固定，以防落入体腔或脱出；要定时观察和记录引流液的量、色泽和性质；可根据病情需要进行导管冲洗、负压吸引、逆行造影及介入治疗等；引流物拔除的时间应视具体情况而定。烟卷引流多在术后3日内拔除；乳胶片引流一般术后1~2日拔除；胃肠减压管一般待肠道功能恢复、肛门排气后方可拔除；其他管道拔除的时间或是否拔除依病情而定。

3. **活动**　手术后患者若无禁忌，原则上应鼓励及早活动，并力争在短时间内下床活动。早期活动的优点在于：①有利于增加肺活量，减少肺部并发症；②有利于改善全身血液循环，促进切口愈合，避免和减少因静脉血流缓慢而并发的深静脉血栓；③有利于胃肠道和泌尿道功能的恢复，从而避免腹胀和尿潴留；④有利于增强患者对治疗效果的信心，加速康复的过程。但早期活动应根据患者的耐受程度，循序渐进地增加活动量。休克、心力衰竭、重症感染、出血、极度衰竭，以及有特殊固定和制动要求的患者，则不宜及早活动，但可在床上进行适宜的活动，同时鼓励和协助患者咳嗽、排痰并做深呼吸运动。

4. **饮食与输液**　非腹部手术，应视手术大小、麻醉方法和患者的反应等，决定开始进食的时间。如局部麻醉下施行的小手术，以及体表或肢体手术，一般在术后即可进饮食；大手术或全身反应较重者，需待2~3日后方可进食；椎管内麻醉者，术后6小时即可进饮食；全身麻醉者，需待麻醉清醒，恶心、呕吐反应消失后方可进食；不能进食者应予以输液。腹部手术，尤其胃肠道手术后，一般应禁食1~2日，待胃肠功能恢复、肛门排气后，可开始饮水，进食少量流质饮食，以后可以根据病情和食欲情况，逐渐改为半流质直至普食。禁食期间或摄食量不足者，应通过静脉补充水、电解质和营养物质。如禁食时间较长，还可经深静脉提供肠外营养，以供应能量和减少蛋白质消耗。

## 要点三　术后不适处理

### （一）切口疼痛

术后随着麻醉作用的消失，患者开始感觉切口疼痛，一般于24小时内最剧烈，2~3日后逐渐减轻。凡增加切口张力的动作，如翻身、咳嗽，都会引发或加剧切口疼痛。切口疼痛一般多可忍受，无须特别处理。切口疼痛在一定程度上可引起呼吸、循环及消化功能的改变，所以有效地控制切口疼痛可促进患者早日康复。因此，小手术后可使用一般止痛药，大手术后1~2日可注射哌替啶或吗啡（婴儿禁用），必要时4~6小时重复使用。目前大、中手术后多采用静脉镇痛泵，能够迅速而便捷地缓解术后疼痛。也可采用针灸止痛，如针刺曲池、合谷、内关、足三里、三阴交等穴位，也有确切的止痛效果。术后切口疼痛超过3日者，应及时查明原因，如有无切口血肿、感染、胃肠吻合口瘘、肢体受压等情况，并及时做相应处理。

### （二）发热

发热是术后最为常见的症状。患者因麻醉和手术的反应，体温升高1℃左右属正常范围，一般在术后3日内自行消退。如体温高于38.5℃而持续时间较长，要警惕有感染的可能，应寻找原因，注意是否为手术部位感染或肺部感染及留置导管所致的感染；如体温恢复或接近正常后再度发热，或发热持续不退，则应考虑有无脓肿形成、吻合口瘘或更严重的并发症等。对于术后发热的处理，除应用退热药物或物理降温等对症治疗外,更应从病史和术后不同阶段可能引起发热的原因进行综合分析,应尽快明确诊断并做相应处理。

**(三)恶心、呕吐**

常因麻醉反应所致,待麻醉作用消失后即可缓解。此外,颅内压增高、糖尿病酸中毒、尿毒症、电解质紊乱时也可出现恶心、呕吐。腹部手术后反复呕吐,应考虑胃肠功能障碍或肠梗阻所致。应着重查明原因,进行针对性治疗;原因暂时不明者,可做对症治疗,也可采用针灸治疗,如针刺内关、足三里、中脘、天枢等穴位可获一定疗效;有胃潴留者可予以胃肠减压。

**(四)腹胀**

术后早期腹胀多因胃肠功能受抑制,肠腔内积气过多不能排出所致。一般在术后48~72小时,随着胃肠功能恢复,肛门排气后腹胀可自行缓解。如术后数日或持续腹胀,应考虑腹膜炎、低钾血症或其他原因所致的肠麻痹,或因手术刺激引起的炎性肠梗阻。若腹胀伴有阵发性绞痛、肠鸣音亢进,甚至出现气过水声或金属音,应考虑早期粘连或其他原因所致的机械性肠梗阻,此时应做进一步检查和相应处理。严重腹胀可影响患者的呼吸、循环功能,以及腹壁切口、胃肠吻合口的愈合。术后腹胀应查明原因及时处理:①持续胃肠减压或肛管减压;②腹部热敷和肛管排气;③非胃肠道手术者,也可使用胃肠促动药物,直至肛门排气;④对于腹腔感染所致的肠麻痹,或已确诊的机械性肠梗阻,经非手术治疗无效者,尚须再次手术;⑤使用新斯的明0.5mg做足三里封闭;也可经胃管灌注大承气汤,对胃肠道无吻合口者也可于术后6小时口服,同时联合或单独运用炒小茴香籽或芒硝腹部外敷,对于减轻腹胀、促进胃肠蠕动的恢复具有十分明显的功效。

**(五)呃逆**

呃逆可能与神经中枢或膈肌直接受到刺激有关。多为暂时性,少数为顽固性。处理方法:①压迫眶上缘,或针刺天突、内关、中脘、足三里等穴位;②经胃肠减压抽吸胃内积液和积气,或短时间吸入二氧化碳;③上腹部手术后发生的顽固性呃逆,要警惕膈下感染的可能,如吻合口瘘或十二指肠残端瘘等,应予以及时相应的处理;④如未查明原因,经一般处理(肌注哌甲酯)无效的顽固性呃逆,可在颈部做膈神经封闭,或采用中医药治疗。

**(六)尿潴留**

术后尿潴留较为多见,尤其老年人易于发生。全身麻醉或蛛网膜下腔阻滞麻醉后排尿反射受到抑制、切口疼痛引起膀胱和后尿道括约肌反射性痉挛,以及患者不习惯卧床排尿等,都是引起尿潴留的常见原因。估计手术时间超过3小时或术中大量静脉输液时,以及盆腔手术者,术前应留置导尿管。凡手术后6~8小时尚未排尿,或虽有排尿但尿量甚少、次数频,均应考虑有尿潴留的可能,行下腹部耻骨上区叩诊检查,发现有明显的浊音区,即表明有尿潴留。处理:①首先稳定患者情绪,如无禁忌,可协助患者坐于床沿或立起排尿;②下腹部热敷,或针刺关元、气海、中极、水道、三阴交和阳陵泉等穴位,可改善膀胱功能,促进自行排尿;③使用止痛药物解除切口疼痛,或肌注氨甲酰胆碱(卡巴胆碱)0.25mg促使患者自己排尿;④经上述处理仍无效者,可在严格的无菌操作下导尿。如导出尿量超过500mL,应留置导尿管1~3日,有利于膀胱功能恢复;有器质性病变者,如骶前神经损伤、前列腺增生等,导尿管应至少放置3~5日。

## 要点四　常见术后并发症防治

**(一)术后出血**

多由于术中止血不彻底、创面渗血未完全控制、结扎线脱落或患者凝血功能障碍所致。术后出血的部位可在手术切口、空腔脏器或体腔内。术后出现下列情况应高度警惕内出血:①有引流者,引流出的血液每小时超过100mL,持续数小时;②腹胀或呼吸困难进行性加重,以及在手术部位严重肿胀的同时,出现不明原因的急性贫血;③术后早期出现失血性休克的临床表现,每小时尿量少于25mL,特别是经容量治疗后仍有休克或少尿的征象,或一度好转后再度恶化,都提示术后出血。

术后出血应以预防为主。改善患者凝血功能,术中严格止血,结扎务必规范可靠,关闭切口前确保手术野无任何出血点,是预防术后出血的关键环节。一旦确诊为术后出血,应积极治疗,必要时再次手术止血。

**(二)肺不张和肺部感染**

多见于胸、腹部大手术后,好发于有吸烟史和患有急、慢性呼吸道感染及年老体弱者;麻醉后尚未清醒时所致的误吸、术后切口疼痛不敢深呼吸或咳嗽也是发病原因。由于患者呼吸活动度受限，不能有效咳嗽，致使肺底、肺泡和支气管内分泌物积聚，黏稠的痰液堵塞支气管，造成肺不张或继发感染。临床表现为术后早期发热、呼吸急促、心率加快、频繁咳嗽、痰液不易咳出。病侧叩诊呈实音或浊音，听诊时有局限性湿啰音、呼吸音减弱或消失、管状呼吸音。继发感染时，体温明显升高，白细胞和中性粒细胞计数增加。胸部X线平片和血气分析有助于诊断。

保持通畅的呼吸运动为至关重要的预防措施：①术前两周停止吸烟；②术前练习深呼吸，胸部手术练习腹式呼吸，腹部手术练习胸式呼吸；③术中和术后防止呕吐物吸入；④术后应避免限制呼吸运动的固定或绑扎；⑤术后协助患者咳嗽、排痰，鼓励患者做深呼吸运动和早期活动；⑥对痰液黏稠不易咳出者，在使用蒸汽吸入或超声雾化吸入及祛痰药物的同时，应用足量有效的抗生素；⑦严重痰液阻塞时，可采用支气管镜吸痰，必要时可考虑行气管切开术。

**（三）尿路感染**

经尿道的器械操作或检查、留置导尿管及尿潴留为术后尿路感染的常见原因。感染多起自膀胱，感染逆行可引起肾盂肾炎。急性膀胱炎者主要表现为尿频、尿急、尿痛，有时可有排尿困难，一般可无明显全身症状；尿液检查呈现较多的红细胞和脓细胞。急性肾盂肾炎多见于女性患者，主要表现为畏寒发热，肾区疼痛和叩痛；体温升高，白细胞计数增加；无菌条件下采集中段尿液镜检时，可发现有大量的白细胞和细菌。

预防和及时解除尿潴留，或去除留置物是预防膀胱炎及其上行感染的主要措施。尿潴留的处理原则是在膀胱过度膨胀前设法排尿。如果尿潴留量超过500mL，应放置导尿管做持续引流。确保充分的尿量和排尿通畅，正确合理地应用抗生素，是防治尿路感染的基本措施和有效方法。

**（四）切口感染**

切口感染是指清洁切口和可能污染切口并发的感染。目前则将发生在切口和手术深部器官或腔隙的感染，统称为手术部位感染。细菌入侵、血肿、异物、局部组织血供不良及全身抵抗力降低等，均是导致切口感染的根本因素。手术后3~4日，切口疼痛加重或减轻后再度加重，伴有发热、脉速、体温和/或白细胞计数升高，则提示可能存在切口感染，此时应及时检查切口，如发现切口及其周围有红、肿、热、压痛或波动感等典型征象，必要时做局部穿刺，或取分泌物做细菌学检查，便可明确诊断；当疑有切口感染时，可用血管钳分开切口，进行观察和引流。

防治切口感染的要点：①严格无菌操作技术；②手术操作技术精湛细致，严密止血，强化微创和无创原则；③强化手术前后处理，提高患者抵抗力；④关闭切口前可用过氧化氢溶液和等渗盐水冲洗切口，必要时可放置引流物；⑤如切口已有早期炎症征象，可使用抗生素和局部理疗，遏制脓肿形成，已形成脓肿者应及时切开引流。

**（五）切口裂开**

切口裂开多发生于腹部手术后7日左右，主要原因包括营养不良、切口感染、腹内压增高、缝合技术欠佳等。患者通常在某次突然用力时感觉切口疼痛和骤然松开，随即伴有淡红色液体自切口溢出和/或脏器脱出。皮肤缝线完整尚未裂开，仅深部组织裂开者，称切口部分裂开；切口全部裂开，伴有肠袢或网膜脱出者，称为切口全层裂开。

预防的措施：①术前改善患者全身情况，纠正贫血和低蛋白血症；②提高手术技巧，防止强行缝合造成腹膜等组织裂伤；③对估计切口裂开可能性很大的患者，在依层缝合腹壁切口的基础上，加用腹壁全层减张缝合；④消除引起腹内压增高的因素，预防切口感染；⑤用腹带适当包扎腹部，也有一定预防作用。

处理：①切口裂开时，应首先用无菌敷料覆盖切口；②切口完全裂开者，应送往手术室在良好的麻醉下重新缝合，同时加用减张缝线；切口完全裂开再缝合后常有肠麻痹，应予胃肠减压；③切口部分裂开者，视具体情况而行相应处理。

**（六）下肢深静脉血栓形成**

下肢深静脉血栓形成多因术后长期卧床、血流缓慢、血液黏稠度增高及静脉内膜损伤所致。鉴于下肢深静脉血栓形成后，早期血栓脱落可引起肺栓塞而危及生命，后期可并发下肢深静脉功能不全，故应高度重视。下肢深静脉血栓形成的主要表现有患肢肿胀、疼痛、压痛、凹陷性水肿，以及患肢周径增大、皮肤苍白、浅静脉怒张等。若并发肺栓塞可出现突发的胸痛、气紧、发绀或咳吐暗红色血痰等。抬高下肢、穿弹力袜裤、及早下床活动等均有助于预防本病。

处理:抬高患肢及卧床休息 1~2 周,避免用力排便、咳嗽等,以防血栓脱落。治疗的主要措施是及早使用溶栓剂(首选尿激酶,仅限于病史不超过 3 天者),也可使用抗凝剂(肝素或华法林),同时配合中医药治疗。如上述治疗无效,可考虑通过手术或 Fogarty 导管行静脉血栓摘除术。

**(七)急性肝功能不全**

术后发生急性肝功能不全常因全身麻醉、手术、休克、感染等所致,肝细胞大量坏死和肝功能严重损害,严重者可导致肝功能衰竭。临床主要表现为黄疸、腹水、意识改变,甚至肝性脑病等。引起肝功能障碍的病因虽然很多,但不外乎肝前性、肝细胞性和肝后性三类。

1. **肝前性** 血细胞溶解、出血或血肿再吸收、营养不良及使用可以引起溶血的药物等,均是造成术后肝前性胆红素增加的常见原因。其他原因有体外循环、先天性溶血病(如镰刀细胞病)等。

2. **肝细胞性** 肝炎及肝炎后肝硬化、对肝脏有毒有害的药物、术中失血或休克、肝脏缺血缺氧、胆红素负荷增加、感染和脓毒症及特殊手术等(如门体静脉分流术或肝叶切除术等)是引发急性肝功能障碍的主要病因。

3. **肝后性** 术后肝后性黄疸多见于肝、胆、胰腺等手术后。因胆管水肿、胆管损伤、结石残留及胆管阻塞等造成胆汁引流不畅所致。

肝活检、肝功能测定、B 型超声、CT 扫描、ERCP 或 MRCP 等检查均有助于诊断。由于该类患者随时可能并发肾衰竭,故应密切监测肾功能的变化。一旦发现有肝功能不全的征兆,可针对不同的情况进行相应的病因治疗,同时加强护肝和支持治疗亦十分重要。

**(八)应激性溃疡**

在大手术和严重疾病等应激情况下,特别是并发休克、严重感染和多器官功能障碍时,胃、十二指肠黏膜可能出现弥漫性及浅表性溃疡,其主要临床表现是上消化道大出血。本病最突出的症状是无痛性上消化道出血,表现为大量呕血和黑便。胃镜检查不但可明确诊断,而且可查明出血的部位和范围,并予以相应治疗。

本病大多采用非手术治疗,治疗的原则和具体措施:①消除病因,输血补液、补充血容量、使用止血药物,控制感染和全身支持;②安置胃管,抽除胃内容物后以冰盐水加去甲肾上腺素溶液灌注或局部灌注止血药(如云南白药);③全身或局部应用抗酸剂、质子泵抑制剂(奥美拉唑)、$H_2$ 受体拮抗剂(西咪替丁),以及胃黏膜保护剂等;④胃镜检查或经胃镜治疗;⑤手术治疗,有 10%~20% 的患者需要手术治疗,手术方式应根据出血的部位和范围等情况而定,小的、局限的出血点可考虑出血点缝扎、部分胃切除;出血点多、范围较广泛者可采用胃大部切除术,甚至全胃切除术。目前临床上多倾向于采用迷走神经干切断加胃大部切除术治疗。

## 要点五 切口处理

**(一)手术切口的分类**

初期完全缝合的切口可分为三类:①清洁切口(Ⅰ类切口),指手术缝合的无菌切口,如甲状腺大部切除术、疝修补术等;②可能污染切口(Ⅱ类切口),指手术时可能带有污染的缝合切口,如胃大部切除术、伤后 6 小时内经清创缝合的伤口、新缝合的切口再度裂开及会阴部的手术切口等;③污染切口(Ⅲ类切口),指邻近感染区或直接暴露在污染或感染物中的切口,如胃穿孔修补术、穿孔阑尾切除术、绞窄性肠梗阻的手术切口等。

**(二)缝线拆除**

切口缝线拆除的时间可根据切口部位、患者的年龄和局部血供情况、营养状况来决定。一般头、面和颈部切口在术后 4~5 日拆线;下腹部和会阴部切口在术后 6~7 日拆线;胸部、上腹部、背部和臀部切口在术后 7~9 日拆线;四肢则在术后 10~12 日拆线(近关节部位可适当延长);减张缝线在术后 14 日拆线。青少年患者可适当缩短拆线时间;年老体弱、营养不良和糖尿病患者可酌情延长拆线时间,或根据患者的实际情况采用间隔拆线。

**(三)感染切口的处理**

感染切口尚未形成脓肿者,可采用换药、局部热敷或理疗,同时使用有效抗生素,以促进炎症消退及控制感染。感染切口已形成脓肿时,则应拆除部分或全部缝线,敞开切口清除坏死组织和充分引流脓液,并加强换药直至愈合,同时使用足量有效的抗生素和加强营养支持也十

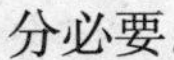



分必要。

**（四）切口愈合分级**

切口愈合分为三级：①甲级愈合，用“甲”字表示，指愈合优良，无不良反应；②乙级愈合，用“乙”字表示，指愈合处有炎症反应，如红肿、血肿、硬结和积液等，但未化脓；③丙级愈合，用“丙”字表示，指切口化脓，须做切开引流等处理后才能愈合。

按照上述切口的分类和分级方法，判断切口愈合情况并做出记录。如甲状腺大部切除术后切口愈合优良，则记以“Ⅰ/甲”表示；胃大部切除术后切口红肿，则记以“Ⅱ/乙”表示；阑尾穿孔切除术后切口愈合优良，则以“Ⅲ/甲”表示；余类推。

## 细目三　中医药在围术期的应用

### 要点一　应用“通里攻下”法行肠道准备

结肠、直肠癌术前，必须做好肠道准备。“通里攻下”类中药，具有明显增加胃肠道推进性运动、荡涤肠胃或推陈出新的作用。

常用药物有单味大黄制剂、番泻叶浸泡液、巴黄丸、三物备急散等。

### 要点二　危重患者术前的中医辨证论治

危重症抢救的术前准备最常用的中医治法主要有：

1. **清营救逆法**　多用于各种外科感染疾病所致之中毒性休克，中医辨证属于毒热内陷、燔灼逆厥之证。方用清营汤加减。

2. **升阳救逆法**　适用于创伤性休克和过敏性休克，中医辨证属于神陷气脱，心脾逆乱之证。方用独参汤加味。

3. **益气救阴法**　适用于中毒性休克中的高排低阻型休克、脱水或出血性休克，中医辨证属于热甚耗津，气虚亡阴。方用生脉散加减。

4. **回阳固脱法**　适用于中毒性休克中的低排高阻型休克、心源性休克，中医辨证为元气大伤，阴损亡阳。基本方为参附汤。

5. **休克患者的针刺治疗**　主穴：素髎、内关；配穴：人中、中冲、涌泉、足三里。

6. **解毒通脏法**　尤其适合急性梗阻性化脓性胆管炎和出血性胰腺炎合并休克患者的围手术期处理。

# 第八单元　重症救治与监测

## 细目一　心肺脑复苏

### 要点一　心跳骤停的诊断

根据以下征象：①意识突然消失，呼之不应；②大动脉搏动消失，颈动脉或股动脉搏动摸不到，血压测不到，心音听不到；③自主呼吸停止；④瞳孔散大，对光反射消失；⑤突然出现皮肤、黏膜苍白，手术视野出血突然停止或大血管搏动消失。

### 要点二　心肺复苏

#### （一）初期复苏

一旦疑有呼吸或心跳停止，应立即确定患者的神志是否消失，同时开始现场复苏。

**1. 建立人工循环**　人工循环建立的迟早与效果对患者预后有重要影响。主要方法是按压心脏，维持心脏的充盈和搏动，有效时可诱发心脏的自律搏动。

（1）胸外心脏按压（external chest cardiac compression，ECC）：是于胸骨上施加压力使心脏（或胸腔）的容积改变，从而推动血液循环的方法。正确的胸外按压可产生相当可靠的效果，动脉压可达10.7~13.1kPa（80~100mmHg），可以防止脑细胞的不可逆性损害。

1）体位：患者仰卧在硬板上，或者将患者移至地面，去枕以使头部不高于心脏平面，否则因重力因素会使脑血流减少，抬高双下肢15°。

2）按压部位：按压部位位于胸骨中、下1/3交界处，手掌与患者胸骨纵轴平行以避免直接按压肋骨，另一手平行按在该手背上。

3）按压力度及频率：肘关节伸直，上身前倾，操作者借自身重力和双手臂及手掌垂直下压的力使胸骨下降3~5cm，然后立即放松，使胸骨自行回复原位，按压与放松的时间比为1∶1，按压频率一般为成人100~120次/分。对儿童可用单手按压，按压胸骨的幅度至少为5cm，但不超过6cm。婴儿因心脏位置高、胸廓小，只宜用两指尖按压胸骨中部，按压幅度为1~2cm，频率100~120次/分。

4）与人工呼吸配合：ECC与口对口人工呼吸合为一体，被视为“标准CPR”。

①单人CPR：每按压30次，做口对口人工呼吸2次（30∶2），频率为100~120次/分；每间隔2~3分钟观察颈动脉搏动和自主呼吸动作1次，以判断心跳、呼吸是否恢复。

②双人CPR：一人做胸外按压，另一人做口对口（鼻）人工呼吸并监测颈动脉搏动，胸外按压与人工呼吸的次数比为5∶1，即每5次ECC停顿1~1.5秒后做人工呼吸1次。

5）胸外按压有效的指征：①能触摸到颈动脉及其他大动脉搏动；②可测到血压；③皮肤、口唇颜色转为红润；④自主呼吸恢复；⑤瞳孔逐渐缩小；⑥眼睑反射恢复；⑦下颌、四肢肌张力恢复。

6）胸外按压常见的并发症：①肋骨骨折、胸骨骨折及由此损伤内脏致肝破裂、脾破裂、气胸、心包积血等；②胃内容物反流和误吸，老年人和婴幼儿更易发生，应倍加小心。

此外还可采用心前区叩击法，即用拳头的小鱼际部在患者的胸骨中点上方2~3cm处迅速有力地捶击，可连续叩击3~5次。这种叩击可使心脏产生一个小的电刺激，使因传导阻滞引起的心室停搏恢复心跳。此法简便易行快捷，在现场可首先试用。

（2）胸内按压术（open chest compression，OCC）：指开胸后直接用手挤压心脏，重建血液循环，其效果明显优于ECC。但由于它对场所、技术的特殊要求及难以避免的损伤和极易发生感染等不利因素，不适合现场复苏，因此应慎重选择。

适于OCC的情况：①胸廓严重畸形或伴心脏移位；②胸外伤引起的肋骨骨折、胸部穿透伤、胸部挤压伤、张力性气胸、心包压塞等；

③ ECC 持续 10 分钟而 CPR 效果不佳；④术中发生心搏骤停，特别是已开胸者。

OCC 操作方法：①快速消毒皮肤，同时立即行气管插管和机械通气。②自胸骨旁左侧 2.5cm 至左腋前线，沿第四或者第五肋间隙做弧形切口。如若出血，应立即停止开胸，因提示可能循环未停。③进入胸腔后，切开心包膜，右手挤捏心脏，拇指及大鱼际在前，余四指在后将心脏托于手心，有节律地向室间隔挤压心室。也可用双手，一手在前，一手在后。小儿由于切口小，宜用单手，四指合拢置于心脏后壁向胸骨挤压心脏，拇指放在胸骨前。④挤压频率为 60~80 次 / 分，挤压用力应均匀，切忌指尖用力，以免损伤心肌。⑤注意观察心肌的颜色、张力。必要时可经无血管区直接心内注药，或行电除颤。⑥心脏复搏后要仔细止血，观察心肌，待心律、血压稳定，用生理盐水反复冲洗胸腔，胸腔内置抗生素，关闭胸腔，并予胸腔闭式引流。⑦打开心包时应避免损伤膈神经。

2. **开放气道**　约 90% 的心脏停搏患者可发生呼吸道梗阻，常见的原因是舌后坠和呼吸道内分泌物、误吸的呕吐物或其他异物阻塞气道，因此施行人工通气的前提条件是开放呼吸通道并维持其通畅。

（1）清除呼吸道异物或分泌物：通过各种物理、机械方法取出气道内异物。

1）手指取异物：当异物位于口咽部时，可先将患者下颌提起，使舌根脱离后壁和异物，再用示指深入咽部达会厌背侧，屈指掏出异物。

2）背部拍击法：当人工通气气体不能进入肺部，怀疑异物位于气管内时，可将患者侧转，用手掌用力快速拍击患者背部（肩胛骨之间部位），反复多次以诱发呼吸，让气流带出气道内异物。

3）推压法：抢救者一只手置于患者上腹部，或从背部双手抱住患者上腹部，向膈肌方向快速猛力持续推压，使肺部气道压力急剧上升，于呼气时排出异物，但此法有可能造成肋骨骨折和肾破裂。

4）器械取物：有条件时可借助纤维喉镜或纤维支气管镜或吸引器清除异物。

（2）处理舌后坠

1）仰头托下颌：术者在患者头侧，双手示指置于患者下颌角处，将下颌上抬，使头后仰，同时用拇指推开患者下唇，即可使舌后坠解除。当疑有颈椎损伤时禁用此法。

2）仰头抬颏：术者在患者头侧，一手示指置于患者颏下，将下颏向上、向前托起，同时使头后仰，拇指轻拉下唇，使口微张；另一手置于前额帮助头后仰。

（3）维持呼吸道通畅：应尽可能使用口咽导气管、喉罩、气管内插管等特殊器械保持气道通畅。

3. **人工通气**　一旦发现呼吸停止，首先进行徒手人工呼吸。人工通气法大致可分两类：一类是无需借助器械或仪器的徒手人工呼吸法，其中以口对口（鼻）人工呼吸最适合于现场复苏；另一类是利用器械或特殊呼吸装置的机械通气法，主要用于医院内和后期复苏。

（1）口对口人工呼吸：口对口人工呼吸是进行人工呼吸最简便有效的方法，与胸外按压共同组成 CPR 的最初急救措施。正常人呼出气的氧浓度为 16%~18%，二氧化碳浓度为 2%~4%。若以 2 倍正常潮气量的通气量向口（鼻）吹入呼出气，患者的 $PaO_2$ 达 10~11.3kPa，而 $PaCO_2$ 为 4~5.3kPa。口对口人工通气要求抢救者每次吹气量能使患者双肺获得足够的充气，大多数成人一次吹气应不少于 800mL，最多不超过 1200mL。

具体操作方法：①抢救者站在一侧，一手按压患者前额，一手托住颈部，将患者的下颌向上后方翘起使其头后仰。②吸气后对准患者口部（若为儿童则将口、鼻包括在内）用力吹入呼出气，儿童只宜轻吹。③开始时宜连续吹入 3~4 次，然后以每 5 秒 1 次的频率吹入。④口对口人工呼吸为防止吹入气经鼻腔逸出，可用按前额的手捏住患者鼻孔或在吹气时用面颊紧贴患者鼻孔。⑤有效的吹气应使胸廓扩张。吹气后放开口鼻，任胸廓回缩呼气，同时观察胸廓起伏、听呼吸音。⑥若吹气无效，多因颈部和头部的位置不当，可调整头位。如调整头位后仍不能通气，则考虑有气道内异物。⑦人工呼吸通常与胸外心脏按压配合进行

（2）口对鼻吹气：对某些特殊病例如牙关紧闭、口腔严重外伤等，宜进行口对鼻吹气。术者一手放在患者前额，另一手托起下颌，使头部后仰并使口闭合。术者深吸气后双唇包紧患者鼻部，从鼻孔吹进气体，直到胸部充分膨胀为止。将口移开，让患者凭其胸、肺的弹性被动自行完成呼气。

（3）简易人工呼吸器：便携式人工呼吸器是最简便的现场急救用具。由呼吸囊、单向活瓣和面罩三部分组成，操作十分简便。一手将面罩紧扣于患者口鼻部，另一手将呼吸囊握于掌中挤捏，将囊内气体吹入患者肺内，然后松开气囊使呼出气体经活瓣排入大气，同时呼吸囊的自动膨起能自动从另一活瓣吸入新鲜空气。呼吸囊上还附供氧侧管，可与氧源连接以提高吸入气的氧浓度。呼吸器接口还可与气管导管或喉罩等相接。

**（二）后续复苏**

后续复苏（ALS）是初期复苏的延续。首先应检查患者的自主呼吸和循环功能是否恢复，以便决定是否继续初期复苏。

**1. 进一步呼吸支持**

（1）确保气道通畅：可实施气管插管和气管切开。

气管插管能真正做到长时间呼吸支持及防止反流误吸。其作用还有：①建立开放的通气道；②预防误吸，并可做气管内吸引；③可给予高浓度氧；④可长时间地实施人工通气；⑤提供给药途径；而气管内导管留置的时间不宜超过 48~72 小时。

气管切开是创伤性开放气道的方法，在上呼吸道阻塞无法解除或气管内插管已达 72 小时及气管内、支气管内分泌物不能排出时可考虑采用。

（2）机械通气和氧疗：长时间口对口（鼻）人工通气，操作者易疲劳，而且吹入气中氧浓度偏低，易致患者低氧血症。因此应尽早使用机械通气以提高通气效率，改善缺氧和二氧化碳蓄积，同时吸入高浓度氧。

1）简易呼吸器：既可用于无氧情况的现场救护，也可接上输氧管给高浓度氧。

2）呼吸机：可实现自动通气，根据病情调节气道压、通气量、通气时间、通气频率和通气方式等，适用于较长时间的人工呼吸。

3）吸氧：以纯氧进行通气。可以提高动脉血的氧张力和血红蛋白的氧饱和度，改善组织的缺氧，是 CPR 后续复苏过程中必不可少的治疗方法。

**2. 药物治疗**　心脏停搏后，机体不可避免地存在缺氧、酸中毒、电解质紊乱，并由此导致心脏起搏困难或心室除颤困难，需借助药物治疗以激发心脏复跳，增加心肌收缩力；提高血压，增加心脏和脑血流量；降低除颤阈值，抑制心室异位节律，防止室颤复发；纠正酸碱电解质失衡；防治脑水肿及减轻脑细胞损害。

（1）给药途径：CPR 过程中给药途径有 3 种，即静脉通路、气管内给药和心内注射。

1）静脉通路：CPR 宜尽早建立畅通的静脉给药和输注通路，可选用周围静脉或中心静脉给药是最佳选择，因为从周围静脉给药即使 ECC 十分有效，所给药物到达中心静脉也需 1~2 分钟，且到达心脏的药物浓度也较从中心静脉给予的低。一般在 ECC 时肘前静脉是首选穿刺部位，放置的中心静脉测压（CVP）导管可起到多种作用。经中心静脉途径所给的药物迅速抵达心脏，因而起效快，可作为快速输注通道，也可测 CVP 以指导输液速度和输液量。

2）气管内给药：适用于已做气管内插管者，药物注入气管内，经气管和支气管黏膜的毛细血管吸收直接进入左心，不经体循环，迅速达到高浓度，肾上腺素、阿托品和利多卡因都可经气管内给药。气管内给药的剂量通常应比静脉用药大 2~3 倍。由于黏膜不断吸收，故药物起效时间虽略晚于静脉给药，但维持时间较长。须注意高渗碳酸氢钠及去甲肾上腺素可强烈收缩小血管，均可对气管黏膜造成损伤，故不适于气管内给药。

3）心内注射：心内注射药物并发症多且严重，如损伤左肺下叶、冠状动脉而致张力性气胸、心包压塞，故目前仅在静脉途径或气管内途径无法进行，或正在胸内按压时才采用此法。

（2）常用药物

1）肾上腺素：是 CPR 时最常用、最有效的药物。通过兴奋 α 受体和 β 受体，使心肌血流量、脑血流量增加，加快心率，增强自律性，增加心肌收缩力；使心室颤动由细颤转为粗颤，使电除颤易于生效。其用量为 0.5~1mg，静脉给药，5 分钟后可重复 1 次。也有人建议其首次剂量可增至 2~5mg；气管内给药则为 1~2mg。

2）多巴胺：既兴奋 α 受体和 β 受体，也作用于多巴胺受体。较大剂量可使周围血管收缩肺动脉楔压升高，心率增快。多巴胺每次用量为 20~40mg，且只能静脉给药。小剂量多巴胺主要作用于多巴胺受体，扩张肾及内脏血管。

3）阿托品：为抗副交感神经药，可降低心肌迷走神经张力，加快窦房结发出冲动的频率促进房室传导。适用于窦性心动过缓伴血流动力学障碍（如低血压、低组织灌注）或合并频发室性早搏；房室传导阻滞和室性停搏；心动过缓严重时，由于异位心电活动亢进可能诱发的心室颤动。若用阿托品将心率增快至60~80次/分，不仅可防止心室颤动的发生，而且还能增加心输出量。

心搏骤停时阿托品用量为1mg静脉注射，必要时5分钟后重复用药；心动过缓时的首次量为0.5~1mg静脉注射，每隔5分钟1次，直至心率达60次/分以上。也可经气管内给药。伴急性心肌缺血或心肌梗死时，阿托品宜慎用。

4）利多卡因：是治疗室性异位搏动如室性早搏、阵发性室性心动过速及心室颤动的首选药物，利多卡因显效快，作用维持时间短，毒性低，治疗的安全范围大。首次剂量1mg/kg静脉注射，必要时以1~4mg/min的速度注射。如室性异位节律依然存在，可在10分钟后再次静脉注射0.5mg/kg，也可气管内给药，剂量增加2~3倍。

5）钙剂：在CPR中仅用于高钾血症或低钙血症（如钙通道阻滞剂引起的心搏骤停），静脉注射氯化钙2~4mg/kg（10%氯化钙2.5~5mL）或10%葡萄糖酸钙5~8mL能取得良好复苏效果。注意应缓慢静脉注射。在其他类型的心脏停搏时不宜用钙剂。

6）碳酸氢钠：循环和呼吸停止可引起代谢性酸中毒和呼吸性酸中毒，碳酸氢钠是用于纠正急性代谢性酸中毒的主要药物，但是超大剂量使用碳酸氢钠可能造成医源性碱血症，可引起代谢性碱中毒致低钾血症，因此碳酸氢钠的使用应谨慎。

在复苏早期，主要依靠适量的过度通气充分排出二氧化碳，使$PaCO_2$降低和pH值升高来纠正呼吸性酸中毒。若心脏停搏时间仅1~2分钟，则无须使用碳酸氢钠。只有当各种复苏措施如心脏按压、呼吸维持、除颤和药物治疗等实施以后，才考虑碱性药物的使用。

碳酸氢钠的应用最好根据动脉血气分析结果来指导用药。一般当碱剩余（SBE）达-10mmol/L以上时才用碳酸氢钠。

碳酸氢钠用量可按以下公式计算：

碳酸氢钠（mmol）=SBE×体重（kg）/4

或碳酸氢钠（mmol）=循环停止时间×体重（kg）×0.1

若CPR中未能测知血气分析，首剂为1mmol/kg，约相当于5%碳酸氢钠溶液1.66mL/kg或碳酸氢钠84μg/kg，继以每10分钟0.5mmol/kg给予。

静脉注射碳酸氢钠时速度不宜过快，最好能匀速输注，成人静脉注射5%碳酸氢钠以15mL/min为宜，若快速输入可能引起致死性的高钠血症和高渗综合征，因此一次静脉用量不应超过75mL。

在应用碳酸氢钠时必须加强通气，保持$PaCO_2$，在40~4.7kPa，以避免二氧化碳蓄积，同时碳酸氢钠的用量应适当，宁可pH值略低于正常而不要矫枉过正。

7）肾上腺皮质激素：目前倾向于在脑复苏和吸入性肺炎时使用。

8）其他：去甲肾上腺素适用于严重低血压和全身血管阻力降低的患者，可静脉给予0.5~1mg。异丙肾上腺素适用于心肌松弛的心脏停搏者，用量为每次1mg静脉注射，或2~20μg/（kg·min），用于治疗房室传导阻滞。

3. **监测** 最基本的监测项目包括触摸大动脉、观察皮肤黏膜色泽、毛细血管充盈时间、瞳孔大小、对光反应、脉率、血压、ECG、心音、呼吸音、CVP、肺动脉压和肺毛细血管楔压、尿量等。但这些参数有一定局限性，并不能完整、定量地反映CPR效果及呼吸循环功能的恢复程度，有条件时应争取更全面的监测。

4. **电除颤** 心室颤动可分为细颤和粗颤。细颤的心电图显示为不规则的心室颤动波，波幅低，频率低。粗颤的心电图为较高电压的室颤波，波幅宽大且率高。细颤的电击除颤鲜有成功者。必须设法将细颤转变为粗颤。一般情况下注射肾上腺素多能使细颤转为粗颤。电除颤可分为直流电除颤和交流电除颤两种。目前以直流电除颤应用最广泛，其特点是除颤时间极短，体内产热少，对心肌损伤小，可反复电击除颤；其次，直流电主要兴奋副交感神经，电击后很少出现心动过速等心律失常，但有可能出现心动过缓或传导阻滞；再者直流电可行同步电复律，且除颤器便于携带，多能同时进行ECG监测。

（1）胸外直流电除颤：在心电图监视下突发的心室颤动应在30秒至2分钟内行胸外电除颤心室颤动宜先行CPR中的C、A、B步骤至少2分钟，使心肌氧合良好再行电除颤。操作步骤如下:①打开电源,成人为 200~300J,小儿为 2J/kg。②接通电极板,直径选择成人为 10cm,儿童为 8cm,婴儿为 4cm。电极板的大小与电阻成反比,但太大会影响除效果。③放置电极板,阴极板置于右胸骨旁第二肋间,阳极板置于左乳头下胸壁,电极下应涂满导电糊。双电极要紧压胸壁(压力约每个电极 1078N)。④再次检查 ECG、电极位置,令所有人员与患者分离,并使患者脱离金属物。⑤暂停胸外按压,在人工呼气末按放电钮,完成一次除颤。⑥观察 ECG,若 5 秒内未复跳,仍摸不到脉搏则继续行 CPR 之 A、B、C 步骤。⑦充电,准备再除颤。适当加大电能至 300~360J,同时辅助给予利多卡因、溴苄胺以帮助除颤。必要时连续除颤 3 次。若除颤成功,可持续静脉输注利多卡因以防复发,并持续 ECG 监测。

(2)胸内直流电除颤:已开胸的患者可直接行胸内电除颤,步骤为:①剪开心包,暴露心脏。②做好除颤器充电准备。电能成人为 25~80J,但应从小电量 25J 开始,小儿从 1~10J 用最低电能开始,以免损伤心肌。③电极板置于心脏前、后,电极板应以浸透生理盐水的棉巾包裹。④按压放电钮。若电除颤失败,不应无限制地增加电能而应积极辅用肾上腺素、利多卡因,再行纠正心肌缺血、低钾血症、低温、酸中等。

(3)影响电除颤的因素:直流电除颤成功与否不仅与所选电能大小有关,而且与其他影响心肌状态的因素密切相关。①心室颤动时间:心室颤动时间越长,所需电能越高而成功率越低。②心肌状况:心肌缺血越重除颤效果越差。③电解质:低钾血症可提高除颤阈值,高钾血症可降低心室颤动阈值、抑制心肌收缩,均不利于除颤。④药物:利多卡因、溴苄胺可影响心室颤动阈值,对除颤效果无直接影响。⑤电极板的位置:电阻决定通过心脏电流的大小,直接影响除颤的成功率。

5. **人工心脏起搏** 是以人工电刺激去激发心肌收缩,是治疗严重心动过缓、房室传导阻滞的重要手段。对于历经 CPR 仍未能复搏者,人工起搏并无作用。在 CPR 中起搏器仅用于已知患者既往存在完全型房室传导阻滞或复苏后心跳已恢复但难以维持心率者。

### (三)复苏后处理

心肺复苏过程中,心跳的恢复或循环功能的初步稳定并非复苏的终结,因为缺血、缺氧所致的机体生理改变并未随心跳的恢复而立即好转。复苏后处理的重点和主要的内容是防治多器官功能衰竭和减轻脑损害,争取脑功能的全面复苏。

1. **维护循环功能** 心跳恢复后,心血管功能处于不稳定状态,主要表现为低血压和组织器官灌注不足。此时应进一步通过监测,了解有无休克、心律失常、血容量不足、酸碱失衡和电解质紊乱,判断有无心包压塞(可由心内注射引起)、肺水肿、张力性气胸等。

(1)纠正低血压:通常造成血压不稳定或持续低血压状态的原因主要有:①有效循环血量不足;②心肌收缩无力;③酸碱失衡及电解质紊乱;④ CPR 中的并发症。

因此纠正低血压的主要措施是保持充足的血容量、改善心肌收缩力和纠正酸碱平衡失调与电解质紊乱。

(2)处理高血压:心肺复苏后也可突然出现高血压,通常是由于 CPR 时注入的肾上腺素或其他儿茶酚胺类药物的持续作用所致,表现为一过性血压增高,可用硝普钠或硝酸甘油降压。

(3)处理心律失常:心跳恢复后亦可发生心律失常,对于频发的室性心律失常可用利多卡因静脉输注;若为严重的心律失常或房室传导阻滞,则可应用阿托品或异丙肾上腺素。

(4)应常规留置导尿管观察尿量,进行尿液分析以了解肾功能。

2. **维持呼吸功能** 心跳恢复后,如果呼吸中枢未受损,自主呼吸一般在 0.5~2 小时恢复。但是,自主呼吸的恢复并不意味着呼吸支持的终止。绝大多数情况下呼吸支持须延续,并要进一步检查呼吸系统,判断有无胸骨或肋骨骨折及有无通气障碍等。

(1)保持呼吸道通畅:气管插管应保留足够长的时间,以确保呼吸道通畅和有足够的通气量。在持续的人工呼吸过程中要充分给氧,随时根据血气分析结果调整呼吸参数,保证大脑皮层和心肌对氧的需求。如要长时间保留插管,则须行气管切开,以便进行较长期的呼吸治疗。为防止和减少反流、误吸,宜早做胃肠减压。

(2)呼吸恢复延迟的处理:心跳恢复后,呼吸的复苏有赖于呼吸中枢的兴奋以诱发自主呼吸。如经1~2小时各种支持治疗呼吸仍未恢复，可谨慎地试用呼吸兴奋剂，如洛贝林3~6mg、二甲弗林8mg、哌甲酯20mg等。呼吸长期不恢复，则应高度怀疑脑水已波及延髓呼吸中枢或脑细胞发生缺氧性器质性损害，使呼吸难以恢复，尽早使用脱水药物以减轻脑水肿，同时积极进行其他脑保护治疗。

（3）呼吸系统并发症：最常见的是肺炎、肺水肿和急性呼吸窘迫综合征（acute respiratory distress syndrome，ARDS）。ARDS的诱因有：①ECC时间较长，在动脉压增高时，肺动脉压也升高，肺毛细血管压持续增高致肺水肿；②心脏停搏后的缺氧和酸中毒使肺血管阻力增大，毛细血管通透性增大，促发弥散性血管内凝血；③气管内异物、分泌物致肺不张；④反流、误吸致吸入性肺炎；⑤心脏停搏时内源性儿茶酚胺的释放和外源性儿茶酚胺的使用；⑥ECC过程中肋骨、胸骨骨折导致脂肪栓塞；⑦合并有颅脑损伤、严重胸部损伤、严重休克等。

在针对原因进行处理的同时，主要采用机械通气治疗。机械通气是CPR中维持呼吸功能的主要手段。通气方式可选择间歇性正压通气（IPPV）、呼气末正压通气（PEEP）、间歇指令通气（IMV）等，应根据病情和治疗效果加以选择和变换。

**3. 保护肾功能** 复苏后常规监测肾功能，包括每小时尿量、尿比重，并采血测定尿素氮、肌酐等。如尿量少于30mL/h，24小时尿量少于400mL，尿比重固定在1.010，且非蛋白氮持续升高，则提示急性肾衰竭，应进一步检查血和尿的渗透压、尿素氮、肌酐浓度、电解质及血红蛋白。一旦确诊为急性肾衰竭应立即用利尿药，如用呋塞米0.5mg/kg静脉注射，若观察30分钟后仍无尿，可重复注射。同时要维持有效循环功能、合理使用血管活性药物（如小剂量多巴胺）、纠正酸中毒等。这是保护肾功的重要措施。

**4. 防治多器官功能衰竭** 因为心脏停搏造成的缺血、缺氧是全身性的，所以复苏后不仅要对主要生命器官的功能加以维护，而且对于肝、胃肠道、血液等其他脏器组织的功能状态也应注意观察。通过对多器官、多系统的监护，避免出现多器官功能衰竭，为进一步脑复苏创造条件。

## 要点三 脑复苏

心搏骤停后，随着循环的停止，脑血流中断，脑细胞缺血、缺氧，脑功能和代谢迅速受损甚至停止。由于脑细胞是人体对缺氧最敏感的细胞，因此CPR后心跳、呼吸恢复并不意味着脑功能也迅速恢复，而是需要采取各种措施维持脑细胞内外环境（颅内和颅外）稳定以改善和解除缺血所致的脑损害。

**1. 脑缺血的病理生理改变** 脑是人体对氧的需求量最大的器官，其重量仅占体重的2%，但其血流量却占心输出量的15%，静息氧耗量则占氧摄入总量的20%。脑细胞代谢的主要能量来源是葡萄糖氧化生成的三磷酸腺苷（ATP），但脑内葡萄糖和ATP的储存很少，且脑的无氧代谢能力非常有限，故极易出现能量代谢障碍。整个脑组织呈现为“低储备、高供应、高消耗”的特点，远较其他脏器更易遭受缺血、缺氧的打击。

**2. 脑复苏的治疗措施**

（1）低温－脱水疗法：低温－脱水疗法对于脑细胞具有保护作用，可阻止脑细胞进一步受损。其实施要点为：①及早降温：CPR后心脏复跳稳定，即可开始用冰帽进行头部降温，6小时内逐渐降至预定水平。②足够降温：在监测鼻咽部（脑温）、食管下部（心温）和直肠（全身温）温度的前提下，3~6小时使头温逐渐降至28℃，其他部位温度降至28℃~30℃，并维持12~24小时，随后视病情维持体温在32℃上下。③降温到底：降温以恢复听觉为“底”，当患者能听从指令如睁眼、抬头、牵手而表明大脑皮层功能恢复时才能终止降温。复温过程中应严格做到逐步升温，切忌体温反跳。④及早进行脱水疗法：心脏复跳后循环稳定即静脉注射20%甘露醇或山梨醇0.5~1g/kg。必要时4~8小时重复1次，每天不超过3次，以降低颅内压；也可间断静脉注射呋塞米0.5~1mg/kg。24小时尿量应超过静脉输入量800~1000mL，使脑脊液压力降低在正常水平以下。

（2）高压氧治疗：高压氧治疗可使$PaO_2$、血氧含量和氧弥散力明显升高，同时也使脑血管收缩、脑脊液容积和脑血流量减少。从而减轻脑水肿。早期应用作用明显。

（3）巴比妥类药物治疗：巴比妥类药物可

抑制脑代谢,控制抽搐,防止颅内压增高,目前仅用于抗惊厥。硫喷妥钠首次剂量为 30mg/kg、随后可用 2~5mg/kg 维持,但须注意其呼吸抑制作用。

(4)钙离子拮抗药治疗:细胞内 $Ca^{2+}$ 超载在再灌注损伤中占重要地位。尼莫地平、利多氟嗪均可改善脑缺血后的脑血流和神经功能,不宜单独使用,可作为综合治疗的一部分。

(5)其他药物治疗:皮质激素、自由基清除剂、催醒药、脑细胞营养药等可根据病情而选用。

3. **神经功能评定** 多用 Glasgow 昏迷评分法来评估患者神经功能状态,其分值高低可表示脑功能的恢复情况,见表 15-8-1-1。

表 15-8-1-1 Glasgow 昏迷评分法

| 睁眼反应 | 评分 | 言语反应 | 评分 | 运动反应 | 评分 |
|---|---|---|---|---|---|
| 能自行睁眼 | 4 | 能对答,定向*正确 | 5 | 能<br>吩咐完成动作 | 6 |
| 呼之能睁眼 | 3 | 能对答,定向*有误 | 4 | 刺痛时能定位,手举向疼痛部位 | 5 |
| 刺痛能睁眼 | 2 | 胡言乱语,不能对答 | 3 | 刺痛时肢体能回缩 | 4 |
| 不能睁眼 | 1 | 仅能发音,无语言 | 2 | 刺痛时双上肢呈过度屈曲 | 3 |
| | | 不能发音 | 1 | 刺痛时四肢呈过度伸展 | 2 |
| | | | | 刺痛时肢体松弛,无动作 | 1 |

注:*定向指对人物、时间和地点的辨别。

4. **脑复苏结局** 根据患者脑损伤程度和 CPCR 的成效。脑复苏结局可能有 4 种:

(1)经过若干天昏迷之后逐渐清醒且恢复正常智力和工作能力。

(2)清醒后可能后遗一定的精神行为障碍,导致某种程度的残废。

(3)植物状态或皮质下存活,可延续数年,最后因并发症而死亡。

(4)脑死亡,无呼吸、无反射、无循环功能,短期内死亡。

因此,脑保护措施宜全程进行,不可轻易放弃,若脑复苏失败,应适时终止治疗。

# 细目二 多器官功能障碍综合征

多器官功能障碍综合征(multiple organ dysfunction syndrome,MODS)是指急性疾病过程中两个或两个以上的重要器官或系统的急性功能障碍综合征。

## 要点一 发病机制

MODS 的发病机制非常复杂,尚不完全清楚。严重感染、严重创伤、缺血及再灌注损伤等不同的因素除了直接引起细胞损伤外,更重要的是通过激活内源性炎症介质,使之过度地释放,引起全身性反应。原发病因或引起器官损伤的原因可不相同,但炎性介质和免疫系统改变却可相同或相似,在全身炎症反应持续存在的进程中,二次打击对导致 MODS 发生有重要的临床意义。

MODS 的发病机制有两种学说。

1. **同源性发病机制** MODS 的若干共同病因同时或者先后发生。

(1)微循环障碍:由于各脏器血流灌注减少,组织缺氧,ATP 生成不足,致使细胞膜 $Na^+$ 泵失控,细胞内 NaCl 增加,导致细胞水肿并出现线粒体、溶酶体破坏。在缺氧状态下,细胞内 pH 值下降,多种酶的功能障碍,膜通透性进一步改变,$Ca^{2+}$ 内流,内膜结构膨胀变形,细胞解体,导致脏器功能低下。此外,MODS 时各实质性器官微血管内皮细胞损伤,白细胞黏附造成广泛的微血栓形成,造成微循环障碍。

(2)再灌注损伤:当严重创伤、严重感染、休克等病因控制后,血流动力学有所改善时,血流对组织出现再灌流现象,已经受损的细胞线粒体呼吸功能发生了改变,细胞色素氧化酶和超氧化物歧化酶的活性下降,不能有效地清除"再灌流"后产生的氧自由基(氧自由基对组织损伤主要表现为细胞膜磷脂过氧化物被降解,膜的结构受到破坏，细胞酶蛋白和核酸损伤，使蛋白变性失活），引起血管内皮细胞肿胀，导致血管管腔狭窄或闭塞，出现组织少灌流或无灌流状态，继而发生更严重的细胞变性坏死，这就是细胞再次受到打击的“再灌流”综合征。

（3）中性粒细胞激活：创伤感染时，中性粒细胞被补体所激活，黏附在微血管壁上，形成微血栓，释放各种介质和氧自由基，从而进一步损伤毛细血管内皮细胞，使血管壁通透性增加，血管内成分外溢，致使组织发生水肿。

（4）炎症刺激物及反应递质的产生：微生物及其产生的内、外毒素及异物、肿瘤细胞等均可导致炎性反应，在炎性反应中产生的反应递质有肿瘤坏死因子、花生四烯酸、白介素、前列腺素、内啡肽、儿茶酚胺、组胺、胰高血糖素等物质，通过以下几个方面介导炎性反应：扩张毛细血管，增加血管壁通透性，吸引白细胞，引起组织损伤坏死，免疫机制破坏，体内激素平衡失调，支链氨基酸加速氧化。同时可促使氧自由基、溶蛋白酶、促凝血因子（血小板活化因子）大量产生，导致血小板凝集、毛细血管内凝血、微血栓形成等。

（5）肠道在 MODS 的作用：胃肠道屏障损伤、肠道细菌移位与 MODS 的发生有密切关系。多器官功能衰竭可致胃肠道黏膜水肿、肠麻痹、消化功能减退、应激性溃疡、出血等，使得胃肠道黏膜的屏障受损，肠道内细菌和毒素漏出到腹膜腔，经门脉系统到达体循环中，从而可导致致命的“无细菌性临床败血症”。而且，肠源性内毒素血症可刺激和加重机体高代谢状态和炎性反应，也可导致 MODS。

**2. 序贯性发病机制**　MODS 常以某一脏器开始，而后其他脏器序贯地相继发生，呈多米诺效应，互相影响，形成恶性循环。临床上，肺常为首先受累的敏感器官。一般发病顺序为：肺 - 肾 - 肝 - 消化道 - 中枢神经 - 心脏。

## 要点二　病情严重程度评分

由于 MODS 患者都为多脏器受累，病情程度有轻有重、有早有晚，并非同步进行，为了统一标准，故以病情严重程度评分：①功能受损期为 1 分，早衰期 2 分，衰竭期 3 分。②若两个或两个以上脏器均评 1 分，为 MODS 脏器功能受损期；若两个或两个以上脏器均评 2 分，其他脏器为 1 分时，为 MODS 脏器功能早衰期；③若两个或两个以上脏器均为 3 分，其他脏器为 2 分，为 MODS 脏器功能衰竭期。功能受损期是发生 MODS 的先兆，应予重视，这是降低死亡率的关键时期。具体诊断及评分标准，见表 15-8-2-1。

**表 15-8-2-1　1995 年 MODS 病情分期诊断及严重程度评分标准**

| 项目 | 诊断依据 | 评分 |
|---|---|---|
| 外周循环 | ①无血容量不足；MAP（平均动脉压）≈ 7.89kPa（60mmHg）；尿量 ~40m/h | 1 |
| | ②低血压时间持续 4 小时以上，无血容量不足；6.65kPa（50mmHg）<MAP<7.89kPa（60mmHg）；20mL/h<尿量<40mL/h；肢端冷或暖 | 2 |
| | ③意识障碍，无血容量不足；MAP<6.65kPa（50mmHg）；尿量<20mL/h；肢端湿冷或暖；多有意识恍惚 | 3 |
| 心 | ①心动过速：心率升高 15~20 次 / 分；心肌酶正常 | 1 |
| | ②心动过速：心肌酶（CPK，GOT，LDH）异常 | 2 |
| | ③室性心动过速：室颤Ⅱ°~Ⅲ°，A~V 导联传导阻滞；心搏骤停 | 3 |
| 肺 | ①呼吸频率 20~30 次 / 分；吸空气 7.89kPa（60mmHg）$<PaO_2<$9.31kPa（70mmHg）；$PaO_2/FiO_2>$39.9kPa（300mmHg）；$P_{A-a}DO_2$（$FiO_2$ 1.0）3.33~6.65kPa（25~50mmHg）；X 线胸片正常（具备 5 项中的 3 项即可确诊） | 1 |
| | ②呼吸频率>28 次 / 分；吸空气 6.60kPa（50mmHg）$<PaO_2<$7.89kPa（60mmHg）；$PaCO_2<$4.47kPa（35mmHg）；26.6kPa（200mmHg）$>PaO_2/FiO_2>$13.3kPa（100mmHg）；X 线胸片示肺泡无实变或实变<1/2 肺野（具备 5 项中的 3 项即可诊断） | 2 |
| | ③呼吸窘迫，呼吸频率>28 次 / 分；吸空气 $PaO_2<$6.60kPa（50mmHg）；$PaCO_2>$5.98kPa（45mmHg）；$PaO_2/FiO_2<$26.6kPa（200mmHg）；$P_{A-a}DO_2$（$FiO_2$ 1.0）>26.6kPa（200mmHg）；X 线胸片示肺泡实变>1/2 肺野（具备 6 项中的 3 项即可诊断） | 3 |

续表

| 项目 | 诊断依据 | 评分 |
|---|---|---|
| 肾 | ①无血容量不足，尿量≈ 40mL/h；尿 $Na^+$、血肌酐正常 | 1 |
| | ②无血容量不足，20mL/h<尿量<40mL/h，利尿药冲击后可增多；尿 $Na^+$ 20~30mmol/L（20~30mEq/L）；血肌酐≈ 176.8μmol/L（2.0mg/dL） | 2 |
| | ③无血容量不足，无尿或少尿（<20mL/h 持续 6 小时以上），利尿药冲击后尿量不增加；尿 $Na^+$>40mmol/L（40mEq/L）；血肌酐>176.8μmol/L（2.0mEq/L），非少尿肾衰者：尿量>600mL/24h，但血肌酐>176.8μmol/L（2.0mEq/L），尿比重<1.012 | 3 |
| 肝脏 | ① SGPT>正常值 2 倍以上；34.2μmol/L（2.0mg/dL）>血清总胆红素>17.1μmo/L（1.0mg/dL） | 1 |
| | ② SGPT>正常值 2 倍以上；血清总胆红素>34.2μmol/L（2.0mg/dL），肝性脑病 | 2 |
| 胃肠道 | ①腹部胀气；肠鸣音减弱 | 1 |
| | ②高度腹部胀气；肠鸣音近于消失 | 2 |
| | ③麻痹性肠梗阻；应激性溃疡出血（具备 2 项中 1 项即可确诊） | 3 |
| 凝血功能 | ①血小板计数<100 × $10^9$/L；纤维蛋白原正常；PT 及 TT 正常 | 1 |
| | ②血小板计数<100×$10^9$/L；纤维蛋白原>2.0~4.0g/L；PT 及 TT 比正常值延长≈ 3 秒；优球蛋白溶解试验>2 小时；全身性出血不明显 | 2 |
| | ③血小板计数<50 × $10^9$/L；纤维蛋白原<2.0g/L；PT 及 TT 比正常值延长≈ 3 秒；优球蛋白溶解试验<2 小时；全身性出血表现明显 | 3 |
| 脑 | ①兴奋及嗜睡；语言呼唤能睁眼；能交谈；有定向障碍；能听从指令 | 1 |
| | ②疼痛刺激能睁眼；不能交谈，语无伦次；疼痛刺激有屈曲或伸展反应 | 2 |
| | ③语言无反应；对疼痛刺激无反应 | 3 |
| 代谢 | ①血糖<3.9mmol/L 或>5.6mmol/L；血 $Na^+$<135mmol/L 或>145mmol/L；pH<7.35 或>7.45 | 1 |
| | ②血糖<3.5mmol/L 或>6.5mmol/L；血 $Na^+$<130mmol/L 或>150mmol/L；pH<7.20 或>7.50 | 2 |
| | ③血糖<2.5mmol/L 或>7.5mmol/L；血 $Na^+$<125mmol/L 或>155mmol/L；pH<7.10 或>7.55 | 3 |

注：以上标准均需持续 12 小时以上。

## 要点三　预防

MODS 治疗复杂困难，经济负担大，且死亡率很高，因此应重在预防，以求早期发现、早期治疗。

1. **积极治疗原发病**　原发病病情的发展恶化是病程进展为 MODS 的根本原因。因此，及时、正确、彻底地治疗原发病才能有效地防止病程进展到 MODS。

2. **防治感染**　感染常是 MODS 的主要因素，一部分 MODS 直接起源于感染，如急性腹膜炎、急性胆管炎等；另一部分发生于多发性创伤、大面积烧伤等，并常与合并感染有关。因此，对创伤或术后感染者应进行彻底的清创和充分引流，及时清除坏死组织，防治感染扩散。

3. **维持循环功能**　对创伤、低血容量性休克的患者要及早地纠正低血容量、组织低灌流和缺氧，增加供氧。

4. **营养支持**　MODS 患者均可产生营养不良，应尽可能地及早进食进水，以保持肠道屏障的完整，也可提供充分的营养支持以满足高代谢的需要。

5. **提高机体的免疫功能**　危重患者抢救时应及时采取一系列治疗措施，合理使用抗生素，尽量减少侵入性操作，安全、有效、适量地用药，避免过量的输液、输血及其他的不良操作，以防止医源性疾病的发生。

# 第九单元　疼痛与治疗

## 细目　疼痛与治疗

### 要点一　疼痛的分类

**（一）按疼痛的程度分类**

1. **轻度疼痛**　程度很轻或仅有隐痛。

2. **中度疼痛**　较剧烈，如切割痛或烧灼感。

3. **剧烈疼痛**　难以忍受，如绞痛。

**（二）按疼痛的病程长短分类**

1. **急性疼痛**　如创伤、手术、急性炎症、脏器穿孔等时发生的即刻疼痛。

2. **慢性疼痛**　如慢性腰腿痛、晚期癌症痛等。

**（三）按疼痛的深浅部位分类**

1. **浅表痛**　位于体表皮肤或黏膜，性质多为锐痛，比较局限，定位明确。

2. **深部痛**　内脏、肌腱、关节、韧带、骨膜等部位的疼痛，性质一般为钝痛，不局限，患者常只能笼统地说明疼痛部位。

**（四）按疼痛在躯体的解剖部位分类**

分为头痛、颌面痛、颈项痛、肩周痛、上肢痛、胸痛、腹痛、腰背痛、盆腔痛、下肢痛、肛门痛、会阴痛等。

### 要点二　疼痛的评估

疼痛的程度，很难找到客观指标来衡量，基本上是靠患者的主观感觉认识来决定，所以患者善于描述自身疼痛的前后对比，医生却很难掌握个体间疼痛程度的差别。疼痛受多种因素的影响，同一个患者在一天之中疼痛的程度，也经常发生变化，所以准确的疼痛分级是不可能的，临床常采用强度量表来进行评估。

**（一）视觉模拟评分法**

在纸上画一长10cm的直线，每厘米注明标号顺序，两端分别表示“无痛”（0）和“想象中剧烈疼痛”（10）。被测者根据其感受程度，在直线上相应部位作记号，以“无痛”端至记号之间的距离即为痛觉评分分数。0为无痛，4以下为轻度疼痛，4~7为中度疼痛，大于7为重度疼痛，10为最痛或极度疼痛。此法简便易行，直观且易掌握，具有粗略的量化含义，是目前临床最常用的疼痛定量方法，也是比较敏感和可靠的方法。

**（二）主诉分级法**

患者描述自我感受的疼痛状态，一般将疼痛分为无痛、轻微疼痛、中度疼痛、重度疼痛、极重度疼痛（不可忍受的痛），每级1分。分为以下五级表述：

0级：无痛。

1级：轻度疼痛。虽有痛感但是仍然可以忍受，能正常生活及睡眠。

2级：中度疼痛。疼痛不能耐受，需要用止痛剂，睡眠受干扰。

3级：重度疼痛。疼痛剧烈，伴有自主神经功能紊乱，严重干扰睡眠，被动体位，必须依靠止痛治疗。

4级：极重度疼痛。为不可忍受的疼痛。

**（三）数字分级法**

数字分级法是将疼痛程度用0到10这11个数字表示。0表示无痛，10表示最痛，被测者根据个人疼痛感受在其中一个数作记号。表达如下：

0度：无痛。

Ⅰ度（轻度）：间歇痛，可不用药。

Ⅱ度（中度）：持续痛，影响休息。

Ⅲ度（重度）：持续剧痛，必须用药才能缓解。

Ⅳ度（严重疼痛）：持续剧痛并伴有出汗、心率加快等自主神经症状。

**（四）程度积分法**

1. 1987年世界卫生组织曾介绍疼痛程度积分法，如下描述：

1 分：轻痛，不影响睡眠及食欲。

2.5 分：困扰痛，疼痛反复发作，有痛苦表情，痛时中断工作，并影响食欲睡眠。

5 分：疲惫痛，持续疼痛，表情痛苦。

7.5 分：难忍痛，疼痛明显，勉强坚持，有显著的痛苦表情。

10 分：剧烈痛，剧痛难忍，伴情绪、体位的变化，呻吟或喊叫，脉搏或呼吸加快，面色苍白，多汗，血压下降。

总分 = 疼痛分 × 疼痛小时 / 每日。

**2. 疗效评定**

显效：总分下降 50% 以上。

有效：总分下降 50% 或以下。

无效：总分无下降。

## 要点三　手术后的镇痛

术后急性疼痛是指机体对手术造成的组织损伤的一种复杂的生理反应，它表现为心理和行为上一种不愉快的经历。既往对术后疼痛的处理未能引起外科医师和麻醉医师足够的重视，患者往往也将术后切口疼痛视为手术后不可避免的经历。随着对术后疼痛病理生理认识的提高，人们已将术后镇痛视为提高患者安全性、促进患者术后早日康复的重要环节，因而也越来越引起人们的重视。

### （一）镇痛药物

术后镇痛最常用的药物是阿片类药，如吗啡、哌替啶和芬太尼等。解热抗炎镇痛药因对锐痛和内脏痛效果较差，故在术后镇痛中应用较少。局麻药常选用布比卡因，用于硬膜外镇痛，其作用时间较长，如浓度在 0.2% 以下不会阻滞运动神经，比较安全。

### （二）镇痛方法

术后镇痛是设法减轻或消除因手术创伤引起的患者急性疼痛，它与麻醉的区别在于此时患者的感觉意识仍然存在。镇痛方式包括经不同途径给予某些镇痛药物、采用机械、电刺激及心理治疗等技术。

**1. 口服给药**　对术后中、重度急性疼痛的患者不宜采用口服镇痛药，因口服给药难以筛选给药剂量、起效慢、作用时间长，并需患者胃肠功能正常才能奏效。习惯上一般采用全身给药，然后酌情经口服追加。

**2. 椎管内镇痛**

（1）蛛网膜下腔镇痛：单次蛛网膜下腔注射阿片类镇痛药可提供长时间的镇痛作用，单次注射的缺点是药物剂量难以筛选，须反复给药，增加了感染的危险，同时需较长时间的监测，而且蛛网膜下腔注射阿片类药易引起并发症，包括呼吸抑制、皮肤瘙痒、恶心呕吐、尿潴留等，故目前临床少用。

（2）硬膜外腔镇痛：经硬膜外腔给药镇痛优点是副作用少、作用确切。先置入硬膜外腔导管，通过导管给药，最常用的药为吗啡，成人剂量 2~3mg，用生理盐水 10mL 稀释后注入。起效较慢，约 30 分钟，持续时间长，为 6~24 小时，一般为 12 小时，当患者再度出现疼痛时可重复给药。也可选用利多卡因、布比卡因等局部麻醉药物，也可采用局麻药与镇痛药合用。

常见的不良反应有恶心、呕吐、皮肤疼痒、尿潴留和呼吸抑制。

**3. 胃肠外给药**　在治疗处理术后中，重度疼痛时，胃肠外给予镇痛药仍是最重要的方法之一。

（1）肌内注射：与口服给药相比，肌内注射镇痛药物起效快，易于迅速产生峰浓度。许多阿片类镇痛药可以通过肌内注射给药。肌内注射的缺点在于注射部位的疼痛，血药浓度的波动可能引起患者的呼吸抑制，并可影响临床镇痛效果。

（2）静脉注射：单次间断静脉注射镇痛药物时，血浆药物浓度易于维持恒定，起效迅速。然而，由于药物在体内快速重新分布，单次静脉注射作用时间较短，所以须反复给药。

（3）其他途径：近年来新的给药途径有经皮贴剂给药，如芬太尼、可乐定、东莨菪碱等，这种给药方法可产生和维持稳定的血药浓度。此外，经口腔黏膜吸收用药的镇痛药和二氮䓬类口含制剂也已用于镇痛治疗。

**4. 病人自控镇痛（patient controlled analgesia，PCA）**　病人自控镇痛需要专门设备即 PCA 仪，由三部分构成：①注药泵；②自动控制装置，一般用微电脑控制；③输注管道和防止反流的单向活瓣等。PCA 可经静脉途径给药，即病人自控静脉镇痛（PCIA）；也可通过硬膜外腔途径给药，即病人自控硬膜外镇痛（PCEA）；还可经皮下给药，即病人自控皮下镇痛（PCSA）。

PCA 实施时先由医生确定三个基本数据：①持续剂量：即每分钟持续注入的药量，一般为

2~5mL/min；②自控剂量：即按压按钮以启动药泵所输出的药量；③锁定时间：在此期间内无论按多少次按钮均无药液输出，目的在于防止用药过量，这是PCA安全用药的重要环节。

在将按钮交给患者使用前，应先向其说明PCA的目的和按钮的正确用法，以便患者能按照自己的意愿注药镇痛，医生则根据用药效果调整预定的自控剂量和锁定时间，以获得最佳止痛效果。PCA开始启动时，常先给一负荷剂量作为基础。采用PCEA或PCIA时，为了能使血药浓度始终处于亚镇痛水平，常用持续少量注药的方式给予维持剂量，以提高镇痛质量。

PCA的药液配方可以多种多样。PCIA主要以麻醉性镇痛药为主，常用药为吗啡或哌替啶。而PCEA常以局麻药和麻醉性镇痛药复合应用，常用药为低浓度布比卡因（0.1%~0.25%）加少量芬太尼或吗啡。注意哌替啶有组织刺激性，不宜用于PCSA。常用PCA的分类，见表15-9-1-1。

表15-9-1-1　常用PCA的分类

| 不同类型的PCA | 单次给药量（mL） | 锁定时间（分钟） | 常用药物 |
|---|---|---|---|
| 静脉PCA（PCIA） | 0. 5 | 5~8 | 阿片类药、非甾抗炎药 |
| 硬膜外PCA（PCEA） | 4. 0 | 1~5 | 局麻药（或）阿片类药 |
| 皮下PCA（PCSA） | 0. 5 | 20 | 阿片类药 |

由于PCA具有良好的镇痛效果，临床应用范围和适应证较为广泛，对患者术后恢复十分有利，故深受患者和医生的喜爱，是目前最受欢迎的术后镇痛方法。

## 要点四　癌症疼痛与治疗

在疼痛患者中，癌症患者占很大的比例，尤其是晚期癌症患者疼痛发生率高，且随着癌肿扩散，疼痛进行性加重，不仅本人遭受疼痛的折磨，而且家属也不得安宁。当前我国每年癌症发展人数约160万，每年死于癌症人数已由70万上升到约130万。为满足我国临床疼痛患者的正当需求，实现WHO提出的“让癌症病人不痛，并提高其生活质量”的战略目标，在此简单介绍一下WHO推荐的镇痛药三阶梯用药方案和用药原则。

癌性疼痛是临床常见的一种症状。疼痛，特别是剧烈的或持久性的疼痛常使患者遭受种种痛苦，如紧张不安、焦虑、失眠，严重者还可以导致生理功能紊乱，引发疼痛性休克。医疗实践说明止痛药物是治疗癌症疼痛的主要手段。正确使用止痛药物（即正确的药物、正确的剂量、正确的给药方式和间隔）可使90%以上患者的疼痛得以缓解。WHO疼痛治疗专家委员会提出了简便易行、具有广泛指导意义的镇痛药临床应用五项基本原则，即按阶梯、按时、个体化给药、尽可能口服给药和其他注意的问题。

### （一）按阶梯口服用药

**1. 按阶梯用药原则**　即三阶梯用药。所谓癌痛治疗的三阶梯方法就是在对癌痛的性质和原因做出正确的评估后，根据患者的疼痛程度和原因适当地选择相应的镇痛剂。即对于轻度疼痛的患者应主要选用解热镇痛剂类的止痛剂；对于中度疼痛应选用弱阿片类药物；对于重度疼痛应选用强阿片类药物。三阶梯方法的标准止痛药是阿司匹林、可待因及吗啡，如图15-9-1-1。

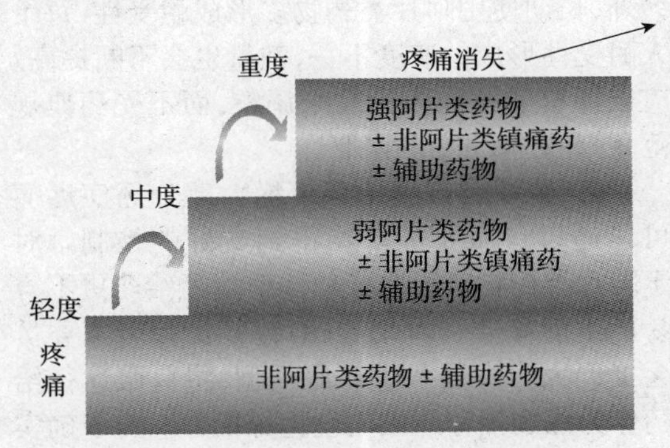


图15-9-1-1　WHO推荐的三阶梯疗法

（1）第一阶梯用药：为解热镇痛药。代表药物为阿司匹林，替代药物有吲哚美辛、对乙酰氨基酚、布洛芬、双氯芬酸、萘普生等。此类药物还可依镇痛需要作第二、三阶梯药物的辅助用药。由于此类药物多有胃肠道不良反应，且剂量增加其毒性加重，所以用一段时间后疼痛仍持续存在时应加用或改用第二阶梯药物。

（2）第二阶梯用药：为弱阿片类镇痛药。代表药物为可待因，替代药物有布桂嗪、羟考酮、曲吗多、右丙氧芬等，主要适用于第一阶梯用药后仍有疼痛的患者，可待因、右丙氧芬与解热镇痛抗炎药组成的复方制剂如氨酚待因、安度芬、丙氧胺酚等可单独用于中度疼痛患者的止痛。

（3）第三阶梯用药：为强效阿片类镇痛药。代表药物为吗啡，代替药物有氢吗啡酮、羟吗啡酮、美沙酮、芬太尼贴剂和丁丙诺啡等。这类药物主要适用于重度疼痛和应用了第二阶梯药物后疼痛仍持续存在的患者。

三阶梯用药是镇痛药临床应用中应遵循的重要原则，它符合科学的合理用药基本要求。由于强调从非阿片类用起，逐渐升级，不仅增加了用药的选择机会，还能最大限度地减少药物依赖的发生。

**2. 按时用药**　按时用药就是按药物的有效作用时间定时给药，在此基础上有疼痛出现可临时追加。不能因为患者不痛就停服，这样便于患者维持恒定有效的体内药物浓度，对于做到让癌痛患者不痛十分重要。

**3. 个体化用药**　个体化用药是指用药剂量应以使患者达到有效镇痛为标准来调整。不同的人群、不同的性别、年龄、敏感性存在着个体差异，用药剂量不应受推荐剂量标准的限制。另外，长期使用阿片类药物多形成耐受性，每个人耐受性形成的速度不一，剂量也会不断提高，应以能有效镇痛为标准来调整，而不受药典规范介绍的“极量”的限制。

**4. 尽可能口服给药**　绝大部分癌症疼痛可以通过口服止痛药物得到良好的控制。对于阿片类药物口服途径较注射途径给药更不容易产生依赖性。因此 WHO 疼痛治疗专家委员会提倡大力发展各种口服剂型，将口服途径给药作为癌痛治疗原则向全世界推荐。对于确实不能口服药物的癌痛患者可考虑直肠给药、透皮或鼻饲给药，如不行再选用皮下或静脉注射。除此之外尚有极少数患者需要椎管内麻醉或局部麻醉才能解除疼痛，应当慎重选择这种给药途径，护理时需特别谨慎。

**5. 注意事项**

（1）吗啡对神经损伤性疼痛疗效较差，神经损伤性疼痛主要见于神经干损伤后，肿瘤本身及各种治疗方法均可引起这种疼痛。由于麻醉剂对这类疼痛疗效不佳，增加剂量只会加重副作用而没有相应的疗效增加。此时可应用抗抑郁、抗焦虑或镇静催眠药治疗，对有脏器痉挛性疼痛者应加用解痉止痛药。在应用有中枢抑制作用的辅助药物时，如地西泮、氟哌啶醇、氯丙嗪等。它们与阿片类镇痛药的中枢抑制作用有协同作用。既可增强镇痛效应，但也能增加毒性，应注意观察。

（2）镇痛药应用中都有不同程度的不良反应发生，如解热镇痛药有胃肠刺激，宜采用肠溶型或饭后服用，且加用抗酸药、有保护胃黏膜作用的药物，避免大剂量长期服用，以防产生肝、肾毒性。阿片类药物的主要副作用是便秘、恶心、呕吐等，宜相应地给予缓泻剂、多纤维食及预防呕吐的药物。

（3）WHO 推荐吗啡作为治疗重度癌痛的代表药物，它已经成为癌痛治疗中应用最普遍的强阿片类镇痛药，迄今尚无最大限制剂量报道。临床工作中应当贯彻“吗啡无极量”的原则，使癌痛患者的疼痛完全缓解。

（4）癌痛患者由于癌肿折磨，慢性消耗，体质一般较差，可用一些支持疗法，必要时用些类固醇皮质激素来改善患者的一般状况，提高患者的情绪、心境和食欲。

应加强教育，强化对镇痛药合理应用，特别是对癌痛治疗问题重要性的认识，把它与国家的声誉、与人道主义的职业道德联系起来，认识到生产阿片类镇痛药的目的是满足临床疼痛治疗的需要，严格管理是保障合理应用、防止流弊的一种手段。

**（二）其他用药方法**

**1. 椎管内注药**

（1）硬膜外腔注入吗啡：可以选择与疼痛部位相应的间隙进行穿刺，成功后置入导管以便反复注药。每次吗啡剂量为 1~2mg，用生理盐水 10mL 稀释后注入，每日 1 次

（2）蛛网膜下腔内注入神经破坏药物：用苯酚或无水乙醇注入蛛网膜下腔，破坏后根神经，使之产生脱髓鞘作用而达到止痛目的。

**2. 放疗、化疗和激素疗法**　它们都是治疗癌肿的方法，同时也可用作晚期癌症止痛的一种手段。放疗或化疗用于对其敏感的癌瘤可使肿块缩小，减少由于压迫和侵犯神经组织引起的疼痛。激素疗法则用于一些对激素依赖性肿

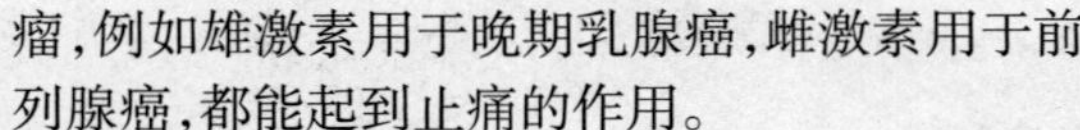



瘤，例如雄激素用于晚期乳腺癌，雌激素用于前列腺癌，都能起到止痛的作用。

3. **神经外科手术镇痛** 神经外科手术镇痛包括的范围很广，从外周脊神经至大脑额叶。但神经手术镇痛与其他神经损伤性镇痛方法一样，虽然短时间内能达到良好的镇痛效果，但一段时间后疼痛仍会出现。因此只有对存活期很短的患者才建议使用这种镇痛方法。

**（三）临床止痛新药**

1. **吗啡控释片** WHO认为一个国家的吗啡用量是衡量该国癌痛改善状况的重要标志，而我国的用量却极少。吗啡控释片的问世是癌痛治疗的一大进展。该药以口服和缓释为特点，药物在消化道内缓慢释放，稳定吸收，无峰谷现象，有效血药浓度达到12小时之久。推荐用量为30mg及60mg两种，每12小时用药1次。该药确定维持量后可长时间不用增加药量。

2. **骨膦** 骨膦是氯甲双磷酸盐的简称，应用较久，治疗骨转移癌和高血钙有较好的疗效，特别是治疗乳腺癌骨转移的疗效可高达90%左右。推荐用量为骨膦300mg加入500mL生理盐水内，3~4小时静脉滴毕，每日1次，连用3~5天后改口服用药，骨膦胶囊120mg（3粒），每日2次，饭前1小时服用。

3. **甲羟孕酮** 甲羟孕酮（MPA）是肿瘤内分治疗的重要组成部分，尤其对激素依赖性肿瘤，如乳腺癌、子宫内膜癌、前列腺癌、肾癌等疗效明显。可改善患者的生存质量，延长生存期。有报道指出该药对晚期转移癌疗效可达89%，对非激素依赖性肿瘤有转移者止痛疗效达43%。推荐用量为500mg，每日1~2次口服，疗程一般为3个月。

4. **皮下输液泵技术的应用** 输液泵技术近年在国内外发展迅速。泵可长期置于皮下，另一端可根据需要连于静脉、硬膜外或蛛网膜下腔，可连续输注阿片类止痛药。定时、均匀、定量、可控等是输液泵技术的优势，因其血药浓度稳定，维持时间较长，应用方便，深受临床医生和患者的欢迎。

# 第十单元　外科感染

## 细目一　概　　述

### 要点一　特点

外科感染，一般具有以下一些特点：

1. 多为混合感染。大多数外科感染，由几种致病菌引起，即使有些外科感染开始是由一种致病菌引起，但随着病程演变发展，常发展为几种致病菌的混合感染。

2. 局部症状明显而突出，在局部病变基础上，可引起全身反应，有的发展为全身性感染。

3. 由于感染的病变比较集中在某个局部或器官，被感染的组织常发生坏死、化脓等，使组织结构遭到破坏，愈合后形成瘢痕组织，并影响功能。

### 要点二　分类

**（一）非特异性感染**

非特异性感染，又称化脓性感染，或一般性感染。特点是：

1. 同一种致病菌，能引起多种化脓性感染疾病，如金黄色葡萄球菌能引起疖、痈、脓肿、伤口感染等。

2. 不同的致病菌，又可引起同一种化脓性感染疾病，如金黄色葡萄球菌、链球菌、大肠埃希菌都能引起急性蜂窝织炎、软组织脓肿、伤口感染等。

3. 具有化脓性感染的共同表现，局部都有红、肿、热、痛和功能障碍等。它们的病程演变、治疗原则都相同。

**（二）特异性感染**

其特点是：

1. 一种特异性感染疾病，只能由特定的专一致病菌所引起。

2. 其病程变化、临床表现、防治方法都各不相同。

其他还有：按病程分为急性、亚急性和慢性感染；按感染发生的情况，分为原发性感染和继发性感染、条件感染、医院内感染、二重感染等。

### 要点三　临床表现

1. **局部表现**　红、肿、热、痛及功能障碍。局部感染组织发生坏死时，可在局部形成脓肿。

2. **全身表现**　感染轻者，可没有全身症状。感染较重者，常有畏寒、发热、头痛、全身不适、乏力、食欲减退、脉快、白细胞计数增高及核左移；严重者，可伴有酸中毒及水、电解质紊乱。细菌入血可引起败血症、脓毒血症。危重患者，可出现表情淡漠、血压下降、体温不升、白细胞计数下降。病程长者，可有贫血和营养不良。

### 要点四　治疗

**（一）外科感染的治疗原则**

1. 消除感染病因，合理使用抗生素。

2. 清除坏死组织和脓液等毒性物质。

3. 增强抗病和修复能力。

4. 对症处理，如退热、镇痛，减轻患者的痛苦。

**（二）局部治疗**

1. **患部抬高或制动**　可减轻疼痛，有利于炎症局限和消退。不能外力挤压，防止感染扩散。

2. **药物外敷**　用于浅部感染未成脓阶段。可使用金黄膏、鱼石脂、芙蓉花、蒲公英等中药或硫酸镁外敷，改善局部循环，消除肿胀，促进感染局限，有利于炎症消散或局限成脓。

3. **物理疗法**　可采用湿热敷、红外线或超短波等，改善局部循环，促进炎症吸收和消散、局限。

4. **手术治疗**　包括脓肿切开引流和切除坏死发炎的器官、坏疽的肢体等。

**（三）全身治疗**

1. **支持治疗**

（1）注意充分休息，必要时，使用镇静止痛药物。

（2）供给易消化、高蛋白质、高热能、高维生素饮食，摄入不足时，应从静脉补充，并注意纠正水、电解质代谢紊乱和酸碱平衡失调。

（3）严重感染、贫血、低蛋白血症者，应少量多次输新鲜血，必要时，可输胎盘球蛋白、康复血清，以提高免疫功能。

（4）感染严重而引起全身严重中毒症状时，可在大量使用抗生素的同时，使用肾上腺皮质激素，以改善患者一般情况，减轻中毒症状。

2. **对症处理** 高热者，应用物理或药物降温；疼痛者，给予镇静止痛。

3. **抗生素的使用** 应用要点为：

（1）合理用药：只有严重感染或病原菌不明，对所用抗生素产生耐药性者，才考虑使用广谱抗生素及联合用药。

（2）选药的原则：一般以临床表现、脓液性状、感染来源初步判断致病菌种，以药物的抗菌谱为依据，选择敏感的抗生素。酌情调整更换，最好根据细菌培养结果用药。

（3）给药的途径：一般感染可口服或肌内注射，严重感染或全身性感染，必须静脉给药。

4. **中药治疗** 应根据感染病程的早晚，辨证施治，采取消、托、补的原则进行治疗。

# 细目二 疖和疖病

## 要点一 概述

### （一）定义

疖是指一个毛囊及其所属皮脂腺的急性化脓性感染。多个疖同时或反复发生于身体各部位，则称为疖病。中医学称为“疖”。

### （二）病因病理

1. **西医病因病理** 局部皮肤擦伤、不清洁，经常受到摩擦和刺激，可导致疖的发生。常发生于毛囊和皮脂腺丰富的部位，如颈、头面部、背部、腋窝、腹股沟及会阴等处。常见致病菌为金黄色葡萄球菌。疖病常见于营养不良的小儿和糖尿病患者。

2. **中医病因病机** 主要因火热之毒为病，其毒或因气候炎热，感受暑热，汗泄不畅，暑湿热毒蕴蒸肌肤所引起；或由恣食膏粱厚味及醇酒辛辣，脏腑蕴热，火毒结聚所致；或经抓破染毒，以致气血凝滞而成。上述病因皆可导致气滞血瘀，经络阻塞，营气不从，毒邪壅遏，使局部发生红、肿、热、痛等症状。

## 要点二 临床表现

1. **局部症状** 初起毛囊处有红、肿、热、痛的小结节，逐渐肿大并隆起，数天后中央部组织坏死，出现脓栓，红、肿、热、痛随之加重，中心部位变软，随后脓栓脱落，脓液排出，炎症随之消退而愈。

2. **全身症状** 一般无全身症状；若发生于循环丰富部位时，可出现全身不适、畏寒、发热、头痛、厌食等。面部“危险三角区”的疖，沿眼内眦静脉和眼静脉感染到颅内，引起化脓性海绵状静脉窦炎，出现延及眼部周围的红肿、硬块、疼痛，并有全身寒战高热、头痛、昏迷，甚至死亡。

## 要点三 治疗

### （一）西医治疗

以局部治疗为主。初起可热敷、理疗、药物外敷，促其吸收消散。如成脓有波动感变软时，可切开引流。面部疖应避免切开、挤压。面部疖和有全身症状的疖和疖病，应给予抗生素治疗，并增加营养。患有糖尿病者，应同时治疗糖尿病。

### （二）中医治疗

1. **暑疖**

证候：初起局部皮肤潮红，次日发生肿痛，根角很浅，范围局限，直径多在3cm左右。有头疖先有黄白色脓头，随后疼痛剧增，自行破溃，流出黄白色脓液，肿痛即逐渐减轻。无头疖红肿疼痛，肿势高突，3~5天成脓，切开脓出黄稠。舌苔黄，脉数。

治法：清热利湿解毒。

方药：清暑汤加减。热毒盛者，加黄连、黄芩、栀子；小便短赤者，加茯苓、薏苡仁；大便秘结者，加生大黄。

2. **蝼蛄疖**

证候：多生于小儿头皮部，疮形肿势虽小，但根脚坚硬，未破如蟮拱头。溃破虽出脓水而坚硬不退，易复发，往往一处未愈，他处又生；或疮大如梅李，相连三五枚，溃破脓出后，其口不敛，日久头皮串空，如蝼蛄串穴之状。

治法：补益气血，托毒生肌。

方药：托里消毒散加减。

3. **疖病**

证候：好发于项后、背部、臀部等处，疖数

个到数十个，反复发作，缠绵经年不愈。阴虚者，兼有口渴唇燥，舌红，苔薄，脉细数；脾虚者，兼有面色萎黄，纳少便溏；舌淡或有齿痕，苔薄，脉濡。

治法：祛风清热利湿。

方药：防风通圣散加减。阴虚内热者，加生地黄、玄参、天门冬；脾虚便溏者，加党参、白术、黄芪。

## 细目三　痈

### 要点一　概述

**（一）定义**

痈是多个相邻毛囊及其皮脂腺或汗腺的急性化脓性感染。好发于皮肤韧厚的项部和背部。中医学称为“有头疽”。

**（二）病因病理**

1. **西医病因病理**　致病菌多为金黄色葡萄球菌。感染常由一个毛囊底部开始，向阻力较弱的皮下脂肪柱蔓延至皮下组织，并沿深筋膜向周围扩散，侵犯到四周的许多脂肪柱，再向上侵及周围相邻毛囊，而形成多个脓头。糖尿病患者易患痈。

2. **中医病因病机**　多因外感风温、湿热，内有脏腑蕴毒，凝聚肌表，以致经络阻隔，营卫不和，气血凝滞而成。消渴患者气阴两虚，正气不足，易于伴发本病。

### 要点二　临床表现

1. **局部症状**　早期在局部呈片状稍隆起的紫红色浸润区，质地坚韧，界限不清。随后中央形成多个脓栓，破溃后呈蜂窝状。中央部逐渐坏死、溶解，可见大量脓液和坏死组织。痈易向四周及深部浸润发展，周围有浸润性水肿，常有局部淋巴结肿大、疼痛。

2. **全身症状**　大多数患者有畏寒发热、食欲不振、白细胞计数增高等全身表现。唇痈也有感染扩散到颅内的危险。

### 要点三　治疗

**（一）西医治疗**

1. **全身治疗**　应注意休息，加强营养支持，镇静止痛，静脉使用抗生素。糖尿病患者，应控制血糖。

2. **局部治疗**　初起可用热敷、理疗、药物外敷。成脓后，切开引流。切开时行“十”字或双“十”字切口，才能使引流通畅彻底。

**（二）中医治疗**

1. **热毒蕴结证**

证候：初起局部起一肿块，上有粟粒状脓头，肿块渐向周围扩大，脓头增多，色红灼热疼痛；进而疮面多处溃破，形似蜂窝；可有恶寒，发热，纳呆；舌红，苔黄，脉滑数。

治法：和营托毒，清热利湿。

方药：仙方活命饮加减。大便秘结者，加生大黄、枳实；小便短赤，加车前子、萆薢；热毒炽盛，加黄连、板蓝根、生石膏。

2. **阴虚火盛证**

证候：局部疮形平塌、根盘散漫，疮色紫滞，不易化脓腐脱，溃出脓水稀少或带血水，疼痛剧烈；伴有高热，唇燥咽干，纳呆，大便秘结，小便短赤；舌红，苔黄，脉细数。

治法：滋阴生津，清热托毒。

方药：竹叶黄芪汤加减。

3. **气血两虚证**

证候：局部疮形平塌散漫，疮色晦暗，化脓迟缓，腐肉难脱，脓水清稀，闷肿胀痛，疮口易成空壳；兼有发热，精神不振，面色苍白；舌淡，苔白腻，脉数无力。

治法：调补气血。

方药：十全大补汤加减。

## 细目四　丹　　毒

### 要点一　概述

**（一）定义**

丹毒是皮肤和黏膜网状淋巴管的急性炎症。

**（二）病因病理**

1. **西医病因病理**　致病菌为β-溶血性链球菌，为细菌从皮肤或黏膜的细小伤口处，侵入皮内网状淋巴管所致，很少扩散到真皮下。其特点是：蔓延很快，很少发生组织坏死和化脓，全身反应剧烈，容易复发。

2. **中医病因病机**　因素体血分有热，郁于肌肤而成；或由皮肤黏膜破损，毒邪乘隙入侵所致；外感天行邪热疫毒之气，或风热之气，郁阻经络，营卫失调，郁而化为火毒引起。

### 要点二　临床表现

好发部位为下肢和头面部。起病急，患者常有头痛、畏寒、发热等全身症状。局部表现呈片状红疹，颜色鲜红，中间较淡，边缘清楚，略为隆起。手指轻压，可使红色消退；松压后，很快又恢复鲜红色。红肿向四周扩展时，中央红色逐渐消退、脱屑，转为棕黄色。红肿区有时有水疱形成，局部有烧灼样疼痛。常伴有附近淋巴结肿大、疼痛。患者常有头痛、畏寒、发热等全身症状。

### 要点三　治疗

**（一）西医治疗**

注意休息，抬高患肢。局部湿热敷。全身应用青霉素或磺胺药。应积极治疗足癣，减少丹毒复发。防止接触传染。

**（二）中医治疗**

**1. 内治**

（1）风热化火证

证候：发于头面部，皮肤焮红灼热，肿胀疼痛，甚则发生水疱，眼胞肿胀难睁；伴恶寒，发热，头痛；舌质红，苔薄黄，脉浮数。

治则：散风清火解毒。

方药：普济消毒饮。大便干结者，加生大黄、元明粉；咽痛，加玄参、生地黄。

（2）肝胆湿热证

证候：发于腰胯胁下，大片鲜红，红肿蔓延，摸之灼手，肿胀触痛；舌红，苔黄腻，脉弦滑数。

治则：清肝泻热利湿。

方药：龙胆泻肝汤或柴胡清肝汤加减。

（3）湿热化火证

证候：下肢小腿处灼热肿胀，痛如火燎，表面光亮；舌红，苔黄腻，脉滑数。

治法：利湿清热解毒。

方药：五神汤合萆薢渗湿汤加减。

（4）胎火胎毒证

证候：多发生于初生儿。脐腹部开始皮肤鲜红，压之皮肤红色减退，放手又显，表面紧张光亮，摸之灼手，肿胀触痛，向外游走遍体；兼有发热；舌红，苔黄，脉数。

治法：凉营清热解毒。

方药：犀角地黄汤加减。热毒炽盛，加黄连、黄柏、栀子、金银花。

（5）毒邪内攻证

证候：红肿迅速蔓延；伴壮热神昏，谵语烦躁，头痛，恶心呕吐，便秘溲赤；舌红绛，苔黄，脉洪数。

治法：凉营泻火解毒。

方药：清瘟败毒饮合犀角地黄汤加减。若神志昏迷，加清心开窍之安宫牛黄丸或紫雪丹；阴虚，舌绛苔光者，加玄参、麦冬、石斛等。

**2. 外治**

（1）金黄散外敷。

（2）砭镰法：适用于下肢丹毒，发于头面部者禁用。

## 细目五　急性蜂窝织炎

### 要点一　概述

**（一）定义**

急性蜂窝织炎是发生于皮下、筋膜下、肌间隙或深部蜂窝组织的急性弥漫性化脓性感染。中医学称之为“发”，但“锁喉痈”“臀痈”虽命名为痈，其实属“发”的范畴。

**（二）病因病理**

1. **西医病因病理**　致病菌主要是溶血性链球菌，其次是金黄色葡萄球菌，亦可以是厌氧菌感染。其特点是感染不易局限，扩散迅速，与正常组织无明显界限。感染可由皮肤或组织损伤引起，亦可由邻近化脓性感染直接扩散或经淋巴、血行感染而成。

2. **中医病因病机**　多由风火湿热结聚，气血凝结而成；或因劳伤经脉、外伤瘀血，感染毒邪所致；亦可由疖、痈、有头疽向四周蔓延而成。

### 要点二　临床表现

由溶血性链球菌引起的急性蜂窝织炎，因链激酶和透明质酸酶的作用，病变扩展迅速，不易局限，有时引起脓毒血症；由金黄色葡萄球菌感染引起的急性蜂窝织炎,则易局限形成脓肿;由厌氧菌感染引起的急性蜂窝织炎,可出现捻发音,常见于被肠道、泌尿道内容物污染的会阴部、腹部伤口,脓液恶臭,全身症状重。

发生部位浅者,红、肿、热、痛等局部症状明显,范围扩大迅速,进而中心坏死、化脓,出现波动感;部位深者,局部红肿不明显,但局部水肿、压痛明显,并伴有全身症状。发生于口底、颌下、颈部的急性蜂窝织炎,可因炎症水肿扩展,引起喉头水肿,出现呼吸困难,有发生窒息的危险。

### 要点三　治疗

#### (一)西医治疗

**1. 局部治疗**　初起应休息,局部理疗,药物外敷。一旦脓肿形成,应及时切开引流。位于口底、颌下的急性蜂窝织炎,应早期切开减压引流。厌氧菌感染,应做广泛切开引流,切除坏死组织,并用3%过氧化氢溶液冲洗,湿敷伤口。

**2. 全身治疗**　应加强营养支持、止痛,应用抗生素治疗。

#### (二)中医治疗

**1. 锁喉痈**

证候:初起喉结处红肿绕喉,根脚散漫,坚硬灼热疼痛;伴有壮热口渴,头痛项强,大便燥结,小便短赤;苔黄腻,舌红绛,脉弦滑数或洪数。

治法:散风清热,化痰解毒。

方药:普济消毒饮加减。壮热口渴,加鲜生地黄、天花粉、生石膏;便秘,加生大黄、元明粉;气喘痰壅,加鲜竹沥、天竺黄、莱菔子;脓成,加炙山甲、皂角刺。

**2. 腓腨发**

证候:见于下肢,患部初起胀痛不舒,活动受限,继而皮肤焮红,边界不清,中间略紫,高肿疼痛;伴有恶寒发热,纳呆,便干,溲赤;舌红,苔黄腻,脉滑数。

治法:清热解毒,和营利湿。

方药:五神汤合萆薢渗湿汤加减。

**3. 手发背**

证候:初起手背漫肿,边界不清,胀痛不舒;或有怕冷、发热;舌红,苔黄,脉数。

治法:清热解毒和营。

方药:仙方活命饮加减。

**4. 足发背**

证候:初起足背红肿灼热疼痛,肿势弥漫,边界不清;舌红,苔黄腻,脉弦数。

治法:清热解毒,和营利湿。

方药:仙方活命饮合萆薢渗湿汤加减。

## 细目六　浅部淋巴管炎和淋巴结炎

浅部急性淋巴管炎(acute lymphangitis)中医学称为"红丝疔",浅部性淋巴结炎(acute lymphadenitis)则属中医学"外痈"范畴。

#### (一)病因病理

**1. 西医病因病理**　致病菌从破损的皮肤或黏膜侵入,或从其他感染灶蔓延到邻近淋巴管,引起淋巴管及其周围组织的炎症称急性淋巴管炎。如急性淋巴管炎继续蔓延到局部淋巴结,或病灶感染经淋巴管蔓延到所属区域淋巴结,就可引起急性淋巴结炎。头面、口腔、颈部和肩部感染可引起颈部和颌下淋巴结炎;上肢、乳腺、胸壁、背部、脐以上腹壁感染常引起腋窝淋巴结炎;脐以下腹壁、下肢、会阴、臀部感染常引起腹股沟淋巴结炎。致病菌常为金黄色葡萄球菌和乙型溶血性链球菌。

**2. 中医病因病机**

(1)红丝疔:因内有火毒凝聚,外有手足部生疔、足癣糜烂或皮肤破损,感染毒邪,以致毒流经脉,向上走窜而发。

(2)外痈:外感六淫邪毒,或皮肤破损染毒,或过食膏粱厚味,聚湿生浊。邪毒湿浊留阻肌肤,郁结不散,致营卫不和,经络阻隔,气血凝滞,毒聚成痈。

#### (二)临床表现

**1. 局部及全身症状**　急性淋巴管炎分为网状淋巴管炎(丹毒)和管状淋巴管炎。管状淋巴管炎常见于四肢,尤以下肢多见,常因足癣感染所致。

管状淋巴管炎又分为深、浅两种。皮下浅层淋巴管受累常在伤口或感染灶肢体近侧出现一条或数条"红线",硬且明显压痛;皮下深层的淋巴管炎看不到红线,但有条形触痛区。两种巴管炎都可以引起全身性反应,如全身不适、畏寒、发热、头痛、乏力、食不振等。

急性淋巴结炎早期有局部淋巴结肿大、疼痛和压痛，触诊时肿大淋巴结可与周围软组织相分辨。表面皮肤正常。轻者常能自愈，病情发展则有局部红肿热痛加剧。炎症继续向淋巴结周围蔓延，可扩展形成肿块，出现发热、头痛、乏力等全身症状。也可发展成脓肿。

2. **实验室检查**　病情重者白细胞总数及中性粒细胞比例可升高。

**（三）诊断与鉴别诊断**

根据病史、临床表现，结合实验室检查进行诊断。深部淋巴管炎须与急性静脉炎相鉴别，后者常与血管内留置导管处理不当或输注刺激性药物有关。

**（四）治疗**

1. **西医治疗**　首先要及时治疗、处理原发病，如损伤、足癣、感染灶等。皮肤有红线条时，可用呋喃西林等湿敷；如果红线条向近侧发展较快，可在皮肤消毒后，用较粗的针头在红线的几个点垂直刺入皮下，再以抗菌药液湿敷。急性淋巴结炎形成脓肿应切开引流。早期应全身使用抗生素，局部和全身症状消失后继续用药5~7天。

2. **辨证治疗**

（1）火毒入络证（红丝疔）

证候：多发于下肢。红丝较细，局部肿痛，全身症状较轻。重者属火毒入营，可见红丝粗肿明显，迅速向近端蔓延。并伴臖核肿大作痛、畏寒、发热、头痛等。舌红，苔薄黄，脉数。

治法：清热解毒。

方药：五味消毒饮加减。火毒入营者，合犀角地黄汤、黄连解毒汤。

（2）风热痰毒证（颈痈）

证候：多发于颈部两侧的颌下，但耳后、项后、颏下也可发生。初起结块形如鸡卵，皮色不变，肿胀、灼热、疼痛；伴有恶寒、发热、头痛、项强；舌红，苔黄腻，脉滑数。

治法：散风清热，化痰消肿。

方药：牛蒡解肌汤或银翘散加减。热甚，加黄芩、栀子、生石膏：脓成，加皂角刺

（3）肝郁痰火证（腋痈）

证候：初起腋下可触及肿块，灼热疼痛，胸胁牵痛，同时上肢活动不利；伴有恶寒，发热、纳呆；舌红，苔薄黄，脉滑数。

治法：清肝解郁，消肿化毒

方药：柴胡清肝汤加减。

（4）湿热蕴阻证（委中毒）

证候：初起腘窝部木硬肿胀，焮红疼痛，小腿屈曲难伸，行动不便；伴恶寒，发热，口苦且干，纳呆；舌红，苔黄腻，脉滑数。若肿痛加剧，身热不退，2~3周后成脓。

治法：清利湿热，和营活血。

方药：五神汤合二妙丸加减。肿痛甚者，加牡丹皮、赤芍；成脓期、加炙山甲、皂角刺

3. **中医外治**　初起可敷金黄散；溃后用八二丹加药线引流；脓净可敷生肌玉红膏收口。

**（五）预防与调护**

1. 少食辛辣炙煿助火之物及肥甘厚腻之品。

2. 减少患部活动，有全身症状者宜卧床休息。

# 细目七　甲　沟　炎

## 要点一　概述

**（一）定义**

甲沟炎是甲沟及周围组织的化脓性感染。甲床下的感染化脓称甲下脓肿。中医学称之为“蛇眼疔”。

**（二）病因病理**

1. **西医病因病理**　常因竹、木刺伤，倒刺，或修剪指甲引起。致病菌为金黄色葡萄球菌。

2. **中医病因病机**　多由湿热火毒凝结或外伤感染毒气，阻于皮肉之间，留于经络之中，化火酿脓而成。

## 要点二　临床表现

初起指甲一侧的皮下发生红肿疼痛，多数发生组织迅速坏死化脓，不易穿破，可沿甲沟蔓延至根部，甚至对侧甲沟。亦可向甲床下蔓延，形成甲下脓肿。

## 要点三　治疗

1. **西医治疗**　初期可用热敷、理疗，外敷鱼石脂软膏，并使用抗生素。化脓时，应切开引流；甲下积脓时，应拔甲。

2. **中医治疗**　一般无须内治，可用金黄散等外敷。

## 细目八　脓性指头炎

### 要点一　概述

**（一）定义**

脓性指头炎是手指末节掌面皮下组织的化脓性感染。中医学称之为“蛇头疔”。

**（二）病因病理**

1. **西医病因病理**　多由刺伤引起。致病菌多为金黄色葡萄球菌。

2. **中医病因病机**　多由轻微外伤染毒，导致气血凝滞，火毒郁结，化火酿脓而成。

### 要点二　临床表现

初起时，指端有针刺样疼痛，随组织肿胀，压力增高，产生剧痛。当指动脉被压时，转为搏动性疼痛。指头红肿并不明显，或反呈黄白色。轻触指头，即产生剧烈疼痛。多伴有发热，全身不适，白细胞计数增高等。晚期大部分组织因缺血坏死、神经末梢受压和营养障碍而麻痹，疼痛反而减轻。因指骨缺血坏死，可形成慢性骨髓炎。

### 要点三　治疗

**（一）西医治疗**

初起可采用热敷，并酌情使用抗生素。出现跳痛，指头张力增高，即应切开减压、引流。在患指末节侧面做纵切口，不可超过指关节。如脓腔较大，亦可做对口引流。

**（二）中医治疗**

**1. 内治**

（1）热毒结聚证

证候：指端隐痛，继而刺痛，灼热肿胀，发红不明显，指末节呈蛇头状；舌红，苔黄，脉数。

治法：清热解毒。

方药：五味消毒饮加减。

（2）热盛肉腐证

证候：指端剧烈跳痛，触之痛甚；兼有畏寒，发热，头痛，全身不适，纳呆，失眠；舌红，苔黄，脉数。

治法：泻火解毒，透脓止痛。

方药：黄连解毒汤合透脓散加减。

2. **外治法**　早期可用金黄散等外敷；成脓则切开引流，切开后用八二丹药线引流，脓尽改用生肌散外敷。

## 细目九　掌深部间隙感染

### 要点一　概述

**（一）定义**

手掌深部间隙的化脓性感染，中医学称之为“托盘疔”。

**（二）病因病理**

1. **西医病因病理**　掌中间隙感染多由中指和无名指的腱鞘炎，向近侧蔓延引起；鱼际间隙感染则因示指腱鞘炎感染蔓延引起。也可因掌面深部刺伤引起。致病菌多为金黄色葡萄球菌。

2. **中医病因病机**　多因手少阴心经、手厥阴心包经火毒炽盛所致；或由外伤染毒，气血凝滞，郁而化热而成。

### 要点二　临床表现

手掌深部间隙感染时，掌心凹陷消失，隆起，皮肤紧张发白，压痛明显。中指、无名指、小指半屈位。手背肿胀严重。伴有高热，头痛，脉快等全身症状，白细胞计数增高。

鱼际间隙感染时，大鱼际处和拇指指蹼肿胀，压痛显著。掌中凹陷存在，示指半屈位，拇指半屈并外展，活动受限，不能对掌。同时伴有全身症状。

### 要点三　治疗

**（一）西医治疗**

早期行理疗、外敷药物，并使用大剂量抗生素。短期内无好转时，应及早切开引流。

**（二）中医治疗**

参照“脓性指头炎”。

# 细目十 脓 肿

## 要点一 概述

**（一）定义**

在感染过程中，组织或器官内组织坏死、液化后，形成局限性脓液积聚，周围有脓腔壁形成，叫做脓肿。中医学中，发于浅部的脓肿属“外痈”范畴，发于深部的属“流注”范畴。

**（二）病因病理**

**1. 西医病因病理** 继发于各种化脓性感染；也可由局部损伤后血肿、异物存留、组织坏死，继发感染而成；或由远处感染灶，经血液循环转移而来，形成转移性脓肿。

**2. 中医病因病机** 多由于外感六淫及过食膏粱厚味，内郁湿热火毒，或外来伤害感染毒气等引起，正气无力托毒外出，以致毒邪深入，致使营卫不和，经络壅遏不通，气血凝滞，郁而化热，热盛肉腐而成。甚者腐筋蚀骨，内窜脏腑。

## 要点二 临床表现

浅表脓肿可见局部隆起，红肿热痛明显，压之剧痛，有波动感。深部脓肿则红肿和波动感不明显，但局部疼痛、水肿、有压痛，患处可发生功能障碍。在压痛或水肿最明显处，用粗针穿刺，抽得脓液，即可确诊。大的或深部脓肿，常有明显的全身症状。

## 要点三 治疗

**（一）西医治疗**

有全身症状者，应用敏感抗生素治疗，并对症处理。脓肿已经形成，一经诊断，即应切开引流。

脓肿切开的方法和注意事项如下：

（1）应在麻醉下，施行脓肿切开：大的脓肿切开，应防止休克发生。

（2）切口部位：应选在脓肿最低位，浅部脓肿，在波动感最明显处切开；深部脓肿，应在穿刺抽得脓液后，用血管钳沿穿刺针指引方向，钝性进入脓腔，引导切开或置引流管。

（3）切口长度要与脓腔大小相当，但不超过脓腔壁。对巨大脓肿，必要时，可做对口切开引流。

（4）切口的方向：一般应与皮肤纹理一致，以减少瘢痕；与血管、重要神经平行，以防损伤；关节部位，不做纵切口。

（5）引流充分：有间隔应予分开，清除坏死组织和脓液。

**（二）中医治疗**

**1. 内治**

（1）余毒流注证

证候：起病急，初起一处或数处肌肉疼痛，漫肿色白，逐渐肿胀，灼热疼痛，可触及肿物；兼有恶寒发热，口渴，大便秘结，小便短赤；舌红，苔黄腻，脉滑数。

治法：清热解毒，凉血通络。

方药：黄连解毒汤合犀角地黄汤加减。

（2）火毒结聚证

证候：多见于体表感染，患部肿势高突，焮热灼痛，有波动感；舌红，苔黄，脉数。

治法：清火解毒透脓。

方药：五味消毒饮合透脓散加减。

（3）瘀血流注证

证候：患部肿痛，皮色微红或呈青紫，皮温略高，溃后脓液中，夹有瘀血块；舌红或边有瘀点，或色紫，苔薄黄或黄腻，脉数或涩。

治法：和营祛瘀通滞，清热化湿。

方药：活血散瘀汤加减。

（4）暑湿流注证

证候：夏秋季节多见。局部漫肿疼痛；兼有恶寒发热，头痛，纳呆，胸闷呕恶；舌红，苔白腻，脉滑数。

治法：清热解毒化湿。

方药：清暑汤加减。

（5）正虚邪恋证

证候：一处肿块渐退，他处肿块又起；兼有壮热不退，身体消瘦，面色无华；舌红，苔薄腻，脉虚数。

治法：益气补血，清热托毒。

方药：托里透毒散加减。

**2. 外治** 初起肿而无块用玉露膏、金黄散等外敷，肿而有块用太乙膏掺红灵膏外贴；成脓者宜切开引流；溃后先用八二丹药线引流，脓尽改用生肌散外敷。

## 细目十一　全身感染

### 要点一　概述

当致病微生物经局部感染灶进入血液循环，并在其内生长繁殖和产生毒素，引起严重的全身性反应者，称为全身性感染，属中医学“走黄”“内陷”范畴。

### 要点二　临床表现

**（一）主要症状**

骤起寒战，继以高热，可达 40~41℃；或低温，起病急，病情重，发展迅速；头痛、头晕、恶心、呕吐、腹胀，面色苍白或潮红、出冷汗；神志淡漠或烦躁、谵妄和昏迷；心率加快，脉搏细速，呼吸急促或困难；肝、脾可肿大，严重者出现黄疸或皮下出血瘀斑等。

**（二）脓毒症的临床表现**

脓毒症的临床表现，尚因感染致病菌种的不同，而存在某些差别。根据临床上常见的致病菌，可分为三大类型：

1. **革兰氏染色阳性细菌脓毒症**　特点是：可有或无寒战，发热呈稽留热或弛张热。患者面色潮红，四肢温暖、干燥，多呈谵妄和昏迷。常有皮疹、腹泻、呕吐，可出现转移性脓肿，易并发心肌炎。发生休克的时间较晚，血压下降也较缓慢。

2. **革兰氏染色阴性杆菌脓毒症**　特点是：一般以突然寒战开始，发热可呈间歇热，严重时体温不升或低于正常。患者四肢厥冷、发绀、少尿或无尿。有时白细胞计数增加不明显或反见减少。休克发生早，持续时间长。

3. **真菌性脓毒症**　临床表现酷似革兰氏染色阴性杆菌脓毒症。患者突然发生寒战、高热（39.5~40℃），一般情况迅速恶化，出现神志淡漠、嗜睡、血压下降和休克，少数患者尚有消化道出血。周围血象常可呈白血病样反应，出现晚幼粒细胞和中幼粒细胞，白细胞计数可达 $25\times10^9$/L。

**（三）实验室检查**

1. 白细胞计数明显增高，或降低、左移、幼稚型增多，出现毒性颗粒。

2. 可有不同程度的酸中毒、氮质血症、溶血，尿中出现蛋白、血细胞、酮体等，出现代谢失衡和肝、肾受损征象。

3. 寒战发热时，抽血进行细菌培养，较易发现细菌。

### 要点三　治疗

**（一）西医治疗**

1. 原发感染灶的处理。

2. 抗菌药物的应用　对真菌性脓毒症应尽量停用广谱抗生素，改用对原来感染有效的窄谱抗生素，并全身应用抗真菌药物。

3. 支持疗法。

4. 对症治疗。

5. 减轻中毒症状和防治休克　联合使用抗生素和肾上腺皮质激素，减轻全身炎症反应和中毒症状，防治休克及重要器官功能衰竭。

**（二）中医治疗**

**1. 内治**

（1）疔疮走黄证

证候：在原发病灶的基础上，突然疮顶陷黑无脓，肿势软漫，迅速向周围扩散，皮色暗红；并伴有寒战高热，头痛，烦躁不安；舌质红绛，苔多黄燥，脉多洪数。

治法：凉血清热解毒。

方药：五味消毒饮合黄连解毒汤加减。若神昏谵语者，加安宫牛黄丸或紫雪丹；大便秘结，加大黄、玄明粉；呕吐口渴，加竹叶、生石膏。

（2）火陷证

证候：局部疮顶不高，根盘散漫，疮色紫滞，疮口干枯无脓，灼热疼痛；伴有壮热口渴，便秘溲赤，烦躁不安，甚者神昏谵语、发痉；舌质红绛，苔黄燥或黄腻，脉洪数或滑数、弦数。

治法：凉血解毒，泄热养阴，清心开窍。

方药：清营汤加减。阴液损伤者，加鲜石斛、麦冬；惊厥者，加羚羊角、钩藤、龙骨；神昏谵语者，加安宫牛黄丸或紫雪丹。

（3）干陷证

证候：局部脓腐不透，疮口中央糜烂，脓少而薄，疮色灰暗，肿势平塌，散漫不聚，胀闷或微痛不甚；全身出现发热或恶寒，神疲纳少，自汗，胁痛，神昏谵语，气息短促；舌质淡红，脉象虚数；或体温反而不高，肢冷，大便溏薄，小便频数；舌质淡，苔灰腻，脉沉细。

治法：补养气血，托毒透邪，佐以清心安神。

方药：托里消毒散加减。

（4）虚陷证

证候：局部肿势已退，疮口腐肉已尽，而脓水稀薄色灰，或偶带绿色，新肉不生，状如镜面，光白板亮，不知疼痛；全身出现虚热不退，形神委顿，纳食日减，或有腹痛便泻，自汗肢冷，气息短促；舌淡，苔薄白或无苔，脉沉细或虚大无力。

治法：温补脾肾。

方药：附子理中汤加减。自汗肢冷者，加肉桂；昏迷厥脱者，加人参、龙骨、牡蛎；纳呆，加炒麦芽、茯苓。

**2. 针灸治疗**

（1）针法。

（2）灸法。

# 细目十二　破　伤　风

## 要点一　概述

破伤风是由破伤风梭菌侵入人体伤口，在缺氧环境下生长繁殖，产生毒素所引起的一种特异性感染。中医学定名为“破伤风”。

## 要点二　临床表现

**1. 潜伏期**　长短不一，潜伏期越短，症状越重，死亡率越高。

**2. 前驱症状**　有头昏头痛、失眠、乏力、烦躁不安，伤口局部疼痛，附近肌肉有牵拉感，咀嚼肌酸胀，反射亢进。一般持续 10~24 小时。

**3. 典型症状**

（1）肌肉持续性收缩：全身肌肉呈持续性强烈收缩，先是咀嚼肌，以后顺序为面肌、颈肌、背腹肌，最后是膈肌和肋间肌。逐渐咀嚼不便，张口困难，牙关紧闭，苦笑面容，颈项强直，角弓反张状，呼吸困难。

（2）肌肉阵发性痉挛和抽搐，伴面色发绀，呼吸急促，口吐白沫，全身大汗，四肢抽搐不止，发作间歇期，肌肉仍不能完全松弛。

**4. 并发症**

（1）呼吸困难、窒息。

（2）肺部感染。

（3）水、电解质紊乱和酸中毒。

（4）肌肉撕裂、骨折。

## 要点三　治疗

**（一）西医治疗**

1. 消除毒素来源，扩创引流。

2. 中和游离毒素，使用破伤风抗毒素。

3. 控制和解除痉挛，减轻患者痛苦，降低体能消耗，防止窒息和并发症发生（①保持环境安静；②镇静、解痉）。

4. 应用抗生素抑制破伤风梭菌生长，防止其他细菌感染。

5. 支持治疗。

6. 保持呼吸道通畅。

**（二）中医治疗**

**1. 辨证论治**

（1）风毒入络证（轻型）

证候：肌肤外伤数日后，渐感四肢乏力，头昏头痛，微有寒热，项背拘急，张口不便，咀嚼乏力；舌苔白腻，脉浮微数。

治法：疏风解表，解毒镇痉。

方药：玉真散加减。

（2）风毒入经证（较重型）

证候：全身肌肉强直，牙关紧闭，张口及吞咽困难，苦笑面容，头缩颈仰，四肢时有抽搐，轻度角弓反张；舌苔白腻或微黄，脉弦紧。

治法：祛风镇痉，化痰通络。

方药：五虎追风散加减。

（3）风毒入脏证（重型）

证候：病势发展快，发热汗多，牙关紧闭，角弓反张，抽搐频作，四肢挺直，腹硬如板，痰涎壅盛，大便秘结，小便短赤；舌质淡红，苔黄腻，脉弦或沉紧。

治法：祛风化痰，解毒镇痉。

方药：存命汤加减。

（4）风毒深陷证（极重型）

证候：发病迅猛，角弓反张，抽搐频繁；面色发绀，气微欲绝，汗出如油，高热昏迷；脉浮数或散乱。

治法：扶正救脱，回阳固阴。

方药：生脉散加附子。

**2. 外治**　在控制痉挛下，进行彻底清创术，将创口开放，外敷玉真散。至创口出脓后，改用七三丹、红油膏；脓尽新生，则用生肌散、白玉膏。

# 细目十三 气性坏疽

## 要点一 概述

**(一)定义**

气性坏疽是厌氧菌梭状芽孢杆菌感染所致的肌坏死或肌炎。中医学称之为“烂疔”。

**(二)病因病理**

1. **西医病因病理** 引起本病主要的有产气荚膜梭菌、水肿杆菌、腐败杆菌等,感染往往是几种细菌的混合。各种细菌有其生物学的特性,临床表现有所差别,有的以产气显著,有的以水肿显著。这类细菌在人体内生长繁殖,需具备缺氧环境。

2. **中医病因病机** 大多由于皮肉受损,接触到潮湿泥土、脏衣、脏物等,感染毒气,加之湿热火毒内蕴,以致毒聚肌肤,气血凝滞,热盛肉腐而成。其毒邪入营血,则易造成走黄。

## 要点二 临床表现

1. **全身表现** 创伤后并发此症的时间,最早为伤后8~10小时,最迟为5~6日,通常在伤后1~4日。临床特点是:病情突然恶化,烦躁不安,有恐惧或欣快感;皮肤、口唇变白,大量出汗,脉搏快速,体温逐步上升。随着病情的发展,可发生溶血性贫血、黄疸、血红蛋白尿、酸中毒,全身情况可在12~24小时内,全面迅速恶化。

2. **局部表现** 伤肢沉重或疼痛,持续加重,有如胀裂,止痛剂不能奏效;局部肿胀与创伤所能引起的程度不成比例,并迅速向上、下蔓延。伤口中有大量浆液性或浆液血性渗出物,可浸湿厚层敷料,有时可见气泡从伤口中冒出。皮下由于气、水混杂,可触及捻发音。局部张力大,皮肤受压而发白,浅部静脉回流发生障碍,故皮肤表面,可出现如大理石样斑纹。伤口可有恶臭。局部探查时,如属筋膜上型,可发现皮下脂肪变性、肿胀;如为筋膜下型,筋膜张力增高,肌肉切面不出血。

3. **实验室检查**

(1)红细胞计数、血红蛋白下降显著,白细胞计数通常不超过(12~15)$\times10^9$/L。

(2)血中肌酸磷酸激酶(CPK)水平升高,部分患者可出现肌红蛋白尿。

(3)渗出物涂片染色可发现革兰氏染色阳性粗大杆菌,但白细胞很少。

(4)X线平片、CT、MRI检查常显示软组织间有积气。

## 要点三 治疗

**(一)西医治疗**

主要措施有:

1. 急症清创。
2. 应用抗生素,首选青霉素。
3. 高压氧治疗。
4. 全身支持疗法。

**(二)中医治疗**

1. **内治**

(1)湿热火盛,燔灼营血证

证候:起病急骤,患肢沉重、灼热、肿胀、剧痛,皮色暗红,按之凹陷,良久不起;皮肤可见水疱,中央皮肉大部分腐烂,四周皮肤转为紫黑色,迅速腐烂,范围甚大,疮形略带凹陷,溃后流出脓液稀薄如水、恶臭,并混以气泡,轻压周围组织有捻发音;全身伴有高热,烦渴,纳差,呕恶,神昏,溲赤;舌红绛,苔黄燥,脉洪数。

治法:清火利湿,凉血解毒。

方药:黄连解毒汤、犀角地黄汤合三妙丸加减。

(2)气血不足,心脾两虚证

证候:腐肉大片脱落,疮口日见扩大,疮面色淡,收口缓慢;伴神疲乏力,纳差;舌淡,脉细。

治法:益气补血,养心健脾。

方药:八珍汤合归脾汤加减。

2. **外治** 初起用玉露膏外敷;如皮色紫黑,加掺蟾酥合剂。腐肉与正常皮肉分界明显,改掺5%~10%蟾酥合剂或五五丹。腐肉脱落者,掺生肌散,红油膏盖贴。

# 细目十四　抗菌药物在外科临床中的应用

## 要点一　适应证

应用抗菌药物治疗外科感染，须有一定的适应证，即较严重的感染，无局限化倾向的感染和配合手术治疗。

预防性应用抗菌药物应有一定的适应证：

（1）严重创伤、开放性骨折、火器伤、腹内空腔脏器破裂、有严重污染和软组织破坏的创伤等。

（2）大面积烧伤。

（3）结肠手术前肠道准备。

（4）急症手术患者的身体其他部位有化脓性感染。

（5）营养不良、全身情况差或接受激素、抗肿瘤药等治疗的患者，需做手术治疗时。

（6）进行人造物留置手术。

（7）有心脏瓣膜病或已植有人工心脏瓣膜者，因病需做手术时。

## 要点二　抗菌药物的选择

一般应根据临床诊断、致病菌种类和药物的抗菌谱，来选择有效的抗菌药物，但还应该考虑到抗菌药物的吸收、体内分布和排泄的特点、副作用和患者的全身情况。通常可先根据各种致病菌引起感染的一般规律（如痈主要由金黄色葡萄球菌引起、急性蜂窝织炎主要由链球菌引起）、临床表现特点、脓液性状（有时可做脓液涂片检查），来估计致病菌种类，选择合适的抗菌药物。如2~3日后疗效仍不明显，则应更换药物种类。如有条件，对感染严重的患者，应在使用抗菌药物前，做脓液或血液细菌培养和药物敏感试验，以便根据结果换用有效药物。

对广谱抗生素治疗过程中的真菌感染的治疗，除尽可能停用广谱抗生素或换用窄谱抗生素外，对消化道真菌感染一般可选用制霉菌素、克霉唑。对真菌性败血症，可选用氟胞嘧啶、两性霉素B或酮康唑。

在选用治疗外科感染的抗菌药物时，其原则是：①可以应用一种抗生素控制的感染，即不联合应用抗生素；可用窄谱抗生素治疗感染时，即不用广谱的。②有数种同样有效的抗菌药物可供选用时，应选用药源充足、价格较廉和副作用较小的。③在全身情况不良的患者中，应尽量使用杀菌性抗生素来治疗感染，以达到较快地控制感染的目的。

# 第十一单元　损　伤

## 细目一　分类原则

### 要点一　按伤因分类

1. **机械性因素**　如棍棒打击、重物压砸、刀刺切割、枪炮火器伤等。

2. **物理性因素**　如高温、寒冷、电流、放射线、冲击波或激光辐射伤等。

3. **化学性因素**　如强酸、强碱、毒气等。

4. **生物性因素**　如毒蛇、狂犬、昆虫咬螫等。

两种以上不同致伤因素作用于同一机体所致的损伤，称为复合性损伤，战时多见。

### 要点二　按伤部分类

如面部、手部、胸部、颅脑损伤、骨折、脱臼、脾破裂等。多个部位或器官同时发生的损伤，称为多发性损伤，在灾害事故中常见。

### 要点三　按伤型分类

按损伤部位的黏膜皮肤是否完整，分为闭合性损伤和开放性损伤。

### 要点四　按伤情分类

1. **轻伤**　轻伤指一般轻微的扭伤、小撕裂伤等，不影响生命、无须住院治疗者。

2. **中等伤**　中等伤如四肢骨折和广泛软组织损伤，常需住院治疗者。

3. **重伤**　有下列伤情之一者即为重伤：

（1）有活动性大出血的损伤。

（2）合并有休克的损伤。

（3）颅脑损伤昏迷或颅内压增高者。

（4）胸腹部内脏损伤。

（5）有呼吸道阻塞或呼吸功能障碍的损伤。

（6）合并急性肾功能不全的损伤。

（7）断肢、断指等丧失肢体功能的损伤。

（8）合并有特殊致伤因素的损伤，如放射伤、大面积烧伤、强碱或强酸灼伤、毒气伤者。

## 细目二　损伤修复

### 要点一　伤口愈合类型

临床上根据伤口愈合的形式，可分为两种类型。

1. **一期愈合**　指创面小、清洁、无感染、不产生或产生很少肉芽组织并以原来细胞修复为主的创口。仅限于无菌手术切口和经过清创缝合的伤口。应具备的条件是创缘整齐，组织有活力，缝合后创缘对合好且无张力，伤口内腔隙很小，少量结缔组织即可充满。愈合后局部仅留有一线形瘢痕，功能良好。

2. **二期愈合**　指以纤维组织修复为主，创口较大或不规则，创缘分离远而难于对合或污染严重不能进行缝合的创口，需待大量肉芽组织生长和大片上皮覆盖才能愈合。愈合后瘢痕组织多，并可能影响功能。

### 要点二　影响伤口愈合因素

1. **年龄**　老年人因皮肤萎缩，血液灌注减少，组织内巨噬细胞系统功能减退，蛋白合成代谢减弱，影响愈合；儿童及青年的代谢尤其是蛋白质合成代谢旺盛，伤口愈合迅速。

2. **全身因素**

（1）营养状况是影响伤口愈合的基本因素。贫血、糖尿病、结核病、肝硬化、艾滋病、恶性肿瘤等慢性消耗性疾病引起的低蛋白血症、免疫力低下可影响伤口愈合。

（2）维生素有促进伤口愈合的作用，其中维生素 C 是参与合成胶原的物质，缺乏时可阻碍胶原纤维的形成；维生素 A 缺乏可以影响上皮生长；维生素B族缺乏则影响细胞酶的作用。

（3）铁、锌等元素缺乏可影响其参与蛋白合成与细胞呼吸的能力，致使愈合延迟。

（4）肥胖患者脂肪组织血液灌注差，易受缺氧影响，伤口愈合较慢。

（5）皮质激素抑制炎性渗出，抑制血浆成纤维细胞和胶原蛋白合成，甚至还能分解转化胶原纤维，妨碍伤口愈合。应用维生素A可以拮抗其不良作用，但不能消除其已引发的感染。在修复塑形期，皮质激素可使瘢痕停止增殖并软化。

**3. 局部因素**

（1）感染是不利于创伤修复最常见的原因，细菌产生的毒素和酶可破坏伤处的新生组织，甚至形成化脓灶，感染又使患者全身情况变差。

（2）伤口内留存血肿、异物、失活组织过多和无效腔过大都可阻碍新生的细胞和基质连接，会影响伤口愈合。

（3）伤处血液循环不良、组织缺氧：组织的血液灌注不良，修复过程将会延迟；术中广泛地剥离，过密或张力过大的缝合，或过紧的包扎，都会造成局部血运障碍，妨碍伤口内毛细血管的新生，减少局部营养的供应，局部组织缺氧，也不利于伤口愈合。

# 第十二单元　颅脑损伤

## 细目一　头皮血肿

### 要点一　概述

头皮血肿多为钝器直接损伤，按其解剖层次可分为：①皮下血肿；②帽状腱膜下血肿；③骨膜下血肿。

以上三种血肿可以同时发生，混杂存在。此外，如在颅骨骨折的同时，合并硬脑膜和颅骨骨膜的撕裂，则脑脊液可流入帽状腱膜下腔，形成“头皮下积液”，此时需与帽状腱膜下血肿鉴别。

### 要点二　临床表现

有明显的外伤史，伤后头部肿痛。根据部位的不同，体征有所区别。皮下血肿局限且易于发现，疼痛较重，扪诊时有凹陷感，易误认为是凹陷性颅骨骨折；帽状腱膜下血肿范围较大，严重时充满整个帽状腱膜下层，造成头部显著畸形，波动感明显，小儿及体弱者，可致休克或贫血；骨膜下血肿局限于某一颅骨范围之内，以骨缝为界，质地较硬，常见于新生儿产伤。

### 要点三　治疗

较小的头皮血肿，一般多能自行吸收，无须特殊处理。较大的血肿，可行穿刺抽吸、加压包扎或外敷药物等治疗，并配合内服止血、止痛、活血祛瘀的中药。处理头皮血肿时，要考虑到有无颅骨损伤及脑损伤。

**（一）西医治疗**

1. 较大血肿，应在无菌条件下，抽出积血，然后加压包扎；2~3 天检查 1 次，若血肿未消散，可再次抽吸。

2. 如果抽吸后，血肿在短时间内又很快出现，则需考虑是否有较大的血管破裂，必要时应切开彻底止血。忌用强力加压包扎，以防血液经骨折缝流向颅内，引起硬膜外血肿。

**（二）中医治疗**

1. **内治**　本病主要是瘀血内聚证。

证候：伤后头痛，痛处固定，痛如锥刺；舌质紫暗，脉细涩。

治法：活血化瘀，行气消肿。

方药：通窍活血汤加减。若肿胀甚者，加苏木、陈皮行气消肿；若疼痛甚者，加全蝎、乳香、没药祛瘀止痛。

2. **外治**　局部剪去头发，外敷双柏散或元冰散即可。

## 细目二　脑震荡

### 要点一　概述

脑震荡，表现为一过性的脑功能障碍，无肉眼可见的神经病理改变，可能与惯性力所致弥漫性脑损伤有关。主要症状是：伤后立即出现短暂的意识障碍，可为神志不清或昏迷。较重者，可有皮肤苍白，出汗，血压下降，心动徐缓，呼吸浅慢，肌张力降低，各种生理反射迟钝或消失等表现。亦称脑外伤后神经反应。

### 要点二　临床表现

1. 一过性昏迷指受伤后立即出现短暂的昏迷，常为数分钟，一般不超过半小时。

2. 近事遗忘症指清醒后不能回忆受伤之时或受伤前后的情况，但对往事却能清楚回忆，故又称“逆行性遗忘症”。

3. 较重者，在昏迷期间，可有皮肤苍白，出汗，血压下降，心动徐缓，呼吸浅慢等表现，但随着意识的恢复很快趋于正常。清醒后可有头痛，头晕，恶心，呕吐等症状。

4. 神经系统检查无阳性体征。

5. 脑脊液检查无红细胞。

6. CT 检查颅内无异常发现。

**要点三　治疗**

轻型脑震荡大多可自愈，无须特殊处理。对症状较重者，药物治疗以缩短昏迷时间和对症治疗为主。

**（一）一般治疗**

卧床休息1~2周，伤后24~48小时内，密切观察神志、瞳孔、肢体运动和神经系统体征的变化，定时测量脉搏、呼吸和血压。

**（二）西医治疗**

对症治疗，输液、吸氧，适量给予镇静止痛剂和调节血管药物。如恶心呕吐较重者，服用小剂量的氯丙嗪（冬眠灵）、甲氧氯普胺（灭吐灵）等，并静脉应用脱水药。

**（三）中医治疗**

**1. 内治**

（1）昏迷期

证候：脑部受外力震击后，昏迷不醒，持续时间一般不超过30分钟。

治法：开窍通闭。

方药：苏合香丸或至宝丹，急灌服。

（2）苏醒期

证候：清醒后见头痛，头晕，恶心，时有呕吐，夜寐不宁等症状。

治法：疏肝活血安神。

方药：柴胡细辛汤加减。若头痛较剧者，加藁本、蔓荆子祛风止痛；头晕较甚者，加白蒺藜、钩藤、天麻柔肝潜阳；恶心呕吐者，加姜竹茹、姜半夏和胃止呕；夜寐不宁者，加夜交藤、炒枣仁、远志养心安神。

（3）恢复期

证候：7~10天以后，仍感头微晕，肢倦乏力，精神不振；舌质淡，苔薄白，脉细弱。

治法：益气补肾，养血健脑。

方药：可保立苏汤、归脾丸等。

**2. 针刺疗法**　昏迷期，针刺人中、十宣、涌泉，必要时加百会，强刺激，用泻法。苏醒后头晕时，可针内关透外关；呕吐者，针刺内关，配天突、足三里、中脘。

## 细目三　脑挫裂伤

**要点一　概述**

脑挫裂伤是一种严重的脑组织、神经和血管的器质性损伤。其中脑组织遭受破坏较轻，软脑膜尚完整者，为脑挫伤；而软脑膜、血管和脑组织同时有破裂，并伴有外伤性蛛网膜下腔出血者，为脑裂伤。因二者常同时存在，临床上又不易区别，故常合称为脑挫裂伤。

**要点二　临床表现**

**1. 昏迷**　受伤当时立即出现，昏迷的程度和持续时间，与脑挫裂伤的程度、范围直接相关，绝大多数在半小时以上，重症者可长期昏迷。

**2. 局灶症状和体征**　随脑受损的部位、范围和程度不同而异，对诊断和判定脑伤的部位很有意义。若大脑功能区受损，可立即呈现相应的神经功能障碍或体征，如运动区损伤出现锥体束征、肢体抽搐或偏瘫；语言中枢损伤出现失语等。发生于“哑区”的损伤，则无局灶症状或体征出现。

**3. 颅内压增高与脑疝**　为继发脑水肿或颅内血肿所致，使昏迷或瘫痪程度加重，或意识好转，清醒后又变为模糊，同时有血压升高、心率减慢、呼吸加深、瞳孔不等大及锥体束征等表现。

**4. 其他表现**　常合并蛛网膜下腔出血，因而出现脑膜刺激征，如颈项强直、克氏征阳性并有血性脑脊液；若合并颅底骨折，则引起附近软组织出血征象和脑脊液漏。

**5. 脑脊液常规检查**　脑脊液常为带血性，故脑脊液常规检查可发现红细胞。

**6. CT检查**　可了解脑挫裂伤的具体部位、范围（伤灶表现为低密度区有散在的点状或片状高密度出血灶影）及周围脑水肿的程度（低密度影范围），还可了解脑室受压及中线结构移位等情况。

**要点三　诊断**

头部有外伤史，伤后昏迷在半小时以上，出现局灶症状与体征，脑脊液呈血性改变，CT检查可见脑挫伤区有点片状高密度或高低混杂密度影像。

## 要点四　鉴别诊断

1. **脑震荡**　脑震荡伤后昏迷时间多在30分钟以内，有明显的近事遗忘症，且无定位症状及脑内器质性损害；脑脊液检查多无异常。

2. **颅内血肿**　开始时意识障碍可能较轻，但常呈进行性加重或有中间清醒期的昏迷；定位症状为迟发性，后期常并发脑疝。

3. **原发性脑干损伤**　原发性脑干损伤是特殊类型的脑损伤，伤后即刻出现显著的生命功能紊乱，眼球固定，瞳孔多变，高热不退，昏迷深且持久；若为中脑损伤，则出现去大脑强直，表现为两上肢伸直、内收并内旋，两下肢挺直，头后仰，呈角弓反张状。

## 要点五　治疗

轻者治疗基本与脑震荡相同，严重者昏迷期以抢救生命为先，以西医对症治疗为主，配合中药开窍醒神；苏醒期和恢复期，以中药调理和针刺治疗为主。除非颅内继发性血肿或有难以遏制的颅内高压外，一般无须外科处理。

### (一)一般治疗

1. 密切观察病情变化，每1~2小时观察1次并做好记录，以便早期发现颅内血肿，并做好术前准备。

2. 一般保持床头抬高15°~30°，保持呼吸道通畅，必要时行气管切开术，充分给氧。

3. 伤后暂禁食，3~4日后进流食或鼻饲以维持营养。

4. 维持水、电解质平衡，对躁动者查明原因(如疼痛、尿潴留、体位不适、颅内压增高等)，并做相应处理，可用一般镇静剂(苯二氮䓬、苯巴比妥类等)，禁用吗啡类药物，以免掩盖病情和抑制呼吸；伴高热者，给予物理降温或冬眠低温疗法；合并脑脊液漏者，用抗生素预防颅内感染。

### (二)西医治疗

1. **脱水疗法**　脱水疗法是防治脑水肿、降低颅内压的有效措施。一般用渗透性脱水剂(如甘露醇)或利尿脱水剂(如速尿、依他尼酸等)。脱水治疗期间，应注意血容量不足、低血压及电解质紊乱、低钾血症。

2. **肾上腺皮质激素的运用**　肾上腺皮质激素能改善血脑屏障，降低脑血管的通透性，并可维持脑细胞内溶酶体稳定，对防治脑水肿有效。常用药物如地塞米松、氢化可的松。治疗期间应注意预防消化道出血。

3. **神经营养剂和促醒药物**　神经营养剂可供给能量，改善脑组织代谢和恢复脑组织功能。常用药物有三磷酸腺苷(ATP)、辅酶A、细胞色素C(用前做过敏试验)。促醒药适用于昏迷时间久者，如克脑迷、胞磷胆碱及安宫牛黄丸、苏合香丸等。

4. **高压氧疗法**　高血氧可提高血氧张力，直接纠正脑缺氧，阻断脑缺氧-脑水肿的恶性循环，在与低温、脱水等综合治疗下，可促使脑细胞功能恢复。

5. **低温疗法**　降低组织温度，可使组织细胞氧需求量降低，减少脑耗氧量，从而保护脑组织。实践证明，降温与脱水疗法联合应用，可有效地控制缺氧性脑损害的恶性循环。降温疗法要求：

(1)头部重点降温，采用冰帽、冰水槽等。

(2)尽早使用，持续时间要足够，通常保持直肠温度在32~34℃，一般疗程为3~5日。

(3)低温期间，要制止寒颤及抽搐，以免增加全身耗氧量。

(4)根据患者循环功能，选用冬眠合剂Ⅰ、Ⅱ、Ⅳ号。

6. **防治并发症**　积极防治消化道出血、肺炎、癫痫等并发症。对严重消化道出血，可在胃镜监测引导下，用激光或微波行出血点止血，不能控制者，应行胃大部分切除术，或迷走神经切断加胃窦部切除术。

7. **重度脑挫裂伤并脑水肿的手术指征**

(1)意识障碍进行性加重或有一侧脑疝表现。

(2)CT扫描发现中线结构明显移位，脑室明显受压。

(3)在脱水、激素等治疗过程中，病情恶化者。

凡有手术指征者，皆应立即手术，尽早地去除颅内压增高的病因和解除脑受压，已经出现一侧瞳孔散大的小脑幕切迹疝征象时，更应在30分钟内，最迟1小时以内，将血肿清除或去骨瓣减压，超过3小时者，将产生严重后果。

### (三)中医治疗

1. **内治**

(1)昏聩期

证候：昏聩深着，两手握固，牙关紧闭；脉

沉迟。

治法：辛香开窍，通闭醒神。

方药：苏合香丸或黎洞丸1粒（研末），胃管灌服。若伴高热、神昏窍闭、抽搐等症者，改用安宫牛黄丸研末灌服，以清心开窍；若痰热阻窍所致昏迷，用至宝丹清热豁痰开窍。

（2）苏醒期

证候：神志恍惚不清，头痛头晕，呕吐恶心，夜寐不宁，或醒后不省人事，昏沉嗜卧；脉细无力。

治法：镇心安神，升清降浊。

方药：琥珀安神汤加减。若眩晕不止，或夜寐烦躁不宁甚者，用天麻钩藤饮加减，以平肝息风、升清降浊；若痰气上逆，神志迷蒙，不能自主者，改用癫狂梦醒汤加减，以祛瘀开窍、化痰醒神。

（3）恢复期

证候：神情痴呆，或失语，或语言謇涩，或错语健忘，或半身不遂，四肢麻木；舌干红无苔，脉弦细数。

治法：益气养阴，祛瘀开窍。

方药：补阳还五汤合收呆至神汤加减。若视物模糊，或复视，加决明子、枸杞子、玉竹、紫丹参补益肝肾；若失聪，或耳鸣，有阻塞感，加磁石、蔓荆子、灯心草补肾聪耳；若头痛失眠，烦躁不宁，胸闷心悸，甚者癫狂，则加琥珀、龙齿、远志镇静安神；若筋脉不利，爪甲不荣，则加熟地黄、木瓜养肝舒筋。

**2. 针灸治疗**

（1）昏迷不省人事者，针人中、十宣、涌泉、合谷等穴；呃逆者，针天突，配内关、中脘；呕吐者，针内关，配足三里、天突。

（2）恢复期症见眩晕者，针内关、百会、足三里，配风池、三阴交等穴；失眠者，针足三里、哑门或神门，配内关、三阴交；癫痫者，针哑门、后溪，配人中、内关；半身不遂者，针曲池透少海，阳陵泉透阴陵泉，配外关透内关，合谷透后溪，悬钟透三阴交，地仓透颊车，环跳和养老；头痛者，针印堂、哑门，配足三里、合谷。

# 细目四　颅内血肿

## 要点一　概述

颅脑损伤时，常引起颅内出血，当血液积聚形成血肿，造成脑压迫时，称为颅内血肿。这是颅脑损伤的严重继发性病变。

**1. 按血肿的来源和部位**

（1）硬脑膜外血肿。

（2）硬脑膜下血肿。

（3）脑内血肿。

**2. 按血肿引起颅内压增高或早期脑疝症状所需时间**

（1）72小时以内者，为急性型。

（2）3日以上至3周以内，为亚急性型。

（3）超过3周，为慢性型。

血肿常与原发性脑损伤相伴发生，也可在没有明显原发性脑损伤情况下，单独发生。

## 要点二　临床表现

### （一）意识障碍的变化

意识障碍有嗜睡、朦胧、浅昏迷、深昏迷几个级别。近20年来，采用格拉斯哥昏迷评分法，检查患者睁眼、语言和运动三项反应的情况并予以评分，总分最高15分、最低3分。总分越低则病情越重。总分在8分以下者表明昏迷（表15-12-4-1）。

**表15-12-4-1　格拉斯哥昏迷评分**

| 项目 | 状态 | 分数 |
|---|---|---|
| 睁眼反应 | 自行睁眼 | 4 |
| | 呼之能睁眼 | 3 |
| | 刺痛能睁眼 | 2 |
| | 不能睁眼 | 1 |

续表

| 项目 | 状态 | 分数 |
|---|---|---|
| 言语反应 | 能答对,*定向正确 | 5 |
| | 能答对,*定向有误 | 4 |
| | 胡言乱语,不能对答 | 3 |
| | 仅能发音,无语言 | 2 |
| | 不能发音 | 1 |
| 运动反应 | 能按吩咐完成动作 | 6 |
| | 刺痛时能定位,手举向疼痛部位 | 5 |
| | 刺痛时肢体能回缩 | 4 |
| | 刺痛时双上肢呈过度屈曲 | 3 |
| | 刺痛时四肢呈过度伸展 | 2 |
| | 刺痛时肢体松弛,无动作 | 1 |

*定向指对人物、时间和地点的辨别。

1. **昏迷-清醒-再昏迷** 常是颅内血肿,尤其是硬脑膜外血肿的典型症状。

2. **持续昏迷并呈进行性加重** 伤情严重,颅内压增高较快,易发生脑疝。

3. **清醒-昏迷** 伤后无原发性昏迷,若干时间后,出现昏迷并进行性加重,多见于小儿颅内血肿。

**(二)瞳孔改变**

瞳孔改变多发生在患侧,可先缩小,对光反应迟钝,继之瞳孔进行性扩大,对光反应消失,提示已发生小脑幕切迹疝。如病情进行性加重,则对侧瞳孔亦可随之扩大,发生枕骨大孔疝。

**(三)锥体束征**

早期出现的一侧肢体肌力减退,如无进行性加重表现,可能是脑挫裂伤的局灶体征;如果是稍晚出现或早期出现而有进行性加重,则应考虑为血肿引起脑疝或血肿压迫运动区所致;去大脑强直为脑疝晚期表现。

**(四)生命体征**

常为进行性的血压升高、心率减慢和呼吸深慢("两慢一高")。由于颞区的血肿大都先经历小脑幕切迹疝,然后合并枕骨大孔疝,故严重的呼吸循环障碍,常在经过一段时间的意识障碍和瞳孔改变后才发生;额区或枕区的血肿,则可不经历小脑幕切迹疝而直接发生枕骨大孔疝,可表现为一旦有了意识障碍,瞳孔变化和呼吸骤停几乎是同时发生。

**(五)CT 检查**

有决定性诊断意义,尤其是动态观察,对确定血肿位置、大小、数量、变化等具有重要意义,血肿区在扫描图像上呈高密度表现。

## 要点三 诊断

**(一)硬脑膜外血肿**

血肿积聚于颅骨与硬脑膜之间,称为硬脑膜外血肿。多见于头部直接暴力损伤及各种类型的颅骨骨折,多数血肿部位与外伤时的着力点相一致,而血肿就在骨折线附近。常见于颞部、顶部、额极和各颅凹部位。出血来源于脑膜中动脉及其分支、矢状窦、横窦、板障静脉。诊断要点为:

1. 原发性昏迷时间短并有中间清醒期。

2. 伴有头痛、呕吐等颅内压增高症状。

3. 出现神经定位体征,偏瘫并进行性加重,可有锥体束征。

4. 一侧瞳孔扩大,对光反应迟钝,渐至消失。

5. 随着血肿增大及脑疝的加重,生命体征变化明显。

6. 头颅 X 线平片有骨折线。

7. 头颅 CT 扫描显示,在病变区有高密度阴影,中线结构移位。

**（二）硬脑膜下血肿**

血肿聚集于硬脑膜与蛛网膜之间，称硬脑膜下血肿，是颅内血肿中最常见者。临床可分为急性、亚急性和慢性三种类型。加速性脑损伤时，血肿多发生于着力侧；减速性脑损伤时，血肿可发生于着力侧或对冲部位。多见于额极、颞极部和矢状窦两侧部位。出血来源常为大脑浅层的静脉破裂及脑挫裂伤，也可来源于静脉窦和桥静脉损伤。诊断要点为：

1. 急性硬脑膜下血肿　常因脑挫裂伤和静脉窦损伤引起，血肿可能发生于两侧，因而缺乏典型的"中间清醒期"；病情常呈急骤发展，昏迷较深并进行性加重，脑水肿严重，肢体运动障碍多出现在血肿对侧，且瞳孔扩大多见，可有小便失禁、血性脑脊液，易发生呼吸循环功能紊乱。

2. 亚急性硬脑膜下血肿　症状较轻，进展较慢。

3. 慢性硬脑膜下血肿　常发生于额顶颞部，伤力多不直接；早期出血量少，有阵发性头痛，渐至持续性头痛；晚期有呕吐、视盘水肿，并可发生癫痫、一侧肢体轻瘫或锥体束征。

4. 头颅X线摄片常无骨折可见。

5. 头颅CT扫描可见病变区有半月形的高密度影像、侧脑室受压、中线结构移位。

**（三）脑内血肿**

血肿在脑组织内称脑内血肿。常见部位为额叶、颞叶、顶叶或枕叶。诊断要点为：

1. 进行性意识障碍。

2. 颅内压增高症状明显。

3. 出现相应局灶性症状。

4. CT检查，于脑实质内可见到圆形或不规则高密度血肿影，侧脑室明显受压，中线移位明显；同时可见血肿周围的低密度水肿区。

## 要点四　鉴别诊断

须与脑挫裂伤鉴别。脑挫裂伤定位症状在伤后出现，而且比较稳定，无清醒期。颅内血肿的定位症状需隔一定时间出现，呈进行性加重，多有清醒期。

## 要点五　治疗

颅内血肿诊断一经确立，即应争分夺秒立即进行手术抢救，力求在脑疝形成前，施行急诊手术，切忌做不必要的辅助检查。术后治疗基本同脑挫裂伤。常用的手术方式有：①开颅血肿清除术；②钻孔探查术；③脑室引流术；④钻孔引流术；⑤去骨瓣减压术。

**（一）颅内血肿的手术指征**

1. 意识障碍程度逐渐加深。

2. 颅内压的监测压力在2.7kPa（270mm$H_2O$）以上，并呈进行性升高表现。

3. 有局灶性脑损害体征。

4. CT检查血肿较大（幕上者>40mL；幕下者>10mL），或血肿虽不大，但中线结构移位明显（移位>1cm）、脑室或脑池受压明显。

5. 在非手术治疗过程中，病情恶化。

**（二）术前准备**

快速为伤员剃光头，备血和留置导尿。已发生脑疝者，快速静脉滴注脱水剂，同时做术前准备。对难以判定血肿位置者，也应快速静脉给予脱水剂，尔后观察瞳孔变化，如一侧瞳孔缩小，一侧仍散大，则散大侧有颅内血肿。对已濒危患者，也应在征得家属或单位同意后，积极手术治疗。

**（三）常用的手术方式**

1. **开颅血肿清除术**　术前CT检查血肿部位明确者，可直接开颅清除血肿。对硬脑膜外血肿，骨瓣应大于血肿范围，以便于止血和清除血肿。遇到脑膜中动脉主干出血，止血有困难时，可向颅中凹底寻找棘孔，用明胶海绵堵塞止血。术前已有明显脑疝征象或CT检查中线结构有明显移位者，尽管血肿清除后当时脑未膨起，也应将硬脑膜敞开并去骨瓣减压，以减轻术后脑水肿引起的颅内压增高。对硬脑膜下血肿，在打开硬脑膜后，可在脑压板协助下，用生理盐水将血块冲出，由于硬脑膜下血肿常合并脑挫裂伤和脑水肿，所以清除血肿后，也不缝合硬脑膜并去骨瓣减压。对脑内血肿，因多合并脑挫裂伤与脑水肿，穿刺或切开皮质达血肿腔清除血肿后，以不缝合硬脑膜并去骨瓣减压为宜。

2. **钻孔探查术**　已具备伤后意识障碍进行性加重，或出现再昏迷等手术指征，因条件限制，术前未能做CT检查，或就诊时脑疝已十分明显，已无时间做CT检查，钻孔探查术是有效的诊断和抢救措施。其主要目的在于确定有无血肿，适用于怀疑血肿而不能肯定者，应正确选择钻孔部位和钻孔顺序。钻孔在瞳孔首先扩大的一侧开始，或根据神经系体征、头皮伤痕、颅骨骨折的部位来选择；多数钻孔探查需在两侧多处进行。发现血肿后,切割较大的骨瓣或扩大骨孔以便清除血肿和止血;在大多数情况下,需敞开硬脑膜并去骨瓣减压,以减轻术后脑水肿引起的颅内压增高。

3. **脑室引流术** 脑室内出血或血肿应行脑室引流术。脑室内主要为未凝固的血液时,可行颅骨钻孔穿刺脑室置管引流;如主要为血凝块时,则行开颅术切开皮质进入脑室,清除血肿后,置管引流。

4. **钻孔引流术** 对慢性硬脑膜下血肿,主要采取颅骨钻孔,切开硬脑膜到达血肿腔,置管冲洗以清除血肿液。术后引流 48~72 小时,患者取头低卧位,并给予较大量的生理盐水和等渗溶液静脉滴注,以促使原受压脑组织膨起复位,消除死腔。

5. **去骨瓣减压术** 重度脑挫裂伤合并脑水肿开颅时,敞开硬膜并去骨瓣减压,同时还可清除挫裂糜烂及血液循环不良的脑组织,作为内减压术。对于病情较重的广泛性脑挫裂伤或脑疝晚期者,可考虑行两侧去骨瓣减压术。

# 第十三单元　胸部损伤

## 细目　胸部损伤

### 要点一　临床病理分类与表现

胸部损伤根据胸膜腔是否与外界相通，可分为闭合性损伤和开放性损伤两大类。闭合性损伤多由于暴力挤压、冲撞或钝器碰击胸部所引起，轻者只有胸壁软组织挫伤和/或单纯肋骨骨折，重者多伴有胸膜腔内器官或血管损伤，导致气胸、血胸，有时还造成心脏挫伤、裂伤而产生心包腔内出血。开放性损伤平时多因锐器刀锥，战时则由火器弹片等穿破胸壁造成。损伤会导致开放性气胸和/或血胸，影响呼吸和循环功能，伤情多较严重。

胸部损伤引起胸膜腔内积气称为气胸，胸膜腔积血称为血胸。在胸部损伤中，气胸和血胸的发生率仅次于肋骨骨折，两者常合并存在，称为血气胸。气胸的形成多由于肺组织、支气管破裂，致空气逸入胸膜腔；或因胸壁伤口穿破胸膜，胸膜腔与外界沟通，外界空气进入所致。一般分为闭合性、开放性和张力性气胸三类。

临床病理分类及表现有以下四方面：

1. **闭合性气胸**　闭合性气胸多为肋骨骨折的并发症，因肋骨断端刺破胸膜，空气漏入胸膜腔所造成。小量气胸，肺萎陷在30%以下者，胸腔内压破坏不显著，健侧肺有足够代偿能力，对呼吸和循环功能影响较小，多无明显症状。大量气胸，肺萎陷超过50%时患者出现胸闷、胸痛和气促症状，气管向健侧移位，伤侧胸廓饱满、呼吸活动度低、叩诊呈鼓音，听诊呼吸音减弱或消失，少数患者还可出现皮下气肿。胸部X线检查可显示不同程度的肺萎陷和胸膜腔积气，有时尚伴有少量积液。若患者情况允许，于立位行前后位摄片，能清楚显示气胸程度。

2. **开放性气胸**　锐器刀椎或弹片火器所致的胸壁伤口成为胸膜腔与外界相连的通道，以致空气可随呼吸而自由出入胸膜腔内，形成开放性气胸。临床上患者出现气促、呼吸困难、鼻翼扇动和口唇发绀、颈静脉怒张、循环障碍以至休克。胸壁伤口开放者，呼吸时能听到空气出入胸膜腔的吸吮样声音。查体出现伤侧胸部叩诊呈鼓音、听诊呼吸音减弱或消失，气管、心脏明显向健侧移位等体征。胸部X线检查示伤侧肺明显萎陷、气胸、气管和心脏等纵隔器官偏移。

3. **张力性气胸**　张力性气胸又称高压性气胸，常见于肺大疱破裂、较大支气管破裂、较深的肺裂伤或胸壁穿透伤，其裂口形成活瓣。吸气时空气可从裂口进入胸膜腔内，而呼气时活瓣关闭，气体不能排出，因此只进不出的气体导致积气不断增多，胸膜腔压力不断升高，压迫伤侧肺使之逐渐萎陷，并将纵隔推向健侧，挤压健侧肺，产生呼吸和循环功能的严重障碍。有时胸膜腔内的高压积气经支气管、气管周围疏松组织或胸壁裂伤处被挤入纵隔，扩散至皮下组织，形成皮下积气。严重者可见发绀、烦躁不安、昏迷，甚至窒息。体格检查见伤侧胸部饱胀，肋间隙增宽，呼吸幅度降低，可有皮下气肿；叩诊呈高度鼓音；听诊呼吸音消失；胸部X线检查显示胸膜腔大量积气，肺可完全萎陷，气管和心影偏移至健侧。胸膜腔穿刺有高压气体向外冲出。抽气后症状好转，但不久又见加重。严重胸部损伤如张力性气胸征象出现迅猛，须排除有支气管断裂，应做好迅速抢救甚至剖胸探查的准备。

4. **创伤性血胸**　创伤性血胸胸腔内任何组织结构损伤均可导致血胸，如累及心脏、大血管出血量多而急，如不及早救治，往往于短期内导致失血性休克而死亡。血胸发生后，不仅因血容量降低而出现内出血征象，随着胸膜腔内血液的积聚和压力的增高，迫使肺萎陷，将纵隔推向健侧，影响呼吸和循环功能。胸膜腔内的积血由于肺、心和膈肌运动起着去纤维蛋白作用，多不凝固。如短期内大量积血，去纤维蛋白作用不完善，即可凝固成血块。血块机化后形成纤维组织束缚肺和胸廓，限制肺与胸廓活动，损害呼吸功能。血液是病原微生物的良好培养基，从伤口或肺破裂处进入的病原微生物在积血中很快滋生繁殖，引起感染性血胸。

临床症状根据出血量、出血速度和患者的体质而有所不同。小量血胸可无明显症状；中量血胸和大量血胸（出血量超过 1000mL），尤其是急性失血，可出现低血容量休克症状，以及胸膜腔积液征象，如肋间隙饱满、气管向健侧移位、伤侧胸部叩诊呈浊音、心界移向健侧、呼吸音减弱或消失，胸部 X 线检查示伤侧胸膜腔有大片积液阴影，纵隔可向健侧移位；如合并气胸则显示液平面。血胸并发感染时，可出现高热、寒战、疲乏、出汗、白细胞计数升高。

## 要点二　胸部损伤继续出血的征象

下列征象提示进行性出血：

1. 脉搏逐渐增快，血压持续下降。
2. 经输血补液后血压不回升，或升高后又迅速下降。
3. 血红蛋白、红细胞计数和血细胞比容等重复测定持续降低。
4. 胸膜腔穿刺因血凝固抽不出血液，但连续胸部 X 线检查显示胸膜腔阴影继续增大。
5. 闭式胸膜腔引流后，引流血量连续 3 小时内每小时超过 200mL。

## 要点三　治疗

西医治疗主要是排出胸膜腔内积血、积气，恢复肺功能；中医治疗以治气治血为主。

### （一）西医治疗

**1. 闭合性气胸**　积气量不多，肺萎陷仅 5%~10% 时临床症状不明显，无需特殊处理。积气量较多，肺萎陷达 10%~30%，临床上呈现胸闷、呼气短促等症状时，可做胸膜腔穿刺术，抽除气体。积气大，肺萎陷体积超过 50%，临床症状明显者，宜经锁骨中线第 2 肋骨间隙行胸膜腔穿刺，抽净积气，或行胸膜腔引流术，促使肺组织形态恢复，同时应用抗生素。应当强调的是，闭合性气胸患者如需气管内插管做全身麻醉或正压辅助呼吸，事前必须常规做胸膜腔肋间引流，以免并发张力性气胸。

**2. 开放性气胸**　开放性气胸的急救处理原则是变开放为闭合，必须在伤员用力呼气末，用无菌敷料封盖伤口，使开放性气胸转变为闭合性气胸，然后穿刺胸膜腔，抽气减压，暂时解除呼吸困难。患者送至医院后进一步的处理是：给氧和输血补液，纠正休克，清创、缝合胸壁伤口；并做闭式胸膜腔引流。如疑有胸腔内脏器损伤或活动性出血，则须剖胸探查，止血，修复损伤或摘除异物。术后应用抗生素预防感染；鼓励患者咳嗽排痰和早期活动。

胸腔闭式引流的适应证：①中、大量气胸，开放性气胸，张力性气胸；②胸腔穿刺术治疗下肺无法复张者；③需要使用机械通气或人工通气的气胸或血气胸者；④拔除胸腔引流管后气胸或血胸复发者；⑤开胸手术后。

闭式胸膜腔引流的穿刺部位：根据体征和胸部 X 线检查，明确胸膜腔内空气、液体的部位，选定插管的肋间隙。液体处于低位，一般选在腋中线和腋后线之间的第 6~8 肋间插管引流。气体多向上积聚，常选锁骨中线第 2 肋间隙。

**3. 张力性气胸**　张力性气胸是可迅速致死的危急重症，必须立即排气、降低胸腔内压力等急救处理。情况紧急时可在针柄部外接剪有小口的柔软塑料袋、气球等，使胸腔内高压易于排出，而外界空气不能进入胸腔。进一步处理应安置闭式胸腔引流，使用抗生素预防感染。闭式引流装置的排气孔外接可调节恒定负压吸收装置，可加快气体排出，促使肺复张。待漏气停止 24 小时后，X 线检查证实肺已复张，方可拔除胸腔引流管。持续漏气而难以复张时，需考虑开胸手术探查或胸腔镜手术探查。

**4. 血胸**

（1）非进行性血胸：小量血胸可自然吸收，无需穿刺抽吸。若积血量较多，应早期进行胸膜腔穿刺，抽除积血，以改善呼吸功能。在抽血完毕拔针前，于胸膜腔内注入抗生素，如阿米卡星 0.2g、庆大霉素 16 万 U，以预防感染。早期施行闭式胸膜腔引流术有助于观察有无进行性出血。每次抽吸量不超过 1000mL，对大量的非进行性血胸在穿刺或引流后不能使肺扩张时，应及早做剖胸手术，清除血块和积液，进行止血。

（2）进行性血胸：应在输血、输液及抗休克治疗下及时剖胸探查，寻找出血部位。一般的肺组织或胸廓内血管出血，缝扎止血即可；严重肺裂伤或肺挫伤需进行部分肺叶切除术或肺叶切除术：大血管破裂往往修补裂口困难，多需行人造血管移植术。

（3）凝固性血胸：早期凝固性血胸，在胸膜腔内注入链激酶，24 小时后将已溶解的积血抽出；也可在出血停止后数日内剖胸，清除积血和血块，以防感染或机化；对机化血块亦以在伤情稳定后早期进行血块和纤维组织剥除术为宜。

（4）感染性血胸：若发现脓胸粘连成多房性或凝固性血胸、纤维胸并发感染，应尽早开胸手术治疗行脓胸纤维块清除术及肺皮层剥离术，并采用粗管闭式引流或双腔引流管冲洗引流，使肺尽快复张。

**（二）中医治疗**

常见以下证型：

**1. 肺气壅滞证**

证候：呼吸急促，甚则不能平卧，胸部胀闷，面唇青紫，甚则神志恍惚，烦躁不安，表情淡漠；舌质淡红，脉弦。

治法：开胸顺气。

方药：理气止痛汤加减。若瘀血症状明显，见胸胁疼痛、舌紫暗，可加桃仁、红花以活血祛瘀；神志恍惚，烦躁不安，表情淡漠者，可加石菖蒲、郁金、炙远志、龙齿安神定志；若喘促明显者，可加苏子、葶苈子泻肺定喘。

**2. 血瘀气滞证**

证候：呼吸气短，胸胁胀痛或刺痛，固定不移，面青；舌紫暗，脉沉涩。

治法：理气活血，逐瘀通络。

方药：复元活血汤加减。气滞为主，可加厚朴、香附等理气之品；血瘀较重者，可加三棱、莪术，以增强破瘀消坚之力；兼见大便秘结者，可加芒硝、厚朴以通利大便。

**3. 气脱证**

证候：呼吸困难，呼吸音低微，发绀，大汗淋漓，四肢厥冷；舌淡苔白，脉微弱。

治法：益气固脱。

方药：参附汤加减。若兼气滞者，加枳壳、制香附以理气；兼瘀血内停，加制乳香、制没药、丹参以活血祛瘀；若汗出不止，可加龙骨、牡蛎以固涩止汗。

**4. 血虚气脱证**

证候：呼吸表浅，面色苍白，甚则大汗淋漓，四肢厥冷；脉微欲绝。

治法：益气养血固脱。

方药：当归补血汤合生脉散加减。若喘促转剧，可加苏子、杏仁肃肺平喘；若汗出不止，可加龙骨、牡蛎固涩止汗；若心悸不宁者，可加远志、酸枣仁等以养心安神。

**（三）针灸治疗**

取定喘穴、肺俞穴、膻中穴，据证之虚实施补泻之法，留针 20~30 分钟。

**（四）其他治疗**

开胸顺气丸，每次 3g，每日 2~3 次，口服，可理气宽胸，用于气滞胸中引起的胸闷、喘促诸病。复方伤痛胶囊，每次 3 粒，每日 3 次，口服，可活血祛瘀、行气止痛，用于急性胸壁扭挫伤，软组织损伤。

# 第十四单元 腹部损伤

## 细目一 概 述

### 要点一 分类

#### （一）按伤型分类

腹部损伤按有无伤口，分为开放性创伤和闭合性创伤两类。

1. **开放性创伤** 战时多见，又以是否穿破腹膜，分为穿透性伤和非穿透性伤两类。穿透性伤多伴有内脏伤，而且难免有由致伤物带入腹腔的污染。非穿透性伤多数只是腹壁软组织的开放性创伤，不会将污染带入腹腔，但其中也有较少数会引起腹内脏器伤。

2. **闭合性创伤** 平时多见，决定其严重性的是有无合并内脏损伤，如无内脏损伤，则仅为腹壁软组织损伤。腹部闭合性伤，由于腹部无伤口，常被伤员甚至医务人员所忽视，如合并有内脏伤，则将引起严重后果，应该警惕。

#### （二）按伤因分类

根据致伤物的性质不同，可分为钝器伤、锐器伤、火器伤，以及由于侵入性的医学检查或治疗所引起的医源性损伤。钝器伤多引起闭合性伤，锐器伤及火器伤则引起开放性伤。火器伤中，其伤道有入口也有出口者，称为贯通伤；只有入口而无出口者，称为盲管伤。盲管伤可有异物（投射物）留于体内。

腹部损伤属中医“腹部内伤”“腹部外伤”“损伤昏厥”“损伤腹痛”等范畴。

### 要点二 诊断

在对腹部受伤部位做重点检查的同时，不应忽视全身的、全面系统的检查，因为腹部同时有几个器官损伤，或合并其他部位的器官损伤（多发性创伤）的概率相当高，所以尽管腹部内脏伤的表现已很明显，仍应进行全面检查，以免漏诊。对于症状体征表现不明显，诊断不明确的伤员，更应做全面检查和系统的观察，以获明确诊断。一般按以下程序检查、分析：首先应判断有无内脏损伤，再判断其为何种脏器的损伤，并确定有无剖腹探查的指征。

#### （一）详细了解外伤史

通过对暴力程度、性质、速度、方向、作用部位和伤后病情发展的了解，有助于判断有无腹部及其他部位的内脏损伤。

#### （二）全身系统检查和腹部的重点检查

对生命体征的系统观察。腹部直接受暴力作用的部位，尤其是有疼痛、擦伤、肿胀、瘀斑处及该部位相应的脏器，应作为检查的重点。检查按腹部体检顺序进行。特别注意有无腹膜刺激征、肝浊音界消失或缩小、腹部移动性浊音、肠鸣音减弱或消失，并通过直肠指检，了解直肠前后方有无压痛、肿胀、波动等。有时需定期反复检查，观察其进展的情况，才能及时发现重要体征。与此同时，不应忽视全身的、各系统的全面检查，以减少漏诊、误诊。

#### （三）必要的化验检查和辅助检查

1. **化验检查** 实质性脏器破裂时，有红细胞、血红蛋白、血细胞比容的数值下降，系统的、动态的观察更有价值。空腔脏器伤随腹膜炎的进展，白细胞计数进行性升高。胰、十二指肠损伤时，血、尿淀粉酶升高有重要诊断价值。

2. **X线胸、腹透视或照片** 可以观察到空腔脏器破裂的气腹征、腹腔积液，腹膜后脏器穿孔的腰大肌区的积气；肝脾破裂时，可见该侧膈肌升高及血肿、血凝块引起的肝、脾大小和外形的改变。同时应注意观察胸腔、肋骨、骨盆的情况，可提供相应脏器伤的线索，以及是否存在多器官、多部位损伤的可能。

3. **B超** 可探知实质性脏器的大小、外形、位置，及其血肿的大小和变化和腹腔内有无积液等。B超为非侵入性检查方法，而且检查的设备简单，可在床边进行。

X线检查、B超检查，能为诊断提供有价值的客观资料，在保证患者安全的情况下，应争取进行检查。如有条件和必要，还可做CT检查。

4. **诊断性腹腔穿刺和腹腔灌洗术**　多用于经以上检查，仍然诊断不明者，特别是酒醉、昏迷、休克的伤员，无法了解其病史和对体检的反应者，诊断性腹腔穿刺术，是提高诊断率的有效方法。穿刺点可选择在最可能脏器损伤的部位，一般选在右下腹部麦氏点处，也可在左下腹相应的部位，或左右腰腹部。令伤员侧卧于拟穿刺侧约5分钟，皮肤消毒及局麻后，可用8号长针头直接刺入腹腔，亦可用带塑料导管的套管针，在穿过腹膜后，将塑料管继续向腹腔内推进，抽取腹腔内容物。肉眼观察是否有不凝的血液、胃肠液、胆汁、尿液、浑浊腹水等。如肉眼不能判别，尚需进行化验检查，确定有无红细胞、白细胞、脓细胞、胃肠液、胆汁、胰液（测定胰淀粉酶）。任何一项阳性，均有助于判断有无腹部内脏伤，及可能损伤的器官。但腹腔穿刺检查如为阴性，并不能排除内脏器官损伤的可能性。为提高检测的阳性率，用上述方法置入塑料导管后，由该导管注入无菌生理盐水500～1000mL，再检查其回流液有无红细胞、白细胞、胃肠液、胆汁、胰液等，称为腹腔灌洗术。本法比较复杂，临床使用不多。

通过以上检查，多能确定有无内脏的损伤，但部分伤员，特别在受伤的早期，因症状和体征尚不明显，以致诊断困难。这时一方面先进行适当的非手术处理，另一方面，系统严密地观察病情的变化和腹部体征的演变，再结合必要的辅助检查，对观察及检查的结果反复分析、判断，可望能及时获得正确诊断。

### （四）剖腹探查术

剖腹探查术是外科重要的诊断手段之一，但不可无指征地滥用。手术应在适当准备后，在良好的麻醉下进行。探查应全面而有次序。尽管术前诊断似乎已很明确，术中仍应按常规进行探查，这样可以避免漏诊和意外。

## 要点三　分析判断

### （一）单纯性腹壁损伤或腹膜后血肿

1. **单纯性腹壁损伤**　未穿透腹壁的开放性损伤和单纯的腹壁挫伤，疼痛局限，无休克，无恶心、呕吐等胃肠道症状。其程度和范围，不随时间推移而加重或扩大，却常逐渐缓解或缩小范围。

2. **腹膜后血肿**　脊椎压缩性骨折所致的腹膜后血肿，也可引起腹痛，但腹部柔软，有压痛，无反跳痛和肌紧张。骨盆骨折腹膜后血肿所致腹痛，仅局限于下腹部，多无胃肠道症状。

### （二）腹内脏器损伤的判断

腹部开放性损伤创口有网膜膨出，确认为腹壁穿透伤，无须质疑；但有时腹壁伤口有“欺骗性”，有些小的伤口，尤其是不同层次组织收缩后“错位”，阻碍探入，易被误认为伤道未入腹；胸、臀、会阴、四肢火器伤，亦有损伤腹腔内脏器的可能，检查时应特别注意。

腹部闭合性损伤，有腹壁的挫伤，常能引起重视；但严重的邻近部位如胸、骨盆的挤压伤，往往会转移人们的注意力，遗漏对腹部的检查。

根据损伤机制，综合体检、辅助检查所得，如发现下列情况之一者，应考虑有腹内脏器损伤：

（1）早期出现休克征象者，尤其是出血性休克。

（2）有持续性甚至进行性加重的腹部剧痛，同时伴恶心、呕吐等消化道症状者。

（3）有明显腹膜刺激征者。

（4）有气腹表现者。

（5）腹部出现移动性浊音者。

（6）有便血、呕血者。

（7）直肠指检发现前壁有压痛或波动感，或指套染血者。

（8）腹腔穿刺、B超、X线、CT等检查有明显阳性证据者。

### （三）腹内脏器损伤的类别判断

1. **实质脏器损伤**　主要表现为腹腔内出血所致的休克症状，和相继出现的腹膜刺激征。伤后休克进展很快，1～2小时内可进入重度休克，说明有严重的实质性器官破裂；伤后2～3小时方出现轻度休克，经补液后血压回升稳定，说明实质性脏器破裂较轻。

血性腹膜炎引起的腹痛较轻。脾破裂少量出血时，腹痛可不明显；肝破裂如合并有较大胆管破裂或胰腺断裂，外溢的胆汁和胰液，可引起明显腹痛，但均较胃肠道破裂大量胃液外溢所致化学性腹膜炎引起的腹痛为轻。肝脾出血积聚在膈下，刺激膈肌引起的疼痛，可放射到肩部；胰腺出血引起的疼痛，可放射到腰部。腹部压痛、反跳痛不如空腔脏器破裂时严重，体征最明显处一般即是损伤所在。移动性浊音是内出血的有力证据，但多在出血量较大时方可检出。

2. **空腔脏器损伤** 主要表现为腹膜炎征象。伤后出现明显的腹痛,常为持续性剧烈疼痛,恶心呕吐较常见。有明显的腹部压痛、肌紧张和反跳痛,腹式呼吸受限或消失。胃肠破裂者,肝浊音界可缩小或消失。细菌性腹膜炎引起肠麻痹时,则腹胀明显,出现肠鸣音消失和肛门停止排气等。腹腔感染及肠内容物的吸收,可引起中毒症状,表现为体温升高、面部潮红、脉率加快等。

至于具体是何种器官的损伤,可依据各个器官的解剖生理特点,以及损伤后所表现的临床特征分析、判断。有时需在手术探查时方能确定。以下几点,可作为术前分析、判断的参考:

(1)消化液的化学刺激性是自上而下地递减,而细菌的密度则是自上而下地递增。故胃、十二指肠破裂后,立即出现剧烈腹痛和明显的腹膜刺激征;结肠破裂之早期,腹痛和腹膜刺激征则相对较轻,但腹腔感染与全身中毒症状则日益严重。

(2)腹痛与腹膜刺激征最严重的部位,常是受伤脏器的所在。

(3)有膈面刺激表现(同侧肩部牵涉痛)者,提示上腹部脏器伤,以肝、脾破裂为多见。

(4)暴力直接作用的部位,与受伤脏器的部位,常是一致的,该处常有伤痕。

(5)有低位肋骨骨折者,常有肝、脾破裂的可能。

(6)有排尿困难、血尿、会阴部牵涉痛者,提示有泌尿系脏器损伤的可能。

**(四)多发性损伤**

在诊断时,还应注意创伤可能是多发性的,不要漏诊,以免延误治疗引起严重后果。故手术中常规的系统探查是不可省略的步骤。多发性伤可能是:

1. 腹内某一脏器有多处破裂。如刺刀刺入腹腔(或子弹穿入),可能同时发生小肠的多个穿孔。

2. 腹内有2个以上的脏器同时受伤,如车祸可同时引起脾破裂、结肠穿孔。

3. 同时有腹腔以外的脏器伤,如合并有颅脑、胸腔等处的伤,这些伤有时比腹部伤对生命的威胁更大,此时就要考虑到,哪种脏器伤最需要优先处理。

## 细目二 肝 破 裂

### 要点一 诊断

1. 有右侧胸腹部外伤史。

2. 右上腹部疼痛,有时向右肩部放射,口渴、恶心、呕吐,心慌、气促、面色苍白;肝破裂的出血,有时会进入肠腔,而出现呕血或黑便。触诊时,右上腹有明显压痛、反跳痛、肌紧张及肝区叩击痛。若肝损伤出血较多,可出现休克,腹部有移动性浊音。

3. 腹腔穿刺可抽出不凝血液。

4. X线片可见右膈肌升高;B超或CT检查,可发现液性暗区、肝移位等。

### 要点二 治疗

应严密观察病情,积极进行中西医结合治疗。中医以辨证施治及外治法为主,西医以补液、止血、输血为主。上述措施如仍不能改善病情,或已明确诊断,则应早期施行手术治疗。

**(一)西医治疗**

迅速建立2条以上静脉输液通道,快速静脉输注平衡液,积极配血,尽快输入全血,以纠正休克。应注意防止肺水肿、输血反应、低蛋白血症及凝血机制障碍的发生,并做好急诊手术的各项准备。

肝破裂原则上均应手术治疗。手术治疗的原则为:确切止血、防止胆瘘、彻底清创、清除失活的肝组织、充分引流和处理其他合并伤。多数情况需要的是清创性切除;清除血块及无活力的肝组织,用大网膜覆盖创面后,做间断或褥式缝合;严重损伤无法修补者,可做肝部分切除术。对术中汹涌的大出血,限于设备及技术条件无法施行手术者,可先在伤部填入网膜或止血海绵后,再有计划地填纱布压迫止血,使其不与创面直接接触,尚不失为挽救生命、争取时间的应急手段。无论何种手术,均需腹腔引流,防治感染。

**(二)中医治疗**

中医辨证施治时应注意,在致伤早期未明确诊断之前,不宜内服中药治疗。

1. **内治**

（1）气滞血瘀证

证候：跌打损伤，血积胁下，右胁肋部肿痛剧烈，压痛明显；脉弦。

治法：疏肝理气，活血逐瘀。

方药：复元活血汤加减。

（2）血脱证

证候：伤后出血过多，突然出现面色爪甲苍白，大汗淋漓，四肢厥冷，口渴，气急烦躁，或倦卧气微，二便失禁；舌淡，唇干或青紫，脉芤或细数。

治法：益气生血，回阳固脱。

方药：当归补血汤合参附汤。

（3）气血两虚证

证候：损伤后期，面色㿠白，头晕目眩，视物不清，短气无力，纳少；舌淡，脉细无力。

治法：补气养血。

方药：八珍汤加减。

（4）肝郁气滞证

证候：损伤后期，胁肋隐痛不适，咳吐、大便等屏气时疼痛加剧；胸闷，喜太息，情志抑郁易怒，纳少；舌苔薄白，脉弦。

治法：疏肝解郁，理气止痛。

方药：柴胡疏肝散加减。

2. **外治**　轻型肝损伤，可用消瘀止痛膏、消痛散等外敷、外搽。

## 细目三　脾破裂

### 要点一　诊断

1. 左上腹及左季肋区有外伤史。

2. 因出血量的不同，患者可有不同程度的休克、恶心、呕吐、腹胀及左肩部放射性疼痛；叩诊脾区，可有固定的扩大的实音区，腹膜刺激征以左上腹为甚。

3. 血常规检查示红细胞计数、血红蛋白、血细胞比容可出现进行性下降。

4. 腹部X线片可见脾区阴影扩大，腰大肌阴影不清楚及左膈肌抬高。

5. 诊断性腹腔穿刺或腹腔灌洗为血性液。

6. B超与CT检查，可见脾区积血及脾脏破损。

### 要点二　治疗

1. **西医治疗**　脾裂伤、创面较整齐者，提倡采用修补、缝合或粘合止血或脾部分切除等治疗。对于不可修补的损伤脾脏，可行脾切除术。包膜下脾破裂（脾包膜完整，脾实质的深部或浅部破裂）应予住院观察，严格卧床休息，给予止血剂，加强监测，做可随时手术的准备。对于5岁以下儿童，不宜行全脾切除术，以免日后发生脾切除后凶险性感染，应保留副脾或脾组织自体移植；但病理脾或脾脏内有污染时，则不宜施行保脾手术及脾组织自体移植。

2. **中医治疗**　如为不甚严重的脾包膜下破裂和中央破裂，其循环状况稳定，腹部症状无继续加重，亦无其他腹内脏器合并伤时，可在严密监护下，行中西医结合保守治疗。分型论治，可参见肝破裂内容。

## 细目四　胰腺损伤

### 要点一　诊断

1. 有上腹部穿透伤或严重挤压伤史。

2. 轻度胰腺损伤早期，多无特殊临床症状与体征。较重胰腺损伤者，伤后即出现上腹部剧烈疼痛、呕吐，甚至休克。

3. 较重的胰腺损伤，腹膜刺激征为阳性，肠鸣音减弱或消失。

4. 血清淀粉酶增高，腹腔穿刺液或灌洗液淀粉酶升高，若高于100U/dL，更具有早期诊断意义。

5. CT检查能显示胰腺轮廓是否完整及周围有无积液、积血。

### 要点二　治疗

高度怀疑或诊断为胰腺损伤者，应立即手术治疗。中医治疗多适用于轻度挫伤的患者。同时，均应配合禁食、胃肠减压等一般治疗。

**（一）西医治疗**

1. **治疗原则** 减少一切可能的胰腺刺激，抑制胰酶分泌，防治胰酶对机体的损伤，抗感染，防治多器官功能障碍综合征。

2. **治疗措施**

（1）禁食和胃肠减压。

（2）支持治疗。

（3）抗感染。

（4）抗休克。

（5）抗胰酶疗法。

（6）对症治疗。

3. **手术治疗** 原则是彻底清创，完全止血，充分引流胰腺创面及处理合并伤。

胰体部分破裂而主胰管未断者，可用丝线做褥式缝合修补。对于严重的胰腺断裂伤，可施行大部分胰腺切除并胰腺空肠吻合术，甚至行全胰切除。

如发生胰瘘，除加强引流外，应禁食并给予全肠外营养支持。应用生长抑素，可明显减少胰液分泌量，有利于胰瘘的愈合。

**（二）中医治疗**

1. **内治**

（1）气郁血瘀证

证候：上腹部疼痛，向腰背部放射，腹胀，恶心呕吐，上腹部压痛较剧；舌质红，苔黄，脉弦紧。

治法：行气止痛，活血祛瘀。

方药：越鞠丸合复元活血汤加减。

（2）热毒内蕴证

证候：持续性腹部剧痛，腹胀拒按，局部或全腹压痛、反跳痛，腹肌紧张，肠鸣音减弱或消失；伴发热，恶心呕吐，大便秘结，小便短赤；舌质红，苔黄腻或黄糙，脉洪数。

治法：清热解毒，顺气通腑。

方药：黄连解毒汤合大承气汤加减。

（3）气血瘀结证

证候：伤后数周或数年，上腹部出现包块，隐痛不适，或出现肩背部放射痛，俯仰转侧则疼痛加重；纳呆便秘，低热；舌偏红，苔黄干，脉细数或弦涩。

治法：行气活血，化瘀散结。

方药：膈下逐瘀汤加味。

（4）热厥证

证候：腹部膨胀，全腹压痛、反跳痛，腹肌紧张明显；精神萎靡或烦躁不安，神昏谵语，口干唇燥，手足不温，甚则四肢厥冷，呼吸浅促，或斑疹衄血，呕血便血，少尿或无尿；舌质红绛，苔黄干而厚，脉沉细而数或微细欲绝。

治法：清营泄热，解毒养阴。

方药：清营汤加减。

2. **外治** 参照肝破裂相关内容。

## 细目五 小肠损伤

### 要点一 诊断

1. 有钝性或锐性暴力损伤史。

2. 损伤后即有腹痛，并很快呈全腹性剧烈疼痛，伴恶心、呕吐。

3. 损伤早期即可产生腹膜炎体征，也可叩出移动性浊音。

4. X 线检查可发现膈下游离气体，腹穿可抽出肠内容物。

### 要点二 治疗

一旦诊断明确，即应尽快施行手术治疗。

1. **西医治疗**

（1）术前注射破伤风抗毒素。

（2）输血补液，纠正水、电解质及酸碱平衡紊乱。

（3）禁食，持续胃肠减压，禁食期间，给予全静脉营养。

（4）使用广谱抗生素，防治腹腔内感染。

（5）手术治疗：小肠单纯穿孔者，行修补术；对于不宜单纯缝合、小肠某段广泛性挫伤、血液循环不良、大范围肠系膜横向断裂、沿肠管纵轴方向较长的纵裂伤者，宜行小肠部分切除吻合术。

2. **中医治疗** 对疑似或已确定诊断为小肠损伤，不宜中药内服治疗。对术后患者或酌情进行辨证施治，可参考肝、脾损伤的中医治疗。

# 第十五单元　泌尿系损伤

## 细目一　肾　损　伤

### 要点一　诊断

1. 有腹部、背部、下胸部外伤史。

2. 临床表现，主要有休克、血尿、疼痛及发热等。

3. 体征主要有腰腹部肿块和触痛，腰部可有压痛和叩击痛，严重时，腰肌紧张和强直，合并腹腔脏器损伤时，可出现腹膜刺激征。

4. 实验室检查，显示尿中有多量红细胞，血常规呈现血红蛋白与血细胞比容持续降低，白细胞数增加应注意继发感染的可能。

5. 影像检查（B超、CT、排泄性尿路造影及肾动脉造影等）发现肾损伤。

### 要点二　治疗

治疗方法的选择，要根据患者伤后的一般情况、受伤的范围和程度，以及有无其他器官的损伤而确定。

**（一）急救治疗**

对大出血而休克的患者，应采取抗休克、复苏等急救措施，严密观察生命体征变化，同时明确有无合并伤，并积极做好手术探查准备。

**（二）非手术治疗**

1. 绝对卧床休息2~4周，症状完全消失后2~3个月，方可参加体育活动。

2. 镇静、止痛及止血药的应用。

3. 应用抗生素防治感染。

4. 加强支持疗法，保持足够尿量。

5. 动态检测血红蛋白和血细胞比容。

6. 定时监测生命指征及局部体征的变化。

**（三）手术治疗**

一旦确定为严重肾裂伤、粉碎肾或肾蒂伤，应立即手术探查，如保守治疗发现下列情况时，应施行手术。

1. 经积极抗休克治疗后，症状不见改善，提示有内出血者。

2. 血尿加重，血红蛋白和血细胞比容继续下降。

3. 腰腹部肿块明显增大，并怀疑有腹腔脏器损伤。

手术时，可根据肾损伤的程度和范围，选择肾周围引流、肾修补或肾部分切除、肾切除、肾血管修复等术式。

**（四）中医治疗**

**1. 肾络损伤证**

证候：多属肾挫伤和肾挫裂伤的初期。外伤后腰痛，活动时加重，肾区叩痛，镜下血尿或肉眼血尿，面色苍白；舌质淡紫或有瘀斑，苔薄白，脉弦细数。

治法：止血益肾，通络止痛。

方药：小蓟饮子加川断、杜仲、延胡索、车前子等。

**2. 瘀血内阻证**

证候：多属肾挫伤或肾挫裂伤的中期。腰痛，活动不利，或可触到腰部或腹部肿块，血尿或夹有血块，小便涩痛不爽，面色无华；舌紫或有瘀斑，脉弦涩。

治法：活血祛瘀止痛。

方药：活血散瘀汤加减。

**3. 气阴两虚证**

证候：多属肾挫伤或肾挫裂伤后期或严重肾损伤术后。肿痛减轻，仍有尿血，神疲乏力，腰酸软，食少纳呆，或自汗、盗汗；舌淡苔薄，脉细弱。

治法：益气养阴。

方药：补中益气汤合知柏地黄丸加减。如为严重肾损伤术后，可合八珍汤加减。

## 细目二　尿道损伤

### 要点一　诊断

1. 患者有会阴部骑跨伤史、尿道器械操作史、骨盆骨折等病史。

2. 临床表现，多有休克、尿道出血、疼痛、排尿困难等。

3. 尿外渗体征，见阴部、阴囊处瘀斑、血肿，可蔓延至腹壁。

4. 尿道造影，可确定损伤部位及有无尿外渗；骨盆 X 线片，可显示骨盆骨折，有助于后尿道损伤的诊断。

### 要点二　治疗

治疗原则是：①防治休克和感染；②恢复尿道连续性；③引流膀胱尿液（暂时尿流改道）；④彻底引流尿外渗；⑤防治并发症如尿道狭窄、尿瘘；⑥注意合并伤的处理。

**（一）紧急处理**

尿道球海绵体严重出血或骨盆骨折，可致休克，应尽早采取抗休克措施。前者应积极采取手术止血，后者勿随意搬动，以防加重出血和损伤。尿潴留未能立即手术者，可进行耻骨上膀胱穿刺造瘘引流尿液。尿道损伤或轻度裂伤者，排尿有困难时，予以保留导尿 1 周，并用抗生素预防感染。

**（二）手术治疗**

**1. 前尿道横断或严重撕裂**　经会阴切口，有血肿时，应予清除，再做尿道断端吻合术，留置导尿 2~3 周，同时做引流和耻骨上膀胱造瘘术。

**2. 后尿道损伤**　早期做耻骨上膀胱造瘘。如为尿道不完全撕裂，一般在 3 周内愈合并恢复排尿。早期部分患者，可行尿道会师复位术。尿道复位术后，留置导尿管 3~4 周，若经过顺利，排尿通畅，可避免第二期尿道吻合术。

**3. 并发症处理**

（1）尿外渗：应切开引流，防止感染。阴茎、会阴、下腹壁等表浅尿外渗区，宜做多个切口引流。膀胱及腹后壁深部的尿外渗，需在耻骨上充分引流或做负压吸引。合并直肠损伤时，应早期立即修补，并行暂时性结肠造瘘。尿道直肠瘘时，一般 3~6 个月后，再施行修补手术。

（2）尿道狭窄：定期行尿道扩张术，以扩大并保持尿道通畅。严重者，可行腔内经尿道狭窄部瘢痕组织切开术，或行延期尿道瘢痕切除端端吻合术；也可先做会阴部造口术、二期尿道成形术。

**（三）中医治疗**

**1. 络伤溢血证**

证候：尿道疼痛，尿道滴血，颜色鲜红，为损伤早期表现，或小便困难，排出不畅；舌淡苔白，脉弦。

治法：止血镇痛。

方药：活血止痛散加减。

**2. 瘀血阻窍证**

证候：尿道疼痛，尿道出血，带有血块，损伤部位皮肤青紫、肿胀，排尿不畅；舌淡紫或有瘀斑，脉弦涩。

治法：活血化瘀。

方药：活血散瘀汤加减。

# 第十六单元 其他损伤

## 细目一 烧 伤

### 要点一 临床表现

烧伤的局部临床表现是显而易见的，但不应忽略其全身的反应和并发症的表现。除了要准确认识和评估烧伤的面积和深度外，还要密切关注全身各系统的功能状态，早期发现各种并发症。

#### （一）全身表现

1. **生命体征变化** 由于体液的大量渗出和心功能、血流动力学因素、创伤后炎症介质、疼痛及精神紧张等诸因素的综合影响，可导致生命体征发生变化，最常见的是引起脉搏和心率加快，呼吸动度加深、频率加快等。最初血压可稍有升高，而严重烧伤，常因渗出增多而出现血压下降，甚至发生休克。

2. **发热** 发热的常见原因是：烧伤创面中的坏死组织持续不断地发生水解、酶解、酸败皂化、酯化反应，分解与合成代谢反应中产生致热物质，这些物质被吸收而发生“吸收热”。这种发热的体温多在38℃左右，若体温过高，应考虑有并发感染的可能。

3. **其他** 口渴、尿少、纳差、便秘等，后期可出现营养不良表现。

4. **舌与脉变化** 轻度烧伤一般无明显的舌象与脉象变化，但中度以上的严重烧伤，其舌象与脉象可反映以下病情变化。

（1）舌象：初期舌质多淡红，或有浮浊苔；火毒内攻则舌红苔黄而干；阴津损耗则舌多光绛，甚而起芒刺。病情好转则舌苔渐生，舌红转淡；体力渐复时，正常舌苔也渐出现。故舌苔变化对观察病情转变和判断预后有很大的帮助。

（2）脉象：烧伤患者的脉象，一般为洪大弦数，尤以数脉居多，即使在治愈后，往往还可持续一段时间，随着气阴恢复，才逐渐缓和。如合并全身化脓性感染时，脉数更甚，如由数疾之脉转为沉迟时，提示脉症不符，病情趋向恶化。

#### （二）局部表现

1. **疼痛** 烧伤部位越表浅，疼痛越剧烈；烧伤面积越大，疼痛越重。

2. **红斑** 红斑是Ⅰ度烧伤的体征。

3. **水疱** 水疱是Ⅱ度烧伤的体征，可根据水疱的大小、疱皮的厚薄、疱液的性状，鉴别浅Ⅱ度烧伤和深Ⅱ度烧伤。

4. **渗出** 渗出是Ⅱ度烧伤的早期征象，可分为显性渗出和隐性渗出。隐性渗出指组织间的渗出，严重时造成组织肿胀。显性渗出指创面上的渗出和水疱液，早期为浆液性，合并感染时，可出现炎性甚至脓性渗出。

5. **焦痂** 焦痂是Ⅲ度烧伤的体征。临床上要注意焦痂下易发生感染和积脓，还要注意对烧伤部位、面积的大小、有无合并伤等项进行检查。中医对烧伤局部表现的观察和描述，可用神（光泽）、色、形、态四字概括。

6. **呼吸道烧伤** 呼吸道烧伤，又称吸入性烧伤。由于吸入火焰、干热空气、蒸汽、有毒或有刺激性的气体或烟雾所致，在城市的火灾中很常见。口、咽、喉、气管黏膜充血、水肿、分泌物增多，可引起咽痛、吞咽困难、呼吸困难，可并发肺水肿和肺部感染。其临床表现是：燃烧现场相对密闭，呼吸道刺激，咳出炭沫痰，呼吸困难，颈部、口周常有深度烧伤，鼻毛烧伤和声音嘶哑。

#### （三）并发症

1. **休克** 主要表现为心率增快，脉搏细弱，心音低弱；早期脉压变小，随后血压下降；呼吸浅、快；尿量减少。监测尿量，是判断低血容量性休克的一个重要标志，成人每小时尿量低于20mL常提示血容量不足；口渴难忍，在小儿患者中表现得特别明显；烦躁不安，是脑组织缺血、缺氧的一种表现；周围静脉充盈不良、肢端发凉，患者诉畏冷。

2. **全身性感染** 感染是烧伤救治中的突

出问题。烧伤并发全身性感染时,临床常有一些骤然变化的迹象,只要连续坚持床边观察,这些迹象不难发现。如患者性格的改变,初始有些兴奋、多语、定向力障碍,继而出现幻觉、迫害妄想,甚至大喊大叫,或对周围反应淡漠;体温骤升或骤降,波动幅度在 1~2℃;体温骤升者,起病时常伴有寒战,体温不升者,常提示为革兰氏阴性杆菌感染;心率加快(成人常在 140 次 / 分以上);呼吸急促;创面表现骤变,如一夜之间出现创面萎陷、色泽转暗、肉芽组织水肿糜烂、出现出血斑点等。

3. **应激性溃疡** 为烧伤最常见的消化系统并发症。临床上多有腹痛、饱胀、嗳气、呕血、黑便等,大出血者,常发生出血性休克。

4. **肝衰竭** 烧伤并发肝衰竭的发生率报道不一,主要诱因为重度休克、创面脓毒症、全身侵袭性感染或败血症。

5. **心力衰竭** 主要病因为休克期补液过量,内毒素对心肌的直接损害,尤其易在无尿型急性肾衰竭患者中发生;严重吸入性损伤,因气道梗阻、肺水肿、肺部感染和肺不张,或诱发了 ARDS,进一步促使心肌缺血缺氧;并发严重脓毒症或感染性休克,发病突然,常出现昏厥、心源性休克、肺水肿和呼吸困难(左心衰竭所致)、发绀、全身水肿(右心衰竭所致)、心律不齐(低血钾所致)等。X 线摄片有助于诊断。

6. **急性肾功能不全** 多见于大面积深度烧伤、高压电烧伤或合并挤压伤延迟复苏者。主要与血容量不足、缺血缺氧、烧伤后的血红蛋白尿和肾脏以外的因素或毒素物质有关。休克(脱水)引起的肾衰竭,分少尿(或无尿)型和非少尿型。少尿型的早期,表现为少尿或无尿、尿比重降低、氮质血症、高钾血症、低钙血症、水潴留和酸中毒等;非少尿型主要为氮质血症、尿比重降低且有管型。因烧伤败血症或肾病综合征引起者,实验室检查非蛋白氮在 71~143mmol/L,肾小管对钾、钠、氯等电解质的调节功能,一般保持正常,尿量正常或偏多。

7. **急性呼吸窘迫综合征(ARDS)** 严重烧伤休克病程经过不平稳者、重度吸入性损伤和严重脓毒症是 ARDS 的最主要原因。

8. **多器官功能障碍综合征(MODS)** 烧伤继发 MODS 的病因复杂,但与伤情关系密切。烧伤伤情越重并发 MODS 的机会愈多,因为这类患者易发生低血容量性休克、全身性感染、炎症反应和免疫功能紊乱等。液体复苏欠佳,会诱发循环状态异常,最终出现循环衰竭。烧伤后的持续高代谢状态和异常耗能途径,都不利于肌蛋白的合成与创面修复,可能是导致 MODS 的间接因素,治疗和处理不及时,可导致多器官功能衰竭(MOF)而死亡。

**(四)烧伤严重性的分度**

为指导急救和治疗、明确预后,临床常据烧伤的面积和深度,将伤员分为轻度烧伤、中度、重度及特重型烧伤等。

1. **轻度烧伤** Ⅱ度烧伤面积在 9% 以下(儿童在 5% 以下)。

2. **中度烧伤** Ⅱ度烧伤面积在 10%~29%(儿童在 5%~15%),或Ⅲ度烧伤面积不足 10%(儿童在 5% 以下)。

3. **重度烧伤** Ⅱ度以上烧伤总面积在 30%~49%(儿童在 16%~25%);或Ⅲ度烧伤面积 10%~19%(儿童在 6%~10%);或虽总面积、Ⅲ度烧伤面积不到上述标准,但为呼吸道烧伤、化学烧伤、已有休克等并发症,或合并其他严重创伤者,也应列为重度烧伤。

4. **特重烧伤** 烧伤总面积达 50% 以上(儿童 25% 以上),或Ⅲ度烧伤超过 20%(儿童 10%)。

## 要点二 深度判定

烧伤深度的判定普遍采用三度四分法,分为Ⅰ度、浅Ⅱ度、深Ⅱ度、Ⅲ度。一般认为Ⅰ度、浅Ⅱ度烧伤属于浅度烧伤;深Ⅱ度和Ⅲ度烧伤属于深度烧伤。

Ⅰ度烧伤:仅伤及表皮浅层,生发层健在,再生能力强。表面呈红斑状,干燥无渗出,有烧灼感,3~7 天痊愈,短期内可有色素沉着。

浅Ⅱ度烧伤:伤及表皮的生发层、真皮乳头层。局部红肿明显,有薄壁大水疱形成,内含淡黄色澄清液体,水疱皮如被剥脱,创面红润、潮湿,疼痛明显。上皮再生靠残存的表皮生发层和皮肤附件(汗腺、毛囊)的上皮增生,如不发生感染,1~2 周内愈合,一般不留瘢痕,多数有色素沉着。

深Ⅱ度烧伤:伤及皮肤的真皮层,介于浅Ⅱ度和Ⅲ度之间,深浅不尽一致,也可有水疱,但去疱皮后创面微湿,红白相间,痛觉较迟钝。由于真皮层内有残存的皮肤附件,应用烧伤湿性医疗技术,可激活潜能再生细胞,依靠原位干细胞再生，形成上皮小岛；如不发生感染，可融合修复，无瘢痕愈合，需时3~4周。

Ⅲ度烧伤：为全层皮肤烧伤，甚至达到皮下、肌肉或骨骼。创面无水疱，呈蜡白或焦黄色，甚至炭化，痛觉消失，局部温度低，皮层凝固性坏死后，形成焦痂，触之如皮革，痂下可见树枝状栓塞的血管。因皮肤及其附件已全部烧毁，无上皮再生的来源，须靠植皮而愈合。Ⅲ度浅烧伤，可靠残留潜能再生细胞和原位干细胞再生，修复创面，或以周围健康皮肤的上皮爬行，收缩愈合。

## 要点三　面积计算

1. **中国新九分法**　按体表面积划分为11个9%的等份，另加1%，构成100%的体表面积。即头、面、颈部为9%，双上肢为2×9%=18%，躯干前后包括外阴为3×9%=27%，双下肢包括臀部为（5×9%）+1%=46%。

2. **手掌法**　不论性别、年龄，患者并指的掌面约占体表面积的1%，如医者的手掌大小与患者相近，可用医者手掌估算，作为九分法的辅助评估方法。

3. **儿童烧伤面积计算**　12岁以下儿童，年龄越小，头越大而下肢越小，可按下法计算：头颈部面积：［9+（12-年龄）］%；双下肢面积：［46-（12-年龄）］%。

## 要点四　治疗

### （一）治疗原则

1. **保护烧伤创面**　防止和清除外源性污染。

2. **早期及时补液**　保持呼吸道通畅，强心、护肾、纠正低血容量性休克。

3. **预防局部和全身性感染**　对大面积严重烧伤，特别是休克期经过不平稳者，早期暴发全身性感染的机会较高，足量应用兼顾革兰氏染色阴性杆菌和革兰氏染色阳性球菌的广谱抗生素，具有防治作用，但5~7天的危险期过后，应考虑停药。

4. **手术方法**　据情选用，目的是促使创面早日愈合，尽量减少瘢痕增生所造成的功能障碍和畸形。

5. **防治并发症**　轻度烧伤对全身影响较小，治疗重点是处理创面和防止局部感染，酌情使用少量镇静药和口服"烧伤饮料"补充失液量。中度以上烧伤对全身影响较大，并发症也较多，应局部治疗和全身治疗并重，包括积极防治低血容量休克，防治局部和全身感染，使创面早日愈合。

### （二）现场急救

烧伤急救的目的是：尽快消除致伤因素，脱离现场，积极实施危及生命损伤的救治，保护受伤部位，缓解症状。

1. **迅速脱离现场和消除热源**　火焰烧伤，应尽快扑灭身上的火，灭火时，切忌用双手扑打火焰，以免造成双手烧伤，也切忌奔跑呼叫，以免风助火势，烧伤头面部和呼吸道。热液烫伤，应尽快去除热液浸渍的衣物，在去除衣物时，要注意保持疱皮完整，最好采取剪开衣物的方法。酸碱烧伤时，必须及时用大量清水冲洗创面；生石灰和电石等遇水产热物质烧伤时，在冲洗前，应去除创面上的颗粒和粉末，以免因加水产热；磷烧伤后，应立即将患处浸于水中，目的在于隔绝空气、防止磷自燃损伤，在水下去除磷的颗粒。

2. **危及生命损伤的救治**　电烧伤合并心跳骤停者，先行心肺复苏，抢救生命。误吸、误咽烧伤者，常伴有呼吸道损伤，应特别注意保持呼吸道通畅和吸氧，有条件或必要时，可行气管切开。同时，应注意复合伤的判断和处理，对大出血、开放性气胸、骨折等，应先实施相应的急救处理。

3. **保护受伤部位**　现场急救时，创面只求不再污染，不再损伤。尤其要注意疱皮完整，不主张过于彻底清创。创面可立即涂抹湿润烧伤膏，无条件者，可先以洁净柔软的布单保护，就近送入医院治疗。伤后患者情绪比较紧张，应注意通过交谈等方式，缓解稳定患者的紧张情绪，必要时，可应用镇静止痛药。

### （三）转送

大面积严重烧伤休克伤员，早期应避免长途转送，应就近输液抗休克，必须转送者，应建立静脉输液通道，途中继续输液，保证呼吸道通畅。严重口渴、烦躁不安者，常提示休克严重，应加快输液，可酌情口服少量盐水。转送路程较远者，应留置导尿管，观察尿量。

### （四）休克的防治

轻度烧伤一般不发生休克。烧伤病情越严重，休克出现就越早、越重。严重烧伤，多在烧伤后6~12小时发生休克，特重度烧伤，在伤后2小时即可发生。因烧伤早期发生的休克，基本上是低血容量性休克，处理原则是尽快恢复血容量。方法如下：

1. **口服补液** 轻度烧伤可进饮食，口服烧伤饮料（氯化钠 3g，碳酸氢钠 1.5g，糖 10g，加水 1000mL 即成），或口服盐粥汤，但不能只饮开水，以免发生水中毒。

2. **抗休克补液疗法** 目前，国内通常采用的输液量计算公式为：成年患者按照Ⅱ度、Ⅲ度深烧伤合计面积和体重计算，伤后第一个 24 小时胶体和晶体总量为每 1% 烧伤面积、每千克体重 1.5mL（小儿 2.0mL）。胶体（血浆）和电解质液（平衡盐液）的比例为 0.5：1，广泛深度烧伤者的比例可改为 0.75：1。另加每日需水量（5% 葡萄糖溶液）2000mL（小儿按年龄、体重计算）补充水分。第二个 24 小时胶体和电解质液量为第一个 24 小时实际输入量的一半，水分补充仍为 2000mL。

补液公式仅是一种估计方法，伤员个体对休克的耐受性和补液反应的差异很大，因此，在补液抗休克过程中，要随时观察伤员的反应，包括精神状态、脉搏、血压、心搏强弱和末梢循环灌注情况，根据患者的反应，随时调整输液的量和成分。尿量是一个很重要的指标，成人每小时尿量应不低于 20mL，以 30~50mL 为宜，伴有肌红蛋白尿时更要超过 50mL/h，小儿每千克体重每小时不低于 1mL，成人脉搏 <120 次 / 分，儿童 <140 次 / 分，脉搏和心跳要有力；收缩压应维持在 11.97kPa（90mmHg）、脉压在 2.66kPa（20mmHg）以上；患者应安静，无烦躁不安；无明显口渴；呼吸平稳。有条件者，实行中心静脉压测定，如出现血压低、尿量少、烦躁不安等现象，则应加快输液速度。

### （五）全身性感染的防治

烧伤全身性感染的成功防治，关键在于对其感染发生和发展规律性的认识。要了解烧伤休克和感染的内在联系，及时积极地纠正休克，维护机体的防御功能。烧伤感染途径是多渠道的，包括外源性与内源性以及静脉导管感染等。防治措施如下：

1. **及时而积极地纠正休克，维持机体的防御功能，保护肠黏膜的组织屏障** 这些措施对防止感染有重要意义。

2. **正确处理创面** 烧伤创面，特别是深度烧伤创面是主要感染途径，强调正确的外科处理。目前，对深度烧伤的处理，多沿用早期切（削）痂植皮方法，但应指出，规范地采用烧伤湿性医疗技术，对深度烧伤的处理有着广阔的前景，尤其在深Ⅱ度和Ⅲ度浅创面方面，已被证实能实现原位皮肤再生修复。

3. **合理选择抗生素** 选择抗生素，依然是防治全身性感染不可或缺的手段，但不能乱用和滥用。正确应用抗生素，要注意以下几个问题：

（1）针对性：应根据细菌培养和药敏结果，选择和调整抗生素，在没有获得细菌培养和药敏结果时，可针对烧伤感染的主要致病菌选择。

（2）及早用药：对中、重度烧伤，病菌的侵入常发在烧伤发生之时，抗生素的应用宜早，治疗过程中，应反复做细菌学检测，掌握创面的菌群动态和药敏情况，感染一旦明确，及早调整药物。

（3）联合用药：烧伤创面常为多种细菌感染，耐药性也较高，因而对中、重度烧伤主张联合应用抗生素。

（4）及时停药：感染症状控制后，应及时停药，不能留待体温完全正常。因烧伤创面未修复前，一定程度的体温升高，是不可避免的，若仅主张早期应用抗生素而不及时停药，有可能诱发体内菌群失调或二重感染（如真菌感染）；另外，部分抗生素影响蛋白质代谢，从而影响创面愈合。

4. **营养的支持、水与电解质紊乱的纠正、脏器功能的维护等综合措施** 均为重要措施。营养支持可经肠内或肠外营养，尽可能用肠内营养，因其接近生理，可促使肠黏膜屏障的修复，减少并发症的发生。

### （六）中医治疗

#### 1. 内治

（1）热伤营卫证：轻度烧伤，无全身症状，无须内治。

（2）火毒伤津证

证候：壮热烦躁，口干喜饮，便秘尿赤；舌红绛而干，苔黄或黄糙，或舌光无苔，脉洪数或弦细数。

治法：清热解毒，益气养阴。

方药：黄连解毒汤、金银花甘草汤、犀角地黄汤或清营汤加减。口干甚者，加鲜石斛、天花粉；便秘，加生大黄；尿赤，加白茅根、淡竹叶等。

（3）阴伤阳脱证

证候：神疲倦卧，面色苍白，呼吸气微，表情淡漠，嗜睡，自汗肢冷，体温不升反低，尿少；

全身或局部水肿，创面大量液体渗出；舌淡暗苔灰黑，或舌淡嫩无苔，脉微欲绝或虚大无力等。

治法：回阳救逆，益气护阴。

方药：四逆汤、参附汤合生脉散加味。冷汗淋漓，加煅龙骨、煅牡蛎、黄芪、白芍、炙甘草。

（4）火毒炽盛证

证候：壮热不退，口干唇燥，大便秘结，小便短赤；舌红而干，苔黄干或黄腻，脉洪数。

治法：清热解毒。

方药：黄连解毒汤。湿热重者，加清热利湿之品。

（5）火毒内陷证

证候：壮热不退，口干唇燥，躁动不安，大便秘结，小便短赤；舌红绛而干，苔黄或黄糙或焦干起刺，脉弦数等；若火毒传心，可见烦躁不安，神昏谵语；火毒传肺，可见呼吸气粗，鼻翼扇动，咳嗽痰鸣，痰中带血；火毒传肝，可见黄疸，双目上视，痉挛抽搐；若火毒传脾，可见腹胀便结，便溏黏臭，恶心呕吐，不思饮食，或有呕血、便血；火毒传肾，可见浮肿，尿血或尿闭。

治法：清营凉血解毒。

方药：清营汤或黄连解毒汤合犀角地黄汤加减。神昏谵语者，加服安宫牛黄丸或紫雪丹；气粗咳喘，加生石膏、知母、贝母、桔梗、鱼腥草、桑白皮、鲜芦根；抽搐，加羚羊角粉（冲）、钩藤、石决明；腹胀便秘、恶心呕吐，加大黄、玄明粉、枳实、厚朴、大腹皮、木香；呕血、便血，加地榆炭、侧柏炭、槐花炭、白及、三七、藕节炭；尿少或尿闭，加白茅根、车前子、淡竹叶、泽泻；血尿，加生地黄、大小蓟、黄柏炭、琥珀等。

（6）气血两虚证

证候：疾病后期，火毒渐退，低热或不发热，精神疲倦，气短懒言，形体消瘦，面色无华，食欲不振，自汗，盗汗；创面肉芽色淡，愈合迟缓；舌淡，苔薄白或薄黄，脉细弱。

治法：补气养血，兼清余毒。

方药：托里消毒散或八珍汤加金银花、黄芪。食欲不振，加神曲、麦芽、鸡内金、薏苡仁、砂仁。

（7）脾虚阴伤证

证候：疾病后期，火毒已退，脾胃虚弱，阴津耗损；面色萎黄，纳呆食少，腹胀便溏，口干少津，或口舌生糜；舌暗红而干，苔花剥或光滑无苔，脉细数。

治法：补气健脾，益胃养阴。

方药：益胃汤合参苓白术散加减。

2. **外治**　烧伤外治的中医方法、剂型、药物和单验方较多，如湿润烧伤膏、紫草油膏、黄连油膏等，适用于轻度表浅烧伤的处理，可视实际选用。如创面大、深度深，宜采用中西医结合的方法处理。

**（七）创面处理**

对于浅度烧伤，现有的各种方法，在治愈时间和效果上，无明显差异，重点在防止感染。对深度烧伤，存在传统和烧伤湿性医疗技术两种治疗方法。

# 细目二　冷　　伤

## 要点一　概述

冷伤是由于寒冷低温作用于人体引起的损伤，可分为非冻结性冷伤和冻结性冷伤两类。非冻结性冷伤是指暴露于冰点以上至10℃以下的低温加潮湿条件所引起的局部损伤，如冻疮、战壕足、浸渍足等；而冻结性冷伤是指暴露于冰点以下的低温所引起的损伤，可分为局部冻伤和全身冻伤，大多发生于意外事故或战时。中医将冷伤分别称为“冻疮”“冻僵”“冻裂”等。

## 要点二　临床表现

**（一）非冻结性损伤**

冻疮常不自觉地发病，受冻局部出现红斑、水肿、硬结，温暖后灼痒、胀痛或感觉异常，有时出现水疱，水疱下创面潮红，有浆液渗出，继发感染可形成溃疡。

**（二）冻结性冷伤**

1. **局部冻结性冷伤**　按其损伤程度可分为四度，在冻结融解前，不易区分其深度，复温后，不同深度的冻伤各有不同的表现：

（1）Ⅰ度冻伤：伤及表皮层。局部红肿，有发热、痒、刺痛的感觉，数日后表皮干脱而愈，不留瘢痕。

（2）Ⅱ度冻伤：损伤达真皮层。局部红肿较明显且有水疱形成，疱内为血清状液或稍带血栓，自觉疼痛，知觉迟钝。如无感染，局部可成痂，经2~3周痂脱而愈，很少有瘢痕。若并发感染,则创面形成溃疡,愈合后有瘢痕。

(3)Ⅲ度冻伤:损伤皮肤全层或深至皮下组织。创面由白色变为黑褐色,试验知觉消失,其周围红肿疼痛,可出现血疱。若无感染,坏死组织干燥成痂,然后逐渐脱痂和形成肉芽创面,愈合甚慢而留有瘢痕。

(4)Ⅳ度冻伤:损伤深达肌肉、骨骼等组织。局部表现类似Ⅲ度冻伤,即伤处发生坏死,其周围有炎症反应,常需在处理中确定其深度。容易并发感染而成湿性坏疽,治愈后可有功能障碍或致残。

2. **全身冻结性冷伤** 开始时有寒战、苍白、发绀、疲乏无力等表现,随后出现肢体僵硬、幻觉、意识模糊甚至昏迷,心律失常,呼吸抑制,终至心跳呼吸骤停。经抢救,其心跳呼吸虽可恢复,但常有心室颤动、低血压、休克等;呼吸道分泌物多或发生肺水肿;尿量少或发生肾衰竭;还可发生多器官功能障碍。通常肛温在28~30℃以上者,多能复苏,低于25℃者,有死亡的危险。

### 要点三 治疗

本病发病原因以寒冷刺激为主,主要病机为血脉不通,气血凝滞,温、通、补三法是本病论治的要旨,故中医治疗以温经散寒、活血通脉为主,临证时又须注意随证变化。Ⅰ度、Ⅱ度冻伤以外治为主,Ⅲ度、Ⅳ度要内外合治。全身性冻伤病情危急,较为少见,一旦发现,应迅速复温,采取综合措施进行抢救。

#### (一)西医治疗

1. **急救和复温** 迅速使患者脱离低温环境和冰冻物体。衣服、鞋袜等连同肢体冻结者,不可勉强卸脱,应用温水(40℃左右)使冰冻融化后,脱下或剪开。立即施行局部或全身的快速复温,但勿用火炉烘烤。用38~42℃温水浸泡伤肢或浸浴全身,使局部在20分钟、全身在半小时内复温。温水浸泡至肢端转红润、皮温达36℃左右为度。浸泡过久,会增加组织代谢,反而不利于恢复。浸泡时,可轻轻按摩未损伤的部分,帮助改善血液循环。

2. **局部冻结伤的治疗** Ⅰ度冻伤创面,一般不需特殊处理,保持创面干燥和清洁即可。Ⅱ度创面,在复温解冻消毒后,应注意保护水疱,用软干纱布包扎,让其痂下愈合。如有感染,先敷以抗菌湿纱布,以后再敷冻疮膏。Ⅲ度、Ⅳ度冻伤,采用暴露疗法,保持创面清洁干燥,待坏死组织边缘或分界线清楚、周围炎症减轻或消散、感染控制后将坏死组织切除(包括坏死的指、趾)。若损伤面积大者,待坏死组织脱落干净,肉芽形成可予植皮。若出现肢体远端湿性或干性坏疽,与健康组织分界线已形成者,待其分界线清楚固定后,可行截肢术。

3. **一般的全身治疗** Ⅲ度以上局部冻伤,常需全身治疗。

(1)注射破伤风抗毒素。

(2)由于冻伤常继发肢体血管的改变,如内皮损伤、血栓形成、血管痉挛或狭窄等,严重时加重肢端损伤程度,或延迟创面愈合时间,故选用改善血液循环的药物。常用的有小分子右旋糖酐、托拉苏林、罂粟碱等。

(3)使用抗生素。

(4)Ⅲ度、Ⅳ度冻伤患者,需要高价营养,包括高热量、高蛋白和多种维生素等。

4. **全身性冻伤的治疗** 复温后,首先要防治休克和维护呼吸功能。防治休克,主要是补液、应用血管活性药、除颤、纠正酸碱失衡和电解质失衡等,但须考虑到脑水肿和肾功能不全,故又需选用利尿剂。维持呼吸功能,主要是保持呼吸道通畅,给予氧和呼吸兴奋剂,防治肺部感染等。全身性冻伤,常合并局部冻伤,故不可忽视创面处理。

#### (二)中医治疗

1. **内治** 轻症无须内治;重症宜温阳散寒、调和营卫;若见变证,当辨证施治。

(1)阴盛阳衰证

证候:四肢厥逆,恶寒蜷卧,极度疲乏,昏昏欲睡,呼吸微弱;苔白,脉沉微细。

治法:回阳救逆,温通血脉。

方药:四逆加人参汤加减。

(2)血虚寒凝证

证候:形寒肢冷,局部疼痛喜暖;舌淡而暗,苔白,脉沉细。

治法:补养气血,温经通脉。

方药:八珍汤合桂枝汤加减。以黄酒调服,重者佐阳和汤内服。

(3)气血两虚证

证候:头晕目眩,少气懒言,四肢倦怠,面色苍白或萎黄,疮口不收;舌淡,苔白,脉沉细弱或虚大无力。

治法:益气养血,祛瘀通脉。

方药：人参养荣汤加减。

（4）瘀滞化热证

证候：发热口干，患处暗红微肿，局部疼痛喜冷；或患处红肿灼热，溃烂腐臭，脓水淋漓，筋骨暴露；舌暗红，苔黄，脉数。

治法：清热解毒，活血止痛。

方药：四妙勇安汤加黄芪、紫花地丁、蒲公英等。痛甚者，加延胡索、炙乳香、炙没药等。

2. **外治**

（1）创面处理：轻症保持创面清洁干燥，数日后可治愈。红肿痛痒未溃破流水者，选用10% 胡椒酒精浸液、红灵酒、姜汁、辣椒汁轻柔按摩，每日 2~3 次；有水疱者，可挑破或用注射器抽吸，再以冻疮膏、湿润烧伤膏、红油膏、白玉膏或马勃外敷包扎；溃烂时，用红油膏掺八二丹外敷；腐脱新生时，用红油膏掺生肌散、生肌玉红膏或湿润烧伤膏外敷。

（2）草药外洗：萝卜皮煎水，酌量加入硫黄熏洗。或鲜松针适量，煎水外洗。

## 细目三　毒蛇咬伤

### 要点一　病因病理

**（一）西医病因病理**

人被毒蛇咬伤，除了局部的损伤外，蛇毒是直接的致病因素。蛇毒扩散全身所引起的一系列全身中毒症状，则是本病病理变化的关键所在。

蛇毒是毒蛇的毒腺分泌的一种复杂的蛋白质混合物，其主要成分为毒性蛋白或多肽类物质，具有极强烈的毒性。蛇毒按其作用性质可分为神经毒、血循毒和酶类。

1. **神经毒（风毒）**　主要是阻断神经肌肉的接头，引起弛缓型麻痹，产生肌肉运动障碍，如舌肌运动障碍产生语言困难，咽缩肌运动障碍产生吞咽困难，眼外肌运动障碍产生眼球运动迟钝及复视，胸肌、肋间肌和膈肌运动障碍发生呼吸麻痹。终致周围性呼吸衰竭，引起缺氧性脑病、肺部感染及循环衰竭，若抢救不及时，可导致死亡。这些症状从中医的角度看，属于风邪阻络症状，故中医将神经毒命名为“风毒”。

2. **血液毒（火毒）**　具有强烈的溶组织、溶血和抗凝作用，对心血管和血液系统产生多方面的毒性作用。

（1）心脏毒素：对哺乳动物心脏有极强的毒害作用，发生短暂兴奋后转入抑制，引起心脏搏动障碍，心室颤动，心肌坏死，最后死于心力衰竭。

（2）出血毒素：是一种血管毒，可以引起广泛性血液外渗，导致显著的全身出血，甚至多器官实质出血而死亡。

（3）溶血毒素：有直接和间接溶血因子，二者有协同作用。近年来研究证明，直接溶血因子与心脏毒素是同一物质。

3. **酶的作用**　蛇毒含有丰富的酶类。如：

（1）蛋白质水解酶：多种蛇毒均含有此种酶。由于溶解肌肉组织和损害血管壁，从而增加管壁的通透性，因而可导致蛇伤局部肌肉坏死、出血、水肿，甚至深部组织溃烂。相当于中医的“火毒”。

（2）磷酯酶 A：其毒性作用是间接溶血作用，可引起极为严重的溶血症；还可使毛细血管通透性增加而引起出血，间接干扰心血管系统及神经系统的功能。相当于中医的“风火毒”。

**（二）中医病因病机**

蛇毒系风、火二毒。风者善行数变，火者生风动血，耗伤阴津。风毒偏盛，每多化火；火毒炽盛，极易生风。风火相煽，则邪毒鸱张，必客于营血或内陷厥阴，形成严重的全身性中毒症状。

毒蛇咬伤人体后，毒液经伤口而入，侵蚀肌肤，循经络或入营血，内攻脏腑而发生中毒，是本病的基本病因病机。神经毒属中医风毒范畴，易犯经络，轻则经气运行不利，气血流行不畅；重则经脉瘀阻，传导、联络功能受碍，经气不至而麻痹；甚则风毒闭肺致呼吸麻痹，或风毒传肝而引动肝风。血液毒属火毒范畴，初始侵扰气分或内结于六腑，表现为一派热毒症状；继则内陷营血，引起耗血、动血之变；甚者蛇毒攻心，耗伤心气，致心神蒙蔽，心气欲脱。混合毒属风火毒范畴，既具火之性，又具风之特征，但有所偏重，或以风毒为主，或以火毒为重，或风火毒并举，随蛇之所含毒性而定。

## 要点二　临床表现

1. **局部症状**　被毒蛇咬伤后，患部一般都有较粗大而深的毒牙痕，而无毒蛇咬伤的牙痕则小而排列整齐。神经毒毒蛇咬伤后，局部症状不显著，疼痛较轻或没有疼痛，仅感局部麻木或蚁行感，伤口出血很少或不出血，周围不红肿。血液毒毒蛇咬伤后，局部疼痛剧烈，肿胀明显，且迅速向肢体近心端发展，伤口有血性液体渗出，或出血不止，伤口周围皮肤青紫、瘀斑或血疱，有的伤口组织坏死形成溃疡，所属淋巴结、淋巴管红肿疼痛。混合毒毒蛇咬伤后，伤口疼痛逐渐加重，并有麻木感，伤口周围皮肤迅速红肿，并有水疱、血疱，重者伤口坏死溃烂，区域淋巴结肿大压痛。

2. **全身症状**　随毒蛇种类而异。神经毒毒蛇咬伤者，潜伏期较长，多在伤后 1~6 小时出现症状，表现为头昏头痛、胸闷恶心、四肢乏力麻木、眼睑下垂，重者声音嘶哑、语言不利、呼吸困难、瞳孔散大、全身瘫痪、惊厥抽搐，终致呼吸麻痹而死亡。血液毒毒蛇咬伤者，在短期内即出现全身中毒症状，恶寒发热、烦躁、口干、全身关节肌肉酸痛、腹痛、腹泻或大便秘结，重者可有广泛的皮下出血或瘀斑，以及内脏出血，如咯血、呕血、便血、尿血等，最终因循环衰竭、休克而死亡。混合毒毒蛇咬伤者，兼见上述两种表现，混合毒造成死亡的主要原因仍为神经毒。值得注意的是，神经毒的吸收速度快，潜伏期较长，局部症状轻，常易被忽视，一旦发作就急骤发展，并难以控制，危险性较大。血液毒引起的局部症状重，全身症状亦出现早，一般治疗较早，故死亡率较神经毒低。

## 要点三　诊断

毒蛇咬伤属于急症，必须迅速作出蛇属哪种、毒属何类的诊断，否则将贻误患者的救治时机，造成严重的后果。结合病史、症状、体征来得出诊断：

1. **病史**

（1）咬伤的时间：询问患者被蛇咬伤的具体时间、治疗经过，以估计蛇毒侵入人体的深浅程度。

（2）咬伤的地点及蛇之形态：根据不同蛇类活动的地点，结合患者所诉蛇之形态，协助判断蛇之所属。如能带蛇前来就诊，诊断依据则更为可靠。

（3）咬伤的部位：注意准确分辨蛇咬伤部位，并与其他原因所致的皮损区别开来，还应了解局部伤口在自救、互救过程中的处理方式。

（4）宿因：应着重询问伤者是否有其他系统的慢性疾病史，特别应询问是否有肝炎、肾炎、高血压、心脏病等。若合并这类疾病，往往预后不好。

2. **症状**　相应的局部症状和全身症状。

3. **中毒程度及预后的估计**　蛇毒对机体所造成的损害，与其毒性强度和注入机体的毒量有着密切关系，即蛇毒毒性愈强或中毒量愈多，对机体所造成的损害愈严重。

## 要点四　鉴别诊断

1. **无毒蛇咬伤**　一般无毒蛇咬伤处仅有多数细小呈弧形排列的牙痕，与毒牙痕完全不同；局部仅有轻微疼痛与肿胀，且为时短暂，不加重不扩大，亦无全身明显中毒症状；虽极少数无毒蛇如赤链蛇，咬伤局部反应较显著，患者因恐惧而晕倒，或有头晕眼花，但短时间内，症状多可缓解或消失。

2. **蜈蚣咬伤**　局部剧痛，炎症反应显著且可有组织坏死，与血液毒毒蛇咬伤相似，但无毒牙痕，其两点牙痕呈楔状排列，亦无下颏牙痕；全身症状轻微或无。

## 要点五　治疗

主要治疗原则是：早期延缓和阻止蛇毒的吸收和扩散，排出或破坏伤口内的毒素，对抗或减轻毒性作用，防治各种并发症，使患者恢复健康。

### （一）急救治疗

1. **伤后忌奔跑**　患肢制动后放低，如有可能浸入凉水中，以减少毒素吸收。

2. **早期结扎**　被毒蛇咬伤后，就地立即在咬伤部位近心端 5~10cm 处进行绑扎，绑扎紧度以能阻断淋巴液和静脉血液回流而不妨碍动脉血的供应为宜。绑扎后即可用凉水冲洗伤口，以洗去周围黏附的毒液。在运送途中，仍用凉水湿敷伤口。每隔 20 分钟松开绑扎 2~3 分钟，以免肢体因缺血而坏死。在应用有效的蛇药 30 分钟后，可去掉绑扎。如咬伤超过 12 小时，则无须绑扎。

3. **扩创排毒**　常规消毒局麻后，沿牙痕纵行切开，深达皮下，或做十字形切口，如有毒牙遗留应取出，同时以 1∶5000 高锰酸钾溶液或过氧化氢溶液，反复多次冲洗，使伤口处蛇毒破坏，促进局部排毒，以减轻中毒；但尖吻蝮蛇、蝰蛇等咬伤后伤口流血不止，有全身出血现象，则不宜扩创，以免发生出血性休克。

4. **破坏蛇毒**　可选用下列方法：

（1）火柴暴烧法：用火柴头 5~7 个堆于放伤口上，点燃烧灼，连续 1~2 次。适用于牙痕较浅的蛇伤，或伤口流血不止而不宜扩创者，如蝮蛇、银环蛇咬伤等。

（2）铁钉烙法：取长约 5cm 的铁钉，烧至红透，从牙痕处垂直烙入，随即拔出，连续 3~4 次，烙入深度为 0.5~1cm。适用于五步蛇咬伤，但运用时，注意避开血管和神经，头面部咬伤禁用此法。

（3）针刺排毒：出现肿胀时，可于手指蹼间（八邪穴）或足蹼间（八风穴），皮肤消毒后，用三棱针或粗针头与皮肤平行刺入约 1cm，迅速拔出后，将患肢下垂，并由近心端向远心端挤压，以排除毒液；但被蝰蛇、尖吻蝮蛇咬伤时应慎用，以防出血不止。

（4）火罐排毒：民间常用拔火罐的方法吸除伤口内的血性分泌物，达到减轻局部肿胀和蛇毒的吸收作用。

5. **封闭疗法**　毒蛇咬伤后，及早应用 0.5% 普鲁卡因溶液 5~20mL 加地塞米松或胰蛋白酶 2000U，在牙痕周围注射，深达肌肉层，或于绑扎上端进行封闭。并根据情况，12~24 小时后重复注射 1 次。若发生荨麻疹反应者，可用异丙嗪（非那根）25mg 肌内注射。

6. **局部用药**　经排毒方法治疗后，可用 1∶5000 呋喃西林溶液或高锰酸钾溶液湿敷伤口，保持湿润引流，以防创口闭合。同时可以用鲜草药外敷，外敷草药可分为两大类，一类是引起发疱的草药，借以拔毒外出，如生南星、鹅不食草等，但对创口已溃烂者不宜使用；另一类是清热解毒的草药，如半边莲、马齿苋、七叶一枝花、蒲公英、芙蓉叶等，适用于肿胀较重者。敷药时，不可封住伤口，以防阻碍毒液流出，并保持药料新鲜与湿润，确保较长时间的疗效，避免局部感染。

7. **破伤风抗毒素（TAT）**　1500U 常规注射。

**（二）西医治疗**

1. **一般治疗**　补充足够的营养物质和维生素，维持水、电解质平衡，防治脑水肿和心功能衰竭。毒蛇咬伤后，常规进行破伤风抗毒素的治疗。咬伤数日内，病情较重者，按危重病症抢救处理。

2. **抗蛇毒血清的应用**　抗蛇毒血清特异性较高，效果确切，应用越早，则疗效越好；但对脑、心、肾等实质性器官已发生器质性改变时，则难以奏效。临床一般多用蝮蛇抗毒血清，用量为 10mL，稀释于生理盐水或 25%~50% 葡萄糖溶液中静脉注射，一次即可。使用前必须先做过敏试验，过敏试验阳性者，可按脱敏疗法注射。同时可配合使用糖皮质激素。

3. **危重病症的抢救**　防治多器官功能不全，如呼吸肌麻痹、休克、急性肾衰竭、广泛出血等的处理。

**（三）中医治疗**

1. **草药**　七叶一枝花、白花蛇舌草、半枝莲、鸭跖草、鬼针草、木防已、野菊花、蒲公英、大蓟根、马齿苋、商陆、茜草、徐长卿、青木香、万年青、八角莲、山梗菜、两面针、穿心莲等均有一定解蛇毒作用，可以根据不同地区情况，选用一种以上，洗净捣烂外敷或煎服；或急服优质白醋 100mL 左右。

2. **内治**　根据中医学治疗蛇伤“治蛇不泄，蛇毒内结，二便不通，蛇毒内攻”的原则，采用祛风解毒、凉血止血、利尿通便的治法。可用蛇伤解毒汤[半边莲 15g，虎杖 12g，白花蛇舌草 30g，大黄 9g（后下），万年青 12g，青木香 12g]，再根据不同证型加减治疗。

（1）风毒（神经毒）证

证候：局部伤口无红肿，疼痛轻微，感觉麻木；全身症状有头昏、眼花、嗜睡、气急，严重者呼吸困难，四肢麻痹，张口困难，口角流涎，双目直视，眼睑下垂，复视，表情肌麻痹，神志模糊甚至昏迷；舌质红，苔薄白，脉弦数或迟弱。

治法：活血通络，祛风解毒。

方药：活血驱风解毒汤（经验方）加减。药物有当归、川芎、红花、威灵仙、白芷、防风、僵蚕、七叶一枝花、半边莲、紫花地丁等。

（2）火毒（血液毒）证

证候：局部肿痛严重，常有水疱、血疱或瘀斑，严重者出现局部组织坏死；全身症状可见恶寒发热，烦躁，咽干口渴，胸闷心悸，胁胀胁痛，大便干结，小便短赤或尿血；或五官、内脏出血，斑疹隐隐；舌质红，苔黄，脉滑数或结代。

治法：泻火解毒，凉血活血。

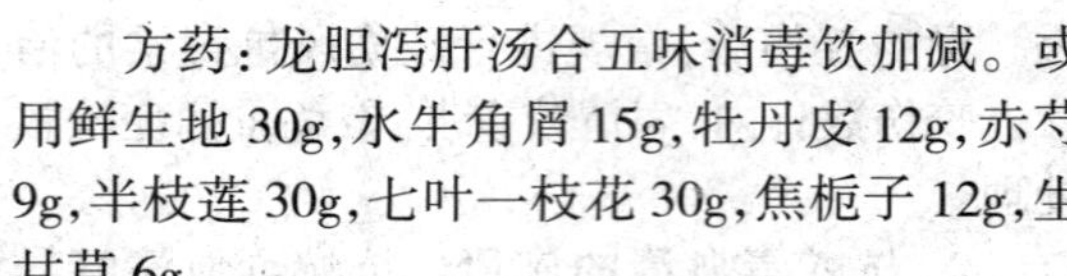


方药：龙胆泻肝汤合五味消毒饮加减。或用鲜生地 30g，水牛角屑 15g，牡丹皮 12g，赤芍 9g，半枝莲 30g，七叶一枝花 30g，焦栀子 12g，生甘草 6g。

（3）风火毒证

证候：局部红肿较重，一般多有创口剧痛，或有水疱、血疱、瘀斑或伤处溃烂；全身症状有头晕头痛，眼花，寒战发热，胸闷心悸，大便秘结，小便短赤，严重者烦躁抽搐，甚至神志昏聩；舌质红，苔白黄相兼，脉弦数。

治法：清热解毒，凉血息风。

方药：黄连解毒汤合五虎追风散加减。或用蒲公英 30g，野菊花 12g，七叶一枝花 30g，白芷 9g，蝉蜕 6g，牡丹皮 12g，全蝎 15g（研末分冲）。

（4）蛇毒内陷证

证候：毒蛇咬伤后失治、误治，出现高热、躁狂不安、痉厥抽搐或神昏谵语；局部伤口由红肿突然变为紫暗或紫黑，肿势反而消减；舌质红绛，脉细数。

治法：清营凉血解毒。

方药：清营汤加减。

3. **成药**

（1）南通（季德胜）蛇药片：伤后立即服 20 片，以后每 6 小时服 10 片，至患者中毒症状缓解。

（2）广州（何晓生）蛇药：伤后每次服 5g，每 3 小时 1 次，重者加倍。

其他蛇药片亦可选用，这些药物都具有解毒、排毒、止血、强心、利尿、抗溶血之功。

4. **外治**

（1）局部降温：将伤肢浸于 4~7℃的中草药煎液或冷水中，以降低毒素吸收的速度，降低毒素中酶的活力。

（2）以季德胜蛇药片研末醋调，或用内治草药加食盐少许捣烂敷疮周。

# 第十七单元　常见体表肿物

## 细目一　皮样囊肿

### 要点　临床表现

皮样囊肿是由胚胎期上皮残留而产生，为先天性疾患。囊壁由皮肤及其附属器所组成。囊腔内有脱落的上皮细胞、毛发、皮脂等粥样物，偶有骨及软骨。

本病为先天性囊性肿物，出生时即存在，多在幼儿和青年期发现。好发于眼眶周围、鼻根、枕部和口底等处。圆形，位于皮下深层，单发，直径多为1~2cm，巨大者极少，质地较硬，不与皮肤粘连，但与基底组织粘连甚紧，不易推动。颅骨可因肿物长期压迫而有小凹陷，严重者可破坏颅骨入颅内，X线摄片可显示颅骨受压或局限性骨质缺损，缺损呈圆形或椭圆形，界限清楚，边缘骨质密度增加。皮样囊肿生长缓慢，少数有恶变可能。

## 细目二　皮脂腺囊肿

### 要点　临床表现

皮脂腺囊肿又称粉瘤，因皮脂腺腺管阻塞，皮脂淤积而形成，可发生于任何年龄，成年人较多见，好发于头面部、肩部及臀部。

囊肿可单发或多发。多呈圆形，直径多在1~3cm，略隆起。质软，界清，表面与皮肤粘连，稍可移动，肿物中央皮肤表面可见一小孔，此为腺体导管开口处，有时可见有一黑色粉样小栓，其内容物为灰白色、豆腐渣样物质，有臭味。一般无自觉症状，合并感染时，局部可出现红肿、疼痛、触痛、化脓甚至破溃。

## 细目三　脂肪瘤

### 要点　临床表现

脂肪瘤是由分化良好的脂肪组织增生所形成的良性肿瘤。中间有纤维组织间隔形成分叶状，外有一层薄的结缔组织包膜，可发生于任何部位，但以皮下组织、后腹膜处多见。

脂肪瘤可以单发或多发。好发于肩、背、臀部。位于皮下的脂肪瘤大小不等，呈圆形、扁圆形或分叶状，边界清楚，基部较广泛，质软，有假性波动感，与周围组织无粘连，基底部可移动，但活动度不大。一般无自觉症状，发展缓慢，极少恶变。

常用肩劳动的人，肩及后背部，可发生皮下脂肪增生，表现为局部的皮肤和皮下层增厚及隆起，无假性波动感和移动性。因其脂肪组织内纤维索较多，又称为脂肪纤维瘤或肩部脂肪垫。

另一种脂肪瘤，常见于四肢、胸、腹皮下，为多发性圆形或椭圆形结节，较小，直径为1~2cm，质地较一般脂肪瘤略硬，界清，有触痛，称为痛性脂肪瘤或多发性脂肪瘤。

## 细目四　血管瘤

### 要点一　临床表现

血管瘤是由血管组织构成的一种良性肿瘤，生长缓慢，好发于头面、颈部，其次为四肢、躯干，亦可见于口腔、深部组织及器官内。可分为三种不同类型。

1. **毛细血管瘤** 由真皮内增生、扩张的毛细血管构成。好发于婴幼儿头、面、颈部或成人的胸腹部,年幼时有自行消退的可能,单发或多发,色鲜红或暗红,呈边缘不规则、不高出皮肤的斑片状,或高出皮肤,分叶,似草莓样。大小不一,小者可如针尖,大者可延及颜面一半。界限清楚。

2. **海绵状血管瘤** 由内皮细胞增生造成血管迂曲、扩张并汇集一处而成。常见于头部、颈部,也可发生于其他部位及内脏。瘤体呈紫红或暗红色,柔软如海绵,大小不等,边界清楚,位于皮下或黏膜下组织内者,可境界不清。指压柔软,有波动感,偶有少数呈柔韧或坚实感,无搏动和杂音。X 线摄片可能有钙化影。

3. **蔓状血管瘤** 多在海绵状血管瘤的基础上发生,因血管窦与小动脉相连而成。多发于头皮,瘤体外观,常见蚯蚓状蜿蜒迂曲的血管,有压缩性和膨胀性,紫红色,有搏动、震颤及血管杂音,局部温度稍高。肿瘤周围有交通的小动脉,如将其压迫,则搏动消失。血管瘤有时会突然破溃,可引起危及生命的大出血。

### 要点二　治疗

1. **手术治疗** 适用于各种类型的血管瘤。特别对局限性的血管瘤,疗效确切可靠;对蔓状血管瘤,手术是唯一可行的方法。手术并发症有难以控制的出血,故对较大或无法确定范围的血管瘤,术前应行 X 线血管造影,不可贸然手术,以免发生意外。

2. **放射疗法** 婴儿和儿童的毛细血管瘤,对放射线很敏感,放射疗法对表浅性毛细血管瘤治疗有效,但有一定副作用,应慎用。

3. **硬化剂注射** 适用于中小型海绵状血管瘤。也可作为术前治疗的一种措施。常用药物有 10% 的鱼肝油酸钠。

4. **冷冻、激光、电烙等** 可用于表浅的面积小的血管瘤。对婴幼儿肢体巨大血管瘤,无法进行其他治疗时,可用弹力绷带加压包扎,能在一定程度上,减缓瘤体的生长速度。

## 细目五　神经纤维瘤

### 要点　临床表现

神经纤维瘤是皮肤及皮下组织的一种良性肿瘤,来自神经鞘组织。可单发或多发,以单发者常见,多发者临床上又称为神经纤维瘤病。

神经纤维瘤病是一种具有家族遗传倾向,多见于儿童期开始发病,进展缓慢,青春发育期可加重的先天性疾病。

本病有如下特点:

(1)呈多发性,数目不定,几个甚至上千个不等。肿物大小不一,米粒至拳头大小,多凸出于皮肤表面,质地或软或硬,有的可下垂或有蒂,大者可达十数千克。

(2)肿瘤沿神经干走向生长,多呈念珠状,或呈蚯蚓结节状。

(3)皮肤出现咖啡斑,大小不定,可为雀斑小点状,或为大片状,其分布与神经瘤分布无关,是诊断本病的重要依据。

## 细目六　淋 巴 管 瘤

### 要点　临床表现

淋巴管瘤是增生和扩张的淋巴管形成的一种良性肿瘤,其内部充满淋巴液,多由先天因素所致,多见于小儿。发展缓慢,自行消退者极少见。可分为毛细淋巴管瘤、海绵状淋巴管瘤和囊性淋巴管瘤。

1. **毛细淋巴管瘤** 毛细淋巴管瘤,又称单纯性淋巴管瘤,多发于皮肤,小米至豌豆大小,透明,淡黄色,穿刺有黏液样液体溢出,表面光滑柔软,部分有压缩性。

2. **海绵状淋巴管瘤** 海绵状淋巴管瘤由扩张迂曲的淋巴管组成,其中被较厚的淋巴样间质分隔成柔软的多房性囊肿,多发于皮肤、皮下组织、肌肉结缔组织间隙中,有压迫性。

3. **囊性淋巴管瘤** 囊性淋巴管瘤又称水瘤。为充满淋巴液的先天性囊肿,与周围淋巴管不相连,发于颈部为主,可蔓延至胸部,亦可见于其他部位。发生于婴幼儿颈部者即为囊状水瘤。一般为拳头大小,生长缓慢,柔软,囊性,呈分叶状，透光试验阳性。穿刺可抽出草黄色有胆固醇结晶的液体，透明，易凝固，性状与淋巴液完全相同。一般无症状，较大者可有压迫气管、食管症状，偶可继发感染而呈炎症表现。

## 细目七　色　素　痣

### 要点一　概述

色素痣是由痣细胞组成的良性新生物，又名黑素细胞痣、痣细胞痣、细胞痣。本病极为常见，从婴儿到年老者都可发生，通常随年龄增长数目增加，往往在青春发育期明显增多。大小不一，数目不定。可见于身体各部，面颈好发部位，少数发生在黏膜，如口腔、阴唇等处，生长缓慢。根据病理形态不同可分为皮内痣、交界痣和混合痣。

### 要点二　临床表现

1. **皮内痣**　痣细胞位于真皮层内。成人常见，损害呈半球状隆起的丘疹或结节，直径可达数毫米至数厘米，表面光滑或呈乳头状，或有蒂，常有毛发生长，颜色均匀较深，呈浅褐、深褐或墨黑色。一般不发生恶性变。

2. **交界痣**　痣细胞集中于表皮与真皮交界处。出生时即有，或出生后不久发生，通常较小，直径1~6mm，损害为淡棕、棕黑或蓝黑色的斑疹或丘疹。多见于手掌、足底、口唇及外生殖器。表面平坦或稍高出皮面，光滑，无毛发，色素分布不均匀，有恶变倾向，可能发展为黑色素瘤。

3. **混合痣**　为上述两型混合而成，外观类似交界痣，但可能更高起，有时有毛发穿出。多见于儿童和青少年。

### 要点三　治疗原则

除美容需要外，一般无需治疗。皮损较小且较浅者，可采用冷冻、激光、药物烧灼等。如有下列情况可考虑行手术治疗：

（1）位于手掌、足底、腰部等易受刺激或摩擦的部位。

（2）初步确定为交界痣或有恶变征象者。

（3）有碍面容，切除后可改善外貌者。

（4）患有恶变恐惧症，经反复解释无效者。

## 细目八　皮　肤　癌

皮肤癌是来自表皮细胞及附属器官的一种恶性肿瘤，最常见的有基底细胞癌和鳞状细胞癌，多见于头面部和下肢。

### 要点　临床表现

1. **皮肤基底细胞癌**　来源于皮肤或附件基底细胞，发展缓慢，呈浸润性生长，很少有血行和淋巴道转移。亦可同时伴色素增多，呈黑色，称色素性基底细胞癌，临床上易误诊为恶性黑色素瘤。但质较硬，表面呈蜡状；破溃者呈鼠咬状溃疡边缘。好发于头面，如鼻梁旁、眼睫等处。本病对放射线敏感，故可行放疗；早期也可手术切除。

2. **鳞状细胞癌**　早期即可呈溃疡，又常继发于慢性溃疡或慢性窦道开口，或瘢痕部的溃疡经久不愈而癌变。表面呈菜花状，边缘隆起不规则，底部不平，易出血，常伴感染致恶臭。可通过局部浸润及区域淋巴结转移。在下肢者常伴骨髓炎或骨膜炎。本病以手术治疗主，区域淋巴结应清扫。放疗亦敏感，但不易根治。在下肢者严重时伴骨髓浸润，常需截肢。体表肿瘤是指来源于皮肤、皮肤附件、皮下组织等浅表软组织的肿瘤。在临床上尚需与非真性肿瘤的肿瘤样肿块鉴别。

# 第十八单元　常见恶性肿瘤

## 细目一　原发性支气管肺癌

### 要点一　西医病因病理

原发性肺癌多数起源于支气管黏膜上皮，因此也称为支气管肺癌。肺癌发病率已居男性各种肿瘤的首位，男女之比为（3~5）：1，发病年龄大多在40岁以上。但近年来女性肺癌的发病率，也在迅速上升，是威胁生命健康的一种主要疾病。

**（一）病因**

肺癌的病因，至今尚不十分清楚。根据流行病学的调查，提示本病的病因，可能与以下因素有关。

1. **吸烟**　长期大量吸烟，是肺癌的一个重要致病因素。吸烟者排出的烟雾中，含有大量致癌的碳氢化合物，对不吸烟的人也有危害。吸烟与肺癌的发生，有剂量效应关系，也就是说吸烟的历史越长，每天的吸烟量越多，肺癌的发生率也越高，死亡率就越高。

2. **职业性因素**　流行病学、病理学和实验证实，职业性致癌的因素有无机砷、石棉、镍、铬和芳香族碳水化合物，长期接触者肺癌发病率较高。

3. **电离辐射**　长期接触放射性尘埃的人员，肺癌发病率特别高。体内和体外的放射线照射，都可导致肺癌，内照射引起癌变的剂量，较外照射小。

4. **慢性肺部疾病**　肺部慢性感染时，支气管上皮可能化生为鳞状上皮而癌变，如肺结核、支气管扩张症等疾病。但其因果关系尚不清楚。

5. **大气污染**　随着工业的发展，许多致癌性工业原料和产品生产、使用量急速增加，使直接接触的工人肺癌发病增加，也使致癌物质污染大气的程度越来越严重。各种交通工具排出的气体和废气，以及建筑物中的沥青等物质，使大气受到了严重污染。这种污染物中，确实含有某些致癌物。

6. **生物学因子**　随着分子生物学的发展，大量资料证实，肺组织的癌变与细胞遗传物质的多次改变有关，其中包括染色体丢失、重排以及突变等；同时细胞内某些靶基因的丢失和活化，导致细胞生长失控，或提供了发生癌变的有利环境，最终导致癌变。

**（二）病理分型**

肺癌起源于支气管黏膜上皮。发生在肺段支气管口以上较大支气管的肺门肿瘤，临床上称之为中央型肺癌；发生在肺段支气管以下较小支气管者，称为周围型肺癌。根据组织学分类，肺癌可分为四种主要病理类型：

1. **鳞状细胞癌（简称鳞癌）**　男性多于女性，大多数发生在50岁以上的男性患者，与吸烟的关系较为密切。多发生在较大的支气管，常为中央型肺癌。生长发展较为缓慢，主要沿淋巴途径转移到肺门淋巴结，晚期发生血行转移扩散。

2. **小细胞癌（未分化小细胞癌）**　一般起源于较大支气管，大多为中央型肺癌；少数起源于小支气管，表现为周围型肺癌。小细胞癌的细胞学特征是：略大于淋巴细胞的小细胞呈弥散生长，很快侵犯至肺门及纵隔淋巴结，血行播散也较早，恶性程度高，预后差。

3. **腺癌**　腺癌多起源于较小支气管，常呈周围型，可分为腺泡癌、乳头状癌、细支气管肺泡癌和有黏液形成的实体癌4个亚型。一般早期没有明显症状，生长缓慢，容易发生血行转移扩散和出现胸腔积液，淋巴结转移也较多见。

4. **大细胞癌**　大细胞癌是无鳞形细胞、腺细胞和小细胞癌特征的未分化癌。癌细胞大，胞质丰富，胞核形态多样，排列不规则。此型肺癌较少见。大细胞癌分化程度较低，恶性程度高，经淋巴或血行转移发生较早，有时在发现脑转移后，才被发现，预后很差。

### （三）肺癌的转移

1. **直接扩散** 癌肿不断增长，可阻塞支气管管腔，同时向支气管外的肺内组织浸润、生长、扩展。靠近肺外围的肿瘤，可侵犯胸膜和胸壁；中央型或靠近纵隔的肿瘤，可侵犯其他器官。巨大的肿瘤，可发生中心部分缺血坏死，形成癌性空洞。

2. **淋巴转移** 淋巴转移是鳞癌和未分化癌常见的转移途径。癌细胞经淋巴管道向支气管旁、隆嵴下、肺门、气管旁、锁骨上淋巴结转移，未分化癌可在原发肿瘤较小时，即发生肺门淋巴结转移。肺门、气管旁和锁骨上淋巴结转移，可发生在肺癌的同侧，也可交叉转移到对侧。未分化癌转移到腋下或腹股沟淋巴结也不少见。

3. **血行转移** 血行转移是肺癌的晚期表现。癌细胞随肺静脉回流到左心后，可转移到体内任何部位，常见转移部位为肝、脑、骨骼系统、肾上腺、肾和胰。

4. **支气管内播散** 细支气管肺泡细胞癌者，细支气管和肺泡壁上的癌细胞很容易脱落，癌细胞可以经支气管管道，扩散到邻近的肺组织中，形成新的癌灶。

## 要点二 中医病因病机

肺癌多属于中医“肺积”“咳嗽”“咯血”“胸痛”等范畴，主要因外邪导致痰、湿、热，日久凝聚结块，其发病与正气虚损和邪毒入侵有较密切的关系。

1. **正气内虚** “正气存内，邪不可干”，“邪之所凑，其气必虚”。正气内虚、脏腑阴阳失调是罹患肺癌的主要基础。年老体弱，患有慢性肺部疾病，肺气耗损而不足；七情所伤，气逆气滞，升降失调；肺阴亏损，外邪乘虚而入，致肺部血行瘀滞，结而成块。

2. **气滞血瘀** 气血是人体生理功能的一种表现，也是维持人体生命活动的重要物质基础。某些因素引起气的功能失调，可出现气郁、气滞、气聚，日久气病及血，血瘀成疾。

3. **痰结湿聚** 肺失宣肃，通调失司，脾失运化，湿浊内生，津液不化，与邪火熬灼，遂凝结为痰，随气升降，无处不到，壅塞于肺，久而形成肿块。

4. **邪毒郁热** 外受毒邪入侵，日久均能化热化火；毒蕴于内，日久必发。癌瘤患者多见郁热之证，如邪热嚣张，发为实热之证，表示肺癌正在发展，属病进之象。肺为娇脏，主气、司呼吸，主宣发肃降、通调水道。肺癌是由于正气虚损，阴阳失调，邪毒乘虚而入肺，导致肺脏功能失调，引起肺气遏，宣降失司，气机不利，血行受阻，气滞血瘀，津液不布，津聚为痰，痰湿凝聚，日久胶结而发病。

肺癌是一种因虚而得，虚而致实，全身属虚，局部属实的疾病。肺癌的虚以阴虚、气阴两虚多见，甚至可出现阴阳两虚；实则不外乎气滞、血瘀、痰凝、毒聚之病理变化。

## 要点三 临床表现

### （一）主要症状

1. **咳嗽** 咳嗽为肺癌最常见的症状（约占80%），咳嗽为首发症状者占65%，症状表现可多种多样，与气管或支气管部分或完全梗阻、有无溃疡或癌瘤的破坏性有关。早期多为刺激性干咳，日久加重；胸膜病变常为疼痛性干咳；上纵隔受累在平卧时可出现阵咳，且常为抽搐状。

2. **血痰** 痰中带血也是肺癌的首发症状之一，约占20%。其特征是持续性和间断性反复少量血痰，往往血多于痰，色泽较鲜，偶尔见大咯血。有时呈暗红色，提示有积留。血痰常来自肿瘤区，混有大量癌细胞，癌细胞检出率高。

3. **胸痛** 有1/3的肺癌患者有胸痛，一般为闷痛、隐痛，与支气管阻塞、局限性肺不张或胸膜反射有关，是一个早期易被忽略的症状，不一定都有胸膜侵犯。如果出现难以控制的持续性剧痛，提示有广泛的胸膜或局部胸壁侵犯，预后较差。通常胸痛在未分化癌中出现较早，而在鳞状细胞癌中出现较迟，这是由于未分化癌早期就可出现纵隔淋巴结、骨等部位的转移所致。

4. **发热** 约有20%的患者为首发症状。因肺癌而致的发热有两种：一种是由于支气管阻塞或管壁压迫后，引起的炎性发热，另一种是所谓的“癌性热”。肺癌引起支气管阻塞合并肺部感染，可引起炎症表现，早期经抗生素治疗后，体温可恢复正常。梗阻远端发生肺脓肿时，表现为持续性高热。晚期肿瘤病灶中心坏死、毒素吸收，也可引起高热，应用抗生素治疗效果不佳，有的弛张热可达数月之久，但肿瘤切除后，体温可降至正常。

5. **气短及胸闷** 约有10%的患者，以此为第一症状。癌肿在大的支气管口生长时阻塞气道，可产生此种症状，特别是呼吸功能较差的患者。在后期，淋巴结肿大压迫大支气管或隆嵴时，都可出现严重气急现象。大量胸腔积液和纵隔推移，以及心包积液可发生气急，抽除积液后症状可缓解。

**（二）主要体征**

1. **肿瘤引起的肺部体征** 一般早期多无明显症状和体征。当肿瘤增大引起支气管狭窄时，病变部位可以听到"高音调金属音"。肿瘤位于胸膜附近时，易产生不规则的钝痛；肋骨、脊柱受侵时，可有持续性胸痛及定点压痛。

2. **纵隔受累的体征** 可因原发肿瘤直接侵犯或转移性肿瘤，累及纵隔大血管、神经、食管等所产生。肿瘤侵犯或纵隔转移性肿块压迫喉返神经时，喉镜检查可见患侧声带麻痹。压迫膈神经，可引起同侧横膈麻痹和上升，X线透视可见病侧横膈运动迟缓。压迫上腔静脉、奇静脉，可致上腔静脉综合征，出现头部和上肢静脉回流受阻，产生头面部、前胸部瘀血、静脉曲张和水肿。侵犯迷走神经可使心率加快。心肌和心包受到侵犯时，可出现心包压塞症状及体征，如心动过速或心房颤动，叩诊心浊音界扩大，听诊心音低远，有心包摩擦音，X线片显示心界扩大。癌侵犯下颈交感神经链，则产生霍纳（Horner）综合征，表现为上眼睑下垂，瞳孔缩小，眼球下陷和一侧面部皮肤发白，汗闭。

3. **肿瘤转移引起的体征** 肺癌可转移到全身任何部位的淋巴结，最常见的为锁骨上淋巴结，也可见腋下淋巴结肿大。肺癌转移到骨和关节并非少见，当关节受累时，常有邻近组织受累征象。肺癌转移到中枢神经系统，可引起相应的病理体征。肺癌可引起异位激素综合征，如黑棘皮病、自主神经功能亢进、皮肤炎、肺源性骨关节增生、皮肤色素沉着、男性乳腺发育等，这些征象可随肿瘤的治疗而消退。

## 要点四 诊断

**（一）影像学诊断**

1. **胸部X线摄片检查** 这是诊断肺癌最常见的一个重要手段。肺癌的X线摄片检查所见包括：肿瘤本身引起的改变；肿瘤堵塞支气管远端引起的肺实质的改变，如肺不张或感染；肿瘤在胸内扩散引起的改变，如肺门和纵隔淋巴结、胸膜、胸壁及纵隔其他结构的改变等。

（1）中央型肺癌：早期癌肿局限在支气管内时，X线平片可无异常。当癌肿阻塞支气管时，远端肺组织可发生感染，受累的肺段或肺叶出现肺炎征象，支气管腔被癌肿完全阻塞后，可产生相应的肺叶或一侧全肺不张。

（2）周围型肺癌：常表现为肺野周围孤立性圆形或椭圆形块影，块影轮廓不规则，常呈小的分叶或切迹，边缘模糊毛糙，常显示细短的毛刺影，周围型肺癌长大阻塞支气管管腔，可出现节段性肺炎或肺不张。癌肿中心部分坏死液化，可显示厚壁偏心性空洞，内壁凹凸不平，很少有明显的液平面。

（3）弥漫型细支气管肺泡癌：X线片表现为浸润性病变，轮廓模糊，从小片到一个肺段或整个肺叶，类似肺炎。

癌肿侵犯胸膜时，可见同侧胸腔积液征；侵犯肋骨时，可见骨质破坏。

2. CT CT可显示薄层横断面结构图像，避免病变与正常组织互相重叠，密度分辨率很高，能显示肺内直径为1cm左右的肿块，并可发现一般X线检查隐藏区（如肺尖、膈上、心后、纵隔等处）的早期肺癌病变。CT可明确病变侵犯的范围及其与邻近组织器官的关系，以及有无纵隔淋巴结与肺内转移等，对肺癌的临床分期有较大价值。

3. MRI MRI不需造影剂即能鉴别出肿块与大血管，在明确肿瘤与大血管之间关系明显优于CT。

**（二）组织细胞学诊断**

1. **痰脱落细胞学检查** 是肺癌普查和诊断的一种简便有效方法。肺癌表面脱落的癌细胞可随痰咳出，痰细胞学检查找出癌细胞可以明确诊断，部分病例还可判别肺癌的病理类型。痰检查的准确率在80%以上，多次痰细胞学检查可提高阳性率。

2. **支气管镜检查** 是诊断肺癌的一个重要手段。目前多采用光导纤维支气管镜检查，通过支气管镜，可直接窥察支气管内膜及管腔的病理变化情况，窥见癌肿或癌性浸润者，可采取小块组织做病理切片检查，亦可刷取肿瘤表面组织或吸取支气管分泌物，做细胞学检查，以明确诊断和判定组织学类型。

3. **纵隔镜检查** 主要用于判明中央型肺癌侵犯纵隔的范围。通过纵隔镜，可直接观察气管前隆嵴下及两侧支气管区淋巴结情况，并可采取组织做病理切片检查，明确肺癌是否已转移到肺门和纵隔淋巴结。

4. **经胸壁肺穿刺活检** 对紧靠胸壁的肺部肿块，目前采用CT导引定位下行肺穿刺活检，准确率较高。但肺穿刺活检可能会产生气胸、胸膜腔出血或感染，应严格掌握适应证。

5. **转移病灶活组织检查** 晚期肺癌患者，已有锁骨上、颈部、腋下等处表浅淋巴结转移，或出现皮下转移结节者，可切取转移病灶组织做病理切片检查，以明确诊断。

**（三）肿瘤标志物检查**

对肺癌缺乏特异性，临床常用的有癌胚抗原、神经肽类和神经元类检查，以及癌抗原12-5、癌抗原19-9等。

## 要点五 鉴别诊断

肺癌按肿瘤发生部位、病理类型和病程早晚等不同情况，在临床呈现的症状和X线征象也多种多样，极易与其他肺部疾病相混淆。

**（一）肺结核病**

1. **肺结核病** 肺结核病易与周围型肺癌相混淆。肺结核病多见于青年人，病变常位于上叶尖、后段或下叶背段，一般病程长，发展缓慢。在X线片上，块影密度不均匀，可见到稀疏透光区，常有钙化点，边缘光滑，分界清楚，肺内常另有散在性结核病灶。

2. **粟粒性肺结核** 粟粒性肺结核的X线征象，与弥漫型细支气管肺泡癌相似。粟粒性肺结核常见于青年人，发热、盗汗等全身症状明显，抗结核药物治疗能改善症状，病灶逐渐吸收。

**（二）肺部炎症**

1. **支气管肺炎** 早期肺癌产生的阻塞性肺炎，易被误诊为支气管肺炎。支气管肺炎一般起病较急，发热、寒战等感染症状比较明显。X线片上表现为边缘模糊的片状或斑点状阴影，密度不均匀，且不局限于一个肺段或肺叶，经抗菌药物治疗后，症状迅速消失，肺部病变也较快吸收。

2. **肺脓肿** 肺癌中央部分坏死液化形成癌性空洞时，X线片表现易与肺脓肿相混淆。肺脓肿患者，常有吸入性肺炎病史，急性期有明显的感染症状，痰量多，呈脓性，有臭味。X线片上空洞壁较薄，内壁光滑，常有液平面，脓肿周围的肺组织或胸膜常有炎性病灶。

3. **肺部良性肿瘤** 肺部良性肿瘤如错构瘤、纤维瘤、软骨瘤等，有时需与周围型肺癌相鉴别。肺部良性肿瘤，一般不呈现临床症状，生长缓慢，病程长。在X线片上，显示接近圆形的块影，密度均匀，可有钙化点，轮廓整齐，边界清楚，多无分叶状。

## 要点六 治疗

肺癌的治疗有外科治疗、放射治疗、化学治疗、生物免疫疗法和中医中药治疗。早期肺癌，应施行根治性肺切除术，在彻底切除原发肺肿瘤和清除肺门淋巴结的同时，尽可能保留健康的肺组织，争取长期存活。晚期肺癌，则根据病理类型选用放射治疗或化学治疗、中医辨证治疗等方法来减轻患者痛苦，延长患者生命。

**（一）西医治疗**

1. **外科手术治疗** 是将带肿瘤的病肺连同肺门淋巴结彻底切除，达到根治的目的。中央型肺癌常需施行全肺切除，有些中央型肺癌，也可施行袖式肺叶切除术，以保证健康的肺组织和肺功能。对周围型肺癌，肺叶切除已被公认为合理的手术。肺切除术的疗效，与肿瘤的病理类型、恶性程度、范围、位置和有无淋巴结转移有关。

2. **放射治疗** 在肺癌中，未分化癌对放射治疗最为敏感，鳞癌次之，腺癌不敏感。对放射治疗敏感的肺癌，经治疗后肿瘤缩小，支气管阻塞的程度减轻或消失，可改善症状，但5年生存率仅有10%。

3. **化学治疗** 化学疗法常用的药物有顺铂、卡铂、紫杉醇、吉西他滨、培美曲塞、环磷酰胺、长春瑞滨等。小细胞性肺癌对化疗药物的敏感性较好，缓解率高达60%~80%，而其他类型肺癌的敏感性相对较差，缓解率在30%~45%。化疗不可能完全清除癌细胞，通常用以治疗晚期肺癌患者或有广泛转移的病例，以缓解症状。

4. **其他治疗** 其他治疗包括冷冻疗法、热疗、光敏治疗及选择性支气管动脉灌注栓塞化疗等。

5. **分子靶向治疗** 随着分子生物学的发展，产生针对肿瘤细胞特异分子变化进行的靶向治疗。许多新的靶向性治疗药物研制，为晚期肺癌治疗提供了新的治疗途径。如表皮生长因子酪氨酸激酶抑制剂吉非替尼(易瑞沙)、厄洛替尼;血管生成抑制剂贝伐珠单抗等,临床应用显示有明显改善晚期肺癌患者症状、稳定病情的作用,在生存方面颇有获益。

**(二)中医治疗**

**1. 气滞血瘀证**

证候:咳嗽,血痰,气促,胸胁胀痛或刺痛,大便干结;舌质紫暗或有瘀斑,苔薄黄,脉弦或涩。

治法:行气化瘀,软坚散结。

方药:血府逐瘀汤加减。咳血,加白茅根、侧柏炭、仙鹤草等;气阴不足者,加天冬、麦冬、太子参、黄芪等。

**2. 脾虚痰湿证**

证候:咳嗽痰多,胸闷纳呆,神疲乏力,面色苍白,大便溏薄;舌质淡胖,苔白腻,脉濡缓或濡滑。

治法:健脾除湿,化痰散结。

方药:六君子汤合海藻玉壶汤加减。气短乏力者,加黄芪;胸痛、舌质紫暗者,加红花、桃仁、川芎。

**3. 阴虚内热证**

证候:咳嗽,无痰或少痰或有泡沫痰,或痰黄难咯,痰中带血,胸痛气短,心烦失眠,口干便秘,发热;舌质红,苔花剥或光剥无苔,脉细数。

治法:养阴清热,软坚散结。

方药:百合固金汤加减。痰湿者,加半夏、贝母;痰热者,加鱼腥草、黄芩。

**4. 热毒炽盛证**

证候:高热,气促,咳嗽,痰黄稠或有血痰,胸痛口苦,口渴欲饮,便秘,尿短赤;舌质红,苔黄而干,脉大而数。

治法:清热泻火,解毒散肿。

方药:白虎承气汤加减。

**5. 气阴两虚证**

证候:胸背部隐隐作痛,咳声低弱,神疲乏力,五心烦热,自汗盗汗;舌质红,苔少,脉沉细数。

治法:益气养阴,清肺解毒。

方药:沙参麦门冬汤加减,或四君子汤合清燥救肺汤化裁。放疗时,加养阴及活血药天冬、黄精、丹参、赤芍;化疗时,加健脾和胃降逆药法半夏、扁豆。

## 细目二　食　管　癌

### 要点一　西医病因病理

食管癌是常见的一种消化道肿瘤,其发病率和死亡率各国差异很大。我国是世界上食管癌高发地区之一,每年平均病死约15万人。男性多于女性,发病年龄多在40岁以上。

**(一)病因**

食管癌的病因,目前还不十分清楚,学者认为食管癌的发病与吸烟、饮酒等因素有关。目前认为食管癌的发病与下列因素有一定的关系。

**1. 物理因素**　国内研究认为,进食快、食物过热、经常吃粗硬食物、口腔卫生不佳等物理因素,可引起食管黏膜上皮损伤,能促使肿瘤发生。长期大量吸烟和饮酒,可能与食管癌的发生有关。

**2. 食管黏膜慢性炎症**　可能导致上皮细胞增生和癌变。

**3. 食管良性疾病**　如贲门失弛缓症、食管憩室、食管化学灼伤后的瘢痕狭窄,以及反流性食管炎,均可能并发癌变。

**4. 霉菌(真菌)因素**　霉菌与食管癌关系密切。我国对食管癌高发区和低发区调查资料表明,高发区粮食霉菌污染情况比低发区严重,故高发区比低发区人们食用的含霉菌食物多。

**5. 营养因素**　食物中维生素和微量元素的缺乏,是促使食管癌发生的因素之一;摄入动物蛋白、维生素C、维生素A、核黄素和新鲜蔬菜较少,是食管癌高发区的主要特点。水和食物中缺乏钼、锌、硒、铁等微量元素,能引起食管病变,直接或间接与食管癌的发生有关。

**6. 亚硝胺类化合物**　很多亚硝胺类化合物,既能溶于水又能溶于脂肪,对多种动物的多脏器有致癌作用。

**7. 遗传易感性**　食管癌高发区有阳性家族史者为25%~60%。家族中可追溯到三代或三代以上出现食管癌患者。

**(二)病理**

**1. 大体形态**　根据食管癌的形态特点大致归纳为五型:

（1）髓质型：肿瘤累及食管壁的全层，向腔内外生长，伴有中、重度梗阻，食管造影显示明显充盈缺损，晚期可见肿瘤软组织阴影。

（2）蕈伞型：肿瘤向腔内凸出，呈扁平状肿块，累及食管壁的一部分，梗阻症状轻，食管造影显示部分管壁呈不对称的蝶形充盈缺损。

（3）溃疡型：肿瘤在管壁上呈大小不等的溃疡，梗阻症状轻，食管造影显示有较大的溃疡龛影。

（4）缩窄型：肿瘤呈环形或短管形狭窄，食管造影显示对称性高度梗阻，梗阻以上的食管显著扩张。

（5）腔内型：肿瘤呈息肉状，突入食管腔内，有短蒂，梗阻症状轻，食管造影显示病变段食管明显扩张，腔内可见椭圆形或腊肠状肿块阴影。

2. **组织学分型**　食管癌大多数为鳞状上皮癌，可发生在食管任何部位，但中段最多见，约占50%；下段次之，约占30%；上段最少，约占20%。食管下段腺癌多来源于胃贲门部黏膜，起源于食管腺体或异位胃黏膜的食管腺癌较少见。

**（三）扩散途径**

食管癌的主要扩散方式包括以下四个方面：

1. **食管壁内扩散**　食管癌病变常向上向下侵犯，尤以上段更为明显。

2. **直接浸润邻近器官**　食管癌随着病变的进展，由黏膜侵入肌层，最后穿透肌层至管腔外，浸润邻近器官。

3. **淋巴转移**　淋巴转移是食管癌的主要转移途径。癌细胞沿黏膜下淋巴管向上、下方扩散，穿过肌层进入淋巴结。

4. **血行转移**　食管癌的血行转移脏器主要为肺、肝、肾和骨骼。

## 要点二　中医病因病机

食管癌在中医学中属于“噎膈”范畴。在对“噎膈”病因的研究方面，《黄帝内经》率先提出了与人体津液和精神因素有关。《素问》谓：“隔塞闭绝，上下不通，则暴忧之病也。”《景岳全书》曰：“噎膈一证，必以忧愁思虑，积劳积郁，或酒色过度，损伤而成。”

1. **忧思郁怒**　《医宗必读》曰：“悲思忧恚，则脾胃受伤，津液渐耗，郁气生痰，痰则塞而不通，气则上而不下，妨碍道路，饮食难进，噎塞所由成也。”忧思损伤脾胃，脾失健运，痰湿内停，痰气互结，交阻于食管，上下不通，故成噎膈。又郁怒伤肝，肝气郁结，血流不畅，气滞久积而成瘀，瘀阻食管则成噎膈不通。

2. **酒食所伤**　《景岳全书》曰：“酒色过度则伤阴，阴伤则精血枯涸，气不行则噎膈病于上。”饮酒及恣食辛辣厚味，最易津耗血燥，酿成痰浊，耗津血燥则咽喉食管干涩，酿成痰浊则食管窄阻，均致诱发噎膈。

3. **气血亏虚**　《丹溪心法》曰：“噎膈……多由气血虚弱而成。”说明气血亏虚、机体抵抗力低，是食管癌发生的内在因素。

## 要点三　临床表现

**（一）早期症状**

1. **吞咽食物哽噎感**　食管癌早期症状常不明显，在吞咽粗硬食物时，可有不同程度的不适，包括吞咽食物哽噎感，但不影响食物的吞咽。

2. **胸骨后疼痛**　闷胀不适或剑突下及上腹部疼痛，约50%以上的患者，出现胸骨后烧灼样、针刺样或牵拉摩擦样疼痛。

3. **食管内异物感**　由于肿瘤对食管的侵犯，患者常感觉在吞咽食物时，食管内有异物感，即使是在没有进食的情况下，仍觉有异物黏附在食管壁上，有吞咽不适的感觉。

4. **咽喉部干燥与紧缩感**　患者自觉咽喉部干燥，局部或颈部有紧缩感，吞咽不顺利。

5. **食物吞咽缓慢并有滞留感**　患者吞咽食物时，自觉在食管内下行缓慢，有在某一部位滞留或梗塞感。

**（二）中晚期症状**

1. **吞咽困难**　是食管癌的典型症状。吞咽困难在开始时常呈间歇性，由于食物堵塞或局部炎症水肿而加重，也可以因肿瘤坏死脱落，或炎症水肿消退而减轻。

2. **梗阻症状**　严重者常伴有反流，持续吐黏液，这是由于食管癌的浸润和炎症，反射性地引起食管腺体和唾液腺分泌增加所致。

3. **疼痛**　胸骨后或背部肩胛区持续性绞痛，常提示食管癌已有外侵，引起食管周围炎、纵隔炎，但也可以是肿瘤引起食管深层溃疡所致。

4. **出血**　食管癌患者，有时也会因呕血或黑便而来就诊。肿瘤可浸润大血管,特别是胸主动脉,而造成致死性出血。

5. **声音嘶哑** 常是喉返神经受到肿瘤直接侵犯,或转移淋巴结压迫所引起的早期临床症状。

6. **体重减轻和厌食** 因梗阻进食减少,营养状况下降,消瘦、脱水常相继出现。

## 要点四 诊断

根据患者的病史,长期生活在食管癌的高发区,有癌症家族史,年龄在 40 岁以上,吞咽食物哽噎感或吞咽困难,胸骨后疼痛等症状,结合 X 线钡餐检查、食管镜、食管 CT、组织病理学等检查结果,可以确定诊断。

1. **食管拉网细胞学检查** 是诊断早期食管癌比较有效的方法。操作简便、安全、患者痛苦小,准确率在 90% 以上。

2. **食管镜检查** 可以在直视下观察肿瘤大小、形态和部位,为临床提供治疗依据,同时也可对病变部位进行活检及镜刷检查。

3. **X 线钡餐检查** 典型的食管癌 X 线征象为食管黏膜皱襞增粗、中断、紊乱以至消失,龛影形成,管腔充盈缺损及狭窄改变,管腔僵硬,食管舒张度及蠕动度降低以至消失,软组织肿块阴影,钡剂流速减慢或排空障碍。

4. **CT 检查** CT 扫描,可以清楚地显示食管与邻近纵隔器官的关系,充分显示食管癌病灶大小、肿瘤侵犯范围及程度。CT 扫描不能显示食管黏膜,故难以发现早期食管癌。

## 要点五 鉴别诊断

早期无咽下困难时,应与食管炎、食管憩室和食管静脉曲张相鉴别。已有咽下困难时,应与食管良性肿瘤、贲门失弛症和食管良性狭窄相鉴别。诊断方法主要依靠 X 线钡餐食管摄片、纤维食管镜及组织病理学等检查。

## 要点六 治疗

### (一)西医治疗

1. **手术治疗** 手术是治疗食管癌的首选方法。对全身情况良好,有较好的心肺功能储备,无明显远处转移征象者,可考虑手术治疗。

2. **放射疗法**

(1)放射和手术疗法综合治疗,可增加手术切除率,也能提高远期生存率。术前放疗后,休息 2~3 周再做手术较为合适。

(2)单纯放射治疗多用于颈段、胸上段食管癌,因手术难度大,手术并发症多,疗效常不满意而常选用放疗;也可以用于有手术禁忌证而病变范围不大,患者尚可耐受放疗者。

3. **化学药物治疗** 采用化疗与手术治疗相结合,或与放疗、中医中药治疗相结合的综合治疗,有时可提高治疗效果,或使食管癌患者症状缓解,存活时间延长。常用的药物:顺铂(DDP)、环磷酰胺(CTX)、长春碱(VDS)、丝裂霉素(MMC)、氟尿嘧啶(5-FU)、阿霉素(ADM)、卡培他滨等。

### (二)中医治疗

**1. 痰气交阻证**

证候:有轻微的食管不适,或吞咽时稍有梗阻感,胸膈满闷,两胁胀痛,嗳气,口干;舌质偏红,苔薄腻,脉弦滑。

治法:开郁,化痰,润燥。

方药:启膈散合逍遥散加减。

**2. 痰湿内蕴证**

证候:吞咽困难,或食入即吐,呕吐痰涎,或如豆汁,胸脘痞闷,大便溏薄,小便不利,头身困重;舌苔白腻或灰腻,脉象弦细而滑。

治法:除湿化痰,降逆止呕。

方药:二陈汤合旋覆代赭汤加减。

**3. 瘀毒内结证**

证候:吞咽困难,疼痛难忍,食饮难下,呕吐赤汁,食管中疼痛,痛及颈背;烦躁不安,面色晦暗,口渴咽干,大便干结,小便赤;舌质紫黑有瘀点,苔黄或粗糙无光泽,脉涩。

治法:活血化瘀,解毒祛邪。

方药:桃红四物汤合犀角地黄汤加减。

**4. 津亏热结证**

证候:吞咽梗涩而痛,饮能入而食难下;形体逐渐消瘦,五心烦热,口干咽燥,大便干结;舌质红干或有裂纹,脉弦细。

治法:清热养阴。

方药:五汁安中饮加味。

**5. 阴枯阳衰证**

证候:长期饮食困难,近于梗阻;呕恶气逆,形体枯羸,目不识人,气短乏力,语声低微,面色晦暗或苍白,大便难下;舌质暗绛,舌体瘦小,少苔乏津或无苔,脉细数或沉细无力。

治法:滋阴壮阳,益气养血。

方药:大补元煎加减。

# 细目三 胃 癌

## 要点一 西医病因病理

胃癌是全世界最常见的恶性肿瘤之一，其病例居消化道恶性肿瘤的第一位，居全身肿瘤的第三位。我国胃癌男性多于女性，男女之比约为3∶1。发病年龄以40~60岁为多见，高发区比较集中在山东半岛、辽东半岛、华东沿海江苏、浙江、上海和福建以及内陆地区宁夏、甘肃、山西和陕西；而南方各省如广东、广西、湖南、四川和云南则发病率较低。

### （一）病因

1. **饮食习惯** 与胃癌发病的关系较为密切，是胃癌发生的最主要原因。摄入高浓度食盐，常吃熏制食品等饮食习惯，可增加胃癌的发病概率。

2. **幽门螺杆菌** 为带有鞭毛的革兰氏阴性细菌，在胃黏膜生长，代谢中可产生氨，中和胃酸引起低胃酸，致分解硝酸盐的细菌在胃内滋生，所产生的亚硝酸盐以及N-亚硝基化合物，具有致胃黏膜癌的作用；幽门螺杆菌的代谢产物还包括一些酶和毒素，能够直接损害胃黏膜，导致DNA的损伤，诱发基因突变。因此认为幽门螺杆菌并非胃癌直接致癌物，而是通过对胃黏膜的损伤，促进病变发展的条件因素，使胃癌危险性增高。

3. **某些胃部慢性疾患** 一些胃慢性疾患，如慢性萎缩性胃炎、胃黏膜肠上皮化生和异型性增生与胃癌发病有联系。胃息肉的癌变率为7%~10%，特别多见于直径超过2cm者；患胃酸缺乏症或恶性贫血者，胃癌发生率较一般人高。

4. **遗传** 胃癌的发病在少数家庭中显示有聚集性，并在高发家族成员中，发现壁细胞抗体水平较高，存在细胞介质的免疫缺陷。

5. **其他因素** 某些职业如煤矿、石棉、橡胶行业工人中，胃癌相对高发，可能与煤矿、石棉行业工人将带有较高粉尘、石棉的痰液吸入胃内有关，橡胶工人作业环境的空气中检出有亚硝基化合物，也可能与胃癌有关。土壤中铜与锌的含量比例，也可能与胃癌的发病率有关。研究还显示，吸烟可能为胃癌的危险因素。

### （二）病理

1. **大体形态** 胃癌可发生在胃的任何部位，但以胃窦部最为多见，其次为胃小弯，再次为贲门。胃大弯和前壁较少发生。胃癌随病期不同，而分为早期胃癌和进展期胃癌。

（1）早期胃癌：目前国际上公认的早期胃癌分类方法，是由日本内视镜学会提出的，指癌组织浸润深度仅限于黏膜层或黏膜下层，而不论有无淋巴结转移，也不论癌灶面积大小。若符合以上条件，癌灶直径为5~10mm者为小胃癌，小于5mm者为微小胃癌。原位癌系指癌灶仅限于腺管内，未突破腺管基底膜者。内镜可将早期胃癌分为隆起型、浅表型、凹陷型、混合型等。

（2）进展期胃癌：国内主要根据其生长方式不同，分为块状型癌、溃疡型癌和弥漫型癌。

2. **组织学分类** 按世界卫生组织（WHO）提出的分类原则，将胃癌分为：

（1）腺癌：包括乳头状、管状、高分化管状、中分化管状、低分化腺癌、黏液腺癌、印戒细胞癌。

（2）腺鳞癌。

（3）鳞癌。

（4）未分化癌。

（5）未分化类癌。芬兰的Lauren根据胃癌的生物学特征，将胃癌分为肠型、弥漫型癌和其他型，其中肠型癌多属分化较高的管状或乳头状腺癌，呈局限性生长；弥漫型癌分化差，呈浸润性生长。

### （三）扩散转移

胃癌大多系单中心发生，即由胃的一处黏膜上皮细胞发生癌变而来，少数可由多中心发生。当癌细胞侵破基底膜进入固有膜后，可在固有膜内蔓延扩散，之后随着癌肿的发展，可通过以下的途径扩散和转移。

1. **直接浸润蔓延** 胃的远端癌可侵及十二指肠，其蔓延方式主要是在浆膜下浸润的癌细胞，越过幽门环累及十二指肠，或黏膜下的癌细胞，通过淋巴管蔓延至十二指肠，很少是沿黏膜直接连续性蔓延。近端癌则可直接扩展侵犯食管下端。也可直接蔓延至肝、胰、网膜、横结肠及腹膜等。

2. **淋巴转移** 淋巴转移是胃癌的主要转移途径。癌细胞常侵犯胃的黏膜和黏膜下淋巴丛，由此转移至胃周淋巴结、主动脉旁淋巴结及腹腔动脉旁淋巴结。淋巴结转移的规律一般是由近及远，但恶性程度较高的癌肿，可表现为所谓跳跃式转移，最常见的有两处：一是通过肝圆韧带淋巴管转移到脐周围，二是通过胸导管转移到左锁骨上淋巴结。

3. **血行转移**　多发生在癌的晚期，最常见的受累器官为肝脏，其次是肺。癌细胞如果进入大循环，能在肝、肺、骨、脑、肾、肾上腺、脾、甲状腺及皮肤等处形成转移灶。

4. **腹腔种植转移**　癌组织浸出胃浆膜后，癌细胞可由浆膜脱落到腹腔，或癌转移的淋巴结破裂在整个腹腔里广泛播散，常伴大量血性腹水，此时多是疾病的晚期。

5. **卵巢转移**　胃癌易发生卵巢转移，即所谓 Krukenberg 瘤，转移途径尚不完全清楚，一般认为多数是由腹腔种植转移，以右侧多见，或右侧先于左侧。胃癌细胞也可通过淋巴逆流或血行转移至卵巢。有时卵巢转移癌也可作为首发症状，因此临床上在诊断卵巢肿瘤时，应考虑到胃癌转移的可能。

## 要点二　中医病因病机

胃癌属中医“胃脘痛”“噎膈”“反胃”和“伏梁”的范畴。胃癌的发生与长期饮食不节、情志失调、劳倦内伤和感受外邪相关。上述病因可引起机体阴阳平衡失调，脏腑功能失常，出现食滞、气虚、血瘀、痰结、邪毒内蕴等一系列病理性改变，最终导致积聚的形成。中医学认为“壮人无积，虚人则有之”，所以“虚”是胃癌的病因，也是胃癌的病理结果，故一切引起机体虚损的因素，都是胃癌发病的原因。

胃癌的病机可分为三个过程。早期多因情志不畅、肝气不舒、饮食不节而损伤脾胃，引起肝胃不和、脾胃气滞等病机变化；中期是在早期的基础上，病情进一步发展，由肝郁气滞、气机失调发展到气结痰凝，血瘀阻络，痰瘀互结，日渐成积；如果此期失治误治，病情迁延，久则气阳耗损，瘀结加重，气血生化无源，导致机体进一步虚损，此时已属晚期阶段。临床多表现为本虚标实证，造成治疗中很多困难，攻邪又恐伤正，扶正又恐缠邪。

## 要点三　临床表现

### （一）症状

胃癌早期往往无明显症状，但随着肿瘤的发展，影响胃的功能，有时可由于形成溃疡或发生梗阻，而出现不同症状。至于腹部扪及肿块或出现转移淋巴结时，已属晚期症状。

1. **胃部痛**　胃部痛是胃癌最常见也最易被忽视的症状，即使是早期胃癌患者，大部分也均有胃部痛的症状。初起时仅感上腹部不适，或心窝隐隐作痛，或时有膨胀或重压感，易被认为是胃炎、溃疡病等。胃窦部胃癌常可引起十二指肠的功能改变，出现节律性疼痛，类似溃疡的症状，直到病情进一步发展，疼痛发作频繁，症状持续，疼痛加重，甚至出现黑便或发生呕吐时才引起重视，此时往往疾病已属中、晚期，治疗效果也较差。若疼痛持续加重且向腰背放射，常是胰腺受侵犯的晚期症状。肿瘤穿孔时，也可引起剧烈腹痛的胃穿孔症状。

2. **食欲减退、消瘦、乏力**　这些症状虽非胃癌所特有，但有时可作为胃癌的首发症状。多数患者出现食后饱胀、嗳气、胃部不适、食欲下降和厌食肉类食物。当癌瘤进展，食欲明显下降时，则出现日益消瘦、乏力及贫血等症状，甚至出现恶病质。

3. **恶心、呕吐**　早期仅有食后饱胀及轻度恶心，常可因肿瘤增大，引起梗阻或胃功能紊乱所致。贲门部肿瘤，开始时可出现进食不顺利感，随着病情发展，可出现食物反流及吞咽困难。胃窦部癌引起幽门梗阻时，可呕吐有腐败臭味的隔夜食物。

4. **出血和黑便**　早期胃癌，一般有少量出血，有此症状者约占 20%。小量出血可仅有大便潜血阳性；但合并有溃疡或肿瘤侵及血管破溃时，可有较大量出血，鲜血被胃酸作用而成褐色。因此患者常可呕出咖啡样液及排出柏油样大便。也可能合并有急性穿孔。

5. **其他症状**　患者有时可因缺乏胃酸或胃排空快而腹泻，有时可有便秘及下腹不适，易误诊为结肠疾患。也有表现为贫血、午后低热等症状者。有些病例甚至可以先出现转移灶的症状，如脐部或卵巢的肿块等。

### （二）体征

一般胃癌尤其是早期胃癌，常无明显的体征，有些可出现上腹部深压痛，伴有轻度肌抵抗感。晚期胃癌，可出现上腹部肿块、直肠前触及肿物、脐部肿块、锁骨上淋巴结肿大等体征。有些晚期病例，还可出现血性腹水，主要是由于腹膜及肝的转移癌灶，或门静脉被癌组织阻塞所致。

## 要点四　诊断

1. **X线钡餐检查**　胃癌钡剂造影的X线征象主要有龛影、充盈缺损、黏膜皱襞的改变、蠕动异常及梗阻性改变等。一般情况下癌性溃疡的龛影大而浅，边缘不规则，龛影周围环堤也不规则。胃癌的充盈缺损，随病期早晚而大小不等，其表面不规则，基底较宽。胃癌可见黏膜破坏、皱襞消失，常在肿瘤隆起或溃疡处即充盈缺损或龛影周围，见到突然中断的黏膜，有肿瘤浸润的黏膜呈紊乱改变或黏膜消失，肿瘤局部由于胃壁僵硬而蠕动消失。梗阻性改变，常因胃癌发生在贲门或其附近、幽门或其附近，使胃入口贲门处产生阻塞致上方食管扩张，钡剂通过贲门困难。若肿瘤在胃窦部造成幽门梗阻，可见胃内有滞留液，上部胃蠕动增强，有时还可见逆蠕动。

2. **内镜检查**　超声内镜检查胃癌，可凭五层回声带的改变，来辨别胃癌的浸润深度，甚至发现胃外淋巴结转移。

镜下可见黏膜不规则结节肿物，表面充血、糜烂、出血，可见溃疡不规则，边界不平整、锯齿状，有高耸的竖式梯形凹陷，溃疡底凹凸不平，组织极脆、易出血，出血来自边缘；周围黏膜多见广泛糜烂，颜色苍白或淡红，皱襞中断、覆盖坏死组织等，最后确诊还要依靠在直视下活检，取材数目以4~6块为宜，应分散在病灶各处，凹陷病变应在其四周取材。

3. **实验室检查**　目前，实验室检查对胃癌诊断无特异性，胃液及大便潜血试验可以为发现胃癌提供线索。血清及胃液中胃癌相关标志物如CEA、CA19-9、CA125、CA72-4等，具有取材容易，患者痛苦少的优点，但都存在特异性和敏感性不高的问题，而联合检测，可提高诊断的特异性和敏感性，虽然不能作为诊断和评估疗效的标准，但对判断胃癌患者的病情、预后、疗效及检测术后复发，有一定意义，术前CEA、CA19-9升高者，多提示预后不良。

4. **胃癌的超声检查**　现代超声显像为一种无创伤、无痛苦的影像诊断方法。过去对胃癌的诊断，因受胃腔内气体影响，而限制了临床的应用。随着水充盈胃腔法及胃超声显像液的普及应用，超声对胃癌的诊断研究，也受到了临床的高度重视。该检查法可实时显示胃壁蠕动状况，且在X线造影及内镜的定位下，不仅可显示肿瘤的大小、形态、内部结构、生长方式、癌变范围，同时还可显示肿瘤在壁内浸润的深度及壁外浸润、转移状况，从而弥补了X线及内镜的不足。

## 要点五　鉴别诊断

1. **胃溃疡**　胃溃疡病程缓慢，有反复发作史，长期典型的溃疡疼痛，用抗酸剂能缓解，一般无食欲减退，如无出血，幽门梗阻等并发症，全身情况改变不大。胃癌易误诊为胃溃疡，尤其对于年轻人。二者在症状、体征上相似，鉴别主要靠X线及胃镜。

X线钡餐检查胃壁不僵硬，蠕动波可以通过；溃疡面小于2.5cm，为圆形或椭圆形龛影，边缘平滑，也无充盈缺损。胃镜检查溃疡呈圆形或椭圆形，规则，边界清楚光滑，基底平坦，有白或灰黄苔覆盖，如有出血来自底部；周围黏膜水肿、充血，愈合者可显红晕，皱襞向溃疡集中。

2. **胃息肉**　为良性肿瘤。小的息肉可无任何临床表现，较大息肉可引起上腹饱胀、恶心、隐痛等症状，表面黏膜糜烂溃破还可引起黑便，类似胃癌临床表现。鉴别主要靠X线及胃镜，组织活检可以明确病理诊断。

## 要点六　治疗

### （一）手术治疗

外科手术是治疗胃癌的主要手段，也是目前能治愈胃癌的唯一方法。胃癌根治术应遵循以下三点要求：

（1）充分切除原发癌灶。

（2）彻底廓清胃周围淋巴结。

（3）完全消灭腹腔游离癌细胞和微小转移灶。近年由于麻醉和手术前后处理的进步，使手术安全性已有相对提高，但因为目前尚缺乏能在术前准确判断胃癌切除可能性的诊断方法，因此，除确已有远处转移或恶病质外，均应争取手术探查及切除。根治性切除手术目前一般存在两种术式，即根治性胃次全切除及根治性全胃切除术。

### （二）化学治疗

胃癌的辅助性化疗目的主要是：治疗术后存在的亚临床转移灶，以巩固手术疗效，减少术后复发。早期胃癌根治术后原则上不化疗，但病理类型恶性程度高、病灶面直径大于5cm、有淋巴结转移的年轻患者，术后可采用单一用药，进展期胃癌根治术，可采用辅助联合化疗。另外无法手术、非根治术或术后复发的晚期患者，可采用以联合化疗为主的综合疗法进行治疗。常用化疗药物：奥沙利铂（草酸铂）、氟尿嘧啶、替加氟（呋喃氟尿嘧啶）、替加氟 / 尿嘧啶（优福定）、卡培他滨等。

**（三）胃癌的放射治疗**

胃癌是一种对放射线敏感度低的肿瘤，而胃的邻近器官肝、胰、肾对放射线敏感，加之胃癌的腹腔淋巴结转移难以估计，因而给放射野的设计和照射剂量的预计，带来一定困难。但作为综合治疗的手段之一，放射治疗可配合手术提高根治率，有助于消灭手术野中的亚临床转移灶，以及作为残留或复发胃癌的姑息治疗。

**（四）中医治疗**

在中医学中虽未有胃癌之称，但分析其临床症状是属于“胃脘痛”“反胃”或“心下痞”等范畴。

**1. 肝胃不和证**

证候：多见于早、中期胃癌及胃癌术后患者。胃脘胀满疼痛，痛引两胁，情志不舒，善怒，喜太息；嗳腐吞酸，呃逆呕吐，吞咽不畅；脉弦。

治法：疏肝和胃，降逆止痛。

方药：逍遥散合旋覆代赭汤加减。

**2. 脾胃虚寒证**

证候：见于中、晚期胃癌。胃脘隐痛，喜温喜按，大便溏薄，呕吐清稀；神疲乏力，食少腹胀，朝食暮吐；舌淡胖边有齿痕，脉沉缓无力。

治法：温中散寒，健脾和胃。

方药：附子理中汤加减。

**3. 胃热伤阴证**

证候：多见于早、中期胃癌及放疗的患者。胃脘灼热、疼痛，食后痛剧，尿黄便秘；饥不欲食，胃中嘈杂，心烦口渴；舌干红绛，少苔或无苔，脉细数。

治法：养阴清热，和胃止痛。

方药：竹叶石膏汤合玉女煎加减。

**4. 气血双亏证**

证候：晚期胃癌多见。心悸头晕，形瘦无华，疲乏气短；自汗盗汗，纳呆食少，虚烦不眠，胃脘隐痛；舌淡有齿痕或有瘀斑，脉虚细无力。

治法：补气养血，健脾补肾。

方药：十全大补汤加减。

**5. 脾虚痰湿证**

证候：多见于中、晚期胃癌合并贲门或幽门梗阻者。头晕身重，呕吐痰涎，胃脘痞满疼痛；口淡少食，腹胀便溏，痰核累累；舌淡胖苔浊，脉濡滑。

治法：健脾化湿，软坚散结。

方药：参苓白术散合二陈汤加减。

**6. 瘀毒内阻证**

证候：多见于进展期胃癌。胃脘刺痛拒按，呕血腥秽，或心下痞块坚硬，呕吐食少，大便黑干；舌紫或有瘀斑，苔浊腻，脉沉涩。

治法：活血祛瘀，解毒养阴。

方药：失笑散合膈下逐瘀汤加减。

## 细目四　原发性肝癌

### 要点一　西医病因病理

原发性肝癌是我国和某些亚非地区常见的癌症，我国肝癌的年死亡率仅次于胃癌、食管癌。任何年龄都可发生肝癌，以 30~50 岁为高发组。男性多于女姓，男女之比为 3 : 1。

**（一）病因**

原发性肝癌的病因，迄今未完全清楚，倾向于多种致癌因素联合作用的结果，可能与以下因素有关。

**1. 肝硬化**　肝癌合并肝硬化的发生率比较高，日本约占 70%，非洲在 60% 以上，我国为 53.9%~85.0%，欧美比较低，占 10%~20%。肝癌中，以肝细胞癌合并肝硬化的发生率最高，占 64.1%~94%；而胆管细胞癌很少或不合并肝硬化。

**2. 肝炎病毒**　肝癌患者，常有急性肝炎→慢性肝炎→肝硬化→肝癌的发病过程。近年来研究发现，与肝癌相关的病毒有乙型肝炎病毒（HBV），可能是肝癌的主要病因，75%~90% 的肝癌同 HBV 感染相关。1993 年我国肝病学会指出，丙型肝炎病毒（HCV）和丁型肝炎病毒（HDV）与肝癌的关系也很密切。

**3. 黄曲霉毒素**　主要是黄曲霉毒素 $B_1$。研究认为，黄曲霉毒素与 HBV 在肝癌发病中，起协同作用。

**4. 水土因素**　肝癌的分布与地区的关系密切，在肝癌高发地区的地理环境特点中显示出，水土因素与肝癌的发病关系密切。高发区的居民以饮用死水、塘水为主，可能同水质污染而含有致癌物有关。

5. **遗传因素与相关基因** 临床中发现，有部分肝癌患者有家族史，实验研究肝细胞癌的发生与癌基因的异常表达有密切关系，至今发现肝癌基因谱至少由7种癌基因及相关基因组成。

6. **其他** 长期饮酒、营养不良及血吸虫感染等许多因素，均与肝癌的发生有关。

**（二）病理**

1. **大体分型** 传统分法将肝癌分成巨块型、结节型和弥漫型。我国肝癌病理协作组提出将肝癌分为：①块状型；②结节型；③小癌型；④弥漫型。按肿瘤大小分为：①微小肝癌：直径≤2cm；②小肝癌：直径2~5cm；③大肝癌：直径5~10cm；④巨大肝癌：直径>10cm。

2. **组织学分型**

（1）肝细胞肝癌：此型最常见，占80%~90%，近85%伴有肝硬化。此型癌细胞多少保留着肝细胞的特点，常排列成巢状或索状。

（2）胆管细胞型肝癌：此型较少见，约占7%，在女性中较多见，占女性肝癌的30.8%。癌细胞多呈柱状排列，形成腺体，癌细胞多来自小胆管上皮，也有来自大胆管的。发展较慢，病程较长。

（3）混合型肝癌：此型占7%~8%，在同一病例中有2种细胞成分。

**（三）扩散途径**

肝癌以肝内血行转移为多见，也可发生肝外转移，但很少直接浸润到邻近组织。肝细胞癌多发生肝内转移，而胆管细胞癌则常早期就发生广泛的肝外转移，多经淋巴道转移到局部淋巴结，向锁骨上淋巴结及纵隔淋巴结转移的较少见。在肝静脉内形成的癌栓，可转移到肺。肝癌也可发生种植性转移，如转移到腹膜、大网膜、肠系膜和卵巢等部位。

## 要点二 中医病因病机

原发性肝癌中医属“肥气”“肝积”“鼓胀”“癖黄”等范畴。《难经》曰：“肝之积，名曰肥气，在左胁下，如覆杯，有头足。”中医学认为，其病因主要是寒邪、湿热等侵袭人体，加之饮食不节，脾胃损伤，或情志抑郁，气血瘀，结而成积；脾虚湿困，湿郁化热，热蒸而成黄疸。总之，肝癌的病因是寒、湿、郁、瘀，继而化热化毒而成积，而气滞脾虚，又是重要的病机变化。

## 要点三 临床表现

**（一）症状**

肝癌早期无明显症状，一旦出现症状多为中晚期。常见症状为肝区疼痛、腹胀、消瘦乏力、纳差、上腹肿块。为了能够做到肝癌的早期发现、及时诊断，应对平时不太注意的一些症状，加以重视，如患者较长时间的不明原因的发热；偶然发现上腹部肿块；右上腹突然剧痛，而未能证实为胆囊炎、胆结石等胆道疾病；右肩痛按关节炎治疗无效者；原患肝病的中年人，出现不明原因的腹泻等，应怀疑患肝癌的可能，及时进行有关检查。

**（二）体征**

1. **肝肿大** 90%以上的病例典型而突出的体征是：进行性肝肿大，肝质地坚硬，表面及边缘不规则，可触及大小不等的结节或巨块，大多伴有明显压痛。右上肝癌常可致肝上界浊音区明显上升，右下肝癌常可触及肿块，左叶肝癌常在剑突下扪及肿块。

2. **黄疸** 约1/3的病例在发病过程中出现黄疸，是由于肝细胞损害，或由于癌块压迫或侵犯胆总管所致。一旦出现黄疸，表明病情已属晚期。

3. **腹水** 为晚期表现。由于门静脉主干癌栓或肝癌结节破裂所致，腹水可呈草黄色或血性，积聚十分迅速，利尿剂难以控制。

**（三）临床分型**

1. **单纯型** 临床和化验无明显肝硬化表现者。

2. **硬化型** 有明显肝硬化的临床表现和血液学改变者。

3. **炎症型** 病情发展快，伴有持续性高热，或谷丙转氨酶持续增高在1倍以上者。

**（四）并发症**

肝癌的并发症，可由肝癌或肝硬化引起。

1. **上消化道出血** 可由肝硬化或门静脉癌栓引起的门静脉高压所致；也可由凝血功能障碍等原因所致。上消化道出血约占死亡原因的15%。

2. **肝昏迷** 出现严重肝衰竭的表现，常常由消化道出血、感染、大量放腹水、利尿剂的应用等原因诱发。肝昏迷约占肝癌死亡原因的35%。

3. **肝癌结节破裂** 因肿瘤坏死或偶然的外伤所致。

## 要点四 诊断

肝癌标志物的出现和影像技术的进步，大大提高了肝癌的诊断水平。在肝癌的临床诊断过程中，首先询问病史和体格检查，然后进一步做化验、超声、放射、CT、血管造影等检查。

### （一）实验室及其他检查

1. **甲胎蛋白（AFP）检测** 对原发性肝癌的诊断价值很大，特异性较高。

一般正常成年人血清中的 AFP 含量在 25ng/L 以下，如果 AFP≥200ng/L，且不伴有明显肝病活动证据者，应警惕是否患有肝癌；AFP≥500ng/L，且持续 1 个月以上，排除妊娠、生殖腺胚胎肿瘤、有肝病活动证据者，基本可诊断为原发性肝癌。

2. **肝功能及酶学检查** 肝功能一般为正常，晚期肝癌或合并肝硬化者，可有肝功能损害。大多有血清碱性磷酸酶、γ-GT 增高。

3. **超声检查** 是肝癌诊断中最常用而有效的方法，可显示肝内有包膜较完整的实质性占位性病变。

4. **X 线检查** 肝右叶的癌肿可发现右膈肌抬高，运动受限或局限隆起。肝左叶或巨大肝癌在行胃肠钡餐造影时，可见胃及结肠肝曲被推压现象。也能显示有无食管静脉曲张和肺、骨等转移灶。

5. **CT** 是肝癌诊断的主要手段之一，对超声显示占位，特别是 AFP 阴性者应行 CT 检查。CT 检查可以明确病灶的数目、位置、大小及与重要血管的关系，可检测出直径 2cm 左右的肝癌。

6. **MRI** 在肿瘤的定位诊断中与 CT 相仿或优于 CT。

7. **肝血管造影** 通常选用肝动脉造影，可显示肿瘤血管。

8. **肝穿刺活组织检查** 对确诊困难者，可以实施此项检查。如果不能排除血管瘤，则禁用此法。

### （二）肝癌诊断标准

在 1997 年我国肝癌诊断标准的基础上，近年修订的肝癌诊断标准如下：

1. **病理诊断** 组织学证实为原发性肝癌。

2. **具备下列条件之一者**

（1）无其他肝癌证据，甲胎蛋白对流法阳性，或放射免疫法≥500ng/L 持续 1 个月以上，或≥200ng/L 持续 2 个月以上，并排除妊娠、活动性肝病（或谷丙转氨酶、胆红素、凝血酶原时间等异常）、生殖腺胚胎性肿瘤等。

（2）有肝癌临床表现，加上超声显像、CT、肝动脉造影、核素扫描、X 线横膈征、酶学检查等有三项肯定阳性，并能排除继发性肝癌及肝良性肿瘤者。

（3）有肝癌临床表现，加上肯定的远处转移灶（如肺、骨、锁骨上淋巴结等），或肉眼所见血性腹水中找到癌细胞者。

### （三）临床分期

我国 1977 年制定的分期标准

Ⅰ期：无明显肝癌症状和体征。

Ⅱ期：超过Ⅰ期标准而无Ⅲ期证据。

Ⅲ期：有明确恶病质、黄疸、腹水或远处转移者。

## 要点五 鉴别诊断

1. **肝血管瘤** 一般无症状，病史较长，发展缓慢，无肝炎背景。AFP 为阴性。

2. **肝转移癌** 无肝炎背景，有原发癌史，AFP 阴性，其他肿瘤标志物可增高，B 超、CT、MRI 等影像检查，可明确诊断。

3. **肝囊肿** 一般无症状，无肝炎史，有家族性，多囊体质，B 超即可探及肝内液性囊腔，CT 增强示薄壁不强化的液性病灶。

4. **肝脓肿** 起病急，发热较高，肝区疼痛，伴有全身感染症状，抗生素有效。

## 要点六 治疗

肝癌是全身性疾病，特别是在伴有肝硬化的情况下，治疗应从整体出发，注意局部与整体的关系。

### （一）手术治疗

癌肿局限于某一肝段，或肝叶而未侵犯肝门、膈肌、腹膜或邻近器官，若肝功能基本正常，无心、肺、肾等重要脏器严重并发症，不属中、重度肝硬化者，可行肝癌切除术。手术方式根据病变的部位决定，有下列几种手术方式：肝区段切除术，左、右半肝切除术，肝中叶切除术，左、右肝三叶切除术等。

对于不能切除的肝癌，可考虑行肝动脉结扎，或肝动脉化疗药灌注等疗法，待肿瘤缩小后行外科手术切除。

**（二）介入治疗**

肝癌介入治疗包括经导管动脉灌注化疗（TAI）、经导管血管栓塞术（TAE）、经皮肝穿瘤内无水乙醇注射（PEI）、经皮射频治疗和氩氦刀冷冻治疗。适用于中晚期肝癌，以及合并严重肝硬化不适合行肝切除者。

1. **TAI+TAE**　因为肝癌血供的90%以上来自于肝动脉，所以治疗效果较好。化疗药物常用丝裂霉素、阿霉素和顺铂等细胞周期非特异性药物；肝动脉栓塞剂常用碘化油。

2. **无水乙醇瘤内注射**　在超声或CT的引导下，经皮穿刺至肝组织内，注入无水乙醇，使癌组织蛋白凝固变性、坏死，使肿瘤血管及癌旁组织脱水、固定。局部血管壁变性，血管内血栓形成，阻断瘤体供血。

3. **经皮射频治疗**　目前已应用于临床，对癌细胞的灭活和肿块的消融，效果较好。

**（三）生物治疗**

生物治疗的目的在于解放并动员人体被抑制的免疫活性细胞（B淋巴细胞、浆细胞、T淋巴细胞、NK细胞和巨噬细胞），清除免疫抑制因素，恢复并加强机体的免疫监视功能，从而使机体有可能战胜肿瘤。

**（四）放射治疗**

放疗对原发性肝癌有一定的疗效，可缩小癌灶、缓解症状、延长患者的生存期。放射治疗的适应证是无黄疸、腹水和远处转移者。

**（五）中医治疗**

中医治疗适合于原发性肝癌各期的患者。中医治疗肝癌的基本点为辨实祛邪不伤正、辨虚扶正以达邪，选方遣药须全面考虑。具体应用疏肝健脾、益气养阴、清热解毒、化痰软坚、理气活血等治则。

**1. 辨证论治**

（1）气滞血瘀证

证候：相当于Ⅱ期的单纯型。症见两胁胀痛，腹部结块，推之不移，胸闷腹胀，纳呆乏力；舌淡红，苔薄白或薄黄，脉弦。

治法：疏肝理气，活血化瘀。

方药：小柴胡汤合大黄䗪虫丸加减。

（2）脾虚湿困证

证候：相当于单纯型Ⅱ期或硬化型Ⅱ期伴有腹水。症见脘腹胀满，胁痛肢楚，神疲乏力，纳呆便溏，四肢肿胀；舌淡胖，苔白或腻，脉弦而滑。

治法：益气健脾，化湿祛痰。

方药：四君子汤合逍遥散加减。

（3）肝胆湿热证

证候：相当于炎症型Ⅲ期。症见胁下积块，腹大如鼓，黄疸日深，纳呆乏力，小便短赤，腹水肢肿；舌红或绛，苔黄或糙，脉弦滑数。

治法：清利湿热，活血化瘀。

方药：茵陈蒿汤合鳖甲煎丸加减。

（4）肝肾阴虚证

证候：相当于硬化型Ⅲ期。症见口干，低热盗汗，形体消瘦，腰痛酸软，小便短赤；舌红少苔，脉细数。

治法：养阴散结，凉血解毒。

方药：青蒿鳖甲汤合一贯煎加减。

**2. 常用中成药**

（1）肝复乐片：主要成分为党参、鳖甲、蚤休、沉香等，具有化瘀散结、理气健脾、清热解毒功效，可控制肝癌的快速增长，改善临床症状。

（2）复方木鸡冲剂：为云芝、广豆根提取物，对甲胎蛋白持续低度阳性者，有转阴的功效，对肝癌有一定的预防作用。用于慢性肝炎及原发性肝癌的中期。

（3）斑蝥制剂：斑蝥制剂对肝癌的治疗作用临床报道较多，剂型也多种多样，如斑蝥素片、羟基斑蝥胺片、复方斑蝥片、复方斑蝥素胶囊、羟基斑蝥胺注射液等，有效成品已提纯，广泛用于肝癌的治疗。

（4）莲花片：主要成分是蚤休、半枝莲、山慈菇、莪术、三七等。每片0.5g，每次6~8片，可连服数月至1年，该药在各地应用较久，适用于肝热血瘀而正气未衰的肝癌患者。

## 细目五　结 肠 癌

### 要点一　西医病因病理

结肠癌是常见的肠道恶性肿瘤。由于生活水平的不断提高，生活习惯和饮食结构的改变，人均寿命延长，结肠癌的发病率明显增高，有超过直肠癌的趋势。在北美、西欧，结肠癌占内脏恶性肿瘤的第一或第二位，我国为第四到第六位。结肠癌属中医“积聚”“泄泻”“肠蕈”“脏毒”“便血”等范畴。

**（一）病因**

结肠癌的病因尚未完全明确。某些诱发因素或与其相关的高危因素已被公认。

1. **癌前病变** 结肠腺瘤、溃疡性结肠炎、结肠血吸虫肉芽肿等与结肠癌的发生关系密切。

2. **遗传因素** 结肠癌的发生与遗传易感性有关，如遗传性非息肉性结肠癌的发生。大肠癌从腺瘤到癌的演变过程中，包括癌基因的激活、抑癌基因失活、错配修复基因突变，以及危险修饰基因等发生的遗传突变，从正常细胞向癌演进需10~15年。

3. **饮食因素** 过多的脂肪、蛋白质、胆固醇的摄入，与大肠癌的发病有一定的关系。特别是脂肪对肠道内的胆汁酸、胆固醇的代谢和菌群组成、细菌酶活性有影响。胆汁酸能改变细胞通透性，可促进肠道致癌物吸收，具有致癌活性，并可对肠道上皮产生刺激，使肠道上皮细胞增生，促进癌肿形成；缺乏新鲜蔬菜及维生素A、维生素C和纤维素食品的人群，以及高温烹调肉类、鱼类可产生多种诱变剂与致癌物，有导致结肠癌发生的危险。

**（二）病理分型**

1. **大体形态分型**

（1）肿块型：多见于右半结肠，尤其是盲肠。

（2）浸润型：多见于左半结肠，沿肠壁浸润，易引起肠腔狭窄形成肠梗阻。

（3）溃疡型：是最常见的类型，病变向肠腔深层发展，并向四周浸润。

2. **组织学分型**

（1）乳头状腺癌：约占5%，癌细胞组呈粗细不等的乳头状，具有不同的分化程度。

（2）管状腺癌：约占67.22%，癌组织主要由腺管状结构组成，按其分化程度有高、中、低分化腺癌之分。

（3）黏液腺癌：约占18.34%，癌组织中有大量黏液为其特征。

（4）印戒细胞癌：约占3.39%，为黏液腺癌中分化出来的一种类型，整个细胞呈印戒状，核偏一侧，呈圆形或卵圆形。

（5）鳞状细胞癌：占0.351%~1%，癌组织呈典型的鳞状结构，其分化程度多为中到低度。

（6）腺鳞癌：约占0.6%，肿瘤内腺癌与鳞癌两种成分混合出现，腺癌部分分化好，鳞癌部分分化较差。

（7）未分化癌：约占0.2%，肿瘤内癌细胞弥漫成片，或呈团块状，癌细胞大小形态较一致。

**（三）转移途径**

1. **淋巴转移** 为转移的主要途径，癌细胞经细胞外间隙渗入淋巴管，沿淋巴道转移至肠壁和结肠旁淋巴结、肠系膜血管周围及其根部淋巴结。

2. **血行转移** 比较常见，相当多患者手术时发现已有肝转移，其次是肺、骨骼等。

3. **浸润转移** 当癌浸润穿破肠壁后，可直接浸润到邻近肠壁或组织器官，如十二指肠、肝、胆囊、膀胱、输尿管，甚至侵犯胃形成内瘘。

4. **种植转移** 穿破浆膜的癌细胞，可脱落进入游离的腹腔，在大网膜、肠系膜、内脏腹膜面、盆腹膜反折等处种植，也可在肠腔内种植播散，或因医源性因素造成种植播散。

## 要点二 中医病因病机

中医认为正气虚弱、脾肾不足是发病的内因；情志失调、饮食不节、感受外邪是发病的外因，二者结合则发生本病。正如《景岳全书》所说：“凡脾肾不足及虚弱失调之人，多有积聚之病。盖脾虚则中焦不运，肾虚则下焦不化，正气不利，则邪滞得以居之。”

（1）“百病生于气”，忧思郁怒，气机不畅，胃肠失和，运化失常，湿热内生，气滞血瘀，久则成块。

（2）嗜食膏粱厚味，或饮酒无度，或进不洁之品，伤及脾胃，运化失司，酿湿生热，湿热下注，蕴毒日久，亦成积块。

（3）久泻久痢，劳倦体虚，或年老体弱，肝肾不足，外邪乘虚而入，毒邪下注，浸淫肠道，气血运行不畅，邪毒瘀积成块。

## 要点三 临床表现

结肠癌早期无特异性表现，中期以后的主要症状有排便习惯或粪便形状改变，腹痛，腹部肿块，肠梗阻及全身慢性中毒症状。右半结肠癌、左半结肠癌的临床表现，各有其特点。

**（一）右半结肠癌临床表现**

1. **贫血** 由于右半结肠内大便为稀糊状，盲肠、升结肠肠腔较大，蠕动又较频繁，癌肿出血和大便均匀混合，致使长期出血而肉眼不易发觉，故贫血成为突出表现。

2. **腹部肿块** 为右半结肠癌常见症状，多因肿瘤本身或侵及邻近器官，以及肠周炎性粘连造成，后期可因梗阻近侧肠内积粪引起。早期肿块可有一定活动度，晚期则固定、有压痛。病灶在阑尾周围时，应注意与阑尾周围脓肿区别。

3. **腹痛**　腹痛是早期症状之一，为持续性钝痛或仅有腹胀感。若造成梗阻，则疼痛加重，或呈阵发性绞痛。

**（二）左半结肠癌临床表现**

1. **便血**　粪便进入左半结肠后，由于水分的再吸收，大便逐渐变成固体状，摩擦病灶引起出血，远较右半结肠癌多见，故便血成为突出症状之一。

2. **黏液便**　与肿瘤性质有关，腺瘤癌变者有大量黏液便，溃疡型结肠癌黏液便也常见。

3. **肠梗阻**　与肿瘤性质有关，多表现为低位不全性梗阻，若肿瘤阻塞完全时，梗阻症状加剧。左半结肠癌有时首先症状为急性完全性梗阻。

无论是左半或右半结肠癌，早期都可能有排便习惯和粪便性状的改变，后期可因慢性失血而出现消瘦、乏力、低热等症状。晚期则有肝大、黄疸、腹水、水肿、直肠前凹包块、锁骨上淋巴结肿大及恶病质等表现。

## 要点四　诊断

1. **X线气钡双重对比造影**　可发现肠腔狭窄或钡影残缺及肿瘤数目等。必要时做CT、MRI检查，或选择性肠系膜动脉造影。

2. **纤维结肠镜或电子肠镜**　不仅可以看到肠内病变的形态和范围，更重要的是取活组织病理检查以确诊。

3. **血清癌胚抗原（CEA）检查**　60%的结肠癌患者CEA升高，尤其是动态观察CEA，对判定术后预后和复发有重要价值。

## 要点五　鉴别诊断

由于结肠癌早期多无特征性症状，容易被忽略。对40岁以上出现不明原因消瘦、无明显诱因大便习惯及粪便性状发生改变者，并且是高危人群，如亲属有癌症史、肠道腺瘤或息肉史者；大便带黏液脓血而无痢疾、溃疡性结肠炎病史者；近期有持续腹部不适、腹痛、胀气，经一般治疗贫血、体重减轻、结肠区出现包块等症状不缓解者，应做相应辅助检查，多可确诊。

在诊断结肠癌时，应注意与大肠恶性淋巴瘤、大肠类癌、大肠脂肪瘤、平滑肌瘤、溃疡性结肠炎、阿米巴痢疾、局限性肠炎、肠结核、阑尾周围脓肿等相鉴别。

## 要点六　治疗

已确诊结肠癌的治疗原则是：①早期采用以彻底手术切除为主的中西医综合疗法；②术后有计划地进行化疗及配合中医治疗，最大限度地杀灭体内残留癌细胞；③晚期失去手术时机，采用综合非手术疗法（中药＋化疗＋放疗＋免疫治疗）。

**（一）西医治疗**

1. **结肠癌根治术**　手术方式和范围，应根据肿瘤部位、浸润深度和转移范围，以及是否伴有肠梗阻而定。病变范围小或局限者，应行彻底根治术，广泛浸润或有转移者，只宜行减症或减量（姑息性）手术，以缓解病情、改善症状，为综合治疗创造条件。

2. **化学治疗**　化疗是手术后辅助治疗，有提高5年生存率的可能。化疗时机、剂量因人而定，常用方案为5-FU联合铂类药物为主。

乙状结肠切除范围在应用化疗药物期间，应注意化疗药物的毒副作用。已行根治术的患者，应结合病情应用化疗药物，并应用中医药手段辨证论治综合治疗，提高免疫力，减少副作用，增强疗效。

**（二）中医治疗**

1. **气滞血瘀证**

证候：触及腹部肿块、结节；腹痛，腹胀，嗳气，恶心，呕吐，便血；舌紫暗或有瘀斑，脉弦涩或弦滑。

治法：祛瘀散结，理气降逆。

方药：桃红四物汤加减。

2. **湿热下注证**

证候：便下脓血，里急后重，腹部灼痛，大便黏滞恶臭；舌质红，苔黄腻，津少，脉洪大或滑数。

治法：清热，解毒，利湿。

方药：槐角地榆汤加味。

3. **正虚邪实证**

证候：腹痛胀满，大便秘结不畅，时流臭水；消瘦，乏力，自汗，脓血便，扪及腹块；舌质淡，苔黄燥，脉细。

治法：补益气血，理气通腑。

方药：八珍汤合麻仁滋脾丸加减。

4. **脾肾两虚证**

证候：腹胀，腹泻，腰膝酸软，不思饮食，四肢无力，失眠倦怠，尿少；舌淡，脉细无力。

治法：健脾益肾，扶正固本。

方药：益气固本解毒汤加减。

# 细目六 直 肠 癌

## 要点一 西医病因病理

直肠癌系指直肠起始部到齿状线之间的癌，是消化道常见的恶性肿瘤。我国直肠癌发病率特点是沿海地区比西部地区发病率高，城市比农村发病率高，男性发病率比女性高，青年人（小于 30 岁）直肠癌的发病率高，低位直肠癌所占比例高，在直肠癌中低位直肠癌约占 75%，而且绝大多数癌肿可通过直肠指检触及。本病属中医“脏毒”“肠蕈”“积聚”“锁肛痔”等范畴。

### （一）病因

1. **饮食因素** 高脂肪、高蛋白饮食，可使粪便中的致癌物质 3- 甲基胆蒽及有致癌作用的氨基酸增多，从而诱发结肠、直肠癌。同时，少纤维的食物，导致肠道内粪便停留时间延长，导致致癌物质在肠内与肠黏膜接触时间增多。

2. **癌前病变** 结、直肠腺瘤性息肉、腺瘤、绒毛状腺瘤、家族性腺瘤息肉病癌变率为 25%~75%。

3. **直肠慢性炎症** 如溃疡性结肠炎，因慢性炎性刺激，使肠道黏膜反复破坏与增生修复，可导致癌变。

4. **遗传因素** 大量资料表明，直肠癌多系遗传不稳定和抑癌基因突变而形成。直肠癌的易感人群中，遗传因素表现为结肠、直肠癌家族成员中发病率较一般人高 3~4 倍。

### （二）病理

1. **大体分型** 有溃疡型、隆起型、狭窄型、胶样型等。

2. **组织类型** 分为腺癌、黏液腺癌、未分化癌、类癌等。其他如鳞状细胞癌、恶性黑色素瘤、平滑肌肉瘤、恶性淋巴瘤，均少见。

### （三）转移途径

1. **直接浸润** 直肠癌横轴蔓延比纵轴蔓延迅速。累及肠腔一周估计需要 18~24 个月；穿透肠壁全层需 12~18 个月。直接浸润可穿透浆膜累及邻近器官如子宫、膀胱等。下段直肠癌由于没有浆膜的屏障作用，容易直接侵入附近器官如前列腺、精囊腺、阴道、输尿管等。

2. **淋巴转移** 直肠癌主要转移途径是淋巴转移。它是决定直肠癌手术方式的依据，上段直肠癌首先向上沿直肠上动脉、肠系膜下动脉、腹主动脉旁淋巴结转移。然后向两侧经肛提肌上淋巴结、髂内淋巴结和闭孔淋巴结转移。发生逆行性转移的现象非常少见，通常在正常流向受阻时，才逆行向下转移。下段直肠癌（以腹膜反折为界）仍以向上和向侧方转移为主。临床大量资料表明，大部分下段直肠癌只需切除全直肠系膜，仍可行保肛手术。齿状线周围的肿瘤可向上、下转移，向下方转移表现为腹股沟淋巴结肿大。

3. **血行转移** 癌肿侵入静脉后，沿门静脉转移至肝脏，或经髂静脉，转移至肺、骨骼和脑等处。

4. **种植转移** 癌细胞通过新陈代谢过程脱落后进入肠腔，在一侧的粗糙黏膜面种植。穿过浆膜面的癌细胞，可在腹膜脏层、壁层和网膜种植形成多发性粟粒样结节。

癌侵及神经周围可沿神经鞘扩展。晚期经闭孔神经周围转移至坐骨神经鞘引起疼痛。

## 要点二 中医病因病机

忧思抑郁，脾胃不和，湿热蕴结，日久化毒，乘虚下注，浸润肠道，气滞血瘀，湿毒瘀滞凝结而成肿瘤；或饮食不洁，久泻久痢，损伤脾胃，运化失司，湿热内生，热毒蕴结，流注大肠，蕴毒积聚，结而为肿。总之，湿热下注，火毒内蕴，结而为肿是病之标；正气不足，脾肾两亏乃病之本。

## 要点三 临床表现

直肠癌早期常无明显特异性症状，当癌肿溃烂形成溃疡或感染时，才出现出血、黏液血便等症状，因而容易发生漏诊或误诊。

1. **排便习惯改变** 排便习惯改变是常见早期症状，次数增多或便意频数、里急后重、肛门下坠感或排便不尽感等直肠刺激症状，有时伴有轻微腹痛。

2. **出血** 出血也是最常见的早期症状，癌表面黏膜被粪便或异物擦伤所引起，易误诊为痔疮出血。

3. **脓血便**　当供应癌肿生长的血液不能满足肿瘤生长速度时，肿瘤发生出血坏死、溃烂，继发感染，则出现脓血便或里急后重等直肠炎症状，易误诊为肠炎或痢疾。

4. **大便变细或变形**　大便变细或变形，是病至后期癌肿增大使肠腔狭窄引起的症状。当出现肠管部分内容物通过障碍时，则有腹痛、腹胀、肠鸣音亢进等不全性肠梗阻表现。

5. **转移征象**　当肿瘤侵犯膀胱、前列腺时，可有尿频、尿痛、血尿等表现。骶前神经受侵犯，可出现骶尾部持续性剧烈疼痛。直肠癌晚期或有肝转移时，可出现肝大、黄疸、腹水、贫血、消瘦、水肿及恶病质等。

## 要点四　诊断

直肠癌临床诊断不困难，通常根据病史、体检、直肠指检、影像学及内镜检查，95% 以上的患者可作出准确诊断。

1. **大便潜血检查**　大便潜血检查，是大规模普查或对高危人群结、直肠癌初筛的手段，阳性者，再进一步做检查。

2. **内镜检查**　由于直肠、结肠癌有 5%~10% 为多发癌，故诊断为直肠癌时，尚需做纤维结肠镜或电子结肠镜检查，避免发生漏诊。内镜检查除可肉眼作出诊断外，还可取组织做病理学检查。

3. **直肠指检**　直肠指检是诊断直肠癌的最重要方法，对有便血、黏液便、大便习惯改变及大便变形者，均应做直肠指检。检查时，应注意癌肿部位、大小、范围、固定程度、与周围器官关系、距肛缘的距离等。

4. **影像学检查**　腹部或盆腔 B 超检查、CT 检查主要针对直肠癌的分期进行评估，检出癌肿浸润肠壁的深度及有无邻近器官受累情况，有无肝转移，为手术方案提供依据。

5. **肿瘤标志物**　癌胚抗原（CEA）主要用于预测直肠癌的预后和监测复发，对早期结肠、直肠癌诊断价值不大。

## 要点五　鉴别诊断

直肠癌易误诊为内痔、息肉、肠炎及慢性痢疾，需要直肠指检和肠镜检查进行鉴别。

1. **直肠息肉**　多见于儿童，以便血、肿物脱出为主。脱出物多呈圆形，色红，单个带蒂，质坚实，一般位于齿线上 3~5cm 处直肠壶腹部，可活动。病理检查为腺瘤样组织，外有包膜，组织排列正常，即可诊断为腺瘤性息肉。

2. **内痔**　以便血为主要表现，肛门指诊可触及颗粒状、柔软肿块；肛门镜检，可见直肠下端齿线上黏膜呈大小不等的圆形或椭圆形肿块，有时肿块表面，可见活动性出血点。

## 要点六　治疗

### （一）手术治疗

无手术禁忌证、可以切除的直肠癌，应尽可能早期实施根治术，切除范围应包括肿瘤病变、足够的肠管、被侵犯的邻近器官、四周可能被浸润的组织、全直肠系膜淋巴结。不能实施根治术者，亦应做缓解症状的姑息性切除。

### （二）放射治疗

可在术前施行，作为提高疗效的辅助疗法，术前放疗，可提高手术切除率。术后放疗，用于手术不能达到目的、术后局部复发或晚期的患者。

### （三）化疗

化疗是手术后辅助治疗，有提高 5 年生存率的可能。化疗时机、剂量因人而定，常用方案为 5-FU 联合铂类药物为主。

### （四）中医治疗

根据辨证论治原则，在病情不同时期，选用不同方药，在术后放疗、化疗期间，辅以中药治疗，较单一应用放疗、化疗效果好。以扶正祛邪、消瘤止痛、扶正固本为基本治则，用扶正祛邪法提高机体免疫功能，减轻化疗、放疗毒副作用，保护造血及脾胃功能，提高生存质量。

**1. 脾虚湿热证**

证候：腹胀，气短，乏力，食欲不振，腹痛拒按，面黄，便稀溏，或便下脓血，里急后重；舌胖嫩，苔黄腻，脉细数或滑数。

治法：清热利湿，理气健脾。

方药：四妙散合白头翁汤加减。

**2. 湿热瘀毒证**

证候：腹胀，腹痛或窜痛，拒按，矢气胀减，腹内包块，便下黏液脓血或里急后重，排便困难；舌质红有瘀斑，苔黄，脉弦数。

治法：清热解毒，通腑化瘀，攻积祛湿。

方药：木香分气丸加减。

**3. 脾肾寒湿证**

证候：黏液血便，形体消瘦，面色白，肠鸣腹泻，泻后痛减，腹痛喜热，形寒肢冷；舌淡、苔白，脉细冷。

治法：祛寒胜湿，健肺温肾。

方药：参苓白术散合吴茱萸汤。

**4. 肾虚痰湿证**

证候：腹痛，腹胀，腹部包块，纳呆，气短乏力，痰多，形体消瘦，腰膝酸软，四肢沉重，脓血黏液便，甚至脱肛；舌淡胖，苔白滑腻，脉细濡。

治法：益肺补肾，祛湿化痰。

方药：导痰汤加减。

# 第十九单元　急　腹　症

## 细目一　急性阑尾炎

### 要点一　西医病因病理

**（一）病因**

急性阑尾炎的发病过程往往是复杂的，其发病有三种学说：

1. **阑尾腔梗阻学说**　该机制在阑尾炎的发病机制中占重要地位。阑尾管腔细长，开口狭小，因种种原因，极易造成阑尾腔的梗阻。常见的原因：淋巴滤泡增生压迫；粪石与粪块；阑尾扭曲；管腔狭窄；寄生虫及虫卵堵塞管腔。一旦梗阻，腔内压力增高，血运障碍，有利于细菌的繁殖及炎症的发生，导致阑尾炎。手术发现，在化脓和坏疽性阑尾炎中，80%~90%可发现阑尾腔梗阻。

2. **细菌感染学说**　阑尾炎的病理改变为细菌感染性炎症，致病菌多为各种革兰氏阴性杆菌和厌氧菌。当机体抵抗能力低下，阑尾腔内的细菌直接侵入损伤黏膜，或细菌经血循到达阑尾而产生炎症。

3. **神经反射学说**　该学说认为阑尾炎的发病，和神经系统的活动有着密切的关系。神经调节失调，导致消化道功能障碍，包括运动功能障碍和血液供应障碍，可使管腔梗阻加重，组织抵抗力减弱，给细菌感染创造条件。

上述三种因素在急性阑尾炎的发病过程中，可相继出现，且互相影响，互为因果。

**（二）病理**

急性阑尾炎在不同的发展阶段，可出现不同的病理变化，可归纳为四种临床类型：

1. **急性单纯性阑尾炎**　炎症局限于阑尾黏膜及黏膜下层，逐渐扩展至肌层、浆膜层。阑尾轻度肿胀，浆膜充血，有少量纤维素性渗出物。阑尾壁各层，均有水肿和中性粒细胞浸润，黏膜上有小溃疡形成。

2. **化脓性阑尾炎**　炎症发展到阑尾壁全层，阑尾显著肿胀，浆膜充血严重，附着纤维素渗出物，并与周围组织或大网膜粘连，腹腔内有脓性渗出物。此时阑尾壁各层，均有大量中性粒细胞浸润，壁内形成脓肿，黏膜坏死脱落或形成溃疡，腔内充满脓液。此型亦称蜂窝织炎性阑尾炎。

3. **坏疽或穿孔性阑尾炎**　病程进一步发展，阑尾壁出现全层坏死，变薄而失去组织弹性，局部呈暗紫色或黑色，可局限在一部分或累及整个阑尾，极易破溃穿孔，阑尾腔内脓液黑褐色而带有明显臭味，阑尾周围有脓性渗出。穿孔后感染扩散，可引起弥漫性腹膜炎或门静脉炎、败血症等。

4. **阑尾周围脓肿**　化脓或坏疽的阑尾被大网膜或周围肠管粘连包裹，脓液局限于右下腹，而形成阑尾周围脓肿或炎性肿块。

以上各型阑尾炎，如能得到及时治疗，阑尾炎能在不同阶段上得到控制，趋向好转或痊愈。根据炎症的程度和范围不同，大致有如下转归：轻者痊愈后，阑尾可不留解剖上的改变；重者阑尾病理程度变化较大，痊愈后可遗留无腔阑尾和阑尾被完全破坏吸收而自截；部分患者急性炎症消退后，可因阑尾腔狭窄、部分梗阻，或阑尾周围粘连、扭曲而管腔引流不畅，成为再发的基础。

### 要点二　中医病因病机

1. **饮食不节**　由于暴饮暴食，嗜食膏粱厚味，或恣食生冷，致脾胃功能受损，导致肠道功能失调，传导失司，糟粕积滞，生湿生热，遂致气血瘀滞，积于肠道而成痈。

2. **寒温不适**　由于外感六淫之邪，外邪侵入肠中，导致经络阻塞，气血凝滞，郁久化热而成。

3. **情志不畅**　由于郁闷不舒，致肝气郁结，气机不畅，肠道传化失职，易生食积，痰凝瘀积壅塞而发病。

4. **暴急奔走或跌仆损伤** 由于劳累过度，或饱食后暴急奔走、跌仆损伤，致气血违常，败血浊气壅遏肠中而成痈。

## 要点三 临床表现

### (一)主要症状

1. **转移性右下腹疼痛** 70%~80%的急性阑尾炎患者，具有这种典型的腹痛。腹痛多起始于上腹部或脐周围，呈阵发性疼痛并逐渐加重，数小时甚至1~2天后，疼痛转移至右下腹部。这种特点主要是由于早期炎症只侵犯阑尾黏膜及黏膜下层，刺激内脏神经而反射性引起脐上或脐周疼痛。当炎症波及阑尾浆膜时，刺激体神经所支配的壁层腹膜而出现定位痛，引起阑尾所在的右下腹呈持续性疼痛，可阵发性加剧并逐渐加重。

腹痛的性质和程度，与阑尾炎病理类型有一定的关系。单纯性阑尾炎，多呈隐痛或钝痛，程度较轻；梗阻化脓性阑尾炎，一般为阵发性剧痛或胀痛；坏疽性阑尾炎，开始多为持续性跳痛，程度较重，而当阑尾坏疽后，即变为持续性剧痛。

2. **胃肠道症状** 发病初期，常伴有恶心、呕吐，呕吐物多为食物，并多数伴有便秘、食欲减退。盆腔位阑尾炎刺激直肠，可有腹泻和里急后重感。弥漫性腹膜炎时，可出现麻痹性腹胀。

3. **全身症状** 早期一般并不明显，体温正常或轻度升高，可有头晕、头痛、乏力、汗出、口干、尿黄、脉数等症状。当体温升高至38~39℃，应注意到阑尾有化脓、坏疽穿孔的可能性。少数坏疽性阑尾炎或导致门静脉炎时，可有寒战高热，体温高达40℃以上。

### (二)主要体征

1. **压痛** 右下腹局限性显著压痛，是阑尾炎最重要的特征。压痛点通常在麦氏点，但可随阑尾位置和阑尾尖端的部位而改变，即使在早期，疼痛尚在反射痛阶段，阑尾处也可有局限性压痛。炎症逐渐加重，压痛范围也随之扩大。

2. **反跳痛** 为炎症波及壁层腹膜时的表现，在化脓性阑尾炎时即可出现，随炎症的加剧而加重。将手指放在右下腹阑尾部位或腹部其他象限，并逐渐缓慢地压迫至深部，然后迅速抬手放松，若患者感到该区腹内剧痛为阳性。

3. **腹肌紧张** 腹膜壁层受到刺激后，可出现防御性腹肌紧张，其程度及范围大小，是区别各型阑尾炎的重要依据。急性单纯性阑尾炎多无腹肌紧张，轻型化脓性阑尾炎可有轻度腹肌紧张，严重化脓、坏疽穿孔性阑尾炎腹肌紧张显著。但需注意，衰竭患者、老人、小儿、孕妇、肥胖及盲肠后位阑尾炎时，腹肌紧张可不明显；对触觉敏感的患者，往往容易出现假性腹肌紧张，临床上需反复做细致轻柔的检查，方能作出准确的判断。

4. **右下腹包块** 若阑尾周围脓肿形成，右下腹可扪及痛性包块，边界不清且固定。

5. **下列检查方法可协助阑尾炎的定性、定位诊断**

(1)结肠充气试验：一手按压左下腹降结肠，另一手沿结肠逆行挤压，如出现右下腹疼痛为阳性，可提示阑尾炎的存在。

(2)腰大肌试验：患者左侧卧位，医生用左手扶住患者右髋部，右手将右下肢向后过伸，引起右下腹疼痛者为阳性，提示炎性阑尾贴近腰大肌，多见于盲肠后位阑尾炎。

(3)闭孔内肌试验：患者平卧，将右髋和右膝屈曲90°，并内旋髋关节，以拉紧右侧闭孔内肌，如右下腹疼痛者为阳性，提示炎性阑尾位置较低，贴近闭孔内肌，为盆腔位阑尾炎。

(4)直肠指检：直肠右侧前上方有触痛，提示炎性阑尾位置较低。如有灼热、压痛、饱满或波动感，提示有盆腔脓肿。

(5)经穴触诊：在急性阑尾炎的患者中，60%~80%会出现足三里与上巨虚穴之间的阑尾穴有压痛，尤以右侧明显而多见。

## 要点四 诊断

根据转移性右下腹疼痛的病史和右下腹局限性压痛的典型阑尾炎的特点，一般即可作出诊断。但症状不典型的阑尾炎或异位阑尾炎的诊断，则有一定的困难，应根据详细的病史和仔细的体检，辅以化验及特殊检查，全面分析，才能提高阑尾炎的诊断率。

## 要点五 鉴别诊断

需与急性阑尾炎相鉴别的疾病主要有：

### (一)胃十二指肠溃疡穿孔

多有上消化道溃疡病史，突然出现上腹部剧烈疼痛并迅速波及全腹。部分患者穿孔后，胃肠液可沿升结肠旁沟流至右下腹，出现类似急性阑尾炎的转移性右下腹痛，但腹膜刺激征明显，多有肝浊音界消失，肠鸣音消失，可出现休克，X线检查常可发现膈下游离气体。必要时可行诊断性腹腔穿刺加以鉴别。

**（二）急性胃肠炎**

多有饮食不洁史，可出现与急性阑尾炎相似的表现，但腹部压痛部位不固定，肠鸣音亢进，一般无腹膜刺激征，大便检查可有脓细胞及未消化食物。

**（三）急性肠系膜淋巴结炎**

腹痛常与上呼吸道感染并发，或腹痛前有头痛、发热、咽痛，或其他部位淋巴结肿痛病史，早期即可有高热、白细胞数增高，但腹痛、压痛相对较轻且较广泛，部位较阑尾点为高且接近内侧，在肠系膜区域内，有时可触及肿大淋巴结。

**（四）右肺下叶大叶性肺炎或右侧胸膜炎**

早期可引起右下腹反射性疼痛，甚至出现右下腹压痛和肌紧张，体温升高，但常有右侧胸痛及呼吸道症状，腹部无固定性显著压痛点。胸部听诊可闻及音、摩擦音、呼吸音减弱等阳性体征。胸部X线检查有鉴别意义。

**（五）急性胆囊炎、胆石症**

右上腹持续性疼痛，阵发性加剧，可伴有右肩部放射痛，腹膜刺激征以右上腹为甚，墨菲（Murphy）征阳性，部分患者可出现黄疸。当发生高位阑尾炎时，腹痛位置较高，或胆囊位置较低位，腹痛点比正常降低时，应注意鉴别。必要时可借助超声和X线等检查。

**（六）右侧输尿管结石**

常突然出现剧烈绞痛，向会阴部及大腿内侧放射，但腹部体征不明显，有肾区叩击痛，可伴有尿频、尿急、尿痛或肉眼血尿等症状，一般无发热。X线摄片常可发现阳性结石。

**（七）妇产科疾病**

**1. 异位妊娠破裂**　常有急性失血症状和下腹疼痛症状，有停经史，妇科检查阴道内有血液，阴道后穹隆穿刺有血等。

**2. 急性附件炎**　腹部检查时，压痛部位以下腹两侧为主，并有白带增多，或阴道有脓性分泌物，分泌物涂片检查可见革兰氏阴性双球菌。盆腔B超、阴道检查或肛门指诊有助于诊断。

**3. 卵巢滤泡或黄体破裂和出血**　卵巢滤泡破裂多在两次月经的中期；黄体破裂多在月经中期以后下次月经前14天以内。临床表现与异位妊娠相似，必要时行腹腔或阴道后穹隆穿刺。

## 要点六　治疗

急性阑尾炎的治疗，一般可分为手术疗法和非手术疗法两类。原则上应强调以手术治疗为主，但对于急性单纯性阑尾炎或右下腹出现包块即阑尾周围脓肿者，采用中药治疗效果较好。六腑以通为用，通腑泄热是治疗肠痈的大法，清热解毒、活血化瘀法的及早应用可以缩短疗程。

**（一）西医治疗**

对诊断明确的急性阑尾炎，一般主张尽早采用手术疗法，尤其是老年人、小儿、妊娠期急性阑尾炎。其主要方法是阑尾切除术。对腹腔渗液严重，或腹腔已有脓液的急性化脓性或坏疽性阑尾炎，应同时行腹腔引流；对阑尾周围脓肿，如有扩散趋势，可行脓肿切开引流。近年来，对急性单纯性阑尾炎和慢性阑尾炎，开展了经腹腔镜阑尾切除术。

对较大和脓液多的阑尾周围脓肿，除药物治疗外，可进行脓肿穿刺抽脓，或在合适的位置放入引流管，以减少脓肿的张力，改善血液循环，并能进行冲洗或局部应用抗生素，利于脓肿吸收消散。应用超声或CT可以准确地选择穿刺点。

**（二）中医治疗**

**1. 内治**

（1）瘀滞证

证候：转移性右下腹痛，呈持续性、进行性加剧，右下腹局限性压痛或拒按；伴恶心纳差，可有轻度发热；苔白腻，脉弦滑或弦紧。

治法：行气活血，通腑泄热。

方药：大黄牡丹汤合红藤煎剂加减。气滞重者，加青皮、枳实、厚朴；瘀血重者，加丹参、赤芍；恶心，加法半夏、竹茹。

（2）湿热证

证候：腹痛加剧，右下腹或全腹压痛、反跳痛，腹皮挛急，右下腹可摸及包块；壮热，恶心纳差，便秘或腹泻；舌红苔黄腻，脉弦数或滑数。

治法：通腑泄热，利湿解毒。

方药：大黄牡丹汤合红藤煎剂加败酱草、白花蛇舌草、蒲公英。湿重者，加藿香、佩兰、薏苡仁；热甚者，加黄连、黄芩、生石膏；右下腹包块，加炮山甲、皂角刺。

（3）热毒证

证候：腹痛剧烈，全腹压痛、反跳痛，腹皮

挛急;高热不退或恶寒发热,恶心纳差,便秘或腹泻;舌红绛苔黄厚,脉洪数或细数。

治法:通腑排毒,养阴清热。

方药:大黄牡丹汤合透脓散加减。若持续性高热或寒热往来,热在气分者加白虎汤,热在血分者加犀角地黄汤;腹胀加青皮、厚朴;腹痛剧烈者加延胡索、木香;口干舌燥加生地黄、玄参、天花粉;大便秘结加甘遂末 1g,冲服。

2. **外敷药物** 常用双柏散(大黄、侧柏叶各 2 份,黄柏、泽兰、薄荷各 1 份,研成细末),以水蜜调成糊状热敷右下腹,每日 1 次。或用消炎散(芙蓉叶、大黄、黄芩、黄连、黄柏、泽兰叶、冰片,共研细末),以黄酒或 75% 乙醇溶液调成糊状,按照炎症范围大小敷于患处,每日 2 次。

3. **针刺** 取足三里、上巨虚、阑尾穴,配合右下腹压痛最明显处的阿是穴,每日 2 次,强刺激,每次留针 30~60 分钟。加用电针可提高疗效。

4. **中药灌肠** 采用逼里攻下、清热化瘀的中草药煎剂 200mL 或通腑泄热灌肠合剂(大黄、龙胆、栀子、芒硝、莱菔子、忍冬藤、虎杖)250mL 做保留灌肠,每日 2 次。能充分发挥中药的局部和整体的治疗作用,抗炎消肿,并能促进肠蠕动,预防肠粘连和并发症的发生。

# 细目二 肠 梗 阻

## 要点一 西医病因病理

### (一)局部病理生理改变

1. **肠蠕动变化** 机械性肠梗阻表现为梗阻上段肠管的蠕动增强,这是机体试图克服通过障碍的一种抗病反应。麻痹性肠梗阻则肠蠕动减弱或消失。

2. **肠腔膨胀、积气积液** 肠腔内的气体 70% 是咽下的,30% 则由血液弥散至肠腔内和肠腔内细菌发酵所产生。液体来源于胃、肠、胆、胰所分泌的消化液和饮入的液体。梗阻进一步发展,这些气体、液体不能顺利通过肠道,以及肠黏膜吸收功能障碍,造成梗阻上段肠管大量积液和积气,肠管随之逐渐扩张,肠壁变薄,梗阻以下肠管则塌陷空虚。

3. **肠壁充血水肿、通透性增加** 若梗阻进一步发展,肠内压力逐渐增高,压迫肠壁血管,致肠壁静脉回流受阻,引起肠壁充血水肿。由于血运障碍,肠壁通透性增高,肠壁出现小出血点,并有血性渗出液渗入肠腔和腹腔。

4. **肠壁坏死穿孔** 当出现动脉血运受阻,血栓形成,肠管可发生缺血坏死、溃破及穿孔。

### (二)全身病理生理改变

1. **体液丧失** 是肠梗阻很主要的病理生理改变。正常胃肠道每天的分泌液约 8000mL,绝大部分被肠道再吸收回到全身循环系统。肠梗阻时,由于不能进食且频繁呕吐,大量的液体潴留在肠腔,以及肠壁静脉回流受阻,使肠壁水肿和血浆渗出于肠腔或腹腔内,同时正常的再吸收功能丧失,可迅速导致严重缺水、血容量减少和血液浓缩,甚至出现休克。

2. **电解质紊乱和酸碱平衡失调** 液体大量丢失的同时,也带来大量电解质的丢失和酸碱平衡失调。其变化可因梗阻部位的不同而有区别。一般低位的小肠梗阻丧失的液体多为碱性或中性,钠、钾离子的丢失较氯离子为多,在低血容量和缺氧情况下,酸性代谢产物增加,加之缺水、少尿,可引起严重的代谢性酸中毒。大量的钾离子丢失,可加重肠麻痹,并可引起肌无力、心律不齐等。

3. **感染和中毒** 梗阻肠腔内的细菌数量明显增加,并产生多种毒素,通过变薄或坏死穿孔的肠壁渗入腹腔,引起严重的腹膜炎,导致全身感染中毒,甚至因休克及重要器官功能衰竭而死亡。

## 要点二 中医病因病机

本病多因饮食不节、寒邪凝滞、热邪郁闭、气血瘀阻、燥屎内结等多种因素,导致肠道通降功能失常,肠腑传化障碍,食下之水谷精微不升,浊气不降而积于肠内,引起肠梗阻。

1. **饮食不节** 由于暴饮暴食,嗜食膏粱厚味,或过食油腻,致湿邪食滞交阻,使肠道气机失其疏利,通降功能失常,壅滞上逆而引起。

2. **寒邪凝滞** 寒邪凝滞肠间,血不得散,导致肠管气血痞结,通降功能失常,壅滞上逆。

3. **热邪郁闭** 由于外邪侵入肠中,导致经络阻塞,气血凝滞,瘀积日久,化热化火,热邪郁闭肠腑,或肠腑瘀久化热,伤阴损阳而致。

4. **气血瘀阻** 气血运行于周身,循环全身而不息，若情志不畅，郁怒伤肝，气机逆乱致脏腑功能失调，络脉瘀滞而成。

5. **燥屎内结**　过食辛辣厚味致肠胃积热，或热性病后余热留恋，津液不足致肠道燥热，或病后、产后及年老体弱，气血亏虚，气虚则大肠传导无力，血虚则津枯不能润肠，因而大肠干枯，燥屎内结，致肠腑气血痞结，肠腑传化障碍，食下之水谷精微不升，浊气不降，积于肠内而成。

6. **蛔虫聚团**　由于蛔虫堵塞肠道，引起肠腑通过障碍，气机逆乱而成。

总之，本病的病机演变可有痞结－瘀结－疽结三个阶段。病之初为肠腑气机不利，滞塞不通，痰饮水停，呈现痛、吐、胀、闭四大症状；病变进展，肠腑瘀血阻滞，痛有定处，胀无休止，甚至瘀积成块或血不归经而致呕血、便血；进一步发展则气滞血瘀，郁久而化热生火，热与瘀血瘀积不散，热甚肠坏，血肉腐败，热毒炽盛，邪实正虚，正不克邪，而产生亡阴亡阳之厥证。

## 要点三　临床表现

### （一）症状

痛、呕、胀、闭是各类肠梗阻共同的四大症状。

1. **腹痛**　单纯性机械性肠梗阻，一般呈阵发性剧烈腹痛，这是由于梗阻以上部位的肠管强烈蠕动所致。这类疼痛的特点是：

（1）每次疼痛发作均由轻到重，之后逐渐减轻或消失，间歇一段时间后再度发作。

（2）腹痛发作时，可感到有气体下降到某一部位时突然停止，此时腹痛最为剧烈，如果有气体通过，则腹痛立即减轻或消失。

（3）腹痛发作时，可出现肠型或肠蠕动波形，患者自觉似有包块移动。

（4）腹痛时可听到肠鸣音亢进、气过水声或金属音。

绞窄性肠梗阻往往出现剧烈的持续性腹痛伴有阵发性加重；麻痹性肠梗阻多呈持续性胀痛。

2. **呕吐**　在肠梗阻早期，即可出现反射性呕吐，此后，呕吐随梗阻部位的高低，而有所不同。高位肠梗阻呕吐出现早而频，呕吐物为食物、胃液、胆汁、胰液等；低位肠梗阻时，呕吐出现晚而少，吐出物为带臭味的粪样物；结肠梗阻时，呕吐到晚期才出现。如为绞窄性肠梗阻，呕吐物呈棕色或血性；麻痹性肠梗阻时，呕吐多呈溢出性。

3. **腹胀**　腹胀程度与梗阻部位有关。高位肠梗阻腹胀不明显；低位肠梗阻及麻痹性肠梗阻则全腹膨胀。因肠扭转或腹内疝等引起的闭袢性梗阻时，腹胀常不对称。

4. **停止排气排便**　完全性梗阻发生后，排气排便即停止。少数患者由于梗阻以下肠管尚有残存粪便或气体，仍可在发病早期排出，不能因此而排除肠梗阻的诊断。不完全性肠梗阻可有少量的排气排便，但梗阻症状不能缓解。结肠癌梗阻或某些绞窄性肠梗阻，可排出少量的黏液血便。

### （二）体征

1. **全身情况**　单纯性肠梗阻的早期一般无明显变化。梗阻晚期有脱水表现，出现唇干舌燥、全身虚弱乏力、眼窝内陷、皮肤弹性消失、尿少。严重脱水或绞窄性肠梗阻可出现休克表现。

2. **腹部体征**

（1）望诊：腹部膨胀，高位梗阻多在上腹部；低位小肠梗阻多在中腹部。麻痹性肠梗阻多呈全腹均匀膨胀；闭袢性肠梗阻可出现不对称膨胀。机械性肠梗阻多可见肠型及肠蠕动波。同时应常规检查腹股沟部有无肿物，排除腹外疝引起的肠梗阻。

（2）触诊：单纯性肠梗阻可有不定位的轻压痛；绞窄性肠梗阻则出现压痛、反跳痛、肌紧张等腹膜刺激征。肠套叠和蛔虫团梗阻时，常可触及腊肠样或条索状肿物；肠扭转或腹外疝嵌顿引起梗阻时，可触及痛性包块；癌肿引起梗阻时，常可触及质硬而不平滑的肿块。

（3）叩诊：肠胀气时一般呈鼓音，当绞窄性肠梗阻时腹腔有渗液，可出现移动性浊音。

（4）听诊：肠鸣音亢进，呈高调金属音或气过水声；麻痹性肠梗阻时，则肠鸣音减弱或消失。

3. **直肠指检**　直肠指检应作为常规检查，不能忽视。直肠肿瘤引起肠梗阻时，可触及直肠内肿物；肠套叠、绞窄性肠梗阻时，指套可染有血迹。

## 要点四　诊断

典型的肠梗阻具有痛、呕、胀、闭四大症状，腹部可见肠型及肠蠕动波，肠鸣音亢进，可出现全身脱水等体征；结合腹部X线检查，明确诊断并不困难。但有时并不完全具有这些典型表现，如某些绞窄性肠梗阻的早期，易与急性坏死性胰腺炎、输尿管结石、卵巢囊肿蒂扭转等疾病混淆，临床上应予以注意。

## 要点五　鉴别诊断

### (一)机械性与动力性肠梗阻的鉴别

机械性肠梗阻具有上述典型的症状及体征，早期腹胀不明显。麻痹性肠梗阻则腹胀显著，多无阵发性腹部绞痛，肠鸣音减弱或消失，常继发于腹腔内严重感染、腹膜后出血、腹部大手术后等，X线检查可显示大、小肠全部均匀胀气。而机械性肠梗阻胀气限于梗阻以上的肠管，即使晚期并发肠绞窄和肠麻痹，结肠也不会全部胀气。

### (二)单纯性与绞窄性肠梗阻的鉴别

这一区别极为重要，因为两者在预后和处理上截然不同。绞窄性肠梗阻肠管存在血运障碍，若不及时手术处理，必导致肠坏死、腹膜炎而出现感染性休克，危及生命。单纯性肠梗阻多考虑采用非手术治疗。当肠梗阻有下列临床表现时，应考虑到绞窄性肠梗阻的可能。

1. 腹痛发作急骤，剧烈，呈持续性并有阵发性加重。

2. 呕吐出现早而频繁，呕吐物为血性或肛门排出血性液体，或腹穿抽出血性液体。

3. 早期出现脉率加快，体温升高，白细胞增高，甚至出现休克。

4. 腹膜刺激征明显且固定，肠鸣音由亢进变为减弱，甚至消失。

5. 腹胀不对称，有局部隆起或可触及孤立胀大的肠袢。

6. X线检查可见孤立胀大的肠袢，位置固定，不随时间而改变，或肠间隙增宽，提示有腹腔积液。

7. 经积极非手术治疗后，症状体征无明显改善。

### (三)高位肠梗阻与低位肠梗阻的鉴别

高位小肠梗阻的特点是呕吐发生早而频繁，腹胀不明显；低位小肠梗阻的特点是腹胀明显，呕吐出现晚而次数少，并可吐出粪样物。结肠梗阻与低位小肠梗阻的临床表现相似，通过X线检查有助于鉴别诊断。低位小肠梗阻时，扩张的肠袢在腹中部，呈阶梯状液平，而结肠内无积气；结肠梗阻扩大的肠袢，分布在腹部周围，可见结肠袋，胀气的结肠阴影在梗阻部位突然中断，盲肠胀气最显著，小肠内胀气不明显。并可借助钡剂灌肠造影明确诊断。

### (四)完全性肠梗阻与不完全性肠梗阻的鉴别

完全性肠梗阻呕吐频繁，如为低位梗阻腹胀明显，完全停止排气排便。不完全性肠梗阻，呕吐与腹胀都较轻或无呕吐，尚有少量排气排便。

### (五)肠梗阻病因的鉴别

肠梗阻的病因，应根据患者年龄、病史、体征、X线检查等多方面进行分析。新生婴儿以肠道先天性畸形最多见，2岁以下小儿则肠套叠多见，3岁以上儿童以蛔虫团堵塞所致的肠梗阻居多，老年人则以肿瘤及粪块堵塞常见。临床上最为常见的是粘连性肠梗阻，多发生在以往有过腹部手术、损伤或炎症病史的患者。嵌顿或绞窄性腹外疝，也是常见的肠梗阻原因。肠系膜血管栓塞患者的动脉栓塞，可能由于左心瓣膜病变，心内膜炎的血栓、赘生物脱落，或主动脉粥样钙化斑脱落引起；静脉血栓形成，可因腹腔手术或创伤造成。麻痹性肠梗阻，以弥漫性腹膜炎为其主要原因。

## 要点六　治疗

肠梗阻的治疗原则是：解除局部的梗阻和纠正因梗阻所引起的全身生理紊乱。具体的治疗方法要根据梗阻的病因、性质、部位、发展趋势和患者的全身情况而定。但不论采用手术疗法还是非手术疗法，纠正水、电解质和酸碱平衡的紊乱，积极防治感染和有效的胃肠减压，是治疗肠梗阻的基础疗法。

### (一)非手术治疗

**1. 适应证**

(1)单纯性粘连性肠梗阻。

(2)动力性肠梗阻。

(3)蛔虫团、粪便或食物团堵塞所致的肠梗阻。

(4)肠结核等炎症引起的不完全性肠梗阻、肠套叠早期。

**2. 方法**

(1)禁食与胃肠减压　是治疗肠梗阻的重要方法之一。通过禁食及胃肠减压，吸出胃肠内的气体和液体，降低肠腔内压力，减轻腹胀，减少肠腔内的细菌和毒素，改善肠壁血液循环，从而使局部和全身症状减轻。

胃肠减压一般采用较短的、只插入胃腔内的单腔胃管。对低位肠梗阻，可应用较长的双腔 M–A 管，其前端带有可注气的薄膜囊，借肠蠕动推动气囊，将导管带到梗阻处而发挥减压作用。

（2）纠正水、电解质和酸碱平衡紊乱：也是一项极为重要的措施。输液的量和种类，需根据患者的呕吐、腹胀情况、脱水征象、血液浓缩程度、尿量及比重，并结合血清钾、钠、氯和二氧化碳结合力、血气分析等结果而定。最常用的是静脉输注葡萄糖等渗盐水，酌情补充必要的电解质，对高位肠梗阻出现频繁呕吐者，补钾尤为重要。代谢性酸中毒者，应用碱剂纠正。病程较长的单纯性肠梗阻和绞窄性肠梗阻，应输血浆或全血，以补充丧失至腹腔或肠腔内的血浆和血液，维持有效的血液循环。

（3）防治感染和毒血症：应用抗生素对于防治细菌感染、减少毒素的产生有一定作用，尤其对绞窄性肠梗阻更为重要。

（4）灌肠疗法：能加强通里攻下的作用，常用肥皂水 500mL 灌肠。肠套叠者，可用空气或钡剂灌肠，既可用于明确诊断，亦是有效的复位方法。

（5）颠簸疗法：适用于早期肠扭转的患者。患者取胸膝位，充分暴露腹部，医生站立在病床一侧，双手轻置于患者腹部两侧，由上而下或左右震荡，幅度由小渐大，以患者能耐受为度，每次 5~10 分钟，根据情况反复进行。

（6）其他：如穴位注射阿托品，嵌顿疝的手法复位回纳，腹部推拿按摩等。

在治疗期间需严密观察，如症状、体征不见好转或反有加重，即应进行手术治疗。

**（二）手术治疗**

**1. 适应证**

（1）绞窄性肠梗阻。

（2）有腹膜刺激征或弥漫性腹膜炎征象的各型肠梗阻。

（3）应用非手术疗法后经 6~8 小时观察，病情不见好转，或腹痛、腹胀加重，肠鸣音减弱或消失，脉搏加快，血压下降或出现腹膜刺激征者。

（4）肿瘤及先天性肠道畸形等不可逆转的器质性病变引起的肠梗阻。

**2. 方法**

（1）解除梗阻病因：如粘连松解术、束带切断术、肠套叠和肠扭转复位术等。

（2）切除病变肠管行肠吻合术：对已有坏死的肠管、肠道肿瘤或判断已无生机的肠管予以切除行肠吻合术。

（3）短路手术：如不能切除病变的肠管，则可将梗阻近、远两侧肠袢做侧侧吻合手术，以恢复肠腔的通畅。

（4）肠造口术或肠外置术：对一般情况极差的患者，或局部病变不能切除的低位结肠梗阻，可行肠造口术，暂时解除梗阻。如已有肠坏死，宜切除坏死肠段并将断端处置做造口术，待以后二期手术再解决结肠病变，原因是结肠内细菌多，特别是左半结肠，且血液供应不如小肠丰富，行一期结肠吻合，容易引起愈合不良而发生肠瘘。

**（三）中医治疗**

**1. 内治**

（1）气滞血瘀证

证候：腹痛阵作，胀满拒按，恶心呕吐，无排气排便；舌质淡红，苔薄白，脉弦或涩。

治法：行气活血，通腑攻下。

方药：桃仁承气汤加减。若气滞较甚者，加炒莱菔子、乌药、川楝子行气止痛；血瘀重者，加赤芍、牛膝、当归活血祛瘀；如口渴，去桂枝，加栀子清热泻火。

（2）肠腑热结证

证候：腹痛腹胀，痞满拒按，恶心呕吐，无排气排便；发热，口渴，小便黄赤，甚者神昏谵语；舌质红，苔黄燥，脉洪数。

治法：活血清热，通里攻下。

方药：复方大承气汤加减。

（3）肠腑寒凝证

证候：起病急骤，腹痛剧烈，遇冷加重，得热稍减，腹部胀满，恶心呕吐，无排气排便；脘腹怕冷，四肢畏寒；舌质淡红，苔薄白，脉弦紧。

治法：温中散寒，通里攻下。

方药：温脾汤加减。

（4）水结湿阻证

证候：腹痛阵阵加剧，肠鸣辘辘有声，腹胀拒按，恶心呕吐，口渴不欲饮，无排气排便，尿少；舌质淡红，苔白腻，脉弦缓。

治法：理气通下，攻逐水饮。

方药：甘遂通结汤加减。

（5）虫积阻滞证

证候：腹痛绕脐阵作，腹胀不甚，腹部有条索状团块，恶心呕吐，呕吐蛔虫，或有便秘；舌质淡红，苔薄白，脉弦。

治法：消导积滞，驱蛔杀虫。

方药：驱蛔承气汤加减。

**2. 外治** 中药大承气汤水煎至 200~300mL，从肛管缓慢注入或滴入做保留灌肠，能加强通里攻下作用。

**3. 其他治疗**

（1）针刺疗法：体针取足三里、内庭、天枢、中脘、曲池、合谷为主穴。呕吐，加内关；腹痛，加内关、章门；痉挛者，耳穴取神门、大肠、胃、小肠。得针感后强刺激，留针 30~60 分钟，4~6 小时 1 次。

（2）推拿按摩：患者仰卧，术者双手掌涂上滑石粉，轻而有力地紧贴腹壁按摩。先按顺时针或逆时针方向进行短时间按摩，然后按患者自觉舒服乐于接受的方向继续进行。如疼痛反而加剧，应立即改变推拿方向。

## 细目三　急性胰腺炎

### 要点一　西医病因病理

**（一）病因**

急性胰腺炎的病因有多种，主要与胆道疾病或过量饮酒有关。

**1. 梗阻因素** 在欧洲、亚洲较多见。最常见的梗阻原因是胆结石。引起壶腹部阻塞的原因有：胆结石通过或嵌顿于肝胰壶腹（Vater 壶腹）、胆道蛔虫、十二指肠乳头水肿、壶腹部括约肌痉挛、壶腹部狭窄等。胆胰共同通路的梗阻，导致胆汁反流进入胰管，造成胆汁诱发的胰实质损伤。单纯胰管梗阻，也足以引起胰腺损害。

**2. 过量饮酒** 在美国都市中，过量饮酒是急性胰腺炎的主要原因。在我国此种情况也不少见。过量饮酒与急性胰腺炎的发病有密切关系。

**3. 暴饮暴食** 尤其过食高蛋白、高脂肪食物，加之饮酒，可刺激胰液的过量分泌，在伴有胰管部分梗阻时，可发生急性胰腺炎。

**4. 其他** 高脂血症、高钙血症、创伤、胰腺缺血、病毒感染及某些药物（如雌激素、口服避孕药等）也可能诱发急性胰腺炎。血管栓塞和血管炎等，均能引起胰腺实质水肿。

除上述病因外，少数急性胰腺炎找不到原因，称为特发性胰腺炎。

总之，Vater 壶腹部的阻塞引起胆汁反流进入胰管内，和各种原因造成的胰液分泌增多或排出障碍，是导致急性胰腺炎的主要原因。

**（二）发病机制**

引起急性胰腺炎的发病机制较为复杂，有多种因素参与，确切的机制尚未被充分地阐述清楚。在正常情况下，胰液中的胰蛋白酶原在十二指肠内被胆汁和肠液中的肠激酶激活变成有活性的胰蛋白酶，方具有消化蛋白质的作用。如胆汁和十二指肠液逆流入胰管，胰管内压增高，使腺泡破裂，胰液外溢，大量胰蛋白酶被激活。胰蛋白酶又能激活其他酶，如弹性蛋白酶及磷脂酶 A。弹性蛋白酶能溶解弹性组织，破坏血管壁及胰腺导管，使胰腺充血、出血和坏死。而磷脂酶 A 被激活后，作用于细胞膜和线粒体膜的甘油磷脂，使其分解为溶血卵磷脂，后者可溶解破坏胰腺细胞膜和线粒体膜的脂蛋白结构，致细胞坏死，引起胰腺和胰周组织的广泛坏死。饮酒能刺激胃酸分泌，使十二指肠呈酸性环境，刺激促胰液素分泌增多，使胰液分泌增加。乙醇还可以增加奥迪括约肌（Oddi 括约肌）的阻力，或者使胰管被蛋白堵塞，导致胰管内压和通透性增高，胰酶外溢引起胰腺损伤。乙醇可使自由脂肪酸增高，其毒性作用，可引起胰腺腺泡细胞和末梢胰管上皮细胞损害。氧自由基损伤，也是乙醇诱发胰腺损伤的一个机制。此外，细胞内胰蛋白酶造成细胞的自身消化，也与胰腺炎发生有关。人胰腺炎标本的电镜观察发现，细胞内酶原颗粒增大和较大的自家吞噬体形成。

另外，脂肪酶使脂肪分解，与钙离子结合形成皂化斑，可使血钙降低。大量胰酶被腹膜吸收入血液，使血淀粉酶和脂肪酶升高，也可导致肝、肾、心、脑的损害，引起多器官功能障碍综合征。

**（三）病理生理**

程度不同的水肿、出血和坏死是急性胰腺炎的基本病理改变。

**1. 急性水肿性胰腺炎** 病变多局限于胰

体尾部。病变的胰腺肿大变硬，被膜紧张。镜下见间质充血水肿并有中性粒细胞及单核细胞浸润。有时可发生局限性脂肪坏死，但无出血。属轻型病变，及时解除病因，经治疗后炎症较易在短期内消退。

2. **急性出血坏死性胰腺炎**　病变以广泛的胰腺坏死、出血为特征，伴轻微炎症反应。病变胰腺肿大，质软，出血呈暗红色，严重者整个胰腺变黑，分叶结构模糊。腹腔内有血性腹水或血性混浊渗液。胰腺周围组织可见散在的黄白色皂化斑或小块状的脂肪坏死灶。镜下胰腺组织呈大片凝固坏死，间质小血管壁也有坏死。坏死胰腺以局部纤维化而痊愈或转变为慢性胰腺炎。晚期坏死胰腺组织合并感染，形成胰腺脓肿。其主要致病菌为革兰氏阴性杆菌，与肠道菌群移位有关。

临床上，根据有无局部并发症和/或其他器官损害，急性胰腺炎分为轻症和重症。

近期，国内外对重症胰腺炎的研究发现，重症胰腺炎的病理变化关键是：全身过度炎症反应所致的全身炎症反应综合征（SIRS）。急性胰腺炎发病后病情加重机制的核心问题，主要涉及单核巨噬细胞、中性粒细胞、内皮细胞、血小板和淋巴细胞等多种细胞的参与，免疫系统的介入和多种细胞因子在病情演变过程中的致病作用，导致胰腺持续坏死以及胰腺局部炎症，并发展到失控的全身炎症反应，乃至多脏器功能障碍的机制，始于胰腺组织中巨噬细胞被激活，从而激发肿瘤坏死因子-α（TNF-α）、白细胞介素-1（IL-1）等细胞因子合成和大量释放，激活中性粒细胞及内皮细胞等免疫活性细胞，导致细胞因子的释放失控，最终激活细胞因子不断放大的级链反应。过度的炎症反应所引起的循环、代谢、免疫等方面的改变，导致多器官功能障碍综合征（MODS），并进而发展成多器官功能衰竭（MOF），这也是重症胰腺炎死亡率较高的重要原因。

## 要点二　中医病因病机

### （一）病因

1. **饮食不节**　嗜食油腻，过饮酒浆、生冷不洁，易损伤脾胃而发为本病。

2. **精神因素**　凡情志不畅，暴怒伤肝，均可致肝失疏泄而肝气郁结，横克脾胃，致胃气不降，脾失健运，脾胃功能失调而诱发本病。

3. **蛔虫上扰、胆道石阻**　因虫扰石阻胆道，致肝胆气滞血瘀，脾胃运化失司而发病。

4. **创伤、手术、妊娠**　创伤、手术、妊娠可导致肝胆气郁，脾胃气机升降失常，郁而化热，湿热阻于中焦。

### （二）病机

急性胰腺炎的主要病理过程为肝胆气滞。肝胆气滞不但可以横克脾胃，亦能化热传脾。胃失和降，脾失运化，则湿从内生，湿阻蒸热，湿热阻于脾胃，而呈脾胃湿热或脾胃实热之候。若病进，正虚邪陷，则呈现气血败乱之厥脱证；脾胃热盛，化火传入营血，可致热深厥深；胃热化火，可迫血妄行；热水相结，则结胸里实；热血相搏，瘀血腐脓或血瘀成块；热去湿留，则湿邪困脾；邪去正伤，脾阳虚衰。

## 要点三　临床表现

### （一）症状

1. **腹痛**　腹痛是主要临床症状。腹痛剧烈，起始于中上腹，也可偏重于右上腹或左上腹，放射至背部；累及全胰，则呈腰带状向腰背部放射痛。饮酒诱发的胰腺炎，常在酗酒后12~48小时发病，出现腹痛。胆源性胰腺炎，常在饱餐之后出现腹痛。

2. **恶心、呕吐**　常与腹痛伴发。呕吐剧烈而频繁，呕吐物为胃十二指肠内容物，偶可伴咖啡样内容物。

3. **腹胀**　早期为反射性肠麻痹，严重时可因腹膜后蜂窝织炎刺激所致。邻近胰腺的上段小肠和横结肠麻痹扩张，腹胀以上腹部为主，腹腔积液时腹胀更明显。患者排气、排便停止，肠鸣音减弱或消失。

### （二）体征

1. **发热**　初期常呈中度发热，约38℃。合并胆管炎者，可伴寒战、高热。胰腺坏死伴感染时，高热为主要症状之一。病程早期发热，是由于大量坏死组织吸收引起；后期出现发热，提示腹腔内有继发感染的可能。

2. **黄疸**　仅见于少数病例。一般黄疸程度较轻，大多是因胆总管结石、乳头炎或胰头肿胀压迫胆总管所致的梗阻性黄疸。

3. **腹膜炎体征**　水肿性胰腺炎时，压痛只限于上腹部，常无明显肌紧张。坏死性胰腺炎压痛明显，并有肌紧张和反跳痛，范围较广或延及全腹。

4. **休克** 血容量减少、组织灌注不良、心功能障碍及剧痛等综合因素，可导致休克，出现脉搏加快，面色苍白，呼吸加快，血压下降，出冷汗，四肢厥冷，少尿等。

5. **皮肤瘀斑** 腹膜后血性渗出液浸入皮下组织、脐周、腰部可出现青紫色的不规则斑块。少数重症胰腺炎，可于左腰部有青紫色斑（Grey-Turner 征），在脐周也可有青紫色斑（Cullen 征）。严重者可有 DIC 表现。

6. **手足搐搦** 是血钙水平严重降低的表现，预后不良。

7. **急性呼吸窘迫综合征（ARDS）和多器官功能衰竭（MOF）** 重症胰腺炎者 50%~70% 有肺损害，约 1/3 的病例发展成为 ARDS。主要表现是呼吸急促、窘迫和缺氧。当呼吸频率 >30 次 / 分，鼻翼扇动，轻度发绀，常规氧疗不能缓解时，即应高度怀疑 ARDS，及时做血气分析和胸部 X 线片检查，以期早期诊断。部分患者也可出现 DIC、意识障碍等其他系统或重要器官功能衰竭。

**（三）实验室及其他检查**

1. **血清、尿淀粉酶测定** 血清淀粉酶测定是被最广泛应用的诊断方法。血清淀粉酶在发病 24 小时内可被测得，血清淀粉酶值明显升高 >500U/dL（正常值 40~180U/dL，Somogyi 法），其后 7 天内逐渐降至正常。如 1 周后血清淀粉酶持续升高，需考虑有局部并发症的可能，如胰腺假性囊肿、胰腺坏死或胰腺脓肿等。淀粉酶的值愈高，诊断的正确率也越高。但淀粉酶值的高低与病变的轻重程度，并不一定成正比。约有 10% 的出血坏死性胰腺炎，血清淀粉酶始终不高，这表示血清淀粉酶测定正常，并不能排除急性胰腺炎。尽管某些急腹症如消化性溃疡穿孔、急性肠梗阻、肠系膜血栓等都可使淀粉酶轻度升高，但一般不会超过 500U/dL。胸腔积液、腹水的淀粉酶明显高于血、尿淀粉酶，特别在血、尿淀粉酶不高时，更有诊断意义。

尿淀粉酶变化仅作参考。

2. **血清脂肪酶** 明显升高（正常值 23~300U/L）是诊断急性胰腺炎较客观的指标。但多在发病数日后增高，因此对早期诊断意义不大。但因其持续时间较长，对较晚的病例诊断有帮助。同样，血清脂肪酶值的高低与病变的轻重程度，也不一定成正比。

3. **其他** 其他检查包括白细胞计数增高、高血糖、低血钙及肝功能、血气分析及 DIC 指标异常等。一般认为，血钙值与疾病的发展和预后密切相关。

4. **影像学检查**

（1）胸部 X 线片：左肺下叶不张、左半膈肌升高、左侧胸腔积液等反映膈肌周围及腹膜后的炎症，支持急性胰腺炎的诊断但缺乏特异性，是辅助性诊断指标。

（2）腹部 X 线片：可见胃肠胀气，十二指肠环积气，近段空肠麻痹扩张。还可见结肠中断征，表示横结肠麻痹扩张，脾曲结肠和远段结肠内无气体影。是急性胰腺炎的辅助诊断方法。

（3）腹部 B 超：可帮助诊断。B 超扫描能发现胰腺水肿和胰周液体的积聚。还可探查胆囊增大、胆管扩张或结石影。但受局部充气肠袢的遮盖，限制了其应用。

（4）增强 CT 扫描：胰腺的改变包括弥漫性或局灶性胰腺增大、水肿、坏死液化，胰腺周围组织变模糊，增厚，并可见积液。还可发现急性胰腺炎的并发病，如胰腺脓肿、假囊肿或坏死等，增强 CT 扫描坏死区呈低密度（<50Hu）。对诊断和治疗方案的选择有很大的帮助。

常用的 Balthazar CT 分级系统如下：

1）急性胰腺炎分级

a 级：胰腺正常，为 0 分。

b 级：胰腺局限性或弥漫性肿大（包括轮廓不规则、密度不均、胰管扩张、局限性积液），为 1 分。

c 级：除 b 级病变外，还有胰周炎性改变，为 2 分。

d 级：除胰腺病变外，胰腺有单发性积液区，为 3 分。

e 级：胰腺或胰周有 2 个或多个积液积气区，为 4 分。

2）胰腺坏死程度

无坏死，为 0 分。

坏死范围≤30%，为 2 分。

坏死范围≤50%，为 4 分。

坏死范围 >50%，为 6 分。

CT 严重程度指数 = 急性胰腺炎分级 + 胰腺坏死程度

严重度分为三级：Ⅰ级，0~3 分；Ⅱ级，4~6 分；Ⅲ级，7~10 分。Ⅱ级以上为重症。

（5）MRI：可提供与 CT 相同的诊断信息。

## 要点四 诊断

**急性胰腺炎诊断标准**

临床上表现为急性、持续性腹痛（偶无腹痛），血清淀粉酶活性增高≥正常值上限3倍，影像学提示胰腺有或无形态改变，排除其他疾病者。可有或无其他器官功能障碍。少数病例血清淀粉酶活性正常或轻度增高。

**1. 重症急性胰腺炎诊断标准** 临床诊断标准（中华医学会外科学分会胰腺外科学组，2006年）：急性胰腺炎伴有脏器功能障碍，或出现坏死、脓肿或假性囊肿等局部并发症者，或两者兼有。常见腹部体征有上腹部明显的压痛、反跳痛、肌紧张、腹胀、肠鸣音减弱或消失等。可以有腹部包块，偶见腰肋部皮下瘀斑征（Grey-Turner征）和脐周皮下瘀斑征（Cullen征）。可以并发1个或多个脏器功能障碍，也可伴有严重的代谢功能紊乱，包括低钙血症（血钙<1.87mmol/L）。增强CT为诊断胰腺坏死的最有效方法，B超及腹腔穿刺对诊断有一定帮助。APACHEⅡ评分≥8分。Balthazar CT分级系统≥Ⅱ级。

在重症急性胰腺炎患者中，凡在起病72小时内，经正规非手术治疗（包括充分液体复苏）仍出现脏器功能障碍者，可诊断为暴发性急性胰腺炎。暴发性急性胰腺炎病情凶险，非手术治疗常不能奏效，常继发腹腔间室综合征。

**2. 严重度分级**

（1）Ⅰ级：无重要器官功能衰竭表现。

（2）Ⅱ级：有1个或1个以上的重要器官功能衰竭。器官功能衰竭的依据：①肺：呼吸困难，频率>35次/分，$PaO_2$<8.0kPa（60mmHg）；②肾：尿量<500mL/24h（20mL/h），血尿素氮（BUN）≥3.75mmol/L（>100mg/dL），肌酐（Cr）≥177μmol/L（>2mg/dL）；③肝：黄疸，胆红素>34μmol/L（2mg/dL），谷丙转氨酶（GPT，又称丙氨酸转氨酶）达正常的2倍；④胃肠：肠麻痹，呕吐或黑便，估计出血量>1000mL，胃镜见黏膜糜烂、溃疡；⑤心：低血压，心率≤54次/分，或>130次/分；平均动脉压≤6.5kPa（49mmHg）；⑥脑：神志模糊、谵妄、昏迷；⑦凝血象：凝血酶原时间（PT）、活化部分凝血活酶时间（APTT）延长，血小板计数<8万/$mm^3$，纤维蛋白原<150~200mg/dL。

## 要点五 鉴别诊断

**1. 消化道溃疡穿孔** 有溃疡病史，起病较胰腺炎更突然，时间明确。腹痛初起即为持续性剧痛，腹肌紧张呈板状腹，肝浊音界缩小或消失，腹部X线片示有膈下游离气体。

**2. 急性胆囊炎** 疼痛多在右上腹，呈绞痛样发作，向右肩背部放射，呕吐后腹痛稍有减轻，伴寒战发热，右上腹压痛、肌紧张。B型超声检查（BUS）显示胆囊急性炎症征象或可发现结石。如血清淀粉酶升高，可能继发有胰腺炎。

**3. 急性肠梗阻** 多有手术或腹膜炎病史，腹痛为痉挛性，时缓时急，逐渐加重，多位于脐周，伴有呕吐、不排便、不排气。与重症胰腺炎所致的肠麻痹的区别在于肠鸣音亢进，可闻及气过水声或金属音，腹部可见到肠型及蠕动波，腹部透视有肠内气液平面、闭袢影像等。

**4. 急性肾绞痛** 在发病的一侧出现持续性胀痛，伴有阵发性绞痛，腰部重于腹部，并放射至腹股沟部与阴囊。如有血尿、尿频或尿急，更有助于鉴别。

其他需要鉴别的疾病，尚有急性胃炎、胃肠炎、肠梗阻等。

## 要点六 治疗

急性胰腺炎治疗的总原则是：创造条件使胰腺处于充分休息的状态；阻断及限制胰腺炎的发展；解除可能的发病因素；补充血容量，纠正休克；清除胰腺的坏死组织和含有胰酶的炎性渗液；营养支持，提高机体抗病能力；防治并发症。

**（一）西医治疗**

**1. 非手术治疗**

（1）禁食：可避免食物刺激胰腺的外分泌功能，一般禁食1~2周。

（2）胃肠减压：解除胃液对胰腺外分泌的刺激作用，解除腹胀和胃潴留，减轻呕吐。

（3）补充血容量：防治低血容量性休克，调节水、电解质和酸碱平衡。

（4）抑制胰腺分泌和抑制胰酶活性：常用药物有抗胆碱能药物如阿托品、山莨菪碱（654-2）等，但因这类药物可加重肠胀气，故应慎用。$H_2$受体拮抗剂如西咪替丁（甲氰咪胍）；生长抑素如善得定(生长抑素八肽)、施他宁(生长抑素十四肽);以及氟尿嘧啶(5-FU)、福埃(FOY)、胰高血糖素等。近年研究发现,利用数字减影血管造影(DSA)技术,选择性胰十二指肠动脉插管输注生长抑素,可取得较好的疗效。

(5)支持治疗:重症胰腺炎患者多呈负氮平衡,为维持或改善患者的营养状态,补充机体的消耗,促进组织修复,提高抵抗力,减少消化液分泌,早期常需给予全肠外营养(TPN),后期也可经肠道注入要素膳(肠内营养,EN)。目前,营养支持疗法,已成为重症胰腺炎治疗的重要环节。

(6)防治感染:胆道感染是重症胰腺炎的重要病因之一,对胆道感染的治疗,有益于胰腺炎的治疗,而且胰腺炎常继发感染,故应用抗生素极为重要。一般主张联合用药,常选用下列抗生素:氨苄西林(氨苄青霉素)、庆大霉素、甲硝唑、氯林可霉素、头孢唑啉、头孢哌酮等。

(7)腹腔灌洗:积极采用腹腔灌洗治疗,有助于减轻腹腔内毒素物质的损害作用,并能减轻炎症的反应度,对阻止病情的发展有积极意义。

(8)脏器支持治疗:针对重症胰腺炎MODS及其向MOF发展的高发生率,近年主张采用积极的脏器支持治疗,包括人工辅助呼吸、血液滤透、血浆交换、抗炎症介质和细胞因子治疗等措施,以提高抢救成功率。

**2. 手术治疗**

(1)胰腺假性囊肿,部分会自行吸收,若假性囊肿直径>6cm,且有压迫现象和临床表现,可行穿刺引流或外科手术引流。

(2)胰腺脓肿是外科手术干预的绝对指征。

(3)胰腺坏死继发感染,应外科手术。无菌性胰腺坏死,多不主张手术治疗。

(4)重症急性胰腺炎患者,经过72小时重症监护和强化保守治疗,病情仍未稳定或进一步恶化,可进行外科手术。手术方式,依不同的手术指征和时机有所不同,通常早期手术主要是充分引流,对界限明显的胰腺坏死组织可以清除。

**(二)中医治疗**

**1. 内治**

由于本病的病机主要是肝郁气滞、脾胃湿热或脾胃实热,故治疗上应以通为用,分别采用疏肝理气、清热燥湿、通里攻下、活血化瘀等法,根据疾病的不同类型和不同发展阶段选方用药。

(1)肝郁气滞证(轻型急性胰腺炎)

证候:腹中阵痛或窜痛,恶心呕吐,无腹胀,上腹仅有压痛,无明显腹肌紧张;舌质淡红,苔薄白或黄白,脉细或紧。

治法:疏肝理气,兼以清热燥湿通便。

方药:柴胡清肝饮、大柴胡汤、清胰汤Ⅰ号。

(2)脾胃实热证(重型急性胰腺炎)

证候:上腹满痛拒按,痞寒腹坚,呕吐频繁,吐后腹痛无减,大便干结,小便不通,小便短赤,身热口渴;舌质红,苔黄腻或燥,脉弦滑或滑数,重者厥脱。

治法:清热泻火,通里逐积,活血化瘀。

方药:大陷胸汤、大柴胡汤、清胰合剂。

(3)脾胃湿热证(胆道疾患并发胰腺炎)

证候:脘胁疼痛,胸脘痞满拒按,气痛阵作,口苦咽干,泛恶不止,或有身目俱黄,便干溲赤;舌红绛,苔黄腻,脉弦滑数。

治法:清热利湿,行气通下。

方药:龙胆泻肝汤、清胰汤Ⅰ号。

(4)蛔虫上扰证(胆道蛔虫引起的急性胰腺炎)

证候:持续性上腹疼痛,剑突下阵发性钻顶样剧痛,或伴吐蛔;苔白或微黄而腻,脉弦紧或弦细。

治法:清热通里,制蛔驱虫。

方药:清胰汤Ⅱ号、乌梅汤等。

**2. 针灸疗法**

(1)体针:常用穴有足三里、下巨虚、内关;中脘、梁门、阳陵泉、地机;脾俞、胃俞、中脘等。可任选一组,或几组交替选用。强刺激手法,留针30分钟,每日3次;也可埋针保留。

(2)穴位注射:选用足三里或下巨虚,每穴注射10%葡萄糖溶液5~10mL,每日1~2次。

(3)耳针:选穴胆区、交感、神门、胰区、内分泌,于上述穴位压痛明显处选2~3穴重刺激,留针30分钟,每日2次。

## 细目四　急性胆囊炎

### 要点一　概述

胆道系统包括肝内胆管、肝外胆管、胆囊及Oddi括约肌等部分。根据感染或结石发生的部位，分别称之胆囊炎、胆管炎、胆囊结石、肝胆管结石和肝外胆管结石。

（一）胆道系统解剖

1. **肝内胆管**　起自毛细胆管，继而汇集成小叶间胆管和肝段、肝叶胆管及肝内部分的左、右肝管。

2. **肝外胆道**　左、右肝管出肝后，在肝门部汇合成肝总管。肝总管直径0.4～0.6cm，长2～4cm，其下端与胆囊管汇合成胆总管。肝总管位于肝动脉的右侧，门静脉的前方。胆总管长7～9cm，直径0.6～0.8cm。若直径超过1cm，应视为病理情况。根据其行程和毗邻关系，胆总管分为十二指肠上段、十二指肠后段、胰腺段和十二指肠壁内段四个部分。85%的人胆总管与主胰管在肠壁内汇合形成一共同通道，并膨大形成胆胰壶腹，亦称法特（Vater）壶腹。壶腹周围有括约肌（称Oddi括约肌），壶腹末端，通常开口于十二指肠降部下1/3或中1/3的十二指肠大乳头。Oddi括约肌具有控制和调节胆总管和胰管的排放、防止十二指肠内容物反流的重要作用。当因结石、炎症或肿瘤而导致胆胰共同通道梗阻时，胆汁可逆流入胰管或使胰液逆流入胆管而发生胰腺炎或胆囊炎。

3. **胆囊**　为囊性器官，呈梨形，位于肝脏脏面的胆囊窝内。长8～12cm，宽3～5cm，容积约50mL。胆囊分为底、体、颈、管四个部分，胆囊颈上部呈囊性扩大形成哈特曼袋（Hartmann袋），哈特曼袋常与胆总管或十二指肠因炎症而形成粘连，遮蔽胆囊管，胆囊结石往往容易嵌顿在此处。胆囊颈部逐渐变细与胆囊管相接，胆囊管长2～3cm，直径0.3cm。胆囊起始部内壁黏膜形成螺旋状皱襞，称螺旋襞[又称螺旋瓣、海斯特瓣（Heister瓣）]，有防止胆囊管扭曲和调节胆汁进出胆囊的作用。胆囊管大多呈锐角在肝总管右侧壁与之汇合，但它的位置变异颇多，可在肝总管的前方、后方或在左侧与之汇合，有时很高，有时很低，手术时应格外注意，防止胆管损伤。胆囊三角（Calot三角）是由胆囊管、肝总管与肝下缘围成的三角形区域，80%的胆囊动脉在此区内通过，是胆道手术极易发生误伤的区域。胆囊三角区内近胆囊颈部有一个大淋巴结，叫作前哨淋巴结，70%的胆囊动脉在其下方通过，这是胆道手术中安全处理胆囊动脉的重要标志。

4. **肝外胆道的血管**　主要来自胃十二指肠动脉的分支。胆囊动脉一般起自肝右动脉，在胆囊三角内通过，于胆囊颈部分为前、后两支进入胆囊壁。胆囊静脉是门静脉的属支之一，回流入门静脉，当门静脉高压时，可导致胆囊和肝外胆管静脉曲张，施行胆系手术时，需予以足够的重视。

（二）胆道系统生理

胆道系统具有分泌、贮存、浓缩与输送胆汁的功能，对胆汁排放入十二指肠起着重要的调节作用。

1. **胆汁的生成**　成人每日由肝细胞、胆管分泌胆汁800～1200mL。胆汁中97%是水，其他成分主要有胆汁酸与胆盐、胆固醇、磷脂酰胆碱（卵磷脂）、胆色素、脂肪酸、氨基酸、酶类、无机盐、刺激因子等。胆汁呈中性或弱碱性，其主要生理功能是：①乳化脂肪。胆盐随胆汁进入肠道后，与食物中的脂肪相结合，使之形成能溶于水的脂肪微粒而被肠黏膜吸收，并能刺激胰脂肪酶的分泌和使其被激活，水解脂类，促使脂肪、胆固醇和脂溶性维生素A、维生素D、维生素E、维生素K的吸收；②胆盐有抑制肠内致病菌生长繁殖和内毒素形成的作用；③刺激肠蠕动；④中和胃酸等。

2. **胆汁分泌的调节**　胆汁分泌受神经、内分泌调节。迷走神经兴奋胆汁分泌增加，交感神经兴奋胆汁分泌减少。促胰液素、胃泌素、胰高血糖素、肠血管活性肽等可促进胆汁分泌；生长抑素、胰多肽等则抑制胆汁分泌。促进胆汁分泌作用最强的是促胰液素。胃酸、脂肪和蛋白质的分解产物，由胃进入十二指肠后，刺激十二指肠黏膜分泌促胰液素和胆囊收缩素（CCK），二者均可引起胆囊平滑肌收缩和Oddi括约肌松弛。

3. **胆汁的代谢**　胆汁中有重要临床意义的是胆汁酸（盐）、胆固醇、胆色素、磷脂酰胆碱的代谢及其含量的变化。胆固醇不溶于水而溶于胆汁，因为胆汁中的胆盐和磷脂酰胆碱形成的微胶粒，将胆固醇包裹于其中而使其溶解。在胆汁中还存在着一种由磷脂酰胆碱和胆固醇按同等比例组成的球泡，亦称胆固醇磷脂泡，其中无胆盐球泡溶解胆固醇的能力比微胶粒大10~20倍，可溶解70%~80%的肝胆汁内的胆固醇，而仅有少于30%的胆固醇是以微胶粒形式溶解的。但球泡的数量随胆盐浓度的增加而减少，当胆汁中胆盐浓度超过40mmol/L时，球泡消失。胆汁中球泡越少，胆固醇越不稳定，易于析出而形成结石。成石胆汁中球泡和微胶粒可同时存在。当胆盐浓度增高时，胆固醇以微胶粒的形式溶解；当胆盐浓度降低时，胆固醇则以球泡的形式溶解。

4. **胆囊的吸收、分泌和运动功能** 胆囊可将肝胆汁浓缩4~10倍并贮存起来，在进食时开放。胆囊有调节胆道内压力的作用。胆囊黏膜有炎症时，其吸收浓缩功能可被影响。胆囊的运动功能受神经和激素的支配，神经反射、食物和激素等多种因素，都可影响胆囊的运动功能。高脂饮食特别是蛋黄和奶油刺激胆囊收缩的作用最大，这也就是胆囊疾病往往因高脂肪餐而诱发的原因。蛋白质对胆囊排空的刺激作用较小，而碳水化合物则完全没有刺激胆囊排空的作用。胆囊黏膜每日约分泌20mL的黏液，起保护胆囊黏膜并使胆汁易于通过胆囊管的作用。当胆囊管完全阻塞时，胆囊内胆汁的胆色素被吸收或氧化，而胆囊分泌的黏液则积存在胆囊内，无色透明，称“白胆汁”。积存“白胆汁”的胆囊称胆囊积水。

5. **胆汁的排放** 胆汁的排放与肝脏的分泌压、胆囊收缩、胆总管末端括约肌的协调作用以及十二指肠的运动相关联。迷走神经兴奋可使胆囊收缩，Oddi括约肌松弛；而交感神经兴奋则胆囊收缩功能被抑制。食物进入十二指肠，可刺激肠黏膜释放胆囊收缩素促使胆囊收缩，胆道末端括约肌松弛，使胆汁排放入肠道参与消化活动。

## 要点二 西医病因病理

### （一）病因

引起胆道感染的原因很多，主要为各种因素造成的胆道梗阻、功能障碍、胆道寄生虫、其他病原微生物的感染、胆道损伤和血运障碍等。

1. **梗阻因素** 胆石症和胆管狭窄，是造成胆道梗阻引起胆道感染的重要原因。胆石症、胆管狭窄和胆道感染常同时并存，互为因果，互相影响。胆石常造成胆囊管或肝内外胆管梗阻，使胆汁淤积，而后继发细菌感染。随着胆管狭窄严重程度的不同，胆道可出现不完全性或完全性梗阻。另外，胆道寄生虫病、粘连、十二指肠乳头炎以及胆囊功能性病变，都可因梗阻使胆汁潴留，这时胆酸浓度过高，尤其是结合胆酸有显著的致炎性，从而引起胆道的急性炎症；胆胰共同道路梗阻，胰液逆流入胆道，被激活的胰酶，也会因其消化作用，使胆囊发生严重的病变。

2. **感染因素** 感染因素包括寄生虫感染、细菌感染和病毒感染等。亚洲地区的胆管炎，常伴有胆道寄生虫感染，并常继发肝内外胆管结石、胆管狭窄等。正常情况下，胆道内可能存在少量细菌而不发病，在胆道梗阻、胆汁淤积时，细菌得以停留和繁殖并引起胆道感染。致病菌可经血行播散、经十二指肠乳头逆行感染，或经淋巴系统进入胆道。其中逆行感染，受到更多的重视。

3. **局部供血障碍** 胆道局部供血障碍是胆道感染或炎症的另一重要原因。严重创伤、烧伤、大量失血、休克、心衰、贫血、动脉硬化和胆道内压力增高等，可造成胆道血液灌注量不足。局部缺血、缺氧，则使胆道对致病因素如化学性刺激、细菌感染等更为敏感，因而极易导致胆道感染，甚至出现胆管壁或胆囊的坏疽、穿孔。

胆囊动脉基本属于终末动脉，胆囊血管功能不良或使用血管活性药物（如去甲肾上腺素、多巴胺等），交感神经兴奋性增高，引起血管收缩，以及肝动脉化疗或栓塞疗法、糖尿病性动脉血栓、炎症性血管栓塞等，均可导致胆囊动脉闭塞，并很快引起胆囊缺血坏死。胆囊血管系统的病理改变，是急性无结石胆囊炎（acute acalculous cholecystitis，AAC）的主要原因。

4. **其他** 胆道畸形、胆道创伤和胆道运动功能障碍，也可致急性胆道感染。

### （二）病理

根据胆囊壁的病变程度和范围常分为以下三种类型：

1. **急性单纯性胆囊炎** 一般为急性胆囊炎的早期表现，多由胆汁淤积，浓缩的胆盐和溶血卵磷脂刺激胆囊黏膜产生的化学性炎症反应，此时细菌培养阳性率约为50%，主要为黏膜层的炎症，如黏膜充血、水肿、浆液性渗出、中性粒细胞浸润，胆囊可有轻度扩张。大部分急性胆囊炎属于这种类型。

2. **急性化脓性胆囊炎**　急性单纯性胆囊炎继续发展，梗阻因素未能解除或继发严重的感染，炎症性病理改变侵犯胆囊壁全层，除水肿充血外，黏膜可有坏死或溃疡形成，胆囊腔内和浆膜出现纤维素性或脓性渗出物，胆囊内胆汁呈黏稠灰白色，或胆囊积脓。胆囊明显扩张，长径可达15cm，张力升高。胆囊呈灰白色或蓝绿色，表面敷有脓苔。渗出物增多，可形成胆囊周围积液、积脓，如胆囊周围炎。胆囊也可被大网膜、结肠、十二指肠包裹，形成粘连。胆囊淋巴结和胆总管周围淋巴结肿大。胆囊炎症也可侵及肝外胆管和胆囊床附近的肝实质，并形成局部的小脓肿。化脓性胆囊炎或胆囊积脓的发生率约为20%。急性化脓性胆囊炎反复发作，或在急性期过后形成胆囊积水、萎缩性胆囊炎、胆囊壁钙化（瓷胆囊）等慢性胆囊炎表现。

3. **急性坏疽性胆囊炎**　急性坏疽性胆囊炎为急性胆囊炎的晚期表现。由于胆囊腔内压持续升高，压迫胆囊壁或因严重感染，胆囊壁内血管血栓形成，胆囊壁呈片状或广泛坏疽，常同时伴有胆囊壁内脓肿破溃而出现胆囊穿孔、胆汁性腹膜炎。此时胆囊常呈紫红色，甚至蓝黑色，胆囊周围组织常有胆汁染色，胆囊穿孔部位多位于胆囊颈部和胆囊底部。如果与周围组织粘连紧密，可穿通周围肠管，形成胆肠内瘘，最常穿入的肠管为十二指肠和结肠。胆囊穿孔后还可形成膈下脓肿，产生败血症、中毒性休克等一系列并发症。胆囊坏疽和穿孔的发生率，占急性胆囊炎的10%~13.5%。胆囊穿孔后的病死率，可高达30%以上。

## 要点三　中医病因病机

一般来说，人体肝胆气机紊乱和整体功能失调，是本病发病的内因；而饮食不节、蛔虫上扰或情志刺激等因素是发病的外因，外因通过内因而起作用。本病发病以后，病机发展变化多端，常是气郁、血瘀、湿热和实结四个病理环节互相兼夹，互相转化，并多反复发作，迁延缠绵，甚至变证百出。

本病的病因常见的有以下三种：

1. **饮食不节**　脾胃共司水谷精微的运化。若饮食不节，恣食油腻，则能克伤脾胃，致使运化失健，湿浊内生。脾胃之湿浊，可阻碍肝胆气机疏泄，肝胆气郁，进而化热。肝胆郁热再与脾胃湿浊蕴蒸，即促成本病。

2. **蛔虫上扰**　蛔虫具有喜温恶寒的习性。蛔虫病患者，若因各种因素导致脾胃虚寒，蛔虫遇寒则骚动不安，上扰入“膈”，致肝胆气机不畅。肝胆气郁而化热，其热与脾虚所生之湿热蕴蒸，可酿成本病。

3. **情志刺激**　肝主疏泄，性喜条达。胆附于肝，肝胆经脉互相络属而为表里，以疏泄通畅为顺。若情志刺激，导致肝胆疏泄不畅，肝胆气郁，一方面克犯脾胃，脾失健运，湿浊内生；另一方面气郁化热，肝胆之热与脾胃之湿蕴蒸，则发为本病。

## 要点四　临床表现

1. **症状**　多数患者发作前，曾有胆囊疾病的表现。急性发作的典型过程表现为突发右上腹阵发性绞痛，常在饱餐、进油腻食物后或在夜间发作。疼痛常放射至右肩部、肩胛部和背部。伴恶心呕吐、厌食等。如病变发展，疼痛可转为持续性并阵发性加剧。每个急性发作患者都有疼痛，如无疼痛可基本排除本病。患者常有轻度发热，通常无畏寒，如出现明显寒战高热，表示病情加重或已产生并发症，如胆囊积脓、穿孔等，或有急性胆管炎。10%~25%的患者，可出现轻度黄疸，可能是胆色素通过受损的胆囊黏膜进入循环，或邻近炎症引起Oddi括约肌痉挛所致。若黄疸较重且持续，表示有胆总管结石并梗阻的可能。

2. **体征**　右上腹可有不同程度、不同范围的压痛、反跳痛及肌紧张，Murphy征阳性。有的患者可扪及肿大而有触痛的胆囊。如胆囊病变发展较慢，大网膜可粘连包裹胆囊，形成边界不清、固定的压痛性包块；如病变发展快，胆囊发生坏死、穿孔，可出现弥漫性腹膜炎表现。

## 要点五　诊断

1. 有典型的阵发性腹绞痛发作及右上腹压痛、肌紧张征象。

2. 血白细胞总数剧增，中性粒细胞比例增高。部分患者有血清转氨酶轻度升高、碱性磷酸酶（AKP）升高、血清胆红素升高和血清淀粉酶升高。

3. B 型超声检查，胆囊增大，囊壁增厚，可能看到结石的影像。

## 要点六 鉴别诊断

1. **胃及十二指肠溃疡穿孔** 本病以往有胃及十二指肠溃疡史，一旦穿孔后，其疼痛程度较胆囊炎剧烈，疼痛和触痛的范围广泛，腹壁常呈“板状”样强直，病情演变急剧，X 线检查发现膈下游离气体。但如穿孔缩小，症状不典型，则鉴别尚有困难。尿胆素原测定可有助于诊断。

2. **急性胰腺炎** 疼痛往往较急性胆囊炎更为剧烈，常伴有轻度休克状态。疼痛部位常在上腹部或偏于左侧，血清淀粉酶可明显升高，可作为鉴别诊断的重要依据。临床上，有时急性胆囊炎可引起急性胰腺炎，使两种疾病同时存在，需加以注意。

3. **急性阑尾炎** 个别高位急性阑尾炎常误诊为急性胆囊炎，临床应根据有无反复发作史，结合 B 超检查即可帮助诊断。

4. **冠心病** 有的冠心病患者心绞痛可牵涉到右上腹部，而常误诊为急性胆囊炎，因此应根据年龄，有无高血压及动脉硬化病史，疼痛持续的时间及心电图检查，以资鉴别。

同时应与肝脓肿、右叶肺炎、右肾结石加以鉴别。

## 要点七 治疗

### （一）西医治疗

对症状较轻微的急性单纯性胆囊炎，可考虑先用非手术疗法控制炎症，待进一步查明病情后，进行择期手术。对较重的急性化脓性或坏疽性胆囊炎或胆囊穿孔，应及时进行手术治疗，但必须做好术前准备，包括纠正水电解质和酸碱平衡的失调，以及应用抗生素等。在非手术疗法治疗期间，必须密切观察病情变化，如症状和体征有发展，应及时改为手术治疗。特别是老年人和糖尿病患者，病情变化较快，更应注意。对于急性无结石胆囊炎患者，由于病情发展较快，一般不采用非手术疗法，宜在做好术前准备后，及时进行手术治疗。对发热和白细胞计数较高者，特别是对一些老年人，或伴有糖尿病和长期应用免疫抑制剂等，有高度感染易感性的患者，全身抗生素的应用非常必要。一般应用广谱抗生素，如庆大霉素、氯霉素、头孢氨苄（先锋霉素）或氨苄西林等，并常联合应用。

手术治疗：目前对于手术时机的选择还存在着争论，一般认为应采用早期手术。早期手术不等于急诊手术，而是患者在入院后，经过一段时期的非手术治疗和术前准备，并同时应用 B 超和同位素检查进一步确定诊断后，在发病时间不超过 72 小时的前提下，进行手术。早期手术并不增加手术的死亡率和并发症率。对非手术治疗有效的患者，可采用延期手术（或称晚期手术），一般在 6 周之后进行。

手术方法有两种，一种为胆囊切除术，在急性期胆囊周围组织水肿，解剖关系常不清楚，操作必须细心，此免误伤胆管和邻近重要组织。有条件时，应用术中胆管造影，以发现胆管结石和可能存在的胆管畸形。另一种为胆囊造口术，主要应用于一些老年患者，一般情况较差或伴有严重的心肺疾病，估计不能耐受胆囊切除手术者，有时在急性期胆囊周围解剖不清而致手术操作困难者，也可先作胆囊造口术。胆囊造口手术可在局麻下进行，其目的是采用简单的方法引流胆囊炎症，使患者度过危险期，待其情况稳定后，一般于胆囊造口术后 3 个月，再做胆囊切除，以根治病灶。对胆囊炎并发急性胆管炎者，除做胆囊切除术外，还须同时做胆总管切开探查和 T 管引流。

### （二）中医治疗

**1. 辨证论治**

（1）蕴热证

治法：疏肝清热，通下利胆。

方药：金铃子散合大柴胡汤加减。

（2）湿热证

治法：清胆利湿，通气通腑。

方药：茵陈蒿汤合大柴胡汤加减。

（3）毒热证

治法：泻火解毒，通腑救逆。

方药：黄连解毒汤合茵陈蒿汤加减。

2. **针刺疗法** 用于止痛、止吐、排石。可选用足三里、内关、期门、胆俞、中脘等穴。耳针可刺交感、神门、肝胆区。一般留针 30 分钟至 1 小时，每日针刺 2~3 次。也可采用足三里穴位注射 654-2 等以解痉止痛。

# 细目五　急性梗阻性化脓性胆管炎

## 要点一　概述

急性梗阻性化脓性胆管炎（acute obstructive suppurative cholangitis，AOSC）是由于胆管梗阻和细菌感染，胆管内压升高，肝脏胆血屏障受损，大量细菌和毒素进入血液循环，造成以肝胆系统病损为主，合并多器官损害的全身严重感染性疾病，是急性胆管炎的严重形式。

## 要点二　西医病因病理

本病最常见原因是胆管结石，其次为胆道蛔虫和胆管狭窄，胆管、壶腹部肿瘤，原发性硬化性胆管炎，胆肠吻合术后，经T管造影或经皮穿刺肝胆道成像（PTC）后亦可引起。

本病的特点是：在胆道梗阻的基础上，伴发胆管急性化脓性感染和积脓、胆道高压，大量细菌内毒素进入血液，导致多菌种、强毒力、厌氧与需氧菌混合性败血症、内毒素血症、氮质血症、高胆红素血症、中毒性肝炎、感染性休克以及多器官功能衰竭等一系列严重并发症，其中感染性休克、胆源性肝脓肿、脓毒败血症及多器官功能衰竭，为导致患者死亡的三大主要原因。

## 要点三　中医病因病机

1. **饮食不节**　损伤脾胃，运化失健，湿浊内生；湿浊阻碍肝胆气机，肝胆气郁；进而化热；肝胆郁热与脾胃湿浊蕴蒸，促成本病。

2. **蛔虫上扰**　蛔虫上扰入“膈”，致肝胆气机不畅；肝胆气郁而化热，与脾虚所生之湿热蕴蒸，酿成本病。

3. **情志刺激**　致使肝胆疏泄不畅；肝胆气郁，既可横逆脾胃，脾失健运，湿浊内生，又可气郁化热；肝胆之热与脾胃之湿蕴蒸，则发为本病。

## 要点四　临床表现

1. **症状**　患者以往多有胆道疾病发作史和胆道手术史。本病发病急骤，病情进展快，除具有一般胆道感染的Charcot三联征（腹痛、寒战高热、黄疸）外，还可出现休克、中枢神经系统受抑制表现，即Reynolds五联征。

起病初期即出现畏寒发热，严重时伴寒战，体温持续升高。疼痛依梗阻部位而异，肝外梗阻者明显，肝内梗阻者较轻。绝大多数患者可出现较明显黄疸，但如仅为一侧肝内胆管梗阻，可不出现黄疸；行胆肠内引流术后患者的黄疸较轻。神经系统症状主要表现为神情淡漠、嗜睡、神志不清，甚至昏迷；合并休克时，也可表现为躁动、谵妄等。

2. **体征**　体格检查时，患者体温常持续升高达39~40℃或更高。脉搏快而弱，达120次/分以上，血压降低。呈急性重病容，神志改变，可出现皮下瘀斑或全身青紫、发绀。剑突下及右上腹部有不同范围和不同程度的压痛或腹膜刺激征，可有肝肿大及肝区叩痛，有时可扪及肿大的胆囊。

3. **实验室检查**　白细胞计数可高于 $20\times10^9$/L，中性粒细胞升高，胞质内可出现中毒颗粒；血小板计数降低可达（10~20）$\times10^9$/L；凝血酶原时间延长，肝功能有不同程度受损，总胆红素升高，以直接胆红素升高为主；肾功能异常、低氧血症、水电解质紊乱。B超、CT等检查可发现胆管扩张、结石、肝内脓肿等。

## 要点五　治疗

### （一）西医治疗

1. **一般治疗**　一般治疗包括禁食，输液，纠正水、电解质及酸碱代谢失衡，全身支持治疗，选用针对革兰氏阴性、阳性细菌及厌氧菌均有作用的广谱抗生素或联合用药。使用维生素K、解痉止痛药等对症处理。对于急性重症胆管炎要重视恢复血容量，改善和保证组织器官的良好灌流和氧供，包括纠正休克、使用肾上腺皮质激素，必要时使用血管活性药物，改善通气功能，纠正低氧血症等，以改善和维持各主要脏器功能。因老年人发病率较高，应注意及时发现和处理心、肺、肾等器官的并存病，维护重要脏器的功能。非手术疗法既可作为治疗，也可作为术前准备。非手术疗法期间，应密切观察患者全身和局部变化，以便随时调整治疗方案。大多数患者经非手术疗法治疗后，病情能够控制，待以后行择期手术。如病情严重或治疗后病情继续恶化者，应紧急手术治疗。对于休克者，也应在抗休克的同时，进行手术治疗。对症治疗包括降温、支持治疗、吸氧等。

2. **手术治疗** 原则上要求明确诊断后，急症手术。

手术治疗的目的应是解除梗阻和引流胆道。常用的手术方法是：切开胆总管探查并放置T形管引流。由嵌顿于胆总管下端开口处结石所引起的急性梗阻性化脓性胆管炎，可以经纤维十二指肠镜切开Oddi括约肌，以解除梗阻。

**（二）中医治疗**

1. **内治**

（1）蕴热证（肝胆蕴热）

证候：胁腹隐痛，胸闷不适，肩背窜痛，口苦咽干，腹胀纳呆，大便干结，有时低热；舌红苔腻，脉平或弦。

治法：疏肝清热，通下利胆。

方药：金铃子散合大柴胡汤加减。

（2）湿热证（肝胆湿热）

证候：发热恶寒，口苦咽干，胁腹疼痛难忍，皮肤黄染，不思饮食，便秘尿赤；舌红苔黄，脉弦数滑。

治法：清胆利湿，通气通腑。

方药：茵陈蒿汤合大柴胡汤加减。

（3）热毒证（肝胆脓毒）

证候：胁腹剧痛，痛引肩背，腹拘强直，压痛拒按，高热寒战，上腹饱满，口干舌燥，不能进食，大便干燥，小便黄赤，甚者谵语，肤黄有瘀斑，四肢厥冷，鼻衄齿衄，舌绛有瘀斑，苔黄开裂，脉微欲绝。

治法：泻火解毒，通腑救逆。

方药：黄连解毒汤合茵陈蒿汤加减。

2. **针刺疗法** 用于止痛、止吐、排石。选用足三里、内关、期门、胆俞、中脘等穴。

# 细目六 胆 石 症

## 要点一 病因病理

**（一）病因**

1. **胆汁淤滞** 胆道系统形态结构上的异常（如扭曲、狭窄、先天性胆管囊肿等），在结石形成中，不仅可延长胆汁在胆道内的滞留时间，使某些成分易于淤滞沉淀，而且还为胆结石的形成提供了动能，后者目前被认为也是结石形成的必要条件。

2. **胆道感染** 细菌感染一方面可改变胆汁成分，有利于胆色素类结石的形成；另一方面，又因造成胆道组织的损害形成狭窄，而继发胆汁淤滞，从而形成感染与梗阻（胆汁淤滞）互为因果的恶性循环，更利于胆石的形成与生长。

3. **胆道异物** 胆道的寄生虫感染（如蛔虫及其残骸）是最常见的胆道异物。此外，外科缝合的线结、食物残渣等均可作为胆道异物。胆道异物的作用在于：通过异相成核而促进胆红素钙沉淀和胆固醇结晶的生成。

4. **代谢因素** 体内的代谢紊乱，是形成致石性病理胆汁的重要因素，尤其是胆汁酸、胆固醇、胆红素的代谢紊乱，是产生形成胆固醇类与胆色素类结石的致石胆汁的重要基础。造成代谢紊乱的原因，既可有先天性方面的代谢缺陷（如某些限速酶缺陷），也有后天体内某些脏器疾病所累及而致的因素。此外，饮食习惯、食物结构、药物、手术治疗等，均可通过影响和改变体内代谢，致使胆汁代谢紊乱或胆汁丧失稳定性而致石。

**（二）胆石形成的机制**

1. **胆固醇类结石的形成机制**

（1）微胶粒学说：胆固醇不溶于水而溶于胆汁，因为胆汁中胆盐和磷脂酰胆碱形成微胶粒将胆固醇包裹于其中而使其溶解。当胆盐与磷脂酰胆碱的比例为（2~3）：1时，胆固醇的溶解度最大。任何原因造成胆汁中胆固醇含量增多或胆汁酸、卵磷脂含量减少，致使胆固醇浓度相对增高，都可使胆固醇从胆汁中析出而形成结石。

（2）大泡学说：成石胆汁含有大量的不稳定性大泡，较易凝聚成胆固醇结晶和形成结石。

（3）成核因子和成核时间：胆汁中溶解状态的胆固醇形成胆固醇单氢结晶（CMC）的过程称成核（nucleation）。分为均质成核和异质成核两种类型，胆汁中的胆固醇单氢结晶的成核通常为异质成核，即在胆固醇低程度过饱和状态下，因非脂类物质的介入而诱发成核，从胆汁保温或超速离心获得均质胆汁起，到出现胆固醇单氢结晶所需时间称成核时间。

（4）前列腺素和溶解磷脂酶的成石作用：前列腺素和溶解卵磷脂酶两种物质，在胆囊内相互伴随着，均可促使胆囊黏膜分泌黏液物质，致使胆囊内过饱和胆汁中的胆固醇单氢结晶聚集、融合而形成结石。

（5）胆泥学说：胆泥是结石的前身物质，系黏着力强的黏液凝胶。其为黏液物质所形成的网架，包绕着胆固醇单氢结晶及胆色素钙颗粒，尚含有卵磷脂和胆固醇的液态结晶，此乃胆固醇结晶的前身物质。研究发现，在胆泥中，结合胆红素转变为非结合胆红素的单体葡萄糖醛酸胆红素，此为非结合性胆红素的前身物质。

其他因素如胆囊功能异常和肠肝循环障碍等，都可能参与上述过程。

**2. 胆色素结石的形成机制**　肝在胆红素代谢过程中以结合胆红素，即胆红素葡萄糖醛酸苷的形式分泌到胆汁中。当胆汁受感染后，胆汁中的细菌产生大量的β–葡糖醛酸糖苷酶，此酶可使结合胆红素分解为不溶于水的游离胆红素，即非结合胆红素和葡萄糖醛酸。非结合胆红素为一弱酸，其可与胆汁中的钙离子结合，产生胆红素钙沉淀。胆红素钙沉淀往往以蛔虫残体、虫卵或脱落的胆管上皮细胞为核心，在黏糖蛋白的聚集作用下，不断沉积而形成胆色素钙结石。

## 要点二　临床表现

胆石症的临床表现，取决于结石所在部位、胆道阻塞的程度及有无感染。也有一部分胆石症，没有明显的症状，称为无症状结石。

### （一）症状和体征

**1. 胆囊结石**　胆囊结石阻塞胆囊管时，可引起右上腹疼痛。疼痛为阵发性绞痛，可向右肩胛部放射，称为胆绞痛，常伴有恶心呕吐。高脂肪餐、暴饮暴食、过度疲劳，可诱发胆绞痛。如同时合并急性胆囊炎，则腹痛转为持续性胀痛，伴有阵发性加重，常有发热或寒战发热。约20%患者可出现轻度黄疸，系因炎症波及胆管所致。

查体时，右上腹部有程度不同的压痛。严重病例可有反跳痛和腹肌紧张，Murphy征阳性，有时可扪到肿大的胆囊。

**2. 肝外胆管结石**　发作期间可表现典型的Charcot三联征，即腹痛、寒战高热和黄疸。

（1）腹痛：在急性发作时，约有90%的患者出现上腹部或右上腹剧烈疼痛，疼痛为阵发性绞痛，并向右肩或右肩胛下角放射。

（2）发热：胆石症急性发作时，约有70%的患者出现寒战与发热，体温可在39~40℃。

（3）黄疸：多出现在疼痛、发热之后，黄疸的深浅，与结石嵌顿的程度及胆管炎症的轻重有关。

（4）其他：常伴有恶心呕吐，但不严重。病情严重者，可有中毒性休克、肝昏迷等表现。

查体时，上腹部及右上腹有压痛，结石位于肝总管则触不到胆囊，结石位于胆总管以下时，常可触到胀大的胆囊，可有肝脏增大、肝区叩击痛，炎症严重者，可出现腹膜刺激征。

**3. 肝内胆管结石**　急性发作时，肝区疼痛，寒战发热，体温为弛张热型，可有轻度黄疸，肝脏可有不对称增大，肝区有叩击痛。

在不发作期间症状不典型，常表现有上腹隐痛、恶心、嗳气反酸、食欲不振等，也可无任何症状。

### （二）实验室及其他检查

**1. 血常规**　急性发作期白细胞增高，中性粒细胞比例增高，多数患者白细胞增高的程度，与合并感染的轻重相并行。

**2. 肝功能**　胆石症反复发作，可引起轻重不同的肝脏损害，肝功能试验可发现异常，如血清谷丙转氨酶（GPT）、γ–谷氨酰转肽酶（γ–GT）增高，血清胆红素增高。

**3. 影像学检查**　胆道造影、B超、CT或MRI检查，可见到胆囊或/和胆管扩张和结石影像。其中B超方便易行，价格低廉，为首选检查。

## 要点三　诊断

根据典型症状、体征，结合B超、CT等辅助检查，诊断并不困难。

## 要点四　鉴别诊断

**1. 消化道溃疡**　胆囊结石发病率，女性高于男性；消化道溃疡发病率，男性高于女性。两者临床表现相似，有时不易鉴别，须注意性别与疾病的关系。胃镜和BUS可提供鉴别依据。

**2. 传染性肝炎**　以肝区及右上腹隐痛、胀痛为主，偶有类似胆绞痛的症状，可有发热，常有肝炎接触史以及食欲不振、疲乏无力等症状，检查肝脏肿大并有触痛。黄疸性肝炎需与胆石性梗阻性黄疸鉴别，黄疸性肝炎以间接胆红素增高为主，GPT明显增高；胆石性梗阻以直接胆红素增高为主，GPT增高不如肝炎显著。传染性肝炎周围血象一般不高，有时淋巴细胞可增加，胆石性梗阻则因伴有不同程度的感染，而见白细胞和中性粒细胞比例增加。BUS和CT检查，在胆石症中，多有胆管扩张和结石影像，可资鉴别。

3. **壶腹周围癌** 同为梗阻性黄疸，恶性肿瘤多有进行性消瘦，黄疸发生缓慢，无痛且多进行性加重，很少波动，常伴有皮肤瘙痒，完全梗阻者，大便呈陶土色；胆石性梗阻多为腹痛后出现黄疸，完全梗阻者甚少，因此黄疸程度可有波动，患者的一般状况优于恶性肿瘤。低张力十二指肠造影、BUS、PTC、ERCP、CT、磁共振胰胆管成像（MRCP）可帮助鉴别诊断。

## 要点五 治疗

### （一）排石疗法

适应证：①胆管结石直径 <1cm，胆管下端无狭窄；②胆管或肝管多发小结石；③手术后胆管残余结石；④较小的胆囊结石，胆囊舒缩功能较好者。

1. **中药排石** 目的在于控制胆道感染，促进胆汁分泌和改善胆道功能，以促进胆石的排出。目前在我国用于排石的方法有四种：

（1）胆道排石汤（天津南开医院方）：用于各型胆石症，可随证略作加减。

方剂组成：金钱草、茵陈、郁金各30g，木香、枳壳各10g，生大黄6~10g（后下）。

（2）排石汤5号（遵义医学院方）：用于胆石症的缓解期。

方剂组成：金钱草30g，木香、枳壳、黄芩、川楝子各10g，大黄6g。

（3）排石汤6号（遵义医学院方）：用于胆石症发作期。

方剂组成：虎杖30g或三棵针、木香各15g，枳壳10g，金钱草30g或茵陈、栀子各12g，延胡索、大黄各15g。

（4）胆道排石汤Ⅰ号（青岛市立医院方）：用于胆石症间歇期或合并慢性胆道感染者，即气滞型患者。

方剂组成：柴胡、郁金、香附各12~30g，广木香18g，枳壳12g，大黄30g。

（5）胆道排石汤Ⅱ号（青岛市立医院）：用于胆石症并发急性胆道感染者，即湿热型和脓毒型。

方剂组成：金银花、连翘、金钱草、郁金、茵陈各30g，广木香、黄芩、枳实各10g，大黄30g，芒硝3g。

从上述方剂中可以看出，金钱草、茵陈、郁金、木香、枳壳、黄芩、大黄等是治疗胆石症的主药，但无论使用哪一方剂，都要注意随证加减。

2. **电针排石** 电针除了能消炎止痛，使胆道感染的症状得以控制外，也可促使胆石排出。

主要穴位：右侧耳穴有神门透腹、交感，胆囊、胆囊下（在胆囊穴下约0.2cm）透十二指肠，左侧耳穴胰透十二指肠。同时针刺双侧体穴阳陵泉及胆囊（体虚者取足三里）；或在胆经上找压痛点，进行针刺，有恶心呕吐者加内关。当针刺有针感后，用电针仪通电20~45分钟，负极接耳针，正极接体针，逐渐加大电量和强度，以患者能耐受为限，一般每日针1次，连续3~5次为1个疗程。用电针的同时，可口服33%硫酸镁溶液40mL或100mL，每日1次。

针刺日月、期门两穴后接电针仪，通电60分钟，电流强度以患者最大耐受量为度，每日针1次，重者针2次。针后服50%硫酸镁溶液30mL，排石率达84.6%。

### （二）溶石疗法

口服溶石药物有鹅去氧胆酸和熊去氧胆酸，可通过不同的途径，改变胆汁的成分比例，增强胆汁对胆固醇的溶解能力，使结石缩小或消失，适用于胆囊功能良好、胆囊管通畅、直径 <10mm的胆固醇结石。

灌注溶石是对术中未能取净的胆石，经过T管等途径灌注溶石剂，如肝素生理盐水、胆酸钠、辛酸甘油酯等，如能根据术中取得的胆石做体外溶石试验来选择药物，可提高溶石的疗效。由于目前所使用的灌注溶石药物，均具有较强的毒性，因此本疗法并未广泛开展。

### （三）碎石疗法

体外冲击波碎石术（ESWL）是利用液电、压电或磁电效应产生冲击波，经介质传导和聚焦，进入人体后粉碎体内结石的一种新技术，已成为肾结石治疗史上划时代的转折，开创了治疗结石病的新纪元。目前在ESWL治疗胆结石上也进行了大量的研究。

1. **适应证**

（1）症状性胆囊结石。

（2）口服胆囊造影检查显示胆囊功能正常。

（3）阴性胆结石。

（4）胆囊内直径0.5~2cm的单颗结石；或直径0.5~1cm的多发结石，但不得超过5颗结石。

（5）单发胆管阴性结石且定位准确。

2. 禁忌证

（1）口服胆囊造影检查胆囊未显影，或显影的胆囊位置过高，或有畸形因素，而使结石定位困难。

（2）阳性胆结石。

（3）胆囊或胆管的急性炎症期。

（4）凝血机制障碍者。

（5）有严重心、肺、肾疾病和胃十二指肠溃疡。

（6）妊娠期。

（7）B 超显示胆囊萎缩或胆囊壁粗糙，增厚达 5mm 以上者。

（8）胆管有狭窄或畸形病变需手术者。

（9）3 次碎石无效者。

（10）肝内外胆管的充满型结石病。

**（四）取石疗法**

利用机械取石，手术后经 T 管窦道置入纤维胆道镜，可在直视下清除肝胆管结石。经皮肝穿刺胆道镜碎石取石术（PTCS）以及经十二指肠镜 Oddi 括约肌切开取石术（EST）等都有相当的疗效。此外，经上述途径导入激光、超声、电力液压碎石探头直接接触胆石使之粉碎，可提高机械取石的疗效。

**（五）外科手术**

手术方法与胆道感染大致相同，根据结石部位的不同，分别采用胆囊切除、胆总管切开取石、T 型管引流术及胆肠内引流术等，部分肝胆管结石患者需做肝叶切除术。近年来，随着外科微创技术的发展，对于胆囊和胆总管结石的择期治疗，主张首选联合电子内镜（胆道镜、十二指肠镜和腹腔镜）下的微创外科手术。

# 第二十单元　甲状腺疾病

## 细目一　单纯性甲状腺肿

### 要点一　临床表现

甲状腺不同程度的肿大和肿大结节对周围器官引起的压迫症状，是本病主要的临床表现。

1. **甲状腺肿大**　病程早期，甲状腺呈对称、弥漫性肿大，腺体表面光滑，质地柔软，随吞咽上下移动。后期在肿大腺体的一侧或两侧，可扪及单个或多个结节。当结节发生囊肿样变并发囊内出血时，可引起结节迅速增大，可伴有疼痛。

2. **压迫症状**　单纯性甲状腺肿体积较大时，可压迫气管、食管和喉返神经，出现气管弯曲、移位和气道狭窄，受压过久还可使气管软骨变性、软化，影响呼吸或引起呼吸困难；压迫喉返神经引起声嘶；压迫食管引起吞咽不适感，但不会引起梗阻症状；胸骨后甲状腺肿，尚可压迫上腔静脉，造成颜面部青紫色水肿，颈部和胸部表浅静脉扩张。

3. **甲状腺结节**　本病持续年久，可逐渐发展成结节性甲状腺肿，从而继发甲状腺功能亢进症或发生恶变。

### 要点二　诊断

根据病史及临床表现一般可作出诊断。对于居住于高原、山区缺碘地带的甲状腺肿患者，或家属中有类似病情者，常能及时作出地方性甲状腺肿的诊断。发现甲状腺肿大或结节比较容易，但需要判断甲状腺肿及结节的性质，这就要仔细收集病史，认真检查，必要时，可用细针穿刺细胞学检查以确诊。

**（一）地方性甲状腺肿诊断依据**

根据“地方性甲状腺肿、地方性克汀病学术交流与科研协作会议”诊断标准：

1. 居住在地方性甲状腺肿病区。

2. 甲状腺肿大超过本人拇指末节大小，或有小指末节大小的结节。

3. 排除甲状腺功能亢进症、甲状腺癌等其他甲状腺疾病。甲状腺摄 $^{131}$I 率呈饥饿曲线可作参考指标。

**（二）地方性甲状腺肿的分型**

1. **弥漫型**　甲状腺均匀增大，摸不到结节。

2. **结节型**　在甲状腺上能摸到 1 个或几个结节。

3. **混合型**　在弥漫肿大的甲状腺上，能摸到 1 个或几个结节。

**（三）实验室及其他检查**

1. **基础代谢率（BMR）**　正常或偏低。

2. **血清中蛋白结合碘（PBI）**　正常或偏低；TSH 增高或正常；甲状腺球蛋白（TG）升高；$T_3$ 可增高，$T_4$ 正常或下降，$T_3/T_4$ 比值上升。

3. **放射性核素检查**　摄 $^{131}$I 率增高或正常。$^{131}$I 甲状腺扫描显示甲状腺弥漫性增大，早期放射性均匀，结节性甲状腺肿放射性分布常不均匀，呈现斑片样稀疏或为冷、凉、温、热结节。

4. **影像学检查**

（1）B 超检查：有助于发现甲状腺内囊性、实质性或混合性多发结节的存在。

（2）X 线检查：颈部 X 线检查，可发现不规则的胸骨后甲状腺肿及钙化的结节，还能确定气管受压、移位及狭窄的有无。

5. **喉镜检查**　了解声带运动状态以确定喉返神经有无受压。

### 要点三　鉴别诊断

1. **甲状腺腺瘤**　甲状腺有单个或多个光滑结节，不伴有甲状腺肿大。

2. **亚急性甲状腺炎**　甲状腺常不对称肿大，质硬而表面光滑，疼痛，常始于甲状腺的一侧，很快向腺体其他部位扩展。甲状腺摄 $^{131}$I 量显著降低。

3. **慢性淋巴细胞性甲状腺炎**　起病缓慢，

一般无全身症状；甲状腺弥漫性肿大，质地较硬；摄 $^{131}$I 率正常或下降，$T_3$、$T_4$ 正常或下降，甲状腺自身抗体滴度较高。

### 要点四　治疗

#### （一）西医治疗

**1. 药物治疗**　以适量甲状腺激素制剂治疗，以抑制过多的内源性 TSH 分泌，补充内生甲状腺激素的不足，从而达到缓解甲状腺增生的目的。甲状腺激素制剂，适用于各种病因引起的甲状腺肿。常用制剂有：

（1）干甲状腺制剂：常用量为每日 60~120mg，口服。疗程一般为 3~6 个月，停药后如有复发可重复治疗。

（2）左甲状腺素（L-$T_4$，优甲乐）：本病早期阶段的年轻患者，可每日用 100μg 治疗，第 2 个月增至每日 150~200μg。年龄较大和长期患结节性甲状腺肿者，治疗前宜做 TRH（促甲状腺激素释放激素）兴奋试验或 TSH 浓度测定，若 TSH 极低或无反应，提示甲状腺已有自主性功能，不宜用本药治疗。

**2. 手术治疗**　有下列情况之一者，可考虑手术切除治疗：

（1）巨大甲状腺肿影响生活和工作者。

（2）甲状腺肿大引起压迫症状者。

（3）胸骨后甲状腺肿。

（4）结节性甲状腺肿继发功能亢进者。

（5）结节性甲状腺肿疑有恶变者。

为防止术后残留甲状腺组织再形成腺肿及甲状腺功能低下，宜长期服用甲状腺激素制剂。

#### （二）中医治疗

**1. 内治**

（1）肝郁脾虚证

证候：颈部弥漫性肿大，伴四肢困乏，气短，纳呆体瘦；苔薄，脉弱无力。

治法：疏肝解郁，健脾益气。

方药：四海舒郁丸加减。

（2）肝郁肾虚证

证候：颈部肿块皮宽质软，伴有神情呆滞，倦怠畏寒，行动迟缓，肢冷，性欲下降；舌淡，脉沉细。

治法：疏肝补肾，调摄冲任。

方药：四海舒郁丸合右归丸加减。

**2. 针灸治疗**

（1）针刺：以舒经活血、行气破结为法。

常用穴：合谷、夹脊、天突、曲池、风池，或肿物最凸点、天突、曲池。

（2）灸法：常用穴为天突、通天、云门、中封、曲池、大椎、气舍、天府、膻中、风池。

（3）耳针：常用穴为内分泌、甲状腺。

## 细目二　慢性淋巴细胞性甲状腺炎

### 要点一　临床分型

慢性淋巴细胞性甲状腺炎包括 4 种临床类型，即甲状腺肿大的桥本甲状腺炎（hashimoto thyroiditis，HT）、甲状腺萎缩的萎缩性甲状腺炎（atrophic1 thyroiditis，AT）、无痛性甲状腺炎（painless thyroiditis，PT）。产后甲状腺炎（postpartum thyroiditis，PPT）。

**1. 桥本甲状腺炎**　是一种多基因遗传疾病。人类白细胞抗原（HLA）相关基因是最早被确认的易感基因，其对 HT 影响最明显；还有多种基因可能与其发病相关。

**2. 萎缩性甲状腺炎**　常以甲减为首发症状就诊，除甲状腺无肿大以外，其他表现类似 HT，血清甲状腺抗体阳性。

**3. 无痛性甲状腺炎**　又称安静性甲状腺炎，临床表现为短暂可逆的甲状腺滤泡破坏、局灶性淋巴细胞浸润，50% 患者血中存在甲状腺自身抗体。

**4. 产后甲状腺炎**　临床表现为产后 1 年内出现一过性或永久性甲状腺功能异常，TPOAb 阳性的妇女有 40%~60% 发生此病。

### 要点二　临床表现

本病多见于女性，起病缓慢，多可表现以下症状特点：局部呈无痛性、弥漫性、对称性甲状腺肿，一侧肿大明显者少见；肿块质硬，表面光滑，病程较长者可扪及结节；多伴甲状腺功能减退，早期可有甲状腺功能亢进表现，但不久便会减轻或消失；较大的甲状腺肿可有压迫症状。全身表现包括：情志不畅，疲劳乏力，心慌心悸，胸闷气短，睡眠障碍，胃肠功能紊乱，燥热汗出，恶风恶寒，月经失调等。

实验室检查可见抗甲状腺球蛋白抗体(TgAb)与抗甲状腺微粒体抗体(TMAb)均呈阳性;核医学检查甲状腺摄 $^{131}$I 率正常或下降;针吸病理活检可见淋巴细胞成堆。

### 要点三 治疗

#### (一)西医治疗

1. **甲状腺激素替代疗法** 若发生甲状腺功能减退或亚临床甲状腺功能减退,可给予甲状腺制剂治疗。

2. **手术治疗** 外科手术指征是:①甲状腺弥漫性肿大有压迫症状者;②甲状腺内结节,可疑恶性者;③颈部淋巴结肿大并有粘连,针吸活检或组织活检病理证实为恶性者;④甲状腺明显肿大,药物治疗效果不明显,患者要求手术者。

手术原则:病理证实为本病可行甲状腺腺叶部分切除或峡部切除手术,以解除压迫;病理确诊合并恶性肿瘤者,按甲状腺癌的处理原则治疗。手术后大多继发性甲状腺功能减退,须长期服用甲状腺制剂。

#### (二)辨证治疗

本病辨证分型观点尚未统一。治疗实证多用理气活血、化痰散结药物加减,虚证宜益气养阴、健脾温肾治疗。

#### (三)外治疗法

中药外治可用活血化瘀、化痰散结等药物。

## 细目三 甲状腺腺瘤

### 要点一 临床表现

多以颈前无痛性肿块为首发症状,常偶然发现。颈部出现圆形或椭圆形结节,质韧有弹性,表面光滑,边界清楚,无压痛,多为单发,随吞咽上下移动。多数患者无任何症状。腺瘤生长缓慢。当乳头状囊性腺瘤因囊壁血管破裂,发生囊内出血时,肿瘤可在短期内迅速增大,局部出现胀痛,触痛,因张力较大,肿瘤质地较硬。肿物较大时,可有压迫感,有时可压迫气管移位,但很少造成呼吸困难,罕见喉返神经受压表现。可引起甲状腺功能亢进症及发生恶性变。

### 要点二 诊断

根据临床表现、体格检查和B超等辅助检查可供诊断,确诊需病理。

### 要点三 鉴别诊断

1. **结节性甲状腺肿** 甲状腺腺瘤与甲状腺肿的单发结节较难鉴别。甲状腺腺瘤见于非单纯性甲状腺肿流行地区,多年保持单发;结节性甲状腺肿的单发结节,经过一段时间后可演变为多发结节,超声检查提示包膜完整者多为腺瘤,而结节性甲状腺肿的单发结节,包膜常不完整。

2. **甲状舌骨囊肿** 青少年多见,肿块位于颈中线,呈半球形或球形,有囊性感,伸舌时肿块内缩。

3. **甲状腺癌** 可发生于任何年龄;早期多为单发结节,病史短,进展快,结节硬,表面不光滑,不能随吞咽动作上下移动;甲状腺扫描为冷结节,穿刺抽吸细胞学检查,能帮助确定癌的诊断。

### 要点四 治疗

#### (一)西医治疗

手术治疗的应用,是因甲状腺瘤有引起甲状腺功能亢进症和恶变的可能,原则上应早期切除,行包括腺瘤的患侧甲状腺大部或部分切除。切除标本必须立即行冰冻切片检查,以判定有无恶变。

#### (二)中医治疗

1. **内治**

(1)肝郁气滞证

证候:颈部肿块不红、不热、不痛;伴烦躁易怒,胸胁胀满;舌苔白,脉弦。

治法:疏肝解郁,软坚化痰。

方药:逍遥散合海藻玉壶汤加减。

(2)痰凝血瘀证

证候:颈部肿物疼痛,坚硬;气急气短,吞咽不利;舌质暗红有瘀斑,脉细涩。

治法:活血化瘀,软坚化痰。

方药:海藻玉壶汤合神效瓜蒌散加减。

(3)肝肾亏虚证

证候:颈部肿块柔韧,常伴性情急躁,易怒,口苦,心悸,失眠,多梦,手颤,月经不调;舌红,苔薄,脉弦。

治法:养阴清火,软坚散结。

方药：知柏地黄丸合海藻玉壶汤加减。

2. **针灸疗法**

（1）取定喘穴，隔日针刺1次。

（2）沿甲状腺瘤周围针刺，强刺激，不留针，1日或隔日1次，连针15~30日。

## 细目四 甲状腺癌

甲状腺癌（thyroid carcinoma）是最常见的甲状腺恶性肿瘤，约占全身恶性肿瘤的1%，占癌症死亡病例的0.4%。好发于女性。临床特点是颈前正中或两侧出现质硬、表面高低不平肿块，不随吞咽动作而上下移动。本病属中医学“石瘿”范畴。

### 要点一 临床表现

1. **甲状腺肿块** 通常表现为甲状腺结节，多为单发，亦有多发或累及双侧者。结节质硬、不规则、表面不光滑、边界欠清、活动度较差。早期多无明显症状，多为偶然发现。甲状腺内肿块质硬而固定、表面不平是各型癌的共同表现。腺体在吞咽时上下移动性小。未分化癌可在短期内出现上述症状，除肿块增长明显外，还伴有侵犯周围组织的特性。

2. **压迫症状** 晚期可压迫喉返神经、气管、食管，出现声音嘶哑及呼吸、吞咽困难；颈交感神经节受压引起霍纳（Homer）综合征（表现为患侧上眼睑下垂、睑裂狭窄、瞳孔缩小、眼球凹陷及，面部无汗等）。侵犯颈丛出现耳、枕、肩等处疼痛。颈静脉受压或受侵的可出现患侧面部浮肿、颈静脉怒张等。

3. **转移及扩散** 局部转移常在颈部，出现硬而固定的肿大淋巴结；远处转移多见于扁骨（如颅骨、椎骨、盆骨）和肺。颈淋巴结转移在未分化癌发生较早。有的患者甲状腺肿块不明显，以颈、肺、骨骼的转移癌为突出症状而就医时，应想到甲状腺癌的可能，仔细检查甲状腺。

4. **其他** 髓样癌常有家族史，癌肿可产生5-羟色胺和降钙素，临床上可出现腹泻、心悸、脸面潮红和血钙降低等症状。

### 要点二 诊断

根据甲状腺发现硬而固定的肿块，与周围器官粘连应怀疑甲状腺癌可能。局部淋巴结肿大或出现对周围器官的压迫症状时，或存在多年的甲状腺肿块，在短期内迅速增大者，均应怀疑为甲状腺癌。血清降钙素测定可协助诊断髓样癌。

### 要点三 鉴别诊断

甲状腺癌应与慢性淋巴性甲状腺炎、结节性甲状腺肿、甲状腺腺瘤等鉴别。

1. **慢性淋巴性甲状腺炎** 表现为甲状腺弥漫性肿大，腺体虽硬，但表面较平，无明显结节，可摸到肿大的锥体叶。颈部多无肿大的淋巴结。虽也可压迫气管、食管，引起轻度呼吸困难或吞咽困难，但一般不压迫喉返神经或颈交感神经节。鉴别困难时可行穿刺细胞学检查。

2. **结节性甲状腺肿** 病史较长，多数为双侧腺叶弥漫性肿大，有多个大小不等的结节，表面光滑，质韧或较软，可随吞咽上下移动，B超检查多为囊性，可有明显钙化区，肿块很少产生压迫症状。

3. **甲状腺腺瘤** 甲状腺肿块局限，表面光滑，界限清楚，质坚韧，活动度好，能随吞咽动作上下移动，生长缓慢，预后好。

### 要点四 治疗

不同类型的甲状腺癌其恶性程度和转移途径不同，故其治疗原则亦不尽相同，除未分化癌以外，各型甲状腺癌的基本治疗方法是手术，并辅助应用核素、甲状腺激素及放射外照射等治疗。

**（一）西医治疗**

1. **手术治疗** 包括甲状腺本身的手术以及颈淋巴结清扫。甲状腺的切除范围目前仍有分歧，范围最小的为腺叶加峡部切除，最大至甲状腺全切除。可根据肿瘤临床特点来选择手术切除范围。

（1）甲状腺乳头状癌：其恶性程度低，癌灶尚在腺体包膜内，且无颈淋巴结肿大者，做患侧腺体全切加峡部及对侧腺体大部分切除，无须行颈淋巴结清除术；术后5年治愈率可达90%。如已有颈淋巴结肿大者，则应同时清除患侧的颈部淋巴结。

（2）甲状腺滤泡状癌：早期手术切除的原则与乳头状癌相同。如有颈淋巴结转移，多数已有远处转移，颈廓清术意义不大，应做甲状腺全部切除后用放射性碘治疗。对摄取放射性碘很少的腺癌，放射性碘治疗的效果不好，应早期给予足量的甲状腺素制剂，通过对垂体前叶的负反馈作用，可使转移灶缩小。

（3）未分化癌：发展迅速，恶性程度高，浸润较广泛，通常在发病 2~3 个月后即出现压迫或远处转移的症状，手术及放射性碘治疗的疗效均不满意，一般不宜手术治疗，通常采用外放射治疗。

（4）髓样癌：应积极采用手术切除或同时清除颈部淋巴结，仍有较好疗效。

2. **内分泌治疗**　甲状腺激素可以抑制 TSH 的分泌，从而减少 TSH 对甲状腺组织的刺激，使增生或术后遗留的微小癌灶处于抑制状态。甲状腺乳头状癌和滤泡癌术后应常规给予甲状腺素，对预防复发及转移灶的治疗均有一定疗效，但对未分化癌和髓样癌无效。一般用干燥甲状腺素制剂 80~120mg/d 或左旋甲状腺素 100μg/d，需终生用药。

3. **外放射治疗**　主要用于未分化型甲状腺癌。

4. **放射性核素治疗**　对乳头状腺癌、滤泡状癌，术后应用适合于 45 岁以上患者、多发性癌灶、局部侵袭性肿瘤及存在远处转移者。

5. **化学治疗**　分化型甲状腺癌对化疗多不敏感，使用反而无益。临床主要应用于失去手术机会或有转移的未分化腺癌。常用药物有阿霉素、长春新碱、顺铂、博来霉素等，可单独用药或联合用药。阿霉素最为有效。

**（二）辨证治疗**

**1. 气郁痰凝证**

证候：颈前肿块无痛，坚硬如石，生长较快，表面高低不平，肤色不变；伴性情急躁或郁闷不舒，胸胁胀满，口苦咽干，纳呆食少；舌质淡暗，苔白或腻，脉弦滑。

治法：理气开郁，化痰消坚。

方药：海藻玉壶汤和逍遥散加减。

**2. 气血瘀滞证**

证候：肿块增长快，坚硬如石，表面不光滑，活动度差或消失，疼痛，或有皮肤青筋暴露；伴形体渐瘦，神疲乏力，或有音哑；舌质红，有瘀斑，苔黄，脉弦数。

治法：理气化痰，活血散结。

方药：桃红四物汤与海藻玉壶汤加减。

**3. 瘀热伤阴证**

证候：肿块坚硬如石，推之不移，局部僵硬；形体消瘦，皮肤枯槁，舌质红，少苔，脉细沉数。

治法：养阴和营，化痰散结。

方药：通窍活血汤与养阴清肺汤加减。

# 第二十一单元 乳房疾病

## 细目一 概 论

### 要点一 检查方法

#### （一）视诊

1. **一般观察** 主要观察双乳的位置、大小和外形是否对称。乳房内有较大肿块时，外形可出现局限性隆起。乳房表面若有局限性凹陷（酒窝征），常是深部癌肿或脂肪坏死灶侵及Cooper韧带而使之收缩所致。一侧乳房表浅静脉扩张，是晚期乳癌或肉瘤的征象。

2. **乳头** 正常乳头双侧对称，高出皮肤，指向前方并略向外方。如果乳头附近有癌肿或慢性炎症，乳头可被牵向病灶侧；乳头深部有癌肿，可使乳头内陷。乳头内陷也可是发育不良所致，临床上要注意区别。

3. **乳房皮肤** 如果乳房局部未用过刺激性外敷药物或热敷，而乳房皮肤发红并有疼痛者，应首先考虑化脓性炎症。若大范围皮肤发红充血伴水肿时，应警惕炎性乳癌的可能。表浅慢性炎症病灶（如结核等），常可见皮肤为暗红色。癌细胞侵入乳房浅淋巴管引起堵塞，可导致淋巴水肿而使乳房皮肤呈“橘皮样”改变。

#### （二）触诊

医者坐在患者侧面进行触诊，或让患者平卧，肩下垫一小枕进行检查。重点是了解乳内肿块的有无及性质。正确的检查方法是：用手掌或手指掌面（手指末二节的掌面最敏感）循序轻柔触按乳房内上、外上（包括乳腺的腋尾部）、外下、内下、中央（乳晕、乳头）各区。检查乳房以后，必须检查区域淋巴结。

1. **乳房肿块** 若已触到乳内肿块，应注意其部位、大小、形状、硬度、边缘是否清晰、表面是否光滑、有无压痛、与周围组织是否粘连等情况。轻轻捏起肿块表面的皮肤，就可知肿块是否与皮肤粘连。如有粘连而无炎症表现，应警惕乳癌的可能。乳房中央区肿块即使是良性的，因被大乳管穿过，也多与乳晕区皮肤粘连，且使乳头弹性受限。扪诊乳房肿块时，还应注意肿块是否与深部组织粘连。先分别在水平方向和垂直方向测试肿块的活动度，然后嘱患者以患侧上肢用力叉腰，使胸大肌紧张，再行测试。比较两次测试时肿块在胸大肌表面的活动度，可知肿块是否与胸大肌筋膜、胸肌粘连。乳房外下象限已超越胸大肌下缘，检查此处肿块的活动度时，可让患者把患侧上肢放在检查者的肩上用力下压，借以紧张乳房深部前锯肌。

2. **乳头溢液的检查** 由乳腺周围向乳头方向轻轻按压，而后挤压乳晕和乳头，注意有无液体排出。若有，应注意液体的颜色及其排出口的位置。

3. **腋窝淋巴结** 检查者坐在患者的对面，先以左手检查患者右腋，再以右手检查其左腋。检查时，嘱患者将肘关节屈曲90°，前臂放在检查者的前臂上，使腋窝前缘的胸大肌和背阔肌松弛。然后检查者用食、中指的掌面进行触摸。先从腋窝顶部开始，用稳定的滑移动作在胸壁侧面自上而下地触摸中央区组、腋窝前壁胸肌组。再站其身后，让患者上臂向前上方抬起，触摸背阔肌前内面的肩胛下组。最后站在其前面，检查锁骨上下组淋巴结。站在前面检查锁骨上淋巴结时，患者的头必须倾向检查侧，使皮肤放松，才能触及深部。也可站在患者身后，以四指紧贴颈根部进行滑动，触诊锁骨上区淋巴结。锁骨下区淋巴结不易摸到，但可见该区比较饱满。扪及肿大的淋巴结时，应注意其数目、大小、硬度、表面是否光滑、活动度，是否互相粘连融合、有无压痛等。

### 要点二 特殊检查

乳房的特殊检查，对乳房部位的恶性疾病的早期诊断，有很大的帮助。其方法主要有细胞学检查、活体组织切片检查、X线检查、B型超声检查、冷光透照检查、热图像检查、近红外线透照检查等。

（一）细胞学检查

1. **针吸细胞学检查** 用细针进行乳房肿块穿刺抽吸，将抽吸取得的组织液行细胞涂片检查，可以判断细胞的良性或恶性。由于癌细胞粘着力低而易被吸出，可以早期发现乳腺癌。

2. **乳头溢液的细胞学检查** 女性乳头溢液有时是最早或唯一的症状，临床上凡有乳头溢液者，均应行溢液涂片检查。尚未绝经的妇女采取检查标本的日期，最好选择在正常月经周期的第 4 周，因为在此期间由于卵巢黄体的作用，分泌物较多，易于检查。采取分泌物时，须先用手轻轻按触，检查乳腺内有无触及的肿块，然后将乳头洗净，用食指指腹由患处顺乳腺导管方向，向乳头轻轻按摩乳腺，将所获得的分泌物行涂片检查。

3. **乳头的脱落细胞学检查** 乳头和乳晕湿疹样病变，可行涂片或刮片检查。由于癌细胞之间粘着力低、易脱落，乳头湿疹样癌的脱落细胞学检查的阳性率较高，为早期诊断的依据。

（二）活体组织切片检查

为组织学检查，是迄今确定肿块性质最可靠的方法。活组织切取法促使癌细胞转移的机会较大，故不宜用于乳房肿块。采用活组织切除法进行活检，才比较安全可靠，方法是连同少许邻近组织完整地切下肿块送活检。术中应避免挤压，以免扩散。有条件者，可做快速冰冻切片，若证实为恶性肿瘤，应及时施行根治切除手术。

（三）X 线检查

主要的方法为钼靶 X 线摄片、干板静电摄片、乳腺导管 X 线造影、CT 检查等。

1. **钼靶 X 线摄片** 良性肿瘤摄片见到的块影密度均匀，周围有一透亮度较高的脂肪圈；如有钙化影，常较粗大而分散，周围组织有受推移现象。恶性肿瘤的块影多不规则或呈分叶状，中心区密度较高，有些肿块的边缘呈毛刺状，如有钙化影，多细小而密集，并可见于肿瘤范围以外的组织中；有时可见增粗的血管影；肿块周围组织，可因肿瘤浸润而扭曲变形。邻近皮肤则可有增厚凹陷。

2. **干板静电摄片** 具有“边缘增强效应”而产生较明显的浮雕感，大大增加了摄片的对比性，使肿块的边缘，比钼靶摄片更为清晰。此法设备简单，费用低廉，不需洗片。它的缺点是肿块的细致结构有失真现象。

3. **乳腺导管 X 线造影** 对于乳头有溢液的患者，可行乳腺导管 X 线造影检查。检查时，向有溢液排出的导管的开口缓慢注入造影剂行 X 线摄片。此项检查可以了解乳腺导管及腺小叶间病变的位置、大小、形态，对乳腺导管内的新生物，有早期诊断意义。

（四）B 型超声检查

能显示乳房内肿块的细微结构，并能比较精确地测量肿块的大小。它能检测到 X 线检查在致密型乳腺中所不能排除的肿物，尤其在区分实质性肿块和囊肿方面更具有特性。

（五）冷光透照检查

可显示出乳房不同的透光度与血管的分布情况。当乳房发生病变时，乳房的透光度及血管纹理等可发生变化。冷光透照检查就是根据这些变化来判别乳腺疾病的良性与恶性。在月经前期、经期及妊娠期由于乳腺充血，可影响检查效果，最好不要在此期间检查。

（六）热图像检查

可根据情况采用红外线热图像检查或液晶热图像检查。由于热图像检查假阳性率较高，必须配合其他的检查方法进行认真分析判断。

（七）近红外线透照检查

其诊断原理是将穿过人体乳腺组织的可见光和近红外光，通过特殊摄影系统和录像系统，层次分明地将乳腺组织，显示在监视荧光屏幕上。此法操作方便，图像清晰，直观性强，可用于乳房普查。

## 细目二　急性乳腺炎

### 要点一　临床表现

（一）症状

1. **乳房肿胀疼痛** 绝大多数见于产后哺乳期的最初 3~4 周内，尤其以初产妇多见。初起时患乳肿大，胀痛或触痛，翻身或吮乳时痛甚，疼痛部位多在乳房的外下象限。乳汁排泄不畅。病情发展到成脓阶段时，患部疼痛加剧，呈持续性搏动性疼痛或刺痛。脓成溃破后脓流通畅，则逐渐肿消痛止；若脓流不畅，肿势不消，疼痛不减，多为有袋脓现象或脓液波及其他乳腺叶而引起病变。

2. **发热**　初起时可出现恶寒发热，化脓时可有高热、寒战。若感染严重，并发败血症时，常可在突然的剧烈寒战后，出现高达 40~41℃ 的发热。

3. **其他症状**　初起时，可出现骨节酸痛、胸闷、呕吐、恶心等症状。化脓时，可有口渴、纳差、小便黄、大便干结等症状。

**（二）体征**

初起时，患部压痛，结块或有或无，皮色微红或不红。化脓时，患部肿块逐渐增大，结块明显，皮肤红热水肿，触痛显著，拒按。脓已成时，肿块变软，按之有波动感。若病变部位较深，则皮肤发红及波动感均不甚明显。已溃者，创口流脓黄白而稠厚，若脓肿向乳管内穿破，可自乳头流出脓液。患侧腋下常可扪及肿大的淋巴结，并有触痛。

**（三）实验室及其他检查**

1. **血常规检查**　白细胞总数及中性粒细胞比例明显增高，白细胞总数常高于 $10.0\times10^9$/L，中性粒细胞常可达 75%~85%。

2. **患部穿刺抽脓**　病变部位较深者，必要时，应在局麻下行穿刺抽脓，以确定脓肿的存在。

3. **B 型超声检查**　脓肿部位较深者，此项检查可明确脓肿的位置，有利于准确切开排脓。

## 要点二　诊断

根据哺乳期妇女乳房胀痛、发热等病史，体格检查可见乳房局部红肿、触痛，结合辅助检查，可作出诊断。

## 要点三　鉴别诊断

1. **炎性乳癌**　好发于年轻妇女，多见于妊娠期或哺乳期；局部症状显著，发病后患乳迅速增大，常累及整个乳房的 1/3 或 1/2 以上，甚至可增大 2~3 倍；患部皮肤水肿、潮红、发热、轻触痛，但无明显肿块可扪及，患侧腋窝常常出现转移性肿大的淋巴结；病变可迅速波及对侧乳房，全身炎症反应较轻；血液白细胞总数及中性粒细胞比例无明显升高；抗感染治疗无效；针吸细胞学活检，可查到癌细胞。本病病情严重，发展较快，甚至数月内死亡。

2. **乳腺导管扩张症**　多有先天性乳头凹陷畸形，乳头孔有粉刺样或油脂样物溢出；在急性期，其表现类似急性乳腺炎；主要表现为乳房红肿疼痛、乳头溢液（浆液或脓液）、乳头内陷、乳房肿块与皮肤粘连，溃后疮口经久不敛或愈合又复发，形成多个通向乳头孔的瘘管。本病与急性乳腺炎的鉴别主要有 3 点：①抗炎治疗无效；②乳腺导管造影显示乳腺导管扩张；③乳头或乳晕下触到增粗的导管。

3. **哺乳期外伤性乳房血肿**　有乳房外伤史；局部可见红肿热痛，偶可触及边缘不清的肿块；局部穿刺吸出物为血液。

## 要点四　治疗

急性乳腺炎是一种急性化脓性感染，根据其病因和病变过程，可分为急性炎症期、脓肿形成期和溃烂后期三个阶段，分别宜采用相应的方法治疗。急性炎症期，应积极选用青霉素等抗生素控制炎症的发展；脓肿形成后主要的措施是及时切开排脓，同时内服清热解毒、托里透脓的中药；溃烂后期除积极换药、清创外，还可应用九一丹、五五丹等提脓祛腐中药，内服清热解毒、托里透脓汤剂。

由于乳汁淤积是本病发生发展的主要因素，在治疗过程中，始终要注重促使乳汁排出通畅，控制炎症的发展。

**（一）一般治疗**

1. 患乳暂停哺乳，用吸乳器定时吸出乳汁，促使乳汁排出通畅，勿使淤积。

2. 用胸罩托起乳房，患部行湿热敷，每次 20~30 分钟，每日 3~4 次。应用淡盐温开水清洁乳头。

**（二）西医治疗**

1. **应用足量广谱抗菌药物**　可选用青霉素、红霉素、头孢类抗生素等。

2. **脓肿形成后宜及时切开排脓**　切开引流时应注意以下各点：

（1）为避免手术损伤乳管而形成乳瘘，切口应以乳头为中心循乳管方向做放射状切口，至乳晕处为止。深部或乳房后脓肿可沿乳房下缘做弧形切口，经乳房后间隙引流，既有利于引流排脓，又可避免损伤乳管。乳晕下脓肿应沿乳晕边缘做弧形切口。

（2）若炎症明显而波动感不明显者，应在压痛最明显处进行穿刺，及早发现深部脓肿。

（3）切开后应以手指探入脓腔，轻轻分离多房脓肿的房间隔膜，以利引流。

（4）为有利于引流通畅，可在探查脓腔时，找到脓腔的最低部位，另做切口做对口引流。

3. **终止乳汁分泌** 感染非常严重或脓肿切开引流损伤乳管者，可终止乳汁分泌。其方法可选用：

（1）己烯雌酚：每次口服 1~2mg，3 次 / 日，共 5~7 日。

（2）苯甲酸雌二醇：每次肌内注射 2mg，每日 1 次，至乳汁分泌停止。

**（三）中医治疗**

本病多因妇女产后乳头损伤、外邪入侵，乳汁过多、情志内伤、饮食不节等导致乳汁蓄积，乳络阻塞，气血凝滞，热毒蕴结而成。毒盛时久则可化腐成脓。

**1. 内治**

（1）肝胃郁热证

证候：乳房肿胀疼痛，皮肤微红或不红，结块或有或无，乳汁排泄不畅，患部微热触痛；可伴有畏寒发热，头痛，胸闷不舒，骨节酸痛，口渴等；舌质淡红或红，苔薄黄，脉弦或浮数。

治法：疏肝清胃，通乳散结。

方药：瓜蒌牛蒡汤加减。若乳汁壅滞太甚，加路路通、漏芦、鹿角霜活络通乳；若炎性肿块较大者，加夏枯草、浙贝母软坚散结；产后恶露未尽者，加益母草、川芎、丹参活血祛瘀；若为断乳时乳汁壅滞或产妇不哺乳，加炒山楂、生麦芽等消胀退乳。

（2）热毒炽盛证

证候：肿块逐渐增大，皮肤焮红灼热，疼痛剧烈，呈持续性搏动性疼痛，壮热不退，口渴喜饮，患部拒按，若肿块中央变软，按之应指，为脓已成；或见局部漫肿痛甚，发热，穿刺抽得脓液；或溃后脓出不畅，红肿疼痛不消，发热不退，有袋脓现象或传囊之变；同侧腋窝淋巴结肿痛。舌质红，苔黄腻，脉弦数或滑数。

治法：清热解毒，托里透脓。

方药：瓜蒌牛蒡汤合透脓散加减。若高热不退，加石膏、知母清热泻火；大便秘结者，加生大黄、枳实泄热通腑。

（3）正虚毒恋证

证候：溃后乳房肿痛逐渐减轻，但疮口脓水不断，收口迟缓，或乳汁从疮口流出，形成乳漏；伴有面色少华，易疲劳，饮食欠佳，低热不退等；舌质淡，苔薄，脉细。

治法：益气养营，清热托毒。

方药：托里消毒散加减。若脓腐难脱者，加路路通、王不留行、薏苡仁化瘀祛腐；若口渴、便秘者，加胖大海、沙参、肉苁蓉生津通便。

**2. 外治**

（1）敷贴法：取芒硝 60g 溶解于 100mL 开水中，用厚纱布蘸药液外敷于患处，每次 20~30 分钟，每日 2~3 次，适用于炎症早期。

金黄散或玉露散用温开水调成糊状外敷患部，每日换药 1 次。用于未成脓或溃后周围坚肿不消者。

（2）祛腐生肌法：切开排脓或自溃后脓腐较多者，先用九一丹、五五丹等掺于盐水纱条上插入脓腔内引流换药，去除脓腐。待脓腐已净时，改用生肌玉红膏、生肌膏等外用，以生肌长皮。

## 细目三　乳腺增生病

乳腺增生病（mammary hyperplasia）是指乳腺上皮和纤维组织增生，乳腺组织导管和乳小叶在结构上的退行性病变及进行性结缔组织的生长，是一种乳腺组织既非炎症也非肿瘤的良性增生性状态。乳腺增生病也称慢性囊性乳腺病，或称纤维囊性乳腺病。本病是妇女的常见病之一，多发生于 30~50 岁妇女。临床特点是乳房胀痛、乳房肿块及乳头溢液，属中医学“乳癖”范畴。

### 要点一　临床表现

**（一）症状**

1. **乳房内肿块** 肿块可见于一侧或双侧乳房内，好发于外上象限，也可局限于乳房的任何象限或分散于整个乳房。肿块常为多发性，呈结节状，形态不规则，大小不等，质韧而不硬，与皮肤和深部组织之间无粘连，推之能移，但与周围组织分界并不清楚。肿块在月经来潮后，可能有所缩小、变软。腋窝淋巴结不肿大。少数乳内肿块发生恶变时，可迅速增大、变硬。

2. **乳房胀痛** 胀痛程度不一，重者可影响工作和生活，也有的为乳房刺痛或灼痛。疼痛有时可向同侧腋下或肩背部放射。胀痛的特点是具有周期性，常于月经前发生或加重；但部分患者无明显的周期性疼痛发作。

3. **乳头溢液** 乳房内大小不等的结节状

肿块，实际上是一个个大小不同囊状扩张的大小乳管，乳头溢液即来自这些囊肿。若病变与大导管相通，或导管内有多发性乳头状增生及乳头状瘤病，常可出现乳头溢液，多呈黄绿色、棕色或血性，偶为无色浆液。5%~15% 的患者可有乳头溢液，多为单侧性、自溢性。

4. **其他症状**　常可伴有胸闷不舒，心烦易怒，失眠多梦，疲乏无力，腰膝酸软，经期紊乱，经量偏少等表现。

**（二）体征**

乳房内可扪及多个形态不规则的肿块，多呈片块状、条索状或颗粒状结节，也可各种形态混合存在。片块状肿块乳房脂肪较多的患者常扪摸不清，而在小乳房则可扪摸清楚，肿块为厚薄不等的片块状，表面一般平滑，但有的可扪及许多小结节，呈砂粒状隆起，大者可呈黄豆大小，质地中等，或软而有韧性。结节状肿块常为圆形、椭圆形或梭形，表面光滑或稍感毛糙，中等硬度。各种形态的肿块边界，都不甚清楚，与皮肤及深部组织无粘连，推之能活动，多有压痛。

## 要点二　诊断

1. 患者多为中青年妇女，常伴有月经不调。

2. 乳房胀痛，有周期性，常发生或加重于月经前期，经后可减轻或消失，也可随情志的变化而加重或减轻。

3. 双侧或单侧乳房内有肿块，常为多发性，呈数目不等、大小不一、形态不规则的结节状，质韧而不硬，推之能移，有压痛。

4. 部分患者可有乳头溢液，呈黄绿色、棕色或血性，少数为无色浆液。

5. 钼靶 X 线乳房摄片见边缘模糊不清的阴影或有条索状组织穿越其间，B 型超声检查不均匀的低回声区以及无回声囊肿，分泌物涂片细胞学检查、活体组织病理切片检查后明确诊断。

## 要点三　鉴别诊断

1. **乳房纤维腺瘤**　多为单个发病，少数属多发性；肿块多为圆形或卵圆形，表面光滑，边缘清楚，质地坚韧，活动，常在检查时的手指下滑脱；生长缓慢；多见于 20~30 岁妇女。

2. **乳腺导管扩张症**　常发生于 45~52 岁的中老年妇女；常在乳头、乳晕及其附近部位出现细小的结节，乳头常溢出棕黄色或血性分泌物，有时可挤出粉渣样分泌物。

3. **乳腺癌**　本病早期应注意与乳腺囊性增生病的结节状肿块鉴别。乳腺癌早期的肿块多为单发性，质地坚硬，活动性差，无乳房胀痛；主要应依据活体组织病理切片检查，进行鉴别。

## 要点四　治疗

本病是中青年妇女的多发病。由于有少数患者可发生癌变，确诊后应注意密切观察、随访。同时，在治疗过程中还应注意疏导情志，配合应用局部外敷药物、针刺疗法、激光局部照射、磁疗等方法治疗也有一定疗效。

**（一）西医治疗**

1. **药物治疗**

（1）维生素类药物：可每次口服维生素 $B_6$ 与维生素 E，或口服维生素 A。

（2）激素类药物：对软化肿块、减轻疼痛有一定疗效。但应用激素治疗，有可能进一步扰乱人体激素之间的细微平衡，不宜常规应用，仅在疼痛严重而影响工作或生活时，才考虑应用。常可选用黄体酮、达那唑、丙酸睾酮等。

2. **手术治疗**　对可疑患者，应及时进行活体组织切片检查，如发现有癌变，应及时行乳癌根治手术。若患者有乳癌家族史，或切片检查发现上皮细胞增生活跃，宜施行单纯乳房切除手术。

**（二）中医治疗**

本病多因肝气不舒、冲任失调，致使乳房气滞血瘀，痰瘀凝结而成。

1. **肝郁气滞证**

证候：乳房胀痛或有肿块，一般月经来潮前乳痛加重和肿块稍肿大，行经后好转；常伴有情绪抑郁，心烦易怒，失眠多梦，胸胁胀满等；舌质淡红，苔薄白，脉细涩。

治法：疏肝理气，散结止痛。

方药：逍遥散加减。

2. **痰瘀凝结证**

证候：乳中结块，多为片块状，边界不清，质地较韧，乳房刺痛或胀痛。舌边有瘀斑，苔薄白或薄而微黄，脉弦或细涩。

治法：活血化瘀，软坚祛痰。

方药：失笑散合开郁散加减。

3. **气滞血瘀证**

证候：乳房疼痛及肿块没有随月经周期变化的规律性，乳房疼痛以刺痛为主，痛处固定，肿块坚韧；伴有经行不畅，经血量少，色暗红，夹有血块，少腹疼痛；舌质淡红，边有瘀点或瘀斑，脉涩。

治法：行气活血，散瘀止痛。

方药：桃红四物汤合失笑散加减。

**4. 冲任失调证**

证候：乳房肿块表现突出，结节感明显，经期前稍有增大变硬，经后可稍有缩小变软，乳房胀痛较轻微，或有乳头溢液；常可伴有月经紊乱，量少色淡，腰酸乏力等症。舌质淡红，苔薄白，脉弦细或沉细。

治法：调理冲任，温阳化痰，活血散结。

方药：二仙汤加减。

## 细目四　乳房纤维腺瘤

乳房纤维腺瘤是由乳腺组织和纤维结缔组织异常增生而形成的一种乳房良性肿瘤，是乳房良性肿瘤中最常见的一种，约占 70%。好发于 18~35 岁的青壮年妇女，尤以 25 岁以前者为多见。临床特点是乳房肿块，圆形，表面光滑，质地坚韧，推之移动。本病属中医“乳核”的范畴。

### 要点一　临床表现

**（一）症状**

**1. 乳房肿块**　肿块多发生于乳房外上象限，约 75% 为单发，少数属多发性（同时或不同时）。圆形，光滑，大小不等，小如黄豆、弹丸，大者如禽蛋，个别的直径可超过 10cm，称为巨大纤维瘤。肿块不会化脓溃破，增长速度缓慢，可数年无变化，但在妊娠期或哺乳期可迅速增大，若不是在前述两个时期而出现肿块突然迅速增大时，应考虑有恶变的可能。

**2. 乳房轻微疼痛**　大多数患者无乳痛，少数患者可有轻微刺痛或胀痛。

**3. 其他症状**　部分患者可有情志抑郁、心烦易怒、失眠多梦等症状。

**（二）体征**

乳房内可扪及单个或多个圆形或卵圆形肿块，质地坚韧，表面光滑，边缘清楚，无粘连，极易推动。患乳外观无异常，腋窝淋巴结不肿大。

### 要点二　诊断

**1. 钼靶 X 线乳房摄片**　显示肿瘤阴影为圆形或卵圆形，形态规则，边缘整齐光滑，密度较周围组织略高且均匀，有时肿块周围可见一薄层透亮晕。

**2. B 型超声检查**　显示肿块为实质性，边界清楚。

**3. 活体组织病理切片检查**　将乳腺肿块全部切除后，取活体组织行病理切片检查，以进一步明确诊断。

### 要点三　治疗

**（一）西医治疗**

本病一般发展缓慢，虽属良性，但也有发生恶变的可能。一旦发现，应积极治疗。目前尚无很理想的药物治疗能将肿块消除，根治本病的方法是手术切除。

25 岁以上的已婚妇女，或 30 岁以上妇女，无论已婚、未婚，也不论肿块大小，都应手术切除。另外，由于乳房纤维腺瘤可在妊娠期或哺乳期迅速增大，故在怀孕以前应行手术切除为宜。

**（二）中医治疗**

西医保守治疗期间及对多发或复发性纤维腺瘤，用中药治疗可控制肿瘤生长，减少肿瘤复发，甚至有消除肿块的作用。

**1. 内治**

（1）肝气郁结证

证候：肿块较小，发展缓慢，不红不热，不觉疼痛，推之可移，伴胸闷叹息；舌质正常，苔薄白，脉弦。

治法：疏肝解郁，化痰散结。

方药：逍遥散加减。

（2）血瘀痰凝证

证候：肿块较大，坚硬木实，重坠不适，伴胸闷牵痛，烦闷急躁，或月经不调、痛经等；舌质暗红，苔薄腻，脉弦滑或弦细。

治法：疏肝活血，化痰散结。

方药：逍遥散合桃红四物汤加山慈菇、海藻。月经不调兼以调摄冲任。

**2. 外治**　阳和解凝膏掺黑退消外贴，7 天换药 1 次。

# 细目五　乳　腺　癌

乳腺癌是女性中最常见的恶性肿瘤之一，其发病率占全身恶性肿瘤的7%~10%。我国与多数欧美国家相比，乳腺癌的发病率属低发国家，但近年来发病率有增高的趋势，大城市已占女性恶性肿瘤的首位。好发于40~60岁绝经期前后的女性。98%以上的乳腺癌发生在女性，男性仅占1%~2%。本病属中医"乳岩""恶疮""失荣"等范畴。

## 要点一　临床表现

### （一）症状

**1. 乳房内包块**　往往以无疼痛、单发包块、质地硬、表面不光滑、与周围组织粘连、界限不清、不易推动、无自觉症状为特点就诊。包块常是患者自己发现，包块发生的部位多为乳房的外上象限，乳房中心与内上象限部位发生率要明显低于前者。

包块增长的速度比较快，其变化不受月经周期的影响，包块逐渐增大以后，可侵入周围组织并使乳房的外形发生变化，可突出于乳房的表面。癌块可侵犯胸大肌筋膜及胸大肌，致使癌块逐渐粘连固定于胸壁而不易推动。癌块侵及皮肤可延至背部与对侧皮肤，形成铠甲胸，紧缩胸廓，使呼吸运动受限，有时可出现不同程度的呼吸困难。当包块持续增大，血供相对减少而缺氧时，皮肤溃破，溃疡面出血，其分泌物恶臭。

**2. 局部皮肤改变**　局部癌肿逐渐增大，侵犯Cooper韧带造成局部组织粘连，因此包块表面皮肤出现明显的凹陷性酒窝征，是乳癌早期的常见局部体征。

乳癌晚期，肿块表面局部皮肤，因皮下淋巴管被阻塞而引起淋巴性水肿，由于皮肤反映在毛囊处与皮下组织的粘连，淋巴水肿时，可见毛囊出现凹陷，形成了在临床上所谓的橘皮样改变。而癌肿周边区域，由于供血增加使表皮温度上升，且皮肤血管也出现怒张。

**3. 乳头部的变化**　如果在乳房的上部发生乳癌，特别是硬性乳癌，可使乳头及整个乳房明显抬高。而大导管被浸润或牵拉，可使乳头内陷。

大约有10%的乳癌患者，可出现乳头溢液，多见于导管内乳头状癌或粉刺癌，当按压包块时，可见到有血性、浆液性、脂油样物从乳头溢出。在湿疹样癌患者的乳头、乳晕区皮肤可见湿疹样改变。

**4. 特殊类型乳腺癌的症状**　弥漫型癌的发展过程与临床表现，与一般的乳癌有所差别。炎性乳癌多半发生于年轻女性，特别是妊娠期和哺乳期女性。这种乳癌发展非常快，可在较短的时间内侵犯整个乳房，皮肤出现充血水肿、发热，状如急性炎症表现，整个乳房高度肿胀，质地坚硬，无明显的局限性包块。同时炎性乳癌转移比较早而广泛，有时对侧乳房也可受侵犯，预后较差。

当乳癌经淋巴道转移至同侧腋窝淋巴结时，腋下可触及肿大淋巴结，而腋下群淋巴结的肿大以中央部多见，然后是胸大肌群，肩胛骨下群较少见，如果癌细胞阻塞腋窝淋巴管，将引起同侧上肢淋巴的回流障碍，则会出现蜡白色手臂水肿；若锁骨下或腋窝淋巴结压迫腋静脉，则引起手臂水肿呈紫色状。腋窝淋巴结或胸骨旁淋巴结的转移，可进一步侵犯锁骨下、锁骨上淋巴结，再经胸导管或右淋巴导管侵入血液循环。少数患者对侧腋窝淋巴结也可出现转移。

晚期乳癌患者，可经血液循环转移至肺、肝、骨骼等处，临床上可出现相应症状。

**5. 乳癌患者的全身表现**　主要发生在晚期，可出现明显的精神状态差、进食减少、消瘦，恶病质、贫血、乏力、发热等临床表现。

### （二）体征

**1. 视诊**　要注意乳房体积的变化，乳头有无内陷及抬高，乳头的内陷并不说明都是乳癌所致，有少数患者是因发育上的缺陷。乳头抬高是乳癌患者的局部特征。浸润性癌时，可出现皮肤发红，类似急性乳腺炎；乳癌的早期，往往就可能出现皮肤有凹陷状改变，特别是让患者抬高双臂，或用手托起乳房抬高时，凹陷部的体征就更加明显；晚期皮肤可出现橘皮样改变。

**2. 触诊**　乳房的触诊一般应在月经期后进行，让患者端坐，面对患者检查，但是，如果患者是一个明显下垂的乳房，应采取平卧位检查，乳房触诊检查的顺序是内上、外上、外下、内下四个象限及乳晕区域。在触诊过程中，一定要注意手法的轻重，并注意乳头是否有溢液，最后检查腋窝、锁骨上及锁骨下是否有淋巴结的肿大。

触诊时，不管在任何一侧乳房象限区域内发现包块，一定要注意包块的大小、深浅度、有无压痛、活动度如何、界限是否清晰、与表皮及周围组织是否有粘连、包块筋膜与胸肌有无粘连固定。特别是在腋窝及锁骨上、下区域触及淋巴结时，要注意淋巴结的数量、大小、活动度。

## 要点二　诊断

目前运用X线检查、B超检查、热象检查、红外线检查、针刺活检、细胞学检查等方法，提高了术前诊断率。

### （一）X线检查

X线检查是一种常用的检查方法。据有关资料统计，诊断乳腺癌的准确率可达85%~90%。常用的方法有钼靶X线摄片法、干板静电摄片法。

乳腺癌X线摄片的特征：微细而致密的钙化点，癌块多为不规则或分叶状，中心密度较高，边缘不规则，毛刺状；癌块周边也可见增粗的血管影，癌块表面皮肤因水肿而增厚或凹陷。

### （二）B超检查

乳腺癌形态常不规则，回声不均匀，且癌组织浸润，可见向外周延伸的强回声带，良性包块则不强。B超检查乳腺癌的正确诊断率可达80%。对良性包块也可高达84%。现已成为临床诊断乳腺癌的首选检查方法。当然，对于包块较小、直径小于1cm的乳腺癌，超声诊断率要低于X线检查。

近些年来开始使用彩色多普勒检查，乳腺癌显示有丰富的动脉血流；结合B超检查，其准确率可由单用B超的80%提高到95%。

### （三）热象检查

由于恶性肿瘤的代谢增强，血管增多，导致恶性肿瘤的局部温度，高于周围正常组织，因此通过热象可以反映出肿瘤的温度情况。如果肿瘤部位的皮肤温度高，恶性肿瘤的可能性大。应用液晶热象方法检查，虽然总的阳性率可达75%左右，但是假阳性率也较高，且对于早期或较小的乳腺癌阳性率也是较低的。热象检查不需要特殊的设备，又无创伤，故作为筛查时，有一定价值。

### （四）核素检查

因乳腺癌包块摄取核素磷量较高，而良性肿瘤对核素磷的摄取率较低，所以可用核素磷体外控制法，来判断乳房包块的性质。

### （五）红外乳腺检查仪

采用红外线照射乳房，可检查肿块阴影的深浅与形状、大小和边界状况，可鉴别良恶性肿瘤及其他疾病，对早期乳腺癌检出率高达90%左右。

### （六）病理学检查

病理学的检查，为乳腺癌的诊断及治疗，提供了有力依据。

1. **细胞学检查**　临床上多见的乳腺肿瘤使用针吸细胞学检查，基本上已属常规性检查。应用直径0.7~0.9mm的细针局部穿刺，吸出组织液，检查组织液中的细胞。诊断乳腺癌的准确率达80%。比较小的乳癌不易取得标本，故假阴性率较高。

乳头溢液涂片检查，可能会从中发现癌细胞，但主要是对导管癌有较大的诊断意义，对于导管以外的乳癌意义不太大，而且涂片检查的阴性率比较高，并不一定能够排除乳癌的诊断。

2. **切除组织学检查（切除活检）**　在乳房检查中，发现有明显的包块者，原则上应当进行切除活检。由于切除活检时的创伤，有可能引起癌细胞的扩散，最好在做好根治性手术准备的前提下，进行组织学快速冰冻切片病理检查，如果报告为乳癌，则立即施行根治性手术切除；但在基层单位，往往没有冰冻切片设备条件，切除活检后，可在4天内行根治术，一般并不增加癌细胞的远处转移，对于术后5年生存率并无多大影响。

## 要点三　鉴别诊断

1. **乳腺增生病**　好发于30~40岁女性，每逢月经期乳房胀痛，有大小不等的结节状或扁平状肿块，边界不清，质地柔韧，多为双侧，包块与皮肤无粘连。

2. **乳腺纤维腺瘤**　多发于20~30岁女性，包块往往发生于一侧，其形状似丸卵，表面较硬而光滑，边界不清，活动度好，可移动，生长速度比较缓慢，腋下无淋巴结肿大，在临床上也应注意和乳癌患者鉴别。

3. **乳腺结核**　多发生于20~40岁女性，如果脓肿尚未形成，肿块质地坚硬，边界不清，往往和皮肤有粘连，有些患者，可在同侧腋下有肿大淋巴结；包块成脓后变软，溃破后形成瘘管，经久不愈，与乳癌不难鉴别。

## 要点四　治疗

乳癌目前的治疗手段，主要还是以手术切除为主，包括：乳癌根治术、改良根治术、放疗、化疗、内分泌疗法及中医药辅助疗法。

### （一）手术治疗

手术是治疗Ⅰ、Ⅱ期乳癌的常规手段。后来在原手术的基础上，发展起来各种手术方式，如胸膜外（或内）扩大根治术、超根治术等，手术范围不断扩大，企图通过手术将癌块与区域淋巴结一同整块切除，以提高手术的远期疗效。乳癌手术切除的范围，具有不断扩大的趋势，而手术后的远期疗效并没有明显提高。

事实上，乳癌的手术效果，不单取决于手术的方式，同时也与肿瘤本身的生物特性及机体的免疫反应程度有关。故目前手术方式倾向于简化。

### （二）放射治疗

放射治疗是综合治疗乳癌的一种方法，可以提高5年生存率，减少切口与局部的复发率。术后放疗的目的在于照射淋巴引流区域，控制未能完全清除的转移灶，或照射切口以消灭可能残留的癌细胞，防止切口种植性转移。但是，如果无选择性地进行放射治疗，则可能会影响患者的机体免疫功能，所以在选择放疗患者时，一定要注意适应证。乳癌手术前多不主张放疗，但对妊娠或哺乳期乳癌，术前放疗可使包块的体积缩小，有利于施行根治性切除手术，以提高术后5年生存率。Ⅳ期或炎性乳癌则只能放疗。

### （三）化学药物治疗

目前发现，有一些Ⅰ、Ⅱ期乳癌患者的血液中，已有癌细胞的存在，说明已有了血液的扩散，因此，不少外科医师主张术前、术中、术后都要使用化疗，以达到对微小扩散转移灶的根治性治疗。术前化疗可以降低癌细胞的活性，同时减少手术操作过程中所造成的癌细胞播散。术中用药可及时地杀灭因手术挤压而进入血液内的癌细胞。术后化疗是为了控制潜在的微小转移病灶。药物选择以紫杉醇、阿霉素、环磷酰胺、5-FU、卡培他滨等较为常用。可以单独使用某种药物，但大多数人还是主张联合用药。

### （四）内分泌疗法

内分泌疗法是一种辅助治疗措施。近年来根据雌激素受体的检查结果，选择内分泌治疗方案。ER、PR阳性，应选用内分泌疗法。绝经前ER阳性患者，可选用雌激素拮抗剂他莫昔芬（三苯氧胺）10mg，每日2次；绝经后则选择芳香化酶抑制剂如来曲唑、阿那曲唑等口服。

### （五）中医治疗

采取中西医结合治疗乳癌，是一种可行的治疗方法，中医的主要治则是疏肝理气、化痰软坚、扶正固本，并辅以外治方法，在临床上收到了良好的效果。

**1. 肝郁气滞证**

证候：两胁胀痛，易怒易躁，乳房结块如石；舌苔薄黄或薄白，舌红有瘀点，脉弦有力。

治法：疏肝解郁，理气化痰。

方药：逍遥散加减。

**2. 冲任失调证**

证候：乳中结块，皮核相连，坚硬如石，推之不移；伴有腰膝酸软，女子月经不调，男子遗精阳痿，五心烦热；舌淡无苔，少有龟裂，脉沉无力。

治法：调摄冲任，理气散结。

方药：二仙汤加味。

**3. 毒热蕴结证**

证候：身微热，乳房结块增大快，已破溃，状如山岩，形似莲蓬，乳头内陷；舌红绛，苔中剥，脉濡数。

治法：清热解毒，活血化瘀。

方药：清瘟败毒饮合桃红四物汤加减。

**4. 气血两虚证**

证候：乳房结块溃烂，色紫暗，时流污水，臭气难闻；头晕耳鸣，肢体消瘦，五心烦热，面色苍白，夜寐不安；舌绛无苔，或苔黄白，脉滑数。

治法：调理肝脾，益气养血。

方药：人参养荣汤加减。

# 第二十二单元　胃与十二指肠溃疡并发症

## 细目一　急性穿孔

### 要点一　临床表现

胃、十二指肠溃疡急性穿孔是指溃疡活动期逐渐向深部侵蚀，将胃、十二指肠穿破，其内容物进入腹腔，为溃疡病常见的严重并发症之一，约占所有溃疡病例的5%。患者的年龄多在30~50岁，以青壮年居多，但老年人的发病率，有逐渐增高的趋势，男性发病率高于女性。主要临床表现如下：

#### （一）症状

1. **剧烈腹痛**　突然发生上腹部刀割样剧烈疼痛，迅速波及全腹，呈持续性疼痛，或有阵发性加重。部分患者因穿孔漏出的胃肠液，从右侧结肠旁沟流向右下腹，引起严重的右下腹痛。由于腹后壁及膈肌、腹膜受到刺激，有时可引起肩部或肩胛部牵涉性疼痛。数小时后，因腹膜大量渗出液将漏出的消化液稀释，腹痛可暂时略有减轻，但随着病原菌的繁殖，细菌性腹膜炎的出现，腹痛又渐加剧。

2. **休克症状**　因腹痛剧烈难忍，早期常出现面色苍白、汗出肢冷、烦躁不安、脉搏细速、血压降低等休克症状。腹痛减轻后，休克症状可有缓解。形成细菌性腹膜炎后，转为感染性中毒性休克，症状可再度出现并逐渐加重。

3. **恶心呕吐**　多数患者有此症状，早期为反射性呕吐，常吐出胃液及食物；后期因急性弥漫性腹膜炎并发麻痹性肠梗阻，呕吐加重，可呕出粪样物。

4. **全身情况**　穿孔早期，体温多正常，患者蜷曲静卧而不敢动，面色苍白，脉搏细速。6~12小时后体温开始明显上升，常伴有脱水、感染、麻痹性肠梗阻、休克症状。十二指肠溃疡穿孔多于胃溃疡穿孔，穿孔多为单发，罕见多发。绝大多数穿孔位于幽门附近的胃或十二指肠前壁，穿孔直径一般在0.5cm左右。胃十二指肠后壁的溃疡在侵犯至浆膜层之前，多已与邻近器官发生粘连而表现为慢性穿透性溃疡，较少出现急性穿孔，即使发生急性穿孔，也易被胰腺表面的腹膜粘连而封闭，漏出的胃肠液也限于小网膜囊，量少而范围局限，因而临床表现也较轻，往往无急性弥漫性腹膜炎的症状。

穿孔后病情的发展和转归，取决于人体抗病能力、穿孔的性质和部位以及大小、穿孔时胃内容物的质和量、粘连闭合的条件和能力、治疗方法是否恰当等。如患者体质好、穿孔小、空腹穿孔或穿孔部位迅速被邻近组织堵塞、胃肠的漏出液少、患者就医早及治疗方法积极有效，则腹膜刺激症状轻且局限，穿孔多能闭合，渗出被吸收而愈。相反，患者全身情况差、抗病能力低、穿孔大，又是饱餐穿孔、腹腔渗液多而污染严重、治疗不够及时等，则感染中毒症状明显，可发展成弥漫性腹膜炎，后期出现肠麻痹及水、电解质平衡失调、中毒性休克，甚至死亡。

#### （二）体征

1. **腹部压痛及腹肌强直**　全腹压痛、反跳痛和腹肌紧张，腹肌强直呈“板状”，以上腹或右上腹为甚，部分患者右下腹刺激症状也很明显。到晚期细菌性腹膜炎形成后，腹肌强直程度较早期化学性腹膜炎时有所减轻。

2. **腹腔内积气积液**　由于胃肠道气体进入腹腔并存积于膈下，60%~80%的患者肝浊音界缩小或消失。如腹腔内积液超过500mL，可叩出移动性浊音。此外，患者腹式呼吸减弱或消失，肠鸣音极弱或消失。

#### （三）实验室及其他检查

1. **实验室检查**　白细胞总数及中性粒细胞比例增高。

2. **X线检查**　约80%的患者在立位腹部透视或摄片时，可见半月形的膈下游离气体影，对诊断有重要意义。但约有20%的患者，可无气腹X线表现，故检查时未发现气腹，并不能排除溃疡病穿孔的可能性。

**3. 超声检查** 可帮助判断腹腔渗液量多少，有无局限性积液及脓肿形成，作为穿刺引流的定位等。

**4. 腹腔穿刺** 可疑病例可行腹腔穿刺，阳性者有助于诊断，并可推断腹腔渗液的多少及腹腔污染的轻重，对选择治疗方法也有参考价值。

## 要点二 诊断

1. 多数患者有溃疡病史，且近期有溃疡病活动症状。

2. 突然发生的持续性上腹部剧烈疼痛，迅速发展到全腹，并常伴有轻度休克症状。

3. 检查时有明显的腹膜刺激征，并多有肝浊音界缩小或消失。

根据以上特点，诊断一般不难。如X线检查发现膈下有游离气体，应能确诊。必要时，可行腹腔穿刺检查。

## 要点三 治疗

对本病的治疗，目前主要有非手术疗法和手术疗法两类。非手术疗法主要是采用中西医结合的治疗措施。临床上应根据患者的具体情况，本着因人因情而异的原则，来选择治疗方法，以达到闭合穿孔、消除腹腔感染、修复或根治溃疡的目的。

### （一）非手术治疗

**1. 适应证**

（1）穿孔小或空腹穿孔，就诊比较早，腹腔积液少，无腹胀，一般情况好，感染中毒症状不明显，不伴有休克及重要脏器严重病变者。

（2）单纯性溃疡穿孔，无合并出血、梗阻、癌变或再穿孔等溃疡病的严重并发症。

（3）年龄较轻，溃疡病史不长，非顽固性溃疡。

（4）就诊时腹腔炎症已有局限趋势者。

**2. 治疗方法** 根据其病理发展及中医辨证，将溃疡病急性穿孔的非手术治疗分为三期：

（1）第一期（穿孔期）：即从穿孔发生到穿孔闭合为治疗的第一期，一般在12~24小时之内。治疗的目的在于促进穿孔闭合，减少消化液外溢，减轻疼痛，增强机体的抗病能力。

1）胃肠减压与禁食：放置胃管，进行持续有效的负压吸引，减少胃肠液继续外漏，使胃壁松弛，有助于穿孔的闭合，减少腹腔感染，是非手术疗法的一项非常重要的措施。

2）针刺：常取中脘、足三里、内关、天枢等穴，强刺激，留针30~60分钟，每15分钟捻转刺激1次。使用电针效果更佳，每2小时1次，维持30分钟。病情好转后，逐渐可延长间隔时间。针刺疗法有明显缓解疼痛的作用，并能促进穿孔粘连闭合，调节全身功能状态以抗炎，调整胃肠运动和分泌功能。

3）半卧位：使腹腔感染内容物局限在盆腔，防止膈下脓肿的发生，但如有休克则先取平卧位，待情况好转后改半卧位。

4）输液：补充热量和维生素，维持水、电解质与酸碱平衡，防治休克。

5）防治感染：合理使用各种抗生素，或静脉注入清热解毒、抗菌消炎的中药制剂。

6）穿刺抽液：对于腹腔内有较多积液的患者，可反复腹腔穿刺抽液，或行套管针引流，注入抗生素药物，可加速腹膜炎症的吸收。

7）中医辨证治疗：本期属气滞血瘀型，是由于脾胃气机壅滞，气血骤闭所致。

证候：起病急，剧痛难忍，发自胃脘，迅及全腹，腹肌硬紧，拒按拒动，甚者出现面色苍白，四肢厥冷，冷汗气短；舌淡红，苔薄白或薄黄，脉弦紧或细数。

治法：清热解毒，通里攻下，疏通气血。

方药：本期不宜口服中药，以防加重病情，可选用通腑汤灌肠。处方：生大黄、芒硝、厚朴、枳壳、川楝子、炒莱菔子、蒲公英、当归、白芍、木香、败酱草、连翘。浓煎至200mL保留灌肠。

经过上述治疗，达到以下指标时，即可转入第二期的治疗：①腹痛明显缓解；②腹部外科体征明显减轻或局限在上腹或右下腹部；③肠鸣音恢复或有排气排便。

（2）第二期（闭孔期）：从穿孔闭合到腹腔渗液完全吸收为治疗的第二期，一般需要2~5日。治疗的目的在于清除腹腔的渗液和感染，促进胃肠道功能恢复。

1）中医辨证治疗：此期属毒热炽盛型，是由于郁久化热，脾胃热盛所致。

证候：腹痛持续，由胃脘渐及脐周、右下腹、下腹，乃至全腹，腹紧如板；便秘或便闭，发热，恶心呕吐，尿短赤；苔黄，脉洪数。

治法：清热解毒，疏肝行气，泻下湿热。

方药：复方大柴胡汤加味。第一剂中药常由胃管分次注入，夹管观察2~4小时，如无不适反应，即可拔除胃管，改用口服，每日2次。

2）停用胃肠减压：拔除胃管后可开始进食少量流质饮食，以后逐渐增加。

3）输液：继续补充热量、蛋白质和维生素等，以提高机体的抗病能力。酌情选用抗生素。

4）针刺：取穴同前，每日 2 次。

达到以下指标时即可转入第三期的治疗：①食欲恢复，大便畅通；②自觉症状消失或仅有溃疡病症状；③腹肌紧张及压痛消失或仅在剑突下，右上腹轻度压痛；④体温及白细胞计数恢复正常。

（3）第三期（康复期）：此期炎症已消失，治疗的目的在于修复溃疡，治疗重点是应用中西医结合疗法进一步治疗溃疡病。继续使用抑酸剂，对幽门螺杆菌阳性者，应加用抗该菌的药物治疗。中医辨证认为，本期可因脾胃虚寒、肝胃郁热或胃腑血瘀等所致。

1）脾胃虚寒证

证候：脘腹隐痛或冷痛，遇冷痛甚，得热痛减，或饥时痛甚，餐后痛减，畏寒肢冷；舌淡，苔薄白，脉濡缓或沉细无力。

治法：温中散寒，调理脾胃。

方药：黄芪建中汤加减。纳差、食后腹胀者，加鸡内金、麦芽等；泛酸者，加吴茱萸、瓦楞子；吐清涎、四肢不温者，加法半夏、干姜等；面色萎黄、口唇色淡者，加何首乌、阿胶、当归等。

2）胃腑血瘀证

证候：脘腹胀闷或痛，刺痛固定不移，痛处拒按或有呕血、黑便、眼周晦暗；舌紫，脉弦或迟涩。

治法：活血化瘀。

方药：少腹逐瘀汤加减。瘀痛甚者，加桃仁、红花、王不留行等。

3）肝胃郁热证

证候：脘腹胀满及灼痛，攻窜不定，反酸嘈杂，郁怒则加剧；小便短赤，烦渴，口干口苦；舌红苔黄，脉弦或数。

治法：疏肝泄热和胃。

方药：化肝煎加减。

**3. 注意事项**

（1）保证治疗措施确实有效：持续有效的胃肠减压，是非手术治疗能否成功的一个关键。胃管在胃内位置要适当，应处于最低位，并要定时检查胃管有无堵塞或扭曲，确保吸引管腔的通畅，以达到满意的引流效果。针刺、半卧位等治疗措施，也应确保有效。

（2）严密观察病情变化：对患者的血压、脉搏、呼吸、体温和腹膜炎的体征等，应定期仔细观察，及时了解治疗效果及判断病情的进展。

（3）中转手术：对少数经非手术治疗后症状及体征不减轻或有加重的患者，应及时改用手术治疗。中转手术的依据，一般可参考下列指征：①出现精神淡漠或烦躁不安者；②脉搏加快达 100 次 / 分以上，血压下降者；③体温突然升高或有寒战者；④腹胀及腹膜刺激征加重者；⑤有移动性浊音，腹腔穿刺抽出大量黏稠混浊液者；⑥经针刺等非手术治疗 6~12 小时无效者。

（4）经非手术治疗穿孔闭合痊愈者，应行胃镜检查，了解溃疡愈合情况及排除胃癌。

**（二）手术治疗**

**1. 适应证**

（1）不适合非手术治疗的患者。

（2）经过非手术治疗 6~12 小时，症状体征不见缓解者。

**2. 方法**

（1）单纯穿孔缝合术：缝闭穿孔，中止胃肠内容物继续外漏，并彻底地清除腹腔内的渗出液，对溃疡穿孔引起严重腹膜炎者，有确切的疗效。其优点是操作简单、危险性小。但约有 2/3 的患者，以后仍有溃疡病症状，或部分需再次施行根治手术。近年来开展了经腹腔镜行穿孔缝合术。

（2）急诊根治性手术：根治性手术包括胃大部切除术、十二指肠穿孔行迷走神经切断加胃窦切除术，缝合穿孔后，行迷走神经切断或胃空肠吻合术，高选择性迷走神经切断术等。其优点是一次手术同时解决了穿孔和溃疡两个问题，可免除以后再次手术；但相对来说操作较为复杂，危险性大，因此需要严格掌握适应证。一方面要考虑施行手术的必要性，另一方面也要注意考虑患者对手术的耐受性。

选择手术的方式应根据患者的耐受性、穿孔的部位和大小、是否为复杂性穿孔以及腹腔污染的程度等条件来决定。如患者一般情况好，有幽门梗阻或出血史，胃溃疡穿孔有恶变可能，穿孔在 12 小时以内而腹腔内炎症和胃十二指肠壁水肿较轻，腹腔渗液少于 1000mL 者，可行根治性手术，否则做穿孔缝合术。

## 细目二　瘢痕性幽门梗阻

### 要点一　临床表现

幽门梗阻是胃、十二指肠溃疡病常见的并发症之一，大部分的幽门梗阻由慢性十二指肠溃疡或幽门管溃疡引起。幽门梗阻比消化道出血和穿孔少见，常由两种原因所致：一是瘢痕挛缩引起幽门管狭窄、扭曲变形；二是由于幽门口的水肿所造成。主要临床表现如下：

**（一）症状**

患者有长期溃疡病反复发作史，近来有发作征象。梗阻早期可以是不完全性的，逐渐出现食欲减退、恶心、上腹部饱胀及沉重感。当出现完全性梗阻时，呕吐频繁，呕吐量大且多含积存的宿食，有酸臭味，呕吐物中不含胆汁，呕吐后上腹饱胀感减轻，腹痛消失，过一段时间，又可出现类似呕吐，且全身情况逐渐恶化，消瘦及脱水明显。

**（二）体征**

由于患者长期不能进食，明显消瘦，伴有严重脱水，故有严重营养不良，皮肤干燥松弛，皮下脂肪消失，上腹部隆起，有时可见到上腹部的胃蠕动波、胃型，震水声常为阳性，少数患者胃扩张至极度时，下极可达下腹部，易被误认为是肠梗阻或胀大的膀胱。

**（三）实验室及其他检查**

1. **实验室检查**　呈血液浓缩状，血清钾、氯化物和血浆蛋白均低于正常，二氧化碳结合力和非蛋白氮增高，尿比重升高，偶可见尿酮。

2. **X线钡餐检查**　最明显的征象是巨大而无力状的胃，内有大量潴留物，并可见清晰的三层，即空气、液体和潴留物（钡剂和食物残渣），有时可见胃小弯低于两侧髂嵴连线数厘米，呈胃下垂状。

3. **纤维胃镜检查**　检查时胃镜插入的深度可长达70~80cm以上，而不是通常的50~60cm，至胃窦部可见到大量潴留物，如已抽空胃液，吸净残余物，则可清晰地看到幽门口狭窄情况。

### 要点二　诊断

根据长时期溃疡病史及典型的胃潴留症状，配合实验室检查和X线钡餐检查等辅助检查，一般诊断溃疡所致瘢痕性幽门梗阻并无困难。

### 要点三　治疗

主要采用手术治疗，目的在于解除梗阻，使食物和胃液进入小肠，从而改善全身营养及纠正水、电解质与酸碱失衡。同时，减少胃酸分泌，以去除溃疡病形成的原因，也是治疗的目的。

**（一）手术治疗**

1. **手术前处理**　处理的初期包括胃肠减压，洗胃，纠正血容量及水、电解质和代谢紊乱，降低胃酸分泌，并开始肠外营养支持。对已明确诊断的幽门梗阻，应当在胃肠减压后，用大量生理盐水予以冲洗。目的在于：

（1）吸尽胃内潴留液与食物残渣，减轻术中污染。

（2）生理盐水或适当浓度的盐水，可使胃壁幽门部的组织水肿减轻或消退，有利于术中胃肠道的缝合重建。针对幽门梗阻后体内所产生的低钾、低氯性碱中毒，应补充大量的含氯化钾的生理盐水，严重低血钾时，额外补充氯化钾，但应注意输入钾的速度与浓度，因而应当避免经中心静脉输注。对术前长期不能进食的患者，应当输注适当的血浆和白蛋白，并且给予足量的肠外营养支持。

2. **手术方式**　以胃大部切除术为主，也可采用迷走神经干切断加胃窦部切除。

对全身情况极差的患者和老年患者，可以做胃空肠吻合术以解除梗阻，也可加做迷走神经干切断术以减少胃酸的分泌。

**（二）中医治疗**

1. **脾胃虚寒证**

证候：上腹饱胀，食后较甚，朝食暮吐，暮食朝吐，吐出物为宿食残渣及清稀黏液，吐后则舒，畏寒喜热，神疲乏力，大便溏少；舌质淡红，苔白或白滑，脉沉弱。

治法：温中健脾，和胃降逆。

方药：丁香散加减。

2. **痰湿阻胃证**

证候：脘腹胀满，进食后加重，胸膈痞闷，呕吐频繁，吐出物为食物残渣及痰涎白沫；伴有眩晕、心悸；舌质淡红，苔白厚腻或白滑，脉弦滑。

治法：涤痰化浊，和胃降逆。

方药：导痰汤加减。

**3. 胃中积热证**

证候：脘腹胀满，餐后加重，朝食暮吐，暮食朝吐，吐出物为食物残渣及秽浊酸臭之黏液；心烦口渴，欲进冷饮，小便黄少，大便干结；舌质红少津，苔黄燥或黄腻，脉滑数。

治法：清泻胃热，和中降逆。

方药：大黄黄连泻心汤加减。

**4. 气阴两虚证**

证候：病程日久，反复呕吐，形体消瘦，神疲乏力，唇干口燥，小便短少，大便干结；舌红少津，脉细数。

治法：益气生津，降逆止呕。

方药：麦门冬汤加减。

## 细目三　大　出　血

### 要点一　概述

胃十二指肠溃疡出血是溃疡病的常见严重并发症之一，约占溃疡病住院患者的10%；也是上消化道大出血的主要病因，约占上消化道大出血的50%~60%。溃疡出血多于溃疡穿孔。溃疡灶的渗血和小量出血不足以引起临床症状，只在检查大便隐血试验时才会出现阳性。如一次性出血量大于500mL时，称为大出血。临床上除了可能呕血外，主要症状是解柏油样大便，同时伴有不同程度的贫血和休克症状，死亡率在8%左右，与溃疡的发病率相似，男女发生溃疡大出血的比例为（4~5）∶1。呕血的颜色取决于出血量的多少和在胃内停留时间长短：新近出血或出血量大而未经胃酸充分作用即吐出者，为鲜红色或带有血块；如血液在胃内滞留时间较长，经胃酸酸化则呈咖啡色或棕褐色血液。血液在胃肠道停留时间较长（8小时以上），在胃酸、细菌的作用下，使血红蛋白中的铁与硫化物结合形成硫化铁产生柏油样大便，伴有恶臭。对于年龄大于60岁的患者，由于年老血管脆弱硬化，收缩与舒张功能低下，出现大出血后难以自愈，往往需要手术干预；对于年老反复多次出血者，由于循环系统的代偿功能差，也应早期采用手术治疗。本病属中医学“呕血”“便血”范畴。

### 要点二　急诊手术适应证

1. 急性大出血，短期内出现休克征象者。

2. 反复多次出血，尤其近期反复大出血者。

3. 出血后经6~8小时内输血600~1000mL，休克症状无明显好转或虽一度好转，但很快又重新出现休克症状者。

4. 在内科严格治疗期间出现大出血者。

5. 大出血合并有梗阻、穿孔，或者曾有梗阻、穿孔病史者。

6. 患者年龄偏大（60岁以上），有高血压、动脉硬化及肝肾疾病，估计出血难以自愈者。

7. 近期胃镜或钡餐检查证实溃疡位于胃小弯侧及十二指肠球部后壁，或检查发现溃疡基底部出血呈喷射状者。

8. 血源紧张或医疗机构无库存血者。

# 第二十三单元　门静脉高压症

## 细目　门静脉高压症

### 要点一　概述

门静脉高压症(portal hypertension)是指门静脉血液回流受阻和内压增高而引起的疾病。门静脉压力正常值为1.27~2.36kPa(13~24cm$H_2O$),比肝静脉压力的0.45~0.88kPa(5~9cm$H_2O$)要高。如其压力高于此界限,则定义为门静脉高压症。其主要表现有脾肿大、脾功能亢进、腹水、食管胃底静脉曲张,继而破裂引起消化道出血等。本病属中医学“鼓胀”“瘕”“单鼓胀”范畴。

### 要点二　解剖概要

**(一)门静脉与其他部位静脉相比有三个特点**

1. 门静脉主干的两端均为毛细血管,一端为胃肠道、脾、胰腺、胆道等的毛细血管,另一端为肝小叶内的毛细血管网(肝窦)。

2. 门静脉主干中少有静脉瓣存在(但婴儿时可达50%左右)。

3. 门静脉与腔静脉系统之间存在多处交通支。这些交通支在正常情况下都很细小,血流量也少,甚至处于闭合状态;但门静脉压力增高时,交通支扩张成为血液分流的渠道。

**(二)门静脉与腔静脉之间有4个交通支**

1. **胃底、食管下段交通支**　该交通支是门-腔静脉之间的主要交通支。门静脉血流可经胃冠状静脉和胃短静脉,通过食管静脉丛与奇静脉相吻合,流入上腔静脉。

2. **直肠下端肛管交通支**　门静脉血流经过肠系膜下静脉、直肠上静脉,与直肠下静脉和肛管静脉相吻合,流入下腔静脉。

3. **前腹壁交通支**　门静脉(左支)血流经脐旁静脉与腹壁上和腹壁下的深静脉相吻合,分别流入上、下腔静脉。

4. **腹膜后交通支(Ketzius静脉)**　肠系膜上、下静脉有许多个小分支,在腹腔后与下腔静脉相吻合。

另外,还有肝膈部分交通支(Sappey静脉):在肝脏膈顶部无腹膜区,肝静脉与膈静脉(腹腔静脉系统)之间有交通支相吻合。

在这些交通支中,最为重要的是胃冠状静脉与奇静脉间交通支。胃冠状静脉有3支,即胃支、食管支与高位食管支(或异位高位食管支),这些交通支主要分布在胃底黏膜下和食管下端的黏膜下层。在门静脉压力增高的情况下,或有黏膜糜烂等症时,由于这些交通支距门静脉主干近,压力差相对较大,容易发生上消化道大出血。

### 要点三　病理

门静脉无瓣膜,其压力通过流入的血量和流出阻力形成并维持。门静脉血流阻力增加和高动力循环,是门静脉高压症发生、发展的两个决定性因素。前者是门静脉高压症形成的启动因素,而后者对门静脉高压症的维持和发展有重要作用。近年来,我国应用彩色多普勒流速剖面技术检测表明,肝硬化患者门静脉是处于阻力增高和高动力循环并存状态,但不同部位有不同的侧重表现。

肝脏由肝动脉和门静脉共同供血,肝脏血流平均每分钟1500mL,占心排血量的1/4,其中20%~30%来自肝动脉,70%~80%来自门静脉。门静脉系统血流的调节主要发生在2个部位,即内脏的毛细血管前部分和肝血窦前部分。前者决定门静脉的血流量,后者决定门静脉血流在肝内所受到的阻力。门静脉压力决定于门静脉的血流量和阻力以及下腔静脉的压力。肝动脉的血液在肝窦内与门静脉的血液混合。肝血窦相当于其他组织的毛细血管,管壁内皮细胞间空隙极大，通透性高，故大量血浆蛋白质可渗出血窦，肝淋巴蛋白质含量是各器官淋巴中最高的。门静脉分支进入肝血窦处口径狭小，有一定阻力，故正常门静脉比一般静脉压稍高。在正常情况下，肝动脉的压力为门静脉的 8~10 倍。肝动脉进入肝窦前，先经过多次分支形成毛细血管，因而使其压力大幅度下降。终末门小静脉和终末肝小静脉，均有平滑肌内皮细胞，可以调节进入肝窦的血流量和阻力。肝窦壁的 Kupffer 细胞及其出口处的内皮细胞，均可扩张收缩，以改变其突出于腔内的程度，调节流出至肝静脉血液的流量和阻力。毛细血管进入肝窦后突然变宽。肝血窦轮流开放，平时只有 1/5 的肝血窦有血流通过。肝总血流增加时，更多的肝血窦开放，以容纳更多的血液，起缓冲作用，减少门静脉压力变化。肝血窦血流变缓有利于细胞与血液间的充分物质交换。

门静脉高压症形成后，可以发生下列病理变化：

**（一）门静脉与体静脉开放、交通支扩张**

正常时，门静脉、肝动脉小分支分别流入肝窦，其交通支细而不开放。肝硬化时，交通支开放，压力高的肝动脉，注入压力低的门静脉，使门静脉压更高，门静脉与体静脉之间交通支扩张。门静脉无静脉瓣，上述 4 个门静脉与体静脉交通支平日关闭。当门静脉压力增高时，则交通支出现扩张、开放、扭曲形成静脉曲张。临床上最有意义的是曲张的食管下段、胃底静脉，它离门静脉主干最近，压力差最大，因而经受门静脉高压的影响也最早、最显著。加之胃与食管交界处 5cm 长的远段食管，其静脉主要位于固有层而不是黏膜下层，这是形成曲张静脉的组织结构基础。门静脉高压时，血管内血容量增加，管壁张力增大，覆盖表面的黏膜就变薄。肝硬化患者易发生胃酸增多，胃酸的刺激腐蚀，或坚硬粗糙食物机械性磨损，可造成局部反流性食管炎或黏膜糜烂，当恶心、呕吐、咳嗽、负重等使腹压突然增加时，门静脉压力也随之不成比例地大幅度增高，使食管下段、胃底静脉破裂，而引起急性上消化道大出血。

**（二）脾肿大、脾功能亢进**

门静脉血流受阻，脾脏长期处于充血，水肿状态，首先出现充血性脾肿大；继而脾窦扩张，脾内纤维组织增生，单核、吞噬细胞增生。由于脾功能亢进对红细胞破坏功能增加，临床上出现外围血细胞减少，即白细胞及血小板减少。长期脾肿大，可出现慢性脾周围炎，侧支血管形成。

**（三）腹水**

导致腹水的病理变化有以下几方面：

**1. 门静脉系统毛细血管床滤过压增加** 腹腔内血液仅有 5% 经腔静脉回流，其余均经门静脉回流。门静脉压力增高，使门静脉系统毛细血管床的滤过压增加，同时肝动脉血流增加，动 – 静脉短路开放使血流动力学改变。

**2. 低蛋白血症** 肝硬化可引起低蛋白血症。由于血浆胶体渗透压下降及淋巴液的生成增加，导致体液从肝表面及肠系膜漏入腹腔而形成腹水。

**3. 继发性醛固酮及抗利尿激素增高** 肝动脉血流增加，动 – 静脉短路，导致高血流动力的改变，血流量增加，阻力增大，但中心血流量却是下降的，继发性刺激醛固酮及抗利尿激素分泌增高，导致钠、水潴留而加剧腹水形成。

约有 20% 的患者并发门静脉高压性胃病（portal hypertensive gastropathy），约占门静脉高压症合并上消化道出血的 5%。门静脉高压症时，胃壁瘀血、水肿，胃黏膜下层的动 – 静脉短路，交通支广泛开放，胃黏膜微循环障碍，导致其防御屏障功能被破坏，形成一系列症状、体征，称门静脉高压性胃病。另外由于动 – 静脉短路开放，肝外静脉分流，造成大量门静脉血流绕过肝细胞，或由于肝细胞功能严重受损，使有毒物质（如氨、硫醇和 γ– 氨基丁酸素）不能代谢和解毒而直接进入体循环，从而对脑产生毒性作用，并出现精神神经综合征，称为肝性脑病（hepatic encephalopathy）。自发性肝性脑病的发生率不到 10%，常因胃肠道出血、感染、过量摄入蛋白质、镇静药、利尿剂而诱发。

## 要点四　分型

按照静脉阻力增加的不同部位，可分为肝前型、肝内型和肝后型。

**（一）肝前型**

常见原因为：

1. 肝外门静脉血栓形成（如脐炎、腹腔感染、急性阑尾炎、急性胰腺炎及腹部创伤等所致，或瘤栓）。

2. 先天性畸形（门静脉干闭锁、狭窄或海绵样变等）。

3. 外在的压迫（转移性癌肿、胰腺炎症或肿瘤）。单纯的脾静脉血栓，多见于胰腺炎或肿瘤，此时肠系膜上静脉和门静脉的压力正常，左侧胃网膜静脉成为主要侧支循环血管，胃底静脉曲张较食管下段静脉曲张显著，这是一种特殊类型的门静脉高压症（左侧门静脉高压症）。这种类型患者的肝功能，多半正常或仅有轻度损害，预后比肝内型较好。

**（二）肝内型**

肝内型门静脉高压症，又可分为窦前、窦后和窦型。在我国，肝炎后肝硬化，是引起肝窦和窦后阻塞性门静脉高压症的常见原因。

肝炎后肝硬化时所引起的门静脉高压症，首先是由于肝小叶发生纤维组织增生与肝细胞再生，已形成的纤维组织结节，必然挤压肝小叶内的肝窦，使其变窄或闭塞。这种肝窦或窦后的阻塞，可使门静脉血流受阻，门静脉压力也就随之而增高。其次，由于位于肝小叶间汇管区的肝动脉小分支与门静脉小分支之间，存在着许多平时不开放的动静脉交通支，当肝窦受压或阻塞时，即出现大量的开放，致使压力增高8~10倍的肝动脉血不再向前流动，直接反流注入压力较低的门静脉小分支，使门静脉压力增加，形成门静脉高压症。

**（三）肝后型**

肝后型门静脉高压症发病常见原因有布－加综合征（Budd-Chiari Syndrome）、缩窄性心包炎、严重的右心衰竭等。

## 要点五 中医病机

本病多因饮食不节、情志所伤，肝瘅之后，肝体积损，肝络瘀滞；或长期纵酒，酒毒湿热内伤肝脾；或感染蛊毒，虫毒结聚，使肝脾受伤，络脉瘀塞；或因心阳不振，行血无力，血瘀于肝。多因素引起肝、脾、肾三脏受损，病机涉及全身而非独肝之疾。病之早期多属肝脾气滞、血瘀，实证为主，当属肝积；至中、后期腹水已成，多属脾虚肝弱，气血凝滞，阻于肝脾脉络，水湿停聚不化，为正虚邪实之证；及至晚期，多累及肾，或脾肾阳虚，或脾肾阴虚，或阴阳俱虚，病邪多已深结而积重难返。气滞、血瘀、水停可成积聚、鼓胀；或久病入络，血脉瘀阻，血不循经而导致吐血、便血。

## 要点六 临床表现

**1. 症状** 门静脉高压症多发生于中年男性，病情发展比较缓慢。其临床症状因病因不同而有所差异，但主要表现为脾肿大、脾功能亢进、呕血或柏油样黑便、腹水及非特异性全身症状（如乏力、嗜睡、厌食、腹胀等）。肝硬化患者中仅有40%出现食管胃底静脉曲张，而这些患者中有50%~60%并发大出血。一旦血管破裂，则为突发性急性大出血。由于肝功能损伤，凝血机制障碍，血小板减少，往往出血不易自止。大出血更加重肝组织缺血缺氧，可致肝昏迷。

**2. 体征** 查体可触及脾肿大。如有黄疸、腹水和前腹壁静脉曲张特征，提示门静脉高压严重，肝细胞损害严重，可触及肝质地硬、边缘钝而不规则，或肝脏缩小难以触到。可见蜘蛛痣、肝掌、男性乳房增生及睾丸萎缩等。

## 要点七 诊断

根据病史和临床上脾肿大和脾功能亢进、呕血或柏油样黑便、腹水三大特征，结合相应体征和以下辅助检查，可以得出诊断。

**（一）血象**

脾功能亢进时，白细胞计数减少至$3\times10^9$/L以下；血小板计数减少至（70~80）$\times10^9$/L以下。

**（二）肝功能**

血浆蛋白降低而球蛋白增高，白蛋白／球蛋白倒置。凝血酶原时间延长。谷草转氨酶（天冬氨酸转氨酶）和谷丙转氨酶（丙氨酸转氨酶）若超过正常值的3倍，提示有明显肝细胞坏死；碱性磷酸酶和谷氨酸转肽酶显著升高，提示有淤胆。在没有输血因素影响下，血清总胆红素超过51μmol/L（3mg/dL），血浆蛋白低于30g/L，说明肝功能严重失代偿。肝功能储备可用Child肝功能分级方法评价。

**（三）X线检查**

上消化道造影显示食管及胃底静脉曲张，表现为食管、胃底黏膜紊乱，呈蚯蚓状或蚕食样。

**（四）内镜检查**

最好在出血24小时内进行，阳性率高，可观察食管及胃底静脉曲张程度、范围及曲张静脉数目等。必要时，可行硬化疗法，也可测定曲张静脉的压力，如超过4kPa时，易发生曲张静脉破裂出血。

（五）B 超检查及多普勒测定

肝脏弥漫性改变或体积缩小。脾肿大，门静脉及脾静脉直径增宽，并可显示有无腹水。体外测定门静脉直径和血流速度，即可得出门静脉血流量。可反复检查，是目前最方便的测定方法。

（六）特殊检查

1. **肝活检** 仅能测定肝病的活动性，不能了解门静脉高压症的严重程度。

2. **免疫学检查** IgA 升高多见于酒精性肝硬化，IgG 升高多见于自身免疫性较差的肝炎活动期，IgM 升高多见于原发性胆汁性肝硬化。大多数原发性胆汁性肝硬化病例，存在抗线粒体抗体，而自身免疫性慢性肝炎的活动期，存在抗核抗体、抗平滑肌抗体和抗线粒体抗体。

3. **脾静脉造影** 在左侧第 9 或第 10 肋间与腋中线交叉点，经皮穿刺脾脏，行脾静脉造影。可确定脾静脉有无阻塞及其阻塞部位，即可以确定是肝内型或肝外型。但由于充血肿大的脾髓质极脆，凝血功能障碍，穿刺后易引起出血，所以脾穿刺静脉造影，往往在手术前进行，以防意外。

有人提倡若术前准备做脾－肾分流术，应行肾排泄性造影。由于脾、肾静脉吻合术后，可能影响左肾功能，所以手术前，应首先了解双肾功能。

（七）门静脉压力的测定

术前及术中测定门静脉压力，对诊断、选择手术方法及其预后判断，均有帮助。

1. **手术前后测定方法**

（1）经皮脾穿刺脾髓测压（SP）：用针经皮刺入脾脏内测压。门静脉有阻塞时压力可升高。

（2）经皮肝穿刺肝内门静脉分支测压（PVP）：肝前性门静脉高压症其压力不高，肝内或肝后型门静脉高压症其门静脉压均升高。

（3）肝静脉插管测压：穿刺股静脉，将导管经下腔静脉插至肝静脉主干；或穿刺肘静脉，插导管经右心房、下腔静脉至肝静脉主干，此时测得的压力为游离肝静脉压（FHVP）。继续插入导管，至导管头堵住肝静脉开口，所测得的压力为肝静脉楔压（WHVP），正常值为 1.33~3.99kPa（10~30mmHg）。由于肝静脉直通肝血窦，所以肝静脉楔压反映肝血窦压。正常人的游离肝静脉压与肝静脉楔压或脾内压接近。窦前阻塞时肝静脉楔压不升高，窦后阻塞时则肝静脉楔压升高。肝静脉楔压与肝静脉压之差，提示肝血窦压增高的程度，称为肝静脉压梯度。

2. **术中测压方法**

（1）门静脉压：直接穿刺门静脉主干（FPP）或门静脉分支，如大网膜静脉。

（2）术中暂时钳夹门静脉，测得压力为肝侧门静脉闭锁压（HOPP），正常为 0.49~0.98kPa（50~100mm$H_2O$）；在阻断脏侧门静脉测得的压力为脏侧门静脉闭锁压（SOPP），正常值为 3.92~5.58kPa（400~600mm$H_2O$）。SOPP 与 HOPP 的压力差，相当于门静脉入肝血流的最大灌注压（MPP），反映门静脉入肝的血流量。HOPP>SOPP 时门静脉血离肝逆流，门静脉高压时 SOPP 与 FPP 之差，代表门静脉侧支开放的程度，差值越小分流越大，向肝血流量越小。

正常 FHVP 约等于 WHVP，约等于 FPP（SP）；肝前梗阻 FHVP 约等于 WHBP，<FPP（SP）；肝内窦前梗阻 FHVP 约等于 WHVP，<FPP（SP）；肝内窦后梗阻 FHVP<WHVP 约等于 FPP（SP）。

## 要点八　鉴别诊断

（一）出血的鉴别

凡有急性大量消化道出血者，首先要考虑到胃十二指肠溃疡、食管胃底曲张静脉破裂出血和胃癌这三个最常见的原因，其次为胃黏膜的急性炎症病变等。

1. **溃疡病大出血** 有典型的溃疡病史，出血前往往有突然加重，或失去原来的疼痛规律；胃溃疡以呕血为主，最终会出现柏油样便。而十二指肠溃疡以柏油样便为主，往往有大量呕血，呕吐的血多为咖啡色，出血量大时便血呈紫红色，出血后，上腹部的疼痛可以缓解或减轻。患者的肝功能正常，很少有腹水；钡餐造影和胃镜检查可以明确诊断。

2. **胃癌出血** 常有溃疡病史，食欲减退、消瘦、贫血、上腹部隐痛可逐渐加重。早期持续小量出血，粪便潜血试验持续阳性，侵犯大血管时，可发生呕血、便血及休克。有时可在上腹部触及包块及左侧锁骨上淋巴结肿大。往往患者在呕血前，有较长时间的便血史。若有腹水，可在腹水中找到癌细胞；钡餐摄片可见钡影残缺、癌性龛影、胃壁僵硬、蠕动和黏膜皱襞消失。胃镜下可见到典型的恶性溃疡和肿瘤表现，活检可以明确诊断。胃癌患者出血后，原来的症状持续存在或进一步加重。

3. **胆道出血**　有肝胆疾病或外伤病史，例如胆道感染、肿瘤、胆道系统血管损伤等。并有典型的胆绞痛发作史，可有黄疸，但一般很少有肝硬化。当胆绞痛发作时，肝区疼痛加剧。呕血、便血均可发生，但以柏油样便为主，多在胆绞痛发作之后出现；可有周期性反复出血，间隔期多为1周左右。出血后肝区的疼痛不仅不减轻，反而加重，但肿大的胆囊可缩小。患者右上腹部可有明显的压痛，有时可以出现肌紧张。白细胞可有明显的升高，中性淋巴细胞比例也升高。胆道造影，可以明确病变的部位及出血的原因。B超与CT检查，对诊断有很大的帮助。

4. **急性胃黏膜病变**　一般有重症感染、损伤、烧伤等病史。可有呕血或血便，但以呕血为主，反复出现，间歇期可达数日。出血前，常在原有的重症感染与损伤基础上，出现非特异性胃肠道症状。出血后，胃肠道症状不仅不减轻，反而可加重。钡餐检查多无阳性发现，气钡双重造影可见黏膜呈斑块状糜烂，局限或广泛的出血灶，呈片状或条索状分布，有时可见黏膜明显的水肿。

5. **Mallory-Weiss综合征**　Mallory-Weiss综合征（食管－贲门黏膜撕裂综合征）简称M-W综合征，在消化道出血中所占的比例有上升的趋势。其在临床上典型的表现为酗酒呕吐后，随之而来的呕血。多为食管内压力急剧上升，食管与胃连接部的黏膜撕裂伤所致。表现为大量的无痛性出血，可伴有胸骨后烧灼样感，频繁地呕吐，解柏油样便。往往易与上消化道出血的其他疾病相混淆，给临床诊断带来一定的困难。多需剖腹探查方能够明确诊断。但是近年来内镜技术的应用给本病的诊断与治疗提供了很大的帮助。所有遇到胃内有积血而又无原发病灶时，就应考虑到本病的可能。

**（二）脾肿大和脾功能亢进的鉴别**

可分为原发性和继发性两大类。原发性有原发性血小板减少性紫癜、先天性溶血性贫血、原发性白细胞减少症和全血性血细胞减少症，一般先有某些血细胞减少，继而脾肿大，但骨髓涂片则有相应的血细胞增生过盛现象。继发性脾功能亢进，一般均有某些前驱疾病，如血吸虫病、疟疾、黑热病、白血病等引起脾肿大后，因脾功能亢进而有不同的血细胞减少现象，无肝病，肝功能正常。如果不能确诊为肝硬化的早期表现，或肝后型门静脉高压症，有时需要做肝活检和门静脉压力测定。

**（三）腹水的鉴别**

门静脉高压性腹水一般为漏出液，应与腹腔炎症渗出性腹水、肿瘤恶性腹水、心源性及肾性腹水相鉴别。

1. **心源性腹水**　如风湿性心脏病所致二尖瓣狭窄、缩窄性心包炎等心脏病，在发生心力衰竭时，往往出现腹水，易与肝硬化腹水相混淆；但若详细地询问病史，细致地进行心脏听诊，再结合心电图及X线检查，一般进行鉴别并不太困难。

2. **肾源性腹水**　慢性肾炎很容易发生腹水而被误诊为肝硬化。但慢性肾炎合并有全身水肿、血尿、高血压、尿中有大量蛋白、管型，结合病史，诊断并不困难。

3. **腹腔内肿瘤**　腹腔内肿瘤可以压迫门静脉，或癌栓在门静脉内形成栓塞，而使血液回流受阻，致使门静脉出现高压及腹水。此时大部分已属肿瘤晚期，可有血液及淋巴远处转移。也可有腹腔内大量种植。要详细询问病史及查体，钡餐造影、B超、CT检查有鉴别价值。同时进行腹水内查找癌细胞更有助于诊断。

## 要点九　治疗

外科治疗主要是针对门静脉高压症的并发症的处理。最常见的是食管胃底静脉破裂出血的处理，其治疗方案，要根据门静脉高压症的病因、肝功能的储备、门静脉系统主要血管的可利用情况和医师的操作技能及经验来制订。评价肝功能储备，可预测手术的效果和非手术患者的预后。常用Child肝功能分级评价肝功能储备。A级、B级、C级患者的手术死亡率分别为0~5%、10%~15%和超过25%。

**（一）非手术治疗**

食管胃底曲张静脉破裂出血，尤其是肝功能储备Child C级患者，尽可能采用非手术治疗。

1. **补充血容量**　严密观察血压、脉搏变化，同时立即输液、输血，防治休克。收缩压低于10.7kPa（80mmHg），估计失血量超过800mL，应快速输血。

2. **应用血管活性药物**

（1）抗利尿激素（血管加压素）：使内脏小动脉收缩，门静脉血流量减少。每分钟0.2~0.4U持续静脉滴注，出血停止后减至每分钟0.1U，维持24小时。使门静脉压力下降约35%，一半以上者均可控制出血。与硝酸甘油联合应用，可以减轻血管加压素的副作用。

（2）生长抑素：可收缩内脏血管，减少门静脉血流，对控制曲张静脉出血与血管加压素效果相似，但无后者对心血管系统的副作用。

3. **内镜治疗**

（1）经纤维内镜注射硬化剂：国内多选用鱼肝油酸钠，直接注入曲张静脉腔内，使曲张静脉闭塞，其黏膜下组织硬化，以治疗食管静脉曲张出血和预防再出血。长期疗效优于血管加压素和生长抑素。主要并发症有食管溃疡、狭窄或穿孔。

（2）经内镜食管曲张静脉套扎术：比硬化疗法操作相对简单和安全。方法是经内镜将要结扎的曲张静脉吸入结扎器中，用橡皮圈套扎在曲张静脉基底部。硬化剂注射疗法和套扎术对胃底曲张静脉无效。

4. **三腔管压迫止血** 原理是利用充气的气囊分别压迫胃底和食管下段的曲张静脉，以达止血目的，通常用于对血管加压素或内镜治疗无效的患者。该管有三腔，一腔通圆形气囊，充气后压迫胃底；另一腔通椭圆形气囊，充气后压迫食管下段；还有一腔通胃腔，可进行吸引、冲洗和注入止血药。Minnesota管还有第四个腔，用以吸引充气气囊以上的口咽分泌物。

用法：首先向气囊充气约150mL，检查是否均匀膨胀，弹性良好，并置于水中，证实无漏气。抽空气囊，涂上石蜡油，从患者鼻孔慢慢送入胃中，边插管边让患者做吞咽动作，直至插入50~60cm、抽出胃内容物为止。先向胃囊充气150~200mL后，将管向外提拉感到轻度阻力时，予以固定，或利用滑车装置在管端悬以重量约0.5kg的物品，或牵引压迫。接着观察止血效果。食管气囊充气100~150mL（压力10~40mmHg）。放置三腔管后应抽出胃内容物，并用盐水反复灌洗，观察有无鲜血吸出。如无鲜血，同时脉搏、血压渐趋稳定，说明出血已基本控制。

三腔管压迫可使80%的患者出血得以控制，但约一半患者排空气囊后再次出血。另外，气囊压迫装置的并发症发生率也有10%~20%。并发症有吸入性肺炎、食管破裂及窒息，故应用三腔管止血的患者应进行监护，注意以下事项：①患者应侧卧或头部侧弯，便于吐出痰液，吸净患者咽喉部分泌物，防止发生吸入性肺炎；②要严密观察，慎防气囊上滑堵塞咽喉引起窒息；③三腔管一般放置24小时，如出血停止，可先排空食管气囊，再排空胃气囊，再观察12~24小时，如确已止血再拔管。放置三腔管时间不宜超过3~5天，否则使食管胃底黏膜受压太久，而发生溃烂、坏死和食管破裂。因此每隔12小时，应排空气囊10~20分钟；如出血再充气压迫。

5. **经颈静脉肝内门体分流术** 经颈静脉肝内门体分流术（transjugular intrahepatic portosystemic shunt，TIPS）是采用介入放射方法，经颈静脉途径，在肝内肝静脉与门静脉主要分支间建立通道，置入支架，实现门体分流，展开后的支架口径通常为7~10mm。TIPS适用于食管胃底曲张静脉破裂出血，经药物和内镜治疗无效，肝功能失代偿，不宜行急诊门体分流手术的患者。主要并发症包括肝性脑病和支架狭窄或闭塞。

**（二）手术疗法**

可在急性大出血时进行急诊手术，也可择期手术。手术方法大体分两类：①通过各种分流术降低门静脉压力；②阻断门－奇静脉间反常血流，而达到止血目的。

1. **分流术** 分流术可分为非选择性门体分流术和选择性门体分流（包括限制性分流）术两类。

（1）非选择性门体分流术：将肝的门静脉血完全流入体循环，代表术式是门静脉与下腔静脉端侧分流术，该手术将门静脉肝端结扎，防止发生离肝门静脉血流；也可采用门静脉与下腔静脉侧侧分流术，该手术将离肝门静脉血流一并转流入下腔静脉，降低肝窦压力，有利于控制腹水形成。非选择性门体分流术治疗食管胃底曲张静脉破裂出血效果好，但肝性脑病发生率高达30%~50%，易引起肝衰竭。由于破坏了第一肝门的结构，为日后肝移植造成困难。非选择性门体分流术还包括肠系膜上静脉与下腔静脉“桥式”（H型）分流术和中心性脾－肾静脉分流术（切除脾，将脾静脉近端与左肾静脉端侧吻合），但术后血栓发生率较高。

（2）选择性门体分流术：旨在保留门静脉的入肝血流，同时降低食管胃底曲张静脉的压力。代表术式是远端脾－肾静脉分流术，即将脾静脉远端与左肾静脉进行端侧吻合，同时离断门－奇静脉侧支，包括胃冠状静脉和胃网膜静脉。优点是肝性脑病发生率低。但有大量腹水及脾静脉口径较小的患者，一般不选择此术式。

（3）限制性门体分流：目的是充分降低门静脉压力，防止食管胃底曲张静脉出血，同时保证入肝血流。代表术式是限制性门腔静脉分流（侧侧吻合口在10mm）和门腔静脉"桥式"（H型）分流（桥式人造血管口径为8~10mm）。前者随着时间的延长，吻合口径可增大，如同非选择性门体分流术；后者近期可形成血栓，需要进行取血栓或溶栓治疗。

2. **断流术** 断流手术的方式很多，阻断部位和范围有所不同，其中贲门周围血管断流术最有效，不仅离断食管胃底静脉侧支，还保留门静脉入肝血流。这一术式还适合于门静脉循环中，没有任何可供体静脉吻合的选用静脉，肝功能差，既往分流手术和其他非手术疗法失败，而又不适合分流手术的患者。

在实行此手术时，了解贲门周围解剖十分重要。贲门周围血管可分成四组：

（1）冠状静脉：包括胃支、食管支和高位食管支。胃支较细，沿着胃小弯行走，伴着胃右静脉。食管支较粗，伴着胃左静脉在腹膜后注入脾静脉；其另一端在贲门下方和胃支吻合而进入胃底和食管下段。高位食管支源自冠状静脉食管支的凸起部，距贲门右侧3~4cm处，沿食管下段右后侧行走，于贲门上方3~4cm或更高处进入食管肌层。特别指出的是：有时还出现"异位高位食管支"，它与高位食管支同时存在，起源于冠状静脉主干，也可起源于门静脉左干，距贲门右侧更远，在贲门以上5cm或更高处才能进入肌层。

（2）胃短静脉：一般为3~4支，伴行胃短动脉，分布于胃底前后壁，注入脾静脉。

（3）胃后静脉：起始于胃底后壁，伴同名动脉下行，注入脾静脉。

（4）左膈下静脉：可单支或分支进入胃底或食管下段左侧肌层。

门静脉高压症时，上述静脉显著扩张，高位食管支的直径常达0.6~1.0cm。彻底切断上述静脉，包括高位食管支或同时存在的异位食管支，同时结扎、切断与静脉伴行的同名动脉，才能彻底阻断门－奇静脉间的反常血流，称"贲门周围血管离断术"。

3. **转流术** 对于肝硬化引起的顽固性腹水，有效的治疗方法是肝移植。其他疗法包括TIPS和腹腔－静脉转流术。放置腹腔－静脉反流管，有窗孔的一端插入腹腔，通过一个单向瓣膜使腹腔内的液体向静脉循环单一方向流动，管的另一端插入上腔静脉。尽管放置腹腔－静脉反流管并不复杂，然而有报道的手术死亡率高达20%。放置腹腔－静脉反流管后腹水再度出现说明分流闭塞。如果出现弥散性血管内凝血、曲张静脉破裂出血或肝衰竭，就应停止转流。

**（三）中医治疗**

1. **瘀血内结证**

证候：腹部积块明显，硬痛不移，面暗消瘦，纳减乏力，时有寒热，女子或见月事不下；舌边暗紫或见瘀点，苔薄，脉弦涩。

治法：祛瘀软坚，兼调脾胃。

方药：膈下逐瘀汤加减。

2. **寒湿困脾证**

证候：腹大胀满，按之如囊裹水，甚则颜面浮肿，脘腹痞满，得热稍舒，精神困倦，怯寒懒动，小便少，大便溏，或身目发黄，面色晦暗；舌苔白腻，脉缓。

治法：温中健脾，行气利水。

方药：实脾饮加茵陈。

3. **气随血脱证**

证候：患者突然大量吐血及便血后，出现面色苍白，四肢厥冷，汗出；舌淡，苔白，脉微。

治法：益气固脱。

方药：独参汤。

# 第二十四单元 腹外疝

## 细目一 概论

### 要点一 病因病理

**（一）西医病因病理**

1. **病因** 腹外疝的发病原因有腹壁强度降低和腹内压增高两大因素。

（1）腹壁强度降低：潜在的腹壁强度降低，最常见于某些组织穿过腹壁的部位，如精索或子宫圆韧带穿过腹股沟管、股动脉穿过的股管、脐血管穿过的脐环等处，其他如腹白线因发育不良，也可成为腹壁的薄弱点。此外，手术切口愈合不良、外伤、感染、腹壁神经损伤、老年、久病、肥胖所致肌肉萎缩等，也是腹壁强度降低的原因。

（2）腹内压力增高：常见的原因有慢性咳嗽、慢性便秘、排尿困难（如包茎、膀胱结石、前列腺增生）、腹水、妊娠、举重、婴儿经常啼哭等。正常人虽时有腹内压增高的情况，但如腹壁完整而维持一定的强度，则不会发生疝。

2. **病理解剖** 典型的腹外疝由疝环、疝囊、疝内容物和疝外被盖组成。

（1）疝环：也称疝门，它是疝突向体表的门户，亦即腹壁薄弱点或缺损所在。各种疝通常以疝环所在部位作为命名依据，如腹股沟疝、股疝、脐疝、切口疝等。

（2）疝囊：是壁层腹膜经疝环向外突出形成的囊袋，可分为疝囊颈、体和底三部分。疝囊颈是疝囊体与腹腔之间通道的狭窄部分，其位置相当于疝环。疝囊体是疝囊扩大部分，疝囊底为其最低部分。

（3）疝内容物：是进入疝囊的腹腔内脏器或组织，以小肠最为多见，大网膜次之。此外，如盲肠、阑尾、乙状结肠、横结肠、膀胱等均可进入疝囊，但较少见。

（4）疝外被盖：是指疝囊以外的各层组织。

**（二）中医病因病机**

疝的发生原因较多，凡房劳、愤怒、劳倦、寒邪而致阴盛内盛、水湿内停、痰热瘀滞、气虚下陷等均可引起。且与任脉、足厥阴肝经有关，云“诸疝皆归于肝经”。综合有下列几种原因：

（1）情志抑郁，致肝郁气滞，气机失于疏泄，筋脉不利而成；亦可因愤怒嚎哭，气胀流窜，或留于少腹，或注入阴部而成疝气。

（2）久坐寒湿之地，或因寒冬涉水，感受寒湿之邪，以致寒湿凝滞，聚入阴部所致；或素有湿热，复受外寒，湿热之邪不得外泄，寒主收引，使筋脉挛急，搏结而成。

（3）小儿先天不足，妇女生育过多，或老年气血虚弱，咳嗽，腹泻，便秘，或强力举重，操劳过度，劳则气耗，以致气虚下陷，筋脉弛缓，不能摄纳而生疝。

### 要点二 临床类型

腹外疝有易复性、难复性、嵌顿性、绞窄性等类型。

1. **易复性疝** 一般腹外疝患者在站立、行走、劳动或腹内压骤增时突出，在平卧、休息或用手向腹腔推送时，又可回纳腹腔内，则称为易复性疝。

2. **难复性疝** 有些腹外疝的内容物反复突出，致疝囊颈受摩擦而损伤，并产生粘连，使内容物不能完全回纳，称为难复性疝。这种疝的内容物多为大网膜。此外，有些病程长、腹壁缺损大的巨大疝，因内容物较多，腹壁已经完全丧失抵挡内容物突出的作用，也常难以回纳。

滑动性疝也属难复性疝。少数病程较长的疝，因内容物不断进入疝囊时产生的下坠力量，将疝囊颈上方的腹膜逐渐推向疝囊，尤其是髂窝区后腹膜与后腹壁结合得极为松弛，更易被推移，以致盲肠（包括阑尾）、乙状结肠或膀胱随之下移，而形成疝囊壁的一部分，这种疝称为滑动性疝。因其内容物不能完全还纳，也属难复性疝。

**3. 嵌顿性疝**　疝环较小而腹内压突然增高时，疝内容物可强行扩张囊颈而进入疝囊，随后因囊颈的弹性收缩，又将内容物卡住，使其不能回纳，这种疝称为嵌顿性疝或箝闭性疝。疝发生嵌顿后，如其内容物为肠管，则因肠管及其系膜在疝环处受压，先使静脉回流受阻，导致肠壁瘀血和水肿，于是肠管受压情况加重而更难回纳。肠管嵌顿后，疝囊内的肠壁及其系膜渐增厚，颜色由正常的淡红逐渐转为深红，囊内可有淡黄色积液，此时肠系膜内动脉搏动尚能扪到。嵌顿如能及时解除，上述病变可恢复正常。

**4. 绞窄性疝**　嵌顿疝如不及时解除，肠管及其系膜受压情况不断加重，可使动脉血流减少以至完全阻断。此时肠系膜动脉搏动消失，肠壁逐渐失去光泽、弹性和蠕动能力，最终变黑坏死。疝囊内积液转为紫红色血水，甚至成脓性。感染严重时，还可以引起疝外被盖组织的蜂窝织炎。积脓疝囊可自行穿破，或误被切开引流而发生粪瘘。嵌顿性疝发展到肠壁动脉血流障碍阶段，即为绞窄性疝。嵌顿性疝和绞窄性疝，实际上是一个病理过程的两个阶段。

**5. 其他**　肠管受压或绞窄时，临床上还可同时伴有急性机械性肠梗阻。有时嵌顿的内容物仅为部分肠壁，系膜侧肠壁及其系膜并未进入疝囊，肠腔并无完全梗阻，这种疝称为肠管壁疝或 Richter 疝。如嵌顿的是小肠憩室（常为 Meckel 憩室），则称 Litter 疝。有些嵌顿的肠管可包括几个肠袢，或成“W”形，疝囊内各嵌顿肠袢之间的肠管，可隐藏在腹腔内，这种情况称为逆行性嵌顿疝。肠管发生绞窄时，不仅疝囊内的肠管可坏死，腹腔内的中间肠袢也可发生坏死，有时甚至疝囊内的肠袢尚存活，而腹腔内的肠袢已坏死。所以，在手术处理嵌顿或绞窄性疝时，必须把腹腔内有关肠袢牵出检查，以防止遗漏中间坏死的肠袢。

儿童的疝因疝环组织一般较柔软，嵌顿后很少发生绞窄。

## 细目二　腹股沟疝

### 要点一　腹股沟管解剖

腹股沟区是指前外下腹壁的一个三角形区域，其上界是髂前上棘至腹直肌外缘水平线，内界是腹直肌外缘，下界是腹股沟韧带。临床上常以腹股沟韧带，作为判断腹股沟疝和股疝的界线。腹股沟区与腹前壁其他部位不同之处是比较薄弱，其由浅至深有以下各层：

（1）皮肤、皮下组织、浅筋膜。

（2）腹外斜肌腱膜：腹外斜肌在髂前上棘和脐连线以下移行为腱膜，即腹外斜肌腱膜。腱膜下缘在髂前上棘至耻骨结节之间，向后上反折并增厚成腹股沟韧带。韧带内侧的一小部分纤维继续向下、向后、向外转折而形成陷窝韧带，附着于耻骨梳上，韧带的游离缘呈弧形，其构成股环的内界。陷窝韧带继续向外延续，附着于耻骨梳上的腱膜，称为耻骨梳韧带。这些韧带在疝修补时有重要意义。

腹外斜肌腱膜的纤维，在耻骨结节上外方，形成一个三角形裂隙，即腹股沟管外环（皮下环）。正常成人外环口，可容一小指尖，其内有精索或子宫圆韧带通过。在腹外斜肌腱膜深面与腹内斜肌浅面之间，有两条呈平行的髂腹下神经和髂腹股沟神经通过，有时两者纤维交织相连成一条神经，在腹股沟疝修补时，应加以保护，避免损伤。

（3）腹内斜肌、腹横肌：分别起自腹股沟韧带的外侧 1/2 与 1/3，两者纤维向下行走，下缘呈弓状越过精索前方、上方，在精索内后侧止于耻骨结节。在此区，腹内斜肌下缘多为肌肉；其深面的腹横肌下缘多为腱膜，称腹横弓。有 5%~10% 的病例腹横弓和腹内斜肌下缘腱膜部分，在精索内后侧相互融合形成联合腱，止于耻骨结节。

（4）腹横筋膜：在腹横肌及其腱膜下的腹内筋膜称为腹横筋膜。约在腹股沟韧带中点上方 2cm，腹壁下动脉外侧处，腹横筋膜有一卵圆形裂孔，即腹股沟管内环。精索或子宫圆韧带由此通过，腹横筋膜由该环向下包绕精索，成为精索内筋膜。在腹股沟韧带内侧 1/2，腹横筋膜覆盖股动、静脉，并随血管下行至股部。

（5）腹膜外脂肪和壁层腹膜：在此区的腹横筋膜和腹膜之间，有较多的腹膜外脂肪，两者结合疏松，极易分离，体弱极瘦的人也可有一潜在间隙。从解剖结构上看，在腹股沟内侧 1/2 处，腹内斜肌和腹横弓下缘与腹股沟韧带之间，有一明显的空隙，没有肌肉层；因此成为腹股沟区好发疝的重要原因。

正常腹股沟管解剖并非呈管形，而是腹股沟区肌层间一个潜在的裂隙。位于腹股沟韧带中点上方 2cm 处，与韧带平行。成人腹股沟管长 4~5cm，内有精索或子宫圆韧带通过。有内、外两口及前、后、上、下四壁。内口即内环（腹环），外口即外环（皮下环），其大小一般可容一指尖。前壁为皮肤、皮下组织、腹外斜肌腱膜，外侧 1/3 部分尚有腹内斜肌；后壁为腹膜与腹横筋膜，内侧的 1/3 尚有联合腱；上壁为腹内斜肌和腹横肌下缘；下壁为腹股沟韧带和腔隙韧带。在腹外斜肌与腹内斜肌之间，有髂腹下神经和髂腹股沟神经通过。

## 要点二　病因病理

有先天性和后天性两种，以前者多见。

1. **先天性**　胚胎期睾丸位于腹膜后第 2~3 腰椎旁，在发育过程中逐渐下降，在下降至腹股沟管内环处带动腹膜、腹横筋膜的部分肌肉一起下降，于外环处，推动皮肤继续下降，而形成阴囊。在下降过程中，腹膜所形成的鞘状突，婴儿出生后不久，其下段与睾丸紧贴成为睾丸固有鞘膜，其余部分，则萎缩而成一纤维索带。如鞘状突不闭锁或闭锁不完全，就成为先天性疝。

2. **后天性**　正常人有两种保持腹股沟管完整，并防止腹内容物经内环膨出的机制。一是腹横肌和腹内斜肌在内环的括约肌作用。当腹横筋膜和腹横肌收缩时，内环内侧的凹间韧带和内环一起被牵向内上方，从而在腹内斜肌深面关闭了内环，阻止了疝的形成。二是腹横弓和腹内斜肌弓状下缘的开闭作用。腹壁松弛时，弓向上突出，当腹压增高时，腹内斜肌和腹横肌同时收缩，不仅使腹股沟管的前后壁紧紧靠拢，而且弓被拉直变平，并向腹股沟韧带靠拢，使弓状缘下方的半月形缺口接近消失，从而加强了腹股沟管区。如果腹内斜肌和腹横肌发育不全，营养不良或下缘过高，使腹股沟区薄弱，易发生后天性斜疝。

## 要点三　临床表现

1. **易复性斜疝**　此型斜疝用手轻按疝囊，嘱患者咳嗽，可扪及膨胀性冲击感。患者平卧或用手法将包块向腹环处推挤，包块可回纳消失。再以手指尖经阴囊皮肤伸入外环，可发现外环扩大，局部腹壁软弱；此时需嘱患者咳嗽，指尖有冲击感。包块消失后，用手指紧压腹股沟管腹环处，让患者咳嗽、站立或鼓腹，包块不再出现。若疝内容物为小肠，则包块柔软、光滑、有弹性，叩诊呈鼓音，听诊可闻及肠鸣音，当包块回纳进入腹腔时，可听到“咕噜”声；若内容物为大网膜，则包块坚韧、无弹性，叩诊呈浊音，听诊无肠鸣音，回纳不伴“咕噜”声。

2. **难复性斜疝**　此型斜疝除坠胀感、牵引痛稍重外，其主要表现为包块不能完全回纳，尚有消化不良和便秘等症状。

滑动性斜疝也属难复性疝，多见于青壮年男性，右多于左。滑入疝囊内的盲肠或乙状结肠在疝手术时，容易误当疝囊切开，应予注意。

3. **嵌顿性和绞窄性斜疝**　此型斜疝常发生在高强度劳动，或剧烈咳嗽及严重便秘等腹内压骤增时，主要表现为包块突然增大，伴有明显疼痛，包块变硬无弹性，触痛明显，不能回纳；如疝内容物为肠管，可出现急性肠梗阻或绞窄性肠梗阻症状，如腹部绞痛、恶心、呕吐、便秘、腹胀等；若疝内容物为大网膜，局部触痛常较轻。

疝一旦嵌顿，则自行回纳的机会很少。在临床上，嵌顿和绞窄是不能完全分开的两个发展阶段。一般认为，嵌顿疝超过 24~48 小时，出现毒血症及严重水、电解质紊乱与酸碱失衡表现，有包块皮肤水肿、发红等症状者，应考虑为绞窄性疝。

## 要点四　腹股沟斜疝诊断

腹股沟斜疝多见于儿童和中青年男性。当患者哭啼或站立腹压增高时，腹股沟上段内侧（腹环处）由外上向内下前斜行，突现一圆形或梨形囊性包块，平卧时包块可自行回缩消失。患者仅有局部轻度坠胀感，此时诊断较为困难；如肿块不断增大进入阴囊或大阴唇，此时除坠胀感外可有明显牵引痛，诊断较容易。

诊断要点为：

1. 疝块发生在腹股沟内侧解剖薄弱区（腹股沟管区），呈梨形，质软，可入阴囊。

2. 咳嗽时，局部有冲击感和冲击性膨大。

3. 疝块多数可以还纳，且时大时小，平卧后常可消失；疝块还纳后，指压内环可阻止复现。

4. 疝环扩大、松弛。

5. 嵌顿性疝或绞窄性疝除局部疝块不能回纳外，常伴程度不同的阵发性腹痛、便秘、呕吐等一系列肠梗阻症状。

## 要点五　腹股沟直疝诊断

多见于老年男性体弱者，其基本表现与斜疝相似，但其包块位于腹股沟内侧和耻骨结节的外上方，多呈半球状，从不进入阴囊，不伴有疼痛及其他症状。起立时出现，平卧时消失。因其基底部较宽，容易还纳，极少发生嵌顿。还纳后指压内环不能阻止其出现。如以食指经外环插入腹股沟管内，可触及后壁明显缺损。疝内容物常为小肠或大网膜，膀胱有时可进入疝囊，成为滑动性直疝；如发生粘连，膀胱即成为疝囊的一部分，手术时应注意。

诊断要点为：

1. 疝块发生在腹股沟内侧解剖薄弱区（直疝三角区），呈半球形，质软，不入阴囊。

2. 咳嗽时，局部有冲击感和冲击性膨大。

3. 疝块多数可以还纳，且时大时小，平卧后常可消失；疝块还纳后，指压内环，不能阻止其复现。

4. 疝环扩大、松弛。

5. 很少发生嵌顿。

## 要点六　鉴别诊断

需做好与下列疾病的鉴别：

1. **睾丸鞘膜积液**　其包块仅限于阴囊内，多呈卵圆形，上缘可清楚地扪及精索；而斜疝多呈梨形，上缘有蒂柄通向腹股沟管。睾丸鞘膜积液时，睾丸位于积液中央，包块呈囊性，不能扪及睾丸；而斜疝可在包块后方扪及睾丸。睾丸鞘膜积液包块从不回纳或消失；斜疝包块可回纳消失或缩小。睾丸鞘膜积液透光试验多呈阳性，斜疝则多呈阴性。

2. **交通性鞘膜积液**　其包块外形与睾丸鞘膜积液相似，但常在起床后或站立一段时间后，包块才缓慢地出现并逐渐增大。平卧或挤压包块时，因液体被挤入腹腔，包块可慢慢缩小或消失。易复性斜疝时，其包块出现或消失都比较快，而且回纳后压住腹环，嘱患者站立，包块不再出现。

3. **精索鞘膜积液**　其包块一般较小，在腹股沟管内，因此牵拉同侧睾丸时，可见包块上下移动。

4. **睾丸下降不全**　其包块较小，挤压时，患者有特殊的胀痛感觉；患侧睾丸缺如有助诊断。

5. **急性肠梗阻**　肠管被嵌顿，可伴有急性肠梗阻，易因诊断为肠梗阻而忽略了疝的存在。这种情况，临床时有发生，尤其在患者比较肥胖而疝块比较小时，更易发生漏诊，而导致治疗上的错误。

## 要点七　治疗

腹股沟疝常可发生嵌顿绞窄，而危及患者生命，因此确诊后，应及时处理。

### （一）非手术疗法

1岁以内的婴儿，因其腹肌可随身体发育逐渐强壮，疝有消失的可能，故暂不手术，可用棉线束带或绷带压住腹股沟管内环，这样可防止疝块突出，以给发育中的腹肌以加强腹壁的机会。

老年体弱或因故不适于手术者，可用疝带治疗。但长期使用可以刺激致疝颈肥厚、硬韧；疝内容物与疝壁粘连，容易造成嵌顿或绞窄。发生嵌顿如时间较短（不超过2~4小时），且局部压痛不明显，腹部无压痛及腹肌紧张等腹膜刺激症状，估计无肠管绞窄坏死时，可以试行手法复位，手法切忌粗暴；复位后观察24~48小时，注意有无腹膜炎出现，以及肠梗阻是否解除。

### （二）手术疗法

手术疗法效果确切，但对合并慢性咳嗽、便秘、排尿困难、腹水、妊娠等有腹内压增高者，务必先行处理，以免术后复发。手术方法可归纳为传统的疝修补术、无张力疝修补术和经腹腔镜疝修补术等。

腹股沟疝的手术方法很多，其手术目的是切除疝囊和加强腹股沟管薄弱部分，通常有三类。

1. **疝高位结扎**　疝高位结扎指在疝颈部结扎疝囊。可视疝囊大小，对其远端疝囊给予切除或留于原位，这样就堵住了腹内脏器或组织进入疝囊内的通道。结扎应尽量在高的水平进行，如结扎偏低，那只是把一个较大的疝囊，转化成一个较小的疝囊，给疝复发造成了条件。单纯的疝囊高位结扎术，只有在腹股沟管薄弱部于发育过程中，能够逐渐加强时，疗效才确切，所以该术式多用于婴幼儿。对其他年龄段及绞窄性斜疝患者，如因局部有严重感染，修补易失败时,亦可应用。

**2. 疝修补术** 适用于腹股沟管缺损不大,附近肌腱比较完整的成年患者。其方法是在疝高位结扎的基础上,视薄弱或缺损部位而决定内环修补和腹股沟管壁修补。

(1)内环修补:适用于内环扩大的病例。如内环仅轻度扩大,将内环的下缘间断缝合数针,能容小指尖通过即可。

(2)腹股沟管壁修补:其方法很多,通常可分为加强腹股沟管前壁或后壁两类。

1)弗格森(Ferguson)法:是加强腹股沟管前壁最常用的方法。高位结扎疝颈后,不游离精索;将腹内斜肌下缘和联合腱,在精索浅面缝于腹股沟韧带上,以消灭弓状下缘与腹股沟韧带之间的空隙。此方法适用于腹股沟管后壁发育尚健全的儿童和青年人较小的斜疝。

2)巴西尼(Bassini)法:是修补腹股沟管后壁的方法。在高位疝囊颈结扎后,将精索游离提起,在精索深面将腹内斜肌下缘和联合腱,缝于腹股沟韧带上,精索位于腹内斜肌与腹外斜肌腱膜之间。适用于成人斜疝和腹壁一般性薄弱者。

3)麦可威(Mcvay)法:是修补腹股沟管后壁的方法。在巴西尼(Bassini)法的基础上,在精索深面将腹内斜肌下缘和联合腱,缝于耻骨梳韧带上,可同时加强腹股沟三角和间接封闭股环。多用于腹壁重度薄弱的较大斜疝和复发性疝。

(3)无张力疝修补术(tension-free hernioplasty):分离出疝囊后,如疝囊较小,无须高位结扎或切除,将其内翻送入腹腔。然后,将用人工材料制成一个圆形花瓣形的充填物,填充在疝的内环处,以填补缺损,再将一个合成纤维网片,缝合于腹股沟管后壁,而替代传统的张力缝合。

**3. 疝成形术** 巨型疝或复发性疝、腹股沟管后壁严重缺损等,无法利用局部组织进行修补者,应施行疝成形术。基本术式按巴西尼法进行。传统上是将同侧腹直肌前鞘瓣向外下翻转,在精索深面缝至腹股沟韧带上,或用自体阔筋膜移到腹股沟管后壁。近年来,人工材料涤纶网、四氟乙烯网、尼龙网等的出现,为在无张力状态下进行疝修补,创造了条件,主要用于修复腹股沟区的腹横筋膜缺损。手术要点是切除软弱损坏的腹横筋膜及腹膜外组织,将合成纤维网固定于缺损的腹横筋膜边缘深面及腹股沟韧带上。这种方法克服了传统术式张力大、术后局部牵扯感、疼痛较重和组织间愈合差等缺点。

# 第二十五单元　泌尿与男性生殖系统疾病

## 细目一　概　论

### 要点一　临床表现

**（一）排尿异常**

1. **尿频**　正常人白天排尿一般4~6次，夜间0~1次。尿频者，是指排尿次数增多而每次尿量减少，严重时，几分钟排尿1次，每次仅数毫升。引起尿频的原因很多，可以是生理性的，如多饮水、服用利尿食品等，有时也可以受精神因素影响，但主要是由于膀胱后尿道炎症刺激，膀胱容量减少和膀胱神经功能失调所致。炎症所致的尿频常伴有尿痛、尿急，临床上合称为膀胱刺激征。

2. **尿急**　是指突然有强烈的尿意而不能自制，需即刻排尿。膀胱功能和容量正常时，因环境条件不许可，有尿意时可延迟排尿。但有严重急性炎症或膀胱容量过小时，则可出现尿急，常与尿频、尿痛同时存在。

3. **尿痛**　可出现在尿初、排尿过程中、尿末或排尿后。程度由灼痛、刺痛至刀割样痛不等，常伴有尿频、尿急、血尿。尿初痛提示前尿道炎症；尿末痛提示病变发生在后尿道、膀胱颈或膀胱三角区。

4. **排尿困难**　包括排尿延迟、费力、不畅、尿线无力、变细、滴沥等。排尿困难的病因主要是膀胱颈以下尿路梗阻和中枢或周围神经损害。前者被认为是机械性因素，后者则认为是功能性因素，临床应予鉴别。

5. **尿失禁**　尿液不能自控而自行排出。根据病因分成四大类：

（1）真性尿失禁：膀胱失去控制尿液排出能力，通常见于先天性或后天获得性神经源性疾病，导致支配膀胱神经功能失调，以及尿道括约肌受损等。

（2）压力性尿失禁：当腹压增加如咳嗽、喷嚏、大笑时，尿液不经意地流出。多见于中年经产妇，由于膀胱支持组织和盆底松弛所致。

（3）急迫性尿失禁：严重尿频、尿急时，不能控制尿液。常见于逼尿肌亢进型神经源性膀胱、急性膀胱炎、近期前列腺摘除术后等疾病。

（4）充溢性尿失禁：膀胱过度充盈，引起尿液不断溢出。常见于前列腺增生症慢性尿潴留时，膀胱内压超过尿道阻力所致。

6. **尿潴留**　指膀胱内尿液不能排出，分急性与慢性两类。急性尿潴留常由于膀胱颈以下严重梗阻，突然不能排尿，尿液潴留于膀胱内。慢性尿潴留是由于膀胱出口以下不完全性梗阻或神经源性膀胱所致。主要表现为排尿困难，膀胱充盈，可出现充溢性尿失禁。

7. **少尿与无尿**　正常成人每日尿量1000~1500mL。每日尿量在400mL以下为少尿，100mL以下为无尿或称尿闭。少尿或无尿提示肾功能不全，其原因有肾前性、肾性、肾后性三种。

**（二）尿液异常**

1. **血尿**　有血液随尿排出，根据尿液中血液含量分肉眼血尿和镜下血尿两类。肉眼能见到血色者称肉眼血尿，通常1000mL尿液中含1mL血液即呈肉眼血尿。仅在显微镜下见到红细胞多于正常者为镜下血尿。根据出血部位与血尿出现阶段的不同，肉眼血尿可有三种情况：

（1）初始血尿：提示出血部位在尿道或膀胱颈部。

（2）终末血尿：提示病变在后尿道、膀胱颈部或膀胱三角区。

（3）全程血尿：提示病变在膀胱或以上部位。另外，血尿色泽较鲜提示下尿路出血，血色较暗提示上尿路出血；血尿中伴大小不等的血块，提示病变在膀胱；血尿伴蚯蚓状血块，提示病变在肾、输尿管。

血尿的原因很多，临床应予鉴别。如使用环磷酰胺、别嘌醇（别嘌呤醇）、肝素等的药物性血尿；输入血型不合或严重创伤引起的溶血性血尿;泌尿系先天性畸形或损伤引起的血尿等。尤其是有些血尿伴有相应的症状,如无痛性血尿,特别是发于中年以上者,应首先考虑泌尿系肿瘤;腰痛或肾绞痛后血尿提示上尿路结石,排尿中断并放射至阴茎头多系膀胱与尿道结石;血尿伴膀胱刺激征,应考虑泌尿系感染,如尿培养阴性、抗感染治疗无效,常提示泌尿系结核。

2. **脓尿** 离心尿每高倍视野白细胞超过3个以上为脓尿,重者尿混浊呈脓状,提示有感染。致病菌通常为大肠埃希菌、变形杆菌、葡萄球菌等,如为结核杆菌和淋球菌感染,称特异性感染。

3. **乳糜尿** 尿液中含乳糜或淋巴液,呈乳白色,如含大量红细胞,尿呈红褐色,称乳糜血尿。

4. **晶体尿** 在各种条件影响下,尿中有机或无机物质沉淀、结晶而形成。常由于尿液中盐类呈过饱和状态。

**(三)尿道分泌物**

血性分泌物提示尿道癌;外伤后尿道滴血提示尿道损伤。黄色、黏稠脓性分泌物提示淋菌性尿道炎;少量无色或白色稀薄分泌物,提示支原体、衣原体引起的非淋菌性尿道炎;清晨排尿前或大便后尿道口少量黏稠分泌物,提示慢性前列腺炎。

**(四)疼痛**

肾盂、输尿管连接处或输尿管急性梗阻时,可发生肾绞痛,常由于尿路结石所致,疼痛位于肋脊角、腰部和上腹部,呈阵发性剧痛,并可放射至会阴部,多伴有恶心呕吐。膀胱疼痛位于耻骨上区域,急性尿潴留时症状明显,慢性尿潴留时症状轻微。睾丸、附睾及会阴痛,大多是由相关器官或组织的炎症所引起的钝痛或刺痛,严重时可引起剧痛。

**(五)肿块**

较严重的肾脏疾病,上腹部触诊可及不同肿块。如晚期肾肿瘤可触及质硬、表面高低不平并且较固定的肿块;肾结核可触及肿大的肾脏,表面不光滑,质地不一,与周围组织粘连固定;肾积水表面光滑,有囊质感;多囊肾为双肾表面呈囊性结节;肾脏外伤可引起肾周出血和尿外渗,常可触及痛性肿块。隐睾可在痛侧腹股沟区触及近似睾丸的肿块;睾丸、附睾的炎症或肿瘤可在阴囊内扪及相应的肿块;肛门指诊前列腺部位扪及肿块,应考虑前列腺癌的可能。

**(六)性功能障碍**

阳痿是指阴茎不能正常勃起进行性交,或阴茎虽能勃起,但不能维持足够的硬度以完成性交。前者称完全性阳痿,后者称不完全性阳痿。早泄是指阴茎尚未插入阴道、正在进入或进入阴道不久即射精者。无性交或手淫活动情况下发生射精者称遗精。若在梦中发生遗精又称梦遗。精液中含血液称血精,其外观为红色或棕红色或仅有血丝,精液涂片镜检可见大量红细胞。性功能障碍可由精神心理因素、血管病变、神经病变、内分泌疾病、药物及全身性疾病引起。早泄大多数为功能性因素所引起,只有反复而持续发生时,才认为是异常。

## 要点二 检查方法

**(一)体格检查**

包括全面系统的全身检查和腹、腰背、阴囊和会阴的局部检查。

1. **肾脏检查** 注意肋脊角、腰部或上腹部有无隆起。患者平卧位,检查者左手置于肋脊角并向上托起,右手在同侧上腹部进行双手触诊。正常肾一般不能触及,有时右肾下极在深呼吸时刚能触及。疑有肾下垂时,应取立位或坐位检查。炎症时肾区有叩击痛。肾动脉狭窄、动脉瘤及动静脉瘘,在肾区可听到血管杂音。

2. **输尿管检查** 沿输尿管行径进行深部触诊,炎症时有触痛。腹壁薄弱者,当发生输尿管肿瘤或结石时,偶可触及索条状肿块或结石。

3. **膀胱检查** 平卧时,观察下腹有无隆起或肿块。尿潴留尿量大于500mL时,耻骨上扪及球形、囊性的膀胱,叩诊时可呈浊音区。膀胱空虚状态时,不能触及,可与腹内或盆腔其他肿块相鉴别。

4. **男性生殖系统检查** 注意有无包茎或包皮过长,阴茎头有无溃烂及肿块,尿道口是否红肿、有无分泌物,海绵体及尿道有无硬结与压痛。阴囊皮肤有无红肿、增厚等。双侧睾丸、附睾是否肿大,注意其大小、质地与形态,有无肿块与结节。精索是否增粗,静脉是否曲张,尤其是左侧精索静脉。双侧输精管是否增粗。慢性附睾炎常可引起输精管均匀增粗,附睾结核引起输精管结核,输精管可呈串珠状。阴囊内睾丸缺如时,应仔细检查同侧腹股沟。阴囊肿大如为睾丸鞘膜积液所致，阴囊透光试验阳性。

前列腺与精囊检查可取侧卧位、膝胸卧位或站立弯腰体位作直肠指检。检查前列腺大小、形态、质地，表面是否光滑，有无结节与肿块，中央沟是否存在，有无压痛等。如考虑为前列腺炎时，可行前列腺按摩，取其液体送检。精囊在正常情况下不易触及，急性炎症时，两侧精囊肿大，有压痛。

**（二）实验室检查**

1. **尿液检查**　是泌尿系及某些全身疾病的实验室筛选性检查，为诊断、鉴别诊断提供重要线索。尿液收集以新鲜尿为宜，并应避免污染。尿培养以清洁中段尿为佳，女性亦可采用导尿标本。耻骨上膀胱穿刺留标本最为准确。

（1）尿常规检查：包括外观、比重、尿蛋白、尿糖、酸碱度、显微镜检查等。尿比重测定时，清晨第一次尿，对了解肾功能有帮助，比重在1.020以上，表示肾功能良好。高倍视野中红细胞超过1~2个，白细胞超过3~5个均属不正常。尿蛋白（++）或（+++）以上，而白细胞不多，常提示非外科性肾脏疾病。颗粒管型、细胞管型，多见于内科肾脏疾病。

（2）尿三杯试验：以最初10~15mL尿为第一杯，以排尿最后10mL为第三杯，中间部分为第二杯。收集时尿流应持续不断。若第一杯尿液异常，提示病变在尿道或膀胱颈部；第三杯尿液异常，提示病变在后尿道、膀胱颈部或三角区。若三杯尿液均异常，提示病变在膀胱或以上部位。

（3）尿细菌学检查：革兰氏染色尿沉渣涂片检查，可初步提供细菌种类；尿沉渣抗酸染色涂片检查或结核菌培养，可确定是否有结核菌感染；尿培养菌落计数超过$10^5$/mL，提示尿路感染，对于有尿道症状者，菌落计数超过$10^2$/mL就有意义。

（4）尿细胞学检查：取新鲜尿沉渣离心沉淀后涂片染色，查找泌尿系移行肿瘤细胞，尤其以膀胱癌阳性率为高。

2. **男性尿道分泌物检查**　将尿道分泌物收集在载玻片上，制成涂片并革兰氏染色，对诊断淋病性尿道炎，既简便又准确。尿道分泌物直接镜检发现活动且带有鞭毛的滴虫，可诊断滴虫性尿道炎。

3. **前列腺液检查**　施行前列腺按摩，可取得前列腺液，进行外观及镜下检查。正常前列腺液呈淡乳白色，较稀薄。涂片镜检可见多量磷脂小体，白细胞计数不超过10个/HP。前列腺炎时，磷脂小体减少，白细胞数升高。

4. **精液检查**　正常精液呈乳白色，不透明，5~30分钟内液化，pH为7~8。精子数大于2000万/mL，活动率和正常形态精子均超过60%。采取手淫或性交体外排精收集标本，并在检查前5天内无排精。

5. **肾功能检查**　血肌酐与血尿素氮正常值分别为60~130mmol/L与1.7~8.3mmol/L。当正常肾组织不少于双肾总量的1/3时，血肌酐仍保持正常水平。血尿素氮受分解代谢、饮食和消化道出血等多种因素影响，不如肌酐准确。此外，还可进行内生肌酐清除率、肾小球滤过率和有效肾血流量测定，以了解肾功能。

6. **前列腺特异性抗原**　前列腺特异性抗原（prostate specific antigen，PSA）是由前列腺腺泡和导管上皮细胞产生的具有特异性的物质，是目前最常用的前列腺癌生物标记。健康男性血清PSA<4ng/mL，如>10ng/mL应高度怀疑有前列腺癌可能。

7. **流式细胞仪检查**　尿、血、精液、实体肿瘤标本，包括已做石蜡包埋组织，均可做此检查。其对泌尿、男生性殖系肿瘤的早期诊断及预后判断，能提供较敏感和可靠的信息，亦可用于判断肾移植急性排斥发生及男性生育能力。

**（三）器械检查**

1. **导尿检查**　导尿管以法制（F）为计量单位，以21F为例，其周径为21mm，直径为7mm。常用于诊断，如残余尿测定、注入造影剂、确定膀胱有无损伤；或用于治疗，如解除尿潴留、引流等。

2. **残余尿测定**　排尿后立即插入导尿管，测量膀胱腔内有无尿液残留。正常时无残余尿。为防止导尿给患者造成不适或感染，现多采用B型超声测定。

3. **尿道探条检查**　用于探查尿道，同时有扩张尿道狭窄的作用。通常选用18~20F探条，轻轻试插，以防损伤尿道。太细的探条易损伤尿道，造成假道。

4. **膀胱镜检查**　经尿道插入膀胱镜，可直接窥视膀胱内病变，还可经输尿管口逆行插入输尿管导管，分别收集两肾盂的尿液，观察两肾功能与其他病变，同时可扩张输尿管和作逆行肾盂造影。通过膀胱镜，还可取膀胱组织活检、钳取异物、破碎结石、切开或扩张输尿管口，应用电刀切除膀胱肿瘤和增生的前列腺。膀胱镜检查在泌尿外科应用很广，但在泌尿系感染、膀胱容量过小及尿道狭窄时，不宜使用。

5. **尿流动力学测定** 是借助流体力学及电生理学方法了解尿路输送、储存、排出尿液的能力。多用于下尿路动力学检查。通过尿流动力测定仪，分别或同步测定尿流率、膀胱压力容积、压力 / 流率、尿道压力和肌电图，亦可与影像学同步检查，全面了解下尿路功能。

**（四）影像学检查**

1. **B 型超声检查** 采用超声断层扫描，可获得各器官不同轴线及不同深度的断面图像，显示器官内部解剖结构及各种组织病变时，对超声波衰减和反射的异常表现。该检查方便、无创伤，并能及时得到结果。广泛用于诊断、治疗和随访。常规用于肾、肾上腺、膀胱、前列腺、精囊、阴茎及阴囊等疾病的诊断。为肿块性质的确定、结石和肾积水的诊断、肾移植术后并发症的鉴别、残余尿测定及前列腺体积测量等，提供正确的信息。

2. **X 线检查**

（1）尿路平片（KUB）：显示肾的轮廓、大小、形状、位置等，是诊断泌尿系结石的可靠依据。如不透光阴影部位不能确定时，可摄侧位片，有助于确诊。

（2）排泄性尿路造影：静脉注射造影剂，经肾实质排出，充盈肾盂、输尿管、膀胱，使其显影，又称静脉尿路造影。通常在结肠粪便和积气排空、碘过敏试验确定阴性后，经静脉 1~2 分钟内注入 60% 或 76% 泛影葡胺 20~40mL，分别于注射后 5 分钟、15 分钟、30 分钟、45 分钟摄片。可了解泌尿系形态和功能，肾功能良好者 5 分钟即显影。一般剂量造影显影不良时，可用大剂量（双倍）快速注射造影。

（3）逆行肾盂造影：经膀胱镜向输尿管插入导管直达肾盂，注射 15%~20% 泛影葡胺 4~8mL，能清晰显影。适用于排泄性尿路造影显影不清楚、肾功能不全或不能进行排泄性尿路造影者。应严格无菌操作，以防感染。

（4）经皮穿刺肾盂造影：用于以上造影不显影或失败，而又疑上尿路梗阻者。可在 B 型超声引导下进行，同时能收集尿液送检。

（5）膀胱、尿道造影：膀胱造影常规方法是排泄性尿路造影，待膀胱内造影剂充盈满意后摄片；也可经导尿管向膀胱腔内注入 6% 碘化钠 100~200mL 后摄片，观察膀胱病变。膀胱造影摄片成功后，嘱患者排尿时，摄尿道片称顺行尿道造影；如将 6%~10% 碘化钠 20mL 用注射器从尿道口缓慢注入尿道内，同时摄尿道片，称逆行尿道造影，适用于尿道病变的诊断。

（6）肾动脉造影：经股动脉穿刺插管至肾动脉开口上方，注入造影剂，判断有无肾血管病变和肾实质肿瘤。

（7）CT：有助于对肾实质性和囊性疾病的鉴别，肾、膀胱、前列腺癌的分期及肾上腺肿瘤的诊断，了解肾损伤范围和程度等。同时能显示腹部和盆腔转移而肿大的淋巴结。因其空间辨别力为 0.5~1.0cm，有时不能反映脏器病变全貌。

**（五）放射性核素检查**

肾图可测定肾小管分泌功能和显示上尿路有无梗阻；肾显像可显示肾形态、大小及有无占位病变等。单光子发射计算机体层摄影（SPECT）既能动态观察器官功能的全过程，亦能观察矢状、冠状及横断面的解剖和功能。

**（六）MRI**

对泌尿男性生殖系肿瘤的诊断和分期、肾囊肿内容性质鉴别、肾上腺肿瘤的诊断等，能提供较 CT 更为可靠的依据。其特点是组织分辨率高，无须造影剂，无放射损伤。此外，磁共振血管成像（MRA）、磁共振尿路成像（MRU）也具有良好的发展前景。

## 细目二 尿 石 症

### 要点一 临床表现

**（一）上尿路结石**

上尿路结石包括肾脏结石和输尿管结石。

（1）疼痛：肾绞痛、腰腹部钝痛、放射痛。

（2）血尿。

（3）梗阻。

**（二）下尿路结石**

下尿路结石包括膀胱结石和尿道结石。

（1）膀胱结石：典型症状为排尿突然中断，

并感疼痛，可放射至阴茎头部和远端尿道，改变体位后可缓解症状。

（2）尿道结石：表现为突发性尿线变细、排尿费力、呈点滴状、尿流中断，甚至出现排尿障碍而发生急性尿潴留。

## 要点二　诊断

1. 首先必须确定是否有结石存在。

2. 有结石存在时，应考虑是否有并发症，如感染、梗阻及恶变等。

3. 有时还应了解和确定可能的发病因素，以指导结石的防治。

## 要点三　鉴别诊断

上尿路结石应与胆囊炎、胆石症、急性阑尾炎及卵巢囊肿相鉴别，B 超多能鉴别。

## 要点四　治疗

根据结石的大小、数目、位置，有无梗阻、感染、肾损害及其程度等因素确定治疗方案。

### （一）一般治疗

1. **大量饮水**　保持每天尿量在 2000mL 以上，有利于减少晶体形成和促进结石的排出。是预防结石形成和增大的最有效方法。

2. **调节饮食与尿 pH**　含钙结石应限制含钙、草酸成分丰富的食物。牛奶、奶制品、豆制品、巧克力、坚果含钙量高，浓茶、番茄、菠菜、芦笋等含草酸量高。尿酸结石不宜食用动物内脏等高嘌呤食物，避免高动物蛋白、高动物脂肪和高糖食物，宜食用含纤维素丰富的食物。对尿酸和胱氨酸结石者，可口服枸橼酸钾、重碳酸钠，以碱化尿液。感染性结石者，可口服氯化铵酸化尿液，有预防作用。

3. **控制感染**　结石梗阻时，易继发感染，应进行尿液细菌学检查，并选择敏感抗生素抗感染治疗。

### （二）肾绞痛的治疗

结石性肾绞痛疼痛剧烈，应及时处理。可选择下列方法：

（1）消炎痛栓 1 粒，塞肛。

（2）阿托品 0.5mg，肌内注射。

（3）哌替啶 50mg，肌内注射。

（4）黄体酮 20mg，肌内注射。

（5）针刺肾俞、足三里、三阴交、京门等。

### （三）体外冲击波碎石（ESWL）

适用于直径≤2.5cm 的上尿路结石。远端尿路梗阻、妊娠、出血性疾病、严重心脑血管病、安置心脏起搏器、血肌酐≥265μmol/L、急性尿路感染、育龄妇女下段输尿管结石等不宜使用。碎石前通过 X 线、B 型超声对结石进行定位后，选择低能量，并限制每次冲击次数。碎石过程中，应动态监测，及时修正偏差，了解碎石的效果，以提高疗效，减少近、远期并发症的发生。治疗后血尿较为常见，无须特殊处理；残余结石或“石街”引起的梗阻，应严密观察，必要时采取相应措施。若需要再次治疗，原则上应至少在 1 周以后。

### （四）手术治疗

手术前必须了解双侧肾功能，若有感染应及时控制，同时还应确定结石位置。

1. **腔镜手术**　有输尿管镜取石或碎石术、经皮肾镜取石或碎石术。前者适用于中、下段输尿管结石，平片不显影结石，因肥胖、结石硬、停留时间长，不宜采用 ESWL 治疗者；后者适用于直径 >2.5cm 的肾盂结石或肾下盏结石，对远端有梗阻而质硬的结石、残余结石、有活跃性代谢疾病及需要再次手术者尤为适宜。

较小的膀胱结石，可经膀胱镜碎石钳机械碎石，经膀胱镜液电效应、超声、弹道气压碎石也可选择。尿道结石原则上将结石推入膀胱，然后按膀胱结石处理。

2. **开放手术**　常用的方法有肾盂、肾窦、肾实质切开取石术以及肾部分切除术、肾切除术、输尿管切开取石术、膀胱切开取石术。

另外，双侧输尿管结石，应先处理梗阻严重侧；一侧输尿管结石、另一侧肾结石时，应先处理输尿管结石；双侧肾结石时，应先处理易于取出而安全的一侧；鹿角形结石，应采取综合性治疗措施。

### （五）中医治疗

结石表面光滑，横径 <1cm，双侧肾功能正常，无尿路狭窄、畸形者，可采用本法治疗。

1. **湿热蕴结证**

证候：腰痛，少腹急满，小便频数短赤，溺时涩痛难忍，淋漓不爽，口干欲饮；舌红，苔黄腻，脉弦细。

治法：清热利湿，通淋排石。

方药：八正散加减。

2. **气滞血瘀证**

证候：腰腹酸胀或隐痛，时而绞痛，局部有压痛或叩击痛；舌暗或有瘀斑，苔薄白或微黄，脉弦紧。

治法：行气活血，通淋排石。

方药：金铃子散合石韦散加减。

3. **肾气不足证**

证候：腰酸坠胀，疲乏无力，病程日久，时作时止，尿频或小便不利，夜尿多，面色无华或面部轻度浮肿；舌淡，苔薄白，脉细无力。

治法：补肾益气，通淋排石。

方药：济生肾气丸加减。

**（六）总攻疗法**

人体结石主要依靠尿液的冲刷作用和输尿管的蠕动，以及人体活动时结石的重力作用移动排出。而输尿管痉挛、炎症性水肿、排尿功能的减弱等有妨碍结石排出的因素，治疗时要作充分考虑。中西医结合治疗是从整体观念出发，在治疗结石上既看到结石的危害，也看到了人体的排石能力，治疗上充分调动和提高这种能力，就能提高结石排出率。"总攻疗法"综合了中、西医的各种有效方法，提高了疗效。

排石汤Ⅱ号的组成与现代药理：

（1）利尿：金钱草、车前子、木通、萹蓄、瞿麦（海金沙、冬葵子）。

（2）调整输尿管蠕动：枳实、牛膝、大黄、甘草梢、滑石。

（3）抗感染：栀子、大黄、黄柏。

（4）止血：石韦、蒲黄、仙鹤草。

"总攻疗法"通常隔天 1 次，7 次为 1 个疗程，休息 2 周后可进行下一个疗程，一般不超过 2 个疗程。

## 细目三　急性睾丸炎

### 要点一　临床表现

1. **急性非特异性睾丸炎**　多发于单侧。睾丸肿痛，程度由轻微不适到剧烈疼痛不等，向腹股沟放射，阴囊皮肤发红、肿胀。

2. **腮腺炎性睾丸炎**　临床表现与非特异性睾丸炎类似，症状较轻。常在腮腺炎后 4~7 天发病，可由单侧累及双侧。

### 要点二　诊断

结合典型临床表现及实验室检查做出诊断。

### 要点三　鉴别诊断

1. **睾丸扭转**　常发生于青少年，局部症状明显，睾丸精索疼痛，放射至下腹部及腹股沟，阴囊皮肤可红肿发热。体检可见睾丸上移，有明显压痛，附睾不在正常位置，阴囊抬高试验阳性。

2. **结核性睾丸炎**　多为慢性经过，附睾逐渐增大，疼痛不明显。

3. **睾丸肿瘤**　多为无痛性肿块，触诊可区分肿瘤与正常附睾。

4. **嵌顿性疝**　疝块常在剧烈活动后，嵌顿不能回纳，睾丸无触痛。

### 要点四　治疗

**（一）西医治疗**

1. **一般治疗**　急性期应卧床休息，托起阴囊，口服止痛退热药物，避免性生活与体力活动；慢性期合并前列腺炎的患者，可配合采用热水坐浴等疗法。注意保持会阴部清洁，避免睾丸损伤。

2. **药物治疗**　根据细菌培养及药敏试验，选择有效抗生素，足量应用，以控制感染。常用抗生素有青霉素、氨苄西林、复方新诺明等。高热伴中毒症状明显者，应加用激素治疗。腮腺炎性睾丸炎抗生素治疗无效，以对症治疗为主，必要时用退热止痛药。

3. **外治法**　早期可用冰袋敷于阴囊，以防止肿胀；后期用热敷，可加速炎症消退。附睾疼痛严重的患者，可用 0.5% 利多卡因溶液行精索封闭。

**（二）中医治疗**

1. **湿热下注证**

证候：一侧或双侧睾丸、附睾肿胀疼痛，阴囊皮肤红肿疼痛，痛引小腹；伴恶寒发热，头痛，口渴；舌红，苔黄腻，脉滑数。

治法：清热利湿，解毒消肿。

方药：龙胆泻肝汤加减。

2. **火毒炽盛证**

证候：睾丸肿痛剧烈，阴囊红肿灼热，若脓成则按之应指；高热，口渴，小便黄赤短少；舌红，苔黄腻，脉洪数。

治法：清火解毒，活血透脓。

方药：仙方活命饮加减。

3. **脓出毒泄证**

证候：脓液溃出，色黄质稠，睾丸肿痛减轻，热退或仍微热；或脓液清稀，创口不收，身困乏力；舌红，苔白，脉细或细数。

治法：益气养阴，清热除湿。

方药：滋阴除湿汤加减。

4. **寒湿凝滞证**

证候：睾丸坠胀隐痛，遇寒加重，自觉阴部发凉；可伴腰酸、遗精；舌淡，苔白润，脉弦紧或沉弦。

治法：温经散寒止痛。

方药：暖肝煎加减。

## 细目四　慢性前列腺炎

### 要点一　临床表现

1. **疼痛**　程度较轻，多为胀痛、抽痛，主要在会阴及腹股沟部，可放射至阴茎、睾丸、耻骨上和腰骶部，有时射精后疼痛和不适是突出特征。

2. **尿路症状**　轻度尿频、尿急、尿痛，夜尿多，排尿时尿道内有异常感觉，如发痒、灼热、排尿不净。

3. **尿道口滴白**　多在尿末或大便时，尿道口溢出白色黏液。还可于早起及运动后发生。

4. **性功能障碍**　阳痿，早泄，血精，性欲减退，性交痛，不育。

5. **神经衰弱症状**　头晕耳鸣，失眠多梦，神疲乏力，健忘，精神抑郁，自信心减弱。

6. **其他症状**　虹膜炎、关节炎、神经炎等。

7. **前列腺触诊**　腺体大小多正常或稍大，两侧叶不对称，表面软硬不均，中央沟存在。严重时前列腺压痛阳性，腺体硬度增加或腺体缩小。

### 要点二　诊断

缺乏统一标准。应明确病史、症状、体征，结合实验室检查，综合分析方可作出准确诊断。必要时做B超、组织学检查、膀胱镜检查、尿流率检查等辅助诊断。

### 要点三　治疗

**（一）一般治疗**

合理安排生活起居，加强身体锻炼，增强体质，性生活有规律。注意饮食，不吃刺激性食物，禁酒戒烟，适量多饮水，保持大便通畅。避免久坐、久骑，注意休息。

**（二）抗生素治疗**

急性细菌性前列腺炎患者，对抗生素反应较好。首选复方新诺明（TMP-SMZ）。该药能在前列腺液中保持较高浓度，抗菌效果显著。喹诺酮类抗生素治疗慢性前列腺炎效果较好，此类药物抗菌谱广，前列腺内浓度比血清高。

**（三）心理治疗**

解释病情，增强患者信心，消除其顾虑，必要时应用镇静剂。

**（四）外治法**

1. **前列腺按摩**

（1）急性前列腺炎禁用。

（2）慢性前列腺炎时，按摩可改善局部血运，排出腺体内炎性分泌物。每周1次，动作宜轻柔，切忌暴力挤压。

2. **熏洗坐浴疗法**　对充血性前列腺炎疗效肯定。温水坐浴和药物可促进盆腔的血运，改善局部微循环，促使炎症吸收。用42~46℃温水坐浴，每天2次，每次20分钟，20日为1个疗程。

3. **药物离子透入疗法**　选择高敏、广谱抗生素或中药制剂，经直肠内或耻骨联合上直流电药物导入治疗慢性前列腺炎，疗效满意。

4. **其他疗法**　如针灸、敷贴疗法、直肠内给药法和物理疗法等。

**（五）中医治疗**

1. **湿热下注证**

证候：尿频、尿急、尿痛，尿道灼热感，排尿不利，尿末或大便时滴白，会阴、少腹、睾丸、腰骶坠胀疼痛；伴发热、恶寒、头身痛楚等；舌红，苔黄腻，脉弦滑或数。

治法：清热利湿。

方药：八正散或龙胆泻肝汤加减。

2. **气滞血瘀证**

证候：病程长，少腹、会阴、睾丸坠胀疼痛，感觉排尿不净；指诊前列腺压痛明显，质地不均匀，可触及结节；舌质暗或有瘀斑，苔薄白，脉弦滑。

治法：活血化瘀，行气止痛。

方药：前列腺汤加减。

3. **阴虚火旺证**

证候：腰膝酸软，头晕目眩，失眠多梦，五心烦热，遗精或血精，排尿或大便时有白浊，尿道不适；舌红少苔，脉细数。

治法：滋阴降火。

方药：知柏地黄汤加减。

4. **肾阳虚衰证**

证候：腰膝酸软，手足不温，小便频数，淋漓不尽，阳痿早泄；舌淡胖，苔白，脉沉细。

治法：温补肾阳。

方药：济生肾气丸加减。

# 细目五　前列腺增生症

## 要点一　临床表现

多于50岁后出现症状。症状的轻重，并非取决于前列腺本身的增生程度，而是由梗阻的程度、病变发展的速度、是否合并感染和结石决定。

### (一)症状

1. **尿频**　患者早期表现为尿频，尤其夜尿次数明显增多(每夜2次以上)。最初由前列腺充血刺激引起；随着梗阻加重，后尿道压迫情况日益严重，膀胱内尿液无法排空而出现残余尿，膀胱经常处于部分充盈状态，有效容量缩小，尿频可逐渐加重。

2. **排尿困难**　进行性排尿困难，是前列腺增生最重要的症状。增生的腺体压迫尿道，使尿道延长、变窄、弯曲，尿道阻力增加。当后尿道阻力超过逼尿肌的张力时，逼尿肌不能长时间维持收缩，无法排空膀胱，出现残余尿。轻度梗阻表现为排尿等待、中断、尿后滴沥不尽；梗阻加重则出现排尿费力、尿流变细、射程缩短，最终呈滴沥状排尿。

3. **血尿**　前列腺增大使腺体黏膜表面小血管和毛细血管充血、张力增大，当膀胱收缩或扩张时，血管张力改变，可发生镜下血尿或肉眼血尿，如黏膜血管扩张破裂，可出现大出血，血块阻塞尿道或充满膀胱；膀胱颈部充血或并发炎症、结石时，也可出现血尿。

4. **尿潴留**　常由气候变化、饮酒或劳累等诱因，使前列腺和膀胱颈部充血、水肿，导致排尿困难加重，尿液突然完全不能排出，发生急性尿潴留，表现为下腹部疼痛、膀胱区膨胀。如残余尿随梗阻加重而增多，过多的残余尿使膀胱失去收缩能力，逐渐发生尿潴留，为慢性尿潴留。此时可并发充溢性尿失禁，即膀胱过度充盈，使少量尿液从尿道口溢出。尿潴留常损害肾功能，严重者可导致肾衰竭。

5. **其他症状**　膀胱出口梗阻可导致膀胱结石、膀胱炎。排尿不畅，长期靠增加腹压排尿可引发痔疮、便血、脱肛等，还可形成腹外疝。

### (二)体征

1. **直肠指检**　可于直肠前壁触及增生的前列腺。正常前列腺表面光滑、柔软、界限清楚，中央可触及纵向浅沟，横径4cm，纵径3cm，前后径2cm，重约20g。临床按前列腺增生情况分为三度：①Ⅰ度：前列腺大小为正常的1.5~2倍，质地中等，中央沟变浅，重量为20~25g。②Ⅱ度：前列腺大小为正常的2~3倍，质地中等，中央沟极浅，重量为25~50g。③Ⅲ度：前列腺大小为正常的3~4倍，质地硬韧，中央沟消失，重量为50~70g。

2. **触诊**　严重尿潴留时，耻骨上可触及肿大包块。梗阻引起严重肾积水时，上腹部两侧可触及肿大肾脏。

## 要点二　诊断

男性50岁后，出现进行性尿频、排尿困难，应当考虑前列腺增生的可能。有的患者可出现充溢性尿失禁、急性尿潴留、血尿。老年患者虽无明显排尿困难，但有膀胱结石、膀胱炎、肾功能不全时，也应注意有无前列腺增生。结合直肠指检及其他体征、各项实验室检查可得出诊断。

## 要点三　鉴别诊断

1. **前列腺癌**　发病年龄、排尿困难等症状，可与前列腺增生症相似，并可同时存在，但直肠指检前列腺常不对称，可扪及不规则结节，质地坚硬；血清酸性磷酸酶增高，晚期骨转移或全身恶病质；活体组织检查可进一步证实。

2. **慢性前列腺炎**　常发于青壮年；发病缓慢，前列腺可不大；前列腺液检查可见白细胞增多，或见脓细胞、红细胞，卵磷脂小体减少。

3. **神经源性膀胱功能障碍**　常有脊髓或

周围神经外伤史，或肿瘤、糖尿病史，以及长期应用降压、抗胆碱、抗组胺药物史；神经系统检查可见肛门括约肌松弛，阴茎海绵体反射消失；前列腺不增大，无下尿路器质性梗阻；尿流动力学检查、膀胱造影、膀胱镜检查有助鉴别诊断。

## 要点四　治疗

目的在于改善排尿症状，缓解并发症，保护肾功能。前列腺增生未引起梗阻的患者，不需要治疗；梗阻较轻或难以耐受手术治疗的患者，应采取非手术疗法或姑息性手术。梗阻症状严重、符合手术适应证的患者，应尽早手术治疗。

### （一）西医治疗

**1. 一般治疗**　注意气候变化，防止受凉，预防感染，戒烟禁酒，不吃辛辣刺激性食物，保持平和心态，适当多饮水，不憋尿。

**2. 药物治疗**　治疗前列腺增生的药物，包括激素类药物、α 受体拮抗剂、降胆固醇药及植物药等。

（1）5α 还原酶抑制剂：前列腺内睾酮变为双氢睾酮需要 5α 还原酶。通过抑制 5α 还原酶，阻止睾酮变为双氢睾酮，抑制前列腺增生，并可以缩小前列腺体积，从而缓解或减轻排尿困难的症状。目前较为公认的药物为非那雄胺，常规用量为 5mg，每日 2 次。

（2）$\alpha_1$ 受体拮抗剂：主要分布在前列腺基质平滑肌的 $\alpha_1$ 受体对排尿影响较大，兴奋时，前列腺基质平滑肌张力增加，导致排尿阻力增大。拮抗 $\alpha_1$ 受体可降低平滑肌张力，减小尿道阻力，改善排尿功能。特拉唑嗪、阿夫唑嗪、坦索罗辛是常用的 $\alpha_1$ 受体拮抗剂。用法：特拉唑嗪 5mg，每日 2 次；坦索罗辛 0.2mg，每日 1~2 次。

（3）植物药：来自天然植物，可抑制碱性成纤维细胞生长因子、表皮样生长因子，从而改善排尿症状。常用药物有太得恩，常用剂量 50mg，每日 2 次。另外还有普适泰和中药制剂。

**3. 手术治疗**　前列腺患者出现严重梗阻时，应考虑手术治疗。开放性手术包括经耻骨上前列腺摘除术、耻骨后前列腺摘除术、经会阴前列腺摘除术，特点是疗效好，治疗彻底，但创伤较大。经尿道前列腺切除术（TURP）、等离子双级切除术等是非开放性腔内手术，其特点是创伤小、痛苦少、恢复快，对年老体弱、增生不太大的患者尤为适用。两类手术各自适应证不同，临床应根据患者病情选择最适合的方法。

**4. 其他疗法**

（1）激光治疗：激光导光束经膀胱镜置入，接触式或非接触式直接作用于前列腺，通过切割、气化、消融等手段达到治疗增生的目的。

（2）经尿道气囊高压扩张术：经尿道插入带气囊的导管，利用气囊压力撑开前列腺，达到扩张尿道的目的。

（3）前列腺尿道支架置入术：利用记忆合金制成的网状支架撑起前列腺尿道部，改善梗阻症状。

（4）电磁波疗法：包括微波和射频治疗，原理都是局部热疗。治疗时应注意调节温度，避免灼伤尿道。

（5）高强度聚集超声治疗：通过超声传递能量，“热消融”治疗前列腺增生。

### （二）中医治疗

**1. 湿热下注证**

证候：小便频数，排尿不畅，甚或点滴而下，尿黄而热，尿道灼热或涩痛；小腹拘急胀痛，口苦而黏，或渴不欲饮；舌红，苔黄腻，脉弦数或滑数。

治法：清热利湿，通闭利尿。

方药：八正散加减。

**2. 气滞血瘀证**

证候：小便不畅，尿线变细或尿液点滴而下，或尿道闭塞不通，小腹拘急胀痛；舌质紫暗或有瘀斑，脉弦或涩。

治法：行气活血，通窍利尿。

方药：沉香散加减。

**3. 脾肾气虚证**

证候：尿频不爽，排尿无力，尿线变细，滴沥不畅，甚者夜间遗尿；倦怠乏力，气短懒言，食欲不振，面色无华，或气坠脱肛；舌淡，苔白，脉细弱无力。

治法：健脾温肾，益气利尿。

方药：补中益气汤加减。

**4. 肾阳衰微证**

证候：小便频数，夜间尤甚，排尿无力，滴沥不爽或闭塞不通；神疲倦怠，畏寒肢冷，面色㿠白；舌淡，苔薄白，脉沉细。

治法：温补肾阳，行气化水。

方药：济生肾气丸加减。

**5. 肾阴亏虚证**

证候：小便频数不爽，淋漓不尽，尿少热赤；

神疲乏力，头晕耳鸣，五心烦热，腰膝酸软，咽干口燥；舌红，苔少或薄黄，脉细数。

治法：滋补肾阴，清利小便。

方药：知柏地黄汤加减。

# 细目六　肾　　癌

## 要点一　临床表现

### （一）症状

1. **血尿**　最常见。主要表现为无痛性肉眼血尿或镜下血尿。突发性无痛性全程血尿多见、有时有条索状血块，间断发作，可自行停止。表明肿瘤已穿入肾盏、肾盂。

2. **腰痛**　是另一常见症状，多为钝痛或隐痛。疼痛常因肿块增大、膨胀肾包膜引起；血块通过输尿管时亦可引起绞痛。

### （二）主要体征

1. **腰部肿块**　有 1/4～1/3 肾癌患者就诊时发现肿大的肾。

2. **全身症状**

（1）发热：多为低热，持续或间歇出现，可能因肿瘤坏死、出血、毒性物质吸收或癌组织内致热原引起。

（2）贫血：1/3～1/2 患者有贫血，血尿可能是贫血的原因，但临床上也常见无血尿肾癌患者出现贫血。

（3）红细胞增多症：可能为肿瘤促红细胞生成素增加所致，患者常易发生血栓性静脉炎。

（4）高血压：为肿瘤产生过多肾素引起，也可能是肿瘤压迫动脉造成狭窄或肿瘤内动静脉短路所引起。

（5）精索静脉曲张：如左侧肾静脉内有癌栓形成时，可出现左侧精索静脉曲张。

（6）恶病质：晚期肾癌可出现消瘦、贫血、虚弱等恶病质改变。

## 要点二　诊断

肾癌病状多变，早期诊断往往很难。血尿、疼痛和肿块，仍然是肾癌的主要症状，如此“三联征”俱全者已进入晚期。因此其中任何一个症状出现都应引起重视。肾癌有时因其转移病灶症状就医，如肺转移灶引起咳嗽、咯血、脊椎转移引起腰背痛等。影像学检查可帮助诊断。

## 要点三　鉴别诊断

1. **肾囊肿**　两者均有肾脏增大，但肾囊肿是肾脏良性占位病变，B 超、CT 等检查可提示肾脏囊性改变。

2. **肾血管平滑肌脂肪瘤**　本病不常见，大多为女性患者，属良性肿瘤，CT、MRI 检查可与肾癌相鉴别。

## 要点四　治疗

### （一）西医治疗

主要以手术切除为主，可采取开放性手术或腹腔镜手术行肾癌根治性肾切除术，手术范围包括肾周筋膜、肾周脂肪、肾脏，并做区域淋巴结清扫。如双侧肾癌或孤立肾肾癌可做保留肾单位的肾癌手术。由于肾细胞癌对细胞毒药物有多重耐药性，因此化疗效果较差。目前研究表明、分子靶向药物更能显著作用于肾癌，提高患者生存率，作为转移性肾癌的一、二线治疗用药。免疫治疗如白细胞素介 -2（IL-2）和干扰素（IFN-α）对治疗晚期肾癌均有一定疗效。肾细胞癌对放疗不敏感，但也可作为术前和术后的辅助治疗，尤其是对骨转移可进行姑息性放疗。射频消融技术，或冷冻消融术可用于无法切除的小肾细胞癌治疗，但选择应慎重。

### （二）中医辨证论治

1. **脾肾两虚证**

证候：尿血，腰痛，腰部肿块；纳差，恶心，呕吐，形体消瘦，倦怠乏力，面色不华；舌质淡，苔薄白，脉沉细无力。

治法：健脾益肾，软坚散结。

方药：四物汤合右归饮加减。

2. **肾阴亏虚证**

证候：小便短赤带血，潮热盗汗，口燥咽干，腰膝酸软，腰痛，腰部肿块；舌质红，少苔，脉细数。

治法：养阴清热凉血。

方药：知柏地黄汤加减。

3. **湿热蕴结证**

证候：腰痛，坠胀不适，尿血，低热，身沉困，饮食不佳，腰腹部肿块；舌体胖，苔白腻，脉滑数。

治法：清热利湿，解毒化瘀。

方药：八正散加减。

4. **瘀血内阻证**

证候：面色晦暗，血尿频发，腰痛，腰腹部肿物日渐增大，肾区憋胀不适，口干舌燥；舌质紫暗或有瘀斑，舌苔薄黄，脉弦。

治法：活血化瘀，理气散结。

方药：桃红四物汤加减。

5. **气血两虚证**

证候：久病体倦，疲乏无力，自汗，盗汗，面色无华，血尿时作，腰痛腹胀，贫血消瘦，行动气促，有时咳嗽伴有低热，口干而不欲饮；舌质红，脉细弱。

治法：补益气血。

方药：八珍汤加减。

# 细目七　膀　胱　癌

## 要点一　临床表现

### （一）症状

1. **血尿**　为间断、全程、无痛性肉眼血尿，是常见的首发症状。70%~98%的患者有此症状。多为全程血尿，也可表现为初期或终末血尿，常间歇性发作，血尿严重时常有血块，或排出洗肉水样尿液及腐肉组织。

2. **膀胱刺激症状**　表现为尿频、尿急、尿痛，常因肿瘤坏死、溃疡和合并感染所致。

3. **排尿困难**　如肿瘤较大或堵塞膀胱出口时可发生排尿困难及尿潴留。

4. **其他**　晚期膀胱肿瘤可引起输尿管梗阻、腰痛、尿毒症、腹痛、严重贫血、消瘦等。盆腔广泛浸润时可出现腰骶部疼痛及下肢浮肿。

### （二）体征

一般情况下体检均为阴性，但瘤体较大时，双合诊检查可触到肿块；若出现排尿梗阻，可在下腹部触到膨隆的膀胱。

## 要点二　诊断

对间歇性无痛性肉眼血尿的患者，应考虑膀胱肿瘤的可能，必须进行详细检查。尿脱落细胞检查和膀胱镜检查常可明确诊断。

## 要点三　鉴别诊断

膀胱尿路上皮性肿瘤的血尿和肾、输尿管肿瘤相似，均可为间歇性无痛性血尿，因此须加以鉴别。此外还须与其他疾病引起的血尿加以鉴别，如尿石症、前列腺增生、前列腺癌、非特异性膀胱炎、腺性膀胱炎、肾结核等。

## 要点四　治疗

### （一）西医治疗

原则上 $T_a$、$T_1$ 的表浅膀胱肿瘤和局限的 $T_2$ 期肿瘤，可采用保留膀胱的手术；较大的多发、反复复发的 $T_2$ 期及 $T_3$、$T_4$ 期肿瘤，应行膀胱全切除术。手术方法可分为经尿道肿瘤电切术、经尿道激光肿瘤切除术、膀胱部分切除术、单纯膀胱切除术和根治性膀胱切除术。

### （二）中医辨证治疗

1. **肝郁气滞证**

证候：尿血，胁痛，口苦咽干，烦躁易怒；舌质红，苔薄黄，脉弦。

治法：疏肝解郁，通利小便。

方药：沉香散加减。

2. **湿热下注证**

证候：尿血，尿频数，尿痛，小腹胀满，口渴不欲饮；舌质红，苔黄腻，脉滑数。

治法：清热利湿，通利小便。

方药：八正散加减。

3. **气血两虚证**

证候：尿血，面色苍白，倦怠乏力，自汗，盗汗；舌质淡，苔薄白，脉沉细无力。

治法：益气养血，通利小便。

方药：四君子汤合四物汤加减。

# 第二十六单元　肛门直肠疾病

## 细目一　概　　论

### 要点一　概述

肛门直肠疾病是外科中最常见的疾病，包括痔、肛隐窝炎、肛裂、肛门周围脓肿（肛痈）、肛瘘（肛漏）、直肠息肉（息肉痔）、直肠脱垂（脱肛）和肛管直肠癌（锁肛痔）等。中医文献统称为“痔”“痔瘘”。

### 要点二　解剖生理概要

**（一）肛门、肛管**

肛门是肛管的外口，中医称“魄门”。位于臀部正中线、会阴与尾骨之间，两侧坐骨结节横线的交叉点上。肛缘与坐骨结节之间的范围称为肛周。平时肛门收缩呈椭圆形，排便时肛门松弛呈圆形，直径约3cm。肛管是消化道的终端，上端与直肠相连，下端终于肛门缘，解剖学上的概念是指肛门缘到直肠末齿线的长约1.5cm的这一段为肛管；临床外科医生则认为肛管上起自肛管直肠环，下至肛门缘，故肛管长3~4cm。肛管周围无腹膜遮盖，有内括约肌和肛提肌环绕。肛管表层为皮肤，上部为移行上皮，下部为鳞状上皮。其起源于外胚层，受脊神经支配，对刺激非常敏感。

**（二）直肠**

直肠是消化道的末段，位于盆腔内，上端在第三骶椎水平面，为乙状结肠的延续部分，在骶骨前下行，下端在尾骨尖稍下方与肛管相连接，形成肠道末端近90°的弯曲，称为肛直角。直肠全长12~14cm，其上端与乙状结肠粗细相同，下端则扩大为直肠壶腹，是暂时存积粪便的部位；其下端与口径较小的肛管相连。直肠上1/3前面与两侧为腹膜所遮盖，中1/3前面腹膜向前反折成为直肠膀胱陷凹或直肠子宫陷凹，下1/3无腹膜遮盖。直肠起源于内胚层，表层为黏膜，受自主神经支配，无疼痛感觉。直肠黏膜较厚，有3个横的半月形的皱襞，内有环肌纤维，称为直肠瓣，主要作用在于防止粪便逆行。

由于直肠下端与口径较小的肛管相接，在直肠黏膜与肛管皮肤交界处黏膜呈6~10个纵行皱褶，称为直肠柱或肛柱。两个直肠柱下端之间有半月形黏膜皱襞，称为肛瓣。肛瓣与直肠柱之间的肠壁黏膜形成向上开口的袋状间隙，称为肛隐窝或肛窦。肛窦口向上，深3~5mm，底部有肛腺的导管开口，此处常存积粪屑杂质，易致损伤及感染而引发肛隐窝炎及各种肛肠疾病。肛瓣与直肠柱的基底在直肠与肛管的连接处，形成一条不整齐的交界线，称为齿状线（齿线）。齿状线上有2~6个三角形乳头状突起，称为肛乳头。齿状线是胚胎期内、外层的交界处，齿状线上下的组织结构明显不同，是临床上的重要标志线，约85%的肛门直肠疾病发生在此附近。齿线上、下的主要区别见表15-26-1-1。

**（三）肛垫**

肛垫位于直肠、肛管结合处，亦称直肠肛管移行区（痔区）。该区为环状的海绵状组织带，富含血管、结缔组织、弹性纤维及与平滑肌相混合的纤维肌性组织（Treitz肌）。Treitz肌呈网状结构缠绕痔静脉丛，构成一个支持性框架，将肛垫固定于内括约肌上。肛垫像一胶垫，协助括约肌封闭肛门。

表 15-26-1-1　齿状线上、下的解剖差异

| 部位 | 齿状线以上 | 齿状线以下 |
|---|---|---|
| 组织 | 黏膜 | 皮肤 |
| 动脉供应 | 直肠上、下动脉 | 肛管动脉 |
| 静脉回流 | 直肠上静脉丛回流入门静脉 | 直肠下静脉丛回流入下腔静脉 |
| 淋巴回流 | 腹主动脉周围或髂内淋巴结 | 腹股沟淋巴结或髂外淋巴结 |
| 神经支配 | 自主神经支配，无痛觉 | 阴部内（脊）神经支配，痛感敏锐 |

**（四）肛门直肠肌肉**

肛门直肠肌肉主要分为肛门外括约肌、肛门内括约肌、肛提肌、联合纵肌和肛管直肠环五个部分。

1. **肛门外括约肌**　肛门外括约肌有环形肌束和椭圆形肌束，环绕肛管下端，分为皮下部、浅部和深部三个部分。皮下部是环形肌束，位于肛门缘皮下、内括约肌外下方，只环绕肛管下端，不附着于尾骨，在肛门后与外括约肌浅部纤维合并；在会阴前侧与外括约肌浅部、球海绵体肌或阴道括约肌相连。内、外两括约肌之间有一括约肌间沟，又称肛门白线，直肠指检时能扪及此线。手术时常切断皮下部，但无肛门失禁的危险。浅部是椭圆形肌束，位于皮下部与深部之间，起于尾骨，在内括约肌水平面处分为两束，环绕内括约肌，在前方合而为一，附着于球海绵体肌和会阴浅横肌的中央间缝或阴道括约肌。其与尾骨相连部分形成坚强的韧带，称为肛尾韧带。深部也是环形肌束，位于浅部的外上方，不附着于尾骨，后半部附着于肛提肌的耻骨直肠部，前方附着于对侧坐骨结节。

外括约肌受脊神经支配，为随意肌，手术时若切断全部外括约肌，则会引起排便不完全性失禁，失去对稀便和气体排出的控制；若切断外括约肌皮下部和浅部，一般不影响排便的自控作用。

2. **肛门内括约肌**　肛门内括约肌是肛管部肥厚的直肠环肌，属平滑肌，上起自直肠环肌平面，下至括约肌间沟，环绕肛管上部 2/3，在最肥厚的下端形成一条环状游离缘。指诊时，在括约肌间沟处，可触及此缘。

肛门内括约肌受自主神经支配，为不随意肌，在受到有害刺激时，容易产生痉挛。肛裂、肛门狭窄等可致内括约肌持续痉挛，产生排便困难和剧烈疼痛，此时若切断部分内括约肌，可解除痉挛。内括约肌切断后，不会引起排便失禁。

3. **肛提肌**　肛提肌左右各一，是直肠周围形成盆底的一层宽而薄的肌肉，分为耻骨直肠肌、耻骨尾骨肌和髂骨尾骨肌三个部分。耻骨直肠肌位于耻骨尾骨肌和髂骨尾骨肌深处，起于耻骨和闭孔筋膜，围绕阴道或前列腺，附着于直肠下部两侧，在直肠后方左右联合止于骶骨，部分纤维与外括约肌深部联合。耻骨尾骨肌起于耻骨支后面，围绕尿道及前列腺或阴道，部分纤维在内、外括约肌之间交叉，止于会阴；大部分纤维在内、外括约肌之间，止于肛管两侧，再向后左右结合，终止于骶骨下部和尾骨。髂骨尾骨肌起于坐骨棘内面和肛白线后部，向下向后左右结合，止于尾骨。耻骨尾骨肌与髂骨尾骨肌在深处形成一坚强韧带，对肛门括约肌有重要作用。

肛提肌受第 2、3、4 骶神经、肛门神经或会阴神经支配，是随意肌，有构成盆膈、载托盆内脏器防止脱垂等作用。

4. **联合纵肌**　直肠纵肌与肛提肌在肛管上端平面汇合后，形成集平滑肌纤维、少量横纹肌纤维、大量弹力纤维的混合肌束，称为联合纵肌。其具有固定肛管和协调排便的作用，如联合纵肌松弛或断裂，则会引起肛管外翻和黏膜脱垂。

5. **肛管直肠环**　由外括约肌浅部、深部及肛提肌的耻骨直肠肌和内括约肌的一部分，组成一围绕肛管的肌环，称为肛管直肠环，具有十分重要的临床意义。如手术时完全切断此环，必将导致肛门失禁。

**（五）肛门直肠周围间隙**

1. **骨盆直肠间隙**　左右各一，位于直肠与骨盆之间的左右两侧，肛提肌以上，腹膜反折以下，前面在女性以阔韧带为界，在男性以膀胱和

前列腺为界，后面是直肠侧韧带。该间隙处于自主神经支配区，痛觉反应不敏感，所以感染化脓后，常不易被发现。

2. **直肠后间隙** 直肠后间隙又称骶前间隙，位于直肠与骶前筋膜之间，下界为肛提肌，上界为腹膜反折。其可与两侧骨盆直肠间隙相通。

3. **直肠膀胱间隙** 位于直肠与前列腺、膀胱或阴道之间，上界为腹膜，下界为肛提肌。

4. **黏膜下间隙** 位于直肠黏膜与肛门内括约肌之间，上界为直肠黏膜下层。

5. **坐骨直肠间隙** 坐骨直肠间隙又称坐骨直肠窝，左右各一，位于肛管两侧，外界为闭孔内肌筋膜，内界为肛门括约肌，上界为肛提肌，前界为会阴浅横肌，后界为臀大肌下缘。

6. **肛门后间隙** 位于肛门后方，外括约肌浅层将此间隙分为深、浅两层。深部界于外括约肌浅层与肛提肌之间和肛尾韧带深层，可与两侧坐骨直肠窝相通。所以坐骨直肠窝脓肿可通过肛门后间隙蔓延至对侧形成马蹄形瘘。浅部位于皮肤和外括约肌浅层之间，常是肛裂引发皮下脓肿的位置。

**（六）肛门直肠周围血管**

肛门直肠的血液供给主要来自直肠上动脉、直肠下动脉、骶中动脉和肛门动脉。

1. **直肠上动脉** 来自肠系膜下动脉，起于乙状结肠动脉最下支起点的下方，在第三骶骨水平面与直肠上端背面分为左、右两支，沿直肠两侧下行，穿过肌层至黏膜下层，与直肠上动脉和肛门动脉吻合。直肠上动脉在齿状线上黏膜下层的主要分支位于左前、右前和右后。指诊时常在上述部位摸到动脉搏动，是内痔的好发部位，也是痔手术后大出血的常见部位，同时还是注射硬化剂的主要部位。

2. **直肠下动脉** 来自髂内动脉，起于髂内动脉前干的一个分支，位于骨盆两侧，经骨盆直肠间隙至直肠下端，与直肠上动脉、肛门动脉在齿状线上下相吻合。

3. **骶中动脉** 来自腹主动脉，起于腹主动脉分叉上方后壁，沿骶骨下行，分布于直肠下部后壁。

4. **肛门动脉** 位于会阴两侧、坐骨棘上方肛管内，起于阴部内动脉，经坐骨直肠窝至肛门内、外括约肌及肛管末端，在肛管黏膜下层与直肠上、下动脉吻合。

5. **肛门直肠静脉** 以齿状线为界分为痔内静脉丛和痔下静脉丛。

（1）痔内静脉丛：位于肛管齿状线以上的黏膜下层内。静脉内因无瓣膜，易于扩张形成内痔，且在肛管的左侧、右前和右后分布较显著，是原发内痔的好发部位，临床上称之为母痔区。痔内静脉丛汇集成分支后穿过直肠壁，集成直肠上静脉，经肠系膜下静脉回流入门静脉。

（2）痔外静脉丛：位于齿状线下方的肛管皮肤下层，是外痔的发生部位。痔外静脉丛汇集成静脉分支后，经直肠中静脉直接流入髂内静脉，或经直肠下静脉、阴部内静脉，而流入髂内静脉。

**（七）肛门直肠淋巴组织**

肛门直肠淋巴组织分为上、中、下三组。上组汇集全部直肠和肛管上部的淋巴管，向上、下、两侧三个方向引流。多数经直肠旁淋巴结，部分直接沿直肠上动脉，注入直肠系膜内直肠上动脉起始部的淋巴结，是直肠癌转移的主要途径。中组汇集上组下缘至齿状线部的淋巴管，多数沿直肠下动脉，经肛提肌上注入直肠下动脉起始部淋巴结。下组汇集肛管下部、肛门和括约肌周围淋巴管，沿肛管壁向上经齿状线与上组吻合，使直肠淋巴管与肛管及肛门淋巴管交通。其主要经会阴及大腿内侧皮下注入腹股沟淋巴结，再经髂外淋巴结入髂总淋巴结，或沿闭孔动脉旁流至髂内淋巴结。

**（八）肛门直肠神经**

直肠由自主神经支配，故齿状线上黏膜无痛感；肛管由脊神经支配，所以肛管和肛门周围感觉异常敏锐，而且肛门部受刺激时，可引起反射性肛提肌和外括约肌痉挛。

**（九）肛门直肠生理功能**

肛门直肠的生理功能，主要是贮存和排泄粪便。除此之外，还具有消化食物、吸收水分和分泌液体的功能。

## 要点三 常用检查方法

1. **视诊** 嘱患者侧卧于检查床上，对好灯光，查看肛门部有无红肿、血液、脓液、黏液、粪便、瘢痕、结节、溃疡、湿疹及肛门形态等，以了解肛门局部病变情况。

2. **直肠指检** 先戴上指套，涂上润滑剂，轻轻按摩肛门缘，使肛门括约肌松弛，然后再以指腹为先，慢慢将手指探入肛门直肠内；检查时，嘱患者张口呼吸，不要用力憋气；切忌暴力插入，以免肛门括约肌因突然受刺激而痉挛产生疼痛，使患者惧怕指诊而影响检查效果；检查时，注意有无肛门紧缩、肿块、结节、凹陷、条索状物，指套上有无血迹和脓液，可以帮助早期发现肛裂、痔核、肛瘘、直肠癌等。

3. **探针检查** 主要用于肛瘘检查。操作方法：患者取侧卧位，将球头探针从瘘管外口轻轻插入，沿管道走行至内口，另一手食指伸入直肠内引导探针的尖端通过。如果探针通过受阻，可能是管道狭窄、阻塞或弯曲，此时应调整变换探针方向，切忌强行探入，造成假道，影响诊断及治疗。

4. **肛镜检查** 肛门狭窄和妇女月经期，不宜做此检查。操作方法：患者取侧卧位，先将肛镜外套及塞芯装在一起，涂上液体石蜡，嘱患者张口呼吸，然后将肛门镜慢慢插入肛门内，插入时，应先向患者腹侧方向伸入，待通过肛管后，再向尾骨方向推进，待肛镜全部插入后抽去塞芯，在灯光下仔细观察有无溃疡、息肉，再将肛镜拔出至齿线附近，查看有无内痔、肛瘘内口、肛乳头肥大、肛隐窝炎等。

5. **乙状结肠镜检查** 肛门狭窄和妇女月经期，不宜做此检查。操作方法：检查前一晚先清洁灌肠1次，镜检时，嘱患者取膝胸位，将闭孔器装入镜筒内，在镜筒表面涂上液体石蜡，然后将镜筒慢慢插入肛内，开始时指向腹部，待进入肛门后，向前推进至进入直肠5cm深度时，拿掉闭孔器，开亮电灯，装上目镜和橡皮球。一面察看，一面打入空气，一面慢慢推进直肠镜直至肠壶腹部，再将镜端指向骶骨，距离肛门8cm处可见直肠瓣。距离肛门15cm处可见肠腔缩窄，即直肠与乙状结肠交界处，再调转方向，在直视下将镜筒放入乙状结肠，可以放入30cm深度。检查时，注意黏膜颜色，注意有无充血、出血点、分泌物、息肉、结节、瘢痕、溃疡、肿块等病理改变。对于息肉、溃疡、肿块可做活体组织检查，以便进一步明确诊断。

6. **化验检查** 根据患者的具体情况，必要时可做化验检查，如血常规、出凝血时间、大便检查、血沉、肝功能或其他检查。

7. **X线检查** 钡剂灌肠拍片，可以看清直肠和结肠形状，肠内容物是否通过顺利；有无梗阻或狭窄；直肠和结肠的外部病变。如骶骨前畸胎瘤，可以通过X线摄片见直肠移位；高位复杂性肛瘘瘘管不清、内口不明可做碘造影；直肠与乙状结肠部位的息肉、肿瘤均可通过钡剂灌肠拍片发现病灶。

## 要点四 中医病因病机

肛门直肠疾病中常见的致病因素有风、湿、热、燥、气虚、血虚等。

1. **风** 《证治要诀·大小腑门·肠风脏毒》说："血清而色鲜者，为肠风……"《见闻录》说："纯下清血者，风也。"说明风邪可引起便血。因风多夹热，热伤肠络，血不循经而下溢，风又善行而数变，故由风邪引起的便血其色泽鲜红，下血暴急呈喷射状。

2. **湿** 湿性重浊，常先伤于下，故肛门疾病中因湿而发者较多。湿与热结，致肛门气血纵横，经络交错而发内痔。又因湿性秽浊，热伤肠道脉络，则下血色如烟尘，正如《见闻录》所说"色如烟尘者，湿也……"湿热蕴结肛门，阻塞经络，使气血凝滞，则易形成肛门周围脓肿；湿热下注大肠，肠道气机不利，经络阻滞，瘀血凝聚，则易发为直肠息肉。

3. **热** 《丹溪心法·痔疮》说："痔者，皆因脏腑本虚，外伤风湿，内蕴热毒……"热积肠道，耗伤津液，致热结肠燥，大便秘结，使气血不畅，瘀血阻滞，结而为痔；热盛灼伤肠络或迫血妄行，血不循经，下溢而为便血；热与湿结，蕴结肛门而致肛门周围脓肿。

4. **燥** 《医宗金鉴·外科心法要诀·痔疮》说："肛门围绕，折纹破裂，便结者，火燥也。"燥热耗伤津液，大肠失润，则大便干结；或素体阴虚，肠道失于濡润，大便干燥，排便努挣，常使肛门裂伤或擦伤痔核而致便血等。

5. **气虚** 《疮疡经验全书·痔漏图说》说："又有妇人产育过多，力尽血枯，气虚下陷，及小儿久痢，皆能使肛门突出。"说明气虚也是肛门直肠疾病发生的因素之一。脾胃本虚，功能失调，以致中气不足而为痔；或因妇人生育过多，小儿久泻久痢，年老气血衰退，以及某些慢性疾病等导致中气不足，气虚下陷，无以摄纳而引起直肠脱垂不收，内痔痔核脱出不纳；气虚，统摄失司则下血。

6. **血虚** 血虚在肛门直肠疾病中，常见于痔疮出血。失血过多；或脾胃虚弱，生化无源；或忧思抑郁，皆可导致血虚。血虚生燥，无以濡润肠道，则大便燥结。因气血同源，无论气虚还是血虚，最终均可导致气血两虚，使抗病能力降低，每易发生肛门直肠周围脓肿，其初起症状不明显，蕴脓慢，溃后脓水稀薄，久不收口。

上述致病因素，既可单独致病，也可多因素并存，亦可相互转化。如风多夹热、湿热相兼等。在病程中有实证、虚证，也有由实转虚或虚中夹实者。故临证时，宜审证求因，全面分析。

## 要点五　辨症状

肛门直肠疾病的常见症状有便血、肿痛、脱垂、流脓、便秘、分泌物等。由于病因各异，表现的症状轻重程度也不同。

1. **便血**　便血是内痔、肛裂、直肠息肉、直肠癌的常有症状，多表现为血与大便不相混，附于大便表面，或滴血，或射血。便血多而无疼痛者，多为内痔；便血少而有肛门疼痛者，多为肛裂；儿童便血，大便次数和性质无明显改变者，多为直肠息肉；血与黏液相混，色晦暗，肛门有重坠感，应考虑有直肠癌的可能。便血鲜红呈喷射状，伴口渴、便秘、尿赤、舌红脉数等，多为风热燥火所致；便血色淡，伴面色无华、心悸、神疲乏力、舌淡脉沉细等，多为血虚肠燥所致。

2. **肿痛**　常见于外痔、内痔嵌顿、肛门周围脓肿、肛裂等。便时即发，呈周期样，痛如撕裂，多为肛裂；便时用力努挣，突发刺痛，伴青紫肿块，为血栓性外痔；肛门肿痛、灼热，伴恶寒发热，多为肛门周围脓肿；肛门肿痛，肛旁有异物感，多为炎性外痔；肛门剧烈疼痛，伴肿物脱出，多为内痔嵌顿；肿胀高突，疼痛剧烈，伴胸闷腹胀，体倦身重，食欲不振，发热，苔黄腻，脉濡数，为湿热阻滞；微肿微痛，伴发热，神疲乏力，头晕心悸，便溏或结，舌淡红，苔黄或腻，脉濡细，为气血不足兼湿热下注之虚中夹实证。

3. **脱垂**　常见于内痔脱出、直肠脱垂、直肠息肉脱出等。脱出物呈颗粒状，为内痔脱出；脱出物呈长圆形而带蒂，为直肠息肉；脱出物较长，呈环状或花瓣状，为直肠脱垂。脱出伴面色无华，头晕眼花，心悸气短，自汗盗汗，舌淡，脉沉细弱，为气血两虚，中气下陷。内痔脱出嵌顿，肿痛，局部糜烂，伴恶寒发热，口干喜饮，大便秘结，小便短赤，舌红，苔黄或腻，脉弦数，为湿热下注，气血瘀滞。

4. **流脓**　常见于肛门周围脓肿、肛瘘等。脓出黄稠，多为肛门周围脓肿；脓出稀薄，或微带粪臭，多为肛痈并发肛瘘的征象；脓出稀薄，夹有干酪样组织者，多为结核性肛瘘。脓出黄稠带粪臭味，伴发热，口苦，身重体倦，食欲不振，小便短赤，苔黄或腻，脉弦或数，多为湿热蕴结，热腐血肉所致。脓出稀薄不臭，或微带粪臭，伴低热，面色萎黄，神疲纳呆，自汗盗汗，舌淡红，脉濡细，为气血虚弱所致。

5. **便秘**　常见于内痔、肛裂、直肠癌等。惧怕大便而引发出血者，为内痔；惧怕大便而引发疼痛者，为肛裂；便秘，粪便变细变扁，带有黏液或血液者，多为直肠癌。腹满胀痛拒按，大便秘结，伴面赤，口臭，身热，心烦，小便短赤，舌红，苔黄燥，脉数有力，为燥热内结，津伤肠燥所致。腹满作胀，喜按而大便燥结，伴有面白无华，头晕心悸，神疲乏力，舌淡，脉细数无力，为血虚肠燥所致。

6. **分泌物**　常见于内痔脱出、直肠脱垂、肛瘘等。肛门潮湿，有局部肿痛，口干，食欲不振，胸闷不舒，便溏或结，小便短赤，舌红，苔黄或腻，脉弦滑或数，为湿热下注或热毒蕴结所致。

## 要点六　辨部位

肛门直肠疾病所发生的部位，有一定规律，一般取膀胱截石位，以肛门为中心，按时钟面的十二点来描记，即将肛门分为12个方位，前正中线（会阴部）为12点，后正中线（尾骶部）为6点，左侧正中为3点，右侧正中为9点，其余依次类推。内痔好发于肛门齿线以上3、7、11点处，结缔组织外痔好发于6、12点处，血栓性外痔好发于肛缘3、9点，肛裂好发于6、12点处。肛瘘瘘管外口发生于3、9点前面的其管道多为直行，内口多在与外口相对应的肛隐窝内；发生于3、9点后面的其管道往往弯曲，内口多在6点处附近。一般瘘管外口距肛缘近的其管道亦短（指通向肛门）；瘘管外口距肛缘较远的，则其管道亦长。环肛而生的马蹄形瘘，其内口往往在6点处附近。肛肠疾病的病历记录，一般均需将病变部位，用图标示。

# 细目二　痔

## 要点一　概述

痔的传统概念是，直肠末端黏膜下和肛管皮肤下静脉丛瘀血、扩张、屈曲所形成的柔软静脉团，而新近认为，痔是肛垫的病理性肥大和移位。痔属外科常见病、多发病，俗称"痔疮"。以便血、疼痛、坠胀、肿块脱出和异物感为主要临床特征。好发于20~40岁人群，男性略多于女性，并随着年龄增长，而发病率增高。

## 要点二　分类

临床上根据痔发生部位的不同，主要分为内痔、外痔和混合痔三种。

### （一）内痔

内痔是发生于齿线上，由直肠上静脉丛瘀血、扩张、屈曲所形成的柔软静脉团。内痔是肛门直肠疾病中最常见的一种疾病，以便血、坠胀、肿块脱出为主要临床表现。常见并发症有下血、嵌顿、贫血。内痔表面为直肠黏膜所覆盖，好发于肛门右前、右后和左侧正中部位（即膀胱截石位3点、7点、11点处）。

内痔分期：

Ⅰ期内痔：无明显自觉症状，痔核小，便时粪便带血，或滴血，量少，无痔核脱出。

Ⅱ期内痔：周期性、无痛性便血，呈滴血或射血状，量较多，痔核较大，便时痔核能脱出肛外，便后能自行还纳。

Ⅲ期内痔：便血少或无便血，痔核大，呈灰白色，便时痔核经常脱出肛外，甚至行走、咳嗽、喷嚏、站立时也会脱出肛门，不能自行还纳，须用手托、平卧休息或热敷后方能复位。

Ⅳ期内痔（嵌顿性内痔）：平时或腹压稍大时，痔核即脱出肛外，手托亦常不能复位，痔核经常位于肛外，易感染，形成水肿、糜烂和坏死，疼痛剧烈。指诊肛门括约肌松弛，肛内可触及较大、质硬的痔核。镜检见痔核表面纤维组织增生变厚呈灰白色。长期便血者可引起贫血。

### （二）外痔

外痔是发生于齿线下，由痔外静脉丛扩大、曲张，或痔外静脉丛破裂，或反复发炎纤维增生所形成的疾病。以自觉坠胀、疼痛和有异物感为主要临床表现。外痔表面为肛管皮肤所覆盖，不能送入肛门，不易出血。常见外痔有结缔组织性外痔、静脉曲张性外痔、血栓性外痔等。

1. **结缔组织性外痔（皮痔）**　因肛门裂伤、内痔反复脱出，或产育、便秘、溲难努责，导致邪毒外侵、湿热下注和局部气血运行不畅，筋脉阻滞，瘀结不散，或慢性炎症刺激，反复发炎、肿胀、肥大、增生，致使肛门周围结缔组织增生所形成的赘皮。当肛门皱襞受损、感染，以致皱襞皮肤充血、肿胀而成为炎性外痔。

2. **静脉曲张性外痔（血痔）**　下蹲排便时，腹内压增高，致使齿线下肛门缘周围皮下静脉曲张而形成静脉团瘀血。多呈圆形或不规则突起，恢复正常体位后，则又可消失。

3. **血栓性外痔（葡萄痔）**　因便秘或排便时用力努挣，致使肛门静脉丛破裂，血液漏出血管外形成静脉血栓。

### （三）混合痔

混合痔是直肠上、下静脉丛瘀血、扩张、屈曲、相互沟通吻合而形成的静脉团。其位于齿线上下，表面同时为直肠黏膜和肛管皮肤所覆盖。内痔发展到二期以上时，多形成混合痔，故又被称为"带有外痔成分的内痔"。混合痔逐步发展，周围组织被破坏和发生萎缩，肥大的肛垫逐渐增大、下移、脱出至肛门外。当脱出痔块在肛周呈梅花状时，称为"环形痔"。脱出痔若被痉挛的括约肌嵌顿，可发生水肿、瘀血甚至坏死，临床上称嵌顿性痔或绞窄性痔。

## 要点三　病因病理

### （一）西医病因病理

肛垫是直肠下端的唇状肉赘，是位于齿状线至其以上1.5cm左右，由静脉或静脉窦、结缔组织、平滑肌（又称Treitz肌）所组成的环状海绵样组织带，又称为直肠海绵体，是人体的正常解剖结构。缘于肛门内括约肌的收缩，肛垫借Y形沟分为右前、右后和左侧三块，也是来源于肠系膜下动脉的痔动脉分支主要供给处，即所谓"痔的好发部位"，起着肛门垫圈的作用，协助括约肌以关闭肛门。

痔是肥大、移位的肛垫，而不是曲张的直肠上静脉末支，这一观点已被认同。肛垫内正常纤维弹力结构破坏、伴有肛垫内静脉曲张和慢性炎症纤维化，肛垫出现病理性肥大且向远侧移位而形成痔。

长期饮酒和恣嗜辛辣等刺激性食物，可使局部充血；肛周感染，可引起静脉周围炎使肛垫肥厚；营养不良，可使局部组织萎缩无力。久坐久立或便秘、妊娠、前列腺增生等使腹内压升高而影响痔静脉回流的因素，均可诱发痔。

**（二）中医病因病机**

本病多因饮食不节，过食辛辣肥甘、炙煿酒醴，以致湿热内生，下注肛门大肠；或因内伤七情，久泻久痢，久坐久立，久忍大便，妇女妊娠，或因外感风、湿、燥、热之邪，或因脏腑本虚，气血阴阳失调，导致肛门气血壅滞，经络阻塞而成。正如《素问·生气通天论》所说："因而饱食，筋脉横解，肠澼为痔。"

## 要点四 临床表现

**（一）症状**

痔的临床表现主要有便血、脱出、疼痛、肿胀、异物感、黏液外溢、瘙痒、便秘等。

1. **便血** 无痛性间歇性便血是内痔最常见的早期症状。多表现为便后肛门出血，血色鲜红，不与粪便相混或便上带血，或血染手纸，或滴血，或呈喷射状出血，便后出血自行停止。内痔出血多为间歇性，粪便干燥、疲劳、饮酒、过食刺激性食物常为出血诱因。少数患者因长期反复出血，导致严重贫血。

2. **脱出** 内痔痔核增大，排便时受粪便挤压，与肌层分离而脱出肛外。早期表现为便时脱出，便后能自行还纳；后期经常脱出而不能自行还纳，须用手托复位，或长时间卧床休息方能复位；甚者于用力、行走、咳嗽、喷嚏、下蹲时均可脱出。脱出的痔核易感染而发炎、水肿、嵌顿、剧烈疼痛，以致复位困难。

3. **疼痛** 单纯性内痔无疼痛，少数患者仅感肛门坠胀或排便困难。当痔核发炎肿胀或痔内血栓形成时，则可出现疼痛，且疼痛常伴随大便不尽感。当痔核脱出嵌顿、感染而出现水肿、坏死时，局部疼痛剧烈，且在排便、坐立、行走、咳嗽等情况时，疼痛加剧。

4. **肿胀** 多见于炎性外痔和血栓性外痔。肛门缘赘皮呈椭圆形或不规则肿胀，表面色稍暗，并感肛门坠胀。

5. **异物感** 多见于结缔组织性外痔。肛门边缘赘生皮瓣，便后肛门不易擦净，平素自觉肛门有异物感。

6. **黏液外溢** 直肠黏膜长期受痔核刺激，产生炎症性渗出，使分泌物增多。肛门括约肌松弛时，可随时流出，使肛门皮肤经常受刺激而发生湿疹、瘙痒。轻者便时流出，重者在不排便时，也自然流出，污染内裤。痔核脱出时，分泌物更多。

7. **瘙痒** 因分泌物或脱出痔核刺激，致使肛门周围潮湿不洁而发生湿疹和瘙痒。

8. **便秘** 痔患者常因便时恐惧出血，而人为地控制大便，造成习惯性便秘，再因便秘而大便干燥而极易擦破痔核黏膜引起出血，从而形成恶性循环。

**（二）体征**

血栓性外痔可见肛门缘周围有暗紫色椭圆形肿块突起，表面水肿。结缔组织性外痔可见肛门缘有不规则赘皮突起。内痔或混合痔一般不能见之于外，当痔核发生脱出时，可见脱出痔块呈暗紫色，时有活动性出血。

## 要点五 诊断

主要靠肛门直肠检查作出诊断。首先作肛门视诊，内痔除Ⅰ期外，其余三期均可在视诊下见到，血栓性外痔表现为肛周暗紫色椭圆形肿物，表面皮肤水肿、质硬、触痛明显。对有脱垂者，最好在蹲位排便后立即观察，可清楚地见到痔的大小、数目与部位。直肠指检虽对痔的诊断意义不大，但可了解直肠内有无其他病变，如低位直肠息肉、直肠癌等。肛门镜检查可确诊，不仅能见到痔的情况，还可观察到直肠黏膜有无充血、水肿、溃疡、肿块等。

## 要点六 鉴别诊断

1. **直肠息肉** 多见于儿童，以便血、肿物脱出为主。脱出物多呈圆形，色红，单个带蒂，质坚实，一般位于齿线上 3~5cm 处直肠壶腹部，可活动。

2. **乳头肥大** 位于齿线上，质略硬，呈三角形，表面带黄白色，不出血，触之疼痛，常与内痔并存。

3. **直肠黏膜脱垂** 多见于老年人及儿童，脱出物呈圆柱状或圆锥状，表面光滑，为环形黏膜皱襞，黏膜松弛而重叠，呈环状沟纹。

4. **直肠癌** 发病年龄多在 40 岁以上，有黏液脓血便，恶臭。早期可仅见便血鲜红，有大便习惯改变，或大便变形，肛门坠胀，疼痛。

5. **肛裂**　便血鲜红，肛门疼痛剧烈，呈周期性，多伴有便秘。局部检查可见截石位 6 点或 12 点肛管有裂口。

## 要点七　治疗

治疗原则是：①对处于静止、无症状状态的痔无须治疗，只需注意调控饮食，保持大便通畅，预防并发症出现；②有症状的痔如并发出血、血栓、痔核脱出以及嵌顿时，仅需积极对症处理；③以非手术治疗为主，症状严重、反复发作者，行手术治疗。

**（一）西医治疗**

1. 在痔的初期或无症状静止期的痔，给予一般治疗即可。包括多摄入纤维性食物、养成良好的大便习惯、保持大便通畅、热水坐浴等。

2. 视情况可给予抗感染药物和止血药物。

**（二）中医治疗**

**1. 内治**

（1）风伤肠络证

证候：大便带血，滴血或呈喷射状出血，血色鲜红，或有肛门瘙痒；舌红，苔薄白或薄黄，脉浮数。

治法：清热凉血祛风。

方药：凉血地黄汤或槐花散加减。

（2）湿热下注证

证候：便血鲜红，量多，肛内肿物脱出，可自行还纳，肛门灼热；舌红，苔薄黄腻，脉弦数。

治法：清热渗湿止血。

方药：脏连丸加减。

（3）气滞血瘀证

证候：肛内肿物脱出，甚或嵌顿，肛门紧缩，坠胀疼痛，甚则肛门缘有血栓，形成水肿，触之疼痛明显；舌暗红，苔白或黄，脉弦或涩。

治法：清热利湿，祛风活血。

方药：止痛如神汤加减。

（4）脾虚气陷证

证候：肛门坠胀，痔核脱出，需用手托方能复位，便血鲜红或淡红；面色无华，神疲乏力，少气懒言，纳呆便溏；舌淡胖，边有齿痕，苔薄白，脉弱。

治法：补气升提。

方药：补中益气汤加减。

**2. 外治**

（1）熏洗法：适用于各期内痔及内痔脱出或外痔肿胀明显或脱肛者。常用花椒盐水，或苦参汤、五倍子汤、祛毒汤煎水，或 1∶5000 高锰酸钾溶液、洁尔阴、日舒安药液等熏洗热敷，以活血消肿止痛、收敛止痒。

（2）外敷法：适用于各期内痔、外痔感染发炎及手术后换药。常用消痔散、五倍子散等药物外敷患处，以清热消肿止痛、收敛止血。

（3）塞药法：适用于Ⅰ、Ⅱ期内痔。常用痔疮锭、九华栓等塞入肛门内，以清热消肿、止痛止血。

（4）枯痔法：适用于Ⅱ、Ⅲ期内痔。常用枯痔散、灰皂散等外敷于痔核表面，以腐蚀痔核，促使痔核干枯、坏死、脱落。

3. **注射疗法**　是运用具有腐蚀作用的药物，注入痔核及痔核周围，而产生无菌性炎症反应，使小血管闭塞和痔核内纤维组织增生，从而促使痔核硬化、萎缩或坏死、枯脱而达到痊愈的目的。

（1）适应证：各期内痔，混合痔的内痔部分。

（2）禁忌证：外痔；内痔伴有肛门周围急、慢性炎症或腹泻，内痔伴有严重肺结核、高血压及肝、肾疾病、血液病患者；因腹腔肿瘤引起的内痔；临产期孕妇。

（3）常用药物：主要分为硬化萎缩剂和枯脱坏死剂两大类。常用的硬化萎缩剂主要有消痔灵液、5% 石炭酸植物油、5% 鱼肝油酸钠、5% 盐酸奎宁尿素液、4% 明矾液等。常用的枯脱坏死剂主要有复方枯痔液、痔宁注射液、新七号枯痔注射液等。

（4）注射方法

1）硬化萎缩注射法：取侧卧位，以碘伏或络合碘做常规消毒、铺巾，局部麻醉后（或无须麻醉），在肛镜下暴露痔核，或将痔核用血管钳夹住牵出肛门外，再用碘伏或络合碘消毒黏膜及痔核，抽取 5% 石炭酸甘油或 4%~6% 明矾液，在齿线上 0.3~0.5cm 处，倾斜 15° 刺入痔核黏膜下层，做柱状注射 0.3~0.5mL，使痔核肿胀、变白为止。同法处理其他痔核。每次注射一般不超过 3 个痔核，总量不超过 1mL。痔核注射完毕后，取出肛镜或将痔核送回肛门内，敷以塔形纱布，胶布固定。

2）消痔灵注射法：是目前临床上广为采用的内痔治疗方法。我国学者根据中医学“酸可收敛，涩可固脱”的理论，研制出以中药五倍子、明矾等有效成分为主的消痔灵注射液，具有良好的收敛、止血和抑菌作用,加之改进了注射方法,注射后能使局部组织产生无菌性炎症,使动、静脉产生栓塞及组织纤维化,从而导致各期内痔都能彻底萎缩消失。消痔灵注射分四个步骤:

第一步:痔上动脉区注射。即在母痔核上方正常黏膜下每点注射 1∶1 浓度的消痔灵液(即消痔灵用 1% 普鲁卡因液稀释 1 倍)2~3mL。

第二步:痔区黏膜下层注射。在痔核中部进针到肌层有肌性抵抗感后,边退针边注射,再将药液以扇形注射到黏膜下层的痔血管丛中,以痔核呈弥漫性肿胀为度,每个痔核注射药液 3~6mL。

第三步:痔区黏膜固有层注射。第二步注射完毕,缓慢退针,待感有落空感时,为针尖退至肥厚的黏膜肌板上方的标志,注药 1~2mL,使黏膜呈水泡状即可。

第四步:洞状静脉区注射。以 1∶1 药液在齿线稍上方内痔区做扇形注射,一般注药 1~3mL。病理学观察证实,痔发展至晚期,不仅痔静脉显著扩张、弯曲,而且痔上动脉也发生扩张,也是形成晚期内痔的重要原因。将消痔灵注射到痔上动脉区,可使其硬化萎缩,可以减少痔区的血供,使痔能较彻底地萎缩,同时还可以防止复发。在痔体的黏膜下层及黏膜固有层都注药,就能使痔体充分着药,萎缩彻底,动、静脉末梢在齿状线附近有着广泛吻合,形成互相交通的网状结构,即"洞状静脉",在这里注射药液,就能使内痔最下部和混合痔的静脉曲张性外痔也硬化萎缩。

按上述四步注射完一个痔核后,同法注射其他痔核,一次注射总量 15~30mL。注射完毕后,取出肛镜将痔核送回肛内,填入凡士林纱条,压以塔形纱布,胶布固定。

3)坏死枯脱注射法:取侧卧位,常规消毒、局部麻醉后,用肛镜暴露痔核,或用止血钳将痔核夹住牵出肛外,以碘伏或络合碘消毒黏膜及痔核,抽取枯痔注射液,在齿线上 0.3~0.5cm 处刺入痔核黏膜下层,由低到高呈柱状缓慢注射,使痔核肿胀变白为止。同法注射其他痔核,然后取出肛镜将痔核送回肛内。注射完毕后填入凡士林纱条,压以塔形纱布,胶布固定。

(5)注意事项:术前嘱患者排空大便,或清洁灌肠 1 次;术后嘱患者控制大便 24 小时;注射时,必须严格消毒,每次注射前,用新洁尔灭溶液消毒进针处;必须用较细针头(5 号)注射,否则针孔较大容易引起出血;进针后应先做回血试验,再缓慢注入药液;进针后针头不要在痔核内乱刺,以免过多损伤痔内血管,引起痔内出血,使痔核肿大,局部液体渗出增多,延长痔核硬化萎缩、枯脱坏死时间;注射时切忌将药液注入外痔区,并注意注射位置不要过低,否则药液可向肛管扩散,造成肛管周围皮肤水肿、疼痛;操作时,应先注射小的痔核,再注射大的痔核,以免小痔核被大痔核挤压遮盖而影响操作。

**4. 枯痔钉疗法** 是运用枯痔钉插入痔核的腐蚀作用,使痔核干枯、坏死、脱落的一种传统中医治疗内痔的疗法。

(1)适应证:各期内痔;混合痔的内痔部分。

(2)禁忌证:各种外痔或有纤维化的内痔;伴有各种急性疾病、严重的慢性疾病;伴肛门直肠急性炎症、腹泻、恶性肿瘤;有出血倾向者。

(3)常用药物:枯痔钉(现在传统的含砒药钉已不用,多采用无砒药钉:黄柏 10g、枯矾 5g、白及 5g、五倍子 10g、糯米粉 70g,或黄柏 30g、大黄 30g、白及 18g,合并研成细末,以温水调匀,制成药钉,阴干灭菌备用)。

(4)操作方法:取侧卧位,常规消毒、局部麻醉后,将内痔缓缓翻出肛外,以左手食指、中指牵引,固定痔核,用碘伏或络合碘消毒痔核表面,右手拇、食两指捏住枯痔钉尾段,在距齿线上 0.3~0.5cm 处,沿肠壁纵轴呈 25°~35° 方向旋转插入黏膜下痔核中心。一般深约 1cm,每个痔核一次插入 4~6 根,间距 0.3~0.5cm。插钉后沿黏膜外 1mm 处剪去多余药钉,防止药钉脱落后插口出血。插钉完毕后将痔核送回肛门内,同时塞入黄连膏,敷以塔形纱布,胶布固定。

(5)注意事项:术前嘱患者排空大便,或清洁灌肠 1 次,术后嘱患者控制大便 24 小时。插钉时先插小的痔核,后插大的痔核;插钉不要重叠,深度以黏膜下为宜,不宜过深,亦不宜过浅,过深可引起括约肌坏死,继发感染而疼痛;过浅则药钉容易脱落,导致插口出血。如有出血者,可先在出血点处插入一根钉即可止血。一次插钉总数不能超过 20 根。

**(三)其他疗法**

**1. 冷冻疗法** 通过冷冻而使痔核坏死、脱落,达到痊愈的目的。适用于各期内痔,混合痔的内痔部分。

（1）操作方法：取侧卧位，以肛镜充分暴露内痔痔核，将液态氮（沸点为77.3K，即−196℃）用特制冷冻探头，通过肛镜直接与痔核接触2~3分钟，此时痔核形成一个坚硬、边界清楚的冰球。冷冻结束后，冷冻头靠电热丝加热自动复温，30~60秒解冻，冷冻头与痔组织分离，取出冷冻头。

（2）注意事项：冷冻开始数秒内冷冻头便和痔核发生粘连，此时切勿突然移动冷冻头；术后多有便意感，有少量黏液或血性渗出液流出，个别患者有短暂性头昏、乏力、口渴、食欲不振等症状，此属正常反应，一般无须处理；在脱落时有继发出血的可能者，可用凡士林纱条压迫止血。

2. **激光治疗**　激光具有热、光、机械压力和电磁场四种效应，利用激光的效应，可使痔核组织发生凝结、烧灼而碳化或气化，达到切割痔核组织和凝固血管而治愈痔的目的。适用于各期内痔、混合痔及外痔。

（1）操作方法：取侧卧位，常规消毒、局部麻醉后，用止血钳夹住痔的基底部，同时将痔的周围组织，用温盐水纱布保护好，再用$CO_2$激光器对准已夹好的痔核，沿血管钳切割。术毕，用凡士林纱条覆盖创面。

（2）注意事项：一次切割部位不可过多，以防止术后肛门或直肠狭窄；对较深的创口应注意防止术后出血，对动脉出血应结扎；术后切口愈合时间较缓慢者，可用低功率激光散焦照射。

3. **胶圈套扎疗法**　是通过器械将小乳胶圈套在痔核根部，利用胶圈的弹性阻断血液循环，使痔核缺血、坏死、脱落而达到痊愈的目的。

（1）适应证：适用于Ⅱ、Ⅲ期内痔；混合痔的内痔部分。

（2）操作方法：取侧卧位，做局部麻醉，待肛门括约肌松弛后进行。①血管钳套扎法：取两把血管钳，先将特制的0.2~0.3cm宽的乳胶胶圈套在第一把血管钳分叉处，然后用这把血管钳垂直夹住痔核基底部，再用第二把血管钳夹住胶圈一侧，拉大胶圈并绕过痔核上端，套落在痔核根部，同时注入一些硬化剂。②胶圈套扎器套扎法：则先将肛门镜插入肛门内，用0.1%新洁尔灭溶液清洁套扎部位后，由助手固定肛门镜，术者左手持套扎器对准痔核，右手持组织钳，从套扎圈内钳夹痔核根部，将痔核牵拉入套扎器内，按压套扎器柄，使套圈的外套向痔核的根部移动，将胶圈推出，结扎于痔核根部，然后松开组织钳，与套扎器一并取出，最后取出肛门镜。

4. **结扎术**　在痔核深部用粗线贯穿结扎，使痔核缺血坏死而脱落，以达到痊愈的目的。

（1）适应证：适用于Ⅱ~Ⅲ期内痔，特别是纤维型内痔。

（2）禁忌证：肛门周围脓肿或湿疮者；内痔伴有痢疾或腹泻者；因腹腔肿瘤引起的内痔；内痔伴有严重肺结核、高血压以及肝、肾疾病和血液病患者；临产期孕妇。

（3）操作方法：取侧卧位，做常规消毒、局部麻醉，待肛管括约肌松弛后，再以0.1%新洁尔灭溶液清洁肛内，双手食指扩肛，暴露痔核；用组织钳提起痔核，在其根部用弯止血钳夹紧；在钳下将皮肤剪一裂口使痔核根部变窄，便于结扎，并留一引流口，以减轻术后疼痛；从裂口处进针向钳下痔核根部及其四周组织注射长效止痛剂，然后用圆针粗线贯穿钳下痔核根部，行“8”字结扎；结扎完毕后，用弯血管钳挤压被结扎痔核，并在被结扎痔核内注射消痔灵等，以加速痔核的坏死脱落；将痔核送回肛门内，敷以塔形纱布，胶布固定。

（4）注意事项：术前嘱患者排空大便，或清洁灌肠1次；术后嘱患者控制大便24小时；结扎时宜先结扎小的痔核，后结扎大的痔核；缝针穿过痔核基底部时不可深入肌层，否则可引起肌肉坏死而并发肛门周围脓肿。

**（四）手术治疗**

1. **痔切除术**　适用于结缔组织性外痔和静脉曲张性外痔。

（1）操作方法：取侧卧位或截石位，做常规消毒、骶管麻醉或局部麻醉后，先扩肛4~6指，用止血钳将痔核夹住提起，将外痔痔核从括约肌浅层切除。如为静脉曲张性外痔，切开皮肤及黏膜后应将曲张静脉团细致分出，直到显露肛管括约肌为止，切除外痔痔核，并缝合齿线以上黏膜，齿线以下的皮肤切口不予缝合，留作引流用。创面外用桃花散、红油膏纱布覆盖，再敷以塔形纱布，胶布固定。

（2）注意事项：不要切除皮肤过多，以免引起肛门狭窄；切口不宜超过齿线上0.2cm；术中应彻底止血，防止术后继发出血；如痔核较多需同时切除时，应注意在每两个切口之间保留适当皮桥（一般为0.5~1cm），以保持肛管及肛门周围皮肤的正常舒缩性能。术后当日限制大便,以后每次便后用1∶5000高锰酸钾溶液或温水坐浴,常规换药。

**2. 血栓性外痔剥离术** 适用于血栓性外痔,痔核较大,血栓不易吸收,炎症局限者。

(1)操作方法:取侧卧位或截石位,做常规消毒、局部麻醉后,在痔核表面行放射状切口,切开皮肤暴露血栓,用蚊式血管钳剥离血栓并将其取出,再用组织剪将切口边缘修剪整齐,创面不缝合,让其自行愈合。创面外用桃花散、红油膏纱布覆盖,常规包扎、固定。

(2)注意事项:同上。

**3. 外痔剥离内痔结扎术** 适用于混合痔。

(1)操作方法:取侧卧位或截石位,做常规消毒、局部麻醉,充分显露痔块,在其外痔部分做"V"字形皮肤切口,用血管钳钝性剥离外痔皮下静脉丛至齿线稍上。继用弯血管钳夹住被剥离的外痔皮瓣和内痔基底部,在内痔基底正中用圆针粗丝线贯穿"8"字形结扎,剪去"V"字形内的皮肤和静脉丛,使在肛门部的伤口呈放射状。同法处理其他痔核,创面外用桃花散、红油膏纱布覆盖,术毕常规包扎、固定。

(2)注意事项:同上。

**4. 外切内注结扎术** 适用于混合痔,由经典的"外剥内扎术"演化改进而来。

(1)操作方法:取侧卧位或截石位,做常规消毒、局部麻醉,待肛门括约肌松弛后,用小弯止血钳在齿线稍上方,将内痔痔核夹住向外牵拉,在齿线上0.2cm处注射硬化剂或枯脱剂(方法同注射术),然后将内痔痔核送回肛门内,再用血管钳夹住外痔痔核,并将其提起,围绕痔核根部,用组织剪或手术刀做"V"字形切口,切开皮肤至肛门缘,并剥离至齿线,用组织钳夹住痔核基底部,用丝线在钳下结扎痔核根部,剪去多余痔核。

(2)注意事项:同上。

**5. 吻合器痔上黏膜环切术(procedure for prolapse and hemorrhoid, PPH)** 适用于Ⅱ~Ⅲ期内痔、环状痔和部分Ⅳ期内痔。

操作方法:取侧卧位或截石位,做常规消毒、骶管麻醉或局部麻醉后,先扩肛4~6指,待肛门括约肌松弛后,环状切除齿线上2cm以上的直肠黏膜2~3cm,套入扬吻合器,使下移的肛垫上移吻合固定。

## 细目三 肛隐窝炎

### 要点一 概述

肛隐窝炎是肛窦、肛门瓣发生的急、慢性炎症,又称肛窦炎。肛隐窝炎以肛门疼痛、潮湿、瘙痒为主要临床特征。80%左右的肛门直肠疾病与肛窦炎感染化脓有关,常可诱发肛门直肠周围脓肿、肛瘘、肛乳头炎、肛裂等,因此早期诊断治疗肛隐窝炎,对预防其他肛门疾病有重要意义。

### 要点二 病因病理

**1. 西医病因病理** 本病主要是因肛窦内积存粪便或分泌物堵塞肛窦,以致肛窦感染而形成。

**2. 中医病因病机** 本病多因饮食不节,以致湿热内生,下注肛门而成;或因虫积骚扰,肠燥便结,以致肛门皮肤破损,染毒而生。

### 要点三 临床表现

患者仅感肛门不适,有下坠感,偶有刺痛,排便时刺痛加重,并可波及臀部及下肢后侧,一般数分钟即止,重者排便时,有黏液或血性分泌物流出。

### 要点四 诊断

根据肛门处出现疼痛、潮湿、瘙痒等临床表现,和辅助检查所获的阳性结果,多可明确诊断。

### 要点五 鉴别诊断

**1. 肛裂** 肛门疼痛剧烈呈周期性发作,疼痛有间歇期,持续时间长,便时大便带血。

**2. 直肠息肉** 直肠息肉在齿线以上的直肠黏膜,色鲜红或紫红,易出血。

### 要点六 治疗

积极治疗本病对预防肛痈、肛瘘有重要意义。先采用非手术治疗,无效或有合并症时,即采取手术治疗。

#### (一)西医治疗

**1. 非手术治疗** 保持肛门卫生,必要时,服甲硝唑或喹诺酮类药抗感染治疗。

**2. 手术疗法** 肛窦内已成脓者,或合并肛乳头肥大、隐性瘘管者,宜手术治疗。

（1）切开引流术：适用于单纯肛隐窝炎，染毒肉腐成脓，或有隐性瘘管者。

操作方法：取侧卧位，做常规消毒、局部麻醉后，术者将双叶肛门镜插入肛门内，暴露病灶，用有钩切开刀（或用棒状探针弯成钩状探针）沿肛窦至肛门缘做纵行切开，修剪创缘。术毕，创口用黄连膏纱条或红油膏纱条压迫止血，外敷塔形纱布，胶布固定。

（2）切除术：适用于肛隐窝炎伴有肛乳头肥大者。

操作方法：取侧卧位，做常规消毒、局部麻醉后，术者将双叶肛门镜插入肛门内，暴露病灶，将肛窦、肛门瓣做纵向切口至肛乳头根部，用止血钳夹住肛乳头基底部，贯穿结扎后切除。术毕，用黄连膏纱条压迫，外敷塔形纱布，胶布固定。

**（二）中医治疗**

**1. 内治**

（1）湿热下注证

证候：肛门坠胀，灼热疼痛，便时黏液渗出，或有肿物脱出，时有肛门潮湿瘙痒；苔薄黄腻，脉弦数。

治法：清热利湿。

方药：龙胆泻肝汤加减。

（2）大肠热毒证

证候：肛门灼热疼痛，大便干结，小便短赤；舌红苔黄，脉数。

治法：清热解毒。

方药：五味消毒饮或黄连解毒汤加减。肠燥便秘甚者，则用五仁丸或麻仁丸加减以润肠通便。

**2. 外治**

（1）熏洗法：用苦参汤煎水先熏后洗，以消肿止痛。

（2）塞药法：用痔疮宁栓塞入肛门内；或用红油膏、九华膏等注入肛门内，以清热消肿止痛。

（3）灌肠法：用三黄液 20~30mL，分早、晚 2 次保留灌肠，以清热解毒、消肿止痛。

# 细目四　肛　　裂

## 要点一　概述

肛裂是齿状线以下肛管皮肤层裂伤后形成的缺血性溃疡。临床特点是肛门周期性疼痛，出血，便秘。在肛门部疾患中，其发病率仅次于痔疮，以中青年人多见。肛裂属中医学“脉痔”“钩肠痔”范畴。

## 要点二　病因病理

**1. 西医病因病理**　肛裂的病因尚未完全清楚，可能由于慢性便秘导致大便干硬、排便困难，同时由于用力过猛，引起肛管皮肤损伤、破裂、感染形成慢性溃疡，是肛裂产生的主要原因。解剖上，由于肛管外括约肌浅部在肛门后方形成的肛尾韧带较坚硬，伸缩性及血供均较差，而且肛门后方在排便时，承受压力最大，故在后正中线上，最易发生损伤而形成肛裂。

早期肛裂病程短，裂口边缘整齐，为鲜红色，底浅有弹性，无瘢痕形成。陈旧性肛裂病程较长，反复发作边缘不整齐且增厚、纤维化，肉芽呈灰白色，底深质硬形成较平整的灰白组织（栉膜带）。上端常有肥大肛乳头形成，下端皮肤因炎性水肿、淋巴回流障碍，形成袋状皮垂，似外痔，检查时因先看到外痔，后看到裂口，故称“前哨痔”或“裂痔”。由于肛裂、前哨痔、肛乳头肥大常同时存在，一般称为“肛裂三联征”。也有可能因感染并发肛乳突炎、肛窦炎、肛周脓肿和单口内瘘。

**2. 中医病因病机**　由于阴虚津液不足或脏腑热结肠燥，大便秘结，粪便粗硬，排便用力过度或过猛，致使肛门皮肤裂伤，湿热蕴阻，染毒而发本病。缘于热结肠燥，耗伤津液，水乏则行舟困难，或者因阴虚津乏、肠失濡养导致大便秘结，或因怕痛久忍不解，使燥结粪便愈加粗硬，排便更加困难，必须过于用力而使硬结大便强行通过，致使裂口无愈合之机。

## 要点三　临床表现

肛裂多见于中青年人。绝大多数发生在后正中线及前正中线上，即好发于肛门齿线以下截石位 6 点、12 点（男性多发于 6 点处，女性多发于 12 点处），发于侧方者较少。

典型临床表现为疼痛、便秘和便血，疼痛剧烈，具有典型的周期性表现，排便时因肛裂内的神经末梢受到粪便刺激，立刻出现肛门灼痛或刀割样疼痛，称便时痛；便后数分钟疼痛减轻或停止，此时称为疼痛间歇期；此后，因肛门括约肌痉挛又出现剧烈疼痛，此期持续半小时到数小时，使之坐立不安，难以忍受，直到括约肌疲劳、松弛后，疼痛才缓解。再次排便时又发生疼痛，以上表现临床称为肛裂疼痛周期。由于剧烈疼痛，害怕排便而形成便秘，大便干结必然加重肛裂，形成恶性循环。排便时，在粪便表面或便纸上，可见到少量新鲜血迹或滴鲜血；出血量的多少与肛裂大小、深浅有关，大出血少见。部分患者可有肛门皮肤瘙痒、分泌物等。

## 要点四　诊断

1. 有排便疼痛史，呈阵发性刀割样疼痛或灼痛，有典型疼痛间歇期和疼痛周期。

2. 大便时可见出血，一般为滴血，量少或仅附于粪便表面。

3. 患者常有习惯性便秘，又因恐惧排便时的肛裂疼痛而不敢定时排便，加重便秘。

4. 肛门视诊皮肤裂口沿皮皱呈放射状，多数发生在齿线下后正中线或前正中线上，创面呈狭长形。根据创面基底深浅、颜色、边缘形状、柔软度，结合有无肛裂“三联征”或裂口、结缔组织性外痔、肛乳头肥大、肛乳突炎、肛窦炎和单口内瘘等陈旧性肛裂的特征性表现，即可确诊并分辨出早期肛裂或是陈旧性肛裂。

## 要点五　鉴别诊断

肛裂早期应与肛管皮肤擦伤相鉴别。通常肛管皮肤擦伤溃疡很浅，边缘平整无瘢痕，无肛管乳头肥大，无前哨痔，病程短（仅 1~2 天），常可自愈，无须手术治疗。应注意与克罗恩病、溃疡性结肠炎、肛周肿瘤、结核等相鉴别。

已确诊肛裂者，一般不宜做肛门指检及肛门镜检，以免引起剧痛。若侧方有肛裂或多个裂口，应考虑是肠道炎症性疾病（如溃疡性结肠炎、克罗恩病、结核）的早期表现。

## 要点六　治疗

治疗原则是：解除括约肌痉挛，止痛，中断恶性循环，促使创面愈合，泻热通便，养阴生津，软化大便，保持大便通畅。

### （一）西医治疗

**1. 非手术疗法**

（1）保持大便通畅，口服缓泻剂（液体石蜡等），增加多纤维素食物，养成定时解便习惯。

（2）便后用 1∶5000 高锰酸钾溶液坐浴，保持局部清洁。

（3）肛管扩张法：适用于急性或慢性肛裂，不伴有肛乳头肥大及前哨痔者。患者取侧卧位，局麻后，先用两食指用力扩张肛管，然后逐渐伸入两中指，维持扩张 5 分钟。此法操作简便、疗效快，扩张后，解除了括约肌痉挛，可立即止痛，同时肛裂创面开放，引流通畅，有利于创面愈合。但此法复发率高，可造成痔脱垂、短时大便失禁以及出血、肛周脓肿等。

**2. 手术疗法**　经久不愈、非手术疗法无效者，可以采用手术疗法。

（1）肛裂切除术：在局麻或腰麻下，做梭形或扇形切口，全部切除前哨痔、发炎的隐窝和不健康的组织、肥大的肛乳头，必要时，垂直切开外括约肌皮下部或部分内括约肌，使创面敞开，引流通畅。但缺点是创面大而愈合缓慢。

（2）内括约肌切断术：内括约肌为不随意环形肌，易发生痉挛收缩，是造成肛裂疼痛的主要原因，故切断内括约肌即可治愈肛裂。

手术方法：采用截石位或俯卧位，麻醉后用肛门镜显示肛裂，直接经肛裂处切断内括约肌下缘，自肛缘到齿状线处做长 1~1.5cm 的切口，在内、外括约肌间沟分离内括约肌至齿状线，剪断内括约肌；电灼或压迫止血，缝合创口。可同时切除肥大肛乳头、前哨痔，数周后肛裂自行愈合。本法治愈率高，但手术不当，可造成肛门失禁。

### （二）中医治疗

本病有虚实之分。实证常因风热燥火灼伤津液，结于肠胃，致使水不行舟，大便干燥硬结伤及肛门；或气滞血瘀，肠道不能气化，大便不能推动，滞而不行，久之则干结，损伤肛门成裂。实证形体多强壮，面红，脉数有力。虚证常因年迈体虚或因失血，阴血亏虚，津亏肠燥，肠道失于濡养而大便干结形成本病，症见形体虚衰，面色萎黄，脉细乏力。

**1. 内治**

（1）风热肠燥证

证候：大便干结，排便努挣，肛门裂伤，便时滴血或手纸染血，腹胀，肛门疼痛，溲黄，肛门有裂口，色红；舌红，苔黄，脉弦数。

治法：养阴祛风，泻热通便。

方药：凉血地黄汤加减。便结者，加麻仁滋脾丸。

（2）湿热蕴结证

证候：大便秘结，肛门坠胀，便时带血或流

黄水，呈周期性疼痛，肛门裂口溃疡呈梭形；舌红，苔黄腻，脉数。

治法：化湿清热，疏通大便。

方药：内疏黄连汤加减。湿重者，加苍术、茯苓；出血重者，加蒲黄炭、侧柏炭。

（3）血虚肠燥证

证候：多见于年老或失血、体虚者。大便燥结，排便困难，便后肛门疼痛绵绵，面色萎黄；肛门裂口灰白，有哨兵痔，肛乳头肥大；舌淡，脉细无力。

治法：养阴生津，补气养血，润肠通便。

方药：润肠丸加减。伴津液亏损者，加玄参、麦冬；血虚，加何首乌、赤芍；气血双亏加十全大补丸；便血，加黄芪、藕节炭、阿胶。

2. **针灸疗法**　用于肛裂疼痛较重者，通过刺激经络腧穴以疏通脉络、调畅气机，从而达到止痛、促进愈合的效果。

3. **外治法**

（1）熏洗法：可用苦参汤加减或熏洗方煎水，先熏后洗或便后坐浴。

（2）局部敷药法：新鲜肛裂可用生肌散、九华膏或生肌玉红膏外搽；陈旧性肛裂可选用五五丹化腐，再用黄连油膏，最后用生肌散促使伤口愈合。

# 细目五　肛周脓肿

## 要点一　概述

直肠肛管周围脓肿是指发生于直肠肛管周围软组织内或其周围间隙内的急、慢性感染化脓性疾病。根据发生的部位不同，可分为肛旁脓肿、坐骨直肠间隙脓肿、骨盆间隙脓肿等。中医对本病也有不同称谓，如脏毒、悬痈、坐马痈、跨马痈等，现统称为“肛痈”。多见于青壮年人，男性多于女性。本病发病急骤，易肿，易脓，易溃，但不易敛，溃后多形成肛瘘。脓肿是直肠肛管周围炎症病理过程中的急性期，肛瘘是慢性期。

## 要点二　病因病理

1. **西医病因病理**　直肠肛管周围脓肿的常见致病菌有大肠埃希菌、金黄色葡萄球菌、链球菌和铜绿假单胞菌，偶有厌氧菌和结核杆菌，常是多种病菌混合感染。直肠肛管周围脓肿的成因主要与肛窦感染有关。

因肛窦开口向上，腹泻、便秘时，粪便易损伤或嵌入肛窦；或分泌物阻塞肛窦，引起水肿、感染而延及肛腺，形成肛腺脓肿，然后向上下蔓延或穿过肠壁、肛管括约肌而至直肠肛管周围间隙，形成直肠肛管周围脓肿。外伤、炎性病变或注射药物时消毒不严，注射剂量、药物浓度、注射深浅、部位等不恰当，引起局部坏死、感染而形成脓肿，或经淋巴引流扩散到直肠肛管周围间隙，而引起直肠肛管周围脓肿。

直肠肛管周围脓肿的病理改变，大致可分为四期：

（1）感染物进入肛窦，形成炎症反应，导致肛窦炎。

（2）感染沿肛腺继续扩散，肛腺管水肿、阻塞，致使肛腺发炎，炎症扩散至直肠肛管周围形成肛周炎，为脓肿的前驱期。

（3）炎症继续发展，由腺组织经血管、淋巴管侵入周围组织，沿括约肌肌间隔蔓延，形成脓肿。

（4）脓肿自行向皮肤或黏膜穿破，脓腔逐渐机化缩小，形成瘘道。

2. **中医病因病机**　本病多因外感风、寒、湿、燥、火之邪气，客于经络，蕴结肛门，阻滞气血；或因饮食不节，过食肥甘辛辣、醇酒厚味等物，湿热内生，下注大肠、肛门，毒阻经络，瘀血凝滞；或因肛门皮肤破损，感染毒邪，致使经络阻塞，气血凝滞；或因肺、脾、肾亏损，湿热乘虚下注而成。

## 要点三　临床表现

**（一）症状**

主要表现为肛门周围突发肿块，继则剧烈疼痛，局部红肿灼热，坠胀不适，伴有不同程度的全身症状，易肿，易脓，易溃，但不易敛，溃后易形成肛瘘。因脓肿部位不同，而症状各异。一般而言，位于肛提肌以上的脓肿位置深隐，局部症状轻，全身症状重；位于肛提肌以下的脓肿部位浅而局部红肿热痛明显，全身症状较轻。

1. **肛门周围皮下脓肿**　肛门周围皮下脓肿是最常见的一种脓肿，多由肛腺感染向下蔓延，在肛管内、外括约肌之间突出至皮下，一般不大。主要症状是初起时局部发硬，继之红肿灼热或有压痛，或呈持续性跳痛，排便、受压及咳嗽时加重，行动不便，坐卧不安，全身感染症状不明显。

**2. 坐骨直肠窝脓肿（坐骨直肠间隙脓肿）** 肛腺脓肿突破肛门外括约肌而进入坐骨直肠间隙，形成坐骨直肠间隙脓肿。初起即有发热、乏力、食欲不振、寒颤、恶心等全身感染症状，随后局部症状加重，肛门灼热，红肿疼痛，疼痛呈持续性胀痛或跳痛，有明显深压痛，可有排尿困难，里急后重，便时疼痛加重。如不及时切开，脓肿可向下穿入肛管周围间隙，再由皮肤穿出，形成肛瘘。

**3. 骨盆直肠间窝脓肿（骨盆直肠间隙脓肿）** 肛腺脓肿向上突破直肠纵肌，进入肛提肌上骨盆直肠间隙形成脓肿，与肛门周围皮下脓肿相比，坐骨直肠间隙脓肿少见。发病缓慢，有持续性高热、头痛、恶心等全身症状，初起仅感会阴、直肠坠胀，便时尤为不适，便意不尽，时有排尿困难，常无定位症状，肛周无异常表现。

**4. 直肠后间隙脓肿** 坐骨直肠窝脓肿或肛门后脓肿引流不及时，脓液向上穿透肛提肌形成脓肿。肛门外观正常，但直肠内有明显的坠胀感，骶尾部可产生钝痛，向臀部及下肢放射，在尾骨与肛门之间，有明显的深部压痛，并可出现发热、周身不适等全身中毒症状。

**5. 直肠黏膜下脓肿**

（1）直肠骨盆部直肠黏膜下脓肿：局部肿痛等症状不明显，全身发热等症状显著。

（2）直肠肛管部肛管黏膜下脓肿：局部疼痛、肿胀、压痛等症状显著，全身症状不明显。

**（二）体征**

浅部脓肿肛门周围可见肿块，局部皮肤发红，有压痛，成脓后可触及波动感；深部脓肿则局部无明显体征，红肿不明显，有压痛，不易触及波动感，穿刺可抽出脓液。

概言之，脓肿位置浅在者，局部症状重，全身症状轻；脓肿位置深隐者，局部症状轻，全身症状重。

## 要点四　诊断

根据肛管直肠周围出现不同程度的肿痛，不同类型肛周脓肿的临床表现和辅助检查，多能确诊。

## 要点五　鉴别诊断

**1. 气性坏疽** 肛门旁突然发生肿块，且迅速蔓延扩大，肿块内可触到捻发音为其特征。

**2. 肛旁疖肿与毛囊炎** 表现为皮肤鲜红，灼热，肿块表浅，中心有一小脓头，易溃易敛，治疗后不形成肛瘘；毛囊炎其特征是外口有毛发和小毛囊。

**3. 粉瘤与囊肿** 肿物有完整的囊壁，粉瘤内容物呈白色粥状。

**4. 化脓性汗腺炎** 好发于肛门周围皮下，脓肿表浅而分散，有多个流脓疮口，疮口之间可彼此相通，形成瘘道。

**5. 骶髂关节结核性脓肿** 好发于肛提肌以下的间隙中，有结核病史，局部症状不明显，脓汁稀薄，混有坏死组织。

**6. 骶前畸胎瘤** 以青少年女性居多，指检时可触及囊性肿物，肿物脓腔不明显，壁硬，骶骨面不清楚，有分叶感和异物感。

**7. 血栓性外痔感染化脓** 边缘清晰，无明显全身症状，脓肿破溃后，脓液中混有黑色凝血块，常不形成肛瘘。

## 要点六　治疗

直肠肛管周围脓肿一旦成脓后，应争取时间，根据病情选择合理的手术方法，尽早切开排脓，而不能让其自行破溃。因患部皮肤较坚韧，突破皮肤较难，易向深部及左右扩散，如不及时切开引流，脓肿必然增大加深。切开时，应尽量做一次性根治手术，手术成败的关键是：正确寻找和处理内口。正确处理肛管直肠环，则是防止发生肛门失禁后遗症的关键。

**（一）西医治疗**

**1. 非手术治疗**

（1）抗感染：可联合选用 2~3 种对革兰氏染色阴性杆菌有效的抗生素。

（2）温水坐浴或局部理疗，改善局部微循环，促进炎症吸收和消散，且减轻疼痛。

（3）口服泻剂或石蜡油，以减轻排便疼痛。

**2. 手术治疗**

（1）手术原则：脓成应尽早切开引流。引流通畅，不留死腔。尽量找到内口，对发生在肛提肌以下的低位脓肿，如已经找到了可靠的内口，应争取一次性手术处理，以防止形成肛瘘；

对发生在肛提肌以上的脓肿，如尚未找到可靠的内口，宜先切开排脓，待形成肛瘘后再行二次手术。

（2）常用手术方法

1）切开引流术：适用于肛门周围皮下脓肿、肛管后脓肿和直肠黏膜下脓肿。

操作方法：取侧卧位，常规消毒后，指检患者脓腔范围和内口位置。以脓肿波动最明显的部位为中心，做放射状切口，切开皮肤和皮下组织，敞开脓腔，引流脓液。用探针从切口经脓腔由内口探出，如内口不明确者，可将邻近可疑肛窦视为内口处理。确定探针未通过肛管直肠环后，沿探针做放射状切开，上端切口延长至肛窦上方，清除脓腔中的腐烂组织，切除切口两侧部分皮肤，使其成为外大内小的平坦创面，切口内放置凡士林纱条引流，敷以塔形纱布压迫，胶布固定。

2）切开挂线疗法：适用于坐骨直肠窝脓肿、肌间脓肿、骨盆直肠间隙脓肿和脓腔通过肛管直肠环者。

操作方法：取侧卧位，再常规消毒、局部麻醉后，指检确定脓肿范围和内口位置，内口与脓肿在同一方位者，可做放射状切开，先在肛缘外脓肿相应部位，做一放射状小切口，再用止血钳分开脓腔放出脓液，再用一手指伸入肛管引导，一手持探针从小切口探入，将探针从内口或可疑肛窦处探出，在脓肿小切口与内口间做放射状扩大切口，切开皮肤及皮下组织，敞开内口与脓腔，显露肛管直肠环，再将橡皮筋用丝线结扎在探针外端球头上，由内口拖出后，用止血钳将橡皮筋勒紧后于钳下将橡皮筋结扎固定，最后通过切口放置凡士林纱条于脓腔内引流，纱布包扎固定。如为后马蹄铁形脓肿，内口多在肛管后正中，脓肿贯通肛管后深间隙及坐骨直肠窝，手术时切口宜采用弧形加放射状切口，即在坐骨直肠窝部位做弧形切口，内口与肛管后做放射状切口，引流脓液，清除脓腔坏死组织并冲洗干净后，用丝线全层缝合两侧坐骨直肠窝切口，然后依前法从内口与肛管后深间隙之间的放射状切口内挂线。如为直肠后间隙脓肿，则从后正中齿线可疑内口处，沿肛管做放射状切口，达肛缘外3cm，切开皮肤及皮下组织，用止血钳钝性分离，经肛尾韧带和肛提肌进入脓肿，使引流通畅，如前法挂线，经切口放胶管于脓腔内引流，敷以塔形纱布压迫，胶布固定。

3）分次手术：适用于体弱者之深部脓肿或脓肿无切开挂线条件的患者。先行切开引流术切开脓肿，引流脓液；术后待肛瘘形成，再按肛瘘手术处理。

（3）术中注意事项

1）准确定位：一般在脓肿切开引流前应先穿刺，抽出脓液确认后再行切开引流。

2）切口恰当：浅部脓肿可行放射状切口；深部脓肿宜取弧形切口，以避免损伤括约肌。

3）彻底引流：切开脓肿后，要用手指探查脓腔，分开脓腔内的纤维间隔，以利引流。

4）预防肛瘘形成：术中应切开原发性肛隐窝炎（即内口），可防止肛瘘形成。

（4）术后处理

1）酌情应用清热解毒、托里排脓的中药或抗生素以及缓泻剂。

2）术后每次便后用苦参汤或1∶5000高锰酸钾溶液坐浴，换药。

3）挂线者，一般10天左右自行脱落，可酌情紧线或剪除，此时创面已修复浅平，再经换药后，可迅速愈合，且无肛门失禁等后遗症。

4）各种方式手术后，须注意有无高热、寒战等，若有应及时处理。

**（二）中医治疗**

**1. 内治**

（1）热毒蕴结证

证候：肛门周围突然肿痛，持续加剧；伴有恶寒发热，大便秘结，小便短赤等；局部红、肿、热、痛明显，皮肤焮热；舌红，苔薄黄，脉数。

治法：清热解毒，消肿止痛。

方药：仙方活命饮或黄连解毒汤加减。若有舌苔黄腻、脉滑数等湿热之象，可合用萆薢渗湿汤。

（2）火毒炽盛证

证候：肛周疼痛剧烈，持续数日，痛如鸡啄，眠寐不能；伴恶寒发热，口干便秘，溲赤而难；肛周红肿，按之有波动感或穿刺有脓，或脓出黄稠而带粪臭味；舌红，苔黄，脉弦滑数。

治法：清热解毒透脓。

方药：透脓散加减。

（3）阴虚毒恋证

证候：肛周肿痛，皮肤暗红，成脓时间长，溃后脓出色白稀薄，疮口难敛；伴有全身倦怠无力,心烦,潮热,盗汗;舌红,苔少,脉细数。

治法:养阴清热,祛湿解毒。

方药:青蒿鳖甲汤合三妙丸加减。肺虚者,加麦冬、沙参、马兜铃;脾虚者,加白术、山药、白扁豆;肾虚者,生地黄改熟地黄,加龟甲、玄参。

2. **外治**

(1)初起:实证用金黄散、黄连膏外敷,位置较深者,可用金黄散调糊灌肠;虚证用冲和膏或阳和解凝膏外敷。

(2)成脓:宜早期切开引流,并根据脓肿部位深浅和病情缓急,选择手术方法。

(3)溃后:以九一丹纱条引流,脓尽改用生肌散纱条填塞疮口。溃脓期脓未尽,用红油膏纱条引流;脓已尽改用生肌散纱条;日久成瘘者,按肛瘘处理。

## 细目六 肛 瘘

### 要点一 概述

肛瘘是肛管、直肠与肛门周围皮肤相通所形成的瘘管,中医称为"肛漏",属"漏疮"的范畴。其特点是局部可触及或探及瘘管通到直肠。一般由原发性内口、管道和继发性外口三部分组成,也有仅具内口或外口者。内口为原发性,绝大多数在肛管齿线处的肛窦内;外口是继发的,常是1个或多个。肛瘘是肛痈的后遗症,临床上分为化脓性或结核性。肛瘘是直肠肛门疾病中的常见病,其发病率仅次于痔疮,发患者群以20~40岁的青壮年为主,男性多于女性。

### 要点二 病因病理

1. **西医病因病理** 肛瘘主要是由肛窦感染形成直肠肛管周围脓肿发展而成。当直肠肛管周围脓肿自行破溃或切开引流后,破溃或引流处成为外口,脓肿逐渐缩小,形成感染性管道,其原发病灶成为感染不断进入管道的内口,以致经久不愈。然而肛瘘管道行走在肛门内、外括约肌附近,常呈迂曲,致使其内积脓引流不畅;而且外口皮肤生长较快,常常形成假性愈合,引起脓肿反复发作。脓肿复发后又自行破溃,或再次切开引流而形成一个内口;数个外口的复杂管道,致使管壁纤维组织增生而无法自行愈合。

肛瘘多为一般性化脓性感染所致,少数为结核性。其他特异性感染和克罗恩病、溃疡性结肠炎、恶性肿瘤以及肛管外伤感染也可引起肛瘘,但均少见。

2. **中医病因病机** 肛痈溃后,余毒蕴结不散,血行不畅,疮口不合,日久成漏;或因虚劳久嗽,肺、脾、肾亏虚,邪乘于下,郁久肉腐成脓,溃后成漏。正如《太平圣惠方》所云:"夫痔瘘者,由诸痔毒气结聚肛边……穿穴之后,疮口不合,时有脓血,肠头肿疼,经久不差,故名痔瘘也。"瘘管久不收口,邪气留恋,耗气伤血。

### 要点三 临床表现

#### (一)症状

肛瘘的主要临床特征是流脓、疼痛、瘙痒。

1. **流脓** 肛门周围外瘘口不断有少量脓性分泌物排出。脓的多少与瘘管大小、长短及数目有关,新生成或炎症急性发作期的肛瘘脓多、味臭、色黄而稠厚;经久不愈的肛瘘脓液少、稀薄、时有时无,呈间歇性流脓。脓液急剧增多而伴局部肿胀、疼痛,体温增高。内外瘘时,常有粪便或气体与脓液混在一起,从外口流出。

2. **疼痛** 平时一般疼痛不明显。当引流不畅而脓液积存时,局部肿胀疼痛,伴有明显压痛,脓液引流后疼痛减轻。

3. **瘙痒** 肛瘘的分泌物或脓液,经常刺激肛门周围皮肤,致使肛门潮湿,瘙痒不适,甚至糜烂渗液,发生湿疹。

#### (二)体征

肛瘘外口可发生在肛门周围或臀部的任何部位,呈小凹陷或小隆起,中央有过度生长的肉芽外翻,外口周围皮肤常因受分泌物或脓液刺激而变色,表皮脱落,管道呈条索状硬块。

肛瘘标准分类法:1975年全国首届肛肠学术会议制定了肛瘘的统一分类标准,以外括约肌深部划线为标志,将肛瘘分为低位和高位两种。

1. **低位肛瘘** 瘘管在外括约肌深部以下。

(1)低位单纯性肛瘘 只有1个瘘管,并通过外括约肌深部以下,内口在肛窦附近。

(2)低位复杂性肛瘘:瘘管在外括约肌深

部以下，外口和管道有2个以上，内口在肛窦附近（包括多发性瘘）。

2. **高位肛瘘**　瘘管在外括约肌深部以上。

（1）高位单纯性肛瘘：只有1个外口，1个瘘管，并通过外括约肌深部以上，内口位于肛窦附近。

（2）高位复杂性肛瘘：瘘管有2个或2个以上外口及瘘管分支，有1个或1个以上内口，且主管在外括约肌深部以上。

## 要点四　诊断

1. 既往有肛痈反复发作史，并有自行溃破，或曾做切开引流的病史。

2. 有肛旁反复流脓、疼痛、瘙痒的症状。

## 要点五　鉴别诊断

1. **化脓性汗腺炎**　多形成脓肿和遗留窦道，其窦道处常有隆起和脓液，有许多开口，病变在皮肤及皮下组织，范围广泛，瘘道多发而复杂，呈结节状或弥漫性，不与直肠相通，切开瘘道后无脓腔和瘘管。

2. **骶尾部瘘**　常因臀部损伤，毛囊感染，在骶尾部生成脓肿，逐渐演变形成瘘管，其瘘口常在臀部上端，骶尾关节附近，管道在骶尾筋膜深部和皮下组织间蔓延扩散，无内口。

3. **骶尾部畸胎瘤**　为胚胎发育异常的先天性疾病，常发病于青壮年时期，肛门后尾骨前有外口，管道向直肠后骶前走行，常无内口。肛门指诊常可触及骶前有肿物或饱满样感觉，钡剂灌肠侧面片可见直肠骶骨间隙增宽，直肠有半圆形充盈缺损或压迹，手术可见腔内有毛发、牙齿、骨质。如为皮样囊肿，分单房性和双房性，有时内有黏液。

4. **骶尾部骨结核**　起病缓慢，无急性炎症，其形成脓肿破溃后，流出清稀脓液，久不收口，创口凹陷，管道较深，通向直肠后间隙，伴有腰痛、长期低热、盗汗、消瘦、血沉快等症状，X线摄片可见骶尾部骨质损害和结核病灶。

5. **会阴部尿道瘘**　常发生于会阴部尿道三角内，有瘘管与皮肤相通，排尿时有尿液从瘘口流出，直肠内无内口，常有会阴尿道损伤史。

## 要点六　治疗

肛瘘的治疗，主要是以手术治疗为主，药物治疗为辅。手术治疗可以根治肛瘘，药物治疗主要是控制感染，减轻症状，控制病变的进展。

### （一）西医治疗

1. **非手术治疗**　仅为暂时性对症处理，控制病情，减轻临床症状。

（1）抗感染：可联合选用2~3种对革兰氏染色阴性杆菌有效的抗生素。

（2）温水坐浴，引流，换药，以减轻局部症状。

（3）口服泻剂或石蜡油，以减轻排便疼痛。

2. **手术治疗**

（1）瘘管切开法

1）适应证：适用于低位单纯性肛瘘和低位复杂性肛瘘。对高位肛瘘切开时，必须配合挂线疗法，以免造成肛门失禁。

2）禁忌证：肛门周围有皮肤病者；瘘管仍有酿脓现象存在者；有严重肺结核病、梅毒或极度虚弱者；有癌变者。

3）操作方法：骶麻或局部浸润麻醉后，取侧卧位病侧在下或截石位，常规消毒、铺巾，先用探针从外口探入，仔细寻找内口，了解内口位置，以左手食指伸入肛内，将探针自内口处挑出，用手术剪或手术刀沿探针将管道完全切开；如遇内口寻找困难，也可先在肛门内塞入一块盐水纱布，再用钝针头注射器由瘘管外口注入1%美蓝（亚甲蓝）或甲紫溶液，如纱布染有颜色，则有助于寻找到内口，也便于手术时判断瘘管走向。将有槽探针从瘘管外口轻轻探入，再沿探针走行切开皮肤、皮下组织和瘘管外壁，使瘘管部分敞开；再将有槽探针插入瘘管残余部分，同法切开探针的表面组织，直到整个瘘管完全切开为止。然后用刮匙刮净瘘管内染色的肉芽及不健康组织，修剪创口两侧皮肤和皮下组织，形成一口宽底小的创面，使引流通畅；注意止血，创面填入红油膏纱条，压以塔形纱布，胶布固定。

（2）挂线疗法：是一种缓慢切开法。此法早在明代就已采用。《古今医统大全》记载："药线日下，肠肌随长，僻处即补，水逐线流，未穿疮孔，鹅管内消。"简要叙述了本疗法具有简便、经济、不影响肛门功能、瘢痕小、引流通畅的优点。其原理是用橡皮筋或有腐蚀作用的药线紧缚，以机械压力和收缩力使局部组织血循受阻，从而发生缺血性坏死，形同切割。在缓慢勒开过程中，药线或橡皮筋又能引流脓液，防止感染;尚未离断的部分组织还保持延续性,同时给已勒断组织断端逐渐生长愈合及与周围组织粘连的机会。此法最大的优点是逐渐切断肛管括约肌,且边切边长,从而防止因肛管直肠环突然断裂回缩,避免肛门失禁发生。目前多以橡皮筋替代丝线,减少了术后反复紧线造成的疼痛,也缩短了疗程。

1)适应证:适用于外口距肛门缘 4cm 以内,有内、外口的低位肛瘘。亦可作为复杂性肛瘘切开疗法的辅助方法。

2)禁忌证:同切开法。

3)操作方法:骶麻或局部浸润麻醉后,取侧卧位病侧在下或截石位,常规消毒、铺巾,先在球头探针(银质或铜质)尾端缚扎一橡皮筋,再将探针另一端从瘘管外口向内徐徐探入,在肛管齿线附近寻找内口,将另一手食指伸入肛内,将探针引出内口,将探针弯曲,并经瘘管内口完全拉出,使橡皮筋经过瘘管外口进入瘘管穿出内口直至肛门外,提起两端橡皮筋,切开瘘管内、外口之间的皮肤及皮下组织,拉紧橡皮筋,紧贴皮下切口,用止血钳夹住,在止血钳下方用粗丝线收紧橡皮筋,以双重结结扎之,然后在结扎处外 1.5cm 剪去多余的橡皮筋,松开止血钳,用红油膏纱条填入肛门,压以塔形纱布,胶布固定。术后每日便后坐浴、换药 1~2 次,如结扎橡皮筋较松,需再紧一次;橡皮筋 7 天左右脱落;如 10 天以后不脱落,可以剪开。

若以药线挂线,将药线收紧,打成二扣活结,以备以后紧线;也可将药线的一端穿入另一端的回扣内,由肛门牵出,使线在瘘管周围成为双股线,然后收紧,打一活结,每隔 1~2 天紧线 1 次,直至挂线脱落。

(3)手术时注意事项

1)正确寻找肛瘘的内口,并将其切除或切开,是手术成败的关键。

2)探针由外口探入时,不可过度用力,以免造成假道。

3)确定内口位置及瘘管与括约肌的关系,并根据内口位置及瘘管与括约肌关系,选择手术方法,以防止因手术损伤括约肌而造成肛门失禁。如果瘘管在肛管直肠环下方通过,可以一次性切开瘘管。如瘘管通过肛管直肠环的上方,必须加用挂线疗法,即先切开外括约肌皮下部浅部及其下方的瘘管,然后用橡皮筋由剩下的道口穿入,自内口引出缚在肛管直肠环上,即能避免由一次切断肛管直肠环而造成肛门失禁。若肛管直肠环已纤维化者,也可一次全部切开,无须挂线。

4)若为瘘管在外括约肌深、浅两层之间通过者,且该处肌肉尚未纤维化时,不能同时切断外括约肌深、浅两层;且在切断外括约肌浅层时,要与肌纤维成直角,不可斜角切断。

5)高位肛瘘如通过肛尾韧带,宜纵行切开,不可横行切断肛尾韧带。如需切断肛尾韧带,则一定要将切断的肛尾韧带的断端重新缝合固定,避免造成肛门塌陷和向前移位。

6)行切开或挂线术后,要求肛管内伤口小、外部伤口大,肛瘘创面开放,保持引流通畅,防止假性愈合。

**(二)中医治疗**

**1. 内治**

(1)湿热下注证

证候:肛门肿胀疼痛,灼热,肛旁流脓,色黄稠厚;肛周有溃口,按之有条索状物通向肛内;大便不畅,小便短赤;舌红苔黄腻,脉滑数。

治法:清热利湿。

方药:二妙丸合萆薢渗湿汤加减。

(2)正虚邪恋证

证候:肛周流脓,色淡稀薄,肛门隐隐作痛,外口皮色暗淡,瘘口时溃时愈;肛周有溃口,按之较硬,或有脓液自溃口流出,且多有条索状物通向肛内;伴面色无华,神疲乏力;舌淡,苔薄白,脉细濡。

治法:托里透毒。

方药:托里消毒饮加减。

(3)阴液亏损证

证候:肛周溃口,外口凹陷,瘘管潜行,局部常无硬索状物可扪及,脓水清稀;可伴形体消瘦,潮热盗汗,心烦口干,食欲不振,病程缠绵;舌红少津,苔少或无苔,脉细数无力。

治法:养阴清热。

方药:青蒿鳖甲汤加减。肺虚者加沙参、麦冬;脾虚者加白术、山药。

**2. 外治**

(1)熏洗法:用祛毒汤、苦参汤或 1∶5000 的高锰酸钾溶液熏洗。

(2)敷药法:肛瘘急性炎症期可用金黄膏、磺胺软膏和四黄膏等外敷。

(3)药捻法:瘘管引流不畅时,可用提脓

祛腐的药捻由外口插入瘘管进行引流。

（4）药捻脱管法：适用于低位单纯性肛瘘和高位单纯性肛瘘。操作方法：取侧卧位，常规消毒后，瘘道先用生理盐水或过氧化氢溶液冲洗干净，再用刮匙从外口适当搔刮瘘管，取脱管药捻从外口在瘘道内，沿瘘道走行插入至内口，以不超过内口为度，然后将多余药捻剪断与外口相平，外盖灭菌敷料固定，防止药捻脱出，每日更换药捻1次，至瘘道壁坏死与周围组织分离脱落，用过氧化氢溶液冲洗干净为止，再改用生肌药捻，插法同脱管药捻，至瘘道与外口闭合为止。

# 细目七　直肠脱垂

## 要点一　概述

肛管、直肠甚至乙状结肠部分或全部向下移位，称为直肠脱垂。直肠黏膜下移或直肠壁部分下移，称直肠黏膜脱垂或不全脱垂；直肠全层脱出称完全脱垂。若下移的直肠在肛管直肠腔内，称内脱垂；脱出肛门外者，称外脱垂。

直肠脱垂中医学称为“脱肛”。

## 要点二　病因病理

### （一）西医病因病理

直肠脱垂的病因目前尚未完全清楚，与下列因素有关。

1. **解剖因素**　小儿骶骨弯曲度较浅，直肠呈垂直状，并且盆底支持组织发育不全。成人因直肠前陷凹处腹膜反折过低。

2. **盆底组织软弱**　营养不良、年老衰弱，易发生盆底肛提肌薄弱乏力。多次分娩、手术、外伤损伤直肠肛门肌或神经等，使直肠周围组织固定、支持作用减弱。

3. **腹压增加**　长期便秘、排尿困难、慢性腹泻、慢性支气管炎、前列腺肥大、尿道狭窄等因素均可使腹内压增加。

4. **其他**　直肠息肉、内痔反复脱出，向下牵拉直肠黏膜，引起直肠黏膜脱出。

目前对直肠脱垂的发生有两种学说。一是滑动疝学说，认为直肠脱垂是由于腹腔压力增高和盆底组织松弛，子宫直肠陷凹或膀胱直肠陷凹处的直肠前壁，被迫向下推移，将直肠前壁压入直肠壶腹，最后经肛门脱出。二是肠套叠学说，正常时直肠上端固定于骶骨岬附近，若腹压增加或盆底松弛，固定部位也松弛，使与直肠交界处的乙状结肠发生套叠，套叠部分不断下移，最终使直肠向肛门脱出。

直肠脱垂可以分为部分脱垂和完全脱垂两种。前者仅是直肠下端黏膜脱出，通常长度为2~3cm，一般在7cm以内，脱出部分为两层黏膜，脱垂的黏膜和肛门之间无沟状间隙，脱出黏膜呈放射状。后者则为直肠全层脱出。严重者直肠、肛管均可翻出肛门外，通常长度超过10cm，脱出部分为两层肠壁折叠，脱出黏膜呈环状。直肠指检发现肛门口扩大、肛管括约肌松弛无力，当肛管尚未脱出时，肛门与脱出物之间呈环形深沟。脱出之黏膜可发生炎症、糜烂、溃疡、出血，甚至嵌顿坏死。严重者因肛管括约肌持续性、被动性伸展松弛，可发生肛门失禁，从而加重脱垂。婴幼儿直肠脱垂多为不全性脱垂，多数在5岁前可自愈。成人直肠脱垂，若产生脱垂因素不能去除，脱垂会逐渐加重。

### （二）中医病因病机

多因素体气血不足，或小儿血气未旺，老年人气血虚衰，或妇人产育过多，或久泻久痢，或劳倦、房事过度，以致气血亏虚，中气下陷，固摄失司所致。

## 要点三　分度

直肠脱垂可分为三度：

1. **一度脱垂**　为直肠黏膜脱出，脱出物淡红色，长3~5cm，触之柔软，无弹性，不易出血，便后可自行回纳。

2. **二度脱垂**　为直肠全层脱出，脱出物长5~10cm，呈圆锥状，淡红色，表面为环状而有层次的黏膜皱襞，触之较厚，有弹性，肛门松弛，便后有时需用手回复。

3. **三度脱垂**　直肠及部分乙状结肠脱出，长达10cm以上，呈圆柱形，触之很厚，肛门松弛无力。

## 要点四　临床表现

发病缓慢，突出症状为有肿物从肛门脱出。早期仅在排便时有肿块脱出，便后自行缩回。

随病情发展，肛提肌及肛门括约肌收缩力缺乏，脱出变频，体积增大，下坠感明显，常需用手帮助才能回复，严重者，在咳嗽、喷嚏、用力或行走甚至站立时，亦可脱出，且不易回复。若未能及时复位，脱垂肠段可发生水肿，或因摩擦引起黏膜溃烂出血等，甚至有绞窄坏死的危险；也可因黏液流出而发生肛周皮肤潮湿瘙痒或湿疹样变；也常因大便排不尽，次数增多，或出现便秘，致使大便呈羊粪样。

## 要点五　诊断

直肠外脱垂诊断一般不难。令患者做下蹲或咳嗽屏气等增加腹压的动作，即可见到直肠脱垂。不全脱垂者，可见到红色、圆形、表面光滑的肿块，黏膜皱襞呈放射状。通常长度为 2~3cm，一般在 7cm 以内。完全脱垂者，脱出较长，包块呈宝塔样或球形，表面黏膜皱襞呈“环形”。只要肛管未脱出，脱垂的黏膜与肛门间就有沟状间隙存在。诊断过程中，应注意区分完全脱垂或不全脱垂。

## 要点六　鉴别诊断

1. 肠黏膜脱垂应与环状内痔相鉴别。除症状、病史不同外，环状内痔脱出时，有充血肿大的痔核出现，呈现“花圈状”，易出血，痔块之间有正常的黏膜凹陷。直肠黏膜脱垂时，肛门指检可发现肛门括约肌松弛，环状内痔则肛门括约肌收缩有力，此为重要的鉴别依据。

2. 直肠内脱垂诊断比较困难，常需通过排粪造影或钡剂造影、内镜检查协助诊断。

## 要点七　治疗

直肠脱垂的治疗，应依照年龄、患者体质状况、脱出的严重程度的不同，选择不同治疗方式，其重点在去除脱垂诱因，防止复发。

### （一）西医治疗

**1. 非手术治疗**　主要用于婴幼儿或轻度脱垂。婴幼儿直肠脱垂常有自愈的可能性存在，采用缩短排便时间的方法，便后立即将脱出肠管复位，然后用胶布将双臀固定，尽量减少哭闹，保持大便通畅。成人应注意去除腹压增加因素，如咳嗽、便秘或排尿困难，以免加重直肠脱垂程度，或治疗后复发。

（1）注射疗法：为治疗直肠脱垂的首选疗法，具有痛苦小、疗程短、疗效好等特点。

将药液注射到脱垂部位的黏膜下层内，使黏膜与肌层间产生无菌性炎性粘连，形成瘢痕而阻止肠管下移。此法尤其适用于儿童，但青壮年者易复发。主要有黏膜下注射法和直肠周围注射法。常用硬化剂有 5% 石炭酸植物油、5% 盐酸奎宁尿素水溶液等，总量不超过 10mL。

1）黏膜下注射法：此法是将药液注入直肠黏膜下层，使分离之直肠黏膜与肌层粘连，而不脱出肛外。

适应证：直肠黏膜脱垂、直肠全层脱垂、直肠全层合并部分乙状结肠脱垂。

禁忌证：急、慢性直肠炎、腹泻、肛周炎及持续性腹压增加疾病。

操作方法：取侧卧位，常规消毒，局部麻醉，在肛镜下用 0.1% 新洁尔灭溶液做肛内消毒。

a. 点状注射：以 20mL 注射器装满药液，用 7 号长针头在齿线上 1cm，环形选择 2~3 个平面，或纵行选择 4~6 行，每个平面或每行选择 4~6 个点，点与点之间相互交错，相距 0.5~1cm，每点注药 0.3~0.5mL，将药液注射到黏膜下层，一次注药总量为 6~10mL。注药时，不要过深刺入肌层，或太浅注入黏膜内，以免无效或造成坏死。

b. 柱状注射：选择截石位 3 点、6 点、9 点、12 点齿线上 1cm 黏膜下层作柱状注射，长短视脱出长度而定，每柱注药 2~3mL。注射完毕，压以塔形纱布，胶布固定。注射当日应卧床休息，流质饮食，控制大便 2~3 天，2 周内不宜剧烈活动。为防止感染，可酌情应用抗生素。一般 1 次注射后，可收到满意效果，如疗效不佳，7~10 天后可再注射 1 次。

2）直肠周围注射法：是将药液注射入两侧骨盆直肠间隙及直肠后间隙内，通过药液引起无菌性炎症反应，产生纤维化，使直肠壁与周围组织（两侧直肠侧韧带和后方的骶前筋膜）粘连固定而不脱出肛外，适用于二、三度直肠脱垂。

操作方法：取侧卧位，常规消毒，局部麻醉，在肛镜下用 0.1% 新洁尔灭溶液做肛内消毒。以 20mL 注射器装满药液，用 7 号长针头，选择截石位 3 点、6 点、9 点为进针点，分三步进行注射。

第一步：注射右侧骨盆直肠间隙。在截石位 9 点肛门缘外 1.5cm 处进针，先用针穿透皮层，经肛门外括约肌至肛提肌（进针 4~5cm 时针尖遇到阻力，即达肛提肌），当穿过肛提肌时有落空感，表示进入骨盆直肠间隙。此时用左手食指伸入直肠内，触摸针尖位置，证实针尖位于直肠壁外侧、未穿透直肠时，以左手食指触摸针尖感为引导，再将针深入 2~3cm，一般进针深度男性不超过 7.5cm，女性不超过 5.5cm，儿童 3~4cm。摆动注射器，以针尖在直肠壁外滑动为准，确保针尖不刺入直肠壁内，又未刺伤腹膜。回抽无血，准确定位，缓慢将药液注入直肠间隙，且边退针边注药，注药量约 12mL，并使药液呈扇形均匀分布于齿线上区域。

第二步：注射左侧骨盆直肠间隙。更换针头及手套后，在截石位 3 点距肛缘 1.5cm 处穿刺定位，依前法注射。

第三步：注射直肠后间隙。更换针头及手套后，在截石位 6 点、肛门与尾骨间皮肤中点处穿刺，沿骶骨曲进针。左手食指在直肠内作引导，进针 5~6cm，即到达直肠后间隙，并以针尖在直肠壁后活动为准，证实针尖未穿透直肠壁、未穿入骶骨前筋膜后，依前法注射，注药 4~5mL。注射完毕压以塔形纱布，胶布固定。

（2）复位法：直肠脱出后应尽快及时复位，以避免脱出黏膜或直肠发生充血、水肿，甚则嵌顿、绞窄、糜烂、坏死，给复位带来困难。

1）儿童脱垂复位法：患者俯卧于术者膝上，以手指缓慢地将脱出的直肠纳入肛门内，清洁肛周皮肤；稍大的儿童可采用膝胸位按同法复位。然后压以纱布垫，用吊带固定于肛门两侧，阻止肛门下移。

2）直肠全层脱垂复位法：取侧卧位，用手指压迫脱垂的顶端，持续加压，手指应随脱出的直肠进入肛门，使脱垂的直肠复位。若脱出较长，脱出部分发生充血水肿，用一般方法不能复位时，应在局麻下进行复位。

**2. 手术疗法**　成人完全性直肠脱垂多采用手术疗法，方法很多，其优缺点、复发率各异。经腹部、会阴途径应用较多，经腹会阴、骶部途径应用较少。

手术方法中，直肠悬吊及固定术效果肯定。游离直肠后，可选用多种方法将直肠、乙状结肠固定在周围组织上，骶前及两侧是重要的固定部位；也可同时将松弛的盆底、肛提肌进行缝合，切除冗长的乙状结肠和直肠；但应注意不要损伤骶前静脉丛及周围神经。经会阴手术方式操作比较安全，可将脱出的乙状结肠、直肠切除缝合；也可环行切除脱垂的直肠黏膜，但复发率较高。

体弱、年龄大而不能胜任大手术者，可选用肛门环缩术，即在麻醉下于肛门前、后各切一小口，用弯血管钳，在肛门皮缘下潜行分离，使两切口相通，用金属丝、尼龙网或涤纶带，在皮下环绕肛管上部，大小可容一食指通过即可。皮下留置物可在 2~3 个月后取出，使肛门缩小以阻止直肠脱垂。此法易发生术后感染和粪便嵌塞，复发率较高。

**（二）中医治疗**

**1. 内治**

（1）气虚下陷证

证候：便后肛门有肿块脱出，严重者，在步行、咳嗽、用力排尿时，即可有肿块脱出；舌淡或有齿痕，苔白，脉弱。

治法：补中益气，升阳举陷。

方药：补中益气汤加减。腹胀纳呆者，加山药、焦三仙；气滞者，加木香、香附、川楝子；气虚夹热者，加黄芩、槐花；中气虚者，加炮姜、茯苓、五味子；久脱不收者，加五味子。

（2）肾气不固证

证候：直肠滑脱不收；腰膝酸软，神疲面白，小便频数或夜尿多，久泻久痢；舌淡，苔白，脉沉细。

治法：补益肾气。

方药：肾气丸加减。泄泻者，加补骨脂、肉豆蔻；大便干结者，加火麻仁、胡桃肉；滑脱不收者，加乌梅、金樱子；气虚者，加党参、黄芪、白术。

（3）气血两虚证

证候：直肠脱出；面色无华或面色萎黄，少气懒言，心悸健忘，失眠，头晕眼花；舌质淡，脉细弱。

治法：益气养血，滋润大肠。

方药：八珍汤加减。大便燥结者，加火麻仁、柏子仁；血虚有热而口干心烦者，加玉竹、生何首乌、知母；夜寐不安者，加酸枣仁、远志、夜交藤。

（4）湿热下注证

证候：直肠脱出嵌顿，不能自行还纳，红肿，肛门痉挛；面红身热，大便燥结，发热，口干口臭，小便短赤；舌红，苔黄，脉濡数。

治法：清热泻火，利湿通便。

方药：凉膈清肠散加减。肛门肿痛灼热刺痒者，加金银花、黄柏、栀子；大便秘结不通者，加火麻仁、草决明、生大黄；尿黄者，加滑石、车前草。

2. **中成药**

（1）补中益气丸：每次 6g，每日 2~3 次。本方具有益气升提之功效，用于气虚下陷之脱肛。

（2）麻仁润肠丸：每次 6g，每日 2~3 次。本方有润肠通便的作用，用于脱肛兼有大便秘结者。

（3）十全大补丸：每次 6g，每日 2~3 次。本方有补益气血的作用，用于气血两虚之脱肛。

（4）金匮肾气丸：每次 6g，每日 2~3 次。本方有补益肾气的作用，用于肾气不足、不能固摄之脱肛。

3. **熏洗** 苦参汤加石榴皮、明矾、五倍子煎汤熏洗，每日 2~3 次，每次 20 分钟。

# 细目八 直肠息肉

## 要点一 概述

直肠息肉是指直肠黏膜上向肠腔隆起的病变，无论大小、形状及组织类型如何，都称为息肉。直肠息肉比较常见，常合并有结肠息肉发生。幼年性息肉多见于 5~10 岁的小儿，其他息肉则多发生于 40 岁以上者。且年龄越大，发生率越高。在中医学中，直肠息肉属“息肉痔”“葡萄痔”等范畴。

## 要点二 病因病理

### （一）西医病因病理

直肠息肉的病因尚无定论，可能与长期吃高脂肪、高蛋白、低纤维素食物有关。长期大量吸烟，损害免疫功能，使基因突变；或长期慢性炎性刺激及机械性慢性刺激，导致表皮、腺上皮及皮下层组织的局限性增生形成息肉。家族性结肠息肉病及 Gardner 综合征患者、溃疡性结肠炎患者和结肠代膀胱者，都可见大肠腺瘤性息肉及癌的发生率增高。

病理学通常将息肉分为肿瘤性息肉和非肿瘤性息肉两类，前者又分为管状腺瘤、绒毛状腺瘤和混合性腺瘤。发生在直肠者多为单个，有蒂，有恶变倾向。后者包括增生性息肉、错构瘤性息肉、黏膜赘生物、炎性息肉及幼年性息肉等。

1. **管状腺瘤** 常见，有蒂，多数为单个，通常直径小于 1cm，一般不癌变；若迅速增大，发生不典型增生，则癌变机会增多。

2. **绒毛状腺瘤（乳头状腺瘤）** 呈绒毛状或菜花状，突出于黏膜面，广基底，无蒂，体积较管状腺瘤大，质地柔软，90% 发生在乙状结肠下段和直肠，男性多于女性，老年人多见，容易癌变。

3. **幼年性息肉（先天性息肉）** 属错构瘤性息肉，70%~80% 发生在直肠，10 岁以下儿童多见，多为单发，直径小于 1cm 者通常在青春后期可自然消失。

4. **炎性息肉（假性息肉）** 常见于溃疡性结肠炎、克罗恩病、肠结核、血吸虫病等的再生与修复阶段，常为单发，体积较小，病程长者可增大。增生性息肉（化生性息肉）一般见于 40 岁以后，年龄越大发病率越高，主要发生在直肠。

5. **家族性腺瘤性息肉（Peutz–Jeghers 综合征）** 是一种常染色体显性遗传性疾病，口唇、口腔颊黏膜及四肢末端皮肤出现黑色素斑，胃肠道出现多发性大小不等的有蒂或无蒂息肉，多在 12 岁以后发生，有癌变倾向。Peutz–Jeghers 综合征又称家族性黏膜皮肤色素沉着胃肠道息肉病、黑斑息肉综合征。

### （二）中医病因病机

直肠息肉的发生多由于腑气不畅，湿热下注，移于大肠，导致肠道气机不畅，经络阻滞，气滞血瘀，浊气凝聚而形成；或因内伤饮食，感受寒热，湿邪迫于大肠，致肠道气机不利，脏腑功能失调，经络阻滞，气滞血瘀，浊气凝聚而成。久病则气虚下陷，肠蕈可随排便而露于肛外，状如樱桃，故有“樱桃痔”之称。若燥粪伤及血络，则见便血鲜红。

## 要点三 临床表现

依照息肉大小、有无蒂、病程长短而表现各异。细小息肉多无症状；较大息肉常见症状为便后出血，不与大便相混合，为鲜红色血液，一般出血量较少，多为间歇性出血，少数可引起贫血。直肠下段息肉若为蒂状，在排便时，可见鲜红色的息肉脱出，状如樱桃，排便后多能自行缩回。直肠息肉一般不引起黏液大便或脓血大便，也无里急后重感或便意频繁。但在并发感染或结肠炎时，可有里急后重或黏液脓血大便发生。

## 要点四　诊断

**（一）症状**

1. **便血**　有隐性和显性两种。隐性便血仅见粪便镜检有红细胞或隐血试验阳性，多见于高位息肉较小、数量较少者；显性便血即肉眼可见便血鲜红，呈滴状，或大便带血，血量多少不一。长期便血易导致贫血。

2. **大便习惯改变**　多发性息肉常常伴有腹痛、腹泻、里急后重等大便习惯的改变；乳头状息肉以晨起排出大量蛋清状黏液便为特点；单发者多无明显症状。

3. **脱垂**　低位息肉可见鲜红色、樱桃状肉样肿物，或与直肠黏膜一起脱出肛外，便后可自行回纳。脱出时常伴有排便不畅、肛门下坠或里急后重感。

**（二）体征**

息肉脱出者，可见红色或樱桃肉样肿物。

## 要点五　鉴别诊断

1. **直肠癌**　指诊可触及坚硬如石、表面不规则、凹凸不平或呈菜花状，活动范围小，基底粘连，有压痛的肿物。

2. **肛乳头肥大**　位置较低，生长于齿线附近，质稍硬，表面光滑，呈椭圆形，不易出血，可脱出肛外。

## 要点六　治疗

治疗原则为明确性质后确定部位，去除息肉。

**（一）西医治疗**

1. **指扯断蒂法**　适用于儿童低位带蒂息肉患者。取截石位或下蹲位，手套涂上润滑剂后用右手食指伸入肛门，钩住息肉，在息肉蒂部与黏膜连接部扯断取出息肉。一般出血可自行停止。

2. **经肛门切除**　适用于直肠下端息肉。在骶麻或局麻下，首先扩肛，再用手指或组织钳将息肉拉出于肛门外，对有蒂良性息肉，在息肉根部连同部分黏膜进行结扎或缝扎，切除息肉。若系广基底息肉，更应切除息肉四周黏膜，然后缝合创面；若为绒毛状腺瘤，黏膜切除范围应在腺瘤四周 1cm 以上。

3. **电灼切除**　无法经肛门切除者，可通过直肠镜、纤维结肠镜或电子肠镜套住息肉蒂部电灼切除。注意广基底息肉用此法不安全。

4. **经纤维结肠镜或电子肠镜通过高频或微波切除**　适用于直径 2cm 以内的带蒂息肉或较小的宽基底息肉，无出血倾向者，也可用显微手术肛门镜接电视屏，放大视野，镜下切除息肉。这种方法创面小，可以缝合，避免了术后出血。

5. **开腹手术**　若息肉位置较高，或息肉有癌变，或息肉直径大于 2cm 且为广基底者，可经下腹入腹做局部切除，癌变者，按直肠癌切除原则处理。

**（二）中医治疗**

**1. 湿热下注证**

证候：湿热移于大肠，伤及肠中血脉，致大便表面有黏液带血，肛门部灼热不适，伴腹痛腹泻；湿浊夹热可致息肉溃烂，大便表面有脓性黏液，息肉可在便时脱出肛门外；肛门指检可触及息肉；舌质红，苔黄或黄白厚腻，脉濡数。

治法：清热利湿，理气止血。

方药：黄连解毒汤加减。便秘者，酌情加火麻仁或大黄。

**2. 气滞血瘀证**

证候：久病致腑气不通，气血凝结，息肉增大变硬，形体消瘦，面色晦暗；若脾胃失调、气血不和可出现食少、纳差；肛门指检息肉变硬、触痛；舌质暗，苔白，脉弦滑。

治法：活血化瘀，理气散结。

方药：少腹逐瘀汤加减。肛门坠胀不适者，加木香、枳实。

**3. 先天亏损，正虚血瘀证**

证候：自幼排便时偶有肿块脱于肛外，便后滴血多少不定，或腹泻、腹部隐痛；后期出现倦怠懒言。舌质淡、苔白，脉细弱。

治法：理气散瘀，温中健脾。

方药：良附丸加减。便时带血，加赤石脂、血余炭或三七。

# 细目九 溃疡性结肠炎

## 要点一 临床表现

**(一)消化系统表现**

1. **腹泻** 大多数患者都有此症状,黏液血便是本病活动期的重要表现。轻者每日2~4次,重者10余次或更多,便量少,平均10~20mL,很少有超过200mL者。黏液血便者病变位置低,多局限于直肠。若黏液与粪便混合,提示病变累及右侧结肠。个别由于腹泻而使病变直肠排空障碍,反倒出现便秘。

2. **腹痛** 位置在左下腹或下腹,呈阵发性痉挛性绞痛(缓解期可能疼痛不明显或仅有腹部不适感),可涉及全腹。有疼痛然后出现便意、便后缓解的特点。如并发中毒性结肠扩张或炎症波及腹膜,则有持续剧烈疼痛。

3. **食欲不振、恶心、呕吐** 由于病变刺激胃肠的运动及神经反射性因素,故患者食欲不振、恶心和呕吐,同时可伴有腹胀。

**(二)全身表现**

急性期或急性发作期,常有低度或中度发热,重者可有高热及心动过速。病程发展中,可出现消瘦、衰弱、贫血,水、电解质及酸碱平衡失调及营养不良等表现。

**(三)肠外表现**

常有结节性红斑、关节炎、眼色素葡萄膜炎、口腔复发性黏膜溃疡、原发性硬化性胆管炎、强直性脊柱炎、溶血性贫血等免疫异常的疾病。

**(四)临床类型**

1. **轻型** 临床最多见。起病缓慢,症状轻微,除有腹泻与便秘交替、黏液脓血便外,无全身症状,病变局限在直肠及乙状结肠。

2. **重型** 较少见。急性起病,症状重,有全身症状及肠外表现,结肠病变呈进行性加重,可累及全结肠,并发症也多见。

3. **暴发型** 最少见。起病急骤,无任何前驱症状,突然高热、恶心、呕吐,严重腹泻、腹痛、腹胀,可有大量便血,短期内陷于衰竭状态。腹部体征明显,若病变累及全结肠,易发生中毒性巨结肠,可出现急性结肠穿孔。

**(五)并发症**

1. **中毒性结肠扩张** 中毒性结肠扩张,也称中毒性巨结肠,是本病的严重并发症。表现为病情恶化、发热、心率快、反应迟钝,呈中毒状态,腹胀痛,大便次数减少,排气少或不排气,肠鸣音减弱或消失。血细胞计数增加,X线片示结肠扩大,结肠袋消失。可并发肠穿孔。

2. **直肠、结肠癌变** 本病有癌变可能,全结肠炎者及幼年起病者,癌变率较高。

3. **结肠大出血** 发生率在3%。

**(六)实验室及其他检查**

1. **血液检查** 红细胞总数及血红蛋白均降低,急性期中性粒细胞增多,出现高凝状态。有明显的电解质紊乱等。

2. **粪便检查** 肉眼黏液脓血便。镜下有红细胞和脓细胞,急性发作期可见巨噬细胞。便培养为阴性,要排除感染性结肠炎。

3. **X线检查** 钡剂灌肠。早期病变者,见结肠黏膜紊乱,结肠袋形加深,肠壁痉挛,溃疡所引起的外廓小刺或锯齿阴影;晚期结肠袋消失,管壁强直呈水管状,管腔狭窄,结肠缩短,息肉所形成的充盈缺损影等。气钡双重造影效果最佳。急性期或病情加重时,不宜行此检查。

4. **内镜检查** 可见黏膜上浅溃疡,大小形态不一,散在分布,亦可融合,附有脓性分泌物;黏膜弥漫性充血,水肿。黏膜血管不清,黏膜粗糙呈小颗粒状,质脆易出血,可附有脓血性分泌物,炎性息肉形成,结肠袋消失。有条件者应行活检。

## 要点二 诊断

溃疡性结肠炎诊断较为困难。以下为诊断要点:

1. 反复持续发作腹泻和黏液血便、腹痛,或伴有全身症状者。

2. 排除细菌性痢疾、阿米巴性痢疾、慢性血吸虫病、肠结核病、克罗恩病(Crohn病)、缺血性结肠炎、放射性结肠炎等。

3. 有内镜检查或X线钡剂灌肠检查特征中,至少1项者。

4. 临床表现不典型,而X线钡剂灌肠和实验室检查典型者,也可诊断。

## 要点三 鉴别诊断

溃疡性结肠炎须与以下疾病鉴别:

1. Crohn 病

（1）血性大便较少。

（2）腹痛明显。

（3）多有发热。

（4）腹部肿块。

（5）肠狭窄伴肠梗阻表现。

（6）多有内瘘或外瘘。

（7）小肠多受累。

（8）胸壁明显增厚。

（9）系膜淋巴结肿大。

（10）病变累及肠壁全层，形成肉芽肿。

2. 肠结核

（1）部位在回盲部。

（2）低热盗汗。

（3）PPD 试验可出现阳性。

（4）纤维结肠镜活检为结核病变。

3. 放射性肠炎

（1）有放射线接触史。

（2）腹泻黏液血便，里急后重。

4. 大肠癌

（1）肛门指诊可发现肿块。

（2）结肠镜及 X 线检查可见明确肿物。

（3）活检确诊。

## 要点四　治疗

迄今所有治疗仅能缓解病情，尚难使本病痊愈。对此西医已形成一套行之有效的治疗体系——基础治疗即柳氮磺吡啶与肾上腺皮质激素的使用及外科治疗。中药辨证论治口服加灌肠治疗对轻、中型的疗效可与西药媲美，且无副作用；对重症患者，中药作为辅助用药，可提高西药疗效。

### （一）西医治疗

**1. 一般治疗**　充分休息、清淡营养饮食、调整情绪。

**2. 药物治疗**

（1）氨基水杨酸制剂：常用药物为柳氮磺吡啶（SASP），用药方法为 2~6g/d，分 4 次服；用药 3~4 周，病情缓解后减量使用 3~4 周，维持量为 2g/d，维持 1~2 年。病变局限于直肠者可予 SASP 灌肠 3~4g/d。

（2）糖皮质激素：对急性发作期或较重者有效。一般给予氢化可的松 200~300mg/d，地塞米松 5~15mg/d，静脉给药，7~14 天后改为泼尼松口服 60mg/d，病情缓解后逐渐减量停药。病变在乙状结肠及直肠者，可选用氢化可的松（不能用其醇溶制剂）100mg 或泼尼松龙 20mg 或地塞米松 5mg 加水 100mL 保留灌肠，1 次 / 日，好转后改为每周 2~3 次，治疗 1~3 个月。

**3. 手术治疗**　手术适应证：①严格内科治疗效果不佳者；②局部严重并发症（如肠穿孔、出血、中毒性巨结肠等）；③儿童患者反复发作，内科治疗无效者。

常见术式：

（1）全结肠、直肠切除及回肠造口术：能彻底切除病变及可能复发部位，也可防止癌变危险，是经典的手术。

（2）结肠切除、回直肠吻合术：保留直肠肛管功能，但治疗不彻底和没有解除癌变的危险。

（3）结直肠切除、回肠囊袋肛管吻合术：经腹结肠切除，直肠上中段切除，直肠下段黏膜剥除，回肠经直肠肌鞘拖出与肛管吻合，该术式优点是病变黏膜切除，保留对膀胱和生殖器的副交感神经支配，避免永久性回肠造口，保留肛管括约肌环对大便的控制作用。

### （二）中医治疗

**1. 内治**

（1）湿热蕴结证

证候：疼痛拒按，便下脓血、黏冻，肛门灼热，里急后重，小便黄赤或有发热；舌红，苔黄腻，脉滑数。

治法：清热燥湿，调和气血。

方药：芍药汤加减。泻下脓血较多者，加半枝莲、生地榆；湿邪较盛，加苍术、茵陈。

（2）肝脾不和证

证候：腹痛即泻，泻后痛减，泻下物为少量黏冻，或为稀黄便，肠鸣矢气，胸满痞闷，精神抑郁或急躁易怒，纳差，病情随情志波动而变化；舌淡，苔薄白，脉弦细。

治法：调和肝脾，止泻缓急。

方药：痛泻要方加减。排便不畅、矢气频者，加枳实、槟榔；腹痛隐隐、倦怠乏力者，去黄连，加炒扁豆、炒山药。

（3）脾胃虚弱证

证候：大便溏薄，夹有不消化食物，纳呆，食后腹满，倦怠乏力，或见虚坐努责，大便不收；舌淡，苔白，脉沉缓。

治法：益气健脾，除湿升阳。

方药：参苓白术散加味。兼有腹痛者，加陈皮、厚朴；腹胀明显者，加焦三仙。

(4)脾肾阳虚证

证候:大便次数频多,质多稀薄,或滑脱不固,或夹紫暗脓血,腹喜暖怕凉,乏力神疲,四肢欠温,腰膝酸凉;舌淡,苔薄白,脉沉细。

治法:温补脾肾,固涩止泻。

方药:附子理中汤合四神丸加减。腹痛重者,加白芍、肉桂;寒滞小腹胀满者,加乌药、小茴香。

(5)瘀血内停证

证候:左下腹疼痛,固定不移,按之硬满,可扪及硬块,泻下物多为紫黑血块;舌质紫暗或见瘀斑,脉沉涩。

治法:活血化瘀,行气止痛。

方药:少腹逐瘀汤加减。大便排泄不畅,腹痛重者,加枳实、大黄;腹部结块者,加穿山甲、鸡内金。

2. **保留灌肠疗法** 近年来本法治疗溃疡性结肠疾病,取得较好疗效。应辨证局部用药,如湿热型可选用青黛、黄连、苦参等;肝脾不和者选痛泻要方;瘀血内停者可用桃红四物汤等。缓解率较好。

3. **专病专方** 目前,口服药物有附子理中丸、香连化滞丸等。

# 第二十七单元　周围血管疾病

## 细目一　概　　述

### 要点　周围血管疾病的临床表现

**（一）症状**

1. **疼痛**　是周围血管疾病的常见症状。肢体动脉闭塞类疾病因肢体缺血，表现为间歇性跛行和静息痛。间歇性跛行是指患者步行一定距离时，出现小腿疼痛或不适，迫使其停止步行，稍息片刻，疼痛缓解后，才能重新行走，可有沉重、酸痛、胀痛、刺痛、钝痛或锐痛之感觉，这是因为在行走时，肢体的血供不足所致。疼痛可反映患者血管闭塞程度的轻重。所谓静息痛，是指患者在不运动状态时疼痛，通常夜间加重，因动静脉缺血导致的组织缺血及缺血性神经炎，可引起持续疼痛，因动、静脉急性炎症或缺血坏死者，可有静息痛间歇性加重和感觉异常。此外，肢体静脉瓣膜功能不全时，也可出现疼痛，如静脉回流障碍者，可因瘀血而胀痛。要注意的另一个方面是，往往因动脉而致的疼痛，与所处环境温度有关，在热环境下可得缓解，反之加重；而因静脉致疼痛者，多与体位有关，令患肢平放或抬高，可能会减轻疼痛，立位时症状加重。

2. **感觉异常**　主要有肢体的沉重、麻木、针刺、蚁行、灼热、发凉感甚或无知觉等。当静脉病变时，如静脉瓣膜功能不全时，可引起肢体沉重感、酸胀感，但当抬高患肢或平卧时，症状消失。如早期动脉供血不足，也可引起肢体的疲倦、沉重感及肢体发凉等感觉，稍加休息可缓解。另外，如动脉缺血引发神经损害时，可有麻木、蚁行、针刺、灼热等感觉。动脉供血严重不足者，以麻木为主，而严重的动脉栓塞或狭窄时，肢体感觉会丧失。此外，慢性静脉功能不全而肿胀时间久者，皮肤感觉也减退或消失。

**（二）体征**

1. **肿胀**　当静脉回流障碍时，可出现肿胀，如下肢深静脉血栓形成、下肢深静脉瓣膜功能不全，均可引起肢体不同程度的肿胀，这是由于下肢静脉高压，使血清蛋白渗入并积聚于组织间隙而引起水肿，其特点是水肿呈凹陷性，踝部与小腿最明显。慢性静脉疾病时，除浅静脉曲张外，常伴有小腿胀痛、足靴区色素沉着和溃疡等。由于静脉瓣膜功能不全而引起的肿胀，通常在平卧或抬高肢体后及清晨起来后减轻，行走后或久立后加重。

2. **皮温改变**　皮肤的温度与血流有明显的关系。当肢体缺血时，肢体尤其是肢体远端皮肤温度，明显低于健侧，但当静脉阻塞时，由于血液淤积，肢体皮温可高于正常。除此，红斑性肢痛症及动静脉瘘存在时，皮温会高于正常。用指背可明显比较两侧的皮温，具体的可用测温计测量。

3. **皮色改变**　皮肤色泽能反映肢体循环情况和皮肤营养状况。皮肤颜色苍白或发绀伴皮温降低，往往提示动脉供血不足；皮肤苍白甚或伴有瘀点瘀斑时，则提示失去血供；如果皮肤暗红、皮温稍高，则提示静脉淤血。指压试验可以反映其缺血情况，即用手指重压皮肤数秒后，突然放开，此时正常人压迫后，苍白区迅速恢复血流，皮肤呈正常颜色；而缺血者，通常在10秒以上慢慢恢复原色。Buerger试验可反映肢体缺血情况，即平卧时，将患肢抬高70~80°，持续1分钟左右，观察足底，正常可见淡红色或微白；见苍白或蜡白色者，提示肢体动脉供血不足；再将肢体下垂于床沿呈坐位，正常人足部颜色可于10秒内恢复，如恢复时间超过45秒，也提示动脉供血障碍。另外，静脉反流性疾病患者，在立位稍久时，可见肢体皮肤颜色潮红或发绀。

4. **肿块**　在静脉曲张时，其皮下肿块为静脉迂曲形成，外观为蚯蚓状、球状，偶可触及静脉内结石，当肢体抬高时，肿块即消失。如因浅静脉形成血栓者，可见沿静脉走行区皮下索条状红肿，触痛明显，颜色发红，长度可达数厘米或数十厘米；另外，浅表的动脉瘤、静脉瘤、结节性多动脉炎、血管动静脉瘘等，均可在皮下出现形状不一的肿块。要注意的是，因动脉瘤致肿块者，可触及其搏动。结节性血管炎者，初期也可见皮下红肿硬节。

5. **营养障碍** 主要表现为坏疽或溃疡。当动脉缺血引起肢体营养障碍时，可出现皮肤松弛，汗毛脱落，趾（指）甲生长缓慢、肌肉萎缩等；如果缺血严重，可出现肢体坏疽，可为干性坏疽，如感染，可呈湿性坏疽伴臭味，坏疽大多从趾（指）开始；静脉疾病也可发生营养障碍，静脉淤血常发生于足靴区，表现为色素沉着、皮炎、湿疹、溃疡，溃疡常发生在小腿下 1/3 处，尤以内侧多见，其底部被湿润的肉芽覆盖、易出血，周围炎症浸润，疼痛明显，愈合缓慢，容易复发。

## 细目二 单纯性下肢静脉曲张

### 要点一 概述

下肢静脉曲张指下肢大隐或小隐静脉系统处于过伸状态，以蜿蜒、迂曲为主要病变的一类疾病。在长期站立或负重人群中，发病率较高，如营业员、教师、体力工作者等。临床上以大隐静脉系统发病为主，临床特点为下肢沉重感、酸胀疼痛感，肢体可见曲张突出的静脉团，后期足靴区色素沉着、溃疡。患者往往有遗传史和寒冻史。中医文献中描述的“筋瘤”相当于本病。

### 要点二 病因病理

1. **西医病因病理** 本病病因主要是先天性浅静脉壁薄弱或瓣膜关闭不全，以及静脉内压力持久升高，导致静脉扩张。往往患者静脉壁中层肌纤维及胶原纤维及弹性纤维缺乏，导致静脉壁强度减弱，以致管腔扩大，加上瓣膜的缺损，出现血液反流，静脉迂曲扩张。其诱因常见的有习惯性便秘、重体力劳动、慢性咳嗽等。另外，寒冷因素是重要的诱因之一。

其病理为，在小腿肌肉收缩时，血流动力学发生改变。由于保护血液单向流动的静脉瓣膜遭到破坏，深静脉血液逆流入浅静脉，此时浅静脉缺乏肌肉筋膜支持，仅为皮下疏松结缔组织包绕，再加上静脉壁薄弱，因此导致静脉增长、变粗、曲张；进一步导致静脉血淤积，渗透活性的粒子尤其是纤维蛋白原的漏出、5- 羟色胺及儿茶酚胺等增多，阻碍了毛细血管与周围正常组织间氧气与养分的交换，于是在皮肤和皮下组织出现了营养不良性变化。

2. **中医病因病机** 本病多因经久负重，或妇女多产，或先天禀赋不耐、筋脉薄弱，外来损伤、寒湿侵犯以致经脉不和，气血运行不畅，血瘀脉中，阻滞经脉循行，脉络扩张充盈，日久交错盘曲而成。又瘀久化生湿热，流于下肢经络，复因搔抓、虫咬等染毒，则溃而成疮，日久难愈。

### 要点三 临床表现

**（一）症状**

1. 患肢浅静脉隆起、扩张、迂曲，状如蚯蚓，甚者呈大团块，站立时明显，少数人在卧位时，由于静脉倒流不明显，曲张静脉空虚亦不明显；严重者，可于静脉迂曲处触及“静脉结石”。

2. 患肢沉重感，酸胀感，时有疼痛。尤其当患者行走久时，由于血液倒流而致静脉淤积加重，回流受影响而出现诸症状。

**（二）体征**

1. **肿胀** 患肢小腿下段、足踝部或足背部肿胀，并可有压陷痕。

2. **皮肤营养变化** 可出现皮肤变薄、色素沉着（多在足靴区），湿疹样皮炎和溃疡形成。

3. **血栓性浅静脉炎** 由于血液淤积，血流缓慢，在曲张静脉处形成血栓，而出现局部索条状红肿，并有压痛。

4. **出血** 由于外伤或小静脉自发破裂而继发出血。

5. **下肢静脉功能试验**

（1）深静脉通畅试验（Perthes 试验）：用来测定深静脉回流情况。站立时，用止血带结扎大腿中段，以阻断大隐静脉回流，此时嘱患者快速踢腿 10 余次，若深静脉通畅，由于小腿肌肉运动而使静脉血经深静脉回流，此时曲张之浅静脉空虚而萎陷。否则会出现肢体沉重、曲张静脉更突出等。

（2）大隐静脉瓣膜功能试验（Brodie-Trendelenburg 试验）：仰卧，抬高下肢，将曲张静脉内血液排空，用止血带缠缚于腹股沟下方（阻断浅在的大隐静脉隐股静脉瓣膜），以拇指压迫腘窝小隐静脉入口处（阻断小隐静脉），嘱患者站立，放开止血带（不松拇指）时，曲张静脉顿时充盈，则表示大隐静脉瓣膜关闭不全；如只放开拇指（不松止血带）时，曲张静脉顿时充盈，说明小隐静脉瓣膜功能不全；如两者都不松，此时曲张静脉顿时充盈，说明深浅静脉交通支瓣膜功能不全。

（3）交通静脉瓣膜功能试验（Pratt 试验）：仰卧，抬高患肢，在大腿根部缠缚止血带，以阻断大隐静脉，先从足趾向上至腘窝逐次缠缚第一根弹力绷带，再自大腿根部止血带向下缠缚第二根弹力绷带，此时患者应站立，一边自止血带向下缠第二根弹力绷带，一边向下放开第一根弹力绷带，两根弹力绷带间任何一处出现曲张静脉，即意味着此处有功能不全的交通支静脉。

## 要点四　诊断

1. 家族史或长期站立、寒冷刺激等病史。

2. 肢体有曲张的或呈团块样静脉。

3. 足靴区可出现营养不良情况，如色素沉着、溃疡等。

4. 大隐静脉瓣膜功能试验。

## 要点五　鉴别诊断

**1. 先天性静脉畸形骨肥大综合征（Klippel-Trenaunay syndrome，KTS）**

（1）肢体增长、增粗，皮肤血管瘤三联征。

（2）下肢静脉造影或多普勒超声证实，下肢深静脉畸形或部分缺如。

**2. 原发性下肢深静脉瓣膜功能不全**

（1）多普勒超声血流图提示，深静脉瓣膜功能不全，有倒流。

（2）下肢静脉造影，可见深静脉回流影像。

（3）可有下肢肿胀，特别是久立或久行后加重。

## 要点六　治疗

单纯性下肢静脉曲张的根治方法是手术治疗，但是中医药对下肢静脉曲张引发的疼痛、肿胀、溃疡、淤积性皮炎等症状，在治疗上有显著的疗效。目前中西医结合对下肢静脉曲张及其并发症的治疗更加系统化，并取得了显著的成绩。

### （一）西医治疗

**1. 一般措施**　防止腹内压增加，加穿弹力袜外部加压，以减轻对浅静脉血管的压力，同时保护浅静脉过度伸张。

**2. 手术治疗**　当患者排除深静脉不通畅、深静脉瓣膜功能不全及其他可能疾病外，除了年老体弱和手术耐受力很差者，均可考虑手术治疗。术式选择大隐静脉高位结扎加剥脱术。大、小隐静脉及其属支高位结扎时，一定要将其属支全部结扎。

**3. 硬化剂注射和压迫疗法**　本方法适用于少量、局限的病变以及手术的辅助治疗，处理残留的曲张静脉。其治疗原理是注射硬化剂并通过压迫，使静脉达到闭塞的目的。

**4. 合并症处理**

（1）血栓性浅静脉炎：可给予局部外用肝素钠乳膏或局部热敷治疗，抗生素对感染性静脉炎有效。

（2）溃疡形成：局部湿敷依沙吖啶（利凡诺）等外用药物；如面积大也可考虑清创后植皮。

（3）曲张静脉破裂出血：抬高患肢和加压包扎后，即可止血，无须特殊用药。

### （二）中医治疗

**1. 内治**

（1）气血瘀滞证

证候：患肢小腿沉重，遇寒湿加重，酸痛或胀痛，久立久坐后加重；患肢显见脉道迂曲或扭曲成团，或局部硬结；小腿下部皮肤颜色紫褐灰暗；可伴烦躁易怒或神情抑郁，叹息脘闷；舌质淡紫或有瘀斑瘀点，苔白，脉弦细或沉涩。

治法：行气活血，祛瘀除滞。

方药：柴胡疏肝散加减。疼痛，加忍冬藤、地龙；迂曲块明显，加三棱、莪术；患肢畏寒、麻木，加附子、桂枝。

（2）湿热瘀阻证

证候：患肢瘀肿，色灰紫暗，漫及小腿全部，青筋隐现，有紫红色索条或肿硬区；小腿溢出污液或附有糜苔，小腿前或侧方瘀肿溃烂，疮口色暗，肉腐失新；伴烦躁不安，发热口渴，尿赤，便干；舌质暗红或紫，伴瘀斑瘀点，苔黄或白，脉滑数或弦数。

治法：清热利湿，活血祛瘀。

方药：萆薢渗湿汤合大黄䗪虫丸加减。伴疼痛者，加延胡索、白芷；气血虚者，加黄芪、白术。

2. **专病专方** 口服常用药有迈之灵，其作用为改变静脉的血液流变学，增强静脉回流，同时恢复静脉功能，并可以消除水肿；每日用量300~600mg，分2次服用。常用的针剂有七叶皂苷钠和川芎嗪注射液等。

3. **外治法**

（1）熏洗疗法：合并湿疹或溃疡时，可选用本法。常用药物有蛇床子、地肤子、白鲜皮、苦参、大黄、赤芍、黄柏、苍术等。

（2）敷药疗法：血栓性浅静脉炎患者，可外用金黄膏；溃疡者，可应用珍珠散、白玉膏、生肌散、生肌玉红膏等；并发湿疹者，外用青黛散。

# 细目三 下肢深静脉血栓形成

## 要点一 概述

深静脉血栓形成（deep venous thrombosis，DVT）是指血液在静脉内不正常凝结，阻塞静脉腔，导致静脉回流障碍。全身主干静脉均可发生，下肢尤其以左下肢发病更为多见。

本病为较常见的周围血管疾病，发病率较高，临床上以下肢肿胀、疼痛为其特点。多有长期卧床、产后、腹部手术等病史，如果未予及时治疗，将导致慢性下肢静脉功能不全，严重地影响生活和工作。本病属于中医学“股肿”的范畴。

## 要点二 病因病理

### （一）西医病因病理

1. **病因** 1846年，Virchow提出了静脉血栓形成的三大因素，即静脉损伤、血流缓慢和血液高凝状态。

（1）血管损伤：手术、外伤、骨折、化学药物等一些因素，可以直接导致血管壁损伤。当静脉损伤时，内膜下层及胶原裸露，使静脉壁电荷改变，易致血小板黏附；创伤时内皮细胞功能损害，可释放生物活性物质，启动内源性凝血系统，易于形成血栓。血小板由于静脉壁电荷改变，或由于内皮细胞损害时，凝血系统启动而黏附、聚集形成血栓。

（2）血流缓慢：久病卧床，手术中生理性反应，术后肢体制动，久坐状态或血管受压狭窄等情况，均可引起肢体血流缓慢。由于血流缓慢，导致瓣膜窦内形成涡流；瓣膜局部缺氧，引起白细胞黏附因子表达，白细胞黏附促使血栓形成。另外，血液正常的轴流受破坏，使血小板和白细胞向血管壁边流动，增加了血小板和白细胞的聚集及黏附机会，而形成血栓。

（3）血液高凝状态：妊娠、产后、长期服用避孕药、肿瘤组织裂解产物、大面积烧伤等因素，均可使血液呈高凝状态。此时血小板数增高，凝血因子含量增加，抗凝血因子活性降低，而形成血栓。

2. **血栓形态** 典型的血栓包括头、颈、尾三部分。头为白血栓（包括纤维素、成层的血小板和白细胞、极少的红细胞）；颈为混合血栓（白血栓和红血栓混合体）；尾部为红血栓（血小板和白细胞散在分布于红细胞和纤维素的网状块内）。

3. **血栓转归** 血栓可向远、近端滋长和蔓延。其后在纤维蛋白原溶解酶的作用下，血栓可溶解消散，有时裂解的小栓子会随血入肺，引发肺栓塞。当血栓形成后不能完全溶解和消散时，在静脉内可形成裂隙，称不完全再通；同时静脉瓣膜可受到破坏，引发倒流性疾病，继发下肢深静脉瓣膜功能不全。

### （二）中医病因病机

久卧、久坐、产后伤气、手术外伤等，均可造成气血运行不畅，“气为血帅”，气机不畅则血行缓慢，以致瘀血阻于脉道，脉络滞塞不通，营血回流受阻，水津外溢，流注下肢而发病。

瘀而滞塞不通则痛，水津外溢则现股肿，其瘀久化热，可致患肢皮肤郁热，气虚不能统摄脉络，故可见表浅脉络怒张。

## 要点三 临床表现

下肢静脉血栓形成分成以下三种类型：

**（一）中央型**

发生于髂－股静脉部位的血栓形成。

1. **症状**　患肢沉重、胀痛或酸痛，可有股三角区疼痛。往往在初期，由于病情轻、症状不明显而未加注意，所以往往被忽略或发现晚。

2. **体征**　起病急，全下肢肿胀明显，患侧髂窝股三角区有疼痛和压痛；胫前可有压陷痕，患侧浅静脉怒张，可伴发热，肢体皮肤温度可升高。左侧多于右侧。

**（二）周围型**

股－腘静脉及小腿端深静脉处血栓形成。

1. **症状**　大腿或小腿肿痛、沉重、酸胀，发生在小腿深静脉者，疼痛明显，不能踏平行走。

2. **体征**　股静脉为主的大腿肿胀，但程度不是很重，皮温一般升高不明显，皮肤颜色正常或稍红。局限于小腿深静脉者小腿剧痛，不能行走，行走则疼痛加重，往往呈跛行，腓肠肌压痛明显，Homans 征阳性（即仰卧时双下肢伸直，将踝关节过度背屈，会引发腓肠肌紧张性疼痛）。

**（三）混合型**

全下肢深静脉血栓形成。

1. **症状**　全下肢沉重、酸胀、疼痛，股三角及腘窝和小腿肌肉疼痛。

2. **体征**　下肢肿胀，股三角、腘窝、腓肠肌处压痛明显。如果体温升高和脉率加速不明显、皮肤颜色变化不显著者，称股白肿。如果病情严重，肢体肿胀明显，影响了动脉供血时，则足背及胫后动脉搏动减弱或消失，肢体皮肤青紫，皮温升高，称股青肿。后者可发生肢体坏疽。

**（四）并发症及后遗症**

1. **并发症**　下肢深静脉血栓形成可向其远、近端蔓延，进一步加重回流障碍。如血栓波及下腔静脉，则可引发双侧下肢回流障碍。血栓脱落，随血流回流至肺动脉处，可引发肺栓塞，肺栓塞可致死。

2. **后遗症**　下肢静脉血栓形成后，可破坏静脉瓣膜，遗留下深静脉瓣膜功能不全综合征。本病早期管腔闭塞；而中期可出现部分再通；后期可全部再通，也可再次形成血栓。

## 要点四　诊断

1. 发病急骤，患肢胀痛，股三角区或小腿有明显压痛，Homans 征可呈阳性。

2. 患肢广泛性肿胀，可有广泛性浅静脉怒张。

3. 患肢皮肤可呈暗红色、温度升高。

4. 慢性期具有下肢回流障碍和静脉逆流征，出现营养障碍表现、色素沉着、淤积性皮炎、溃疡等。

5. 多普勒肢体血流检查或静脉造影，显现静脉回流障碍。

6. 排除动脉栓塞、淋巴管炎、盆腔肿瘤、淋巴水肿、肾病性及心源性水肿等疾病。

## 要点五　鉴别诊断

**1. 心源性水肿**

（1）具有心衰征象或肺源性心脏病（肺心病）病史。

（2）心源水肿呈双侧表现。

**2. 淋巴水肿**

（1）有感染、手术、外伤、肿瘤等疾病史。

（2）发病多自足踝部向上逐渐发展。

（3）皮肤增厚，毛孔变粗、指压凹陷不明显。

## 要点六　治疗

血液高凝、血流缓慢和血管损伤是本病的原因，所以抗凝、祛聚和溶栓，是治疗本病的三大原则。中医主要以活血化瘀、清热利湿为主要治法。随着中西医结合事业的发展，中西医两种治疗方法的有机结合，互相弥补不足，治疗上取长补短，尤其是中医中药治疗对 DVT 急性期有明显的提高单纯西医抗凝、祛聚和溶栓疗效的作用；中药治疗对于消除肿胀、缓解疼痛、促进侧支循环建立、改善肢体血运情况等有较好的作用。

**（一）西医治疗**

**1. 非手术疗法**

（1）一般处理：卧床，抬高患肢，适当活动，离床活动应用弹力袜或弹力绷带保护患肢。

（2）溶栓疗法：病程不超过 72 小时的患者，可给予尿激酶（UK）静脉滴注，剂量一般每次 8 万 U（国内外报道其总用量可达 800 万 U）加入 5% 葡萄糖溶液或生理盐水中，每日 2 次，共 7~10 天。需监测凝血系列指标，特别是纤维蛋白原测定和优球蛋白溶解时间测定，以此来调整用药量。此外，还可用链激酶（SK）等溶栓药物。

（3）抗凝疗法：是治疗本病的一种重要方法。常用药物有肝素和华法林（香豆素衍化物类）。肝素的给药途径采用静脉和皮下或肌内注射。肝素的单位有毫克和国际单位，每 100U 相当于 1mg，初次剂量 30~60mg，以后调整剂量，以凝血时间延长至正常的 2 倍为宜。华法林口服成人用量为第一日 10~15mg；第二日起为 5mg，维持量为 2.5mg。以凝血酶原值保持在 30% 左右为宜，一般维持 2 个月。以上药物应用时，应注意个体差异，必须进行凝血指标监测。

（4）祛聚疗法：常用的药物有阿司匹林、双嘧达莫（潘生丁）等，作用为稀释血液，降低血液黏稠度，防止血小板凝聚。

（5）祛纤疗法：目的在于祛纤、降低血黏度。常用药物有东菱巴曲酶，静脉给药首次剂量为 10BU，以后隔天一次用量 5BU，连续 4 次为 1 个疗程。此外，还有降纤酶等药物可以应用。

2. **手术疗法** 主要采取 Fogarty 导管取栓术。髂 – 股静脉血栓形成，病程不超过 48 小时者，或出现股青肿时，应选择手术疗法。其方法为将 Fogarty 导管由一侧大隐静脉分支插入至下腔静脉后，充气囊阻断静脉回流，由患肢股静脉再插入另一 Fogarty 导管达血栓近侧后，充盈第二导管气囊，缓缓回拉带出血栓，再拉出第一根导管，使血流恢复。术后要辅用抗凝、祛聚疗法。

**（二）中医治疗**

**1. 内治**

（1）湿热蕴阻、气滞血瘀证

证候：患肢肿胀，皮色苍白或发绀，扪之灼热，腿胯部或小腿部疼痛，固定不移，发热；舌质紫暗或略红，舌有瘀斑，苔腻，脉数。

治法：理气活血兼清热利湿。

方药：桃红四物汤合萆薢渗湿汤加减。血瘀重者，可加入水蛭、地龙；湿重者，加土茯苓。

（2）气虚血瘀、寒湿凝滞证

证候：患肢肿胀久不消退，沉重麻木，皮色发紫，或皮色苍白，青筋露出，按之不硬，无明显凹陷；舌淡有齿痕，苔薄白，脉沉涩。

治法：益气活血，通阳利水。

方药：补阳还五汤合阳和汤加减。伴肢冷麻木者，加桂枝；腰酸腿软者，加菟丝子、川断；疼痛者，加延胡索。

2. **专病专方** 口服中成药，可选用具有活血化瘀作用的一类药物，如血府逐瘀丸、大黄䗪虫丸等。针剂有脉络宁、复方丹参注射液、川芎嗪注射液等。

3. **外治熏洗疗法** 中后期，可选用活血化瘀消肿之中药如透骨草、当归、姜黄、红花、苏木、土茯苓等药物熏洗。

## 细目四　血栓闭塞性脉管炎

### 要点一　概述

血栓闭塞性脉管炎（thromboangiitis obliterans，TAO）是一种原因不明，以侵犯四肢中小动、静脉为主的全身性非化脓性血管炎性疾病。具有慢性、节段性、周期性发作的特征。本病多见于男性青壮年，亚洲地区发病率明显高于欧美，我国各地均有发病，但北方较多。近年来本病发病率呈下降趋势。最早 Buerger 对本病进行了描述，故也称 Buerger 病。中医学记载本病最早见于《灵枢·痈疽》："发于足指，名脱痈，其状赤黑，死不治；不赤黑，不死。不衰，急斩之，不则死矣。""脱痈" 即是本病中医最早的命名，后在晋代皇甫谧的《针灸甲乙经》中改称 "脱疽"，故本病属中医 "脱疽" 范畴。

### 要点二　病因病理

**（一）西医病因病理**

1. **病因** 目前本病病因虽尚未明确，但关于病因有以下学说。

（1）烟草致敏学说：吸烟与本病有着密切的关系。综合国内资料，血栓闭塞性脉管炎有吸烟史的占患者数的 88.7%~98.2%，烟草浸出液可使实验动物的动脉发生炎性病变，烟草中尼古丁可引起小血管痉挛，吸烟还可使交感神经兴奋、肾上腺素、去甲肾上腺素和 5– 羟色胺等血管活性物质增多，引起血管痉挛及损伤内皮细胞。戒烟可使病情缓解，再度吸烟病情常复发。

（2）寒冻学说：本病寒冷地区较南方温暖

地区发病率高，而且许多TAO患者有过冻伤史，寒冷刺激下血管呈痉挛状态，致使血管中滋养血管炎性变性。机体对寒冷的适应能力差及其反应敏感者，易诱发本病。

（3）免疫学说：近代免疫学研究表明，本病是一种自身免疫性疾病。患者血清中有抗核抗体存在，并在罹患动脉中发现免疫球蛋白（IgM、IgA、IgG）及 $C_3$ 复合物。有学者认为，本病的发生是在以烟草过敏为主的作用下，体液和细胞免疫反应所形成的免疫复合物损害血管的结果。

（4）激素学说：临床上本病几乎为青壮年男性，女性极少见，一方面雌激素对血管有保护作用，另一方面青壮年男性多发生前列腺功能紊乱，此时前列腺素丧失过多，而前列腺素有舒张血管和抑制血小板凝集的作用。因此考虑激素紊乱亦为本病发病的一种可能因素。

（5）其他：外伤、血管神经调节障碍、遗传因素、霉菌感染等，也有可能诱发本病。

总之，凡是能使周围血管长久地处于痉挛状态的因素，都可能是TAO发病的原因。

2. 病理

（1）早期多侵犯中小动、静脉，病情进展可波及腘、股、髂动脉和肱动脉，侵犯腹主动脉及内脏血管者罕见。

（2）病变呈节段性分布，两段之间血管比较正常。

（3）可分为急性期和慢性期，在急性期为急性动、静脉炎和其周围炎，并可波及伴随神经。血管全层有广泛的内皮细胞和成纤维细胞增生，并有淋巴细胞浸润，中性粒细胞浸润较少，还可见巨细胞、血管内皮增生和血栓形成。慢性期管腔内血栓机化，内有新生细小血管再通，含有大量成纤维细胞，并与增生的血管内膜融合粘连。动脉内弹力层显著增厚，动脉各层有广泛的成纤维细胞增生。动脉周围显著纤维化，呈炎症性粘连，使动脉、静脉、神经包裹在一起，形成坚硬的索条。呈周期性发作，故具有急、慢性变化。

（4）当血管闭塞时，都会有侧支循环建立，如果代偿不足，或侧支血管痉挛，即可引起肢体循环障碍，而出现发凉、麻木、疼痛、溃疡和坏疽。

### （二）中医病因病机

本病多由素体脾气不健、肾阳不足，加之寒邪侵袭而发作。脾气不健、化生不足，则气血亏乏，内不能壮脏腑，外不能濡养四肢。肾阳亏损，不能温煦四末，或脾肾阳虚，寒邪侵袭，四肢经脉气血不足，寒凝血瘀而发病。

寒邪侵袭致肢体怕冷；温养不足，故出现肢体麻木、行走无力、跛行。寒客经脉，血凝不畅，经脉不通，不通则痛。四肢气血失于畅通，则濡养不足，故出现皮色淡白，皮肤干燥，肌肉萎缩，趾甲增厚，毳毛脱落。

若寒邪郁而化热，则可出现红肿；热盛则可肉腐为脓；寒邪盛极，血凝脉闭，则可见肢体失荣、枯黑坏疽。

久病可致气血双亏而出现全身消瘦、乏力、倦怠、纳呆，甚至全身衰竭。

## 要点三　临床表现

### （一）症状

**1. 疼痛**　是TAO患者最突出的症状，约有1/10的患者，在开始患病时就有疼痛，其原因为初期血管痉挛，血管壁和周围组织神经末梢感受刺激而产生。当病情进一步发展为动脉闭塞时，则产生更为严重的缺血性疼痛。早期患肢伴随发凉、麻木和足底弓疼痛，患者行走一段路程后，小腿部及足弓部肌肉发生胀痛或抽痛，如继续行走时疼痛加重，最后被迫止步，休息后症状缓解，再行走后症状又出现，即所谓“间歇性跛行”；中医认为这是由于下肢经脉闭塞不通、瘀滞的表现。如病情继续加重，则动脉缺血更为严重，甚至肢体处于休息状态时，疼痛仍不缓解，且以夜间尤甚。患者常抱膝而坐，彻夜不眠；或将肢体下垂，此时即所谓TAO患者的静息痛，其疼痛常会因为情绪刺激及局部受冷而加重。

**2. 发凉**　患肢发凉、肢冷，自觉凉感，往往在夏季也要加穿袜、鞋，即使这样亦感发凉。中医认为这是阳气不足，或寒凝血瘀的表现，发凉是TAO早期的常见症状。

**3. 感觉异常**　此为末梢神经因缺血而致。患肢（趾、指）可出现发痒、胼胝感、针刺、麻木、灼热、酸胀感等，甚或在足部或小腿有部分感觉丧失区，这是气血虚少，或气血瘀滞之表现。

(二)体征

1. **皮肤颜色改变** 初发病时,患肢因缺血皮肤苍白,当抬高患肢时,此苍白变得更为明显,进一步可呈发绀色,坏疽时呈暗紫色。

2. **游走性血栓性浅静脉炎** 约有半数患者早期或整个病程中反复出现此症。具体表现为浅静脉区皮肤沿静脉走行处可见发硬、红肿的硬结或索条,伴有压痛及灼热感,以足部及小腿处多见,大腿偶可出现。病变呈迁移性发作,可单处亦可数处同时发病。每次发作时,局部病变长度为数毫米至数十毫米,时间 1~3 周,消退后,往往残留色素沉着痕迹。

3. **营养障碍** 病变部位由于缺血、营养不良而致皮肤干燥、皲裂、脱屑、少汗或无汗,趾背、足背及小腿汗毛脱落,趾(指)甲变厚、变形、生长缓慢,小腿肌肉萎缩等。这是由于气血不足、肢体失养所致。

4. **动脉搏动减弱或消失** 足背动脉及胫后动脉搏动通常触不到或减弱,腘动脉及股动脉搏动常减弱或消失,有时可累及上肢的桡、尺动脉,其搏动不能触及。

5. **雷诺现象(Raynaud 现象)** TAO 患者早期,受情绪或寒冷刺激,呈现指(趾)由苍白、潮红继而发绀的颜色变化。原因为末梢小动脉痉挛所致。

6. **坏疽和溃疡** 当肢体脉管阻塞依靠其侧支循环亦难以维持局部营养,或因加温、药物刺激或损伤等,均可诱发局部坏疽或溃疡。溃疡部位可位于甲旁、趾间或足的侧面,或趾(指)关节,并可波及整个趾(指)甚或整个足(手)部。大多发生干性坏疽,待部分组织坏死后脱落,即形成溃疡,此时如继发感染,即变为湿性坏疽。根据坏疽或溃疡的范围,可将其分为三级:

Ⅰ级——坏疽、溃疡只限于趾部。

Ⅱ级——坏疽、溃疡延及跖趾(掌指)关节或跖(掌)部。

Ⅲ级——坏疽、溃疡延及全足背(掌背)或侵及跟踝(腕)关节或腿部。

## 要点四 诊断

1. 年龄 20~40 岁青壮年男性,多有吸烟史。

2. 病程长,早期患肢发凉、怕冷、麻木、疼痛、间歇性跛行、静息痛或发生溃疡及坏疽。

3. 患肢皮肤苍白、潮红、紫红或青紫。

4. 游走性浅静脉炎表现。

5. 患肢足背动脉、胫后动脉减弱或消失,甚至腘动脉、股动脉搏动减弱或消失。侵犯上肢者,尺动脉、桡动脉搏动减弱或消失。

6. 除外闭塞性动脉硬化症、大动脉炎等疾病。

7. 实验室及其他检查支持。

## 要点五 鉴别诊断

**1. 肢体动脉硬化闭塞症**

(1)本病发病年龄多为 45 岁以上,男女均可发生。

(2)常伴有高血压、动脉硬化或糖尿病。

(3)发病部位可以是髂动脉等大血管,其次为腘窝及其他部位动脉血管。

(4)同时可伴血脂升高,X 线片中显示动脉有钙化斑点。病理检查可证实。

2. **痛风** 本身为一种代谢性疾病,男女均可发病,但其疼痛往往为关节疼痛,血尿酸值升高,肢体无缺血表现,抗痛风药(如秋水仙碱)等治疗有效,还常伴有肾结石、耳垂下结石(痛风结晶析出)。

3. **糖尿病性坏疽** 具有糖尿病的特征,血糖升高,坏疽疮面常呈湿性。

**4. 红斑肢痛症**

(1)多发于青壮年人,女性多于男性。

(2)常发于手或足部。

(3)表现为肢端皮肤发红、充血、灼痛,遇热加重,或高举患肢侧症状减轻。

(4)患肢皮肤温度高而发红,动脉搏动增强。

**5. 颈肋和前斜角肌综合征**

(1)青年女性居多。

(2)见上肢发凉、麻木、疼痛,皮肤苍白或青紫,桡动脉搏动减弱或消失。

(3)严重时,可发生肢体营养障碍或坏疽。

(4)X 线摄片可见颈肋存在,或提拉前斜角肌时症状加重。

(5)血栓闭塞性脉管炎大多数先发生在下肢,以后才累及上肢,该点亦可供鉴别。

**6. 动脉栓塞**

(1)发病急、进展快。

(2)常见血压下降,甚或休克。

（3）有心脏病、心脏手术、心房颤动等血栓来源的发病基础，阻塞段面也较高。

（4）肢体5P征：疼痛（pain）、苍白（pallor）、麻痹（paralysis）、感觉异常（paresthesia）、无脉（pulselesse）。

## 要点六　治疗

由于本病原因不明，故缺乏根治方法。中医中药在本病的治疗方面起着很重要的作用，疗效也是确切的。在肢体坏疽并发感染时，应以中西医结合治疗为主。有以下治疗原则：

1. 严格戒烟，患肢保暖，防止外伤，避免情绪激动及紧张，适当锻炼。

2. 本病治疗上中西医结合可取得良好疗效，其目的主要是建立侧支循环，以改善病变区供血。

3. 西医的治疗原则为扩血管、抗凝、祛聚、对症治疗，或通过手术方法解决和改善侧支循环。

4. 中医治疗原则为温经通络、清热解毒、活血化瘀和补气补血等。

### （一）西医治疗

**1. 药物治疗**

（1）扩血管药物：①妥拉唑林（妥拉苏林），口服25~50mg，3~4次/日，也可25~50mg，肌内注射，2次/日；②罂粟碱：本药可显著解除血管痉挛，口服或注射用量为30~60mg，3次/日；③烟酸：50~100mg，口服，3次/日。

（2）抗血小板聚集药：①阿司匹林：50~100mg，1次/日，能有效地防止血小板聚集；②双嘧达莫（潘生丁）：50~100mg，3次/日。

（3）改善微循环药物：①前列腺素$E_1$（$PGE_1$）：目前常用的剂型为脂微粒球载体的Lipo$PGE_1$（凯时，前列地尔注射液），常用量为10~20μg，加入20mL生理盐水中静脉推注，1次/日，可用药10~14天；②己酮可可碱：本类药物可加强红细胞变形能力，改善组织缺氧，常用量为200~600mg，口服，3次/日。

（4）止痛剂：可选用非甾体抗炎药和新型麻醉剂、止痛剂等，一般遵循三阶梯止痛原则。

（5）抗生素：合并坏疽、溃疡时，可适当选用。

**2. 手术治疗**

（1）腰交感神经节切除术：目的是切除腰交感神经节，使患者产生“失交感效应”，使动脉痉挛迅速缓解，血流量增加，促进侧支循环。一般认为，本手术适用于动脉病变不广泛、侧支循环基本建立、血流仪检测出搏动血流和临床表现趋于改善的患者，同时对侧（健侧）应没有明显的缺血状态。切除腰Ⅱ、Ⅲ、Ⅳ神经节方为手术成功的关键。动物实验已证明：手术一侧肢体的血容量增加24.4%，而70%的对侧肢体血容量减少27%，故选择良好的适应证是手术成功的前提。

（2）血管重建术：包括动脉血栓内膜剥脱术和经皮腔内血管成形术，亦包括静脉动脉化手术。

（3）大网膜移植术：其主要的方法为将大网膜带蒂（即网膜原供血血管保留）或不带蒂（即将大网膜血管离断原位后，在肢体处吻合于股或腘动、静脉上），并经过科学裁剪，铺植于缺血肢体筋膜下，使筋膜、肌肉和皮下组织之间利用大网膜的血管形成“生物性旁路再血管化”，同时远端肢体组织能够获得更多的血液供应。

（4）截肢（趾、指）术：当患者采取多种手段治疗未见明显效果，发生坏疽、溃疡，适合截肢（趾、指）条件时，予以截肢（趾、指）术。

（5）神经压榨术（Smithwick术）：在局麻下，根据病变部位，施行胫神经、腓浅、腓深神经压榨术，多数患者有立即止痛的效果。

**3. 高压氧疗法**　目前有条件的医院进行此疗法，取得一定疗效。

### （二）中医治疗

**1. 内治**

（1）寒湿证

证候：面色暗淡无华，喜暖怕冷，患肢沉重、酸痛、麻木感，小腿抽痛感。常伴有间歇性跛行，趺阳脉搏动减弱或消失，局部皮色苍白，触之冰凉、干燥；舌淡，苔白腻，脉沉细而迟。其他症状并不显著，或伴有迁移性静脉炎。

治法：温阳通脉，祛寒化湿。

方药：阳和汤加减。疼痛甚者，加延胡索、忍冬藤；湿重者，加萆薢、云苓。

（2）血瘀证

证候：患肢暗红、紫红或青紫，下垂时更甚，抬高则见苍白，足趾毳毛脱落，皮肤、肌肉萎缩，趾甲变厚，并可有粟粒样黄褐色瘀点反复出现，趺阳脉搏动消失，患肢持久性静息痛，尤以夜间痛甚，患者往往抱膝而坐，或患肢悬垂在床边，不能入睡；舌质红或紫暗，苔薄白，脉沉细而涩。

治法：活血化瘀，通络止痛。

方药：桃红四物汤加减。夹有寒湿者，加肉桂、白芥子；睡眠不佳者，加远志、酸枣仁。

（3）热毒证

证候：患肢皮肤暗红而肿，趺阳脉搏动消失，患肢如煮熟之红枣，皮肤上起黄疱，渐变为紫黑色，呈浸润性蔓延，甚则五趾相传，波及足背，肉枯筋萎，色黑而干枯，溃破腐烂，疮面肉色不鲜，疼痛异常，如汤泼火烧样，彻夜不得安眠，常须弯膝抱足按摩而坐。并伴有发热，口干，食欲减退，便秘，尿黄赤；舌质红，苔黄腻，脉洪数或细数等。

治法：清热解毒，化瘀止痛。

方药：四妙勇安汤加减。本证多兼有血瘀，可加川芎、桃仁、红花等。若发热重，可加水牛角、生地黄、蒲公英等。

（4）气血两虚证

证候：面容憔悴，萎黄消瘦，神情倦怠，心悸气短，畏寒自汗；患肢肌肉萎缩，皮肤干燥脱屑，趾甲干燥肥厚；坏死组织脱落后疮面生长缓慢，经久不愈，肉芽暗红或淡而不鲜；舌质淡，脉沉细而弱。

治法：补气养血，益气通络。

方药：十全大补汤加减。可适当加赤芍、王不留行等活血药；同时加玄参、金银花等清热解毒药。

（5）肾虚证

证候：大多见于寒湿证、血瘀证和热毒证之久病后，兼见精神萎靡不振，面色晦暗无华，上半身热而下半身寒，口淡不渴，头晕腰痛，筋骨萎软，大便不爽，脉沉细无力等。

治法：肾阳虚者温补肾阳；肾阴虚者滋补肾阴。

方药：肾阳虚者附桂八味丸加减；肾阴虚者六味地黄丸加减。

2. 专病专方

（1）口服成药：如通塞脉片、复方丹参片等。

（2）静脉药物：常用药物有脉络宁、川芎嗪、血栓通注射液等。

**3. 其他疗法** 还可用中药离子导入法、按摩等。

**4. 针灸治疗** 上肢取合谷、内关、曲池；下肢取足三里、血海、三阴交、阳陵泉、复溜为主穴。以昆仑、太溪、委中为配穴。强刺激，留针15~20分钟。

**5. 外治**

（1）中药熏洗：选用红花、川芎、威灵仙、透骨草、艾叶、桂枝等药物，水煎后先熏后洗，注意不要过热，以免加重组织坏死。

（2）中药外敷：有脓和腐肉者，选用冲和膏或黄连膏等，将局部消毒后外敷，其功效为祛腐生肌。坏疽面腐肉已去、肉芽新鲜时，可选用生肌玉红膏或紫草油，制成油纱条外用，作用为生肌长肉。如果出现浅静脉炎时，可选用金黄膏外敷，作用为活血化瘀。

# 细目五　动脉硬化性闭塞症

## 要点一　概述

动脉硬化性闭塞症（arteriosclerosis obliterans，ASO）是一种由于大、中动脉硬化、内膜出现斑块，从而引发动脉狭窄、闭塞而导致下肢慢性缺血改变的周围血管常见疾病。它是全身性疾病，多发生于大中、动脉，临床以下肢慢性缺血性改变为主。临床特点为下肢发凉、麻木、间歇性跛行、皮色苍白或潮红紫暗、肢端营养不良等。男性占绝大多数，年龄大多在45岁以上，目前该病发病率有上升趋势。该病属中医学“脱疽”的范畴。

## 要点二　病因病理

### （一）西医病因病理

目前，本病的病因和发病机制尚未完全清楚，但是，高血压、高脂血症、吸烟、糖尿病、肥胖等是其高危因素。其发病机制目前有如下三种学说：

**1. 血管内膜损伤及平滑肌细胞增殖学说**

这一理论认为高血压、血流动力学改变、血栓形成、激素或化学物质刺激、免疫复合物、细菌病毒、糖尿病及低氧血症等可损伤动脉内膜，继而刺激平滑肌细胞向内膜移行，随后发生增殖。增殖时细胞生长因子释放，导致内膜增厚及细胞外基质和脂质积聚。

2. **脂质浸润学说**　脂质增多和代谢紊乱与动脉硬化，有十分密切的关系，它导致脂质浸润，并在动脉壁沉积，而发生动脉狭窄或闭塞。

3. **血流动力学说**　血流冲击在动脉分叉部位形成切力，或某些特殊的解剖部位，由于切力影响，引起血管内皮细胞破坏、脱屑及平滑肌增殖，对动脉壁形成慢性损伤，同时还可引起血流分层和淤滞，促使动脉斑块形成，动脉中膜变性或钙化，使腔内继发血栓，导致管腔狭窄、闭塞。严重者引发肢端坏死。

#### （二）中医病因病机

中医学认为本病与饮食失节、脏腑亏虚、经脉瘀阻有密切关系。经脉闭塞则气血凝滞；饮食膏粱厚味，致油甘肥腻之物太过，久之瘀于脉道，又由于年老体衰、脏腑亏虚，心、脾、肾功能失司而致病。劳倦思虑过度伤于心，心血耗伤，血脉不畅，则脉道不通，渐致脉道闭阻；脾主四肢及运化，脾气虚则不得散精，气血难达四末；肾藏精生髓主骨，肾气虚衰，精气不足，卫外不固，易受寒湿之邪侵袭，寒凝血瘀而致经脉闭塞。因气血不通，肢体失于濡养，故见疼痛、手足发冷、四肢麻木，甚或坏疽等。

### 要点三　临床表现

动脉硬化性闭塞症的表现，与动脉硬化闭塞的程度、部位和侧支循环的多少有密切关系。

#### （一）症状

早期的症状主要为肢体发凉、间歇性跛行，可有肢体麻木、沉重无力、酸痛、刺痛及烧灼感，继而出现静息痛。

如病变在髂动脉者，其闭塞位置较高，可引起双下肢、双臀、髂、大腿后侧或小腿腓肠肌部位症状，有时伴阳痿；如病变在股－腘段动脉时，可有小腿肌群的症状。如果病变闭塞部位在胫前、胫后，则可表现以足部或小腿为主的症状。

#### （二）体征

1. **皮肤温度下降**　根据病变闭塞部位的不同，其皮肤温度由大腿股部至足部均可降低，但通常在远端足趾处其皮温明显下降。

2. **皮肤颜色变化**　有闭塞的动脉血供不足时，根据其病程的长短，侧支循环情况，可有皮肤苍白、潮红、青紫、发绀等改变。初期一般呈苍白，如时间久者，可出现潮红、青紫等。

3. **肢体失养**　主要表现为肌萎缩、皮肤萎缩变薄、骨质疏松、发脱落、趾甲增厚变形、坏疽或溃疡。坏疽以足趾远端为最常见。溃疡多发生于缺血局部压迫后或外伤后，如踝关节突出处等。

4. **动脉搏动减弱或消失**　根据闭塞部位，可扪及胫后动脉、足背动脉及腘动脉、股动脉搏动减弱或消失。

### 要点四　诊断

1. 发病45岁以上，男性多见，常伴有高血压、冠心病、糖尿病或脑血管硬化疾病等。

2. 可有眼底动脉硬化、血胆固醇、甘油三酯、β－脂蛋白增高。

3. X线可有高血压心脏病改变及动脉钙化斑点。

4. 心电图检查有冠状动脉供血不足，心律失常，陈旧性心梗等。

5. 肢体超声多普勒肢体血流检查，提示动脉内管腔狭窄或闭塞，动脉腔内有硬化斑块形成。

6. 磁共振血管成像（MRA）或数字减影血管造影（DSA）下动脉造影，可直接直观地显示动脉闭塞改变。

7. 肢体远端缺血改变，如皮肤色苍白、潮红，皮温降低；足背及胫后动脉搏动减弱或消失等。

### 要点五　鉴别诊断

1. **血栓闭塞性脉管炎**

（1）发病年龄多见青壮年。

（2）受累血管为中小动静脉。

2. **大动脉炎**

（1）好发年龄多为10~20岁女性。

（2）病变主要累及主动脉弓头臂动脉起始部，其次是腹主动脉和主要分支。髂、股动脉闭塞或狭窄少见。

（3）起病缓慢，多伴风湿症状。

### 要点六　治疗

药物治疗原则是降血脂、改善血压、改善血

液高凝状态、促进侧支循环形成。手术原则是建立旁路血流、动脉内膜剥脱和行截肢术。随着现代科技发展,腔内血管技术应用于临床,动脉球囊扩张术、支架置入等,已经越来越被人们认可。

中医认为全身是一个有机的整体,整体观念和辨证论治是中医治疗本病的原则,具体治法以温经散寒、活血化瘀、清热解毒、清热利湿和补肾健脾为主。

目前,随着中西医结合治疗 ASO 的广泛开展,在西医手术、药物、介入等手段治疗下,合理选择和辨证使用中药及其他疗法,是较为理想的治疗方法。

**(一)西医治疗**

**1. 非手术治疗**

(1)降血脂:氯贝丁酯(安妥明,atromide,clofibrate),每日 3 次,每次 0.25~0.5g,可降低胆固醇,降低纤维蛋白原含量,防止血栓形成;烟酸(nicotinic acid),每日 3 次,每次 0.1~1.0g。有降低甘油三酯、胆固醇和扩张外周血管的作用。

(2)扩血管:妥拉唑林(tolazoline)口服 25~50mg,每日 3 次,血管内注射 10~50mg,每日 1 次。前列腺素 $E_1$($PGE_1$)目前常用的剂型为脂微粒球载体的 Lipo $PGE_1$(凯时),常用量 10~20μg 加入 20mL 生理盐水中静脉推注,1 次/日,可用药 10~14 天。其他剂型 100~200μg 加入生理盐水或葡萄糖溶液 250~500mL,静脉滴注。麦全冬定(vedrin)口服,每次 150~300mg,每日 3 次。上述药物可扩张血管,促进侧支循环形成。

(3)抗凝祛聚:阿司匹林(aspirin),50~100mg,每日 1~2 次口服;潘生丁(persantin)每次 50mg,每日 3 次,以上药物可防止血小板聚集。同时在治疗本病的手术后也常规应用抗凝药物,如肝素,每日 200~300U/kg,每 8~12 小时 1 次,或者术中应用剂量可加大,皮下或静脉给药。

(4)去纤溶栓:尿激酶(urokinase,UK)5 万~10 万 U,加入盐水或葡萄糖溶液 50~100mL 中静点,每日 1~2 次,根据纤维蛋白原和优球蛋白溶解时间调节用量或停药。巴曲酶注射液(DF-521)一般用量为首次 10BU,次日 5BU,以后隔日 1 次,可用 1~2 周,应用时以 100~250mL 生理盐水稀释,静脉滴注 1 小时以上。它可以降纤、溶栓,改善肢体供血。

(5)其他:如抗生素应用、体液补充等。

**2. 手术疗法**

(1)经皮腔内血管成形术(percutaneous transluminal angioplasty,PTA):适用于单处或多处短段狭窄者,其原理是以球囊导管在管腔内应用球囊之张力扩大病变管腔,恢复血流,如有可能,同时应用血管内支架,则提高其远期通畅率。

(2)动脉旁路转流术:根据病变不同的部位,以人工血管及自身大隐静脉于闭塞段的远近端做搭桥转流,可选择的术式有主-髂或股动脉旁路术、腋-股动脉旁路术、双侧股动脉旁路术、股-腘(胫)动脉旁路术。

(3)动脉内膜剥脱术:主要适用于短段的主-髂动脉闭塞。手术直接剥除病变部位动脉增厚的内膜、斑块和血栓。

(4)截肢术:局部坏疽时,可行截肢(趾)术。

**(二)中医治疗**

**1. 内治**

(1)寒凝血脉证

证候:肢体肢端发凉、冰冷,肤色苍白,肢体疼痛;舌质淡苔白,脉沉迟或弦细。

治法:温经散寒,活血化瘀。

方药:阳和汤加减。若有血瘀之象,可加桃仁、红花;若疼痛,可加延胡索、白芷。发于上肢加桂枝,发于下肢加牛膝。

(2)血瘀脉络证

证候:肢体发凉麻木、刺痛,夜间静息疼痛,病位有瘀点或瘀斑,皮色潮红或紫红色;舌有瘀点、瘀斑,或舌质红绛、紫暗,脉弦涩或沉细。

治法:活血化瘀,通络止痛。

方药:桃红四物汤加减。若兼有气虚者,加黄芪、党参;若疼痛明显者,加延胡索、白芷。

(3)热毒蕴结证

证候:肢体坏疽或呈干性或伴脓出,局部红肿疼痛,或伴瘀点瘀斑,可有发热,恶寒,严重者神志失常;舌质红绛,舌苔初白腻、黄腻,久之黄燥或黑苔,脉滑数、弦数或洪数。

治法:清热解毒,利湿通络。

方药:四妙勇安汤加减。湿热盛者,加茯苓、泽泻;血瘀者,加鸡血藤、炒地龙;发热者,

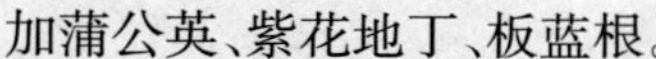



加蒲公英、紫花地丁、板蓝根。

（4）脾肾阳虚证

证候：年老体弱，全身怕冷，肢体发凉，肌肉枯萎，神疲乏力，足跟及腰疼痛，阳痿，性欲减退，食少纳呆，膀胱胀满；舌质淡，苔白，脉沉细。

治法：补肾健脾，益气活血。

方药：八珍汤合左归丸或右归丸加减。

**2. 外治**

（1）未溃者：可用当归、桑枝、威灵仙、苏木等适量活血化瘀通络之药物水煎熏洗，注意水温不要太高。

（2）已溃者：可外用生肌玉红膏、紫草油、冲和膏、黄连膏等，以达祛腐生肌之功效。具体可参考血栓闭塞性脉管炎一节。

**3. 针灸治疗**　针刺肩髃、合谷、曲池、足三里、阳陵泉、三阴交等穴位，可同时使用电疗仪。还可在曲池、内关、外关、足三里或三阴交等穴位注射丹参注射液等。

**4. 专病专方**　口服中成药有通塞脉片、四虫片、大黄䗪虫丸等，静脉用药有丹参注射液、脉络宁、川芎嗪注射液等。

# 第二十八单元 皮肤病及性传播疾病

## 细目一 概 述

### 要点一 中医病因病机

中医认为，皮肤病的病因可分为内因、外因二类。外因主要是风、湿、热、虫、毒；内因主要是七情内伤、饮食劳倦和肝肾亏损。性传播疾病主要由性接触染毒致病。

**（一）风**

当人体腠理不密，卫气不固时，风邪乘虚入侵，阻于皮肤，邪毒结聚，内不得疏通，外不得表解，使营卫不合，气血运行失常，肌肤失于濡养，则可致生皮肤病。风邪可以单独直接致病，也可以与他邪合而致病。风邪致皮肤病的特点是：发生迅速，骤起骤消，游走不定，泛发全身或多发头面，皮肤干燥、瘙痒，常见皮损有风团、丘疹、疣目、脱屑。脉浮紧者，为风寒；皮损色红，遇热易发，苔薄黄，脉浮数者，为风热。

**（二）湿**

皮肤病以外湿为多，但有时外湿与内湿相合致病。湿邪侵入肌肤，郁结不散，或与气血相搏而致皮肤病的发生。湿邪致皮肤病的特点是：多发于下肢、外阴等人体下部；湿邪其性黏滞，滋水淋漓，病程缠绵，病程持久。常见皮损有疱疹、渗液、糜烂、溃疡等。若与内湿相合，则常伴有胸闷，纳差，肢体沉重，苔白腻，脉濡缓等症状。湿邪可合并其他邪气致病，如湿热、寒湿、风湿等，且湿邪入侵，可以热化或寒化，以致病情表现复杂多变。

**（三）热**

外感热邪，或脏腑实热，蕴郁肌肤，不得外泄，熏蒸肌表，均可发生皮肤病。火热致皮肤病的特点是：火热之邪性喜炎上，其致病常见于人体上、中部；火热属阳邪，发病暴烈，蔓延迅速，且易伤阴动血，热微则痒，热盛则痛，热盛肉腐则化脓。常见皮损有潮红、灼热、肿痛、脓疱、出血等。常伴身热、口渴、便秘、尿赤、苔黄、脉数等表现。

**（四）虫**

由虫所致皮肤病有以下几种：

1. 由皮肤中的寄生虫直接致病，如疥虫引起疥疮。

2. 昆虫的毒素侵入或过敏引起的皮肤病，如蚊虫、虱子、臭虫、蠓虫叮咬所致损伤和虫咬皮炎。

3. 由肠道寄生虫过敏以及禽类寄生虫毒、桑毛虫毒、松毛虫毒等引起的皮肤病。由虫引起的皮肤病，其症状是：皮肤瘙痒甚剧，有的表现为糜烂，有的能互相传染，有的可伴局部虫斑，脘腹疼痛，大便中可查到虫卵等。

**（五）毒**

引起皮肤病的毒可分为药毒、食物毒、虫毒、漆毒等。其病机不外乎中毒，或禀赋不耐，对某物过敏而成。由毒致皮肤病的特点是：发病前有用药史或食物史，或有某种物质接触史，或有毒虫叮咬史；大多数发病需经过一定的潜伏期。常见皮损有丘疹、水疱、风团、糜烂等多种形态。局部皮损红、肿、或痛或痒，轻则局限一处，重则泛发全身，来势急而消退也快，病情严重者，可表现为皮肤暴肿、大疱、糜烂面大、皮肤层层剥脱，伴高热、寒战等全身症状，甚则危及生命。

**（六）血瘀**

凡外感六淫，内伤七情，均可导致气机不畅，气滞血瘀。血瘀证候多见于慢性皮肤病。其特点为：皮损色暗、紫红、青紫，或出现肌肤甲错、色素沉着、瘀斑、肥厚、结节、肿块、瘢痕等；舌质紫或有瘀斑，脉弦涩。

**（七）血虚风燥**

多种慢性皮肤病，因长期的瘙痒，寝食不安，食欲减退，脾胃虚弱，阴血生化无源，以致血虚风燥；或风湿郁久，化火伤阴血，导致血虚风燥。其症状特点是：病期多较长；皮损多为干燥、肥厚、粗糙、脱屑，自觉瘙痒，常伴有头晕目眩、面色苍白，苔薄，脉濡等。

（八）肝肾不足

肝血虚，爪失所养，则指甲肥厚干燥；肝虚血燥，筋气失荣，则生疣目；肝经火郁血滞，可致血痣；肾精不充，发失其养，则毛发干枯易脱；肾虚，黑色上泛，则面生黧黑。肝肾不足所致皮肤病的特点是：病程较长；皮损多见干燥、肥厚粗糙、脱屑或伴毛发枯槁、脱发、色素沉着、指甲变化，或生疣目、血痣等。常伴有头晕目眩，耳鸣，面部烘热，腰膝酸软，失眠梦多，遗精，舌红少津，苔少或光剥，脉细等肝肾阴虚症状；或伴有面色淡白，怕冷，四肢不温，头昏，耳鸣，阳痿，舌淡白，舌体胖、边有齿痕，脉沉细等肾阳不足表现。

## 要点二 中医辨证

皮肤病在发病过程中，可产生一系列的自觉症状和他觉症状，是皮肤病的辨证的主要依据。

（一）自觉症状

皮肤病的自觉症状，取决于皮肤病的种类、性质、病情轻重以及患者个体的差异等。

**1. 瘙痒** 可由多种因素引起，一般急性皮肤病的瘙痒多由风邪所致。风寒所致瘙痒，遇寒加重而皮疹色白，兼畏寒、脉浮紧等；风热所致瘙痒，皮疹色红，遇热加重，可有恶风、口渴、脉浮数等；风湿热所致瘙痒，抓破有渗液或起水疱或苔藓样变等。此外营血有热所致瘙痒，皮损色红灼热，见丘疹、红斑、风团，瘙痒剧烈，抓破出血，并有心烦不安，舌红绛，脉细数等。

慢性皮肤病的瘙痒原因复杂，寒、湿、痰、瘀、虫淫、血虚风燥等因素均可致瘙痒。

**2. 疼痛** 多由寒邪或热邪或痰凝血瘀，阻滞经络所致，所谓“不通则痛”。在有些较重的皮肤病后期或年老体弱、气血虚衰的带状疱疹患者，虽皮肤损害已愈，但后遗疼痛，且较剧烈，属虚证兼气滞血瘀疼痛。

**3. 灼热感、蚁走感、麻木感** 为皮肤病较特殊的局部自觉症状。灼热感为热邪蕴结或火邪炽盛、炙灼肌肤的自觉感受，常见于急性皮肤病。蚁走感与瘙痒感颇为近似，但程度较轻，由虫淫为患或气血失和所致。麻木感常见于一些特殊的皮肤病如麻风病的皮损，有的慢性皮肤病后期，也偶见麻木的症状。一般认为，麻木为血虚或湿痰瘀血阻络，导致经脉失养，或气血凝滞，经络不通所致。

（二）他觉症状

皮肤病的他觉症状，以表现在患部的皮肤损害，最具诊断意义。一般分为原发性皮损和继发性皮损。原发性皮损是皮肤病在其病变过程中，直接发生及初次出现的皮损。继发性皮损是原发性皮损经过搔抓、感染、治疗处理和在损害修复过程中，演变而成。

**1. 原发性皮损**

（1）斑疹：为局限性皮肤颜色的变化，不隆起也不凹陷。面积大而成片的称斑片。可分为红斑、色素沉着斑、色素减退斑。①红斑：压之退色者多属血热；压之不退色者除血热外，尚兼血瘀；斑稀疏者为热轻，密集者为热重，红而带紫为热毒炽盛。红斑常见于丹毒、药疹等。②色素沉着斑：由肝肾不足，气血瘀滞所致，如黄褐斑。③色素减退斑：多由气血凝滞或血虚风邪所致，如白癜风等。

（2）丘疹：为限局性、隆起性、实质性损害，直径小于1cm，病变位于表皮或真皮上部。多为风热、血热所致。若互相融合而成扁平隆起的片状损害，称为斑块。介于斑疹与丘疹之间，稍有隆起的皮损，称斑丘疹。丘疹顶部有较小水疱或脓疱时，称丘疱疹或丘脓疱疹。

（3）风团：为真皮浅层水肿引起的暂时性、瘙痒性、局限性、隆起性损害。常骤然发生，迅速消退，消退后不留痕迹。有红色和白色之分，白色为风寒，红色为风热。常见于荨麻疹。

（4）结节：为限局性、实质性损害，深在皮下或高出皮面。多由气血凝滞所致，常见于结节性红斑等病。

（5）水疱：为高出皮面的，内含液体的局限性、腔隙性损害。直径大于0.5cm者称为大疱。内含血样液体者称血疱。多为湿热或热毒所致，常见于湿疹等。

（6）脓疱：为疱内含有脓液的疱疹。其色虽浑浊或为黄色，周围常有红晕，疱破后形成糜烂，溢出脓液，结脓痂。多由湿热或热毒炽盛所致，常见于脓疱疮等。

**2. 继发性皮损**

（1）鳞屑：为脱落的表皮角质层，大小、厚薄不一，小的呈糠秕状，大的为直径数厘米或更大的片状。急性病后出现，多为余热未清；慢性病见之，多由血虚生风、生燥，皮肤失养所致。

（2）糜烂：为局限性的表皮缺损，系由水

疱、脓疱的破裂，痂皮的脱落等露出的红色湿润面，多为湿热所致。

（3）溃疡：为皮肤或黏膜深层真皮或皮下组织的局限性缺损而成。

（4）痂：皮肤损害处的渗液、滋水、渗血或脓液与脱落组织及药物等混合干燥后，即形成痂。脓痂为热毒未清；血痂为血热络伤，血溢所结；滋痂为湿热所致。

（5）皲裂：为皮肤的线条状裂口。多由血虚、风燥所致。常见于脚癣皮损角化增厚者。

（6）苔藓样变：为皮肤局限性浸润肥厚，皮沟加深，皮嵴突起，表面粗糙，似皮革样，触之有增厚及实质感。常为一些慢性瘙痒性皮肤病的主要表现，多由血虚风燥、肌肤失养所致。

（7）抓痕：由搔抓将表皮抓破、擦伤而形成的线状损害，表面结成血痂，皮肤瘙痒，多由风盛或内热引起。

（8）瘢痕疙瘩：为瘢痕损害超过原来创伤的范围，多为气血凝滞所致。

（9）色素沉着：为皮肤中色素增加所致，多呈褐色或黑褐色。属原发性皮损，多由肝火、肾虚所致；属继发性皮损，多由气血不和所致，如一些慢性皮肤病后期，可见局部皮肤色素沉着等。

## 要点三　治疗

### （一）中医内治法

1. **疏风散寒法**　用于风寒证。方选麻黄汤、麻黄桂枝各半汤。常用药物如麻黄、桂枝、羌活、防风、荆芥等。

2. **疏风清热法**　用于风热证。方选银翘散、桑菊饮、消风散。常用药物如荆芥、防风、蝉蜕、牛蒡子、金银花、连翘、桑叶、菊花、黄芩、生地黄、栀子等。

3. **清热利湿法**　用于湿热证和暑湿证。方选龙胆泻肝汤、萆薢渗湿汤。常用药物如龙胆、栀子、黄芩、黄柏、柴胡、车前草、泽泻、木通、萆薢等。

4. **清热解毒法**　用于实热证。方选五味消毒饮、黄连解毒汤。常用药物如金银花、蒲公英、连翘、黄连、黄芩、栀子、黄柏、紫花地丁等。

5. **清热凉血法**　用于血热证。方选犀角地黄汤、化斑解毒汤。常用药物如栀子、黄连、生地黄、赤芍、牡丹皮、槐花、紫草、知母等。

6. **温阳散寒法**　用于寒凝皮痹证。选阳和汤、独活寄生汤。常用药物如麻黄、肉桂、干姜、白芥子、独活、桂枝、鹿角胶等。

7. **温补肾阳法**　用于脾肾阳虚证。方选肾气丸、右归丸。常用药物如肉桂、附子、仙茅、补骨脂、肉苁蓉、胡芦巴、菟丝子、狗脊、淫羊藿等。

8. **滋阴补肾法**　用于阴虚内热证或肝肾阴虚证。方选知柏地黄汤、大补阴丸。常用中药如生地黄、玄参、麦冬、山萸肉、龟甲、女贞子、墨旱莲、知母、黄柏等。

9. **养血润燥法**　用于血虚风燥证。方选四物汤、当归饮子。常用药物如熟地黄、当归、川芎、白芍、女贞子、何首乌、小胡麻等。

10. **理气活血法**　用于气滞血瘀证。方选桃红四物汤、通络活血方。常用药物如归尾、赤芍、桃仁、红花、香附、青皮等。

11. **活血化瘀法**　用于瘀血凝结证。方选通窍活血汤、血府逐瘀汤。常用药物如川芎、桃仁、红花、牛膝、水蛭等。

12. **健脾化湿法**　用于脾湿证。方选除湿胃苓汤。常用药物如苍术、厚朴、陈皮、生薏苡仁、藿香、佩兰等。

13. **搜风止痒法**　用于风邪久羁证。方选五虎追风散、搜风顺气丸。常用药物如僵蚕、全蝎、蜈蚣、蜂房、乌梢蛇、秦艽、白花蛇、防风、荆芥等。

14. **化痰软坚法**　用于痰凝证。方选二陈汤、香贝养营汤。常用药物如半夏、陈皮、南星、白芥子、夏枯草、昆布、海藻、贝母等。

### （二）西医治疗

**1. 抗组胺药**

（1）适应证：$H_1$受体拮抗剂，适应于各种变态反应性疾病，如荨麻疹、血管神经性水肿等。$H_2$受体拮抗剂，除与$H_1$受体拮抗剂联合治疗慢性荨麻疹等病外，还可用于治疗扁平疣，带状疱疹等病的治疗。

（2）常用药物：$H_1$受体拮抗剂，如氯苯那敏（扑尔敏）、苯茚胺（抗敏胺）、苯海拉明、安他唑啉、赛庚啶、布可立嗪（安其敏）、异丙嗪（非那根）、异丁嗪、特非那定、阿司咪唑等；$H_2$受体拮抗剂，如西咪替丁、雷尼替丁等。

**2. 糖皮质激素类药物**

（1）适应证：急性接触性皮炎、急性嗜中性皮肤病（脓疱型银屑病、坏疽性脓疱病等）、重型药疹、中毒性表皮松解症、多形红斑、过敏性休克、荨麻疹或血管性水肿伴有喉头水肿、系统性红斑狼疮、皮肌炎、多发性肌炎、天疱疮、类天疱疮、血管炎、结节性红斑、剥脱性皮炎、红皮病型及关节型银屑病、严重痤疮、斑秃等。

（2）用法：糖皮质激素的剂量和疗程，应根据疾病种类、病情轻重、效果和个体差异而有所不同。一般将疗程分为阶段性，短程用药不超过1个月；中程用药2~3个月；长程用药6个月以上。短程和中程又可分为治疗和减量阶段，长程用药分为治疗、减量和维持三个阶段。治疗阶段，用量要足，以期产生预期的疗效。维持阶段即糖皮质激素减至很小剂量（如泼尼松5~10mg/d），可维持很长一段时期（数月到1~2年）。停药阶段，如维持量已很小，可考虑停药。但须注意的是，长期大量应用糖皮质激素或不适当地停药，可引起毒副反应和并发症，甚至威胁生命。

**3. 抗病毒药**

（1）阿昔洛韦：又名无环鸟苷。作用机制为在体内转化为三磷酸化合物，干扰病毒DNA聚合酶。适用于单纯疱疹、带状疱疹等。

（2）缬昔洛韦：又名万乃洛韦。口服吸收良好，并在体内迅速转化为阿昔洛韦，血中浓度比口服阿昔洛韦高3~5倍。

（3）泛昔洛韦：是一种最新的口服抗疱疹病毒药，对EB病毒感染亦有效，口服吸收完全。

（4）利巴韦林（三氮唑核苷）：又名病毒唑。是一种广谱抗病毒药，主要干扰病毒核酸的合成而阻止病毒复制，对多种DNA病毒和RNA病毒有效，对艾滋病患者也有一定帮助。

（5）干扰素诱导剂：聚肌苷酸-聚胞苷酸（聚肌胞）是最常用的干扰素诱导剂。本药能与病毒DNA多聚酶相结合而阻止病毒复制。适用于带状疱疹、单纯疱疹、扁平疣、寻常疣、玫瑰糠疹等。

**4. 抗真菌药**

（1）唑类药物：是人工合成的广谱抗真菌药，对酵母菌及丝状真菌如念珠菌、隐球菌、曲霉菌及皮肤癣菌等均有抑制作用。常用药物有克霉唑、咪康唑、益康唑、氟康唑等。

（2）特比萘芬：属第二代丙烯胺类抗真菌药。对皮肤癣菌、丝状菌、双相型真菌和暗色丝孢菌均有抑制作用。

（3）其他抗真菌药还有两性霉素、灰黄霉素、5-氟胞嘧啶、碘化钾等。

西医治疗经常使用抗生素类、免疫调节剂、维生类等药物。

**（三）外治法**

**1. 外用药物**

（1）溶液：又称湿敷剂、熏洗剂或水剂，是药物溶于水中，或中药水煎去渣所得药液。具有清热解毒、收敛止痒、清洁保护等作用。适用于急性皮肤病，渗出较多或脓性分泌物多的皮损，或伴有轻度痂皮性损害。

（2）粉剂：又称散剂，是由一种或多种药物，制成极细的粉末状物。具有保护皮肤、干燥散热、消炎止痒等作用。适用于无渗液性的急性或亚急性的皮炎类皮肤病。

（3）洗剂：又称水粉剂、混悬剂等，是水和粉剂混悬在一起的制剂。具有清凉止痒、保护、干燥、消斑解毒等作用。适用于无渗液之急性皮炎、单纯性皮肤瘙痒。

（4）酊剂：又称浸剂，是用酒、酒精或醋等浸泡药物而成。具有祛风杀虫、解毒止痒、软化角质等作用。适用于手足癣、甲癣等。

（5）油剂：又称粉油剂，包括将药物放在植物油中煎炸的油剂和用植物油或药油与药粉调和成糊状的油调剂。具有润泽保护、解毒收敛、止痒生肌的作用。适用于亚急性皮肤病中有糜烂、渗出、鳞屑、脓疱、溃疡的皮损，或湿敷之间歇期。

（6）软膏：是将药物与适宜基质制成有适当稠度的半固膏状外用制剂。具有保护、杀菌、止痒、去痂的作用。适用于一切慢性皮肤病具有结痂、皲裂、苔藓样变等皮损。

（7）乳剂：又称霜剂，是油和水混合充分搅拌而制成。具有冷却、消炎止痒的作用。适用于亚急性和慢性皮炎。

（8）糊剂：为用大量的细粉加油制成，不溶性药物占25%~50%。具有消炎止痒、干燥吸水的作用。适用于有少量渗液之亚急性皮炎及慢性湿疹皮炎。

（9）硬膏：为药物溶于或混合于黏性基质中，并涂布于裱褙材料，如纸、布或有孔塑料薄膜上而成。具有增强抵抗力，活血消炎、生肌敛疮、保护皮肤、促进吸收等作用。适用于慢性肥厚性皮肤病。

**2. 外用药物的使用原则**

（1）正确选择剂型：皮肤炎症在急性阶段，

若仅有红斑、丘疹、水疱而无渗液,宜用洗剂、粉剂、乳剂;有明显渗出者或红肿,则以溶液湿敷为主。皮肤炎症在亚急性阶段,渗液与糜烂很少,红肿减轻,有鳞屑和结痂,则用油剂为宜。皮肤炎症在慢性阶段、有浸润肥厚、角化过度时,则以软膏为主。

(2)合理选择药物:根据病变的性质和病期选择不同的药物,如热毒症选用清热解毒药;血热证选择凉血药;瘙痒性皮肤病选择止痒药;渗出多者,使用收敛燥湿药等。

(3)注意皮损部位及药物:儿童或女性患者不宜采用刺激性强、浓度高的药物。面部、阴部皮肤慎用刺激强的药物。一般先用低浓度制剂,根据病情需要再提高浓度。一般急性皮肤病用药宜温合,顽固性慢性皮损可用刺激性较强和浓度较高的药物。

(4)注意过敏反应:使用外用药物前,应详细询问药物过敏史,随时注意药物的过敏反应,一旦出现过敏现象,应立即停止,并予以及时处理。

**(四)针刺疗法**

针刺疗法广泛用于治疗皮肤病。体针与耳针有止痒、止痛、消炎、促进毛发生长、调节血管舒缩及内分泌紊乱等作用。

常用穴位如体针:上肢取曲池、列缺、合谷;下肢取血海、阴陵泉、三阴交;躯干取肺俞、心俞、膈俞、脾俞。耳针:取肺、皮质下、神门、肾上腺、交感等穴,或取病变相对应的部位。手法:体针可提插重刺激,留针15~20分钟,每日1次;耳针可捻转后留针20分钟,每日1次。适用于湿疹、荨麻疹、神经性皮炎等。梅花针轻叩击15~20分钟,适用于斑秃、局限性神经性皮炎。

# 细目二　单纯疱疹

## 要点一　概述

单纯疱疹是一种由单纯疱疹病毒所致的疱疹性皮肤病。本病好发于皮肤黏膜交界处,表现为簇集性小疱,愈后易复发。相当于中医的“热疮”。

## 要点二　临床表现

本病皮疹初起为红斑,继则在红斑上出现簇集性的小丘疱疹或水疱,有紧张及烧灼感。数日后水疱破溃,露出糜烂面,伴渗液,逐渐干涸结痂,一般1~2周左右脱痂而愈,留有暂时性色素沉着。好发于皮肤黏膜交界处,如口角、唇缘、鼻孔周围和外生殖器等处。临床常见以下几种类型:

1. **皮肤疱疹**　多发于成人。初起局部有针刺、痒感、灼热等表现,进而出现红斑,然后形成米粒大小的水疱,簇集而生,可有糜烂、渗出、结痂,易形成溃疡。多发生在皮肤黏膜交界处,如口角、唇缘、鼻孔周围等处。

2. **口腔疱疹**　多发于1~5岁儿童。在颊黏膜、软腭、舌、口底、咽部及口唇出现小水疱,破溃后形成溃疡,表现为弥漫性齿龈口腔炎。易出血、疼痛,影响进食。伴有全身症状,如发热、咽喉疼痛,颈部淋巴结肿大等。

3. **生殖器疱疹**　好发于性生活旺盛的男女。男性多见于龟头、包皮、冠状沟、阴茎等处;女性则见于大、小阴唇、阴道、宫颈、尿道、大腿和臀部;同性恋者可发于肛门,引起直肠炎。皮损表现为生殖器部位皮肤黏膜的红斑或丘疹,迅速变为小疱,破溃后形成溃疡,后结痂,痂脱而愈。局部自觉疼痛、瘙痒、排尿困难及腹股沟淋巴结肿大疼痛。全身症状有发热、头痛、全身不适。

4. **眼疱疹**　主要表现为一种急性角膜结膜炎,初起单侧眼睑红肿、疼痛、视觉模糊,继则出现水疱,约2/3侵犯角膜,出现树枝状或葡萄状角膜溃疡,角膜发生混浊,反复发作,则形成瘢痕,损害亦可侵袭晶体、视网膜及脉络膜,形成视力障碍。

5. **新生儿原发性单纯疱疹**　多发生于生后2~12天,早产儿及免疫功能低下、发育不良新生儿多见。先仅有1~2个疱疹,迅速播散全身任何部位,口腔、上呼吸道黏膜及眼均可发病。中毒症状较重,可发热、黄疸,脏器均可受累,易致病毒性脑炎。常于发病3~5天后死亡。

6. **全身播散性单纯疱疹**　多见于6个月~3岁儿童,也可见于营养发育不良儿童和使用免疫抑制剂者等。初发为严重的口腔疱疹、外阴炎，迅速出现全身广泛性水疱，内脏侵犯多个器官。

**7. 疱疹性瘭疽**　多为直接接触皮肤破伤而感染，常见于指端出现局限性深在的群集水疱，局部潮红肿胀，疼痛剧烈。肘及腋窝淋巴结肿痛，常伴有发热等全身症状。

## 要点三　诊断

诊断要点：

**（一）临床表现**

好发于皮肤黏膜交界处，尤以口唇、鼻孔周围、生殖器等处多见；皮损初为红斑，在红斑基础上迅速出现簇集性小水疱，破后糜烂，渗出，结痂，愈后遗留暂时性色素沉着；自觉灼热刺痛和瘙痒感，常伴有局部淋巴结肿大；多见于成年人，病程一般 1~2 周，可以自愈但易复发。

**（二）实验室及特殊检查**

**1. 细胞学检查**　取皮肤黏膜疱疹刮取物作涂片，检查多核巨细胞和核内嗜酸性包涵体。可初步诊断为疱疹病毒感染，但不能区别为何种病毒。

**2. 病毒培养与接种**　感染部位分泌物或刮取物、疱液、唾液、脑脊液及血液标本，在一定条件下进行细胞培养，可分离到单纯疱疹病毒（HSV）。

**3. 特异抗体测定**　取血清、脑脊液检测单纯疱疹抗体，若恢复期抗体滴度呈 4 倍以上增长或特异性 IgM 阳性，则证实为单纯疱疹新近感染。采用免疫印迹法，用 gD2 做抗原检测单纯疱疹抗体，则能区分为 HSV-Ⅰ和 HSV-Ⅱ。

## 要点四　鉴别诊断

**1. 带状疱疹**

（1）皮损为簇集水疱，局部炎症显著，伴神经痛；多沿神经走行呈带状分布，不超过正中线。

（2）愈后不复发。

**2. 脓疱疮**

（1）多发于儿童，夏秋季多见；皮损为散在分布的脓疱，炎症明显，疱较大有脓性分泌物，溃后结成黄色较厚的痂。

（2）接触传染性强。

**3. 药物性皮炎**

（1）常见于口腔、外阴部。

（2）有服药史。

（3）皮损为炎症性红斑上的大疱，每次复发常固定于同一部位，愈后留有色素沉着。

## 要点五　治疗

**（一）西医治疗**

**1. 全身治疗**

（1）抗病毒药物如阿糖胞苷、阿昔洛韦、缬昔洛韦等。

（2）免疫调节剂如左旋咪唑、干扰素、白细胞介素 -2、胸腺素（胸腺肽）等。

**2. 局部治疗**

（1）外用 2% 硫酸锌溶液、1% 醋酸溶液湿敷，或 2% 甲紫溶液，0.1% 疱疹净溶液或 1% 阿糖胞苷霜剂，5% 阿昔洛韦软膏及霜剂等。有感染者，外用 0.1% 依沙吖啶（雷佛奴尔）溶液湿敷，1% 新霉素软膏、硫黄鱼石脂泥膏等。

（2）口腔疱疹可用 1%~2% 过氧化氢溶液、1 : 1000 新洁尔灭溶液或生理盐水漱口。眼疱疹可用 0.1%~0.5% 疱疹净滴眼，3% 阿昔洛韦眼膏、0.25% 疱疹净眼膏点眼等；生殖器疱疹用 1 : 5000 高锰酸钾溶液坐浴或湿敷，外用 20%~40% 氧化锌油、5% 阿昔洛韦软膏等。

**（二）中医治疗**

**1. 辨证论治**

（1）肺胃热盛证

证候：簇集性小水疱，自觉瘙痒、疼痛；伴发热，周身不适，心烦郁闷，大便干，尿黄；苔薄黄，脉弦数。

治法：疏风清热。

方药：辛夷清肺汤合竹叶石膏汤加减。

（2）湿热下注证

证候：疱疹发于生殖器、肛门部，灼热痒痛，水疱破溃后糜烂，渗液；伴有发热尿赤，尿频，尿痛；舌质红，苔黄腻，脉滑数。

治法：清热利湿。

方药：龙胆泻肝汤加减。

（3）阴虚内热证

证候：病情反复发作，伴口干唇燥，午后微热，心烦；舌质红，苔薄，脉细数。

治法：养阴清热。

方药：增液汤加减。

**2. 外治疗法**

（1）初起者局部常规消毒后，用三棱针或无菌注射针头，浅刺放出疱液。

（2）局部外用药以清热、解毒、燥湿、收敛为主。可用马齿苋合剂外洗或湿敷；2% 地榆紫草油膏、黄连膏、青黛膏、紫草膏等外涂或紫金锭磨水外搽。

3. **物理疗法** 对顽固反复发作严重者，可做紫外线照射、氦氖氩离子激光照射；疼痛者可用频谱治疗仪治疗。

## 细目三 带状疱疹

### 要点一 病因病理

本病系水痘－带状疱疹病毒感染所致，该病毒属 DNA 病毒，为嗜神经病毒。该病毒经呼吸道侵入人体，首选在呼吸道黏膜细胞中繁殖复制，然后小量进入血液和淋巴液，在单核－巨噬系统内再次增殖后，释放进入血液，病毒相继侵入皮肤和内脏，引起水痘，或为隐性感染。此后，此病毒进入皮肤的感觉神经末梢，且沿脊髓后根或三叉神经节的神经纤维，向中心移动，持久地潜伏于脊髓后根神经节的神经细胞中，在某种诱发因素的作用下，可使病毒再活动，生长繁殖，使受侵犯的神经节发炎或坏死，产生神经痛。同时，再活动的病毒，可沿周围神经纤维移动到皮肤，在皮肤上产生带状疱疹所特有的节段性水疱。

皮肤损害在表皮棘层有气球状变性，核内含嗜酸性包涵体。细胞水肿可形成表皮内单房或多房性水疱。真皮有围管性炎性细胞浸润，以中性核细胞、淋巴细胞为主。

### 要点二 临床表现

本病好发于春秋季节，发病前，患部皮肤常有感觉过敏，皮肤灼热刺痛，伴全身不适、疲乏无力、食欲不振、轻度发热等前驱症状，2~5 天后局部出现皮损，但亦有无前躯症状即发疹者。皮损先为在一定神经分布区域发生不规则红斑，继而出现簇集性丘疱疹，水疱内容透明澄清，或呈黄色、浅黄色半透明，数日后疱液混浊或呈出血性。疱壁较厚不易破溃，5~10 天疱疹干瘪结痂而自愈。

皮疹多沿某一周围神经分布，排列呈带状，发于身体一侧，不超过正中线，好发部位为肋间神经、颈部神经、三叉神经及腰骶神经支配区。神经痛为本病的特征之一，一般在有神经痛的同时，或稍后即出现皮损，但亦有在神经痛 4~5 天后才发生皮损者。神经疼痛程度不一，一般儿童患者没有疼痛或轻微疼痛，年老体虚者，则疼痛剧烈，约有 50% 的 50 岁以上患者，在皮损消失后，仍有神经疼痛，可持续数月，甚至更长时间。

临床可有多种类型，如大疱型带状疱疹、出血性带状疱疹、坏疽性带状疱疹、泛发性带状疱疹、眼带状疱疹、内脏带状疱疹等。

### 要点三 诊断

诊断要点：

**（一）临床表现**

春秋季节常见，皮疹的集簇性，呈带状排列，单侧分布及神经痛为特点。病程 2~3 周，愈后极少复发。

**（二）实验室及特殊检查**

1. **疱疹刮片** 早期皮损基底部刮屑涂片，以姬姆萨或苏木素－伊红染色镜检，可发现多核巨细胞及核内包涵体。

2. **病毒分离** 早期疱液和某些带状疱疹患者的脑脊液标本，可分离到水痘－带状疱疹病毒。

3. **抗体检测** 取患者急性期和恢复期双份血清，以酶联免疫吸附法测定，或免疫荧光测定技术检测水痘－带状疱疹抗体，如恢复期呈 4 倍以上增长，即为该病毒感染。

### 要点四 鉴别诊断

1. **单纯疱疹** 好发于皮肤黏膜交界处，不沿神经呈带状分布；自觉症状轻微，水疱较小易破；多见发热性疾病患者，有复发倾向。

2. **接触性皮炎** 有明显的接触史，皮损与神经分布无关，自觉烧灼、剧痒，无神经痛。

### 要点五 治疗

**（一）西医治疗**

**1. 全身治疗**

（1）抗病毒药物：应及早选用阿昔洛韦、缬昔洛韦、泛昔洛韦等抗病毒药物口服或静脉滴注，也可选用阿糖腺苷、利巴韦林、干扰素等。

（2）止痛药物：给予镇痛剂，如阿司匹林、罗通定（颅痛定）、吲哚美辛等。痛甚者，亦可酌给可待因或安定剂。对长期不愈的神经痛后遗症，可给予阿米替林、维生素 E，亦可作神经阻滞。躯干部位剧烈疼痛，可用椎旁神经封闭疗法。

（3）维生素药物：常用维生素 $B_1$、维生素 $B_6$、维生素 $B_{12}$ 等。

（4）免疫调节剂：正常人免疫球蛋白或带状疱疹球蛋白、干冻麻疹减活疫苗、转移因子、胸腺素、静脉滴注新鲜血浆等，以提高免疫功能。

（5）皮质类固醇激素：有人主张皮质类固醇激素可早期应用，可以减轻炎症，减少遗留神经痛。

**2. 局部治疗**

（1）2% 甲紫溶液，或阿昔洛韦、昔洛韦软膏、3%~5% 阿昔洛韦霜、3% 阿糖胞苷霜等外涂。眼带状疱疹可用 0.5% 阿昔洛韦溶液、3% 阿昔洛韦软膏、0.1%~0.5% 疱疹净溶液点眼。

（2）有感染者，可用 0.5% 依沙吖啶溶液、0.1% 新霉素溶液湿敷，或用新霉素软膏、氧氟沙星凝胶等外涂。

（3）神经痛明显者，可用 1% 达可罗宁紫草地榆油膏、5% 苯唑卡因代马妥油膏或泥膏外涂，也可用 40% 碘苷溶液或 1% 吲哚美辛水溶液湿敷。

**（二）中医治疗**

**1. 辨证论治**

（1）肝经郁热证

证候：皮疹潮红，疱壁紧张，灼热刺痛；伴口苦咽干，心烦易怒，大便干，小便黄；舌质红，苔黄腻，脉滑数。

治法：清泄肝火，解毒止痛。

方药：龙胆泻肝汤加减。

（2）脾虚湿蕴证

证候：皮损色淡，疱壁松弛，破后糜烂、渗出，疼痛轻；口不渴，食少腹胀，大便时溏；舌质淡，苔白或白腻，脉沉缓或滑。

治法：健脾利湿，清热解毒。

方药：除湿胃苓汤加减。

（3）气滞血瘀证

证候：皮疹大部分消退，但疼痛不止或隐痛绵绵；坐卧不安，夜寐不宁；舌质紫暗，苔白，脉弦细或涩。

治法：理气活血，通络止痛。

方药：柴胡疏肝散合桃红四物汤加减。

**2. 外治疗法**

（1）初起用玉露膏或金黄膏外敷；或外搽双柏散、三黄洗剂、清凉乳剂（麻油加饱和石灰水上清液充分搅拌成乳状），或鲜马齿苋、野菊花、玉簪花叶捣烂外敷。

（2）水疱破后，用四黄膏或青黛膏外涂；有坏死组织者，外用九一丹。

（3）若水疱不破，可用三棱针或消毒针头挑破，使疱液流出，以减轻胀痛。

**3. 针灸治疗**

（1）体针：取穴内关、足三里、曲池、合谷、三阴交，提插捻转手法，留针 20~30 分钟，每日 1 次。

（2）耳针：取穴肝区、神门，每日 1 次。

## 细目四　疣

### 要点一　概述

疣是人乳头瘤病毒所引起的表皮赘生物。临床分为寻常疣、扁平疣、跖疣、尖锐湿疣等类型。尖锐湿疣为性传播疾病，另节介绍。寻常疣相当于中医的“疣目”，属于中医“千日疮”“枯筋箭”范畴，跖疣属于中医“疣目”“牛程蹇”范畴。

### 要点二　临床表现

**（一）寻常疣**

较多见于青少年，皮疹好发于手、足背，手指、足趾，甲缘等处。最初为针尖大小的丘疹，逐渐增大至豌豆或黄豆大小的乳头状角质隆起，呈半球形或多角形，触之坚硬，表面粗糙，色灰黄、灰褐或肤色。顶端可分裂呈刺状，初发为 1 个，可因自身接种而多发。一般无自觉症状，位于甲缘者，常有压痛。撞击或摩擦时易出血。病程缓慢，可自愈，愈后不留痕迹。寻常疣的特殊类型有：

1. **丝状疣**　好发于眼睑、颈项等处，为单个柔软、细长突起，正常皮色或棕灰色，一般无自觉症状。

2. **指状疣**　好发于头皮、趾间，皮疹为单个或多个，表现在同一个柔软的基础上发生一簇集参差不齐的多个指状突起，尖端为角质样物质，一般无自觉症状。

**（二）扁平疣**

好发于青年，多发生在颜面、手背及前臂，是一种米粒大至豌豆大扁平隆起的损害，表面光滑，具有光泽，色浅褐或正常皮色，呈圆形、椭圆形或多角形，边界清楚。皮疹数目较多，多数密集，如经搔抓自体接种，则可形成沿抓痕呈串珠状排列。通常无自觉症状，偶有微痒，病程经过缓慢，有的可突然自行消失，但也可多年不愈，愈后不留瘢痕。

**（三）跖疣**

好发于足底受压部位，亦见于趾侧，初起为一细小、发亮的丘疹，后逐渐角化、不平，呈灰褐、灰黄或污褐色。圆形，边缘清楚，周围绕以稍高增厚的角质环，如用小刀将表面角质削去，中央就露出丝状疏松的角质软芯，继续削切，其下可见黑色小点，是延伸的真皮乳头的血管破裂所致，常有痛感。有时在一较大的跖疣的四周，有散在的细小疣。

## 要点三　诊断

诊断要点：

**（一）临床表现**

1. **寻常疣**　多见于青少年，好发于手、足等处。皮损为米粒大或黄豆大小不等，触之坚硬，表面粗糙，顶端呈乳头状角质隆起。常见特殊类型有丝状疣及指状疣。

2. **跖疣**　多见于青壮年，好发于足底受压处。初起为一针头大小丘疹，渐增大，角质性增，表面粗糙，呈灰褐、灰黄色或污褐色。削去表面粗糙角质软芯，可见黑色小点。

3. **扁平疣**　多见于青年，好发于颜面、手背及前臂。皮疹为米粒大至豌豆大扁平丘疹，表面光滑，色浅褐或正常皮色，边界清楚。一般无自觉症状。

**（二）实验室及特殊检查**

皮损聚合酶联检查阳性。

## 要点四　鉴别诊断

1. **扁平苔藓**　须与扁平疣鉴别。本病多发于四肢伸侧、背部、臀部；皮疹为多角形扁平丘疹，表面有蜡样光泽，多数丘疹可融合成斑片，色呈暗红色；一般瘙痒较重。

2. **鸡眼**　应与跖疣相鉴别。本病多发于足缘或足趾压迫部；皮损为圆锥形的角质增生，表面为褐黄色鸡眼样硬结嵌入皮肉，垂直压痛明显。

3. **胼胝**　与跖疣相鉴别。胼胝也发生于足底和趾间，损害为蜡黄色角质斑片，边缘不齐，中厚边薄，表面光滑，正常皮纹，压痛不明显。

## 要点五　治疗

**（一）西医治疗**

1. **全身治疗**　适用于数目较多或久治不愈者。选用抗病毒药和免疫调节剂，如聚肌苷酸－聚胞苷酸、干扰素、左旋咪唑、转移因子等。扁平疣可口服乌罗托品。

2. **局部治疗**

（1）对散在单个寻常疣，先以温水泡软，将其剔除，然后涂以 5%~10% 福尔马林，压迫止血，包扎。跖疣可用 10% 福尔马林溶液外搽。

（2）寻常疣可用 5% 氟尿嘧啶膏、酞丁胺软膏外涂。甲周围疣可用 20% 疱疹净霜外涂。扁平疣用 0.1% 维 A 酸霜外涂。跖疣可用 0.1% 博来霉素（争光霉素）生理盐水溶液或 2% 普鲁卡因溶液，做局部损害内注射。

（3）冷冻疗法、电灼疗法、激光治疗，适用于数目少的寻常疣和跖疣，注意尽量少损及真皮层及避免术后继发感染。

（4）手术切除，可用于寻常疣和跖疣，但手术后易复发。

**（二）中医治疗**

1. **辨证论治**

（1）风热血燥证

证候：疣体泛发，数目较多；伴心烦不安；舌质红，苔薄，脉弦数。

治法：养血益肝，清热解毒。

方药：治瘊方加减。

（2）湿热血瘀证

证候：皮疹泛发，色红；伴口干，身热、便结、尿黄；舌质暗红，苔黄腻，脉滑数。

治法：清化湿热，活血化瘀。

方药：马齿苋合剂加减。

（3）热蕴络瘀证

证候：病程较长，皮疹黄褐或暗红，不痛不痒；可有烦热；舌质暗红，舌薄白，脉弦涩。

治法：清热活血，化瘀通络。

方药：桃红四物汤合马齿苋合剂。

2. **外治疗法**

（1）各种疣均可选用大青叶、板蓝根、马齿苋、香附、苦参、白鲜皮、薏苡仁等，煎汤趁热洗患处，可使皮疹脱落。

（2）鸦胆子油外涂患处，面部慎用。

（3）用荸荠白色果肉摩擦疣体，每次摩擦至疣体角质层软化，脱掉，微有痛感及点状出血为止，一般数天可愈。或取菱蒂长约3cm，洗去污垢，在患部不断涂擦。

（4）跖疣可用千金散局部外敷。亦可用乌梅肉（将乌梅用盐水浸泡1天，捣为泥状）每次少许敷贴患处。

（5）五妙水仙膏适量，外点皮损。

**3. 针灸治疗**

（1）艾灸法：寻常疣少者，可用艾炷着疣上灸之，每天1次，每次3壮，至脱落为止。

（2）针刺：用针尖从疣顶部刺入达到基底部，四周再用针刺以加强刺激，针后挤出少许血液，有效者3~4天可萎缩，逐渐脱落。

# 细目五　脓　疱　疮

## 要点一　概述

脓疱疮是一种常见的有传染性的化脓性皮肤病。本病由化脓性球菌引起，具有较强的传染性，有接触传染和自体接种的特性。好发于夏秋季节，多见于儿童。皮损以脓疱、脓痂为特征。属于中医的“黄水疮”“脓窝疮”“滴脓疮”范畴。

## 要点二　临床表现

本病多发于颜面，四肢等暴露部位，主要发于儿童，多见于夏秋两季。根据临床主要症状，可分为两型：

**1. 寻常型脓疱疮**　多由溶血性链球菌或溶血性链球菌与葡萄球菌混合感染而致病。具有较强的传染性，多流行于学龄前及学龄期儿童。夏秋季高温潮湿的气候条件下发病较多。好发于暴露部位，以颜面、口周、鼻孔附近及四肢为多。初发损害为红色斑点或粟粒至黄豆大的丘疹或水疱，迅速变为脓疱。偶见自开始即呈脓疱者。脓疱壁紧张易破，周围绕以红晕。疱破后露出红色糜烂面，干燥后形成层叠形蜡黄色或灰黄色厚痂，邻近脓疱可因搔抓而向四周扩延，相互融合。自觉瘙痒，病程一般约1周，如不及时治疗可迁延日久。重症者，可有高热，伴发淋巴结炎、淋巴管炎、败血症。有的可继发急性肾炎。

**2. 大疱性脓疱疮**　主要由金黄色葡萄球菌引起。多见儿童，夏季多发，常继发于痱子、汗腺炎及虫咬后。好发于颜面、躯干及四肢暴露部位。皮疹初期为散在水疱，在1~2日内水疱迅速增大，大小约如豌豆、蚕豆或更大。疱壁薄而紧张，周围红晕不显著。水疱内容初淡黄而清澈，以后变混浊。由于体位关系，脓液常沉积于脓疱下方，呈半月形坠积状，为本型脓疱疮的特征之一。一般经数日后，疱膜松弛，渐趋破裂，脓液干涸后，形成淡黄色痂，痂脱而愈，愈后遗留暂时性色素沉着。有时大疱中央治愈，脓疱边缘向四周扩展，呈环形外观，称为环状脓疱疮。自觉瘙痒，一般无全身症状。

## 要点三　诊断

诊断要点：

**（一）临床表现**

多发于儿童，夏秋季多见。好发于颜面、四肢暴露部位。临床分为寻常型和大疱性2型。皮损为脓疱，寻常型脓疱周围绕以红晕，大疱性有半月形积脓现象。脓疱易破溃、糜烂、结脓痂。

**（二）实验室及特殊检查**

1. 外周血白细胞总数常升高，大部分患者中性粒细胞增高。

2. 泛发病例血沉增快，由链球菌引起的抗链球菌溶血素“O”增高。

3. 蛋白电泳显示α及丙种球蛋白增高。

4. 脓培养多为金黄色葡萄球菌，对青霉素大部分耐药，对新霉素耐药的很少。其次为链球菌。

## 要点四　鉴别诊断

**1. 水痘**

（1）多见于冬春季。

（2）全身症状明显。

（3）皮疹以大小不等发亮的水疱为主，向心性分布，疱大者可见脐窝，化脓与结痂现象轻微，常侵及黏膜。

**2. 天疱疮**

（1）好发于成年人。

（2）皮损为大小不等的圆形或不规则形松

弛性大疱，疱液清亮，不含细菌。

（3）尼氏征阳性。

3. **丘疹性荨麻疹** 皮疹风团样红斑上出现丘疹或水疱，皮损长轴与皮纹平行，呈纺锤形。

### 要点五 治疗

**（一）西医治疗**

1. **全身治疗** 一般不需全身治疗，严重者可选用青霉素类、头孢类、大环内酯类等抗生素，或者根据脓疱脓液培养及药敏试验，选用有效抗生素。

2. **局部治疗** 脓痂可用高锰酸钾溶液（1∶20000）或新洁尔灭溶液除去，外用0.5%新霉素液、2%莫匹罗星软膏。若脓疱较大，用消毒注射器抽出脓液，外用0.1%依沙吖啶溶液等溶液湿敷。对新生儿患部应保持干燥，应用收敛、杀菌剂，可采用暴露干燥疗法，促使患部及早结痂，上皮恢复，亦可用2%甲紫溶液外搽。

**（二）中医治疗**

1. **辨证论治**

（1）暑湿热蕴证

证候：脓疱密集，色黄，周围有红晕，溃破后糜烂面鲜红，附近淋巴结肿大；或伴有发热口干，便干，尿黄；舌质红，苔黄腻，脉濡数。

治法：清暑利湿解毒。

方药：清暑汤加减。

（2）脾虚湿盛证

证候：脓疱稀疏，色淡黄或淡白，四周红晕不显，破后糜烂面淡红；多伴纳呆，便溏；舌质淡，苔薄微腻，脉濡细。

治法：健脾渗湿。

方药：参苓白术散加减。

2. **外治疗法**

（1）脓液多者，选用马齿苋、蒲公英、野菊花、鱼腥草等药适量煎水湿敷或外洗。

（2）脓液少者，用三黄洗剂加入5%九一丹混合摇匀外搽，或颠倒散洗剂外搽。

（3）局部糜烂者，先用明矾溶液洗去脓痂，再将冰硼散撒于患处，或用青黛油外涂；脓痂厚者，可用5%硫黄软膏或红油膏掺九一丹外敷。

## 细目六 癣

### 要点一 概述

癣是发生在表皮、毛发、指（趾）甲的浅部真菌皮肤病。由致病的浅部真菌（霉菌）所引起，临床常见的癣病有发于头部的头癣；发于手足部的手足癣；发于面、颈、躯干、四肢的体癣；发于会阴部的股癣等。

### 要点二 常见类型

1. **头癣** 头癣是指毛发和头皮的浅部真菌皮肤病。根据致病真菌的临床表现的不同，又分为黄癣、白癣和黑点癣三种。黄癣以毛干周围互相融合的蜡黄、松脆、蝶状，有特殊鼠尿臭味的黄癣痂，剧烈瘙痒，为其临床特征，易形成瘢痕，永久脱发。白癣以头皮灰白色鳞屑斑片，毛发折断，发根松动，病发基部有白色外套为临床特征。黑点癣以头部大小不等的鳞屑斑片，毛发一出头皮即折落，残留发根显露，表现为黑色小点为临床特征。黄癣相当于中医的“肥疮”，俗称“癞头疮”；白癣相当于中医“白秃疮”；黑点癣属于中医“蛀发癣”范畴。

2. **手足癣** 手足癣为手、足部的浅部真菌皮肤病。以手、足部皮肤起丘疹、丘疱疹、水疱、脱皮、皲裂，自觉瘙痒，反复发作为特征。夏季多发，在我国南方，气候温暖，潮湿，更易于发病。手足癣相当于中医的“鹅掌风”，足癣相当于中医的“脚湿气”，俗称“臭田螺”。

3. **体癣** 体癣指发于除头皮、毛发、掌跖、甲板以外的平滑皮肤上的浅部真菌皮肤病。以圆形或钱币状红斑，中央常自愈，周边有炎性丘疹、水疱、鳞屑，自觉瘙痒为临床特征。好发于夏季，冬季好转。多见于青年人。相当于中医“圆癣”“铜钱癣”“金钱癣”。体癣若长于两大腿根部内侧和臀部，称为股癣，中医称为“阴癣”。

### 要点三 西医病因病理

1. **头癣** 黄癣由许兰氏毛癣菌；白癣由大小孢子菌、铁锈色小孢子菌及羊毛状小孢子菌；黑点癣是由堇色毛癣菌和断发毛癣菌引起。头癣的传染主要是通过理发用具、梳篦、帽子、枕巾等间接传染，少数亦可直接接触，或通过患病的猫、狗等动物传染。头癣菌能消化角蛋白，故只在毛发角化部分生活、繁殖，随被感染的头发向外生长，并把真菌带出毛囊。由于真菌破坏毛发，可使之干枯无光或折断。头癣侵入后不一定都发病，头癣的发生与机体对真菌的抵抗力密切相关。

2. **手足癣** 手足癣的致病菌主要是毛癣菌属和表皮癣菌属，常见的有红色毛癣菌、须癣毛癣菌、絮状表皮癣菌和玫瑰色毛癣菌，其他少见的有断发毛癣菌、铁锈色小孢子菌以及白念珠菌等。由密切接触感染。手、足部皮肤角质层厚，角蛋白为皮肤真菌寄生的营养物质，加之手足部汗腺丰富，出汗多，掌跖部皮肤缺乏皮脂腺，因而缺乏抑制真菌生长的脂肪酸等，均为皮肤真菌生长、繁殖提供了有利条件。

3. **体癣** 本病主要由红色毛癣菌、须癣毛癣菌、大小孢子菌及絮状表皮癣菌引起。通过直接接触患者、患癣家畜（狗、猫等）或可由患者原有的头癣、手足癣、甲癣自身传播而来。发病与机体的免疫力密切相关，糖尿病、消耗性疾病等疾病，容易感染真菌。气候温暖，环境潮湿，更有利于本病的发生。

## 要点四 中医病因病机

1. **头癣** 多因腠理不密，感受风湿热邪，虫毒于肌肤，结聚不散，导致气血郁滞，皮肤失泽，毛发干枯而成。或因接触患者枕、帽或不洁理发工具染毒而生，或由饮食不节，脾胃湿热内蕴，湿热熏蒸肌肤而发。

2. **手足癣** 外感风、湿、热邪，蕴积手、足部肌肤。风热盛者，多表现为丘疹、瘙痒、脱屑；脾胃湿热下注，或久居湿地，水浆浸渍，感受湿毒而致水疱瘙痒，渗流滋水；病久化燥伤血，气血不能荣润，皮肤失养，则皮肤肥厚、燥裂、瘙痒。

3. **体癣** 因环境多热夹湿，肤热多汗，致风湿热虫侵袭皮肤，或因接触不洁之物而发病。

## 要点五 临床表现

### （一）头癣

1. **黄癣** 初起毛发根部红色丘疹或脓疱，干后形成黄痂，逐渐增厚扩大，形成碟形黄癣痂，边缘翘起，中心微凹，上有毛发贯穿。剥去痂皮，其下为鲜红湿润的糜烂面或浅表溃疡，有特殊的鼠尿臭味。病发失去光泽，易于脱落，但不折断，若不及时治疗，毛囊受到破坏而形成萎缩性瘢痕，遗留永久性脱发，严重时，只在头皮的边缘保留残余的头发。患者自觉瘙痒剧烈，有继发感染时，可伴发热，局部淋巴结肿大。黄癣菌也可侵犯头皮外的光滑皮肤及甲部，偶见侵犯内脏器官。

2. **白癣** 好发于头顶中间，也可在额顶部或枕部。开始时为大小不一灰白色鳞屑性斑片，圆形或椭圆形，时有瘙痒，其上头发失去光泽，白色斑片日久蔓延扩大，形成大片。患部头发一般距头皮2~4mm处折断，根部有一白色菌鞘围绕，为真菌孢子寄生于发外形成，断发极易拔除。患部皮肤无炎症反应。病程缠绵，迁延数年不愈，但至青春期，大多自愈，新发再生，不留瘢痕。若患处发生感染化脓时，则该处头发永不再生而留有瘢痕。

3. **黑点癣** 发病初起为散在性、局限性点状红斑，以后发展为大小不等的圆形或不规则形灰白色鳞屑斑，边缘清楚。病发长出头皮后即折断，远望形如黑点，自觉瘙痒。本病进展缓慢，可经年累月不愈，因毛囊被破坏而形成瘢痕。黑头癣除发生于头皮外，亦可侵犯光滑的皮肤及指（趾）甲。

### （二）手足癣

1. **足癣** 多见于成年人，男女皆可发病。夏秋季加重，冬春季减轻。密切接触传染。常迁延多年不愈。按其皮损表现可分为以下三型，或单独出现，或各型同时交替出现。

（1）水疱型：多发生在趾间、足跖及其侧缘。皮损为聚集或散在的深在性皮下水疱，壁厚发亮，感觉瘙痒。数天后干燥脱屑或融合成多房性水疱，撕去疱壁可露出蜂窝状基底及鲜红色糜烂面。

（2）浸渍糜烂型：发生于趾缝间，尤以4、5趾间多见。表现为趾间潮湿，皮肤浸渍发白，如将白皮剥去，基底呈鲜红色，可有少量淋巴液。瘙痒剧烈。此型易继发感染，并发急性淋巴管炎，淋巴结炎及丹毒。

（3）鳞屑角化型：以足跟、足跖及其侧缘多见。角质层增厚，粗糙，脱屑，干燥。冬季易发生皲裂，疼痛明显。本型多见于病程长、年龄大的患者。

2. **手癣** 临床表现与足癣类似，但分型不如足癣明显。皮损初起为掌心或指缝水疱或掌部皮肤角化脱屑、水疱。水疱破后干涸，迭起白屑，中心向愈，四周继发水疱，并可延及手背、腕部。自觉瘙痒，反复发作手掌皮肤肥厚，皲裂疼痛。损害若侵及指甲，可使甲板增厚或萎缩翘起，色灰白而成甲癣（灰指甲）。

**（三）体癣**

好发于夏季，冬季常好转。皮疹好发于颜面及颈部，亦可发生于躯干、四肢等处。损害为圆形或钱币形红斑，数目不定，病灶中央常自愈，周边稍隆起，呈活动性，有炎性丘疹、小疱、痂皮、鳞屑等。可形成环形，有时亦可互相融合成多环形，或损害中央发生新皮疹，而形成同心环状。自觉瘙痒，可反复发作。

股癣多发生在男性成年人，主要发生在腹股沟内侧与阴囊相接触的大腿根部及臀部。皮疹与体癣相似，两侧对称发生，患者自觉剧痒。患处由于搔抓或摩擦，潮湿糜烂，呈湿疹样改变，慢性阶段皮损可以出现苔藓化。胖人多汗者，病情较为严重。

## 要点六　诊断

诊断要点：

**（一）临床表现**

**1. 头癣**

（1）黄癣：皮损为以毛发为中心的黄癣痂，伴鼠尿臭味，发展缓慢，毛发脱落，形成永久性脱发。

（2）白癣：皮损为白色鳞屑斑，断发有白色菌鞘，愈后不留瘢痕，青春期可自愈。

（3）黑点癣：皮损为小片白色鳞屑斑，低位断发，形如黑点，进展缓慢，有的至青春期可自愈，病久可形成瘢痕。

**2. 手足癣**　成人多见，发生在手足掌跖处及指（趾）间，夏重冬轻。临床常分三型：

（1）水疱型：以反复出现聚集或散在的深在性水疱为主。

（2）浸渍糜烂型：皮损为角质浸渍、发白、剥脱后形成红色糜烂面、瘙痒剧烈。

（3）鳞屑角化型：角质层粗糙、肥厚、脱屑、干燥，皲裂后疼痛。

水疱型及浸渍糜烂型常合并感染，直接镜检和真菌培养阳性。

**3. 体癣**

（1）皮疹为丘疹、丘疱疹、水疱，逐渐向周围扩展，中央有自愈倾向，呈环形或多环形，环周有小的丘疹、水疱和鳞屑。

（2）真菌镜检和培养阳性。

（3）好发于颜面、颈部、躯干和四肢，股癣多见于大腿根两侧及臀部。

**（二）实验室及特殊检查**

**1. 镜检**　刮取患部鳞屑或拔取病发直接镜检，置载玻片上加 1 滴 10% 氢氧化钾溶液，覆以盖玻片，在酒精灯上边加温，边压盖玻片，驱除气泡，吸干多余溢液待检。一般以低倍镜观察，黄癣病发可见发内沿长轴排列的菌丝和孢子，滤过紫外线检查显示暗绿色荧光，黄癣痂内可见鹿角状菌丝；白癣病发可见围绕毛发排列的小孢子，滤过紫外线检查显示亮绿色荧光；黑点癣病发可见发内链状排列稍大的小孢子。

**2. 真菌培养**　取病发直接接种于葡萄糖蛋白胨琼脂培养基上，置室温下培养 1 周，以鉴定菌种。白癣培养为许兰毛癣菌；黄癣培养为大小孢子菌或铁锈色小孢子菌或羊毛状小孢子菌；黑点癣培养为堇色毛菌和断发毛癣菌。

## 要点七　鉴别诊断

**（一）头癣**

**1. 头皮脂溢性皮炎**

（1）好发于青年人。

（2）皮损为白色鳞屑堆叠，搔抓脱落，脱发而不断发。

（3）无传染性。

（4）真菌检查阴性。

**2. 银屑病**

（1）头部皮损为大小不一略高起的银白色鳞屑性斑块，边界清楚，刮去鳞屑可见出血点，无断发及白色菌鞘。

（2）真菌镜检阴性。

**3. 头部湿疹**

（1）头部皮损有丘疱疹、糜烂、渗出、结痂等多形损害，瘙痒，一般不脱发。

（2）真菌镜检阴性。

**（二）手足癣**

**1. 手足部湿疹**

（1）常对称发生，皮疹为多形性，边界不清，瘙痒剧烈，反复发作。

（2）真菌检查阴性。

**2. 汗疱疹**

（1）多发生于手足多汗患者，对称发生深在性小水疱，瘙痒及烧灼感。

（2）好发于春秋季，常每年定期反复发作。

（3）真菌检查阴性。

**（三）体癣**

**1. 玫瑰糠疹**

（1）好发于躯干及四肢近心端。

（2）皮疹呈椭圆形，皮疹长轴与皮纹一致，常先出现母斑。

（3）查真菌阴性。

**2. 银屑病**

（1）皮疹有时呈环形，基底为淡红色浸润性斑块，上覆以多层银白色鳞屑，刮去银屑后有薄膜现象和点状出血。

（2）好发于头部、躯干和四肢。

（3）一般冬重夏轻。

（4）真菌检查阴性。

## 要点八　治疗

**（一）头癣**

**1. 西医治疗**

（1）抗菌疗法：常用药物有灰黄霉素和酮康唑，以灰黄霉素为首选。服药期间应避免服用抑制胃液分泌的药物，定期检查肝功能。其他抗真菌药物如伊曲康唑、疗霉舒等亦可酌情采用。

（2）局部治疗：常用药物有2.5%~5%碘酊、10%硫黄软膏、复方苯甲酸软膏、硝酸咪康唑霜剂及洗剂等。上述药物可选一种，或数种交替外用，擦药时擦遍全头，一般用药5~7周，直到临床症状消失后2周为止，不得中途间断。黄癣患者若菌痂很厚时，应先以油剂除去菌痂，再外擦药物。

**2. 中医治疗**

（1）辨证论治：虫毒湿聚证。

证候：皮损泛发，蔓延浸淫，或大部分头皮毛发受累，患处皮肤红肿，痂厚；舌质红，苔黄腻，脉滑数。

治法：祛风除湿，杀虫止痒。

方药：苦参汤加减。

（2）外治方法：选用有杀虫止痒之功的中药外洗，如百部、苦参、地肤子、大枫子、苦楝皮、硫黄、蛇床子等。或采用拔发疗法，其方法是剪发后每天以0.5%明矾水或热肥皂水洗头，然后在病灶处敷药（药宜厚），可用5%硫黄软膏或硫黄膏，用薄膜盖上，包扎或戴帽固定。每天如上法换药1次、敷药1周病发比较松动时，即用镊子将病发连根拔除（争取在3天内拔完）。拔发后继续敷原用药膏，每天1次，连续2~3周。

**（二）手足癣**

**1. 西医治疗**

（1）全身治疗：适用于病情较重及反复发作患者，可选用酮康唑、伊曲康唑、特比萘芬或氟康唑等抗真菌药物口服。

（2）局部治疗：①水疱型选用1%~3%益康唑、克霉唑、联苯苄唑霜及复方苯甲酸搽剂、复方雷琐辛搽剂等外用。②浸渍糜烂型选用高锰酸钾溶液（1∶6000~1∶4000）热浸或醋酸铅液（1∶2000）湿敷。外搽作用比较温和的制剂如复方雷琐辛搽剂、2%咪康唑霜等。有时需加用干燥性粉剂如足光粉。③鳞屑角化型先用角质剥脱剂，如10%水杨酸软膏、30%~40%尿素软膏，待角化减轻后，再用咪唑类抗真菌药物。

不论用哪种外用药，均需坚持连续治疗，1~2个月。如伴发感染，可外用抗炎药物。

**2. 中医治疗**

（1）辨证论治

1）湿热蕴结证

证候：皮疹以水疱、丘疱疹、糜烂为主，局部红赤肿痛；舌质红，苔黄腻，脉滑数。

治法：清热利湿，解毒消肿。

方药：萆薢化毒汤合五神汤加减。

2）血虚风燥证

证候：皮疹以角质层肥厚、干燥、脱屑、皲裂为主，自觉疼痛；舌质淡红，苔薄白，脉细。

治法：养血祛风。

方药：当归饮子加减。

（2）外治疗法

1）水疱型：可选用1号癣药水、2号癣药水、复方土槿皮酊外搽，二矾汤熏洗，鹅掌风浸泡方或藿香浸剂浸泡。

2）浸渍糜烂型：先以二矾汤，或半边莲60g煎汤，温浸15分钟，然后以皮脂膏或雄黄膏外搽。无皲裂，可用复方土槿皮酊外搽。

3）鳞屑角化型：若有皲裂，以雄黄膏外搽。无皲裂，可用复方土槿皮酊外搽。

伴有甲癣者，每日以小刀刮除病甲变脆部分，然后用棉花蘸2号癣药水或3%冰醋酸浸泡或鹅掌风浸泡方浸泡。或采用拔甲方法。若并发淋巴管炎、丹毒者，外用金黄膏。

**（三）体癣**

**1. 西医治疗**

（1）全身治疗：全身泛发性癣可选用伊曲康唑、特比萘芬、酮康唑、氟康唑等抗真菌药内服。

（2）局部治疗：酌情外搽复方苯甲酸搽剂或软膏（怀氏搽剂或软膏）、复方雷琐辛搽剂

（卡氏搽剂）、3%咪康唑霜、1%~2%克霉唑霜、酮康唑霜、联苯苄唑霜、特比萘芬软膏等。

**2. 中医治疗**

（1）辨证论治

证候：皮疹泛发，瘙痒剧烈，股癣潮湿糜烂，呈湿疹样改变；舌质红，苔黄腻，脉滑数。

治法：清热利湿，祛风止痒。

方药：龙胆泻肝汤加减。

（2）外治疗法：①皮损以丘疹、水疱为主，酌情选用1号、2号癣药水、复方土槿皮酊外搽。②皮损以糜烂、渗出为主，酌情选用二矾汤、半边莲煎液浸泡或用青黛散、五倍子散外扑。待皮疹干燥，再外用癣药水或癣药膏。③鳞屑角化型，选用雄黄膏、硫黄膏、复方土槿皮酊、羊蹄根酒外搽。

## 细目七　疥　疮

### 要点一　概述

疥疮是由疥螨寄生在人体皮肤所引起的一种接触传染性皮肤病。皮损好发于皮肤薄嫩和皱褶处，皮疹主要为丘疹、丘疱疹、水疱及隧道，伴奇痒为临床特征。有较强的接触传染性。中西病名相同，俗称“癞疥”“虫疥”，继发感染者，称“脓窝疥”。

### 要点二　病因病理

疥疮是由疥螨引起，引起人体疥疮主要是人疥螨和动物疥螨。疥螨是一种皮内寄生虫，分雌雄两种，成熟的雌虫为卵圆形扁平体，呈黄白色，长0.3~0.4mm，肉眼可以看到。雄虫较小，长约为雌虫的一半大小，多半游行于皮肤表面。雄虫常在交配后不久死亡，而雌虫受精后钻进皮肤角质下层，边行边排卵，故形成隧道，皮肤上出现灰白色或灰色点状虚线。雌虫钻入处，常发生水疱或脓疱。疥螨离开人体后存活2~3天，还可在内衣裤、被单、被褥等处活动。主要通过人与人直接接触传播，亦可通过使用患者用过的床铺、衣服、毛巾等间接传染。因疥疮的传染性很强，往往一家中均受传染。

### 要点三　临床表现

常见于皮肤薄嫩部位，如手指缝、腕部屈侧、肘窝、腋窝、女性乳房下、脐周、腰部、下腹部、大腿内侧、外生殖器等部位，多对称发生。成人头面、掌跖等处不易受累，但婴幼儿容易发生。

皮疹主要为丘疹、丘疱疹，可形成小水疱和少数隧道及结节。丘疹、丘疱疹粟粒大小，散在分布或密集成群，淡红色或正常肤色，可有炎性红晕，水疱多见于指缝、腕部等处。隧道长2~3mm，弯曲，微隆起，呈灰白色或浅黑色纹线，在隧道末端有1个针头大的灰白色或微红的小点，为疥虫隐藏的地方。在阴囊、阴茎、阴唇、大腿内侧等处，可出现豆大淡红色结节，称疥疮结节，经久不消。患者常有奇痒，遇热及夜间尤甚，由于搔抓常致抓痕、结痂及湿疹样变。继发感染而发生脓疱疮、毛囊炎、淋巴管炎、淋巴结炎及蜂窝织炎等。

另有一种疥疮称挪威疥，常发生在免疫功能不良、精神障碍及生理功能衰弱者，表现为全身有大量的鳞屑和结痂，呈剥脱性皮炎样，可发热，剧痒，伴化脓感染。疥螨多，传染性强。

### 要点四　诊断

诊断要点：

**1. 临床表现**　有接触疥疮患者病史。好发于指缝、腕部屈侧、肘窝、女性乳房下、下腹部及外生殖器等处。皮疹主要为丘疹、丘疱疹、水疱、隧道及结节等。瘙痒，夜间尤甚。在皮损处可找到疥螨和虫卵。

**2. 实验室及特殊检查**　刮取丘疹、水疱、隧道内容物，置载玻片上，用低倍镜观察，可发现成虫、幼虫、卵壳或椭圆形黄褐色虫卵。

### 要点五　鉴别诊断

**（一）丘疹性荨麻疹**

（1）多见于儿童。

（2）好发于躯干与四肢。

（3）皮疹主要表现为纺锤形小丘疹、丘疱疹及水疱，搔抓后可形成小风团，风团消失后仍为小丘疹，易复发。

（4）常有蚊虫叮咬史。

**（二）湿疹**

（1）皮损为红斑、丘疹、水疱等多形性皮疹，无一定好发部位。

（2）无传染接触史。

（三）虱病

（1）指缝无皮损，以继发性抓伤为主要表现。

（2）多见于腋窝、腰围、阴部及皱褶接触部位。

（3）可找到虱及虫卵。

### 要点六　治疗

（一）西医治疗

**1. 全身治疗**　瘙痒剧烈者，可选用氯苯那敏（扑尔敏）、苯海拉明、氯雷他定、西替利嗪等抗组胺药口服。继发感染者，可选用抗生素治疗。

**2. 局部治疗**

（1）1% 丙体六六六霜（疥得治），用法为洗澡后晾干半个时，搽药 1 次，维持 24 小时后洗澡即可。该药为无臭、无刺激的杀螨药物，疗效较好。但经皮肤吸收后，有潜在性中毒的危险，妇女、儿童不应使用，有皮肤破损者最好不用。

（2）10%~25% 苯甲酸苄脂乳剂。

（3）30% 硫代硫酸钠溶液。

（4）亦可选用 1% 优力肤霜、1% 麝香草旺霜、0.1% 吴氯菊酯乳剂、0.2% 呋喃西林霜等。

疥疮结节的治疗可选用皮质类固醇激素外用，亦可试用局封、液氮冷冻等疗法。

（二）中医治疗

**1. 辨证论治**

湿热蕴结证

证候：皮损以水疱多，丘疹泛发，壁薄液多，破流脂水，浸淫糜烂；或脓疱迭起，或起红丝走窜，淋巴结肿痛；舌质红，苔黄腻，脉滑数。

治法：清热化湿，解毒杀虫。

方药：黄连解毒汤合三妙丸。

**2. 外治疗法**　硫黄为古今治疗疥疮的特效药。一般外用 10%~20% 硫黄软膏（婴幼儿用 5% 浓度）。用药时必须做到：

（1）治疗前先用热水、肥皂洗澡，然后搽以上药物，除头面部外必须搽遍全身，并稍用力搽药。每天早晚各 1 次，连续 3~5 天。

（2）搽药期间不洗澡、不换衣，疗程完成后洗澡更衣，并将衣被煮沸消毒，不能蒸煮的物品，可烫熨或日晒。

（3）家中或集体的疥疮患者，必须同时治疗。

（4）治疗后需观察 1~2 周（因疥虫卵需 10 天左右才能变为成虫），如无新皮疹发生，方可认为痊愈。

## 细目八　荨　麻　疹

### 要点一　概述

荨麻疹是一种常见的皮肤黏膜过敏性疾病，是由于各种因素致使皮肤、黏膜小血管扩张及渗透性增加而出现的局限性水肿反应。其临床特点是皮肤上出现瘙痒性风团，发无定处，骤起骤退，消退后不留任何痕迹。相当于中医的“瘾疹”，俗称“风疹块”。

### 要点二　病因病理

荨麻疹的发病机制主要有免疫性和非免疫性两类。

（一）免疫性荨麻疹

1. 主要由Ⅰ型变态反应引起，是抗原与 IgE 作用于肥大细胞与嗜碱性粒细胞，使它们脱颗粒而使组胺及其他血管活性物质释放，从而引起毛细血管扩张，通透性增加，平滑肌痉挛，腺体分泌增加等，而形成风团及消化道、呼吸道等症状。

2. 与Ⅱ型变态反应有关，如输血反应，IgE 不参与，为 IgG 和 IgM 与抗原在红细胞上起反应。当全部补体被激活导致血管内溶血时，补体 C3 和 C5 的活动碎片 C3a 和 C5a 可使肥大细胞释放组胺，从而形成风团。

3. 与Ⅲ型变态反应有关，如血清病型荨麻疹，往往抗原偏多，使形成的抗原抗体复合物沉积于血管壁，在补体参与下，这些沉积物损伤肥大细胞而释放组胺及多种血管活性物质，同时中性白细胞释放溶酶体酶也起着重要作用。

（二）非免疫性荨麻疹

由于某些生物的、化学的及物理的因素，直接作用于肥大细胞与嗜碱性粒细胞，使其释放组胺而发病。某些物质如细菌毒素、蛇毒、大红虾等亦可由非免疫方式活化补体而引起组胺释放而发病。

除组胺及补体外,其他生物活性物质如激肽、花生四烯酸代谢物、纤维蛋白溶酶、5-HT也在某些荨麻疹的发病机制中起一定作用。

**(三)其他影响因素**

饮酒、发热、受冷、运动、情绪紧张能加剧荨麻疹的形成,这是由于上述因素直接作用于小血管,和通过内源性激素的改变,而作用于肥大细胞释放介质所致。月经前和绝经期后荨麻疹的加剧,可能与内分泌因素有关。

常见的发病诱因有以下几方面:

1. **食物** 主要是动物蛋白性食物如鱼(海鱼)、虾、蟹、肉类、蛋类(或已变质)等;食物如茄子、竹笋、菠菜、苹果、李子等蔬菜和水果;加入食物中的颜料、调味品、防腐剂、食物中的天然或合成物质包括酵母、水杨酸、柠檬酸、偶氮样四氮索和苯甲酸(安息香酸)衍化物也能引起本病。

2. **吸入物** 各种花粉、灰、羽毛、真菌的孢子、化妆品、除虫菊、甲醛、蓖麻粉及气体的吸入均可发生荨麻疹。而且这些患者常伴有呼吸道的症状。

3. **药物** 一般可分为两类,一类可形成抗原的药物,常见的有青霉素、血清、疫苗、呋喃唑酮(痢特灵)、磺胺等;另一类的组胺释放物如阿司匹林、吗啡、可待因、奎宁、肼屈嗪(肼苯达嗪)、筒箭毒碱、多黏菌素、维生素 $B_1$ 等。

4. **感染** 各种感染均可引起荨麻疹,如细菌性感染导致的急性扁桃体炎、咽炎、副鼻窦炎、脓疱病、胆囊炎、胰腺炎等;病毒所致病毒性肝炎的前驱期及黄疸期多见,柯萨奇病毒、传染性单核细胞增多症等;寄生虫如疟原虫、蛔虫、钩虫、蛲虫、溶组织阿米巴等肠道寄生虫,以及血吸虫、丝虫、包囊虫等。

5. **昆虫叮咬** 蜜蜂、黄蜂、毛虫、甲虫、袋蜘蛛等。

6. **物理因素** 如机械和冷、热、光等。

7. **精神因素及内分泌失调** 精神紧张、情绪波动等。月经、绝经、妊娠等也可引发本病。

8. **内脏和全身性疾病** 系统性红斑狼疮、甲状腺功能亢进症、风湿病、类风湿关节炎、恶性肿瘤等。

9. **遗传因素** 如遗传性家族冷荨麻疹综合征、家族性冷荨麻疹、迟延性家族性局限性热荨麻疹、红细胞生成性原卟啉病等。

## 要点三 临床表现

本病可以发生于任何年龄和季节。发病突然,在皮肤上出现大小形态不一的鲜红或白色的风团,少数患者也可仅有水肿性红斑。可因搔抓刺激,风团互相融合成片,有时在风团表面出现水疱。消退迅速,不留痕迹,以后又不断成批发生,时隐时现,可泛发全身。自觉灼热,瘙痒剧烈。部分患者可有怕冷,发热等症状。如侵犯消化道黏膜,可伴有恶心呕吐,腹痛腹泻等症状;发生于咽喉者,可引起喉头水肿和呼吸困难,甚至可以发生晕厥。荨麻疹型血管炎患者的皮损,可发生于任何部位,但以面、上肢和躯干部最多见,反复发作风团,有时为多形红斑样皮损,其上可见微细紫癜,皮损消退后遗留紫癜、鳞屑或色素沉着。

根据病程长短,可分为急性和慢性两种。急性者,骤发速愈,一般约经1周可以痊愈;慢性者,病程在1~2个月以上,反复发作,迁延数月,甚至数年。

此外,尚有一些特殊类型,如蛋白胨性荨麻疹(急性蛋白过敏性荨麻疹)、血清病型荨麻疹、皮肤划痕症(人工荨麻疹)、压迫性荨麻疹、冷性荨麻疹(获得性冷荨麻疹、家族性冷荨麻疹)、胆碱能性荨麻疹(小丘疹状荨麻疹)、热荨麻疹、日光性荨麻疹、自身免疫性黄体酮性荨麻疹等。

## 要点四 诊断

诊断要点:

**(一)临床表现**

突然发作,皮损为大小不等,形状不一的风团及水肿性斑块。皮疹时隐时现,发无定处,剧烈瘙痒,消退后不留痕迹。部分患者可有腹痛腹泻、发热、关节痛等症状。严重者可有呼吸困难,甚至窒息。结合各项检查有助于病因诊断。

**(二)实验室及特殊检查**

1. 血液中嗜酸性粒细胞升高。

2. 梅毒血清试验、冷球蛋白和冷纤维蛋白原、冷溶血素和冰块试验对冷荨麻疹诊断有帮助。

3. 血沉、抗核抗体与血清补体测定、直接免疫荧光检查对有补体活化参与所致的荨麻疹诊断有帮助。

4. 血原虫、丝虫、尿液常规及培养、大便找虫卵或寄生虫等对荨麻疹的诊断有帮助。

### 要点五　鉴别诊断

**（一）接触性皮炎**

（1）有明确接触史。

（2）皮损多局限于接触部位。

（3）有红斑、肿胀、丘疹、水疱、糜烂、渗出等，但以单一皮损为主。

（4）不接触致敏物，一般不再复发。

**（二）多形性红斑**

（1）损害多在手足背、颜面、耳等处。

（2）为红斑、水疱，呈环形。

（3）时轻时重，不易消退。

### 要点六　治疗

**（一）西医治疗**

**1. 全身治疗**

（1）抗组胺类药物：一般可选用氯苯那敏（扑尔敏）、赛庚啶、苯海拉明或息斯敏（氯雷他定片）。慢性荨麻疹可选用安太乐，冷性荨麻疹可选用安替根等。

（2）肾上腺皮质激素：急性严重或顽固性病例，可选用氢化可的松、地塞米松（氟美松）等。一般不用于慢性荨麻疹。

（3）拟交感神经药：0.1% 肾上腺素等用于严重的急性荨麻疹、喉头水肿及过敏性休克。

（4）维生素类：维生素 C、维生素 P 常与抗组胺类药同用，维生素 K 口服或维生素 $B_{12}$ 对慢性荨麻疹有效。

（5）其他：组胺球蛋白及肽酶治疗慢性荨麻疹。还可选用自血疗法、组织疗法等。

**2. 局部治疗**　外搽止痒洗剂如荷酚液、1% 麝香草酚、2% 碳酸溶液等。

**（二）中医治疗**

**1. 辨证论治**

（1）风寒束表证

证候：皮疹色白，遇风寒加重，得暖则减；恶寒怕冷、口不渴；舌质淡红，苔薄白，脉浮紧。

治法：疏风散寒，调和营卫。

方药：麻黄桂枝各半汤加减。

（2）风热犯表证

证候：风团鲜红，灼热剧痒，遇热加重，得冷则减；伴有发热，恶寒，肿痛；舌质红，苔薄白或薄黄，脉浮数。

治法：疏风清热止痒。

方药：消风散加减。

（3）胃肠湿热证

证候：皮疹色红片大，瘙痒剧烈；同时伴腹痛，恶心呕吐、神疲纳呆，大便秘结或泄泻；舌质红，苔黄腻，脉弦滑数。

治法：疏风解表，通腑泄热。

方药：防风通圣散加减。

（4）血虚风燥证

证候：反复发作，迁延日久，午后或夜间加重；心烦易怒，口干，手足心热；舌质淡红少津，苔薄白，脉沉细。

治法：养血祛风，润燥止痒。

方药：当归饮子加减。

**2. 外治疗法**

（1）香樟木、蚕沙各 30~60g，或葎草、凌霄花、艾叶、冬瓜皮等任选 2~3 味适量煎水外洗。

（2）炉甘石洗剂外搽。

**3. 针刺疗法**　皮疹发于上半身者，取穴曲池、内关；发于下半身者，取穴血海、足三里、三阴交；发于全身者，配风市、风池、大肠俞等。耳针取穴肝区、脾区、肾上腺、皮质下、神门等。

## 细目九　接触性皮炎

### 要点一　概述

接触性皮炎是由于皮肤或黏膜接触刺激物或致敏物后，在接触部位所发生的急性或慢性炎症反应。皮疹可表现为红斑、肿胀、丘疹、水疱、甚至大疱、渗出、糜烂、结痂、或苔藓样变，大多为单一形态，自觉灼热瘙痒，甚至灼痛为临床特征。本病可发生于任何年龄，一年四季均可发病。属中医“漆疮”“膏药风”“马桶癣”等范畴。

### 要点二　病因病理

接触性皮炎的发病，可由于原发性刺激引起，或因变态反应所致，而以后者为主。原发性刺激，多为细胞毒性或腐蚀刺激物质、接触物对皮肤有很强的刺激性，任何人接触后均可发生，无潜伏期，能直接损害人体细胞，其发病时间快慢和反应程度的轻重，与刺激物的性质、浓度、接触部位的皮肤情况及接触时间的长短等有关。因变态反应引起的，接触的物质为致敏因子，一般只有少数人在接触后经过一定潜伏期，在接触的皮肤和黏膜处发生超敏反应性炎症，为迟发Ⅳ型变态反应。有些因素也可影响接触性皮炎的发生，如年龄、性别、受损部位、皮肤的状况、季节等，都应加以注意。

能引起接触性皮炎的物质很多，有原性刺激物和致敏物。有些在低浓度时为致敏物，但在高浓度时，则具有毒性和刺激性。一般可分为三大类：动物类，如毒毛（毛虫）、动物的毒素；植物类，如生漆、蓖麻、除虫菊等；化学类，如铬酸盐（皮革制品、服装、装饰品的镀铬托、水泥等）、镍酸盐（服装、装饰品、眼镜架）、对苯二胺（染料、颜料、皮毛和皮革制品）、松脂精（溶媒、颜料稀释剂）、香料（化妆品）、环氧树脂（指甲油）、苯唑卡因、洗涤剂等。

## 要点三　临床表现

有明确的接触病史，一般起病较急，在接触部位出现境界清楚的红斑、丘疹、水疱、甚至大疱，形态与接触物大抵一致，严重者可有表皮松解、甚至坏死，溃疡。如发生于眼睑、包皮、阴囊等皮肤组织疏松部位者，皮肤肿胀，皮肤光亮，皮肤纹理消失，无明显边缘。皮损一般仅限于刺激物接物接触部位，以暴露部位为多，边界清楚，若反应强烈，则皮疹不仅局限于接触部位，甚至泛发全身。自觉灼热、瘙痒，重者有疼痛感，少数患者伴有畏寒、发热、恶心呕吐，头痛头晕。一般去除病因，经治疗后 1~2 周内，皮疹消退而愈，可留下暂时性色素沉着，但再次接触过敏原时，可再发。若反复接触或处理不当，病程迁延而转为亚急性或慢性，表现为轻度红斑、丘疹，境界不清；或局部皮肤轻度增厚及苔藓样变。

## 要点四　诊断

诊断要点：

1. **临床表现**　发病前有明确的接触史。有一定的潜伏期。皮损发生在接触部位，境界清楚，以单一皮损表现为主，去除病因后皮疹很快消退，全身症状轻微。斑贴试验可协助诊断。

2. **实验室及特殊检查**　斑贴实验是诊断接触性皮炎最可靠和最简单的方法。方法是将钻制小室贴附于微孔胶纸上，用时将过敏原置于此药室内，然后贴于背部健康皮肤上，经 24 小时或 48 小时除去试验药室，20 分钟后观察结果，并连续观察 4~7 天。变态反应皮试阳性可连续 4 天或更长，从第 2 天到第 4 天，反应逐渐加强，以后消退。刺激性反应在去除斑贴试物后 48 小时逐渐减弱。一般所有考虑为变态反应性接触性皮炎者，当致病因子不明或不肯定时，都适用。

## 要点五　鉴别诊断

**（一）急性湿疹**

（1）无明显接触史。

（2）皮疹多形性，边界不清。

（3）常泛发，对称分布，易复发，易转变为慢性。

**（二）丹毒**

（1）无接触史。

（2）皮损颜色鲜红，边缘清楚，并略隆起。

（3）全身症状较重，常有寒战、高热、头痛、恶心等症状。

## 要点六　治疗

**（一）西医治疗**

1. **全身治疗**　一般可选用抗组胺药物，如氯苯那敏（扑尔敏）、苯海拉明、特非那定、赛庚啶、西替利嗪、氯雷他定等，口服 1~2 种，配合维生素 C、10% 葡萄糖酸钙等。重症泛发性病例可短期内服或静脉注射皮质类固醇激素，如泼尼松、曲安西龙、氢化可的松、地塞米松等。继发感染者，可选用抗生素。

2. **局部治疗**　皮疹以红斑、丘疹为主者，可选用炉甘石洗剂；渗出多时，可用 1 : 1000 醋酸铅溶液冷湿敷、3% 硼酸溶液；局部糜烂、结痂时，可选用霜剂或含皮质类固醇糊剂或氧化锌油。慢性期可选用霜剂或软膏。有继发感染时，可用 0.1% 依沙吖啶（雷夫奴尔）溶液、新霉素溶液或庆大霉素溶液湿敷。

**（二）中医治疗**

1. **辨证论治**

（1）风热蕴肤证

证候：多发于头面部，皮损为红斑、肿胀或丘疹，水疱较少，渗出不多，自觉瘙痒剧烈；伴心烦、口干、小便微黄；舌质红，苔薄黄，脉浮数。

治法：疏风清热。

方药：消风散加减。

（2）湿热毒蕴证

证候：发于身体下部，皮损色鲜红肿胀，其上有水疱、大疱、糜烂、渗出，自觉灼热瘙痒；

伴发热，口渴，便秘，尿黄；舌质红，苔黄腻，脉滑数。

治法：清热祛湿，凉血解毒。

方药：化斑解毒汤加减。

（3）血虚风燥证

证候：病程长，病情反复发作，皮损肥厚干燥有鳞屑，或呈苔藓样变，有抓痕及结痂；自觉瘙痒剧烈；舌质淡红，苔薄，脉弦细。

治法：养血润燥，祛风止痒。

方药：当归饮子加减。

2. **外治疗法**　皮损以红斑、丘疹为主者，选用三黄洗剂、炉甘石洗剂外搽，或选用青黛散冷开水调涂，或 1%~2% 樟脑、5% 薄荷脑粉剂外涂。若有大量渗出、糜烂，选用绿茶、马齿苋、生地黄、黄柏、石韦、蒲公英等组方煎水湿敷，或用 10% 黄柏溶液湿敷。漆疮可用鬼箭羽、冬桑叶、杉木屑煎水湿敷或洗涤。糜烂、结痂者，选用青黛膏、清凉油乳剂外搽。皮损肥厚粗糙，或呈苔藓样变者，选用软膏或霜剂，如 3% 黑豆馏油、糠馏油。

# 细目十　药物性皮炎

## 要点一　概述

药物性皮炎是指药物通过口服、注射或皮肤黏膜直接用药等途径，进入人体内所引起的皮肤或黏膜的急性炎症反应。亦称药疹。其特点是发病前有用药史，并有一定的潜伏期，皮损形态多样，可泛发或仅限于局部。相当于中医的“药毒”。

## 要点二　病因病理

药物性皮炎的发病机制，可分为免疫性反应和非免疫性反应两大类。

**（一）免疫性反应**

即变态反应。与药物性皮炎有关的变态反应包括：IgE 依赖型变态反应（Ⅰ型），可产生荨麻疹、过敏性休克、血管性水肿等；细胞毒性变态反应（Ⅱ型），可引起溶血性贫血、血小板减少性紫癜、粒性白细胞减少等；免疫复合物反应（Ⅲ型），如血清病、血管炎、荨麻疹、肾小球肾炎等；由致敏淋巴细胞介导的迟发型变态反应（Ⅳ型），如接触性皮炎、湿疹样及麻疹样药疹、剥脱性皮炎等。

**（二）非免疫性反应**

1. **免疫效应途径的非免疫性活化**　某些药物如阿司匹林、鸦片类药物等为组胺释放剂，可以直接作用于肥大细胞释放介质，而引起荨麻疹、血管性水肿。或直接活化补体，诱发荨麻疹反应。亦可通过药物抑制环氧化酶，使花生四烯酸产生前列腺素减少，发生过敏反应。

2. **药物的积聚**　由于某些药物排泄较慢，或患者肝肾功能障碍，或虽药量不大，但用药时间长，均可造成药物蓄积而诱发药疹。

3. **药物的过量反应**　用药剂量过大引起的药物性皮炎，称中毒性药物性皮炎。

**（三）药物的光敏反应**

服用某些药物后，经日光照射，可引起药物性皮炎，常见的药物有磺胺类、吩噻嗪类、四环素族、避孕药及灰黄霉素等。

引起药物性皮炎的药物较多，常见的有以下种类：磺胺类，如磺胺噻唑、长效磺胺、复方新诺明等；解热镇痛类，如氨基比林、安乃近、去痛片、吲哚美辛等；抗生素类，如青霉素、链霉素、头孢菌素等；苯巴比妥类，如苯巴比妥、甲丙氨脂、水合氯醛等；异种血清制剂及疫苗，如破伤风抗毒素、蛇毒免疫血清、狂犬免疫血清、狂犬疫苗等；中药，如大青叶、板蓝根、穿心莲、鱼腥草、大黄、地龙、蟾蜍；外用含汞的丹药、六神丸、云南白药、牛黄解毒片等。

## 要点三　临床表现

本病症状多样，表现复杂，但基本上都具有以下特点：发病前有用药史；有一定的潜伏期，第 1 次发病多在用药后 5~20 天内，重复用药常在 24 小时内发生，短者甚至在用药后瞬间或数分钟内发生；发病突然，自觉灼热瘙痒，重者伴有发热、倦怠、全身不适、纳差。大便干、小便黄赤等全身症状；皮损分布为全身性，对称性，可泛发或仅限于局部，皮损形态多样。临床常见以下类型：

1. **荨麻疹样型**　呈大小不一，形态不规则的风团，色泽较一般荨麻疹更红艳，瘙痒剧烈。严重者出现口唇、包皮及喉头等皮肤黏膜疏松部位的血管神经性水肿。多由青霉素、血清制品、呋喃唑酮（痢特灵）等引起。

2. **猩红热样或麻疹样型** 发病多突然，皮损红灼热，猩红热样疹起为小片红斑，从面颈、上肢、躯干向下发展，于 2~3 日内遍布全身并相互融合，尤以褶皱部位及四肢屈侧更为明显。麻疹样主要为针尖到米粒大小的丘疹或斑丘疹，散在或密集成片，以躯干为主，可泛发全身。常伴有畏寒、发热等全身症状。多由解热镇痛类、巴比妥、青霉素、链霉素等引起。

3. **多形红斑样型** 皮损为大小不等的圆形或椭圆形红斑、丘疹，中央常有水疱，周围颜色紫红，对称性发生于四肢、躯干、口腔、口唇等处。并伴有发热，关节痛，腹痛等全身症状。严重者，口腔、肛门、外生殖器部黏膜出现水疱、糜烂，疼痛剧烈。常由磺胺类、巴比妥类及解热镇痛药引起。

4. **固定型药疹** 皮疹为限局性圆形或椭圆形水肿红斑，颜色鲜红或紫红。重者中央可形成水疱，愈后遗留色素沉着，发作愈频则色素愈深，每次服用同样药物后则在同一部位发生，也可同时增加新的损害。皮疹数目可单个或多个，可发生在全身任何部位，但以口唇及口周围、龟头、肛门等处多见。常由磺胺类、解热止痛剂及巴比妥类等药引起。

5. **剥脱性皮炎型** 此型较为严重。起病较急，呈进行性加重。初期多为麻疹、猩红热样表现，继而全身潮红、肿胀、呈鲜红色或棕红色，大量脱屑，手足部可出现手套或袜套样剥脱、脱屑大约持续 1 个月，部分可出现糜烂、渗出、结痂，病程常超过 1 个月。严重者毛发、指甲都可以脱落。可伴有恶寒、高热、恶心、呕吐，有的可合并淋巴结肿大、蛋白尿、肝大、黄疸等全身症状。多由巴比妥类、磺胺、保泰松、对氨基水杨酸钠、青霉素、链霉素等引起。

6. **大疱性表皮松解型** 此型为本病中最严重的一种，全身中毒症状严重，死亡率高。皮疹初起于面、颈、胸部，发生深红色、暗红色及略带铁灰色斑，很快融合成片，发展至全身。触痛明显，红斑处起大小不等的松弛性水疱，或形成大面积表皮坏死松解，尼氏征阳性。有时初起皮疹如多形红斑或固定性药疹，很快再发展为大片红斑、大疱、表皮剥脱。常伴有高热、烦躁、咽痛、腹泻，严重者可出现神昏谵语，甚至昏迷。如抢救不及时，可死于感染、毒血症、肾衰、肺炎或出血。常由磺胺类、解热止痛剂、抗生素、巴比妥类等药引起。

7. **湿疹皮炎样型** 常由外用药物过敏引起接触性皮炎后，再经内服、注射或外用相同类似药物后，导致发生泛发性或对称性湿疹样损害的皮疹，自觉剧烈瘙痒，或有发热不适等全身症状。常由青霉素、链霉素、磺胺、汞剂及奎宁等药引起。

8. **光敏皮炎型** 皮疹形态如湿疹样，以露出部位较为严重，但远隔暴露日光部位亦有发生。停用药物后，反应可持续几星期，当再次使用本药，加上光线照射，皮肤在 48 小时内激起湿疹样反应。少数患者可发生荨麻疹或苔藓样疹。多由于服用氯丙嗪（冬眠灵）、磺胺、异丙嗪（非那根）、氢氯噻嗪（双氢克尿塞）、四环素、补骨脂等药后再经日光或紫外线照射而引起。

## 要点四 诊断

诊断要点：

**（一）临床表现**

（1）发病前有服药史。

（2）皮疹大多对称分布，广泛发作，形态不一。

（3）有一定的潜伏期，一般多发生在用药后 3 周内。

（4）发病急剧，自觉灼热、瘙痒，可伴发热、倦怠等全身症状。

（5）严重者伴有内脏损害。

**（二）实验室及特殊检查**

（1）血常规检查：大部分血白细胞略有增高，部分嗜酸性粒细胞有不同程度的增高。

（2）如并发内脏反应，应检查肝肾功能。

（3）皮肤试验和激发试验，用来确定致敏药物。

## 要点五 鉴别诊断

1. **麻疹** 多先有上呼吸道症状及怕冷、发热等；2~3 天后颊黏膜上可见到 Koplik 斑。

2. **猩红热** 皮疹出现前全身症状明显，出现高热、头痛、咽痛等；典型者有杨梅舌、口周苍白圈。

## 要点六 治疗

**（一）西医治疗**

**1. 全身治疗**

（1）轻型：一般使用抗组胺药物、维生素 C 和钙剂。必要时口服中等剂量泼尼松，待皮疹消退后逐渐减量以致停药。

（2）重型：早期足量使用皮质类固醇激素，

如氢化可的松或地塞米松，维生素C 2~3g，加入5%~10%葡萄糖溶液1000~2000mL中，静脉滴注，至病情缓解。稳定后改用泼尼松口服；加强支持疗法，注意水电解质平衡；防止继发感染，采取严格消毒隔离措施，并发感染，应选用适当的抗生素。

（3）过敏性休克的抢救：立即皮下或肌内注射1∶1000肾上腺素0.5~1.0mL，病情严重的可考虑静脉给药；有呼吸困难者给氧，静脉注射氨茶碱，缓慢注射。如有呼吸道梗阻症状，则考虑气管插管，必要时作气管切开；皮质类固醇激素，如氢化可的松100mg加入25%葡萄糖40mL静脉推注，或地塞米松5mg肌内注射或静脉注射；注意血压情况，如血压持久偏低（收缩压低于80mmHg）时，可给予去甲肾上腺素或升压药物静脉滴注。

2. **局部治疗** 可选用炉甘石洗剂以止痒，有糜烂、渗出时，可用1万U庆大霉素或0.1%新霉素溶液湿敷，结痂时，可选用湿敷类或含皮质类固醇糊剂或氧化锌油。对剥脱性皮炎及大疱表皮松解型，则以暴露疗法为好。

**（二）中医治疗**

**1. 辨证诊治**

（1）湿毒蕴肤证

证候：皮疹为红斑、丘疹、风团、水疱，甚则糜烂渗液，表皮剥脱；伴灼热剧痒，口干，大便燥结，小便黄赤，或有发热；舌质红，苔薄白或黄，脉滑或数。

治法：清热利湿，解毒止痒。

方药：萆薢渗湿汤加减。

（2）热毒入营证

证候：皮疹鲜红或紫红，甚则为紫斑，血疱，灼热痒痛；伴高热，神志不清，口唇焦燥，口渴不欲饮，大便干结，小便短赤；舌质红绛，苔少或镜面舌，脉洪数。

治法：清热凉血，解毒护阴。

方药：清营汤加减。

（3）气阴两虚证

证候：重症者后期，大片脱屑；伴低热，神疲乏力，气短，口干欲饮；舌质红，少苔，脉细数。

治则：益气养阴清热。

方药：增液汤合益胃汤加减。

**2. 外治疗法**

（1）皮损潮红无渗出者，用马齿苋或大青叶煎汤外洗，或三黄洗剂外搽。

（2）皮损潮红肿胀、糜烂者，用马齿苋或黄柏煎汤冷湿敷，青黛散麻油调敷。

（3）皮损脱屑干燥，用麻油或甘草油揩痂皮。

# 细目十一 湿 疹

## 要点一 概述

湿疹是一种具有渗出倾向的炎症性皮肤病。其特点是：皮损对称分布，多形损害，剧烈瘙痒，有湿润倾向，反复发作，易成慢性等。根据病程可分为急性、亚急性、慢性三类。本病属于中医“湿疮”“浸淫疮”“血风疮”范畴。

## 要点二 病因病理

湿疹的病因较复杂，多由于体内、外因素相互作用所致。外在因素如生活环境、气候条件等均可影响湿疹的发生。外界因素，如日光、紫外线、寒冷、火热、干燥、多汗、搔抓、摩擦以及各种动物皮毛、植物和化学物质等。有些日常生活用品，如化妆品、香料、肥皂、人造纤维等，也可诱发湿疹。某些食物，如蛋类、鱼虾及牛奶等，也可使某些人湿疹加重。内在因素如过敏体质、新陈代谢障碍、内分泌和消化道功能紊乱、神经精神功能障碍、失眠、过度疲劳、精神紧张、过劳、情绪变化、病灶感染、肠寄生虫病等。

从发病机制上看，湿疹是主要由复杂的内外激发因子引起的一种迟发型变态反应。患者可能具有一定的体质，受遗传因素支配，故在特定的人中发生，但又受健康情况及环境条件的影响。患者的敏感性很强，斑贴试验时，可对许多物质发生阳性反应，除去某些致敏因子，湿疹病变不会很快消失，但也有的患者通过加强锻炼，改变环境等使机体的反应性发生变化，再接受诱发湿疹的各种刺激，可不再发生湿疹。

## 要点三 临床表现

湿疹皮损多样，形态各异，病因复杂，表现不一，可发生于任何部位，甚则泛发全身，但大多发生在人体的屈侧、折缝处，如耳后、肘窝、乳房下、阴囊、肛门周围等。根据病程和皮损特点,一般可分为急性、亚急性、慢性三类。

**(一)急性湿疹**

急性发病,皮损为多密集的粟粒大小的丘疹、丘疱疹,基底潮红,由于搔抓,丘疹、丘疱疹或水疱顶端抓破后流滋、糜烂及结痂,皮损中心较重,外周有散在丘疹、红斑、丘疱疹。病变常为片状或弥慢性,无明显边界。皮损呈多形性,常有红斑、潮红、丘疹、丘疱疹、水疱、脓疱、流滋、结痂等数种皮损共存。可发生在身体的任何部位,亦可泛发全身,但常发于头面、耳后、手足、阴囊、外阴、肛门等,多呈对称分布。急性湿疹经过治疗,1~2 个月脱去痂皮而愈。因搔抓继发感染,可形成糜烂、渗液、化脓,并可并发毛囊炎、局部淋巴结炎等。

**(二)亚急性湿疹**

常由于急性湿疹未能及时治疗,或处理不当,致病程迁延所致。皮损较急性湿疹轻,以丘疹、结痂、鳞屑为主,仅有少量水疱及轻度糜烂。

**(三)慢性湿疹**

由于急性和亚急性湿疹处理不当,长期不愈或反复发作而成。部分患者一开始即表现为慢性湿疹的症状。皮损表现为皮肤肥厚粗糙、浸润,色暗红或紫褐色,有不同程度的苔藓样变。皮损表面常附有鳞屑伴抓痕、血痂、色素沉着,部分皮损可出现新的丘疹或水疱,抓破后有少量流滋。皮损多局限于某一部位,如小腿、手足、肘窝、腘窝、外阴、肛门等处。发生于手足及关节部位者,常易出现皲裂,自觉疼痛,影响活动。患者自觉瘙痒,呈阵发性,夜间或精神紧张、饮酒、食辛辣发物时瘙痒加剧。病程较长,反复发作,时轻时重。

湿疹由于某些特定的环境或某些特殊的致病条件,某些特定部位,临床表现可有一定的特异性。常见特定部位湿疹有以下几种。

1. **头部湿疹** 多由染发、生发、洗发剂等刺激。呈弥慢性,甚至累及整个头皮。急性者局部潮红、水疱、糜烂、渗出,结成黄痂,有时头发粘结成团,继发感染者则为脓疱疹,可发展成毛囊炎、疖,引起瘢痕性脱发。慢性者以瘙痒、脱屑为主。

2. **耳部湿疹** 多发生在耳后,也可见于耳轮上部及外耳道,皮损表现为红斑、流滋、结痂及皲裂,有时带脂溢性,常两侧对称。

3. **面部湿疹** 常见于额部、眉、耳前等处。皮损为淡色或微红的斑,其上有或多或少的鳞屑,常对称分布,病情易反复发作。

4. **乳房湿疹** 主要见于女性。损害局限于乳头,表现为潮湿、糜烂、流滋,上覆以鳞屑,或结黄色痂皮,反复发作,可出现皲裂、疼痛,自觉瘙痒,一般不化脓。

5. **脐部湿疹** 皮损为位于脐窝的鲜红或暗红色斑片,或有糜烂、流滋、结痂,皮损边界清楚,不累及外周正常皮肤,常有臭味,自觉瘙痒,病程长。

6. **肘部湿疹** 常见于肘关节下端伸侧,边缘局限性小斑片,分布常对称,皮损干燥、变厚,以少许鳞屑或薄痂,有的出现苔藓样变,边缘可呈斜坡形,如遇刺激可出现暂时性急性发作,病程缓慢。

7. **手部湿疹** 好发于手背及指端掌面,可蔓延至手背和手腕部,皮损形态多样,边界不清,表现为潮红、糜烂、流滋、结痂。至慢性时,皮肤肥厚粗糙。因手指经常活动而皲裂,病程较长,顽固难愈。

8. **小腿湿疹** 常见于小腿下 1/3 内侧,多伴有静脉曲张,皮损呈局限性暗红色,弥漫密集丘疹、丘疱疹、糜烂、流滋,日久皮肤变厚,色素沉着。

9. **阴囊湿疹** 局限于阴囊皮肤,有时延至肛周,甚至阴茎部。有潮湿型和干燥型两种,前者表现为整个阴囊肿胀、潮红。轻度糜烂、流滋、结痂,日久皮肤肥厚,皮色发亮,色素加深;后者潮红、肿胀不如前者,皮肤浸润变厚,呈灰色,上覆鳞屑,且有裂隙,因经常搔抓而有不规则小片色素消失,瘙痒剧烈,夜间更甚,常影响睡眠和工作。

10. **钱币状湿疹** 钱币状湿疹是湿疹的一种特殊类型,因其皮损似钱币状而得名。常发于冬季,与皮肤干燥同时发生。皮损好发于手足背、四肢伸侧、肩臀、乳房等处。皮损为红色小丘疹或丘疱疹,密集而呈钱币状,滋水较多。慢性者皮肤肥厚,表面有结痂及鳞屑,皮损的周围散发丘疹、水疱,常呈“卫星状”。自觉瘙痒剧烈,反复发作,不易治愈。

## 要点四 诊断

诊断要点:

**(一)临床表现**

1. **急性湿疹** 本病起病较快。皮损呈多形性，对称分布，以头、面、四肢远端、阴囊等处多见，可泛发全身。自觉灼热、剧烈瘙痒。可发展成亚急性或慢性湿疹。

2. **亚急性湿疹**　常由急性湿疹病程迁延所致。皮损渗出较少，以丘疹、丘疱疹、结痂、鳞屑为主。有轻度糜烂，颜色较暗红。自觉瘙痒剧烈。

3. **慢性湿疹**　常由急性湿疹或亚急性湿疹长期不愈转化而来。皮损多局限于某一部位，境界清楚，有明显的肥厚浸润，表面粗糙，或呈苔藓样变，颜色褐红或褐色，常伴有丘疱疹、痂皮、抓痕。常反复发作，时轻时重，有阵发性瘙痒。

**（二）实验室及特殊检查**

血液中嗜酸性粒细胞可增加。

## 要点五　鉴别诊断

**（一）接触性皮炎与急性湿疹相鉴别**

（1）本病有接触过敏物病史。

（2）常见于暴露部位或接触部位。

（3）皮损以红斑、水疱或大疱为主，边界清楚。

（4）去除病因后很易痊愈，不复发。

**（二）药物性皮炎与急性湿疹相鉴别**

（1）发病突然，皮损广泛而多样。

（2）一般发病前有明确的服药史。

**（三）神经性皮炎与慢性湿疹相鉴别**

（1）本病多发于颈、肘、尾骶部，常不对称。

（2）有典型的苔藓样变，无多形性皮损，无渗出。

## 要点六　治疗

**（一）西医治疗**

**1. 全身治疗**

（1）抗组胺类药物：如氯苯那敏（扑尔敏）、赛庚啶、息斯敏（氯雷他定片）、西替利嗪、氯雷他定等，必要时可两种配合或交替使用。

（2）镇静剂：如5%溴化钠注射、氯丙嗪（冬眠灵）等。

（3）非特异性脱敏疗法：急性或亚急性泛发性湿疹时，可静脉注射10%葡萄糖酸钙或10%硫代硫酸钠、维生素C。

（4）普鲁卡因静脉注射：用药前需做普鲁卡因皮试。

（5）皮质类固醇激素：皮损广泛，多种疗法效果不明显者，可考虑应用皮质类固醇激素。一旦病情被控制后，即应酌情减量撤除。

（6）抗生素应用：继发感染者，根据药敏试验选用有效抗生素，常用的有青霉素、大环内酯类抗生素、喹诺酮类抗生素。

**2. 局部治疗**

（1）急性湿疹：急性红肿，有大量浆液或脓液，或多或少痂皮的糜烂面和溃破面，宜用湿敷。如醋酸铅、3%硼酸溶液、高锰酸钾溶液等；急性红肿，有丘疹水疱，甚至脓疱疹，但无糜烂面或溢液，则采用干燥疗法，如炉甘石洗剂或粉剂外搽。

（2）亚急性湿疹：炎症不显著或稍有溢液，宜用糊剂，如3%~5%糠馏油糊剂或含有2%~5%的硫黄煤焦油糊剂，3%黑豆馏油等。

（3）慢性湿疹：以止痒、抑制表皮细胞增生、促进真皮炎症浸润吸收为原则。常用药物有5%~10%复方松馏油软膏、10%~20%黑豆馏油软膏、皮质类固醇激素乳剂等。

**（二）中医治疗**

**1. 辨证论治**

（1）湿热浸淫证

证候：发病急，皮损潮红灼热，瘙痒无休，抓破渗液流脂水；伴身热，心烦，口渴，大便干，尿短赤；舌质红，苔黄或黄腻，脉滑或数。

治法：清热利湿。

方药：萆薢渗湿汤合三妙丸加减。

（2）脾虚湿蕴证

证候：发病缓慢，皮损潮红，瘙痒，抓后糜烂渗出，可见鳞屑；伴有纳少，腹胀便溏；舌淡胖，苔白或腻，脉弦缓。

治法：健脾利湿。

方药：除湿胃苓汤加减。

（3）血虚风燥证

证候：病程久，皮损色暗或色素沉着，剧痒，或皮损粗糙肥厚；伴口干不欲饮，纳差、腹胀；舌质淡，苔白，脉弦细。

治法：养血润肤，祛风止痒。

方药：当归饮子加减。

**2. 外治疗法**

（1）急性湿疹：初期仅有潮红、丘疹，或少数水疱而无渗液时，外治宜清热利湿，避免刺激，可选用苦参、黄柏、地肤子、荆芥等煎汤温洗以清热止痒。或10%黄柏溶液、炉甘石洗剂外搽。

若水疱糜烂、渗出明显时，外治宜收敛、消

炎,促进表皮恢复,可选用黄柏、生地榆、马齿苋、野菊花等煎汤外洗,或 10% 黄柏溶液、三黄洗剂等外洗湿敷。青黛散麻油调敷。后期滋水减少时,可选用黄连软膏、青黛膏外搽。

(2)亚急性湿疹:外治以消炎、止痒、干燥、收敛为治疗原则,可用三黄洗剂、氧化锌油、10% 生地榆氧化锌油、2% 冰片外搽。

(3)慢性湿疹:可选用青黛膏、5% 硫黄软膏、2% 冰片等外搽。

# 细目十二　神经性皮炎

## 要点一　概述

神经性皮炎是一种常见的慢性炎症性皮肤病。其特点是多见于青壮年。皮损多是圆形或多角形扁平丘疹融合成片,阵发性剧痒,搔抓后皮损肥厚,皮沟加深、皮嵴隆起,极易形成苔藓样变。本病属于中医的"摄领疮""牛皮癣"范畴。

## 要点二　病因病理

本病病因尚不明确,一般认为与神经功能障碍、大脑皮质兴奋和抑制平衡失调有关。患者常伴有神经衰弱、失眠,每因情绪波动、精神过度紧张而致病情加重或复发。神经精神因素、饮食、胃肠道功能障碍、内分泌失调为其主要诱因。感染性病灶的致敏,局部受毛织品、硬质衣领或化学物质等刺激,亦可成为致病诱因。搔抓摩擦,是诱发本病导致苔藓样变的重要因素。

其病理表现为表皮角化过度与轻度角化不全,表皮突延长加宽、棘层肥厚,真皮为慢性炎细胞浸润,并可伴成纤维细胞增生甚至纤维化,银剂染色显示施万(Schwann)细胞增生。

## 要点三　临床表现

临床上可分为局限性和播散性两种类型。

**1. 局限性神经性皮炎**　局限性神经性皮炎,也称慢性单纯苔藓或韦达苔藓。开始常先感局部阵发性瘙痒,经搔抓或摩擦后,出现成群粟粒至米粒大的扁平丘疹,干燥而结实,皮色正常或淡褐色,表面光泽,或有糠秕状菲薄鳞屑。逐渐融合扩大,浸润肥厚,脊沟明显,呈苔藓样变。皮损境界清楚,局部伴有抓痕和血痂。好发于颈项部、额部,其次为骶尾、肘窝、腘窝,亦可见于腰背、两髋、外阴、肛门、腹股沟、眼睑及四肢等处。

**2. 播散性神经性皮炎**　皮损与局限性神经性皮炎相似,但分布广泛而弥散,既有扁平丘疹,亦有大小不一的苔藓样斑片。皮损多先发于颈部,向上蔓延至眼睑及头部,向下蔓延至肩背、腰及四肢,泛发全身各处。有的皮损可沿抓痕呈条状排列。自觉阵发性剧痒,夜间尤甚。

本病呈慢性经过,常经年不愈,有时虽减轻或消退,但易复发。因剧痒易抓破表皮,可致湿疹样皮炎或继发感染,或因处理不当而产生接触性皮炎。

## 要点四　诊断

诊断要点:

1. 多见于青壮年,好发于颈部、额部。

2. 皮损为扁平丘疹和苔藓样斑片。

3. 阵发性剧痒,慢性病程,常多年不愈,易反复发作。

## 要点五　鉴别诊断

**(一)慢性湿疹**

(1)由急性湿疹转变而来。

(2)皮损也可苔藓化,但仍有丘疹、水疱、糜烂、渗出。

(3)病变多在四肢屈侧。

**(二)扁平苔藓**

(1)皮损多为暗红、紫红或正常皮色的圆形或多角形扁平丘疹,有蜡样光泽,可累及黏膜及指(趾)甲。

(2)组织病理有其特点。

**(三)皮肤瘙痒症**

(1)老年多见。

(2)无原发损害,先有瘙痒,时久可由搔抓皮损出现苔藓化。

## 要点六　治疗

**(一)西医治疗**

**1. 全身治疗**

(1)神经衰弱或瘙痒剧烈者,给予镇静剂、安定剂及抗组胺类药物。

(2)泛发者,可采用 0.25% 盐酸普鲁卡因溶液静脉封闭。

2. **局部治疗**

（1）皮损苔藓化较轻，部位较局限者，可外涂皮质类固醇激素霜剂或软膏，或在皮质类固醇激素乳剂中加入4%~10%黑豆馏油，亦可用松馏油酊等外涂。

（2）皮肤苔藓化明显或皮肤呈革样化者，可选用以下方法：5%水杨酸、10%黑豆馏油软膏，类固醇乳膏，去炎松尿素乳膏；亦可外擦5%水杨酸酊剂、10%松馏油酊剂后，再涂以上乳膏；皮质类固醇激素霜剂或黑豆馏油软膏薄涂于皮损，外加塑料纸或橡皮膏封包；复方奎宁注射液2mL，加2%盐酸普鲁卡因2mL，做局部皮损处皮下注射封闭，每周1次，4~6次为1疗程。使用时注意不能注入皮内，否则可致局部皮肤坏死。

3. **物理疗法** 对局限性皮损，可酌情选用蜡疗、浅层X线、紫外线、液氮或二氧化碳雪冷冻、氦氖激光照射、磁疗、蜡疗及矿泉治疗等。

**（二）中医治疗**

1. **辨证论治**

（1）肝郁化火证

证候：皮疹色红；伴心烦易怒，失眠多梦，眩晕，心悸，口苦咽干；舌边尖红，脉弦数。

治法：疏肝理气，清肝泻火。

方药：龙胆泻肝汤加减。

（2）风湿蕴肤证

证候：皮损淡褐色片状，粗糙肥厚，剧痒时作，夜间尤甚；舌淡红，苔薄白或白腻，脉濡缓。

治法：祛风利湿，清热止痒。

方药：消风散加减。

（3）血虚风燥证

证候：皮损色淡或灰白，状如枯木，肥厚粗糙似牛皮；心悸怔忡，失眠健忘，女子月经不调；舌淡，苔薄，脉细。

治法：养血润燥，息风止痒。

方药：当归饮子加减。

2. **外治疗法**

（1）肝郁化火及风湿蕴肤证，可用三黄洗剂外搽。

（2）血虚风燥证，用2号癣药水外擦；或疯油膏加热烘疗法，局部涂油膏后，热烘10~20分钟，烘后即可将所涂药膏擦去。

（3）羊蹄根散醋调擦患处。

（4）醋泡鸡蛋，将泡过的鸡蛋的蛋黄与蛋白拌匀，用棉棒或棉球蘸其液外涂数次。

（5）皮损浸润肥厚剧痒者，用青核桃切开取果皮直接擦患处，或鲜石榴皮蘸明矾末外擦患处。

3. **针灸疗法**

（1）针刺：取曲池、血海、大椎、足三里、合谷、三阴交等，隔日1次。

（2）梅花针：苔藓化明显者，用梅花针在患处来回移动击刺，每天1次。

（3）艾灸：对范围较小的损害，可用艾卷灸患处或用艾绒隔鲜姜片灸之。

## 细目十三 皮肤瘙痒症

### 要点一 概述

皮肤瘙痒症是指无原发性皮肤损害而以瘙痒为主要症状的皮肤感觉异常的皮肤病。以皮肤阵发性瘙痒，搔抓后常出现抓痕、血痂、色素沉着和苔藓样变等继发性损害为临床特征。属于中医的“风瘙痒”“痒风”范畴。

### 要点二 病因病理

本病的发病因素，包括内因或外因两方面：

1. **内因** 多与某些内部疾病有关，如神经衰弱、大脑动脉硬化、甲状腺功能异常、糖尿病、月经病、贫血、白血病、霍奇金病、蕈样肉芽肿、淋巴肉瘤、肾炎、膀胱炎、习惯性便秘及肝胆疾患等。阻塞性黄疸引起的皮肤瘙痒，其剧烈程度有时与皮肤中所含的胆盐浓度相平行。尿毒症患者常见的皮肤症状，也是全身性和难以忍受的瘙痒，可能与尿毒症时的某些代谢失去平衡有关。其他如风湿热、类风湿关节炎、结核病、肠寄生虫病、病灶感染、药物反应、妊娠以及烟、酒和辛辣食品等。

2. **外因** 与环境因素（包括季节、气温、湿度和工作现场等）、生活习惯（如使用碱性强的肥皂或皂粉，穿着毛衣或化纤织物）、皮肤情况（如皮肤干燥、皮肤萎缩）等有关。

局限性瘙痒症的病因除上述因素外，肛门瘙痒病多与蛲虫病、前列腺炎、外痔、肛裂及粪便残迹的刺激有关。阴囊瘙痒病常与局部多汗、摩擦及股癣等有关。女阴瘙痒病多与白带、阴道滴虫病、阴道真菌病、淋病、糖尿病及宫颈癌等有关。女阴瘙痒病大多为绝经期前后的妇女,故也可能与内分泌失调、性激素水平低下及更年期自主神经功能紊乱等有关,患者常伴有多汗、情绪不稳以及失眠。

## 要点三 临床表现

好发于老年及青壮年,无原发性皮肤损害。临床将本病分为全身性和局限性两种类型。

### (一)全身性瘙痒症

最初瘙痒仅局限于一处,进而逐渐扩展至身体之大部或全身。瘙痒常为阵发性,尤以夜间为重。饮酒之后、情绪变化、被褥温暖及搔抓摩擦,甚至某些暗示,都可促使瘙痒发作或加重,瘙痒的程度因人而异,有的轻微,时间也较短暂;有的剧烈,难以忍受,常不断搔抓,直至皮破血流有疼痛感觉时为止。由于剧烈搔抓,往往引起条状表皮剥脱和血痂,亦可有湿疹样变、苔藓样变及色素沉着等继发皮损。有继发感染时,可发生脓疱疮、毛囊炎、疖病、淋巴管炎及淋巴结炎等。由于瘙痒剧烈,长期不得安眠,可有头晕、精神忧郁及食欲不振等神经衰弱的症状。老年人因皮肤腺体功能减退,皮肤萎缩、干燥、粗糙,易泛发全身性瘙痒,称为老年瘙痒症。与季节关系明显者,如每逢冬季即泛发全身瘙痒,春暖缓解,或逢夏季瘙痒,秋凉自愈的,均称为季节性瘙痒症。

### (二)局限性瘙痒症

好发于肛门、阴囊、女阴和小腿等部位。

1. **肛门瘙痒症** 一般瘙痒仅局限于肛门及其周围的皮肤,但有时亦可蔓延至会阴、女阴或阴囊的皮肤,因经常搔抓,肛门皱襞肥厚,亦可有辐射状皲裂、浸渍、苔藓样变或湿疹样变等继发性损害。

2. **阴囊瘙痒症** 瘙痒大都局限于阴囊,亦可波及阴茎、会阴及肛门。由于经常搔抓,亦会出现苔藓样变、湿疹样变或感染等继发性损害。

3. **女阴瘙痒症** 部位主要在大阴唇和小阴唇,但阴阜、阴蒂及阴道黏膜亦常有瘙痒感。因不断搔抓,阴唇部常有皮肤肥厚及浸渍,阴蒂及阴道黏膜可有红肿及糜烂。

## 要点四 诊断

诊断要点:

全身性或局限性皮肤瘙痒,仅有继发改变而无原发性皮肤损害。诊断皮肤瘙痒症时,应详问病史,进行必要的全面检查,尽可能寻找病因及原发病。

## 要点五 鉴别诊断

1. **荨麻疹** 突然发生,出现大小不等的风团,色红或苍白,迅速出现,迅速消退,消退后不留任何痕迹。

2. **虫咬皮炎** 皮疹多见于头面、颈项、手足等暴露部位;有小出血点、丘疹、疱疹、风团、肿胀。

3. **药物性皮炎** 有用药史;皮损表现不一,形态各异;停止用药后,皮损可消失。

4. **疥疮** 皮损发生在手指缝、会阴部及皱褶部位;有丘疹、血痂,开始有条索状隧道;可找到疥虫;在集体和家庭有类似病史。

5. **神经性皮炎** 好发于颈、小腿、踝、耳后等部位;皮肤苔藓样变明显且出现较早。

## 要点六 治疗

### (一)西医治疗

#### 1. 全身治疗

(1)抗组胺类药:可酌情选用氯苯那敏(扑尔敏)、赛庚啶、息斯敏(氯雷他定片)、西替利嗪、氯雷他定等。

(2)普鲁卡因静脉封闭、钙剂或硫代硫酸钠静脉注射、组织胺蛋白皮下注射,对全身性瘙痒可能有效。亦可选用镇静剂。

(3)老年患者可用性激素治疗。男性用丙酸睾酮或甲睾酮(甲基睾丸酮);女性用己烯雌酚。

2. **局部治疗** 外用药物治疗根据病情选用含止痒剂的炉甘石洗剂、达克罗宁洗剂或乳剂、薄荷脑软膏、苯唑卡因软膏、糠馏油、黑豆馏油霜、皮质类固醇激素软膏或霜剂等进行治疗。

3. **物理疗法** 可选紫外线照射、皮下输氧、淀粉浴、糠浴或矿泉浴等。

### (二)中医治疗

#### 1. 辨证论治

(1)风热血热证

证候:皮肤瘙痒剧烈,遇热更甚,皮肤抓破后有血痂;伴心烦,口渴,尿黄,便秘;舌质红,苔薄黄,脉浮数。

治法:疏风清热,凉血止痒。

方药:消风散合四物汤加减。

(2)湿热蕴结证

证候:瘙痒不止,抓破后脂水淋漓;伴口干

口苦，胸肋闷胀，小便黄赤，大便秘结；舌红，苔黄腻，脉滑数。

治法：清热利湿止痒。

方药：龙胆泻肝汤加减。

（3）血虚肝旺证

证候：老年人为多见，病程较长，皮肤干燥，抓破后血痕累累；伴头晕眼花，失眠多梦；舌红，苔薄，脉细数或弦数。

治法：养血润燥，祛风止痒。

方药：当归饮子加减。

2. 外治疗法

（1）周身皮肤瘙痒者，可选用百部酊、苦参酒外搽。

（2）皮损有湿疹化者，用三黄洗剂外擦。

（3）各型瘙痒症，可用药浴或熏洗、熏蒸疗法，如苦参、白鲜皮、百部、蛇床子、地肤子、地骨皮、花椒等煎水做全身熏浴，矿泉浴等。

（4）皮肤干燥发痒者，可外用各种润肤膏薄搽。

3. 针灸疗法

（1）全身性瘙痒病，可取合谷、曲池、血海、足三里、三阴交、委中、承山等穴位。

（2）肛门瘙痒症，可取长强穴；阴囊及女阴瘙痒症，可取三阴交、关元、肾俞等穴位。

（3）耳针治疗可选择肺、肾上腺、皮质下、神门等穴位。

## 细目十四　银　屑　病

### 要点一　概述

银屑病是一种常见复发性的慢性炎症性皮肤病。以红色丘疹或斑块上覆有多层银白色鳞屑，病程慢为临床特征。属于中医的“白疕”“白壳疮”“干癣”“松皮癣”“风癣”等范畴。俗称牛皮癣。

### 要点二　病因病理

银屑病的确切病因尚未清楚。目前认为遗传、感染、代谢障碍、内分泌影响、神经精神因素及免疫紊乱等与本病的发生有关。

**（一）遗传因素**

临床实践已证明，本病常有家族发病史，并有遗传倾向。另外，本病患者有种族差异，黑人中很少见，南美印第安人和斐济岛的土著人不患本病。关于其遗传方式尚未最后肯定，一般认为是常染色体显性遗传，伴有不完全外显率，但亦有认为是常染色体隐性遗传或性联遗传。

近年来发现，由遗传决定的组织相容性抗原（HLA）与银屑病明显相关。寻常型银屑病患者 HLA-Bw17、HLA-B13 增高，关节病型银屑病中 HLA-27 可增高。目前认为银屑病受多基因控制，包括环境因素的影响。

**（二）感染因素**

临床观察，点滴型、关节病型及红皮病型银屑病患者，常伴有急性扁桃体炎或上呼吸道感染的症状，其抗链球菌溶血素“O”值亦增高，摘除扁桃体或抗生素治疗后病情好转。近年来的研究证明，在银屑病损害中的金黄色葡萄球菌和住留菌明显增加。

**（三）其他**

生活环境、精神创伤、紧张、外伤或手术以及月经、妊娠、分娩、饮食、药物等亦可与银屑病的发生有关。

本病是一种多基因控制的疾病，各种原因引起的机体代谢障碍、免疫功能紊乱，导致血液、组织生化的异常改变，造成角质形成细胞膜的异常、环腺苷酸（cAMP）和前列腺素失去平衡，使表皮增生而发病。

组织病理为角质增厚，主要为角化不全。在角质层内或其下方，可见 Munro 脓肿，系中性白细胞由真皮乳头层上端毛细血管向表皮游走所致，多见于早期损害。颗粒层变薄或消失，棘细胞层增厚，表皮突向下延展，深入真皮。脓疱型银屑病渗出较重，于棘层上部出现海绵状脓疱（Kogoj 海绵状脓疱）；红皮型银屑病炎症较剧烈。

### 要点三　临床表现

根据银屑病的临床特征，一般可分为寻常型、脓疱型、关节病型及红皮病型 4 种类型。

**（一）寻常型银屑病**

临床最多见，大多急性发病。初起一般为粟粒至绿豆大炎性红色丘疹，以后可逐渐扩大或融合成为棕红色斑块，边界清楚，周围有炎性红晕，基底浸润明显，表面覆盖多层干燥的银白色鳞屑，轻轻刮除表面鳞屑，则渐露出一层淡红发亮的半透明薄膜，这是表皮内棘细胞层，称薄膜现象。再刮除薄膜，即到达真皮乳头层的顶部，此处的毛细血管被刮破，则出现小出血点，称点状出血现象。白色鳞屑、发亮薄膜和点状出血是本病的临床特征。

在其发展过程中，皮损形态可表现为多种形式，如损害呈点滴状、硬币状、地图状、环状或回状、带状或蛇行状、疣状、扁平苔藓样等。皮损数目较多，分布范围较广，甚至波及全身者，称泛发性银屑病；如损害发生于头皮、眉和耳部，并具有脂溢性皮炎和本病的特征者，称脂溢性皮炎样银屑病；有少数患者皮损有糜烂及渗出，如湿润性湿疹状，干燥后形成污褐色鳞屑痂，并重叠堆积，状如蛎壳者，称蛎壳状银屑病；因反复发作或经多种治疗，皮损肥厚，暗红，鳞屑少而薄，并互相融合为片状损害，似皮革状或苔藓样改变，如发生在胫前者，像慢性湿疹，称慢性肥厚性银屑病。

损害可发生于全身，但以头皮和四肢伸侧为多见。指（趾）甲和黏膜亦可被侵。由于损害所在部位不同，其临床表现各有特点：

1. **头皮银屑病**　大多同时见于躯干和四肢等处。皮损为边界清楚、覆有厚的鳞屑性红斑，有时融合成片，或满布头皮。因皮脂及灰尘混杂而呈污黄或灰黄色。皮损处毛发呈束状，无折断脱落。

2. **颜面银屑病**　急性期可出现面部银屑病皮损，大多呈点滴状或指甲大小浸润性红色丘疹或红斑，鳞屑较薄，散在分布，或呈脂溢性皮炎样，偶可分布如蝶形，类似红斑狼疮。

3. **皱襞部银屑病**　少数患者皮损可发生于腋窝、乳房下、腹股沟及会阴等部，呈界限明显的炎性红斑，无鳞屑，因患部潮湿多汗及摩擦，皮损表面湿润而呈湿疹样变。

4. **毛囊性银屑病**　罕见。常发生典型银屑病损害后，成人主要见于妇女，毛囊性损害作为泛发性银屑病的一部分，对称分布于两股部；儿童则见于非进行期银屑病患儿，毛囊性损害聚合形成非对称性斑块，好发于躯干及腋部。

5. **掌跖银屑病**　少见。可与身体其他部位同时发生，亦可单独见于掌跖。皮损为境界明显的角化斑片，其中央较厚，边缘较薄，斑上可有点状白色鳞屑或点状凹陷。有时因皮损较厚而引起皲裂。

6. **黏膜银屑病**　临床少见。可单发，但大多在身体他处可见有银屑病损害。常发生于龟头、包皮内面、眼结膜及口腔等处。发生于龟头和包皮内面者，为边界清楚的光滑干燥性红斑，刮之有白色鳞屑。发生于口腔者，损害为乳白色、灰白色或灰黄色的丘疹或肥厚性斑片，周围红晕，基底浸润，表面呈浸渍状，剥离后见有点状出血，露出鲜红色糜烂面。

7. **指（趾）甲银屑病**　约 50% 的患者具有指（趾）甲损害，特别是脓疱性银屑病患者几乎均伴有指（趾）甲损害。常见皮损为甲板上点状凹陷，甲板不平，失去光泽，可出现纵嵴、横沟、混浊、肥厚、游离端与甲床剥离或整个甲板畸形或缺如，有时呈甲癣样改变。

病程缓慢，有的自幼发病，持续十余年或数十年，甚至有迁延终身。亦有少数治愈后而不复发者。大部分患者到冬季症状加重或复发，至春夏季节减轻或消失，称为冬季型银屑病；另有少数患者的症状在夏季加重，冬季减轻或消失，称为夏季型银屑病；更有少数患者因病程较久，经过多种药物治疗，其发病的季节不明显。

病程一般可分为三期：进行期、静止期、退行期。进行期为急性发作阶段，新皮疹不断出现，旧皮疹不断扩大，炎症明显，有同形反应。静止期炎症停止发展，无新疹出现，旧疹也不消退，病情处于静止状态。当损害变薄，红色变淡，直至皮损消退，留有色素减退或色素沉着斑，达临床痊愈，称为退行期。消退部位一般先自躯干及上肢开始，头部及下肢皮损往往顽固，常迟迟不能消退。患者自觉不同程度的瘙痒，一般全身情况不受影响。

**（二）脓疱型银屑病**

本型在临床上较少见。一般可分为：

1. **泛发性脓疱型银屑病**　可突然发生于寻常型、关节病型，或红皮病型患者，大多急性发病，常伴高热、关节肿痛、全身不适及白细胞增高等全身症状，并在银屑病的基本损害上，出现密集的针头至粟粒大小的浅在性无菌性小脓疱，在表面覆盖着不典型的银屑病鳞屑，脓疱和红斑常融合成大片疱壁灰白色、周围潮红的脓湖，迅速扩大。全身各处均可发疹。脓疱持续数日后干涸脱屑，但其下又可再发新的脓疱。常因摩擦等外因，使脓疱破裂，而出现糜烂、渗液、结痂或脓痂。口腔颊黏膜亦可出现簇集或多数散在小脓疱，指（趾）甲可出现萎缩、碎裂或溶解，有的甲板肥厚混浊，甲板下有堆积成层的鳞屑，甲床亦可出现小脓疱。患者常有沟状舌，病情减轻后，可出现寻常型银屑病皮损。

本病发作前，皮肤局部可有灼痒或刺痛，或有寒战发热，发作前无明显原因，或于月经前突然发作，经2~3周逐渐好转或转化为红皮病。可因感冒、疲劳、月经、感染、药物刺激或使用不当等而反复发作，病程可达数月或更久。常可并发肝、肾等系统损害，亦可因继发感染、电解质紊乱或衰竭而危及生命。

2. **跖脓疱型银屑病**　皮损只限于手足部，多发生于掌跖，也可扩展到指（趾）背侧，常对称发生。皮损为成批出现许多淡黄色针头至粟粒大小的脓疱，基底潮红，疱壁不易破裂，经1~2周后即可自行干涸结痂，形成脱屑。剥除鳞屑后，可出现小出血点，以后又可在鳞屑下出现成群的新脓疱，以致在同一斑块上可见脓疱和结痂。皮损有疼痛和瘙痒。本病亦可伴有低热、头痛、食欲不振及全身不适等症状。指（趾）甲亦常被侵犯，产生变形、混浊、肥厚，并有不规则的嵴状隆起，严重者甲下可有脓液积聚。在身体其他部位，常可见到银屑病皮损。常伴有沟状舌。患者一般情况良好，其病情顽固，反复发作，对一般治疗反应不佳。本型经反复发作后，可转变为泛发型银屑病。

### （三）关节病型银屑病

关节病型银屑病又名银屑病性关节炎。常继发于寻常型银屑病或银屑病多次反复恶化后，亦可先出现关节症状或与脓疱型银屑病及红皮病性银屑病并发。

关节病型银屑病除有银屑病损害外，患者还发生类风湿关节炎症状，其关节症状往往与皮肤症状同时加重或减轻。这种关节炎可同时发生于大小关节，亦可见于脊柱，但以手、腕及足等小关节为多见，尤以指（趾）关节特别是指（趾）末端关节受累更为普遍受累，关节可红肿、疼痛，大关节可以积液，附近的皮肤也常红肿，关节的活动渐受限制，长久以后，关节可以强直。X线检查，受累关节边缘有轻度肥大性改变。无普遍脱钙。骨破坏位于一个或数个远侧指关节，近侧指关节受累很少或无改变。部分病例X线检查可呈现类风湿关节炎改变，但类风湿因子检查阴性。有的患者血沉可增快，并可伴有发热等全身症状。皮疹往往为急性进行状态，多半为广泛分布的蛎壳状银屑病。病程慢性，往往经年累月而不易治愈。

### （四）红皮病型银屑病

红皮病型银屑病又名银屑病性剥脱性皮炎。这是较少见的一种严重的银屑病，约占银屑病患者的1%。多见于成人，极少累及儿童。常因银屑病在急性进行期中的某些刺激因素，如外用刺激性较强的或不适当的药物等引起。亦有因长期大量应用皮质类固醇激素后，突然停药或减量太快，而使症状复发增剧而引起红皮病。少数可由寻常型银屑病自行演变而成。

本病的临床表现为剥脱性皮炎。初起时在原有皮损部位出现潮红，浸润明显，脱落其间常伴有小片正常皮岛。发生手足者，常呈整片的角质剥脱。愈后常可见小片寻常型银屑病样损害。指（趾）甲混浊、肥厚、变形，甚至引起甲剥离而脱落。口腔、咽部、鼻腔黏膜均充血发红，患者常伴有发热、头痛及不适等全身症状。各处浅表淋巴结可肿大，白细胞计数常增高。病情顽固。常数月或数年不愈。即使治愈，亦易复发。

## 要点四　诊断

诊断要点：

### （一）临床表现

（1）寻常型银屑病根据好发部位、层层银白色鳞屑，薄膜现象、点状出血等易诊断。

（2）脓疱型银屑病主要是在寻常型银屑病基础上出现多数小脓疱，且反复发生。

（3）关节病型银屑病与寻常型银屑病或脓疱银屑病同时发生，大小关节可以同时发病，特别是指关节易发病。关节症状的轻重随皮损的轻重而变化。具有上述临床症状和血清类风湿因子检查阴性，而在皮肤上伴有银屑病皮损，为诊断本病的主要依据。

（4）红皮病型银屑病皮肤弥漫性发红、干燥，覆以薄鳞屑，有正常皮岛，有银屑病史，易诊断。

### （二）实验室及特殊检查

血常规检查可见白细胞常升高，血沉可加快。

## 要点五　鉴别诊断

1. **慢性湿疹**　多发生于肢体的屈侧；剧烈瘙痒，鳞屑少，且不呈银白色，皮肤肥厚，苔藓样变及色素沉着等同时存在。

2. **脂溢性皮炎**　与头皮银屑病鉴别。损害边缘不十分鲜明，基底部浸润较轻，鳞屑少而薄，呈油腻带黄色，刮除后无点状出血，无束状发；常合并有脱发；好发于头皮、胸、背、颈及面等部位。

3. **玫瑰糠疹** 好发于躯干及四肢近端；皮损为多数椭圆形小斑片，其长轴沿皮纹方向排列，鳞屑细小而薄；病程仅数周，消退后不易复发。

4. **扁平苔藓** 皮疹为紫红色的多角形扁平丘疹，密集成片状或带状，表面有蜡样光泽；可见网状纹理（Wickham 纹），鳞屑薄不易刮除；常有剧烈瘙痒。

## 要点六 治疗

### （一）西医治疗

#### 1. 全身治疗

（1）维生素类药：①维生素 A，可维持上皮细胞的正常发育，但剂量宜大；有人报告儿童银屑病应用维生素 A 合并维生素 $B_{12}$ 注射，疗效较好。②维 A 酸及其衍生物，单独服用或与其他疗法联合应用，有较满意的疗效。但有较强的毒副反应，可致唇炎、脱发、掌跖皮肤脱屑及甘油三酯血症。③维生素 C，对细胞间质形成有重要作用。有时参与细胞氧化作用和氨基酸及糖类的新陈代谢。可能通过抑制磷酸二酯酶而增高组织细胞中 cAMP 含量，从而提高皮损内的 cAMP 水平，抑制表皮细胞的增殖与分裂。

（2）抗肿瘤药：抑制表皮细胞分裂，但会产生毒性反应，故在用药前及用药期间，要检查肝肾功能和白细胞计数等；且停药后都易复发。所以这类药物并不是治疗银屑病的方向，在应用时，要严格选择适应证。常用的有甲氨蝶呤、乙亚胺、羟基脲等。

（3）免疫疗法：采用环孢菌素 A、甲砜霉素等免疫抑制剂，或转移因子、左旋咪唑等免疫调节剂，或疫苗等。环孢菌素 A 是一种高效免疫抑制剂，可用于常规治疗无效的严重银屑病，如泛发性斑块型、银屑病性关节炎、掌跖脓疱性银屑病，但有一定肾毒性，孕妇禁用。甲砜霉素对脓疱性银屑病有效。疫苗对机体有脱敏和增强免疫作用。

（4）皮质激素：目前一般不主张内用皮质类固醇激素，因有效剂量往往较大，足以引起严重的副反应，而在减量或停药后，尚可发生“反跳”现象，一般仅用于红皮病型、关节病型或泛发性脓疱型银屑病，且使用他药无效者。

（5）封闭疗法：普鲁卡因静脉封闭，用于急性进行期有一定疗效。

（6）抗生素：常用青霉素类药，对急性点滴状银屑病伴上呼吸道感染、扁桃体炎、咽炎等有一定疗效。

2. **局部治疗** 在外搽药前，宜先用热水、肥皂洗去鳞屑。急性期不宜用刺激性强的药物，以免激发红皮病；静止期可涂作用较强的药物，但应从低浓度开始。外用药以还原剂、角质剥脱剂及细胞抑制剂为主，应用得当，对银屑病有较好的近期疗效。常用药有：煤焦油制剂、5%~10% 硫黄软膏、5% 水杨酸、0.1%~0.4% 蒽林、芥子气、皮质类固醇霜剂、维 A 酸软膏等。

3. **物理疗法** 包括紫外线照射、光化学疗法（PUVA）、沐浴疗法等。

### （二）中医治疗

#### 1. 辨证论治

（1）风热血燥证

证候：皮损鲜红，皮疹不断出现，红斑增多，刮去鳞屑可见发亮薄膜，点状出血，有同形反应，伴瘙痒；心烦，口渴，大便干，尿黄；舌红，苔黄或腻，脉弦滑或数。

治法：清热凉血，祛风润燥。

方药：凉血地黄汤加减。

（2）血虚风燥证

证候：皮损色淡，部分消退，鳞屑较多，皮肤干燥；伴头晕眼花，面色㿠白，口干，便干；舌淡红，苔薄白，脉细缓。

治法：养血和血，祛风润燥。

方药：当归饮子加减。

（3）瘀滞肌肤证

证候：一般病程较长，反复发作，多年不愈，皮损肥厚浸润，颜色暗红，鳞屑较厚，有的呈蛎壳状；或伴关节活动不利；舌紫暗或有瘀斑、瘀点，脉涩或细缓。

治法：活血化瘀，祛风润燥。

方药：桃红四物汤加减。

（4）湿热蕴阻证

证候：多发在腋窝、腹股沟等屈侧部位，红斑糜烂，瘙痒，或掌跖部有脓疱，或阴雨季节加重；伴有胸闷纳呆，神疲乏力；苔薄黄腻，脉濡滑。

治法：清热利湿，和营通络。

方药：萆薢渗湿汤加减。

（5）火毒炽盛证

证候：多属红皮病型或脓疱病型。全身皮

肤发红，或呈暗红色，甚则稍有肿胀，鳞屑不多，皮肤灼热，或弥布散在小脓疱；常伴壮热口渴，便干溲赤；舌质红绛，苔薄，脉弦滑数。

治法：凉血清热解毒。

方药：清营汤加减。

2. **成药**　可选用中成药抗银片、青黛丸、雷公藤苷片、昆明山海棠片等内服。

3. **外治疗法**

（1）用药前最好用枯矾药浴（枯矾 120g，野菊花 250g，侧柏叶 250g，花椒 120g，芒硝 500g，煎水淋浴或泡洗），以除去鳞屑，增强外用药物疗效，但不宜用于红皮病型。

（2）进行期和红皮病型，可用青黛散麻油调搽或用黄连膏外搽。

（3）慢性肥厚性皮损，用 5%~10% 硫黄软膏、雄黄膏、疯油膏或 2 号癣药水外搽。

（4）小面积皮损，用牛皮癣膏或肤疾宁外贴。

# 细目十五　白　癜　风

## 要点一　概述

白癜风是一种原发性的局限性或泛发性皮肤色素脱失症。以皮肤颜色减退、变白、境界清楚、无自觉症状为特征。可发于任何年龄，男女发病大致相等。相当于中医“白驳风”的范畴。

## 要点二　病因病理

发病原因尚不十分清楚。近年来的研究表明白癜风可能的致病因素有以下几方面：

1. **精神神经化学说**　很多临床观察表明，精神神经因素和白癜风的发生有密切关系。据估计，约有 2/3 的病例在起病或皮损发展阶段，有精神创伤、过度劳累、思虑过度，病后忧心忡忡，甚至寝食不安等精神过度紧张情况。黑素细胞起源于神经嵴，损害常沿神经节段分布，白癜风患者常伴发自主神经功能紊乱，如白斑部出汗异常；伴发皮肤划痕症的比率也较高。

2. **自身免疫学说**　自身免疫与白癜风的发病关系，日益受到重视。在活动性白癜风患者血清中，可检出抗黑素细胞自身抗体，而且抗体滴度与病变活动性、皮损面积呈正相关。实验证明，该抗体在体外能通过补体介导的细胞毒作用，选择性地溶解黑素细胞。近年来注意到，患者及其亲属可合并其他自身免疫性疾病，常见的有甲状腺炎、甲状腺功能亢进或减退、糖尿病、恶性贫血、恶性黑素瘤。

3. **黑素细胞自毁学说**　白癜风的基本病变是：表皮黑素细胞功能的部分或完全丧失。黑素细胞从酪氨酸生成黑素的过程中，可产生一些高活性的中间产物，它们被限于黑素小体内，如果黑素小体膜不能维持完整，黑素小体的内含物将大量漏入胞质，可造成黑素细胞的损伤或破坏。

4. **遗传因素**　家系调查表明白癜风的发病与遗传因素有一定关系。

较早的炎症期，可观察到白斑边缘处的表皮水肿及海绵形成，真皮内见淋巴细胞和组织细胞浸润。已形成的白癜风，损害的主要变化是黑素细胞的减少，在皮损中，表皮基底层甚至无黑素细胞，皮损边缘色素沉着处的黑素细胞常较大，有长的树枝状突起。

## 要点三　临床表现

本病可见于任何年龄，发病大多在青壮年，常为偶然发生。

皮损为局部色素脱失斑，呈乳白色斑点或斑片，境界清楚，边缘褐色，皮损区内毛发可变白，但无皮肤萎缩、硬化及脱屑等变化，无自觉症状。患处暴晒日光后，特别是浅色肤种患者，易产生潮红、疼痛，甚至起水疱。在进行期，皮损可逐渐扩大，境界欠清，有时机械性的刺激如压力、摩擦或过紧的腰带，亦可促使白斑出现（同形反应）。在稳定期，皮损停止发展，边缘色素增加，或中央出现岛状褐色斑点。皮损可发于任何部位，但多见于面、颈、手背、躯干、外生殖器等部位。

临床上按白斑的形态、部位、范围可将白癜风分为局限型和泛发型。局限型包括局灶型和节段型。局灶型指白斑单发或群集于某一部位，但非节段性排列；节段型指一片或多片白斑沿皮神经的走向分布，呈节段状。泛发型包括肢端型、寻常型及全身型。肢端型指白斑发生于面部及肢端，对称；寻常型指白斑散发全身各处，对称或不对称分布；全身型指全身或几乎全身皮肤变白，甚至毛发亦成白色。

### 要点四　诊断

诊断要点：

根据脱色斑为后天性，呈乳白色，周边有色素沉着带，无自觉症状，可诊断本病。

### 要点五　鉴别诊断

1. **贫血痣**　本病为先天性白斑，多在出生时即已存在；摩擦局部，周围皮肤充血发红而白斑处不发红，因而白斑更为明显。

2. **花斑癣**　损害发生于颈、躯干、上肢；为淡白色圆形或椭圆形，表面往往有细鳞屑；损害中容易找到真菌。

3. **单纯糠疹**　皮损淡白色或灰白，其上覆着少量灰白色糠状鳞屑；多发于面部，其他部位很少累及。

### 要点六　治疗

**（一）西医治疗**

1. **补骨脂素及其衍生物**　此类药物属光敏性化合物，须结合日光或紫外线照射应用。常用甲氧沙林（8- 甲氧补骨脂素）或三甲沙林（三甲补骨脂素）。对皮损全身泛发者，可采用内服药后长波紫外线照射（PUVA）；对皮损限局者，则可外搽 0.1%~0.5% 甲氧沙林后，照射长波紫外线或日光。无论内服或外用，均需持续数月。治疗过程中应注意可能产生的副反应，尤其要注意眼的防护。

2. **皮质类固醇激素**　常用 0.1% 倍他米松、二甲基亚砜乙醇溶液、0.1% 曲安西龙霜、卤美他松霜等外用对早期、局限型的皮损效果较好，但应注意长期外用可引起局部皮肤萎缩、毛细血管扩张等副反应。小片损害亦可用曲安西龙或泼尼龙混悬液皮内注射。

3. **自体表皮移植**　适于小片皮损的治疗。移植有两种方法：自体表皮移植术和自体表皮黑素细胞移植术。前者是将患者的正常表皮移植到白斑皮损上，目前有三种方法：全厚层钻孔法、薄层削片法和抽吸水泡法。后者是借用细胞培养技术来增强黑素细胞数量，然后将其移植到白斑处的一种手术，技术要求较高。

**（二）中医治疗**

**1. 辨证论治**

（1）气血不和证

证候：发病时期长短不一，多在半年至 3 年左右，皮损白斑光亮，好发于头面、颈及四肢或泛发全身，起病快，发展亦快，常扩散为一片，皮损无自觉症状或微痒；舌质淡红，苔薄白，脉细滑。

治法：调和气血，消风通络。

方药：柴胡疏肝散加减。

（2）肝肾不足证

证候：发病时间长，或有家族史，皮损呈乳白色，局限或泛发；舌质淡或有齿痕，苔白，脉细无力。

治法：滋补肝肾，养血祛风。

方药：六味地黄汤加减。

2. **外治疗法**　紫铜消白酊外搽，30% 补骨脂酊外搽。

**3. 针灸疗法**

（1）体针：取穴肝俞、肾俞、血海、三阴交，配穴合谷、足三里、中脘。用平补平泻法。

（2）耳针：取与皮损相应的区域。

（3）梅花针：用梅花针刺激皮损区，边缘用强刺激，中心用弱刺激手法。

## 细目十六　斑　　秃

### 要点一　概述

斑秃为突然发生的非炎症性、非瘢痕性的片状脱发。一般无自觉症状，可发生于全身任何长毛部位。若头发全部脱落称全秃，全身毛发均脱落则称普秃。相当于中医的“油风脱发”，俗称鬼舐头、鬼剃头。

### 要点二　病因病理

斑秃病因尚不完全明了。大量的研究提示与遗传、情绪应激、内分泌失调、自身免疫等因素有关。

### 要点三　临床表现

按病期可分为进展期、静止期及恢复期。

首先在头部出现圆形或椭圆形的脱发斑，常在无意中或为他人发现。脱发斑渐增大，边缘处头发松动，易于拔下，表明病变处于进展期。将拔下的头发在放大镜下观察，可见毛发下段逐渐变细，如惊叹号（！）样。脱发区的头皮是正常的，无炎性发红、无鳞屑、无瘢痕。脱发斑境界清楚，多数发展至钱币大或稍大些就不再扩大。通常无不适，偶有轻微瘙痒、刺痛或触压痛。静止期时，脱发斑边缘的头发不再松动，大多数患者在脱发静止3~4月后进入恢复期。恢复期有新毛发长出，最初出现细软色浅的绒毛，继之长出黑色的终毛，并逐渐恢复正常，疾病自然痊愈。

多数斑秃患者仅有一片或数片脱发区，病程数月。但少数患者可反复发作，或毛发边生长边脱落，重者脱发持续进行，脱发区彼此相互融合，渐形成大片状的秃区，病程可持续数年。

斑秃患者绝大多数可以自愈。有少数患者病程可持续，尤其是全秃及普秃患者。发生全秃及普秃患者的年龄越小，恢复的可能性也随之减少。

### 要点四 诊断

诊断要点：

头发呈斑状脱发，头皮正常，无自觉症状。

### 要点五 鉴别诊断

1. **假性斑秃** 是一种炎症性瘢痕性脱发，常继发于头皮红斑狼疮、扁平苔藓等炎症性皮肤病。秃发部位皮肤萎缩变薄，毛囊口消失，秃发区境界清楚，但边缘不甚规则。

2. **脂溢性脱发** 头发呈稀疏、散在性脱落，脱发多从额角开始，延及前头及颅顶部；头皮覆有糠秕状或油腻性鳞屑；常有不同程度的瘙痒。

### 要点六 治疗

**（一）西医治疗**

1. 对精神紧张、焦虑、失眠的患者，可给予地西泮、谷维素等镇静剂。全秃、普秃患者，可给予泼尼松。

2. 皮损范围较小者，可用曲安西龙混悬液或泼尼松龙混悬液等长效糖皮质激素局部注射。亦可外涂中、强效糖皮质激素制剂。

3. 外用促进皮肤充血、改善局部血液循环、促进毛发生长的药物，如2%米诺地尔（敏乐啶）溶液或霜剂、盐酸氮芥溶液等。

4. 物理疗法，如甲氧沙林（8-甲氧补骨脂素）外搽，配合长波紫外线照射的光化学疗法。

**（二）中医治疗**

**1. 辨证论治**

（1）血热风燥证

证候：突然脱发成片，偶有头皮瘙痒，或伴头部烘热；心烦易怒，急躁不安；苔薄，脉弦。

治法：凉血息风，养阴护发。

方药：四物汤合六味地黄汤加减。

（2）气滞血瘀证

证候：病程较长，头发脱落前先有头痛或胸胁疼痛等症；伴夜多噩梦，烦热难眠；舌有瘀点、瘀斑，脉沉细。

治法：通窍活血。

方药：通窍活血汤加减。

（3）气血两虚证

证候：多在病后或产后头发呈斑块状脱落，并呈渐进性加重，范围由小而大，毛发稀疏枯槁，触摸易脱；伴唇白，心悸，气短懒言，倦怠乏力；舌淡，脉细弱。

治法：益气补血。

方药：八珍汤加减。

（4）肝肾不足

证候：病程日久，平素头发焦黄或花白，发病时呈大片均匀脱落，甚至全身毛发脱落；伴头昏，耳鸣，目眩，腰膝酸软；舌淡，苔薄，脉细。

治法：滋补肝肾。

方药：七宝美髯丹加减。

**2. 外治**

（1）鲜毛姜（或生姜）切片，烤热后涂擦脱发区。

（2）5%~10%斑蝥酊、10%补骨脂酊、10%辣椒酊外搽。

**3. 针刺疗法** 主穴取百会、头维、生发穴（风池与风府连线中点），配翳明、上星、太阳、风池、鱼腰透丝竹空。实证用泻法，虚证补法。如病期延长，可在脱发区和沿头皮足太阳膀胱经循行部位，用梅花针移动叩击。

## 细目十七 脂溢性皮炎

### 要点一 概述

脂溢性皮炎是发生在皮脂溢出基础上的一种慢性皮肤炎症。以皮肤鲜红或黄色斑片，表面覆以油腻性鳞屑或痂皮，常有不同程度的瘙痒为临床特征。多发于青壮年或新生儿。相当于中医的“面游风”“白屑风”。

## 要点二　病因病理

本病的发病原因尚未清楚，可能与免疫、遗传、激素、神经和环境因素等有关。有人认为，卵圆形糠秕孢子菌是导致本病发生或加重的重要因素。它与先天的脂溢性体质有关，但具体的遗传方式不明，亦有人认为本病与细菌感染有关，皮脂溢出增加了机体对细菌感染的易感性。另外，本病也是免疫功能障碍，如获得性免疫缺陷综合征最常见的皮肤表现之一，而内分泌紊乱，如乳腺癌术后辅助使用雌激素拮抗剂，也可诱发或加重本病。

其病理改变为真皮浅层血管周围淋巴细胞浸润，浅层毛细血管扩张，可见轻度海绵水肿，毛囊口鳞屑结痂，毛囊角栓内可见角化不全。

## 要点三　临床表现

本病好发于皮脂腺分泌较旺盛的青壮年，常见于皮脂腺分布较丰富的部位，如头皮、颜面、胸背部。由于皮脂腺常开口于毛囊口，本病初发皮损常为毛囊周围红色小丘疹。随病情发展，丘疹相互融合，形成大小不等的黄红色斑片，境界清楚，其上覆有油腻性鳞屑或痂皮。发生在面部常与痤疮伴发；发生在头部可见较多头屑；发生在躯干、腋窝、腹股沟皱襞处常可糜烂而似湿疹。皮疹可扩展至全身，由头部向下蔓延，甚至发展成红皮病。自觉不同程度的瘙痒。

## 要点四　诊断

诊断要点：

根据好发于皮脂丰富部位、典型皮损、慢性病程等，不难诊断。

## 要点五　鉴别诊断

**1. 头部银屑病**　皮损为红色斑块，表面附有多层银白色鳞屑，境界清楚，皮损内头发呈束状，无脱发；常有冬重夏轻现象；其他部位亦有同样损害。

**2. 玫瑰糠疹**　主要发生在颈部、躯干及四肢近端，一般不侵犯头部；常有一个较大的前驱斑疹，皮损呈椭圆形，长轴与皮纹走行一致，鳞屑细薄，不带油腻；有自限性。

**3. 湿疹**　皮损多形，常有丘疹、水疱、渗出，边界常不清楚，无油腻性鳞屑及油性痂皮；瘙痒剧烈。

## 要点六　治疗

### （一）西医治疗

**1. 全身治疗**　维生素 $B_6$、维生素 $B_2$ 和复合维生素 B 口服，瘙痒剧烈时可用地西泮（安定）、氯苯那敏（扑尔敏）等止痒镇静剂，炎症明显或炎症范围较大时，可短期给予皮质类固醇激素如泼尼松，抗生素如四环素或红霉素等口服。

**2. 局部治疗**　主要目的在于减少皮脂、消炎、止痒。可选用皮质类固醇激素制剂氟轻松（肤轻松）等，抗生素制剂 1% 红霉素软膏等，抗真菌制剂 2% 酮康唑霜等。也可用各种硫黄制剂，如 5% 硫黄霜、硫新霜等。

### （二）中医治疗

**1. 辨证论治**

（1）风热血燥证

证候：黄红色斑疹，干性鳞屑，头部有大量灰白色糠秕样鳞屑，甚则堆积成片，毛发干枯易脱，伴轻度瘙痒；舌红，苔薄，脉弦或细数。

治法：疏风清热凉血。

方药：凉血消风散加减。

（2）湿热郁结证

证候：红斑，皮损表面糜烂，渗液，有黄色油腻性痂皮，伴有腥臭味；伴口苦，纳差，脘腹痞闷，尿赤便结；舌红，苔黄腻，脉弦数或滑数。

治法：清热利湿。

方药：清热除湿饮加减。

**2. 外治疗法**

（1）干性者，外用颠倒散、润肌膏；以鳞屑为主者，用润肌皮肤膏；以痂皮为主者，外用黄柏、寒水石、青黛等量研细末植物油调涂。

（2）油性者，用三黄洗剂、颠倒散洗剂。

**3. 针刺疗法**

（1）体针取风池、风府、承山、合谷、脾俞，用泻法或平补平泻法。

（2）耳穴注射用 5% 当归注射液，注入肾上腺、内分泌或神门、皮质下。

# 细目十八 红斑狼疮

## 要点一 概述

红斑狼疮（LE）是一种可累及全身多脏器的自身免疫性结缔组织疾病。多见于15~40岁女性。临床主要分为盘状红斑狼疮（DLE）和系统性红斑狼疮（SLE），中间有很多亚型，如播散性盘状红斑狼疮、亚急性皮肤型红斑狼疮、深在性红斑狼疮等。中医古代文献无红斑狼疮之名，根据临床表现，目前将盘状红斑狼疮称为“红蝴蝶疮”，系统性红斑狼疮称为“蝶疮流注”。

## 要点二 病因病理

本病的病因尚不明了，发病机制复杂，目前认为与下列因素有关：

1. **遗传因素** 患者家族中SLE发病率明显升高，同卵双生儿中均可发生SLE，且临床表现颇为相似。患者家族成员中高γ-球蛋白血症、类风湿因子、抗核抗体阳性发生率较高，都提示SLE发病与遗传因素有关。

2. **感染因素** 有人认为SLE的发病与某些病毒（特别是慢病毒）持续而缓慢的感染有关。在患者肾小球内皮细胞质、血管内皮细胞、皮肤损害中都可发现类似包涵体的物质。同时患者血清中往往有几种抗病毒抗体，包括抗麻疹病毒、副流感病毒Ⅰ型、副流感病毒Ⅱ型、EB病毒、风疹病毒和黏病毒等抗体。患者血清中尚有抗dsDNA、ssDNA和RNA-DNA抗体，前者通常只有在具有病毒感染的组织中才能找到。

3. **药物因素** 由药物引起或导致LE病情活动者占3%~12%。引起SLE的药物有肼屈嗪（肼苯达嗪）、普鲁卡因胺（普鲁卡因酰胺）、左旋多巴、甲基多巴、心得宁、利血平、抗癫痫药[苯妥英钠（大仑丁）、扑米酮（扑痫酮）、乙琥胺、苯琥胺]、抗生素类（青霉素、灰黄霉素）、磺胺药，其他如异烟肼、氯丙嗪、口服避孕药、青霉胺、保泰松、奎尼丁等。

4. **物理因素** 日晒可以激发或加重LE。实验发现，紫外线可使表皮细胞的DNA抗原发生改变，激发机体产生抗DNA抗体，使病情恶化。

5. **内分泌因素** 本病在生育年龄妇女较男性发病率高。实验发现，雌激素可使NZB/NZW小鼠红斑狼疮加剧，而雄激素有保护作用。红斑狼疮患者普遍有α二羟雌酮升高，活动性SLE患者血清雌二醇升高，睾酮降低，血清雌二醇/睾酮比值明显增高。

6. **其他** 人种、地区、寒冷、外伤、精神创伤及妊娠等因素和本病均有关系。

红斑狼疮是一种自身免疫性疾病。SLE的发病机制可能是由于某些外因（如感染、药物、人种、地区、环境及妊娠等）的作用，使自身组织细胞结构改变，或免疫活性细胞发生突变，从而失去自身耐受，发生：①抑制性T淋巴细胞量与质的缺陷，使其不能调节有潜能产生自身抗体的B淋巴细胞，从而使大量自身抗体形成、释放和致病；②产生自身抗体的B淋巴细胞株逃脱T抑制性细胞的控制调节；③SLE患者存在抗T淋巴细胞抗体，特别是特异性抗抑制性T淋巴细胞的自身抗体，从而使免疫调节功能紊乱，机体对自身组织产生免疫反应（包括体液免疫和细胞免疫），正常组织和功能被自身免疫细胞或自身抗体破坏而发病。

SLE自身免疫的免疫病理复杂，多数情况下，引起组织损伤的变态反应是混合型。LE患者体内有多种自身抗体，其中以抗双链DNA抗体与发病关系最为密切。DNA与抗DNA抗体形成的可溶性免疫复合物，沉积于肾小球基底膜及小血管内膜下，激活补体造成炎症反应，引起肾小球肾炎、血管炎及皮炎等临床表现，属第Ⅲ型变态反应。SLE患者血清中有多种抗血细胞成分抗体，造成Ⅱ型变态反应，引起贫血、血小板及血细胞减少等。有抗凝血因子第Ⅷ、第Ⅸ、第Ⅺ因子抗体，成为出血倾向原因之一。除上述体液免疫反应外，还存在第Ⅳ型变态反应（细胞免疫），造成组织损伤，对本病的慢性病程可能起很大作用。

## 要点三 临床表现

### （一）盘状红斑狼疮（DLE）

初起为一片或数片鲜红斑，境界清楚，表面有粘着性鳞屑，以后逐渐扩大，呈圆形或不规则形，边缘色素沉着，略高于中心，中央色淡，有毛细血管扩张，剥离鳞屑，可见其下扩张的毛囊口和刺状角质突起栓在毛囊口中。患者可无感觉或伴不同程度瘙痒和烧灼感。新的损害可逐渐增多或经多年而不增加。皮损好发于面部，其次发生于口唇、耳廓、头皮、手背、手指等处。也可泛发于四肢、躯干，称播散性盘状红斑狼疮。损害疏散分布或可融合成片，两颊和鼻梁间的损害可连续成蝶翼形分布。唇及口腔黏膜损害呈灰白色斑块，可形成糜烂及浅溃疡，最后出现萎缩。此外，DLE 尚可有第二种类型损害，为紫红色荨麻疹样斑块，不发生萎缩和鳞屑，一般在面部，可不对称，或呈蝶形分布。偶有盘状损害显著高起和表面呈疣状，称肥厚性 LE。

病程慢性，少数病例皮损可自行消退。一般愈后留下色素减退的萎缩性瘢痕，严重的瘢痕可引起毁形，头皮则形成萎缩性脱发区。容易复发。有时在日晒或过度劳累后加剧。少数（约 5%）病例可转变成系统性，偶可发展成为鳞状细胞癌。

### （二）亚急性皮肤型红斑狼疮（SCLE）

主要有两种皮疹形态：一种呈环状，初起为水肿性红斑，逐渐向外扩大成环形、弧形、邻近融合成多环形或脑回形，边缘红色、隆起，内侧缘覆细小鳞屑，中央消退后留浅灰色色素沉着和毛细血管扩张。另一种为丘疹鳞屑型（银屑病型），初起为红色丘疹，逐渐扩大成大小不等形状不规则斑，上覆菲薄鳞屑，呈银屑病样或糠疹样，角质栓和毛囊角化过度不显著。通常出现一种类型皮损，偶有 2 型同时存在。约 20% 病例伴 DLE 损害。皮损持续数周或数月消退，可在原处或他处复发，消退后不留瘢痕。皮损主要分布于面、颈、躯干上部、上肢伸侧及手足、指趾背，唇和颊黏膜偶可累及。此外，尚可有光敏、脱发、雷诺（Raynaud）现象、网状青斑和甲周毛细血管扩张等。除皮损外，可合并有关节痛或关节炎，其次为发热、肌痛、浆膜炎。肾损害及中枢神经系统病损发生率低、病情轻。

### （三）系统性红斑狼疮（SLE）

SLE 早期表现多种多样。初发可仅单个器官受累，或多系统同时受累。全身症状如发热、乏力、疲倦、体重下降等，有时可长达数年而查不出原因。关节及皮肤表现为本病最常见的早期症状，其次是发热、光敏感、Raynaud 现象、肾炎及浆膜炎等。

1. **发热** 90% 以上患者有不规则发热，以低热为多，疾病恶化时常有高热、伴畏寒、头痛等。

2. **骨、关节表现** 约 95% 患者有关节疼痛，有时周围软组织肿胀。或呈游走性、多发性，且可呈现红肿热痛，类似风湿性关节炎，或表现为慢性进行性多发性关节炎，常累及四肢小关节，似类风湿关节炎。关节症状往往是本病的最早表现，甚至在长时间内为唯一表现，股骨头最常累及，其次为肱骨头、胫骨头等，多数为双侧性。

3. **皮肤黏膜表现** 80%~90% 的患者有皮损，且表现为多形性。好发于鼻颊部，呈对称性蝶形分布。广泛者可发展至前额、下颌、耳缘、颈前三角区、四肢。颜面蝶形红斑、甲周红斑和指（趾）甲远端弧形斑具有特征性，常出现较早；部分患者可出现瘀点、瘀斑、丘疹、斑丘疹或毛囊性丘疹，甚至水疱、血疱、糜烂、结痂以及瘢痕。有痒或烧灼感。其他可有杵状指、Raynaud 现象和脱发，脱发呈弥漫性或以前额为著，易折断脱落，于缓解期毛发可再生。有 1/5 左右的患者前额脱发，边界明显，叫“狼疮发”。约 1/3 的患者有光敏现象，亦可有皮下钙质沉积。

约 20% 的病例黏膜可累及，常见于病情加重时，如口腔黏膜和唇部红斑、瘀点、糜烂、浅溃疡，齿龈红肿糜烂，鼻咽部溃疡等。

红斑一般在缓解期逐渐消退。皮损消退后，由于基底膜的变化，发生表皮营养障碍，可出现表皮萎缩、色素沉着和角化。少数患者始终无皮疹。皮疹的严重性与本病的预后不完全一致。

4. **肾损害** 约 3/4 的患者有肾脏损害，临床表现为肾炎或肾病综合征。肾炎时尿内出现红细胞、蛋白及管型。肾病综合征时，全身水肿，大量蛋白尿，低蛋白血症，血胆固醇正常或增高。早期肾功能正常。后期可出现尿毒症和高血压，常死于肾衰竭。

5. **心血管病变** 约 70% 的患者有心脏病变。以心包炎多见，可有心包积液，心内膜炎常与心包炎并存。心肌炎亦常见。患者可出现心律失常，呈房性、室性期前收缩和快速心率，以及各级房室传导阻滞。部分患者仅有心电图改变而无临床表现。约 50% 病例可有动脉炎和静脉炎，部分病例可有周围血管病变，如血栓闭塞性脉管炎和游走性静脉炎等。

6. **呼吸系统病变** 主要表现为间质性肺

炎和干性或渗出性胸膜炎，可引起肺不张，甚至呼吸衰竭。

7. **消化系统病变**　约见于40%患者。系胃肠道发生血管炎和栓塞引起，表现为食欲不振、恶心、呕吐、腹痛、腹泻、便秘、便血等。可有肝脾肿大，黄疸，血清谷丙转氨酶（GPT）升高。少数可发生腹膜炎。

8. **神经系统病变**　可有精神或精神神经障碍，精神症状主要为情绪变化和精神分裂症表现；神经症状主要表现为癫痫样发作。其次为脑神经损害，可突然发生，可致失明，动眼神经障碍及眼睑下垂等。

9. **其他**　尚有全身淋巴结肿大。20%~25%的病例有眼底变化，包括乳头水肿。90%的患者有外分泌腺损害（泪腺、唾液腺损害），表现为口、眼干燥症状，部分患者腮腺肿胀，且与SLE病情的活动和环节相一致。此外，尚可有肌肉疼痛和显著乏力等。

SLE可以与某些结缔组织病重叠，如皮肌炎、硬皮病、类风湿关节炎、干燥综合征、Behcet病等，可合并其他自身免疫性疾病如重症肌无力、桥本甲状腺炎、天疱疮和类天疱疮等。SLE也可伴发卟啉综合征。

SLE是一种慢性疾病，缓解和活动期往往交替发生，可自然缓解，有时持续10~30年。一般肾和中枢神经系统病变严重时预后差，其次为心脏病变。

## 要点四　诊断

诊断要点：

### （一）临床表现

1. DLE　根据皮损为暗红斑，有粘着性鳞屑、角质栓及萎缩等特征，必要时做组织学和免疫病理检查不难确诊。

2. SCLE　主要根据皮疹形态和轻至中度的全身症状，可以初步诊断。实验室检查有助于诊断。

3. SLE

（1）主症：①典型皮疹颜面部蝶形红斑、甲周红斑或指远端甲下弧形斑、指尖红斑、出血或盘状损害，黏膜红斑、糜烂、溃疡。②LE细胞（+）、ANA滴度≥1∶80。③血清补体下降。

（2）辅症：发热、狼疮发、光敏、关节痛/关节炎、多器官的受累。

3个主症具备2个即能确诊；1个主症，附加3个辅症才能确诊。

### （二）实验室检查

1. **血常规与血沉**　贫血常见；白细胞、淋巴细胞减少，严重者嗜酸性粒细胞减少或消失；血小板减少。血沉增快较常见，活动期可明显加快，缓解期恢复正常，但也有临床症状控制后，血沉仍不下降者。

2. **血清蛋白**　白蛋白降低，球蛋白和总蛋白增加。

3. **类风湿因子**　约30%的患者阳性。

4. **红斑狼疮细胞试验**　本试验对SLE的诊断价值很大，75%~90%的活动性SLE患者为阳性，随病情好转，阳性率下降。部分患者临床症状已明显好转，而LE细胞试验仍阳性，故一般不作为治疗观察的主要指标。

5. **抗核抗体（ANA）试验**　ANA是对各种细胞核成分抗体的总称，属自身抗体。常用间接免疫荧光法测定。在未经治疗的活动性SLE中80%~95%病例ANA阳性，高滴度（至少>1∶80）ANA可以作为诊断SLE标准之一。ANA阳性可见于其他结缔组织病，如硬皮病、类风湿关节炎等，但阳性率及滴定度较低。

6. **血清补体和循环免疫复合物（CIC）测定**　75%~95%的SLE患者血清总补体值下降。分补体中，C1、C2、C3、C4及C9均下降，下降程度和SLE的活动性一致，特别是狼疮性肾炎患者。急性期总补体值可明显降低，C3、C4亦降低，尤以C3显著，故测定补体值可作为SLE治疗观察的指标之一。测定脑脊液中补体，有助于判断SLE有无中枢神经系统侵犯。

7. **免疫学检查**　DLE患者进行直接免疫荧光检查时，50%~90%患者在真皮和表皮交界处可见IgG、IgM和补体C3呈颗粒样带状沉积。SCLE患者真皮表皮连接处IgG和补体C3沉积的阳性率仅占50%左右。SLE患者进行直接免疫荧光检查时，在皮损、曝光处和非曝光处的外观正常皮肤，均可有真皮和表皮交界处IgG、IgM、IgA等和补体C3的沉积。

## 要点五　鉴别诊断

1. **风湿性关节炎**　关节肿胀明显，可出现风湿结节及环形红斑；抗风湿因子大多阳性；无系统性红斑狼疮特有的皮损；红斑狼疮细胞及抗核抗体检查阴性；对光线不敏感。

2. **类风湿关节炎**　关节疼痛，多累及小关节,可有关节畸形;类风湿因子大多阳性;无红斑狼疮特有皮损改变;查不到红斑狼疮细胞。

3. **皮肌炎** 多于面部开始;皮损为紫蓝色水肿性红斑伴有血管扩张,多发性肌炎症状明显;尿肌酸含量异常。

### 要点六 治疗

**(一)西医治疗**

1. **DLE 的治疗** 皮损可外用皮质类固醇霜,局限的可考虑曲安西龙(去炎松)混悬液局部封闭。小片皮损亦可用冷冻疗法。皮损广泛或有全身症状的可内服磷酸氯喹。必要时可口服非激素类抗炎药或皮质类固醇激素等。

2. **SCLE 的治疗** 基本同慢性皮肤型和系统性红斑狼疮。

3. **SLE 的治疗**

(1)轻型病例:以皮损表现为主时,可选用抗疟药或结合非甾体抗炎药,必要时加用小至中等剂量的皮质激素,如泼尼松。

(2)重型病例:首选皮质激素,可显著抑制炎症反应,对淋巴细胞有直接细胞毒作用,抑制抗原抗体反应。用量要足量,待病情缓解后逐步减量。严重肾病者,可试用大剂量的皮质类固醇冲击疗法。

免疫抑制剂具有抗炎和免疫抑制作用,常用的有环磷酰胺、硫唑嘌呤。

严重肾病者,可考虑血液透析或肾移植,或全身淋巴结 X 线照射,或免疫增强剂等。

(3)妊娠中的 SLE 一般不用抗疟药或细胞毒性药物。若无心肾损害,小量泼尼松可使病情缓解,并可调节至维持量,继续妊娠并密切观察,防止病情活动。一般在妊娠后期和分娩后一个半月内,可使病情加重,应静脉使用皮质类固醇激素。若未经治疗的活动性患者发生妊娠,应该在进行治疗性流产前,用大剂量皮质类固醇激素控制病情。

**(二)中医治疗**

1. **辨证论治**

(1)热毒炽盛证

证候:相当于 SLE 急性活动期。面部蝶形红斑鲜艳,皮肤紫斑;伴有高热,烦躁口渴,神昏谵语,抽搐,关节肌肉疼痛,大便干结,小便短赤;舌红绛,苔黄腻,脉洪数或细数。

治法:清热凉血,化斑解毒。

方药:犀角地黄汤加减。

(2)阴虚火旺证

证候:斑疹暗红;伴有不规则发热或持续低热,手足心热,心烦无力,自汗盗汗,面浮肿,关节痛,足跟痛,月经量少或闭经;舌红,苔薄,脉细数。

治法:滋阴降火。

方药:六味地黄丸加减。

(3)脾肾阳虚证

证候:面色无华,眼睑、下肢浮肿,胸胁胀满,腰膝酸软,面热肢冷,口干不渴,尿少或尿闭;舌淡胖,苔少,脉沉细。

治法:温肾壮阳,健脾利水。

方药:苓桂术甘汤合参苓白术散加减。

(4)气滞血瘀证

证候:多见于盘状局限型及亚急性皮肤型红蝴蝶疮,红斑暗滞,角栓形成及皮肤萎缩;伴倦怠乏力;舌暗红,苔白或光面舌,脉沉细。

治法:疏肝理气,活血化瘀。

方药:逍遥散加减。

2. **成药** 昆明山海棠片,或雷公藤总苷制剂。

3. **外治** 以保护、避光、润肤为原则,可用白玉膏局部外擦。

## 细目十九 淋 病

### 要点一 概述

淋病是由淋病双球菌引起的泌尿生殖系统感染的性传播疾病。主要通过性交传染,极少数也可通过污染的衣物等间接传染。在经典的性传播疾病中,淋病的发病率最高,流行范围最广。它以尿道刺痛,尿道口排出脓性分泌物为临床特征。属中医"淋浊"范畴,称为"花柳毒淋"。

### 要点二 病因病理

淋病的病原菌为淋病双球菌,革兰氏染色阴性,易被干燥、肥皂或其他消毒剂杀灭。常存在于尿道、阴道,子宫颈及前庭等处。经性交相互传染,女性较男性易感,而男性的症状较重,淋球菌感染后，很快引起尿道黏膜的严重炎症反应，或形成溃疡及脓肿，产生大量脓性分泌物由尿道流出。感染可向黏膜下发展，不久可蔓延至后尿道，甚至蔓及前列腺，精囊或附睾。女性则表现为宫颈炎，附件炎。当全身抵抗力低下时，淋球菌可经血行播散，产生败血症、心内膜炎，关节炎等，反复感染或治疗不彻底，则可形成慢性病灶，若纤维组织逐渐形成，亦可发生尿道狭窄。

## 要点三　临床表现

有不洁性交或间接接触传染史。潜伏期一般为2~10天，平均3~5天。

### （一）男性淋病

一般症状和体征较明显。

1. **急性淋病**　尿道口红肿发痒及轻度刺痛，继而有稀薄黏液流出，引起排尿不适，24小时后症状加剧。排尿开始时，尿道外口刺痛或灼热痛，排尿后疼痛减轻。尿道口溢脓，开始为浆液性分泌物，以后逐渐出现黄色黏稠的脓性分泌物，特别是清晨起床后分泌物的量较多，脓痂可堵住尿道外口，尿液呈乳白混浊样。若有包皮过长，可引起包皮炎、包皮龟头炎，严重时可并发包茎、尿道黏膜外翻、腹股沟淋巴结肿大。部分患者可有尿频、尿急、夜尿增多。当病变上行蔓延至后尿道时，可出现终末血尿、血精、会阴部轻度坠胀等表现。

全身症状一般较轻，少数患者可伴有发热（38℃左右）、全身不适、食欲不振等。

2. **慢性淋病**　多由于急性淋病治疗不当，或在急性期嗜酒及性交等因素，而转为慢性；也有因患者体质虚弱或伴贫血、结核，病情一开始即呈慢性表现。

慢性淋病患者表现为轻微尿痛，排尿时仅感尿道灼热或轻度刺痛，常可见终末血尿。尿道外口不见排脓，挤压阴茎根部或用手指压迫会阴部，尿道外口仅见少量稀薄浆液性分泌物。患者多有慢性腰痛，会阴部胀感，夜间遗精，精液带血。淋病反复发作者，可出现尿道狭窄，少数可引起输精管狭窄或梗塞，发生精液囊肿。

男性淋病可合并淋病性前列腺炎、附睾炎、精囊炎、膀胱炎等。

### （二）女性淋病

大多数患者可无症状，有症状也不太明显，多在出现严重病变，或娩出感染淋病的新生儿时才被发现。

1. **急性淋病**　主要类型有：

（1）淋菌性宫颈炎：表现为大量脓性白带，宫颈充血、触痛，若阴道脓性分泌物较多时，常有外阴刺痒和烧灼感。因常与尿道炎并发，故也可有尿频、尿急等症状。

（2）淋菌性尿道炎：表现为尿道口充血、压痛，并有脓性分泌物，轻度尿频、尿急、尿痛，排尿时有烧灼感，挤压尿道旁腺时有脓性分泌物。

（3）淋菌性前庭大腺炎：表现有前庭大腺红、肿、热、痛，严重时形成脓肿，触痛明显。全身症状有高热、畏寒等。

2. **慢性淋病**　常由急性转变而来。一般症状较轻，部分患者有下腹坠胀、疼痛，腰酸背痛，白带较多，月经过多，少数可引起不孕、宫外孕等。常见下列情况：

（1）幼女淋菌性外阴阴道炎，表现为外阴红肿、灼痛，阴道及尿道有黄绿色脓性分泌物等。

（2）女性淋病若炎症波及盆腔等处，则易并发盆腔炎、输卵管炎、子宫内膜炎等，偶可继发卵巢脓肿，盆腔脓肿、腹膜炎等。

（3）播散性淋病，常出现淋菌性关节炎、淋菌性败血症、脑膜炎、心内膜炎及心包炎等。

（4）其他部位的淋病，主要有新生儿淋菌性结膜炎、咽炎、直肠炎等。

## 要点四　诊断

诊断要点：

### （一）临床表现

本病须根据病史、临床表现和实验室检查结果综合分析、慎重诊断。

1. **感染史**　有与淋病患者性交或不洁性交，以及共同生活史；慢性期患者曾有淋病病史。

2. **典型症状体征**　主要表现为尿道炎、阴道炎等，出现急性、慢性尿道炎症及局部红、肿、热、痛，有分泌物或呈脓性。部分病例可无临床症状。

### （二）实验室及特殊检查

以尿道、阴道等处分泌物及局部刮片、挤压液和抽取液涂片或培养，淋球菌呈阳性，血清学检查可作诊断参考。

## 要点五　鉴别诊断

1. **非淋菌性尿道炎**　主要由衣原体和支原体感染所引起。其潜伏期较长；尿道炎症较轻，尿道分泌物少；分泌物查不到淋球菌，有条件的可作衣原体、支原体检测。

2. **念珠菌性尿道炎** 病史较长，多有反复感染史。尿道口、龟头、包皮潮红，可有白色垢物，瘙痒明显；实验室检查可见念珠菌丝。

### 要点六 治疗

**（一）西医治疗**

1. **青霉素类** 普鲁卡因青霉素 G、氨苄西林，并加服丙磺舒。

2. **大观霉素（壮观霉素，淋必治）或头孢曲松钠（头孢三嗪，菌必治）** 急性期且为初次感染者，给药 1~2 次即可，慢性者应给药 7 天以上。

3. **喹诺酮类** 诺氟沙星、氧氟沙星。

**（二）中医治疗**

1. **辨证论治**

（1）湿热毒蕴证

证候：尿道口红肿，尿液混浊如脂，尿道口溢脓，尿急，尿频，尿痛，淋漓不止，严重者尿道黏膜水肿，附近淋巴结肿痛，女性宫颈充血、触痛，并有脓性分泌物，可有前庭大腺红肿热痛等；可伴有发热等全身症状；舌红，苔黄腻，脉滑数。

治法：清热利湿，解毒化浊。

方药：龙胆泻肝汤加减。热毒入络者，合清营汤加减。

（2）阴虚毒恋证

证候：小便不畅、短涩，淋漓不尽，女性带下多，或尿道口见少许黏液，酒后或疲劳易复发；腰酸腿软，五心烦热，食少纳差；舌红，苔少，脉细数。

治法：滋阴降火，利湿祛浊。

方药：知柏地黄丸加减。

2. **外治** 可选用土茯苓、地肤子、苦参、芒硝各 30g，煎水外洗局部，每天 3 次。

## 细目二十 梅 毒

### 要点一 概述

梅毒是由梅毒螺旋体所引起的一种慢性全身性性传播疾病。早期主要表现为皮肤黏膜损害，晚期可造成骨骼及眼部、心血管、中枢神经系统等多器官组织的病变。主要由不洁性交传染，偶尔通过接吻、哺乳，或接触患者污染的衣物、输血等途径传染，亦可通过母婴传播。属于中医的“霉疮”“疳疮”“花柳病”等范畴。

### 要点二 病因病理

本病的病原体为梅毒螺旋体，亦称苍白螺旋体。由直接或间接途径，梅毒螺旋体经黏膜或破损皮肤进入机体后，即在侵入处组织中繁殖，于外生殖器处形成硬下疳，成为一期梅毒。由于局部免疫反应，部分螺旋体被消灭，局部损害逐渐消退，成为一期潜伏梅毒。硬下疳消退后约 6 周，潜伏的螺旋体大量繁殖，进入血液循环，侵入多种组织内，全身皮肤黏膜广泛出现梅毒疹，成为二期梅毒。由于机体的免疫力，皮肤黏膜的梅毒疹也可消退。但当机体的抵抗力低下时，未被自身免疫力消灭的螺旋体，仍然可以引起皮损的再发，成为二期复发性梅毒。一、二期梅毒统称为早期梅毒。2~4 年后进入晚期，此期可为无症状的晚期隐性梅毒。如有复发，则可侵犯任何组织，如皮肤黏膜、神经系统及心血管系统等重要脏器，受累组织内梅毒螺旋体虽少，但具有极大的破坏性而致组织缺损及功能障碍，成为三期梅毒。孕妇患者，其病原体可经胎盘进入胎儿血液循环，致胎传梅毒。

### 要点三 临床表现

一般有不洁性交史，或性伴侣有梅毒病史。

**（一）一期梅毒**

主要表现为疳疮（硬下疳），发生于不洁性交后 2~4 周，常发生在外生殖器部位，少数发生在唇、咽、宫颈等处，男性多发生在阴茎的包皮、冠状沟、系带或龟头上。同性恋男性常见于肛门部或直肠；女性多在大小阴唇或子宫颈上。硬下疳常为单个，偶为多个，初为丘疹或浸润性红斑，继之轻度糜烂或成浅表性溃疡，其上有少量黏液性分泌物或覆盖灰色薄痂，边缘隆起，边缘及基底部呈软骨样硬度，不痛不痒，直径 1~2cm，圆形，呈牛肉色，局部淋巴结肿大。疳疮不经治疗，可在 3~8 周内自然消失，而淋巴结肿大持续较久。

**（二）二期梅毒**

主要表现为杨梅疮，一般发生在感染后 7~10 周或硬下疳出现后 6~8 周。早期症状有流感样综合征，表现为头痛，恶寒，低热，食欲差，乏力，肌肉及骨关节疼痛，全身淋巴结肿大，继而出现皮肤黏膜损害、骨损害、眼梅毒、神经梅毒等。

1. **二期梅毒皮肤黏膜损害**　其特点是分布广泛、对称，自觉症状轻微，破坏性小，传染性强。主要表现有下列几种：

（1）皮损：可有斑疹（玫瑰疹）、斑丘疹、丘疹鳞屑性梅毒疹、毛囊疹、蛎壳状疹、脓疱、溃疡等，这些损害可以单独或合并出现。

（2）扁平湿疣：好发于肛门周围、外生殖器等皮肤互相摩擦和潮湿的部位。稍高出皮面，界限清楚，表面湿烂，其颗粒密聚如菜花，覆有灰白色薄膜，内含大量的梅毒螺旋体。

（3）梅毒性白斑：好发于妇女的颈部、躯干、四肢、外阴及肛周。为局限性色素脱失斑，可持续数月。

（4）梅毒性脱发：脱发呈虫蚀状。

（5）黏膜损害：为黏膜红肿及糜烂，黏膜斑内含大量的梅毒螺旋体。

2. **二期梅毒骨损害**　可发生骨膜炎及关节炎，晚上和休息时疼痛较重，白天及活动时较轻。多发生在四肢的长骨和大关节。

3. **二期眼梅毒**　可发生虹膜炎、虹膜睫状体炎、视神经炎和视网膜炎等。

也可出现二期神经梅毒等。

### （三）三期梅毒

三期梅毒亦称晚期梅毒。此期特点为病程长，易复发，除皮肤黏膜损害外，常侵犯多个脏器。

1. **三期皮肤梅毒**　损害多为局限性、孤立性、浸润性斑块或结节，发展缓慢，破坏性大，愈后留有瘢痕。常见者有：

（1）结节性梅毒疹：多见于面部和四肢，为豌豆大小铜红色的结节，成群而不融合，呈环形、蛇形或星形，质硬，可溃破，愈后留有萎缩性瘢痕。

（2）树胶样肿：先为无痛性皮下结节，继之中心软化溃破，溃疡基底不平，为紫红色肉芽，分泌如树胶样黏稠脓汁，持续数月至2年，愈后留下瘢痕。

（3）近关节结节：为发生于肘、膝、髋等大关节附近的皮下结节，对称发生，结节坚硬，压迫时稍有痛感。

2. **三期黏膜梅毒**　主要见于口、鼻腔。上腭及鼻中隔黏膜树胶肿可侵犯骨质，产生骨坏死，死骨排出，形成上腭、鼻中隔穿孔及马鞍鼻，引起吞咽困难及发音障碍，少数可发生喉树胶肿而引起呼吸困难、声音嘶哑。

3. **三期骨梅毒**　以骨膜炎为多见，常侵犯长骨，损害较少，疼痛较轻，病程缓慢。其次为骨树胶肿，常见于扁骨，如颅骨，可形成死骨及皮肤溃疡。

4. **三期眼梅毒**　可发生虹膜睫状体炎、视网膜炎及角膜炎等。

5. **三期心血管梅毒**　主要有梅毒性主动脉炎、梅毒性主动脉瓣闭锁不全、梅毒性主动脉瘤和梅毒性冠状动脉口狭窄等。

6. **三期神经梅毒、脑膜梅毒、脑血管梅毒及脊髓脑膜血管梅毒和脑实质梅毒**　可见麻痹性痴呆、脊髓痨、视神经萎缩等。

### （四）潜伏梅毒（隐性梅毒）

梅毒未经治疗或用药剂量不足，无临床症状，血清反应阳性，排除其他可引起血清反应阳性的疾病存在，脑脊液正常，称为潜伏梅毒。若感染期限在2年以内者，称为早期潜伏梅毒，随时可发生二期复发损害，有传染性；病期在2年以上者，称为晚期潜伏梅毒，少有复发，少有传染性，但女患者仍可经胎盘而传给胎儿，发生胎传梅毒。

### （五）胎传梅毒（先天梅毒）

是母体内的梅毒螺旋体，由血液通过胎盘传到胎儿血液中，导致胎儿感染的梅毒。多发生在妊娠4个月后。发病小于2岁者称早期胎传梅毒，大于2岁者称晚期胎传梅毒。胎传梅毒不发生硬下疳，常有严重的内脏损害，对患儿的健康影响很大，病死率高。

1. **早期胎传梅毒**　多在出生后2周至3个月内出现症状。表现为消瘦，皮肤松弛多皱褶，哭声嘶哑，发育迟缓，常因鼻炎而导致呼吸、哺乳困难。皮肤损害可表现为斑疹、斑丘疹、水疱、脓疱等，多分布在头面、肢端、口周皮肤，口周可见皲裂，愈后留有辐射状瘢痕。此外，也可发生甲周炎、甲床炎、无发、骨髓炎、骨软骨炎、贫血、血小板减少等。大部分患儿可有肝、脾肿大，少数出现活动性神经梅毒。

2. **晚期胎传梅毒**　患儿发育不良，智力低下，可有前额圆凸，镰刀胫，桑椹齿，马鞍鼻，锁骨胸骨关节骨质肥厚，视网膜炎，角膜炎，神经性耳聋，脑脊液异常，肝脾肿大，鼻或腭树胶肿导致口腔及鼻中隔穿孔和鼻畸形。皮肤黏膜损害与成人相似。

3. **胎传潜伏梅毒** 胎传梅毒未经治疗,无临床症状,而血清反应呈阳性。

## 要点四 诊断

诊断要点:

**(一)临床表现**

**1. 病史**

(1)多有冶游史或不洁性交史,或有与梅毒患者密切接触史,或有与梅毒患者共用物品史。

(2)或曾有性病史,或有硬下疳,二期或三期梅毒表现的病史。

2. **症状体征** 皮肤、黏膜、阴部、肛门、口腔等处有梅毒性表现,感染期较长者有内脏受损症状体征。

**(二)实验室及特殊检查**

梅毒螺旋体检查和梅毒血清试验阳性。

## 要点五 鉴别诊断

1. **硬下疳与软下疳** 病原菌为 Ducreyi 链杆菌(杜克雷嗜血杆菌),潜伏期短,发病急,炎症明显,基底柔软,溃疡较深,表面有脓性分泌物,疼痛剧烈,常多发。

2. **梅毒玫瑰疹与风热疮(玫瑰糠疹)** 皮损为椭圆形,红色或紫红色斑,其长轴与皮纹平行,附有糠状鳞屑,常可见较大母斑,自觉瘙痒,淋巴结无肿大。梅毒血清反应阴性。

3. **梅毒扁平湿疣与尖锐湿疣** 疣状赘生物呈菜花状或乳头状隆起,基底较细,呈淡红色。梅毒血清反应阴性。

## 要点六 治疗

**(一)西医治疗**

1. **早期梅毒(一期、二期及病期在 2 年内的潜伏梅毒)** 普鲁卡因青霉素 G、苄星青霉素 G(长效西林)。青霉素过敏者选用四环素、红霉素。

2. **病期长于 2 年的梅毒(三期皮肤、黏膜、骨骼梅毒,病期超过 2 年的潜伏梅素及二期复发梅毒)** 普鲁卡因青霉素 G、苄星青霉素 G。青霉素过敏者选用四环素、红霉素。

3. **心血管梅毒** 普鲁卡因青霉素 G,禁用苄星青霉素。青霉素过敏者选用四环素。

4. **神经梅素** 水剂青霉素 G,或普鲁卡因青霉素 G 同时服丙磺舒,接着再用苄星青霉素 G。

5. **妊娠梅毒** 普鲁卡因青霉素 G,青霉素过敏者只选用红霉素,服法同一般患者,但其所生婴儿应用青霉素治疗。

6. **先天梅毒** 普鲁卡因青霉素 G,苄星青霉素 G,有神经损害者不用(效差)。较大儿童青霉素用量不应超过成人同期治疗量,青霉素过敏者改用红霉素,8 岁以下儿童禁用四环素。

**(二)中医治疗**

**1. 辨证论治**

(1)肝经湿热证

证候:多见于一期梅毒。外生殖器疳疮质硬而润,或伴有横痃,杨梅疮多在下肢、腹部、阴部;兼见口苦口干,小便黄赤,大便秘结;舌质红,苔黄腻,脉弦滑。

治法:清热利湿,解毒驱梅。

方药:龙胆泻肝汤加减。

(2)血热蕴毒证

证候:多见于二期梅毒。周身起杨梅疮,色如玫瑰,不痛不痒,或见丘疹、脓疱、鳞屑;兼见口干咽燥,口舌生疮,大便秘结;舌质红绛,苔薄黄或少苔,脉细滑或细数。

治法:凉血解毒,泻热散瘀。

方药:清营汤合桃红四物汤加减。

(3)毒结筋骨证

证候:见于杨梅结毒。患病日久,在四肢、头面、鼻咽部出现树胶肿,伴关节、骨骼作痛,行走不便,明显消瘦,疼痛夜甚;舌质暗,苔薄白或灰或黄,脉沉细涩。

治法:活血解毒,通络止痛。

方药:五虎汤加减。

(4)肝肾亏损证

证候:见于三期梅毒脊髓痨者。患病可达数十年之久,逐渐两足瘫痪或痿弱不行,肌肤麻木或虫行作痒,筋骨窜痛;腰膝酸软,小便困难;舌质淡,苔薄白,脉沉细弱。

治法:滋补肝肾,填髓息风。

方药:地黄饮子加减。

(5)心肾亏虚证

证候:见于心血管梅毒患者。症见心慌气短,神疲乏力,下肢浮肿,唇甲青紫,腰膝酸软,动则气喘;舌质淡有齿痕,苔薄白而润,脉沉弱或结代。

治法:养心补肾,祛瘀通阳。

方药:苓桂术甘汤加减。

**2. 外治**

(1)疳疮:可选用鹅黄散或珍珠散敷于

患处。

（2）横痃、杨梅结毒未溃时，选用冲和膏，醋、酒各半调成糊状外敷；溃破时，先用五五丹掺在疮面上，外盖玉红膏；待其腐脓除尽，再用生肌散掺在疮面上，盖玉红膏。

（3）杨梅疮：可用土茯苓、蛇床子、川椒、蒲公英、莱菔子、白鲜皮煎汤外洗。

## 细目二十一　尖锐湿疣

### 要点一　概述

尖锐湿疣（CA）又称生殖器疣、性病疣，是由人乳头瘤病毒引起的一种良性赘生物。其特点是：以皮肤黏膜交界处，尤其是外阴、肛周出现淡红或暗红褐色表皮赘生物为主要表现。主要通过性接触传染，也可通过自身接种、接触污染的内裤、浴巾、浴盆等方式传染，本病男女均可罹患，主要发生在性活跃的青壮年人群。有一定的自限性，部分病例治愈后复发，少数尖锐湿疣有癌变的可能。属于中医"臊疣""瘙瘊"的范畴。

### 要点二　病因病理

本病的病原体系人乳头瘤病毒（HPV）。该病毒属 DNA 病毒，具有高度的宿主性和组织特异性，只侵犯人体皮肤黏膜，不侵犯动物。病毒通过局部细微损伤的皮肤黏膜而接种在该部，经过一定的潜伏期而出现赘生物。

### 要点三　临床表现

有与尖锐湿疣患者不洁性交或生活接触史。潜伏期 1~12 个月，平均 3 个月。

男性皮损多在阴茎龟头、冠状沟、系带；女性多在阴唇、阴蒂、宫颈、阴道和肛门；同性恋者常见于肛门和直肠，亦有在乳头、口唇、腋下、脐窝等处者。基本损害为淡红色或暗红褐色、柔软的表皮赘生物。赘生物大小不一，单个或群集分布，表面分叶或呈棘刺状，湿润，基底较窄或有蒂，但在阴茎体部可现基底较宽的"无蒂疣"。由于皮损排列分布不同，外观上常表现为点状、线状、重叠状、乳头瘤状、鸡冠状、菜花状、蕈状等不同形态。本病常无自觉症状，部分患者可出现局部疼痛或瘙痒。疣体易擦破出血，若继发感染，分泌物增多，可伴恶臭。巨大的尖锐湿疣多见于男性，且好发于阴茎和肛门附近，女性则见于外阴部。偶尔可转化为鳞状细胞癌。

### 要点四　诊断

诊断要点：

**（一）临床表现**

1. **性接触史**　患者多有不洁性接触史或夫妇同病。

2. **好发部位**　男性多发于阴茎龟头、冠状沟、系带；同性恋者多发于肛门、直肠；女性多发于外阴、阴蒂、宫颈、阴道和肛门。

3. **皮损特点**　初起为淡红色丘疹，逐渐增大，融合成乳头状、菜花状或鸡冠状增生突起，表面湿润，根部有蒂，易出血。

**（二）实验室及特殊检查**

醋酸白试验：用 3%~5% 的醋酸液涂擦或湿敷 3~10 分钟，阳性者局部变白，病灶稍隆起，在放大镜下观察更明显。

### 要点五　鉴别诊断

1. **假性湿疣**　多发生于 20~30 岁的女性外阴，特别是小阴唇内侧和阴道前庭；皮损为直径 1~2mm 大小的白色或淡红色小丘疹，表面光滑如鱼子状，群集分布，无自觉症状。

2. **扁平湿疣**　为梅毒常见的皮肤损害，皮损为扁平而湿润的丘疹，表面光滑，成片或成簇分布，皮损内可找到梅毒螺旋体。梅毒血清反应强阳性。

3. **阴茎珍珠状丘疹**　多见于青壮年。皮损为冠状沟部珍珠样半透明小丘疹，呈半球状、圆锥状或不规则状，色白或淡黄、淡红，沿冠状沟排列成一行或数行，或包绕一周；无自觉症状。

### 要点六　治疗

**（一）西医治疗**

1. **口服或注射**　可选用阿昔洛韦、利巴韦林、聚肌苷酸－聚胞苷酸、干扰素等抗病毒药物和免疫增强剂。

2. **外涂**　可根据病情选用足叶草脂素（疣脱欣）、1%~5% 氟尿嘧啶、30%~50% 三氯醋酸或 3%~5% 酞丁胺等涂敷于疣体表面。注意保护正常皮肤黏膜。

3. **激光、冷冻、电灼疗法**　使用时注意不要过度治疗,避免损害正常皮肤黏膜和瘢痕形成,预防感染。

4. **手术**　疣体较大者,可手术切除。

**(二)中医治疗**

**1. 辨证论治**

(1)湿毒下注证

证候:外生殖器或肛门等处,出现疣状赘生物,色灰或褐或淡红,质软,表面秽浊潮湿,触之易出血,恶臭;伴小便黄或不畅;苔黄腻,脉滑或弦数。

治法:利湿化浊,清热解毒。

方药:萆薢化毒汤加减。

(2)湿热毒蕴证

证候:外生殖器或肛门等处,出现疣状赘生物,色淡红,易出血,表面有大量秽浊分泌物,色淡黄,恶臭,瘙痒,疼痛;伴小便色黄量少,口渴欲饮,大便干燥;舌红,苔黄腻,脉滑数。

治法:清热解毒,化浊利湿。

方药:黄连解毒汤加减。

**2. 外治**

(1)熏洗法:板蓝根、山豆根、木贼草、香附各 30g;或白矾、皂矾各 120g,侧柏叶 250g,生薏苡仁 50g,孩儿茶 15g。煎水先熏后洗。

(2)点涂法:五妙水仙膏点涂疣体;或鸦胆子仁捣烂涂敷或鸦胆子油点涂患处,包扎。应注意保护周围正常皮肤。适用于疣体小而少者。

# 细目二十二　艾　滋　病

## 要点一　概述

艾滋病即获得性免疫缺陷综合征(AIDS),是由人类免疫缺陷病毒(HIV)所致的传染病。主要通过性接触及血液、血液制品和母婴传播传染。HIV 能特异性侵犯 Th 淋巴细胞(CD4)引起机体细胞免疫系统严重缺陷,导致各种机会性顽固感染、恶性肿瘤的发生,并对机体各系统尤其是神经系统造成损害,传染性强,死亡率高。属于中医"疫疠""虚劳""癥瘕"等范畴。

## 要点二　病因病理

艾滋病的病原体为 HIV,为逆转录 C 型 RNA 病毒,患者的精液、血液、唾液、眼泪、乳汁、尿液、阴道分泌物中均可分离出 HIV,但主要是通过精液、血液及含有血液的分泌物,经血流和破损的皮肤与黏膜传入全身,主要传染途径是性交传染、血液传染和围产期母婴感染。

HIV 嗜 CD4 细胞,在细胞内进行繁殖,使细胞不断地破裂、溶解、消失,遭到破坏。由于 CD4 细胞减少,依赖 CD4 细胞参加的细胞免疫反应处于无能状态,致使患者极易发生一系列的原虫、蠕虫、真菌、细菌和病毒等条件性病原体的感染,发生少见的恶性肿瘤。HIV 能侵犯神经系统,感染脑和脊髓,出现神经系统症状。HIV 侵犯人体后,核酸可以与宿主染色体 DNA 整合,强占遗传机构而复制,故无论是免疫接种预防还是治疗,都非常困难。

## 要点三　临床表现

潜伏期一般由 6 个月到 5 年或更长。感染 HIV 后,临床症状可分为 3 个阶段。

1. **急性感染期**　多数人感染后初期无任何症状和体征,少数患者在感染后 3~4 周出现急性 HIV 感染的临床表现,但症状轻微,如发热、淋巴结肿大、咽炎、皮疹或关节痛、腹泻、头痛等,症状持续 2~3 周自行缓解,此后进入一个长短不等的无症状潜伏期。

2. **艾滋病相关综合征**　患者发热、乏力、盗汗、腹泻,明显消瘦,全身表浅淋巴结肿大等。同时常有非致命的真菌、病毒或细菌性感染,如口腔白念珠菌病、皮肤单纯疱疹、带状疱疹和脓皮病等。

3. **艾滋病**　约 1% 的 HIV 感染者可发展为艾滋病,其临床表现为严重的细胞免疫缺陷而致的条件性病原体感染和少见的恶性肿瘤,较常见的有肺孢子菌肺炎和卡波西肉瘤。

## 要点四　诊断

诊断要点:

**(一)临床表现**

1. **艾滋病患者**　HIV 抗体阳性,又具有下述任何一项者,可确诊为艾滋病患者。

(1)近期内(3~6 个月)体重减轻 10% 以上,且持续发热达 38℃ 1 个月以上。

（2）近期内（3~6 个月）体重减轻 10% 以上，且持续腹泻（每日达 3~5 次）1 个月以上。

（3）肺孢子菌肺炎。

（4）卡波西肉瘤。

（5）明显的霉菌或其他条件致病菌感染。

**2. 实验室确诊艾滋病患者**　若 HIV 抗体阳性者，体重减轻、发热、腹泻、症状接近上述第一项标准，且有以下任何一项时，可为实验室确诊艾滋病患者。

（1）CD4/CD8（辅助 / 抑制）淋巴细胞计数比值 <1，CD4 细胞计数下降。

（2）全身淋巴结肿大。

（3）明显的中枢神经系统占位性病变的症状和体征，出现痴呆，辨别能力丧失或运动神经功能障碍。

**（二）实验室及特殊检查**

**1. 免疫学检查**　CD4 淋巴细胞减少，外周血淋巴细胞显著减少，低于 $1\times10^9$/L；CD4/CD8<1（正常 1.75~2.1）；自然杀伤细胞活性下降，B 淋巴细胞功能失调。

**2. HIV 检测**

（1）细胞培养分离病毒。

（2）检测 HIV 抗原。

（3）检测逆转录酶。

（4）检测病毒核酶等。由于操作复杂，价格昂贵，不作常规筛选之用。

**3. HIV 抗体检测**　这类方法是确定有无 HIV 病毒感染的最简便方法，但高危人群若为阴性，应在 2 个月后复查。常用的方法有：

（1）酶联免疫吸附法（ELISA）。

（2）间接免疫荧光法（IIF）。

（3）明胶颗粒凝集试验（PA）。

（4）蛋白印迹检测法（WB 法）。

（5）放射免疫沉淀试验（RIP）。

其中前三种用于筛选检查，后两种用于明确诊断。

## 要点五　鉴别诊断

应与原发性免疫缺陷病、继发性免疫缺陷病、特发性 $CD4^+$ T 淋巴细胞减少症、自身免疫性疾病、淋巴结肿大疾病、中枢神经系统疾病及假性艾滋病综合征等相鉴别。

## 要点六　治疗

**（一）西医治疗**

**1. 支持疗法**　对症处理，尽可能改善患者的进行性消耗和不适症状。

**2. 免疫调节剂**　可选用白细胞介素 -2、干扰素、丙种球蛋白、转移因子、香菇多糖、异丙肌苷等。

**3. 抑制 HIV 逆转录酶的药物**　主要有齐多夫定（叠氮胸苷），其次，可用 2′，3′- 双脱氧肌苷、2′，3′- 双脱氧胞嘧啶苷等。一般主张以上各药联合使用，即所谓“鸡尾酒”疗法，即可发挥其协同作用，也有利于减轻某一药物的毒副作用。此外，还有苏拉明、异丙肌苷等。

**（二）中医治疗**

**1. 辨证论治**

（1）肺卫受邪证

证候：见于急性感染期。症见发热，微畏寒，微咳，身痛，乏力，咽痛；舌质淡红，苔薄白或薄黄，脉浮。

治法：宣肺祛风，清热解毒。

方药：银翘散或荆防败毒汤加减。

（2）肺肾阴虚证

证候：多见于以呼吸系统症状为主的艾滋病早、中期患者，尤以肺孢子菌肺炎、肺结核较多见。症见发热，咳嗽，无痰或少量黏痰，或痰中带血，气短胸痛，动则气喘，全身乏力，消瘦，口干咽痛，盗汗，周身可见淡红色皮疹，伴轻度瘙痒；舌红，少苔，脉沉细数。

治法：滋补肺肾，解毒化痰。

方药：百合固金汤合瓜蒌贝母汤加减。

（3）脾胃虚弱证

证候：以消化系统症状为主者最为多见。症见腹泻久治不愈，腹泻呈稀水状便，少数夹有脓血和黏液，里急后重不明显，可有腹痛；兼见发热，消瘦，全身乏力，食欲不振，恶心呕吐，吞咽困难，或腹胀肠鸣，口腔内生鹅口疮；舌质淡有齿痕，苔白腻，脉濡细。

治法：扶正祛邪，培补脾胃。

方药：补中益气汤合参苓白术散加减。

（4）脾肾亏虚证

证候：多见于晚期患者。症见发热或低热，形体极度消瘦，神情倦怠，心悸气短，头晕目眩，腰膝酸痛，四肢厥逆，食欲不振，恶心，呃逆频作，腹泻剧烈，五更泄泻，毛发枯槁，面色苍白；舌质淡或胖，苔白，脉细无力。

治法：温补脾肾，益气回阳。

方药：肾气丸合四神丸加减。

（5）气虚血瘀证

证候：以卡波西肉瘤多见。症见周身乏力，

气短懒言,面色苍白,饮食不香,四肢、躯干部出现多发性肿瘤,瘤色紫暗,易于出血,淋巴结肿大;舌质暗,脉沉细无力。

治法:补气化痰,活血清热。

方药:补阳还五汤、犀角地黄汤合消瘰丸加减。

(6)窍闭痰蒙证

证候:多见于出现中枢神经病症的晚期患者。症见发热,头痛,恶心呕吐,神志不清,或神昏谵语,项强惊厥,四肢抽搐,或伴癫痫或痴呆;舌质暗或胖,或干枯,苔黄腻,脉细数或滑。

治法:清热化痰,开窍通闭。

方药:安宫牛黄丸、紫雪丹、至宝丹。若为寒甚者,用苏合香丸豁痰开窍。痰闭清除后,可用生脉散益气养阴。

**2. 针刺疗法** 选关元、命门、腰俞、脾俞、足三里、内关、合谷、阴陵泉、阳陵泉、风池、委中、列缺等穴位。

# 附录　中西医结合外科学(中级)专业技术资格考试大纲

## 第一部分　基 础 知 识

| 考试学科 | 单元 | 细目 | 要点 | 考试科目 |
|---|---|---|---|---|
| 中医基础理论 | 一、中医学理论体系的主要特点 | (一) 整体观念 | 整体观念的内容 | 1 |
| | | (二) 辨证论治 | 1. 症、证、病的概念 | 1 |
| | | | 2. 辨证论治的概念 | 1 |
| | | | 3. 同病异治和异病同治 | 1 |
| | 二、阴阳学说 | 阴阳学说在中医学中的应用 | 1. 说明人体的组织结构 | 1 |
| | | | 2. 说明人体的生理功能 | 1 |
| | | | 3. 说明人体的病理变化 | 1 |
| | | | 4. 指导疾病的诊治 | 1 |
| | 三、五行学说 | 五行学说在中医学中的应用 | 1. 构建天人一体的五脏系统 | 1 |
| | | | 2. 说明五脏生理功能及相互关系 | 1 |
| | | | 3. 说明五脏病变的相互影响 | 1 |
| | | | 4. 指导疾病的诊治 | 1 |
| | 四、藏象 | (一) 藏象的概述 | 脏腑分类及各自的生理特点 | 1 |
| | | (二) 心 | 1. 生理功能 | 1 |
| | | | 2. 与形、窍、志、液、时的系统联系 | 1 |
| | | (三) 肺 | 1. 生理功能 | 1 |
| | | | 2. 与形、窍、志、液、时的系统联系 | 1 |
| | | (四) 脾 | 1. 生理功能 | 1 |
| | | | 2. 与形、窍、志、液、时的系统联系 | 1 |
| | | (五) 肝 | 1. 生理功能 | 1 |
| | | | 2. 与形、窍、志、液、时的系统联系 | 1 |
| | | (六) 肾 | 1. 生理功能 | 1 |
| | | | 2. 与形、窍、志、液、时的系统联系 | 1 |
| | | (七) 胆 | 胆的生理功能 | 1 |
| | | (八) 胃 | 胃的生理功能 | 1 |
| | | (九) 小肠 | 小肠的生理功能 | 1 |
| | | (十) 大肠 | 大肠的生理功能 | 1 |

续表

| 考试学科 | 单元 | 细目 | 要点 | 考试科目 |
|---|---|---|---|---|
| 中医基础理论 | 四、藏象 | (十一)膀胱 | 膀胱的生理功能 | 1 |
| | | (十二)三焦 | 三焦的生理功能 | 1 |
| | | (十三)脑 | 脑的生理功能 | 1 |
| | | (十四)女子胞 | 1. 女子胞的生理功能 | 1 |
| | | | 2. 女子胞与脏腑经脉的关系 | 1 |
| | | (十五)脏腑之间的关系 | 1. 脏与脏之间的关系 | 1 |
| | | | 2. 腑与腑之间的关系 | 1 |
| | | | 3. 脏与腑之间的关系 | 1 |
| | | | 4. 五脏与奇恒之腑之间的关系 | 1 |
| | 五、气血津液 | (一) 气 | 1. 气的生成 | 1 |
| | | | 2. 气的分类 | 1 |
| | | | 3. 气的运动与变化 | 1 |
| | | | 4. 气的功能 | 1 |
| | | (二) 血 | 1. 血的生成 | 1 |
| | | | 2. 血的运行 | 1 |
| | | | 3. 血的功能 | 1 |
| | | (三) 津液 | 1. 津液的生成、输布与排泄 | 1 |
| | | | 2. 津液的功能 | 1 |
| | | (四) 气与血的关系 | 1. 气为血之帅 | 1 |
| | | | 2. 血为气之母 | 1 |
| | | (五) 气与津液的关系 | 1. 气能生津、行津和摄津 | 1 |
| | | | 2. 津能化气、载气 | 1 |
| | 六、经络 | (一) 经络学说 | 1. 经络的基本概念 | 1 |
| | | | 2. 经络系统的组成 | 1 |
| | | (二) 十二经脉 | 1. 十二经脉的走向交接规律 | 1 |
| | | | 2. 十二经脉的分布规律 | 1 |
| | | | 3. 十二经脉的表里关系 | 1 |
| | | | 4. 十二经脉的流注次序 | 1 |
| | | (三) 奇经八脉 | 1. 奇经八脉的主要特点 | 1 |
| | | | 2. 督脉的循行部位及基本功能 | 1 |
| | | | 3. 任脉的循行部位及基本功能 | 1 |
| | | | 4. 冲脉的循行部位及基本功能 | 1 |
| | | | 5. 带脉的循行部位及基本功能 | 1 |

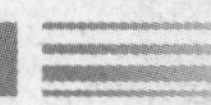

续表

| 考试学科 | 单元 | 细目 | 要点 | 考试科目 |
| --- | --- | --- | --- | --- |
| 中医基础理论 | 六、经络 | (四)经络的生理功能 | 1. 沟通联系作用 | 1 |
| | | | 2. 运行气血作用 | 1 |
| | | | 3. 感应传导作用 | 1 |
| | | | 4. 调节功能平衡 | 1 |
| | | (五)经络学说的应用 | 1. 阐释病理变化及其传变 | 1 |
| | | | 2. 指导疾病的诊断 | 1 |
| | | | 3. 指导疾病的治疗 | 1 |
| | 七、病因 | (一)外感病因 | 1. 六淫致病的共同特点 | 1 |
| | | | 2. 六淫各自的性质和致病特点 | 1 |
| | | | 3. 疠气 | 1 |
| | | (二)七情内伤 | 七情内伤致病的特点 | 1 |
| | | (三)饮食失宜 | 饮食不节、不洁、偏嗜 | 1 |
| | | (四)劳逸失度 | 过劳与过逸 | 1 |
| | | (五)痰饮 | 痰饮的形成与致病特点 | 1 |
| | | (六)瘀血 | 1. 瘀血的形成与致病特点 | 1 |
| | | | 2. 瘀血的症状特点 | 1 |
| | | (七)结石 | 结石的形成与致病特点 | 1 |
| | 八、发病 | (一)发病的基本原理 | 1. 正气不足是疾病发生的内在因素 | 1 |
| | | | 2. 邪气是发病的重要条件 | 1 |
| | | (二)影响发病的主要因素 | 1. 环境与发病 | 1 |
| | | | 2. 体质与发病 | 1 |
| | | | 3. 精神状态与发病 | 1 |
| | 九、病机 | (一)邪正盛衰 | 邪正盛衰与虚实变化 | 1 |
| | | (二)阴阳失调 | 1. 阴阳偏胜 | 1 |
| | | | 2. 阴阳偏衰 | 1 |
| | | | 3. 阴阳互损 | 1 |
| | | | 4. 阴阳格拒 | 1 |
| | | | 5. 阴阳转化 | 1 |
| | | | 6. 阴阳亡失 | 1 |
| | | (三)气的失常 | 1. 气虚 | 1 |
| | | | 2. 气机失调 | 1 |
| | | (四)血的失常 | 1. 血虚 | 1 |
| | | | 2. 血行失常 | 1 |

续表

| 考试学科 | 单元 | 细目 | 要点 | 考试科目 |
|---|---|---|---|---|
| 中医基础理论 | 九、病机 | (五) 气与血关系失调 | 1. 气滞血瘀 | 1 |
| | | | 2. 气虚血瘀 | 1 |
| | | | 3. 气不摄血 | 1 |
| | | | 4. 气随血脱 | 1 |
| | | | 5. 气血两虚 | 1 |
| | | (六) 津液代谢失常 | 1. 津液不足 | 1 |
| | | | 2. 津液输布、排泄障碍 | 1 |
| | | (七) 津液与气血关系失调 | 1. 水停气阻 | 1 |
| | | | 2. 气随津脱 | 1 |
| | | | 3. 津枯血燥 | 1 |
| | | | 4. 津亏血瘀 | 1 |
| | | | 5. 血瘀水停 | 1 |
| | | (八) 内生五邪 | 1. 风气内动 | 1 |
| | | | 2. 寒从中生 | 1 |
| | | | 3. 湿浊内生 | 1 |
| | | | 4. 津伤化燥 | 1 |
| | | | 5. 火热内生 | 1 |
| | | (九) 疾病传变 | 1. 病位传变 | 1 |
| | | | 2. 病性转化 | 1 |
| | 十、养生与防治原则 | (一) 养生 | 养生的基本原则 | 1 |
| | | (二) 治未病 | 1. 未病先防 | 1 |
| | | | 2. 既病防变 | 1 |
| | | | 3. 愈后防复 | 1 |
| | | (三) 治则 | 1. 正治与反治 | 1 |
| | | | 2. 治标与治本 | 1 |
| | | | 3. 扶正与祛邪 | 1 |
| | | | 4. 调整阴阳 | 1 |
| | | | 5. 调和脏腑 | 1 |
| | | | 6. 调理精气血津液 | 1 |
| | | | 7. 三因制宜 | 1 |
| 内经 | 《素问·上古天真论》 | | 1. “上古之人,其知道者,法于阴阳……故半百而衰也。” | 1 |
| | | | 2. “黄帝曰:人年老而无子者,材力尽耶……行步不正,而无子耳。” | 1 |

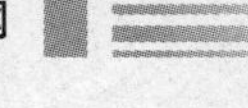

续表

| 考试学科 | 单元 | 细目 | 要点 | 考试科目 |
|---|---|---|---|---|
| 内经 | 《素问·生气通天论》 | | “阳气者,若天与日……郁乃痤。” | 1 |
| | 《素问·阴阳应象大论》 | | 1. “阴阳者,天地之道也……清阳发腠理,浊阴走五脏。” | 1 |
| | | | 2. “风胜则动,热胜则肿,燥胜则干,寒胜则浮,湿胜则濡泻。” | 1 |
| | | | 3. “病之始起也,可刺而已……气虚宜掣引之。” | 1 |
| | 《素问·六节藏象论》 | | “心者,生之本……凡十一藏取决于胆也。” | 1 |
| | 《素问·脉要精微论》 | | 1. “诊法常以平旦……故乃可诊有过之脉。” | 1 |
| | | | 2. “夫脉者,血之府也……绵绵其去如弦绝,死。” | 1 |
| | 《素问·玉机真脏论》 | | “余闻虚实以决死生……身汗得后利,则实者活。” | 1 |
| | 《素问·脏气法时论》 | | “肝苦急,急食甘以缓之……开腠理,致津液,通气也。” | 1 |
| | 《素问·热论》 | | “帝曰:治之奈何?岐伯曰:治之各通其脏脉……食肉则复,多食则遗,此其禁也。” | 1 |
| | 《素问·咳论》 | | “黄帝问曰:肺之令人咳,何也……非其时,各传以与之。” | 1 |
| | 《素问·举痛论》 | | 1. “余闻善言天者……客于脉中则气不通,故卒然而痛。” | 1 |
| | | | 2. “余知百病生于气也……正气留而不行,故气结矣。” | 1 |
| | 《素问·痹论》 | | “黄帝问曰:痹之安生……湿气胜者为著痹也。” | 1 |
| | 《素问·刺禁论》 | | “肝生于左……胃为之市。” | 1 |
| | 《素问·至真要大论》 | | “夫百病之生也,皆生于风寒暑湿燥火,以之化之变也……令其调达,而致和平,此之谓也。” | 1 |
| | 《灵枢·本神》 | | “肝藏血,血舍魂……肾气虚则厥,实则胀,五脏不安。” | 1 |
| | 《灵枢·百病始生》 | | “三部之气各不同……不可胜数。” | 1 |
| 伤寒论 | 一、辨太阳病脉证并治 | (一)桂枝汤证 | 1. “太阳中风,阳浮而阴弱……桂枝汤主之。”(12条) | 1 |
| | | | 2. “太阳病,初服桂枝汤……却与桂枝汤则愈。”(24条) | 1 |
| | | | 3. “病常自汗出者,此为荣气和……宜桂枝汤。”(53条) | 1 |
| | | | 4. “病人脏无他病,时发热,自汗出而不愈者……宜桂枝汤。”(54条) | 1 |

续表

| 考试学科 | 单元 | 细目 | 要点 | 考试科目 |
| --- | --- | --- | --- | --- |
| 伤寒论 | 一、辨太阳病脉证并治 | （二）葛根汤证 | 1.“太阳病，项背强几几……葛根汤主之。”（31 条） | 1 |
| | | | 2.“太阳与阳明合病者……葛根汤主之。”（32 条） | 1 |
| | | （三）葛根黄芩黄连汤证 | “太阳病，桂枝证，医反下之，利遂不止……葛根黄芩黄连汤主之。”（34 条） | 1 |
| | | （四）麻黄汤证 | 1.“太阳病，头痛发热……无汗而喘者，麻黄汤主之。”（35 条） | 1 |
| | | | 2.“太阳与阳明合病，喘而胸满者……宜麻黄汤。”（36 条） | 1 |
| | | （五）大青龙汤证 | “太阳中风，脉浮紧，发热恶寒，身疼痛，不汗出而烦躁者，大青龙汤主之……此为逆也。”（38 条） | 1 |
| | | （六）小青龙汤证 | “伤寒表不解，心下有水气，干呕，发热而咳……小青龙汤主之。”（40 条） | 1 |
| | | （七）麻黄杏仁甘草石膏汤证 | “发汗后，不可更行桂枝汤。汗出而喘……可与麻黄杏仁甘草石膏汤。”（63 条） | 1 |
| | | （八）桂枝甘草汤证 | “发汗过多，其人叉手自冒心……桂枝甘草汤主之。”（64 条） | 1 |
| | | （九）茯苓桂枝白术甘草汤证 | “伤寒若吐、若下后，心下逆满……茯苓桂枝白术甘草汤主之。”（67 条） | 1 |
| | | （十）五苓散证 | “太阳病，发汗后，大汗出……微热消渴者，五苓散主之。”（71 条） | 1 |
| | | （十一）真武汤证 | “太阳病发汗，汗出不解，其人仍发热……真武汤主之。”（82 条） | 1 |
| | | （十二）小柴胡汤证 | 1.“伤寒五六日中风，往来寒热，胸胁苦满……小柴胡汤主之。”（96 条） | 1 |
| | | | 2.“伤寒中风，有柴胡证，但见一证便是，不必悉具……却发热汗出而解。”（101 条） | 1 |
| | | （十三）小建中汤证 | “伤寒二三日，心中悸而烦者，小建中汤主之。”（102 条） | 1 |
| | | （十四）大柴胡汤证 | “太阳病，过经十余日，反二三下之……郁郁微烦者，为未解也，与大柴胡汤，下之则愈。”（103 条） | 1 |
| | | （十五）桃核承气汤证 | “太阳病不解，热结膀胱，其人如狂……但少腹急结者，乃可攻之，宜桃核承气汤。”（106 条） | 1 |
| | | （十六）桂枝加桂汤证 | “烧针令其汗，针处被寒，核起而赤者……与桂枝加桂汤更加桂二两也。”（117 条） | 1 |
| | | （十七）小陷胸汤证 | “小结胸病，正在心下，按之则痛，脉浮滑者，小陷胸汤主之。”（138 条） | 1 |
| | | （十八）柴胡桂枝汤证 | “伤寒六七日，发热微恶寒，支节烦疼……柴胡桂枝汤主之。”（146 条） | 1 |

续表

| 考试学科 | 单元 | 细目 | 要点 | 考试科目 |
|---|---|---|---|---|
| 伤寒论 | 一、辨太阳病脉证并治 | (十九)半夏泻心汤证 | “伤寒五六日,呕而发热者,柴胡汤证具,而以他药下之……但满而不痛者,此为痞,柴胡不中与之,宜半夏泻心汤。”(149条) | 1 |
| | | (二十)旋覆代赭汤证 | “伤寒发汗,若吐若下,解后心下痞鞕,噫气不除者,旋覆代赭汤主之。”(161条) | 1 |
| | | (二十一)大柴胡汤证 | “伤寒,发热,汗出不解,心中痞硬,呕吐而下利者,大柴胡汤主之。”(165条) | 1 |
| | | (二十二)白虎加人参汤证 | “伤寒,若吐若下后,七八日不解,热结在里,表里俱热,时时恶风……白虎加人参汤主之。”(168条) | 1 |
| | | (二十三)炙甘草汤证 | “伤寒,脉结代,心动悸,炙甘草汤主之。”(177条) | 1 |
| | 二、辨阳明病脉证并治 | (一) 大承气汤证 | “阳明病,脉迟,虽汗出不恶寒者……大承气汤主之。”(208条) | 1 |
| | | (二) 小承气汤证 | “阳明病,其人多汗,以津液外出,胃中燥,大便必硬,硬则谵语,小承气汤主之。若一服谵语止者,更莫复服。”(213条) | 1 |
| | | (三) 茵陈蒿汤证 | “阳明病,发热汗出者,此为热越,不能发黄也。但头汗出,身无汗……茵陈蒿汤主之。”(236条) | 1 |
| | | (四) 吴茱萸汤证 | “食谷欲呕,属阳明也,吴茱萸汤主之。得汤反剧者,属上焦也。”(243条) | 1 |
| | | (五) 麻子仁丸证 | “趺阳脉浮而涩,浮则胃气强,涩则小便数……麻子仁丸主之。”(247条) | 1 |
| | | (六) 调胃承气汤证 | “太阳病三日,发汗不解,蒸蒸发热者,属胃也,调胃承气汤主之。”(248条) | 1 |
| | 三、辨太阴病脉证并治 | 桂枝加芍药汤证、桂枝加大黄汤证 | “本太阳病,医反下之,因尔腹满时痛者,属太阴也,桂枝加芍药汤主之。大实痛者,桂枝加大黄汤主之。”(279条) | 1 |
| | 四、辨少阴病脉证并治 | (一) 麻黄细辛附子汤证 | “少阴病,始得之,反发热,脉沉者,麻黄细辛附子汤主之。”(301条) | 1 |
| | | (二) 黄连阿胶汤证 | “少阴病,得之二三日以上,心中烦,不得卧,黄连阿胶汤主之。”(303条) | 1 |
| | | (三) 甘草汤证、桔梗汤证 | “少阴病二三日,咽痛者,可与甘草汤,不差,与桔梗汤。”(311条) | 1 |
| | | (四) 真武汤证 | “少阴病,二三日不已,至四五日,腹痛,小便不利……真武汤主之。”(316条) | 1 |
| | | (五) 通脉四逆汤证 | “少阴病,下利清谷,里寒外热,手足厥逆……通脉四逆汤主之。”(317条) | 1 |
| | | (六) 四逆散证 | “少阴病,四逆……或泄利下重者,四逆散主之。”(318条) | 1 |

续表

| 考试学科 | 单元 | 细目 | 要点 | 考试科目 |
|---|---|---|---|---|
| 伤寒论 | 四、辨少阴病脉证并治 | (七) 猪苓汤证 | “少阴病，下利六七日，咳而呕渴，心烦不得眠者，猪苓汤主之。”(319 条) | 1 |
| | | (八) 四逆汤证 | “少阴病，脉沉者，急温之，宜四逆汤。”(323 条) | 1 |
| | 五、辨厥阴病脉证并治 | (一) 乌梅丸证 | “伤寒，脉微而厥，至七八日肤冷……蚘厥者，乌梅丸主之。又主久利。”(338 条) | 1 |
| | | (二) 当归四逆汤证 | “手足厥寒，脉细欲绝者，当归四逆汤主之。”(351 条) | 1 |
| | | (三) 白头翁汤证 | “热利下重者，白头翁汤主之。”(371 条) | 1 |
| | | (四) 吴茱萸汤证 | “干呕吐涎沫，头痛者，吴茱萸汤主之。”(378 条) | 1 |
| | 六、辨霍乱病脉证并治 | 五苓散证、理中丸证 | “霍乱，头痛发热，身疼痛，热多欲饮水者，五苓散主之。寒多不用水者，理中丸主之。”(386 条) | 1 |
| | 七、辨阴阳易瘥后劳复病脉证并治 | (一) 理中丸证 | “大病差后，喜唾，久不了了，胸上有寒，当以丸药温之，宜理中丸。”(396 条) | 1 |
| | | (二) 竹叶石膏汤证 | “伤寒解后，虚羸少气，气逆欲吐，竹叶石膏汤主之。”(397 条) | 1 |
| 金匮要略 | 一、脏腑经络先后病脉证 | (一) 已病防传，虚实异治 | “问曰：上工治未病，何也？师曰：夫治未病者，见肝之病，知肝传脾，当先实脾……余脏准此。”(1) | 1 |
| | | (二) 发病与预防 | “夫人禀五常，因风气而生长，风气虽能生万物，亦能害万物，如水能浮舟，亦能覆舟……理者，是皮肤脏腑之文理也。”(2) | 1 |
| | 二、痉湿暍病脉证治 | (一) 柔痉证治 | “太阳病，其证备，身体强，几几然，脉反沉迟，此为痉，瓜蒌桂枝汤主之。”(11) | 1 |
| | | (二) 湿病证治 | 1. “病者一身尽疼，发热，日晡所剧者，名风湿……可与麻黄杏仁薏苡甘草汤。”(21) | 1 |
| | | | 2. “风湿，脉浮，身重，汗出，恶风者，防已黄芪汤主之。”(22) | 1 |
| | 三、百合狐蜮阴阳毒病脉证治 | (一) 百合病脉证与病机 | “论曰：百合病者，百脉一宗，悉致其病也……各随证治之。”(1) | 1 |
| | | (二) 百合病正治法 | “百合病，不经吐、下、发汗，病形如初者，百合地黄汤主之。”(5) | 1 |
| | | (三) 狐蜮病证治 | “狐蜮之为病，状如伤寒，默默欲眠，目不得闭……蚀于上部则声喝一作嗄，甘草泻心汤主之。”(10) | 1 |
| | | (四) 狐蜮病酿脓证治 | “病者脉数，无热，微烦，默默但欲卧，汗出……若能食者，脓已成也，赤小豆当归散主之。”(13) | 1 |
| | 四、中风历节病脉证并治 | (一) 风湿历节证治 | “诸肢节疼痛，身体魁羸，脚肿如脱，头眩短气，温温欲吐，桂枝芍药知母汤主之。”(8) | 1 |
| | | (二) 寒湿历节证治 | “病历节，不可屈伸，疼痛，乌头汤主之。”(10) | 1 |
| | 五、血痹虚劳病脉证并治 | (一) 血痹重症证治 | “血痹阴阳俱微，寸口关上微，尺中小紧，外证身体不仁，如风痹状，黄芪桂枝五物汤主之。”(2) | 1 |

续表

| 考试学科 | 单元 | 细目 | 要点 | 考试科目 |
|---|---|---|---|---|
| 金匮要略 | 五、血痹虚劳病脉证并治 | (二)虚劳失精证治 | "夫失精家,少腹弦急,阴头寒……男子失精,女子梦交,桂枝加龙骨牡蛎汤主之。"(8) | 1 |
| | | (三)虚劳腰痛证治 | "虚劳腰痛,少腹拘急,小便不利者,八味肾气丸主之。"(15) | 1 |
| | | (四)虚劳不寐证治 | "虚劳虚烦不得眠,酸枣仁汤主之。"(17) | 1 |
| | 六、肺痿肺痈咳嗽上气病脉证治 | (一)虚热肺痿证治 | "大逆上气,咽喉不利,止逆下气者,麦门冬汤主之。"(10) | 1 |
| | | (二)虚寒肺痿证治 | "肺痿吐涎沫而不咳者,其人不渴,必遗尿,小便数……此为肺中冷,必眩,多涎唾,甘草干姜汤以温之。若服汤已渴者,属消渴。"(5) | 1 |
| | | (三)肺痈邪实壅滞证治 | "肺痈,喘不得卧,葶苈大枣泻肺汤主之。"(11) | 1 |
| | | (四)咳嗽上气寒饮郁肺证治 | "咳而上气,喉中水鸡声,射干麻黄汤主之。"(6) | 1 |
| | 七、胸痹心痛短气病脉证治 | (一)胸痹病机 | "师曰:夫脉当取太过不及,阳微阴弦,即胸痹而痛……以其阴弦故也。"(1) | 1 |
| | | (二)胸痹主证证治 | "胸痹之病,喘息咳唾,胸背痛,短气,寸口脉沉而迟,关上小紧数,瓜蒌薤白白酒汤主之。"(3) | 1 |
| | | (三)胸痹急症证治 | "胸痹缓急者,薏苡附子散主之。"(7) | 1 |
| | | (四)心痛重症证治 | "心痛彻背,背痛彻心,乌头赤石脂丸主之。"(9) | 1 |
| | 八、腹满寒疝宿食病脉证治 | (一)脾虚寒盛证治 | "心胸中大寒痛,呕不能饮食,腹中寒……上下痛而不可触近,大建中汤主之。"(14) | 1 |
| | | (二)寒实内结证治 | "胁下偏痛,发热,其脉紧弦,此寒也,以温药下之,宜大黄附子汤。"(15) | 1 |
| | 九、五脏风寒积聚病脉证并治 | (一)肾着证治 | "肾着之病,其人身体重,腰中冷,如坐水中……腰以下冷痛,腹重如带五千钱,甘姜苓术汤主之。"(16) | 1 |
| | | (二)肝着证治 | "肝着,其人常欲蹈其胸上,先未苦时,但欲饮热,旋覆花汤主之。臣亿等校诸本旋覆花汤方,皆同。"(7) | 1 |
| | 十、痰饮咳嗽病脉证并治 | (一)痰饮病治则 | "病痰饮者,当以温药和之。"(15) | 1 |
| | | (二)饮停心下证治 | "心下有痰饮,胸胁支满,目眩,苓桂术甘汤主之。"(16) | 1 |
| | | (三)饮逆致呕兼眩悸证治 | "卒呕吐,心下痞,膈间有水,眩悸者,小半夏加茯苓汤主之。"(30) | 1 |
| | | (四)痰饮冒眩证治 | "心下有支饮,其人苦冒眩,泽泻汤主之。"(25) | 1 |
| | 十一、消渴小便不利淋病脉证并治 | 消渴证治 | "渴欲饮水,口干舌燥者,白虎加人参汤主之。"(12) | 1 |
| | 十二、水气病脉证并治 | (一)风水夹热证治 | "风水恶风,一身悉肿,脉浮不渴,续自汗出,无大热,越婢汤主之。"(23) | 1 |

续表

| 考试学科 | 单元 | 细目 | 要点 | 考试科目 |
|---|---|---|---|---|
| 金匮要略 | 十二、水气病脉证并治 | (二)脾虚气滞证治 | “心下坚,大如盘,边如旋盘,水饮所作,枳术汤主之。”(32) | 1 |
| | 十三、黄疸病脉证并治 | (一)湿热并重证治 | “谷疸之为病,寒热不食,食即头眩,心胸不安,久久发黄,为谷疸,茵陈蒿汤主之。”(13) | 1 |
| | | (二)湿重于热证治 | “黄疸病,茵陈五苓散主之。”(18) | 1 |
| | 十四、妇人妊娠病脉证并治 | (一)胎与癥的鉴别及癥病证治 | “妇人宿有癥病,经断未及三月,而得漏下不止,胎动在脐上者,为癥痼害……所以血不止者,其癥不去故也,当下其癥,桂枝茯苓丸主之。”(2) | 1 |
| | | (二)腹痛肝脾失调证治 | “妇人怀娠,腹中疞痛,当归芍药散主之。”(5) | 1 |
| | 十五、妇人杂病脉证并治 | (一)月经病冲任虚寒夹瘀证治 | “问曰:妇人年五十所,病下利,数十日不止,暮即发热,少腹里急,腹满,手掌烦热,唇口干燥……当以温经汤主之。”(9) | 1 |
| | | (二)梅核气气滞痰凝证治 | “妇人咽中如有炙脔,半夏厚朴汤主之。”(5) | 1 |
| | | (三)脏躁证治 | “妇人脏躁,喜悲伤欲哭,象如神灵所作,数欠伸,甘麦大枣汤主之。”(6) | 1 |
| 温病学 | 一、温热类温病 | (一)主要温热类温病的传变规律 | 1. 风温病的传变规律 | 1 |
| | | | 2. 春温病的传变规律 | 1 |
| | | | 3. 暑温病的传变规律 | 1 |
| | | (二)温热类温病主要证治 | 1. 卫分证治(银翘散、桑菊饮) | 1 |
| | | | 2. 气分证治(宣白承气汤、清燥救肺汤) | 1 |
| | | | 3. 营分证治(清营汤) | 1 |
| | | | 4. 热陷心包证治(清宫汤、安宫牛黄丸、紫雪丹、至宝丹) | 1 |
| | | | 5. 热盛动风证治(羚角钩藤汤) | 1 |
| | | | 6. 血分证治(犀角地黄汤) | 1 |
| | | | 7. 真阴耗竭证治(加减复脉汤) | 1 |
| | | | 8. 虚风内动证治(三甲复脉汤、大定风珠) | 1 |
| | | | 9. 后期正虚邪恋证治(黄连阿胶汤、青蒿鳖甲汤) | 1 |
| | 二、湿热类温病 | (一)主要湿热类温病的传变规律 | 1. 湿温病的传变规律 | 1 |
| | | | 2. 伏暑病的传变规律 | 1 |
| | | (二)湿热类温病主要证治 | 1. 湿温病初发证治(三仁汤、藿朴夏苓汤) | 1 |
| | | | 2. 湿困中焦证治(雷氏芳香化浊法合三仁汤) | 1 |
| | | | 3. 湿阻膜原证治(雷氏宣透膜原法) | 1 |
| | | | 4. 湿热中阻证治(王氏连朴饮) | 1 |

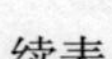

续表

| 考试学科 | 单元 | 细目 | 要点 | 考试科目 |
|---|---|---|---|---|
| 温病学 | 二、湿热类温病 | (二) 湿热类温病主要证治 | 5. 湿热蕴毒证治(甘露消毒丹) | 1 |
| | | | 6. 湿热酿痰蒙蔽心包证治(菖蒲郁金汤、苏合香丸、至宝丹) | 1 |
| | | | 7. 暑湿郁阻少阳证治(蒿芩清胆汤) | 1 |
| | | | 8. 暑湿夹滞,阻结肠道证(枳实导滞汤) | 1 |
| | | | 9. 暑湿弥漫三焦证治(三石汤) | 1 |
| | | | 10. 余湿留恋证治(薛氏五叶芦根汤) | 1 |
| | 三、温毒类温病 | 温毒类温病主要证治 | 1. 大头瘟毒壅肺胃证治(普济消毒饮) | 1 |
| | | | 2. 烂喉痧毒燔气营(血)证治(凉营清气汤) | 1 |
| 中药学 | 一、药性理论 | (一) 四气 | 1. 四气所表示药物的作用 | 1 |
| | | | 2. 四气对临床用药的指导意义 | 1 |
| | | (二) 五味 | 五味所表示药物的作用 | 1 |
| | | (三) 升降浮沉 | 1. 影响升降浮沉的因素 | 1 |
| | | | 2. 升浮与沉降的不同作用 | 1 |
| | | | 3. 升浮沉降对临床用药的指导意义 | 1 |
| | | (四) 归经 | 1. 归经的理论基础和依据 | 1 |
| | | | 2. 归经理论对临床用药的指导意义 | 1 |
| | | (五) 毒性 | 1. 毒性的含义 | 1 |
| | | | 2. 正确对待中药的毒性 | 1 |
| | | | 3. 引起中药中毒的主要原因 | 1 |
| | | | 4. 掌握药物毒性对指导临床用药的意义 | 1 |
| | 二、中药的配伍与用药禁忌 | (一) 中药的配伍 | 1. 配伍的意义 | 1 |
| | | | 2. 配伍的内容 | 1 |
| | | (二) 中药的用药禁忌 | 1. 配伍禁忌 | 1 |
| | | | 2. 妊娠用药禁忌 | 1 |
| | | | 3. 证候用药禁忌 | 1 |
| | | | 4. 服药时的饮食禁忌 | 1 |
| | 三、中药的剂量与用法 | (一) 剂量 | 确定剂量的因素 | 1 |
| | | (二) 用法 | 1. 特殊煎法 | 1 |
| | | | 2. 服药法 | 1 |
| | 四、解表药 | (一) 概述 | 1. 解表药的性能特点 | 1 |
| | | | 2. 解表药的功效 | 1 |
| | | | 3. 解表药的适应范围 | 1 |
| | | | 4. 解表药的使用注意事项 | 1 |

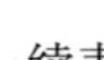

续表

| 考试学科 | 单元 | 细目 | 要点 | 考试科目 |
|---|---|---|---|---|
| 中药学 | 四、解表药 | （一）概述 | 5. 解表药的分类 | 1 |
| | | | 6. 各类解表药的性能特点 | 1 |
| | | | 7. 各类解表药的功效 | 1 |
| | | | 8. 各类解表药的适应范围 | 1 |
| | | （二）发散风寒药 | 麻黄、桂枝、紫苏、生姜、香薷、荆芥、防风、羌活、白芷、细辛、藁本、苍耳子、辛夷的功效、应用、用法用量、使用注意及相似药物功用异同点；麻黄、桂枝、荆芥、防风、细辛的性能特点 | 1 |
| | | （三）发散风热药 | 薄荷、牛蒡子、蝉蜕、桑叶、菊花、蔓荆子、柴胡、升麻、葛根的功效、应用、用法用量、使用注意及相似药物功用异同点；薄荷、柴胡、升麻、葛根的性能特点 | 1 |
| | 五、清热药 | （一）概述 | 1. 清热药的性能特点 | 1 |
| | | | 2. 清热药的功效 | 1 |
| | | | 3. 清热药的适应范围 | 1 |
| | | | 4. 清热药的使用注意事项 | 1 |
| | | | 5. 清热药的分类 | 1 |
| | | | 6. 各类清热药的性能特点 | 1 |
| | | | 7. 各类清热药的功效 | 1 |
| | | | 8. 各类清热药的适应范围 | 1 |
| | | （二）清热泻火药 | 石膏、知母、芦根、天花粉、淡竹叶、栀子、夏枯草、决明子的功效、应用、用法用量、使用注意及相似药物功用异同点；石膏、知母、栀子的性能特点 | 1 |
| | | （三）清热燥湿药 | 黄芩、黄连、黄柏、龙胆草、苦参、白鲜皮的功效、应用、用法用量、使用注意及相似药物功用异同点；黄连的性能特点 | 1 |
| | | （四）清热解毒药 | 金银花、连翘、穿心莲、大青叶、板蓝根、青黛、贯众、蒲公英、紫花地丁、野菊花、重楼、土茯苓、鱼腥草、大血藤、败酱草、射干、山豆根、马勃、白头翁、马齿苋、地锦草、鸦胆子、半边莲、白花蛇舌草的功效、应用、用法用量、使用注意及相似药物功用异同点；连翘的性能特点 | 1 |
| | | （五）清热凉血药 | 生地黄、玄参、牡丹皮、赤芍、紫草、水牛角的功效、应用、用法用量、使用注意及相似药物功用异同点；生地黄的性能特点 | 1 |
| | | （六）清虚热药 | 青蒿、白薇、地骨皮、银柴胡、胡黄连的功效、应用、用法用量、使用注意及相似药物功用异同点；青蒿的性能特点 | 1 |

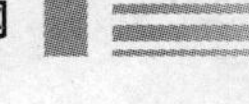

续表

| 考试学科 | 单元 | 细目 | 要点 | 考试科目 |
|---|---|---|---|---|
| 中药学 | 六、泻下药 | (一) 概述 | 1. 泻下药的性能特点 | 1 |
| | | | 2. 泻下药的功效 | 1 |
| | | | 3. 泻下药的适应范围 | 1 |
| | | | 4. 泻下药的使用注意事项 | 1 |
| | | | 5. 泻下药的分类 | 1 |
| | | | 6. 各类泻下药的性能特点 | 1 |
| | | | 7. 各类泻下药的功效 | 1 |
| | | | 8. 各类泻下药的适应范围 | 1 |
| | | (二) 攻下药 | 大黄、芒硝、番泻叶、芦荟的功效、应用、用法用量、使用注意及相似药物功用异同点；大黄、芒硝的性能特点 | 1 |
| | | (三) 润下药 | 火麻仁、郁李仁的功效、应用、用法用量、使用注意及相似药物功用异同点 | 1 |
| | | (四) 峻下逐水药 | 甘遂、大戟、芫花、牵牛子、巴豆霜的功效、应用、用法用量、使用注意及相似药物功用异同点 | 1 |
| | 七、祛风湿药 | (一) 概述 | 1. 祛风湿药的性能特点 | 1 |
| | | | 2. 祛风湿药的功效 | 1 |
| | | | 3. 祛风湿药的适应范围 | 1 |
| | | | 4. 祛风湿药的使用注意事项 | 1 |
| | | | 5. 祛风湿药的分类 | 1 |
| | | | 6. 各类祛风湿药的性能特点 | 1 |
| | | | 7. 各类祛风湿药的功效 | 1 |
| | | | 8. 各类祛风湿药的适应范围 | 1 |
| | | (二) 祛风寒湿药 | 独活、威灵仙、川乌、蕲蛇、乌梢蛇、木瓜、海风藤的功效、应用、用法用量、使用注意及相似药物功用异同点；独活、川乌的性能特点 | 1 |
| | | (三) 祛风湿热药 | 秦艽、防己、豨莶草、雷公藤的功效、应用、用法用量、使用注意及相似药物功用异同点；秦艽的性能特点 | 1 |
| | | (四) 祛风湿强筋骨药 | 五加皮、桑寄生、狗脊的功效、应用、用法用量、使用注意及相似药物功用异同点 | 1 |
| | 八、化湿药 | (一) 概述 | 1. 化湿药的性能特点 | 1 |
| | | | 2. 化湿药的功效 | 1 |
| | | | 3. 化湿药的适应范围 | 1 |
| | | | 4. 化湿药的使用注意事项 | 1 |
| | | (二) 具体药物 | 广藿香、佩兰、苍术、厚朴、砂仁、豆蔻的功效、应用、用法用量、使用注意及相似药物功用异同点；苍术、厚朴、砂仁的性能特点 | 1 |

续表

| 考试学科 | 单元 | 细目 | 要点 | 考试科目 |
|---|---|---|---|---|
| 中药学 | 九、利水渗湿药 | (一)概述 | 1. 利水渗湿药的性能特点 | 1 |
| | | | 2. 利水渗湿药的功效 | 1 |
| | | | 3. 利水渗湿药的适应范围 | 1 |
| | | | 4. 利水渗湿药的使用注意事项 | 1 |
| | | | 5. 利水渗湿药的分类 | 1 |
| | | | 6. 各类利水渗湿药的性能特点 | 1 |
| | | | 7. 各类利水渗湿药的功效 | 1 |
| | | | 8. 各类利水渗湿药的适应范围 | 1 |
| | | (二)利水消肿药 | 茯苓、薏苡仁、猪苓、泽泻、香加皮的功效、应用、用法用量、使用注意及相似药物功用异同点;茯苓、泽泻的性能特点 | 1 |
| | | (三)利尿通淋药 | 车前子、滑石、木通、通草、瞿麦、萹蓄、地肤子、海金沙、石韦、萆薢的功效、应用、用法用量、使用注意及相似药物功用异同点;木通的性能特点 | 1 |
| | | (四)利湿退黄药 | 茵陈、金钱草、虎杖的功效、应用、用法用量、使用注意及相似药物功用异同点;茵陈的性能特点 | 1 |
| | 十、温里药 | (一)概述 | 1. 温里药的性能特点 | 1 |
| | | | 2. 温里药的功效 | 1 |
| | | | 3. 温里药的适应范围 | 1 |
| | | | 4. 温里药的使用注意事项 | 1 |
| | | (二)具体药物 | 附子、干姜、肉桂、吴茱萸、高良姜、小茴香、丁香的功效、应用、用法用量、使用注意及相似药物功用异同点;附子、干姜、肉桂、吴茱萸的性能特点 | 1 |
| | 十一、理气药 | (一)概述 | 1. 理气药的性能特点 | 1 |
| | | | 2. 理气药的功效 | 1 |
| | | | 3. 理气药的适应范围 | 1 |
| | | | 4. 理气药的使用注意事项 | 1 |
| | | (二)具体药物 | 陈皮、青皮、枳实、木香、沉香、檀香、川楝子、乌药、香附、薤白、大腹皮的功效、应用、用法用量、使用注意及相似药物功用异同点;陈皮、枳实、木香、川楝子的性能特点 | 1 |
| | 十二、消食药 | (一)概述 | 1. 消食药的性能特点 | 1 |
| | | | 2. 消食药的功效 | 1 |
| | | | 3. 消食药的适应范围 | 1 |
| | | | 4. 消食药的使用注意事项 | 1 |
| | | (二)具体药物 | 山楂、神曲、麦芽、谷芽、莱菔子、鸡内金的功效、应用、用法用量、使用注意及相似药物功用异同点 | 1 |

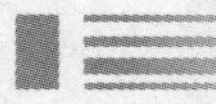

续表

| 考试学科 | 单元 | 细目 | 要点 | 考试科目 |
|---|---|---|---|---|
| 中药学 | 十三、驱虫药 | (一) 概述 | 1. 驱虫药的性能特点 | 1 |
| | | | 2. 驱虫药的功效 | 1 |
| | | | 3. 驱虫药的适应范围 | 1 |
| | | | 4. 驱虫药的使用注意事项 | 1 |
| | | (二) 具体药物 | 使君子、苦楝皮、槟榔、南瓜子的功效、应用、用法用量、使用注意及相似药物功用异同点 | 1 |
| | 十四、止血药 | (一) 概述 | 1. 止血药的性能特点 | 1 |
| | | | 2. 止血药的功效 | 1 |
| | | | 3. 止血药的适应范围 | 1 |
| | | | 4. 止血药的使用注意事项 | 1 |
| | | | 5. 止血药的分类 | 1 |
| | | | 6. 各类止血药的性能特点 | 1 |
| | | | 7. 各类止血药的功效 | 1 |
| | | | 8. 各类止血药的适应范围 | 1 |
| | | (二) 凉血止血药 | 小蓟、地榆、槐花、侧柏叶、白茅根、苎麻根的功效、应用、用法用量、使用注意及相似药物功用异同点；地榆的性能特点 | 1 |
| | | (三) 化瘀止血药 | 三七、茜草、蒲黄、降香的功效、应用、用法用量、使用注意及相似药物功用异同点；三七的性能特点 | 1 |
| | | (四) 收敛止血药 | 白及、仙鹤草、血余炭、棕榈炭的功效、应用、用法用量、使用注意及相似药物功用异同点；白及的性能特点 | 1 |
| | | (五) 温经止血药 | 炮姜、艾叶的功效、应用、用法用量、使用注意及相似药物功用异同点；艾叶的性能特点 | 1 |
| | 十五、活血化瘀药 | (一) 概述 | 1. 活血化瘀药的性能特点 | 1 |
| | | | 2. 活血化瘀药的功效 | 1 |
| | | | 3. 活血化瘀药的适应范围 | 1 |
| | | | 4. 活血化瘀药的使用注意事项 | 1 |
| | | | 5. 活血化瘀药的分类 | 1 |
| | | | 6. 各类活血化瘀药的性能特点 | 1 |
| | | | 7. 各类活血化瘀药的功效 | 1 |
| | | | 8. 各类活血化瘀药的适应范围 | 1 |
| | | (二) 活血止痛药 | 川芎、延胡索、郁金、乳香、没药、五灵脂的功效、应用、用法用量、使用注意及相似药物功用异同点；川芎、延胡索的性能特点 | 1 |

续表

| 考试学科 | 单元 | 细目 | 要点 | 考试科目 |
|---|---|---|---|---|
| 中药学 | 十五、活血化瘀药 | （三）活血调经药 | 丹参、红花、桃仁、益母草、泽兰、牛膝、鸡血藤的功效、应用、用法用量、使用注意及相似药物功用异同点；丹参、牛膝的性能特点 | 1 |
| | | （四）活血疗伤药 | 土鳖虫、马钱子、自然铜、苏木、骨碎补的功效、应用、用法用量、使用注意及相似药物功用异同点 | 1 |
| | | （五）破血消癥药 | 莪术、三棱、水蛭、斑蝥、穿山甲的功效、应用、用法用量、使用注意及相似药物功用异同点 | 1 |
| | 十六、化痰止咳平喘药 | （一）概述 | 1. 化痰止咳平喘药的性能特点 | 1 |
| | | | 2. 化痰止咳平喘药的功效 | 1 |
| | | | 3. 化痰止咳平喘药的适应范围 | 1 |
| | | | 4. 化痰止咳平喘药的使用注意事项 | 1 |
| | | | 5. 化痰止咳平喘药的分类 | 1 |
| | | | 6. 各类化痰止咳平喘药的性能特点 | 1 |
| | | | 7. 各类化痰止咳平喘药的功效 | 1 |
| | | | 8. 各类化痰止咳平喘药的适应范围 | 1 |
| | | （二）温化寒痰药 | 半夏、天南星、白附子、芥子、皂荚、旋覆花、白前的功效、应用、用法用量、使用注意及相似药物功用异同点；半夏、旋覆花的性能特点 | 1 |
| | | （三）清化热痰药 | 川贝母、浙贝母、瓜蒌、竹茹、竹沥、天竺黄、前胡、桔梗、胖大海、海藻、昆布、黄药子的功效、应用、用法用量、使用注意及相似药物功用异同点；川贝母、桔梗的性能特点 | 1 |
| | | （四）止咳平喘药 | 苦杏仁、紫苏子、百部、紫菀、款冬花、枇杷叶、桑白皮、葶苈子、白果的功效、应用、用法用量、使用注意及相似药物功用异同点；苦杏仁、葶苈子的性能特点 | 1 |
| | 十七、安神药 | （一）概述 | 1. 安神药的性能特点 | 1 |
| | | | 2. 安神药的功效 | 1 |
| | | | 3. 安神药的适应范围 | 1 |
| | | | 4. 安神药的使用注意事项 | 1 |
| | | | 5. 安神药的分类 | 1 |
| | | | 6. 各类安神药的性能特点 | 1 |
| | | | 7. 各类安神药的功效 | 1 |
| | | | 8. 各类安神药的适应范围 | 1 |
| | | （二）重镇安神药 | 朱砂、磁石、琥珀的功效、应用、用法用量、使用注意及相似药物功用异同点；朱砂的性能特点 | 1 |
| | | （三）养心安神药 | 酸枣仁、柏子仁、合欢皮、远志的功效、应用、用法用量、使用注意及相似药物功用异同点；酸枣仁的性能特点 | 1 |

续表

| 考试学科 | 单元 | 细目 | 要点 | 考试科目 |
| --- | --- | --- | --- | --- |
| 中药学 | 十八、平肝息风药 | (一) 概述 | 1. 平肝息风药的性能特点 | 1 |
| | | | 2. 平肝息风药的功效 | 1 |
| | | | 3. 平肝息风药的适应范围 | 1 |
| | | | 4. 平肝息风药的使用注意事项 | 1 |
| | | | 5. 平肝息风药的分类 | 1 |
| | | | 6. 各类平肝息风药的性能特点 | 1 |
| | | | 7. 各类平肝息风药的功效 | 1 |
| | | | 8. 各类平肝息风药的适应范围 | 1 |
| | | (二) 平抑肝阳药 | 石决明、珍珠母、牡蛎、赭石、蒺藜、罗布麻叶的功效、应用、用法用量、使用注意及相似药物功用异同点;石决明、赭石的性能特点 | 1 |
| | | (三) 息风止痉药 | 羚羊角(代)、牛黄、珍珠、钩藤、天麻、地龙、全蝎、蜈蚣、僵蚕的功效、应用、用法用量、使用注意及相似药物功用异同点;天麻、全蝎的性能特点 | 1 |
| | 十九、开窍药 | (一) 概述 | 1. 开窍药的性能特点 | 1 |
| | | | 2. 开窍药的功效 | 1 |
| | | | 3. 开窍药的适应范围 | 1 |
| | | | 4. 开窍药的使用注意事项 | 1 |
| | | (二) 具体药物 | 麝香、冰片、苏合香、石菖蒲的功效、应用、用法用量、使用注意及相似药物功用异同点;麝香、冰片的性能特点 | 1 |
| | 二十、补虚药 | (一) 概述 | 1. 补虚药的性能特点 | 1 |
| | | | 2. 补虚药的功效 | 1 |
| | | | 3. 补虚药的适应范围 | 1 |
| | | | 4. 补虚药的使用注意事项 | 1 |
| | | | 5. 补虚药的分类 | 1 |
| | | | 6. 各类补虚药的性能特点 | 1 |
| | | | 7. 各类补虚药的功效 | 1 |
| | | | 8. 各类补虚药的适应范围 | 1 |
| | | (二) 补气药 | 人参、西洋参、党参、太子参、黄芪、白术、山药、白扁豆、甘草、大枣、饴糖的功效、应用、用法用量、使用注意及相似药物功用异同点;人参、黄芪、甘草的性能特点 | 1 |
| | | (三) 补阳药 | 鹿茸、淫羊藿、巴戟天、仙茅、杜仲、续断、肉苁蓉、锁阳、补骨脂、益智仁、菟丝子、沙苑子、蛤蚧、冬虫夏草的功效、应用、用法用量、使用注意及相似药物功用异同点;杜仲、菟丝子的性能特点 | 1 |

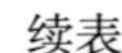

续表

| 考试学科 | 单元 | 细目 | 要点 | 考试科目 |
|---|---|---|---|---|
| 中药学 | 二十、补虚药 | （四）补血药 | 当归、熟地黄、白芍、阿胶、何首乌、龙眼肉的功效、应用、用法用量、使用注意及相似药物功用异同点；当归、熟地黄的性能特点 | 1 |
| | | （五）补阴药 | 北沙参、南沙参、百合、麦冬、天冬、石斛、玉竹、黄精、枸杞子、墨旱莲、女贞子、龟甲、鳖甲的功效、应用、用法用量、使用注意及相似药物功用异同点；黄精的性能特点 | 1 |
| | 二十一、收涩药 | （一）概述 | 1. 收涩药的性能特点 | 1 |
| | | | 2. 收涩药的功效 | 1 |
| | | | 3. 收涩药的适应范围 | 1 |
| | | | 4. 收涩药的使用注意事项 | 1 |
| | | | 5. 收涩药的分类 | 1 |
| | | | 6. 各类收涩药的性能特点 | 1 |
| | | | 7. 各类收涩药的功效 | 1 |
| | | | 8. 各类收涩药的适应范围 | 1 |
| | | （二）固表止汗药 | 麻黄根、浮小麦的功效、应用、用法用量、使用注意及相似药物功用异同点 | 1 |
| | | （三）敛肺涩肠药 | 五味子、乌梅、五倍子、罂粟壳、诃子、肉豆蔻、赤石脂的功效、应用、用法用量、使用注意及相似药物功用异同点；五味子、乌梅的性能特点 | 1 |
| | | （四）固精缩尿止带药 | 山茱萸、覆盆子、桑螵蛸、金樱子、海螵蛸、莲子、芡实的功效、应用、用法用量、使用注意及相似药物功用异同点；山茱萸的性能特点 | 1 |
| | 二十二、涌吐药 | （一）概述 | 1. 涌吐药的性能特点 | 1 |
| | | | 2. 涌吐药的功效 | 1 |
| | | | 3. 涌吐药的适应范围 | 1 |
| | | | 4. 涌吐药的使用注意事项 | 1 |
| | | （二）具体药物 | 常山、甜瓜蒂的功效、应用、用法用量、使用注意及相似药物功用异同点 | 1 |
| | 二十三、攻毒杀虫止痒药 | （一）概述 | 1. 攻毒杀虫止痒药的性能特点 | 1 |
| | | | 2. 攻毒杀虫止痒药的功效 | 1 |
| | | | 3. 攻毒杀虫止痒药的适应范围 | 1 |
| | | | 4. 攻毒杀虫止痒药的使用注意事项 | 1 |
| | | （二）具体药物 | 雄黄、硫黄、白矾、蛇床子、大蒜的功效、应用、用法用量、使用注意及相似药物功用异同点 | 1 |

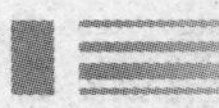

续表

<table>
<tr><th>考试学科</th><th>单元</th><th>细目</th><th>要点</th><th>考试科目</th></tr>
<tr><td rowspan="25">方剂学</td><td rowspan="6">一、概述</td><td rowspan="2">(一) 方剂与治法</td><td>1. 方剂与治法的关系</td><td>1</td></tr>
<tr><td>2. 常用治法</td><td>1</td></tr>
<tr><td rowspan="3">(二) 方剂的组成与变化</td><td>1. 方剂配伍的目的</td><td>1</td></tr>
<tr><td>2. 方剂的组方原则</td><td>1</td></tr>
<tr><td>3. 方剂的变化形式</td><td>1</td></tr>
<tr><td>(三) 常用剂型</td><td>常用剂型的特点及临床意义</td><td>1</td></tr>
<tr><td rowspan="17">二、解表剂</td><td rowspan="2">(一) 概述</td><td>1. 解表剂的适用范围</td><td>1</td></tr>
<tr><td>2. 解表剂的应用注意事项</td><td>1</td></tr>
<tr><td rowspan="6">(二) 辛温解表</td><td>1. 麻黄汤的组成药物、功用、主治证候、配伍意义、全方配伍特点</td><td>1</td></tr>
<tr><td>2. 桂枝汤的组成药物、功用、主治证候、配伍意义、全方配伍特点、加减化裁及其与麻黄汤的鉴别应用</td><td>1</td></tr>
<tr><td>3. 九味羌活汤的组成药物、功用、主治证候、配伍意义、全方配伍特点及加减化裁</td><td>1</td></tr>
<tr><td>4. 小青龙汤的组成药物、功用、主治证候、配伍意义、全方配伍特点及加减化裁</td><td>1</td></tr>
<tr><td>5. 香苏散的组成药物、功用、主治证候、配伍意义、全方配伍特点及加减化裁</td><td>1</td></tr>
<tr><td>6. 止嗽散的组成药物、功用、主治证候、配伍意义、全方配伍特点</td><td>1</td></tr>
<tr><td rowspan="4">(三) 辛凉解表</td><td>1. 银翘散的组成药物、功用、主治证候、配伍意义、全方配伍特点、加减化裁</td><td>1</td></tr>
<tr><td>2. 桑菊饮的组成药物、功用、主治证候、配伍意义、全方配伍特点及其与银翘散的鉴别应用</td><td>1</td></tr>
<tr><td>3. 麻黄杏仁甘草石膏汤的组成药物、功用、主治证候、配伍意义、全方配伍特点、加减化裁</td><td>1</td></tr>
<tr><td>4. 柴葛解肌汤的组成药物、功用、主治证候、配伍意义、全方配伍特点</td><td>1</td></tr>
<tr><td rowspan="3">(四) 扶正解表</td><td>1. 人参败毒散的组成药物、功用、主治证候、配伍意义、全方配伍特点、加减化裁</td><td>1</td></tr>
<tr><td>2. 参苏饮的组成药物、功用、主治证候、配伍意义、全方配伍特点及其与人参败毒散的鉴别应用</td><td>1</td></tr>
<tr><td>3. 麻黄细辛附子汤的组成药物、功用、主治证候、配伍意义、全方配伍特点、加减化裁</td><td>1</td></tr>
<tr><td rowspan="2">三、泻下剂</td><td rowspan="2">(一) 概述</td><td>1. 泻下剂的适用范围</td><td>1</td></tr>
<tr><td>2. 泻下剂的应用注意事项</td><td>1</td></tr>
</table>

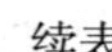
续表

| 考试学科 | 单元 | 细目 | 要点 | 考试科目 |
|---|---|---|---|---|
| 方剂学 | 三、泻下剂 | （二）寒下 | 大承气汤的组成药物、功用、主治证候、配伍意义、全方配伍特点及其与小承气汤、调胃承气汤的鉴别应用 | 1 |
| | | （三）温下 | 1. 大黄附子汤的组成药物、功用、主治证候、配伍意义、全方配伍特点 | 1 |
| | | | 2. 温脾汤的组成药物、功用、主治证候、配伍意义、全方配伍特点及其与大黄附子汤的鉴别应用 | 1 |
| | | （四）润下 | 1. 麻子仁丸的组成药物、功用、主治证候、配伍意义、全方配伍特点 | 1 |
| | | | 2. 济川煎的组成药物、功用、主治证候、配伍意义、全方配伍特点及其与麻子仁丸的鉴别应用 | 1 |
| | | （五）逐水 | 十枣汤的组成药物、功用、主治证候、配伍意义、全方配伍特点及应用注意事项 | 1 |
| | | （六）攻补兼施 | 黄龙汤的组成药物、功用、主治证候、配伍意义、全方配伍特点 | 1 |
| | 四、和解剂 | （一）概述 | 1. 和解剂的适用范围 | 1 |
| | | | 2. 和解剂的应用注意事项 | 1 |
| | | （二）和解少阳 | 1. 小柴胡汤的组成药物、功用、主治证候、配伍意义、全方配伍特点及加减化裁 | 1 |
| | | | 2. 蒿芩清胆汤的组成药物、功用、主治证候、配伍意义、全方配伍特点及其与小柴胡汤的鉴别应用 | 1 |
| | | | 3. 达原饮的组成药物、功用、主治证候、配伍意义、全方配伍特点 | 1 |
| | | （三）调和肝脾 | 1. 四逆散的组成药物、功用、主治证候、配伍意义、全方配伍特点及加减化裁 | 1 |
| | | | 2. 逍遥散的组成药物、功用、主治证候、配伍意义、全方配伍特点、加减化裁及其与四逆散的鉴别应用 | 1 |
| | | | 3. 痛泻要方的组成药物、功用、主治证候、配伍意义、全方配伍特点及其与逍遥散的鉴别应用 | 1 |
| | | （四）调和肠胃 | 半夏泻心汤的组成药物、功用、主治证候、配伍意义、全方配伍特点及加减化裁 | 1 |
| | 五、清热剂 | （一）概述 | 1. 清热剂的适用范围 | 1 |
| | | | 2. 清热剂的应用注意事项 | 1 |
| | | （二）清气分热 | 1. 白虎汤的组成药物、功用、主治证候、配伍意义、全方配伍特点及加减化裁 | 1 |
| | | | 2. 竹叶石膏汤的组成药物、功用、主治证候、配伍意义、全方配伍特点及其与白虎汤的鉴别应用 | 1 |
| | | （三）清营凉血 | 1. 清营汤的组成药物、功用、主治证候、配伍意义、全方配伍特点 | 1 |

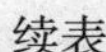

续表

| 考试学科 | 单元 | 细目 | 要点 | 考试科目 |
|---|---|---|---|---|
| 方剂学 | 五、清热剂 | （三）清营凉血 | 2. 犀角地黄汤的组成药物、功用、主治证候、配伍意义、全方配伍特点及其与清营汤的鉴别应用 | 1 |
| | | （四）清热解毒 | 1. 黄连解毒汤的组成药物、功用、主治证候、配伍意义、全方配伍特点及加减化裁 | 1 |
| | | | 2. 凉膈散的组成药物、功用、主治证候、配伍意义、全方配伍特点 | 1 |
| | | | 3. 普济消毒饮的组成药物、功用、主治证候、配伍意义、全方配伍特点 | 1 |
| | | （五）清脏腑热 | 1. 导赤散的组成药物、功用、主治证候、配伍意义、全方配伍特点 | 1 |
| | | | 2. 龙胆泻肝汤的组成药物、功用、主治证候、配伍意义、全方配伍特点 | 1 |
| | | | 3. 左金丸的组成药物、功用、主治证候、配伍意义、全方配伍特点及其与龙胆泻肝汤的鉴别应用 | 1 |
| | | | 4. 清胃散的组成药物、功用、主治证候、配伍意义、全方配伍特点及加减化裁 | 1 |
| | | | 5. 玉女煎的组成药物、功用、主治证候、配伍意义、全方配伍特点及其与清胃散的鉴别应用 | 1 |
| | | | 6. 泻白散的组成药物、功用、主治证候、配伍意义、全方配伍特点及其与麻黄杏仁甘草石膏汤的鉴别应用 | 1 |
| | | | 7. 白头翁汤的组成药物、功用、主治证候、配伍意义、全方配伍特点 | 1 |
| | | | 8. 芍药汤的组成药物、功用、主治证候、配伍意义、全方配伍特点及其与白头翁汤的鉴别应用 | 1 |
| | | （六）清虚热 | 1. 青蒿鳖甲汤的组成药物、功用、主治证候、配伍意义、全方配伍特点 | 1 |
| | | | 2. 当归六黄汤的组成药物、功用、主治证候、配伍意义、全方配伍特点 | 1 |
| | 六、祛暑剂 | （一）概述 | 1. 祛暑剂的适用范围 | 1 |
| | | | 2. 祛暑剂的应用注意事项 | 1 |
| | | （二）祛暑解表 | 香薷散的组成药物、功用、主治证候、配伍意义、全方配伍特点及加减化裁 | 1 |
| | | （三）祛暑利湿 | 六一散的组成药物、功用、主治证候、配伍意义、全方配伍特点及加减化裁 | 1 |
| | | （四）清暑益气 | 清暑益气汤的组成药物、功用、主治证候、配伍意义、全方配伍特点及其与竹叶石膏汤的鉴别应用 | 1 |
| | 七、温里剂 | （一）概述 | 1. 温里剂的适用范围 | 1 |
| | | | 2. 温里剂的应用注意事项 | 1 |

续表

| 考试学科 | 单元 | 细目 | 要点 | 考试科目 |
|---|---|---|---|---|
| 方剂学 | 七、温里剂 | （二）温中祛寒 | 1. 理中丸的组成药物、功用、主治证候、配伍意义、全方配伍特点及加减化裁 | 1 |
| | | | 2. 小建中汤的组成药物、功用、主治证候、配伍意义、全方配伍特点、加减化裁及其与理中丸的鉴别应用 | 1 |
| | | | 3. 吴茱萸汤的组成药物、功用、主治证候、配伍意义、全方配伍特点及其与理中丸、左金丸的鉴别应用 | 1 |
| | | | 4. 大建中汤的组成药物、功用、主治证候、配伍意义、全方配伍特点 | 1 |
| | | （三）回阳救逆 | 四逆汤的组成药物、功用、主治证候、配伍意义、全方配伍特点、加减化裁及其与参附汤的鉴别应用 | 1 |
| | | （四）温经散寒 | 1. 当归四逆汤的组成药物、功用、主治证候、配伍意义、全方配伍特点及加减化裁 | 1 |
| | | | 2. 暖肝煎的组成药物、功用、主治证候、配伍意义、全方配伍特点及其与一贯煎的鉴别应用 | 1 |
| | 八、表里双解剂 | （一）概述 | 1. 表里双解剂的适用范围 | 1 |
| | | | 2. 表里双解剂的应用注意事项 | 1 |
| | | （二）解表清里 | 葛根黄芩黄连汤的组成药物、功用、主治证候、配伍意义、全方配伍特点 | 1 |
| | | （三）解表攻里 | 大柴胡汤的组成药物、功用、主治证候、配伍意义、全方配伍特点及其与小柴胡汤的鉴别应用 | 1 |
| | 九、补益剂 | （一）概述 | 1. 补益剂的适用范围及配伍规律 | 1 |
| | | | 2. 补益剂的应用注意事项 | 1 |
| | | （二）补气 | 1. 四君子汤的组成药物、功用、主治证候、配伍意义、全方配伍特点及加减化裁 | 1 |
| | | | 2. 参苓白术散的组成药物、功用、主治证候、配伍意义、全方配伍特点及其与四君子汤的鉴别应用 | 1 |
| | | | 3. 补中益气汤的组成药物、功用、主治证候、配伍意义、全方配伍特点 | 1 |
| | | | 4. 生脉散的组成药物、功用、主治证候、配伍意义、全方配伍特点及其与竹叶石膏汤的鉴别应用 | 1 |
| | | | 5. 玉屏风散的组成药物、功用、主治证候、配伍意义、全方配伍特点及其与桂枝汤的鉴别应用 | 1 |
| | | （三）补血 | 1. 四物汤的组成药物、功用、主治证候、配伍意义、全方配伍特点及加减化裁 | 1 |
| | | | 2. 当归补血汤的组成药物、功用、主治证候、配伍意义、全方配伍特点 | 1 |
| | | | 3. 归脾汤的组成药物、功用、主治证候、配伍意义、全方配伍特点及加减化裁 | 1 |

续表

| 考试学科 | 单元 | 细目 | 要点 | 考试科目 |
|---|---|---|---|---|
| 方剂学 | 九、补益剂 | (四) 气血双补 | 炙甘草汤的组成药物、功用、主治证候、配伍意义、全方配伍特点、加减化裁及其与生脉散的鉴别应用 | 1 |
| | | (五) 补阴 | 1. 六味地黄丸的组成药物、功用、主治证候、配伍意义、全方配伍特点及加减化裁 | 1 |
| | | | 2. 大补阴丸的组成药物、功用、主治证候、配伍意义、全方配伍特点、加减化裁及其与六味地黄丸的鉴别应用 | 1 |
| | | | 3. 一贯煎的组成药物、功用、主治证候、配伍意义、全方配伍特点及其与逍遥散的鉴别应用 | 1 |
| | | (六) 补阳 | 肾气丸的组成药物、功用、主治证候、配伍意义、全方配伍特点及加减化裁 | 1 |
| | | (七) 阴阳双补 | 地黄饮子的组成药物、功用、主治证候、配伍意义、全方配伍特点 | 1 |
| | 十、固涩剂 | (一) 概述 | 1. 固涩剂的适用范围 | 1 |
| | | | 2. 固涩剂的应用注意事项 | 1 |
| | | (二) 固表止汗 | 牡蛎散的组成药物、功用、主治证候、配伍意义、全方配伍特点及其与玉屏风散的鉴别应用 | 1 |
| | | (三) 涩肠固脱 | 1. 真人养脏汤的组成药物、功用、主治证候、配伍意义、全方配伍特点及其与芍药汤的鉴别应用 | 1 |
| | | | 2. 四神丸的组成药物、功用、主治证候、配伍意义、全方配伍特点及其与理中丸、痛泻要方的鉴别应用 | 1 |
| | | (四) 涩精止遗 | 1. 缩泉丸的组成药物、功用、主治证候、配伍意义、全方配伍特点 | 1 |
| | | | 2. 桑螵蛸散的组成药物、功用、主治证候、配伍意义、全方配伍特点及其与缩泉丸的鉴别应用 | 1 |
| | | (五) 固崩止带 | 1. 固冲汤的组成药物、功用、主治证候、配伍意义、全方配伍特点 | 1 |
| | | | 2. 固经丸的组成药物、功用、主治证候、配伍意义、全方配伍特点及其与固冲汤的鉴别应用 | 1 |
| | | | 3. 易黄汤的组成药物、功用、主治证候、配伍意义、全方配伍特点 | 1 |
| | 十一、安神剂 | (一) 概述 | 1. 安神剂的适用范围 | 1 |
| | | | 2. 安神剂的应用注意事项 | 1 |
| | | (二) 重镇安神 | 1. 朱砂安神丸的组成药物、功用、主治证候、配伍意义、全方配伍特点 | 1 |
| | | | 2. 酸枣仁汤的组成药物、功用、主治证候、配伍意义、全方配伍特点 | 1 |
| | | | 3. 天王补心丹的组成药物、功用、主治证候、配伍意义、全方配伍特点 | 1 |

续表

| 考试学科 | 单元 | 细目 | 要点 | 考试科目 |
| --- | --- | --- | --- | --- |
| 方剂学 | 十二、开窍剂 | (一) 概述 | 1. 开窍剂的适用范围 | 1 |
| | | | 2. 开窍剂的应用注意事项 | 1 |
| | | (二) 凉开 | 1. 安宫牛黄丸的组成药物、功用、主治证候、配伍意义、全方配伍特点 | 1 |
| | | | 2. 至宝丹与安宫牛黄丸、紫雪的鉴别应用 | 1 |
| | | (三) 温开 | 苏合香丸的组成药物、功用、主治证候、配伍意义、全方配伍特点 | 1 |
| | 十三、理气剂 | (一) 概述 | 1. 理气剂的适用范围 | 1 |
| | | | 2. 理气剂的应用注意事项 | 1 |
| | | (二) 行气 | 1. 越鞠丸的组成药物、功用、主治证候、配伍意义、全方配伍特点及加减化裁 | 1 |
| | | | 2. 枳实薤白桂枝汤的组成药物、功用、主治证候、配伍意义、全方配伍特点 | 1 |
| | | | 3. 半夏厚朴汤的组成药物、功用、主治证候、配伍意义、全方配伍特点 | 1 |
| | | | 4. 天台乌药散的组成药物、功用、主治证候、配伍意义、全方配伍特点 | 1 |
| | | (三) 降气 | 1. 苏子降气汤的组成药物、功用、主治证候、配伍意义、全方配伍特点 | 1 |
| | | | 2. 定喘汤的组成药物、功用、主治证候、配伍意义、全方配伍特点 | 1 |
| | | | 3. 旋覆代赭汤的组成药物、功用、主治证候、配伍意义、全方配伍特点及其与吴茱萸汤的鉴别应用 | 1 |
| | | | 4. 橘皮竹茹汤的组成药物、功用、主治证候、配伍意义、全方配伍特点 | 1 |
| | 十四、理血剂 | (一) 概述 | 1. 理血剂的适用范围及配伍规律 | 1 |
| | | | 2. 理血剂的应用注意事项 | 1 |
| | | (二) 活血祛瘀 | 1. 桃核承气汤的组成药物、功用、主治证候、配伍意义、全方配伍特点 | 1 |
| | | | 2. 血府逐瘀汤的组成药物、功用、主治证候、配伍意义、全方配伍特点及加减化裁 | 1 |
| | | | 3. 补阳还五汤的组成药物、功用、主治证候、配伍意义、全方配伍特点 | 1 |
| | | | 4. 复元活血汤的组成药物、功用、主治证候、配伍意义、全方配伍特点及其与血府逐瘀汤的鉴别应用 | 1 |
| | | | 5. 温经汤的组成药物、功用、主治证候、配伍意义、全方配伍特点 | 1 |

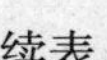

续表

| 考试学科 | 单元 | 细目 | 要点 | 考试科目 |
|---|---|---|---|---|
| 方剂学 | 十四、理血剂 | (二)活血祛瘀 | 6. 生化汤的组成药物、功用、主治证候、配伍意义、全方配伍特点及其与温经汤的鉴别应用 | 1 |
| | | | 7. 金铃子散的组成药物、功用、主治证候、配伍意义、全方配伍特点 | 1 |
| | | | 8. 失笑散的组成药物、功用、主治证候、配伍意义、全方配伍特点及其与金铃子散的鉴别应用 | 1 |
| | | | 9. 桂枝茯苓丸的组成药物、功用、主治证候、配伍意义、全方配伍特点 | 1 |
| | | (三)止血 | 1. 十灰散的组成药物、功用、主治证候、配伍意义、全方配伍特点 | 1 |
| | | | 2. 咳血方的组成药物、功用、主治证候、配伍意义、全方配伍特点 | 1 |
| | | | 3. 小蓟饮子的组成药物、功用、主治证候、配伍意义、全方配伍特点及其与导赤散的鉴别应用 | 1 |
| | | | 4. 槐花散的组成药物、功用、主治证候、配伍意义、全方配伍特点 | 1 |
| | | | 5. 黄土汤的组成药物、功用、主治证候、配伍意义、全方配伍特点及其与归脾汤的鉴别应用 | 1 |
| | 十五、治风剂 | (一)概述 | 1. 治风剂的适用范围 | 1 |
| | | | 2. 治风剂的应用注意事项 | 1 |
| | | (二)疏散外风 | 1. 川芎茶调散的组成药物、功用、主治证候、配伍意义、全方配伍特点及其与九味羌活汤的鉴别应用 | 1 |
| | | | 2. 大秦艽汤的组成药物、功用、主治证候、配伍意义、全方配伍特点及其与地黄饮子的鉴别应用 | 1 |
| | | | 3. 牵正散的组成药物、功用、主治证候、配伍意义、全方配伍特点 | 1 |
| | | | 4. 小活络丹的组成药物、功用、主治证候、配伍意义、全方配伍特点 | 1 |
| | | | 5. 消风散的组成药物、功用、主治证候、配伍意义、全方配伍特点 | 1 |
| | | (三)平息内风 | 1. 羚角钩藤汤的组成药物、功用、主治证候、配伍意义、全方配伍特点及其与紫雪的鉴别应用 | 1 |
| | | | 2. 镇肝熄风汤的组成药物、功用、主治证候、配伍意义、全方配伍特点 | 1 |
| | | | 3. 天麻钩藤饮的组成药物、功用、主治证候、配伍意义、全方配伍特点及其与镇肝熄风汤的鉴别应用 | 1 |
| | | | 4. 大定风珠的组成药物、功用、主治证候、配伍意义、全方配伍特点 | 1 |

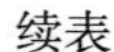
续表

| 考试学科 | 单元 | 细目 | 要点 | 考试科目 |
|---|---|---|---|---|
| 方剂学 | 十六、治燥剂 | （一）概述 | 1. 治燥剂的适用范围 | 1 |
| | | | 2. 治燥剂的应用注意事项 | 1 |
| | | （二）轻宣外燥 | 1. 杏苏散的组成药物、功用、主治证候、配伍意义、全方配伍特点 | 1 |
| | | | 2. 桑杏汤的组成药物、功用、主治证候、配伍意义、全方配伍特点及其与桑菊饮的鉴别应用 | 1 |
| | | | 3. 清燥救肺汤的组成药物、功用、主治证候、配伍意义、全方配伍特点及其与桑杏汤的鉴别应用 | 1 |
| | | （三）滋阴润燥 | 1. 增液汤的组成药物、功用、主治证候、配伍意义、全方配伍特点及加减化裁 | 1 |
| | | | 2. 麦门冬汤的组成药物、功用、主治证候、配伍意义、全方配伍特点及其与炙甘草汤、清燥救肺汤的鉴别应用 | 1 |
| | | | 3. 百合固金汤的组成药物、功用、主治证候、配伍意义、全方配伍特点及其与咳血方的鉴别应用 | 1 |
| | | | 4. 养阴清肺汤的组成药物、功用、主治证候、配伍意义、全方配伍特点 | 1 |
| | 十七、祛湿剂 | （一）概述 | 1. 祛湿剂的适用范围 | 1 |
| | | | 2. 祛湿剂的应用注意事项 | 1 |
| | | （二）燥湿和胃 | 1. 平胃散的组成药物、功用、主治证候、配伍意义、全方配伍特点及加减化裁 | 1 |
| | | | 2. 藿香正气散的组成药物、功用、主治证候、配伍意义、全方配伍特点 | 1 |
| | | （三）清热祛湿 | 1. 茵陈蒿汤的组成药物、功用、主治证候、配伍意义、全方配伍特点及加减化裁 | 1 |
| | | | 2. 八正散的组成药物、功用、主治证候、配伍意义、全方配伍特点及其与小蓟饮子的鉴别应用 | 1 |
| | | | 3. 三仁汤的组成药物、功用、主治证候、配伍意义、全方配伍特点 | 1 |
| | | | 4. 甘露消毒丹的组成药物、功用、主治证候、配伍意义、全方配伍特点及其与三仁汤的鉴别应用 | 1 |
| | | | 5. 连朴饮的组成药物、功用、主治证候、配伍意义、全方配伍特点 | 1 |
| | | | 6. 二妙散的组成药物、功用、主治证候、配伍意义、全方配伍特点及加减化裁 | 1 |
| | | （四）利水渗湿 | 1. 五苓散的组成药物、功用、主治证候、配伍意义、全方配伍特点及加减化裁 | 1 |

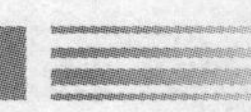

续表

| 考试学科 | 单元 | 细目 | 要点 | 考试科目 |
|---|---|---|---|---|
| 方剂学 | 十七、祛湿剂 | (四) 利水渗湿 | 2. 猪苓汤的组成药物、功用、主治证候、配伍意义、全方配伍特点及其与五苓散的鉴别应用 | 1 |
| | | | 3. 防己黄芪汤的组成药物、功用、主治证候、配伍意义、全方配伍特点及其与玉屏风散的鉴别应用 | 1 |
| | | (五) 温化寒湿 | 1. 苓桂术甘汤的组成药物、功用、主治证候、配伍意义、全方配伍特点 | 1 |
| | | | 2. 真武汤的组成药物、功用、主治证候、配伍意义、全方配伍特点、加减化裁 | 1 |
| | | | 3. 实脾散的组成药物、功用、主治证候、配伍意义、全方配伍特点及其与真武汤的鉴别应用 | 1 |
| | | (六) 祛湿化浊 | 1. 萆薢分清饮的组成药物、功用、主治证候、配伍意义、全方配伍特点及其与桑螵蛸散的鉴别应用 | 1 |
| | | | 2. 完带汤的组成药物、功用、主治证候、配伍意义、全方配伍特点及其与易黄汤的鉴别应用 | 1 |
| | | (七) 祛风胜湿 | 1. 羌活胜湿汤的组成药物、功用、主治证候、配伍意义、全方配伍特点及其与九味羌活汤的鉴别应用 | 1 |
| | | | 2. 独活寄生汤的组成药物、功用、主治证候、配伍意义、全方配伍特点及加减化裁 | 1 |
| | 十八、祛痰剂 | (一) 概述 | 1. 祛痰剂的适用范围及配伍规律 | 1 |
| | | | 2. 祛痰剂的应用注意事项 | 1 |
| | | (二) 燥湿化痰 | 1. 二陈汤的组成药物、功用、主治证候、配伍意义、全方配伍特点及加减化裁 | 1 |
| | | | 2. 温胆汤的组成药物、功用、主治证候、配伍意义、全方配伍特点、加减化裁及其与蒿芩清胆汤的鉴别应用 | 1 |
| | | (三) 清热化痰 | 1. 清气化痰丸的组成药物、功用、主治证候、配伍意义、全方配伍特点 | 1 |
| | | | 2. 小陷胸汤的组成药物、功用、主治证候、配伍意义、全方配伍特点、加减化裁 | 1 |
| | | (四) 润燥化痰 | 贝母瓜蒌散的组成药物、功用、主治证候、配伍意义、全方配伍特点 | 1 |
| | | (五) 温化寒痰 | 三子养亲汤的组成药物、功用、主治证候、配伍意义、全方配伍特点 | 1 |
| | | (六) 治风化痰 | 半夏白术天麻汤的组成药物、功用、主治证候、配伍意义、全方配伍特点及其与天麻钩藤饮的鉴别应用 | 1 |
| | 十九、消食剂 | (一) 概述 | 1. 消食剂的适用范围 | 1 |
| | | | 2. 消食剂的应用注意事项 | 1 |

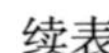
续表

| 考试学科 | 单元 | 细目 | 要点 | 考试科目 |
|---|---|---|---|---|
| 方剂学 | 十九、消食剂 | （二）消食化滞 | 1. 保和丸的组成药物、功用、主治证候、配伍意义、全方配伍特点 | 1 |
| | | | 2. 枳实导滞丸的组成药物、功用、主治证候、配伍意义、全方配伍特点 | 1 |
| | | （三）健脾消食 | 健脾丸的组成药物、功用、主治证候、配伍意义、全方配伍特点及其与参苓白术散的鉴别应用 | 1 |
| | 二十、驱虫剂 | | 乌梅丸的组成药物、功用、主治证候、配伍意义、全方配伍特点 | 1 |
| | 二十一、治痈疡剂 | （一）概述 | 1. 治痈疡剂的适用范围 | 1 |
| | | | 2. 治痈疡剂的应用注意事项 | 1 |
| | | （二）散结消痈 | 1. 仙方活命饮的组成药物、功用、主治证候、配伍意义、全方配伍特点 | 1 |
| | | | 2. 阳和汤的组成药物、功用、主治证候、配伍意义、全方配伍特点及其与仙方活命饮的鉴别应用 | 1 |
| | | | 3. 苇茎汤的组成药物、功用、主治证候、配伍意义、全方配伍特点 | 1 |
| | | | 4. 大黄牡丹汤的组成药物、功用、主治证候、配伍意义、全方配伍特点 | 1 |
| | | | 5. 四妙勇安汤的组成药物、功用、主治证候、配伍意义、全方配伍特点 | 1 |

# 第二部分　相关专业知识

| 考试学科 | 单元 | 细目 | 要点 | 考试科目 |
|---|---|---|---|---|
| 中医诊断学 | 一、绪论 | （一）中医诊断的基本原理 | 1. 司外揣内 | 2 |
| | | | 2. 见微知著 | 2 |
| | | | 3. 以常衡变 | 2 |
| | | | 4. 因发知受 | 2 |
| | | （二）中医诊断的基本原则 | 1. 整体审察 | 2 |
| | | | 2. 四诊合参 | 2 |
| | | | 3. 病证结合 | 2 |
| | | | 4. 动静统一 | 2 |
| | 二、望诊 | （一）望神 | 1. 得神、少神、失神、假神的临床表现、相关鉴别及临床意义 | 2 |
| | | | 2. 神乱的临床表现及意义 | 2 |
| | | （二）望面色 | 1. 常色的分类、临床表现及意义 | 2 |
| | | | 2. 病色的分类、临床表现及意义 | 2 |
| | | | 3. 五色主病的具体临床表现及意义 | 2 |
| | | （三）望头面 | 1. 望头部病变的临床表现及意义 | 2 |
| | | | 2. 望面部病变的临床表现及意义 | 2 |
| | | （四）望五官 | 1. 望目部病变的临床表现及意义 | 2 |
| | | | 2. 望口与唇病变的临床表现及意义 | 2 |
| | | | 3. 望齿与龈病变的临床表现及意义 | 2 |
| | | | 4. 望咽喉病变的临床表现及意义 | 2 |
| | | （五）望躯体 | 望颈项病变的临床表现及意义 | 2 |
| | | （六）望皮肤 | 1. 皮肤色泽、形态异常的临床表现及意义 | 2 |
| | | | 2. 皮肤病症的临床表现及意义 | 2 |
| | | （七）望排出物 | 望痰及呕吐物的临床表现及意义 | 2 |
| | | （八）望小儿指纹 | 1. 望小儿指纹的方法及临床表现 | 2 |
| | | | 2. 小儿指纹异常的临床表现及意义 | 2 |

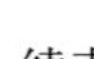

续表

| 考试学科 | 单元 | 细目 | 要点 | 考试科目 |
|---|---|---|---|---|
| 中医诊断学 | 三、舌诊 | （一）舌诊原理 | 舌诊原理 | 2 |
| | | （二）正常舌象 | 1. 正常舌象的特点 | 2 |
| | | | 2. 正常舌象的临床意义 | 2 |
| | | （三）望舌质 | 1. 舌色异常的表现特征及临床意义 | 2 |
| | | | 2. 舌形异常的表现特征及临床意义 | 2 |
| | | | 3. 舌态异常的表现特征及临床意义 | 2 |
| | | | 4. 舌下络脉异常的表现特征及临床意义 | 2 |
| | | （四）望舌苔 | 1. 望苔质的内容及临床意义 | 2 |
| | | | 2. 望苔色的内容及临床意义 | 2 |
| | | （五）舌质舌苔的综合分析及临床意义 | 1. 舌质舌苔的综合分析 | 2 |
| | | | 2. 舌诊的临床意义 | 2 |
| | 四、问诊 | （一）问诊的内容 | “十问歌”的内容 | 2 |
| | | （二）问寒热 | 1. 问寒热的含义 | 2 |
| | | | 2. 寒热症状的常见类型、临床表现及意义 | 2 |
| | | （三）问汗 | 异常汗出的常见类型、临床表现及意义 | 2 |
| | | （四）问疼痛 | 1. 疼痛的性质及其临床意义 | 2 |
| | | | 2. 疼痛的部位及其临床意义 | 2 |
| | | （五）问头身胸腹 | 头晕、胸闷、心悸、胁胀、脘痞、腹胀的临床表现及意义 | 2 |
| | | （六）问睡眠 | 失眠、嗜睡的临床表现及意义 | 2 |
| | | （七）问饮食口味 | 1. 口渴与饮水异常的临床表现及意义 | 2 |
| | | | 2. 食欲与食量异常的临床表现及意义 | 2 |
| | | | 3. 口味异常的临床表现及意义 | 2 |
| | | （八）问二便 | 1. 大便异常的临床表现及意义 | 2 |
| | | | 2. 小便异常的临床表现及意义 | 2 |
| | | （九）问经带 | 1. 月经异常的临床表现及意义 | 2 |
| | | | 2. 带下异常的临床表现及意义 | 2 |
| | 五、闻诊 | （一）听声音 | 1. 声音异常的临床表现及意义 | 2 |
| | | | 2. 语言异常的临床表现及意义 | 2 |
| | | | 3. 呼吸异常的临床表现及意义 | 2 |
| | | | 4. 咳嗽的临床表现及意义 | 2 |
| | | | 5. 呕吐、呃逆、嗳气、肠鸣的临床表现及意义 | 2 |
| | | （二）嗅气味 | 口气、病室气味异常的临床表现及意义 | 2 |

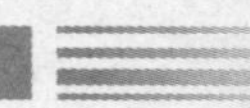

续表

| 考试学科 | 单元 | 细目 | 要点 | 考试科目 |
|---|---|---|---|---|
| 中医诊断学 | 六、脉诊 | (一)诊脉概说 | 1. 寸口诊法的部位、原理及寸口分候脏腑 | 2 |
| | | | 2. 诊脉方法 | 2 |
| | | | 3. 脉象要素 | 2 |
| | | (二)正常脉象 | 1. 正常脉象的特点 | 2 |
| | | | 2. 胃、神、根的含义 | 2 |
| | | (三)常见病脉 | 1. 常见病脉的脉象特征及鉴别 | 2 |
| | | | 2. 常见病脉的临床意义 | 2 |
| | | (四)相兼脉 | 常见相兼脉的表现及临床意义 | 2 |
| | 七、八纲辨证 | (一)八纲基本证 | 1. 表里证的临床表现及鉴别要点 | 2 |
| | | | 2. 寒热证、寒热真假的临床表现及鉴别要点 | 2 |
| | | | 3. 虚实证、虚实真假的临床表现及鉴别要点 | 2 |
| | | | 4. 阴阳证的临床表现及鉴别要点 | 2 |
| | | (二)八纲证间的关系 | 1. 证的相兼 | 2 |
| | | | 2. 证的错杂 | 2 |
| | | | 3. 证的转化 | 2 |
| | 八、病性辨证 | (一)阴阳虚损辨证 | 1. 阳虚证、阴虚证的临床表现 | 2 |
| | | | 2. 亡阳证、亡阴证的临床表现及鉴别要点 | 2 |
| | | (二)气病辨证 | 气病类证的临床表现及鉴别要点 | 2 |
| | | (三)血病辨证 | 血病类证的临床表现及鉴别要点 | 2 |
| | | (四)气血同病辨证 | 气血同病类证的临床表现及鉴别要点 | 2 |
| | | (五)辨津液类证 | 痰证、饮证、水停证、津液亏虚证的临床表现、证候鉴别与临床意义 | 2 |
| | 九、脏腑辨证 | (一)心与小肠病辨证 | 1. 心与小肠病各证的临床表现 | 2 |
| | | | 2. 心与小肠病各证的鉴别要点 | 2 |
| | | (二)肺与大肠病辨证 | 1. 肺与大肠病各证的临床表现 | 2 |
| | | | 2. 肺与大肠病各证的鉴别要点 | 2 |
| | | (三)脾与胃病辨证 | 1. 脾与胃病各证的临床表现 | 2 |
| | | | 2. 脾与胃病各证的鉴别要点 | 2 |
| | | (四)肝与胆病辨证 | 1. 肝与胆病各证的临床表现 | 2 |
| | | | 2. 肝与胆病各证的鉴别要点 | 2 |
| | | (五)肾与膀胱病辨证 | 1. 肾与膀胱病各证的临床表现 | 2 |
| | | | 2. 肾与膀胱病各证的鉴别要点 | 2 |

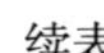
续表

| 考试学科 | 单元 | 细目 | 要点 | 考试科目 |
|---|---|---|---|---|
| 中医诊断学 | 九、脏腑辨证 | （六）辨脏腑兼病证 | 1. 脏腑兼病各证的临床表现 | 2 |
| | | | 2. 脏腑兼病各证的鉴别要点 | 2 |
| | 十、其他辨证方法概要 | （一）辨六经病证 | 1. 太阳病证的概念、临床表现、辨证要点 | 2 |
| | | | 2. 阳明病证的概念、临床表现、辨证要点 | 2 |
| | | | 3. 少阳病证的概念、临床表现、辨证要点 | 2 |
| | | | 4. 太阴病证的概念、临床表现、辨证要点 | 2 |
| | | | 5. 少阴病证的概念、临床表现、辨证要点 | 2 |
| | | | 6. 厥阴病证的概念、临床表现、辨证要点 | 2 |
| | | | 7. 六经病证的传变 | 2 |
| | | （二）辨卫气营血病证 | 1. 卫分证的概念、临床表现、辨证要点 | 2 |
| | | | 2. 气分证的概念、临床表现、辨证要点 | 2 |
| | | | 3. 营分证的概念、临床表现、辨证要点 | 2 |
| | | | 4. 血分证的概念、临床表现、辨证要点 | 2 |
| | | | 5. 卫气营血病证的传变 | 2 |
| | 十一、中医思维的综合应用 | | 中医思维的综合应用 | 2 |
| 诊断学基础 | 一、常见症状 | （一）发热 | 1. 发热病因 | 2 |
| | | | 2. 发热临床表现 | 2 |
| | | | 3. 发热伴随症状 | 2 |
| | | | 4. 发热问诊要点 | 2 |
| | | | 5. 发热检查要点 | 2 |
| | | （二）头痛 | 1. 头痛病因 | 2 |
| | | | 2. 头痛问诊要点 | 2 |
| | | | 3. 头痛检查要点 | 2 |
| | | （三）胸痛 | 1. 胸痛病因 | 2 |
| | | | 2. 胸痛问诊要点 | 2 |
| | | | 3. 胸痛检查要点 | 2 |
| | | （四）腹痛 | 1. 腹痛病因 | 2 |
| | | | 2. 腹痛问诊要点 | 2 |
| | | | 3. 腹痛检查要点 | 2 |

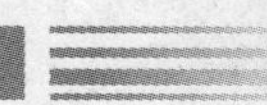

续表

| 考试学科 | 单元 | 细目 | 要点 | 考试科目 |
|---|---|---|---|---|
| 诊断学基础 | 一、常见症状 | (五) 咳嗽与咯痰 | 1. 咳嗽与咯痰病因 | 2 |
| | | | 2. 咳嗽与咯痰问诊要点 | 2 |
| | | | 3. 咳嗽与咯痰检查要点 | 2 |
| | | (六) 咯血 | 1. 咯血病因 | 2 |
| | | | 2. 咯血问诊要点 | 2 |
| | | | 3. 咯血检查要点 | 2 |
| | | (七) 呼吸困难 | 1. 呼吸困难病因 | 2 |
| | | | 2. 呼吸困难临床表现 | 2 |
| | | | 3. 呼吸困难问诊要点 | 2 |
| | | | 4. 呼吸困难检查要点 | 2 |
| | | (八) 发绀 | 1. 发绀病因与临床表现 | 2 |
| | | | 2. 发绀问诊要点 | 2 |
| | | (九) 心悸 | 1. 心悸病因 | 2 |
| | | | 2. 心悸问诊要点 | 2 |
| | | (十) 水肿 | 1. 水肿病因 | 2 |
| | | | 2. 水肿问诊要点 | 2 |
| | | (十一) 恶心与呕吐 | 1. 恶心与呕吐病因 | 2 |
| | | | 2. 恶心与呕吐问诊要点 | 2 |
| | | (十二) 呕血与黑便 | 1. 呕血与黑便病因 | 2 |
| | | | 2. 呕血与黑便临床表现 | 2 |
| | | | 3. 呕血与黑便的问诊要点 | 2 |
| | | | 4. 呕血与黑便检查要点 | 2 |
| | | (十三) 腹泻 | 1. 腹泻病因 | 2 |
| | | | 2. 腹泻问诊要点 | 2 |
| | | (十四) 黄疸 | 1. 黄疸的病因及临床表现 | 2 |
| | | | 2. 黄疸的问诊要点 | 2 |
| | | | 3. 黄疸的检查要点 | 2 |
| | | (十五) 尿频、尿急、尿痛 | 1. 尿频、尿急、尿痛问诊要点 | 2 |
| | | | 2. 尿频、尿急、尿痛检查要点 | 2 |
| | | (十六) 皮肤黏膜出血 | 1. 皮肤黏膜出血病因 | 2 |
| | | | 2. 皮肤黏膜出血临床表现 | 2 |
| | | | 3. 皮肤黏膜出血问诊要点 | 2 |

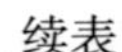
续表

| 考试学科 | 单元 | 细目 | 要点 | 考试科目 |
|---|---|---|---|---|
| 诊断学基础 | 一、常见症状 | （十七）关节痛 | 1. 关节痛问诊要点 | 2 |
| | | | 2. 关节痛检查要点 | 2 |
| | | （十八）眩晕 | 1. 眩晕病因 | 2 |
| | | | 2. 眩晕问诊要点 | 2 |
| | | （十九）晕厥 | 1. 晕厥病因 | 2 |
| | | | 2. 晕厥问诊要点 | 2 |
| | | （二十）抽搐 | 1. 抽搐病因 | 2 |
| | | | 2. 抽搐临床表现 | 2 |
| | | | 3. 抽搐问诊要点 | 2 |
| | | （二十一）意识障碍 | 1. 意识障碍病因 | 2 |
| | | | 2. 意识障碍临床表现 | 2 |
| | | | 3. 意识障碍问诊要点 | 2 |
| | | | 4. 意识障碍的检查要点 | 2 |
| | 二、问诊 | 问诊的方法及内容 | 1. 问诊的方法 | 2 |
| | | | 2. 问诊的内容 | 2 |
| | | | 3. 问诊的技巧 | 2 |
| | 三、体格检查 | （一）基本检查法 | 1. 视诊 | 2 |
| | | | 2. 触诊 | 2 |
| | | | 3. 叩诊 | 2 |
| | | | 4. 听诊 | 2 |
| | | | 5. 嗅诊 | 2 |
| | | （二）一般检查 | 1. 全身状态检查 | 2 |
| | | | 2. 皮肤检查 | 2 |
| | | | 3. 淋巴结检查 | 2 |
| | | （三）头部检查 | 1. 头颅及颜面 | 2 |
| | | | 2. 头部器官 | 2 |
| | | （四）颈部检查 | 1. 颈部姿势与运动 | 2 |
| | | | 2. 颈部包块与颈部血管 | 2 |
| | | | 3. 甲状腺检查 | 2 |
| | | | 4. 气管检查 | 2 |
| | | （五）胸廓、胸壁与乳房检查 | 1. 胸部体表标志及分区 | 2 |
| | | | 2. 胸廓检查 | 2 |
| | | | 3. 胸壁检查 | 2 |
| | | | 4. 乳房检查 | 2 |

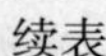

续表

| 考试学科 | 单元 | 细目 | 要点 | 考试科目 |
|---|---|---|---|---|
| 诊断学基础 | 三、体格检查 | (六) 肺和胸膜检查 | 1. 视诊 | 2 |
| | | | 2. 触诊 | 2 |
| | | | 3. 叩诊 | 2 |
| | | | 4. 听诊 | 2 |
| | | | 5. 常见呼吸系统病变的体征 | 2 |
| | | (七) 心脏、血管检查 | 1. 视诊 | 2 |
| | | | 2. 触诊 | 2 |
| | | | 3. 叩诊 | 2 |
| | | | 4. 听诊 | 2 |
| | | | 5. 血管检查 | 2 |
| | | | 6. 常见循环系统病变的体征 | 2 |
| | | (八) 腹部检查 | 1. 视诊 | 2 |
| | | | 2. 触诊 | 2 |
| | | | 3. 叩诊 | 2 |
| | | | 4. 听诊 | 2 |
| | | | 5. 腹部常见病变的体征 | 2 |
| | | (九) 肛门、直肠检查 | 肛门、直肠检查体位与触诊 | 2 |
| | | (十) 脊柱与四肢检查 | 1. 脊柱检查 | 2 |
| | | | 2. 四肢与关节检查 | 2 |
| | | (十一) 神经系统检查 | 1. 脑神经检查 | 2 |
| | | | 2. 感觉功能检查 | 2 |
| | | | 3. 运动功能检查 | 2 |
| | | | 4. 中枢性与周围性瘫痪的鉴别方法 | 2 |
| | | | 5. 神经反射检查 | 2 |
| | 四、实验室检查 | (一) 血液的一般检查 | 1. 红细胞的检测 | 2 |
| | | | 2. 白细胞计数及分类计数 | 2 |
| | | | 3. 血小板的检测 | 2 |
| | | | 4. 网织红细胞计数 | 2 |
| | | | 5. 红细胞沉降率的测定 | 2 |
| | | (二) 骨髓细胞学检查 | 1. 骨髓细胞学检查的临床价值 | 2 |
| | | | 2. 骨髓增生程度的分级 | 2 |
| | | (三) 血型鉴定与交叉配血试验 | 1. ABO 血型系统 | 2 |
| | | | 2. 交叉配血试验 | 2 |

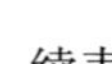
续表

| 考试学科 | 单元 | 细目 | 要点 | 考试科目 |
|---|---|---|---|---|
| 诊断学基础 | 四、实验室检查 | (四) 血栓与止血检查 | 1. 毛细血管抵抗力试验 | 2 |
| | | | 2. 出血时间测定 | 2 |
| | | | 3. 活化部分凝血活酶时间测定 | 2 |
| | | | 4. 血浆凝血酶原时间测定 | 2 |
| | | | 5. D- 二聚体测定 | 2 |
| | | | 6. DIC 检查法 | 2 |
| | | (五) 排泄物、分泌物及体液检查 | 1. 尿液的一般性状检查 | 2 |
| | | | 2. 尿液的化学检查 | 2 |
| | | | 3. 尿液的显微镜检查 | 2 |
| | | | 4. 粪便的一般性状检查 | 2 |
| | | | 5. 粪便的显微镜检查 | 2 |
| | | | 6. 粪便的化学检查 | 2 |
| | | | 7. 粪便的细菌学检查 | 2 |
| | | | 8. 痰液的一般性状检查 | 2 |
| | | | 9. 痰液的显微镜检查 | 2 |
| | | | 10. 浆膜腔积液的分类 | 2 |
| | | | 11. 渗出液与漏出液鉴别要点 | 2 |
| | | | 12. 脑脊液检查的适应证 | 2 |
| | | | 13. 常见中枢神经系统疾病的脑脊液特点 | 2 |
| | | | 14. 阴道分泌物检查 | 2 |
| | | | 15. 精液检查 | 2 |
| | | | 16. 前列腺液检查 | 2 |
| | | (六) 肝脏病常用的实验室检查 | 1. 蛋白质代谢功能的检查 | 2 |
| | | | 2. 胆红素代谢检查 | 2 |
| | | | 3. 肝脏疾病常用的血清酶检查 | 2 |
| | | | 4. 肝炎病毒相关检测 | 2 |
| | | (七) 肾功能检查 | 1. 内生肌酐清除率测定 | 2 |
| | | | 2. 血清肌酐测定 | 2 |
| | | | 3. 血清尿素氮测定 | 2 |
| | | | 4. 昼夜尿比密试验 | 2 |
| | | | 5. 血尿酸测定 | 2 |
| | | | 6. 血浆二氧化碳结合力测定 | 2 |
| | | (八) 临床常用生化检查 | 1. 空腹血糖测定 | 2 |
| | | | 2. 口服葡萄糖耐量试验 | 2 |

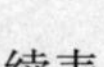

续表

| 考试学科 | 单元 | 细目 | 要点 | 考试科目 |
|---|---|---|---|---|
| 诊断学基础 | 四、实验室检查 | （八）临床常用生化检查 | 3. 血糖化血红蛋白检测 | 2 |
| | | | 4. 血清总胆固醇测定 | 2 |
| | | | 5. 血清甘油三酯测定 | 2 |
| | | | 6. 血清脂蛋白测定 | 2 |
| | | | 7. 血清钾测定 | 2 |
| | | | 8. 血清钠测定 | 2 |
| | | | 9. 血清氯测定 | 2 |
| | | | 10. 血清钙测定 | 2 |
| | | | 11. 血清无机磷测定 | 2 |
| | | | 12. 血清铁测定 | 2 |
| | | | 13. 血清心肌酶及其同工酶测定 | 2 |
| | | | 14. 心肌肌钙蛋白 T 测定 | 2 |
| | | | 15. 心肌肌钙蛋白 I 测定 | 2 |
| | | | 16. 血清肌红蛋白测定 | 2 |
| | | | 17. B 型心钠素测定 | 2 |
| | | | 18. 血、尿淀粉酶测定 | 2 |
| | | | 19. 血气分析的指标 | 2 |
| | | | 20. 常见酸碱平衡失衡的类型及病因 | 2 |
| | | （九）临床常用免疫学检查 | 1. 血清免疫球蛋白测定 | 2 |
| | | | 2. 血清补体测定 | 2 |
| | | | 3. 抗链球菌溶血素“O”测定 | 2 |
| | | | 4. 肥达反应测定 | 2 |
| | | | 5. 梅毒血清学测定 | 2 |
| | | | 6. 艾滋病病毒抗体测定 | 2 |
| | | | 7. 蛋白质类肿瘤标志物检测 | 2 |
| | | | 8. 糖脂肿瘤标志物检测 | 2 |
| | | | 9. 抗核抗体检测 | 2 |
| | | | 10. 循环免疫复合物测定 | 2 |
| | | | 11. C 反应蛋白测定 | 2 |
| | 五、器械检查 | （一）心电图检查 | 1. 心电图各波段的组成和命名 | 2 |
| | | | 2. 常用心电图导联 | 2 |
| | | | 3. 心电图测量方法 | 2 |
| | | | 4. 心电轴测定 | 2 |
| | | | 5. 心电图各波段的正常范围及其变化的意义 | 2 |

续表

| 考试学科 | 单元 | 细目 | 要点 | 考试科目 |
|---|---|---|---|---|
| 诊断学基础 | 五、器械检查 | (一) 心电图检查 | 6. 心房、心室肥大的心电图表现 | 2 |
| | | | 7. 心肌缺血与心肌梗死的心电图表现 | 2 |
| | | | 8. 常见心律失常的心电图表现 | 2 |
| | | | 9. 动态心电图监测适应证 | 2 |
| | | | 10. 心电图运动负荷试验适应证和禁忌证 | 2 |
| | | (二) 肺功能检查 | 1. 肺容积检查 | 2 |
| | | | 2. 肺容量检查 | 2 |
| | | | 3. 通气功能检查 | 2 |
| | | | 4. 换气功能检查 | 2 |
| | | (三) 内镜检查 | 1. 上消化道内镜检查 | 2 |
| | | | 2. 下消化道内镜检查 | 2 |
| | | | 3. 支气管镜检查 | 2 |
| | | | 4. 腹腔镜检查 | 2 |
| | 六、影像学检查 | (一) 超声检查 | 1. 超声检查的临床应用 | 2 |
| | | | 2. 肝脏常见病的声像图表现 | 2 |
| | | | 3. 胆道系统常见病的声像图表现 | 2 |
| | | | 4. 女性生殖系统常见病的声像图表现 | 2 |
| | | | 5. 心脏常见病的声像图表现 | 2 |
| | | | 6. 甲状腺常见病的声像图表现 | 2 |
| | | | 7. 乳腺常见病的声像图表现 | 2 |
| | | (二) 放射检查 | 1. 呼吸系统常见疾病的影像学表现 | 2 |
| | | | 2. 循环系统常见疾病的影像学表现 | 2 |
| | | | 3. 消化系统常见疾病的影像学表现 | 2 |
| | | | 4. 泌尿系统常见疾病的影像学表现 | 2 |
| | | | 5. 骨与关节常见疾病的影像学表现 | 2 |
| | | | 6. 中枢神经系统常见疾病的影像学表现 | 2 |
| | | (三) 介入诊疗技术 | 1. 血管性、非血管性介入技术的临床应用 | 2 |
| | | | 2. 常见疾病的介入治疗 | 2 |
| | | (四) 放射性核素检查 | 1. 甲状腺吸 $^{131}$ 碘功能测定 | 2 |
| | | | 2. 血清甲状腺素和促甲状腺激素测定 | 2 |
| 药理学 | 一、总论 | (一) 药物效应动力学 | 1. 药物作用的基本规律 | 2 |
| | | | 2. 药物的不良反应 | 2 |
| | | | 3. 药物的作用机制 | 2 |
| | | | 4. 影响药物效应的因素 | 2 |

续表

| 考试学科 | 单元 | 细目 | 要点 | 考试科目 |
|---|---|---|---|---|
| 药理学 | 一、总论 | (二)药物代谢动力学 | 基本药动学参数 | 2 |
| | 二、各论 | (一)外周神经系统药 | 1. 拟胆碱药 | 2 |
| | | | 2. 有机磷酸酯类的毒理与解救药物 | 2 |
| | | | 3. 抗胆碱药 | 2 |
| | | | 4. 拟肾上腺素药 | 2 |
| | | | 5. 抗肾上腺素药 | 2 |
| | | | 6. 局部麻醉药 | 2 |
| | | (二)中枢神经系统药 | 1. 全身麻醉药 | 2 |
| | | | 2. 镇静催眠药 | 2 |
| | | | 3. 抗癫痫药与抗惊厥药 | 2 |
| | | | 4. 抗精神失常药 | 2 |
| | | | 5. 抗帕金森病药和抗阿尔茨海默病药 | 2 |
| | | | 6. 镇痛药 | 2 |
| | | | 7. 解热镇痛抗炎药与抗痛风药 | 2 |
| | | (三)自体活性物质 | 1. H1受体阻断药 | 2 |
| | | | 2. H2受体阻断药 | 2 |
| | | (四)心血管系统药 | 1. 抗高血压药 | 2 |
| | | | 2. 抗心律失常药 | 2 |
| | | | 3. 抗慢性心功能不全药 | 2 |
| | | | 4. 抗心绞痛药 | 2 |
| | | | 5. 抗动脉粥样硬化药 | 2 |
| | | (五)内脏系统和血液系统药 | 1. 利尿药与脱水药 | 2 |
| | | | 2. 血液系统药 | 2 |
| | | | 3. 消化系统药 | 2 |
| | | | 4. 呼吸系统药 | 2 |
| | | (六)内分泌系统药 | 1. 糖皮质激素类药 | 2 |
| | | | 2. 甲状腺激素及抗甲状腺药 | 2 |
| | | | 3. 胰岛素及口服降血糖药 | 2 |
| | | | 4. 性激素类药物与避孕药 | 2 |
| | | (七)化学治疗药物 | 1. 合成抗菌药 | 2 |
| | | | 2. β－内酰胺类抗生素 | 2 |
| | | | 3. 大环内酯类与林可霉素类抗生素 | 2 |
| | | | 4. 氨基糖苷类与多肽类抗生素 | 2 |

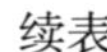

续表

| 考试学科 | 单元 | 细目 | 要点 | 考试科目 |
|---|---|---|---|---|
| 药理学 | 二、各论 | (七)化学治疗药物 | 5. 四环素类 | 2 |
| | | | 6. 抗真菌药与抗病毒药 | 2 |
| | | | 7. 抗菌药物的合理应用 | 2 |
| | | | 8. 抗结核病药 | 2 |
| | | | 9. 抗恶性肿瘤药 | 2 |
| | | (八)影响免疫功能药物 | 1. 免疫抑制药 | 2 |
| | | | 2. 免疫增强药 | 2 |
| 传染病学 | 一、传染病学总论 | (一)传染病的流行过程与特征 | 1. 传染病的流行过程 | 2 |
| | | | 2. 传染病的特征 | 2 |
| | | (二)传染病的诊治与预防 | 1. 传染病的诊断 | 2 |
| | | | 2. 传染病的治疗 | 2 |
| | | | 3. 传染病的预防 | 2 |
| | | | 4. 中医药在传染病防治中的作用 | 2 |
| | 二、常见传染病 | (一)病毒性肝炎 | 1. 病原学 | 2 |
| | | | 2. 流行病学 | 2 |
| | | | 3. 病机病理 | 2 |
| | | | 4. 临床表现 | 2 |
| | | | 5. 实验室检查及其他检查 | 2 |
| | | | 6. 诊断与鉴别诊断 | 2 |
| | | | 7. 治疗 | 2 |
| | | | 8. 预防 | 2 |
| | | (二)肾综合征出血热 | 1. 病原学 | 2 |
| | | | 2. 流行病学 | 2 |
| | | | 3. 病机病理 | 2 |
| | | | 4. 临床表现 | 2 |
| | | | 5. 实验室检查 | 2 |
| | | | 6. 诊断与鉴别诊断 | 2 |
| | | | 7. 治疗 | 2 |
| | | | 8. 预防 | 2 |
| | | (三)艾滋病 | 1. 病原学 | 2 |
| | | | 2. 流行病学 | 2 |
| | | | 3. 病机病理 | 2 |
| | | | 4. 临床表现 | 2 |
| | | | 5. 实验室检查及其他检查 | 2 |

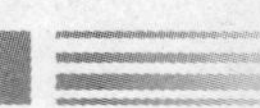

续表

| 考试学科 | 单元 | 细目 | 要点 | 考试科目 |
|---|---|---|---|---|
| 传染病学 | 二、常见传染病 | (三) 艾滋病 | 6. 诊断 | 2 |
| | | | 7. 治疗 | 2 |
| | | | 8. 预防 | 2 |
| | | (四) 流行性感冒 | 1. 病原学 | 2 |
| | | | 2. 流行病学 | 2 |
| | | | 3. 病机病理 | 2 |
| | | | 4. 临床表现 | 2 |
| | | | 5. 实验室检查 | 2 |
| | | | 6. 诊断与鉴别诊断 | 2 |
| | | | 7. 治疗 | 2 |
| | | | 8. 预防 | 2 |
| | | (五) 流行性乙型脑炎 | 1. 病原学 | 2 |
| | | | 2. 流行病学 | 2 |
| | | | 3. 病机病理 | 2 |
| | | | 4. 临床表现 | 2 |
| | | | 5. 实验室检查 | 2 |
| | | | 6. 诊断与鉴别诊断 | 2 |
| | | | 7. 治疗 | 2 |
| | | | 8. 预防 | 2 |
| | | (六) 流行性脑脊髓膜炎 | 1. 病原学 | 2 |
| | | | 2. 流行病学 | 2 |
| | | | 3. 病机病理 | 2 |
| | | | 4. 临床表现 | 2 |
| | | | 5. 实验室检查 | 2 |
| | | | 6. 诊断与鉴别诊断 | 2 |
| | | | 7. 治疗 | 2 |
| | | | 8. 预防 | 2 |
| | | (七) 伤寒 | 1. 病原学 | 2 |
| | | | 2. 流行病学 | 2 |
| | | | 3. 病机病理 | 2 |
| | | | 4. 临床表现 | 2 |
| | | | 5. 实验室检查 | 2 |
| | | | 6. 诊断与鉴别诊断 | 2 |
| | | | 7. 治疗 | 2 |
| | | | 8. 预防 | 2 |

续表

| 考试学科 | 单元 | 细目 | 要点 | 考试科目 |
|---|---|---|---|---|
| 传染病学 | 二、常见传染病 | （八）细菌性痢疾 | 1. 病原学 | 2 |
| | | | 2. 流行病学 | 2 |
| | | | 3. 病机病理 | 2 |
| | | | 4. 临床表现 | 2 |
| | | | 5. 实验室检查 | 2 |
| | | | 6. 诊断与鉴别诊断 | 2 |
| | | | 7. 治疗 | 2 |
| | | | 8. 预防 | 2 |
| | | （九）结核病 | 1. 病原学 | 2 |
| | | | 2. 流行病学 | 2 |
| | | | 3. 病机病理 | 2 |
| | | | 4. 临床表现 | 2 |
| | | | 5. 实验室检查及其他检查 | 2 |
| | | | 6. 诊断与鉴别诊断 | 2 |
| | | | 7. 治疗 | 2 |
| | | | 8. 预防 | 2 |
| | 三、其他 | （一）医院感染 | 1. 病原学 | 2 |
| | | | 2. 流行病学 | 2 |
| | | | 3. 发病机制 | 2 |
| | | | 4. 常见的医院感染 | 2 |
| | | | 5. 诊断与鉴别诊断 | 2 |
| | | | 6. 治疗 | 2 |
| | | | 7. 预防与控制 | 2 |
| | | （二）新发传染病 | 1. 新发传染病概况 | 2 |
| | | | 2. 新发传染病的中医认识 | 2 |
| | | （三）消毒 | 1. 消毒种类 | 2 |
| | | | 2. 消毒方法 | 2 |
| | | （四）隔离 | 1. 隔离的原则与方法 | 2 |
| | | | 2. 隔离的种类 | 2 |

续表

| 考试学科 | 单元 | 细目 | 要点 | 考试科目 |
|---|---|---|---|---|
| 医学心理学 | 一、心理学基础知识 | 人的心理现象 | 1. 心理学的内容及医学心理学概述 | 2 |
| | | | 2. 认知过程:感觉、知觉、记忆、思维、想象和注意 | 2 |
| | | | 3. 情感过程:情绪和情感的定义、分类和作用 | 2 |
| | | | 4. 意志过程:意志的概述及心理过程 | 2 |
| | | | 5. 个性和人格的定义、内容和个性心理特征 | 2 |
| | | | 6. 心理评估和心理测验的概念、方法 | 2 |
| | | | 7. 医学心理学基本理论 | 2 |
| | | | 8. 心理咨询与心理治疗的概述及常用技术 | 2 |
| | 二、心理应激 | 应激反应 | 1. 应激、应激源及种类 | 2 |
| | | | 2. 中介机制和应激反应 | 2 |
| | | | 3. 应对与心理防御机制 | 2 |
| | 三、心身疾病 | (一)心身疾病的概述 | 1. 心身疾病的特点 | 2 |
| | | | 2. 心身疾病的诊断要点 | 2 |
| | | | 3. 心身疾病的治疗原则 | 2 |
| | | (二)临床心身相关问题 | 1. 临床典型的心身疾病 | 2 |
| | | | 2. 疼痛心理 | 2 |
| | | | 3. 妇科和儿科心身疾病 | 2 |
| | 四、心理障碍 | (一)心理障碍的概述 | 1. 心理障碍的判断标准 | 2 |
| | | | 2. 心理障碍的分类 | 2 |
| | | (二)神经症性障碍 | 1. 神经症性障碍的临床特征与常见症状 | 2 |
| | | | 2. 临床常见神经症性障碍:焦虑障碍,强迫障碍,恐惧症,躯体形式障碍 | 2 |
| | | (三)抑郁障碍 | 抑郁障碍的常见症状与处置 | 2 |
| | | (四)其他类型的心理障碍 | 1. 人格障碍及类型 | 2 |
| | | | 2. 行为不良及睡眠障碍 | 2 |
| | 五、心理发展与心理健康 | (一)心理健康概述 | 1. 心理健康的意义 | 2 |
| | | | 2. 心理健康的标准 | 2 |
| | | (二)心理健康的发展 | 1. 不同年龄阶段的心理健康:婴幼儿期、儿童期、青少年期、成年期、中年期和老年期 | 2 |
| | | | 2. 不同群体的心理健康:家庭、学校和职业 | 2 |

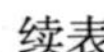
续表

| 考试学科 | 单元 | 细目 | 要点 | 考试科目 |
|---|---|---|---|---|
| 医学心理学 | 六、患者心理与医患关系 | (一) 患者的心理问题 | 1. 患者角色 | 2 |
| | | | 2. 患者的心理需要 | 2 |
| | | | 3. 患者的一般心理问题 | 2 |
| | | | 4. 各类患者的心理特点:门诊、住院和手术患者 | 2 |
| | | (二) 医患关系 | 1. 医患关系的模式与重要性 | 2 |
| | | | 2. 医务人员的心理素质培养 | 2 |
| | | | 3. 医务人员与患者的沟通技巧 | 2 |
| 医学伦理学 | 一、医学的道德传统 | (一) 中国医学的道德传统 | 1. 中国医学道德规范 | 2 |
| | | | 2. 中国古代医学家的道德论述 | 2 |
| | | | 3. 中国古代医学家的道德风范 | 2 |
| | | (二) 外国医学的道德传统 | 1. 外国医学道德规范 | 2 |
| | | | 2. 外国医学家的道德风范 | 2 |
| | 二、医学伦理学的基本原则与范畴 | (一) 医学伦理学的基本原则 | 1. 不伤害原则 | 2 |
| | | | 2. 有利原则 | 2 |
| | | | 3. 尊重原则 | 2 |
| | | | 4. 公正原则 | 2 |
| | | (二) 医学伦理学的基本范畴 | 1. 权利与义务 | 2 |
| | | | 2. 情感与良心 | 2 |
| | | | 3. 审慎与保密 | 2 |
| | | | 4. 荣誉与幸福 | 2 |
| | 三、临床诊疗的道德要求 | (一) 临床诊断的道德要求 | 1. 中医诊断的道德要求 | 2 |
| | | | 2. 体格检查的道德要求 | 2 |
| | | | 3. 辅助检查的道德要求 | 2 |
| | | | 4. 转诊、会诊的道德要求 | 2 |
| | | (二) 临床治疗的道德要求 | 1. 药物治疗的道德要求 | 2 |
| | | | 2. 非药物治疗的道德要求 | 2 |
| | 四、疾病预防的道德要求 | (一) 卫生防疫道德 | 1. 卫生防疫的道德内涵 | 2 |
| | | | 2. 卫生防疫的道德要求 | 2 |
| | | (二) “治未病”理论的道德内涵 | 1. “治未病”理论 | 2 |
| | | | 2. “治未病”的道德准则 | 2 |
| | 五、医学研究的道德要求 | (一) 人体试验的道德准则 | 1. 有利于医学和社会发展 | 2 |
| | | | 2. 维护受试者利益 | 2 |
| | | | 3. 受试者知情同意 | 2 |
| | | | 4. 严谨的科学态度 | 2 |

 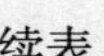

续表

| 考试学科 | 单元 | 细目 | 要点 | 考试科目 |
|---|---|---|---|---|
| 医学伦理学 | 五、医学研究的道德要求 | (二)医学研究的伦理审查 | 1. 伦理审查程序 | 2 |
| | | | 2. 利益冲突的预防 | 2 |
| | | | 3. 中医药研究伦理审查的原则 | 2 |
| | 六、医德修养与评价 | (一)医德修养 | 1. 医德修养含义 | 2 |
| | | | 2. 医德修养的途径、方法 | 2 |
| | | (二)医德评价 | 1. 医德评价及标准 | 2 |
| | | | 2. 医德评价方式 | 2 |
| 卫生法规 | 一、卫生法中的法律责任 | (一)卫生法中的民事责任 | 1. 民事责任的构成 | 2 |
| | | | 2. 承担民事责任的方式 | 2 |
| | | (二)卫生法中的行政责任 | 1. 行政责任的构成 | 2 |
| | | | 2. 行政责任的形式 | 2 |
| | | (三)卫生法中的刑事责任 | 1. 刑事责任的构成 | 2 |
| | | | 2. 刑事责任的形式 | 2 |
| | 二、相关卫生法律法规 | (一)《中华人民共和国基本医疗卫生与健康促进法》 | 1. 医疗卫生事业的原则 | 2 |
| | | | 2. 基本医疗卫生服务 | 2 |
| | | | 3. 医疗卫生机构和人员 | 2 |
| | | | 4. 健康促进 | 2 |
| | | | 5. 资金保障与监督管理 | 2 |
| | | | 6. 法律责任 | 2 |
| | | (二)《中华人民共和国医师法》 | 1. 医师的基本要求与职责 | 2 |
| | | | 2. 执业注册 | 2 |
| | | | 3. 执业规则 | 2 |
| | | | 4. 考核和培训 | 2 |
| | | | 5. 法律责任 | 2 |
| | | (三)《中华人民共和国传染病防治法》 | 1. 传染病防治方针与原则 | 2 |
| | | | 2. 法定传染病的分类 | 2 |
| | | | 3. 传染病预防 | 2 |
| | | | 4. 疫情报告、通报和公布 | 2 |
| | | | 5. 疫情控制措施 | 2 |
| | | | 6. 医疗救治 | 2 |
| | | | 7. 法律责任 | 2 |
| | | (四)《突发公共卫生事件应急条例》 | 1. 突发公共卫生事件预防与应急准备 | 2 |
| | | | 2. 报告与信息发布 | 2 |
| | | | 3. 应急处理 | 2 |
| | | | 4. 法律责任 | 2 |

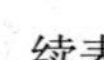

续表

| 考试学科 | 单元 | 细目 | 要点 | 考试科目 |
|---|---|---|---|---|
| 卫生法规 | 二、相关卫生法律法规 | (五)《医疗机构管理条例》及其实施细则 | 1. 医疗机构执业 | 2 |
| | | | 2. 登记和校验 | 2 |
| | | | 3. 法律责任 | 2 |
| | | (六)《医疗纠纷预防和处理条例》 | 1. 处理医疗纠纷的原则 | 2 |
| | | | 2. 医疗纠纷的预防 | 2 |
| | | | 3. 医疗纠纷的处理 | 2 |
| | | | 4. 法律责任 | 2 |
| | | (七)(《中华人民共和国民法典》第七编第六章)医疗损害责任 | 1. 医疗机构承担赔偿责任的情形 | 2 |
| | | | 2. 推定医疗机构有过错的情形 | 2 |
| | | | 3. 医疗机构不承担赔偿责任的情形 | 2 |
| | | | 4. 紧急情况医疗措施的实施 | 2 |
| | | | 5. 病历资料的书写、复制 | 2 |
| | | (八)《医疗事故处理条例》 | 1. 医疗事故的处理原则与基本要求 | 2 |
| | | | 2. 行政处理与监督 | 2 |
| | | | 3. 法律责任 | 2 |
| | | (九)《中华人民共和国中医药法》 | 1. 发展中医药事业的方针、基本原则与保障措施 | 2 |
| | | | 2. 中医药服务 | 2 |
| | | | 3. 中药保护与发展 | 2 |
| | | | 4. 中医药人才培养 | 2 |
| | | | 5. 中医药科学研究 | 2 |
| | | | 6. 中医药传承与文化传播 | 2 |
| | | | 7. 法律责任 | 2 |
| | | (十)《中华人民共和国药品管理法》及相关法规 | 1. 药品研制 | 2 |
| | | | 2. 医疗机构药事管理 | 2 |
| | | | 3. 假药和劣药 | 2 |
| | | | 4. 特殊管理的药品 | 2 |
| | | | 5. 法律责任 | 2 |
| | | (十一)《处方管理办法》 | 1. 处方开具与调剂的原则 | 2 |
| | | | 2. 处方权的获得 | 2 |
| | | | 3. 处方的开具 | 2 |
| | | | 4. 处方的调剂 | 2 |
| | | | 5. 监督管理 | 2 |
| | | | 6. 法律责任 | 2 |
| | | (十二)《医疗机构从业人员行为规范》 | 1. 总则 | 2 |
| | | | 2. 医疗机构从业人员基本行为规范 | 2 |
| | | | 3. 管理人员行为规范 | 2 |
| | | | 4. 医师行为规范 | 2 |
| | | | 5. 实施与监督 | 2 |

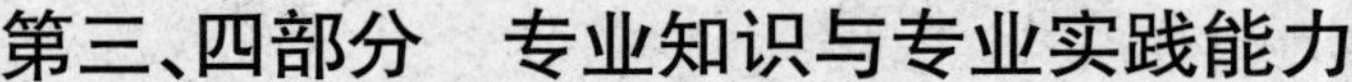

# 第三、四部分 专业知识与专业实践能力

| 考试学科 | 单元 | 细目 | 要点 | 考试科目 |
|---|---|---|---|---|
| 中西医结合外科学 | 一、中医外科证治概要 | (一) 中医外科专业术语 | 常用基本术语 | 3、4 |
| | | (二) 病因病机 | 1. 致病因素 | 3、4 |
| | | | 2. 发病机理 | 3、4 |
| | | (三) 诊法与辨证 | 1. 辨阴证阳证 | 3、4 |
| | | | 2. 辨肿 | 3、4 |
| | | | 3. 辨痛 | 3、4 |
| | | | 4. 辨痒 | 3、4 |
| | | | 5. 辨脓 | 3、4 |
| | | (四) 治法 | 1. 内治法 | 3、4 |
| | | | 2. 外治法 | 3、4 |
| | 二、无菌术 | (一) 概述 | 概述 | 3、4 |
| | | (二) 消毒与灭菌 | 1. 化学消毒法 | 3、4 |
| | | | 2. 物理灭菌法 | 3、4 |
| | 三、麻醉 | (一) 概述 | 1. 麻醉方法的分类 | 3、4 |
| | | | 2. 麻醉前准备 | 3、4 |
| | | | 3. 麻醉前用药 | 3、4 |
| | | (二) 局部麻醉 | 1. 常用局麻药 | 3、4 |
| | | | 2. 常用局麻方法 | 3、4 |
| | | | 3. 局麻药物不良反应与防治 | 3、4 |
| | | (三) 椎管内麻醉 | 1. 蛛网膜下腔麻醉适应证及术后并发症处理 | 3、4 |
| | | | 2. 硬膜外麻醉适应证、禁忌证及管理 | 3、4 |
| | | (四) 全身麻醉 | 全身麻醉分类 | 3、4 |
| | | (五) 针刺麻醉 | 针刺麻醉的特点 | 3、4 |
| | | (六) 气管内插管与拔管术 | 1. 气管内插管术注意事项及并发症 | 3、4 |
| | | | 2. 拔管术指征及注意事项 | 3、4 |
| | 四、体液与营养代谢 | (一) 体液代谢和酸碱平衡 | 1. 体液的含量 | 3、4 |
| | | | 2. 体液的分布 | 3、4 |
| | | | 3. 水的平衡 | 3、4 |
| | | | 4. 体液平衡的调节 | 3、4 |

续表

| 考试学科 | 单元 | 细目 | 要点 | 考试科目 |
| --- | --- | --- | --- | --- |
| 中西医结合外科学 | 四、体液与营养代谢 | (二)体液代谢的失调 | 1. 缺水 | 3、4 |
| | | | 2. 钾的异常 | 3、4 |
| | | | 3. 钙的异常 | 3、4 |
| | | | 4. 磷的异常 | 3、4 |
| | | | 5. 镁的异常 | 3、4 |
| | | (三)酸碱平衡失调 | 1. 代谢性酸中毒临床表现及治疗原则 | 3、4 |
| | | | 2. 呼吸性酸中毒临床表现及治疗原则 | 3、4 |
| | | | 3. 复合的酸碱失调 | 3、4 |
| | | (四)外科补液 | 1. 目的 | 3、4 |
| | | | 2. 特点 | 3、4 |
| | | | 3. 要求 | 3、4 |
| | | (五)外科营养支持 | 1. 营养状态的评定 | 3、4 |
| | | | 2. 适应证 | 3、4 |
| | | | 3. 并发症 | 3、4 |
| | | (六)肠内营养和肠外营养 | 1. 肠内营养 | 3、4 |
| | | | 2. 肠外营养 | 3、4 |
| | 五、输血 | (一)输血适应证、方法及注意事项 | 1. 适应证 | 3、4 |
| | | | 2. 方法 | 3、4 |
| | | | 3. 注意事项 | 3、4 |
| | | (二)输血不良反应及并发症 | 输血不良反应及并发症 | 3、4 |
| | | (三)血液成分制品 | 血液成分制品 | 3、4 |
| | | (四)血液代用品 | 血液代用品 | 3、4 |
| | 六、休克 | (一)概述 | 1. 发病机理 | 3、4 |
| | | | 2. 分类 | 3、4 |
| | | (二)中医病因病机 | 1. 病因 | 3、4 |
| | | | 2. 病机 | 3、4 |
| | | (三)诊断 | 1. 临床表现 | 3、4 |
| | | | 2. 一般监测 | 3、4 |
| | | (四)治疗 | 1. 西医治疗原则 | 3、4 |
| | | | 2. 中医辨证治疗 | 3、4 |
| | 七、围术期处理 | (一)术前准备 | 1. 一般准备 | 3、4 |
| | | | 2. 特殊准备 | 3、4 |

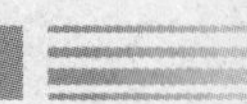

续表

| 考试学科 | 单元 | 细目 | 要点 | 考试科目 |
|---|---|---|---|---|
| 中西医结合外科学 | 七、围术期处理 | (二) 术后处理 | 1. 病情监护 | 3、4 |
| | | | 2. 常规处理 | 3、4 |
| | | | 3. 术后不适处理 | 3、4 |
| | | | 4. 常见术后并发症防治 | 3、4 |
| | | | 5. 切口处理 | 3、4 |
| | | (三) 中医药在围术期的应用 | 1. 应用"通里攻下"法行肠道准备 | 3、4 |
| | | | 2. 危重患者术前的中医辨证论治 | 3、4 |
| | 八、重症救治与监测 | (一) 心肺脑复苏 | 1. 心跳骤停的诊断 | 3、4 |
| | | | 2. 心肺复苏 | 3、4 |
| | | | 3. 脑复苏 | 3、4 |
| | | (二) 多器官功能障碍综合征 | 1. 发病机制 | 3、4 |
| | | | 2. 病情严重程度评分 | 3、4 |
| | | | 3. 预防 | 3、4 |
| | 九、疼痛与治疗 | 疼痛与治疗 | 1. 疼痛的分类 | 3、4 |
| | | | 2. 疼痛的评估 | 3、4 |
| | | | 3. 手术后的镇痛 | 3、4 |
| | | | 4. 癌症疼痛与治疗 | 3、4 |
| | 十、外科感染 | (一) 概述 | 1. 特点 | 3、4 |
| | | | 2. 分类 | 3、4 |
| | | | 3. 临床表现 | 3、4 |
| | | | 4. 治疗 | 3、4 |
| | | (二) 疖和疖病 | 1. 概述 | 3、4 |
| | | | 2. 临床表现 | 3、4 |
| | | | 3. 治疗 | 3、4 |
| | | (三) 痈 | 1. 概述 | 3、4 |
| | | | 2. 临床表现 | 3、4 |
| | | | 3. 治疗 | 3、4 |
| | | (四) 丹毒 | 1. 概述 | 3、4 |
| | | | 2. 临床表现 | 3、4 |
| | | | 3. 治疗 | 3、4 |
| | | (五) 急性蜂窝织炎 | 1. 概述 | 3、4 |
| | | | 2. 临床表现 | 3、4 |
| | | | 3. 治疗 | 3、4 |

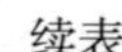
续表

| 考试学科 | 单元 | 细目 | 要点 | 考试科目 |
|---|---|---|---|---|
| 中西医结合外科学 | 十、外科感染 | (六) 浅部淋巴管炎和淋巴结炎 | 1. 概述 | 3、4 |
| | | | 2. 临床表现 | 3、4 |
| | | | 3. 治疗 | 3、4 |
| | | (七) 甲沟炎 | 1. 概述 | 3、4 |
| | | | 2. 临床表现 | 3、4 |
| | | | 3. 治疗 | 3、4 |
| | | (八) 脓性指头炎 | 1. 概述 | 3、4 |
| | | | 2. 临床表现 | 3、4 |
| | | | 3. 治疗 | 3、4 |
| | | (九) 掌深部间隙感染 | 1. 概述 | 3、4 |
| | | | 2. 临床表现 | 3、4 |
| | | | 3. 治疗 | 3、4 |
| | | (十) 脓肿 | 1. 概述 | 3、4 |
| | | | 2. 临床表现 | 3、4 |
| | | | 3. 治疗 | 3、4 |
| | | (十一) 全身感染 | 1. 概述 | 3、4 |
| | | | 2. 临床表现 | 3、4 |
| | | | 3. 治疗 | 3、4 |
| | | (十二) 破伤风 | 1. 概述 | 3、4 |
| | | | 2. 临床表现 | 3、4 |
| | | | 3. 治疗 | 3、4 |
| | | (十三) 气性坏疽 | 1. 概述 | 3、4 |
| | | | 2. 临床表现 | 3、4 |
| | | | 3. 治疗 | 3、4 |
| | | (十四) 抗菌药物在外科临床中的应用 | 1. 适应证 | 3、4 |
| | | | 2. 抗菌药物的选择 | 3、4 |
| | 十一、损伤 | (一) 分类原则 | 1. 按伤因分类 | 3、4 |
| | | | 2. 按伤部分类 | 3、4 |
| | | | 3. 按伤型分类 | 3、4 |
| | | | 4. 按伤情分类 | 3、4 |
| | | (二) 损伤修复 | 1. 伤口愈合类型 | 3、4 |
| | | | 2. 影响伤口愈合因素 | 3、4 |
| | 十二、颅脑损伤 | (一) 头皮血肿 | 1. 概述 | 3、4 |
| | | | 2. 临床表现 | 3、4 |
| | | | 3. 治疗 | 3、4 |

续表

| 考试学科 | 单元 | 细目 | 要点 | 考试科目 |
| --- | --- | --- | --- | --- |
| 中西医结合外科学 | 十二、颅脑损伤 | (二) 脑震荡 | 1. 概述 | 3、4 |
| | | | 2. 临床表现 | 3、4 |
| | | | 3. 治疗 | 3、4 |
| | | (三) 脑挫裂伤 | 1. 概述 | 3、4 |
| | | | 2. 临床表现 | 3、4 |
| | | | 3. 诊断 | 3、4 |
| | | | 4. 鉴别诊断 | 3、4 |
| | | | 5. 治疗 | 3、4 |
| | | (四) 颅内血肿 | 1. 概述 | 3、4 |
| | | | 2. 临床表现 | 3、4 |
| | | | 3. 诊断 | 3、4 |
| | | | 4. 鉴别诊断 | 3、4 |
| | | | 5. 治疗 | 3、4 |
| | 十三、胸部损伤 | 胸部损伤 | 1. 临床病理分类与表现 | 3、4 |
| | | | 2. 胸部损伤继续出血的征象 | 3、4 |
| | | | 3. 治疗 | 3、4 |
| | 十四、腹部损伤 | (一) 概述 | 1. 分类 | 3、4 |
| | | | 2. 诊断 | 3、4 |
| | | | 3. 分析判断 | 3、4 |
| | | (二) 肝破裂 | 1. 诊断 | 3、4 |
| | | | 2. 治疗 | 3、4 |
| | | (三) 脾破裂 | 1. 诊断 | 3、4 |
| | | | 2. 治疗 | 3、4 |
| | | (四) 胰腺损伤 | 1. 诊断 | 3、4 |
| | | | 2. 治疗 | 3、4 |
| | | (五) 小肠损伤 | 1. 诊断 | 3、4 |
| | | | 2. 治疗 | 3、4 |
| | 十五、泌尿系损伤 | (一) 肾损伤 | 1. 诊断 | 3、4 |
| | | | 2. 治疗 | 3、4 |
| | | (二) 尿道损伤 | 1. 诊断 | 3、4 |
| | | | 2. 治疗 | 3、4 |
| | 十六、其他损伤 | (一) 烧伤 | 1. 临床表现 | 3、4 |
| | | | 2. 深度判定 | 3、4 |
| | | | 3. 面积计算 | 3、4 |
| | | | 4. 治疗 | 3、4 |

续表

| 考试学科 | 单元 | 细目 | 要点 | 考试科目 |
|---|---|---|---|---|
| 中西医结合外科学 | 十六、其他损伤 | (二)冷伤 | 1. 概述 | 3、4 |
| | | | 2. 临床表现 | 3、4 |
| | | | 3. 治疗 | 3、4 |
| | | (三)毒蛇咬伤 | 1. 病因病理 | 3、4 |
| | | | 2. 临床表现 | 3、4 |
| | | | 3. 诊断 | 3、4 |
| | | | 4. 鉴别诊断 | 3、4 |
| | | | 5. 治疗 | 3、4 |
| | 十七、常见体表肿物 | (一)皮样囊肿 | 临床表现 | 3、4 |
| | | (二)皮脂腺囊肿 | 临床表现 | 3、4 |
| | | (三)脂肪瘤 | 临床表现 | 3、4 |
| | | (四)血管瘤 | 1. 临床表现 | 3、4 |
| | | | 2. 治疗 | 3、4 |
| | | (五)神经纤维瘤 | 临床表现 | 3、4 |
| | | (六)淋巴管瘤 | 临床表现 | 3、4 |
| | | (七)色素痣 | 1. 概述 | 3、4 |
| | | | 2. 临床表现 | 3、4 |
| | | | 3. 治疗原则 | 3、4 |
| | | (八)皮肤癌 | 临床表现 | 3、4 |
| | 十八、常见恶性肿瘤 | (一)原发性支气管肺癌 | 1. 西医病因病理 | 3、4 |
| | | | 2. 中医病因病机 | 3、4 |
| | | | 3. 临床表现 | 3、4 |
| | | | 4. 诊断 | 3、4 |
| | | | 5. 鉴别诊断 | 3、4 |
| | | | 6. 治疗 | 3、4 |
| | | (二)食管癌 | 1. 西医病因病理 | 3、4 |
| | | | 2. 中医病因病机 | 3、4 |
| | | | 3. 临床表现 | 3、4 |
| | | | 4. 诊断 | 3、4 |
| | | | 5. 鉴别诊断 | 3、4 |
| | | | 6. 治疗 | 3、4 |
| | | (三)胃癌 | 1. 西医病因病理 | 3、4 |
| | | | 2. 中医病因病机 | 3、4 |
| | | | 3. 临床表现 | 3、4 |

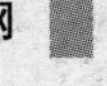

续表

| 考试学科 | 单元 | 细目 | 要点 | 考试科目 |
|---|---|---|---|---|
| 中西医结合外科学 | 十八、常见恶性肿瘤 | (三)胃癌 | 4. 诊断 | 3、4 |
| | | | 5. 鉴别诊断 | 3、4 |
| | | | 6. 治疗 | 3、4 |
| | | (四)原发性肝癌 | 1. 西医病因病理 | 3、4 |
| | | | 2. 中医病因病机 | 3、4 |
| | | | 3. 临床表现 | 3、4 |
| | | | 4. 诊断 | 3、4 |
| | | | 5. 鉴别诊断 | 3、4 |
| | | | 6. 治疗 | 3、4 |
| | | (五)结肠癌 | 1. 西医病因病理 | 3、4 |
| | | | 2. 中医病因病机 | 3、4 |
| | | | 3. 临床表现 | 3、4 |
| | | | 4. 诊断 | 3、4 |
| | | | 5. 鉴别诊断 | 3、4 |
| | | | 6. 治疗 | 3、4 |
| | | (六)直肠癌 | 1. 西医病因病理 | 3、4 |
| | | | 2. 中医病因病机 | 3、4 |
| | | | 3. 临床表现 | 3、4 |
| | | | 4. 诊断 | 3、4 |
| | | | 5. 鉴别诊断 | 3、4 |
| | | | 6. 治疗 | 3、4 |
| | 十九、急腹症 | (一)急性阑尾炎 | 1. 西医病因病理 | 3、4 |
| | | | 2. 中医病因病机 | 3、4 |
| | | | 3. 临床表现 | 3、4 |
| | | | 4. 诊断 | 3、4 |
| | | | 5. 鉴别诊断 | 3、4 |
| | | | 6. 治疗 | 3、4 |
| | | (二)肠梗阻 | 1. 西医病因病理 | 3、4 |
| | | | 2. 中医病因病机 | 3、4 |
| | | | 3. 临床表现 | 3、4 |
| | | | 4. 诊断 | 3、4 |
| | | | 5. 鉴别诊断 | 3、4 |
| | | | 6. 治疗 | 3、4 |

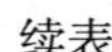
续表

| 考试学科 | 单元 | 细目 | 要点 | 考试科目 |
|---|---|---|---|---|
| 中西医结合外科学 | 十九、急腹症 | （三）急性胰腺炎 | 1. 西医病因病理 | 3、4 |
| | | | 2. 中医病因病机 | 3、4 |
| | | | 3. 临床表现 | 3、4 |
| | | | 4. 诊断 | 3、4 |
| | | | 5. 鉴别诊断 | 3、4 |
| | | | 6. 治疗 | 3、4 |
| | | （四）急性胆囊炎 | 1. 概述 | 3、4 |
| | | | 2. 西医病因病理 | 3、4 |
| | | | 3. 中医病因病机 | 3、4 |
| | | | 4. 临床表现 | 3、4 |
| | | | 5. 诊断 | 3、4 |
| | | | 6. 鉴别诊断 | 3、4 |
| | | | 7. 治疗 | 3、4 |
| | | （五）急性梗阻性化脓性胆管炎 | 1. 概述 | 3、4 |
| | | | 2. 西医病因病理 | 3、4 |
| | | | 3. 中医病因病机 | 3、4 |
| | | | 4. 临床表现 | 3、4 |
| | | | 5. 治疗 | 3、4 |
| | | （六）胆石症 | 1. 病因病理 | 3、4 |
| | | | 2. 临床表现 | 3、4 |
| | | | 3. 诊断 | 3、4 |
| | | | 4. 鉴别诊断 | 3、4 |
| | | | 5. 治疗 | 3、4 |
| | 二十、甲状腺疾病 | （一）单纯性甲状腺肿 | 1. 临床表现 | 3、4 |
| | | | 2. 诊断 | 3、4 |
| | | | 3. 鉴别诊断 | 3、4 |
| | | | 4. 治疗 | 3、4 |
| | | （二）慢性淋巴细胞性甲状腺炎 | 1. 临床分型 | 3、4 |
| | | | 2. 临床表现 | 3、4 |
| | | | 3. 治疗 | 3、4 |
| | | （三）甲状腺腺瘤 | 1. 临床表现 | 3、4 |
| | | | 2. 诊断 | 3、4 |
| | | | 3. 鉴别诊断 | 3、4 |
| | | | 4. 治疗 | 3、4 |

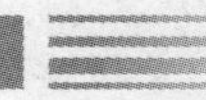

续表

| 考试学科 | 单元 | 细目 | 要点 | 考试科目 |
|---|---|---|---|---|
| 中西医结合外科学 | 二十、甲状腺疾病 | (四) 甲状腺癌 | 1. 临床表现 | 3、4 |
| | | | 2. 诊断 | 3、4 |
| | | | 3. 鉴别诊断 | 3、4 |
| | | | 4. 治疗 | 3、4 |
| | 二十一、乳房疾病 | (一) 概论 | 1. 检查方法 | 3、4 |
| | | | 2. 特殊检查 | 3、4 |
| | | (二) 急性乳腺炎 | 1. 临床表现 | 3、4 |
| | | | 2. 诊断 | 3、4 |
| | | | 3. 鉴别诊断 | 3、4 |
| | | | 4. 治疗 | 3、4 |
| | | (三) 乳腺增生病 | 1. 临床表现 | 3、4 |
| | | | 2. 诊断 | 3、4 |
| | | | 3. 鉴别诊断 | 3、4 |
| | | | 4. 治疗 | 3、4 |
| | | (四) 乳房纤维腺瘤 | 1. 临床表现 | 3、4 |
| | | | 2. 诊断 | 3、4 |
| | | | 3. 治疗 | 3、4 |
| | | (五) 乳腺癌 | 1. 临床表现 | 3、4 |
| | | | 2. 诊断 | 3、4 |
| | | | 3. 鉴别诊断 | 3、4 |
| | | | 4. 治疗 | 3、4 |
| | 二十二、胃与十二指肠溃疡并发症 | (一) 急性穿孔 | 1. 临床表现 | 3、4 |
| | | | 2. 诊断 | 3、4 |
| | | | 3. 治疗 | 3、4 |
| | | (二) 瘢痕性幽门梗阻 | 1. 临床表现 | 3、4 |
| | | | 2. 诊断 | 3、4 |
| | | | 3. 治疗 | 3、4 |
| | | (三) 大出血 | 1. 概述 | 3、4 |
| | | | 2. 急诊手术适应证 | 3、4 |
| | 二十三、门静脉高压症 | 门静脉高压症 | 1. 概述 | 3、4 |
| | | | 2. 解剖概要 | 3、4 |
| | | | 3. 病理 | 3、4 |
| | | | 4. 分型 | 3、4 |
| | | | 5. 中医病机 | 3、4 |

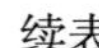
续表

| 考试学科 | 单元 | 细目 | 要点 | 考试科目 |
|---|---|---|---|---|
| 中西医结合外科学 | 二十三、门静脉高压症 | 门静脉高压症 | 6. 临床表现 | 3、4 |
| | | | 7. 诊断 | 3、4 |
| | | | 8. 鉴别诊断 | 3、4 |
| | | | 9. 治疗 | 3、4 |
| | 二十四、腹外疝 | （一）概论 | 1. 病因病理 | 3、4 |
| | | | 2. 临床类型 | 3、4 |
| | | （二）腹股沟疝 | 1. 腹股沟管解剖 | 3、4 |
| | | | 2. 病因病理 | 3、4 |
| | | | 3. 临床表现 | 3、4 |
| | | | 4. 腹股沟斜疝诊断 | 3、4 |
| | | | 5. 腹股沟直疝诊断 | 3、4 |
| | | | 6. 鉴别诊断 | 3、4 |
| | | | 7. 治疗 | 3、4 |
| | 二十五、泌尿与男性生殖系统疾病 | （一）概述 | 1. 临床表现 | 3、4 |
| | | | 2. 检查方法 | 3、4 |
| | | （二）尿石症 | 1. 临床表现 | 3、4 |
| | | | 2. 诊断 | 3、4 |
| | | | 3. 鉴别诊断 | 3、4 |
| | | | 4. 治疗 | 3、4 |
| | | （三）急性睾丸炎 | 1. 临床表现 | 3、4 |
| | | | 2. 诊断 | 3、4 |
| | | | 3. 鉴别诊断 | 3、4 |
| | | | 4. 治疗 | 3、4 |
| | | （四）慢性前列腺炎 | 1. 临床表现 | 3、4 |
| | | | 2. 诊断 | 3、4 |
| | | | 3. 治疗 | 3、4 |
| | | （五）前列腺增生症 | 1. 临床表现 | 3、4 |
| | | | 2. 诊断 | 3、4 |
| | | | 3. 鉴别诊断 | 3、4 |
| | | | 4. 治疗 | 3、4 |
| | | （六）肾癌 | 1. 临床表现 | 3、4 |
| | | | 2. 诊断 | 3、4 |
| | | | 3. 鉴别诊断 | 3、4 |
| | | | 4. 治疗 | 3、4 |

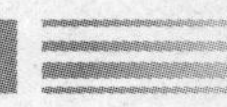

续表

| 考试学科 | 单元 | 细目 | 要点 | 考试科目 |
|---|---|---|---|---|
| 中西医结合外科学 | 二十五、泌尿与男性生殖系统疾病 | (七)膀胱癌 | 1. 临床表现 | 3、4 |
| | | | 2. 诊断 | 3、4 |
| | | | 3. 鉴别诊断 | 3、4 |
| | | | 4. 治疗 | 3、4 |
| | 二十六、肛门直肠疾病 | (一)概论 | 1. 概述 | 3、4 |
| | | | 2. 解剖生理概要 | 3、4 |
| | | | 3. 常用检查方法 | 3、4 |
| | | | 4. 中医病因病机 | 3、4 |
| | | | 5. 辨症状 | 3、4 |
| | | | 6. 辨部位 | 3、4 |
| | | (二)痔 | 1. 概述 | 3、4 |
| | | | 2. 分类 | 3、4 |
| | | | 3. 病因病理 | 3、4 |
| | | | 4. 临床表现 | 3、4 |
| | | | 5. 诊断 | 3、4 |
| | | | 6. 鉴别诊断 | 3、4 |
| | | | 7. 治疗 | 3、4 |
| | | (三)肛隐窝炎 | 1. 概述 | 3、4 |
| | | | 2. 病因病理 | 3、4 |
| | | | 3. 临床表现 | 3、4 |
| | | | 4. 诊断 | 3、4 |
| | | | 5. 鉴别诊断 | 3、4 |
| | | | 6. 治疗 | 3、4 |
| | | (四)肛裂 | 1. 概述 | 3、4 |
| | | | 2. 病因病理 | 3、4 |
| | | | 3. 临床表现 | 3、4 |
| | | | 4. 诊断 | 3、4 |
| | | | 5. 鉴别诊断 | 3、4 |
| | | | 6. 治疗 | 3、4 |
| | | (五)肛周脓肿 | 1. 概述 | 3、4 |
| | | | 2. 病因病理 | 3、4 |
| | | | 3. 临床表现 | 3、4 |
| | | | 4. 诊断 | 3、4 |
| | | | 5. 鉴别诊断 | 3、4 |
| | | | 6. 治疗 | 3、4 |

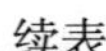
续表

| 考试学科 | 单元 | 细目 | 要点 | 考试科目 |
|---|---|---|---|---|
| 中西医结合外科学 | 二十六、肛门直肠疾病 | （六）肛瘘 | 1. 概述 | 3、4 |
| | | | 2. 病因病理 | 3、4 |
| | | | 3. 临床表现 | 3、4 |
| | | | 4. 诊断 | 3、4 |
| | | | 5. 鉴别诊断 | 3、4 |
| | | | 6. 治疗 | 3、4 |
| | | （七）直肠脱垂 | 1. 概述 | 3、4 |
| | | | 2. 病因病理 | 3、4 |
| | | | 3. 分度 | 3、4 |
| | | | 4. 临床表现 | 3、4 |
| | | | 5. 诊断 | 3、4 |
| | | | 6. 鉴别诊断 | 3、4 |
| | | | 7. 治疗 | 3、4 |
| | | （八）直肠息肉 | 1. 概述 | 3、4 |
| | | | 2. 病因病理 | 3、4 |
| | | | 3. 临床表现 | 3、4 |
| | | | 4. 诊断 | 3、4 |
| | | | 5. 鉴别诊断 | 3、4 |
| | | | 6. 治疗 | 3、4 |
| | | （九）溃疡性结肠炎 | 1. 临床表现 | 3、4 |
| | | | 2. 诊断 | 3、4 |
| | | | 3. 鉴别诊断 | 3、4 |
| | | | 4. 治疗 | 3、4 |
| | 二十七、周围血管疾病 | （一）概述 | 1. 症状 | 3、4 |
| | | | 2. 体征 | 3、4 |
| | | （二）单纯性下肢静脉曲张 | 1. 概述 | 3、4 |
| | | | 2. 病因病理 | 3、4 |
| | | | 3. 临床表现 | 3、4 |
| | | | 4. 诊断 | 3、4 |
| | | | 5. 鉴别诊断 | 3、4 |
| | | | 6. 治疗 | 3、4 |
| | | （三）下肢深静脉血栓形成 | 1. 概述 | 3、4 |
| | | | 2. 病因病理 | 3、4 |
| | | | 3. 临床表现 | 3、4 |

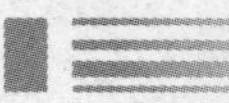

续表

| 考试学科 | 单元 | 细目 | 要点 | 考试科目 |
|---|---|---|---|---|
| 中西医结合外科学 | 二十七、周围血管疾病 | (三)下肢深静脉血栓形成 | 4. 诊断 | 3、4 |
| | | | 5. 鉴别诊断 | 3、4 |
| | | | 6. 治疗 | 3、4 |
| | | (四)血栓闭塞性脉管炎 | 1. 概述 | 3、4 |
| | | | 2. 病因病理 | 3、4 |
| | | | 3. 临床表现 | 3、4 |
| | | | 4. 诊断 | 3、4 |
| | | | 5. 鉴别诊断 | 3、4 |
| | | | 6. 治疗 | 3、4 |
| | | (五)动脉硬化性闭塞症 | 1. 概述 | 3、4 |
| | | | 2. 病因病理 | 3、4 |
| | | | 3. 临床表现 | 3、4 |
| | | | 4. 诊断 | 3、4 |
| | | | 5. 鉴别诊断 | 3、4 |
| | | | 6. 治疗 | 3、4 |
| | 二十八、皮肤病及性传播疾病 | (一)概述 | 1. 中医病因病机 | 3、4 |
| | | | 2. 中医辨证 | 3、4 |
| | | | 3. 治疗 | 3、4 |
| | | (二)单纯疱疹 | 1. 概述 | 3、4 |
| | | | 2. 临床表现 | 3、4 |
| | | | 3. 诊断 | 3、4 |
| | | | 4. 鉴别诊断 | 3、4 |
| | | | 5. 治疗 | 3、4 |
| | | (三)带状疱疹 | 1. 病因病理 | 3、4 |
| | | | 2. 临床表现 | 3、4 |
| | | | 3. 诊断 | 3、4 |
| | | | 4. 鉴别诊断 | 3、4 |
| | | | 5. 治疗 | 3、4 |
| | | (四)疣 | 1. 概述 | 3、4 |
| | | | 2. 临床表现 | 3、4 |
| | | | 3. 诊断 | 3、4 |
| | | | 4. 鉴别诊断 | 3、4 |
| | | | 5. 治疗 | 3、4 |

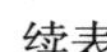

续表

| 考试学科 | 单元 | 细目 | 要点 | 考试科目 |
|---|---|---|---|---|
| 中西医结合外科学 | 二十八、皮肤病及性传播疾病 | （五）脓疱疮 | 1. 概述 | 3、4 |
| | | | 2. 临床表现 | 3、4 |
| | | | 3. 诊断 | 3、4 |
| | | | 4. 鉴别诊断 | 3、4 |
| | | | 5. 治疗 | 3、4 |
| | | （六）癣 | 1. 概述 | 3、4 |
| | | | 2. 常见类型 | 3、4 |
| | | | 3. 西医病因病理 | 3、4 |
| | | | 4. 中医病因病机 | 3、4 |
| | | | 5. 临床表现 | 3、4 |
| | | | 6. 诊断 | 3、4 |
| | | | 7. 鉴别诊断 | 3、4 |
| | | | 8. 治疗 | 3、4 |
| | | （七）疥疮 | 1. 概述 | 3、4 |
| | | | 2. 病因病理 | 3、4 |
| | | | 3. 临床表现 | 3、4 |
| | | | 4. 诊断 | 3、4 |
| | | | 5. 鉴别诊断 | 3、4 |
| | | | 6. 治疗 | 3、4 |
| | | （八）荨麻疹 | 1. 概述 | 3、4 |
| | | | 2. 病因病理 | 3、4 |
| | | | 3. 临床表现 | 3、4 |
| | | | 4. 诊断 | 3、4 |
| | | | 5. 鉴别诊断 | 3、4 |
| | | | 6. 治疗 | 3、4 |
| | | （九）接触性皮炎 | 1. 概述 | 3、4 |
| | | | 2. 病因病理 | 3、4 |
| | | | 3. 临床表现 | 3、4 |
| | | | 4. 诊断 | 3、4 |
| | | | 5. 鉴别诊断 | 3、4 |
| | | | 6. 治疗 | 3、4 |
| | | （十）药物性皮炎 | 1. 概述 | 3、4 |
| | | | 2. 病因病理 | 3、4 |
| | | | 3. 临床表现 | 3、4 |
| | | | 4. 诊断 | 3、4 |
| | | | 5. 鉴别诊断 | 3、4 |
| | | | 6. 治疗 | 3、4 |

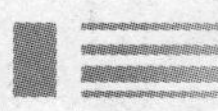

续表

| 考试学科 | 单元 | 细目 | 要点 | 考试科目 |
|---|---|---|---|---|
| 中西医结合外科学 | 二十八、皮肤病及性传播疾病 | (十一)湿疹 | 1. 概述 | 3、4 |
| | | | 2. 病因病理 | 3、4 |
| | | | 3. 临床表现 | 3、4 |
| | | | 4. 诊断 | 3、4 |
| | | | 5. 鉴别诊断 | 3、4 |
| | | | 6. 治疗 | 3、4 |
| | | (十二)神经性皮炎 | 1. 概述 | 3、4 |
| | | | 2. 病因病理 | 3、4 |
| | | | 3. 临床表现 | 3、4 |
| | | | 4. 诊断 | 3、4 |
| | | | 5. 鉴别诊断 | 3、4 |
| | | | 6. 治疗 | 3、4 |
| | | (十三)皮肤瘙痒症 | 1. 概述 | 3、4 |
| | | | 2. 病因病理 | 3、4 |
| | | | 3. 临床表现 | 3、4 |
| | | | 4. 诊断 | 3、4 |
| | | | 5. 鉴别诊断 | 3、4 |
| | | | 6. 治疗 | 3、4 |
| | | (十四)银屑病 | 1. 概述 | 3、4 |
| | | | 2. 病因病理 | 3、4 |
| | | | 3. 临床表现 | 3、4 |
| | | | 4. 诊断 | 3、4 |
| | | | 5. 鉴别诊断 | 3、4 |
| | | | 6. 治疗 | 3、4 |
| | | (十五)白癜风 | 1. 概述 | 3、4 |
| | | | 2. 病因病理 | 3、4 |
| | | | 3. 临床表现 | 3、4 |
| | | | 4. 诊断 | 3、4 |
| | | | 5. 鉴别诊断 | 3、4 |
| | | | 6. 治疗 | 3、4 |
| | | (十六)斑秃 | 1. 概述 | 3、4 |
| | | | 2. 病因病理 | 3、4 |
| | | | 3. 临床表现 | 3、4 |
| | | | 4. 诊断 | 3、4 |
| | | | 5. 鉴别诊断 | 3、4 |
| | | | 6. 治疗 | 3、4 |

续表

| 考试学科 | 单元 | 细目 | 要点 | 考试科目 |
|---|---|---|---|---|
| 中西医结合外科学 | 二十八、皮肤病及性传播疾病 | （十七）脂溢性皮炎 | 1. 概述 | 3、4 |
| | | | 2. 病因病理 | 3、4 |
| | | | 3. 临床表现 | 3、4 |
| | | | 4. 诊断 | 3、4 |
| | | | 5. 鉴别诊断 | 3、4 |
| | | | 6. 治疗 | 3、4 |
| | | （十八）红斑狼疮 | 1. 概述 | 3、4 |
| | | | 2. 病因病理 | 3、4 |
| | | | 3. 临床表现 | 3、4 |
| | | | 4. 诊断 | 3、4 |
| | | | 5. 鉴别诊断 | 3、4 |
| | | | 6. 治疗 | 3、4 |
| | | （十九）淋病 | 1. 概述 | 3、4 |
| | | | 2. 病因病理 | 3、4 |
| | | | 3. 临床表现 | 3、4 |
| | | | 4. 诊断 | 3、4 |
| | | | 5. 鉴别诊断 | 3、4 |
| | | | 6. 治疗 | 3、4 |
| | | （二十）梅毒 | 1. 概述 | 3、4 |
| | | | 2. 病因病理 | 3、4 |
| | | | 3. 临床表现 | 3、4 |
| | | | 4. 诊断 | 3、4 |
| | | | 5. 鉴别诊断 | 3、4 |
| | | | 6. 治疗 | 3、4 |
| | | （二十一）尖锐湿疣 | 1. 概述 | 3、4 |
| | | | 2. 病因病理 | 3、4 |
| | | | 3. 临床表现 | 3、4 |
| | | | 4. 诊断 | 3、4 |
| | | | 5. 鉴别诊断 | 3、4 |
| | | | 6. 治疗 | 3、4 |
| | | （二十二）艾滋病 | 1. 概述 | 3、4 |
| | | | 2. 病因病理 | 3、4 |
| | | | 3. 临床表现 | 3、4 |
| | | | 4. 诊断 | 3、4 |
| | | | 5. 鉴别诊断 | 3、4 |
| | | | 6. 治疗 | 3、4 |